W0262039

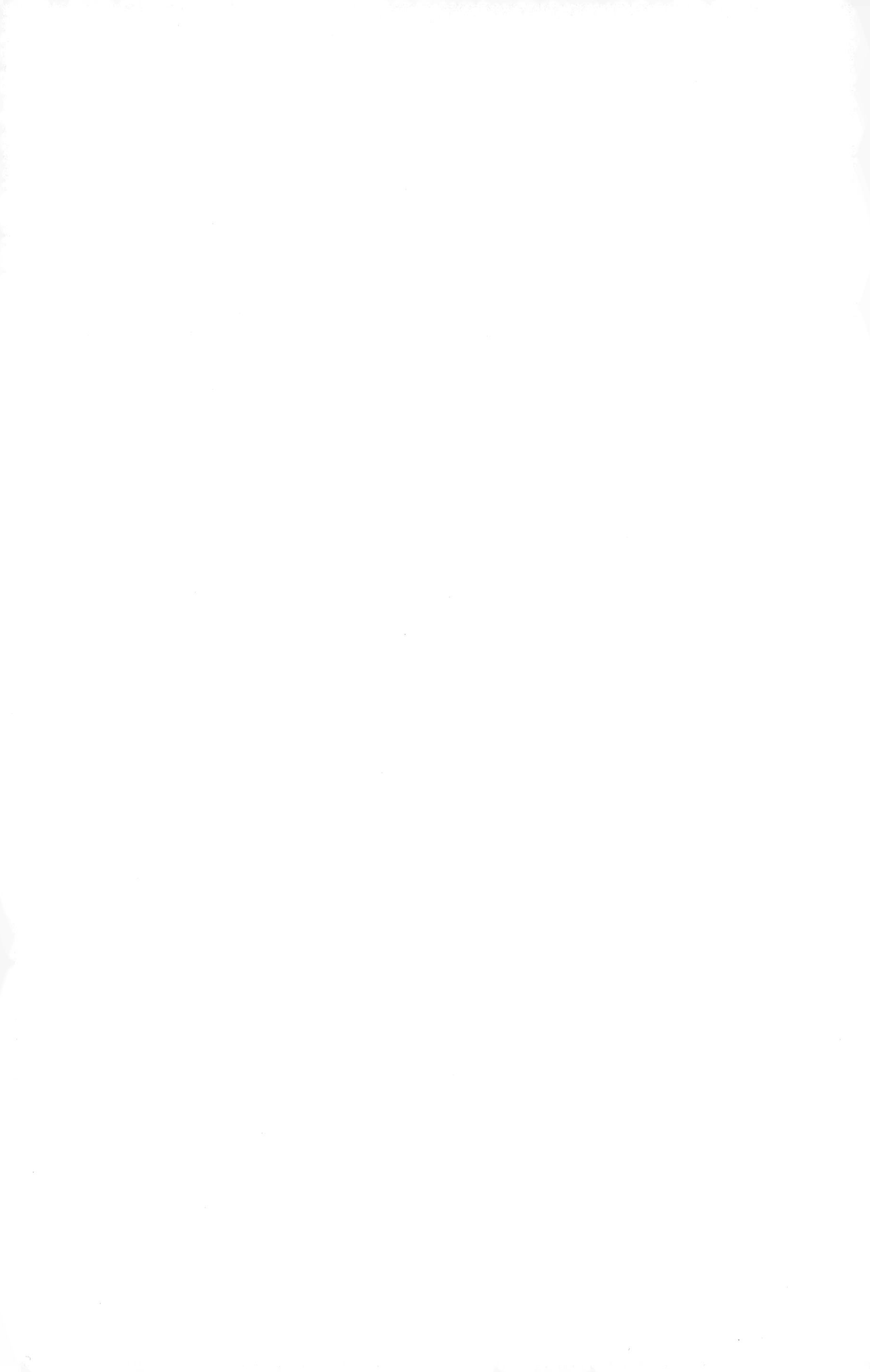

Spezielle pathologische Anatomie

Ein Lehr- und Nachschlagewerk

Band 2 · Teil 2

Herausgegeben von

Prof. Dr. Wilhelm Doerr, Heidelberg · Prof. Dr. Gerhard Seifert, Hamburg

Prof. Dr. Dr.h.c. Erwin Uehlinger, Zürich

H. F. Otto · M. Wanke · J. Zeitlhofer

Darm und Peritoneum

G. Töndury

Hernien

Mit 393 zum Teil farbigen Abbildungen

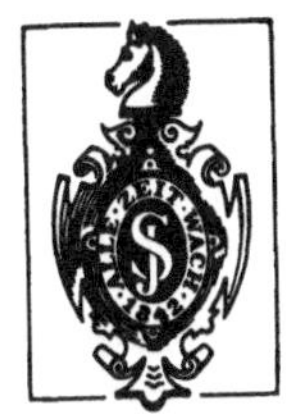

Springer-Verlag Berlin Heidelberg New York 1976

Professor Dr. Wilhelm Doerr
Direktor des Pathologischen Instituts der Universität Heidelberg

Professor Dr. Gerhard Seifert
Direktor des Pathologischen Instituts der Universität Hamburg

Professor Dr. Drs. h. c. Erwin Uehlinger
em. Direktor des Pathologischen Instituts der Universität Zürich

---

Privatdozent Dr. Herwart F. Otto
Pathologisches Institut der Universität Hamburg

Professor Dr. Gian Töndury
Zollikon/Schweiz

Professor Dr. Michael Wanke
Pathologisches Institut Rendsburg

Professor Dr. Johann Zeitlhofer
Kaiser Franz-Josef Spital
Pathologisch-Bakteriologisches Institut Wien X

ISBN-13:978-3-642-80599-8   e-ISBN-13:978-3-642-80598-1
DOI: 10.1007/978-3-642-80598-1

Library of Congress Cataloging in Publication Data (Revised) Doerr, Wilhelm, 1914—, ed. Spezielle pathologische Anatomie; ein Lehr- und Nachschlagewerk. Vol. edited also by Gerhard Seifert. Half title; each v. has also special t. p. Includes bibliographies. CONTENTS. — Bd. 1. Mundhöhle, Mundspeicheldrüsen, Tonsillen und Rachen, von G. Seifert. Zähne und Zahnhalte-apparat, von K. Häupl und H. Riedel. — Bd. 2. T. 1. Oesophagus, von H. Chiari und M. W. Wanke. [etc.] 1. Anatomy, Pathological-Collected works. I. Uehlinger, Erwin A., joint ed II. Seifert, Gerhard, 1921 — joint ed III. Title. RB25.D55 616.07 65-26982

Vorwort der Herausgeber

Mit der Einführung der Endoskopie in die Diagnostik und Therapie gastroenterologischer Erkrankungen haben sich für die morphologisch orientierte For-
schung neue Möglichkeiten ergeben, die Entstehung und den Verlauf zahlreicher
Darmkrankheiten zu studieren und damit eine Brücke zu den Ergebnissen tierexperimenteller Studien zu schlagen. Verwiesen sei auf den Einsatz der Cytochemie
zur Analyse der Bürstensaumenzyme und der intracellulären Resorptionsvorgänge,
auf die Anwendung der Autoradiographie zur Messung der Proliferationskinetik
enteraler Zellen, auf die Hinzuziehung immuncyto- und histologischer Methoden
zur Aufklärung immunologischer Reaktionen bei Darmentzündungen oder die
Durchführung elektronenmikroskopischer Untersuchungen sowohl zum Studium
der Oberflächenstrukturen als auch zur Differenzierung struktureller Alterationen
der Zellorganellen im pathogenetischen Ablauf von metabolischen, entzündlichen
oder neoplastischen Darmveränderungen. Durch eine enge interdisziplinäre Zu-
sammenarbeit zwischen Klinikern, Biochemikern, Mikrobiologen, Serologen und
Pathologen sind auf vielen Gebieten Fortschritte in der Ätiologie, Pathogenese und
Klassifikation der Darmkrankheiten erzielt worden, die zu einer Verbesserung der
Frühdiagnose, Therapie und Prognose beigetragen haben. Dies gilt in besonderem
Maße für das Malabsorptions-Syndrom, den Morbus Crohn, die Colitis ulcerosa,
die Endokrinopathien des Darmes, die anorektalen Erkrankungen und die Darm-
tumoren.

Durch die stürmische Entwicklung, die die moderne Gastroenterologie in den
letzten Jahren genommen hat, und die damit verbundene Fülle neuer Daten war
für die pathologische Anatomie die schwere Aufgabe entstanden, eine kritische
Bestandsaufnahme vorzulegen und eine moderne, differenzierte Klassifikation der
Darmkrankheiten aufzustellen, welche sowohl die Bedürfnisse des Pathologen und
Klinikers bei der Erfüllung der täglichen Routineaufgaben befriedigt als auch den
aktuellen Stand unseres Wissens repräsentiert. Die Schwierigkeit der Lösung einer
solchen Aufgabe geht aus der langen Entstehungsgeschichte dieses Bandes hervor.
Herr Prof. Dr. JOHANN ZEITLHOFER, Wien, hatte noch zu Lebzeiten von Professor
Dr. HERMANN CHIARI, dessen Andenken der Band 2/Teil 1 (Oesophagus, Magen)
unserer Reihe gewidmet ist, damit begonnen, das weitverstreute Schrifttum zu
sichten und Material für die Gestaltung des Bandes zu sammeln. Herr Professor
Dr. MICHAEL WANKE, der das umfangreiche Kapitel über den Magen erfolgreich
zum Abschluß gebracht hat, setzte diese Arbeit in Heidelberg und später in Rendsburg fort. Um jedoch den Anschluß an die moderne Entwicklung zu finden und
die neuen, aktuellen Befunde zu integrieren, bedurfte es der Gewinnung einer
weiteren dynamischen Persönlichkeit, die etwas losgelöst von der Last der täglichen

Routinearbeit und auf Grund einer besonderen gastroenterologischen „Spezialisierung" in der Lage war, eine synthetische Darstellung des Gesamtgebietes vorzulegen. Herr Priv.-Doz. Dr. HERWART F. OTTO, Hamburg, der seit vielen Jahren wissenschaftlich und praktisch auf dem Gebiet der Gastroenterologie tätig ist und bereits zwei Monographien zu dieser Thematik vorgelegt hat („Die intestinale Paneth-Zelle", 1974, und „Morbus Whipple", 1975), ist es auf der Basis einer großen eigenen Erfahrung und einer subtilen Kenntnis der Literatur gelungen, die spezielle pathologische Anatomie des Darmes als weiteren Band unserer Reihe zu vollenden. Die jetzt vorliegende Fassung trägt die spezielle Handschrift von Herrn Priv.-Doz. Dr. OTTO.

Das Bildmaterial stammt, soweit nicht anders angegeben, aus dem Pathologischen Institut der Universität Hamburg.

Ein zusätzliches Kapitel — die Lehre von den Hernien — hat Herr Professor Dr. GIAN TÖNDURY, Zürich, verfaßt, dem wir nicht nur für seine wertvolle Mitarbeit, sondern auch für die große Geduld danken möchten, die er im Hinblick auf das Erscheinen dieses Hernienkapitels aufgebracht hat.

Bezüglich der vorwiegend in den Tropen auftretenden Darmkrankheiten (Cholera, Protozoonosen, Cestodes- und Nematodes-Infektionen, Filarien, Schistosomiasis, Kwashiorkor und tropische Sprue) wird auf die ausführliche Abhandlung in Band 8 (Tropenkrankheiten) dieser Reihe verwiesen.

Mit dem Erscheinen dieses Darmbandes verbinden wir die Hoffnung, daß die vorgelegte Darstellung nicht nur für den Pathologen und Kliniker in der täglichen Diagnostik hilfreich ist, sondern auch das Wechselgespräch zwischen Morphologie und Klinik vertieft, weil nur aus einer umfassenden Sicht ein weiterer Fortschritt in der Krankheitsforschung erzielt werden kann.

W. DOERR
G. SEIFERT
E. UEHLINGER

Heidelberg, Hamburg und Zürich, Herbst 1976

Inhaltsverzeichnis

Darm und Peritoneum

H. F. Otto, M. Wanke, J. Zeitlhofer

Hernien

G. Töndury

Erstes Kapitel

Embryologie des Darmes

Der Gastrointestinaltrakt des Menschen entwickelt sich aus dem primitiven entodermalen Darmrohr (Übersichten: STARCK, 1955; HAMILTON u. Mitarb., 1962; CLARA, 1967; BOENIG u. BERTOLINI, 1967; LANGMAN, 1970; ELIAS, 1974).

Beim Menschen ist die zunächst zweiblättrige, aus Ektoderm und Entoderm bestehende *Keimscheibe* flach, schildartig ausgebildet (Abb. 1a) (HERTIG u. ROCK, 1941, 1945; STRAUSS, 1945; STARCK, 1955, 1956). Durch die Entwicklung des Mesoderms und durch die Ausbildung der mesodermalen Somiten wird die äußere Gestalt des Embryos stark beeinflußt: die kranio-kaudal fortschreitende Gliederung des paraxialen Mesoderms in einzelne Somitenpaare führt zu einer kranio-kaudalen Krümmung des Embryonalkörpers (DAVIS, 1923;

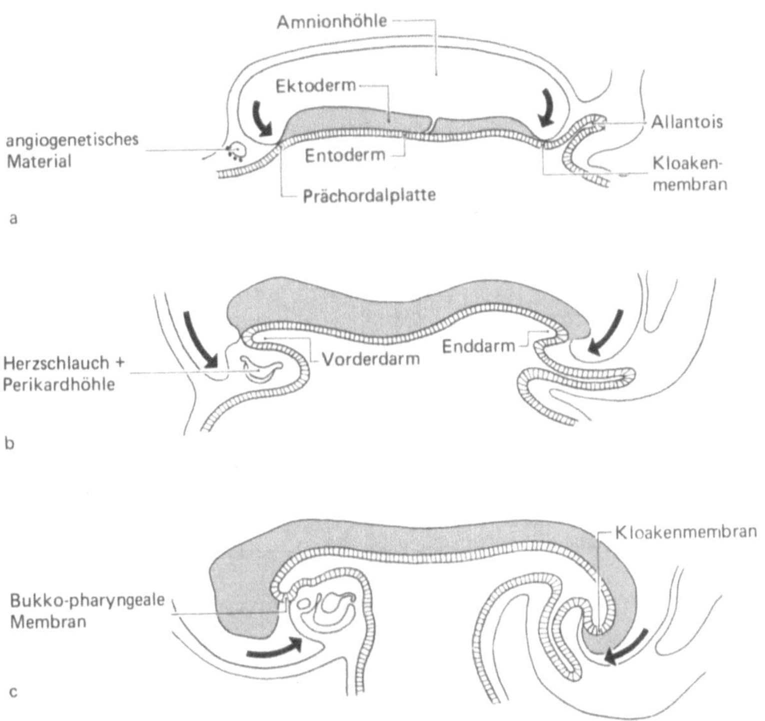

Abb. 1 a–c. Sagittalschnitte durch Embryonen verschiedener Somiten-Stadien mit der Entwicklung des primitiven Darmrohres. [Modifiziert nach HAMILTON u. Mitarb. (1962) und nach LANGMAN (1970)]

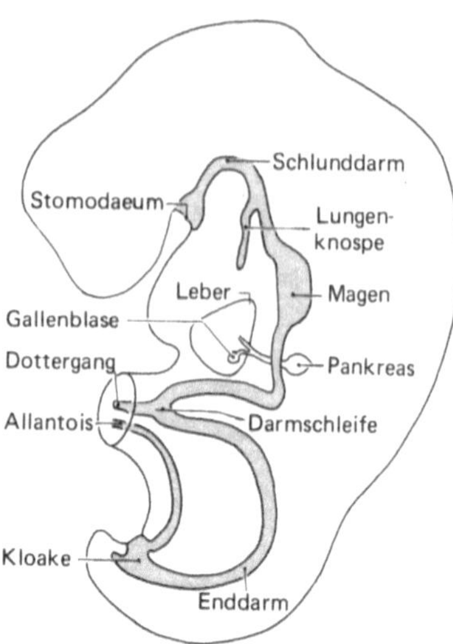

Abb. 2. Schematische Darstellung eines Embryo der 4.–5. Entwicklungswoche. [Modifiziert nach STARCK (1955)]

AREY, 1938; STREETER, 1942, 1948; LANGMAN u. NELSON, 1968). Dadurch wird der entodermal begrenzte Raum in einen intraembryonalen Anteil, den *primitiven Darmkanal,* und in 2 extraembryonale Anteile, den Dottersack und die Allantois, unterteilt (Abb. 1b und c). In der kranialen und kaudalen Region bildet der Primitivdarm je einen blind endenden Schlauch: den *Vorder-* und *Enddarm* (POLITZER, 1928a und b, 1930). Im Bereich beider Darmenden liegen Ektoderm und Entoderm ohne zwischengeschaltete Mesodermschicht membranartig aneinander; sekundär kommt es zum Durchbruch der definitiven Ostien. In beiden Fällen wird ein kurzer ektodermaler Abschnitt, das *Stomodaeum* (Mundbucht) und das *Proctodaeum* (Afterbucht), dem entodermalen Darmrohr zugefügt. Der mittlere Darmabschnitt, *Mitteldarm,* ist vorübergehend durch den Dottergang (Ductus omphaloentericus) mit dem Dottersack verbunden (Abb. 1c und 2).

Im weiteren Verlauf wird der primitive Darmkanal mit seinen Anhangsorganen in 4 Abschnitte gegliedert:

1. Schlunddarm (=kranialer Anteil des Vorderdarmes; Anlage des Pharynx; vgl. Bd. I),
2. kaudaler Abschnitt des Vorderdarmes (bis zur Leberknospe reichend; vgl. Bd. II/1),
3. *Mitteldarm,* der kaudal von der Leberknospe beginnt und beim Embryo bis zur hinteren Darmpforte reicht,
4. *Enddarm,* von der hinteren Darmpforte bis zur Membrana cloacalis.

1. Die normale Entwicklung des Mitteldarmes

Bei 5 mm großen Embryonen liegt der Mitteldarm zwischen der vorderen und hinteren Darmpforte; beim Erwachsenen umfaßt der Mitteldarm im großen

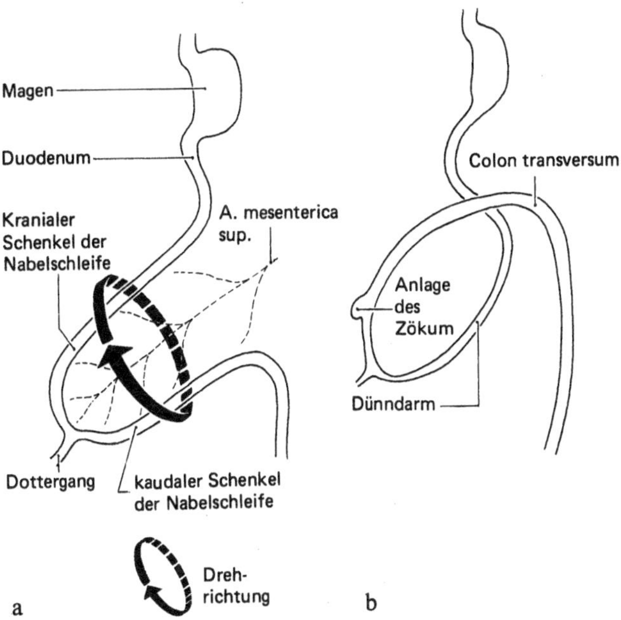

Abb. 3a u. b. Schematische Darstellung der Entwicklung der Nabelschleife (a) und der Schleifendrehung (b). [Modifiziert nach Giroud u. Langman (1970)]

und ganzen den Dünndarm und die proximalen zwei Drittel des Colon transversum (Starck, 1955; Langman, 1970). Die Entwicklung des Mitteldarmes ist durch rasches Längenwachstum, das zur Bildung der *Nabelschleife* führt, gekennzeichnet (Vogt, 1917, 1920; Pernkopf, 1922, 1925, 1928; Politzer, 1931). Über den Ductus omphaloentericus ist die Nabelschleife mit dem Dottersack verbunden (Abb. 3). Aus dem kranialen Schleifenschenkel entstehen distales Duodenum, Jejunum und oberes Ileum, aus dem kaudalen Schenkel unteres Ileum, Zökum, Appendix, Colon ascendens und die proximalen zwei Drittel des Colon transversum. Die Grenze beider Schenkel ist beim Erwachsenen nur noch dann zu erkennen, wenn Reste des Ductus omphaloentericus als Meckel-Divertikel, Enterokystom oder Dottergangsfistel erhalten sind (Howell, 1946; Ferguson, 1948; Brookes, 1954; Söderlund, 1959; Smith, 1960).

Besonders im kranialen Schenkel der Nabelschleife hält das Längenwachstum längere Zeit an. Vorübergehend wird die Leibeshöhle zu eng, um alle Darmschlingen zu beherbergen. Etwa in der 6. Entwicklungswoche treten Darmschlingen in das extraembryonale Zölom der Nabelschnur über (sog. *physiologische Nabelhernie*, Kisselbach, 1946). Während des Längenwachstums führt die Nabelschleife eine Drehung aus. Dabei bildet die A. mesenterica superior die Achse der Drehung (Vogt, 1917, 1920, 1926, 1931). Während der Schlingendrehung, die, von vorn gesehen, gegen den Uhrzeigersinn erfolgt, findet ein weiteres Längenwachstum des Dünn- und Dickdarmes statt. Gegen Ende des 3. Embryonalmonats bildet sich die physiologische Nabelhernie zurück; die Darmschlingen gelangen wieder in die Leibeshöhle. Die für die Retraktion verantwortlichen

Faktoren sind nicht genau bekannt. Die Rückbildung der Urnieren, eine Verlangsamung des Leberwachstums und eine allgemeine Vergrößerung der Leibeshöhle spielen mutmaßlich eine wichtige Rolle. Zunächst treten Anteile des proximalen Jejunums in die Leibeshöhle ein, das restliche Schlingenkonvolut folgt nach. Als letzter Darmteil tritt das Zökum in die Abdominalhöhle zurück; es liegt vorübergehend unmittelbar unter dem rechten Leberlappen. Es folgt ein Descensus in die rechte Fossa iliaca. Während dieser Entwicklung entsteht am distalen Zökumende die Appendix vermiformis.

2. Die normale Entwicklung des Enddarmes

Der embryonale Enddarm reicht von der hinteren Darmpforte bis zur Kloakenmembran. Aus dem Enddarm entstehen das distale Drittel des Colon transversum, Colon descendens, Sigmoideum, Rektum und der obere Abschnitt des Analkanals.

Der terminale Enddarm mündet in die Kloake, die entodermal begrenzt wird. Zwischen Allantois und Enddarm entwickelt sich allmählich das *Septum uro-rectale,* das in kaudaler Richtung vorwächst und die Kloake in einen primitiven Sinus urogenitalis und in einen Anorektalkanal unterteilt (Abb. 4) (POLITZER, 1931, 1932). An der Kontaktstelle zwischen Kloakenmembran und Septum uro-rectale entsteht das primitive *Perineum.* Die Membrana cloacalis wird dadurch in die hintere Analmembran und in die vordere Urogenitalmembran unterteilt. In der 9. Embryonalwoche liegt die Analmembran am Boden einer flachen Einsenkung des Ektoderms, dem sog. *Proctodaeum* (TENCH, 1936). Die Analmembran reißt ein und es entsteht eine offene Verbindung des Darmrohres mit der äußeren Oberfläche. Der obere Abschnitt des Analkanals ist entodermalen Ursprungs; er wird von der A. mesenterica inferior (Enddarmarterie) versorgt. Das untere Drittel des Analkanals ist ektodermalen Ursprungs und wird von den Rektalarterien (Äste der A. iliaca interna) versorgt. Die Grenze zwischen ektodermalem Proctodaeum und entodermalem Rektum liegt in Höhe der Linea pectinea (vgl. Abb. 197).

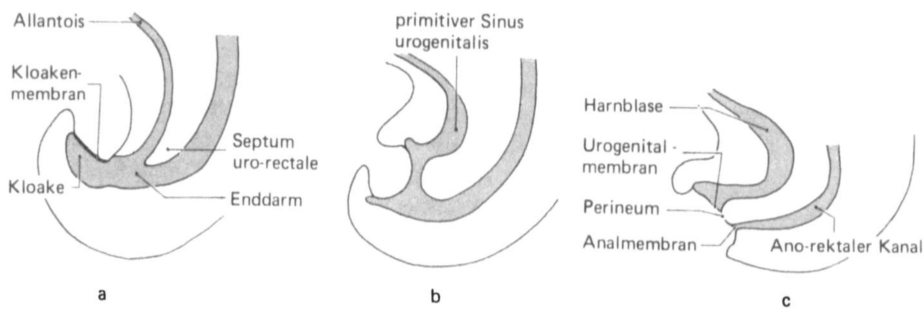

Abb. 4a–c. Die Entwicklung der Kloake und des Septum urorectale. [Modifiziert nach LANGMAN (1970)]

3. Zur Histogenese des Dünn- und Dickdarmes

Das Lumen des embryonalen Mitteldarmes wird von einem glykogenreichen Epithel ausgekleidet. Die mit der Ausbildung der Darmwand zusammenhängenden Entwicklungsvorgänge beginnen im Bereich des Duodenums und schreiten distalwärts fort (Übersicht: PERNKOPF, 1922, 1925, 1928; PATZELT, 1936). Initial findet sich eine extreme Epithelproliferation der sog. „Prämukosa" (BREMER, 1944). Bei 13–16 mm langen Embryonen resultiert aus dieser Zellproliferation ein solider epithelialer Verschluß des Duodenums (Stadium des „soliden Gastrointestinaltraktes"). Innerhalb der „Epithelmasse" liegen, unregelmäßig verteilt, kleine Hohlräume (PERNKOPF, 1925; PATZELT, 1931; CHO, 1931). In kraniokaudaler Richtung beginnt bei 16 mm großen Embryonen eine Rekanalisierung, indem die interepithelialen Hohlräume sich vergrößern und miteinander verschmelzen. Bei 30 mm großen Embryonen ist ein epithelialer Verschluß des Darmrohres in der Regel nicht mehr nachweisbar (PATZELT, 1936). In den übrigen Mitteldarmabschnitten führt eine mitotische Vermehrung der Zellen lediglich zu einer Epithelverbreiterung; auch sie schreitet in kranio-kaudaler Richtung fort. Schließlich ist in der 9. Woche die Epithelschicht des ganzen Dickdarmes verbreitert. Dadurch wird das Lumen stellenweise zwar außerordentlich eng, im Rektumbereich kann es zur temporären „Epithelverklebung" kommen; ein solider epithelialer Verschluß wie im Duodenum tritt normalerweise aber nicht auf (JOHNSON, 1913; PERNKOPF, 1928; PATZELT, 1931; CHO, 1932).

Die Zotten des Dünndarms werden nicht, wie zunächst vermutet, als knospenförmige Verdickungen des Epithels angelegt; sie entstehen durch umschriebene Ansammlungen zapfenförmig gegen das Epithel vordringender mesenchymaler Zellen, die das Epithel gegen die Lichtung vorwölben. Sehr früh schon enthalten diese Bindegewebszapfen Blutgefäße (LAMBERTINI, 1929). In der 8.–10. Woche erreichen die Zottenanlagen das Ende des Dünndarms. Während der weiteren Entwicklung erfolgt die morphologische und funktionelle Ausdifferenzierung der Zotten und des resorbierenden Epithels (BONNEVILLE, 1963; JIRASEK u. Mitarb., 1965; FERGUSON u. Mitarb., 1969; VARKONYI u. Mitarb., 1974). Die Schleimhautkrypten entstehen aus Epithelknospen zwischen den Zottenbasen. Sie wachsen schlauchförmig in die Tiefe. Die Brunner-Drüsen des Duodenums sind in der 16. Woche erstmals nachweisbar (LANDBOE-CHRISTENSEN, 1944; GROSSMAN, 1958). Auch sie sprossen vom Grunde der Krypten als gewundene Schläuche in die Gefäßzone der Submukosa vor.

Die entwicklungsmechanischen Vorgänge im Bereich des Dickdarms werden wesentlich durch das Epithel induziert (CHO, 1932; Übersicht: PATZELT, 1936).

Becherzellen beginnen sich im menschlichen Jejunum schon in der 9. Embryonalwoche durch die Ausbildung kleiner Schleimpartikel in einzelnen Epithelzellen zu entwickeln (PATZELT, 1931; CLARA, 1934). Angaben zur ontogenetischen Entwicklung der Paneth-Zellen sind widersprüchlich und in besonderem Maße spezies-abhängig (Übersicht: OTTO, 1974). Beim Menschen fanden PATZELT (1931) und CLARA (1934) ab der 17. Woche regelmäßig oxyphil gekörnte (Paneth-) Zellen am Grunde der Duodenalkrypten. Die Entwicklung der enterochromaffinen Zellen beginnt wahrscheinlich zwischen der 12. und 16. Woche (PATZELT, 1931; CLARA, 1934; FRIEDMANN, 1934; ANDREW, 1963; SINGH, 1963; JIRASEK

u. UHER, 1965). Die hormonproduzierenden APUD-Zellen (*Amine Precursor Uptake and Decarboxylation*) des Gastrointestinaltraktes sind nach PEARSE u. POLAK (1971a und b) Abkömmlinge der *Neuralleiste* (vgl. auch: PEARSE u. WELSCH, 1968; PEARSE, 1969; PERRIER, 1970; PEARSE u. Mitarb., 1971, 1973a und b).

Auch die Ausbildung der Muskelschichten verläuft in kranio-kaudaler Richtung. Sie beginnt bei etwa 7 Wochen alten Embryonen mit der Differenzierung der zirkulären Faserschichten im Duodenum. Die longitudinalen Faserzüge entwickeln sich zwischen der 10. und 11. Woche, während die Muscularis mucosae erst ab der 20. Woche nachweisbar ist.

Lymphfollikel bilden sich zwischen der 14. und 16., aggregierte Follikel wohl nicht vor der 28. Embryonalwoche. Keimzentren und Plasmazellsysteme werden erst nach antigenischer Stimulation entwickelt (ARCHER u. Mitarb., 1964; Übersicht: HESS, 1970; Einzelheiten und Literatur zur Ontogenese des lymphoretikulären Gewebes und seiner immunologischen Funktion: OWEN, 1970).

Blutgefäße dringen vom Gekröseansatz (dorsales Mesenterium) in den Darm ein und beginnen sich bei 5 mm großen Embryonen in dessen mesenchymaler Wand zu verzweigen. Auch die Entwicklung der Blutgefäße schreitet in kranio-kaudaler Richtung fort. Den Blutgefäßen folgend, entwickeln sich die Lymphgefäße in peripherer und kranio-kaudaler Richtung. Am Ende des 6. Monats sind die zentralen Chylusgefäße der Zotten angelegt. Die Entwicklung der Lymphgefäße geht der Differenzierung der lymphoiden Zellen voraus.

In kranio-kaudaler Richtung fortschreitend, entwickeln sich schließlich auch die darmeigenen Nervenplexus (YNTEMA u. HAMMOND, 1953, 1954; vgl. auch STELZNER u. Mitarb., 1974). Bereits bei 11–13 mm großen Embryonen sind im Bereich des Ösophagus und Magens entsprechend der späteren Lage der intramuralen Ganglien Neuroblasten zu erkennen (HÜTHER, 1954). 18 mm große Embryonen zeigen bis in die unteren Dünndarmabschnitte netzartig ausgebreitete Plexus mit weitgehend differenzierten Ganglienzellen. Während Kolon und Sigma zu dieser Zeit noch keine Plexus sicher erkennen lassen, sind im Bereich des Rektums Glianester mit eingelagerten Neuroblasten entwickelt (OKAMOTO u. UEDA, 1967). Spätestens bei Embryonen mit einer Scheitel-Fersen-Länge von 70 mm sind in allen Magen-Darm-Abschnitten differenzierte Ganglienzellen des Auerbach- und des Meissner-Plexus entwickelt (HÜTHER, 1954). Die Persistenz der äußeren Innervation im aganglionären Hirschsprung-Segment läßt vermuten, daß die Entwicklung der intramuralen Ganglien unabhängig von der des sympathischen und parasympathischen Nervensystems erfolgt.

Die Frage nach der Herkunft der intramuralen Ganglien, ob autochthon entstanden oder von den Grenzstrangganglien bzw. von den prävertebralen Ganglien in die Darmwand eingewandert, ist bislang nicht restlos geklärt. Bei 18 mm großen Embryonen können aber Sympathikoblasten, die sich von den Grenzstrangganglien abspalten und gabelförmig in das „Beckenbindegewebe" einwandern, beobachtet werden. Zur gleichen Zeit wandern Glioblasten und Neuroblasten in Form heller, rundlicher Zellnester in die Basis des Rektums ein (Befunde, die für die sog. „Einwanderungstheorie" sprechen, s.: BODIAN, 1952; BODIAN u. Mitarb., 1949, 1951; HÜTHER, 1954; OKAMOTO u. UEDA, 1967).

4. Die normale Entwicklung der Zölomhöhle und der Mesenterien

Zölomhöhle

Am Ende der 3. Entwicklungswoche gliedert sich beidseits der Mittellinie das intraembryonale Mesoderm in das paraxiale und intermediäre Mesoderm sowie in die sog. Seitenplatte (Abb. 5). In der Seitenplatte treten zahlreiche Intermediärspalten auf, die sie schließlich in das *parietale* und *viszerale Mesoderm* unterteilen. Der von beiden Schichten begrenzte Raum stellt das *intraembryonale Zölom* dar, das zunächst noch in offener Verbindung mit dem extraembryonalen Zölom steht. Durch die kranio-kaudale Krümmung des Embryonalkörpers und durch sog. seitliche Abfaltungen (Abb. 5c und d) geht diese Verbindung verloren, so daß die Zölomhöhle schließlich einen großen intraembryonalen Hohlraum darstellt (Abb. 5d). Dieser Hohlraum erstreckt sich von der Thorax- bis in die Beckenregion. Aus dem intraembryonalen Zölom entwickeln sich 3 gegeneinander abgegrenzte Räume:

1. die Perikardhöhle,
2. die Pleurahöhle,
3. die Bauchhöhle.

Die Trennung von Thorax und Abdomen erfolgt durch das Zwerchfell, dessen größter Teil aus dem Septum transversum entsteht (BREMER, 1943; WELLS, 1948, 1954).

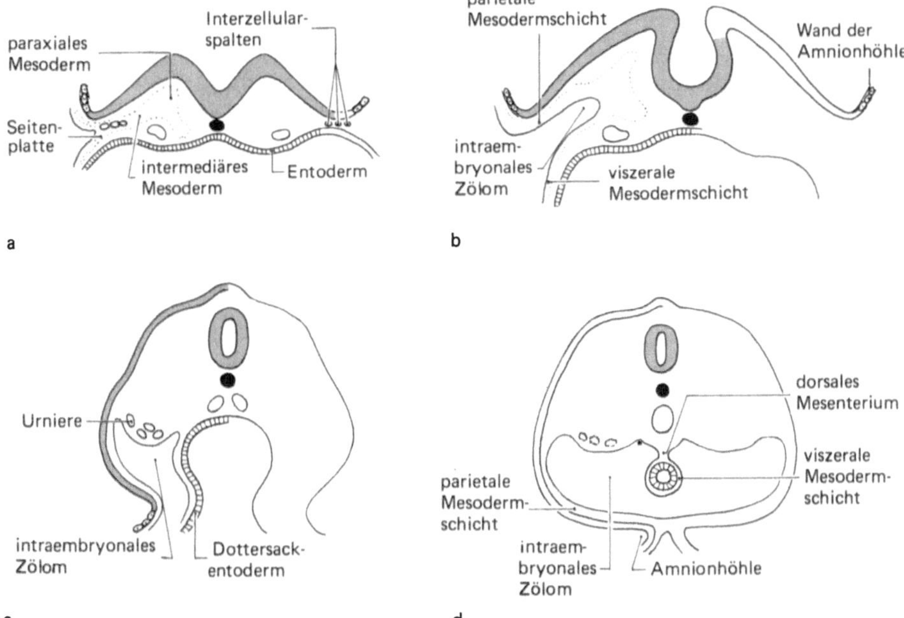

Abb. 5a–d. Schematische Darstellung der Entwicklung der Zölomhöhle bei 19–28 Tage alten Embryonen. [Modifiziert nach STARCK (1955), BENNINGHOFF u. GOERTTLER (1960) und LANGMAN (1970)]

Die Mesenterien

Vorder-, Mittel- und Enddarm sind zunächst über eine breite Ansatzfläche mit dem Mesenchym der hinteren Leibeswand verbunden. Aber schon bei 8 mm großen Embryonen hat sich dieses Mesenchym dünn ausgezogen, so daß die unteren Abschnitte des Vorderdarmes, der Mitteldarm und größere Teile des Enddarmes über ein *dorsales Mesenterium* (dorsales Mesogastrium = Omentum majus, dorsales Mesoduodenum mit dem eigentlichen Mesenterium der Jejunum- und Ileumschlingen, dorsales Mesokolon) an der hinteren Leibeswand gewissermaßen mobil fixiert sind (Abb. 6). Das dorsale Mesenterium enthält in seiner ganzen Länge Blut- und Lymphgefäße sowie Nerven, die den Gastrointestinaltrakt versorgen (Abb. 6).

Die weitere Entwicklung führt abschnittsweise zur Verschmelzung des dorsalen Mesenteriums mit der hinteren Leibeswand, so daß Colon ascendens und descendens retroperitoneal mit der hinteren Leibeswand verhaftet sind (Abb. 7 und 8). Auch das Duodenum wird bis auf die unmittelbar postpylorischen Anteile retroperitoneal fixiert: infolge der gastro-duodenalen Drehung und des raschen Wachstums des Pankreaskopfes wird das ursprünglich medial gelegene Duodenum auf die rechte Seite der Leibeshöhle verlagert; dort verschmelzen rechtes Mesoduodenum und benachbartes Peritoneum.

Bursa omentalis und Omentum majus

Bis zur 4. Embryonalwoche liegt zwischen den unteren Abschnitten des Vorderdarmes und der hinteren Leibeswand eine breite mesenchymale Verbindungszone. Durch das Auftreten kleiner, sehr bald konfluierender Interzellularspalten im retrogastrischen Mesenchym entsteht eine Höhle, die der späteren *Bursa omentalis* entspricht (Abb. 7). Rechtsseitig reicht diese Höhle als *Recessus pneumato-entericus* bis zur rechten Lungenknospe (KANAGASUNTHERAM, 1957). Durch die Entwicklung der Pleuroperitonealmembranen (Einzelheiten bei: STARCK, 1955; HAMILTON u. Mitarb., 1962; LANGMAN, 1970; ELIAS, 1974) wird dieser

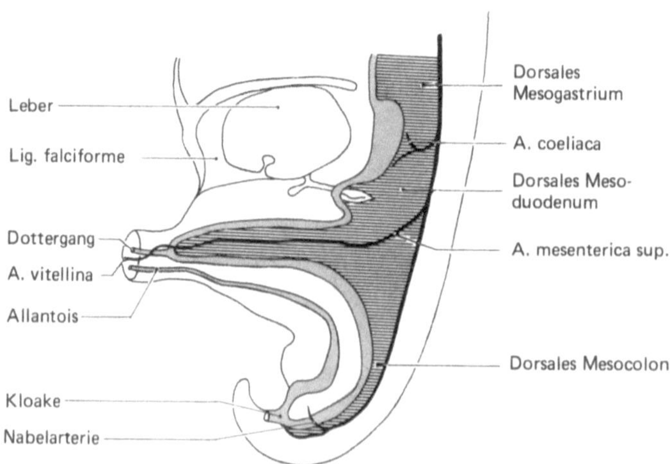

Abb. 6. Schematische Darstellung des dorsalen Mesenterium und der gastro-intestinalen Gefäße. Die A. mesenterica sup. verläuft als A. vitellina zum Dottersack. [Modifiziert nach LANGMAN (1970)]

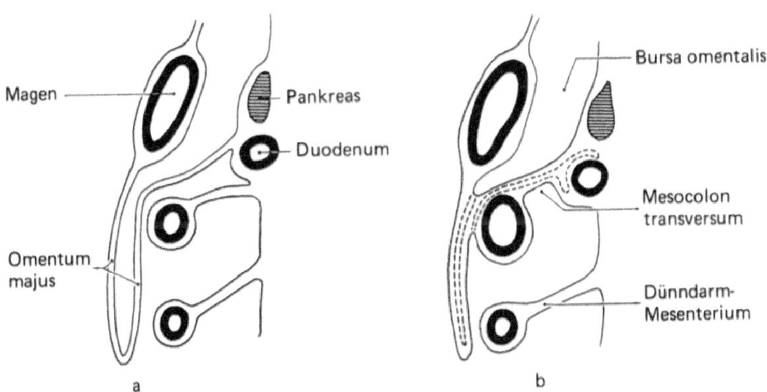

Abb. 7a u. b. Schematischer Sagittalschnitt durch das Abdomen im 4. Embryonalmonat (a) und beim Neugeborenen (b). [Modifiziert nach Benninghoff u. Goerttler (1960)]

Recessus oberhalb des Diaphragmas abgetrennt; er bildet die Bursa infracardiaca (Broman, 1904, 1938).

Durch Lageveränderungen des Magens (vgl. Bd. II/1) bildet schließlich das dorsale Mesogastrium als linksseitige Begrenzung der Bursa omentalis eine nach kaudal sich erstreckende Aussackung. Hieraus entsteht durch weiteres Wachstum eine das Colon transversum schürzenförmig bedeckende Duplikatur, das *Omentum majus*. In der weiteren Entwicklung verschmelzen beide Blätter der Duplikatur und bilden eine einheitliche Platte (Abb. 8).

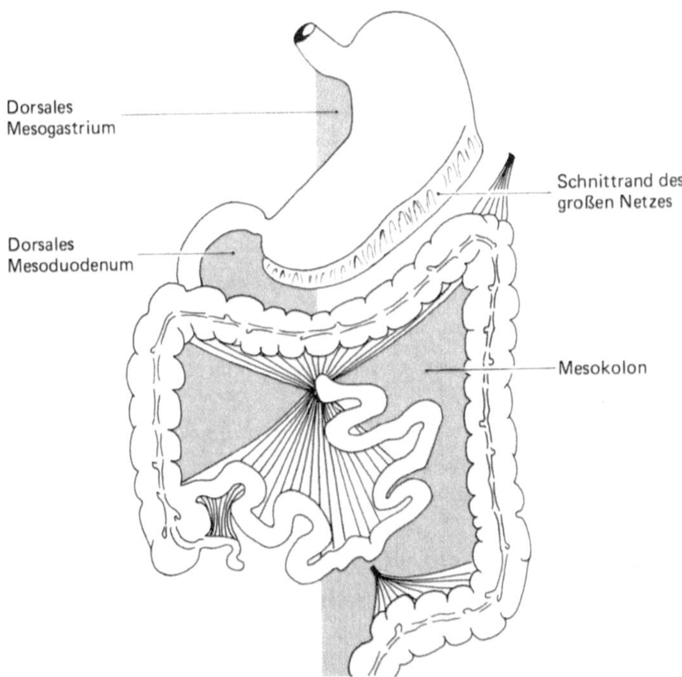

Abb. 8. Frontalansicht der Darmschlingen. Teile des dorsalen Mesenterium, die mit der dorsalen Leibeswand verwachsen sind, sind schraffiert dargestellt. [Modifiziert nach Starck (1955) und Langman (1970)]

Zweites Kapitel

Der Dünndarm (Intestinum tenue)

A. Topographie, makroskopische Anatomie und Histologie

I. Topographie und makroskopische Anatomie

1. Duodenum

Das Duodenum (Zwölffingerdarm) ist der erste Abschnitt des Dünndarms; es beginnt am Pylorus und endet an der Flexura duodeno-jejunalis. Die Länge des Duodenums beträgt etwa 30 cm. Das Duodenum hat die Gestalt eines Hufeisens (vgl. Abb. 10), dessen Konkavität den Kopf der Bauchspeicheldrüse umschließt (vgl. BECKER, 1973). Am Duodenum werden 4 Abschnitte unterschieden:

1. Pars superior (horizontalis cranialis),
2. Pars descendens,
3. Pars horizontalis (horizontalis caudalis),
4. Pars ascendens.

Die *Pars superior duodeni* ist beweglich; sie liegt nicht wie das übrige Duodenum retroperitoneal, sondern ist durch das Ligamentum hepato-duodenale des kleinen Netzes mit der Leber verbunden. Der Anfangsteil ist zum *Bulbus duodeni* erweitert. Der Pars superior folgt mit einer Biegung ein absteigender Teil (*Pars descendens*), der rechts neben der Wirbelsäule verläuft. Die Pars descendens wird in ihrer Mitte von der Wurzel des Mesokolons gekreuzt. An der Rückwand dieses Darmteiles liegt die *Papilla duodeni major* (Vateri), die gemeinsame Mündung des Ductus choledochus und des Ductus pancreaticus major (Wirsungi). Der an der Hinterwand abwärts verlaufende Ductus choledochus wirft die Schleimhaut zu einer Längsfalte, der *Plica longitudinalis duodeni,* auf. 2–3 cm oberhalb der Papilla duodeni major kann an der medialen Wand die Mündung (Papilla duodeni minor) des Ductus pancreaticus Santorini gelegen sein (DAWSON u. LANGMAN, 1961; KELLY u. TROYER, 1963; OTTO, 1974; Lit.: BECKER, 1973). Der Pars descendens folgt die *Pars horizontalis,* die quer über die Lendenwirbelsäule verläuft und sanft zur *Pars ascendens* ansteigt. Die Pars horizontalis kann gelegentlich fehlen oder nur sehr kurz sein, so daß die Gestalt des Duodenums V-förmig erscheint (spitzer Winkel des unteren Duodenalknies). Die Wurzel des Mesenteriums ist mit der Vorderfläche des unteren Duodenalschenkels verwachsen. In diesem Bereich kreuzt die V. mesenterica superior die Vorderfläche des Duodenums. Die Rückfläche ist durch Bindegewebe an der hinteren Bauchwand verschieblich fixiert.

2. Jejunum und Ileum

Der am Gekröse frei beweglich fixierte Dünndarm reicht von der Flexura duodeno-jejunalis bis zur Valvula ileo-coecalis Bauhini. Seine Länge beträgt etwa 5–7 m (WETZEL, 1938; MANGOLD, 1951; UNDERHILL, 1955; HIRSCH u. Mitarb., 1956; BACKMAN u. HALLBERG, 1974: $\delta = 7{,}34$ m, $\varphi = 6{,}16$ m) (Tabelle 1). Der Leichendarm ist durch den Tonusverlust der Darmmuskulatur zumeist länger; er mißt bis maximal 11 m (BENNINGHOFF u. GOERTTLER, 1960).

Am Dünndarm werden 2 ohne scharfe Grenze ineinander übergehende Abschnitte unterschieden: *Jejunum* (Leerdarm) und *Ileum* (Krummdarm). Üblicherweise werden dem Jejunum $^2/_5$, dem Ileum $^3/_5$ zugerechnet. Der Dünndarm ist durch quer zur Längsachse gestellte Falten, Plicae circulares Kerckringi, gekennzeichnet. Die Kerckring-Falten stehen im Jejunum am dichtesten; in den oberen Anteilen des Ileums sind sie spärlicher und zum terminalen Ileum hin verlieren sie sich. Durch die Kerckring-Falten wird die innere Oberfläche um durchschnittlich 35% vergrößert (BENNINGHOFF u. GOERTTLER, 1960).

Der Dünndarm ist am *Gekröse* (Mesenterium, Mesostenium) verankert, das mit der Gekrösewurzel, der *Radix mesenterii*, links in Höhe des 2. Lendenwirbels an der Bauchwand inseriert. Die Gekrösewurzel zieht schräg über die Aorta und den unteren Duodenalschenkel und verläuft über den rechten Ureter und über den rechten M. psoas in die rechte Fossa iliaca. Das Gekröse stellt eine allseits von Serosa bedeckte fettgewebsreiche „Membran" dar, das an der Wurzel 15–17 cm, am Darmansatz durchschnittlich 5–7 m lang ist. Das Gekröse ist an der langen Seite „gefaltet" und gewinnt dadurch ein halskrausenartiges Ausse-

Tabelle 1. Die Länge des Darmes und seiner Teile in den verschiedenen Altersklassen (Sektionsmaterial). (Aus WETZEL, 1938; HIRSCH u. Mitarb., 1956; GIEDION, 1965)

Alter	Dickdarm (cm)	Dünndarm (cm)	Gesamtlänge (cm)	Dickdarm:Dünndarm	Körper:Darm
Neugeborene	66,0	338,5	402,6	1:5,1	1:7,9
1– 3 Monate	67,9	337,4	405,3	1:4,9	
3– 6 Monate	70,7	380,4	451,6	1:5,3	
6–12 Monate	83,1	418,1	501,2	1:5,0	
0– 1 Jahre	64,5	359,4	423,0		
1 2 Jahre	88,9	460,4	549,3	1:5,1	
1– 3 Jahre	88,3	445,5	532,0		
2– 4 Jahre	88,1	468,6	556,8	1:5,3	
4– 6 Jahre	99,9	469,9	569,8	1:4,7	
6– 8 Jahre	108,5	500,6	609,1	1:4,6	
8–10 Jahre	116,4	579,0	695,4	1:4,0	
3–10 Jahre	104,8	482,4	587,2		
10–15 Jahre	140,8	588,9	729,7		
Erwachsene	160,7	753,9	914,6	1:4,6	1:5,3

hen. Die größte Entfernung zwischen Radix mesenterii und Darm beträgt durchschnittlich 15 cm, an den Enden ist der Darm kürzer gefesselt (BENNINGHOFF u. GOERTTLER, 1960).

3. Die Blutversorgung des Dünndarmes

Die Blutversorgung des Gastrointestinaltraktes und seiner Nachbarorgane erfolgt über den *Truncus coeliacus* und über die *Aa. mesenterica superior* und *inferior*. Es lassen sich 3 gewissermaßen etagenartig gelagerte Versorgungsbereiche unterscheiden (Abb. 9) (VOLLMAR, 1967; GOERTTLER, 1968; SCHIMANSKI u. SCHMIDT, 1970; VAN DE BERG u. Mitarb., 1971; MARKHOFF, 1972; HEBERER u. Mitarb., 1972; MARSTON, 1972). Sie sind über zahlreiche, anatomisch präformierte Anastomosen miteinander verbunden und bilden so eine *funktionelle Einheit*. Alle 3 Arterien entspringen aus der ventralen Aortenwand.

Die A. coeliaca teilt sich in 3 Äste: in die A. lienalis, A. gastrica sinistra und in die A. hepatica (Abb. 10). Die A. mesenterica superior entspringt etwa

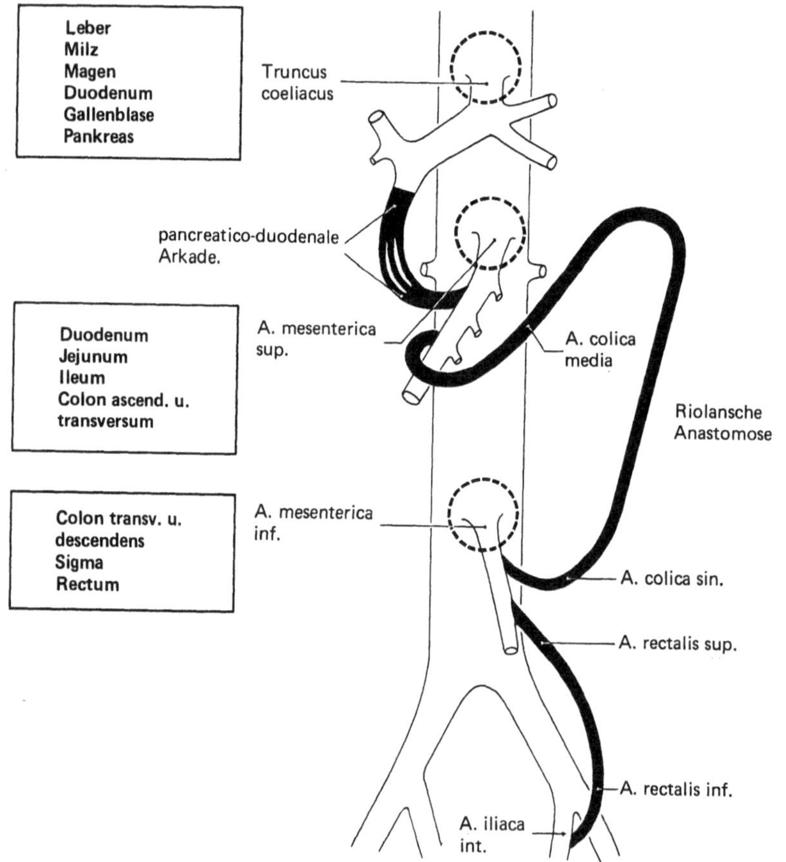

Abb. 9. Darstellung der 3 Etagen der arteriellen Gefäßversorgung im Bauchraum mit den wichtigsten Kollateralbrücken. [Umgezeichnet nach HEBERER u. Mitarb. (1972)]

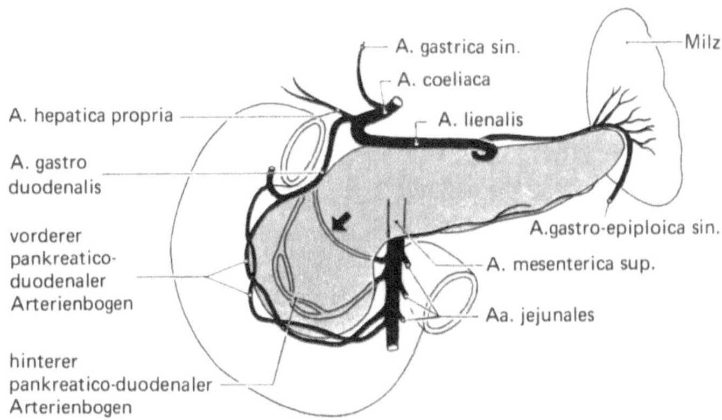

Abb. 10. Darstellung der wichtigsten Kollateralen zwischen den Stromgebieten der A. coeliaca und der A. mesenterica sup. (Umgezeichnet nach FERNER)

2 cm distal der A. coeliaca aus der Aorta. Sie gibt von kranial nach kaudal folgende Äste ab: A. pancreatico-duodenalis inferior, A. coeliaca media, A. coeliaca dextra, A. ileocolica und multiple Dünndarmarterien (Aa. jejunales). Die A. mesenterica superior versorgt alle Abkömmlinge der Nabelschleife; somit reicht das Versorgungsgebiet vom distalen Duodenum bis zur Flexura coli lienalis. Das Duodenum wird noch zusätzlich von Ästen der Aa. pancreatico-duodenalis cranialis und caudalis gespeist. Die A. mesenterica inferior beginnt in Höhe von L_3 (vgl. Abb. 191).

Zwischen den 3 großen Arterien bzw. ihren Versorgungsgebieten und den kranialen und kaudalen extrasplanchnischen Regionen sind verschiedene arterio-arterielle Brückenanastomosen entwickelt (Einzelheiten bei: BENNINGHOFF u. GOERTTLER, 1960; VOLLMAR, 1967; SCHIMANSKI u. SCHMIDT, 1970; VAN DE BERG u. Mitarb., 1971):

1. Die *pancreatico-duodenalen „Arkaden"* (Abb. 10). Sie werden aus den Aa. pancreatico-duodenalis superior und inferior gebildet. Die Arkaden verlaufen an der Außenseite des Pankreaskopfes und verbinden die Stromgebiete der beiden oberen Viszeralarterien (BROLIN u. PAULIN, 1964; DIEMEL u. SCHMITZ-DRÄGER, 1965; REUTER u. OLIN, 1965). Die Durchströmung kann sowohl in kranio-kaudaler als auch in kaudo-kranialer Richtung erfolgen.

2. Die sog. *Bühler-Arterie* (Abb. 10). Es handelt sich um eine direkte, retropankreatisch lokalisierte Verbindung zwischen der A. coeliaca und dem Stamm der A. mesenterica superior. Die Bühler-Arterie kann die pancreatico-duodenalen Arkaden funktionell vollständig ersetzen (MOSKOWITZ u. Mitarb., 1964).

3. Die sog. *Riolan-Kollaterale* (Abb. 9; vgl. auch Abb. 191). Sie verbindet beide Mesenterialarterien (BAYLIN, 1939; BROLIN u. PAULIN, 1964; DIEMEL u. Mitarb., 1964). Der Durchfluß der weiten Kollateralverbindung kann in beide Richtungen erfolgen.

Im Mesenterium bilden die Äste der A. mesenterica superior für das Jejunum und Ileum zahlreiche Anastomosen, die in jeweils 3–5 Arkaden an den Darm herantreten. Von der Konvexität der letzten Arkade ziehen kleine Äste senkrecht zur Darmwand (EISBERG, 1924; HORSTMANN, 1943; REINER, 1966); sie verlaufen zunächst in der Subserosa, durchdringen unter Bildung zahlreicher Anastomosen

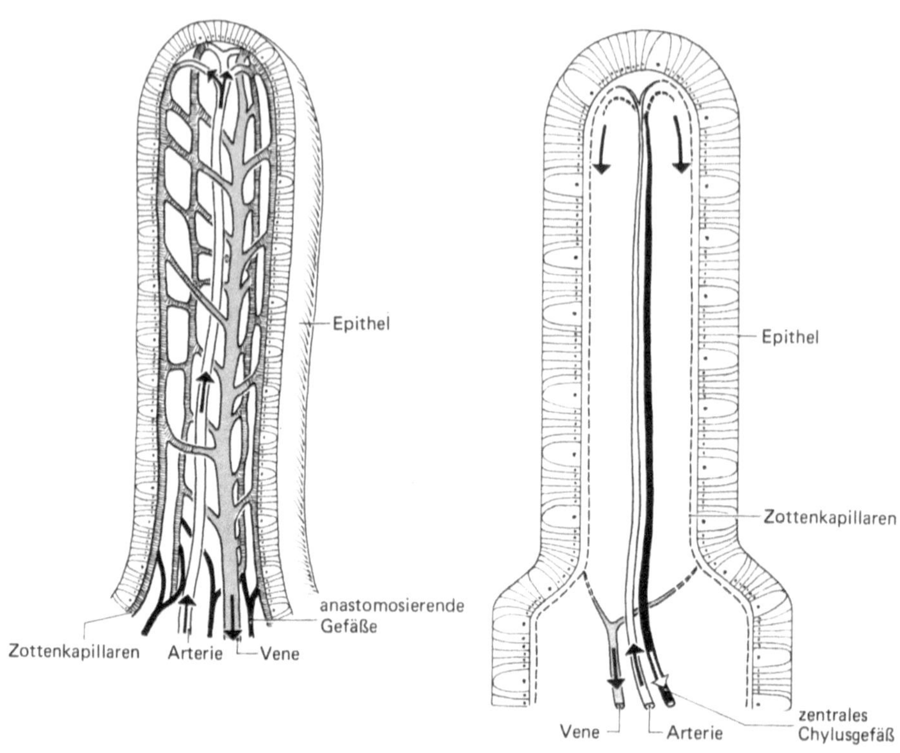

Abb. 11. Schematische Darstellung der Zottengefäße des Dünndarms. [Modifiziert nach LUNDGREN (1967) und HAMILTON u. Mitarb. (1967)]

die Muscularis propria (EISBERG, 1924; WOLF-HEIDEGGER, 1942; BECKER u. BENJAMIN, 1958; LANG u. Mitarb., 1962, 1963) und bilden in der Submukosa weitmaschige Netze (DOBBINS, 1966; HAMILTON u. Mitarb., 1967). Im Bereich der Tunica mucosa ist die arterielle Gefäßversorgung engmaschig angelegt (PATZELT, 1936; BARLOW, 1952; LUNDGREN, 1967; DOERR, 1973, 1974). Kleine Arterien steigen unverzweigt bis zur Zottenspitze empor und lösen sich hier in Kapillaren auf (Abb. 11) (HOU-JENSEN, 1931; SPANNER, 1932; JACOBSON u. NOER, 1952; PALAY u. KARLIN, 1959; LUNDGREN, 1967; HAMILTON u. Mitarb., 1967). In Richtung auf das Epithel sind diejenigen Kapillaren, die unmittelbar subepithelial verlaufen, fenestriert (HORSTMANN, 1966; DOBBINS, 1967). An der Zottenbasis mündet das Kapillarnetz in das venöse System (Abb. 11). Der Blutfluß in den subepithelialen Kapillaren erfolgt gegensinnig zum zentral-arteriellen Zottengefäß.

Die Venen zeigen ein den Arterien entsprechendes Verhalten; sie führen das Blut über die Vv. mesenterica superior und inferior der Pfortader zu.

4. Die Lymphdrainage des Dünndarmes

Das Lymphgefäßsystem beginnt in den Zotten des Dünndarmes mit blindgeschlossenen Kapillaren (DOBBINS, 1966; HORSTMANN, 1966, 1968; TYTGAT

u. Mitarb., 1971; HORSTMANN u. BREUCKER, 1972; vgl. auch SCHÄFER u. SCHIPP, 1969; DOERR, 1969, 1973, 1974; GRACEY u. Mitarb., 1973). Aus der submikroskopischen Struktur der Lymphkapillaren darf auf eine außerordentlich hohe Permeabilitätsfähigkeit geschlossen werden: die Wand dieses Abschnittes ist ein einfacher Endothelschlauch; den Lymphkapillaren fehlt auf weiten Strecken eine Basalmembran, interendotheliale Junktionen (Zonulae adhaerentes) sind nicht entwickelt (RUSZNYAK u. Mitarb., 1957; PALAY u. KARLIN, 1959; FÖLDI, 1968, 1969; YOFFEY u. COURTICE, 1970; DOBBINS u. ROLLINS, 1970; HORSTMANN u. BREUCKER, 1972; vgl. auch WITTE u. WITTE, 1973). Die Lymphkapillaren konfluieren, wenigstens teilweise, zum zentralen (axialen) Chylusgefäß, zum anderen gehen sie an der Zottenbasis in ein kapilläres Netzwerk gleicher Struktur über (HORSTMANN, 1968; BORST u. Mitarb., 1969; HORSTMANN u. BREUCKER, 1972). Submukös ist ein weitmaschig anastomosiertes, klappenführendes Lymphgefäßnetz angelegt (WALTHER, 1948; DOBBINS, 1966; HORSTMANN, 1952, 1968; s. dagegen RENYI-VAMOS, 1956). Die klappentragenden Lymphgefäße dienen der *gerichteten* Leitung der Lymphe. Die Gefäßwand besteht nunmehr aus Endothel und aus einer Schicht Bindegewebsfasern, die mit der Umgebung verbunden sind. Im Ansatzbereich des Mesenteriums sind größere, sackartige Zisternen in das Gefäßnetz eingelassen. Beim Eintritt in das Mesenterium gehen die bislang muskelfreien Lymphgefäße in sog. *Transportgefäße* über (HORSTMANN, 1968), die eine eigene Muskulatur besitzen und sehr regelmäßig in Klappensegmente gegliedert sind. Die glatten Muskelfasern der großen Transportgefäße bilden eine in mehreren Schichten übereinandergelagerte und spiralig verflochtene Manschette. Sie besitzen die Fähigkeit zu aktiven, rhythmischen Kontraktionen. Diese Lymphgefäße sind von marklosen Nervenfasern begleitet.

Im Mesenterium passieren die Lymphgefäße zahlreiche Lymphknoten, von denen etwa 100–200 kleine direkt am Darm und 10–20 größere in der Mesenterialwurzel liegen. Letztere stehen mit den Lymphonoduli coeliaci in Verbindung. Die Vasa efferentia der mesenterialen Lymphknoten bilden den Truncus intestinalis, der mit den Trunci lumbales in die Cisterna chyli mündet und die Lymphe weiter in den Ductus thoracicus abführt (AAGARD, 1922).

5. Die nervöse Versorgung des Dünndarmes

Die nervöse Versorgung des Darmtraktes erfolgt durch das autonome Nervensystem (Einzelheiten bei: CLARA, 1959; DAVENPORT, 1971; SMITH, 1972). Entlang des Mesenterialansatzes sind nervöse Geflechte entwickelt; sie gehören teils dem Sympathikus, teils dem Parasympathikus an (Abb. 12). Von hier aus dringen Nervenfasern in die Darmwand ein und bilden zunächst den *Plexus subserosus* (STÖHR JR., 1952, 1957). Der zwischen den Lagen der Muscularis propria gelegene *Plexus myentericus* (Auerbach) ist im wesentlichen für die Darmmotorik verantwortlich. Die Nervenfasern dieses Plexus verlaufen vorwiegend parallel zur Darmachse; sie sind von einer bindegewebigen Scheide umhüllt. Die Ganglienzellen des Plexus myentericus sind unterschiedlich groß und von unregelmäßiger Form (Abb. 13). Sie besitzen entweder einen deutlich sichtbaren Neuriten oder viele kurze und breite Dendriten, die sich wiederholt teilen. Zahl

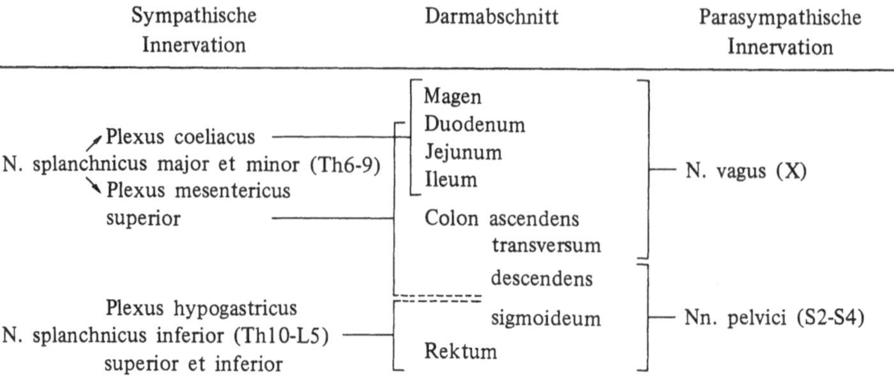

Abb. 12. Die „externe" Nervenversorgung des Darmes. [Modifiziert nach HABERICH (1973)]

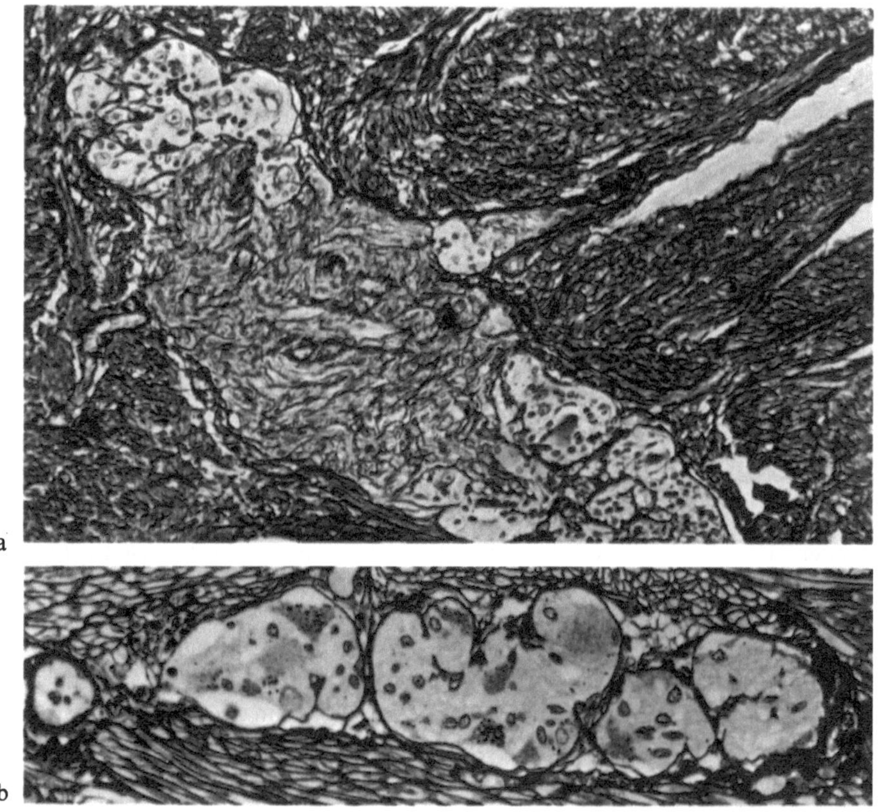

Abb. 13a u. b. Plexus myentericus (Auerbach) mit Ganglienzellen. Färbung: Movat (Acrylateinbettung). Vergr. 375:1 (a) und 810:1 (b)

und Größe der Ganglienzellen sollen distalwärts zunehmen (Einzelheiten bei: PATZELT, 1936).

Auch der feinere *Plexus submucosus* (Meissner) besteht aus Bündeln markloser Nervenfasern, die von kernhaltigen Scheiden umgrenzt sind (Einzelheiten der feinstrukturellen Plexusmorphologie bei: BRETTSCHNEIDER, 1961; HAGER, 1964; HERZOG, 1966). Der Plexus submucosus besteht aus mehreren, etagenförmig übereinander gelagerten Geflechten, von denen der sog. *Plexus entericus internus* (SCHABADASCH, 1930) den inneren Teilen der Ringmuskulatur unmittelbar aufliegt. Im Duodenum werden von diesem Geflecht auch die Brunner-Drüsen innerviert. Zwischen dem Plexus entericus internus und dem Plexus myentericus bestehen innige Faserverflechtungen. Vom Plexus submucosus dringt ein dichtes, feinmaschiges Fasergeflecht bis in die Zottenspitzen vor; die Nervenfasern enden teils an den glatten Muskelfasern, die allenthalben im Zentrum der Zotten zu finden sind, und an den Gefäßen, teils unmittelbar unter dem Epithel. Im Zottenstroma finden sich an den Endgeflechten der Nervenfasern die sog. Cajal- oder „interstitiellen" Zellen, deren funktionelle Bedeutung bislang nicht geklärt ist (Lit.: PATZELT, 1936).

Sympathische Innervation

Efferente sympathische Fasern ziehen vom Plexus coeliacus und vom Plexus mesentericus superior zum Dünndarm. Alle sympathischen Fasern sind postganglionär und (meist) adrenerg. Sie verlaufen wahrscheinlich direkt zu den Effektorzellen ohne Zwischenschaltung einer weiteren Synapse in den intramuralen Plexus (DAVENPORT, 1971). Sie innervieren die glatten Muskelzellen der Blutgefäße und der Lamina muscularis mucosae. Der adrenerge Überträgerstoff bewirkt eine Vasokonstriktion und Muskelkontraktion.

Parasympathische Innervation

Die efferente parasympathische Innervation erfolgt über den N. vagus, dessen Fasern mit den Blutgefäßen verlaufen und im Plexus myentericus enden (DAVENPORT, 1971); es handelt sich um präganglionäre und cholinerge Fasern (vgl. auch Tabelle 2).

Afferente Nervenfasern

Die viszeralen Nerven enthalten zahlreiche afferente Fasern. Die sensiblen Rezeptoren liegen in der Schleimhaut, in den Plexus und innerhalb der Muskelschichten. Die Fasern verlaufen entweder mit dem N. vagus oder mit sympathischen Ästen über die Hinterwurzeln zentralwärts.

Bezüglich der *Schmerzentstehung hat* SHEEHAN (1963) nachgewiesen, daß im Bauchraum 3 Typen sensibler Fasern vorhanden sind:

1. myelinhaltige Fasern, die in den Pacini-Körperchen endigen. Sie finden sich im Mesenterium in der Nähe von Gefäßen und Lymphknoten, reichen aber nie an den Peritonealüberzug der Hohlorgane heran;

2. weniger zahlreiche myelinhaltige Fasern mit freier Endigung, die „normale" Schmerzreize leiten, aber ebenfalls vor den Hohlorganen enden;

3. frei „endende", nicht myelinisierte Fasern, die sich in der Serosa der Hohlorgane verzweigen und Äste in die autonomen Plexus abgeben. Es handelt sich hierbei um die Endverzweigung des sympathischen Nervensystems. Die sympathischen Afferenzen leiten „übliche" Schmerzreize nicht. Sie sprechen nur auf Zug und Druck an. Die dadurch entstehenden Schmerzsensationen werden als *viszerale Schmerzen* bezeichnet

Das parietale Peritoneum wird spinal von der Bauchwand her innerviert.

Tabelle 2. Die funktionelle Gliederung der nervösen Verbindungen des Gastrointestinaltraktes. (Modifiziert nach DAVENPORT, 1971)

Äußere sympathische Innervation

Präganglionäre cholinerge Nervenfasern

von den Ganglienzellen der Columna lateralis des thorako-lumbalen Rückenmarkes über Rami communicantes albi (überwiegend) zu prävertebralen Ganglien; Umschaltung auf

postganglionäre adrenerge (und cholinerge?) Nervenfasern,

die von Ganglienzellen des sympathischen Grenzstranges über die thorakalen Splanchnikus-nerven zu folgenden Effektoren ziehen:

glatte Muskulatur der Blutgefäße, konstriktorisch (dilatatorisch?)
Lamina muscularis mucosae, erregend (hemmend?)
Muscularis propria, hemmend
sekretorische Zellen der Speicheldrüsen, erregend
sekretorische Zellen von Pankreas, Dünndarm und Kolon.

Äußere parasympathische Innervation

Präganglionäre cholinerge Nervenfasern

von Ganglienzellen der kranialen Zentren (über die Nn. vagi) und des sakralen Rückenmarkes (über Becken- und Splanchnikusnerven) zum Gastrointestinaltrakt; Umschaltung auf

postganglionäre cholinerge Nervenfasern,

die von Ganglienzellen der autonomen Plexus zu anderen Ganglienzellen desselben oder eines anderen Plexus und zu folgenden Effektoren ziehen:

glatte Muskulatur aller Muskelschichten, überwiegend erregend
Drüsenzellen im Antrum ventriculi, Gastrinfreisetzung
Drüsenzellen, die Verdauungssekrete absondern.

Periphere Reflexsysteme

Afferenter Schenkel:
Nervenendigungen, die die Impulse erzeugen,
im Schleimhautepithel,
in den Muskelschichten (und in den Plexus?).
Ganglienzellen im Plexus submucosus (und myentericus?).
Adäquate Reize: Dehnung
pH-Wert im Darmlumen
chemische Wirkstoffe wie Aminosäuren, Peptide, Fette.
Efferenter Schenkel:
Ganglienzellen im Plexus myentericus und submucosus
Effektor-Neuronen 2. Ordnung
andere (identische?) Effektor-Neuronen des Plexus myentericus und submucosus mit Innervation folgender Effektoren:

glatte Muskelzellen des Verdauungstraktes
inkretorische Drüsenzellen im Antrum ventriculi·
exkretorische Drüsenzellen
(glatte Muskulatur der Blutgefäße?)

Reflexe über den Plexus coeliacus

Afferenter Schenkel:
Nervenendigungen im intestinalen Schleimhautepithel; Impulsursprung
Ganglienzellen (in organeigenen Plexus?).
Adäquate Reize: niedriger pH-Wert des Darminhaltes
hoher osmotischer Druck des Darminhaltes.
Efferenter Schenkel:
Ganglienzellen im Plexus coeliacus
postganglionäre sympathische Nervenfasern, die zur glatten Muskulatur des Magens ziehen und die Motorik hemmen.

Tabelle 2 (Fortsetzung)

Reflexe über das Zentralnervensystem

Afferenter Schenkel:
  Nervenendigungen, die den Ausgang der Impulse bilden,
    im Epithel
    in den Plexus
    in der glatten Muskulatur.
  Adäquate Reize: Dehnung
           chemische Zusammensetzung des Darminhaltes.
  Afferente Nervenfasern
    verlaufen über thorakale, lumbale und pelvine Splanchnikusnerven,
    über die Hinterwurzeln ins Rückenmark,
    mit Ganglienzellen in den Spinalganglien,
    oder über die Nn. vagi zum Hirnstamm.
Vermittlung folgender Effekte:
  Vasodilatation über Axonreflexe
  Schmerz und andere viszerale Empfindungen
  Brechreflex
  Defäkationsreflex
  Gallenblasenreflex
  Reaktionen auf Obstruktionen.
Spezifische Einflüsse auf:
  Reflexe des Verdauungstraktes, bahnend und hemmend
  somatische Reflexe
  kardiovaskuläre Reflexe.
Zentripetale Nervenfasern von Ganglienzellen in den organeigenen Plexus

---

II. Histologie

Das Bauprinzip der Ösophagus- und Magenwand findet seine kontinuierliche Fortsetzung im Dünndarm mit der histologischen und funktionellen Gliederung in eine Tunica mucosa, submucosa, muscularis und serosa (bzw. adventitia). Die 3 Abschnitte des Intestinum tenue unterscheiden sich zwar in charakteristischer Weise, sie besitzen aber auch gemeinsame Struktureigentümlichkeiten.

Die resorbierende Oberfläche des Darmes erfährt durch die Entwicklung der Kerckring-Falten, der Zotten (Villi intestinales) und des Bürstensaumes eine etwa 600fache Vergrößerung (vgl. CRANE, 1966). Die sezernierende Oberfläche wird durch schlauchartige Drüsen, Lieberkühn-Krypten, vergrößert. Dadurch erreicht die innere Oberfläche des Dünndarms eine Flächenausdehnung von schätzungsweise 75000 cm² (BECKER, 1969, 1975; Lit.: TONER, 1968).

1. Mukosa

Schon unter normalen Verhältnissen zeigt die Mukosa in den einzelnen Dünndarmabschnitten *Reliefunterschiede,* die vor allem durch die gestaltliche Vielfalt der Zotten bedingt sind (HOLMES u. Mitarb., 1961; BAUZA u. Mitarb., 1962; BOOTH u. Mitarb., 1962; COCCO u. Mitarb., 1966; RIECKEN, 1970a und b; WALKER-SMITH, 1972). Stumpfe, aufgetriebene, blatt- oder zungenförmig kurze Zotten werden ebenso wie verzweigte Zotten angetroffen (CHELI u. Mitarb., 1964; RUBIN u. DOBBINS, 1965; TONER, 1968). Über den Peyer-Plaques sind die Zotten häufig unregelmäßig und weniger zahlreich angeordnet. Das

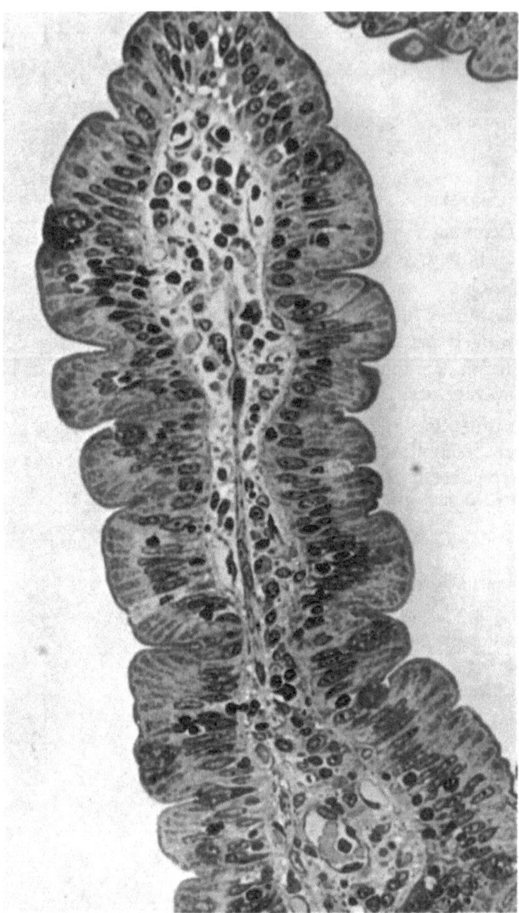

Abb. 14. Fingerförmige Schleimhautzotte, oberes Jejunum. Färbung: Toluidinblau (Semidünnschnitt, Epon). Vergr. 150:1

Duodenum zeigt in besonderem Maße die Tendenz zur blatt- und zungenförmi-
gen Zottenvariante (vgl. Abb. 83) (RIECKEN, 1970b). Schlanke, fingerförmige
Zotten (Abb. 14) werden im proximalen Jejunum (=typische Biopsieregion;
WALKER-SMITH, 1972) gefunden; hier kommen auf einen Quadratmillimeter etwa
10–40 Zotten (BRACKENBURY u. STEWART, 1963; BECKER, 1969; LOEHRY u. CREA-
MER, 1969a und b; TONER u. CARR, 1969; TONER u. Mitarb., 1970, 1971).
Das Verhältnis von Zottenhöhe zu Kryptentiefe beträgt 3–4:1; distalwärts wer-
den die Zotten kürzer.
    Die den Darm auskleidende Mukosa besitzt ein einschichtiges Epithel. Die
Lamina epithelialis mucosae setzt sich aus verschiedenen Zellarten zusammen
(PADYKULA, 1962; TRIER, 1963, 1964, 1967; TRIER u. RUBIN, 1965; SHINER,
1968; TONER, 1968; LOJDA u. Mitarb., 1969, 1970; TONER u. Mitarb., 1971;
ISOMÄKI, 1973):

1. Enterozyten (Saumzellen, „columnar absorbing cells"),
2. Unreife Kryptenzellen („immature crypt cells"),
3. Undifferenzierte Kryptenzellen („undifferentiated crypt cells"),
4. sog. Zwischenzellen („intercalated cells"),
5. sog. „dunkle" Zellen („dark cells"),
6. Paneth-Zellen,
7. Becherzellen („goblet cells"),
8. Endokrine Zellen (APUD-System),
9. sog. „tuft"-Zellen.

1.1. Enterozyten

Die funktionstragende Zelle des Intestinaltraktes ist der sog. *Enterozyt,* eine resorbierende Saumzelle („absorptive cell", „brush border cell", „chief cell"). Enterozyten sind polar, in apiko-basaler Richtung, differenziert (Zylinderzellen) (Abb. 15). Ihre Höhe beträgt 20–30 µm, ihre Breite 6–9 µm. Apikal tragen sie einen regelmäßigen Besatz fingerförmiger Fortsätze: die *Mikrovilli* (Abb. 16). Mikrovilli sind 0,65–1,6 µm lang und 0,05–0,15 µm breit. Ihre Zahl pro Zelle beträgt an der Zottenspitze 700–3000. Die resorbierende Oberfläche wird dadurch um den Faktor 25–40 vergrößert (GRANGER u. BAKER, 1950; ZETTERQUIST, 1956; HAUBRICH u. Mitarb., 1959; PALAY u. KARLIN, 1959; GOTTLIEB u. Mitarb., 1962; BROWN, 1962; CURRAN u. CREAMER, 1963; MADAGANOPOLAN u. Mitarb., 1965; KLOTZ u. LUBOS, 1967; WILSON, 1967; TONER, 1968; SHINER, 1968; MILLINGTON u. Mitarb., 1968, 1969). Anzahl und Größe der Mikrovilli unterliegen ortsständigen Schwankungen (Übersicht: MERKER, 1969). Die begrenzende Membran der Mikrovilli weist artspezifische Unterschiede in der Dicke auf (Einzelheiten bei: TRIER u. RUBIN, 1965; TONER, 1968; DOBBINS, 1969). Der Oberfläche der Mikrovilli liegt eine etwa 0,1–0,3 µm breite Schicht aus 50 Å dicken Filamenten auf. Sie wird als „fuzzy coat", „fuzzy layer", „enteric coat", „surface coat" oder *Glykokalyx* bezeichnet und entspricht wahrscheinlich der peritrophischen Membran niederer Tiere (BENNET, 1963; ITO, 1964, 1965, 1969; ITO u. REVEL, 1964; LUFT, 1964; FAWCETT, 1965; FORSSMANN u. Mitarb., 1967; SHINER, 1967; PEASE, 1968; PETERS, 1968). Es handelt sich bei der Glykokalyx nicht etwa um ein Sekretionsprodukt der Kryptenzellen, sondern um einen *integralen Bestandteil* der Bürstensaummembran (ITO, 1965). Histochemische Reaktionen zeigen, daß dieser Mantel sowohl neutrale als auch saure Mucosubstanzen mit Carboxyl- und Sulfatgruppen enthält (LOJDA, 1970; LOJDA u. Mitarb., 1970). Die Glykokalyx läßt sich regelmäßig durch Ruthenium-Rot, einem anorganischen Metallkomplex (FLETCHER u. Mitarb., 1961; COTTON u. WILKINSON, 1967) „markieren" (OTTO u. GEBBERS, 1972; GEBBERS u. OTTO, 1973, 1974) (Abb. 17). Nach Digestion mit aktiviertem Papain und anschließender Differential-Ultrazentrifugation trennt sich die Glykokalyx in der gleichen Art ab wie Disaccharidasen; auch in der Sephadexsäule kann sie in der Fraktion der Disaccharidasen nachgewiesen werden (JOHNSON, 1967, 1969). Auf Grund dieser Befunde wird angenommen, daß Disaccharidasen in der Glykokalyx lokalisiert sind (Übersicht: LOJDA, 1970; DAHLQVIST, 1970; CRANE, 1970). Dabei sind die Enzyme (in der sog. C-Fraktion [EICHHOLZ u. CRANE, 1966] der mikrovillösen

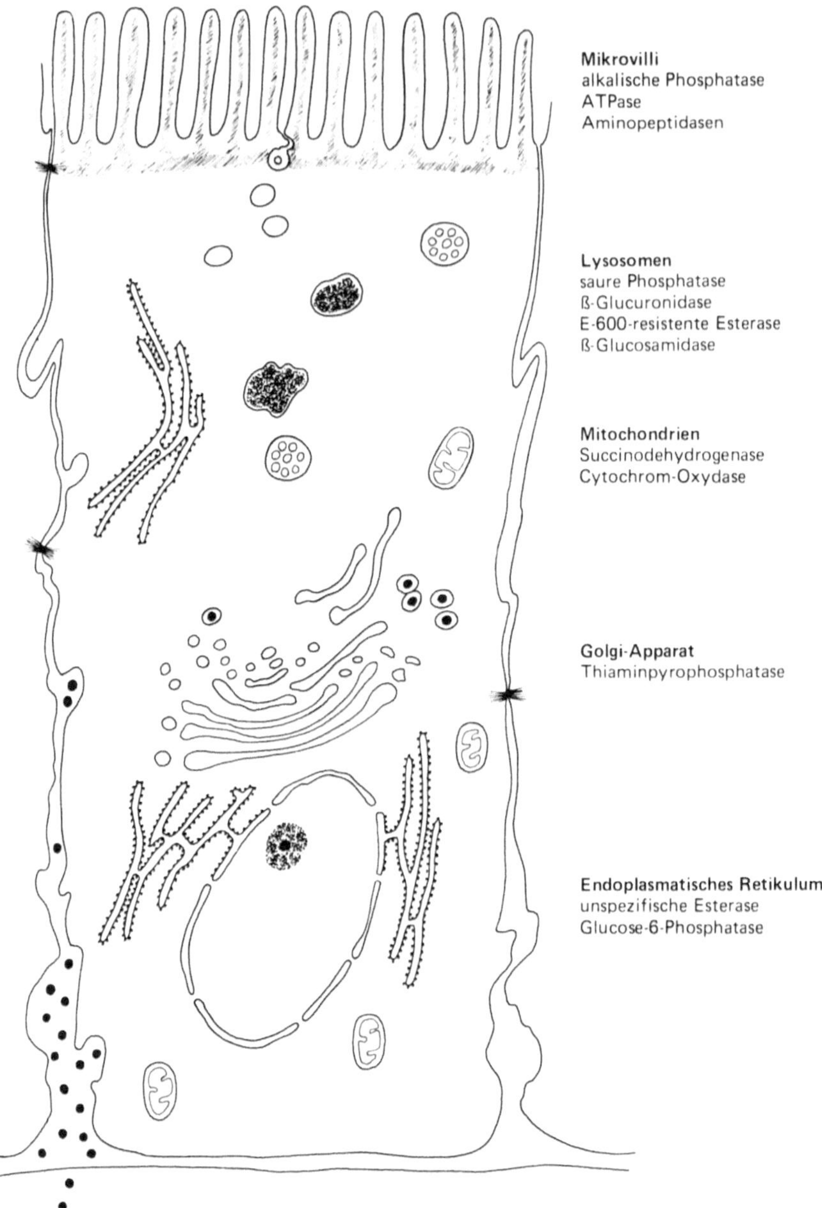

Abb. 15. Schematische Darstellung eines normalen Enterozyten des menschlichen Dünndarms mit einzelnen Marker-Enzymen

Membran) nicht diffus, sondern in elektronenmikroskopisch sichtbaren, knopfartigen Gebilden („knobs") angeordnet (JOHNSON, 1967).

In der Membranfraktion des isolierten Bürstensaumes sind bislang die in Tabelle 3 zusammengestellten Enzyme nachgewiesen worden (MILLER u. CRANE,

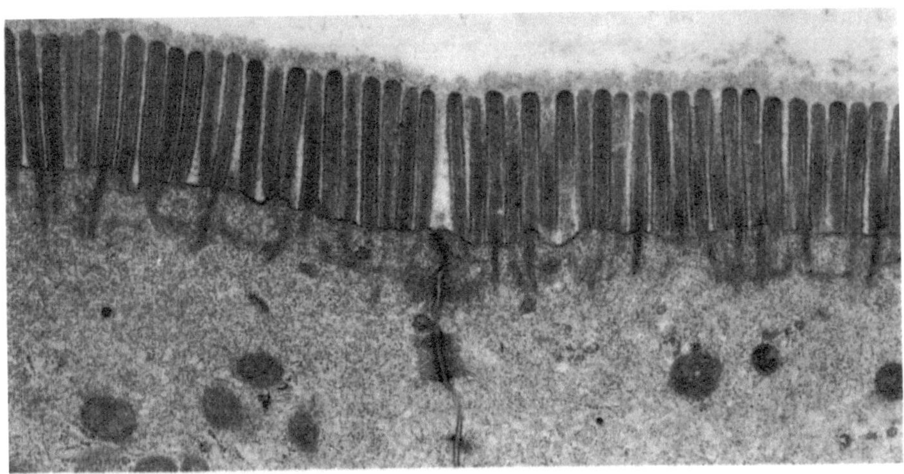

Abb. 16. Apikaler Enterozytenanschnitt mit regelmäßig konfigurierten, fingerförmigen Mikrovilli. Kontrastierung: Bleicitrat und Uranylacetat. Vergr. 19500:1

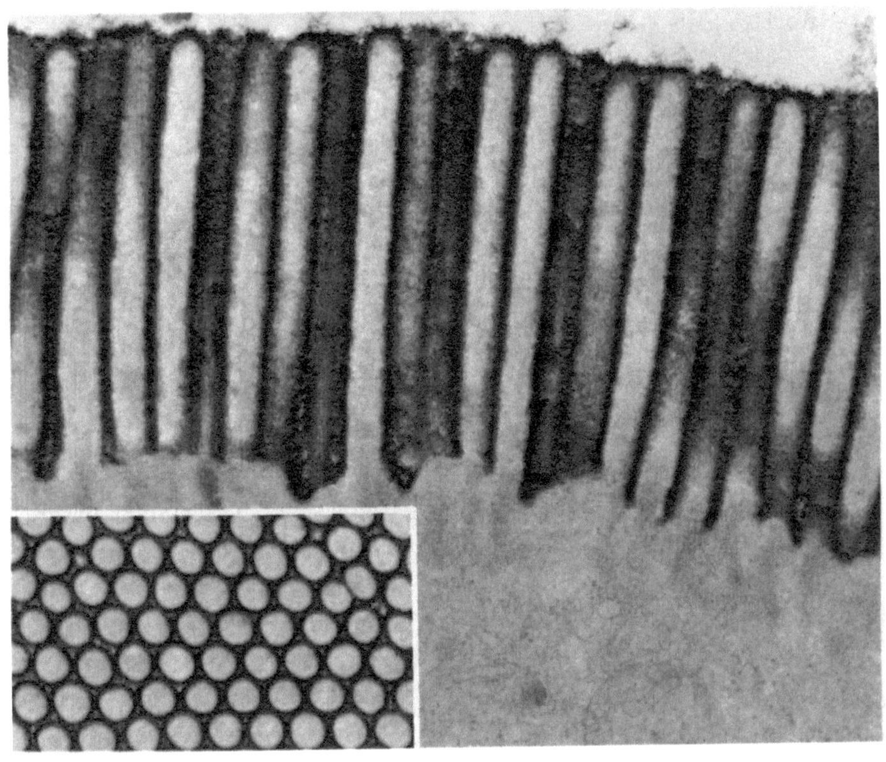

Abb. 17. Mikrovilli mit Ruthenium-Rot-markierter Glykokalyx (Inset: Querschnitt). Unkontrastiert. Vergr. 37400:1

Tabelle 3. Enzyme der Mikrozottenmembran. (Zusammengestellt nach GARDNER u. Mitarb., 1970)

I. *Digestive Aktivitäten*
  A. Kohlehydrate
    1. α-Glykosidasen
        Maltase Ia (Isomaltase)
        Maltase Ib (Saccharase)
        Maltase II
        Maltase III
        Glucoamylase
        Trehalase
    2. *β*-Glykosidasen
        Lactase
        β-Glucosidase
    3. Alkalische Phosphatase
  B. Peptide
    1. Aminopeptidase (Leucyl-*β*-Naphthylamidase)
    2. Leucyl-glycin-Hydrolase
  C. Lipide
    1. Cholesterylester-Hydrolase
    2. Retinylester-Hydrolase
    3. Palmitat-Thiokinase
    4. Monoglycerid-Acylase
    5. Diglycerid-Acylase

II. *Bindungs-Aktivitäten*
  A. D-Glucose
  B. L-Alanin
  C. Vitamin-B_{12}-intrinsic-factor

III. *Transport-Aktivitäten*
  A. Hexose-Transport
  B. Aminosäure-Transport

IV. *Energie-Konversion*
    Na-K-ATPase

1961a und b; RUTTLOFF u. Mitarb., 1964; EICHHOLZ u. CRANE, 1965; HÜBSCHER u. Mitarb., 1965; PORTEOUS u. CLARK, 1965a und b; OVERTON u. Mitarb., 1965; KLEIN u. Mitarb., 1967a–c; FLOCH u. Mitarb., 1967; HUGON u. BORGERS, 1968; JOSEFSSON u. Mitarb., 1968; FORSTNER u. Mitarb., 1968; HEIZER u. LASTER, 1969; PENTTILÄ u. GRIPENBERG, 1969; RIECKEN, 1975).

Außer „Verdauungs"-Enzymen sind an die Bürstensaummembran verschiedene Transportsysteme (Carrier) gebunden (McDOUGALL u. Mitarb., 1960; LOEWY u. SIEKEVITZ, 1963; CRANE, 1967, 1969, 1970; MATTHEWS, 1969; FISCHER, 1970; GARDNER u. Mitarb., 1970; CASPARY, 1975).

Im Inneren der Mikrovilli finden sich zwei Filamentsysteme (Abb. 18) (SJÖSTRAND, 1963; McNABB u. SANDBORN, 1964; EICHHOLZ u. CRANE, 1965; LA-

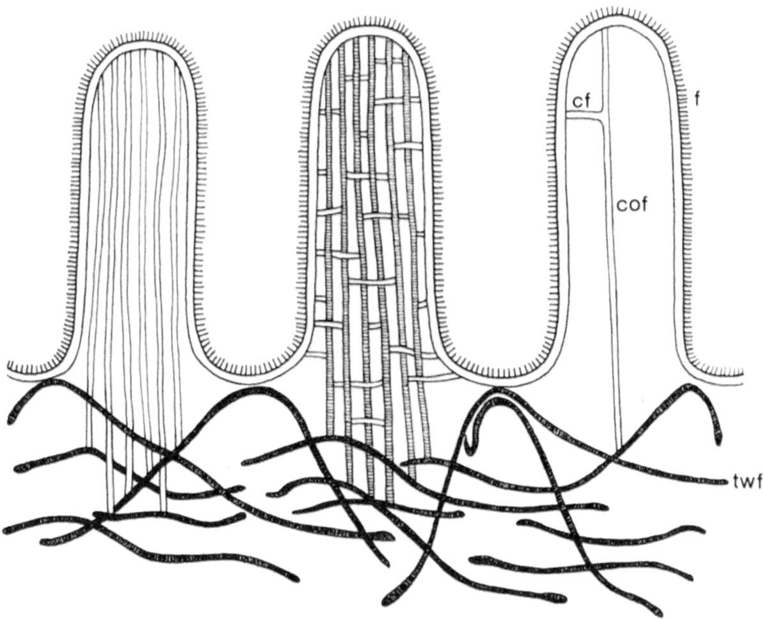

Abb. 18. Die Filamentsysteme der Mikrovilli eines Enterozyten. cof: core filaments, cf: cross filaments, twf: terminal web filaments, f: fuzzy coat. [Modifiziert nach MUCKHERJEE u. STAEHLIN (1971)]

GUENS u. BRIONES, 1965; BOYD u. PARSONS, 1969; Lit.: MUCKHERJEE u. STAEHLIN, 1971):

1. *Längsfilamente* („*core filaments*") mit periodisch auftretenden Durchmesserschwankungen, die auf globuline Untereinheiten hinweisen. Die Filamente können in Form einer Doppelhelix angeordnet sein. Es wird vermutet, daß es sich bei diesen „core"-Filamenten um Aktin- oder Aktin-ähnliche Filamente handelt (HANSON u. LOWY, 1963; ISHIKAWA u. Mitarb., 1969; MUCKHERJEE u. STAEHLIN, 1971). Die Dicke dieser Mikrofilamente schwankt zwischen 6 und 11 nm (MUCKHERJEE u. WYNN WILLIAMS, 1967; MUCKHERJEE u. STAEHLIN, 1971) bzw. zwischen 6 und 15 nm (LAGUENS u. BRIONES, 1965). Die „core"-Filamente strahlen senkrecht in den apikalen Zellpol ein und verflechten sich mit den Filamenten des sog. „terminal web";

2. Das zweite System besteht aus *kurzen, querverlaufenden Filamenten* („*cross filaments*"), die einerseits mit der Membraninnenfläche der Mikrovilli und andererseits mit den beschriebenen „core"-Filamenten verbunden sind. Die „cross"-Filamente haben wahrscheinlich eine reine Spann- und Stützfunktion (MUCKHERJEE u. STAEHLIN, 1971).

Das „Terminalgespinst" („terminal web") erstreckt sich in einer Breite von 150–300 nm zwischen den sog. Schlußleisten („junctional complexes", „tight junctions", Zonula occludens; FARQUHAR u. PALADE, 1963; TONER, 1968; RUBIN, 1971). An die Zonula occludens der lateralen Zellgrenze schließt sich die Zonula

adhaerens an; weiter basalwärts liegen die Maculae adhaerentes (= Desmosomen) (FAWCETT, 1969; LAUMONIER u. Mitarb., 1971).

Die Enterozyten sitzen einer Basalmembran auf (SHINER, 1966).

Die Anordnung der enterozytären Zellorganellen weist eine gewisse Kompartimentierung auf. Die länglich-ovalen Zellkerne liegen zumeist basal. Mitochondrien sind in der ruhenden Zelle besonders lateral des Kernes angeordnet; kurz
nach der Resorption von Fett liegen sie gehäuft auch im apikalen Zellpol.
Der in der Regel kräftig entfaltete Golgi-Apparat findet sich supranukleär.
Im apikalen Zellpol liegen Vesikel und Lysosomen (Abb. 15).

Sog. *„dunkle Zellen"* (SHINER, 1968) werden vereinzelt zwischen ausgereiften
Saumzellen gefunden; ihre Funktion ist unbekannt.

„Tuft"-Zellen (Lit.: ISOMÄKI, 1973) sind charakterisiert durch auffallend
lange Mikrovilli und durch den großen Gehalt an „multivesikulären Bodies",
Lysosomen und Phagolysosomen. Die Funktion dieser Zellen besteht möglicherweise in der selektiven Resorption makromolekularer Stoffe („Makrozytose",
Persorption?). „Tuft"-Zellen finden sich besonders zahlreich im Magen und
im Duodenum.

1.1.1. Die Regeneration des resorbierenden Epithels

Die enterozytäre Zellerneuerung stellt das klassische Beispiel eines sog. *Wech-
selgewebes* dar (zusammenfassende Übersichten: EDER, 1966, 1969; CREAMER,
1967; vgl. auch PITHA, 1971). Die Zellneubildung findet dabei ausschließlich
in einer *Regenerationszone* statt, die im Dünndarm in den Krypten lokalisiert
ist (Abb. 19, vgl. auch Abb. 84) (LEBLOND u. MESSIER, 1958; QUASTLER u. SHER-
MAN, 1959; KOBURG, 1963; PILGRIM u. MAURER, 1965; LIPKIN, 1965; CREAMER,
1967; EDER, 1966, 1969). Die aus den Zellteilungen hervorgehenden Tochterzellen wandern durch den Kryptenhals und ersetzen kontinuierlich das Zottenepithel. Pro Stunde verschieben sich die Zellen um etwa $1-1^1/_2$ Zellbreiten. Während
der Wanderung findet eine weitgehende funktionelle „Ausreifung" des enterozy-

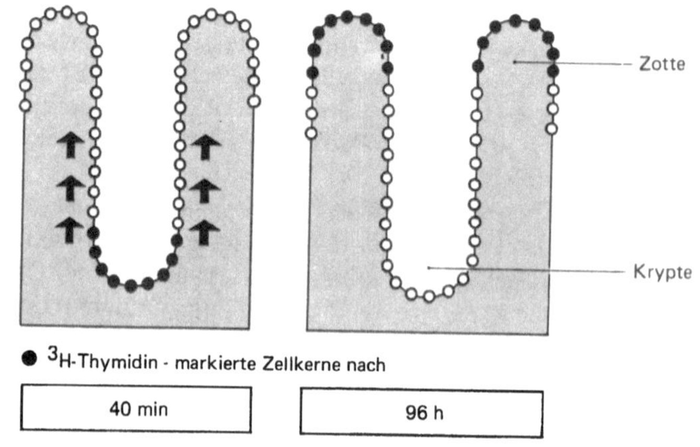

Abb. 19. Schematische Darstellung der Proliferationszone und des „Wanderungsweges"
der Enterozyten. [Modifiziert nach ROHR (1969)]

tären Epithels statt (MERRILL u. Mitarb., 1967; BAINTNER u. VERESS, 1967; PENT-TILÄ u. Mitarb., 1968). An der Zottenspitze werden im Bereich einer Extrusionszone die hochgewanderten Zellen in das Darmlumen abgestoßen (DAVID, 1967; PINK u. Mitarb., 1970). Ein Zellverlust während der Wanderung findet nicht statt. Zellneubildung, Wanderung und Zellverlust stehen unter normalen Bedingungen in einem Gleichgewicht („steady state"). Die Zellerneuerung des Darmepithels unterliegt dem Prinzip der *bivalenten Zellteilung* (OEHLERT u. BÜCHNER, 1961). Die aus einer Zellteilung hervorgehenden Tochterzellen erfahren bezüglich der Teilungsfähigkeit und Differenzierung ein verschiedenes Schicksal. Nur auf diese Weise ist die Konstanz des permanenten Zellersatzes unter Beibehaltung einer gleich großen Regenerationspopulation garantiert.

Die Intensität des physiologischen Zellersatzes wird durch zahlreiche Faktoren, wie intestinale Keimbesiedlung, Motilität, Nahrung bzw. Hunger, Salzsäuregehalt des Magens, bestimmt (STEVENS HOOPER, 1956; ABRAMS u. Mitarb., 1963; TRIER, 1963; LESHER u. Mitarb., 1964; EDER, 1966; WIEBECKE u. Mitarb., 1969; WILLMORE u. Mitarb., 1971). Auch die Wanderungsrate wird durch zahlreiche Faktoren (Strahlen, Antibiotika, Dünndarmresektionen) beeinflußt (EDER u. GOPPELT, 1966; DOBBINS u. Mitarb., 1968; WITHERS, 1971; HANSON u. OSBORNE, 1971). Die Wanderungsgeschwindigkeit („turnover time") des intestinalen (enterocytären) Epithels ist species- und topikabhängig (Tabelle 4).

Tabelle 4. „Turnover"-Zeiten des intestinalen Epithels. (Zusammengestellt nach CREAMER, 1967 und EDER, 1966, 1969)

Darm-abschnitt	Spezies	Methode	„Turnover"-Zeit (Tage)	Autoren
Duodenum	Maus	Autoradiographie	2	CREAMER u. Mitarb., 1961
	Ratte	Mitosezählung	1,6	LEBLOND u. STEVENS, 1948
	Mensch	Mitosezählung	2	BERTALANFFY u. NAGY, 1961
	Mensch	Autoradiographie	5–6	MACDONALD u. Mitarb., 1964
Jejunum	Maus	Autoradiographie	3	LEBLOND u. MESSIER, 1958
	Maus	Autoradiographie	2	CREAMER u. Mitarb., 1961
	Ratte	Mitosezählung	1,3	BERTALANFFY, 1960
	Mensch	Autoradiographie	5	SHORTER u. Mitarb., 1964
Ileum	Maus	Autoradiographie	3	LEBLOND u. MESSIER, 1958
	Maus	Autoradiographie	2	QUASTLER u. SHERMAN, 1959
	Maus	Autoradiographie	1	CREAMER u. Mitarb., 1961
	Ratte	Mitosezählung	1,4	LEBLOND u. STEVENS, 1948
	Mensch	Autoradiographie	3	LIPKIN u. Mitarb., 1963

1.2. Becherzellen und Paneth-Zellen

Becherzellen sind „unizelluläre" Drüsen (PATZELT, 1936; BIERRING, 1962; RITTER, 1962; HOLLMAN, 1963; FREEMAN, 1966; TONER, 1968; TONER u. Mitarb., 1971). Sie finden sich in wechselnder Zahl im Epithelverband sowohl der Schleimhautkrypten als auch der Zotten. Zur Zottenspitze wird ihre Zahl geringer. Bezogen auf den Dünndarm finden sich Becherzellen besonders zahlreich im Ileum. Im gefüllten Zustand haben sie die Form eines Bechers, bauchigen Trinkglases oder auch die eines Römers; ihre Form ist abhängig vom Füllungs- bzw. Sekretionszustand und vom Bau des umgebenden Epithels.

Das färberische Verhalten der Becherzellen steht den mukösen Drüsen näher als den mukoiden (CLARA, 1933; Lit.: GRAUMANN, 1964). Die Polysaccharidreaktion nach BAUER ist stes positiv, ebenso die Perjodat-Leukofuchsin-Reaktion (MANNARINO, 1948/49; GERSH, 1949; RIZZOLO, 1955; SPRINGER, 1955). Becherzellen sind *metachromotrop* (Lit.: GRAUMANN, 1964; LINDNER, 1969). Die sauren Schleime der Becherzellen geben eine positive Chromsäure-Silber-Reaktion und eine positive Eisenbindungsreaktion (CAPRINO u. CICCONETTI, 1954). Der Schleim der Becherzellen läßt sich mit Alcianblau elektiv darstellen (RIZZOLI, 1955).

Das zytochemische Verhalten der Becherzellen ist allerdings variabel. Unterschiede existieren zwischen verschiedenen Organen, aber auch zwischen bestimmten Regionen desselben Organs. Die Intensität der Bauer-Reaktion wird distalwärts schwächer (LILLIE, 1949); ein ähnliches Verhalten gilt für die Perjodreaktivität (SCHOFIELD, 1953). Die Metachromotropie nimmt innerhalb des Intestinaltraktes von proximal nach distal zu (LILLIE, 1949). Den Bereichen mit starker Metachromotropie entspricht nach autoradiographischen Untersuchungen die stärkste ^{35}S-Aktivität (JENNINGS u. FLOREY, 1956; LINDNER, 1969).

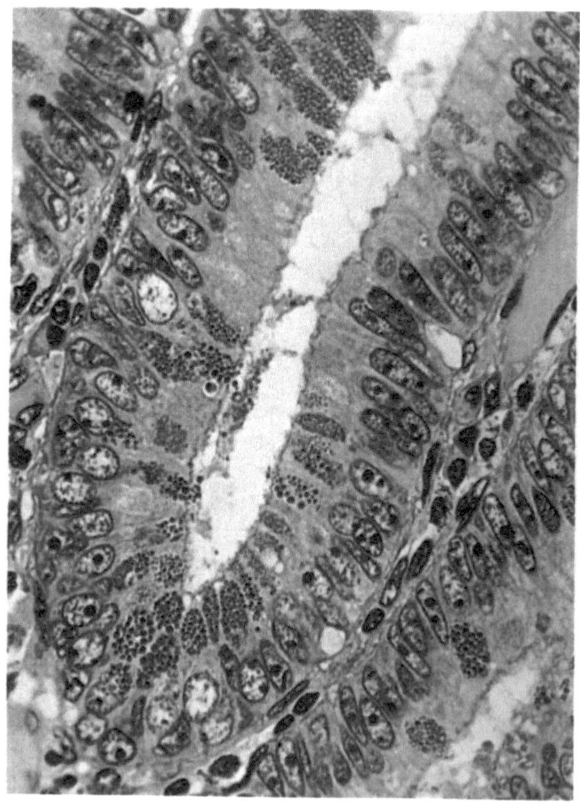

Abb. 20. Oxyphile Panethsche Körnerzellen in der Tiefe einer Lieberkühnschen Krypte des oberen Dünndarms. Färbung: HE. Vergr. 375:1

Oxyphile *Paneth-Zellen* (SCHWALBE, 1872; PANETH, 1888; Lit.: PATZELT, 1936; OTTO, 1974) kommen regelmäßig im Duodenum, Jejunum und Ileum (ebenso in der Appendix) vor; sie liegen überwiegend nur im Kryptengrund (Abb. 20). Allerdings sind Angaben zur orthologischen Verteilung der Paneth-Zellen bemerkenswert divergent (Lit.: OTTO, 1973, 1974; OTTO u. FETT, 1972). Paneth-Zellen sind, ebenso wie Enterozyten und Becherzellen, polar, in basoapikaler Richtung differenziert. Der Zytoarchitektur entspricht die Gliederung im Funktionsablauf (Lit.: OTTO, 1974). In basoapikaler Richtung vollziehen sich Bildung und „Reifung" der Sekretgranula, die mit sauren Farbstoffen ausgezeichnet dargestellt werden können (Lit.: GRAUMANN, 1964).

1.2.1. Der Regenerationszyklus

Der Regenerationszyklus der Becher- und Paneth-Zellen ist zwar Gegenstand zahlreicher, vor allem auch autoradiographischer Untersuchungen gewesen, bislang aber noch nicht restlos geklärt (Lit.: OTTO, 1974). Die ursprüngliche Vermutung, Paneth-Zellen seien lediglich „Vorbecherzellen" (BIZZOZERO, 1889, 1892), gilt allgemein als widerlegt (MERZEL, 1967; TROUGHTON u. TRIER, 1968, 1969; OTTO, 1974). Möglicherweise entstehen beide Zellarten aus einer gemeinsamen Stammzelle (STERN u. SOBEL, 1961). Als „Mutterzelle" werden die sog. *„intercalated cells"* (CHENG u. Mitarb., 1969) angesehen, die sehr schnell ^{3}H-Thymidin inkorporieren. Während Paneth-Zellen die Teilungsfähigkeit wahrscheinlich verlieren (vgl. dagegen: THRASHER u. GREULICH, 1966; DESCHNER, 1967; LOJDA u. Mitarb., 1969; DEVIK u. IVERSEN, 1970), behalten Becherzellen diese Eigenschaft offensichtlich bei (TROUGHTON u. TRIER, 1968, 1969). Die mittlere Lebensdauer der Paneth-Zellen wird auf 150–200 Tage geschätzt (DESCHNER, 1967).

1.3. Endokrine Zellen

Zytochemische, elektronenmikroskopische und immunhistologische Untersuchungen haben gezeigt, daß der Gastrointestinaltrakt außer den Funktionen der Digestion und Absorption ein *disseminiertes endokrines Organ* darstellt (HARDMEIER u. HEDINGER, 1963; GEFFROY, 1964; FUNK u. Mitarb., 1966; VIALII, 1966; FEYRTER, 1969; RÖSCH, 1974; FUJITA, 1974; GROSSMAN u. Mitarb., 1974; zusammenfassende Übersicht in: Clinics in Gastroenterology, Vol. 3, No. 3, 1974). 1870 entdeckte HEIDENHAIN enterochromaffine und argentaffine (gelbe) Zellen innerhalb der Lamina epithelialis mucosae. Von CIACCIO (1907) und MASSON (1914) wurde eine endokrine Funktion dieser Zellen vermutet; 1938 publizierte FEYRTER seine Lehre von den *diffusen endokrinen Organen*. FEYRTER vertrat gleichzeitig auch eine *parakrine* Funktion dieses Zellsystems.

Argentaffinität und Argyrophilie wurden zunächst als verschiedene Funktionsstadien innerhalb des enterochromaffinen Zellsystems (EC-Zellen, Abb. 21) interpretiert (ERSPAMER, 1939; HAMPERL, 1952; LILLIE, 1961; SINGH, 1963, 1964a und b, 1965, 1967; PENTTILÄ, 1966; RATZENHOFER, 1966, 1971; RATZENHOFER u. LED, 1965). Zytochemische (SOLCIA u. Mitarb., 1967, 1970; CARVALHEIRA u. Mitarb., 1968; PEARSE, 1969; PEARSE u. Mitarb., 1970), elektronenmikroskopische (WETZSTEIN u. DOERFLER, 1963; CARVALHEIRA u. Mitarb., 1968; FORSSMANN u. Mitarb., 1969; VASSALLO u. Mitarb., 1971; PEARSE, 1974; FUJITA u. KOBAYASHI, 1974; SASAGAWA u. Mitarb., 1974) und immunhistologische Untersuchungen (MCGUIGAN, 1968; MCGUIGAN u. GREIDER, 1971) führten schließlich zur Identifizierung mehrerer nicht-EC-Zelltypen mit endokriner Aktivität (Abb. 22). Etwa seit 1966 entwickelte PEARSE (1966a–c, 1968, 1969, 1974) sein

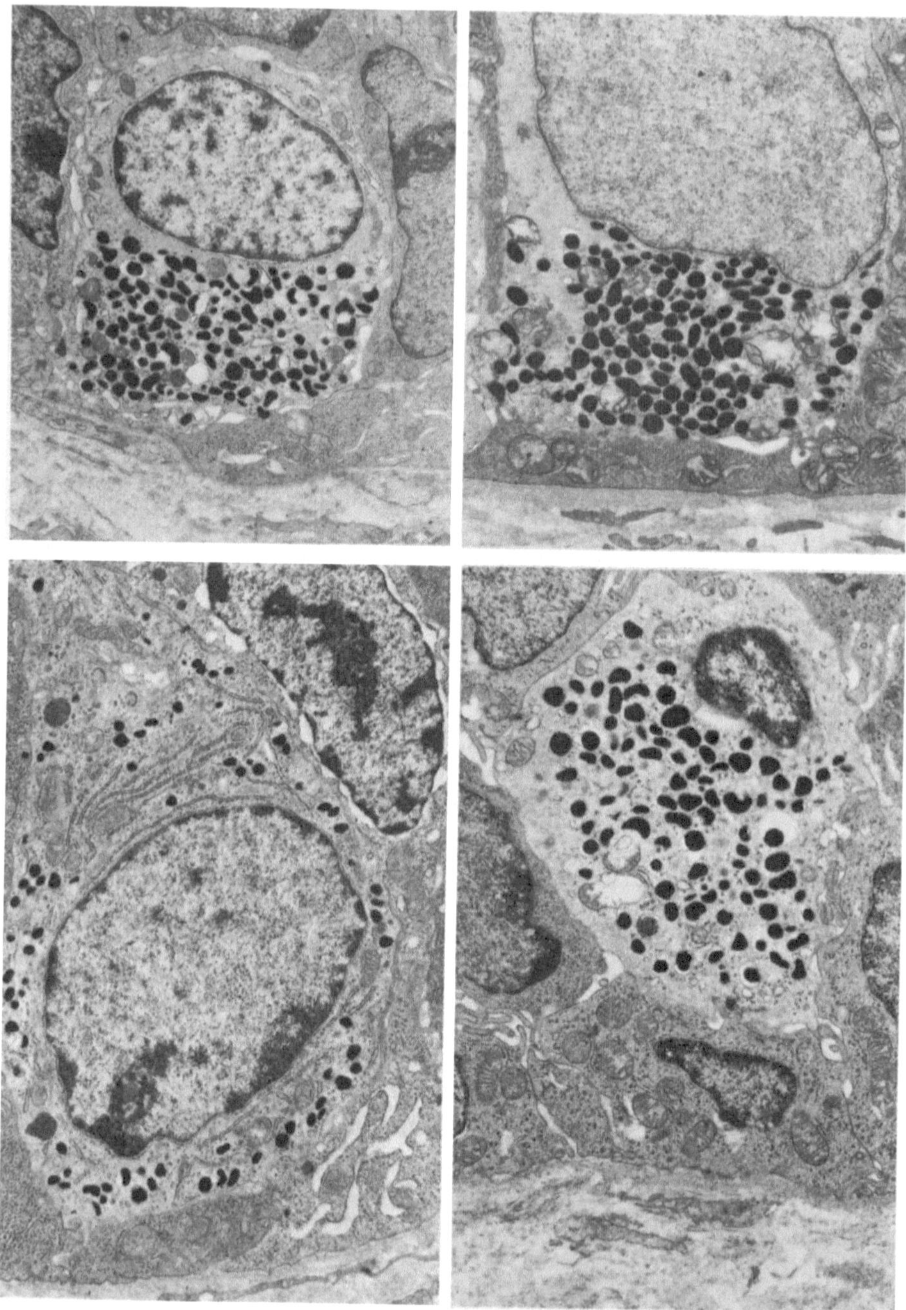

Abb. 21. EC-(Enterochromaffin-)Zellen des menschlichen Dünndarms mit zahlreichen pleomorphen, osmiophilen Sekretgranula. Kontrastierung: Bleicitrat und Uranylacetat. Vergr. 9200:1

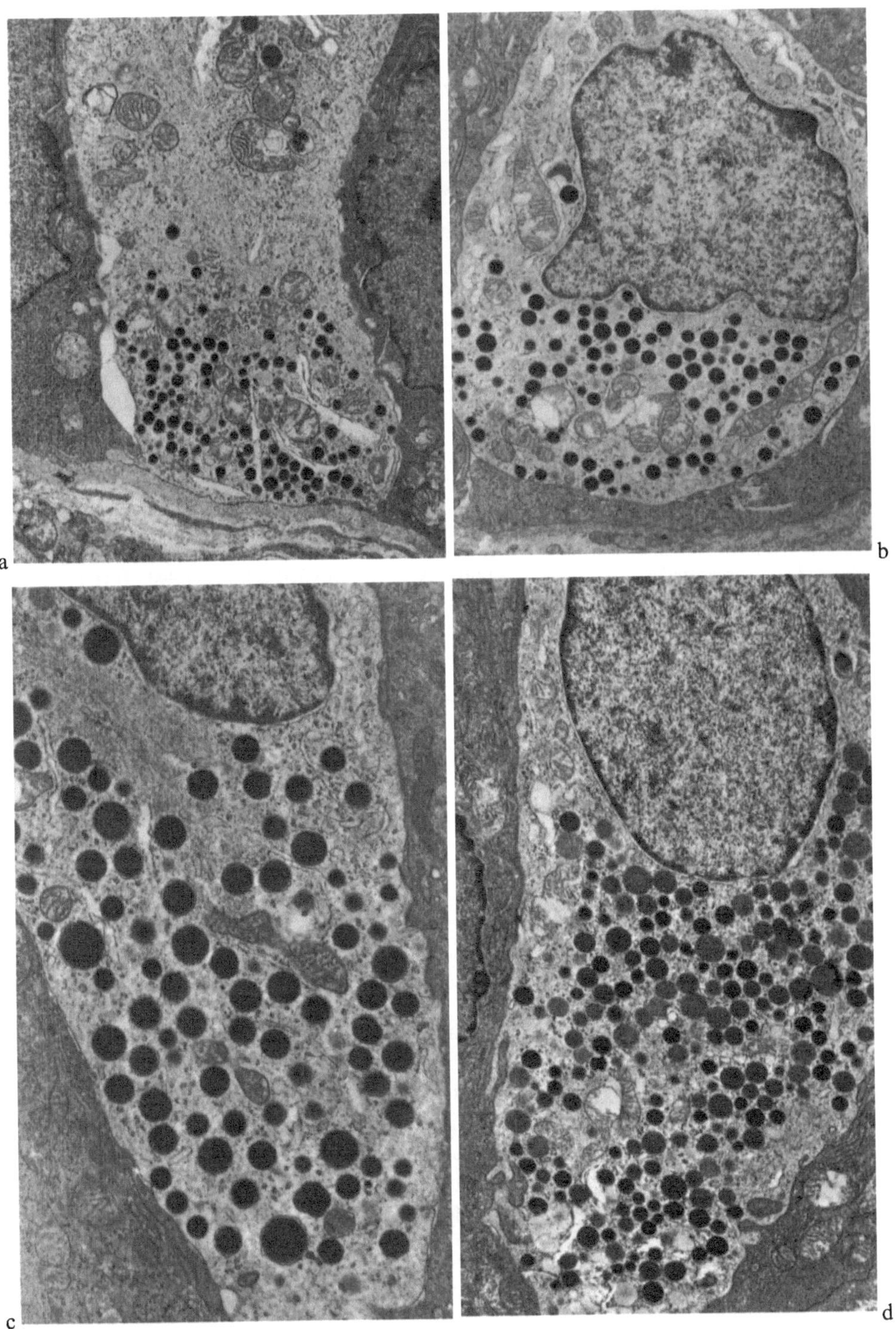

Abb. 22a–d. Sog. nicht-EC-Zellen des menschlichen Dünndarms: S-Zelle (a), EG-Zelle (b), D-Zelle mit Mikrofilamenten (c) und D-like Zelle (d). Kontrastierung: Bleicitrat und Uranylacetat. Vergr. 6700:1 (a u. b) und 11 200:1 (c u. d)

Tabelle 5. Endokrin-aktive Zellen des Gastrointestinaltraktes

Lokalisation	Terminologie			Wiesbaden	Zelläquivalente im Pankreas	Hormon	Granulagröße (µm)	
	Pavia	London	Genf					
M	EC	EC (Diazonium)	I (Enteroserotonin)	EC	EC	Serotonin	200–250 240	(Pavia) (London)
A	G	Ro	V	G	—	Gastrin	290 300–350 180	(Pavia) (Genf) (London)
G	X	ND	III D-like	D	D	—	150–500 500–700 350	(Pavia) (Genf) (London)
E	ECL	(nur ELMI identifiziert)	I-variant	ECL	—	—	300–350 300–800	(Pavia) (Genf)
N	—	(nicht bei Menschen)	II A	A	A	—	510–250	(Genf)
D	L	argyrophile u. metachromatische Zellen	A Mastzellen	L(g)	A	(CCK-PZ?) Enteroglukagon	300–400 500–700 350	(Pavia) (Genf) (London)
A	S	argyrophile u. orthochromatische Zellen	II	S(g)	A D	Sekretin	200 150–250 100–150	(Pavia) (Genf) (London)
R M	EC	EC (Diazonium)	I (Enteroserotonin)	EC	EC	Serotonin	350	(Pavia)

sog. *APUD-System* (*A*mine *P*recursor *U*ptake and *D*ecarboxylation): zufolge einer stets wiederkehrenden maskierten Metachromasie in Verbindung mit der Aufnahme und Decarboxylierung biogener Amine, des hohen Gehaltes an Cholinesterasen (CARVALHEIRA u. Mitarb., 1968) und Glycerophosphatdehydrogenasen faßte PEARSE die Polypeptidhormon-bildenden Zellen zum sog. APUD-System zusammen (vgl. auch PEARSE u. Mitarb., 1973a und b).

1969 wurden anläßlich eines Symposiums über „Origin, Chemistry, Physiology and Pathophysiology of the Gastrointestinal Hormones" (CREUTZFELD, 1970) die in Tabelle 5 zusammengestellten endokrin-aktiven Zellsysteme unterschieden.

KOBAYASHI u. Mitarb. (1970) fanden elektronenmikroskopisch im menschlichen Duodenum 5 endokrine Zelltypen: 1. EC-Zellen mit dicht gelagerten polymorphen Granula, 2. Typ-2-Zellen mit großen runden Granula, 3. Typ-3-Zellen mit kleinen runden Granula und infranukleären Faserstrukturen („fibrous substances"), 4. Typ-4-Zellen mit langen Mikrovilli, 5. Intestinale D-Zellen, die elektronenoptisch mit den D-Zellen des Pankreas iden-

Tabelle 5 (Fortsetzung)

Maskierte Metachromasie	Cytochemie						
	Blei-Häma-toxylin	Silber Daven-port	Sevier-Munger	Bodian	Grime-lius	Masson-Hamperl	Xanthy-drol
+ blau-violett	+	+	+	+	+	+	+
+ rot	+	+	−	−	+	−	−
++ rot	−	−	−	−	−	−	−
−	+	−	+	−	−	−	+ violett
+ rot-violett	−	+	?	+	−	−	−
++ rot	+	+	?	?	+	−	+
+ blau	?	+	−	−	−	−	−
++ purpur	+	+	+	+	+	+	+

Tabelle 6. Die endokrinen Zellen des Gastrointestinaltraktes. (Modifiziert nach VASSALLO u. Mitarb., 1971; RUBIN, 1972; SASAGAWA u. Mitarb., 1974 und MITSCHKE, 1975)

Zellart	Corpus ventriculi	Antrum ventriculi	Duodenum	Jejunum	Ileum	Kolon, Rektum
G	0	++++	+	(+)?	0	0
EC	+	++	+++	+++	+++	+++
EC-like	+++	+	0	0	0	0
D	+	++	++	+	+	+
D$_1$	+	++	+	+		
A-like	++					
EG	0	0	+	+	++	+
S			++	+		
I			++	+		

Tabelle 7. Klassifikation der endokrinen Zellen im Magen, Darm und Pankreas; Nomenklatur: Bologna 1973 (SOLCIA u. Mitarb., 1973)

Magen	Darm	Pankreas
EC	EC	EC
A-like	EG	A
D	D	D
D_1	D_1	D_1
G	G	—
ECL	—	—
—	S	—
—	I	—
—	—	B

tisch sind. 1974 unterschieden SASAGAWA, KOBAYASHI und FUJITA 10 endokrin-aktive Zelltypen (vgl. auch Tabelle 6).

Die sog. *Wiesbadener* Nomenklatur wurde 1973 anläßlich des „International Symposium on Gastroduodenal Pathophysiology and Diseases" in Bologna revidiert (SOLCIA u. Mitarb., 1973). Zwei neue Zelltypen, die I- und D_1-Zellen, kamen hinzu. In den L(g)-Zellen war inzwischen Enteroglukagon immunhistologisch nachgewiesen worden (POLAK u. Mitarb., 1971); sie werden nunmehr als EG-Zellen bezeichnet. Die I-Zellen nehmen bezüglich ihrer elektronenmikroskopischen Granulastruktur eine Zwischenstellung zwischen den S- und EG-Zellen ein (CAPELLA u. SOLCIA, 1972; vgl. auch FORSSMANN, 1974; PEARSE, 1974; SASAGAWA u. Mitarb., 1974; GROSSMAN u. Mitarb., 1974) (Abb. 23). Die D_1-Zelle ist durch sehr kleine runde Granula gekennzeichnet; sie konnte im Magen,

Zelltyp	Granulastruktur	Lokalisation	Funktion
Enterochromaffine Gruppe			
1. EC-Zelle		Kardia-Rektum	Serotonin
2. ECL-Zelle		Magen-Dünndarm	Histamin
A-Zell-Gruppe			
3. A-like-Zelle		Dünndarm (Magen)	Glukagon-ähnliches Peptid
4. S-Zelle		Jejunum (Dünndarm)	Sekretin
5. EG-Zelle		Dünndarm	Enteroglukagon
6. I-Zelle		Dünndarm	GIP?
G-Zell-Gruppe			
7. G-Zelle		Antrum (Kardia, Duodenum)	Gastrin
8. D_1-Zelle		Antrum	Gastrin?
9. D-like-Zelle		Antrum (Magen)	GIP?

Abb. 23. Schematische Darstellung der endokrinen Zellen des Gastro-Intestinaltraktes (zusammengestellt nach der Konferenz von Bologna 1973. [Modifiziert nach FORSSMANN (1975)]

Duodenum und im Pankreas nachgewiesen werden und stellt möglicherweise nur einen Vorläufer der G-Zelle dar (CAPELLA u. SOLCIA, 1972; VASALLO u. Mitarb., 1972; GREIDER u. Mitarb., 1972).

Nach der Konferenz von Bologna werden im Magen 6, im Darm 7 und im Pankreas 5 endokrine Zelltypen unterschieden (Tabelle 7; Abb. 23) (SOLCIA u. Mitarb., 1973; RATZENHOFER, 1974; FORSSMANN, 1974; PEARSE, 1974).

1.4. Epithel-assoziierte, nicht-epitheliale Zellen

Etwa 20% aller Zellen der Lamina epithelialis mucosae sind nicht-epitheliale Zellen (TONER u. FERGUSON, 1971). Die meisten dieser Zellen sind Lymphozyten (Einzelheiten

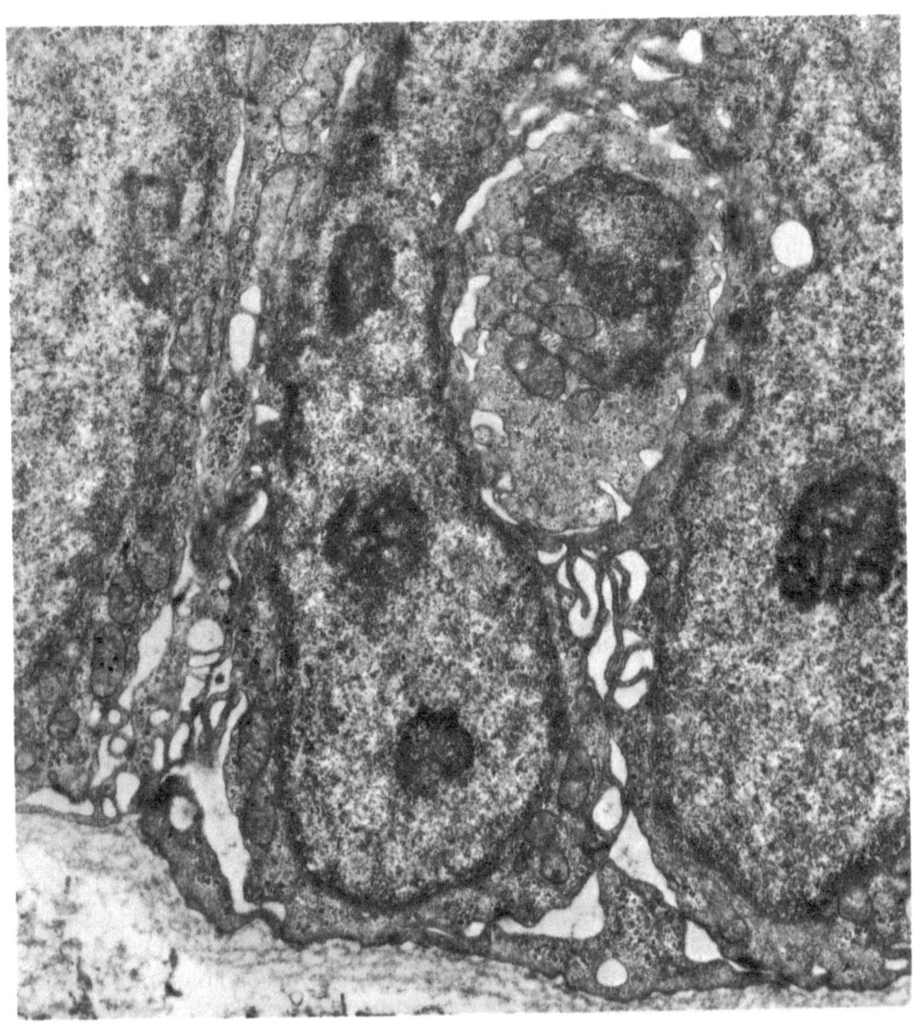

Abb. 24. Interepithelialer Lymphozyt, Jejunum. Kontrastierung: Bleicitrat und Uranylacetat. Vergr. 12500:1. [Aus OTTO, H.F.: Current Topics in Pathology 57, 81 (1973)]

bei: MEADER u. LANDERS, 1967; TONER u. Mitarb., 1971; COLLAN, 1972; OTTO, 1973).
Sie liegen innerhalb der vorhandenen Interzellularspalten (insofern *inter*epithelial; bezogen
auf die Lokalisation innerhalb der Lamina epithelialis mucosae liegen sie *intra*epithelial),
überwiegend infranukleär und nahe der Basalmembran (Abb. 24) (MEADER u. LANDERS,
1967; TONER u. FERGUSON, 1971; OTTO u. MARTIN, 1971; OTTO u. WALKE, 1972; OTTO,
1973). Eine nennenswerte Durchwanderung der Lamina epithelialis mucosae besteht entgegen früheren Auffassungen nicht.

1.5. Stratum proprium mucosae

Das Stratum proprium mucosae des Intestinaltraktes besteht aus einem an
argyrophilen Fasern reichen *retikulären Bindegewebe,* in dessen Maschen Lymphozyten, Plasmazellen, Mastzellen, Makrophagen und Granulozyten in wechselnder Zahl, abhängig vom Funktionszustand, eingestreut sind (RÖSSLE, 1923;
WATZKA, 1932; PATZELT, 1936; SHINER, 1966; DEANE, 1964; ASTALDI u. Mitarb.,
1966; PITHA, 1968; TONER, 1968; DOBBINS u. Mitarb., 1969; FICHTELIUS u. Mitarb., 1969; HALL u. SMITH, 1970; OTTO u. MARTIN, 1971; OTTO, 1973). Das
retikuläre Bindegewebe bildet an der Epithel-Propria-Grenze eine zum Teil
dichte, indessen unterschiedlich konstruierte Gitterfasermembran (vgl. PARKER
u. Mitarb., 1974; MARSH u. TRIER, 1974a und b). Sie besteht teils aus einzelnen
Fibrillen, teils aus kleinen fibrillären Bündeln; letztere sind aus 4–15 Einzelfibril-
len mit unregelmäßigem Verlauf zusammengesetzt. Die Fibrillen sind 200–350 Å
dick und haben entweder eine typische Querperiodizität von ca. 640 Å Länge
oder eine sog. kontinuierliche Querstreifung mit einer Periodik von 220 Å. Daneben existieren dünne, etwa 60 Å dicke Filamente ohne Querstreifung, die häufig
in die Basalmembran einstrahlen. Die ca. 400 Å dicke, kontinuierliche Basalmembran verläuft zur basalen Zellmembran in einem Abstand von 200 Å.

Das retikuläre Stroma enthält auch die aus der Muscularis mucosae aszendie-
renden glatten Muskelfasern, die die Zotten in ganzer Länge durchziehen und
die durch die Vermittlung umspinnender argyrophiler Fibrillen sowohl am Zottenstroma als auch an der basalen Gitterfaserschicht angreifen.

Die Kapillaren der Zotten werden von einer 200–300 Å dicken Basalmembran
kontinuierlich umgrenzt. Die Wanddicke des Endothels wechselt beträchtlich;
es finden sich bis 0,3 µm dicke Abschnitte mit glatten Konturen, die zahlreiche
Zellorganellen enthalten, und „dünn ausgezogene", bis 0,1 µm dicke Endothel-
areale mit zahlreichen Vesikeln und unregelmäßigen Endothelporen. Da typische
Perizyten nur selten vorkommen, gehören die Zottenkapillaren entsprechend
der Einteilung von BENNET zum Typ 2Aβ (BENNET u. Mitarb., 1959; MERKER,
1969).

Das Stratum proprium mucosae ist außerdem auch Sitz eines umfangreichen
lymphatischen Apparates (PATZELT, 1936; KELSALL, 1946; DEANE, 1964; CORNES,
1965; ASTALDI u. Mitarb., 1969; OWEN u. JONES, 1974; RUDZIK u. BIENENSTOCK,
1974). Zwei Formen werden unterschieden: *Solitärfollikel* (Lymphonoduli solita-
rii) und *Peyer-Platten* (Lymphonoduli aggregatii). Solitärfollikel werden in großer Zahl gefunden. Darmzotten sind stark verbreitert und kolbig aufgetrieben,
wenn Solitärfollikel in sie hineinragen. Nicht selten wird die Muscularis mucosae

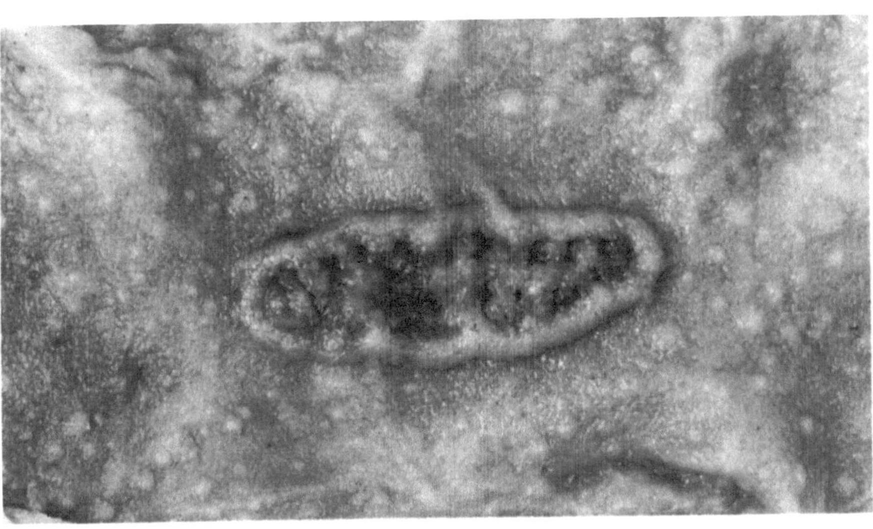

Abb. 25. Peyerscher Plaque (Lymphonoduli aggregati), terminales Ileum

im Follikelbereich durchbrochen. Die antimesenterial gelegenen Lymphonoduli aggregatii stellen länglich-ovale, lympho-retikuläre Organe von oft beträchtlichem Umfang dar (Abb. 25). Sie entstehen durch die Vereinigung zahlreicher Solitärfollikel; in großen Peyer-Plaques können bis 400 Follikel ausgezählt werden. Mit ihrer Längsachse stehen die aggregierten Lymphfollikel parallel zur Darmachse. Die Länge schwankt zwischen 2 und 12 cm. Am zahlreichsten und größten sind die Peyer-Plaques im (terminalen) Ileum entwickelt (CORNES, 1965; SOBHON, 1971). Das die Follikel überkleidende Epithel ist besonders reich an interepithelialen Lymphozyten (WATZKA, 1932; KELSALL, 1946).

Sowohl die Solitärfollikel als auch die Peyer-Plaques verfügen über ein hochdifferenziertes Blutgefäßsystem (CLARK, 1963). Die Durchströmung kann durch arterio-venöse Anastomosen variiert werden (DABELOW, 1939). Die aus den Zotten kommenden Lymphkapillaren bilden an der Oberfläche der Lymphfollikel ein dichtes Kapillarnetz mit Abfluß in die Lymphbahnen der Submukosa (BARGMANN, 1967).

Die quantitative Entfaltung des lympho-retikulären Gewebes ist abhängig vor allem von exogenen Faktoren. Unter keimfreien Bedingungen ist der lympho-retikuläre Apparat kaum entwickelt (GORDON, 1959; HUDSON u. LUCKEY, 1964; KENWORTHY, 1970; OTTO u. LEWERENZ, 1973).

Die *Muscularis mucosae* besteht aus 2 Lagen glatter Muskelzellen. Die innere Schicht verläuft vorwiegend zirkulär, während die lockerer gefügte äußere Schicht zumeist längsorientiert ist. In beiden Lagen sind Muskelzellen aber auch schräg zur Darmachse orientiert, so daß gewissermaßen ein sich überkreuzendes Spiralsystem entsteht („dreidimensionales Netzwerk", LANE u. RHODIN, 1964). Maschenweite und Kreuzungswinkel sind variabel und abhängig vom Kontraktionszustand des Darmes.

2. Submukosa

Die eigentliche Verschiebeschicht des intestinalen Schleimhautrohres stellt die Submukosa dar. Ein aus Kollagenfasern aufgebautes Scherengitter verläuft in zwei sich überschneidenden Spiralzügen um die Längsachse des Darmes. Nach GOERTTLER (1932) sind die kollagenen Faserzüge schräg, in oro-analer Richtung, zwischen den Lagen der Muscularis mucosae und propria ausgespannt. Das submuköse Bindegewebe zeigt einen polaren Bau, der Verlängerungen und Erweiterungen des Darmrohres gestattet. Die polare Konstruktion des Darmskelets bestimmt weitgehend auch die Bewegungsabläufe. Die propulsive Peristaltik verläuft stets analwärts; eine Antiperistaltik scheint nicht zu bestehen.

Eingelagert in das kollagene Fasersystem der Submukosa sind zahlreiche Blut- und Lymphgefäße sowie Nervenfasern. Besonders der Reichtum an Lymphbahnen läßt die Submukosa als plastisch verformbares Schwammwerk erscheinen.

Im Bereich des Duodenums beherbergt die Submukosa die Hauptmasse der *Glandulae duodenales,* Brunner-Drüsen. Es handelt sich um tubulo-alveoläre Drüsen. Sie ähneln den Pylorusdrüsen und gehören zur Gruppe der mukoiden Drüsen. Das Ausbreitungsgebiet, mit starken individuellen Schwankungen, erstreckt sich vom Pylorus bis zur Flexura duodeno-jejunalis (PATZELT, 1936). Die apikalen Abschnitte der Azinusepithelien enthalten Sekretvakuolen. Paranukleär findet sich ein dichter osmiophiler Komplex, ein sog. *Lipochondrion* (COCHRANE u. Mitarb., 1964). Die Sekretionsprodukte sind PAS- und Alcianblau-positiv sowie Diastase-resistent; sie entfalten eine Metachromasie. Allerdings sind die histochemischen Charakteristika außerordentlich spezies-variabel (Lit.: GRAUMANN, 1964). Die Art der in den Duodenaldrüsen gebildeten Schleimstoffe steht in enger Beziehung zur Ernährungsweise; Form und färberisches Verhalten sind abhängig vom Funktionszustand (LEESON u. LEESON, 1968). Die Brunner-Drüsen leisten einen nicht unerheblichen Beitrag zur Bildung des sog. Darmsaftes. Das schleimig-helle Sekret enthält proteolytische Enzyme.

Vereinzelt können in den Duodenaldrüsen Paneth-Zellen, Becherzellen und enterochromaffine Zellen auftreten (HAMPERL, 1934; FEYRTER, 1934; LEESON u. LEESON, 1968).

3. Muscularis propria

Die sog. „Muskelhaut" des Darmes besteht aus einer inneren Ring- und aus einer äußeren Längsschicht. Zwischen beiden Muskellagen befindet sich eine dünne Bindegewebsschicht; sie enthält den Plexus myentericus (Auerbach) (Abb. 14). Die longitudinale Muskellage ist wesentlich schwächer ausgebildet als die Ringmuskulatur (GOERTTLER, 1932; PATZELT, 1936; bezüglich des gastro-duodenalen Überganges vgl. FARTHMANN, 1973). Die Ringmuskulatur besteht aus flachen, sich dachziegelartig überlagernden Ringen. Das Bindegewebe der zirkulären Muskelschicht kommuniziert einerseits mit dem der Längsmuskulatur und mit dem subserösen Fettbindegewebe, andererseits mit den Spiralzügen der Submukosa. Auf diese Weise wird eine koordinierte Funktion der Darmwand gewährleistet.

4. Subserosa und Serosa

Das subseröse Bindegewebe besteht zur Hauptsache aus gitterartig angeordneten Kollagenfasern, die die Darmachse schräg umgreifen. Aus dem subserösen Gewebe ziehen Fasern schraubenartig schräg in die Darmwand und beteiligen sich an der Umscheidung der glatten Muskelfasern.

Die Serosa (vgl. Peritoneum) stellt ein einschichtiges, flaches Mesothel dar, das einem geschichteten Faserwerk aufsitzt.

B. Physiologie

Die Funktion des Magen-Darm-Traktes besteht in der *Assimilation* oral zugeführter Nahrungsmittel. *Digestion* und *Absorption* (= Resorption) werden als getrennte Phasen der Assimilation verstanden.

I. Die Motorik des Dünndarmes

Grundsätzlich unterscheidet man *tonisches* und *phasisches* Verhalten der glatten Muskulatur. Unter Tonus wird eine gewisse Grundspannung, ein über längere Zeit erhaltener Spannungszustand der glatten Muskulatur verstanden. Das Ausmaß der tonischen Kontraktur bestimmt den jeweiligen intraluminalen Druck. Von besonderer Bedeutung sind die tonischen Kontrakturen der Sphinkteren; sie regeln den Öffnungswiderstand. Das phasische Verhalten der glatten Darmwandmuskulatur äußert sich in der *Peristaltik*. Hinsichtlich der Funktion wird eine Misch- und Transportperistaltik unterschieden.

1. Basaler elektrischer Rhythmus und Segmentation

Eine der glatten Muskulatur eigene bioelektrische Erscheinung ist der elektrische Grundrhythmus: „basic electrical rhythm" (BASS u. Mitarb., 1961). Er gehört zu den „spontanen Rhythmen" (BASS u. Mitarb., 1961; BORTOFF, 1961). Nach tierexperimentellen Untersuchungen hat dieser Rhythmus seinen Ursprung in der Nähe der Gallengangsmündung (WEEKS, 1946; CODE u. Mitarb., 1952; KIRSH, 1956; HOLADAY u. Mitarb., 1958; CONNELL, 1961; TEXTER, 1963). Er besteht aus relativ langsamen rhythmischen Schwankungen des bioelektrischen Membranpotentials („slow potentials", BASS u. Mitarb., 1961; DELLER u. WANGEL, 1965). Mit einer Geschwindigkeit von 19–20 cm/sec durchläuft, zirkulär phasengleich, diese rhythmische Schwankung das Duodenum und die tieferen Dünndarmabschnitte. Der Zyklus dauert 3,4 sec, die Frequenz des basalen Rhythmus beträgt somit 17–18/min (BASS u. Mitarb., 1961). Diese Frequenz variiert innerhalb der einzelnen Darmabschnitte (KRAMER, 1972). Das Duodenum weist in der Regel die höchste Frequenz auf. Die spontane Rhythmik ist stets einsinnig, von oral nach aboral gerichtet, peristaltisch (elektrophysiologi-

sche Einzelheiten bei: MAGEE, 1962; KOLDOVSKY, 1969; DAVENPORT, 1971; DEM-
LING u. OTTENJANN, 1971; KRAMER, 1972).

Der basalen Potentialschwankung folgt die *Segmentation* (CANNON, 1911), eine strenge
Rhythmik von Kontraktionen (bzw. Spikesentladungen), deren Frequenz innerhalb der
einzelnen Dünndarmabschnitte variiert. Die Kontraktionsfrequenzen betragen beim Menschen 11–12/min für das Duodenum und 6–8/min für das Ileum. Entlang der intestinalen
Wegstrecke besteht also ein Frequenzgradient. Der basale Rhythmus der glatten Darmwandmuskulatur gilt als Zeitgeber („trigger" bzw. „timing mechanism") für die Aktionspotentiale
der Segmentation.

Druckwellen im Gastrointestinaltrakt können *empirisch* nach ihrer Intensität
klassifiziert werden (Übersicht: DAVENPORT, 1971). Nach CODE u. Mitarb. (1952)
werden 3 Kontraktionstypen unterschieden:

1. *Typ-I-Wellen:* einfache, monophasische Wellen von geringer Amplitude (3–
10 mm Hg) und Dauer (5–20 sec). Die Frequenz variiert in den einzelnen Darmabschnitten.
Nicht in jedem Falle sind diese Kontraktionen progressiv (CODE u. Mitarb., 1952; DELLER
u. WANGEL, 1965; GOLENHOFEN, 1971);
2. *Typ-II-Wellen:* einfache, monophasische Wellen mit größerer Amplitude als Typ-I-
Wellen (8–40 mm Hg). Die Dauer beträgt 12–60 sec. Es besteht ein oral-aboraler Frequenzgradient;
3. *Typ-III-Wellen:* komplexe Wellen, deren wichtigstes Charakteristikum ein Grundli-
nienanstieg in der Druckregistrierung ist. Der Druck beträgt 60–80 mm Hg, die Dauer
der Kontraktion 15–20 sec.

Die erzeugten Druckwellen der Segmentation sind Typ-I-Wellen. Die Aufgabe dieser Bewegungsart besteht in der Durchmischung des Darminhaltes.

2. Propulsive Pendelbewegungen

Nach KRAMER (1972) ist dieser Bewegungstyp erstmals 1858 von C. LUDWIG
beschrieben worden. Er beruht auf rhythmischen Kontraktionen der Longitudi-
nalmuskulatur, die vermutlich mit „flachen" Kontraktionen der Ringmuskelschicht kombiniert sind. Die Frequenz dieser rhythmischen Pendelbewegung
liegt bei 10–12/min. Die Kontraktionswellen verlaufen zunächst distalwärts, danach oralwärts. Der Eindruck entsteht, als werde der Darm sozusagen über
dem stehenden Darminhalt hin und her geschoben. Die Pendelbewegungen bewirken, daß der Darminhalt ständig wechselnd mit neuen Mukosaoberflächen
in Berührung kommt. Dadurch wird ein Konzentrationsgefälle zur Darmwand
hin aufrechterhalten. In geringen Grenzen ist diese Bewegungsart auch propulsiv
(DAVENPORT, 1971).

3. Transportbewegungen (propulsive Peristaltik)

Transportbewegungen sind peristaltische Wellen, die über längere Darmabschnitte Chymus vor sich herschieben. Sie beruhen auf dem sog. „Gesetz des
Darmes" („law of the intestine", BAYLISS u. STARLING, 1899, 1901), auf lokalen,
organeigenen Darmreflexen („intrinsic intestinal reflex", HUKUHARA u. Mitarb.,
1960), die die glatte Muskulatur und die organeigenen Plexus umfassen. Peristal-

tische Reflexe treten noch an isolierten Darmsegmenten auf; sie bleiben nach
Denervierung unbeeinflußt.

Dennoch ist der peristaltische Reflex manipulierbar. Kokain, auf die Mukosa aufgetra-
gen, inhibiert peristaltische Bewegungen. Ganglienblocker unterdrücken Kontraktionen der
Ringmuskulatur, während Kontraktionen der longitudinal geordneten Muskulatur unbeeinflußt bleiben. Niedere Konzentrationen von 5-Hydroxytryptamin (=Serotonin) stimulieren
die Peristaltik (vgl. auch S. 53), indem der zur Auslösung eines peristaltischen Reflexes
erforderliche Druck erniedrigt wird. Gleichzeitig steigert Serotonin die Kontraktionsfrequenz und das pro Kontraktion transportierte Chymusvolumen. Auch gastrointestinale
Hormone modifizieren ebenso wie Prostaglandine (EULER, 1968; CARLSON u. Mitarb., 1969;
CHAWLA u. EISENBERG, 1969; SHEHADEH u. Mitarb., 1969; BENNETT u. FLESHLER, 1970;
VERGROESEN u. Mitarb., 1971; BENNETT, 1972, 1973) die peristaltischen Bewegungen des
Dünndarms.

4. Schleimhaut- und Zottenbewegungen

Die Mukosaoberfläche des Dünndarms zeigt ein komplexes, außerordentlich variables
Faltenmuster. Die Schleimhaut mit ihrer typischen Zottenarchitektur stellt keineswegs eine
„festgefügte statische Struktur" (EDER, 1973) dar. Die Veränderungen im Faltenmuster
sind unabhängig von den Kontraktionen der Tunica muscularis. Reliefänderungen sind
Folge von Kontraktionen der Lamina muscularis mucosae. Derartige Kontraktionen können
spontan oder als Reaktion auf lokale Reize auftreten (DAVENPORT, 1971).
Die Zottenkinetik besteht in Schwingbewegungen und abrupten Kontrakturen. Die
Zottenbewegung wird durch glatte, im Zentrum der Zotten gelegene Muskelfasern und
nach KOKAS u. LUDANY (1933) durch Villikinin gesteuert. Durch Polypeptide, wie Bradykinin, Kallidin und Eledoisin, wird die Frequenz der Zottenkontraktionen reduziert (LUDANY
u. Mitarb., 1968). Atropin und Prokain heben die frequenzsupprimierende Wirkung der
Polypeptide auf. Auch das kürzlich isolierte Motilin (BROWN u. Mitarb., 1972) beeinflußt
vermutlich die Zottenbewegung.
Die Zottenkontraktur läuft in bestimmten Intervallen ab. Beziehungen zur kontraktilen
Aktivität benachbarter Zotten bestehen offenbar nicht. Der Kontraktionsrhythmus ist unregelmäßig, die Kontraktionsfrequenz wird distalwärts geringer. Durch die Kontraktionen
werden die zentralen Lymphgefäße der Zotten weitgehend entleert. Die Stärke des Lymph-
flusses ist abhängig von der kontraktiven Zottenaktivität.

5. Retrograder Transport. Darmumkehr

Peristaltische Kontraktionen, in geringem Maße auch Pendelbewegungen, befördern
den Chymus abwärts. Jede Kontraktion führt aber auch zu minimaler oralwärts gerichteter
Chymusbewegung. Echte antiperistaltische Bewegungen des menschlichen Dünndarms sind
äußerst selten; sie sind zum Teil überlagert durch spastische Kontraktionen. Die operative
Umkehr eines Darmsegmentes führt zur Umkehr der Peristaltik. Daraus resultiert ein
retrograder Transport des Darminhaltes (HOLLENDER u. Mitarb., 1972).

6. Bulbus duodeni

Die Motorik des Bulbus duodeni nimmt eine Sonderstellung ein. Sie unterscheidet
sich sowohl von der Motorik des Magens als auch von derjenigen der nachfolgenden
Dünndarmabschnitte. Der basale Rhythmus des Bulbus ist unabhängig von entsprechenden
Potentialen des Magens; er bleibt andererseits unbeeinflußt von jenen, die in der Nähe

der Gallengangsmündung entstehen (DAVENPORT, 1971). Der basale elektrische Rhythmus des Bulbus duodeni ist unregelmäßig, teils phasengleich und einsinnig, teils gegensinnig (BORTOFF, 1965). Eine regelmäßige propulsive Aktivität scheint nicht zu bestehen. Der Bulbus duodeni gilt als empfindliches Rezeptorareal bezüglich der Chymusqualität, Osmolarität und pH-Wertigkeit.

7. Sphincter ileo-coecalis

Durch den ileo-zökalen Sphinkter, der in der Regel geschlossen ist, werden terminales Ileum und Kolon getrennt. Der Sphinkterschluß wird durch organeigene Mechanismen reguliert. Ein vom Zökum ausgehender „myenterischer Reflex" (mechanische Reizung, Dilatation) ist für den Schlußmechanismus wesentlich verantwortlich. Die motorische Aktivität des terminalen Ileums ist abhängig von der Nahrungsaufnahme. Im Anschluß an eine Mahlzeit ist diese Aktivität gesteigert. Der Sphinkter erschlafft, wenn propulsive Wellen über die letzten Ileumteile laufen. Dieses nahrungsabhängige Verhalten wird als *„gastro-ilealer Reflex"* bezeichnet (Übersichten: DAVENPORT, 1971; KRAMER, 1972). Der Reflex bleibt nach bilateraler Vagotomie erhalten; eine vollständige Denervierung führt indessen zum Verlust des Reflexes.

8. Extraintestinale Nerven

Die extraintestinal-autonome Nervenversorgung ist in Anlehnung an HABERICH (1973) in Abb. 13 dargestellt. Vagus und Sympathikus modulieren gegensinnig sowohl tonische als auch rhythmisch-peristaltische Kontraktionen der glatten Darmmuskulatur. Sie vermitteln zentralnervöse und psychische Reize, die die Darmmotorik beeinflussen. Sympathisch und parasympathisch werden die *„intestino-intestinalen Reflexe"* gebahnt, die sowohl inhibitorischen als auch exzitatorischen Charakter haben können.

II. Die physiologische Bedeutung einzelner Zellsysteme

1. Enterozyten

Die spezifische Funktion der Enterozyten besteht in der *Resorption,* der Substanzaufnahme aus dem Darmlumen. Unter dem Einfluß von VERZAR (VERZAR u. MCDOUGALL, 1936) wurden bis in die jüngste Zeit Digestion und Resorption als unabhängige und nacheinander erfolgende Schritte der Nahrungsassimilation angesehen. Es gilt nunmehr als gesichert, daß die hydrolytische Spaltung von Disacchariden und Dipeptiden und die Resorption der verschiedenen Spaltprodukte *in* der Bürstensaummembran der Enterozyten in enger funktioneller und struktureller Nachbarschaft ablaufen, daß möglicherweise sogar digestive Enzyme (z.B. Disaccharidasen) Transportfunktionen (etwa) für Glucose besitzen (Übersicht u. Lit.: CASPARY, 1975) (vgl. auch Abb. 28). Die für die Digestion und Resorption entscheidende, d.h. funktionstragende Struktur der Enterozyten ist die *Bürstensaumregion* („brush border"), die als *digestiv-absorptive Ober-(Grenz-)fläche* definiert werden kann (MILLER u. CRANE, 1961; CRANE, 1966, 1969, 1970; CASPARY, 1975). In der Bürstensaummembran sind Enzyme und

Tabelle 8. Enzyme der menschlichen Dünndarmschleimhaut, die Disaccharide hydrolysieren. (Nach DAHLQVIST, 1962, 1970)

Enzym	Substrat	Relative Aktivität gegenüber dem Substrat (%)	Hauptort der Aktivität
Lactase	Laktose (α- und β-Glykoside) und Galaktoside	100	Duodenum oberes Jejunum
	Cellobiose	100	
Isomaltase	Isomaltose	100	Jejunum
	Maltose	50	oberes Ileum
Maltase II	Maltose	15	Jejunum oberes Ileum
Maltase III	Maltose	10	Jejunum oberes Ileum
Trehalase	Trehalose	100	Jejunum Ileum (?)
Invertase	Saccharose	100	Jejunum
	Maltose	25	Ileum

Transportsysteme lokalisiert (Tabellen 3 und 8). Von EICHHOLZ u. CRANE (1966) konnte gezeigt werden, daß in der sog. C-Fraktion der mikrovillösen Membran die Enzyme nicht diffus, sondern in elektronenmikroskopisch sichtbaren, knopfartigen Gebilden angeordnet sind (JOHNSON, 1967). Die resorbierende Epithelzelle des menschlichen Dünndarms besitzt zudem die Fähigkeit der *intrazellulären* Endverdauung und verschiedener Resyntheseleistungen (DEMLING, 1969; FISCHER, 1969; WILSON u. DIETSCHY, 1971; CASPARY, 1975; GANGL u. OCKNER, 1975).

Resyntheseleistungen der Enterozyten finden sich insbesondere im Fettstoffwechsel (Abb. 26) (ISSELBACHER, 1967; PORTER, 1969; GANGL u. OCKNER, 1975). Der intrazelluläre Metabolismus betrifft vor allem die Resynthese der Partialglyceride und der freien Fettsäuren zu Triglyceriden und die Bildung von Chylomikronen (Übersicht: NAUPERT u. ROMMEL, 1970; BLOCH u. HABERICH, 1973). Dabei unterscheidet sich der intrazelluläre Stoffwechsel der mittelkettigen Fettsäuren von dem der langkettigen. Die Mittelketten-Triglyceride (HARKINS u. SARETT, 1968) werden in den Enterozyten durch eine mikrosomale Lipase (PLAYOUST u. ISSELBACHER, 1964) in mittelkettige Fettsäuren gespalten. Bedingt durch die größere Wasserlöslichkeit und durch die geringere Affinität der Acyl-CoA-Synthetase (Thiokinase) zu diesen mittelkettigen Fettsäuren werden sie nicht zu Triglyceriden resynthetisiert und in Chylomikronen eingebaut. Statt über die Lymphe, gelangen sie als Fettsäuren über die Pfortader ins Blut.

Langkettige Fettsäuren werden normalerweise zu langkettigen Triglyceriden resynthetisiert. Der erste Schritt dieser Synthese ist die Bildung von Fettsäure-CoA-Estern, die durch eine spezifische Thiokinase katalysiert wird (DAWSON u. ISSELBACHER, 1960; SENIOR u. ISSELBACHER, 1969). Thiokinase findet sich

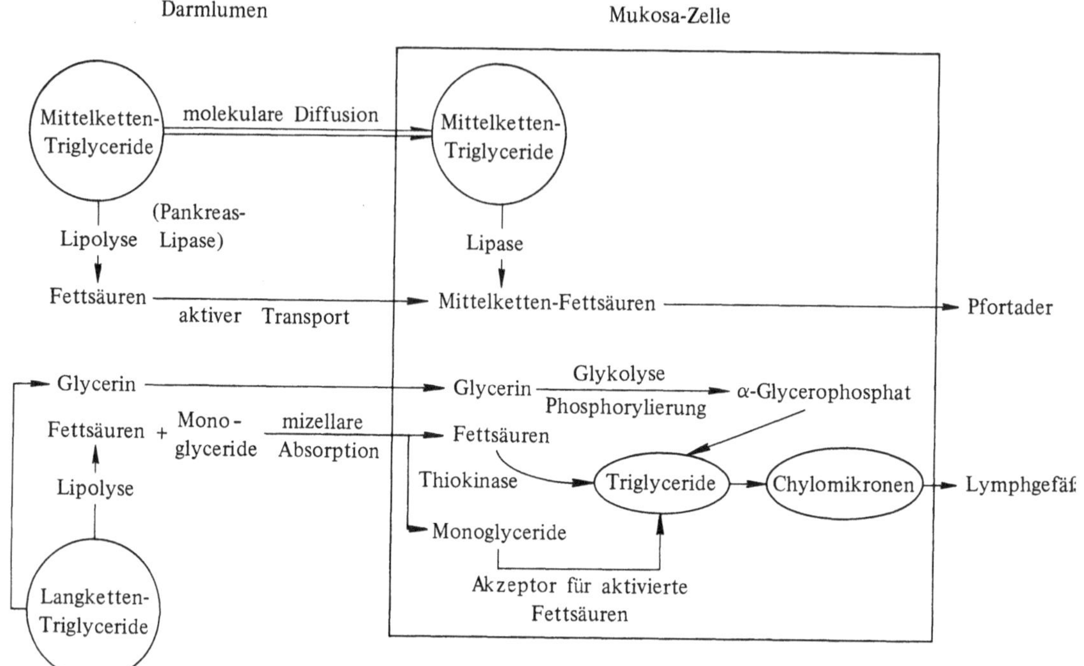

Abb. 26. Schematische Darstellung der Fettabsorption und der intrazellulären Resynthese

in der Mikrosomenfraktion der Enterozyten und zeigt eine ausgesprochene Aktivität für langkettige Fettsäuren (Naupert u. Rommel, 1970). Phosphoryliertes Glycerin dient als Akzeptor für die aktivierten Fettsäuren. α-Glycerophosphat entsteht in der Mukosazelle durch glykolytischen Abbau von Glucose (Dawson u. Isselbacher, 1960). Aber auch freies Glycerin kommt als Präkursor in Frage; das für die Phosphorylierung nötige Enzym, Glycerokinase, konnte im Zytoplasma der Enterozyten nachgewiesen werden (Clark u. Hübscher, 1962; Haessler u. Isselbacher, 1963). α-Glycerophosphat reagiert mit 2 Molekülen aktivierter Fettsäuren und bildet Phosphatidsäure. Durch L-α-Phosphatidatphosphohydrolase wird die Phosphatgruppe abgespalten; es entsteht ein Diglycerid, das mit einer weiteren aktivierten Fettsäure reagiert und ein Triglycerid bildet.

Ein zweiter und quantitativ wichtigerer Weg der Triglyceridsynthese in der Mukosazelle verwendet Monoglycerid als Akzeptor für aktivierte Fettsäuren (Clark u. Hübscher, 1960; Senior u. Isselbacher, 1962).

Chylomikronen bestehen etwa zu 86% aus Triglyceriden, 8,5% Phospholipiden, 3% Cholesterin oder Cholesterinester und 0,2–2% Protein. Das an der Chylomikronenbildung beteiligte Protein ist wahrscheinlich ein β-Lipoprotein, dessen Synthese in den Enterozyten erfolgt (Isselbacher, 1965, 1966). Die am Aufbau beteiligten Phospholipide sind weitgehend endogenen Ursprungs (Senior, 1964). Die Bildung der Chylomikronen ist mutmaßlich an die Mikrosomen des endoplasmatischen Retikulums gebunden.

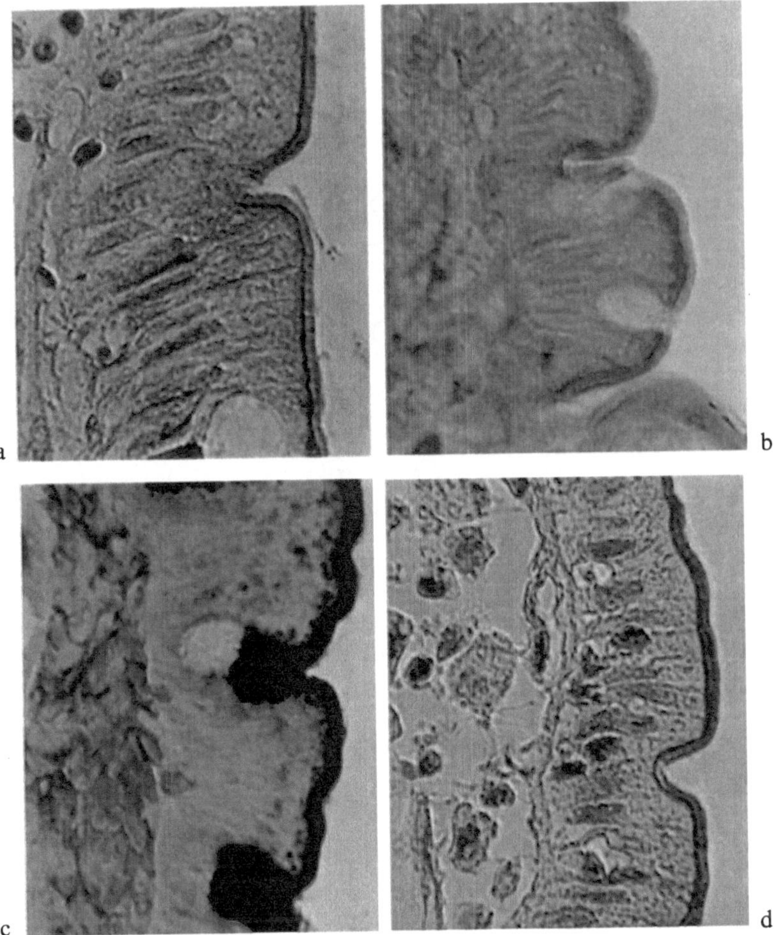

Abb. 27a–d. Bürstensaum-Enzyme des menschlichen Jejunum. (a) α-D-Glucosidase (Maltase) simultane Kopplungsreaktion nach LOJDA); (b) β-D-Glucosidase (Indigomethode nach LOJDA); (c) alkalische Phosphatase (Azokopplungsreaktion nach BURSTONE); (d) Leucyl-β-Naphthylamidase (Azokopplungsreaktion nach BURSTONE). Vergr. 600:1. [Aus LOJDA, Z.: Histochemie der Disaccharidasen und anderer Enzyme im Bürstensaum des Darmes. In ROMMEL, K., CLODI, P.H.: Biochemische und klinische Aspekte der Zuckerabsorption. Stuttgart-New York: F.K. Schattauer 1970]

Potentiell könnten auch Aminosäuren in der Darmschleimhaut stoffwechselbedingte Veränderungen erfahren (SPENCER u. KNOX, 1960); tatsächlich sind metabolische Veränderungen während der Resorption und Translokation nachgewiesen worden (Übersicht: MATTHEWS, 1969). So unterliegen größere Mengen von L-Glutamin- und L-Asparaginsäure einer Transaminierung (MATTHEWS u. WISEMAN, 1953; NEAME u. WISEMAN, 1957, 1958). Da in der Darmschleimhaut Eiweiß in größeren Mengen synthetisiert wird (Proliferation, Enzymsynthese, Schleim, Chylomikronen), ist es wahrscheinlich, daß noch während des Vorganges der Resorption einige Aminosäuren für diese (enterozytäre) Proteinsynthese verwandt werden (BRAGDEN, 1958; BUSCH u. Mptarb., 1959; BRONK u. PARSONS, 1966a und b).

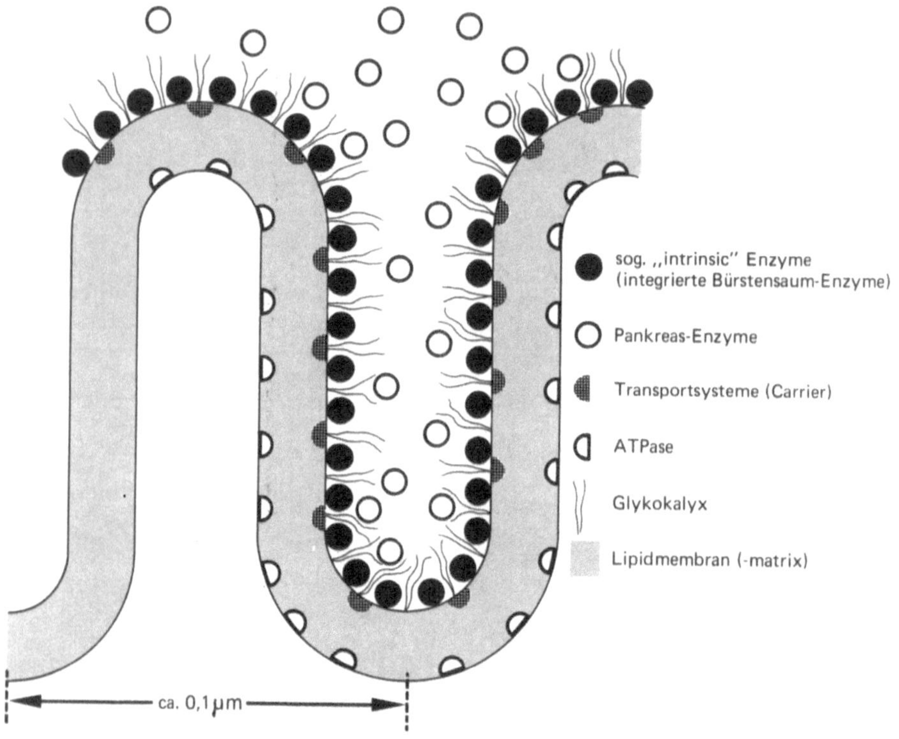

Abb. 28. Strukturelle und funktionelle Organisation digestiver und absorptiver Mukosafunktionen in der Bürstensaum-Membran. [Modifiziert nach CRANE (1968)]

Entsprechend der komplexen Funktion der Enterozyten ist ihre Enzymausstattung außerordentlich reichhaltig (vgl. Tabellen 3 und 8; Abb. 27 und 28). *Enzymhistochemische* Methoden erlauben eine relativ exakte topographische Lokalisation der verschiedenen Enzyme entlang der Schleimhautzotte und innerhalb der einzelnen Zelle (LOJDA, 1965a–c, 1966, 1967a und b, 1968, 1970; LOJDA u. FRIC, 1967; LOJDA u. Mitarb., 1969, 1970; RIECKEN u. Mitarb., 1966, 1967; PEARSE u. RIECKEN, 1967; KLEIN u. Mitarb., 1967a und b; TONER, 1968; LIETZ u. Mitarb., 1974). Beispielhaft sei auf Abb. 27 verwiesen. Die enzymhistochemischen Methoden können im Rahmen dieses Buches nicht diskutiert werden (Einzelheiten und zusammenfassende Darstellung: RIECKEN u. Mitarb., 1966; RIECKEN, 1970; LOJDA, 1970; DAHLQVIST, 1970). Die Bedeutung der Enzymhistochemie für die Diagnostik verschiedener Enteropathien und für die Beurteilung therapeutischer Maßnahmen ist ausführlich von PADYKULA u. Mitarb. (1961), LOJDA (1967) sowie von LOJDA u. Mitarb. (1969, 1970) diskutiert und kritisch zusammengefaßt.

2. Becherzellen

Durch die Sekretion sulphatierter Polysaccharid-Protein-Komplexe üben Becherzellen eine *protektive Funktion* auf die Mukosa des Gastrointestinaltraktes aus.

Die funktionelle Bedeutung der Becherzellschleime sowie der aus sauren und neutralen Schleimen bestehenden oberflächlichen Schleimschicht ist aber noch keineswegs restlos geklärt (LINDNER, 1969). Nach LINDNER (1969) sprechen die ausgeprägte Wasserbindungsfähigkeit, das „hohe hydrodynamische Volumen" besonders der sauren Schleime, die starke Ionenbindung und der vielfach nachgewiesene hohe Enzymgehalt für eine funktionelle Bedeutung der Becherzellen, die weit über die bisherigen Vorstellungen einer (einfachen) Schutzfunktion für die Mukosa hinausgehen (vgl. auch: PADYKULA, 1962; SJÖSTRAND, 1963; OVERTON u. Mitarb., 1965; LAGUNS u. Mitarb., 1965; RIFAAT u. Mitarb., 1965; RIECKEN u. PEARSE, 1965; HÄKKINEN u. Mitarb., 1965; CRANE, 1965, 1966; NEUTRA u. LEBLOND, 1966a und b; KOZLOWSKA, 1967, 1968; KOZLOWSKA u. KILKOWSKA, 1967; LINDNER, 1968).

3. Paneth-Zellen

Die seit 1872 bekannten oxyphilen (Paneth-)Körnerzellen sind in ihrer funktionellen Bedeutung nach wie vor umstritten (Übersicht: PATZELT, 1936; OTTO, 1973, 1974).

1964 wies SPEECE darauf hin, daß der größte Teil *lysozymaler Enzymaktivitäten* des Dünndarms in den Granula der Paneth-Zellen lokalisiert sei; ein Ergebnis, das inzwischen mehrfach bestätigt werden konnte (DECKX u. Mitarb., 1967; GHOOS u. VANTRAPPEN, 1971; DECKX, 1972; GEYER, 1973; KLOCKARS u. REITAMO, 1975). Aufgrund dieser Befunde wird neuerdings eine *antibakterielle Funktion* der Paneth-Zellen im Rahmen einer regulierten bakteriellen Homöostase diskutiert (BIANCHI u. Mitarb., 1965; MEYER u. Mitarb., 1970; OTTO, 1971, 1973, 1974; OTTO u. WEITZ, 1972; vgl. auch DECASTRO u. Mitarb., 1959; vgl. auch: KEREN u. Mitarb., 1975).

4. Endokrine Zellen

Die physiologische Bedeutung der disseminierten endokrinen Zellen des Gastrointestinaltraktes bzw. die ihnen zugeordnete endokrine Aktivität kann im Rahmen dieses Buches nur angedeutet werden; die Fülle der Fakten und die außerordentlich komplexen Funktionsabläufe (Tabelle 9; Abb. 29) würden den gegebenen Rahmen sprengen. Es sei deshalb auf folgende Zusammenfassungen verwiesen: FEYRTER (1969), PEARSE (1969), CREUTZFELD (1970), DEMLING (1972, 1974), SEELIG (1972), HAUSAMEN u. FRITSCH (1973), JORPES u. MUTT (1970, 1973), GROSSMAN u. Mitarb. (1974), FUJITA (1974), MAKHLOUF (1974) Clinics in Gastroenterology, Vol. 3, No. 3 (1974), MITSCHKE (1975).

Die „Physiologie der Oberbaucheinheit" (DEMLING, 1974; DEMLING u. Mitarb., 1974) beruht sehr wesentlich auf den folgenden Polypeptiden:

Gastrin (vgl. Bd. II/1)
Sekretin
Enterogastron
„gastric inhibitory polypeptide" (=GIP)
Bulbogastron
Cholecystokinin-Pankreozymin
„vasoactive intestinal peptide" (=VIP)
Motilin
Glukagon (Enteroglukagon).

Tabelle 9. Synopsis über die Wirkung gastrointestinaler Hormone. (Zusammengestellt nach DEMLING, 1974)

Hormon	HCl	Pepsin	Kontraktion	Entleerung	gastro-ösophageal	pylorisch	ileozökal	anal	Volumen, HCO_3^-	Enzyme (Pankreas)	Gallenblase Motorik	H₂O/Salze	Enzyme (Dünndarm)	Kolon Motilität
	Magen: Sekretion		Magen: Motilität		Sphincter-Tonus				Pankreas-Sekretion		Gallenblase	Dünndarm: Sekretion	Dünndarm: Motilität	Kolon
Gastrin	+	+	+	−	+	∅	−	+			+	(+)/∅	(+)	(+)
CCK-PZ	(+)[a]				−	+				+	+	∅/+	+	+
Sekretin	−	+		−	−	+			+		+	∅	(−)	−
GIP	−		−									+/(+)		
VIP	−							+				+/+		
Motilin			+										+	
Glukagon	−	−	−	−	−				c	c		+/∅	−	−
Insulin	+[b]	+												
Enterogastron	−													
Bulbogastron	−													
Calcitonin	−									c				
Prostaglandin E₁	−								c		+			

+ = gesteigert   − = gehemmt   ∅ = kein Effekt.
[a] Die Pentagastrin- und Histamin-stimulierte Sekretion wird gehemmt
[b] Direkt schwach hemmend; Histamin-stimulierte Sekretion wird gehemmt
[c] CCK-PZ- und Sekretin-stimulierte Sekretion wird gehemmt

Mit den gastrointestinalen Hormonen eng verflochten sind das vegetative Nervensystem (insbesondere der N. vagus) und die intramuralen Plexus (MAKHLOUF, 1974). Gastrointestinale Hormone und vegetatives Nervensystem zeigen bezüglich der sekretorischen und motorischen Aktivität der Oberbauchorgane teils eine fördernde, teils auch eine hemmende Wirkung. Durch ihr Zusammenspiel, zum Teil in Form von Regelkreisen (Abb. 29), kommt eine ausgewogen koordinierte digestive Tätigkeit der Oberbauchorgane zustande.

4.1. Sekretin

1902 entdeckten BAYLISS u. STARLING in der Mukosa des oberen Dünndarms eine Substanz, die die Pankreas-Sekretion stimulierte; sie wurde deshalb *Sekretin* genannt. Gleichzeitig fanden BAYLISS u. STARLING eine stimulierende Wirkung dieser neuen Substanz auf die Gallesekretion der Leber. Die choleretische Wirkung von Sekretin ist später wieder-

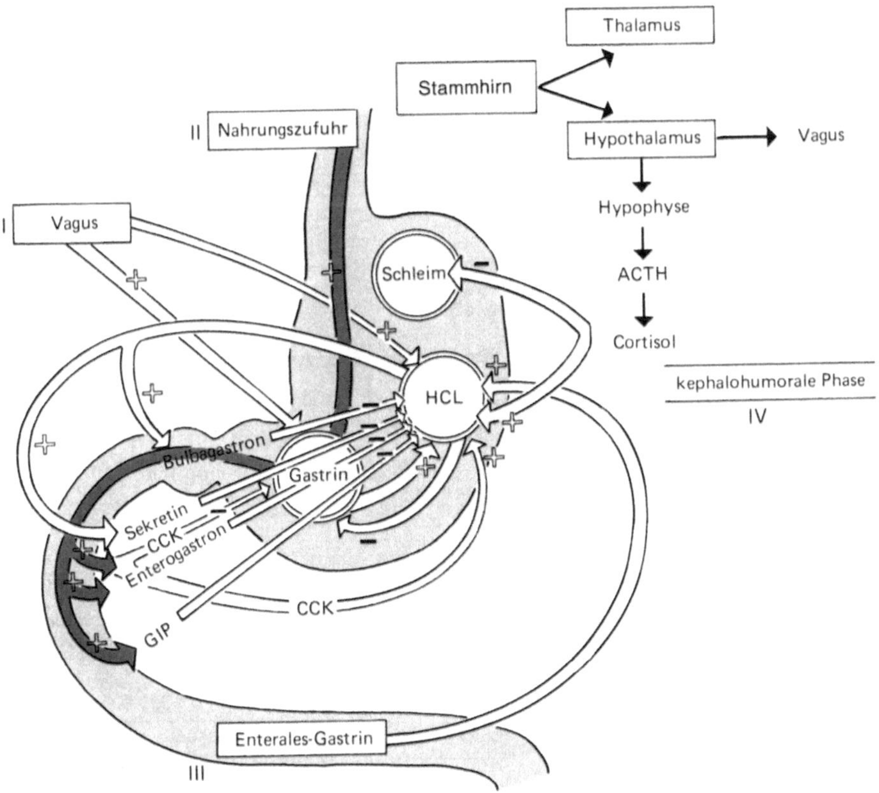

Abb. 29. Die Physiologie der „Oberbaucheinheit" (DEMLING, 1974)

holt bestätigt worden (Lit.: GROSSMAN, 1950). 1961 wurde Sekretin durch JORPES u. Mitarb. rein dargestellt (vgl. auch: JORPES u. MUTT, 1961, 1968; JORPES u. Mitarb., 1962). Inzwischen gelang auch die Sekretinsynthese (MUTT, 1959, 1964, 1970; MUTT u. JORPES, 1967a und b; MUTT u. Mitarb., 1965). Sekretin ist ein einfaches Polypeptid, bestehend aus 27 Aminosäuren (Abb. 30).

Sekretin wird in der Mukosa des oberen Dünndarms gebildet; spezifischer Bildungsort sind mutmaßlich die sog. S(g)-Zellen (SOLCIA u. Mitarb., 1973).

Unter physiologischen Bedingungen werden Sekretion und Durchblutung der Bauchspeicheldrüse stimuliert. Die physiologischen und pathophysiologischen Zusammenhänge zwischen Sekretin und pankreatogener Funktion werden ausführlich von BECKER (1973) diskutiert (vgl. auch GROSSMAN, 1970).

Der hydrokinetische Sekretineffekt äußert sich vor allem in der „Ausschüttung" von Wasser und Bikarbonat; daraus resultiert eine Neutralisierung des Duodenalinhaltes (DEMLING, 1964, 1966; O'CALLAGHAN u. Mitarb., 1964; vgl. auch: MORITZ u. Mitarb., 1973). Die Gabe von Depot-Sekretin als Ulcustherapeutikum erscheint daher erfolgversprechend (DEMLING u. Mitarb., 1973). Am Magen stimuliert Sekretin die Pepsinsekretion (JOHNSON u. GROSSMAN 1969; BROOKS u. GROSSMAN, 1970); die Durchblutung der Magenschleimhaut wird, wenngleich nur kurzfristig, gesteigert. Sekretin gilt als Gegenspieler des Gastrin;

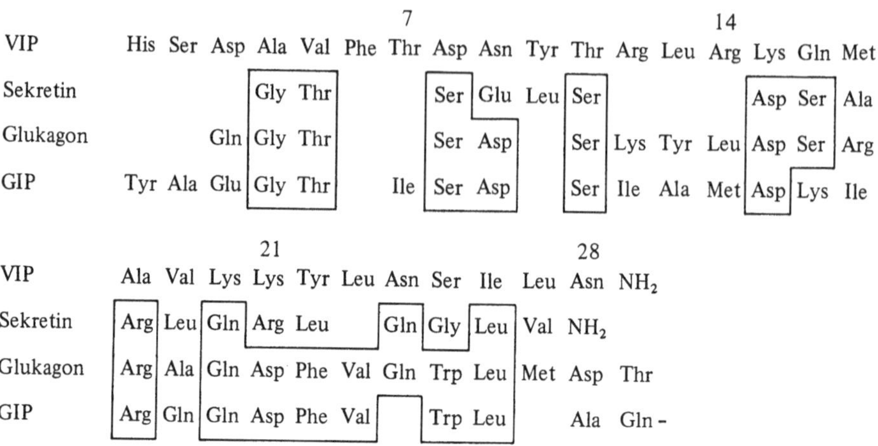

Abb. 30. Aminosäure-Sequenzen von VIP, Sekretin, Glukagon und GIP

		C-terminales Tetrapeptid
Gastrin I	Glu-Gly-Pro-Try-Leu-Glu(5)-Ala-Tyr-Gly-	Try-Met-Asp-Phe (NH₂)
Pentagastrin	N-t-Butyloxycarbonyl-β-Ala-	Try-Met-Asp-Phe (NH₂)
CCK	Asp-Tyr (SO₃)-Met-Gly-	Try-Met-Asp-Phe (NH₂)
	C-terminales Oktapeptid	
Caerulein	Asp-Tyr (SO₃)-Thr-Gly-	Try-Met-Asp-Phe (NH₂)
Sekretin		Glu-Gly-Leu-Val (NH₂)

Abb. 31. C-terminale Aminosäure-Sequenz von Gastrin I, Pentagastrin, CCK, Caerulein und Sekretin. [Zusammengestellt nach JORPES u. MUTT (1970), MUTT (1970), HAUSAMEN u. FRITSCH (1973)]

es hemmt sowohl die Freisetzung von endogenem als auch die Wirkung von exogenem Gastrin auf die Parietalzellen (HANSKY u. Mitarb., 1971). Der Sekretineinfluß auf die Magen*motilität* wird unterschiedlich beurteilt (JOHNSON u. MAGEE, 1965; CUMMINS u. Mitarb., 1965; BROWN, 1967; CHEY u. Mitarb., 1967; DEMLING, 1974; GROSSMAN u. Mitarb., 1974).

Das unterschiedliche Wirkspektrum intestinaler Hormone im *Zusammenspiel* mit Gastrin beruht möglicherweise auf der strukturellen Identität bzw. auf einer verschiedenen C-terminalen Aminosäuresequenz zwischen Gastrin und den anderen intestinalen Gewebshormonen (Abb. 31). Die unterschiedliche C-terminale Aminosäuresequenz zwischen Gastrin und Sekretin ist vermutlich Ursache für die nicht-kompetitive Hemmung der H^+-Ionen-Sekretion bei gleichzeitiger Gabe von Gastrin und Sekretin (JOHNSON u. GROSSMAN, 1969; BROOKS u. GROSSMAN, 1970; GROSSMAN, 1970).

4.2. Enterogastron

Enterogastron inhibiert sowohl die histaminstimulierte Magen-Sekretion als auch die Magenmotilität (GREENGARD, 1948; GROSSMAN, 1950; GREGORY, 1962, 1967). Enterogastron wird mengenproportional durch Nahrungsfett (SHEEHY u. FLOCH, 1964) und Zucker (DEMLING, 1966) aus der Mukosa des Dünndarms freigesetzt. Ob Vagusreize zu einer Liberierung führen, ist nicht bekannt. Enterogastron inhibiert offensichtlich die sog. gastrale Phase des Magens. Der hemmende Einfluß von Enterogastron auf die sekretorische Aktivität des Magens beruht auf einer blockierten Gastrinwirkung auf die Belegzellen (GREGORY, 1962). Durch den supprimierenden Effekt von Enterogastron auf die Magenmotilität und damit auf die „saure Entleerung" des Magens wird durch indirekte Alkalisierung des Duodenums eine günstige Voraussetzung für die Fettverdauung geschaffen.

4.3. „Gastric inhibitory polypeptide" (GIP)

Die histaminstimulierte Magen-Sekretion wird durch GIP (PEDERSON u. BROWN, 1972) inhibiert. GIP zeigt Strukturähnlichkeiten zum Sekretin (BROWN, 1971; BROWN u. DRYBURGH, 1971) (Abb. 30). Im Gegensatz zu Sekretin hemmt das Polypeptid aber auch die Pepsinsekretion im Magen. Auf die Kontraktion der Gallenblase und auf die Pankreas-Sekretion hat es dagegen keinen Einfluß.

4.4. Bulbogastron

Bulbogastron, das aus der Schleimhaut des Bulbus duodeni extrahiert werden konnte (LUCIEN u. Mitarb., 1969), inhibiert wie Sekretin die HCl-Bildung, soll aber im Gzgensatz zu diesem keinen stimulierenden Effekt auf die Pankreas-Sekretion ausüben (GROSSMAN u. Mitarb., 1974).

4.5. Cholezystokinin-Pankreozymin

Mit den frühen Sekretinpräparaten von BAYLISS u. STARLING (1902) konnte auch ein kontrahierender Effekt auf die Gallenblase erzielt werden. Diese Wirkung wurde 1928 von IVY u. OLDBERG einer spezifischen Substanz, dem Cholezystokinin (CCK), zugeschrieben. 1943 postulierten HARPER u. RAPER ein weiteres intestinales Hormon, das Pankreozymin (PZ). Ähnlich der Vagusreizung, sollte es die Enzymsekretion im Pankreas stimulieren. In langjährigen Untersuchungen konnten JORPES u. MUTT (1966; Übersicht bei JORPES u. MUTT, 1970) zeigen, daß CCK und PZ identische Substanzen sind.

CCK-PZ ist ein aus 33 Aminosäureeinheiten aufgebautes Polypeptid. Das aktive Zentrum von CCK-PZ liegt, wie bei Gastrin, im C-terminalen Kettenende (Abb. 31). Auf der strukturellen Identität der C-terminalen Tetrapeptide von CCK-PZ und Gastrin beruht die CCK-PZ-Wirkung auf die Magen-Sekretion und die Wirkung des Gastrin auf die Enzymsekretion des Pankreas (JORPES u. MUTT, 1970; HAUSAMEN u. FRITSCH, 1973).

Spezifischer Bildungsort von CCK-PZ sind möglicherweise die sog. *I-Zellen* des Dünndarms (CAPELLA u. SOLCIA, 1972).

Die physiologische Wirkung von CCK-PZ ist vielfältig. Nach intravenöser Injektion führt CCK-PZ regelmäßig zu einer *Kontraktion der Gallenblase*. Im

Röntgenbild wird die Oberfläche der Gallenblase um etwa 50% reduziert (LES-CUT, 1963). Durch diesen Kontraktionseffekt wird die röntgenologische Diagnose des sog. *Cysticus-Syndroms* erleichtert (COZZOLINO u. Mitarb., 1963). In 15% bleibt die Gallenblasenkontraktion nach CCK-PZ aus; ein Befund, der auf pathologische Veränderungen entweder innerhalb der Gallenblase, der Blasenwandung oder auf solche der näheren Umgebung zurückzuführen ist (TOMENIUS u. Mitarb., 1958; TOMENIUS u. BACKLUND, 1959; LESCUT, 1963). Während der Gravidität reagiert die Gallenblase weniger empfindlich auf CCK-PZ (CAROLI u. Mitarb., 1960; PLESSIER u. Mitarb., 1961). Auf die Gallengänge wirkt CCK-PZ zunächst kontrahierend, danach folgen eine Entspannung der Muskulatur und eine Gangdilatation (TORSOLI u. Mitarb., 1961). Hypertensionen des Sphincter Oddi können durch CCK-PZ zumindest temporär gemildert werden.

CCK-PZ führt sowohl am denervierten Heidenhain-Magen als auch am innervierten Hunde- und Menschenmagen zu einer totalen Hemmung der Motilität (JOHNSON u. MAGEE, 1965; JOHNSON u. Mitarb., 1966).

CCK-PZ inhibiert die Sekretion des Pankreas, der Leber und des Magenfundus (ausführliche Übersicht bei JORPES u. MUTT, 1964, 1969, 1970; BECKER, 1973). Die stimulierende Wirkung von CCK-PZ (und Sekretin) auf die Insulinfreisetzung scheint nunmehr gesichert (DECKER, 1968; VALVEROLE u. Mitarb., 1968; CHRISHOLM u. Mitarb., 1969; DUPRE u. Mitarb., 1969).

4.6. „Vasoactive intestinal peptide" (VIP)

VIP wurde aus dem Dünndarm von Schweinen isoliert (SAID u. MUTT, 1970, 1972). Es wirkt relaxierend auf die glatte Muskulatur und erweitert bei intravasaler Injektion die Gefäße (DEMLING, 1974). Es wird vermutet, daß VIP physiologischerweise die Durchblutung der Mesenterialgefäße beeinflußt. VIP wird in der Leber inaktiviert, so daß ein Einfluß auf den großen Kreislauf nicht zustande kommt (Einzelheiten: GROSSMAN u. Mitarb., 1974).

4.7. Motilin

Motilin steigert die Kontraktionen des Magens und die Motilität des Dünndarms (BROWN u. Mitarb., 1972; WÜNSCH u. Mitarb., 1973; GROSSMAN u. Mitarb., 1974).

4.8. Glukagon (Enteroglukagon)

Das dem Sekretin strukturähnliche Glukagon hemmt ebenso wie dieses die Magensäuresekretion. Die Hemmung erfolgt, unabhängig von der Blutzuckerkonzentration, unter direktem Angriff an der Belegzelle und durch Hemmung der Gastrinfreisetzung.

Die Existenz eines nicht-pankreatogenen *Entero*glukagon (POLAK u. Mitarb., 1971) darf als gesichert gelten, nicht jedoch seine biologische Wirksamkeit; vermutlich liegt es als Doppelmolekül vor (DEMLING, 1974). Bildungsort sind nach immunhistologischen Untersuchungen die *EG-Zellen* (POLAK u. Mitarb., 1971; SOLCIA u. Mitarb., 1973).

4.9. Serotonin

Serotonin (= 5-Hydroxytryptamin) ist ein *biogenes Amin,* das durch Decarboxylierung des 5-Hydroxytryptophan entsteht (Abb. 32). Muttersubstanz ist die essentielle heterozyklische Aminosäure Tryptophan (RAPPORT, 1949; RAPPORT u. Mitarb., 1948a und b). Serotonin ist identisch mit dem *Enteramin* von ERSPAMER (ERSPAMER u. ASERO, 1952) und mit dem sog. *Darmstoff* (DS) von VOGT (1954). Serotonin wird in den *EC-Zellen* (Abb. 21) direkt aus Tryptophan gebildet. Im Blutserum ist es ausschließlich an Thrombozyten gebunden.

Die Serotoninbildung in den EC-Zellen ist bis zu einem gewissen Grad von der alimentären Tryptophanzufuhr abhängig. Tryptophan*mangel* induziert (reversible) Alterationen der spezifischen Granula. Für die Serotoninsynthese wird etwa 1% der mit der Nahrung zugeführten Tryptophanmenge benötigt.

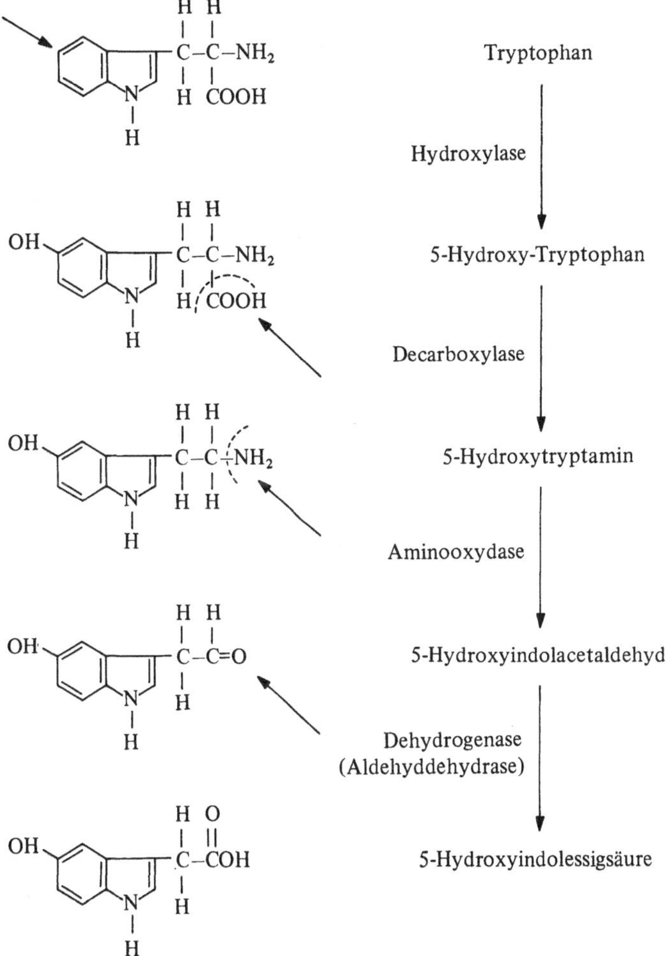

Abb. 32. Auf- und Abbau des 5-Hydroxytryptamin (Serotonin). [Nach CERLETTI (1958); aus LABHART, A. (Hrsg.): Klinik der inneren Sekretion, 2. Aufl. Berlin-Heidelberg-New York: Springer 1971]

Die *physiologische* Bedeutung des Serotonin beim Menschen kann bis heute nicht schlüssig beantwortet werden (ERSPAMER, 1954; HOLTZ, 1958; LEMBECK, 1955, 1958 b und c). *Pharmakologische* Wirkungen sind hinreichend bekannt. Im Vordergrund steht der Einfluß auf die glatte Muskulatur jedweder Örtlichkeit. Serotonin führt am isolierten Darm zu Kontraktionen. Nach in-vivo-Injektionen resultiert bei Mensch und Tier eine gesteigerte Motilität des Dünndarms (BÜLBRING u. CREMA, 1958; BÜLBRING u. LIN, 1957, 1958; BÜLBRING u. Mitarb., 1958; LEMBECK, 1958 a). Die Motilitätssteigerung stellt möglicherweise auch eine physiologische Wirkung dar (Einzelheiten zur pharmakologischen Wirkung: HOLTZ, 1958; FEYRTER, 1966; SOKOLOFF, 1968).

5. Epithel-assoziierte, nicht-epitheliale Zellen, Zellsysteme der Lamina propria mucosae

Die Funktion der epithel-assoziierten (interepithelialen) Lymphozyten war lange Zeit umstritten (Übersichten: COLLAN, 1972; OTTO, 1973). HELLMANN u. STENQVIST (1934) sahen in den interepithelialen Lymphozyten des Gastrointestinaltraktes einen „Schutzwall", eine „aktive Front" gegen die im Darmlumen reichlich vorhandenen Bakterien. FICHTELIUS (1967) beschrieb das diffuse lympho-epitheliale Gewebe des Darmes der Mammalia als phylogenetisches und funktionelles Äquivalent zur Bursa Fabricii der Vögel. Im Unterschied zu den Lymphozyten der Lamina propria („*Propriozyten*"), nannte er die epithel-assoziierten Lymphozyten „*Theliozyten*". In ihrer Entwicklung sollen diese in enger Beziehung mit Epithelzellen als sog. „*Lymphozyt-Epithelzellen-Komplex*" zur Zottenspitze wandern und von dort in die Lamina propria als nunmehr immunokompetente Zellen zurückkehren (Abb. 33).

Allgemein wird dem Darm eine entscheidende Bedeutung bei der Aufrechterhaltung der „immunologischen Homöostase" zugeschrieben (Lit.: TAYLOR, 1966; WATSON, 1969; KRAFT u. KIRSNER, 1971). Das lymphoide Gewebe des Darmes ist als immunologisch kompetentes Gewebe in der Lage, an lokalen und systemischen Immunreaktionen teilzunehmen, sie auszulösen und zu unter-

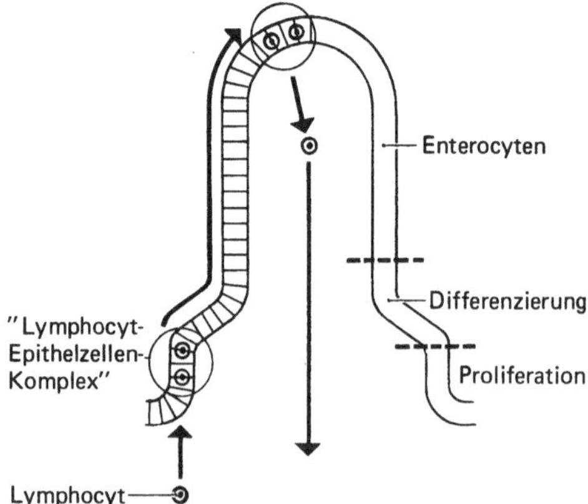

Abb. 33. Schematische Darstellung des von FICHTELIUS (1967) angegebenen (hypothetischen) Weges der sog. Theliolymphozyten innerhalb der Darmzotte (GEBBERS, 1973)

halten (KIRSNER, 1960). Die organeigenen lymphoiden Zellen des Darmes bilden sowohl Koproantikörper, als auch Serumantikörper (PLAUT u. KEONIL, 1969). Vorherrschendes sekretorisches und Serum-Immunglobulin des Darmtraktes ist IgA, das bei menschlichen Feten noch nicht nachweisbar ist und dessen Bildung wahrscheinlich erst durch die Anwesenheit einer lebenden mikrobiellen Flora im Darmlumen ausgelöst wird (CRABBÉ u. Mitarb., 1968). Die Konzentrationen von IgM und IgG im Darm sind vergleichsweise wesentlich geringer. Untersuchungen mit spezifischen Antiseren haben ergeben, daß etwa 80% der Plasmazellen IgA synthetisieren, 12% IgM, 4% IgG und 1% IgD (Lit.: WATSON, 1969; ROGERS, 1970; ASQUITH, 1974; vgl. auch: CRABBÉ u. HEREMANS, 1966; BULL u. Mitarb., 1971). Der prozentuale Anteil IgE-haltiger Plasmazellen ist nicht sicher bekannt (HOBBS u. Mitarb., 1969; DOUGLAS u. Mitarb., 1970); von TADA u. ISHIZAKA (1970) wird er auf 5–10% geschätzt.

Somit unterscheiden sich die lymphoiden Zellen des Darmes von denen anderer Gewebe erheblich, in denen das Verhältnis IgG-erzeugender zu IgA-erzeugender Zellen 5:1 beträgt (ROGERS, 1970; BURNE u. Mitarb., 1971; GINSBERG, 1971; AMENT u. Mitarb., 1973). Mutmaßlich stellt das lymphoide Gewebe des Darmes eine der Hauptquellen des Serum-IgA und des sekretorischen IgA dar (SOUTH u. Mitarb., 1968; HALL u. SMITH, 1970). Die Hauptunterschiede dieser letztgenannten im Darmtrakt vorherrschenden Globuline bestehen darin, daß das sekretorische IgA eine größere Sedimentationskonstante (11 S, Molekulargewicht 390000) als das Serum-IgA (7 S, Molekulargewicht 180000) besitzt. Die beiden Globuline unterscheiden sich außerdem in der Zusammensetzung der Aminosäuren und in ihrer Antigenität (ROGERS, 1970). Diese physikochemischen und immunologischen Unterschiede werden in dem sekretorischen IgA von einem Nicht-Immunglobulin, einem Glykoprotein (Molekulargewicht 60000) hervorgerufen, das als „secretory piece" oder T-(Transport-)Komponente beschrieben wird (TOMASI, 1968; SOUTH u. Mitarb., 1968; KAGNOFF u. Mitarb.,

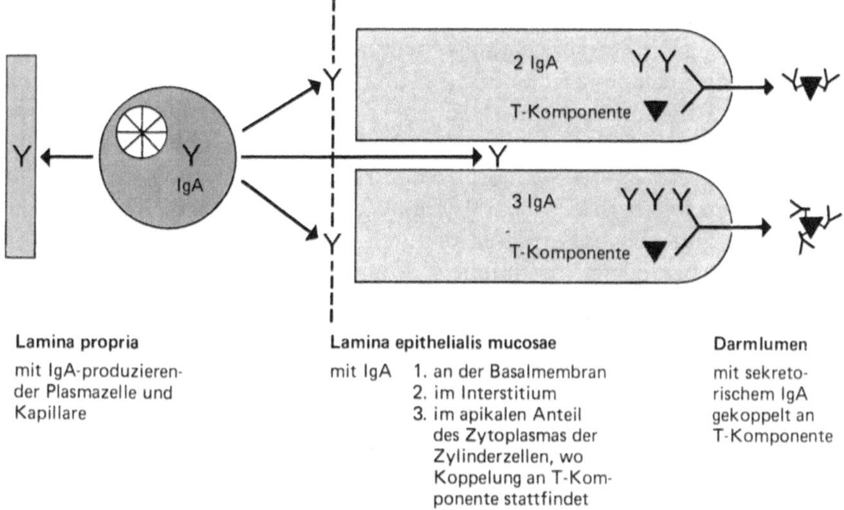

Abb. 34. Schematische Darstellung des möglichen Weges des Serum-IgA und des sekretorischen IgA (GEBBERS, 1973)

1972). Wahrscheinlich ist das 11-S-sekretorische IgA ein Dimer aus 7-S-Serum-IgA und der T-Komponente, die in den Epithelzellen des Darmtraktes synthetisiert wird (TOMASI, 1965). Nach TOURVILLE u. Mitarb. (1969) kann IgA in der Dünn- und Dickdarmschleimhaut, mit Hilfe der Immunfluoreszenz, in den apikalen Anteilen der Epithelzellen, in den Interzellularspalten, im Bereich der Basalmembran und in den Plasmazellen der Lamina propria mucosae nachgewiesen werden. GINSBERG (1971) leitete aus diesen Befunden einen (hypothetischen) Synergismus zwischen Epithelzellen und IgA-produzierenden lymphoiden Zellen ab. Er entwickelte ein Modell, in dem das IgA von der Plasmazelle in die Epithelzelle gelangt; dort sollen 2 oder 3 IgA-Moleküle mit der T-Komponente zum sekretorischen IgA gekoppelt und dann an der lumenwärtigen Oberfläche der Mukosazellen ausgeschieden werden (Abb. 34). Auf diese Weise ist der sog. *„Mukosablock"* nicht nur anatomisch, sondern auch immunologisch definiert und zu verstehen.

III. Resorptionsmechanismen

Die Fähigkeit zur Stoffaufnahme besitzt letztendlich jede Zelle. Charakteristisch für die Enterozyten ist die sog. *Translokation:* die Stoffaufnahme an der Mukosaseite und die Stoffabgabe an der Serosaseite (Übersicht: GARDNER u. Mitarb., 1970; SCHULTZ u. FRIZZEL, 1972). Bezüglich der Art des Stofftransportes werden 2 Hauptformen unterschieden (CRANE, 1960):

1. aktiver Transport,
2. passiver Transport.

Aktiver Transport ist energieabhängig, ist Transport gegen ein Konzentrationsgefälle, bei geladenen Molekülen gegen einen elektrochemischen Gradienten („uphill transport") (Übersicht: MATTHEWS, 1969; FISCHER, 1969). Der aktive Transport unterliegt einer sog. Sättigungskinetik und einer gegenseitigen, kompetitiven Hemmung strukturverwandter Moleküle. Zur Erklärung sowohl der Sättigungskinetik als auch der kompetitiven Hemmung wird ein in der Zellmembran lokalisierter „Trägermechanismus" (*Carrier*) angenommen. Der aktive Transport ist immer nur auf einen Pol der Resorptionszelle beschränkt; so sind z.B. die aktiven Transportsysteme für Aminosäuren und Glucose in der Mikrozottenmembran lokalisiert (Abb. 35) (CRANE, 1962; KINTER u. WILSON, 1965). Aminosäuren und Glucose erfahren dadurch eine intrazelluläre Akkumulation und verlassen bei einem bestimmten Konzentrationsniveau, wahrscheinlich durch erleichterte Diffusion, die Resorptionszelle über die laterale oder basale Zellmembran.

Natriumsymporter. Der aktive Transport organischer Moleküle ist abhängig von der Anwesenheit von Na^+-Ionen auf der Mukosaseite (Tabelle 10) (CSAKY, 1963; CRANE, 1970; Lit.: CASPARY, 1975). Steigende Konzentrationen von Natrium beschleunigen den aktiven Transport von Glucose und Aminosäuren, während andererseits steigende Substratkonzentrationen den aktiven Natriumtransport erhöhen (SCHULTZ u. ZALUSKY, 1964, 1965; BOSACKOVA u. CRANE, 1965; CRANE u. Mitarb., 1965; LYON u. CRANE, 1966; CRANE, 1970). Nach

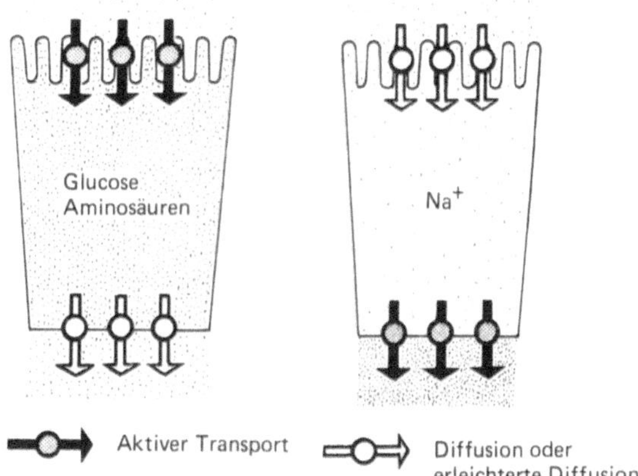

Abb. 35. Schematische Darstellung der polaren Anordnung der aktiven Transportsysteme in der Dünndarm-Epithelzelle. [Modifiziert nach FISCHER (1969)]

CRANE (1960, 1965) werden Natrium sowie Zucker und Aminosäuren durch einen gemeinsamen Träger mit substrat- und natriumspezifischen Bindungsstellen in äquivalenten Verhältnissen über die Membran des Bürstensaumes aufgenommen. Die Energie, und damit die Triebkraft für den Substrateintritt in die Zelle, bildet in erster Linie die niedere intrazelluläre Natriumkonzentration, der zufolge Natrium an der Membraninnenseite vom Substrat-Carrier-Natrium-Komplex abdissoziiert. Dadurch wird auch das Substratmolekül freigesetzt und intrazellulär konzentriert. Die niedere intrazelluläre Natriumkonzentration, d.h. die Aufrechterhaltung eines Natrium-Gradienten, wird durch einen energieabhängigen Mechanismus (sog. *Natriumpumpe*) am basalen Zellpol der Enterozyten gewährleistet.

Der *passive Transport* benötigt keine eigene Stoffwechselenergie; er folgt der Richtung des elektrochemischen Membrangefälles. Die sog. *,,einfache Diffusion"* gilt als einfachste Art des passiven Transportes. Bei der einfachen Diffusion ist das Ausmaß des Transportes dem Konzentrationsgefälle zu beiden Seiten der Membran direkt proportional. Die einfache Diffusion trifft nur für wenige Nahrungsbestandteile zu (MATTHEWS, 1967, 1969).

Bei der *,,erleichterten Diffusion"*, einer Sonderform des passiven Transportes, ist das Transportvolumen größer als aufgrund der physikalischen Gesetze des

Tabelle 10. Na$^+$-abhängige Transport-Carrier der Bürstensaummembran. (Nach CRANE, 1970)

Glucose und Analoge
Aminosäuren
Inosid
Pyrimidine
Phosphate
Gallensäuresalze (Ileum)
Ascorbinsäure (Ileum)

Systems zu erwarten wäre. Die erleichterte Diffusion folgt, wie der aktive Transport, einer Sättigungskinetik. Sobald die Konzentration der transportierten Substanz zunimmt und dadurch der Transportmechanismus einen Sättigungsgrad erreicht, nähert sich die Transportgröße einem Grenzwert. Die kompetitive Hemmung strukturverwandter Moleküle ist auch bei der erleichterten Diffusion möglich (Übersicht: MATTHEWS, 1969).

Pinozytose und *Persorption* stellen Sonderformen der Resorptionsmechanismen dar (WALKER u. ISSELBACHER, 1974).

Bei der *Pinozytose* werden größere Partikel von der Zelle durch Invagination gewissermaßen „verschluckt". Pinozytotische Vesikel können an der Basis der Mikrovilli regelmäßig nachgewiesen werden, ihre Zahl ist insgesamt aber gering (PALAY u. REVEL, 1964; CASLEY-SMITH, 1967; GRANEY, 1968; PORTER, 1969; WALKER u. ISSELBACHER, 1971). Die pinozytotische Aktivität ist besonders im Ileum ausgeprägt (Übersicht: MERKER, 1969; MATTHEWS, 1969; Einzelheiten: HILL, 1956; BRAMBELL u. Mitarb., 1958; CLARK, 1959, 1965; WISEMAN, 1964; WALKER u. ISSELBACHER, 1974). Die Pinozytose-Bläschen fließen zu größeren Einschlüssen (*Phagosomen*) zusammen, der Inhalt wird durch lytische Enzyme „verdaut".

Im Ileum der Neugeborenen ist die Pino- bzw. Phagozytose großmolekularer Partikel (Eiweiß, Immunproteine, Mekonium: RUEBNER u. Mitarb., 1974) besonders ausgeprägt. In gewisser Weise ist dieser Prozeß selektiv, indem z.B. Fremdproteine weniger leicht resorbiert werden als etwa mütterliche Antikörper. Auch Erwachsene können im Rahmen immunologischer Prozesse ganze Proteinmoleküle phagozytieren (Übersicht: MATTHEWS u. LASTER, 1965).

Persorption ist der parazelluläre Durchtritt großkorpuskulärer, fester, ungelöster und unverformbarer Partikel durch die Lamina epithelialis mucosae (zusammenfassende Übersicht: VOLKHEIMER, 1972). Am häufigsten wird die Persorption im Bereich der Desquamationszone der Schleimhautzotten gefunden. Die persorbierten Partikel werden sowohl chylös als auch portal abtransportiert. Die Persorptionsfähigkeit von Partikeln ist durch deren Größe (5–120 μm) und Konsistenz begrenzt. Die Persorption stellt gewissermaßen einen Nebeneffekt der Nahrungspassage dar, der zwar mit konstanter Regelmäßigkeit beobachtet werden kann, physiologischerweise aber keine Rolle spielt.

IV. Die Absorption einzelner Stoffklassen

1. Absorption von Kohlehydraten

Kohlehydrate werden größtenteils in Form von Oligo- und Polysacchariden aufgenommen; resorbiert werden sie als Monosaccharide. Der durchschnittliche Kohlenhydratanteil an der Nahrung des Amerikaners und Europäers beträgt etwa 50–60% (DAVENPORT, 1971). Die tägliche Aufnahme liegt zwischen 250 und 800 g; das entspricht einer Energie von 1000–2500 kcal. Stärke ist die Hauptform der Kohlehydrate in der Nahrung. Von den Oligosacchariden sind Saccharose, Maltose und Laktose quantitativ am wichtigsten.

Die Absorption der Kohlehydrate findet vorwiegend im Jejunum, weniger im Duodenum oder Ileum statt (Abb. 36).

Die Hydrolyse der Stärke wird durch die Amylasen des Speichels und des Pankreassaftes katalysiert. Endabbauprodukte sind zu 87% Maltose und Isomaltose und zu 13% Glucose (NEWEY, 1967). Disaccharide werden durch Disaccharidasen, die ausschließlich in der Mikrozottenmembran lokalisiert sind (Tabellen 3 und 8), in Monosaccharide gespalten (EICHHOLZ u. CRANE, 1965; DOELL u. Mit-

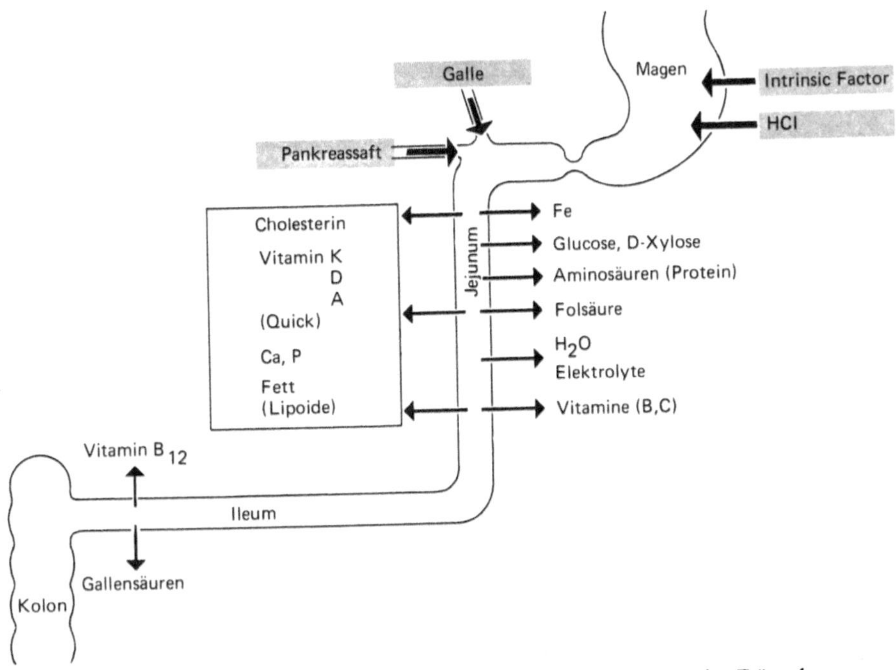

Abb. 36. Schema der Absorptionsorte der einzelnen Stoffklassen im Dünndarm

arb., 1965; Jos u. Mitarb., 1967; CASPARY, 1975). Von den Monosacchariden werden lediglich D-Glucose und D-Galaktose *aktiv* transportiert (WISEMAN, 1964). Endphasen der Verdauung und aktiver Transport sind räumlich und funktionell eng koordiniert. Funktionsähnliche Enzyme und Transportsysteme sind wahrscheinlich zu (funktionellen) „supramolekularen Einheiten" im Sinne eines kinetischen Vorteils (MILLER u. CRANE, 1961) zusammengefaßt (CRANE, 1970).

2. Absorption von Eiweiß

Der tägliche Eiweißbedarf erwachsener Menschen beträgt etwa 0,5–0,7 g/kg Körpergewicht; Kinder benötigen bis 4 g/kg Körpergewicht. Das mit der Nahrung aufgenommene Eiweiß wird nahezu vollständig resorbiert (Übersicht: FISCHER, 1967; MATTHEWS, 1969; DAVENPORT, 1971; GRAY u. COOPER, 1971; ALPERS u. KINZIE, 1973). Auch das endogene Eiweiß (10–30 g in den Verdauungssäften, 25 g aus desquamierten Epithelzellen) wird hydrolysiert und resorbiert. Die tägliche Eiweißausscheidung mit dem Stuhl beträgt etwa 10% der Eiweißaufnahme.

Die Hydrolyse des Nahrungseiweißes wird durch Pepsin im Magen begonnen. Die Proteolyse wird im Dünndarm fortgesetzt durch die Pankreas-Enzyme Trypsin, Chymotrypsin und Carboxypeptidase und durch die Endohydrolasen des Bürstensaumes zu Ende geführt. Fast das gesamte Eiweiß (bis zu 80%) wird in Form freier Aminosäuren vorwiegend im Jejunum resorbiert (ADIBI, 1969). Die Resorption erfolgt durch aktiven Transport. Derzeit sind wenigstens 4 gruppenspezifische Transportsysteme bekannt:

1. Für neutrale Aminosäuren I (Monoamino-monocarbonsäuren), wie Alanin, Serin, Leucin, Phenylalanin. Das Transportsystem ist stereospezifisch für L-Aminosäuren, nicht aber für D-Isomere (Lit.: MATTHEWS u. LASTER, 1965);

2. für Iminosäuren (neutrale Aminosäuren II) und für die Glycingruppe Prolin, Hydroxyprolin und Glycin (Lit.: HAGIHIRA u. Mitarb., 1962).

3. für basische Aminosäuren (Diamino-monocarbonsäuren), wie Lysin, Arginin, Ornithin, Cystin (Lit.: HAGIHIRA u. Mitarb., 1961);

4. für saure Aminosäuren (Amino-dicarbonsäuren), wie Glutamin- und Asparaginsäure (Lit.: WILSON, 1962).

3. Gallensäuren

Cholsäure und Chenodesoxycholsäure, die sog. primären Gallensäuren, werden in der Leber aus Cholesterin gebildet. Sie werden entweder mit Glycin oder Taurin konjugiert und in dieser Form, als primäre Gallensalze, in die Gallenblase sezerniert; während einer fettreichen Mahlzeit werden sie in den Dünndarm ausgeschieden (Abb. 37). Im Dünndarm kommen Gallensäuren normalerweise nur in konjugierter Form vor und sind fast vollständig ionisiert. Im Ileum werden sie aktiv resorbiert (SCHIFF u. Mitarb., 1972) und gelangen mit dem portalen Blut zurück in die Leber *(entero-hepatischer Kreislauf)*. Die

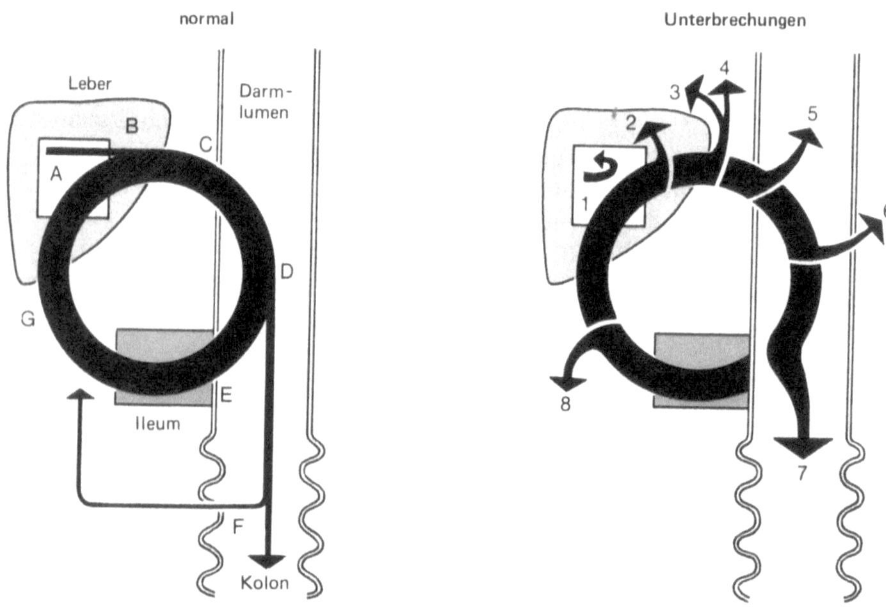

Abb. 37. Die entero-hepatische Zirkulation der Gallensalze. Normale Zirkulation: *A* Synthese in den Leberzellen, *B* Ausscheidung in die Gallenkapillaren, *C* extrahepatische Gallenwege, *D* Mizellenbildung mit Fettsäuren im Darmlumen, *E* aktive Resorption im Ileum, *F* Verlust ins Kolon, partielle Resorption im Kolon, Verlust im Stuhl, *G* Rücktransport mit dem portalen Blut in die Leber. Gestörte Zirkulation: 1. Synthesestörung bei Leberparenchymschäden, 2. intrahepatische Cholestase, 3. extrahepatische Cholestase, 4. Fistel zwischen Gallenwegen und Darm, 5. Bindung durch Cholestyramin, 6. bakterieller Abbau und passive Rückresorption im Jejunum, 7. Malabsorption im Ileum, 8. portokavaler Shunt. [Aus BLUM u. Mitarb.: Dtsch. med. Wschr. **99**, 300 (1974)]

entero-hepatische Zirkulation ist jedoch nicht völlig geschlossen. Ein kleiner Teil der Gallensalze wird im Ileum nicht rückresorbiert und gelangt in das Kolon. Durch Bakterien werden sie dekonjugiert und dehydroxyliert; es entstehen freie und sekundäre Gallensäuren, die zum Teil im Kolon absorbiert (Diffusion) und der entero-hepatischen Zirkulation wieder zugeführt werden (SCHIFF u. Mitarb., 1972). Etwa 5% der Gallensäuren werden mit dem Stuhl ausgeschieden (HOLT, 1964; MIETTINEN, 1971).

Sekundäre Gallensäuren hemmen die Resorption von NaCl und damit auch die Resorption von Wasser; andererseits fördern sie die Sekretion von Kalium und stimulieren die propulsive Motilität (FORTH u. Mitarb., 1966; TEEM u. PHILLIPS, 1972; MITCHELL u. Mitarb., 1973).

Im Jejunum findet ein aktiver Transport der Gallensäuren nicht statt. Unter physiologischen Bedingungen ist auch eine passive, nicht-ionische Diffusion nicht zu erwarten, da Gallensäuren im Jejunum konjugiert vorliegen. Im Jejunum findet nur eine relativ langsame passive (ionische) Diffusion statt (DIETSCHY u. Mitarb., 1966). Eine mizellare Diffusion der Gallensäuren findet wahrscheinlich nicht statt; vermutlich de-aggregieren die Gallensalzmizellen vor oder an der Oberfläche der Epithelzellen.

Ungeklärt ist die Bedeutung der Gallensäuren im intrazellulären Metabolismus der Enterozyten (POPE u. Mitarb., 1966; NAUPERT u. ROMMEL, 1970). Bei der Absorption der Fette erfüllen sie wichtige Funktionen.

4. Absorption von Fetten

Der tägliche Fettkonsum variiert je nach Alter, geographischer und sozialer Herkunft sowie individuellen Gewohnheiten zwischen 15 und 400 g (SHEEHY u. FLOCH, 1964; FÖRSTER u. MEHNERT, 1973). Der größte Teil der Nahrungsfette besteht aus Neutralfetten; dabei sind Triglyceride überwiegend mit langkettigen Fettsäuren verbunden. Lediglich Milchfett enthält 3–9% kurzkettige Fettsäuren. Unabhängig von Menge und Art werden mindestens 95% des aufgenommenen Fettes resorbiert.

Fette werden vor allem im oberen Dünndarm resorbiert (Übersicht und Lit.: GANGL u. OCKNER, 1975). Die Hauptprozesse der Fett*digestion* sind Emulgierung, Hydrolyse und Mizellenbildung. Durch die oberflächenaktiven Gallensalze und durch die mechanische Wirkung propulsiver Pendelbewegungen und der Peristaltik werden Fette in immer kleinere Partikel aufgeteilt, emulgiert. Die Gesamtoberfläche der Fettpartikel und damit die Angriffsfläche lipolytischer Enzyme (Esterasen, Lipasen) nimmt entsprechend zu. Reaktionsprodukte der lipolytischen Hydrolyse langkettiger Triglyceride sind freie Fettsäuren, Monoglyceride und freies Glycerin (MATTSON u. VOLPENHEIN, 1964). Mittelketten-Triglyceride werden durch Pankreaslipase lediglich in freie Fettsäuren gespalten (Abb. 26).

Mizellenbildung

Die konjugierten Gallensäuren sind polare Lipide, sog. *Amphipathen*. Sie sind wasserlöslich, und sie bilden bei niederer Konzentration molekulare Lösungen. Überschreitet die Konzentration einen bestimmten Grenzwert, die sog. „kritische mizellare Konzentration", bilden sich spontan Molekülaggregate, die *Gallensalzmizellen* (HOFMANN u. SMALL, 1967; ERB, 1973). Der Durchmesser dieser Mizellen beträgt etwa 16–20 Å (DAWSON, 1967).

Die beiden Hauptprodukte der lipolytischen Spaltung, freie Fettsäuren und Monoglyceride, sind zwar Amphipathen, ihre Wasserlöslichkeit ist jedoch zu gering, um Mizellen bilden zu können. Gallensalzmizellen solubilisieren diese polaren Substanzen und bilden sog. *gemischte Mizellen* (ERB, 1973). In dieser mizellaren Form werden die freien Fettsäuren und Monoglyceride der langkettigen Triglyceride wahrscheinlich resorbiert (JOHNSTON u. BORGSTRÖM, 1964; JOHNSTON, 1968). Die Absorption von Fett durch den Vorgang der Pinozytose, spielt quantitativ keine Rolle (RUBIN, 1966; STRAUSS, 1966; DOBBINS, 1968). Fettsäuren mittelkettiger Triglyceride werden aktiv resorbiert (Abb. 26).

Die mizellare Dispersion ist für die Resorption von Vitamin D, Cholesterin, Karotin, Vitamin K und A unerläßlich (WEIS, 1970).

5. Wasser und Elektrolyte

5.1. Wasser und Natrium

Flüssigkeits- und Elektrolytbewegungen sind morphologisch nicht ohne weiteres zu erfassen. Der Mechanismus der enteralen Wasserresorption ist noch immer ein nicht restlos geklärtes Problem. Daß bei der Resorption von Wasser ein aktiver Natriumtransport mit einem passiven Volumenfluß gekoppelt ist, scheint gesichert (FORDTRAN u. DIETSCHY, 1966; PARSONS, 1967; MERTZ, 1967; SCHULTZ u. CURRAN, 1968; HABERICH u. Mitarb., 1969; HERZER u. Mitarb., 1969; CHRISTENSEN, 1969; AMON, 1969; DAVENPORT, 1971; GALLAGHER u. Mitarb., 1973).

Die Resorption von Wasser findet im gesamten Magen-Darm-Trakt statt. Der Magen absorbiert pro Stunde aber nur 1,5% einer instillierten Wassermenge. Etwa 85% werden vom Dünndarm resorbiert. Im Duodenum verläuft der Nettotransport (=Differenz zweier entgegengesetzt gerichteter, unidirektionaler Flüsse; VISSCHER u. Mitarb., 1944a und b: „influx-efflux") an Wasser stets in Richtung des osmotischen Gradienten; die Wasseraufnahme kann also nur Folge einer Resorption von osmotisch aktiven Substanzen aus dem Speisebrei sein. Wasser kann aber auch gegen einen osmotischen und elektrochemischen Gradienten aktiv resorbiert werden (PARSONS, 1967). Die Mechanismen dieser Resorption sind noch weitgehend unbekannt.

Beim erwachsenen Menschen gelangen täglich etwa 5–10 l Flüssigkeit in den Dünndarm. Diese Menge setzt sich zusammen aus der Nahrungsflüssigkeit, aus der Trinkmenge, sowie aus den Speichel-, Magen-, Pankreas-, Galle- und Darmsekreten (DAVENPORT, 1971; FIELD, 1974). Hiervon gelangen nur etwa 0,5 l in das Kolon. Im Duodenum werden osmotische Differenzen so weit ausgeglichen, daß der Darminhalt des Jejunums entweder iso- oder hypoton ist; im unteren Ileum ist er praktisch immer hypoton (KAMEDA u. Mitarb., 1968; LAWSON u. ROVELSTAD, 1969).

Natrium wird im menschlichen Magen allenfalls in geringen Mengen von der Antrumschleimhaut aufgenommen. Dem menschlichen Darm werden täglich etwa 750 M NaCl in durchschnittlich 8,5 l Wasser angeboten (PARSONS, 1967). Natrium wird im Duodenum und Jejunum aus isotonen, im Ileum aus hypotonen Lösungen absorbiert. Die Aufnahme erfolgt also gegen einen elektrochemischen Gradienten, der im Ileum besonders steil ist (FLOCH, 1969; zur Na-Homöostase vgl. auch S. 56). Glucose, Galaktose und Aminosäuren steigern die Natriumaufnahme (vgl. Na-Symporter: CRANE, 1960, 1965; Abb. 35).

Wichtig für die Natriumresorption ist die intrazelluläre Natriumkonzentration; sie muß niedriger sein als die der Umgebung (CURRAN, 1965). Die Akkumilation erfolgt erst jenseits der Epithelzellen (Abb. 34). Zur Aufrechterhaltung der niedrigen intrazellulären Natriumkonzentration werden Na^+-Ionen aktiv (Na-Pumpe) an der lateralen und basalen Zellgrenze hinausgepumpt (TOMASINI u. DOBBINS, 1970; FIELD u. Mitarb., 1971). Der Ort des aktiven Natriumtransportes ist auch der Ort der ATPase-Lokalisation, sowohl der Ethacrylsäure-sensitiven Na-Ca-ATPase als auch der Ouabin-sensitiven Na-K-ATPase (ASHWORTH u. Mitarb., 1963; HERZER u. Mitarb., 1968, 1969; ROBINSON, 1970; TOMASINI u. DOBBINS, 1970; vgl. auch LEVINE, 1970).

Als Folge des Ionen- und Wassertransportes findet sich eine Erweiterung der Interzellularräume der Lamina epithelialis mucosae, der Lymphbahnen und Kapillaren (HERZER u. Mitarb., 1969, 1970; TOMASINI u. DOBBINS, 1970; vgl. auch: RUSKA, 1961, 1962; BIRKHOFF, 1962).

5.2. Chloride

Jede Lösung enthält, nach dem Gesetz der elektrischen Neutralität von Lösungen, eine gleiche Anzahl von Kationen und Anionen. Durch die Resorption von Natrium findet gleichzeitig ein äquivalenter Transport eines Anions in gleicher Richtung (oder eines Kations in entgegengesetzter Richtung) statt (CROSBY, 1963; WHEBY u. Mitarb., 1964; PARSONS, 1967). Wenigstens ein Teil der Chloridresorption ist letztlich nur die Folge der Natriumresorption.

Die Darmschleimhaut scheint aber auch in der Lage zu sein, einige Anionen unabhängig vom Kationentransport zu resorbieren. Ileum und, wenngleich auch in schwächerer Form, Jejunum resorbieren Chloride schneller als Natrium. Die elektrische Neutralität wird durch die Sekretion von Bikarbonat ins Darmlumen aufrechterhalten. Die Bikarbonatkonzentration im Darmlumen kann die des Blutes übersteigen, so daß ein aktiver Transport gegen einen elektrochemischen Gradienten stattfinden muß.

Andererseits wird Bikarbonat im Jejunum rasch resorbiert, wahrscheinlich im Zusammenhang mit der Abgabe saurer Valenzen durch die Jejunumschleimhaut. Der Inhalt des Jejunums besitzt eine Bikarbonatkonzentration von 6–20 mval/l, einen pH von 6,2 bis 6,8. Im Ileum findet wahrscheinlich nur eine Bikarbonatsekretion statt; der pH-Wert im Ileum liegt zwischen 7 und 8 (DAVENPORT, 1971).

5.3. Kalium

Die tägliche Nahrung enthält durchschnittlich 77 mval Kalium; nur 7 mval werden im Stuhl ausgeschieden. Im Duodenum bleibt die Kaliumkonzentration konstant. Die Nettoresorption im Jejunum und Ileum scheint wesentlich vom Transportmechanismus der Natriumresorption abhängig zu sein. Eine aktive Resorption von Kalium konnte bislang nicht nachgewiesen werden. Kalium bewegt sich wahrscheinlich immer in Richtung seines elektrochemischen Gradienten.

5.4. Kalzium

Der tägliche Kalziumbedarf des Erwachsenen beträgt 0,8–0,9 mg/kg Körpergewicht; allerdings sind individuelle Schwankungen erheblich (Lit.: EWE, 1974a und b). 25–40% der oral zugeführten Kalziummenge werden resorbiert.

Kalzium wird im Dünndarm resorbiert; das Kolon spielt für die Kalziumresorption praktisch keine Rolle. Kalzium wird im oberen Dünndarm aktiv resorbiert (WASSERMAN, 1960; SCHACHTER u. Mitarb., 1960a–c; HARRISON u. HARRISON, 1960; EWE, 1969; MARTIN u. DeLuCA, 1969; CASPARI, 1972; SCHÄFER, 1973; Übersicht: SEIFERT u. Mitarb., 1975). Die Kalziumresorption kann kompetitiv durch Magnesium (CRAMER u. DUECK, 1962; O'DONNELL u. SMITH, 1973) oder Strontium (EWE, 1974a) gehemmt werden; die Resorptionskinetik folgt den Gesetzen der Michaelis-Menten-Gleichung (CRAMER u. DUECK, 1962). Zusätzlich zur aktiven Resorption besteht eine passive, konzentrationsabhängige Diffusion in den distalen Teilen des Dünndarms. Die Kalziumausschleusung in das Interstitium erfolgt aktiv und energieabhängig (Lit.: WASSERMAN,

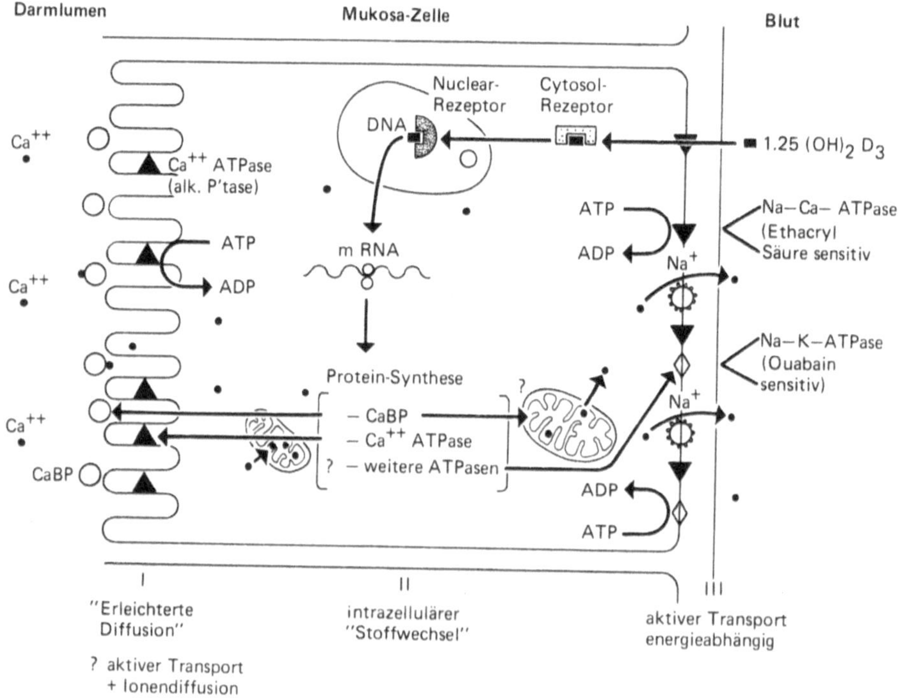

Abb. 38a. Schematische Darstellung der Kalzium-Resorption, des intrazellulären Transportes und der Kalzium-Ausschleusung. [Modifiziert nach COBURN u. Mitarb. (1973)]

1968; WASSERMAN u. TAYLOR, 1969; EWE, 1972). Der Kalziumaustritt stellt einen limitierenden Faktor für die Resorption dar. Resorption und Ausschleusung verlaufen nicht synchron; der Kalziumtransport in das Interstitium erfolgt zeitlich verzögert, so daß die intrazelluläre Kalziumkonzentration während der Resorption ansteigt (DAVENPORT, 1971).

Wesentlichen Einfluß auf die Kalziumresorption haben *Vitamin D* und seine Metaboliten sowie das *Kalzium-bindende Protein* (CaBP). Vitamin D wird nach seiner Resorption im Dünndarm, besonders im Jejunum (SCHACHTER u. Mitarb., 1964), in der Chylomikronenfraktion der Lymphe transportiert (BELL, 1966) und im Serum an ein α-Globulin gekoppelt (RIKKERS u. DELUCA, 1967). In dieser Art gelangt es in die Leber, in der es zu 25-Hydroxycholecalciferol, einem polaren Metaboliten, hydroxyliert wird (PONCHON u. Mitarb., 1969). In der Niere erfolgt eine weitere Hydroxylierung zu 1,25-Dihydroxycholecalciferol, das die intestinale Kalziumresorption wesentlich mitreguliert (MYRTLE u. Mit-

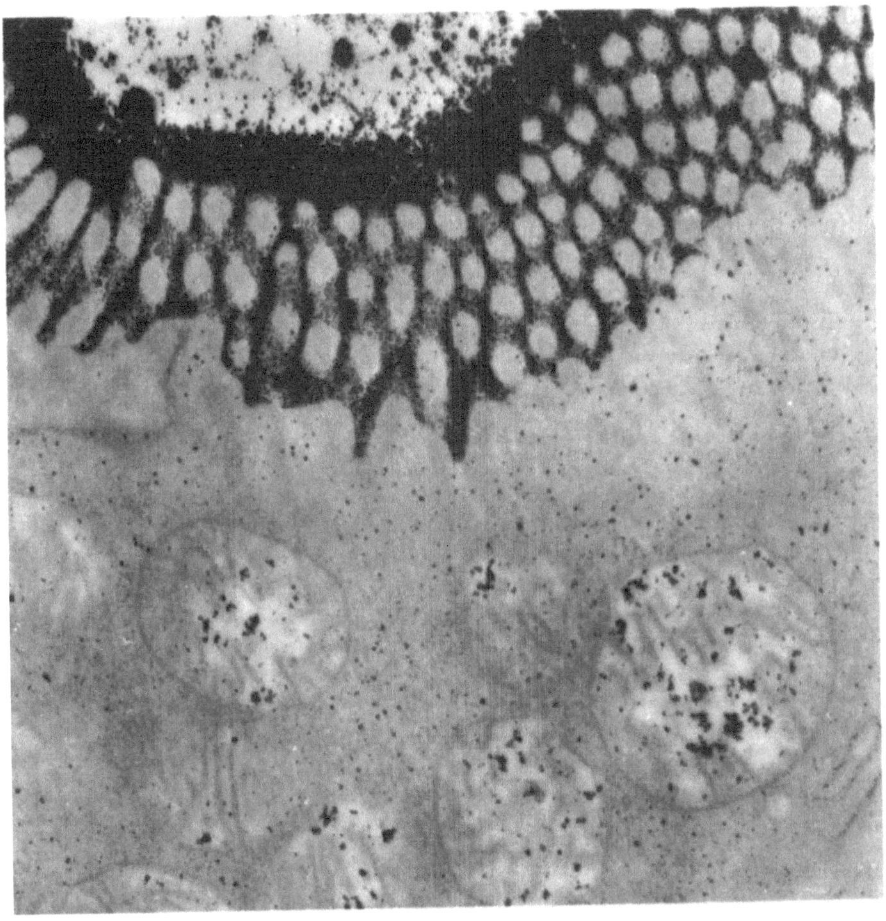

Abb. 38b. Kalzium-Nachweis im Dünndarm (Duodenum, Ratte). Unkontrastiert, Pyroantimonat-Reaktion. Vergr. 32000:1. (Präparat und Aufnahme: Dr. H.-J. SCHÄFER, Pathologisches Institut der Universität Hamburg)

arb., 1970; LAWSON u. Mitarb., 1971; TANAKA u. Mitarb., 1971). Die Niere nimmt damit eine Schlüsselstellung in der Regulation der intestinalen Kalziumresorption ein. Das Ausmaß der 1,25-Dihydroxycholecalciferol-Bildung ist sehr wahrscheinlich nach Art eines „feed-back"-Mechanismus vom Kalziumgehalt der Nahrung und von der Kalziumkonzentration im Serum abhängig (OMDAHL u. Mitarb., 1972).

CaBP, ein Makromolekül mit hoher Avidität für Kalzium, wird wahrscheinlich in den Becherzellen gebildet; seine Funktion übt es an der Zelloberfläche aus (WASSERMAN, 1968; WASSERMAN u. TAYLOR, 1966, 1974; TAYLOR u. WASSERMAN, 1965, 1969). Die Bedeutung des CaBP für die Kalziumresorption wurde durch verschiedene Beobachtungen wahrscheinlich gemacht:

1. Supprimierte Kalziumresorption und niedriger CaBP-Gehalt in der Darmschleimhaut rachitischer Hühnchen steigen parallel zueinander nach Vitamin-D-Gabe wieder an (EBEL u. Mitarb., 1969);

2. Die Konzentration von CaBP innerhalb der verschiedenen Darmabschnitte entspricht der Kalziumresorptionskapazität (TAYLOR u. WASSERMAN, 1967; KALLFELZ u. WASSERMAN, 1972);

3. Der CaBP-Gehalt ist in der Regel bei heranwachsenden und eierlegenden Hühnern höher als bei älteren Vergleichstieren;

4. Kalziumarme Diät induziert die Bildung von CaBP (WASSERMAN u. TAYLOR, 1968; BAR u. HURWITZ, 1972).

Der genaue Wirkmechanismus des Vitamin-D-abhängigen CaBP ist derzeit noch nicht bekannt (vgl. auch Abb. 38). Möglicherweise wird intraluminäres Kalzium durch CaBP in unmittelbarer Nachbarschaft zur Mukosaoberfläche gebunden. Der Kalzium-CaBP-Komplex penetriert in die Matrix der Lipoidmembran; hier verliert CaBP seine Bindungseigenschaften und gibt Kalzium ab. Für die Diffusionsschritte bei diesen Vorgängen ist offenbar keine metabolische Energie erforderlich, so daß es sich um eine sog. „facilitated diffusion" handeln könnte (WASSERMAN u. TAYLOR, 1969).

5.5. Eisen

Eisen wird aktiv und zur Hauptsache im Duodenum resorbiert (Übersicht: MOORE u. BROWN, 1967). Bei Gesunden ist die resorbierte Eisenmenge unabhängig vom Bedarf; infolgedessen führt ein anhaltender Resorptionsüberschuß zur Siderose. Die Vorstellung, daß der Eisengehalt der Epithelzellen des oberen Dünndarms letzten Endes die Resorption reguliere (CONRAD u. Mitarb., 1964), konnte für den Menschen bislang nicht bewiesen werden. Die klassische „Mukosablock"-Hypothese (HAHN u. Mitarb., 1943; GRANICK, 1956) ist in ihrer ursprünglichen Form revidiert worden (MOORE u. BROWN, 1967).

Die Eisenresorption erfolgt in zwei Stufen. Der erste Schritt besteht im Übergang des Eisens in die Epithelzelle, eine Reaktion, die nur in einer Richtung abläuft. Es ist unbekannt, ob Eisen in Form von Ionen oder als Chelat resorbiert wird (EWE, 1968). Innerhalb der Zelle wird Eisen direkt zur basalen, gefäßnahen Zellgrenze transportiert. Die Ausschleusung aus der Zelle (2. Schritt) erfordert oxidative Energie (DOWDLE u. Mitarb., 1960; HALLBERG u. SÖLVEN, 1960). Die Ausschleusung erfolgt langsamer als der Eisenübertritt in die Zelle; auf diese Weise scheint die Transportgeschwindigkeit reguliert zu werden. Der Übertritt des Eisens ins Blutplasma wird durch den Eisenbedarf des Organismus reguliert. Überschüssiges Eisen reichert sich in der resorbierenden Zelle als Ferritin an, das lediglich eine Depotform darstellt. Bei geringem Bedarf und infolge der kurzen Lebensdauer der Enterozyten geht es vielfach durch Zelldesquamation verloren.

Die Eisenresorption wird durch Ascorbin- und Bernsteinsäure, durch Sorbit, Äthanol, Kalzium und niedrige pH-Werte gesteigert (MOORE u. BROWN, 1967). Die pH-abhängige Aufnahme erklärt, warum Eisen besonders im Duodenum (Acidität) resorbiert wird. In den distalen Darmabschnitten fördert das neutrale oder alkalische Milieu die Bildung unlöslicher Eisenkomplexe.

5.6. Wasserlösliche Vitamine

Von den wasserlöslichen Vitaminen soll (auch im Hinblick auf die isolierte Vitamin-B_{12}-Malabsorption) lediglich die Resorption von Vitamin B_{12} besprochen werden (andere Vitamine siehe MATTHEWS, 1967; DAVENPORT, 1971).

Vitamin B_{12} ist vor allem in tierischen Nahrungsmitteln enthalten. Bei normaler Kost beträgt die tägliche Zufuhr 5–15 µg. Die Resorptionskapazität für Vitamin B_{12} ist begrenzt; sie liegt mit 2 µg knapp über dem Bedarf. Um resorbiert werden zu können, muß sich Vitamin B_{12} mit dem sog. intrinsic factor, einem hitzestabilen Mukoprotein (vgl. Bd. II/1) verbinden. Eine vom intrinsic factor unabhängige Resorption findet nur statt, wenn reines Vitamin B_{12} in sehr hohen Dosen zugeführt wird (Lit.: MATTHEWS, 1967). Der stabile Vitamin-B_{12}-intrinsic-factor-Komplex (OKUDA u. Mitarb., 1969) wird vor allem im Ileum resorbiert (Lit.: MATTHEWS, 1967; YAMAGUCHI u. Mitarb., 1969a und b). Für die Resorption wird Kalzium, aber wahrscheinlich keine Stoffwechselenergie benötigt. Der eigentliche Resorptionsmechanismus ist unbekannt. Diskutiert werden spezifische, in der Ileumschleimhaut gelegene Rezeptoren, die sich in Gegenwart von Kalzium mit dem Vitamin-B_{12}-intrinsic-factor-Komplex verbinden (STROHMEYER u. SCHMIDT, 1966); die Aufnahme erfolgt mittels Pinozytose (WILSON, 1962, 1964) oder erleichterter Diffusion (Lit.: MATTHEWS, 1967). Innerhalb des Epithels wird der Komplex wahrscheinlich gespalten („splitting factor"). Nach der Schleimhautpassage wird Vitamin B_{12} im Pfordaderblut zunächst an ein β-Globulin (=„Transcobalamin II"), später an ein α_1-Globulin (=„Transcobalamin I") gebunden. Von der Leber wird es zum Teil wieder mit der Galle ausgeschieden und reabsorbiert (entero-hepatische Zirkulation) (GALLAGHER u. Mitarb., 1972).

C. Kongenitale Fehlbildungen

Unter Fehlbildungen werden „Abweichungen von der normalen Morphologie eines oder mehrerer Organe, die auf Veränderungen der bis zur Reife sich abspielenden normalen Wachstumsvorgänge zurückzuführen sind" (SCHOB, 1930), verstanden. Wesentlich für Art und Ausmaß der Fehlbildungen ist der

Zeitpunkt der zur Entwicklungsstörung führenden Schädigung *(teratogenetischer Terminationspunkt)*. Die sog. „Phasenspezifität" einer Entwicklungsstörung wird wesentlich (allerdings nicht ausschließlich) vom Embryonalalter bestimmt (OSTERTAG, 1956). Während der Kyematogenese (Entwicklung der Frucht) werden Progenese bzw. Gametogenese (Reifung und Befruchtung der Gameten), Embryogenese bzw. „formative Phase" (bis zum Ende des 3. Embryonalmonats) und die Fetogenese bzw. „organogenetische Phase" unterschieden. Die Embryogenese, eine Phase intensiver Differenzierungsvorgänge, ist die empfindlichste Phase für Störungen aller Art (LOUW, 1967). Diese gewissermaßen „kritischen" Differenzierungsperioden liegen z.B. für ösophago-tracheale Fisteln zwischen dem 21. und 35. Tag, für ano-rektale Fehlbildungen ebenso wie für Duodenal-atresien zwischen dem 30. und 50. Tag. Je früher schädigende Noxen zur Wirkung gelangen, desto ausgedehnter und komplizierter sind die entstehenden Fehlbildungen. Ein völliges Fehlen des Gastrointestinaltraktes kommt allerdings nur in Kombination mit schwersten Fehlbildungen anderer Lokalisation vor, so z.B. bei dem *Acardius amorphus* oder dem *Holo-* und *Hemiacardius* (KOCH, 1926). In der Mehrzahl der Fälle sind aber auch bei diesen schwersten Formen von Fehlbildungen wenigstens Teile des Gastrointestinaltraktes ausgebildet.

Die schädigende Noxe hat offenbar keinen Einfluß auf die Art der Fehlbildung; heterogene Noxen können, wenn sie zum gleichen Zeitpunkt der Embryonalentwicklung einwirken, zu gleichartigen Fehlbildungen führen.

Die Fülle der anatomisch faßbaren Veränderungen entsteht wahrscheinlich auf dem Boden *biochemischer Störungen* (Lit.: LOUW, 1967). Drei Hauptursachen müssen für die Entstehung von Fehlbildungen in Betracht gezogen werden:

1. genetische Faktoren (chromosomale Mutationen),
2. sog. Umgebungsfaktoren (Hypoxie, Infektionen),
3. die Kombination von genetischen und Umgebungsfaktoren.

I. Lage- und Lichtungsanomalien

1. Rotations- und Fixationsanomalien

Rotations- und Fixationsanomalien sind *Lageanomalien,* die durch eine unvollständige oder fehlerhafte (embryonale) Darmdrehung *(Malrotation)* hervorgerufen werden (Abb. 39) (GROB, 1953; GROSS, 1953; ESTRADA, 1958; GIEDION, 1965; LANGE-HANSEN, 1974). Rotations- und Fixationsanomalien sind mindestens seit 1786 („paraduodenale Hernie" von Neubauer) bekannt (MCCARTHY u. PRESENT, 1944).

Die Häufigkeit der Rotationsanomalien beträgt durchschnittlich 1% (SNYDER u. CHAFFIN, 1954); die Häufigkeit der einzelnen Formen variiert allerdings stark (GROB, 1951). Das männliche Geschlecht überwiegt im Verhältnis 2:1 (SNYDER u. CHAFFIN, 1954; KIESEWETTER u. SMITH, 1958; SÖDERLUND, 1962). Über ein familiär gehäuftes Vorkommen ist in Einzelfällen berichtet worden (Lit.: GIEDION, 1965; LEHMANN, 1972). Bezüglich der *formalen* Pathogenese müssen 3 Mechanismen unterschieden werden (GROB, 1953):

1. Störungen der fetalen Darmdrehung,
2. Störungen im Eigenwachstum einzelner Darmabschnitte,
3. Störungen der Fixation einzelner Darmabschnitte.

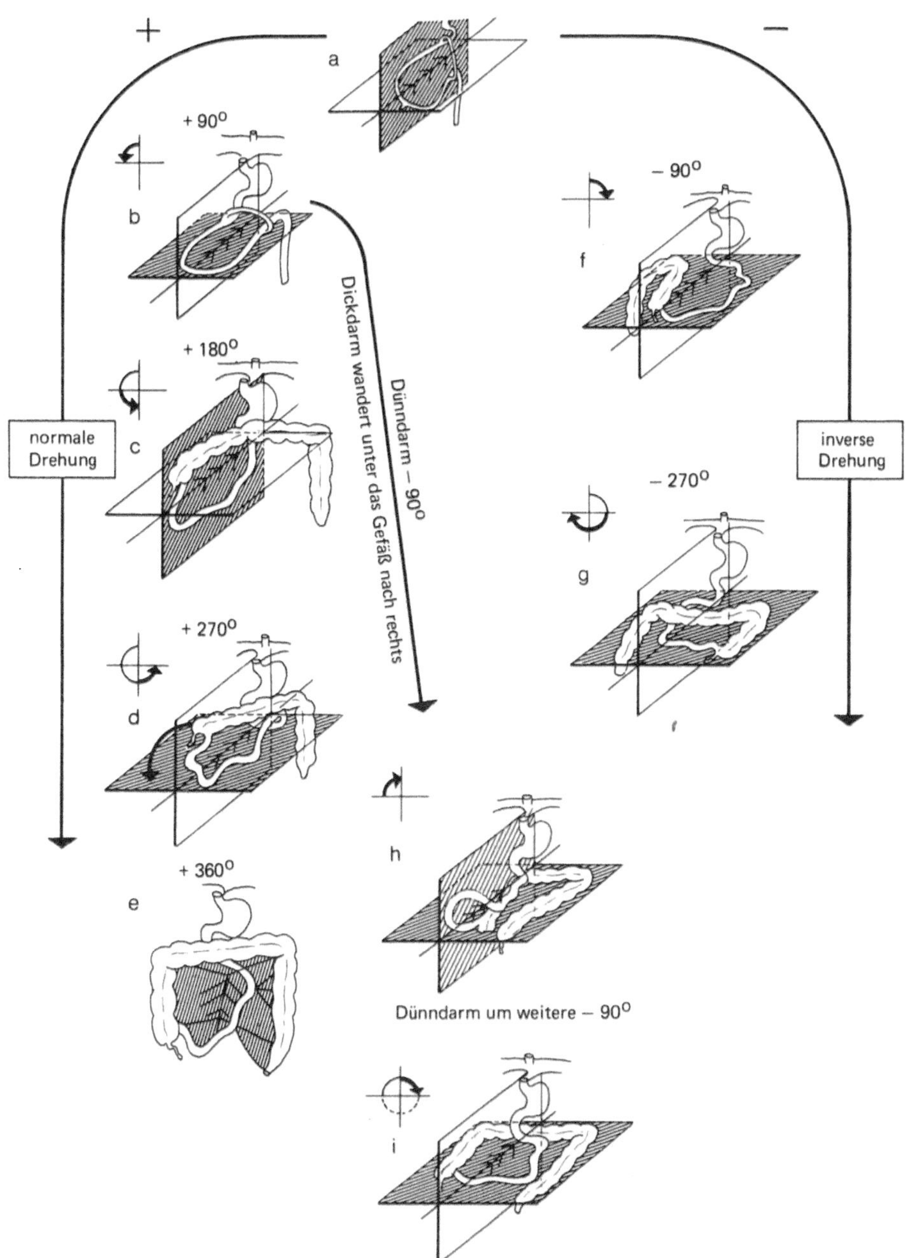

Abb. 39. Schematische Darstellung der normalen Darmdrehung und der verschiedenen Malrotationen. [Umgezeichnet nach REIFFERSCHEID (1962)]

Hinsichtlich der *kausalen* Pathogenese bleiben die Malrotationen (im Einzelfall) zumeist unklar. In letzter Zeit ist über das Vorkommen von Rotationsanomalien bei Trisomien berichtet worden: bei Trisomie 13–15 (EDWARDS u. Mitarb., 1960; BÜHLER u. Mitarb., 1962), bei Trisomie 18 (SMITH u. Mitarb., 1962), bei Trisomie 21 (SCHULTZ u. Mitarb., 1961). Die trisomale Idiotie ist darüber hinaus häufig mit Duodenalatresien oder der Hirschsprung-Krankheit kombiniert (LOUW, 1967; YOUNG u. WILKINSON, 1968).

Die auffälligste und zugleich auch vollständigste Lageanomalie des Darmes ist der *Situs viscerum abdominalis inversus totalis,* der durch eine symmetrische Verlagerung der Eingeweide charakterisiert ist: Magen, Colon descendens und Sigmoid liegen rechts, Zökum und Colon ascendens links, Milz und Leber sind seitenvertauscht. Beim *Situs viscerum abdominalis inversus partialis superior* handelt es sich um eine abnorme Drehung von Magen und Duodenum; der *inferiore Situs inversus partialis* zeigt eine seitenverkehrte Lagerung von Dünn- und Dickdarm.

Als *Kartagener-Syndrom* (Lit.: KARTAGENER, 1933, 1935, 1968; KARTAGENER u. MÜLLY, 1956) wird eine angeborene, familiäre Fehlbildungskombination mit Bronchiektasien, Polyposis nasi (vgl. Bd. IV) und Situs viscerum inversus (partialis oder totalis) bezeichnet (= Kartagener Trias). Das gehäufte Vorkommen des Syndroms in manchen Familien weist auf eine genetisch determinierte Entstehung der Krankheit hin (TORGERSEN, 1946, 1947, 1948a und b, 1949, 1950, 1952; BROWN u. SMITH, 1960; Übersicht: HEUKENKAMP u. Mitarb., 1972; experimentelle Untersuchungen: NISHIMURA, 1967). Beziehungen zum *Andersen-Syndrom (Clarke-Hadfield-Glanzmann-Syndrom),* einer kongenitalen Fehlbildung von Pankreas und Lungen im Sinne der sog. Dysporie, werden diskutiert (vgl. LEIBER u. OLBRICH, 1966).

Die Formfülle (Tabelle 11; Abb. 40) der gastrointestinalen Rotationsanomalien kann im Rahmen dieses Buches nur ausgewählt besprochen werden; es sei deshalb besonders auf die Monographie von GROB (1953) verwiesen.

Fehlen der Nabelschleifendrehung (Rotation um 0°): ein vollständiges Ausbleiben der Nabelschleifendrehung wird nur bei Neugeborenen mit Nabelschnurbrüchen (Omphalozele) beobachtet. Die Darmlage entspricht derjenigen der 5.–6. Fetalwoche. Die Fehlbildung ist zumeist mit weiteren schweren Entwicklungsstörungen, vor allem des Herzens, kombiniert.

Nonrotation (+90°-Drehung): der pathologisch-anatomische Befund entspricht dem Zustand nach der initialen +90°-Drehung der Nabelschleife. In diesen Fällen verlagert sich die primäre Kolonflexur (GROB, 1953) zunächst nach links neben die Mesenterialwurzel, erreicht durch Eigenwachstum zumeist aber das linke Hypochondrium und wird zur definitiven Flexura lienalis. Das untere Duodenum liegt rechts neben der A. mesenterica superior; es mündet rechterseits in das Jejunum. Der Dünndarm liegt in der rechten, das Kolon in der linken Bauchhöhle. Das terminale Ileum mündet von rechts nach links in das Zökum. Dünndarm und proximales Kolon hängen an einem gemeinsamen Mesenterium. In Verbindung mit diesem *Mesenterium commune* kann es bei der Malrotation zu einem Volvulus kommen. Drehpunkt ist immer die schmale Mesenterialwurzel mit den oberen Mesenterialgefäßen (A. und V. mesenterica superior). Der Volvulus umfaßt in der Regel den gesamten Dünndarm, gewöhnlich auch das Zökum mit dem meist kurzen Colon ascendens (CYWINSKI u. Mitarb., 1967).

Durch Eigenwachstum des Kolons können bei der Nonrotation recht variable Bilder hervorgerufen werden (Einzelheiten: GROB, 1953). Die atypische Lage des Zökums verursacht zuweilen Schwierigkeiten bei der Diagnose einer Appendizitis.

Tabelle 11. Die Rotationsanomalien des Darmes. (Zusammengestellt nach GROB, 1953)

I. Drehstörungen der fetalen Nabelschleife

    A. Fehlen der Nabelschleifendrehung (Rotation um 0°)

    B. Unvollständige, normal gerichtete Drehungen

        1. Drehung um +90°: Nonrotation

            a) Embryonale Form der Nonrotation
            b) Nonrotation mit stärkerem Eigenwachstum der Nabelschleifensegmente
            c) Nonrotation mit Rechtsverlagerung des proximalen Kolons
            d) Nonrotation mit zusätzlicher Drehung beider Nabelschleifenschenkel

        2. Drehung um +180°: Malrotation I

            a) Malrotation I mit Wachstumshemmung des proximalen Kolons
            b) Malrotation I ohne Wachstumshemmung des proximalen Kolons

    C. Inverse Drehungen

        1. Drehung um −90°
        2. Drehung um −180° oder um −270°

    D. Wechsel der Drehrichtung

        1. Drehung um +90° und −90°: Malrotation II

            a) Rechtsverlagerung des proximalen Kolons durch Hebung des Zökums
            b) Rechtsverlagerung des proximalen Kolons ohne Hebung des Zökums

        2. Drehung um +90° und −90° und −90°: Retroposition des Colon transversum

            a) sog. Frühform der Kolon-Retroposition
            b) sog. Spätform der Kolon-Retroposition
            c) Retroposition des Kolons mit zusätzlicher Drehung beider Nabelschleifenschenkel

    E. Mesenterium commune bei normal durchgeführter Nabelschleifendrehung

II. Inverse Drehung der Gastroduodenalschleife

    A. Inverse Drehung der Gastroduodenalschleife mit normal gerichteter Drehung der Nabelschleife

        1. Drehung der Nabelschleife um +90°
        2. Drehung der Nabelschleife um +180° oder um +270°

    B. Inverse Drehung der Gastroduodenalschleife mit inverser Drehung der Nabelschleife

        1. Drehung der Nabelschleife um −90°
        2. Drehung der Nabelschleife um −180° oder um −270°

    C. Inverse Drehung der Gastroduodenalschleife mit wechselnder Drehung der Nabelschleife

III. Inverse Drehung des Magens mit normaler Drehung des Duodenums

---

Die +90°-Drehung gehört zu den häufigsten Drehstörungen; KANTOR (1934) fand sie in 0,2%. *Mesenterium commune* und *Nonrotation* sind die geläufigsten Bezeichnungen dieser Drehstörung. Beide Begriffe aber erfassen das Wesentliche der Anomalie nicht. Es handelt sich nicht um ein *Ausbleiben* (*non-*), sondern nur um eine *unvollständige* (bis 90°) Drehung der Nabelschleife. Auch das gemeinsame Mesenterium ist für diese Form der Rotationsanomalie keineswegs charakteristisch; es wird auch bei anderen Drehstörungen und selbst bei vollständiger Darmdrehung gefunden.

Malrotation I (+90°+90°-Drehung): gegenüber der Nonrotation ist die Malrotation I (= normal gerichtete Drehung der Nabelschleife bis +180°) durch

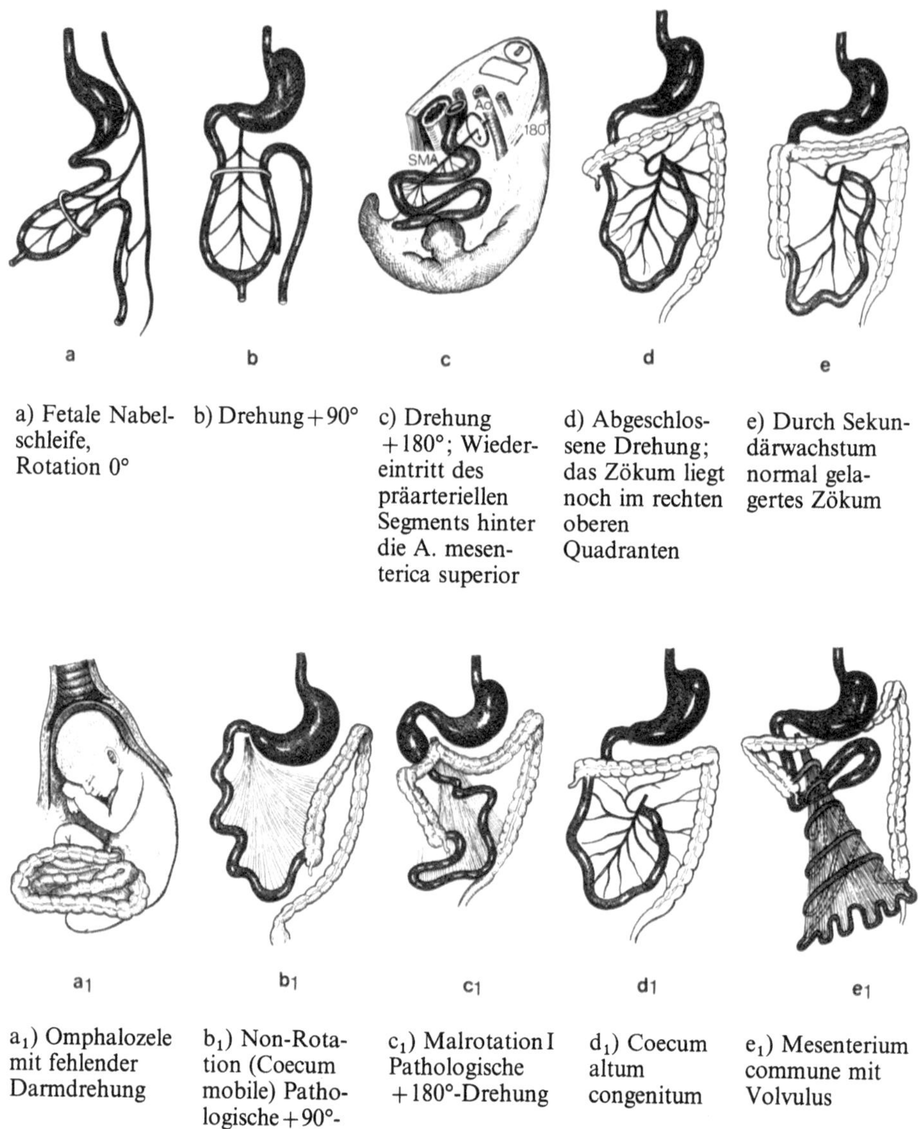

a) Fetale Nabel-
schleife,
Rotation 0°

b) Drehung +90°

c) Drehung
+180°; Wieder-
eintritt des
präarteriellen
Segments hinter
die A. mesen-
terica superior

d) Abgeschlos-
sene Drehung;
das Zökum liegt
noch im rechten
oberen
Quadranten

e) Durch Sekun-
därwachstum
normal gela-
gertes Zökum

a₁) Omphalozele
mit fehlender
Darmdrehung

b₁) Non-Rota-
tion (Coecum
mobile) Patho-
logische +90°-
Drehung

c₁) Malrotation I
Pathologische
+180°-Drehung

d₁) Coecum
altum
congenitum

e₁) Mesenterium
commune mit
Volvulus

Abb. 40. Normaler Ablauf der Darmrotation und Fixation mit den zugeordneten Malrotationen. [Modifiziert nach GROB (1953) und GIEDION (1965)]

folgende Veränderungen charakterisiert: die Pars ascendens duodeni dreht sich
aus ihrer Rechtslage hinter die Gefäßachse, der distale Fußpunkt der Nabelschleife (= Flexura coli media) kommt direkt unterhalb des Pylorus zu liegen;
Zökum und Colon ascendens werden durch die Drehung vor das Dünndarmkonvolut gehoben, in der Mittellinie fixiert und nicht, wie normalerweise, nach
rechts umgelegt. Die hohe Zökumlage in der Duodenalgegend (sog. angeborener

Zökumhochstand, Coecum altum congenitum) ist Folge einer relativen Wachstumshemmung des proximalen Kolonschenkels (VOGT, 1917, 1920; GROB, 1953).

Die Malrotation I ist insofern von klinischer Bedeutung, als die Kompression des Duodenums durch den verdrehten Mesenterialstiel (sog. *arterio-mesenterialer Darmverschluß*; vgl. Bd. II/1) oder durch Verwachsungen und Briden zwischen Zökum und Bauchwand zu Duodenalverschlüssen mit sekundärer gastro-duodenaler Elongation führt (LADD, 1932; GROB, 1953; GROSS, 1953; KIESEWETTER u. SMITH, 1958; KNUTRUD u. EEK, 1960; SALZBURG u. MARTIN, 1961; WOLF, 1962; BETTENHÄUSER, 1972; HERNANDEZ FELICIANO, 1972; KANIASTAS u. STEINSEIFER, 1972). Die Kombination mit einem Mesenterium commune führt häufig zum Volvulus (GIEDION, 1965).

Inverse und *kombinierte Rotationsanomalien* sind überaus selten. Einzelheiten dieser durchweg komplizierten Drehstörungen müssen der Monographie von GROB entnommen werden. Erwähnt sei lediglich der sog. Situs inversus des Magens. Die inverse Drehung kann entweder nur den Magen oder die ganze Gastroduodenalschleife betreffen. Auffallend oft ist diese Rotationsanomalie mit Form- und Lageanomalien von Bauch- (Milz, Pankreas, Leber, Gallenwege) und Brustorganen sowie des Gefäßsystems verbunden. Von besonderer Bedeutung (im Hinblick auf die Prognose und Lebenserwartung) sind die kongenitalen Angiokardiopathien; meist handelt es sich um kombinierte Herzfehler der zyanotischen Gruppe (Einzelheiten: GROB, 1953).

Unter den Fixationsanomalien ist das *Mesenterium commune* in Verbindung mit einem *Coecum mobile* die häufigste Form; bei Kindern unter 1 Jahr wird es in 14% gefunden (HARVEY, 1918).

Bei vollständigem Fehlen der Verwachsung des proximalen Mesokolons mit der hinteren Bauchwand bleibt die Radix mesenterii schmal; sie bildet gewissermaßen einen Stiel, von dem sich das Gekröse in distaler Richtung fächerförmig ausbreitet und an dem die Dünndarmschlingen und das Colon ascendens bis zur Gegend der Flexura hepatica frei beweglich hängen. Wird das Mesocolon ascendens nur partiell in seinen kranialen Abschnitten mit der hinteren Bauchwand verlötet, bleiben nur das Zökum und der Anfangsteil des Colon ascendens frei beweglich (Coecum mobile). Die erhöhte Beweglichkeit der Darmabschnitte begünstigt oft volvulusartige Drehungen sowohl des Dünn- als auch des Dickdarmschenkels (*Ileozökalvolvulus*).

Vom einfachen Coecum mobile wird das sog. *Coecum-mobile-Syndrom* abgegrenzt (NICOLE, 1951, 1967; Übersicht: BAY u. Mitarb., 1968). Das Coecum-mobile-Syndrom ist charakterisiert durch eine typische Anamnese mit rezidivierenden „Nabel"- oder (lageabhängigen) Unterbauchkoliken. Ursache dieser Symptomatik sind chronisch-rezidivierende Ascendens-*Torsionen*. Pathologisch-anatomisch findet man eine sog. *Pericolitis fibrosa* mit Pannusbildungen und einer unspezifischen Lymphadenitis (in 92%) im Mesenterium elongatum. Die retrozökal verwachsene Appendix stellt ein Spätsymptom nach mehrfach vorausgegangenen Torsionen mit entzündlicher Reaktion dar. Die Therapie besteht in der Ascendopexie mit gleichzeitiger Appendektomie.

Coecum mobile mit hornförmiger Appendix, renculäre Nierenlappung und tiefe Milzkerben bilden eine sog. progonische Trias (WESTENHOEFFER, 1923). Der Westenhoeffer-Trias kann sich eine Gallenblase von der „Form einer phrygischen Mütze" hinzugesellen (JANSEN, 1974).

Die *klinische Symptomatik* der Rotations- und Fixationsanomalien wird wesentlich durch 3 pathologisch-anatomische Faktoren bestimmt (GROB, 1953; GIEDION, 1965):

1. durch Obstruktionen des Darmlumens (arterio-mesenterialer Darmverschluß),
2. durch Torsionen des Mesenterialstiels mit Volvulus, die
3. von entsprechenden Zirkulationsstörungen des Darmes begleitet sind.

50–70% der „pathogenen" Fälle manifestieren sich in den ersten 2 Lebenswochen (SNYDER u. CHAFFIN, 1954; REDING, 1965; CYWINSKI u. Mitarb., 1967; HERNANDEZ FELICIANO, 1972; KANIASTAS u. STEINSEIFER, 1972; BETTENHÄUSER, 1972), zumeist unter dem Bild der *connatalen Duodenalobstruktion* (YOUNG u. WILKINSON, 1968). Assoziierte Entwicklungsstörungen (Tabelle 12), die nach SCHULTZ u. Mitarb. (1961) bis zu 27% angetroffen werden, bestimmen nicht selten das Schicksal der Patienten.

2. Die Atresien des Dünndarmes

Unter *Atresie* (eines Darmabschnittes) wird eine vollständige anatomische Unterbrechung in der Kontinuität des Lumens verstanden (BLAND-SUTTON, 1889; EVANS, 1951; LOUW, 1959; LONGO u. LYNN, 1967; BOYDEN u. Mitarb., 1967; HASE u. Mitarb., 1967; RICKHAM, 1974).

Die in der Literatur (Übersicht: GIEDION, 1965; ZSCHOCH u. MAHNKE, 1968) mitgeteilten Angaben zur Häufigkeit von Dünndarmatresien (meist zusammen mit schweren Stenosen) variieren in zum Teil erheblichen Grenzen. WEBB u. WANGENSTEEN (1931) geben eine Häufigkeits*schätzung* von 1:20000 an. Durch die Fortschritte vor allem der röntgenologischen Diagnostik wird die Häufigkeit neuerdings wesentlich höher veranschlagt: 1:6000 (MOORE, 1953), 1:3000 (LOUW, 1952), 1:1500 (Atresien alleine, EVANS, 1951). Unter 11754 Kinderobduktionen bis 14 Jahre fanden ZSCHOCH u. MAHNKE (1968) Atresien (und angeborene Stenosen) in 1,3%. Bei der isolierten Duodenalatresie wird eine Häufigkeit von 1:9000 angenommen (MACKENZIE u. Mitarb., 1960).

Die Verteilung der Atresien auf die einzelnen Darmabschnitte geht aus Tabelle 12 hervor. Duodenum und Ileum sind am häufigsten betroffen. Multiple Atresien im Bereich des Dünndarms finden sich in 16–25%. Das kombinierte Auftreten von Dünn- und Dickdarmatresien ist selten (SCHULTZ u. LAWRENCE, 1960).

Pathologisch-anatomisch werden nach BLAND-SUTTON (1889) 3 Atresie-Typen unterschieden (Abb. 41):

Tabelle 12. Die Häufigkeitsverteilung der Atresien und Stenosen des Dünndarms. (Zusammengestellt nach GROSS, 1953 und POLLOCK u. BERGIN, 1961)

Darmteil	Atresien (%)	Stenosen (%)
Duodenum	26,0	55,0
Jejunum	19,5	7,1
Ileum	45,5	27,0
Ileozökalklappe	1,0	8,3
Kolon	4,3	1,3
Multiple Darmabschnitte	3,7	1,3

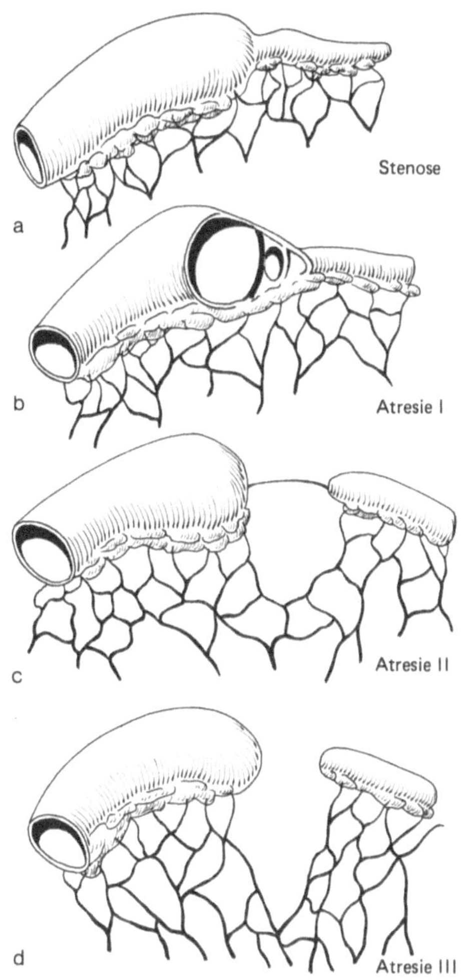

Abb. 41. Die angeborenen Atresieformen des Darmes. [Modifiziert nach Louw (1959)]

1. Typ I: das Darmlumen ist durch eine membranöse Scheidewand (membranöse Atresie) unterbrochen.

2. Typ II: blindsackartig verschlossene Darmenden sind durch einen Bindegewebsstrang verbunden.

3. Typ III: vollständige Kontinuitätsunterbrechung in Gestalt von 2 blindsackartigen Darmenden *ohne* strangförmige Brücke.

Das Mesenterium des 3. Atresie-Types weist immer einen V-förmigen Defekt auf, der gelegentlich auch bei Typ II beobachtet wird.

Im Duodenum liegen die Atresien in der Regel nahe und bis zu 95% distal der Papilla Vateri (Benson u. Lloyd, 1961). Besonders typisch für das Duodenum sind die membranösen Formen (Krieg, 1937; Madden u. McCann, 1956; Rehbein u. Box-Ochoa, 1966; Hase u. Mitarb., 1967; Long, 1967; Haller

Tabelle 13. Assoziierte Fehlbildungen bei 157 Neugeborenen mit konnatalen (inneren und äußeren) Duodenalobstruktionen. (Zusammengestellt nach YOUNG u. WILKINSON, 1968)

Assoziierte Fehlbildung	Fallzahl	(%)
Malrotation	50	31,8
Mongolismus	33	21,0
Pankreas annulare	31	19,7
Angiokardiopathien	29	18,4
Ösophagusatresie	17	10,8
Dünndarmfehlbildungen (außer Malrotation)	15	9,6
Dickdarmfehlbildungen	7	4,5
Gallenwegsfehlbildungen	7	4,5

u. CAHILL, 1968), die aber nur 0,8–2,5% (KRIEG, 1937) bzw. 7% aller Duodenalatresien ausmachen. Connatale (innere und äußere) Duodenalobstruktionen sind relativ häufig mit weiteren Entwicklungsstörungen kombiniert (Tabelle 13) (SEIFERT, 1956; BLANCK u. Mitarb., 1965; BOYDEN u. Mitarb., 1967; YOUNG u. WILKINSON, 1968; Duodenalatresie und Mukoviszidose s. Bd. VI).

Die Pathogenese (Abb. 42) der Darmatresien wird keineswegs einheitlich beurteilt (Übersicht: HECKER, 1962). Die *Occlusionstheorie* von TANDLER (TANDLER, 1902; BREMER, 1943, 1944) mit der Persistenz fetaler Epithelocclusionen (Stadium des „soliden" Gastrointestinaltraktes) trifft sicher nicht für alle, insbesondere nicht für die tiefer lokalisierten Atresieformen zu. Für die Mehrzahl der Jejunum- und Ileumatresien wird eine *vaskuläre* Ursache in Form einer lokalisierten Durchblutungsstörung diskutiert (BARNARD, 1958; LOUW, 1959; EARLEM, 1972). Experimentell erzeugte Zirkulationsunterbrechungen in den Mesenterialgefäßen bei Hunde- und Schweinefeten haben gezeigt, daß die betroffenen Darmabschnitte nach hämorrhagischer Infarzierung atretisch werden (LOUW, 1959, 1967; MIYAKE, 1967). Daneben werden entzündliche und mechanische Faktoren vermutet (BERNSTEIN u. Mitarb., 1960; SANTULLI u. BLANC, 1961; CARPENTER, 1962; VAN BUSKIRK u. Mitarb., 1965; HOWANIETZ u. Mitarb., 1967; JAUBERT DE BEAUJEU u. Mitarb., 1967; FLACH, 1974).

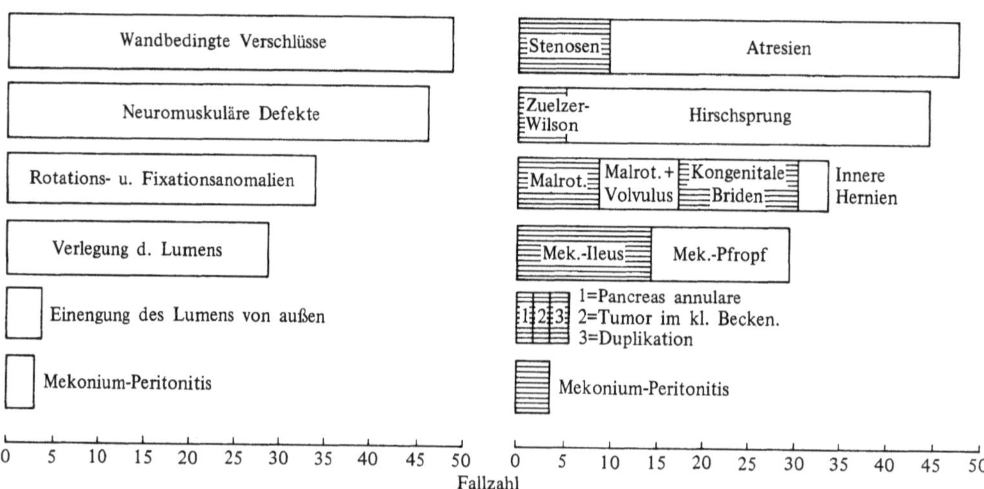

Abb. 42. Ursachen angeborener Darmverschlüsse und Stenosen bei 163 Fällen. [Nach CLATWORTHY u. LLOYD (1957); aus GIEDION, A.: Dünndarm. Unterteilung, Bau und Funktion. In: Handbuch der Kinderheilkunde, Bd. IV. Berlin-Heidelberg-New York: Springer 1965]

3. Die Stenosen des Dünndarmes

Die Stenosen des Duodenums und des übrigen Dünndarmes unterscheiden sich patho-anatomisch nur quantitativ von den Atresien. Bezüglich der Häufigkeit und Pathogenese sei auf den Abschnitt über die Atresien verwiesen (vgl. auch Abb. 42). Im Gegensatz zur Atresie sind Stenosen mit über 50% am häufigsten im Duodenum lokalisiert.

In patho-anatomischer Hinsicht werden *wandbedingte* (*innere*) und *äußere* Stenosen unterschieden (MOORE u. STOKES, 1953; MOORE, 1956; CLATWORTHY u. LLOYD, 1957; GROB, 1960; NEIMANN u. Mitarb., 1960; KIESEWETTER u. SOMERA, 1962). .

Die sog. zylindrische Form der Stenose (Abb. 41) geht häufig mit einer Hyperplasie der prästenotischen Muskulatur einher. Bei der diaphragmatischen Form finden sich, je nach Lumengröße, im Diaphragma alle Übergänge vom funktionell unbedeutenden Nebenbefund bis zur „praktischen Atresie" (GIEDION, 1965); die prästenotische Dilatation verhält sich gegensinnig zur Lumengröße. Die gelegentlich multiplen Öffnungen im Diaphragma liegen entweder zentral oder exzentrisch. Die von HORVATH u. Mitarb. (1961) beschriebenen „multiplen hypoplastischen Dünndarmstenosen" beruhen offenbar auf einer Entwicklungsstörung des intramuralen Nervensystems, der sekundär muskuläre Wandhypoplasien folgen.

Die äußeren Stenosen werden verursacht durch Briden, persistierende fetale Ligamenta (Ligamentum cystico-duodeno-colicum, FEVRE, 1960a und b), durch die „arterio-mesenteriale Klemme" bei Malrotation (= „superior mesenteric artery syndrome", HYDE u. Mitarb., 1963), durch ein Pancreas annulare (GRAPULIN u. GUGLIELMI, 1965; SAUER, 1966; PEIPER u. MÜLLER-HEUBACK, 1968; Lit. und Übersicht: Bd. VI), das aber auch mit wandbedingten Duodenalstenosen assoziiert sein kann (ST. JOHN u. TAMONEY, 1952), oder in sehr seltenen Fällen durch ein (stenosierendes) Nebenpankreas (JANSEN u. ROTHEMUND, 1965; vgl. Bd. VI). Typischerweise muß hier auch die sog. Laddsche Bride bei Malrotation I, eine schärpenförmige Verbindung zwischen Zökum, Duodenum und hinterer Peritonealwand, erwähnt werden.

Das klinische Bild wird durch die Lage und den Schweregrad der jeweiligen Stenose bestimmt (Einzelheiten: GIEDION, 1965).

4. Doppelbildungen (Duplikaturen)

Die Erstbeschreibung einer Darmdoppelung geht auf CALDER im Jahre 1733 zurück (vgl. MOORE u. BATTERSBY, 1952). Nach LADD u. GROSS (1940) bzw. nach GROSS, HOLCOMB und FARBER (1952) sind Duplikaturen rundliche (sphärische) oder längliche (tubuläre) Hohlgebilde, die einen Mantel von glatter Muskulatur — oft in Verbindung mit einer Serosa — besitzen, die innen von einer Schleimhaut vom intestinalen Typ ausgekleidet werden und die an irgendeiner Stelle mit dem Verdauungstrakt verbunden sind. Dieser Art kommen sie allenthalben zwischen Zungengrund und Anus vor. Entsprechend der anatomischen Definition kann die „eigentliche" Diagnose einer Duplikatur *nur histologisch* gestellt werden (GROSS u. Mitarb., 1952; SCHOSTOK, 1967; DAUDET u. Mitarb., 1967; PELLERIN u. FOUCAULT, 1967; SOPER, 1968; DUFFY u. Mitarb., 1974).

Makroskopisch zeigen die Darmdoppelungen hinsichtlich ihrer Lage, Form und Größe sowie ihres Verlaufes eine enorme Vielfalt. Seit GROSS u. Mitarb. (1952) ist eine gewisse Systematik insofern eingeführt, als prinzipiell zwischen *sphärischen* (zystisch-rundlichen) und *tubulären* (röhrenförmigen) Duplikaturen unterschieden wird (Abb. 43). Mit 94% überwiegen die zystischen Duplikaturen bei weitem (LADD u. GROSS, 1940; GROSS u. Mitarb., 1952; PELLERIN u. FOU-CAULT, 1967; DAUDET u. Mitarb., 1967; SCHOSTOK, 1967). Das begrenzende Epithel der zystischen Duplikaturen (primär zumeist ein hohes Zylinderepithel) erfährt durch Druckerscheinungen und Sekretion gewisse Abwandlungen und Regressionen. Sphärische Duplikaturen können in seltenen Fällen Ausgangspunkt eines *Pseudomyxoma peritonaei* (Gallertbauch) sein (Perforation!, RICHARDS u. Mitarb., 1962; SCHOSTOK, 1968). Von den zystischen Duplikaturen sind echte *Mesenterialzysten,* sog. Lymph- oder Chylangiome, abzugrenzen (HERBIG, 1955; KÜMMERLE, 1963). Sie besitzen ein typisches Endothel und eine mehr oder minder dünne Zystenmembran; muskuläre Wandanteile oder Kommunikationen mit dem Darmlumen fehlen.

Besonders bei tubulären Duplikaturen kann eine Verbindung zwischen der Anomalie und dem anliegenden Darmstück in 20% der Fälle nachgewiesen

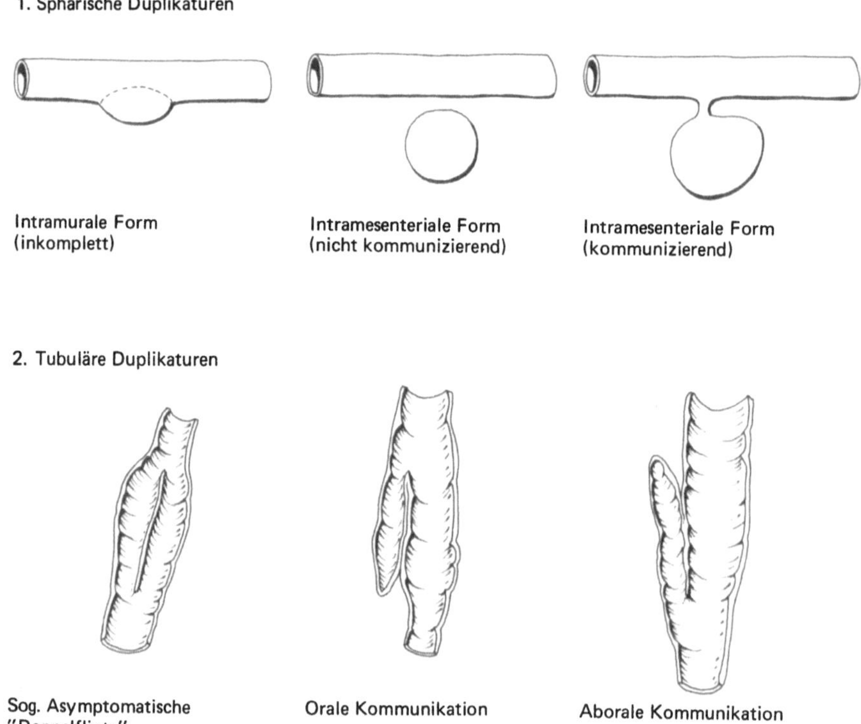

Abb. 43. Schematische Darstellung der Darmduplikaturen. [Nach SCHOSTOK (1967)]

werden; in 75% liegt diese Verbindung distal. 83% der Darmdoppelungen zeigen eine gemeinsame Gefäßversorgung mit dem anliegenden Darmstück.

Bei den tubulären Duplikaturen kommen häufig dystope Schleimhautelemente (ortsfremde Heterotopien), vor allem aus dem Magen- und Dickdarmbereich, vor (RUPP u. GEBHARDT, 1962; RIOS-DALENZ u. Mitarb., 1965; LAUBE u. WEISE, 1965; DUFFY u. Mitarb., 1974). Daraus erklären sich die nicht seltenen Ulcera peptica mit Hämatemesis oder Meläna.

Sehr selten sind retroperitoneal gelegene Doppelbildungen (HOFMANN u. LÖHR, 1972), die infolge von Mikroperforationen zu einer fibrosierenden Peritonitis (bzw. zu einer retroperitonealen Fibrose) führen können.

Entsprechend der topischen Lage der Duplikaturen lassen sich aus der Gesamtheit der bisherigen Mitteilungen folgende Formen herausstellen (SCHOSTOK, 1967; RÖMER u. Mitarb., 1969):

1. orale bzw. linguale Duplikaturen,
2. zervikale (pharyngo-ösophageale) Duplikaturen,
3. thorakale (ösophageale oder mediastinale) Duplikaturen,
4. thorako-abdominale bzw. abdomino-thorakale Duplikaturen,
5. abdominale Duplikaturen (gastrale, duodenale, jejunale, ileale, kolische),
6. rektale und perirektale Duplikaturen.

19% der Duplikaturen liegen im bukko-pharyngealen, thorakalen und thorako-abdominalen Bereich, 74% im Abdomen (GROSS u. Mitarb., 1952; VINZ, 1965; DAUDET u. Mitarb., 1967; DEVENS u. Mitarb., 1968). Multiple Duplikaturen wurden zwischen 7% (PENITSCHKA u. REY, 1957) und 16% gefunden (STAEMMLER, 1924). Prädilektionsorte sind der Dünndarm und die Ileozökalregion.

Duplikaturen des Gastrointestinaltraktes sind selten. POTTER (1961) fand unter 8000 Autopsien von Säuglingen und Neugeborenen lediglich 2 Duplikaturen; GROSS (1953) sowie BISHOP u. KOOP (1964) fanden im Krankengut des „Boston Children's Hospital" bzw. des „Children's Hospital of Philadelphia" jährlich je 3 intestinale Duplikaturen. Eine Geschlechtsdisposition besteht offenbar nicht. Naturgemäß manifestieren sich die Duplikaturen in der frühesten Kindheit: 25% im 1. Lebensmonat und 70% in den ersten beiden Lebensjahren; nur 5% werden erst im Erwachsenenalter diagnostiziert (DAUDET u. Mitarb., 1967).

Die Pathogenese der Duplikaturen ist nach wie vor umstritten; wahrscheinlich wird die gestaltliche Vielfalt durch einen einzigen embryonalen Mechanismus auch gar nicht erfaßt werden können (vgl. NATHAN, 1959). Die Vorstellung einer fehlerhaften Rekanalisation der fetalen Epithelocclusionen (BREMER, 1944) kann kaum mehr vertreten werden. Ob die Duplikaturen tatsächlich auf die Persistenz embryonaler, antimesenterial gelegener Divertikel zurückzuführen sind, bleibt fraglich (Lit.: CALDERA, 1960). In neuerer Zeit werden neuroentodermale Adhäsionen mit Spaltung und Deviation der Chorda bzw. primäre Spaltbildungen der Chorda („split notochord syndrome") diskutiert (VEENEKLAAS, 1952; BEARMORE u. WIGLESWORTH, 1958; BENTLEY u. SMITH, 1960).

5. Die Persistenz des Ductus omphaloentericus

Der Dottergang (Ductus omphaloentericus, Ductus vitellinus), die Verbindung zwischen primitivem Darmrohr und Dottersack, bildet sich zwischen der 5. und 7. Embryonalwoche normalerweise zurück. Der Ductus omphaloentericus kann aber auch *partiell* oder *total* persistieren (Abb. 44); unter den Rückbildungsstörungen ist die partielle Persistenz mit

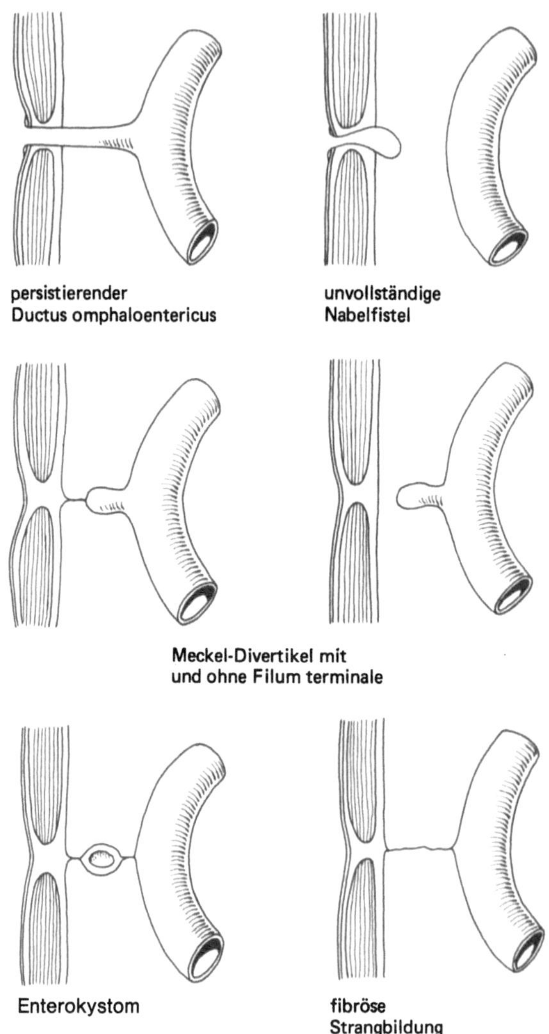

Abb. 44. Verschiedene Typen der Rückbildungsstörungen des Ductus omphalo-entericus. [Modifiziert nach JANSEN (1974)]

75% weitaus am häufigsten (DOWSE, 1961; INGELRANS u. Mitarb., 1967). Klinisch bedeutsam ist vor allem das Meckel-Divertikel.

5.1. Das Meckelsche Divertikel

Nach JOHNS u. Mitarb. (1958) soll bereits FABRICIUS 1598 die partielle Persistenz des Ductus omphaloentericus im Sinne von Meckel beschrieben haben. Meckel erkannte 1808 die embryonale Herkunft und die klinische Bedeutung. Die erste Divertikulotomie wurde wahrscheinlich 1892 von ODERFELD durchgeführt.

Die *Häufigkeit* des Meckelschen Divertikels wird in pädiatrischen Autopsie-serien mit 1,1–1,3% (MCPARLAND u. KIESEWETTER, 1958), in sog. chirurgischen

Appendektomieserien zwischen 3,2% (SÖDERLUND, 1959) und 4,5% (ROSENFELD, 1955) angegeben (vgl. auch DOWSE, 1961; BRIMER u. HOFMANN, 1974). Fast regelmäßig (6/7 der Fälle) wird bei der Trisomie 18 ein Meckelsches Divertikel gefunden (SMITH, 1963). Das männliche Geschlecht ist doppelt so häufig betroffen (Lit.: SÖDERLUND, 1959). Das Meckelsche Divertikel wird letztlich in allen Altersklassen gefunden, vorwiegend (bis zu 32%) jedoch bei Kindern (HOWELL, 1946).

Als 2–8 cm lange, antimesenteriale, fingerförmige „Ausstülpung" mit oder ohne Filum terminale liegt das Meckelsche Divertikel beim Erwachsenen etwa 60–90 cm (Grenzwerte: 10–150 cm), beim Neugeborenen 30–50 cm proximal der Bauhin-Klappe. Riesendivertikel sind selten (EBERHARDT, 1970). Über Reste der A. omphalo-mesenterica kann das Meckelsche Divertikel in seltenen Fällen mit dem Mesoileum in Verbindung stehen. Normalerweise ist das Meckelsche Divertikel von Ileumschleimhaut ausgekleidet. In relativ hohem Prozentsatz [nach DRENKHAHN (1962) zwischen 30 und 50%] findet sich allerdings auch dystopes Gewebe, vor allem Magenschleimhaut und Pankreasgewebe (Abb. 45). Überschreitet die Oberfläche der heterotopen Magenschleimhaut eine *kritische Größe* von 1,2 cm², entsteht nach SÖDERLUND (1959) mit großer Wahrscheinlichkeit ein Ulcus pepticum, das in der Regel *außerhalb* der Magenschleimhaut liegt.

Klinisch gewissermaßen relevant wird das Meckelsche Divertikel erst durch zahlreiche Komplikationen (Abb. 46). Die Komplikationshäufigkeit wird unterschiedlich zwischen 30 und 42% angegeben (NOLTE u. PFISTER, 1968; LYNEN, 1971; BRÜNNER u. HOFMANN, 1974). Besonders hoch liegt die Komplikationsrate

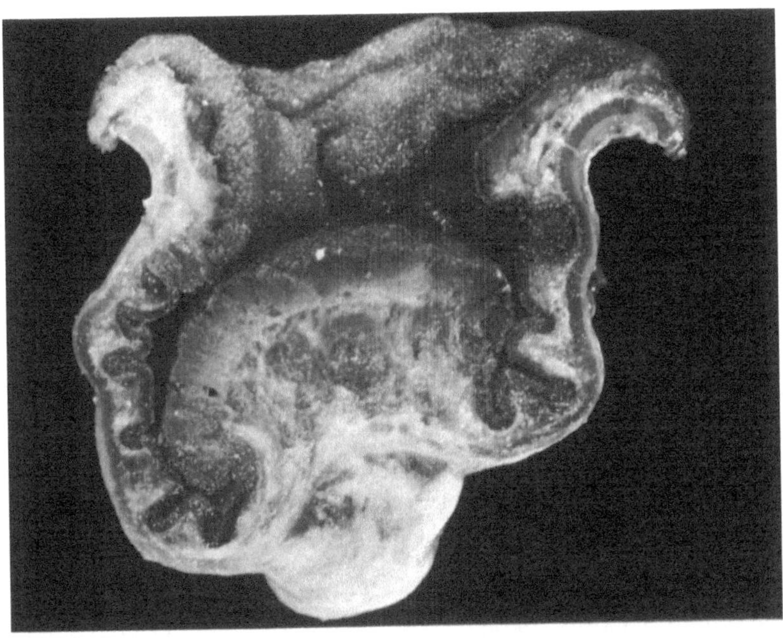

Abb. 45. Meckelsches Divertikel, Operationspräparat

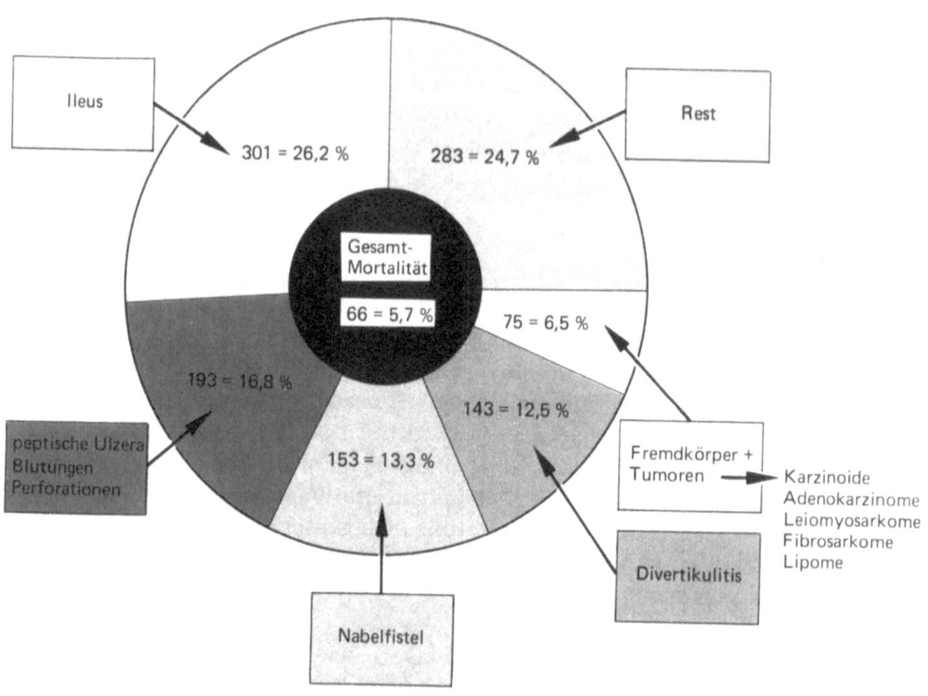

Abb. 46. Die Komplikationen des Meckelschen Divertikel. (Aus REIFFERSCHEID, M.: Darm-chirurgie. Stuttgart: Thieme 1962)

in den ersten 3 Lebensjahren (SÖDERLUND, 1959; DOWSE, 1961; SAUER, 1966). Nach SÖDERLUND (1955, 1959) sind die Komplikationen mit einer Letalität von 8%, nach LYNEN (1971) sogar mit einer solchen von 14%(!) behaftet.

Peptische Ulcera führen zu Blutungen, seltener zu Perforationen mit der Entwicklung einer diffusen Peritonitis (LAUMONIER u. LAQUERRIERE, 1960; AL-DERI, 1960; WEINSTEIN, 1965; SPRINGFELD, 1966; SCHLICKE u. JOHNSTON, 1968). Gelegentlich kann auch eine *Divertikulitis,* deren Häufigkeit zwischen 8,5 und 16% angegeben wird (DOWSE, 1961; LYNEN, 1971), zur Perforation und Peritonitis führen.

Morbus Crohn und Endometriose innerhalb von Meckelschen Divertikeln gehören zu den größten Seltenheiten (HORN u. RHOADS, 1944; WON, 1969). *Darmverschlüsse* finden sich, besonders bei vitellino-intestinalen Strängen und Adhäsionen, zwischen 21 und 27%. Seltener sind Invaginationen oder Prolabie-rungen in das Ileum sowie Torquierungen mit hämorrhagischer Infarzierung. Auch Fremdkörper (Enterolithen, Bezoare) führen nur in seltenen Fällen zu Obstruktionen und Verschlüssen (GIBBIN u. SYMMERS, 1953; HAMBURGER, 1960; BERGLAND u. Mitarb., 1966).

Unter den *Tumoren* (3–6,5%) der Meckelschen Divertikel finden sich vor allem *Karzinoide* (BECKER, 1960; DRICKMAN u. HODGES, 1960; LYKKE u. DE LA LANDE, 1961; CLAMPA, 1961; CLASSEN u. Mitarb., 1961; DENCKER u. NOR-BERG, 1965; Lit.: DOYLE u. SEVERANCE, 1966), die in 22% metastasieren. Unter den metastasierenden Karzinoiden kann gelegentlich auch ein Karzinoid-Syndrom mit Flush, Diarrhöe, Synkopen, Dermatitis und erhöhtem Serotoninspiegel (Blut, Urin) beobachtet werden (DOYLE u. SEVERANCE, 1966). Seltener sind Adenokarzinome (HILL u. JANELLI, 1953; MOORE u. PERSONS, 1953; KONWALER u. WENKLE, 1957; FREEMAN, 1957; ABDEL-BARI, 1967), Leiomyosarkome (GRINNIS, 1949; LIE, 1966), Fibrosarkome oder Lipome (DOWSE, 1961).

5.2. Persistierender Ductus omphaloentericus, Enterokystom und Omphalozele

Die *totale Persistenz des Ductus omphaloentericus* (6,3–25% aller Rückbildungsstörungen; DOWSE, 1961; INGELRANS u. Mitarb., 1967) tritt beim männlichen Geschlecht 3mal häufiger auf als beim weiblichen (nach SÖDERLUND, 1959 sogar 14:1). In den meisten Fällen bestehen gleichzeitig auch andere Fehlbildungen. Der persistierende Ductus omphaloentericus wird entweder unmittelbar nach der Geburt oder nach dem Abfallen des Nabelschorfes, der bei dieser Fehlbildung viel später erfolgt (10–20 Tage nach der Geburt) als unter normalen Verhältnissen, diagnostiziert. Aus der Fistelöffnung können sich Mekonium und Schleim, jeweils mit Blutbeimengungen, entleeren.

Der histologisch-anatomische Bau des persistierenden Ductus omphaloentericus entspricht seiner ilealen Abstammung; auffallend aber ist eine Verdickung aller Wandschichten bis auf das 3fache (INGELRANS u. Mitarb., 1967). Gelegentlich findet man heterotope Magenschleimhaut. Als gefährlichste Komplikation des persistierenden Ductus omphaloentericus gilt die *Eventeration* von Dünndarm, vor allem bei kurzem und weitem Ductus (HOWARD

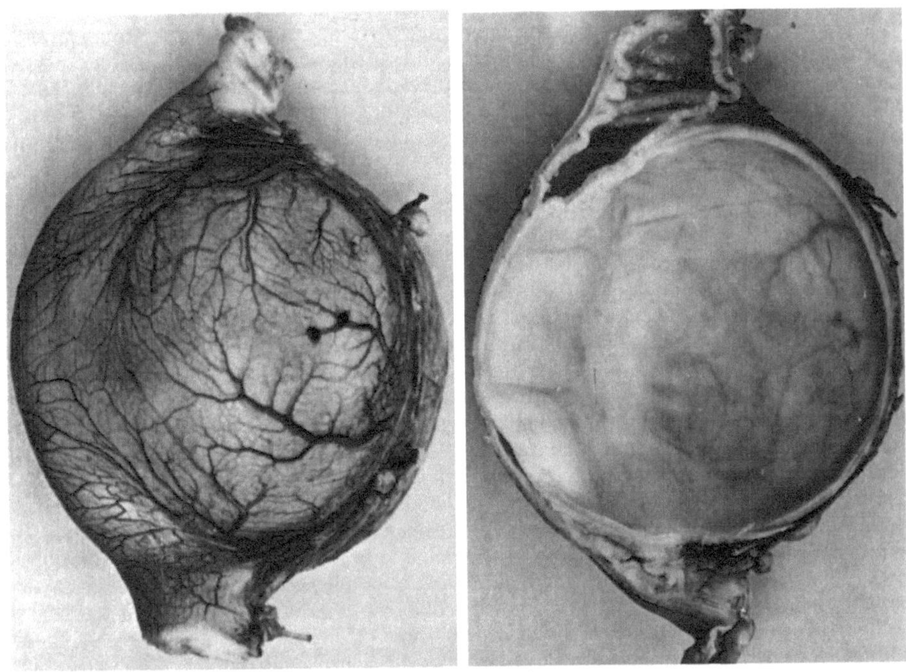

Abb. 47. Glattwandig begrenztes Enterokystom

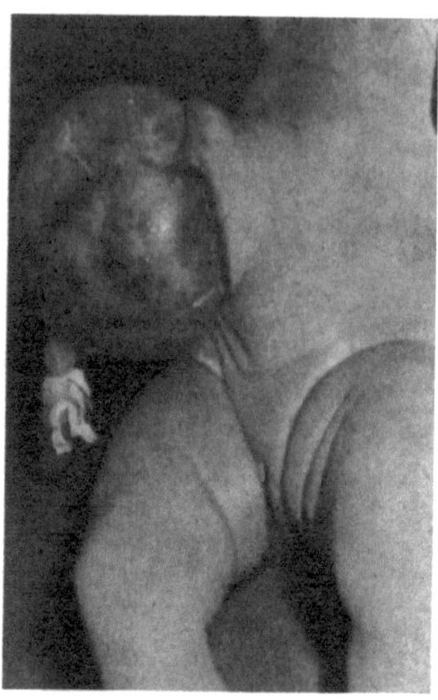

Abb. 48. Intakte Omphalozele. [Aus Schäfer, U., Rehbein, F.: Dtsch. med. Wschr. **96**, 621 (1971)]

u. Mitarb., 1953; totale Sequestrierung des embryonalen Mitteldarmes: Nedwich, 1962). Andere Komplikationen sind Infektionen, peptische Ulzera, Blutungen, nutritive Störungen oder Darmverschlüsse (Strangulationen).

Dottergangszysten (Enterokystome, enterogene Zysten) entstehen, wenn kutanes und enterales Ende des Ductus omphaloentericus obliterieren, während das Mittelstück persistiert (Abb. 44 und 47). Enterokystome sind von Dünndarmschleimhaut ausgekleidet (Kremer, 1961). Durch Torquierungen sind hämorrhagische Infarzierungen (Peritonitis!) möglich. Durch die beidseitigen fibrösen Stränge können Enterokystome eine Strangulation oder einen Volvulus verursachen.

Die *Omphalozele* (Exomphalos) (Übersicht: Eckstein, 1963; Müntener, 1970; Schäfer u. Rehbein, 1971), hinsichtlich der formalen Pathogenese eine Hemmungsfehlbildung, wurde erstmals von Ambroise Paré (1510–1590) beschrieben. Die Omphalozele entsteht infolge der Persistenz der physiologischen Nabelhernie: Darmschlingen bleiben im extraembryonalen Zölom der Nabelschnur liegen (Ferguson, 1948; McKeown u. Mitarb., 1953). Zwei Formen werden unterschieden: intakte (Abb. 48) und rupturierte Omphalozelen. Der Bruchsack der intakten Omphalozele besteht innen aus Peritoneum und Amnion, außen aus umstrukturierter Wharton-Sulze (Schäfer u. Rehbein, 1971). Bei der rupturierten Omphalozele ist der schützende Bruchsack (pränatal, perinatal, postnatal) zerrissen. Die Häufigkeit der Omphalozele wird mit 1:6000 angegeben. Eine Geschlechtsdisposition besteht nicht, familiäre Belastungen fanden sich nur in Einzelfällen (Forshall, 1960). Relativ häufig ist die Omphalozele mit weiteren, zum Teil lebensbedrohlichen Fehlbildungen kombiniert (Übersicht: Schäfer u. Rehbein, 1971). Die Differentialdiagnose vor allem der rupturierten Omphalozele umfaßt eigentlich nur die *Gastroschisis* (= Paraomphalozele, paraumbilikaler Bauchwanddefekt). Bei der Gastroschisis, die wesentlich seltener als die Omphalozele ist (1:30000), handelt es sich um eine Fehlbildung infolge einer mangelhaften Mesenchymentwicklung im Bereich der vorderen Bauchwand. Die prolabierten Darmschlingen liegen völlig frei vor der Bauchdecke, es findet sich ein fibrös verdicktes Mesenterium ileo-colicum commune, am Dickdarm fehlt die Haustrierung. Die Darmwand ist ödematös (teils auch fibrös) verdickt und die Schlingen sind zu einem Konglomerat verbacken. In vielen Fällen ist der gesamte Darm stark verkürzt.

6. Seltene Fehlbildungen

Der *angeborene Kurzdarm* mit Längen zwischen 30 und 106 cm betrifft vor allem den Dünndarm; soweit Meßdaten vorliegen, besteht allerdings auch eine geringe Verkürzung des Dickdarms (HAMILTON u. Mitarb., 1969; KONVOLINKA, 1970; YUTANI u. Mitarb., 1973; DUMKE u. SCHNOY, 1974). Bezüglich der formalen Pathogenese handelt es sich um eine Hemmungsfehlbildung, die durchweg mit einer Malrotation bzw. mit einem Coecum mobile kombiniert ist. Klinisch stehen in der Neugeborenenperiode Erbrechen, Diarrhöen und Trinkschwäche im Vordergrund. Im weiteren Verlauf entwickelt sich ein Malabsorptionssyndrom mit Steatorrhöe und Gedeihstörungen (HAMILTON u. Mitarb., 1969).

Aganglionose des Dünndarmes

Etwa 90% aller kongenitalen Aganglionosen liegen im Rektum und Sigma (sog. Morbus Hirschsprung; vgl S. 394). In 7–10% findet sich ein aganglionäres Segment aber auch im Zökum und Dünndarm (LEE u. DEWEESE, 1965; WALKER u. Mitarb., 1966). Mädchen sollen von der proximalen Aganglionose häufiger betroffen sein. Wie bei der klassischen Hirschsprung-Lokalisation, zeigen auch die engen Dünndarmsegmente ein völliges Fehlen von Ganglienzellen in den intramuralen Plexus (BOGGS u. KIDD, 1958).

Der „*adynamische Ileus mit Dilatation*" stellt gewissermaßen eine persistierende Amotilität sowohl des Dünn- als auch des Dickdarms dar; der ursächliche Defekt liegt augenscheinlich im Zentralnervensystem. Die intramuralen Ganglien sind intakt (EHRENPREIS u. Mitarb., 1966). Auch bei der *idiopathischen segmentalen Dilatation* des Dünndarms (HILLEMAND u. Mitarb., 1961; SJÖLIN u. THOREN, 1962), einer ätiologisch noch völlig ungeklärten Krankheit, sind die intramuralen Ganglienzellen intakt, hingegen findet sich eine unspezifische Entzündungsinfiltration der Submukosa und der Darmwandmuskulatur (idiopathisches *Megaduodenum* s. TONIOLO u. MACCHITELLA, 1963 und SÖRENSEN, 1965).

1967 beschrieben WÖCKEL u. VOLLMAR eine *konnatale Hyalinose* der Darmwand (Submukosa) mit Defekten der Muscularis mucosae und einem völligen Fehlen des Plexus submucosus Meissner. Die Ätiologie dieser bisher einmaligen Beobachtung ist ungeklärt.

Der *Mekonium-Ileus* (Abb. 49) (Mekonium-Ileus-Syndrom, Mekonium-Ileus-Äquivalent, „Kot-Ileus"; GSCHNITZER, 1967; COERPER u. Mitarb., 1967; SORRELL u. BECROFT, 1968; WILLITAL, 1970), als Teil der zystischen Pankreasfibrose, gehört zur Systemerkrankung der Mukoviszidose (Übersicht und Lit.: BECKER, 1973). Vom Mekonium-Ileus muß das sog. *Mekonium-Obstruktions-Syndrom* („meconium plug [blockage] syndrome": EMERY, 1957; MIKITY u. Mitarb., 1967; SWISCHUK, 1968) abgegrenzt werden. Das Krankheitsbild

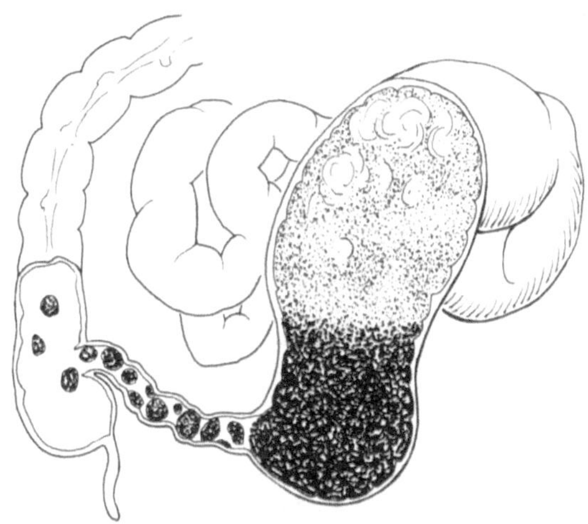

Abb. 49. Schematische Darstellung des sog. Mekonium-Ileus. [Nach LASSRICH (1973)]

entspricht einem unteren Dünndarmstopp mit gleichmäßig dilatierten proximalen Dünndarmschlingen. Das Abdomen ist aufgetrieben. 9–18 Std (gelegentliche Tage) nach der Geburt tritt Erbrechen auf. Das Kolon ist im Gegensatz zum Mekonium-Ileus normal. Bei einigen Patienten findet sich ein extrem erniedrigter Trypsingehalt des Stuhls (0–35 µg/g statt 130–560 µg/g). Chymotrypsinwerte sind normal. Konservativ-therapeutische Maßnahmen (Einläufe) führen in der Regel zur Heilung. Rezidive sind allerdings nicht selten. Die Ätiologie des Mekonium-Obstruktions-Syndroms ist unbekannt.

II. Heteroplasien

Heteroplasien sind dysontogenetische Dystopien, ortsfremde Epithelien oder Epithelverbände, die auf embryonale Anlagen (bzw. Fehldifferenzierungen während der Embryonalperiode) zurückgeführt werden. Der Begriff der Heteroplasie impliziert somit Vorstellungen zumindest über die *formale* Pathogenese.

Heterotopie bezeichnet lediglich das Auftreten ortsfremden Gewebes (LUBARSCH, 1906; LAUCHE, 1924), gewissermaßen eine Lagebezeichnung. Ortsfremdes Gewebe kann sich auch postnatal als Folge etwa einer reparativen Fehlleistung entwickeln. In diesem Sinne handelt es sich dann um eine *„indirekte Metaplasie"*, um eine Neubildung von Gewebselementen aus Indifferenzzonen infolge einer chronischen Irritation, nach HAMPERL (1928) um eine „Regeneration mit anschließender abwegiger Differenzierung" („regeneratorische Dysplasie"; vgl. auch OEHLERT, 1970).

Da es bei ortsfremden Epithelverbänden im Einzelfall nicht immer möglich ist, zwischen dysontogenetischer Dystopie und „indirekter Metaplasie" exakt zu unterscheiden, wird seit HAMPERL (1928) für beide Möglichkeiten auch der Begriff der Heterotopie verwandt.

Die sog. *„direkte Metaplasie"* im Sinne von VIRCHOW und ORTH („ein wohl charakterisiertes, differenziertes Gewebe wandelt sich in ein anderes, wohl charakterisiertes und ebenfalls differenziertes Gewebe"; vgl. auch LINZBACH, 1955) muß heute allgemein abgelehnt werden.

Unter den ortsfremden Epithelverbänden im Dünndarm (im Sinne der Heteroplasie) sind vor allem Magenschleimhaut und Pankreasgewebe bedeutungsvoll [LAUCHE, 1924; TAYLOR, 1927; HAMPERL, 1928; KIMPTON u. CRANE, 1938, 1940; FAUST u. MUDGET, 1940; TROLL, 1944; POGOLOTTI, 1953; WHITTAKER u. Mitarb., 1967; WILLIS, 1968; TRIER u. Mitarb., 1973; BECKER, 1973 (Bd. VI)]. Im normalen Dünndarm findet sich dystope Magenschleimhaut relativ selten (GORE u. WILLIAMS, 1953); häufiger in Duplikaturen (s. S. 77) oder im persistierenden Ductus omphaloentericus (s. S. 79), besonders häufig [nach DRENKHAN (1962) in 30–50%] im Meckelschen Divertikel. Infolge der sekretorischen Aktivität (HCl, Pepsinogen) der dystopen Magenschleimhaut finden sich peptische Ulzerationen, Blutungen oder Perforationen. Die beim Zollinger-Ellison-Syndrom im Duodenum anzutreffende Magenschleimhaut wird als „indirekte (gastrale) Metaplasie" aufgefaßt (JAMES, 1964; PARRISH u. RAWLINS, 1965; SINGLETON u. Mitarb., 1965; MANSBACH u. Mitarb., 1968). „Pylorische" Metaplasien lassen sich nach LEE (1964) in relativ hohem Prozentsatz (in knapp 50%) bei verschiedenen entzündlichen und tumorösen Erkrankungen im Dünndarm nachweisen.

Dystopes Pankreasgewebe (Übersicht und Literatur: BECKER, 1973) ist vor allem im Bereich des Duodenums entwickelt (Tabelle 14). Es liegt sowohl in der Submukosa (bis 45%) als auch intramural oder subserös und führt nicht selten zu einer polypoiden Vorwölbung in die Darmlichtung (BARBOSA u. Mitarb., 1946; FELDMAN u. WEINBERG, 1952; BRITT, 1966). Histologisch findet

Tabelle 14. Lokalisation und Häufigkeit von heterotopem Pankreasgewebe im Abdominalbereich ($n=370$). (Nach Faust u. Mudgett, 1940)

Lokalisation	n	(%)
Magen	95	25,67
Duodenum	105	28,37
Flexura duodeno-jejunalis	2	0,54
Jejunum	65	17,56
Ileum	18	4,85
Dünndarm (ohne weitere Lokalisationsangabe)	6	1,62
Colon transversum	1	0,27
Mesenterium	3	0,81
Netz	4	1,08
Ligamentum gastro-colicum	1	0,27
Gallenblase	3	0,81
Ductus cysticus	1	0,27
Milzkapsel	3	0,81
Milz	1	0,27
Fragliche Lokalisation	18	4,86
Magendivertikel	3	0,81
Duodenaldivertikel	7	1,89
Jejunaldivertikel	1	0,27
Ileumdivertikel (ohne Meckel-Divertikel)	8	2,16
Meckel-Divertikel	21	5,67
Dünndarmdivertikel (ohne weitere Lokalisationsangabe)	2	0,54
Divertikel (ohne Angabe der Lokalisation)	1	0,27
Umbilikalfistel	1	0,27

sich ein regelhafter Bau mit exokrinen und endokrinen Gewebsanteilen. Die pathischen Reaktionsmöglichkeiten entsprechen prinzipiell denen des Pankreas (Becker, 1973).

III. Hamartien

Hamartome (Albrecht, 1904; Dawson, 1969) sind definiert als „a tumor-like but primarily non-neoplastic malformation or inborn error of tissue development characterised by abnormal mixture of tissues indigenous to the part with excess of one or more of these, and with evidence of an underlying developmental abnormality, which may show itself at birth or by excessive growth in the postnatal period" (Willis, 1962). Hamartome entsprechen den sog. *Phakomatosen* (Giampalmo, 1971). Es handelt sich um systemische (dysontogenetische) Fehlbildungen, nicht selten mit blastomatösem Einschlag (Dawson, 1969).

1. Das Peutz-Jeghers-Syndrom (sog. „Pigmentfleckenpolypose")

Die Kombination von muko-kutanen Pigmentierungen (Melanin: Jeghers u. Mitarb., 1949) mit einer gastrointestinalen Polypose und einer familiären Heredität kennzeichnet das Syndrom (Peutz, 1921; Jeghers u. Mitarb., 1949; Bruwer u. Mitarb., 1954; Bartholomew u. Mitarb., 1957).

Die Pigmentflecken („Fleckenmelanose") sind 0,5 bis maximal 10 mm groß, rundlich oder auch unregelmäßig begrenzt und von brauner bis blau-brauner Farbe. Sie liegen im Niveau der Haut und der Schleimhaut. Obligat für das Peutz-Jeghers-Syndrom und damit von besonderer diagnostischer Wertigkeit ist die Lokalisation der Pigmentflecken im Lippenrot und in der Wangenschleimhaut (KLOSTERMANN, 1956, 1960). Perioral ist zumeist auch die Haut pigmentiert. In der typischen Lokalisation werden die Pigmentflecken schon bei der Geburt beobachtet (DORMANDY, 1957; HORN u. Mitarb., 1963); sie sind nicht besonders irritabel und tragen im Bereich der Haut nie Haare (BARTHOLOMEW u. Mitarb., 1957). Die Heredität des Syndroms steht außer Zweifel; diskutiert wird ein einzelnes pleiotropes Gen mit dominantem Erbgang (BARTHOLOMEW u. Mitarb., 1957; DORMANDY, 1957; RICHTERICH u. KAUFMANN, 1957). Eine besondere Rassen- oder Geschlechtsdisposition scheint nicht vorzuliegen.

Die *Polypen* können im Bereich des gesamten Digestionstraktes, vom Ösophagus bis zum Rektum, entwickelt sein (JEGHERS u. Mitarb., 1949; KLOSTERMANN, 1960; FARMER u. Mitarb., 1963; DOZOIS u. Mitarb., 1969; MEERSMAN u. Mitarb., 1970; BUSSEY, 1970; SCHOTT u. Mitarb., 1974). In der Reihenfolge der Häufigkeit finden sich Polypen im Jejunum, Ileum, Magen, Kolon, Rektum, Duodenum, in der Appendix und im Ösophagus (JEGHERS u. Mitarb., 1949; BARTHOLOMEW u. Mitarb., 1957; DOZOIS u. Mitarb., 1969).

Bei den Peutz-Jeghers-Polypen handelt es sich entweder um sessile oder gestielte, unterschiedlich große Polypen mit grob und unregelmäßig lobulierter Oberfläche, die durchaus an die adenomatöser Polypen erinnert (Abb. 50). *Histo-*

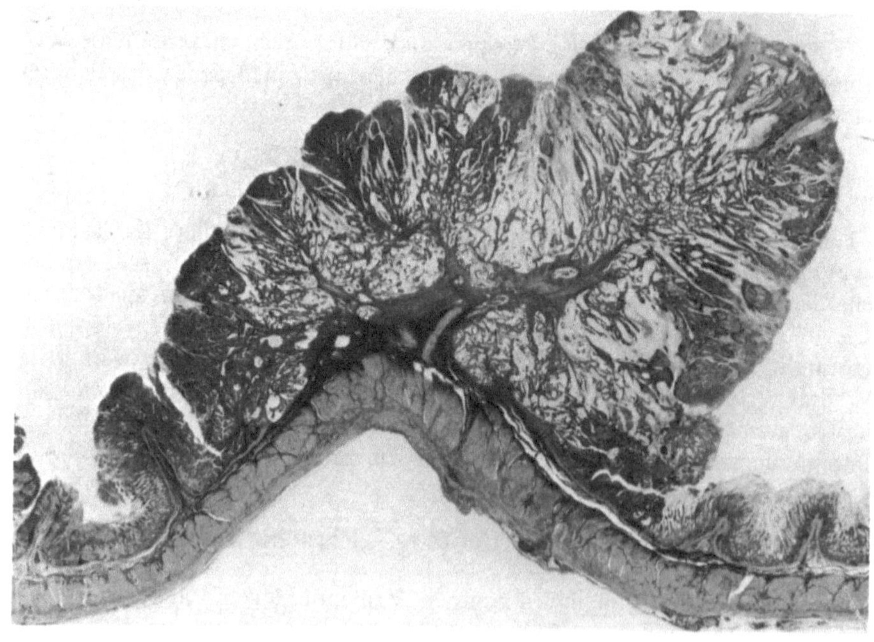

Abb. 50. Peutz-Jeghers-Polyp. Färbung: v. Gieson. Lupenübersicht. (Präparat: Prof. Dr. K. ELSTER, Pathologisches Institut der Städtischen Krankenanstalten Bayreuth)

logisch (Abb. 50) unterscheiden sich die Peutz-Jeghers-Polypen von den gewöhnlichen adenomatösen Polypen durch die „irreguläre" Lage ihrer sonst regulär aufgebauten Drüsen (MORSON, 1962; DISCHLER u. OEHLERT, 1974). Der „irreguläre" Charakter resultiert aus einer vielfachen und „feinfädigen" Verzweigung glatter Muskelfasern der Muscularis mucosae. Die einzelnen astartigen Muskelformationen werden von einem regelhaften Epithel mit regelhafter Lamina propria mucosae begrenzt (WELLER u. McCOLL, 1966). Die Lamina epithelialis mucosae entspricht bezüglich ihrer einzelnen Zellbestandteile der normalen ortsständigen Mukosa; die zahlenmäßige Korrelation der einzelnen Zellarten (Zylinder-, Becher-, Paneth- und APUD-Zellen) ist völlig regelrecht. Die Fehlbildung betrifft nur die Muscularis mucosae.

Der Krankheitswert (Blutungen, Blutungsanämien, Intussuszeption, kolikartige Abdominalattacken: BARTHOLOMEW u. Mitarb., 1962; SCHOTT u. Mitarb., 1974) des Peutz-Jeghers-Syndroms wird allein durch Sitz und Wachstum der Polypen bestimmt. Lange Zeit umstritten war die biologische Dignität der Peutz-Jeghers-Polypen. Angaben über hohe Malignisierungsraten (bis 24%, BAILY, 1957) beruhten auf einer anfänglichen Fehlinterpretation des histologischen Bildes. Die für diese Polypen typische Struktur mit der „Durchflechtung" des Drüsenkörpers durch glatte Muskulatur darf nicht als invasives Wachstum gewertet werden (BERCOWITZ u. PEARL, 1955; KLOSTERMANN, 1959; MORSON, 1962; HORN u. Mitarb., 1963; REID, 1965; MACKMAN u. Mitarb., 1969; DOZOIS u. Mitarb., 1969; BUSSEY, 1970; MEERSMAN u. Mitarb., 1970; PALME u. VON WOLFF, 1970; DISCHLER u. OEHLERT, 1974). Eine maligne Entartung der Peutz-Jeghers-Polypen mit nachgewiesener Metastasierung tritt offenbar außerordentlich selten auf (RINTALA, 1959; ACHORD u. PROCTOR, 1963; BUSSEY, 1970).

2. Die juvenile Polypose

Juvenile Polypen (Abb. 51) (vgl. S. 90) sind im Bereich des Dünndarms selten (KNOX u. Mitarb., 1960; McCOLL u. Mitarb., 1964; VEALE u. Mitarb., 1966; MORSON u. BUSSEY, 1967; BUSSEY, 1970; SACHATELLO u. Mitarb., 1970; ALEXANDER u. Mitarb., 1970; HOLGERSEN u. Mitarb., 1971). Juvenile Polypen treten zumeist vor dem 10. Lebensjahr in Erscheinung; sie werden von McCOLL u. Mitarb. (1964) und von VEALE u. Mitarb. (1966) zu den Hamartomen, von KLEPINGER u. PONTIUS (1964) zu den entzündlichen Polypen gezählt. Bei der juvenilen Polypose sind etwa in einem Drittel der Fälle weitere kongenitale Anomalien (Herzfehler, Malrotation, Amyotonia congenita, Porphyrie, Hydrozephalus) vorhanden. Eine maligne Entartungspotenz der Polypen besteht nicht.

3. Das Cronkhite-Canada-Syndrom

Das 1955 von CRONKHITE und CANADA beschriebene Syndrom ist charakterisiert durch eine diffuse gastrointestinale Polypose, Hautpigmentierungen, Alopezien, dystrophischen Nagelveränderungen (Onychotrophien) und Hypoproteinämien (vgl. auch RÖSCH, 1970a und b). Von diesem sehr seltenen Krankheitsbild liegen inzwischen weitere Mitteilungen vor (KENNEDY u. HIRSON, 1961; JOHNSTON u. Mitarb., 1962; ZDANSKY u. RIEDERER, 1963; MANOUSOS u. WEBSTER,

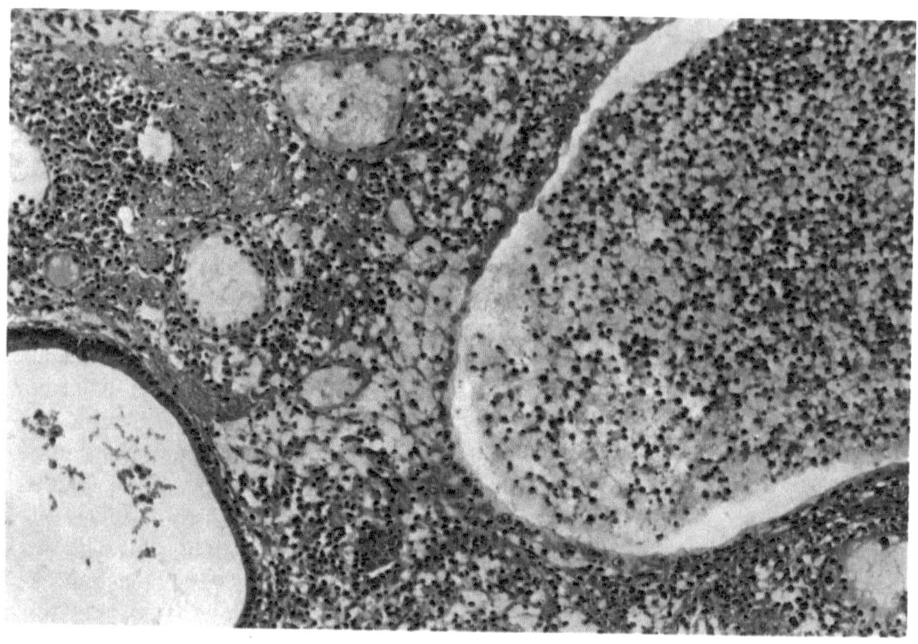

Abb. 51. Ausschnitt aus einem juvenilen Polypen des Dünndarms mit zystisch erweiterten Drüsen und entzündlich infiltriertem Polypenstroma (= sog. Retentionspolyp). Färbung: HE. Vergr. 160:1

1966; JARNUM u. JENSEN 1966; GILL u. WILKEN, 1967; GOMES DA CRUZ, 1967; OROMO u. Mitarb., 1969; WITZEL u. Mitarb., 1971; SHIBUYA, 1972; JOHNSON u. Mitarb., 1972; STURM u. Mitarb., 1972; VINZ u. LIBNER, 1973; MIELKE, 1973).

Die Zuordnung des Syndroms zu den Hamartien kann keinesfalls als gesichert gelten; nach wie vor ist die Ätiologie unklar. Eine positive Familienanamnese hinsichtlich der Polypose liegt nicht vor. Das Syndrom manifestiert sich in der Regel jenseits des 40. Lebensjahres.

Pathologisch-anatomisch handelt es sich um eine generalisierte Polypose des gesamten Gastrointestinaltraktes. Histologisch finden sich adenomatöse Polypen mit zystisch dilatierten Drüsen (Retentionszysten; Colitis cystica superficialis: MORSON u. DAWSON, 1972). Das begrenzende Epithel ist zylindrisch, in den dilatierten Drüsen abgeflacht. Das Stratum proprium mucosae ist ödematös geschwollen, von lockeren Entzündungsinfiltraten durchsetzt; Ulzerationen fehlen. In gewisser Weise erinnern die Polypen des Cronkhite-Canada-Syndroms an juvenile Polypen. Eine maligne Entartung der Polypen wurde bislang nie beobachtet.

Seitens der Klinik (RÖSCH, 1970a; WITZEL u. Mitarb., 1971) dominieren wäßrige, braun-gelbliche Stühle mit einem Volumen von 4–6 l pro Tag. Diese voluminösen Stühle gehen mit einer erheblichen Elektrolytverschiebung und Hypoelektrolytämie sowie mit einer hochgradigen Hypoproteinämie im Sinne der exsudativen Enteropathie einher. Die Prognose des Cronkhite-Canada-Syndroms wird wesentlich durch diesen intestinalen Eiweißverlust bestimmt.

4. Das Gardner-Syndrom

Das Gardner-Syndrom (vgl. S. 557) gehört in die Gruppe der familiären Polyposen; es handelt sich um ein pleiotropes, dominant erbliches Leiden mit unterschiedlicher Penetranz (McKusick, 1962; Veale, 1965; Yonemoto u. Mitarb., 1969; Coli u. Mitarb., 1970). Das Gardner-Syndrom ist charakterisiert durch multiple adenomatöse Polypen, durch multiple mesenchymale Tumoren der Knochen (Osteome des Schädels und der Mandibula) und der Haut (Fibrome) sowie durch multiple Atherome und Epidermoidzysten (Gardner, 1951, 1962; Gardner u. Plenk, 1952; Gardner u. Richards, 1953). Über die Mitbeteiligung des Dünndarms beim Gardner-Syndrom liegen Einzelbeobachtungen vor; sie gilt als ausgesprochen selten (Chaudhry, 1960; Kaplan, 1961; Chiat u. Mitarb., 1962; Heald, 1967; Bussey, 1970).

5. Die generalisierte Neurofibromatose (v. Recklinghausen)

Die generalisierte Neurofibromatose von Recklinghausen gehört zur neurokutanen Gruppe („Dysplasies neuroectodermiques congénitales") der Phakomatosen (Crowe u. Mitarb., 1956; Giampalmo, 1971). Der außerordentlich polymorph-variable Symptomenkomplex beruht auf der pleiotropen Wirkung eines autosomal dominanten Gens. Die Beteiligung des Gastrointestinaltraktes bei der generalisierten von Recklinghausen-Krankheit ist vergleichsweise selten; am häufigsten finden sich neurofibromatöse Tumoren im Bereich des Duodenums (Grill u. Kuzma, 1942; Kleitsch u. Mitarb., 1951; Wilson u. Anderson, 1960; Manley u. Skyring, 1961; Ghrist, 1963; Zachmann, 1963; Marshak u. Mitarb., 1963; Lukash u. Mitarb., 1966; Luboldt u. Mitarb., 1967; Kramer u. Mitarb., 1970; Grözinger u. Schüler, 1970; Pross u. Mitarb., 1972; Huchzermeyer u. Mitarb., 1973). Nicht selten und vor allem bei Kindern können große Tumorkonvolute auch im Mesenterium entwickelt sein (Luboldt u. Mitarb., 1967). Die Neurofibrome der Darmwand nehmen ihren Ausgang in der Mehrzahl vom Auerbach-, nur in wenigen Fällen auch vom Meissner-Plexus; dementsprechend sind die Tumoren zumeist in der glatten Darmwandmuskulatur und im Bereich der Submukosa lokalisiert. In ihrer histologischen Struktur gleichen sie durchaus den Hauttumoren (Abb. 52). Die neurofibromatösen Tumoren neigen zu Ulzerationen (sog. „Kuppennekrose"; vgl. auch Bd. II/1), die in etwa 30% zu gastrointestinalen Blutungen führen (Farrar u. Chapell, 1959; Collins, 1963). Als weitere Komplikationen finden sich Obstruktionen des Darmlumens (Lit.: Huchzermeyer u. Mitarb., 1973; Willebrand u. Mitarb., 1973). Perforationen mit der Entwicklung diffuser Peritonitiden sind selten. Eine maligne Entartung der intestinalen Tumoren beim Morbus Recklinghausen wird auf 10–15% geschätzt (Zeitlhofer, 1947; Schminke, 1956; Undeutsch, 1957; Lit.: Huchzermeyer u. Mitarb., 1973).

6. Hamartome der Brunner-Drüsen

In der Literatur sind gelegentlich „Hyperplasien", „polypoide Proliferationen" oder „Adenome" der Brunner-Drüsen beschrieben worden (Robertson, 1941; Hudson u. Ingram, 1952; Moffart u. Anderson, 1955; Silverman u. Mitarb., 1961; Buchanan, 1961;

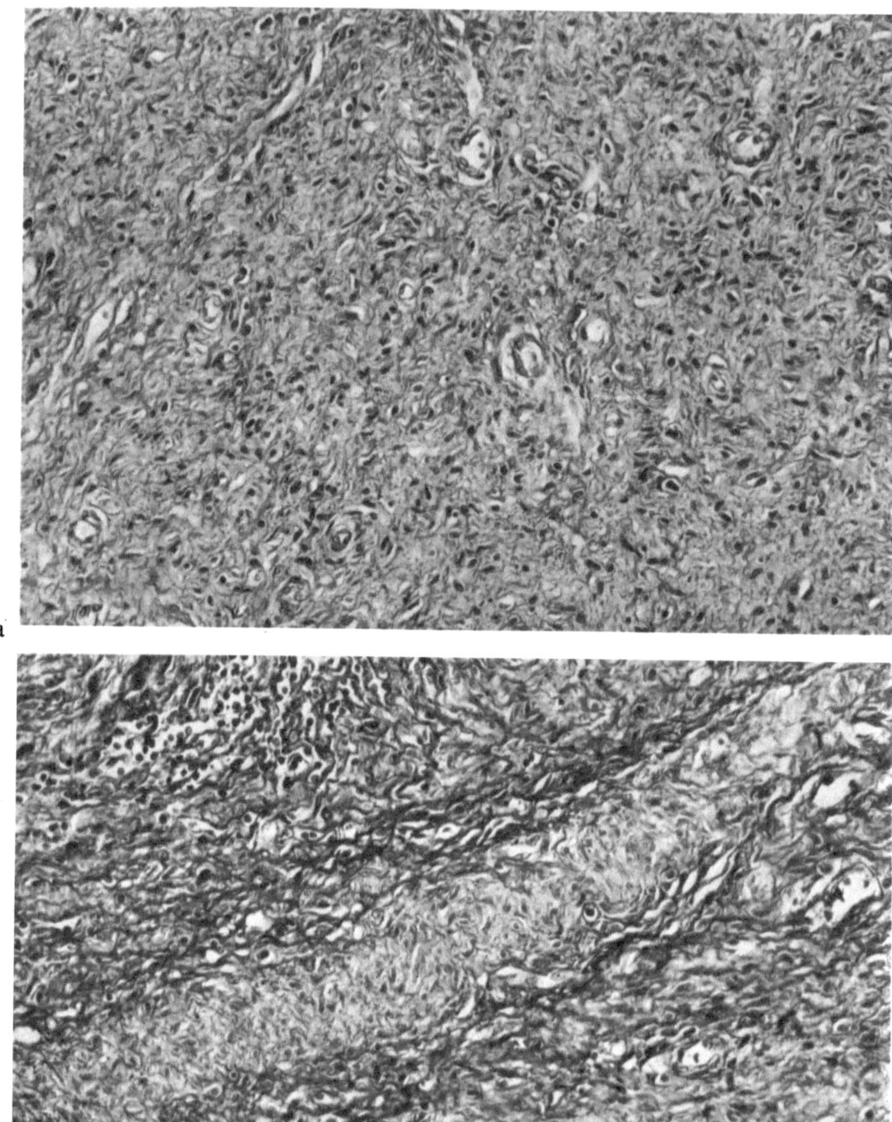

Abb. 52a–c. Neurofibromatose v. Recklinghausen, Dünndarmmanifestation. Fein-fibrilläres Stroma mit kurzen Stern- und/oder Spindelzellen. Färbung: Azan (a) und Movat (b und c). Vergr. 270:1

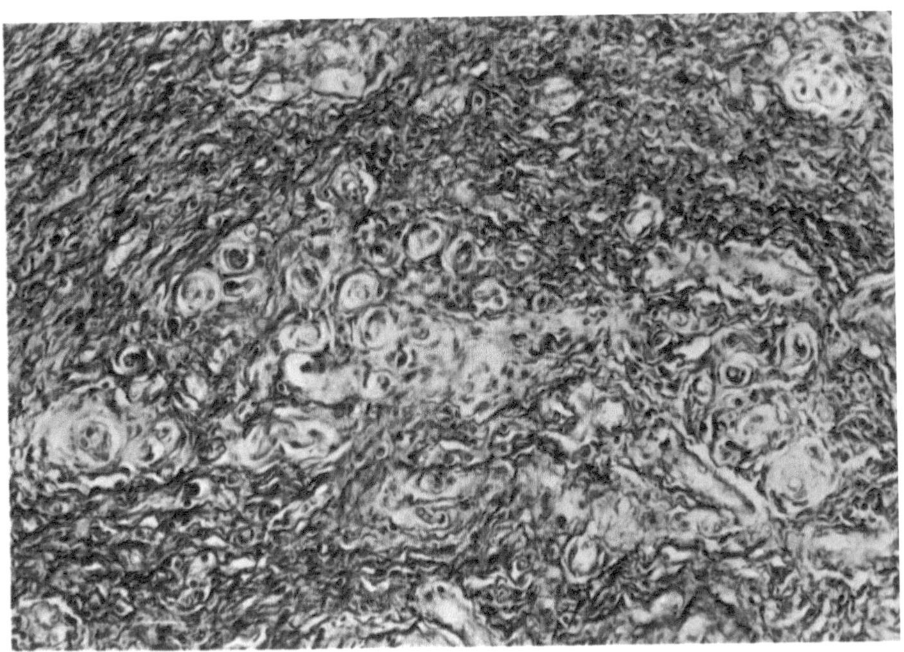

Abb. 52c

GOLDMAN, 1963; BEEMAN, 1965). In der Regel handelt es sich um ein übermäßiges Wachstum der Glandulae duodenales, teils diffus im Bereich des gesamten Duodenums, teils herdförmig betont (vor allem in den oberen Abschnitten des Duodenums), so daß gewissermaßen das Bild gestielter Polypen entsteht (BEEMAN, 1965). Die proliferierten Drüsen (nach BUCHANAN, 1961, knotige Hyperplasien als Folge chronisch-entzündlicher Irritationen) können arealartig durch glatte Muskelfasern der Muscularis mucosae und propria zusammengefaßt werden. Nicht selten liegt zwischen den Drüsen reichlich Fettgewebe. Das Drüsenepithel erscheint regelrecht; fast regelmäßig finden sich Paneth-Zellen. Aus der geweblichen Zusammensetzung wird der hamartomatöse Charakter geschlossen (BEEMAN, 1965).

7. Hämangiomatöse Läsionen

Im Bereich des Dünndarms sind Hämangiome selten (Übersichten: ACKERMAN, 1937; HANSEN, 1948; GENTRY u. Mitarb., 1949; RISSIER, 1959; BILTON u. RIAHI, 1967). Sie machen 0,3% aller gastrointestinalen Tumoren und etwa 3–4% (nach RAIFORD, 1932 7–10%) aller gutartigen Darmtumoren aus (ALRICH u. Mitarb., 1960). RIVER u. Mitarb. (1956) und GRÖZINGER u. SCHÜLER (1970) fanden in einer Sammelstatistik von 2215 gutartigen Dünndarmtumoren angiomatöse Läsionen einschließlich verschiedener Mischformen (Angiolipome usw.) in 12,68%.

Zumindest für die kavernösen und kapillären Hämangiome wird, ebenso wie für bestimmte Teleangiektasien (vgl. S. 95), die Zugehörigkeit zur Gruppe der Hamartome diskutiert (HANSEN, 1948; BONGIOVI u. DUFFY, 1967; DAWSON, 1969). Form und Größe der Hämangiome sind äußerst variabel, teils „pendulie-

rend", teils „obstruktiv" und von blau-livider Farbe. Polypenartig in die Darmlichtung hineinragende Hämangiome können zu Obstruktionen, Intussuszeptionen, Darmblutungen und (chronischen) Blutungsanämien führen; etwa 30%
aller angiomatösen Läsionen verlaufen klinisch völlig symptomlos.

Die *Klassifizierung* der hämangiomatösen Läsionen bereitet gewisse Schwierigkeiten (vgl. auch Bd. II/1). Im allgemeinen wird die Klassifikation nach KAIJ-
SER (1936, 1941), die in mehreren Modifikationen vorliegt (GENTRY u. Mitarb.,
1949; WATSON u. MCCARTHY, 1940; WOOD, 1967), angewandt. Danach wird
unterschieden zwischen:

1. multiplen Phlebektasien,
2. kavernösen Hämangiomen:
   a) diffus-infiltrierender Typ,
   b) polypoider Typ,
3. kapillären Hämangiomen (Angioma simplex),
4. Hämangiomatosen.

WATSON u. MCCARTHY (1940) unterscheiden:

1. kapilläre Hämangiome, die gelegentlich auch als Angiolipome oder Angio-
fibrome auftreten,
2. kavernöse Hämangiome,
3. angioblastische oder hypertrophische Hämangiome (Hämangioendotheliome),
4. Angioma racemosum,
5. diffuse, systemische Hämangiome,
6. sog. „metastasierende" Hämangiome,
7. Naevus vinosus („port wine stain"),
8. hereditäre Teleangiektasien (Morbus Rendu-Osler).

GENTRY u. Mitarb. (1949) klassifizieren in:

1. Teleangiektasien (hereditäre und nicht-hereditäre Typen),
2. Hämangiome:
   a) kapilläre Hämangiome (Angioma simplex),
   b) gemischte (kapilläre und kavernöse) Hämangiome,
   c) kavernöse Hämangiome:
      aa) multiple Phlebektasien,
      bb) einfache, polypoide Hämangiome,
      cc) diffus-expansive Hämangiome.

Bei den *multiplen Phlebektasien* handelt es sich um zahllose, 1–5 mm große,
blau-livide „Tumoren", die gelegentlich mit muko-kutanen Pigmentierungen
und familiär gehäuft auftreten (BANDLER, 1960). Sie liegen vor allem im Bereich
der Submukosa und Mukosa, seltener innerhalb der Muscularis propria oder
subserös. Multiple Phlebektasien machen 40–60% aller intestinalen hämangiomatösen Läsionen aus.

Zur Gruppe der multiplen Phlebektasien müssen auch die Teleangiektasien
des *Rendu-Osler-Syndroms* gerechnet werden (DRISCOLL u. RABE, 1954; SMITH
u. LINEBACK, 1954; WOOD, 1967; JACOBSEN u. KRAUSE, 1970; BRUUSGAARD

u. JUHL, 1974). Die Osler-Teleangiektasien stellen sich histologisch als ein Konvolut unterschiedlich eng zusammenliegender, stark erweiterter, dünnwandiger Venen und Kapillaren dar (ULLMANN, 1930; ROSENTHAL u. UNNA, 1933; NÖDL, 1957; WALZ u. Mitarb., 1971). Muskuläre Wandanteile fehlen. Das begrenzende Endothel ist auffallend flach. Die elastischen Wandelemente sind zum Teil aufgelockert oder „körnig zerfallen" (WALZ u. Mitarb., 1971). Gelegentlich ist das perivaskuläre Bindegewebe kollagenisiert. Diapedese-Blutungen sowie lockere lympho-histiozytäre Infiltrate kommen vor.

Bei den *kavernösen Hämangiomen* werden ein diffus-infiltrierender und ein solide-polypöser Typ unterschieden. Die Oberfläche ist unregelmäßig gestaltet, blau-livide verfärbt. Kavernöse Hämangiome haben eine schwammartige Konsistenz. Die polypoiden Läsionen sind zumeist singulär entwickelt; sie machen etwa 15% aller angiomatösen Läsionen des Gastrointestinaltraktes aus. Vielfach projizieren sie sich in das Darmlumen und führen zu Hämorrhagien, Obstruktionen und Intussuszeptionen.

Die diffus-infiltrativen kavernösen Hämangiome beginnen offenbar in der Mukosa und infiltrieren von dort aus alle Darmwandschichten. Kavernöse Hämangiome finden sich gleich häufig im Jejunum und Ileum, seltener im Duodenum. Sie enthalten gelegentlich „Phlebolithen" (CAMPBELL, 1955). Je nach Größe und Ausdehnung führen auch die expansiven kavernösen Hämangiome zu Hämorrhagien und Obstruktionen.

Die gemischten kapillär-kavernösen Hämangiome, mit einer Häufigkeit von 10%, gelten als Sonderform der kavernösen Hämangiome. Sie neigen zur polypösen Vorwölbung in die Darmlichtung. Dadurch kommt es häufig zu Ulzerationen und Hämorrhagien.

Glomustumoren (Glomangiome) des Gastrointestinaltraktes gehören zu den größten Seltenheiten (AMBROSIUS, 1955).

Unter den intestinalen Hämangiomen beträgt die Häufigkeit der *kapillären Hämangiome* (Angioma simplex) 5–10% (HANSEN, 1948). Sie werden als umschriebene (singuläre oder auch multiple) submuköse oder als diffuse, alle Wandschichten durchsetzende Neubildungen beschrieben. Besonders die singulären Hämangiome der Submukosa wölben sich in die Darmlichtung vor und führen auf diese Weise zu Blutungen und Obstruktionen (KAIJSER, 1941; PALMER, 1951; RISSIER, 1959; BONGIOVI u. DUFFY, 1967).

Bei der (generalisierten) *Hämangiomatose* (HANKE, 1936) handelt es sich um multiple Hämangiome, sowohl im Bereich des Gastrointestinaltraktes als auch in anderen Organen. Die intestinalen Manifestationen sind zumeist multipel, entweder vom polypoiden oder vom diffus-expansiven Typ. Histologisch handelt es sich um kavernöse und kapilläre hämangiomatöse Läsionen, die etwa 2–12% aller intestinalen Hämangiome ausmachen (WOOD, 1967).

8. Lymphangiomatöse Läsionen

Unter den entwicklungsbedingten lymphangiomatösen Läsionen des Dünndarms werden 3 Formen unterschieden (SHILKIN u. Mitarb., 1968):

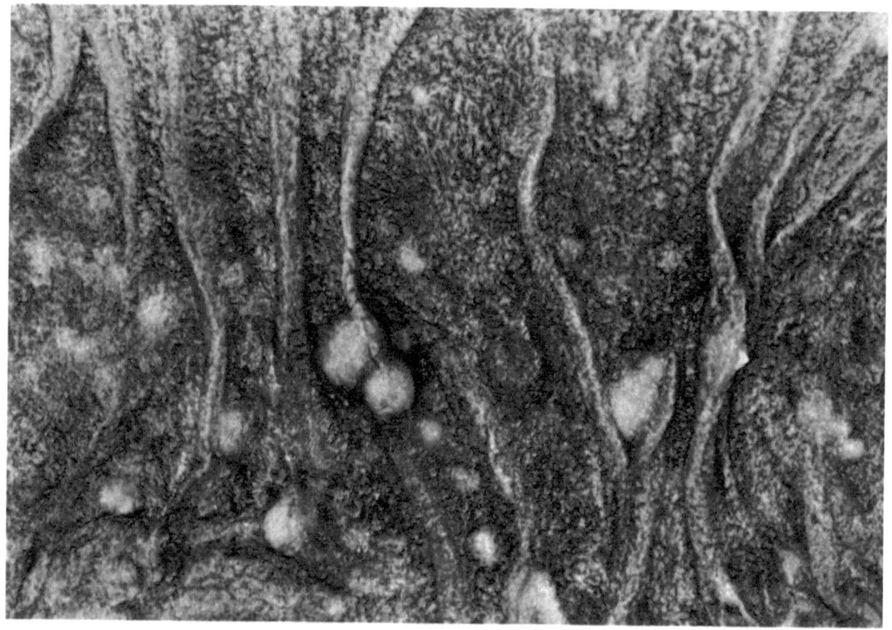

Abb. 53a. Multiple Chylangiome des Dünndarms

8.1. Lymphangiome

Lymphangiome (Chylangiome) gelten als ausgesprochene Rarität (GOOD, 1963; ELLIOTT u. Mitarb., 1966; GRUND u. Mitarb., 1974). Es handelt sich gewöhnlich um solitäre, hamartomatöse Fehlbildungen, vor allem im Bereich des Duodenums (ELLIOTT u. Mitarb., 1966; GRUND u. Mitarb., 1974), die zumeist polypenartig in die Darmlichtung hineinragen. Lymphangiome bestehen aus zahlreichen, teilweise kavernomartig erweiterten Lymphgefäßen, die bis in die Submukosa hineinreichen können (Abb. 53). Die Hohlräume werden von Endothel begrenzt; sie enthalten oft eingedickte Lymphe, zum Teil auch Lymphozyten (differentialdiagnostisches Kriterium gegenüber Hämangiomen). Zwischen den dilatierten Lymphgefäßen kann ein lockeres, vor allem lymphozytenreiches Entzündungsinfiltrat liegen.

8.2. Primäre intestinale Lymphangiektasien (s. S. 156)

8.3. Lymphzysten

Lymphzysten können im Bereich der Darmwand (SHILKIN u. Mitarb., 1968) oder im Mesenterium (AMOS, 1959; FORD, 1960) entwickelt sein. Im Bereich der Darmwand handelt es sich meistens um multiple, bis 1 cm durchmessende, unilokuläre, symptomlose Zysten der Submukosa. Sie werden von Endothel begrenzt und enthalten eingedickte Lymphflüssigkeit. Im Gegensatz zu den

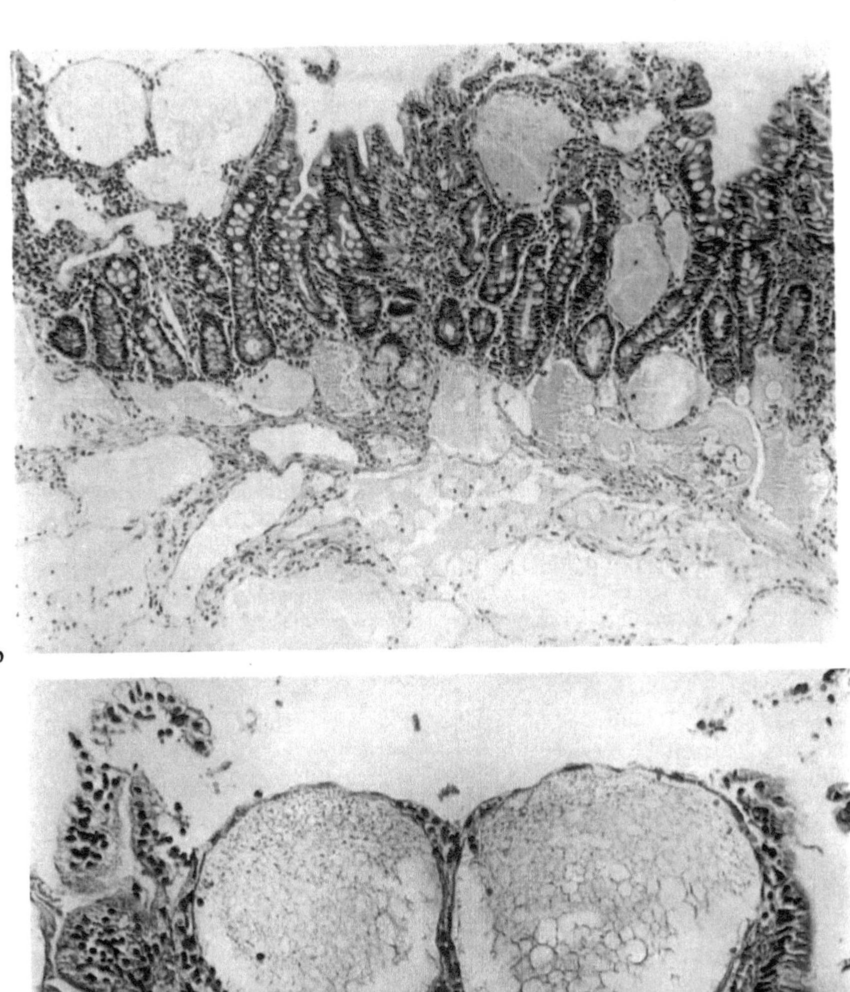

Abb. 53b u. c. Zystisches Lymphangiom des Dünndarms. Färbung: HE. Vergr. 87:1 (b) und 220:1 (c). (Präparat und Aufnahme: Priv. Doz. Dr. H. WEHNER, Pathologisches Institut der Universität Tübingen)

Lymphangiektasien gehen Lymphzyten *nie* mit einem enteralen Proteinverlust einher.

Die gleichfalls multiplen mesenterialen Lymphzysten sind häufig mit Lymphangiektasien im Bereich der Schleimhautzotten kombiniert. Durch gelegentliche Perforationen der mesenterialen Lymphzysten kann es zu intraabdominalen Obstruktionen und Fibrosierungen (Ileus) kommen.

D. Mechanisch bedingte Erkrankungen

I. Enteroptose

Die Enteroptose, an der neben dem Magen-Darm-Trakt auch die Leber, Milz und die Nieren (besonders die rechte) beteiligt sind, kann konstitutionell oder *mechanisch* bedingt sein. Sie wird als Ausdruck einer allgemeinen Asthenie (SCHOFF, 1936; HENNING u. BAUMANN, 1953) gewertet; sie tritt auf beim Nachlassen des Muskeltonus und beim Erschlaffen der Bauchdecken nach wiederholten Schwangerschaften („materne" Form der Enteroptose; ROVSING, 1906) sowie bei Altersveränderungen, bei Lockerung der peritonealen Verankerung nach Abmagerung oder bei Zwerchfelltiefstand (SIEGMUND, 1929; ASCHOFF, 1936).

Klinisch ist die Enteroptose häufig symptomlos; gelegentlich werden Schweregefühl im Leib, Rückenschmerzen und Obstipationen angegeben (HENNING u. BAUMANN, 1953). Die dem asthenischen Habitus zugehörige „Ptose" wird von HENNING u. BAUMANN (1953) als eigenes Krankheitsbild abgelehnt und als Ausdruck einer Lage- und Wuchsanomalie (sog. „Stiller"-Habitus) aufgefaßt. Isolierte Senkungen des Magens (Gastroptose), des Querkolons und Zökums (Koloptose) kommen vor.

II. Invagination (Intussuszeption)

Unter *Invagination* oder *Intussuszeption* wird die Einstülpung einer proximalen Darmschlinge (im Sinne der Peristaltik) in ein distal gelegenes Darmstück verstanden. Als Folge dieser Einstülpung resultiert ein drei-zylindrisches, teleskopartig ineinandergeschobenes Darmrohr, dessen äußerer Zylinder (in den die Einstülpung erfolgte) als *Scheide* (Invaginans, Intussuszipiens) bezeichnet wird. Die beiden innen gelegenen Zylinder stellen das Invaginat oder Intussuszeptum dar. An letzterem wird der umgestülpte oder austretende vom innersten oder eintretenden Zylinder unterschieden. Die vorderste Spitze des Invaginates, wo das mittlere Rohr in das innerste übergeht, wird als Apex oder Caput, die Umschlagstelle vom äußeren in den mittleren Zylinder als Collum (oder Kragen) bezeichnet. Im Längsschnitt trifft man somit dreimal die Darmwand, wobei äußerer und mittlerer Zylinder mit der Mukosa, mittlerer und innerer mit der Serosa aneinanderliegen (Abb. 54). Bei der sehr seltenen *doppelten* oder *dreifachen* Invagination wird in entsprechender Weise ein 5- oder 7facher Darmzylinder gebildet.

Das zugehörige *Gekröse* eines invaginierten Darmstückes wird, sich konisch verjüngend, gleichfalls mit einbezogen und liegt dann zwischen innerem und

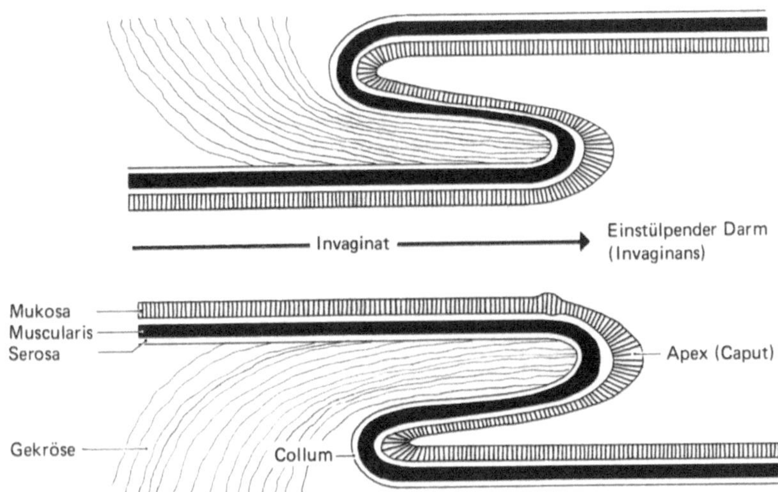

Abb. 54a. Schema der Darminvagination. (Modifiziert nach JANSEN, 1974)

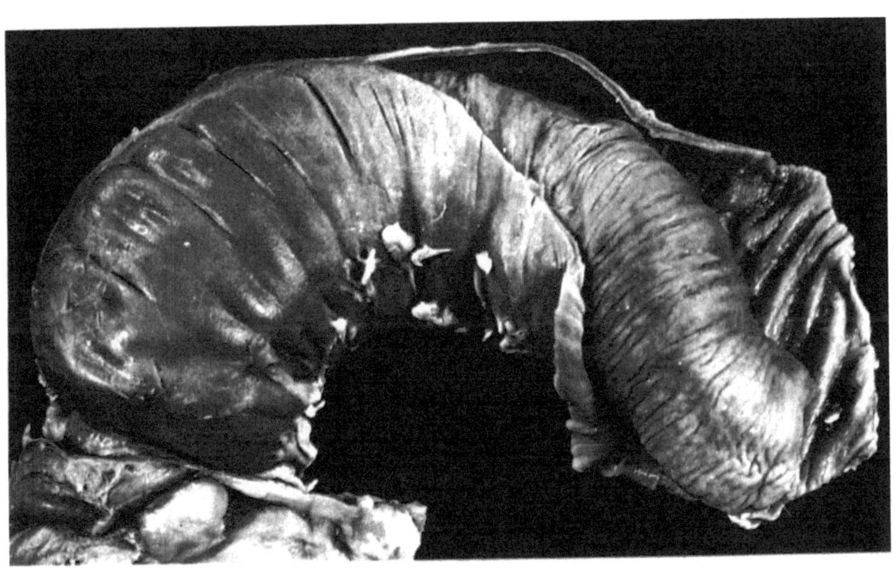

Abb. 54b. Invaginatio ileo-colica (Kind)

mittlerem Zylinder des Invaginates. Durch einseitige Zerrung kann es zu einer nach der Mesenterialwurzel hin offenen, posthornartigen Verkrümmung des Invaginates kommen; dadurch wird die an der Spitze des Invaginates liegende Darmöffnung nach der konkaven Seite verzogen. In seltenen Fällen wird dadurch ein derartiger Druck auf die Scheide ausgeübt, daß diese perforiert und das Invaginat aus dem Darm austritt (SIEGMUND, 1929).

In der Regel erfolgt die Einstülpung einer Darmschlinge gleichlaufend mit der Peristaltik, isoperistaltisch (vgl. auch Tierexperimente: HEINISCH, 1967). Damit liegt die Spitze des Invaginates analwärts. Von diesen sog. *vollständigen* (zentralen) Invaginationen sind *partielle* (laterale) zu trennen (SIEGMUND, 1929), die meist durch seitlichen Zug von Tumoren, besonders am Dickdarm, entstehen und sich zu zentralen Formen der Invagination weiterentwickeln können (KÖHLER, 1931; ERKES, 1937). Eine retrograde (aufsteigende), antiperistaltische Invagination ist selten und kommt vornehmlich in der Agonie vor (SIEGMUND, 1929; GOUGH, 1960; RASTOGI u. Mitarb., 1968).

Die Mehrzahl der Invaginationen betrifft mit 85% (WOLF, 1960) bis 89% (OBST, 1937) das späte Säuglingsalter mit einem Maximum im 4.–10. Lebensmonat (MACMAHON, 1955; TALWALKER, 1962; BOND u. ROBERTS, 1964; POPP, 1966; TALALAK u. ETTINGER, 1966). Knaben sind von der Invagination bevorzugt betroffen (WORTMANN, 1921; MCLAUGHLIN, 1948; WOLF, 1960). Mit zunehmendem Lebensalter nähern sich die Häufigkeitsangaben für beide Geschlechter (SIEGMUND, 1929).

Nach der Lokalisation der Invagination werden unterschieden:

1. *Einstülpungen von Dünn- in Dünndarm* (Invaginatio enterica) mit einer Häufigkeit von 12,7% (OBST, 1937) bzw. 20–25% (SIEGMUND, 1929) aller Fälle.

2. *Einschiebungen des Dünndarms in den Dickdarm* (Invaginatio ileo-colica; Übersicht: WELCH u. Mitarb., 1967), nach OBST (1937) in 53,8%, nach SIEGMUND (1929) in 64% und nach KOCK u. OERUM (1912) bei Säuglingen in 85% und bei Kindern in 67% aller Invaginationen. Bei dieser Form werden terminales Ileum und Zökum unter Vorantritt der Valvula Bauhini in das Colon ascendens eingestülpt (Invaginatio iliaca-ileocoecalis). Die Klappe bzw. das Ileozökalostium rückt immer mehr analwärts, kann das Rektum erreichen und sogar durch den Anus prolabieren. Bleibt die Klappe topisch fixiert und stülpt sich der Dünndarm durch sie hindurch in den Dickdarm ein, so liegt eine Invaginatio ileo-colica vor. Weitreichende Invaginationen im Bereich der Ileozökalklappe werden vor allem durch ein abnorm bewegliches Zökum (Coecum mobile) und Colon ascendens sowie durch eine fehlende Anheftung des Mesenteriums ermöglicht. Ferner dürfte auch der Weitenunterschied zwischen Dünn- und Dickdarm sowie ein fettarmes Mesenterium für diese häufige Lokalisation der Invagination verantwortlich sein (WILMS, 1903; PROPPING, 1910; SIEGMUND, 1929; vgl. auch HANSON u. Mitarb., 1967).

3. *Einstülpungen von Dick- in Dickdarm* (Invaginatio colica) mit einer Häufigkeit von 11% (OBST, 1937) bzw. 10–16% (SIEGMUND, 1929) aller Fälle. Für das Zustandekommen dieser Form sind Grad und Fixation sowie die Länge der einzelnen Kolonanteile bedeutsam (JOYEUX u. COURTY, 1947).

In seltenen Fällen können mehrere Invaginationen gleichzeitig beobachtet werden (SIEGMUND, 1929; FALOR, 1948; GOUGH, 1960; STREICHER, 1966; FRANKE u. KOCH, 1966).

Die Folgen und das Schicksal der durch die Invagination hervorgerufenen Veränderungen sind für den Darm in erster Linie vom Verhalten des Gekröses abhängig. Je weiter das Invaginat vorgeschoben wird, desto stärker wird der am Gekröse ausgeübte Zug, der vor allem eine Kompression der Mesenterialvenen bedingt. Diese bewirkt ihrerseits eine venöse Stauung und schließlich eine *hämorrhagische Infarzierung.* Bei einer Kompression der Gekrösearterien ist eine zumeist stürmisch verlaufende Nekrose des Invaginates die Regel (SIEGMUND, 1929; IMDAHL u. HERMANNS, 1965; TROMMER, 1967). Im weiteren entwickelt sich eine Peritonitis. Das nekrotische Invaginat vermag jedoch auch demarkiert und im Laufe weniger Wochen in toto oder partiell abgestoßen und ausgeschieden zu werden, wobei die Kontinuität des Darmrohres erhalten bleiben kann. Voraussetzung für diese Selbstheilung ist, daß Verklebungen und Verwachsungen am Hals des Invaginates erfolgen. Nach Abstoßung des Invaginates bleibt dann eine feine ringförmige Narbe zurück, die eventuell zu Stenosen führen kann (SIEGMUND, 1929; FROBOESE, 1948).

Im Gegensatz zu Veränderungen des Invaginates sind solche der Scheide von geringerer Bedeutung; selten entwickeln sich bei längerem Bestehen der Invagination Geschwüre, die infolge von Perforationen zu einer Peritonitis führen.

Die durch die Invagination bedingte Lichtungseinengung des Darmrohres kann unter den Zeichen der inneren Einklemmung und des Schockes akut zum Tode führen. Sie kann jedoch auch, abhängig vom Ausmaß der Passagestörung, chronisch verlaufen, wobei es zur Dilatation und Wandhypertrophie oberhalb der durch die Invagination bedingten Stenose kommt.

Die Genese der Invagination wird durch verschiedene Theorien zu erklären versucht (MACMAHON, 1955; BROWN MERLE, 1962; GARDNER u. Mitarb., 1962; BELL u. STEYN, 1962; KNOX u. Mitarb., 1962; CORNES u. DAWSON, 1963):

Die *paralytische Invaginationstheorie* nimmt eine partielle Erschlaffung (Paralyse) eines Darmsegmentes infolge Entzündung, Peritonitis, Einklemmung oder Trauma an, wobei das orale Darmsegment mit erhöhter Peristaltik den aboralen paralytischen Teil einstülpt.

Die *spastische Theorie* (WORTMANN, 1921; OBDALEK, 1929) postuliert einleitend einen lokalen Spasmus der Ringmuskulatur. Die ringförmig-krampfartige Zusammenziehung führt gleichzeitig zu einer Verlängerung dieses Darmabschnittes, der sich an seinem aboralen Ende etwas in den angrenzenden Darm schiebt. Durch fortschreitende Überstülpungen des oralen Darmanteils entsteht dann die eigentliche Invagination (PROPPING, 1910; FROMME, 1914; LÖHR, 1924).

Experimentell konnten nur passagere Invaginationen provoziert werden, die sich jeweils nach kurzer Zeit wieder zurückbildeten (SIEGMUND, 1929); ein Umstand, der auch für das Vorkommen kurzer, häufig symptomlos bleibender Invaginationen beim Menschen spricht. Diese Versuche demonstrieren, daß zur Ausbildung einer bleibenden Invagination ein fortwirkender Reiz notwendig ist. Diese Reize können verschiedener Natur sein und im Darminneren, in der Darmwand und von außen einwirken (BRAUN u. WORTMANN, 1924). Als vom Darminneren ausgehende Reize werden unregelmäßige und gesteigerte peristaltische Kontraktionen oder lokale Spasmen auf dem Boden einer fehlerhaften Ernährung oder einer Entzündung (besonders bei Infektionen mit Adeno-Viren; GARDNER u. Mitarb., 1962; BELL u. STEYN, 1962) oder einer Überdosierung von Abführmitteln (SIEGMUND, 1929) angesehen. Größere Bedeutung besitzen *Fremdkörper* (BRAUN u. WORTMANN, 1924; GOUGH, 1960), wie Obstkerne oder Darmparasiten, die zu spastischen Darmkontraktionen Anlaß geben. Von der Darmwand ausgehende Reize sind vor allem durch gut- oder bösartige Tumoren induziert; besonders polypöse Tumoren bewirken durch Zug an der Unterlage Wandeinstülpungen des Darmes (Tumorinvagination), die durch die Peristaltik gefördert werden. Breitbasig der Darmwand aufsitzende Tumoren sollen über lokale Spasmen zur Invagination führen. Bei massiver blastomatöser Darmwandinfiltration wird das starre Darmstück rein mechanisch und passiv in den erschlafften, distal gelegenen Abschnitt mit einbezogen. Zumeist sind es gestielte, polypöse Tumoren verschiedenster Art, wie Lipome, Fibrome oder adenomatöse Polypen, die sich vorwiegend bei Invaginationen des Dünndarms am Kopf des Invaginates nachweisen lassen, während Karzinome vor allem bei Dickdarminvaginationen eine Rolle spielen (KASEMEYER, 1912). Auch hyperplastische Lymphfollikel und Peyer-Plaques im unteren Ileum werden für eine ileozökale Invagination ursächlich verantwortlich gemacht (SARASON u. Mitarb., 1955; BROWN MERLE, 1962; KNOX u. Mitarb., 1962; CORNES u. DAWSON, 1963). Weitere in der Darmwand gelegene Ursachen sind Ulzera (KASEMEYER, 1912), entzündliche Infiltrate oder Strikturen und selten auch Darmwandhämatome, besonders der Submukosa, sowie lokale Zirkulationsstörungen infolge embolischer Gefäßverschlüsse (FROBOESE, 1948) oder einer Panarteriitis nodosa (ZIMMERMAN u. Mitarb., 1954). Von außen auf den Darm wirkende Reize sind vor allem eine plötzliche Steigerung des intraabdominellen Druckes (OBDALEK, 1929; OBST, 1937) oder auch stumpfe Bauchtraumen, die multiple oder auch retrograde Invaginationen bewirken können (KÜTTNER, 1930). Schließlich gibt es Fälle, bei denen die Ursache der Invagination ungeklärt bleibt, sog. „essentielle Invaginationen" (JOYEX u. COURTY, 1947; HANSEN, 1947; GILLET u. Mitarb., 1967).

Die *Prognose* der Invagination ist abhängig vom Grad der Veränderungen am Darm und von der Dauer der Invagination. LADEL u. CUTLER (1924) berichten über eine Letalität unter 10%, wenn innerhalb von 12 Std. nach Beginn der Symptome operiert wird, während später operierte Fälle eine Letalität von über 60% aufweisen sollen.

III. Volvulus

Drehungen des Darmes um seine Mesenterialachse können im Bereich ganzer Darmabschnitte oder kleinerer Segmente auftreten (SVANE, 1965; HERCZEG u. KULUNCSICH, 1967; BOTSFORD u. Mitarb., 1967). Voraussetzung ist die Beweglichkeit des betreffenden Darmabschnittes, seine leichte Dehnbarkeit und Verschieblichkeit, ein Mißverhältnis zwischen Gekröselänge und Gekrösestiel sowie eine besondere Länge des Darmes. Das wichtigste Moment, das für Drehungen des Dünn- und Dickdarmes von Bedeutung ist, besteht in einer ungewöhnlich kurzen Verbindungslinie zwischen den Fußpunkten zweier Darmschenkel. Daraus resultiert eine ungewöhnliche Länge des Aufhängebandes. Die Vorbedingungen sind häufig bereits kongenital determiniert (WILKINSON u. STONE, 1967). Entwicklungsbedingten Gekröseanomalien stehen erworbene, meist durch entzündliche Veränderungen hervorgerufene Verkürzungen des Gekröses gegenüber; sie treten auf nach chronischer Peritonitis (Narben), chronischer Ernährungsstörung, Peritonealtuberkulose und -karzinose, Schrumpfungen und Narbenbildungen am Fußpunkt des Gekröses. In seltenen Fällen kann auch durch Tumoren im Mesenterium (Chyluszysten: KRON u. SABINSKY, 1954) eine Mesenterialverkürzung bedingt sein und zu einem Volvulus des Dünndarms führen. Die häufigste Ursache des Dünndarmvolvulus ist ein persistierender Ductus omphaloentericus.

Die Veränderungen an den gedrehten Darmschlingen sind abhängig vom Grade der Drehung sowie von der Stärke des am Gekröse wirksamen Zuges und vom Umfang des betroffenen Darmabschnittes. Bei geringen Drehungen resultieren Ödeme, Hyperämien und flächenhafte Blutungen; bei stärkerer Rotation entwickelt sich eine schwere hämorrhagische Infarzierung mit allen ihren Folgen. Drehungen des Darmes um mehr als 360° kommen nur bei einem Mesenterium commune vor. Neben den Zirkulationsstörungen besteht ein Passagehindernis (Ileus) infolge einer Darmkompression.

Torsionen treten auch im Bereich des großen Netzes (und der Appendices epiploicae) auf. Netztorsionen sind in 90% der Fälle mit Hernien verbunden (PETERMANN, 1941). Das oft mehrmals torquierte Netz oder Teile desselben sind vergrößert, derb, blau-rot, ödematös und ausgedehnt von Blutungen durchsetzt. Torsionen können zum völligen Abriß von Netzteilen führen (ESAU, 1932), die in der Bauchhöhle bindegewebig eingekapselt werden (NILSON, 1923). In der Bauchhöhle findet man häufiger einen hämorrhagischen Erguß.

Klinisch stehen heftige Bauchschmerzen, später peritoneale oder Ileussymptome im Vordergrund. In der Regel handelt es sich um das Bild eines akuten Abdomens. Wird nicht operativ eingegriffen, kommt es zur diffusen Peritonitis. Netztorsionen entwickeln sich bevorzugt bei Adipositas interna (LÜDTKE, 1940). Chronische Netzentzündungen nach Appendizitis, Cholezystitis oder Adnexitis (ELLENBURG, 1950) sind ebenso wie Hernien prädisponierend. Verklebungen und Adhäsionen bedingen eine Fixation des Netzes; übertragene Drehbewegungen und Lageveränderungen des Körpers vermögen dann eine Torsion des Netzes zu bewirken. Netztorsionen ohne zugleich bestehende Hernien sind selten. Ursächlich für die Torsion werden der wechselnde Füllungszustand der Darmschlingen, eine wechselnde Peristaltik, Tumoren sowie entzündliche Konglomerat-Tumoren angeschuldigt (SIEGMUND, 1929; LÜDTKE, 1940).

Über *segmentale* hämorrhagische Infarzierungen des großen Netzes mit ausgedehnten Blutungen und fokalen Nekrosen, die klinisch meist als akute Appendizitis imponieren und die in ihrer Pathogenese ungeklärt sind, ist vereinzelt berichtet worden (JEFFRIES, 1931; GRAHAM u. LEVINSON, 1950; SHEA u. Mitarb., 1956).

Verknotungen zweier oder mehrerer Darmschlingen können am Dünndarm (GOEBELL, 1906) oder auch am Dickdarm (KALLIO, 1932) auftreten; am häufigsten finden sie sich zwischen Sigmoid und Dünndarm (WILMS, 1903; BRAUN u. WORTHMANN, 1924; KALLIO, 1932; FALTIN, 1938). Ihre Entstehung setzt eine abnorme Länge und Schmalheit des Dünndarmgekröses bzw. des Stieles der Flexura sigmoidea voraus. Der eigentlichen Knotenbildung geht eine Kreuzung der Darmschlingen voraus. Meist schlägt sich das Sigmoid um den Dünndarm, der sozusagen die Achse bildet. Die Folge der Knotenbildung ist ein zum Teil kompletter Verschluß der Darmlichtung.

IV. Dünndarmobstruktionen

1. Die sog. Bolus-Obstruktion

In der Regel durch größere Nahrungsmengen (Sauerkraut, Makkaroni, Steinobst, Orangen usw.) verursacht, führt die totale Bolus-Obstruktion zu einem akuten Abdominalereignis, das nicht selten einer chirurgischen Intervention be-

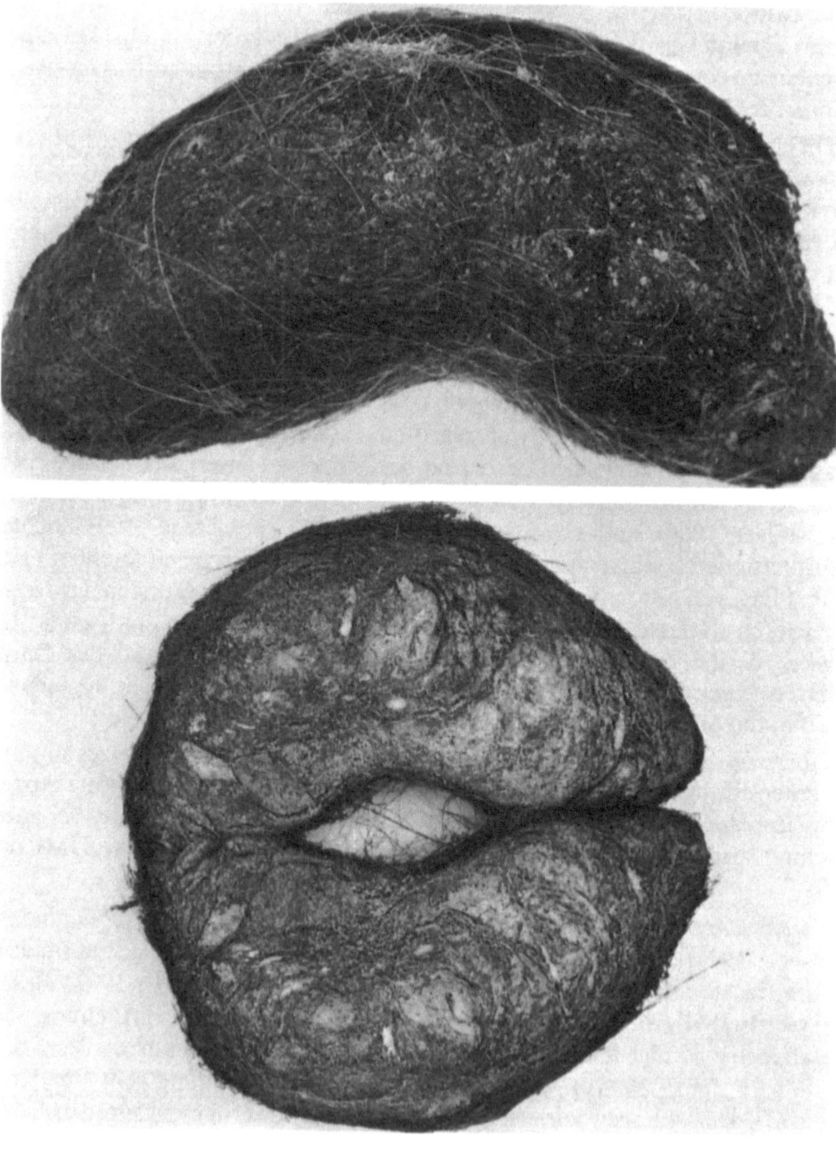

Abb. 55. Trichobezoar aus dem Jejunum (Ileus, 16jähriges Mädchen)

darf (NORBERG, 1962; CONNELLY u. DELCARMEN, 1969). Intestinale Adhäsionen oder postoperativ (Gastrektomie, Gastroenterostomie) sich entwickelnde abnorme Lichtungsverhältnisse des Darmes stellen auch hier disponierende Faktoren dar. Gelegentlich führt die Bolus-Obstruktion zu Ulzerationen der Schleimhaut oder zu Perforationen. Dabei kann es zur Entwicklung sog. „Nahrungs-Granulome" kommen: im Zentrum findet sich ein amorph-eosinophiles Material, das in der Peripherie durch palisadenartig geordnete Histiozyten und durch Riesenzellen vom Fremdkörpertyp begrenzt wird (Differentialdiagnose: Tuberkulose). Die Granulome neigen zur Fibrose und Kalzifikation und damit zur narbigen Schrumpfung der Umgebung.

Fremdkörper und Bezoare („Rapunzel"-Syndrom, VAUGHAN u. Mitarb., 1968) (Abb. 55) verschiedenster Art (vergl. auch Bd. II/1) rufen ähnliche Veränderungen hervor. Vor allem die intraluminal wachsenden Bezoare führen nicht selten zu einem chronischen Ileus mit prästenotischer Verdickung der Darmwandmuskulatur (kompensatorische Arbeitshypertrophie) (RODIS u. DEL ROSARIO, 1964; VAUGHAN u. Mitarb. 1968).

Obstruktionen resultieren auch aus fibrösen Adhäsionen, die ihrerseits Folge von Peritonitiden oder operativen Eingriffen sind. Vor allem bei den postoperativen Adhäsionen (RAFFENSPERGER u. BAKER, 1967) spielt die Gewebsischämie ätiologisch eine führende Rolle (ELLIS, 1962). Narbige Stenosen des Dünndarms nach stumpfen Bauchtraumen werden gleichfalls durch eine chronisch-persistierende Mangeldurchblutung erklärt (GILLET u. Mitarb., 1967; WRUHS, 1968).

Auch *traumatische Hämatome,* vor allem im Bereich des Duodenums, können Ursache einer Obstruktion und eines hohen Ileus sein (IZANT u. DRUCKER, 1964; BAYLEY u. AKERS, 1965; VEREANU u. Mitarb., 1965; FREEARK u. Mitarb., 1966; FUNOVICS u. SPÄNGLER, 1967). Intramurale, obstruktive Hämatome sind im Einzelfall auch nach Antikoagulantien-Therapie beschrieben worden (SEGAUL u. Mitarb., 1964).

Unter dem Begriff der *Pseudo-Obstruktion* werden verschiedene funktionelle Störungen („motorische Dysfunktion", „irritable bowel") verstanden, die bioptisch in der Regel eine normale Dünndarmschleimhaut und nur gelegentlich zirkuläre „Muskelhypertrophien" (spastische Kontraktionen?) erkennen lassen (NAISH u. Mitarb., 1960; PAUL u. Mitarb., 1961; BLALOCK, 1965).

2. Duodenaldivertikel

Dünndarmdivertikel liegen vorzugsweise im Duodenum; ihre Häufigkeit bei Röntgenuntersuchungen wird mit 0,016–5,76%, bei Autopsien mit 5,8–15,5% angegeben (TURNER u. TURNER, 1967; GRAUDINS, 1971). Jejunum und Ileum zusammen sind lediglich in 0,25% betroffen (ausschließlich des Meckelschen Divertikels). Im Duodenum sind Divertikel überwiegend in der Pars descendens (50–85%) und in der Pars horizontalis (12–33%) lokalisiert; im Bereich der Pars superior und ascendens sind sie seltener. TESKE u. WILHELM (1966) fanden folgende Verteilung: Pars descendens 62,7%, Pars ascendens 20,6%, Pars horizontalis 10,3%, Pars superior 6,4%. Es handelt sich meist um *Pseudodivertikel,* in deren unmittelbarer Umgebung nicht selten *Lipophagen* nachgewiesen werden

Tabelle 15. „Begleitkrankheiten" bei Duodenaldivertikeln. (Zusammengestellt nach SAILER u. KUI-PERS, 1968)

Autoren	Gallenblasen-Affektionen (%)	Ulcus pepticum (%)	Kolon-Divertikel (%)	Hiatus-Hernien (%)
HORTON u. MUELLER, 1933	32	11	20	—
BEALS, 1937	36	10	26	—
WEINTRAUB u. TUGGEE, 1941	10	13	23	9
ANDOLF, 1951	35	22	—	—
CHITAMBER, 1953	13	26	50	10
FORREST, 1957	10	20	—	12

können (LEE, 1966). Intraduodenale „Divertikel" (=angeborene Fehlbildung) sind außerordentlich selten; sie führen zur teilweisen Obstruktion mit Megaduodenum und Dehnungsschmerz (SCHMID, 1951; SAILER u. KUIPERS, 1968; KANIASTAS, 1971).

Etwa 15–30% aller röntgenologisch nachgewiesenen Divertikel verursachen Beschwerden verschiedenster Art (MAHORNER u. KISNER, 1947; ANDOLF, 1951; SCHMID, 1951; HEISS, 1963; TURNER u. TURNER, 1967; KÖLE u. MÜLLER, 1967; NALL, 1968; GRAUDINS, 1971). Die Symptome sind vielfältig und uncharakteristisch. Differentialdiagnostisch wird in erster Linie immer an peptische Ulzera, Cholangitiden (mit oder ohne Cholelithiasis bzw. Choledocholithiasis) oder an Pankreatitiden, die auffallend häufig mit Duodenaldivertikeln kombiniert sind (Tabelle 15), zu denken sein (SAILER u. KUIPERS, 1968; NOBLES, 1971).

Die Divertikulitis ist mutmaßlich die häufigste Komplikationsart (Tabelle 16). Sie führt ihrerseits zu peridivertikulären Entzündungen und gelegentlich auch zu Perforationen. Die Peridivertikulitis kann auf Nachbarorgane übergreifen (Pankreasnekrosen, retroperitoneale Phlegmonen oder Abszesse); bei chronischen Verlaufsformen entwickeln sich Fisteln zum Querkolon oder zur Gallenblase (JONES u. MERENDINO, 1960; JULER u. Mitarb., 1969). Perforationen erfolgen vorwiegend in das Peritoneum (JULER u. Mitarb., 1969); sie sind mit einer hohen Sterblichkeitsquote von 30–38% belastet (TURNER u. TURNER, 1967; JULER u. Mitarb., 1969). Eine weitere, zuweilen deletäre Komplikation ist die vor allem mechanische Verlegung (Divertikelsteine, Speisereste) der ableitenden Gallenwege durch große parapapilläre Divertikel. Der sich entwickelnde Stauungsikterus führt in seltenen Fällen zur biliären Leberzirrhose (ANDOLF, 1951; WILBUR u. Mitarb., 1956; JONES u.MERENDINO, 1960). Pathogene Keimbesiedlungen der Divertikel können Ursache chronischer Cholangitiden sein (WILBUR u. Mitarb., 1956; HEISS, 1963). Parapapilläre Divertikel können infolge einer Abflußbehinderung des Pankreassaftes chronische oder auch akute Pankreatitiden provozieren (SVARTZ u. SJÖBERG, 1953; JONES u. MERENDINO, 1960; NANCE u. Mitarb., 1967; COSTOPOULOS u. MILLER, 1967). Divertikelbedingte Duodenalobstruktionen müssen differentialdiagnostisch von Magenausgangsstenosen abgegrenzt werden (PINTO, 1968).

Im Ursachenkomplex der intestinalen Blutung nehmen Duodenaldivertikel einen festen Platz ein (Lit.: THOMAS u. Mitarb., 1967). Die Blutungen können chronisch oder akut verlaufen. Arrosionen der A. pancreaticoduodenalis oder Divertikelperforationen in die Aorta abdominalis mit tödlicher Verblutung sind

Tabelle 16. Mögliche Komplikationen bei Duodenaldivertikeln. (Nach GRAUDINS, 1971)

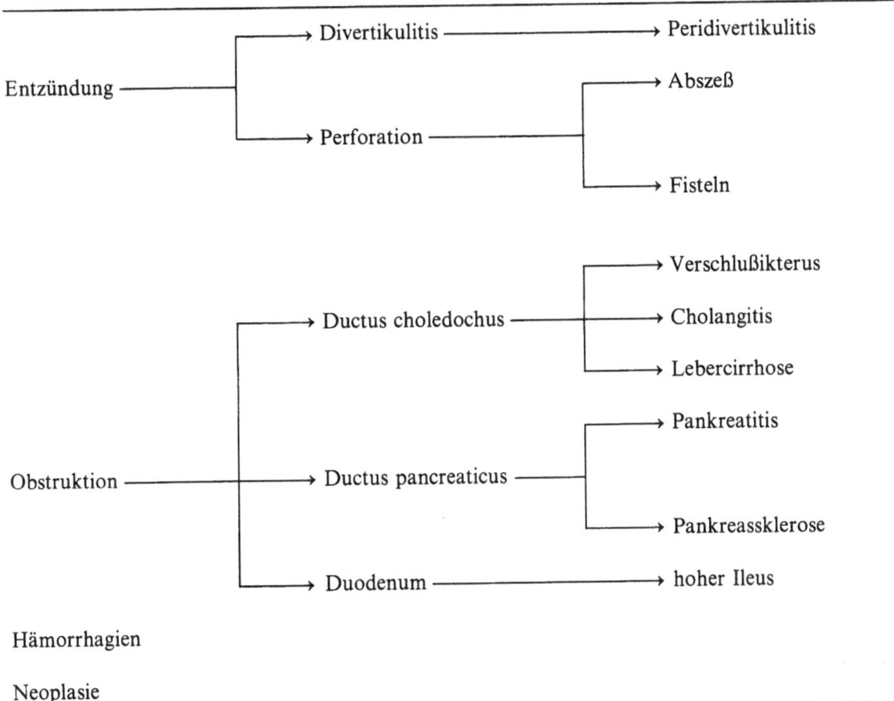

sehr selten (JONES u. MERENDINO, 1960; GRAUDINS, 1971). Zu den Seltenheiten gehören auch Divertikelperforationen nach stumpfen Bauchtraumen (GRAUDINS, 1970).

Sind Duodenal- (oder auch tiefer gelegene Dünndarm-) Divertikel bakteriell superinfiziert, kann es infolge fehlender oder mangelhafter Vitamin-B_{12}-Resorption zu megaloblastären Anämien und Steatorrhöen kommen (SCHIFFER u. Mitarb., 1962; IRWIN, 1965; GRUSNIK u. WEINREICH, 1967; SAMLOFF u. SCHENK, 1967; NOBLES, 1971).

Divertikel-Karzinome sind sehr selten (MORRISON u. FELDMANN, 1925; JONES u. MERENDINO, 1960). RANCHOD u. Mitarb. (1972) beschrieben eine Koinzidenz von diffuser Divertikulose des Duodenums und diffuser nodulärer Lipomatose.

Anhang: Ileus

Unter Ileus (=Darmruhe) wird eine Störung der peristaltischen Beförderung des Darminhaltes verstanden, eine Schwächung der Darmtätigkeit bis zum völligen Sistieren (Übersicht: CANTOR, 1967; HEGEMANN u. VOLLMAR, 1969; ELLEGAST u. Mitarb., 1973; DEUCHER u. Mitarb., 1973). Die Ursachen sind sehr verschieden (Abb. 56). Allen Ileusformen (Tabelle 17) gemeinsam ist die Behinderung der Passage, die zur Erweiterung des Darmlumens und zur Dehnung der Darmwand führt. Betroffen sind sowohl der Dünndarm als auch das Kolon; beide Formen unterscheiden sich klinisch sehr wesentlich.

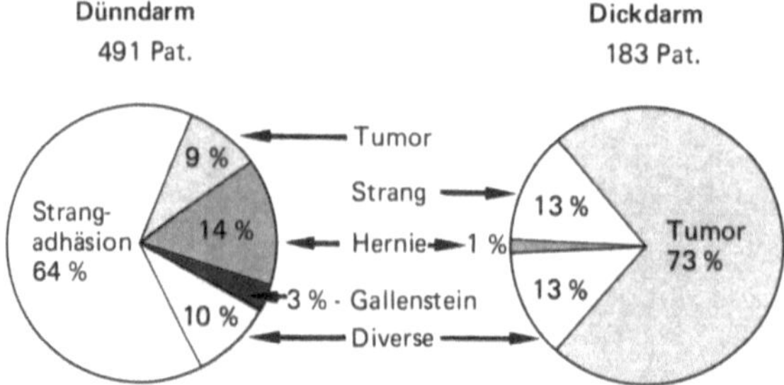

Abb. 56a. Hauptursachen des mechanischen Ileus bei 674 von 934 über 1 Jahr alten Patienten (Chirurgische Klinik der Universität Erlangen-Nürnberg 1956–1968) (HEGEMANN u. VOLLMAR, 1969)

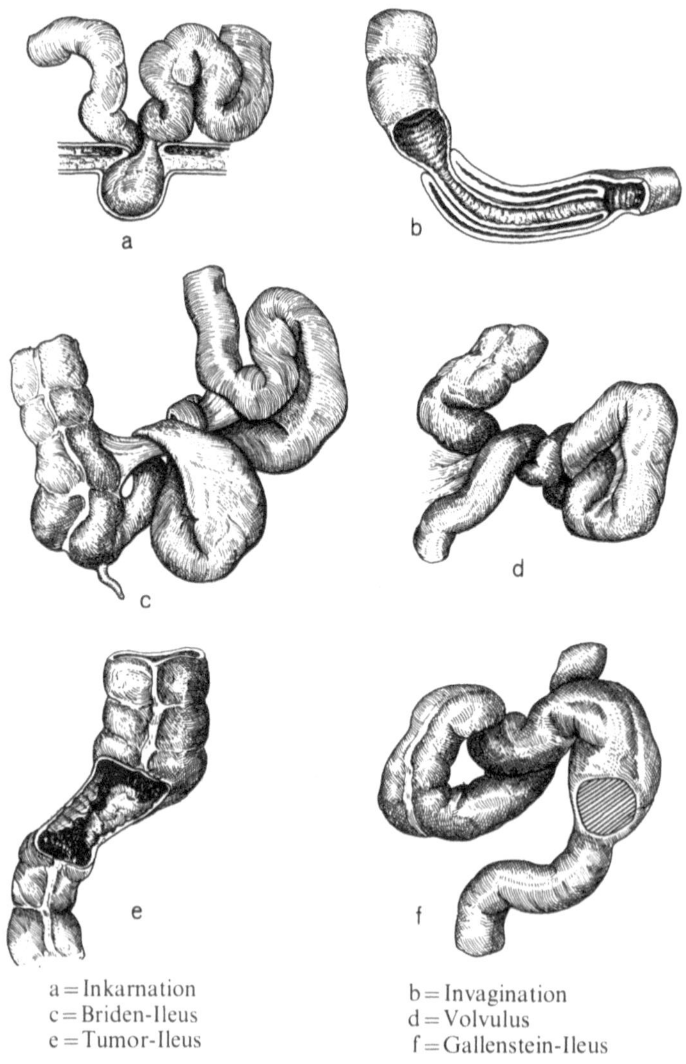

a = Inkarnation   b = Invagination
c = Briden-Ileus   d = Volvulus
e = Tumor-Ileus   f = Gallenstein-Ileus

Abb. 56b. Die wichtigsten Ursachen des mechanischen Ileus

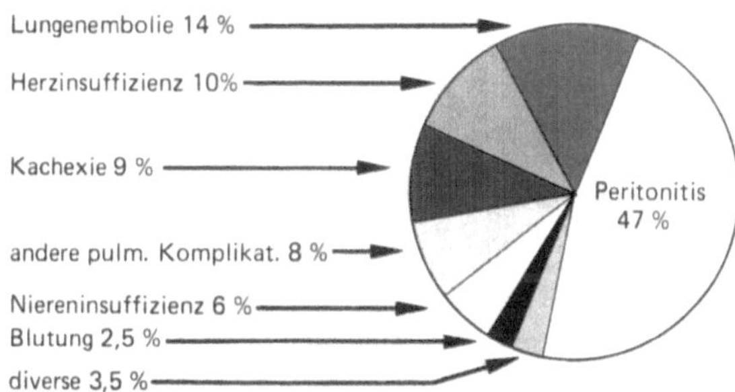

Abb. 56c. Todesursachen von 114 postoperativ verstorbenen und sezierten, über 1 Jahr alten Ileuspatienten (Chirurgische Klinik der Universität Erlangen-Nürnberg 1956–1968) (HEGEMANN u. VOLLMAR, 1969)

Tabelle 17. Die ätiologische Einteilung der Ileusformen. (Nach DEUCHER u. Mitarb., 1973)

I. *Mechanischer Ileus*

1. Strangulation	Inkarzerierte Hernien, Darmeinklemmungen in Mesenteriallücken und Briden, Volvulus, Invagination, Malrotation
2. Obturation	Adhäsionen und Briden (postoperativer Spät-Ileus), Strikturen, Tumoren, Gallensteine, Askariden, Fremdkörper, Kotstauung (Koprolithen), Bolus, Atresien, Stenosen, Duplikaturen, Megakolon, Darmwandbrüche

II. *Funktioneller (dynamischer) Ileus*

1. Paralytisch a) Toxisch	Darmwandschädigung (Muskulatur, Plexus), Peritonitis, Mesenterialgefäßverschluß, toxisches Megakolon bei Colitis ulcerosa, Pneumonie, Urämie, Diabetes mellitus, Acidose, Morphismus
b) Reflektorisch	Neurogen, postoperativ, Gallen- und Nierenkolik (Gallenstein-Ileus), Pankreatitis (vergl. Bd. VI), Adnex- und Netztorsionen, Wirbelfrakturen, Schädel- und Bauchtraumen, Hirntumoren, Apoplexie, Myokardinfarkte, intraperitoneale Hämatome, Streß
c) Andere Ursachen	Hypokaliämie, Vitaminmangel (B_1), Eiweißmangel, portale Hypertension, kardiale Stauung
2. Spastisch	Tabes, Hysterie, Nikotinabusus, Askariden, Bleivergiftungen, Porphyrie, intestinale Allergien

Das sog. *klassische Ileussyndrom* mit aufgetriebenem Abdomen, sistierender Peristaltik, Miserere, Exsikkose, Kreislaufkollaps und Ateminsuffizienz stellt bereits den Endzustand der Ileuskrankheit dar (STAIB, 1970).

Dominierendes Symptom des *hohen* Dünndarm-Ileus (unter Mitbeteiligung des Magens) ist das Erbrechen. Die sich rasch steigernde Ileussymptomatik umfaßt im weiteren kolikartige Schmerzen, Stuhl- und Windverhaltung (Kahnbauch) und in extremen Fällen eine Atemnot infolge eines Zwerchfellhochstandes; die Patienten sind alsbald schockiert. Im Röntgenbild finden sich typische Spiegelbildungen. Fäkulentes Erbrechen (Miserere) kommt nur beim tiefen Dünndarm-Ileus (Zökumkarzinom) vor.

Der Dickdarm-Ileus verläuft wesentlich protrahierter (lange Anamnese, maximaler Meteorismus, Stuhlverhaltung, fehlendes Erbrechen). Eine Sonderstellung nehmen die mit Zirkulationsstörungen einhergehenden Ileusformen (Strangulation) ein, bei denen die Schmerzen mit heftiger Intensität plötzlich einsetzen und mit bedrohlichen Kollapszuständen verbunden sind. Frühzeitig entwickeln sich peritonitische Zeichen.

Im allgemeinen werden 2 *Ileusformen* unterschieden (WILMS, 1906; SIEGMUND, 1919; ASCHOFF, 1936; WANGENSTEEN, 1955; HEGEMANN u. VOLLMAR, 1969; STAIB, 1970; DEUCHER u. Mitarb., 1973):

1. der *mechanische* Ileus,
2. der *funktionelle* oder *dynamische* Ileus.

Die Häufigkeit der verschiedenen Ileusformen schwankt in zum Teil beträchtlichen Grenzen. Sie ist auch vom Alter der Patienten abhängig (Tabelle 18).

Tabelle 18. Die Altersverteilung der Ileus-Typen

Altersgruppe	Ileus-Typ
Neugeborene	Atresie, Malrotation, Megacolon congenitum, Mekonium-Ileus
Säuglinge	Invaginationen (besonders: ileozökal)
Kinder, Jugendliche	Briden, Adhäsionen
Ältere Erwachsene	Maligne Tumoren (Karzinome) (Zökum, Kolon)

Beim *mechanischen* Ileus kommt es von der Darmlichtung oder von außen zur mechanischen Darmverlegung. Die mechanische Verlegung kann mit schweren Zirkulationsstörungen verknüpft sein; es entwickelt sich dann das Bild der hämorrhagischen Infarzierung. Ileusursachen können sein: strangförmige Adhäsionen nach Operationen (postoperativer Spät-Ileus), entzündliche Veränderungen am Peritoneum oder nach Traumatisierungen, fixierte Netzstränge, adhärente Appendices epiploiacae (WILMS, 1906), persistierender Ductus omphaloentericus (BRAUN u. WORTHMANN, 1924; SIEGMUND, 1929; AVANCINI, 1948), typische Bruchpforten, Löcher und Spaltbildungen im großen Netz (PRUTZ, 1907; FEDERSCHMIDT, 1920; SIEGMUND, 1929) oder im Mesenterium (LANDOIS, 1936; TÜRK, 1939), angeborene Anomalien der Netzinsertion oder abnorme Bildungen des Mesenteriums (NEUMANN, 1901; KONJETZNY, 1909).

Unter 335 Ileusfällen fand McIVER (1953) folgende Ursachen:

1. Inkarzerierte Hernien   44,0%
2. Adhäsionen   30,0%
3. Tumoren   10,0%
4. Invaginationen   5,0%
5. Volvulus   4,0%
6. Mesenterialthrombosen   3,0%
7. Gallensteine, Fremdkörper   2,0%
8. Meckelsche Divertikel   0,9%
9. Innere Hernien   0,6%
10. Kongenitale Anomalien   0,5%.

Adhäsionen und Strangbildungen können zudem sog. Darmknickungen mit (sekundärem) Verschluß *(Inflexions-Ileus)* hervorrufen (WILMS, 1906; BRAUN u. WORTHMANN, 1924; SIEGMUND, 1929).

Der *Kompressions-Ileus* ist eine Variante des mechanischen Ileus; er wird hervorgerufen durch raumfordernde Prozesse in der Bauchhöhle (Ovarialtumoren, Karzinome) (BRAUN u. WORTHMANN, 1924; SIEGMUND, 1929), seltener durch abnorm große Meckelsche Divertikel („Divertikel-Ileus", KASPAR, 1926). Von der Kompression sind vor allem die fixierten Darmabschnitte, die nicht „ausweichen" können, betroffen. Auch der Gegendruck der Unterlage (Wirbelsäule, Beckenboden) ist von Bedeutung. Über den klinisch bedeutungsvollen arteriomesenterialen Darmverschluß s. Bd. II/1.

Der sog. *Gallenstein-Ileus* ist eine zwar seltene, aber akut bedrohliche Komplikation der Cholelithiasis. Unter allen mechanischen Ileusarten wird er in durchschnittlich 2% gefunden (MCIVER, 1953; GILLET, 1967; HAFFNER u. Mitarb., 1969; TÖGEL, 1974). Frauen sind besonders betroffen. Der Gallenstein-Ileus wird zunehmend häufiger beobachtet (HESS, 1961; JELINEK, 1972). Nach HESS (1961) sind 25% der über 60 Jahre und 33% der über 70 Jahre alten Menschen Gallensteinträger!

Ein Gallenstein-Ileus bei Frauen über 70 Jahre wird in 23% aller mechanischen Ileusfälle beobachtet. Unter Gallensteinträgern *aller* Altersgruppen wird der Gallenstein-Ileus allerdings nur in 0,3–0,4% angetroffen. Die Einklemmung der Steine kann einen hohen oder tiefen Dünndarm-Ileus verursachen. 59% der Steine werden im terminalen Ileum, 24% im oberen und 9% im unteren Jejunum und 3–5% im Kolon gefunden (JELINEK, 1972). Der Übertritt der Gallensteine in den Darm erfolgt in der Regel über eine *bilio-intestinale Fistel* (BERGNER, 1965), klinisch oft stumm; nur in 20–30% der Fälle wird ein kolikartiger Abdominalschmerz registriert (HUDSPETH u. Mitarb., 1970). Es folgt ein für den Gallenstein-Ileus typisches Stadium: durch die „wandernde Stenose" kommt es zu remittierenden, ileusartigen Beschwerden mit symptomfreien Intervallen („off and on", „tumbling obstruction"). Als Therapie der Wahl gilt eine frühzeitige Laparotomie mit Enterolithotomie (Übersicht: TÖGEL, 1974). „Crushing" oder „Melken" der Steine in das Zökum können zu erheblichen Schleimhautschäden führen. Wird die Diagnose in diesem „off and on"-Stadium nicht gestellt, entwickelt sich mehr und mehr die volle Ileussymptomatik; intraintestinale Vergrößerungen der Steine durch Apposition von Mineralien beschleunigen ebenso wie sekundär-entzündliche Läsionen diesen Vorgang (WELCH u. Mitarb., 1957; GILLET, 1967).

Neben der rein mechanischen Verlegung des Darmlumens spielt beim Fremdkörper-Ileus (Gallensteine, Koprolithen, Obstkerne) auch eine spastische Komponente, die den Ileus gewissermaßen komplettiert, eine Rolle (LEISINGER, 1937; FEIST, 1947; DETLEFSEN, 1947; BECKER, 1948).

Beim *dynamischen* oder *funktionellen* Ileus wird eine *paralytische* von einer *spastischen* Form unterschieden.

Der paralytische Ileus ist durch die Hemmung der motorischen Darmaktivität charakterisiert. Die Entwicklung der Motilitätsstörung bis zum paralytischen Ileus verläuft im allgemeinen über 24–48 Std (BERNING, 1967). Der paralytische Ileus kann (infektiös-) toxisch oder (nervös-) reflektorisch ausgelöst sein. Die infektiös-toxische Paralyse findet sich z.B. bei diffusen, eitrigen Peritonitiden; Nieren- oder Gallensteinkoliken können zur reflektorischen Darmparalyse führen. Auf eine reflektorische Lähmung der Darmmuskulatur wird der postoperative Ileus zurückgeführt.

Der rein spastische Ileus ist sehr selten. Er kommt als *spastische* Komponente beim Fremdkörper-Ileus, selten bei Grippe, Bleivergiftungen, bei akuter Porphyrie (HENNING u. BAUMANN, 1953), Hysterie (WORTHMANN, 1921) oder Nikotin-Abusus vor.

Pathologisch-anatomisch sind bei allen Ileusformen die Darmschlingen schlaff dilatiert, von schwappender, fäkulenter Flüssigkeit und Gas angefüllt. Auch im Dünndarm findet sich eine reiche gramnegative Bakterienflora (ROTH u. Mitarb., 1932; SEULBERGER u. Mitarb., 1933). Die Darmwand ist entsprechend der Dehnung verdünnt; die Serosa ist zunächst noch glänzend und glatt. Bestehen zusätzlich Zirkulationsstörungen, entwickelt sich eine hämorrhagische Infarzierung, nach längerer Zeit eine Durchwanderungsperitonitis.

Der *Mekonium-Ileus* wird heute allgemein zum Formenkreis der Mukoviszidose gerechnet (vgl. Bd. VI) [bezüglich des sog. *Neugeborenen-Ileus* (SNYDER u. CHAFFIN, 1954; RICKHAM, 1974; FLACH, 1974)].

Die Auswirkungen des Darmverschlusses

Die Behinderung der Darmpassage kann initial mit einem Schock und mit einer reflektorischen Darmlähmung (Sympathikotonus, aktive Dilatation als „sympathikotone Notfallreaktion": REIFFERSCHEID, 1965) einhergehen. Im paralysierten Darm stauen sich vor dem Hindernis Darminhalt und Sekrete, durchschnittlich 6–8 l in 24 Std. Das Stadium der Paralyse wird schließlich von einer hyperperistaltischen Gegenregulation (Vagotonus) abgelöst. Unter hohem Druck (Lit.: ZLATARSKI u. Mitarb., 1972) wird das Darmlumen weiter dilatiert, die Darmwand überdehnt. Die Dehnung wird intensiviert durch Gase, die aus fermentativen Prozessen des gestauten Darminhaltes stammen. Überdehnung und Hyperämie führen zu einer temporär vermehrten Schleimsekretion; es entwickelt sich sozusagen ein Circulus vitiosus (Abb. 57). Mit steigender Dehnung der Darmwand sistiert schließlich die Resorptionsfähigkeit der Mukosa; es entwickelt sich zudem eine ischämische Kapillarschädigung. Der Organismus verliert enorme Mengen an Wasser und Elektrolyten in das Darmlumen und in die freie Bauchhöhle (Volumenmangelschock). Die Folgen sind Bluteindickung, Hypovolämie und verminderte Urinproduktion (experimentelle Untersuchungen: SUNDELL u. FOCK, 1961; SALTZ u. Mitarb., 1965; STAIB u. Mitarb., 1968; HERFARTH u. Mitarb., 1968; ZLATARSKI u. Mitarb., 1972). Dadurch entsteht eine renale metabolische Acidose. In seltenen Fällen kann sich eine hypochlorämische Kalknephrose entwickeln. Besonders beim tiefen Dünndarm-Ileus (auch beim Dickdarm-Ileus) führen Produkte der Eiweißfäulnis (Indol, Skatol, Phenol) zur Intoxikation (DONALDSON u. Mitarb., 1941; WANGENSTEEN, 1955; DEUCHER u. Mitarb., 1973).

Ohne therapeutische Intervention führt der Ileus zum Tode. Aber trotz aller therapeutischer Fortschritte ist die Ileus-*Letalität* noch immer hoch; die Gesamtletalität liegt bei etwa 20%. Mit einer Letalität zwischen 27,6 und 35,8% sind

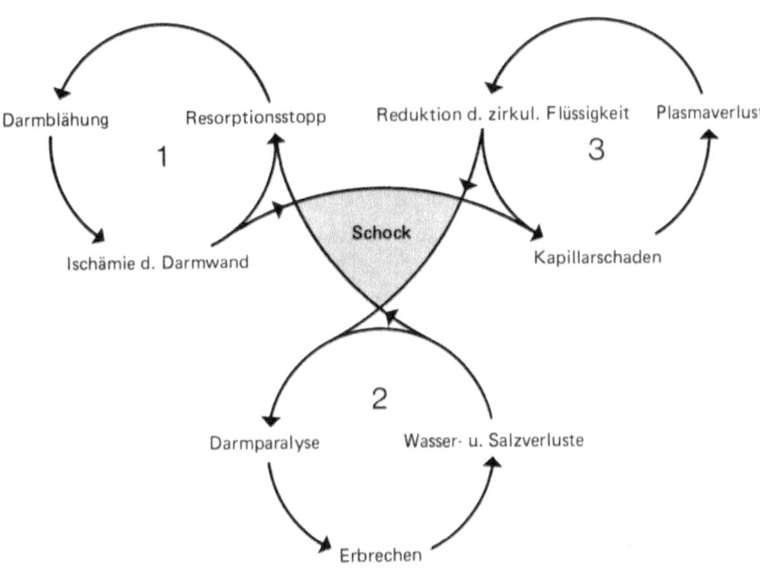

Abb. 57. Die Schockpathogenese (circulus vitiosus) beim Ileus (1 im Darm, 2 im Wasser-
und Elektrolythaushalt, 3 im peripheren Kreislauf). [Aus HEGEMANN, G., VOLLMAR, D.:
Der Ileus. In BOECKER, W. (Hrsg.), Dünndarm-Dickdarm, Stuttgart: Thieme 1969]

Säuglinge und alte Menschen besonders betroffen (MCIVER, 1933; WANGEN-
STEEN, 1955; WELCH, 1958; WACHSMUTH, 1964; HEGEMANN u. VOLLMAR, 1969;
DEUCHER u. Mitarb., 1973). Die Letalität ist direkt proportional der Dauer
des Verschlusses. Der Dünndarm-Ileus zeigt viel foudroyanter und häufiger
einen letalen Verlauf als der Dickdarm-Ileus (RODIS u. DEL ROSARIO, 1964).

E. Malabsorptions-Syndrome

Entsprechend der Digestion und Absorption werden *Maldigestions-* und *Malabsorptions-
Syndrome* unterschieden; beide werden im Oberbegriff der *Malassimilation* zusammengefaßt.
Die Maldigestion ist definiert als Störung der intraluminalen Hydrolyse der verschiedenen
Nahrungsstoffe. Sie kann pankreatogen, hepato-biliär oder gastrogen bedingt sein (Tabelle 19).
Malabsorptions-Syndrome (Tabelle 20) (Übersicht: JEFFRIES u. Mitarb., 1969; WILSON
u. DIETSCHY, 1971) beruhen auf Störungen des eigentlichen Membrantransportes. BECKER
(1967, 1969, 1975) definiert die Malabsorption als ungenügende Resorption genügend abge-
bauter Ingesta; es handelt sich um eine Mangelresorption, die zu globalen Defizitsymptomen
mit chronischer Diarrhöe, Adynamie und progredientem Gewichtsverlust führt (BOLCK
u. PEIPER, 1955; HAEMMERLI u. AMMANN, 1963; LINNEWEH, 1965; CRANE, 1966; BOOTH,
1966; MATTHEWS, 1969; JEFFRIES u. Mitarb., 1969; DEMLING, 1969; HAEMMERLI, 1971).
Malabsorption und Maldigestion sind letztlich nur theoretisch zu trennen. Wesentliche
Endphasen der Digestion vollziehen sich nicht intraluminär, sondern im Bereich des Bürstensaumes der Enterozyten. Der Bürstensaum stellt somit die „Nahtstelle von Maldigestion

Tabelle 19. Maldigestions-Syndrome. (Zusammengestellt nach BOOTH, 1966; MATTHEWS, 1969; HAEMMERLI, 1971; BECKER, 1969, 1975)

1. Pankreatogene Maldigestion

Chronische Pankreatitis
Subtotale oder totale Pankreatektomie
Pankreaskarzinome (diffus oder Kopfregion)
Pankreasfistel
Pankreolithiasis
Mukoviszidose
Kwashiorkor

2. Hepato-biliäre Maldigestion

Obstruktions-Ikterus
Biliäre Leberzirrhose
Schwere Leberparenchymschäden
Gallensäuremangel: Kongenital
                    Ileumresektion (z.B. Morbus Crohn)
                    Gallenblase-Kolon-Fistel
                    Cholestyramin-Therapie

3. Gastrogene Maldigestion

Totale oder subtotale Gastrektomie
Ösophago-Gastrektomie
Vagotomie und Drainageoperationen
Chronisch-atrophische Gastritis

Tabelle 20. Malabsorptions-Syndrome. (Zusammengestellt nach HAEMMERLI u. AMMANN, 1963; BOOTH, 1966; MATTHEWS, 1969; HAEMMERLI, 1971; BECKER, 1969, 1975)

I. Kongenitale Störungen der Darmresorption

1. Disaccharid-Malabsorptions-Syndrome

2. Glucose-Galaktose-Malabsorption

3. Störungen des Aminosäurestoffwechsels (Aminoacidurien)
   Cystinurie
   Hartnup-Syndrom („Indolenurie")
   Tryptophan-Malabsorption („Blaue-Windel-Syndrom")
   Methionin-Malabsorption
   „Oast-House-Syndrom"
   „Sekundäre" Störungen des Aminosäuretransportes

4. Synthesestörungen für Chylomikronen:
   A-β-Lipoproteinämie (Bassen-Kornzweig-Syndrom)

5. Acrodermatitis enteropathica

6. (Isolierte) Vitamin-B_{12}-Transportstörung

7. Kongenitale Chlorid-Diarrhöe (kongenitale Alkalose mit Diarrhöe)

8. Andere intestinale Enzymopathien
   Glucose-6-Phosphatase-Mangel
   1-Phospho-Fructaldolase-Mangel (kongenitale Fructose-Intoleranz)

II. Primäre Malabsorptions-Syndrome

1. Zöliakie, einheimische Sprue („coeliac sprue", gluteninduzierte Enteropathie)

2. Sojaprotein-Enteropathie

3. „Collagenous sprue"

4. Tropische Sprue

III. Sekundäre Malabsorptions-Syndrome

1. Postoperativ
   Dünndarmresektionen: proximales und distales Resektions-Syndrom
   („short bowel"-Syndrom)
   Kurzschlüsse:
   Syndrom der „blinden Schlinge"
   Syndrom der afferenten Schlinge
   Stenosen, Strikturen („stagnant loop"-Syndrom)

2. Entzündliche Darmerkrankungen
   Morbus Whipple
   Morbus Crohn
   Tuberkulose
   Unspezifische granulomatöse Enteritis

3. Tumoren (Dünndarm, Mesenterium, Retroperitonealraum)
   Morbus Hodgkin
   Maligne Lymphome, Pseudolymphome
   Plasmozytome
   Makroglobulinämie Waldenström
   Karzinoide mit Metastasen
   Mesenteriale Zysten bzw. Neoplasien
   Retroperitoneale Tumoren

4. Systemerkrankungen
   Sklerodermie
   Generalisierte Mastozytose (Urticaria pigmentosa)
   Amyloidose

5. Kongenitale oder erworbene Fehlbildungen
   Intestinale „Pseudoobstruktion" mit Hypertrophie der Ringmuskulatur
   Pneumatosis cystoides intestinalis
   Intestinale Lymphangiektasie
   Divertikulose

6. Endokrinopathien
   Diabetische Enteropathie
   Mauriac-Syndrom
   Verner-Morrison-Syndrom
   Zollinger-Ellison-Syndrom
   Wermer-Syndrom
   Morbus Addison
   Hypoparathyreoidismus
   Hyperthyreosen

7. Vaskuläre Störungen
   Verschluß der A. mesenterica superior (Angina abdominalis)
   Herzinsuffizienz
   Pericarditis constrictiva

8. Parasiten
   Giardia lamblia
   Strongyloide
   Hakenwürmer („hookworm disease")
   Dibothriocephalus latus

9. Iatrogene (transitäre) Malabsorption
   Pharmaka: Neomycin, Triparanol, Zytostatika, Cholestyramin,
   Phenendion, Phenolphthalein, Kolchizin
   Röntgenbestrahlung

10. Verschiedene (seltene) Ursachen
    Exsudative Enteropathie
    Dermatitis herpetiformis Duhring
    Defektimmunopathien
    „Brown bowel"-Syndrom
    Bean-Syndrom

und Malabsorption" dar (BECKER, 1969). Er enthält die für den Endabbau erforderlichen Enzymsysteme, zugleich aber auch Transportsysteme. Die Bürstensaummembran ist eine *digestiv-absorptive Oberfläche* (MILLER u. CRANE, 1961; CRANE, 1966, 1969, 1970; CASPARY, 1975).

I. Kongenitale Störungen der Darmresorption

1. Disaccharid-Malabsorption

Den primären Disaccharid-Malabsorptions-Syndromen (Tabelle 21) liegt eine *isolierte* Störung der Absorption infolge eines *isolierten* Enzymausfalls (Enzymopathie) („brush border membrane disease"; CRANE, 1966) zugrunde (Lit.: LITTMAN u. HAMMOND, 1965; KISTLER u. HAEMMERLI, 1966; SHMERLING u. Mitarb., 1968; ROMMEL u. CLODI, 1970). Diese primären Syndrome treten als kongenitale (seltener als erworbene) Störungen auf. Disaccharid-Malabsorptions-Syndrome können auch sekundär bei den sog. großen (globalen) Malabsorptions-

Tabelle 21. Disaccharid-Malabsorptions-Syndrome. (Zusammengestellt nach KISTLER u. HAEMMERLI, 1966)

I. Kongenitale, primäre Syndrome
Laktose-Malabsorption (Holzel-Syndrom)
Laktose-Intoleranz mit Laktosurie (Durand-Syndrom)
Saccharose-Malabsorption
Saccharose-Isomaltose-Malabsorption

II. Erworbene, wahrscheinlich primäre Syndrome
Erworbene Laktose-Malabsorption des Erwachsenen
Erworbene Saccharose-Malabsorption des Erwachsenen (?)

III. Symptomatische, sekundäre Syndrome (genereller Defekt aller Disaccharidasen)
Primäre Malabsorptions-Syndrome (Zöliakie, idiopathische Sprue, tropische Sprue)
Sekundäre Malabsorptions-Syndrome (Morbus Whipple, maligne intestinale Lymphomatose, intestinale Lymphangiektasie, A-β-Lipoproteinämie)
Syndrom der „blinden Schlinge"
Kwashiorkor
Infektiöser oder unspezifischer Durchfall im Kindesalter (akute Gastroenteritis oder Enterokolitis)
Massive Infestation mit Giardia intestinalis (Lambliasis)
Schwere Unterernährung bei Kindern
Mukoviszidose
Enteritis regionalis
Akute Virushepatitis

IV. Zufällige Kombination einer erworbenen Laktose-Malabsorption mit anderen gastrointestinalen Erkrankungen
Ulcus ventriculi, Ulcus duodeni
Partielle Gastrektomie
Colitis ulcerosa
Irritables-Kolon-Syndrom
Divertikulose, Divertikulitis des Kolons
Infektiöser oder unspezifischer Durchfall im Erwachsenenalter

V. Disaccharid-Malabsorption mit normalen Enzymaktivitäten
Ausgedehnte Dünndarmresektion
Physiologischer Durchfall muttermilchernährter Säuglinge

Syndromen (idiopathische Sprue) auftreten; dabei sind in der Regel *alle* Disaccharidasen erniedrigt.

Die verschiedenen Formen der Kohlehydrat-Malabsorption führen zu einer Kohlehydrat-*Intoleranz*. Intoleranz ist ein unspezifischer Begriff, der nichts über die Pathogenese aussagt. Er ist nicht identisch mit Malabsorption. Eine Milch-Intoleranz (KUITUNEN u. Mitarb., 1965) z.B. kann sehr verschiedene Ursachen haben. Sie kann Folge einer enzymatischen Störung des Intermediärstoffwechsels der Galaktose sein (kongenitale Galaktosämie), sie kann auf einer Laktose-Malabsorption, auf einer echten Milch-Allergie oder auf einer toxischen Milchwirkung (milchinduzierter, chronisch-gastrointestinaler Blutverlust bei Kleinkindern) beruhen.

Der patho-physiologische Mechanismus (Abb. 58) der Disaccharid-Malabsorption ist für alle Zucker gleichartig (WEIJERS u. Mitarb., 1961; WEIJERS u. VAN DE KAMER, 1963; HAEMMERLI u. Mitarb., 1963, 1965; KISTLER u. HAEMMERLI, 1966). Disaccharide werden unter normalen Bedingungen im Dünndarm enzymatisch gespalten und gelangen als Monosaccharide in die Blutbahn (Lit.: NEWEY, 1967; CASPARY, 1975). Fehlt eine Disaccharidase, gelangt der entsprechende Zucker unverändert in den Dickdarm. Dort wird der Zucker einerseits durch bakterielle Enzyme in Monosaccharide, andererseits durch die bakterielle Fermentation in organische Säuren, vor allem in Milch- und Essigsäure, abgebaut. Diese niedermolekularen Säuren wirken stark osmotisch und führen zu einer beträchtlichen Wassersekretion in das Kolon. Daraus resultieren wäßrige Durchfälle (LINDQUIST u. MEEUWISSE, 1962). WEIJERS u. Mitarb. (1961) sowie HAEMMERLI u. Mitarb. (1963, 1965) diskutieren eine möglicherweise direkt irritierende Wirkung der organischen Säuren auf die Kolonmukosa, die mit einer vermehrten Absonderung von Flüssigkeit und Schleim und mit einer gesteigerten Peristaltik reagiert.

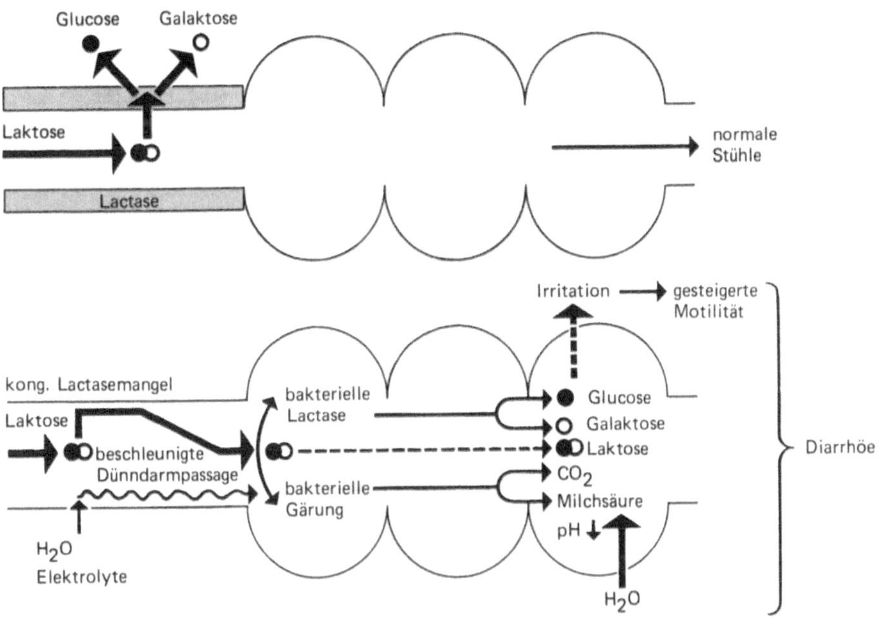

Abb. 58. Der patho-physiologische Mechanismus der Disaccharid-Malabsorption, dargestellt am Beispiel der Laktose-Malabsorption

Nach LAWS u. NEALE (1966), ebenso nach LAUNIALA (1968a und b, 1969, 1970) verursachen die nicht-resorbierten Zucker infolge ihrer osmotischen Wirkung bereits im proximalen Dünndarm einen verstärkten Wasser- und Elektrolyteinstrom in das Darmlumen (Übersicht: MERTZ, 1967). Dieser Effekt wird wahrscheinlich potenziert durch das geringe Vermögen des Dünndarms, Na$^+$-Ionen aktiv gegen ein Konzentrationsgefälle zu transportieren (CRANE, 1970). Im Vergleich zu isotonen Lösungen wird auf diese Weise im Darm ein etwa 3mal größeres Flüssigkeitsvolumen retiniert. Die erhöhte intraluminale Flüssigkeitsmenge erhöht die Darmpassage; die Beschleunigung ist einer jeweils verabreichten Disaccharidmenge proportional. Im Kolon wird ein Teil des Zuckers durch bakterielle Fermentation gespalten; die Wasser- und Elektrolytabsorption ist im Vergleich zur Abnahme des Zuckers zwar hoch, dennoch verbleibt genügend Flüssigkeit, um Diarrhöen zu erzeugen (Übersicht und Lit. zur Pathophysiologie der Diarrhöe: PHILLIPS, 1972).

Die primären Disaccharid-Malabsorptions-Syndrome zeigen histologisch in der Regel ein normales Schleimhautrelief (BECKER, 1969; FISCHER, 1969; LOJDA u. Mitarb., 1969, 1970; DAWSON, 1970).

1.1. Kongenitale Laktose-Malabsorption (Holzel-Syndrom)

Das Krankheitsbild wurde 1959 erstmals durch HOLZEL u. Mitarb. als *„Alactasie"* beschrieben. Es beruht auf einem isolierten intestinalen Lactasemangel, der sowohl enzymhistologisch als auch biochemisch nachweisbar ist (HOLZEL u. Mitarb., 1959, 1962; LAUNIALA u. Mitarb., 1966; GUDMAND-HÖYER u. JARNUM, 1968; DAWSON, 1970). Nach histologischen Untersuchungen von LAUNIALA u. Mitarb. (1966) soll es bei der kongenitalen Laktose-Malabsorption zur „leichten Atrophie der Zotten" kommen. Die klinischen Symptome treten in den ersten Lebenstagen auf. Erst nach Absetzen jeglicher Milchnahrung sistieren die Durchfälle; die dystrophen Säuglinge gedeihen dann normal. Mit zunehmendem Alter werden kleine Milchmengen offenbar toleriert. Wahrscheinlich aber kann die kongenitale Laktose-Malabsorption bis in das Erwachsenenalter zumindest subklinisch persistieren.

1.2. Kongenitale Laktose-Intoleranz mit Laktosurie (Durand-Syndrom)

Außer chronischen Diarrhöen tritt regelmäßig Erbrechen auf. Zudem besteht eine massive Laktosurie, oft verbunden mit einer Aminoacidurie und renaler Acidose (DURAND, 1958; Lit.: HAEMMERLI u. Mitarb., 1965). Die Pathogenese dieses Syndroms ist nicht restlos geklärt. Möglicherweise wird infolge eines Lactase-2-Mangels (=Cellobiase 2, =unspezifische β-Galaktosidase) Laktose, die eine toxische Wirkung speziell in den Nieren entfaltet, absorbiert (KISTLER u. HAEMMERLI, 1966; SEMENZA, 1968). Histologisch-bioptische Untersuchungen liegen bislang nicht vor.

1.3. Kongenitale Saccharose-Isomaltose-Malabsorption

Durchfälle treten bei der kongenitalen Saccharose-Isomaltose-Malabsorption erst bei gemischter Ernährung mit Rohrzucker, Stärke und Dextrinzusätzen auf (WEIJERS u. Mitarb., 1960, 1961; AURICCHIO u. Mitarb., 1961, 1963; LOESCHKE u. Mitarb., 1974). Chronische Diarrhöen werden sowohl durch Saccharose und Isomaltose (bzw. Palatinose) als auch durch Stärke induziert. In der Mukosa des Dünndarms (Jejunum) sind die Aktivitäten von Maltase-3 (=Saccharase-1), Maltase-4 (=Saccharase-2) und Maltase-5 (=Isomaltase) stark erniedrigt (BURGESS u. Mitarb., 1964; AURICCHIO u. Mitarb., 1965; EGGERMONT, 1968). Die Aktivitäten von Maltase-1 und Maltase-2 und von Lactase sind normal. Nach Untersuchungen von EGGERMONT (1968) beruht der „polyenzymatische Defekt" der Saccharose-Isomaltose-Malabsorption wahrscheinlich nur auf einer singulären Mutation der Saccharase-Molekel. Erst sekundär wirkt sich dieser Defekt über veränderte Assoziationsverhältnisse im Disaccharidasepartikel auf die Konformation und damit auf die Aktivität der benachbarten Enzyme aus. Die Heredität der Saccharose-Malabsorption gilt als gesichert, der Vererbungsmodus ist noch unklar.

NEALE u. Mitarb. beschrieben 1965 bei einem 29jährigen Mann im Anschluß an eine akute Gastroenteritis chronisch-persistierende Diarrhöen. Enzymchemische Untersuchungen bioptisch gewonnener Dünndarmschleimhaut erbrachten einen vollständigen Verlust der intestinalen Saccharase sowie einen Mangel an Palatinase und Maltase. Es wird diskutiert, ob eine maskierte hereditäre Saccharose-Intoleranz durch akut-entzündliche Prozesse manifest werden kann.

1.4. Die erworbene Laktose-Malabsorption der Erwachsenen

Seit 1963 sind zahlreiche Einzelbeobachtungen über Milchunverträglichkeiten bei Erwachsenen beschrieben worden, die auf einer selektiven Erniedrigung der Lactaseaktivität der Dünndarmmukosa beruhen (Lit.: FISCHER u. ZAPF, 1965; HAEMMERLI u. Mitarb., 1964; KISTLER u. HAEMMERLI, 1966).

Die erworbene Laktose-Malabsorption zeigt eine bemerkenswerte Rassendisposition. Während die weiße Bevölkerung Amerikas nur zu etwa 10% betroffen ist, wird der selektive Lactaseausfall bei Negern, Ostasiaten, Indios und bei der australischen Urbevölkerung mit einer Häufigkeit von 70–80% beobachtet (BAYLESS u. CHRISTOPHER, 1969; ALZATE u. Mitarb., 1969; FLATZ u. Mitarb., 1969). Die Ursache dieses erworbenen Enzymmangels ist nicht sicher bekannt. Eine sich erst im Erwachsenenalter manifestierende congenitale Enzymopathie ist unwahrscheinlich. Möglicherweise spielen exogene, unspezifische Noxen eine Rolle. Der Lactasemangel könnte Spätfolge einer exogenen Schädigung sein (HAEMMERLI u. Mitarb., 1965; LITTMAN u. HAMMOND, 1965); so konnte ein isolierter Lactasemangel als Folge einer (klinisch ausgeheilten) idiopathischen Sprue nachgewiesen werden (GRAY u. Mitarb., 1968).

In licht- und elektronenmikroskopischen Untersuchungen der Dünndarmschleimhaut von Patienten mit erworbener Alactasie konnten pathologische Veränderungen an Enterozyten, insbesondere an den Strukturen des Bürstensaumes, bislang nicht aufgedeckt werden.

1.5. Symptomatische sekundäre Syndrome

Schwere, durch ganz verschiedene Ursachen induzierte Schleimhautläsionen gehen in der Regel mit verminderten intestinalen Enzymaktivitäten, insbesondere mit supprimierten

Disaccharidasen, einher. 1963 konnte durch HAEMMERLI u. Mitarb., später auch durch andere Autoren (PLOTKIN u. ISSELBACHER, 1964; WESER u. SLEISENGER, 1965; SHEEHY u. ANDERSON, 1965; NORDIO u. Mitarb., 1966; JOS u. Mitarb., 1967; POKA u. Mitarb., 1968) gezeigt werden, daß bei der idiopathischen Sprue alle Disaccharidasen stark erniedrigt sind. Das proportionale Verhältnis der Disaccharidasen zueinander (DAHLQUIST, 1970; LOJDA, 1970) bleibt aber erhalten. Bei der subtotalen Zottenatrophie können die Lactase-, Isomaltase- und Saccharaseaktivitäten fast völlig fehlen; die Maltaseaktivität ist nur noch zu 10–20% erhalten. Bei peroraler Disaccharidbelastung wird der schon bestehende Durchfall verstärkt. Besonders Laktose wird von Sprue-Patienten schlecht toleriert. Schon unter normalen Verhältnissen wird auf Grund der Enzymaktivitäten 6mal mehr Maltose und 2mal mehr Saccharose als Laktose absorbiert. Diese Relationen bleiben auch bei der floriden Sprue gewahrt, mithin tritt als erster Enzym-„Defekt" die geminderte Lactaseaktivität klinisch in Erscheinung. In der Remission, unter glutenfreier Diät, normalisieren sich die Disaccharidaseaktivitäten. Allerdings bleibt Lactase bei der Hälfte aller Sprue-Patienten niedrig.

Globale Aktivitätsminderungen aller Disaccharidasen wurden bei folgenden Krankheiten beobachtet: tropische Sprue (JEEJEEBHOY u. Mitarb., 1964), Morbus Whipple (LOJDA u. Mitarb., 1969, 1970), intestinale Lymphomatosen (SHEEHY u. ANDERSON, 1965), intestinale Lymphangiektasie (PLOTKIN u. ISSELBACHER, 1964), A-β-Lipoproteinämie (PLOTKIN u. ISSELBACHER, 1964), Syndrom der „blinden Schlinge" (PLOTKIN u. ISSELBACHER, 1964), Kwashiorkor (BOWIE u. Mitarb., 1963), akute Gastroenteritiden oder Enterokolitiden im Kindesalter (SUNSHINE u. KRETCHMER, 1964), massive Infestationen mit Giardia intestinalis (Lambliasis) (DURAND u. Mitarb., 1963), schwere Unterernährung und Nahrungskarenz (CEVINE u. Mitarb., 1962; KNUDSEN u. Mitarb., 1968), Mukoviszidose (COZZETTO, 1963; SUNSHINE u. KRETCHMER, 1964), regionale Enteritis Crohn und Colitis ulcerosa (PLOTKIN u. ISSELBACHER, 1964; STRUTHERS u. Mitarb., 1965), Cholera (HIRSCHHORN u. MOLLA, 1969), Hepatitis (SHEEHY u. ANDERSON, 1965; MARIN u. Mitarb., 1969).

2. Kongenitale Glucose-Galaktose-Malabsorption (sog. Glucose-Transportstörung)

1962 beschrieben LINDQUIST u. MEEUWISSE sowie LAPLANE u. Mitarb. die Glucose-Galaktose-Malabsorption, ein hereditäres Syndrom mit vermutlich autosomal-rezessivem Erbgang (Lit.: LINDQUIST u. MEEUWISSE, 1968; MEEUWISSE u. MELIN, 1969). Beide Monosaccharide werden nicht resorbiert. Nach oraler Applikation verlaufen die Blutzuckerkurven flach; Glucose und Galaktose werden mit dem Stuhl ausgeschieden und erzeugen eine osmotische Diarrhöe mit saurem pH. Die Krankheit ist Folge einer selektiven Störung des aktiven, Na$^+$-abhängigen Transportes (Na-Symporter, vgl. S. 56) von Glucose und Galaktose durch die Darmepithelzelle. Durch den Defekt am Carrier bleibt die Akkumulation der Zucker in der Epithelzelle aus (EGGERMONT u. LOEB, 1966; SCHNEIDER u. Mitarb., 1966). Der einzig tolerierte Zucker ist Fructose.

ROMMEL u. Mitarb. (1967) beschrieben eine isolierte Galaktose-Malabsorption im Erwachsenenalter (vgl. auch: HUGHES u. SENIOR, 1975).

3. Störungen des Aminosäurestoffwechsels (Aminoacidurien)

Es handelt sich um genetisch verankerte Störungen des Aminosäuretransportes; die Ursache liegt in rezessiv hereditären Defekten (Lit.: MATTHEWS, 1969).

3.1. Cystinurie

Bei der Cystinurie handelt es sich um eine Störung der reno-tubulären Rückresorption zahlreicher Aminosäuren (DENT u. ROSE, (1951); die Cystinurie ist durch die Urinausscheidung von Lysin, Arginin, Ornithin, Cystin, dem Disulfid von Cystin und durch Homocystin charakterisiert. Zusätzlich zu den renalen Transportstörungen liegen bei der Cystinurie auch Defekte des intestinalen Transportes für Cystin, Arginin und Lysin vor (MILNE u. Mitarb., 1961; ASATOOR u. Mitarb., 1962; THIER u. Mitarb., 1964; LONDON u. FOLEY, 1965; ROSENBERG u. Mitarb., 1965; McCARTHY u. Mitarb., 1965).

Tabelle 22. Transportdefekte der dibasischen Aminosäuren bei der sog. Cystinurie. (Nach SEGAL, 1968)

Gewebe	Transportdefekt für:		
	Cystin	Lysin	Arginin
Leukozyten	normal	normal	normal
Nierenrinde	normal	partiell	partiell
(Typ I, III)			
Dünndarm			
Typ I	komplett	komplett	komplett
Typ II	partiell	komplett	(nicht untersucht)
Typ III	partiell	partiell	partiell

Nach Untersuchungen von ROSENBERG u. SEGAL (1965) bzw. ROSENBERG u. Mitarb. (1966) handelt es sich bei der Cystinurie zumindest um 3 biochemisch und genetisch verschiedene Störungen (Tabelle 22):

„Typ I": ein aktiver intestinaler Transport für Cystin, Lysin und Arginin fehlt. Da die Aminosäuren keine gegenseitige kompetitive Hemmung mehr zeigen, erscheint die Substratbindungsstelle betroffen.

„Typ II": Cystin wird, wenngleich vermindert, aktiv transportiert, nicht jedoch Lysin. Untersuchungen über den Arginintransport liegen bislang nicht vor;

„Typ III": der aktive intestinale Transport von Cystin, Lysin und Arginin vollzieht sich annähernd normal (nur mäßig reduziert); die Harnausscheidung von Cystin und Lysin ist stark erhöht.

Bei Patienten mit Cystinurie lassen sich die bakteriellen Abbauprodukte der mangelhaft resorbierten Aminosäuren im Stuhl nachweisen. Gravierende Ernährungsstörungen scheinen durch die Krankheit nicht verursacht zu werden.

Ein der Cystinurie nahestehendes Krankheitsbild wurde von PERHEENTUPA u. VISAKORPI (1965) als „*Protein-Unverträglichkeit mit ungenügendem Transport basischer Aminosäuren*" beschrieben. Es besteht eine Aminoacidurie vorwiegend für Cystin und basische Aminosäuren, die mit intestinalen Transportdefekten einhergeht. Im Gegensatz zur Cystinurie und offenbar charakteristisch für dieses Krankheitsbild sind schwere Stoffwechselstörungen mit Minderwuchs, Diarrhöen, erhöhtem Blutammoniakgehalt und Hepatomegalie.

3.2. Hartnup-Syndrom

Das Syndrom wurde erstmals von BARON u. Mitarb. (1956) beschrieben. Es erhielt seinen Namen von der Familie, in der die kindlichen Erkrankungsfälle beobachtet wurden. Die klinische Symptomatik ist charakterisiert durch pellagroide Hautveränderungen und phasisch auftretende zerebellare ataktische Symptome. Biochemisch findet sich eine massive Aminoacidurie von Monoamino-monocarbonsäuren sowie von Asparagin, Glutamin und Citrullin. Prolin, Hydroxyprolin, Glycin, Cystin und Amino-Dicarbonsäuren sind von der Störung des reno-tubulären Transportmechanismus ausgeschlossen. Die intestinale Komponente dieses Syndroms besteht in „defekten" Transportmechanismen für verschiedene Aminosäuren: für Tryptophan (MILNE u. Mitarb., 1960; SCRIVER, 1965), Tyrosin (DeLAEY u. Mitarb., 1964), vermutlich auch für andere Mono-amino-Monocarbonsäuren, die zum Teil in großen Mengen im Stuhl nachgewiesen werden können (ASATOOR u. Mitarb., 1963; SHIH u. Mitarb., 1971). Die renalen Aminosäurenverluste sind nutritiv wahrscheinlich unbedeutend. Folgenschwerer ist die Malabsorption der Aminosäuren. Die pellagroiden Hautveränderungen beruhen auf einer Minderung des für die Nikotinamidsynthese notwendigen Tryptophan. Die neurologische Symptomatik wird als Folge einer Intoxikation durch vermehrt anfallende (toxische) Amine erklärt. Die bakterielle Zersetzung des nicht resorbierten Tryptophan führt zu einer Störung des Indolstoffwechsels mit einer Indolvermehrung im Stuhl und Indikanurie. Die genaueren Zusammenhänge zwischen dem gestörten intestinalen Aminosäuretransport, dem bakteriell induzierten „abartigen" Aminosäurestoffwechsel innerhalb des Darmes und den anderen biochemischen Anomalien (Aminoacidurie) sind vielschichtig, komplex und bislang nicht sicher geklärt.

3.3. Tryptophan-Malabsorption („Blaue-Windel-Syndrom")

Das von DRUMMOND u. Mitarb. (1964) beschriebene Syndrom („blue diaper syndrome") ist auch als „familiäre Hyperkalzämie mit Nephrokalzinose und Indikanämie" bekannt. Die Bezeichung „Blaue-Windel-Syndrom" resultiert aus der beobachteten Blaufärbung von Windeln nach Einwirkung von Indigotin, einem Konjugationsprodukt zweier Indikan-Moleküle. Die Ursache dieser Krankheit liegt vermutlich in einer singulären intestinalen Resorptionsstörung von Tryptophan, bei einer gleichzeitig enorm gesteigerten Kalziumresorption. Daraus resultiert eine schwere Hyperkalzämie mit Nephrokalzinose und Niereninsuffizienz. Die gestörte intestinale Tryptophan-Resorption ist nicht gleichzeitig auch mit Störungen des reno-tubulären Transportmechanismus für Tryptophan gekoppelt. Nach bisherigen Untersuchungen sind sowohl die intestinalen als auch die reno-tubulären Transportmechanismen für alle anderen Aminosäuren normal.

Die Tryptophan-Malabsorption verursacht eine Störung des Indolstoffwechsels, vergleichbar der Hartnup-Krankheit. Die Beziehungen zwischen den Anomalien des Kalzium- und Phosphatstoffwechsels einerseits und dem gestörten Tryptophantransport andererseits sind nicht geklärt. Die orale Applikation von Tryptophan vermag die Kalziumresorption enorm zu steigern; ein Befund, der tierexperimentell reproduziert werden konnte (WASSERMANN u. Mitarb., 1962).

Möglicherweise können Tryptophan oder Tryptophanderivate nach Art einer Chelatwirkung die Kalziumresorption potenzieren (MICHAEL u. Mitarb., 1964).

3.4. Methionin-Malabsorption („Oast-House-Syndrom")

1964 beschrieben HOOFT u. Mitarb. ein 27 Monate altes Mädchen mit folgender Symptomatik: weiße Haare, Schwachsinn, Krämpfe, anfallweise Hyperpnoe und episodenhaft auftretende Diarrhöen. Blutsverwandte dieser Kranken waren ebenfalls weißhaarig. Ursache, zumindest aber Leitsymptom der Krankheit, scheint eine Malabsorption von Methionin zu sein. Nach oraler Applikation von Methionin treten unverzüglich schwere Durchfälle auf. Im Urin und Stuhl finden sich große Mengen von α-Hydroxybuttersäure, die wahrscheinlich durch bakterielle Einwirkung auf Methionin entsteht. Im Stuhl sind außerdem vermehrt Methionin und verzweigte Aminosäuren nachweisbar. Eine konkomittierende Aminoacidurie besteht nicht.

Ähnlichkeiten zur klinischen Symptomatik der Methionin-Malabsorption zeigt das sog. *„Oast-House-Syndrom"* (SMITH u. STRANG, 1958). Die Autoren beschreiben ein weißhaariges, geistig retardiertes Kind mit einer anfallweise auftretenden Atemstörung mit Hyperpnoe, mit Muskelschlaffheit und gelegentlichen Extensorkrämpfen. Seit der Geburt hatte der Urin einen charakteristisch unangenehmen Geruch, ähnlich dem Geruch verbrannten Zuckers („Oast-House-Syndrom"). Im Urin konnte vermehrt α-Hydroxybuttersäure nachgewiesen werden. Im Vergleich zur Methionin-Malabsorption bestand zuzüglich eine Aminoacidurie mit vorwiegender Ausscheidung von Methionin, Tyrosin und Phenylalanin. Zusätzlich enthielt der Urin Phenylessigsäure. Angesichts der klinischen Ähnlichkeit und der hohen Urinausscheidung von α-Hydroxybuttersäure wurde ursächlich auch hier eine Methionin-Malabsorption vermutet. Wahrscheinlich aber handelt es sich um eine Phenylketonurie mit einem zusätzlichen Stoffwechseldefekt.

3.5. Sekundäre Störungen des Aminosäuretransportes

Bei verschiedenen, genetisch determinierten Stoffwechselstörungen kann es im Rahmen der Grundkrankheit auch zu Störungen des intestinalen Aminosäuretransportes mit den entsprechenden Sekundärfolgen kommen.

Jeder toxische oder nutritive Faktor, der in der Lage ist, eine Aminoacidurie hervorzurufen, ist potentiell in der Lage, den Transport von Aminosäuren auch anderen Ortes zu beeinflussen. So kann z.B. Neomycin (DOBBINS u. Mitarb., 1968) einerseits eine Aminoacidurie induzieren, andererseits den intestinalen Transport von Aminosäuren inhibieren (ORTEN, 1963; MILNE, 1964).

Bei der *Phenylketonurie* gibt es Hinweise für eine Tryptophan-Malabsorption mit konsekutiver Störung des Indolstoffwechsels (ARMSTRONG u. ROBINSON, 1954; BESSMAN u. TADA, 1960). Nach LINNEWEH u. Mitarb. (1963) besteht gleichzeitig eine stark reduzierte Resorption von Leucin und Arginin. Damit sind möglicherweise Auswirkungen auf das Nervensystem erklärt (LINNEWEH, 1965a und b). Die Transportstörung bestimmter essentieller Aminosäuren wird wahrscheinlich durch die Phenylalanin-Überladung (Phenylalanin-Intoleranz mangels Phenylalanin-Hydroxylase) im Sinne einer kompetitiven Hemmung hervorgerufen. Die starke Affinität von Phenylalanin zum Transportsystem der Monoamino-Monocarbonsäuren stützt diese These ebenso wie Berichte über die kompetitive Hemmung zwischen basischen und neutralen Aminosäuren (ALVARADO, 1966).

Auch bei der *„Ahornsirup-Krankheit"* („maple syrup urine disease"), der *Leucinose* (MENKES, 1959a und b; MENKES u. Mitarb., 1954; LINNEWEH, 1965a und b; GOEDDE u. Mitarb., 1968), handelt es sich um eine Störung des Aminosäurestoffwechsels; die Ketoanaloge der verzweigten Aminosäuren Leucin, Isoleucin und Valin werden nicht decarboxyliert. Es resultiert eine erhöhte Blutkonzentration dieser Ketosäuren. Mit dem Urin werden abnorme Indolverbindungen ausgeschieden, wahrscheinlich als Folge einer gestörten Tryptophan-Resorption (MILNE, 1967). In tierexperimentellen Untersuchungen zeigen Leucin und Isoleucin eine besondere Affinität für den intestinalen Transportmechanismus neutraler Aminosäuren.

1961 beschrieben MORRIS u. Mitarb. eine *„gutartige" Variante der Ahornsirup-Krankheit* (intermittierende Variante), die inzwischen mehrfach bestätigt wurde (LONSDALE u. Mitarb., 1963; KIIL u. ROKKONES, 1964; GOEDDE u. Mitarb., 1970; MÜLLER u. Mitarb., 1971). Die intermittierende Variante der Ahornsirup-Krankheit unterscheidet sich enzymologisch von der klassischen Form dadurch, daß zwar die Aktivität der α-Ketoisocapronsäure-Oxidase fehlt, für die α-Ketoisovaleriansäure-Oxidase und α-Keto-β-methylvaleriansäure-Oxidase aber noch Restaktivitäten nachweisbar sind.

Bei der im Zusammenhang mit der *Galaktosämie* (Lit.: VON BERG, 1969) und *hereditären Fructose-Intoleranz* (MATTHEWS, 1969) nach Gabe von Fructose auftretenden Aminoacidurie handelt es sich wahrscheinlich um sekundäre Störungen des Aminosäuretransportes durch die hohen Zuckerkonzentrationen. Es ist bislang nicht bekannt, ob kompetitive Hemm-Mechanismen vorliegen.

4. A-β-Lipoproteinämie (Bassen-Kornzweig-Syndrom)

Die A-β-Lipoproteinämie wurde erstmals 1950 von BASSEN und KORNZWEIG beschrieben. Seitdem ist über weitere 35 Fälle berichtet worden (Lit.: BOHLMANN u. Mitarb., 1972). Die Erkrankung wird autosomal rezessiv vererbt; eine familiäre Häufung wurde mehrfach beobachtet (BASSEN u. KORNZWEIG, 1950; KORNZWEIG u. BASSEN, 1957; DiGEORGE u. Mitarb., 1961; VAN BUCHEM u. Mitarb., 1966; LEVY u. Mitarb., 1966; BOHLMANN u. Mitarb., 1972). Das Syndrom ist klinisch durch eine Retinitis pigmentosa, durch sehr bald nach der Geburt einsetzende Steatorrhöen und neurologisch durch spinozerebelläre und periphere Störungen gekennzeichnet (Übersicht: BOHLMANN u. Mitarb., 1972). Charakteristisch für das Krankheitsbild ist eine *Akanthozytose* der Erythrozyten, die sich am leichtesten in einem frischen Bluttropfen, der in einer neutral gepufferten Formalinlösung suspendiert wird, nachweisen läßt. Biochemisch sind sämtliche Lipidfraktionen erniedrigt. Chylomikronen und β-Lipoproteine fehlen fast völlig. Die α-Lipoproteine sind leicht erniedrigt.

Seitens der Dünndarmschleimhaut findet man bioptisch in der Regel normal lange Zotten. Die Epithelzellen der intestinalen Mukosa (Enterozyten) zeigen zahlreiche, für das Krankheitsbild pathognomonische *Fettvakuolen,* besonders im apikalen Zytoplasma (SALT u. Mitarb., 1960; LAMY u. Mitarb., 1963; ISSELBACHER u. Mitarb., 1964; DOBBINS, 1966; GONZALES-LICEA, 1971). Die Pathogenese der A-β-Lipoproteinämie ist nicht restlos geklärt. Entweder fehlt der Leberzelle aufgrund eines angeborenen Defektes die Fähigkeit, den Eiweißanteil der β-Lipoproteine zu synthetisieren (fehlende Proteinmatrix), oder die fertigen Lipoproteine können aus den Mukosazellen nicht austreten (ISSELBACHER u. Mitarb., 1964).

Bei der sog. *Hypo-β-Lipoproteinämie* (HOOFT u. Miatarb., 1962) sind die klinischen Symptome und biochemischen Befunde weniger stark ausgeprägt.

5. Acrodermatitis enteropathica

Ätiologie und Pathogenese der erstmals von BRANDT (1936) sowie von DANBOLT u. CLOSS (1942) beschriebenen Acrodermatitis enteropathica sind unbekannt. Das hereditäre Krankheitsbild ist charakterisiert durch typische Hautveränderungen (vgl. Bd. VII) und durch abdominelle Symptome mit *Malabsorption*; mithin präsentiert die Acrodermatitis enteropathica ein *cuto-intestinales Syndrom* (MOYNAHAN u. Mitarb., 1963; HANSSON, 1963; REICH, 1973). Die klinischen Symptome treten bemerkenswerterweise um die Zeit des Abstillens auf. Die gastrointestinalen Erscheinungen erinnern an die Symptome der Zöliakie (DANBOLT u. CLOSS, 1942; REICH, 1958, 1973).

Bezüglich der Ätio-Pathogenese wurde eine Zeitlang an eine Infektion mit Candida albicans gedacht (BAIRD, 1949). In einem Teil der Fälle konnte der Pilz in den Haut- und Schleimhauteffloreszenzen sowie im Speichel und Stuhl nachgewiesen werden. Es handelt sich indessen um Sekundärerscheinungen. DILLAHA u. Mitarb. (1953), HANSSON (1963) sowie FEUERSTEIN u. SÖNNICHSEN (1967) diskutierten eine Störung des Tryptophanstoffwechsels, möglicherweise aufgrund eines genetisch fixierten Enzymdefektes (vgl. auch SÖNNICHSEN u. Mitarb., 1967). MOYNAHAN u. Mitarb. (1962, 1963) und MILLA (1972) vermuten einen hereditären Mangel an Succinodehydrogenase und Leucin-Amino-Peptidase in den Enterozyten des Dünndarms und eine dadurch bedingte ungenügende Hydrolyse des mit der Nahrung zugeführten Eiweißes; für die intestino-kutanen Veränderungen werden toxische Substanzen aus der mangelhaften Eiweißhydrolyse verantwortlich gemacht. Von CASH u. BERGER (1969) wird ursächlich auch eine Umsatzstörung ungesättigter Fettsäuren angenommen.

Histologisch liegt zumeist eine partielle Zottenatrophie vor. In elektronenmikroskopischen Untersuchungen konnten vermehrt multivesikuläre Körperchen in den Enterozyten und Dilatationen des interepithelialen Raumes der Lamina epithelialis mucosae nachgewiesen werden (MOYNAHAN u. Mitarb., 1962, 1963; MILLA, 1972; HEILMANN u. Mitarb., 1973). Neuerdings fanden HEILMANN u. Mitarb. (1973) sowie LOMBECK u. Mitarb. (1974) in den Paneth-Zellen des Dünndarms charakteristische lysosomale Strukturen (Abb. 59), deren funktionelle Bedeutung allerdings noch nicht geklärt werden konnte. Ob es sich hierbei um einen für die Acrodermatitis enteropathica spezifischen Befund handelt, bleibt abzuwarten. Immerhin gewinnt die degenerative Schädigung der Paneth-Zellen dadurch an Bedeutung, daß bei Patienten mit Acrodermatitis enteropathica eine Minderung der intestinalen Lysozymaktivitäten gefunden wurde. Ein intestinaler Lysozymmangel auf dem Boden einer Insuffizienz der Paneth-Zellen könnte eine mögliche Ursache der Acrodermatitis enteropathica sein.

6. Isolierte Vitamin-B_{12}-Malabsorption

Bei der hereditären Vitamin-B_{12}-Malabsorption werden 2 Typen unterschieden (Übersicht: MILNE, 1967; vgl. auch: TOSKES u. DEREN, 1973; GOEBELL u. HAVEMANN 1974):

Typ I beruht auf einem kongenitalen Mangel des intrinsic factor im Magensaft; die Säure- und Pepsinproduktion ist normal. Die Magenschleimhaut zeigt keinerlei pathologische Veränderungen (MCINTYRE u. Mitarb., 1965);

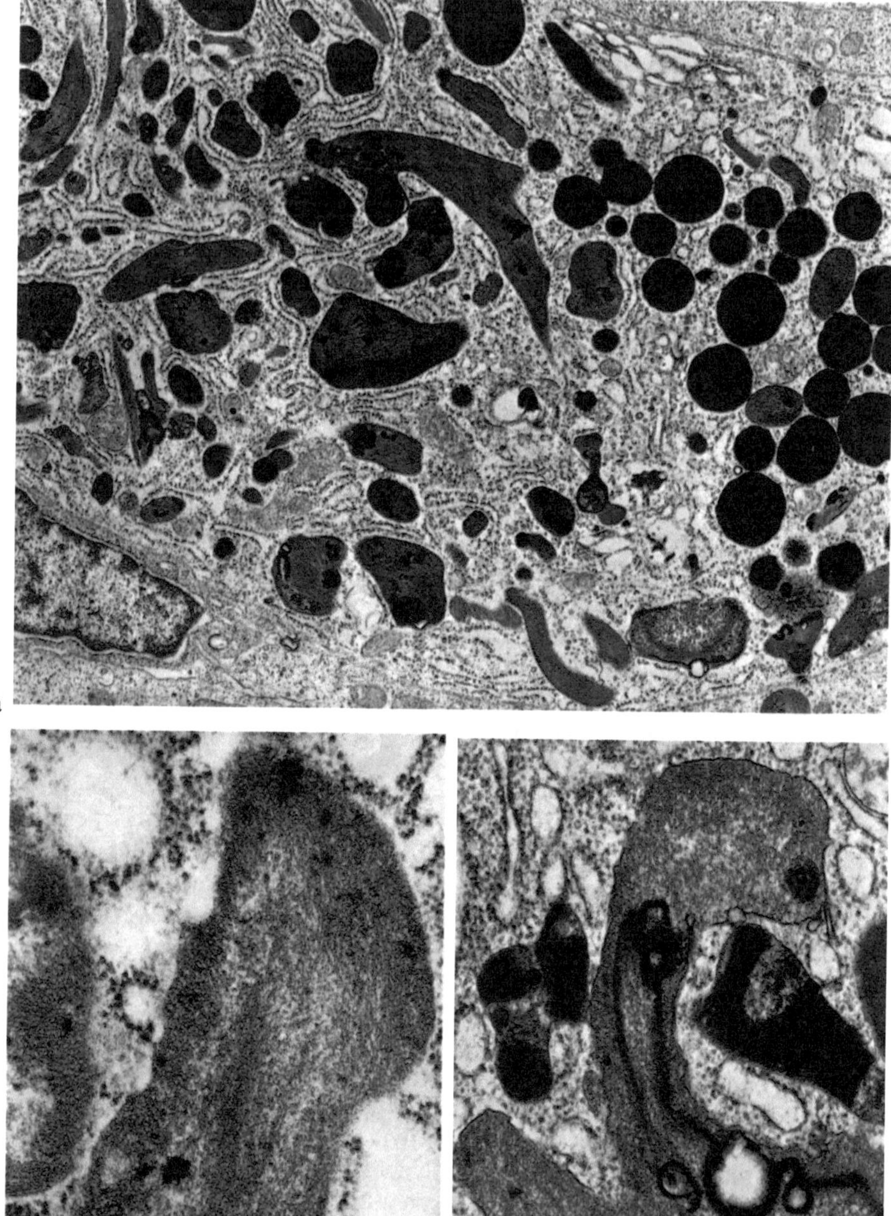

Abb. 59a–c. Acrodermatitis enteropathica: intestinale Paneth-Zelle mit atypischen, osmiophilen Einschlüssen. Kontrastierung: Bleicitrat und Uranylacetat. Vergr. 8 500:1 (a), 31 000:1 (b) und 41 000:1 (c) [aus LOMBECK, I., u. Mitarb.: Pediat. Res. **8**, 82 (1974)]

Typ II (Imerslund-Gräsbeck-Syndrom) weist eine isolierte Vitamin-B_{12}-Resorptionsstörung im Ileum auf; Magen und oberer Dünndarm sind funktionell unauffällig (IMERSLUND, 1960; GRÄSBECK u. Mitarb., 1960; SPURLING u. Mitarb., 1964; MOHAMED u. Mitarb., 1966; GRÄSBECK u. KVIST, 1967). Dieser Typ tritt gehäuft in Norwegen und Finnland auf. Die Applikation von intrinsic factor hat keinen Einfluß auf die Vitamin-B_{12}-Resorption. In fast allen Fällen besteht eine Proteinurie, vereinzelt eine Hyperaminoacidurie. Relativ häufig finden sich Fehlbildungen der Niere und der ableitenden Harnwege (GRÄSBECK u. Mitarb., 1960).

Die Pathogenese dieser hereditären Resorptionsstörung ist ungeklärt. Möglicherweise fehlt der Schleimhaut ein spezifischer Rezeptor für den Vitamin-B_{12}-intrinsic-factor-Komplex (GRÄSBECK u. Mitarb., 1960; LILLIBRIDGE u. Mitarb., 1967; VISAKORPI u. FURUHJELM, 1968). Von anderen wird ein Defekt der Vitamin-B_{12}-Absorption auf der Stufe *zwischen* Ileumrezeptor und Transcobalamin II (s. S. 67), also innerhalb der Resorptionszellen, angenommen (MACKENZIE u. Mitarb., 1972; CARMEL, 1972).

7. Kongenitale Chlorid-Diarrhöe (kongenitale Alkalose mit Diarrhöe)

Die kongenitale Chlorid-Diarrhöe ist ein seltenes, familiär gehäuftes Leiden, bei dem stets ein Hydramnion der Mutter beobachtet wurde (MILNE, 1967; LAUNIALA u. Mitarb. 1968). Der Durchfall beginnt meist schon in den ersten Lebenstagen; die Entleerungen sind urinähnlich dünn. In den meisten Fällen entwickelt sich eine extreme *Hypokaliämie* (bis unter 2 mval/l) und *Hypochlorämie* (bis unter 60 mval/l); Hyponatriämien sind weniger stark ausgeprägt. Teils tritt eine metabolische Acidose, teils eine Alkalose auf. LAUNIALA u. Mitarb. (1968) diskutieren eine durch die Hypoelektrolytämie und Hypovolämie stark stimulierte Renin- und Angiotensinaktivität mit der Entwicklung eines sekundären Hyperaldosteronismus, so daß die renale Kaliumausscheidung ansteigt und eine Alkalose sich manifestiert. Chloridkonzentrationen im Stuhl erreichen Werte bis 150 mval/l; sie überschreiten die Summe der Kalium- und Natriumausscheidung. Die Urinausscheidung ist zumeist stark vermindert, so daß Pyelonephritiden das Krankheitsbild komplizieren. In der Hälfte der bisher beschriebenen Fälle entwickelt sich eine hartnäckige Ileussymptomatik.

Die Mortalität der kongenitalen Chlorid-Diarrhöe ist wahrscheinlich sehr hoch; exakte Angaben liegen nicht vor, da viele Fälle offenbar unerkannt bleiben (LAUNIALA u. Mitarb., 1968).

Die Pathogenese der Chlorid-Diarrhöe ist ungeklärt. Die Resorption von Cloridionen scheint stark vermindert; eine zusätzliche Chloridsekretion ist nicht sehr wahrscheinlich. Die Störung der Chloridresorption interferiert mit dem Bikarbonattransport (vgl. DAVENPORT, 1971).

II. Primäre Malabsorptions-Syndrome

1. Zöliakie, einheimische Sprue

Synonyma (Übersicht: BECKER, 1969; COOKE u. ASQUITH, 1974): „coeliac disease"; nicht-tropische, einheimische, idiopathische, glutensensitive (bzw. -induzierte), endemische Sprue; „coeliac sprue"; idiopathische Steatorrhöe[1]; primäre Malabsorption; Gliadin-Intoleranz; „Infantilismus intestinalis"; Gee-Herter-Heubner-Thaysen-Syndrom.

1.1. Definition

Zöliakie und einheimische Sprue werden überwiegend als identische Krankheitsbilder aufgefaßt; sie unterscheiden sich lediglich durch den Zeitpunkt der

---

[1] Unter idiopathischer Steatorrhöe wird gelegentlich ein eigenständiges Krankheitsbild unbekannter Ätiologie beschrieben. Diese Abgrenzung erfolgt vor allem deswegen, weil eine gliadinfreie Kost keinerlei therapeutische Erfolge zeigt. Histologisch findet sich auch hier eine subtotale Zottenatrophie mit Kryptenhyperplasie (vgl. Abb. 62–64).

Tabelle 23. Inzidenzrate der Zöliakie (idiopathische Steatorrhöe) in verschiedenen Ländern

Land	Inzidenzrate	Autoren
West-Irland	1: 300	MYLOTTE u. Mitarb., 1973
Schweiz	1: 890	SHMERLING u. Mitarb., 1972
Glasgow	1:1100	McNEISH u. ANDERSON, 1974
West-Schottland	1:1850	McCRAYE, 1969
England	1:3000	CARTER u. Mitarb., 1959
Schweden	1:6500	BORGFORS u. SELANDER, 1968

klinischen Manifestation (FONE u. Mitarb., 1960; COOKE u. Mitarb., 1963; HAEMMERLI u. AMMANN, 1963; BOOTH, 1966, 1974; DEMLING, 1969; JEFFRIES u. Mitarb., 1969; COOKE u. ASQUITH, 1974; VISAKORPI, 1974). Die Zöliakie ist definiert (European Society of Paediatric Gastroenterology; MEEUWISSE, 1970; McNEISH u. ANDERSON, 1974) als angeborene und (wahrscheinlich) lebenslang bestehende Krankheit, bei der es durch das Gliadin der Nahrung zur chronischen Verdauungsinsuffizienz aufgrund einer subtotalen Zottenatrophie der Dünndarmschleimhaut kommt (BREMER, 1969). Eine konsequent durchgeführte glutenfreie Kost muß definitionsgemäß zur Normalisierung der morphologischen Veränderungen der Dünndarmschleimhaut führen; bei erneuter Glutenexposition resultieren Rezidive (WEIJERS u. Mitarb., 1970). Mithin ist die Zöliakie charakterisiert als permanente (persistierende) „Intoleranz-Reaktion" der Dünndarmschleimhaut auf Gliadin (Übersicht und Literatur: HEKKENS u. PENA, 1974).

Die Zöliakie ist eine vorwiegend in Europa, Nordamerika und Australien vorkommende Krankheit (McNEISH u. Mitarb., 1974), deren Häufigkeit in den einzelnen Ländern sehr unterschiedlich beziffert wird (Tabelle 23). Mädchen sind etwa 4mal häufiger betroffen als Knaben (CARTER u. Mitarb., 1959; SHMERLING u. Mitarb., 1972). Eine familiäre Häufung der Zöliakie ist nachweislich gesichert (McCRAE, 1969; SHIPMAN u. Mitarb., 1973; McCARTHY u. Mitarb., 1974); der sog. „Hereditätsfaktor" nach FALCONER (1965) beträgt in den einzelnen Untersuchungsserien 44–107% (Lit.: McNEISH u. ANDERSON, 1974). Nach SHMERLING u. Mitarb. (1972) ist die Zöliakie bei Verwandten 1. Grades 14mal häufiger (1:65) als in der Gesamtbevölkerung (1:890).

1.2. Zur Geschichte der Zöliakie

Nach Untersuchungen von MAJOR (1932; zit. nach RIECKEN, 1970) soll das Krankheitsbild (Sprue) erstmalig von KETELAER im Jahre 1669 erwähnt worden sein (Commentarius Medicus De Aphthis Nostratibus Seu Belgarum Sprouw). Aber bereits im 1. Jahrhundert n. Ztr. haben ARETAIOS VON KAPPADOZIEN und AURELIAN schwere Verdauungsinsuffizienzen als *Diathesis coeliacus* bzw. als *Morbus coeliacus* beschrieben (HUDE, MDMXXII GEE, 1888; BECKER, 1969).

Das englische Wort „sprue" entspricht dem holländischen „sprouw". Die Etymologie des Wortes ist nicht klar. Möglicherweise wurden ursprünglich mit „sprouw" bläschen- oder aphthenartige Veränderungen der Mundschleimhaut beschrieben; andererseits wird ein Zusammenhang mit dem niederdeutschen Wort „spreuen" diskutiert.

Die erste umfassende und bis heute zugleich auch klassische Beschreibung der Zöliakie des Kindesalters findet sich bei SAMUEL GEE (1888). Als „coeliac affection" („diarrhoea chylosa", „diarrhoea alba") beschrieb GEE ein Krankheitsbild, das durch eine starke Auftreibung des Abdomens, durch voluminöse, fetthaltige und übelriechende Stühle, durch Anämie,

Wachstumsstillstand und Siechtum charakterisiert war. HERTER sprach 1908 (zit. nach RIEK-
KEN, 1970) vom „intestinalen Infantilismus" in der Annahme, daß es sich bei dem Krankheitsbild ätiologisch um die Persistenz der bakteriellen Säuglingsflora innerhalb des Intestinaltraktes handle. Im deutschen Sprachgebiet wurde das Krankheitsbild vor allem durch
HEUBNER (1909) bekannt. 1932 erschien dann die Monographie „*Non-tropical Sprue. A
Study of Idiopathic Steatorrhoea*" von THAYSEN, in der die Sprue der Erwachsenen ausführlich dargestellt wurde. THAYSEN vertrat die schon bei GEE anklingende Auffassung, Zöliakie,
nicht-tropische und tropische Sprue seien identische Krankheitsbilder. Von THAYSEN mitge-
teilte histomorphologische Befunde, die an Autopsiepräparaten erhoben worden waren,
wurden als postmortale Artefakte (Autolyse) abgetan. Anfang der fünfziger Jahre wurden
zwei für das Verständnis der Zöliakie wesentliche Befunde mitgeteilt. DICKE (1950) berichtete
über gezielte Behandlungsversuche mit verschiedenen Mehlsorten und fand in dem nichtstär-
kehaltigen Anteil des Weizenmehls die schädigende Substanz. 1953 konnten DICKE u. Mitarb. die alkohollösliche Fraktion des Getreideproteins Gluten, das sog. *Gliadin,* als toxischen
Faktor isolieren.

Charakteristische Veränderungen der Darmschleimhaut konnten 1954 erstmals durch
PAULLEY and Hand intraoperativ gewonnenen Biopsiematerials beschrieben werden.

1.3. Histomorphologische Befunde der unbehandelten floriden Zöliakie

1.3.1. Stereomikroskopische Befunde

Der charakteristische *stereomikroskopische* Befund (Abb. 60) der unbehandelten Zöliakie ist die sog. *flache (zottenlose) Schleimhaut* („flat mucosa"),
die Psilosis, der „Kahlschlag" (RUBIN u. Mitarb., 1960; RUBIN, 1961; HOLMES
u. Mitarb., 1961a und b; BOOTH u. Mitarb., 1961; WALKER-SMITH, 1967). Die
Mündung der Schleimhautkrypten ist elongiert und direkt einsehbar. Gelegentlich zeigt die Schleimhaut eine mosaikartige Felderung („flat mucosa with mosaic

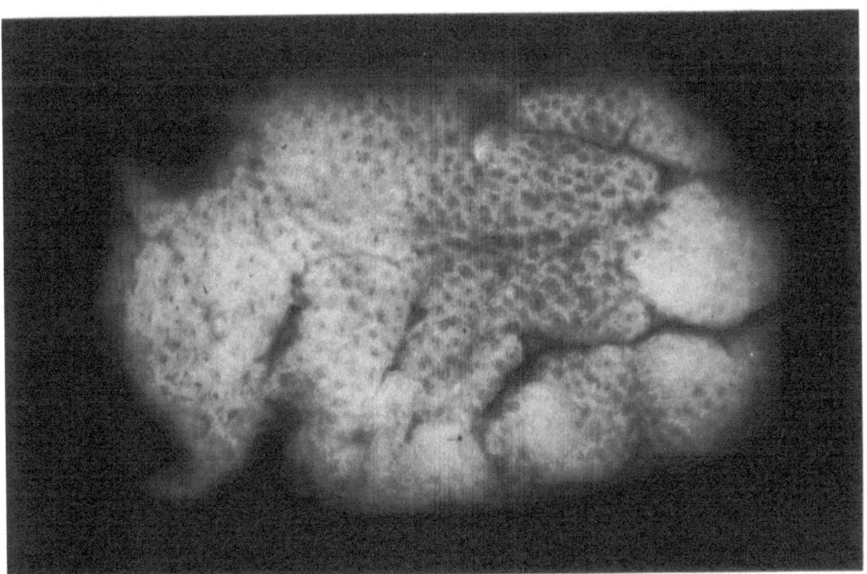

Abb. 60. Sog. flache (zottenlose) Schleimhaut mit mosaikartiger Oberflächenfelderung: floride Zöliakie. Stereomikroskopische Aufnahme. Vergr. 40:1

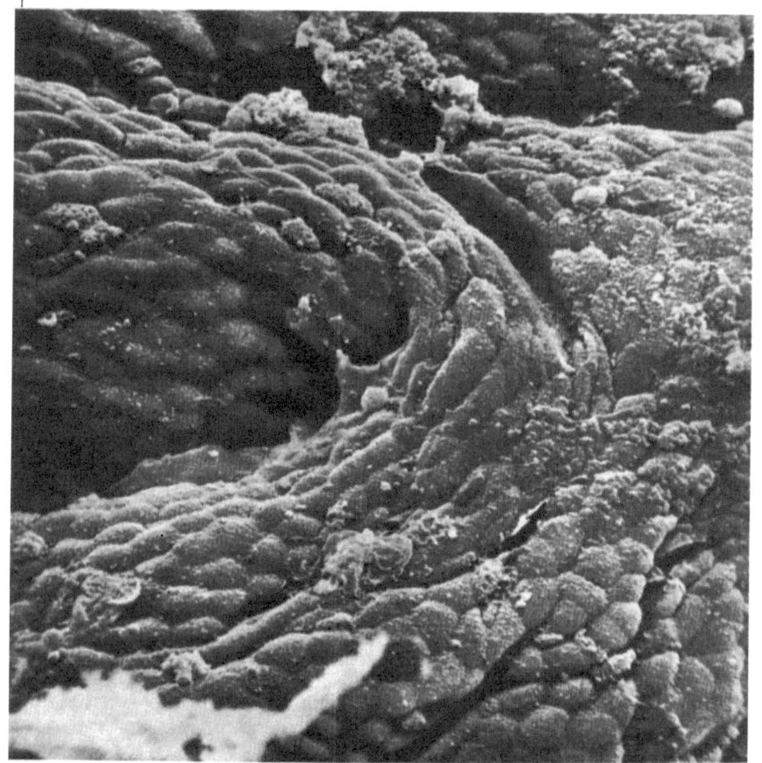

Abb. 61a

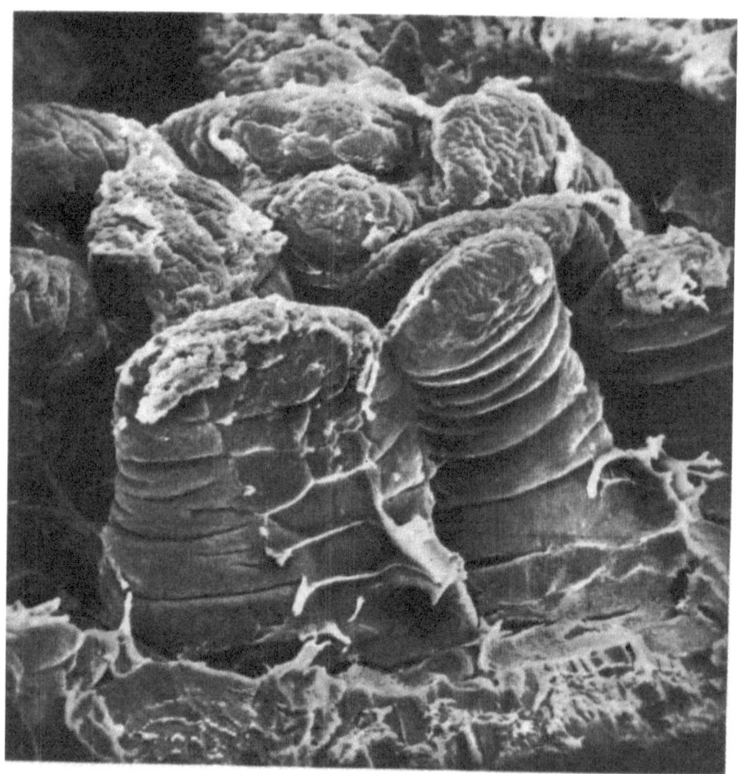

Abb. 61b

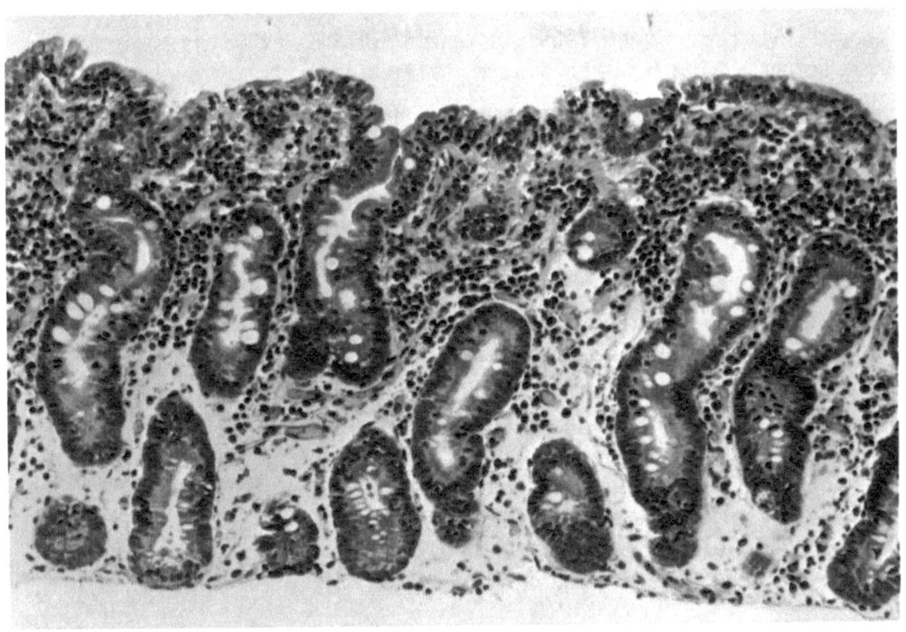

Abb. 62. Floride Zöliakie (coeliac sprue) mit subtotaler Zottenatrophie und Kryptenhyperplasie (Dünndarmbiopsie). Färbung: HE. Vergr. 150:1

Tabelle 24. Zytokinetische Parameter bei der subtotalen Zottenatrophie (Zöliakie, idiopathische Sprue, Dermatitis herpetiformis Duhring) und bei Kontrollpersonen. (Zusammengestellt nach WRIGHT u. Mitarb., 1973)

	Proliferationszone (Zellzahl)	Differenzierungszone (Zellzahl)	Wachstumsquotient	Gesamtzellzahl der Proliferationszone pro Krypte	Gesamtzellzahl der Differenzierungszone pro Krypte	(korrigierter) Mitose-Index (%)
Kontrolle, Erwachsene	23 (72%)	9 (28%)	0,72	560	220	4,23
Idiopathische Sprue	41 (55%)	33 (45%)	0,55	1 680	1 370	9,49
Dermatitis herpetiformis Duhring	46 (60%)	30 (40%)	0,60	1 620	1 080	9,10
Kontrolle, Kinder	23 (68%)	11 (32%)	0,68	590	280	5,10
Zöliakie	44 (59%)	31 (41%)	0,59	1 560	1 080	7,77

Abb. 61a u. b. Glutensensitive Enteropathie mit subtotaler Zottenatrophie (a). Daneben (b) Vergleichsaufnahme einer normalen Dünndarmschleimhaut. Rasterelektronenmikroskopische Aufnahme (Frauenhofer-Institut für Mikrofotographie, Karlsruhe). Vergr. 1050:1 (a) und 200:1 (b). [Aus BECKER, V.: Verh. dtsch. Ges. Path. **53**, 10 (1969)]

pattern"). Vergleichbare Befunde liefert die Rasterelektronenmikroskopie (Abb. 61) (MARSH u. SWIFT, 1969; ASQUITH u. Mitarb., 1970; MARSH u. Mitarb., 1970; TONER u. Mitarb., 1970; MARSH, 1972).

Die gyriforme Zottentransformation („convoluted mucosa") sollte zunächst *nicht* im Sinne einer gluteninduzierten Schädigung interpretiert werden (vgl. auch S. 168: Dünndarm-Biopsie) (MEEUWISSE, 1970; MCNEISH u. ANDERSON, 1974).

1.3.2. Histologische Befunde

Der charakteristische *histologische* Befund (Abb. 62) bei der unbehandelten Zöliakie ist die *subtotale* (bzw. totale) *Zottenatrophie* mit einer deutlichen Verlängerung der Schleimhautkrypten, vor allem im Bereich des mittleren und proximalen Dünndarms (WALKER-SMITH, 1969). Die subtotale Zottenatrophie ist zwar nicht pathognomonisch für den Glutenschaden (s. Dünndarm-Biopsie); mit über 98%iger Sicherheit beweist aber der Befund der zottenlosen, flachen Mukosa mit einer Kryptenhyperplasie das Vorliegen einer Zöliakie (THURLBECK u. Mitarb., 1960; ANDERSON, 1960, 1966; CAMERON u. Mitarb., 1962; AMMANN, 1962; ASHWORTH u. CHEARS, 1962; TOWNLEY u. Mitarb., 1964; BRUNSER u. Mitarb., 1966; Lit.: MCNEISH u. ANDERSON, 1974; WATSON u. WRIGHT, 1974; STEWART, 1974).

Innerhalb des proliferativen Kompartiments ist die mitotische Aktivität erheblich gesteigert (THURLBECK u. Mitarb., 1960; PADYKULA u. Mitarb., 1961; CREAMER, 1962; YARDLEY u. Mitarb., 1962; KUITUNEN u. Mitarb., 1965; KUITUNEN, 1966; BRUNSER u. Mitarb., 1966; STEWART u. Mitarb., 1967; WRIGHT u. Mitarb., 1973a–c, 1974; WRIGHT u. WATSON, 1974; WATSON u. WRIGHT, 1974). Die Mitoserate kann sowohl im Verhältnis der verlängerten Krypten als auch absolut pro Zellzahl in der Germinativzone erhöht sein (Tabelle 24). RIECKEN (1970a und b; RIECKEN u. MARTINI, 1973) spricht von einer *„hyperregeneratorischen Reaktionsform"*, BOOTH (1970a) von einer *„Hyperplasie der Enteroblasten"* (vgl. auch: CLEAVER, 1967; WRIGHT u. Mitarb., 1972, 1973a, 1974).

Das begrenzende Epithel der Krypten weist eine verstärkte Basophilie auf; die Zahl der Becherzellen liegt zumeist im Bereich der Norm (WATSON u. WRIGHT, 1974). In den meisten Fällen von Zöliakie finden sich am Grunde der Lieberkühn-Krypten Paneth-Zellen (THURLBECK u. Mitarb., 1960; LEWIN, 1969; VOGEL, 1971; OTTO, 1973, 1974). Nur in Einzelfällen findet sich bei der subtotalen Zottenatrophie ein völliger Schwund der Panethschen-Körnerzellen, der als prognostisch ungünstig zu werten ist (CREAMER, 1967; CREAMER u. PINK, 1967; PINK u. CREAMER, 1967; OTTO, 1971). Enterochromaffine bzw. APUD-Zellen sind nach DAWSON (1970) eher vermehrt.

Das hochgradig abnorme, zum Teil mehrreihig angeordnete Oberflächenepithel (Abb. 63) hat in der normalen Schleimhaut keine Entsprechung (PADYKULA u. Mitarb., 1961; RIECKEN u. Mitarb., 1966; RIECKEN, 1970; RIECKEN u. MARTINI, 1973). Die normalerweise zweizonale Mukosa (Zotte–Krypte) ist bei der Zöliakie dreizonal (Abb. 64) umgeformt (PADYKULA u. Mitarb., 1961). Zone 2 ist gekennzeichnet durch eine dem normalen Resorptionsepithel vergleichbare enzymatische Aktivität; sie ist nur mittels enzymhistochemischer Methoden identifizierbar. Das abnorme Oberflächenepithel indessen zeigt einen generellen

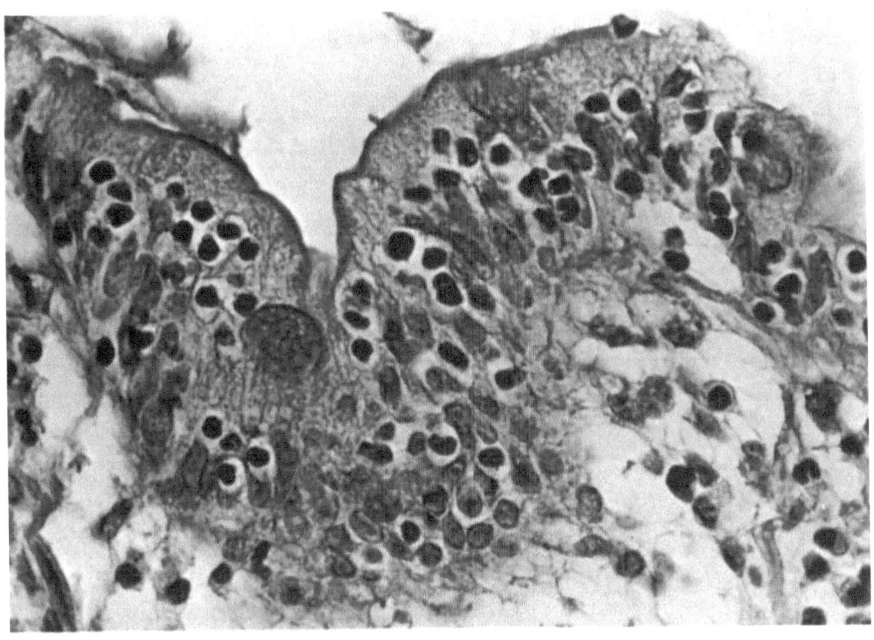

Abb. 63. Floride Zöliakie: abnormes Oberflächenepithel mit massiver lymphozytärer Infiltration. Färbung: HE. Vergr. 1100:1

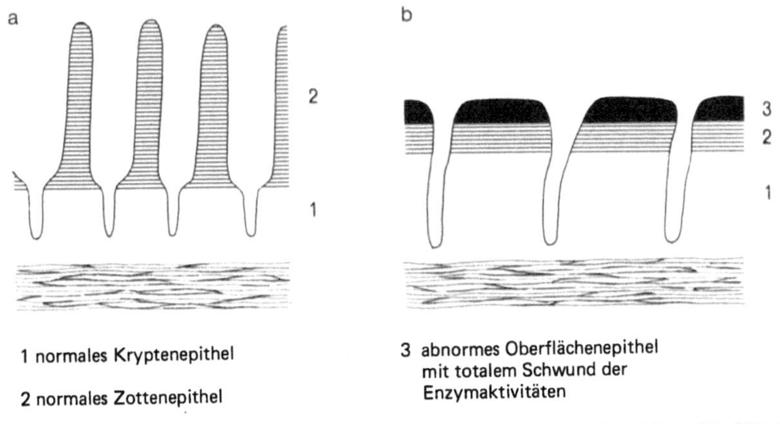

Abb. 64. Schematische Darstellung des Mukosaaufbaues bei Gesunden (a) und bei Patienten mit Zöliakie (Sprue) (b). [Modifiziert nach PADYKULA u. Mitarb. (1961)]

Schwund der enzymatischen Aktivitäten (PLOSSCOWE u. Mitarb., 1963; SPIRO u. Mitarb., 1964; FRIC u. LOJDA, 1964; SCHENK u. Mitarb., 1965; RIECKEN u. PEARSE, 1965; SAMLOFF u. Mitarb., 1965; RIECKEN u. Mitarb., 1966; JOS u. Mitarb., 1967; BIEMPICA u. Mitarb., 1968; LINDBERG u. Mitarb., 1968; LOJDA u. Mitarb., 1969, 1970; RIECKEN, 1970). Außerdem ist die polare Differenzierung dieses Epithels weitgehend verloren gegangen (RUBIN, 1971). Neben einer stärkeren

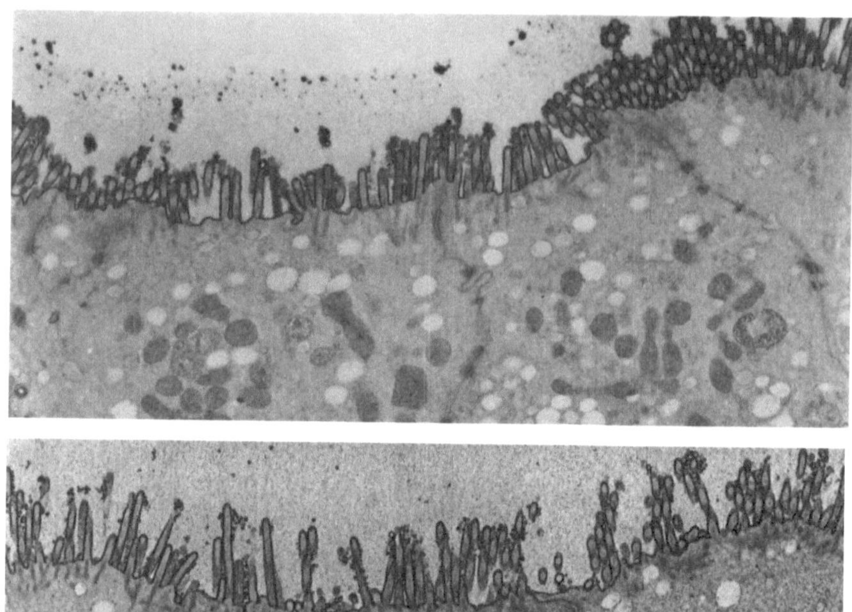
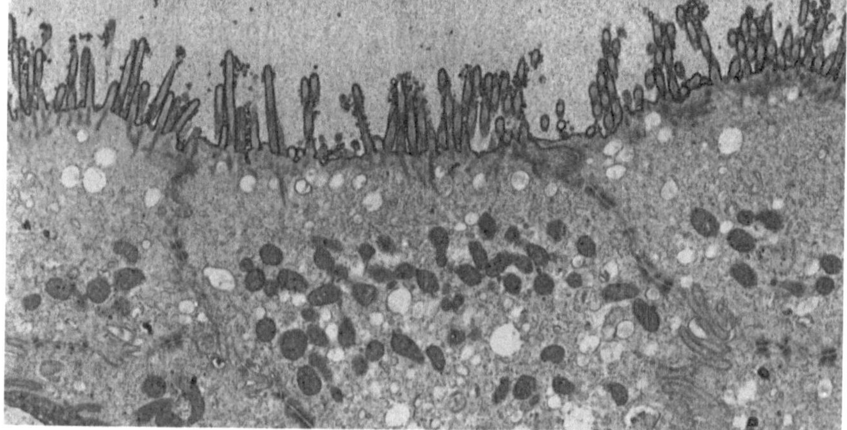

Abb. 65. Floride Zöliakie mit erheblicher Alteration der Mikrovilli. Kontrastierung: Bleicitrat und Uranylacetat. Vergr. 18 200:1

Basophilie und einer unregelmäßigen Kernanordnung ist die PAS-Reaktivität im Bereich des Bürstensaumes deutlich reduziert (SCHENK u. Mitarb., 1965). Die Zellen enthalten zum Teil Lipidvakuolen (RUBIN u. Mitarb., 1966; DODERO u. Mitarb., 1971). Die Lamina epithelialis mucosae ist zudem massiv von sog. interepithelialen Lymphozyten durchsetzt (Abb. 65) (BOOTH, 1970a und b; OTTO, 1972, 1973; OTTO u. GEBBERS, 1972; OTTO u. WALKE, 1972; FERGUSON, 1974).

Das Stratum proprium mucosae enthält zahlreiche Plasmazellen und Lymphozyten; weniger stark vermehrt sind eosinophile Granulozyten und Histiozyten, während Mastzellen zumeist im Normbereich liegen.

1.3.3. Elektronenmikroskopische Befunde

Elektronenmikroskopische Untersuchungen haben die lichtmikroskopisch erhobenen Befunde weitgehend bestätigt und vertieft (SHINER u. BIRBECK, 1961; SHERMAN u. Mitarb., 1961; ASHWORTH u. Mitarb., 1961; CURRAN u. CREAMER,

1963; Nuñez-Montiel u. Mitarb., 1963; Cavalli u. Gasbarrini, 1964; Celle u. Mitarb., 1964; Trier u. Rubin, 1965; Schenk u. Mitarb., 1965; Rubin u Mitarb., 1966; Pittman u. Pittman, 1966; Townley u. Anderson, 1967; Biempica u. Mitarb., 1968; Rubin, 1971; Dodero u. Mitarb., 1971; Shiner, 1966, 1967, 1968, 1970, 1974a und b; vgl. auch: Trier u. Browning, 1970; Trier, 1974; Jos u. Mitarb., 1974).

Von besonderer Bedeutung sind Veränderungen der Mikrovilli (Abb. 65). Sie sind kurz, plump, oft „kolbig" aufgetrieben; die Dichte pro Flächeneinheit ist stark reduziert. Strukturen der Glykokalyx, die intravillösen Filamente und das sog. „terminal web" sind rarefiziert. Allerdings zeigen diese Veränderungen eine große Variationsbreite (Hartman u. Mitarb., 1960; Shiner u. Birbeck, 1961; Rubin, 1971). Im Hinblick auf die funktionelle Bedeutung der Mikrovilli und der Glykokalyx (Crane, 1966) wird, in Verbindung mit der subtotalen Zottenatrophie, die Fehl- und Mangelresorption bei der Zöliakie durchaus verständlich. Die Zellen des Oberflächenepithels (Zone 3 nach Padykula u. Mitarb., 1961) zeigen eine vor allem apikal entwickelte Vakuolisierung und eine Akkumulation zahlreicher Lysosomen. Die Vakuolen enthalten reichlich Lipide (Shiner, 1966; Rubin u. Mitarb., 1966; Rubin, 1971; Dodero u. Mitarb., 1971). Die Mitochondrien sind geschwollen, nicht selten rupturiert; das endoplasmati-

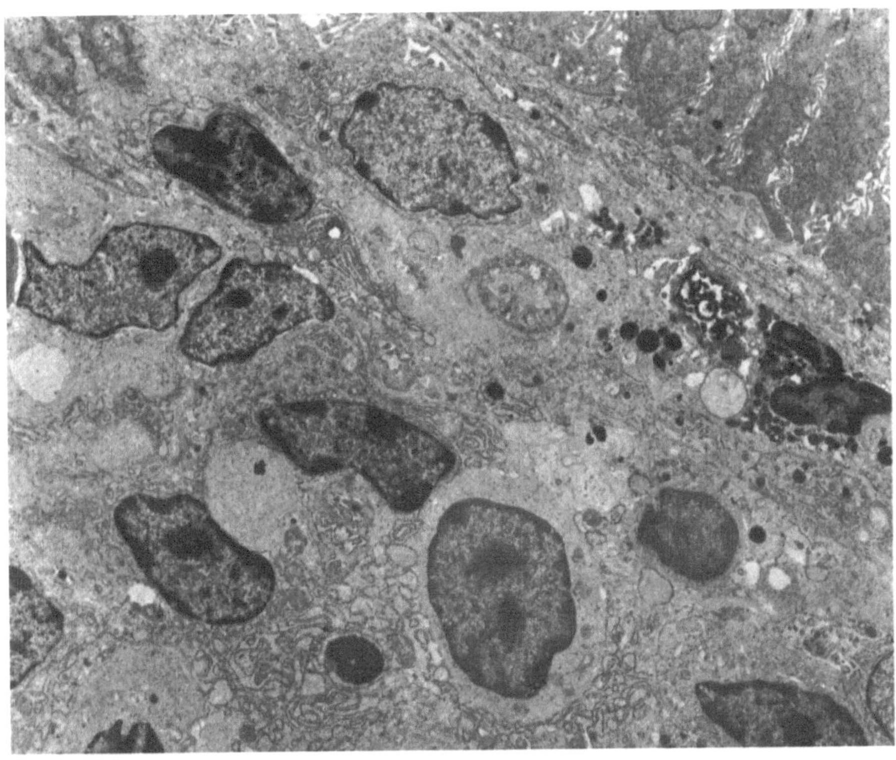

Abb. 66. Floride Zöliakie: vorwiegend lympho-plasmozytäre Infiltration des Stratum proprium mucosae. Kontrastierung: Bleicitrat und Uranylacetat. Vergr. 5000:1

sche Retikulum ist dilatiert. Der Gehalt an freien Ribosomen und Polysomen ist extrem hoch (lichtoptisch: Basophilie). Die Zellkerne liegen in unterschiedlichen Niveauzonen, sie sind unregelmäßig konfiguriert. Die Basalmembran und das retikuläre Netzwerk des Stratum proprium mucosae sind verbreitert und regellos durchflochten (Abb. 66). Der Nachweis osmiophiler Deposite im Stratum proprium mucosae wird mit der Ablagerung von Immunkomplexen in Zusammenhang gebracht (SHINER, 1974a und b). Die Stromazellulation (Plasmazellen, Lymphozyten) kann durch Gluten-Instillationen in den Dünndarm proviziert werden (SCHENK u. SAMLOFF, 1968; JOS u. Mitarb., 1969; SHMERLING u. SHINER, 1970; SHINER u. SHMERLING, 1972).

1.4. Die Dünndarmschleimhaut unter glutenfreier Diät

Die Zöliakie ist *histologisch* allenfalls retrospektiv durch bioptische Verlaufskontrollen unter glutenfreier Diät sicherzustellen. Entsprechend der Definition des Krankheitsbildes durch die „European Society of Paediatric Gastroenterology" muß eine glutenfreie Diät zur weitgehenden Normalisierung der Zottenarchitektur führen.

Unter einer streng kontrollierten glutenfreien Diät normalisiert sich die Dünndarmschleimhaut tatsächlich (Abb. 67 und 68) (ZETTERQUIST u. HENDRIX, 1960; ANDERSON, 1960; SHINER u. BIERBECK, 1961; GALEN, 1962; YARDLEY u. Mitarb., 1962; BOOTH u. Mitarb., 1962; BENSON u. Mitarb., 1964; BOLT u. Mitarb., 1964; SAMLOFF u. Mitarb., 1965; RIECKEN u. Mitarb., 1966; PINK u. CREAMER, 1967; JOS u. Mitarb., 1967; LOJDA u. Mitarb., 1969; STEWART, 1974). Das Ausmaß der Normalisierung ist unterschiedlich; Kinder scheinen besser zu reagieren als Erwachsene. Mit zunehmender Normalisierung der Schleimhautzotten erlangen auch die Enterozyten ihre strukturelle Integrität zurück. Korreliert mit diesen Befunden normalisiert sich in der Regel auch der Enzymbestand

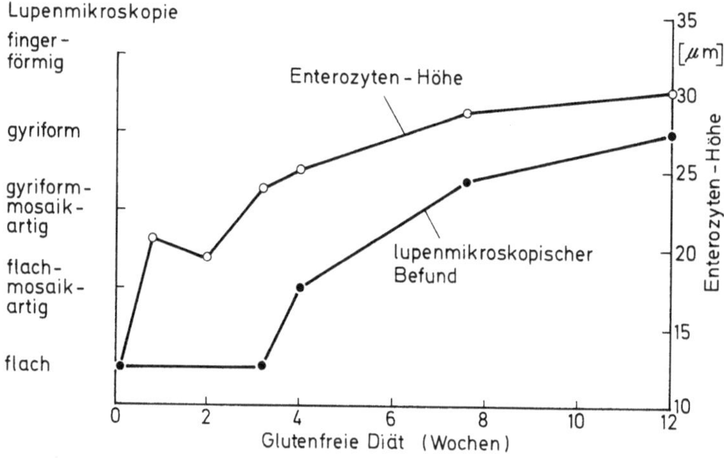

Abb. 67. Die Normalisierung der Zottenarchitektur und der Enterozytenhöhe unter glutenfreier Diät bei Zöliakie. (Unter Zugrundelegung eigener Befunde modifiziert nach STEWART, 1974)

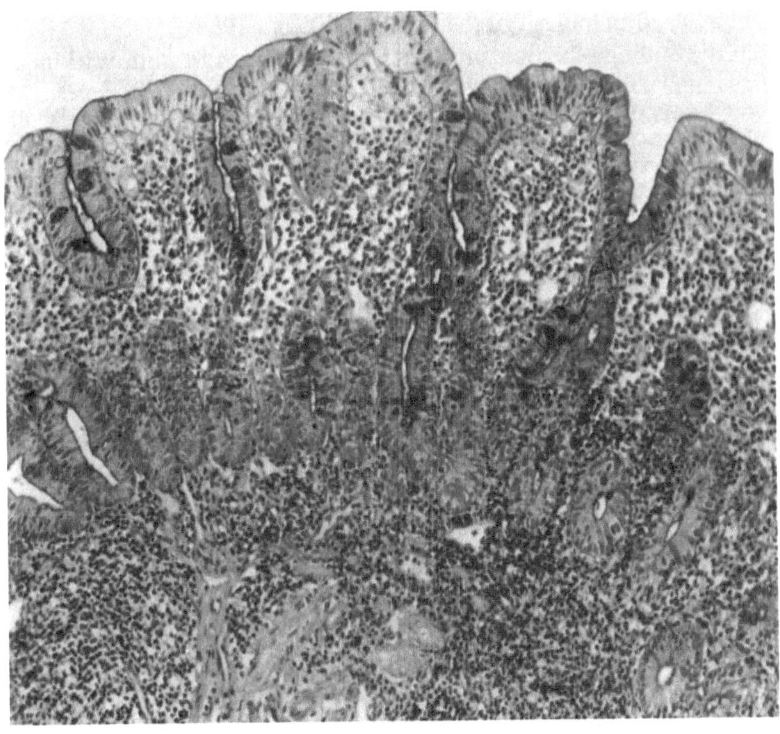

Abb. 68. Zöliakie nach 9 Monaten gliadinfreier Diät: noch immer deutliche Zottenatrophie mit Kryptenhyperplasie. (Verzögerte Normalisierung des Mukosabefundes). Färbung: HE. Vergr. 120:1

der Enterozyten. Selektive Enzymmangelzustände können allerdings lange Zeit persistieren (Lit.: LOJDA u. Mitarb., 1969, 1970). Diätfehler führen erneut zum Bild der subtotalen Zottenatrophie (SCHENK u. SAMLOFF, 1968). Daraus ergibt sich, daß eine glutenfreie Diät lebenslang eingehalten werden muß.

1.5. Anmerkungen zur Ätiologie und Pathogenese

Die Zöliakie beruht auf einer Unverträglichkeit gegenüber Gliadin, der alkohollöslichen Fraktion des Gluten (DICKE u. Mitarb., 1953; zirkulierende Antikörper gegen Gliadin: CORNELL, 1974). Durch enzymatische Spaltung und Stärkegel-Elektrophorese können wenigstens 6 verschiedene Gliadinfraktionen isoliert werden: α_1-, α_2-, β_1-, β_2-, γ- und ω-Gliadin (KRAINICK u. MOHN, 1955; JONES u. Mitarb., 1959; WOYCHIK u. Mitarb., 1961; Lit.: EVANS u. PATEY, 1974; KASARDA u. Mitarb., 1974; HEKKENS u. Mitarb., 1974). Gliadine enthalten reichlich Glutaminsäure und Prolin, sie sind arm an basischen Aminosäuren, insbesondere an Lysin. Gliadine wirken antiperistaltisch und toxisch auf die Darmmukosa. Durch in-vivo-Versuche ist zumindest die Toxizität von α-Gliadin gesichert (EVANS u. PATEY, 1974). Der toxische Effekt kann durch eine Behandlung mit rohem Papain beseitigt werden; Papain führt zu einer NH_4-Abspaltung aus den Amiden der Glutaminsäure (MESSER u. Mitarb., 1964).

So klar die ätiologische Bedeutung der Gliadine auch ist, ihre Wirkungsweise indessen ist umstritten (HOUSLEY u. Mitarb., 1969). Zur Pathogenese werden vor allem 2 Vorstellungen diskutiert:

1. ein angeborener Enzymdefekt der Enterozyten,
2. ein angeborener Immundefekt.

1.5.1. Enzymdefekte

Nach dieser Hypothese handelt es sich bei der Zöliakie primär um einen intestinalen *Peptidasemangel,* der für die Anhäufung toxisch wirkender Peptide verantwortlich sein soll. Zahlreiche histochemische und biochemische Untersuchungen bioptisch gewonnener Dünndarmschleimhautpräparate haben einen generellen Enzymmangel der Enterozyten erbracht (PADYKULA u. Mitarb., 1961; SPIRO u. Mitarb., 1964; SAMLOFF u. Mitarb., 1965; SCHENK u. Mitarb., 1965; RIECKEN u. Mitarb., 1966a und b; WELSH u. Mitarb., 1969; LOJDA u. Mitarb., 1969, 1970; vgl. auch ALARCON-SEGOVIA u. Mitarb., 1964). Dieser Enzymmangel wird zumeist aber als Folge der schweren strukturmorphologischen Veränderungen interpretiert (Lit.: LOJDA u. Mitarb., 1969, 1970). Auch die weitgehende Normalisierung der enzymatischen Aktivitäten unter glutenfreier Diät spricht für die sekundäre Natur dieser Veränderungen. Eine isolierte Lactase-Insuffizienz kann allerdings über längere Zeit persistieren oder manifest werden (WELSH u. Mitarb., 1969). Gluten-Instillationen bei Patienten mit idiopathischer Sprue in Remission führen nur in seltenen Fällen zu einer *primären* Aktivitätsminderung der enterozytären Enzyme (WILLIGHAGEN, 1965).

Auch Untersuchungen der für die Gliadinverdauung mitverantwortlichen Enzyme, wie Glutaminylprolin- und Glycylprolin-Dipeptidase, γ-Glutaminyl-Transpeptidase und Pyrrolidonyl-Peptidase, lassen keine sicheren Rückschlüsse zu, daß tatsächlich ein primärer Enzymdefekt die Ursache für die Akkumulation toxischer Peptide darstellt („Conference on Biochemical and Clinical Aspects of Peptide and Amino Acid Absorption", Titisee 1972).

Nach FRIČ u. LOJDA (1965, 1966a und b, 1968) und KOJECKY (1971) ist die toxische Glutenwirkung an die „Anwesenheit eines inneren genetischen Faktors" gebunden. Sie fanden bei der Zöliakie eine signifikante Verschiebung der LDH-Isoenzyme zugunsten der sog. H-Monomere, deren Synthese eigenständig durch 2 Gene reguliert wird.

Änderungen des *lysosomalen Reaktionsmusters* werden bei der idiopathischen Sprue ziemlich regelmäßig gefunden (RIECKEN u. Mitarb., 1966a und b). Während im normalen Resorptionsepithel die lysosomalen Aktivitäten (unspezifische saure Phosphatase, β-Glucuronidase, N-Acetyl-β-Glucosamidase, E-600-resistente Esterase) auf Granula unterhalb des Bürstensaumes beschränkt sind, zeigt sich bei der Sprue ein Schwund der markierbaren Granula und eine reduzierte, aber diffuse zytoplasmatische Aktivität. RIECKEN u. Mitarb. (1966a und b, 1971) sehen in diesen Veränderungen ein mögliches *formalpathogenetisches* Konzept bei der Entwicklung und Unterhaltung der subtotalen Zottenatrophie vom hyperregeneratorischen Typ: Gliadin als exogene Noxe führt infolge einer diffusen

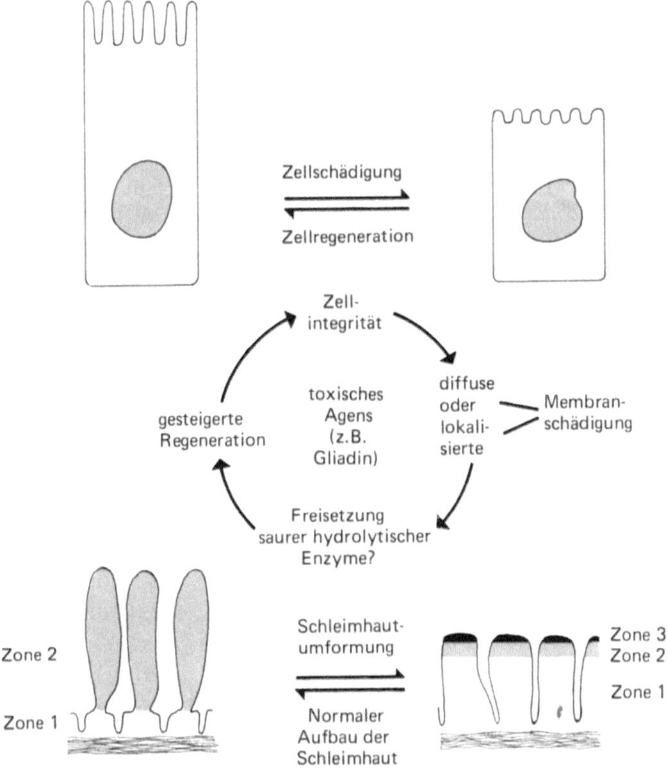

Abb. 69. Schema zur formalen Pathogenese des Dünndarmschleimhaut-Umbaus vom „hyperregeneratorischen" Typ (Zöliakie, Sprue). [Aus RIECKEN, E.O., MARTINI, G.A.: Dtsch. med. Wschr. **98**, 998 (1973)]

oder lokalisierten Membranschädigung zur unkontrollierten Freisetzung lysosomaler Enzyme und damit zur hydrolytisch-„autolytischen" Schädigung der Enterozyten. Kompensatorisch setzt eine gesteigerte Enzymsynthese ein. Es entwickelt sich gewissermaßen ein Circulus vitiosus: je stärker die Enzymsynthese durch die exogene Noxe induziert wird, desto stärker die hydrolytisch-„autolytische" Zellschädigung. Die Zottenatrophie entwickelt sich in dem Maße, wie die Zellschädigung die regenerativ-proliferativen Vorgänge übersteigt. Aus der Dissoziation von Zellexfoliation und Zellproliferation resultiert schließlich die subtotale Zottenatrophie (Abb. 69). Diese lysosomalen Veränderungen sind für die idiopathische Sprue allerdings nicht spezifisch; auch sie stellen wahrscheinlich nur Begleitphänomene dar.

1.5.2. Immundefekte

Schon morphologische Befunde deuten auf pathologische Immunreaktionen im Ablauf der Zöliakie (zusammenfassende Übersicht: GINSBURG, 1971; ASQUITH, 1974). Massive Infiltrationen der Lamina epithelialis und des Stratum proprium mucosae mit Lymphozyten und Plasmazellen (Lit.: OTTO, 1973), Hyposplenien (BLUMGART, 1923; MCCARTHY u. Mitarb., 1966; FERGUSON u. Mitarb., 1970), Hyperplasien der mesenterialen (PAULLEY, 1954) und Hypoplasien der peripheren Lymphknoten (MCCARTHY u. Mitarb., 1966) sind, ebenso wie die signifikant höhere Zahl maligner Lymphome des Intestinaltraktes, begründete, indessen nur mittelbare Hinweise auf pathologische Immunreaktionen.

Etwa 50% aller Patienten mit erworbener Agammaglobulinämie entwickeln gleichzeitig zum Teil schwere Malabsorptions-Syndrome (SANFORD u. Mitarb., 1954; ROSECAN u. Mitarb., 1955; COHEN u. Mitarb., 1961; HUIZENGA u. Mitarb., 1961; WALDMAN u. SCHWAB, 1965; *„hypogammaglobulinaemic sprue"*: RUBIN u. Mitarb., 1970; AMENT u. RUBIN, 1972; AMENT u. Mitarb., 1973). Über die Koinzidenz von idiopathischer Sprue und fibrosierender Alveolitis und idiopathischer Hämosiderose der Lungen (bei jahrelang bestehender Dysgammaglobulinämie) ist berichtet worden (LANCASTER-SMITH u. Mitarb., 1971; LANE u. HAMILTON, 1971).

Serum-Immunglobuline. Veränderungen der Serum-Immunglobuline werden häufig beobachtet (Lit.: DOUGLAS u. Mitarb., 1970; ASQUITH, 1974). Allerdings sind die Ergebnisse breit gestreut und keineswegs einheitlich; sie erlauben derzeit noch keine abschließende Interpretation (vgl. auch Tabelle 24).

IgA ist bei den meisten Zöliakie-Patienten erhöht (EIDELMAN u. Mitarb., 1966; IMMONEN, 1967; HOBBS u. HEPNER, 1968; BLECHER u. Mitarb., 1969; ASQUITH u. Mitarb., 1969; SØLTOFT u. WEEKE, 1969; MIETENS, 1969). In der Regel normalisieren sich die IgA-Werte unter glutenfreier Kost sowohl bei Kindern (IMMONEN, 1967) als auch bei Erwachsenen (ASQUITH u. Mitarb., 1969). Nach IMMONEN (1967) sind die erhöhten IgA-Werte auch durch eine Milch-Allergie mitbedingt. Nur vereinzelt werden erniedrigte (BEALE u. Mitarb., 1971; TRUDEAU u. MCGUIGAN, 1971) oder subnormale IgA-Werte gefunden (BROWN u. Mitarb., 1973).

Sekretorisches IgA, eine für die Mukosa protektive Substanz („Mukosablock") ist erniedrigt (CRABBE u. HEREMANS, 1967; Lit.: ASQUITH, 1974), so daß Läsionen des Mukosablockes (FRAZER, 1968) von durchaus pathogenetischer Wertigkeit sein könnten. Die ursprüngliche Vermutung (CRABBE u. HEREMANS, 1967), ein selektiver (konnataler?) IgA-Mangel sei für die Gliadintoxizität von primär-ätiologischer Bedeutung, hat sich zumindest für die Mehrzahl der Zöliakie-Kranken nicht bestätigt (Lit.: ASQUITH, 1974). Nach BEALE u. Mitarb. (1971) besteht die primäre Ursache der Zöliakie in einem relativen IgA-Antikörpermangel gegenüber Gluten und in einer lokalen Überproduktion von IgM-Antikörpern. IgM-Moleküle binden Komplement (erniedrigte C_3- und C_4-Komplementfraktionen) und können so zu einer Arthus-Reaktion im oberen Jejunum führen (vgl. auch: ROSSIPAL, 1972, 1974; DOE u. Mitarb., 1973, 1974). Die Beobachtung, daß Schleimhautschäden unter Glutenexposition erst nach 4–6 Std einsetzen und nach 12–18 Std manifest werden, spricht tatsächlich für eine Antigen-Antikörper-Reaktion mit Komplementbindung.

IgM wird teils erniedrigt (HOBBS u. HEPNER, 1968; HOBBS u. Mitarb., 1969; BLECHER u. Mitarb., 1969; ASQUITH u. Mitarb., 1969; SØLTOFT u. WEEKE, 1969), teils aber auch signifikant erhöht [nach Untersuchungen von MIETENS u. Mitarb. (1971) bis zu 65,3%] gefunden (MIETENS, 1967, 1969). Die Zahl IgM-haltiger Plasmazellen ist in der Zöliakie-kranken Jejunumschleimhaut gegenüber Kontrollpersonen deutlich erhöht; ein Befund, der aber auch bei der Kuhmilch-induzierten Malabsorption (SAVILAHTI, 1973) und bei der Whipple-Krankheit (ASQUITH, 1974) zu beobachten ist.

In einem hohen Prozentsatz finden sich bei der Zöliakie Antikörper gegen Gliadin und Lactalbumin (ALARCÓN-SEGOVIA u. Mitarb., 1964; MIETENS, 1967; Lit.: ASQUITH, 1974). Diese komplementbindenden Antikörper gehören zur Gruppe der γ-M-Globuline. Eine direkte Korrelation zwischen den Gliadinantikörpern und den IgM-Serumspiegeln besteht allerdings nicht.

IgG ist bei unbehandelten Erwachsenen gewöhnlich vermindert (ASQUITH u. Mitarb., 1969). MIETENS u. Mitarb. (1971) fanden bei der Mehrzahl Zöliakiekranker Kinder (77,6%) normale IgG-Werte (vgl. auch: SØLTOFT u. WEEKE, 1969; BEALE u. Mitarb., 1971; BROWN u. Mitarb., 1973). Der im Normbereich liegende IgG-Spiegel ist nach JARNUM u. Mitarb. (1970) das Resultat eines vermehrten intestinalen Verlustes (Protein-Diarrhöe) bei gleichzeitig gesteigerter Produktion infolge einer erhöhten Antigenstimulation.

IgD-Werte liegen im Normbereich (MIETENS u. Mitarb., 1971; ASQUITH, 1974).

Auch *IgE*-Serumkonzentrationen liegen überwiegend im Normbereich (ASQUITH u. Mitarb., 1969; HOBBS u. Mitarb., 1969; MIETENS u. Mitarb., 1971). IgE spielt bei allergischen Reaktionen vom Sofort-Typ eine entscheidende Rolle; die Serum-IgE-Spiegel sind dabei deutlich erhöht (BERG u. JOHANSSON, 1968). Somit ergibt sich aus den normalen IgE-Konzentrationen, daß für die Pathogenese der Zöliakie allergische Reaktionen vom Sofort-Typ primär offensichtlich keine Rolle spielen. Erhöhte IgE-Werte (auch bei der Zöliakie) sind zum großen Teil auf Darmparasiten zurückzuführen (JOHANSSON u. Mitarb., 1968; MIETENS u. Mitarb., 1971).

Antiretikulin-Antikörper lassen sich zwischen 36 und 74% aller Zöliakie-Patienten und in 22% bei der Dermatitis herpetiformis Duhring nachweisen (SEAH u. Mitarb., 1971a und b). Sie gehören zur IgG-Gruppe. Unter glutenfreier Diät verringern sich diese Antikörper. Antiretikulin-Antikörper finden sich aber auch bei der Crohnschen Krankheit (ALP u. WRIGHT, 1971), so daß es sich wahrscheinlich auch hier um Sekundärphänomene handelt.

Zelluläre Immunität. Wird Zöliakie-Patienten eine verdünnte Lösung etwa der Glutenfraktion III intradermal appliziert, entwickelt sich eine der Tuberkulinreaktion vergleichbare zelluläre Infiltration innerhalb des Coriums und der Subkutis, die vor allem aus Lymphozyten und Makrophagen, aber auch aus polymorphkernigen Granulozyten besteht (ASQUITH, 1970, 1974; ASQUITH u. Mitarb., 1970; FERGUSON, 1974; LANCASTER-SMITH u. Mitarb., 1974).

Unter Glutenexposition glutenfrei ernährter Zöliakie-Patienten tritt nach elektronenmikroskopischen Untersuchungen auch im Bereich des Dünndarms eine der Spättyp-Reaktion ähnliche Zellulation der Lamina propria mucosae auf (SHINER u. SHMERLING, 1972). 48 Std nach Gluten-Instillation war die Basalmembran aufgequollen und verdickt, die Kapillarendothelien waren geschwollen und das Stratum proprium mucosae war von Lymphozyten, Plasmazellen und eosinophilen Leukozyten durchsetzt.

In den letzten Jahren wurde wiederholt eine signifikante Häufung von Histokompatibilitätsantigenen des *HL-A-Systems* bei der Zöliakie gefunden (FALCHUK u. Mitarb., 1972; STOKES u. Mitarb., 1972; MCNEISH u. Mitarb., 1973; EVANS, 1973; ALBERT u. Mitarb., 1973; LUDWIG u. Mitarb., 1973). Die genetische Information für das Antigen im HL-A-System ist auf einem autosomen Chromosom in zwei dicht beieinander gelegenen Loci, LA und FOUR, lokalisiert (CEPPELLINI u. VAN ROOD, 1974; VAN ROOD, 1974; BERTRAMS, 1976). Unter den HL-A-Antigenen ist vor allem der Typ HL-A 8 bei der Zöliakie mit einer Frequenz bis zu 87,5% nachgewiesen worden (STROBER, 1974). HL-A-Antigene zeigen als Oberflächenrezeptoren Kreuzreaktionen mit bestimmten viralen Antigenen; daraus resultiert eine erhöhte Toleranz gegen die viralen Antigene. Nach STROBER (1974) ist bei der Zöliakie die Fähigkeit (oder Unfähigkeit) zu bestimmten Arten der Immunantwort (etwa gegen Gliadin) genetisch determiniert; diese ist verknüpft mit der Histokompatibilität des Types HL-A 8.

Bei kritischer Würdigung aller Befunde spricht manches dafür, daß die Zöliakie eine wahrscheinlich hereditäre Affektion ist, die auf einem angeborenen, permanenten Immundefekt der Dünndarmschleimhaut (Histokompatibilität) beruht. Sie stellt unbehandelt eine Präsarkomatose dar; auch das spricht für einen immunologischen „background". Andererseits sind die Diskussionen darüber, ob der Zöliakie eine primäre Enzymopathie, etwa ein Glutaminasedefekt (GELFAND u. Mitarb., 1968), zugrunde liegt, keineswegs abgeschlossen.

1.6. Komplikationen der Zöliakie

1.6.1. Osteomalazie — Osteoporose

Aus der subtotalen Zottenatrophie resultiert eine generelle Mangelresorption mit globalen Defizitsymptomen. In vielen Fällen führt eine länger bestehende floride Zöliakie zu einer *Osteomalazie* variabler Intensität (Abb. 70) (KUHLENCORD, 1968; SEIFERT u. DELLING, 1973; EWE, 1974a und b; BARREY u. Mitarb., 1974; KUHLENCORD u. KRUSE, 1974; vgl. auch ROSS u. Mitarb., 1966). Wesentlich für das Zustandekommen der Osteomalazie sind ein gestörter Ca-Metabolismus (Übersicht: EWE, 1974a und b), ein zusätzlicher Ca-Verlust durch Kalkseifenbildung mit nicht resorbierten Fettsäuren (KOCIAN, 1970) und eine Resorptionsstörung von fettlöslichem Vitamin D (THOMPSON u. Mitarb., 1966). Allerdings ist weder die Ca-Malabsorption mit dem Ausmaß der Steatorrhöe korreliert (NASSIM u. Mitarb., 1959) noch entwickeln alle Patienten eine negative Ca-Bilanz (COMFORT u. Mitarb., 1953; NORDIN, 1961). Zudem ist die Entwicklung einer enteralen metabolen Osteopathie nicht notwendigerweise an eine Steatorrhöe gebunden (HUNSTEIN u. Mitarb., 1968).

Bei der Differenzierung des Ca-Transportes in Ca-Resorption und endogene Ca-Sekretion wurde bei der idiopathischen Sprue wiederholt eine normale Resorptionsleistung, aber eine exzessiv gesteigerte Sekretion von endogenem Kalzium mit dem Endresultat einer negativen Ca-Bilanz gefunden (JOPLIN u. Mitarb., 1968). MILHAUD u. VESIN (1963) sprechen in diesem Zusammenhang von einer *„Ca-verlierenden Enteropathie"*.

Konstanter ist offenbar die Resorptionsstörung von fettlöslichem Vitamin D (THOMPSON u. Mitarb., 1966). Die entstehende Osteomalazie ist nicht selten kombiniert mit einer Osteoporose („osteoporotische Osteomalazie": UEHLINGER, 1968). Auch die Osteoporose ist wahrscheinlich Folge der Ca-Malabsorption (BADENOCH u. FOURMAN, 1954; JUERGEN u. Mitarb., 1956; NASSIM u. Mitarb.,

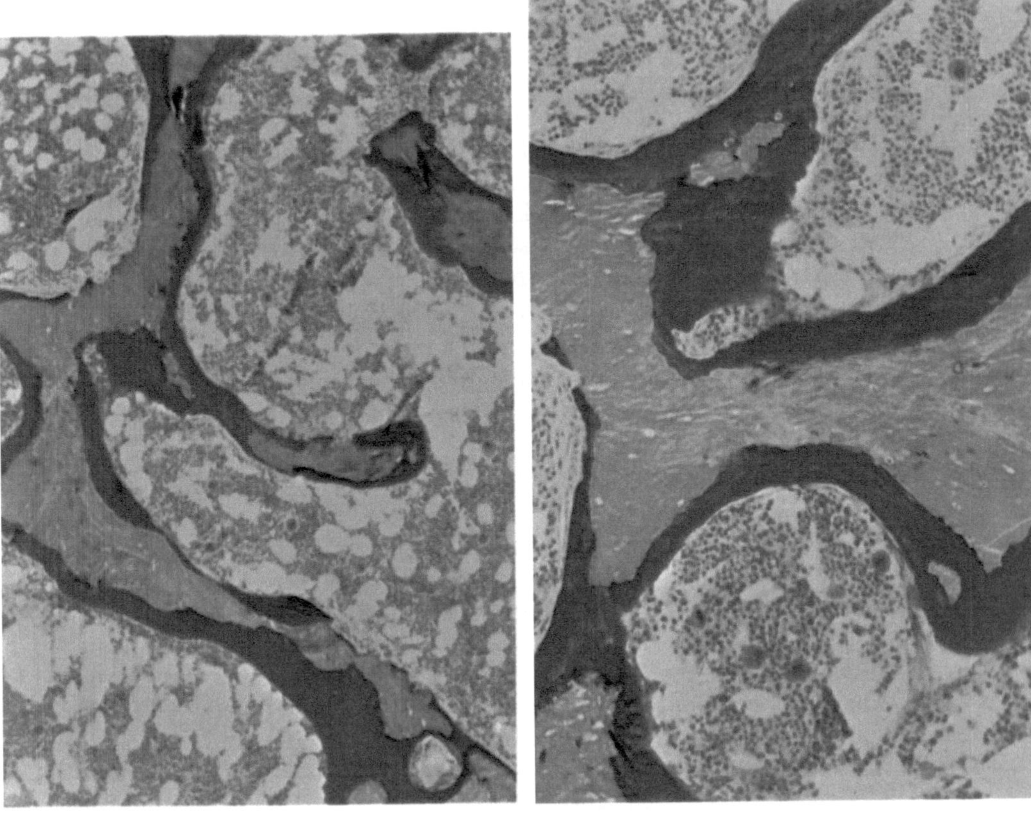

a   b

Abb. 70a u. b. Osteomalazie bei einheimischer Sprue. Färbung: Masson-Goldner. Vergr. 20:1 (a) und 50:1 (b). (Präparat und Aufnahme: Priv. Doz. Dr. G. DELLING, Pathologisches Institut der Universität Hamburg)

1959; POWELL u. DEISS, 1961; MOSS u. Mitarb., 1965; GARNER u. BALL, 1966; JOPLIN u. Mitarb., 1968; MILLDOWNEY, 1969). Für diese kombinierte Störung wird gelegentlich auch der Begriff der *„Osteopenie"* verwandt (NORDIN, 1961; MUNCK, 1964; GARNER u. BALL, 1966; GOSSMAN u. HELMS, 1968).

Infolge der Hypokalziämie kann sich ein sekundärer (enteraler) Hyperparathyreoidismus entwickeln (UEHLINGER, 1968; KUHLENCORD, 1968; KUHLENCORD u. KRUSE, 1974).

1.6.2. Lymphome

Auf Beziehungen zwischen chronischen Steatorrhöen und malignen Lymphomen des Gastrointestinaltraktes (Lit.: KENT, 1964; EIDELMAN u. Mitarb., 1966; WYSS u. HALTER, 1967; SHREEVE u. Mitarb., 1968; BARRY u. READ, 1973; WHITE-

HEAD, 1973; BAYLESS u. Mitarb., 1974) ist bereits 1936 von GOLDON und 1937 von FAIRLEY und MACKIE hingewiesen worden. GOUCH u. Mitarb. (1962) sehen in intestinalen Lymphomen eine direkte Komplikation der unbehandelten floriden Zöliakie (vgl. auch AUSTAD u. Mitarb., 1967). Die statistisch signifikante Korrelation zwischen Zöliakie und intestinalen Lymphomen (einschließlich des Morbus Hodgkin) ist erstmals wohl von HARRIS u. Mitarb. (1967) herausgearbeitet worden. Sie fanden zudem (besonders bei Männern) eine signifikante Zunahme gastrointestinaler Karzinome (vgl. auch RAMOT, 1971; KENWRIGHT, 1972; MCCARTHY u. MYLOTTE, 1972). Andererseits können bei primär extraintestinalen malignen Erkrankungen in hohem Prozentsatz (bis 62%) Veränderungen der Darmschleimhaut beobachtet werden, die in 2% einer subtotalen Zottenatrophie entsprechen (DELLER u. Mitarb., 1967).

Die Lymphomdiagnose ist durch Dünndarmbiopsien nicht immer zu sichern; diagnostische Laparotomien sind in vielen Fällen indiziert (HUNTINGTON u. Mitarb., 1970).

Initial findet sich nach WHITEHEAD (1968) eine sog. *„Phase der progressiven Hyperplasie"*: eine dichte Infiltration der Lamina propria mucosae und der regionären Lymphknoten mit „atypischen lympho-retikulären Zellformen" (Abb. 71). Die „Phase der progressiven Hyperplasie" ist klinisch charakterisiert durch eine progrediente Verschlechterung mit Fieber, Gewichtsverlust und krampfartigen Abdominalschmerzen. Auch unter glutenfreier Diät treten erneut profuse Diarrhöen auf, die Schleimhaut ist flach und gegenüber der Norm leicht verdickt. Der lympho-retikulären Proliferation beigemischt sind Plasmazellen und vor allem auch eosinophile Granulozyten (HOURIHANE u. WEIR, 1970). Die Plasmazellen werden für eine in der Regel deutliche Erhöhung der Serum-IgA-Spiegel verantwortlich gemacht (ASQUITH u. Mitarb., 1969; HOBBS u. Mitarb., 1969). Aus der „progressiven Hyperplasie" entwickelt sich in einem Zeitraum von Monaten bis Jahren ein manifestes Sarkom (WHITEHEAD, 1973). Die Sarkome neigen zu Ulzerationen und Perforationen.

Differentialdiagnostisch (vgl. RÖSCH u. FUCHS, 1972) ist sowohl von der „progressiven Hyperplasie" als auch vom manifesten Sarkom vor allem die „α-chain disease", das sog. mediterrane Lymphom, abzugrenzen (SATEGNA-GUIDETTI u. Mitarb., 1972; RAPPAPORT u. Mitarb., 1972; Lit.: EIDELMAN u. Mitarb., 1966; DOE u. Mitarb., 1972). Bei der „α-chain disease" kommt es zu einer exzessiven Proliferation von IgA-synthetisierenden Plasmazellen. Elektronenmikroskopisch zeigen diese Zellen charakteristische Strukturmerkmale sowohl von Plasmazellen als auch von Lymphozyten (DOE u. Mitarb., 1972). Im Serum, Urin und Darmsaft können IgA-„heavy chains" regelmäßig nachgewiesen werden (RAMBAUD u. Mitarb., 1968; DOE u. Mitarb., 1972; vgl. auch GERMANN u. Mitarb., 1972).

Die weitere Differentialdiagnose umfaßt diffuse oder noduläre lymphoide Hyperplasien, die gelegentlich mit ausgeprägten Dysgammaglobulinämien und schweren Malabsorptions-Syndromen einhergehen (ANDERSON u. Mitarb., 1970), primär maligne Lymphome (GALL u. MALLORY, 1942; USHER u. DIXON, 1943; BOLLINGER u. MARS, 1953; DELARRECHEA u. Mitarb., 1970) und die sog. Pseudolymphome (Übersicht: RÖSCH u. FUCHS, 1972).

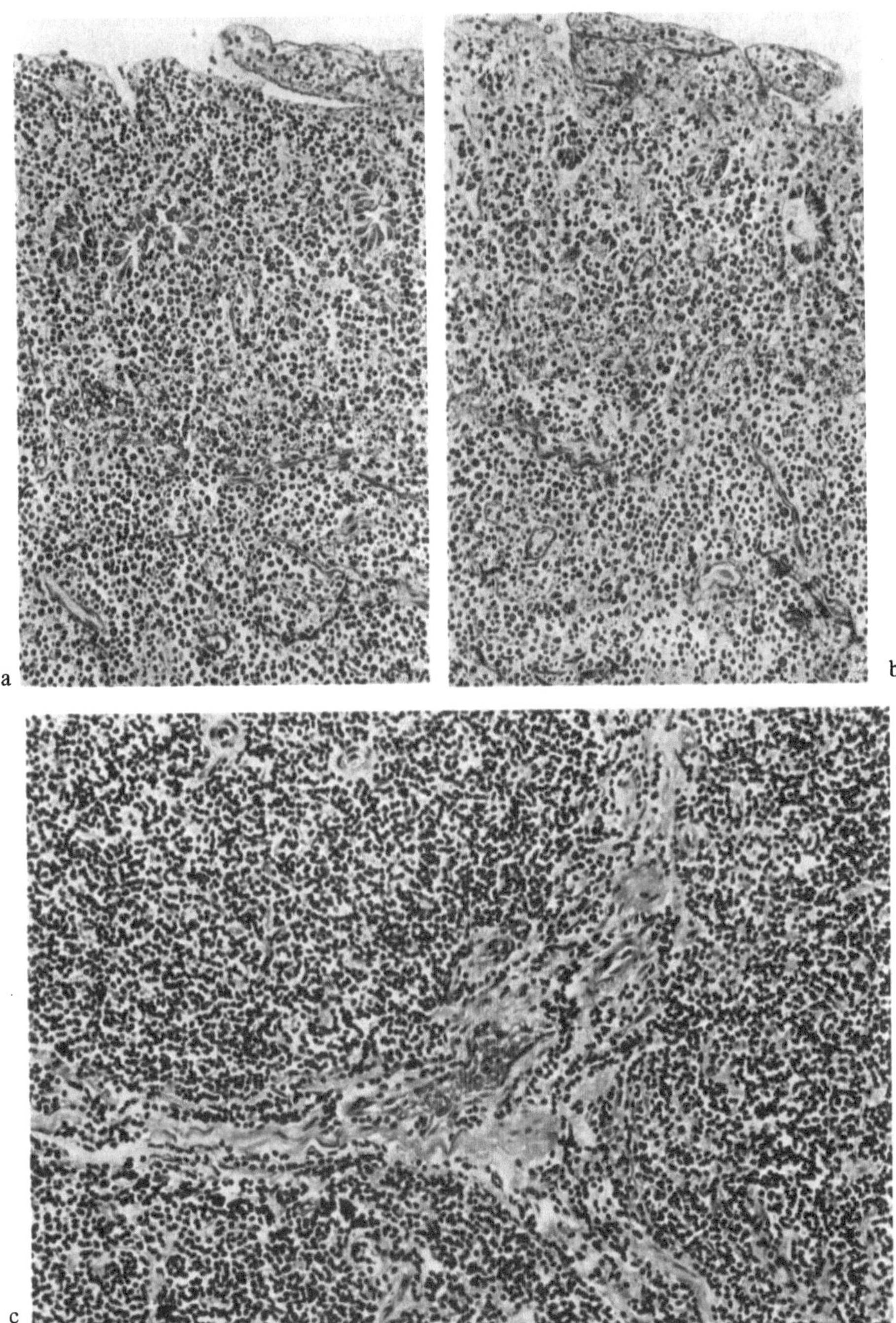

Abb. 71a–c. Malignes, intestinal manifestiertes Lymphom bei langdauernder Sprue: oberflächliche Ulzerationen und Kryptendestruktion. Färbung: HE. Vergr. 290:1 (a und b) und 240:1 (c)

1.6.3. Intestinale Ulzerationen

Multiple Ulzerationen des Dünndarms und gelegentlich auch des Kolons (STUBER u. Mitarb., 1971) sind eine zwar seltene, indessen schwerwiegende Komplikation der Zöliakie (Lit.: BAYLESS u. Mitarb., 1967; DAVIDSON, 1969). Sie sind auffallend therapieresistent und neigen in einem hohen Prozentsatz zur Perforation. Die Ulzerationen entstehen teils in der Remissionsphase unter gliadinfreier Kost, teils während der akut-floriden Stadien. Die Ätiologie ist weitgehend unklar. Möglicherweise handelt es sich um eine (lokale) Erschöpfung des Regenerationsvermögens des Kryptenepithels durch die vermehrte Beanspruchung während der floriden Zöliakiephasen (BAYLESS u. Mitarb., 1967) [Neuromuskuläre Erkrankungen (Komplikationen): COOKE u. Mitarb. (1966); BINDER u. Mitarb. (1967)].

Anhang: „Sojaprotein-Intoleranz" und „kollagene Sprue"

Sojaprotein-Intoleranz

AMENT u. RUBIN beschrieben 1972 erstmals eine Unverträglichkeit von Sojamilcheiweiß: ein 6 Wochen alter Säugling entwickelte 24 Std nach der Aufnahme eines Sojamilchpräparates ein dramatisches Krankheitsbild mit Fieber, Leukozytose, Zyanose, Erbrechen, massiven

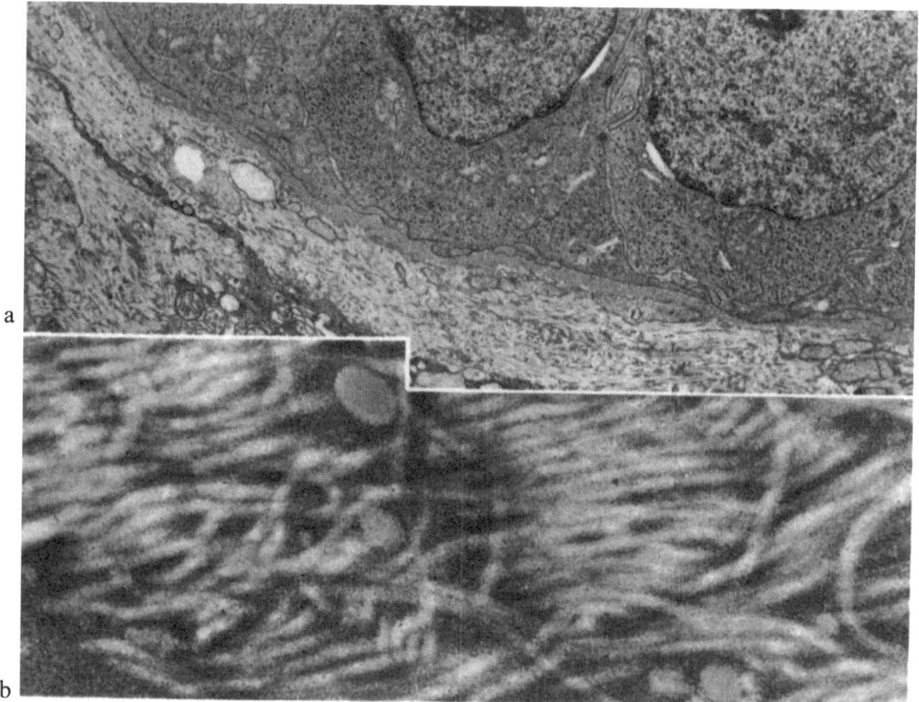

Abb. 72a u. b. Sog. „kollagene Sprue" mit erheblicher subepithelialer „Kollagenisierung". Kontrastierung: Bleicitrat und Uranylacetat. Vergr. 9200:1 (a) und 22300:1 (b)

blutig-schleimigen Diarrhöen, Exsikkose und metabolischer Acidose. Nach Absetzen der Nahrung bildete sich die klinische Symptomatik sehr bald zurück. Gezielte Belastungsproben führten zu Rezidiven. Biopsien der Jejunumschleimhaut zeigten bereits nach 12 Std ein der floriden unbehandelten Zöliakie vergleichbares Bild. Die klinische Symptomatik ließ sich in gleicher Weise durch isoliertes Sojaeiweiß, nicht aber durch andere Fraktionen der Sojamilch provozieren (vgl. auch: MATTHIENSEN u. BRAUN, 1974).

Kollagene Sprue

Wenige Fälle mit den Symptomen einer schweren Malabsorption und einer subtotalen Zottenatrophie des Dünndarms erzielen unter gliadinfreier Diät keine oder nur inkomplette klinische Remissionen (BARRY u. Mitarb., 1970). Eine persistierende Intoleranzreaktion gegen Gliadin liegt sehr wahrscheinlich nicht vor. Das Krankheitsbild wurde zunächst als „unklassifizierbare Sprue" (RUBIN u. Mitarb., 1970) bezeichnet. Aus dieser vermutlich heterogenen Gruppe (vgl. auch: COOKE u. Mitarb., 1963) konnte durch elektronenmikroskopische Untersuchungen (Abb. 72) eine besondere Form als *„kollagene Sprue"* herausgearbeitet werden (WEINSTEIN u. Mitarb., 1970). Die Lamina propria mucosae wird von breiten eosinophil-hyalinen Bändern durchzogen, die besonders subepithelial gelegen sind (HOURIHANE, 1963) und die sich in der Masson-Trichromfärbung intensiv grün anfärben. Es handelt sich um regelmäßig geordnete Kollagenfasern mit einer charakteristischen Periodizität von 640 Å (WEINSTEIN u. Mitarb., 1970). Systemische Manifestationen im Sinne der sog. Kollagenkrankheiten liegen offenbar nicht vor. Die Ätiopathogenese ist ungeklärt. Infolge der progressiven, therapeutisch kaum beeinflußbaren Malabsorption ist die Prognose infaust.

Tropische Sprue (vgl. Bd. VIII)

III. Sekundäre Malabsorptions-Syndrome

Das klinische Erscheinungsbild sekundärer Malabsorptions-Syndrome unterscheidet sich nicht grundsätzlich von dem der idiopathischen Sprue; das Ursachenspektrum indessen ist weitgespannt (Tabelle 20).

1. Postoperative Malabsorptions-Syndrome

1.1. Die Dünndarmresektion („short bowel"-Syndrom)

Entsprechend der verschiedenen Resorptionsorte der einzelnen Stoffklassen (vgl. Abb. 36) sind die Auswirkungen einer Dünndarmresektion auf die intestinale Resorptionskapazität abhängig von der Ausdehnung und Lokalisation der Resektion (BOOTH, 1961). In der Regel werden ein *proximales* und ein *distales* Resektionssyndrom unterschieden.

Proximales Resektionssyndrom

Infolge einer ausgeprägten intestinalen Reservekapazität werden proximale Resektionen relativ gut toleriert; die distalen Abschnitte übernehmen weitgehend die Funktionen des oberen Dünndarms (DOWLING, 1967).

Distales Resektionssyndrom

Bei der distalen Dünndarmresektion kann es zur Entwicklung von 3 verschiedenen Malabsorptions-Typen kommen (COLOMBO, 1964; BOOTH, 1966; SCHMIDT, 1966; RICKHAM, 1967, 1968; BECK u. Mitarb., 1968):

1. Isolierte Vitamin-B_{12}-Fehlresorption nach Ileumresektion (Morbus Crohn);

2. bei ausgedehnteren Resektionen tritt zusätzlich eine Steatorrhöe und Kreatorrhöe auf, während andere Substanzen noch normal resorbiert werden (Volvulus);

3. bei subtotalen Dünndarmresektionen entwickelt sich eine globale Mangelresorption aller Nahrungssubstanzen (Verschluß der A. mesenterica sup.).

Tierexperimentelle Studien (Lit.: BOOTH u. Mitarb., 1959; DOWLING u. BOOTH, 1967; NYGAARD, 1967; GOLD u. Mitarb., 1970; WESER u. HERNANDEZ, 1971; NAKAYAMA u. WESER, 1972) und bioptisch-histologische Untersuchungen am Menschen (THACKRAY u. AVERY JONES, 1965; LAISSUE u. Mitarb., 1969; WESER, 1971) haben gezeigt, daß am Restdarm eine *kompensatorische* (adaptive) *Hypertrophie* auftritt. Sie betrifft vor allem die Schleimhautzotten; die Zahl der Krypten bleibt relativ konstant. Mutmaßlich sind die Regulationsmechanismen der intestinalen Adaptation sehr komplexer Natur. Die Interdependenz zwischen funktionellem Zellwachstum und Ernährung macht es wahrscheinlich, daß die Nahrung selbst die adaptive Reaktion sehr wesentlich mitstimuliert (DOWLING, 1967). Mit der morphologisch faßbaren Hypertrophie ist eine funktionelle Adaptation korreliert, die vor allem in einer Steigerung des Pentose-Phosphat-„pathway" zum Ausdruck kommt (NAKAYAMA u. WESER, 1972).

1.2. Das Syndrom der „blinden Schlinge" („blind loop"-Syndrom)

Das Syndrom der „blinden Schlinge" (Abb. 73), als Variante des Malabsorptions-Syndroms, ist beim Menschen als Komplikation von gastroenteralen Anastomosen (speziell als *„Syndrom der afferenten Schlinge"* nach Magenresektionen nach BILLROTH II, s. Bd. II/1), von entero-enteralen Anastomosen (jejuno-ilealer Bypass bei Fettsucht), bei Divertikulosen, Obstruktionen (*„stagnant loop"-Syn*-

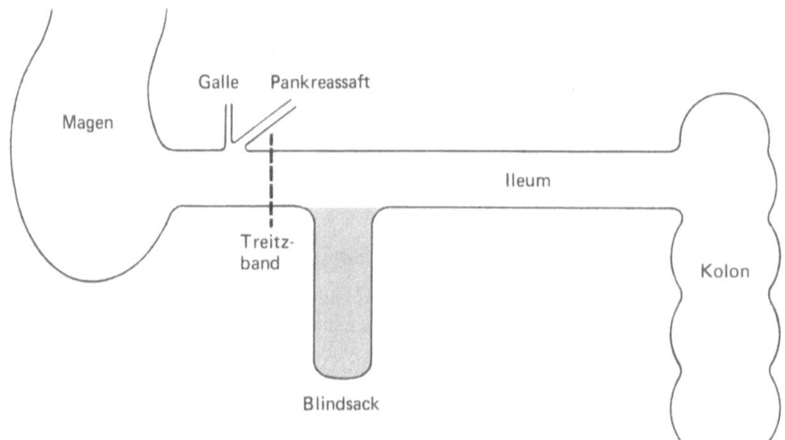

Abb. 73. Schematische Darstellung eines sog. „Blindsackes". (Klinisch: blind loop-Syndrom)

drom) und gastro-kolischen oder entero-kolischen Fisteln beschrieben (AUGUSTE u. Mitarb., 1963; JEFFRIES u. Mitarb., 1964; BADENOCH, 1965; ELLIS u. SMITH, 1967; JONES u. Mitarb., 1968; KNAUER u. SVOBODA, 1968; BOOTH u. Mitarb., 1968; CHIAK u. Mitarb., 1969; GOLDSTEIN u. Mitarb., 1969; WILSON u. DIETSCHY, 1971; KIENINGER u. Mitarb., 1972; HOLLENDER u. Mitarb., 1972; NORTHFIELD, 1973; HUGHES, 1974).

Im Vordergrund des klinischen Bildes steht eine mangelhafte Absorption von Fett (*Steatorrhöe*) und von Vitamin B_{12} (*makrozytäre Anämie*). Die Pathogenese der Fehlresorption ist nicht restlos geklärt (DONALDSON, 1965, 1968; AMENT u. Mitarb., 1972). Grundlegende Bedeutung wird einer vom stagnierenden Darminhalt ausgehenden, unphysiologischen Bakterienflora beigemessen; begründete Hinweise fanden sich sowohl beim Menschen als auch im Tierexperiment (DONALDSON, 1962, 1965; BISHOP, 1963; PANISH, 1963; TABAQUCHALI u. BOOTH, 1966, 1967; ROSENBERG u. Mitarb., 1967; KJAERHEIM u. NYGAARD, 1968; SCHJÖNSBY, 1972; NORTHFIELD, 1973). Durch die unphysiologische Bakterienbesiedlung wird einerseits der intestinale Gallensäurenumsatz gestört (TABAQUCHALI u. BOOTH, 1966; KIM u. Mitarb., 1967; TABAQUCHALI u. Mitarb., 1968; BERGEMANN, 1971; BLUM u. Mitarb., 1974), zum anderen wird Vitamin B_{12} durch die Bakterien selbst verbraucht. Epithelläsionen scheinen für die Malabsorption ursächlich keine Rolle zu spielen (JEFFRIES u. Mitarb., 1964; BADENOCH, 1965; BOOTH u. Mitarb., 1968; GOLDSTEIN u. Mitarb., 1969; MENGE u. Mitarb., 1970).

In neueren tierexperimentellen Untersuchungen an isoperistaltischen blinden Schlingen wurden sowohl morphologisch als auch biochemisch faßbare Alterationen der enterozytären Mikrovilli gefunden (Lit.: GIANNELLA u. Mitarb., 1974; GRACEY u. Mitarb., 1974; TOSKES u. Mitarb., 1975). Bürstensaumenzyme (z.B. Maltase, Saccharase, Lactase) und verschiedene Umsatzraten (z.B. 3-0-Methylglucose und L-Leucin) waren erniedrigt. Die Veränderungen sind offenbar Folge der pathologischen Keimbesiedlung und unter antibiotischer Therapie rückläufig.

In patho-physiologischer Hinsicht werden *isoperistaltische* („selbstfüllende") und *antiperistaltische* („selbstentleerende") Blindschlingen unterschieden (Lit.: LÖHRS u. Mitarb., 1970; MENGE u. Mitarb., 1970).

Die Schleimhaut des ausgeschalteten Segmentes vom Typ einer sich selbst entleerenden blinden Schlinge zeigt ein gegensinniges Verhalten zum resezierten Darm; es entwickelt sich eine (echte) Atrophie, sowohl der Zotten als auch der Krypten, mit einer reduzierten Resorptionsfläche, mit reduzierten resorptiven Leistungen und mit einer Minderung der mitotischen Aktivität (Lit.: MENGE u. Mitarb., 1970). Die Atrophie umfaßt sowohl die Mukosa als auch die tieferen Darmwandschichten. Das Resorptionsepithel selbst ist im blinden Segment weitgehend unverändert, die Reaktionsmuster der verschiedenen Markerenzyme sind zumeist normal (MENGE u. Mitarb., 1970). Daraus folgt, daß die Minderung der Transportkapazität im wesentlichen auf die Oberflächenreduktion zu beziehen ist. Ursächlich werden für die Atrophie nach intestinaler Exklusion mehrere Faktoren verantwortlich gemacht. Von besonderer Bedeutung sind wahrscheinlich die fehlende funktionelle Belastung sowie das Ausbleiben eines direkten nutritiven Chymuseffektes auf die Mukosa. Die Hypothese von der „lokalen Ernährung" (DOWLING, 1967) als einem wesentlichen Faktor für den normalen

Schleimhautaufbau scheint vor allem durch das „blind loop"-Syndrom gestützt zu werden (CAMPEN u. FELL, 1964).

„Selbstfüllende" (isoperistaltische) Schlingen zeigen eine ausgeprägte Tendenz zur Schleimhauthyperplasie und zum Schleimhautumbau (PANISH, 1963; LÖHRS u. Mitarb., 1970). Herdförmig entwickelt sich eine der idiopathischen Sprue vergleichbare subtotale Zottenatrophie (sog. hyperregeneratorische Schleimhauttransformation: RIECKEN, 1970) mit verlängerten Krypten und gesteigerter Mitoseaktivität.

2. Entzündliche Darmerkrankungen

Unter den entzündlichen Darmerkrankungen (Lit.: LEWINSON u. KIRSNER, 1970) führen vor allem der Morbus Whipple (vgl. S. 208) und der Morbus Crohn (vgl. S. 218), insbesondere in der Manifestation der diffusen Jejuno-Ileitis (CROHN u. YARNIS, 1958), zu Malabsorptions-Syndromen. Die Fehlresorptionen beim M. Crohn beruhen mutmaßlich auf mehreren Faktoren. Die Pathogenese der Malabsorption beim M. Whipple ist noch weitgehend ungeklärt (Lit.: OTTO, 1975). Die Resorptionsdefekte durch eine Verödung der Submukosa oder durch Obstruktionen des lymphatischen Abflusses erklären zu wollen, bleiben unbefriedigend. Während sich unter antibiotischer Therapie die klinischen Zeichen der Fehlresorption gewissermaßen schlagartig bessern, bleiben die morphologischen Veränderungen lange Zeit stationär. Diese patho-anatomischen Befunde widersprechen einer primär rein mechanisch bedingten Malabsorption („Verstopfung der Darmwand": BECKER, 1969). Der Begriff der „dynamischen Insuffizienz" (WUKETICH, 1969) ist wenig faßbar und gleichermaßen unbefriedigend.

3. Tumoren

Vor allem sarkomatöse Tumoren führen infolge einer diffusen, destruierenden Wandinfiltration zu Resorptionsstörungen unterschiedlicher Intensität (Übersicht: JEFFRIES u. Mitarb., 1964; SPERLING, 1966; SALTZSTEIN, 1966; LEWINSON u. KIRSNER, 1970; RAPPAPORT u. Mitarb., 1972). Maligne Lymphome, Pseudolymphome (EIDELMAN u. Mitarb., 1966; SHREEVE u. Mitarb., 1968; RÖSCH u. FUCHS, 1972), Lymphogranulomatosen und gastrointestinale Manifestationen der verschiedenen Leukämien sind aufgrund ihrer relativen Häufigkeit (GOOD, 1963) besonders zu nennen (BEST u. COOK, 1961; GOUGH u. Mitarb., 1962; WERDEGAR u. Mitarb., 1963; KENT, 1964; GOLDSTEIN u. POKER, 1966; EIDELMAN u. Mitarb., 1966; HARRIS u. Mitarb., 1967; WHITEHEAD, 1968; SATEGNA-GUIDETTI u. Mitarb., 1972; RAPPAPORT u. Mitarb., 1972).

Im Verdauungskanal lokalisierte Plasmozytome (Lit.: WUKETICH, 1967) und die Waldenström-Makroglobulinämie (Lit.: BEKER u. Mitarb., 1971) führen gleichfalls zu Malabsorptions-Symptomen, insbesondere zu schweren Protein-Diarrhöen. Dabei werden die morphologischen Veränderungen der Dünndarmschleimhaut bei der Waldenström-Krankheit als relativ typisch beschrieben (CABRERA u. Mitarb., 1964; KHILNANI u. Mitarb., 1969; BEKER u. Mitarb., 1971; BEDINE u. Mitarb., 1973). Stereomikroskopisch findet sich ein gyriformes Zottenrelief; die *Histologie* zeigt kolbige, plump aufgetriebene Zotten mit einer dichten makrozytären Stromainfiltration. Das Zytoplasma der Makrophagen ist schaumig und PAS-positiv, die Kerne sind klein und peripher gelegen. In zumeist stark dilatierten Lymphgefäßen, teilweise auch extrazellulär, findet sich ein amorphes PAS-positives Material, das wahrscheinlich Immunglobulin-Präzipitaten entspricht (KHILNANI u. Mitarb., 1969; BEKER u. Mitarb., 1971). Daneben finden sich zahlreiche kleine mononukleäre Zellen, die — entsprechend ihrer Zytoarchitektur — eine Zwischenstellung zwischen Lymphozyten und Plasmazellen einnehmen: „plasmacytoid cells" (BEDINE u. Mitarb., 1973).

Malabsorptions-Syndrome sind als Einzelbeobachtungen auch bei Leiomyosarkomen (KRÖGER u. Mitarb., 1969), neurogenen Dünndarmtumoren (KRAMER u. Mitarb., 1970), Karzinoiden (KOWLSSAR u. Mitarb., 1959; NASH u. BORIN, 1964; MELMON u. Mitarb., 1965; BRUNT u. Mitarb., 1969; HAJDU u. Mitarb., 1974), Lymphangiomen (BERARDI, 1974), vor allem aber bei den verschiedenen Formen gastrointestinaler Polyposen (BUSSEY, 1970), wie etwa dem Cronkhite-Canada-Syndrom (JOHNSON u. Mitarb., 1972), beschrieben worden.

4. Systemische Erkrankungen

4.1. Sklerodermie

Im Rahmen progressiver Sklerodermieformen (vgl. Bd. VII) kann es zur Mitbeteiligung der inneren Organe (*viszerale Sklerodermie*) kommen (Übersicht: GOLDGRABER u. KIRSNER, 1957; TUFFANELLI u. WINKELMANN, 1961; HOSKINS u. Mitarb., 1962; SCUDAMORE u. Mitarb., 1968; POIRIER u. RANKIN, 1972). In 10% ist die progressive Sklerodermie primär viszeral manifestiert (GOLDGRABER u. KIRSNER, 1957).

Vergleichbar den kutanen Sklerodermien, findet sich wahrscheinlich auch zu Beginn der viszero-intestinalen Manifestation eine ödematöse Verbreiterung (*Stadium oedematosum*) vor allem der Submukosa mit fibrinoiden Verquellungen der kollagenen Fasern und mit Lymphgefäßdilatationen (MARSHALL, 1966). Später steht eine progressiv-sklerosierende Fibrose im Vordergrund (GOETZ, 1945; ABRAMS u. Mitarb., 1954; PIPER u. HELWIG, 1955; GOLDGRABER u. KIRSNER, 1957; ROSENTHAL, 1957; HOSKINS u. Mitarb., 1962; HEINZ u. Mitarb., 1963; PEACHEY u. Mitarb., 1969). Sie betrifft vor allem die Submukosa, die enorm verbreitert und von hyalinen, bandartigen Strukturen durchzogen sein kann (Abb. 74) (BEVANS, 1945; LUSHBAUGH u. Mitarb., 1948; ABRAMS u. Mitarb., 1954; ARCILLA u. Mitarb., 1956; MARSHALL, 1956). Die submukösen Lymphgefäße können extrem erweitert sein, so daß differentialdiagnostische Schwierigkeiten zur Lymphangiectasia intestinalis auftreten können (KORTING, 1974). Im Bereich des Duodenums ist eine „kollagene" Ummauerung der Brunner-Drüsen mit nachfolgender Drüsenatrophie möglich (ROSSON u. YESNER, 1965; SALEN u. Mitarb., 1966). Die Muscularis propria ist atrophisch und bindegewebig durchsetzt. Ceroid-artige, gold-gelbe Pigmentierungen („brown bowel"-Syndrom: TOFFLER u. Mitarb., 1963) im Zytoplasma der Restmuskulatur sind beschrieben (HOSKINS u. Mitarb., 1962). Das granuläre Pigment findet sich auch in Makrophagen. Es ist keinesfalls pathognomonisch für die Sklerodermie, son-

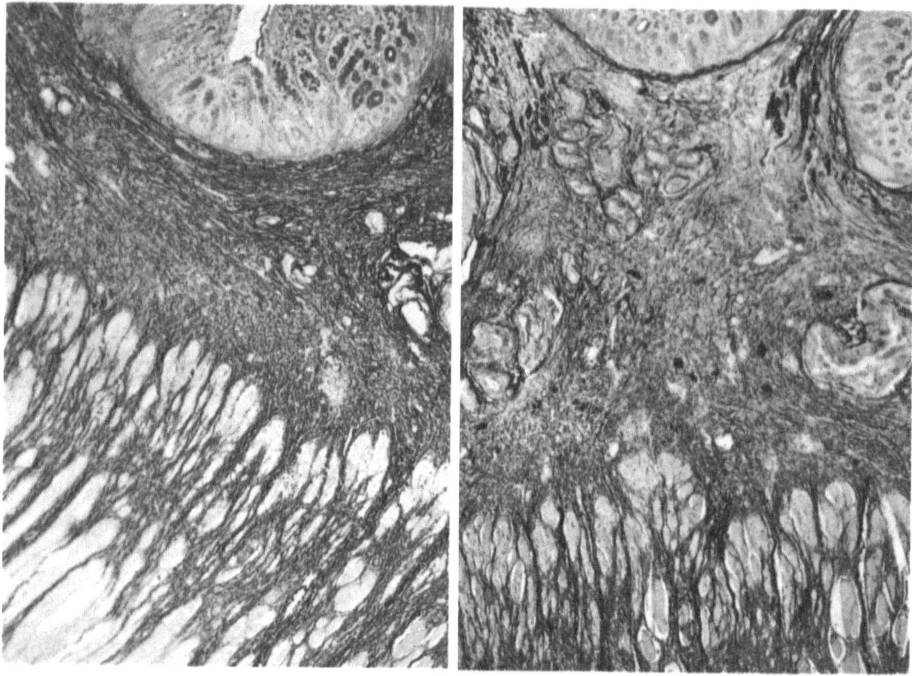

Abb. 74. Systemische Sklerodermie mit ausgeprägter „Kollagenisierung" des Stratum proprium mucosae und z.T. auch der Muscularis propria. Färbung: Movat (Acrylateinbettung). Vergr. 120:1

dern findet sich bei zahlreichen anderen Erkrankungen, die mit schweren Malabsorptions-Erscheinungen einhergehen (Fox, 1967).

Das Stratum proprium mucosae ist in unterschiedlicher Intensität von Lymphozyten und Plasmazellen durchsetzt, die perivaskulär oft eine besondere Häufung erkennen lassen. Die Zottenarchitektur bleibt vielfach erhalten; allenfalls finden sich geringe unspezifisch-partielle Atrophien (HORSWELL u. Mitarb., 1961; LENEMAN u. Mitarb., 1962; HOSKINS u. Mitarb., 1962; BLUESTON u. Mitarb., 1969; s. dagegen SCHIRALDI u. Mitarb. (1963): Zottenhypertrophie). Auch Schleimhautulzerationen sind selten (PUGH u. Mitarb., 1945; PAGEL u. TREIP, 1955). Ähnlich der Submukosa zeigt auch die Subserosa in der Regel eine erhebliche Fibrosierung (GOLDGRABER u. KIRSNER, 1957).

Nicht immer ist der Intestinaltrakt generalisiert befallen; die progressive Sklerodermie kann eine Zeitlang lediglich auf Dünndarmabschnitte beschränkt sein (HORSWELL u. Mitarb., 1961). Herdförmige Fibrosierungen der Muscularis propria können sowohl im Dünndarm als auch im Kolon zur Entwicklung multipler *Pseudodivertikel* führen, in denen nicht selten Speisereste, Bakterien oder Kot stagnieren. Fraglos ist der Dünndarm häufiger betroffen als das Kolon, das histologisch gleichartige Veränderungen zeigt (BICKS u. Mitarb., 1958; EDWARDS u. LENNARD-JONES, 1960; HOSKINS u. Mitarb., 1962; KEMP HARPER u. JACKSON, 1965; DELUCA u. Mitarb., 1965).

Von dem Ausmaß der Dünndarmbeteiligung ist wahrscheinlich die Entwicklung eines Malabsorptions-Syndroms (*„malabsorptive progressive Sklerodermie"*: KORTING, 1974) abhängig (MCBRIEN u. MUMMERY, 1962; Lit.: SCUDAMORE u. Mitarb., 1968; WILSON u. DIETSHY, 1971). Für die Entwicklung des Malabsorptions-Syndroms ist möglicherweise aber auch eine abnorme Bakterienbesiedlung des fibrosierten Darmes verantwortlich zu machen (BENDIXEN u. Mitarb., 1968). An weiteren Komplikationen finden sich vor allem Blutungen und Obstruktionen (SKOUBY u. TEILUM, 1950; ARCILLA u. Mitarb., 1956; HERRINGTON, 1959; TREACY u. Mitarb., 1962; HORNSTEIN, 1970; KOLAR u. Mitarb., 1972).

4.2. Generalisierte Mastozytose (Urticaria pigmentosa)

Die Urticaria pigmentosa gilt als relativ seltenes Hautleiden (vgl. Bd. VII); sie wird heute allgemein den Retikulosen zugerechnet (REMY, 1962; PFISTER, 1969). Nur ausnahmsweise verläuft sie unter dem Bild einer generalisierten Mastozytose mit Befall von Knochen, Leber, Milz, Pankreas (Lit.: AMMANN u. SPYCHER, 1972) und des Gastrointestinaltraktes (ELLIS, 1949; BLUEFARB u. SACK, 1954; BERLIN, 1955; ASBOEHANSON, 1960; REMY, 1962; MUTTER u. Mitarb., 1963; BANK u. MARKS, 1963; JARNUM u. ZACHARIAE, 1967; PFISTER, 1969; MOREL u. Mitarb., 1974). Unspezifische Magen-Darm-Beschwerden („Bauchschmerzen", Erbrechen, episodenhafte Durchfälle) finden sich in der Hälfte dieser Fälle; ausgeprägte Malabsorptions-Symptome sind selten (BANK u. MARKS, 1963; JARNUM u. ZACHARIAE, 1967; BROITMAN u. Mitarb., 1970; AMMANN u. SPYCHER, 1972). Gelegentlich erinnert das klinische Bild mit einer vorherrschenden Flush-Symptomatik an ein Karzinoid-Syndrom (BROGREN u. Mitarb., 1959; REMY, 1962).

Morphologisch findet sich ein oft hochgradiges Ödem des Stratum proprium mucosae mit einer überwiegend eosinophilen Infiltration, der in wechselnder Menge Mastzellen beigemischt sind (RIDER u. Mitarb., 1957; BANK u. MARKS, 1963; BROITMAN u. Mitarb., 1970; AMMANN u. SPYCHER, 1972). Nur JARNUM u. ZACHARIAE (1967) beschrieben eine vorherrschende Mastzellen-Infiltration des Stratum proprium mucosae, der Muscularis mucosae und der Submukosa. Die betonte Infiltration mit eosinophilen Granulozyten wirft differentialdiagnostische Fragen zur eosinophilen Gastroenteritis und zur allergischen Gastroenteropathie (Übersicht: NIKOLOFF u. BRATANOWA, 1966; WALDMANN u. Mitarb., 1967) auf, die im Einzelfall aus dem bioptischen Darmbefund nicht zu beantworten sind. Diffuse und schwere Veränderungen der Zottenarchitektur und des enterozytären Epithels, vergleichbar denjenigen der idiopathischen Sprue, liegen nicht vor (BANK u. MARKS, 1963; AMMANN, 1965; BOITMAN u. Mitarb., 1970). Die Pathogenese der gastrointestinalen Symptome ist bislang ungeklärt (ausführliche Übersicht und Diskussion: AMMANN u. SPYCHER, 1972).

Amyloidose s.S. 517.

4.3. Psoriasis

Unter den „Organbefunden" bei der Psoriasis (vgl. Bd. VII) fällt seitens des Gastrointestinaltraktes vor allem eine Steatorrhöe auf (Lit.: HOLZMANN u. Mitarb., 1973a und b; HOEDE u. Mitarb., 1974). Histologisch (THEMANN u. Mitarb., 1970; MARKS u. SHUSTER, 1971; HOLZMANN u. Mitarb., 1973b) findet man eine mit der Schwere des Krankheitsbildes allerdings nicht korrelierte, partielle Zottenatrophie der Dünndarmschleimhaut mit einer Aktivitätsminderung von Membranenzymen, wie Leucin-Amino-Peptidase, alkalische Phosphatase oder Adenosintriphosphatase. Elektronenoptisch ist vor allem der Gehalt an Lysosomen in den Enterozyten bemerkenswert. MARKS u. SHUSTER (1971) interpretieren die Darmveränderungen im Sinne einer *„dermatogenen Enteropathie".* Metothrexat-bedingte Therapieschäden an der Dünndarmschleimhaut müssen allerdings in Rechnung gestellt werden.

5. Endokrinopathien

Zahlreiche Endokrinopathien bzw. endokrin aktive Tumoren (Zollinger-, Ellison-, Verner-Morrison-, Wermer-Syndrom) führen zu Enteropathien mit Malabsorptions-Symptomen variabler Intensität.

5.1. Diabetische Enteropathie

Sie gehört zum diabetischen Spätsyndrom (Übersicht: DREWES, 1971, 1974). Dünndarmaffektionen führen zu intermittierenden oder chronischen Diarrhöen mit Steatorrhöe. Typisch sind nächtliche Durchfälle („nocturnal diabetic diarrhoea": TETE u. COLLARD, 1974). Die Malabsorption ist inkomplett, elektiv für Fette (MALINS u. FRENCH, 1957; VINNIK u. Mitarb., 1962; Brunner, 1963; WHALEN u. Mitarb., 1969; GOLDSTEIN u. Mitarb., 1970; TETE u. COLLARD, 1974). Die Fehlresorption beruht wahrscheinlich auf einer diabetischen Neuropathie im Bereich der autonomen Darmplexus; daraus resultiert eine mangelhafte (oder fehlende) Koordination der Darmmotilität (VINNIK u. Mitarb., 1962; DREWES, 1974; PETRIDES, 1974). Gastroparese, Gastroplegie und duodenale Atonien mit dem Bild des Megabulbus lassen die Hypothese einer diabetischen (vegetativen) Neuropathie als wahrscheinlich erscheinen (Lit.: TETE u. COLLARD, 1974). Bei der Gastroparese kann elektromyographisch eine „Desorganisation der elektrischen Aktivität, ähnlich derjenigen nach experimenteller Vagotomie", gefunden werden (COUTURIER, 1970). Einzelfälle mit diabetischer Gastroplegie und duodenaler Atonie weisen ein stark gesteigertes bakterielles Wachstum (coliforme Organismen, Streptokokken) auf (GOLDSTEIN u. Mitarb., 1970); in diesen Fällen ist die Enteropathie wahrscheinlich auch Folge einer unphysiologischen intestinalen Bakterienflora. In der Dünndarmbiopsie finden sich zumeist keine morphologisch faßbaren Anomalien (TETE u. COLLARD, 1974). Bei den wenigen Fällen mit subtotaler Zottenatrophie handelt es sich wahrscheinlich um die Kombination von Diabetes mellitus und idiopathischer Sprue (VINNIK u. Mitarb., 1962; RIECKEN u. Mitarb., 1969).

Eine seltene Verlaufsform des juvenilen Diabetes mellitus stellt das sog. *Mauriac-Syndrom* (= sekundäre diabetische Glykogenose) dar (MAURIAC, 1930). Neben einer frühzeitigen Diabetesmanifestation mit einer auffälligen Labilität des Kohlehydratstoffwechsels (erhebliche Schwankungen zwischen Hyper- und Hypoglykämien) sind Hepatomegalie (sog. „Ziehharmonika-Leber", die sich bei guter Diabeteseinstellung verkleinert) und Minderwuchs führende Leitsymptome (Lit.: WINDORFER, 1953; MÖRCHEN u. Mitarb., 1974). Die Ursache des Mauriac-Syndroms ist trotz zahlreicher Untersuchungen ungeklärt (WINDORFER, 1953). Bei einem Teil der Fälle findet sich eine *Steatorrhöe* (SODERLING, 1939; FALK, 1952; WINDORFER, 1953; BERCHTHOLD u. Mitarb., 1969), deren Ursache zumeist in einer subtotalen Zottenatrophie besteht (HOOFT u. Mitarb., 1968; WALKER-SMITH u. GRIGOR, 1969; VISAKORPI u. Mitarb., 1970; MÖRCHEN u. Mitarb., 1974). Vermutlich stellt die Malabsorption beim Mauriac-Syndrom keine Komplikation des Diabetes mellitus dar, sondern eine Kombination von Diabetes und Zöliakie (VISAKORPI u. Mitarb., 1970; MÖRCHEN u. Mitarb., 1974). Die

Zuordnung zur Zöliakie stützt sich auf identische Biopsiebefunde und auf das klinisch gute Ansprechen einer glutenfreien Diät, der in Einzelfällen eine gewisse Schleimhautnormalisierung folgt.

5.2. Verner-Morrison-Syndrom (VERNER u. MORRISON, 1958)

Das Syndrom (=pankreatogene Cholera: MATSUMOTO u. Mitarb., 1966) ist klinisch durch *wäßrige Diarrhöen, Hypokaliämie und Achlorhydrie* (bzw. Hypochlorhydrie) gekennzeichnet (=WDHA-Syndrom: MARKS u. Mitarb., 1967) (Lit.: STOKER u. WYNN, 1970; SCHOENEMANN u. Mitarb., 1972; Verner u. MORRISON, 1974; SEIF u.Mitarb., 1975; BURKHARDT, 1976; BURKHARDT u. Mitarb., 1976). Dem Verner-Morrison-Syndrom liegt in der Regel ein Inselzelltumor des Pankreas zugrunde, dessen Zellen wesentliche Merkmale der nicht-B-Zellen tragen (Lit.: SEIF u. Mitarb., 1975). In Einzelfällen wurde auch nur eine disseminierte Hyperplasie dieser Zellen in den Langerhans-Inseln gefunden (ZOLLINGER u. Mitarb., 1968; VERNER, 1969; SCHOENEMANN u. Mitarb., 1972; CLASSEN u. Mitarb., 1972). Am Magen-Darm-Trakt sind lediglich uncharakteristische Befunde beschrieben (Lit.: BURKHARDT u. MITSCHKE, 1974).

Es gilt als sicher, daß der Pankreastumor ein *diarrhogenes Peptidhormon* produziert; diskutiert werden die strukturell eng verwandten Hormone Sekretin, „gastric inhibitory polypeptide" (GIP), „vasoactive intestinal polypeptide" (VIP; „VIPOM": BLOOM u. Mitarb., 1973; SEIF u. Mitarb., 1975) oder Hormonkombinationen, wie Glukagon und Gastrin (BARBEZAT u. GROSSMAN, 1971a und b; SANZENBACHER u. Mitarb., 1972; ELIAS u. Mitarb., 1972; BLOOM u. Mitarb., 1973). Extraktionsversuche und immunhistologische Untersuchungen ergaben bisher widersprüchliche Ergebnisse (McGUIGAN, 1974).

5.3. Zollinger-Ellison-Syndrom (ZOLLINGER u. ELLISON, 1955)

Dem Syndrom liegt eine autonome Gastrinsekretion aus nicht-insulinbildenden Inselzelltumoren und deren Metastasen (60% dieser Tumoren sind maligne) zugrunde (Lit.: SEELIG, 1972). Die erhöhten Serumgastrinspiegel führen zu einer massiven Hypersekretion der Magenschleimhaut und zu jahrelang rezidivierenden Ulzera; letztlich sind alle klinischen Merkmale des Zollinger-Ellison-Syndroms auf diese Hypersekretion zurückzuführen. Sie ist auch verantwortlich für Diarrhöen und Steatorrhöen, die in 30–50% aller Fälle auftreten (MAYNARD u. POINT, 1958; SUMMERSKILL, 1959; SINGLETON u. Mitarb., 1965; ISENBERG u. Mitarb., 1973; s. dagegen: WRIGHT u. Mitarb., 1970). Die duodenale Neutralisationskapazität ist hinsichtlich der enormen Salzsäuremengen gewissermaßen überlastet; der Darminhalt ist bis weit ins Duodenum hinein hyperacid. Der Säureüberschuß kann auf verschiedene Weise zur Diarrhöe führen: 1. infolge einer unzureichenden Neutralisationskapazität des Duodenums, 2. infolge der durch den sauren Darminhalt geschädigten Schleimhaut, 3. infolge der überforderten Absorptionskapazität für Wasser und Elektrolyte. Auch die Steatorrhöe, die zumeist nicht sehr ausgeprägt entwickelt ist, wird durch die Acidität des Jejunuminhaltes verursacht. Das saure Milieu führt zu unvollständiger Fettabsorption durch eine irreversible Inaktivierung der Pankreaslipase und durch eine reversible Präzipitation der glycinkonjugierten Gallensalze (SHIMODA u. Mitarb., 1967). Die morphologisch faßbaren Alterationen im oberen Dünndarm sind unterschiedlicher Natur (MAYNARD u. POINT, 1958; SUMMERSKILL, 1959; SINGLETON u. Mitarb., 1965; MANSBACH u. Mitarb., 1968). Teilweise findet sich ein entzündliches Ödem mit vorwiegend neutrophiler Infiltration des Stratum proprium mucosae, teilweise eine Pylorusdrüsen-Metaplasie und in fortgeschrittenen Stadien auch ein enterozytärer Ersatz durch gastrale Oberflächenzellen („gastric surface mucous cell metaplasia": MANSBACH u. Mitarb., 1968; SHIMODA u. Mitarb., 1968; TRIER u. Mitarb., 1973).

Gastrinbildende Tumoren mit einer dem Zollinger-Ellison-Syndrom vergleichbaren klinischen Symptomatik treten auch bei der hereditären pluriglandulären Adenomatose, dem *Wermer-Syndrom,* auf (WERMER, 1954).

5.4. Hyperthyreosen, medulläres Schilddrüsenkarzinom

Seitens der Schilddrüse führen Hyperthyreosen und medulläre Karzinome zu Durchfällen, die wahrscheinlich auf einer gesteigerten Motilität des Intestinaltraktes beruhen (WILLIAMS, 1966; BERNIER u. Mitarb., 1969; KEYNES u. TILL, 1971; O'HIGGINS, 1973; ISAACS u. Mitarb., 1974). Schilddrüsenhormone beeinflussen die intestinale Motilität, Sekretion und Absorption. Bei hyperthyreoten Patienten sind Magenentleerung und Dünndarmpassage beschleunigt, Tonus und Motilität des Dickdarms erhöht (SIURALA u. Mitarb., 1966; HOLDSWORTH u. BESSER, 1968; HELLESEN u. Mitarb., 1969; FERRIS, 1972; GAIL u. HADAM, 1974). Auch tierexperimentelle Untersuchungen sprechen dafür, daß nicht Funktionsstörungen des Pankreas, der Gallensäuren oder der Darmschleimhaut, sondern die beschleunigte Darmpassage Durchfallursache ist (MIDDLETON u. THOMPSON, 1969). Hartnäckige Durchfälle treten in 10–30% aller Hyperthyreosen auf (GAIL u. HADAM, 1974).

5.5. Morbus Addison (Übersicht: LABHART u. MÜLLER, 1971)

Aus tierexperimentellen Untersuchungen ist seit langem bekannt, daß Adrenalektomien zu Störungen der Fettresorption führen (BOOTH, 1966). Inzwischen liegen auch Beobachtungen beim Menschen vor (MCBRIEN u. Mitarb., 1963). Die Steatorrhöe beim M. Addison ist unter der Behandlung der Nebenniereninsuffizienz rückläufig. In der Dünndarmbiopsie konnte stets ein regelrechtes Zottenrelief nachgewiesen werden; demzufolge ist die Steatorrhöe wahrscheinlich Folge einer (Nebennieren-abhängigen) Transportstörung.

5.6. Hypoparathyreoidismus

Steatorrhöen sind auch beim Hypoparathyreoidismus beobachtet worden (Lit.: KUHLENCORDT u. KRUSE, 1974). Die Ursache dieser Fehlresorption ist nicht bekannt; sie könnte mit einer globalen Stoffwechselstörung zusammenhängen, die möglicherweise durch eine Hypokalziämie verursacht wird. Zumindest kann die Steatorrhöe durch eine Substitutionstherapie mit Parathormon oder Vitamin D beseitigt werden.

6. Verschiedene (meist seltene) Ursachen

6.1. Exsudative Gastroenteropathie

Die exsudative Gastroenteropathie (exsudative Enteropathie, enterales Eiweißverlust-Syndrom, proteinverlierende Gastroenteropathie, Protein-Diarrhöe,

„protein loosing enteropathy", intestinales Lymphödem) ist ein *polyätiologisches Syndrom,* das über einen vermehrten intestinalen Eiweißverlust zu Hypoproteinämien und (hypoproteinämischen) Ödemen führt (WERDEGAR u. Mitarb., 1963; BARANDUN u. Mitarb., 1963; TREY u. Mitarb., 1965; WILKINSON u. Mitarb., 1965; BANK u. Mitarb., 1965; WALDMANN u. Mitarb., 1967; GREENBERGER u. Mitarb., 1967; HEIZER u. Mitarb., 1968; GOEBELL u. Mitarb., 1970; HUNTLEY u. BOWERS, 1970; DOXIADIS u. MANOUSOS, 1971; MACHTEY u. Mitarb., 1972; WÄSSER u. Mitarb., 1974; NOVIS u. Mitarb., 1974). Der pathologisch vermehrte Durchtritt von Plasmabestandteilen in das Darmlumen ist nicht nur auf Proteine beschränkt; zusätzlich kann es zu Verlusten von Karotin, Eisen, Kupfer, Kalzium, Kalium und Lipiden (Fettsäuren) kommen (ROSEN u. Mitarb., 1962; WALDMANN, 1965, 1966; WALDMANN u. Mitarb., 1965; ORES u. Mitarb., 1966). Die Prothrombinaktivität im Serum bleibt normal (WALDMANN u. Mitarb., 1969). Bestimmte Formen der exsudativen Enteropathie (idiopathische Lymphangiektasie) zeigen zudem eine Hypogammaglobulinämie und Lymphozytopenie, eine Anergie der Haut sowie eine gestörte Abstoßung von Transplantaten. Die peripheren Lymphozyten werden in vielen dieser Fälle nur ungenügend transformiert. Wahrscheinlich erfolgt bei der idiopathischen Lymphangiektasie ein Verlust der zirkulierenden, langlebigen Lymphozyten in den Gastrointestinaltrakt hinein (STROBER u. Mitarb., 1967; WEIDEN u. Mitarb., 1972). Dadurch entstehen ähnliche Veränderungen, wie sie im Tierexperiment nach langdauernder Drainage des Ductus thoracicus auftreten (Lit.: HESS, 1970). Der Verlust von Immunglobulinen, besonders von IgA und IgG, vermindert die lokale Infektabwehr und kann Ursache chronisch-infektiöser Diarrhöen sein (VESIN, 1965; SHERMAN u. Mitarb., 1966; SELL, 1968; EISNER u. BRALOW, 1968).

Der enterale Eiweißverlust (als Symptom) kann Folge der verschiedensten Krankheiten sein (Tabelle 25).

Schon 1937 waren von WELCH Vermutungen über krankhafte Eiweißabsonderungen in den Gastrointestinaltrakt geäußert worden. CITRIN u. Mitarb. (1957) konnten erstmals eine exzessive Exsudation von ^{131}J-markiertem Albumin in den Magen bei einem Patienten mit Hypalbuminämie und Morbus Ménétrier beweisen. Ein klinisch brauchbarer Funktionstest (^{131}J-Polyvinylpyrrolidin), mit dessen Hilfe ein pathologischer Eiweißverlust in den Magen-Darm-Kanal nachgewiesen werden kann, wurde schließlich 1959 von GORDON entwickelt. Seither ist bei einer Anzahl primärer Erkrankungen des Gastrointestinaltraktes, aber auch bei extraintestinalen Krankheiten, ein Proteinverlust in den Darm gefunden worden (PARKINS, 1960; DAWSON, 1961; DAWSON u.Mitarb., 1961; DAVIDSON u. Mitarb., 1961; LASTER u. Mitarb., 1962; MARTINI u. Mitarb., 1963; JARNUM, 1963; BARANDUN u. Mitarb., 1963; GUSEK u. Mitarb., 1965; WILKINSON u. Mitarb., 1965; WALDMANN, 1966; WALDMANN u. Mitarb., 1967; GREENBERGER u. Mitarb., 1967; HEIZER u. Mitarb., 1968; GOEBELL u. Mitarb., 1970; HUNTLEY u. BOWERS, 1970; DOXIADIS u. MANOUSOS, 1971; MACHTEY u. Mitarb., 1972).

HOLMAN u. Mitarb. (1959) haben wohl als erste einen Zusammenhang zwischen enteralem Eiweißverlust und erweiterten intestinalen Lymphgefäßen vermutet. 1961 fanden WALDMANN u. Mitarb. bei einer Gruppe von Patienten mit „idiopathischer Hypoproteinämie" eine intestinale Lymphangiektasie mit Proteinexsudation. Seither wird die *Lymphangiectasia intestinalis* als idiopathische Form der exsudativen Enteropathie den symptomatischen Formen (vgl. Tabelle 25) gegenübergestellt (MARTINI u. Mitarb., 1963; BARANDUN u. Mitarb.,

Tabelle 25. Krankheiten, die mit einem enteralen Eiweißverlust-Syndrom einhergehen. (Zusammengestellt nach Strohmeyer u. Filippini, 1973)

I. *Erkrankungen der intestinalen Lymphgefäße*

1. Idiopathische Form: primäre intestinale Lymphangiektasie („Enteropathia lymphangiectatica")
2. Sekundäre (erworbene) Formen: entzündliche und tumoröse Infiltrationen des Lymphsystems und/oder des Mesenteriums (Tuberkulose, Sarkoidose, Filariasis, maligne Lymphoblastome, Morbus Hodgkin, Lymphknotenmetastasen, Obstruktionen und Kompressionen der Cisterna chyli und des Ductus thoracicus)
Chylusfistel in den Darm

II. *Primäre Erkrankungen des Gastrointestinaltraktes*

Ösophagus: Karzinome

Magen: Morbus Ménétrier, Magenpolypen, eosinophile Granulome, Resektionsmägen, gastro-kolische Fisteln, Magenkarzinome, Zollinger-Ellison-Syndrom

Darm: akute oder chronische, spezifische oder unspezifische Enterokolitiden, einheimische und tropische Sprue

Morbus Crohn, Morbus Whipple, Colitis ulcerosa, Dünndarm-Divertikulose, benigne und maligne Darmtumoren, allergische Enteropathien, Strahlen-Enteritis

Mechanischer und paralytischer Ileus, Mesenterialgefäßverschluß

Amyloidose des Darmes

Parasitosen (Helminthiasis, Lambliasis), eosinophile Enteritis, eosinophile Granulome

Morbus Hirschsprung

Chronische Enteritis bei Antikörpermangel-Syndrom

Symptomatische Steatorrhöe (z.B. bei chronischer Pankreatitis)

Gallenblasen-Dünndarm-Fistel

„Blind loop"-Syndrom

III. *Erkrankungen extra-intestinaler Systeme*

Kardiopathien: Pericarditis constrictiva, Rechtsherzinsuffizienz verschiedener Ätiologie (Pulmonalstenose, Vorhofseptumdefekt, familiäre Kardiomegalie)

Nephropathien: nephrotisches Syndrom

Verschiedenes: Kwashiorkor, Mukoviszidose, Mastozytose, Thyreotoxikose, hereditäres angioneurotisches Ödem

1933; Pomerantz u. Waldmann, 1963; Mistilis u. Mitarb., 1965; Hagihara, 1966; Parfitt, 1966; Waldmann, 1966, 1970; Paterson u. Mitarb., 1966; Strober u. Mitarb., 1967; Waldmann u. Mitarb., 1967; Eisner u. Bralow, 1968; Shilken u. Mitarb., 1968; Peller u. Mitarb., 1970; Mührer, 1971; Hasen u. Mitarb., 1972; Gold u. Youker, 1973; Garcia-Alvarez u. Mitarb., 1974; Wässer u. Mitarb., 1974).

Mit Hilfe der Dünndarmbiopsie läßt sich die Ätiologie des enteralen Eiweißverlustes, nicht aber die Ätiologie der Lymphangiektasie eingrenzen. Mutmaßlich handelt es sich um eine kongenitale Fehlbildung mit familiärer Häufung. Die Anomalien können isoliert in der Darmwand auftreten (Bettex u. Mitarb., 1962; Jeffries u. Mitarb., 1962; Petersen u. Hastrup, 1963; Nugent u. Mitarb., 1964; Ores u. Mitarb., 1966; Dobbins, 1966; Amirhakimi u. Mitarb., 1969, Offerigius, 1969) oder systematisiert auch andere Abschnitte des lymphatischen Apparates, insbesondere des Abdomens und der Extremitäten, umfassen (Rosen

u. Mitarb., 1962; STEFENELLI u. Mitarb., 1965; MISTILIS u. Mitarb., 1965; MISTILIS u. SKYRING, 1966; GAISSMAIER u. BÜRKLE, 1968). Gelegentlich sind Lymphbahnen mit den zugehörigen Lymphknoten hypo- oder aplastisch (POMERANTZ u. WALDMANN, 1963); der Ductus thoracicus kann gedoppelt und die Cisterna chyli obstruiert sein (CRAVEN u. Mitarb., 1967). Fehlbildungen der Milz und/oder der Zysten entlang der Lymphgefäße (gelegentlich in Verbindung mit Lymphomen) wurden gefunden (HOLT, 1964; GAISMAIER u. BÜRKLE, 1968). In Verbindung mit intestinalen Lymphangiektasien weisen periphere *asymmetrische* Ödeme (WALDMANN u. Mitarb., 1961; POMERANTZ u. WALDMANN, 1963; HARGROVE u. Mitarb., 1967; HERSKOVIC u. Mitarb., 1967; YSSING u. Mitarb., 1967), chylöser Aszites und chylöse Thoraxergüsse (JEFFRIES u. Mitarb., 1962; RIVA, 1962; MCDONAGH u. Mitarb., 1965; VESCIA u. DAVIS, 1965; PELLER u. Mitarb., 1970) ebenfalls auf systemische Fehlbildungen der Lymphgefäße hin.

Die klinische Symptomatik der Protein-Diarrhöe kann sich bereits kurz nach der Geburt entwickeln. In Einzelfällen kann eine klinisch zunächst stumme Fehlbildung im späteren Lebensalter durch zusätzliche entzündliche Reaktionen manifest werden (sog. Latenzstadium: GAISSMAIER u. BÜRKLE, 1968). Zumeist handelt es sich dann aber um sekundäre Formen der intestinalen Lymphangiektasie, wie sie etwa nach Pericarditis constrictiva, obstruktiver Lymphangitis, Tumoren oder Leukämien bekannt wurden (Tabelle 25).

In den meisten Fällen von exsudativer Enteropathie ist der Dünndarm ödematös verdickt und die Mukosafalten sind plump verbreitert. Schleimhaut und Serosa können chylös imbibiert sein (Abb. 75). Nicht selten findet sich eine ausgeprägte Braunpigmentierung vor allem der Muscularis propria („brown bowel"-Syndrom). *Histologisch* (Abb. 76 u. 77) zeigen Dünndarmexzisate Dilata-

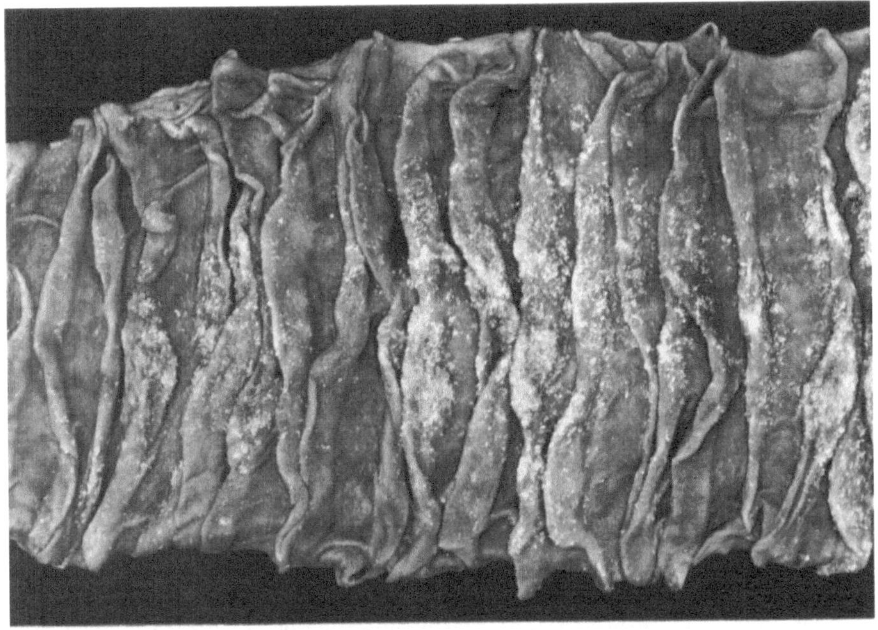

Abb. 75. Exsudative Enteropathie: chylöse Imbibierung der Dünndarmschleimhaut

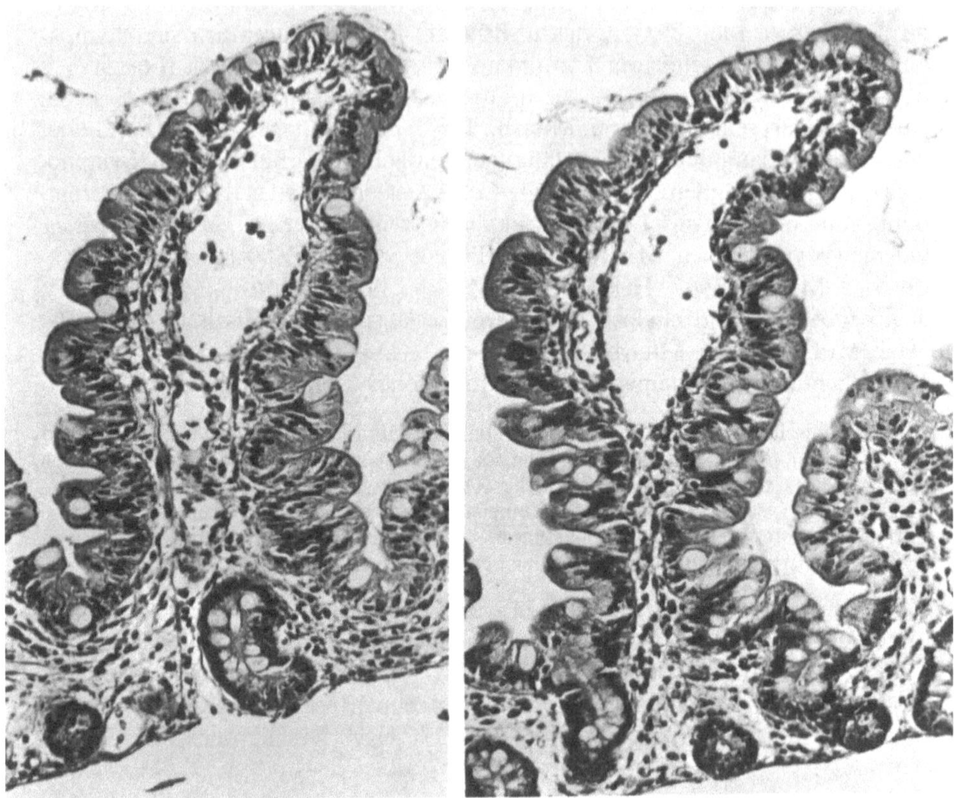

Abb. 76. Exsudative Enteropathie: ausgeprägte Lymphangiektasien (Dünndarmbiopsie). Färbung: HE. Vergr. 150:1. (Präparat: Dr. P. Röttger, Pathologisches Institut der Universität Frankfurt)

tionen der Lymphgefäße, die bei den kongenitalen Formen systematisiert (Leber, Pankreas, Nebennierenkapsel, Myokard, Gingiva, Haut: Peller u. Mitarb., 1970) und hochgradig entwickelt sein können. Betroffen sind die Lymphgefäße der Mukosa, der tieferen Darmwandschichten und des Mesenteriums. Bei sekundär erworbenen Formen kommen lymphangiektatische Veränderungen nicht immer in *allen* Darmabschnitten vor; dementsprechend schließt ein negativer Biopsiebefund Lymphangiektasien als Ursache einer exsudativen Enteropathie nicht aus.

Innerhalb der erweiterten Lymphgefäße finden sich fettspeichernde Makrophagen (sog. Lipophagen) und eingedicktes, chylöses Material. Lipidtropfen sind reichlich auch in Enterozyten (ggf. Fettfärbung) und innerhalb der zumeist stark dilatierten Interzellularräume der Lamina epithelialis mucosae zu finden (Dobbins, 1966). Das Stratum proprium mucosae enthält in wechselnder Anzahl mehrkernige Riesenzellen (Fremdkörperreaktion nach Gefäßrupturen) und Makrophagen mit PAS-positiven Zytoplasmaeinschlüssen (*Differentialdiagnose*: Morbus Whipple). Lympho-plasmozytäre Entzündungsinfiltrate sind eher selten.

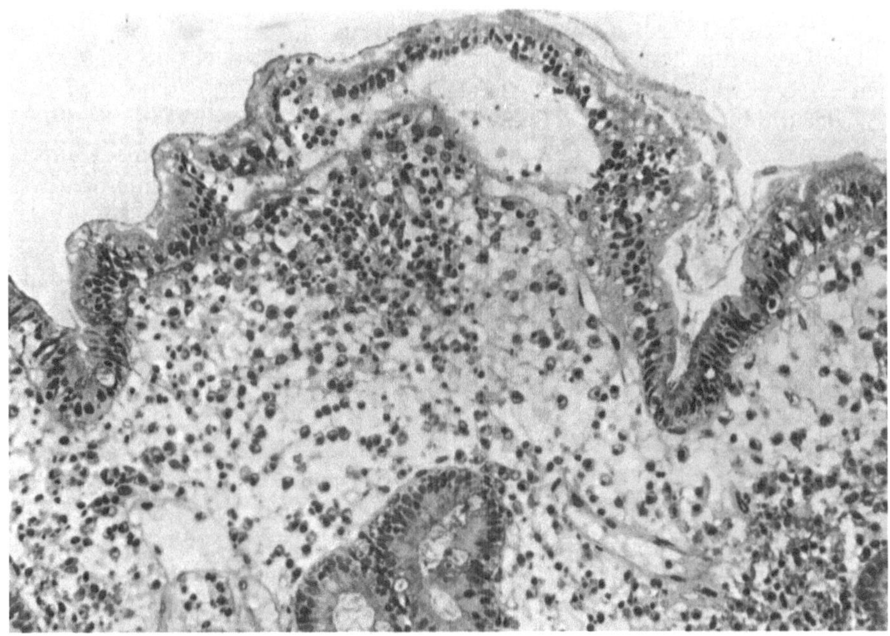

Abb. 77. Exsudative Enteropathie: schmale Lymphangiektasien unmittelbar subepithelial.
Färbung: HE (Acrylateinbettung). Vergr. 240:1

Intestinale Lymphangiektasien (im Sinne der Definition) müssen differentialdiagnostisch vor allem in Biopsiepräparaten von *lymphangiektatischen Zysten*
(SHILKEN u. Mitarb., 1968), die klinisch keinerlei Bedeutung zu haben scheinen,
abgegrenzt werden. Lymphangiektatische Zysten sollen bei systematischer Suche
in 20% aller Autopsien gefunden werden. Ihre Größe beträgt durchschnittlich
1 cm, oft sind sie multipel entwickelt.

Der Mechanismus des Eiweißverlustes ist nicht restlos geklärt. ORES u. Mitarb. (1966)
vermuten, daß die Protein-Diarrhöe über schadhafte Becherzellen mit erhöhter sekretorischer Aktivität zustande kommt. Nach elektronenmikroskopischen Befunden ist diese Hypothese kaum zu halten (DÖBBINS, 1966; vgl. auch PARTIN, 1967). Häufiger scheint ein Übertritt
von eiweißhaltigem Plasma durch Exsudation infolge eines erhöhten hydrostatischen Druk-
kes, der gelegentlich auch zu Rupturen der Lymphgefäße führt (WALDMANN u. Mitarb.,
1961). Die Ausschleusung in das Darmlumen erfolgt überwiegend wohl durch die Interzellularspalten der Lamina epithelialis mucosae (KOBLET u. Mitarb., 1965; MURRAY, 1969; KA-
LIMA, 1970; GEORGALAS-PENESIS, 1972). Albuminverluste können aber auch durch „Versak-
ken" in lymphangiektatische Gefäßbezirke auftreten (COLLIPP u. DRAGUTSKY, 1968).
Bei allen pathogenetischen Überlegungen zum enteralen Eiweißverlust ist zu berücksichtigen, daß auch gesunde Personen Eiweiß in den Darm ausscheiden. Im Darmtrakt lassen
sich elektrophoretisch, immunologisch und isotopentechnisch alle Plasmabestandteile nachweisen (HOLMAN u. Mitarb., 1959; WALDMANN, 1966; COLLIPP u. BRAGUTZKY, 1969). Der
Gastrointestinaltrakt scheint für den physiologischen Abbau der Serumproteine eine nicht
unerhebliche Rolle zu spielen (WALDMANN, 1966). Mithin ist die vermehrte Ausscheidung
von Plasmaproteinen beim enteralen Eiweißverlust-Syndrom kein rein qualitatives Problem
(PELLER u. Mitarb., 1970).

6.2. Dermatitis herpetiformis Duhring

Die Dermatitis herpetiformis Duhring (DUHRING, 1884) gilt als ausgesprochen „polymorphe Dermatose" (vgl. Bd. VII). In etwa 75% findet sich eine Koinzidenz mit Dünndarmveränderungen (Übersicht: FRY u. Mitarb., 1974; ALEXANDER, 1975); mithin präsentiert die Dermatitis herpetiformis Duhring zumindest fakultativ ein *kuto-intestinales Syndrom* („dermatogenic enteropathy", „entéropathie dermatogène": KORTING, 1974).

Erstmals machten 1966 SMITH sowie MARKS u. Mitarb. auf Malabsorptions-Symptome bei der Dermatitis herpetiformis Duhring aufmerksam, die in der Folgezeit vielfach bestätigt wurden (FRASER u. Mitarb., 1967; VAN TONGREN u. Mitarb., 1967; FRY u. Mitarb., 1967, 1968, 1969). Neben einer ausgeprägten Steatorrhöe finden sich ausgeprägte Disaccharidasemängel des enterozytären Epithels, IgM-Defizite, Milzatrophien mit sog. Howell-Jolly-Körperchen sowie ein Mangel an Folsäure und Elektrolyten; Befunde, die gleichermaßen bei der Zöliakie auftreten (FRY u. Mitarb., 1967; BENDL u. WILLIAMS, 1968; HOBBS u. HEPNER, 1968; GRABER u. Mitarb., 1971; PETIT u. Mitarb., 1972). Auch histomorphologisch bietet sich in den meisten Fällen ein der Zöliakie entsprechendes Bild mit subtotaler Zottenatrophie und Kryptenhyperplasie (MARKS u. Mitarb., 1966, 1968; FRY u. Mitarb., 1967; FRASER u. Mitarb., 1967; VAN TONGREN u. Mitarb., 1967; BENDL u. WILLIAMS, 1968; SHUSTER u. Mitarb., 1968; BROWN u. Mitarb., 1971; WEINSTEIN u. Mitarb., 1971; LAGUENS u. Mitarb., 1971). Besonders auffallend bei über 95% aller Dermatitis-Patienten mit Malapsorptions-Symptomen ist ein extrem hoher Gehalt an interepithelialen Lymphozyten (LAGUENS u. Mitarb., 1971; FRY u. Mitarb., 1972). Zellkinetische Parameter zeigen eine weitgehende Übereinstimmung zwischen der Zöliakie (vgl. S.131) und den Dünn-

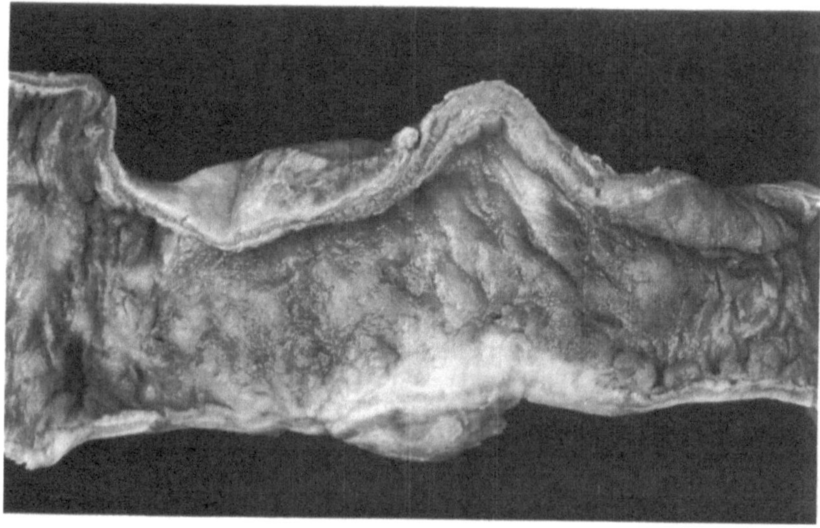

Abb. 78. Sog. Retikulumzell-Sarkom (immunoblastisches Sarkom) bei Dermatitis herpetiformis Duhring

darmläsionen bei der Dermatitis herpetiformis Duhring (Übersicht: WATSON u. WRIGHT, 1974).

Unter glutenfreier Diät tritt eine wesentliche Besserung der Malabsorptions-Symptome und der intestinalen Schleimhautläsionen ein (FRY u. Mitarb., 1968, 1969, 1973; SHUSTER u. Mitarb., 1968; MARKS u. WHITTLE, 1969; WEINSTEIN u. Mitarb., 1971). Neuerdings konnten FRY u. Mitarb. (1973) auch die kutanen Läsionen des Morbus Duhring durch langfristige glutenfreie Diäten positiv beeinflussen. Hingegen beeinflussen Dapsone und Sulfapyridine (Sulfone) lediglich die Hautveränderungen, nicht aber die intestinale Zottenatrophie und Malabsorption (ESTEVES u. BRANDAO, 1950; CORNBLEET, 1951; Übersicht: FRY u. Mitarb., 1974).

Die Ätiologie der Dermatitis herpetiformis Duhring ist unbekannt. Auch die kausalen Beziehungen zwischen den Haut- und Dünndarmerscheinungen sind nach wie vor unklar (ausführliche Diskussion bei FRY u. Mitarb., 1974).

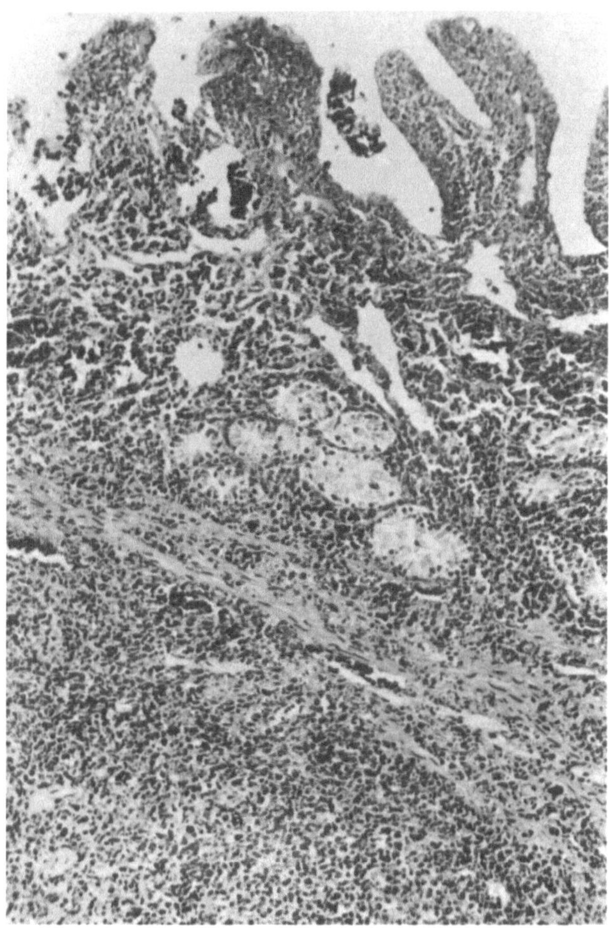

Abb. 79. Sog. Retikulumzell-Sarkom (immunoblastisches Sarkom) bei Dermatitis herpetiformis Duhring. Färbung: Giemsa. Vergr. 240:1

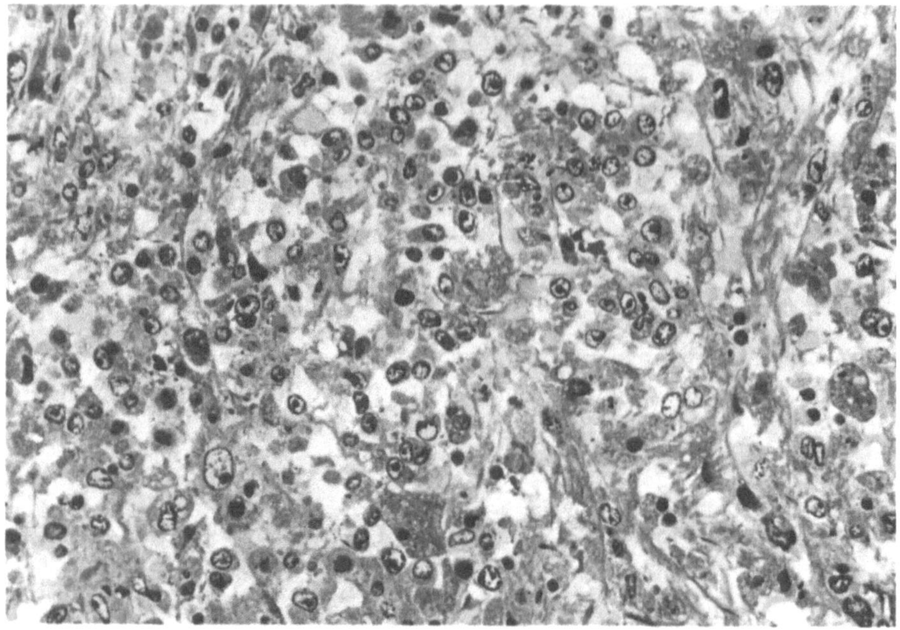

Abb. 80. Sog. Retikulumzell-Sarkom (immunoblastisches Sarkom) bei Dermatitis herpetiformis Duhring. Färbung: PAS. Vergr. 375:1

Unter den gastrointestinalen Komplikationen sei die mögliche Entwicklung *immunoblastischer Sarkome* (sog. Retikulumzellsarkome) (Abb. 78–80) erwähnt (Lit.: GEBBERS u. Mitarb., 1976). Diese Komplikation des „malabsorptiven" Morbus Duhring ist erst in den letzten Jahren mehrfach beobachtet worden (GJONE u. NORDÖY, 1970; HORGAN, 1970; MANSSON, 1971; ANDERSSON u. Mitarb., 1971). Im Hinblick auf die weitgehend gleichartigen strukturellen, klinischen und immunologischen [einschließlich bestimmter Histokompatibilitäts-merkmale, wie HL-A 8 (KATZ u. Mitarb., 1972; WEINSTEIN u. Mitarb., 1974)] „Stigmata" zwischen Dermatitis herpetisformis und „coeliac sprue", müssen auch für den „malabsorptiven" Morbus Duhring gleiche kausale Zusammen-hänge zwischen den sprue-artigen Dünndarmläsionen und der Entstehung der malignen Lymphome angenommen werden, wie sie für die glutensensitive Ente-ropathie seit längerem diskutiert werden (vgl. S. 143).

Die bioptisch-diagnostische Sicherung der Lymphome ist zumeist schwierig (GEBBERS u. Mitarb., 1976), zumal die Duhring-assoziierten Dünndarmläsionen (einschließlich der entstehenden malignen Lymphome) oft nur herdförmig („patchy lesions") entwickelt sind (BROW u. Mitarb., 1971).

6.3. Hypogammaglobulinämien, selektiver IgA-Mangel

Erworbene Hypogammaglobulinämien, einschließlich der verschiedenen Dysgammaglo-bulinämien, sind in etwa 20% mit Sprue-artigen Symptomen (Steatorrhöe) kombiniert

(GITLIN u. Mitarb., 1959; ALLEN u. HADDEN, 1964; MCCARTHY u. Mitarb., 1965; CRABBE u. HEREMANS, 1966; SHERMAN u. Mitarb., 1966; SELL, 1968; AJDUKIEWICZ u. Mitarb., 1972; AMENT u. Mitarb., 1973). HERMANS u. Mitarb. beschrieben 1966 die Kombination mit einer *nodulären lymphoiden Hyperplasie* im Bereich des Dünndarms (vgl. auch: PENNY, 1969; JOHNSON u. Mitarb., 1967, 1971). Das syndromartige Krankheitsbild ging einher mit stark erniedrigten Immunglobulinen (IgA, IgG, IgM), mit rezidivierenden Infekten der oberen Luftwege und der Lunge (Pneumonien); Immunreaktionen vom Spättyp waren erhalten. In einer Zusammenstellung von AJDUKIEWICZ u. Mitarb. (1972) ist die Hypogammaglobulinämie mit nodulärer lymphoider Hyperplasie des Dünndarms überzufällig häufig mit Splenomegalien, ekzematösen Dermatitiden, perniziösen Anämien, Achlorhydrien, mit Karzinomen des Magens und des Kolons, mit lymphoiden Hyperplasien des Kolons und mit Giardia-lamblia-Infestationen kombiniert. Die Ätiologie der Malabsorption ist nicht restlos oder zumindest nicht in allen Fällen geklärt; mutmaßlich spielen Infestationen mit Giardia lamblia ursächlich eine Rolle (vgl. Bd. VIII). Histologisch findet man in Dünndarmbiopsien (Stratum proprium mucosae) noduläre lymphoide Hyperplasien, die nur vereinzelt Keimzentren enthalten. Die lymphoiden Knötchen weisen einen Durchmesser zwischen 1 und 4 mm auf und reichen in vielen Fällen bis unmittelbar unter das Epithel. Die Lamina epithelialis mucosae ist in derartigen Bereichen massiert von interepithelialen Lymphozyten durchsetzt. Das Stratum proprium mucosae enthält nur wenige Plasmazellen; hingegen ist der Gehalt an eosinophilen und polymorphkernigen Granulozyten (offenbar als Reaktion auf die Giardia-Infestation) relativ hoch. Die Zottenarchitektur ist weitgehend erhalten.

CRABBE u. HEREMANS (1966, 1967) beschrieben einen *selektiven IgA-Mangel mit Steatorrhöe* (vgl. auch KNOLLE u. Mitarb., 1975). IgA fehlte sowohl im Serum und Speichel als auch in der Tränenflüssigkeit und im Magen- und Darmsekret. Immunhistologisch waren IgA-Plasmazellen im Stratum proprium mucosae des Dünndarms nicht nachzuweisen (Übersicht und Lit.: HESS, 1970; SOUTH, 1971; ANDERSON u. Mitarb., 1974).

6.4. Bean-Syndrom

Das von BEAN (1956) beschriebene Syndrom ist gekennzeichnet durch Steatorrhöen, Phlebektasien, durch multiple, subkutan gelegene „vaskuläre" Lipome („vascular lipomas") und durch eine Ophthalmoplegie bzw. durch ein Wernicke-Mann-Syndrom. Der beschriebene Patient (51jähriger Mann ohne Alkoholanamnese oder Leberzirrhose, ohne exogene Intoxikationen) hatte zudem eine bilaterale Gynäkomastie. Biopsiebefunde seitens des Dünndarms liegen nicht vor. Das Syndrom ist in seiner Entstehung völlig ungeklärt.

6.5. „Brown bowel"-Syndrom

Bei verschiedenen Malabsorptions-Syndromen (Vitamin E, Steatorrhöe), bei Pankreaserkrankungen (pankreatogene Maldigestion), bei der Sklerodermie und bei der Lymphangiectasia intestinalis kann es zu einer distinkten „Braunfärbung" des Dünndarms und gelegentlich auch des Magens kommen (TOFFLER u. Mitarb., 1963; FOX, 1967; vgl. auch: BURMAN, 1965; CORDES u. MOSHER, 1966). Histologisch findet sich ein gold-gelbes, granuläres Pigment im Zytoplasma der glatten Muskulatur, vor allem der Muscularis propria, seltener auch innerhalb der Muscularis mucosae oder in der Muskulatur arterieller Gefäßwände. Gelegentlich läßt sich das Pigment in Makrophagen nachweisen und zeigt dann Ähnlichkeiten zu den Pigment-phagozytierenden Makrophagen bei der Pseudomelanosis coli (vgl. S. 511). Die Pigmentgranula sind rund bis ovoid; ihre Durchmesser betragen im Mittel 1–2 µm. Die Reaktionen für Melanin und hydrophobe Lipide fallen positiv aus. Die Granula sind zudem PAS- (PAS nach Diastase-), Schmorl-(Ferri-Ferricyanid-Reaktion-) und Sudan-Schwarz-B-positiv; sie zeigen eine gewisse Eigenfluoreszenz. Die ammoniakalische Silbernitrat-Reaktion verläuft ambivalent (CORDES u. MOSHER, 1966; FOX, 1967; BAUMAN u. Mitarb., 1968). Zufolge dieser histochemischen Reaktionen handelt es sich bei dem Pigment wahrscheinlich um ein *Lipofuszin*.

Das „brown bowel"-Syndrom ist nicht Ursache, sondern Folge der Malabsorption (Fox, 1967). Die Lipofuszin-Pigmentierung ist Ausdruck einer global gestörten Stoffwechselsituation („Schlackepigment").

7. Iatrogene (transitäre) Malabsorption

Verschiedene Pharmaka (Tabelle 26) führen sowohl im Tierexperiment als auch beim Menschen zu Malabsorptions-Symptomen unterschiedlicher Intensität (Lit.: WILLIAMS, 1963; EDER, 1966; ROBINSON, 1972; CASPARY, 1975).

Hinsichtlich der formalen Pathogenese können, je nach Angriffsort der schädigenden Substanz, 2 Atrophieformen unterschieden werden (EDER, 1969):

1. Schädigungen des generativen Kompartiments führen zur einfachen Atrophie, bei Dauerwirkung zur totalen Schleimhautatrophie;

2. Schädigungen der Differenzierungszone und der differenzierten Zellen führen zur Zottenatrophie und Kryptenhyperplasie.

Die morphologisch faßbaren Veränderungen an der Darmschleimhaut sind zum Teil abhängig von der Dosis und Applikationsdauer der jeweiligen Substanz (TRIER, 1962a

Tabelle 26. Pharmaka, die Struktur und Funktion der Dünndarmschleimhaut beeinflussen. (Zusammengestellt nach CASPARY, 1975)

1. Mitosehemmer
    1.1. Folsäureantagonisten
    1.2. Kolchizin
    1.3. Ionisierende Strahlen
2. Steigerung der mitotischen Aktivität
    Triparanol
3. Proteinsynthesehemmer
    Actinomycin, Puromycin, Cycloheximid
4. Kompetitive Hemmer des Transportes und der Disaccharidasen
    4.1. Phlorizin
    4.2. TRIS$^+$
5. SH-Gruppen-Inhibitoren
    N-Äthylmaleimid (NEM), p-Hydroxymercuribenzoat (PHMB)
6. ATPase-Hemmer
    Herzglykoside, Oligomycin
7. Diuretika
    Ethacrylsäure, Mersalyl, Furosemid, Amilorid, Chlorothiazide
8. Laxantien
    8.1. Phenolphthalein
    8.2. Oxyphenisatin
    8.3. Bisacodyl
9. Biguanide
    9.1. Phenäthylbiguanid, Butylbiguanid, Dimethylbiguanid
    9.1. Diguanide: Synthalin A und B
10. Prenylamin
    Segontin
11. Diphenylhydantoin
12. Gallensäuren
13. Verschiedene:
    Neomycin
    PAS
    Cholestyramin

und b; EDER, 1966, 1969; Übersicht: ROBINSON, 1972). So führt eine kurzfristige Blockade der Zellneubildung durch den Folsäureantagonisten *Methotrexat* (Aminopterin, Amethopterin) oder durch *5-Fluorouracil* zur Unterbrechung des physiologischen Zellersatzes. Durch den fortbestehenden Zellverlust an der Zottenspitze tritt innerhalb von 2–3 Tagen eine Zottenatrophie ein (WILLIAMS, 1961, 1963; TRIER, 1962a und b; RYBAK, 1962; MILLINGTON u. Mitarb., 1962a und b; MILLINGTON, 1965; EDER, 1965; EDER u. Mitarb., 1966). Nach der Blockade wird durch eine gewissermaßen kompensatorische Verkürzung der Generationszeit (G_1-Phase) und durch gesteigerte Zellwanderungsraten die Zottenhöhe sehr bald wieder normalisiert (EDER, 1966). Die Dauerapplikation von Methotrexat in niederen Dosen führt zu einer zahlenmäßigen Reduktion des gesamten proliferativen Kompartiments; aus dem zahlenmäßig verringerten Zellnachschub resultiert eine langsam fortschreitende Zottenatrophie.

Die *Neomycin*-induzierte und in der Regel reversible Malabsorption (Lit.: DOBBINS u. Mitarb., 1968; KEUSCH u. Mitarb., 1970; ROBINSON, 1972) geht einher mit einer Verkürzung der Villi intestinales und mit einer erhöhten Mitosefrequenz im Bereich der Schleimhautkrypten. Die Lamina propria mucosae ist entzündlich infiltriert; sie enthält zahlreiche *pigmentspeichernde Makrophagen* (JACOBSON u. Mitarb., 1960; ROGERS u. Mitarb., 1966; DOBBINS u. Mitarb., 1968; KEUSCH u. Mitarb., 1970). Das Pigment ist nach elektronenmikroskopischen Untersuchungen eingeschlossen in lysosomale Strukturen („heterophage Vakuolen": DOBBINS u. Mitarb., 1968). Es handelt sich wahrscheinlich um abgelagertes Neomycin. Degenerative Veränderungen der Enterozyten mit Alterationen des Bürstensaumes und supprimierten Membranenzymen sind ursächlich für die Malabsorption verantwortlich (Lit.: ROBINSON, 1972).

Kolchizin führt, dosisabhängig, in ähnlicher Weise wie Methotrexat zur Zottenatrophie und Malabsorption (CLARK u. HARLAND, 1963; Lit.: ROBINSON, 1972).

Triparanol (MER-29), eine carbozyklische Verbindung, die innerhalb der Cholesterinbiosynthese reduktive Prozesse inhibiert, führt nach oraler Applikation im Tierexperiment und beim Menschen zu erheblichen Nebenwirkungen (Lit.: OTTO, 1972). Im Bereich des Gastrointestinaltraktes fanden MCPHERSON u. SUMMERSKILL (1963) bzw. MCPHERSON u. SHORTER (1965) subtotale Zottenatrophien, RIECKEN u. Mitarb. (1969a und b) Läsionen der Dünndarmschleimhaut vom „hyperregeneratorischen Typ" mit genereller Aktivitätsminderung der enterozytären Enzyme. Korreliert mit diesen morphologischen Befunden war klinisch zumeist eine schwere Malabsorption entwickelt. Die Veränderungen sind durchweg reversibel.

Die gewählten Beispiele iatrogener Malabsorptions-Syndrome beanspruchen keinerlei Vollständigkeit. Sie sollen lediglich darauf aufmerksam machen, daß die verschiedensten pharmakologischen Substanzen durchaus in der Lage sind, auch Malabsorptions-Symptome zu erzeugen.

8. Chronische Alkoholschäden im Bereich des Intestinaltraktes

Von einer jeweils zugeführten Alkoholmenge werden bei normalen anatomischen Verhältnissen etwa 20% im Magen, 8% im Duodenum, 52% im Jejunum und 17% im Ileum resorbiert (KÜRZINGER, 1970).

Nach akutem Alkoholexzeß treten gelegentlich (bis zu 10%) Durchfälle auf (DINOSO u. Mitarb., 1971); ihre Ursache ist nicht bekannt. Bei Patienten mit einer alkoholinduzierten Leberzirrhose kann in 35–60% eine Steatorrhöe auftreten (LINSCHER u. Mitarb., 1966; SUN u. Mitarb., 1967; ROGGIN u. Mitarb., 1969; MEZEY u. Mitarb., 1970). Als Ursache der erhöhten Fettausscheidung kommen nach SCHMIDT-WILCKE u. MARTINI (1975) folgende patho-physiologische Mechanismen in Frage:

1. eine supprimierte sekretorische Funktion der Leber mit reduzierter Ausscheidung von Gallensäuren,
2. eine verminderte Lipasesekretion bei einer chronisch-sklerosierenden Begleitpankreatitis,
3. eine (toxische?) Schädigung der Dünndarmschleimhaut.

Bei 18–76% ausreichend gut ernährter Alkoholiker kann eine D-Xylose-Malabsorption nachgewiesen werden (SMALL u. Mitarb., 1959; ROGGIN u. Mitarb., 1969; MEZEY u. Mitarb., 1970). Zusätzlich können bei chronischem Alkohol-Abusus sowohl die Vitamin-B_1- als auch die Folsäureresorption reduziert sein (HALSTED u. Mitarb., 1967; TOMASULO u. Mitarb., 1968). In relativ hohem Prozentsatz treten zudem Thiamin- und Cyanocobalamin-Resorptionsstörungen auf (TOMASULO u. Mitarb., 1968; LINDENBAUM u. LIEBER, 1969; ROGGIN u. Mitarb., 1969).

In der konventionellen Lichtmikroskopie lassen sich bei Alkoholikern mit Malabsorptions-Symptomen an der Dünndarmschleimhaut *keine* pathologischen Veränderungen erfassen (MEZEY u. Mitarb., 1970; RUBIN u. Mitarb., 1972). Elektronenmikroskopisch konnten RUBIN u. Mitarb. (1972) sowohl bei Alkoholikern (ohne Anhalt für eine Leberschädigung) als auch bei Kontrollpersonen, die über gewisse Zeiträume Alkohol zu sich genommen hatten, Veränderungen am endoplasmatischen Retikulum sowie fokal-zytoplasmatische Degradationen der Enterozyten nachweisen. Nach diesen Untersuchungen scheint, abhängig von Grad und Dauer des Alkoholkonsums, eine unmittelbar alkoholinduzierte (toxische) Schädigung der Dünndarmschleimhaut (Enterozyten) vorzukommen, die zumindest zu partiellen Resorptionsstörungen führen kann.

Anhang: Die Dünndarmbiopsie

Die perorale Dünndarmbiopsie gilt in vielen Fällen der Malabsorption als entscheidendes diagnostisches Hilfsmittel (Übersicht u. Lit.: PERERA u. Mitarb., 1975). Geräte zur peroralen „blinden" Biopsie von Dünndarmschleimhaut wurden erstmals von ROYER u. Mitarb. (1955) sowie von SHINER (1956) vorgelegt. Die Bedeutung des neuen diagnostischen Verfahrens zeigte sich alsbald in der Entwicklung zahlreicher Biopsiegeräte (Übersicht: BRANDBORG u. Mitarb., 1959; CHELI u. Mitarb., 1964; OTTENJANN, 1966; SHMERLING, 1968; EMONS u. ROTTHAUWE, 1971; AMENT u. RUBIN, 1973; WHITEHEAD, 1973).

1. Instrumentarium

Das Prinzip der Saugbiopsie ist die Mukosa-Aspiration mittels einer oral eingeführten Biopsiekapsel. Schleimhautpartikel werden durch ein seitliches Loch in einen Hohlzylinder (Biopsiekapsel) eingesaugt und durch innerhalb dieses Hohlzylinders gleitende oder rotierende Messer abgetrennt. Die Aktivierung des Messers erfolgt entweder mechanisch durch Bowdenzug und Feder, pneumatisch oder hydraulisch. Biopsiesonden mit Bowdenzug eignen sich infolge ihrer geringen Flexibilität nur für den oberen Dünndarm („proximale Dünndarmbiopsie": KOCH u. Mitarb., 1970). Flexible Sonden mit pneumatischer oder hydraulischer Kraftübertragung auf das Messer erlauben eine Gewebsentnahme im gesamten Dünndarm. In der Regel können mit allen Biopsiegeräten während einer Sondenpassage mehrere Gewebspartikel entnommen werden (Ausnahme: Crosby-Kugler-Kapsel; CROSBY u. KUGLER, 1957). Doppelschlauchinstrumente mit hydraulischer Messersteuerung (BAKER u. HUGHES, 1960; FLICK u. Mitarb., 1961) erlauben die Entnahme von 20–30 Exzisaten während einer Sitzung (DOBBINS u. Mitarb., 1963). Die Größe der Schleimhautpartikel und die Tiefe der Schnittebene sind abhängig von der Saugöffnung (Durchmesser zwischen 1,7 und 5,0 mm) der Biopsiekapsel, von der Intensität und Dauer des Soges und von der Beschaffenheit der Schleimhaut (SHINER, 1957; ROSS u. MOORE, 1961; BOLT, 1964; SHEEHY u. FLOCH, 1964; STEFENELLI, 1965; OTTENJANN, 1966; SHMERLING, 1968; MCPHERSON, 1970; sog. „messerlose" Biopsie: CHOUDHURY u. Mitarb., 1964; MARATKA u. SETKA, 1964).

Unter röntgenologischer Positionskontrolle kann die Biopsiekapsel in nahezu jede Dünndarmregion gebracht werden. Nach CLASSEN u. KOCH (1968) haftet diesem Verfahren allerdings eine relativ hohe Versagerquote von immerhin 40% an. Durch Verbindung der Watson-Kapsel mit einer sog. Camus-Sonde kann bei der „proximalen Dünndarmbiopsie" eine wesentliche Resultatsverbesserung erzielt werden (CLASSEN u. KOCH, 1968; KOCH u. Mitarb., 1970). Nach STEFENELLI (1965) liegt die Versagerquote zwischen 6 und 37%. HENNING u. Mitarb. (1965) erfaßten bei ihren Biopsien in 86% die ganze Zottenlänge, in 85% zusätzliche Anteile der Muscularis mucosae, in 47% Submucosa und in 9% sogar Teile der Muscularis propria.

2. Komplikationen

Komplikationen nach Dünndarmbiopsien sind in der Regel selten. Nach einer Umfrage von SHEEHY (1964) traten bei insgesamt 2538 intestinalen Biopsien mit der Crosby-Kugler-Kapsel je 2mal eine schwere Darmblutung und eine Darmperforation auf. Kasuistische Mitteilungen über Darmperforationen liegen auch von CLARKE (1964), SHEEHY u. FLOCH (1964), RUBIN u. DOBBINS (1965), AKARAWONG u. HAMMOND (1967) sowie von MARIN u. Mitarb. (1968) vor.

Auf ein erhöhtes Risiko bei Säuglingen und Kleinkindern ist wiederholt hingewiesen worden (PARTIN u. SCHUBERT, 1966; MCNEISH, 1967; JOS u. Mitarb., 1967; SHMERLING, 1968; LATHAM, 1969; EMONS u. ROTTHAUWE, 1971). Divertikel und Ulzera vergrößern insbesondere bei Kindern die Gefahr von Zwischenfällen (SHEEHY, 1964; RUBIN u. DOBBINS, 1965; MCDONALD, 1966). Bei Kindern unter 10 kg Körpergewicht wurden von PARTIN u. SCHUBERT (1966) Darmperforationen in 9% der Biopsiefälle und bei Kindern mit weniger als 6 kg Körpergewicht sogar in mehr als 30% der Eingriffe beobachtet. Derartig hohe Komplikationsraten sind von anderen Untersuchern allerdings nicht bestätigt worden (JOS u. Mitarb., 1967; MCNEISH, 1967). Nach Untersuchungen von SHWACHMAN u. Mitarb. (1969) ereigneten sich bei etwa 1800 peroralen Dünndarmbiopsien mit der Crosby-Kugler-Sonde lediglich 2 Hämorrhagien und eine Perforation. Bei sorgfältiger Indikationsstellung (MCPHERSON, 1965; MCNEISH, 1967) kann das Risiko ernsthafter Zwischenfälle erheblich reduziert werden (RUBIN u. DOBBINS, 1965; JOS u. Mitarb., 1967; SHMERLING, 1968; LATHAM, 1969; EMONS u. ROTTHAUWE, 1971; GRÜTTNER u. LÜCKING, 1971). Als weitere, allerdings seltene Komplikation tritt bei Säuglingen gelegentlich ein Pylorospasmus auf, der das Zurückziehen der Biopsiekapsel für eine gewisse Zeit verzögern kann (EMONS u. ROTTHAUWE, 1971).

FLICK u. Mitarb. (1961) beschrieben das sog. *Postbiopsie-Syndrom,* das durch einen Temperaturanstieg mit Bauchdeckenspannung und durch schmerzhafte Abdominalattacken etwa 6–12 Std nach der Biopsie charakterisiert ist. Die Ursache des Syndroms ist unbekannt. Es bildet sich stets spontan zurück (vgl. auch MAINGUET u. Mitarb., 1974).

Kapselverkeilungen in präexistenten Strikturen sind möglich, gehören aber zu den seltensten Komplikationen (OTTENJANN, 1966). Sie erfordern in der Regel eine operative Intervention (COX, 1962). Intramurale Hämatome als Biopsiefolge sind von TOBIN u. Mitarb. (1966), MULLINGER u. Mitarb. (1971) und von MIDDLETON u. Mitarb. (1972) beschrieben worden.

3. Die Korrelation histologischer und lupenmikroskopischer Befunde

Systematische bioptische Untersuchungen haben seit Einführung der peroralen Dünndarmbiopsie zur *normalen* Morphologie 3 wesentliche Beiträge geliefert:

1. Die Kenntnis der *normalen Variationsbreite* (SHINER, 1957, 1959, 1964, 1966, 1967; SULLIVAN u. Mitarb., 1960; THURLBECK u. Mitarb., 1960; YARDLEY u. Mitarb., 1962, 1964; CHELI u. Mitarb., 1964; SCOTT u. Mitarb., 1964; MADANAGOPALAN u. Mitarb., 1965; RUBIN u. DOBBINS, 1965; COCCO u. Mitarb., 1966; STEWART u. Mitarb., 1967; SCHENK u. Mitarb., 1967; RIECKEN, 1970a und b; VOGEL, 1971; SCHENK, 1971; RIECKEN u. MARTINI, 1973);

2. den Nachweis von *Reliefunterschieden* in den einzelnen Abschnitten des Dünndarms (BOOTH u. Mitarb., 1962; KOCIANOVA u. Mitarb., 1970; RIECKEN, 1970b);

3. die Beobachtung, daß jenseits der Säuglingsperiode der Schleimhautaufbau vom Lebensalter unabhängig zu sein scheint (RUBIN u. Mitarb., 1960). Diese Beobachtung gilt allerdings nicht für das höhere Lebensalter. Nach Untersuchungen von SCHENK (1970) beträgt die mittlere Zottenlänge bei 20–50jährigen $417,18 \pm 11,49$ µm und bei 50–70jährigen $328,21 \pm 25,36$ µm (Tabellen 27 und 28). Nach EDER (1966) ist auch die entero-epitheliale Zellerneuerung beim alten Menschen deutlich reduziert.

Systematische Durchuntersuchungen des bioptischen Materials haben weiterhin ergeben, daß *regionale, sozio-ökonomische* Besonderheiten die normalen Schleimhautstrukturen in sehr erheblichem Maße modulieren können (RUBIN u. Mitarb., 1960; BAKER u. Mitarb., 1962; SPRINZ u. Mitarb., 1962; BANWELL u. Mitarb., 1964).

In ihrer 1957 vorgelegten Biopsiestudie über Befunde bei der einheimischen Sprue beschrieben DONIACH u. SHINER 2 Schleimhautveränderungen, die mit „*partieller*" und „*subtotaler*" Zottenatrophie bezeichnet wurden. Der Zottenschwund war verbunden mit einer Verlängerung der Kryptenregion, einer Abflachung und einer auch histologisch und histochemisch nachweisbaren „Dedifferenzierung" des resorbierenden Epithels (PADYKULA u. Mitarb., 1961) sowie einer entzündlichen Infiltration der Lamina propria mucosae. Damit waren Befunde von PAULLEY (1954) an intraoperativ gewonnenem Material bestätigt.

Gestützt auf die Auswertung von 230 Dünndarmbiopsien bei Zöliakie, idiopathischer Sprue und Malabsorptions-Syndromen anderer Ätiologie hielten RU-

Tabelle 27. Die Zottenstruktur der *normalen* Dünndarmschleimhaut: mittlere Meßwerte (µm) und sog. Vertrauensgrenze (95%-Bereich). (Nach SCHENK, 1971)

Zottenform	Zottenlänge	Zottenbreite	Zottenlänge / Zottenbreite
Fingerförmig	$396,99 \pm 14,57$	$108,54 \pm 3,07$	3,66
Blattförmig	$307,50 \pm 11,76$	$125,39 \pm 3,36$	2,45
Allgemein	$345,28 \pm 10,24$	$117,25 \pm 2,45$	2,94

Tabelle 28. Mittlere Meßwerte (µm) mit Vertrauensgrenze (95%-Bereich) bei Regenerationsverzug, subtotaler bzw. totaler Zottenatrophie und Kontrollpersonen ($n=$ Fallzahl). (Nach SCHENK, 1971)

Schleimhaut	Mittlere Zottenlänge	Mittlere Zottenbreite	Zottenlänge / Zottenbreite	Kryptentiefe	Zottenlänge / Kryptentiefe	Schleimhaut-dicke	Zellhöhe	Mitose-Index	Becher-zell-index
Normal $n=30$	$345,28 \pm 10,24$	$117,25 \pm 2,45$	2,94	$159,14 \pm 2,07$	2,17	$178,14 \pm 3,62$	$27,20 \pm 0,33$	$1,74 \pm 0,11$	$7,95 \pm 1,05$
Regenerations-verzug $n=15$	$352,29 \pm 16,17$	$122,34 \pm 6,38$	2,88	$186,72 \pm 4,27$	1,89	$201,57 \pm 5,19$	$24,94 \pm 0,73$	$2,04 \pm 0,24$	$7,49 \pm 1,07$
Subtotale Atrophie $n=12$	$186,47 \pm 18,09$	$169,83 \pm 19,08$	1,10	$299,92 \pm 7,52$	0,62	$321,61 \pm 12,52$	$21,48 \pm 0,95$	$3,79 \pm 0,15$	$8,89 \pm 1,50$
Totale Atrophie $n=11$	—	—	—	$408,58 \pm 7,78$	—	$435,33 \pm 9,69$	$97,61 \pm 1,17$	$4,23 \pm 0,65$	$9,06 \pm 1,45$

BIN u. Mitarb. (1960) die strukturellen Veränderungen der Mukosa bei der *Zöliakie* und *idiopathischen Sprue* für *spezifisch* und identisch. RUBIN u. Mitarb. (1960) unterschieden zwischen „non-specific abnormal" und „abnormal". „Abnormal" waren die charakteristischen Veränderungen bei Zöliakie und idiopathischer Sprue, die je nach Schweregrad in „mild", „moderate" und „severe" unterteilt wurden. „Subtotale Zottenatrophie" und „severe" sowie „partielle Zottenatrophie" und „moderate" sind weitgehend identisch. Die Nomenklatur von RUBIN u. Mitarb. (1960) hat gegenüber dem Begriff der Zottenatrophie insofern Vorteile, da sie keine pathogenetischen Vorstellungen präjudiziert. Die tägliche Routinediagnostik arbeitet nach wie vor mit den Begriffen der partiellen und subtotalen Zottenatrophie; sie haben sich hinsichtlich der Befundbeschreibung auch als durchaus brauchbar erwiesen. Allerdings sind weder partielle noch subtotale Atrophieformen spezifisch für die Zöliakie oder Sprue (FRY u. MCMINN, 1906). Totalatrophien der Schleimhautzotten des Dünndarms sind auch nach Magenresektionen (SHINER u. DONIACH, 1960; ASHWORTH u. CHEARS, 1962; SCOTT u. Mitarb., 1964; BURHOL u. MYREN, 1966; STEFENELLI, 1965), bei Colitis ulcerosa (SALEM u. Mitarb., 1964), regionaler Enteritis (RUBIN u. Mitarb., 1960), Jejunitis (JEFFRIES u. Mitarb., 1964), Amyloidosen (GREEN u. Mitarb., 1961), Dünndarmdivertikulosen (SCHIFFER u. Mitarb., 1963), bei akuter Hepatitis und Leberzirrhosen (ASTALDI, 1969; ASTALDI u. STROSSELLI, 1960; ASTALDI u. Mitarb., 1964), beim Zollinger-Ellison-Syndrom (MARTINI u. Mitarb., 1964), bei extragastrointestinalen malignen Tumoren (CREAMER, 1964; BRZECHWA-AJDUKIEWICZ u. Mitarb., 1966), bei viszeraler Sklerodermie (MEIHOFF u. Mitarb., 1968) und bei Dermatitis herpetiformis Duhring (vgl. S.162) sowie bei Adipositas unter radikaler Nahrungskarenz (PITTMAN, 1966) beschrieben worden.

Spezifisch-bioptische Befunde (Tabelle 29) an der Dünndarmschleimhaut finden sich lediglich bei Morbus Whipple, bei der sog. „kollagenen Sprue" (RUBIN u. Mitarb., 1970; WEINSTEIN u. Mitarb., 1970), bei der A-β-Lipoproteinämie (BASSEN u. KORNZWEIG, 1950; BOHLMANN u. Mitarb., 1972), bei der Agammaglobulinämie (JOHNSON u. Mitarb., 1967), bei der generalisierten Mastocytose und bei Lymphangiektasien. Dennoch spricht erfahrungsgemäß und bezüglich der Konstanz des Befundes die subtotale Zottenatrophie zumindest in unseren Brei-

Tabelle 29. Die diagnostischen Möglichkeiten der Dünndarmbiopsie

1. Erkrankungen mit diagnostisch *spezifischen* Biopsiebefunden (Morbus Whipple, „kollagene Sprue", A-β-Lipoproteinämie, Agammaglobulinämie, Lymphangiectasia intestinalis, Mastozytose)

2. Erkrankungen mit *charakteristischen*, indessen unspezifischen Biopsiebefunden (idiopathische Sprue, Zöliakie, Dermatitis herpetiformis Duhring)

3. Erkrankungen, deren diagnostisch-spezifische oder charakteristische Kriterien nur inkonstant in der Biopsie erfaßt werden; sofern sie erfaßt werden, ist eine „spezifische" Diagnose möglich (Morbus Crohn)

4. Abnorme Biopsiebefunde *ohne* diagnostisch-spezifischen Informationsgehalt (Duodenitis, Jejunitis)

5. Erkrankungen mit normalem Biopsiebefund (kongenitale Störungen der Darmresorption)

ten für das Vorliegen der einheimischen Sprue (RUBIN u. DOBBINS, 1965; RIEK-
KEN, 1970a und b; WHITEHEAD, 1973).

In Ergänzung der histologischen Auswertung bioptisch gewonnener Dünndarmschleimhaut führten RUBIN u. Mitarb. (1960) die *lupenmikroskopische Beurteilung* der Biopsiepartikel ein. BOOTH u. Mitarb. (1962; HOLMES u. Mitarb.,

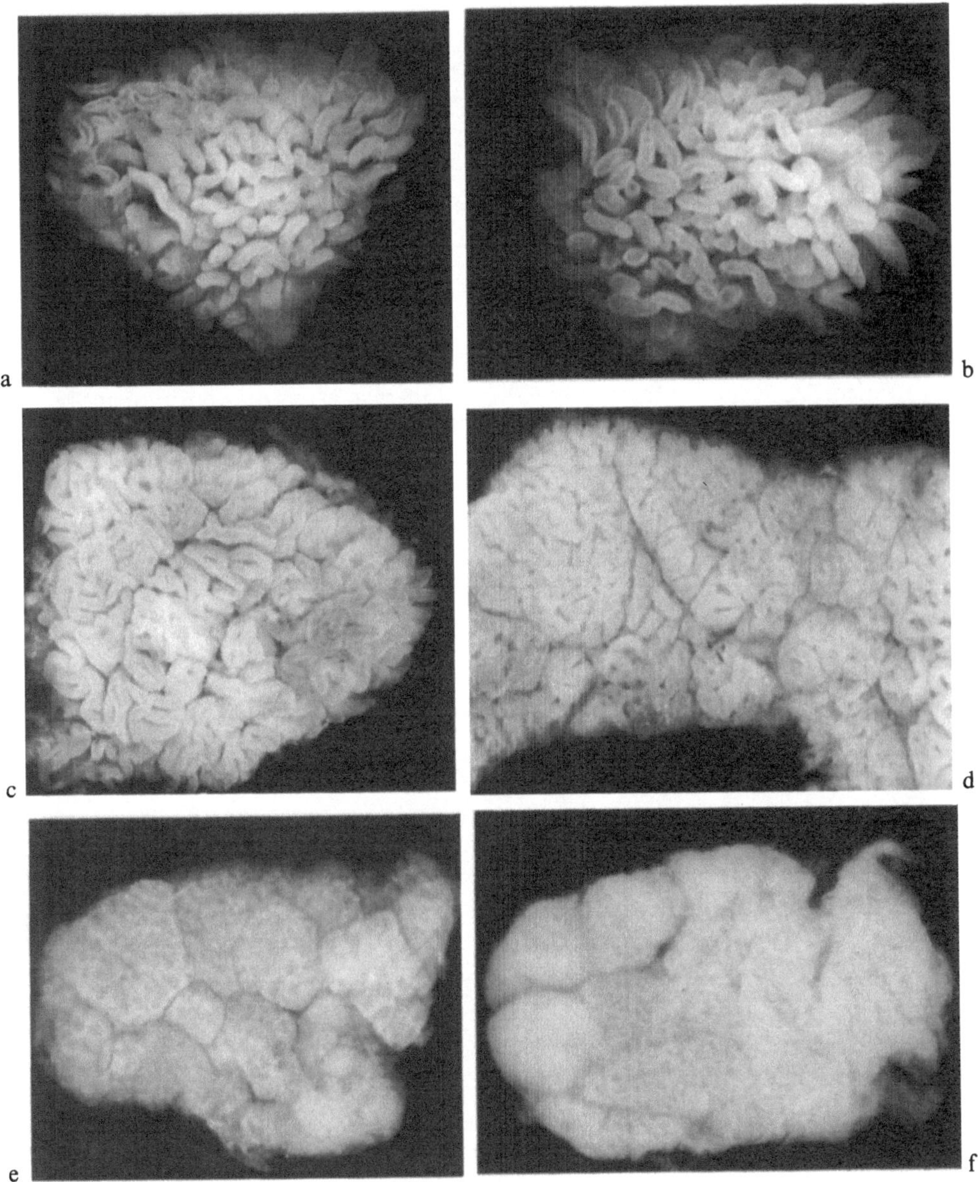

Abb. 81a–f. Stereomikroskopische Befunde an Dünndarmbiopsien: (a) und (b) regelrechte,
fingerförmige Zotten; (c) und (d) gyriforme Transformation (= partielle Zottenatrophie);
(e) und (f) flache, mosaikartig gefelderte Schleimhaut (= subtotale Zottenatrophie)

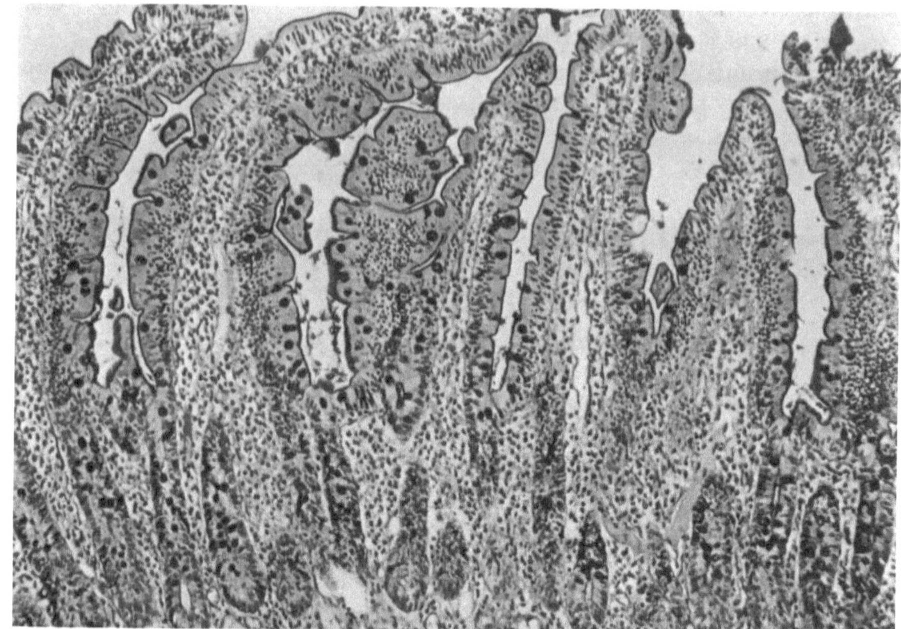

a

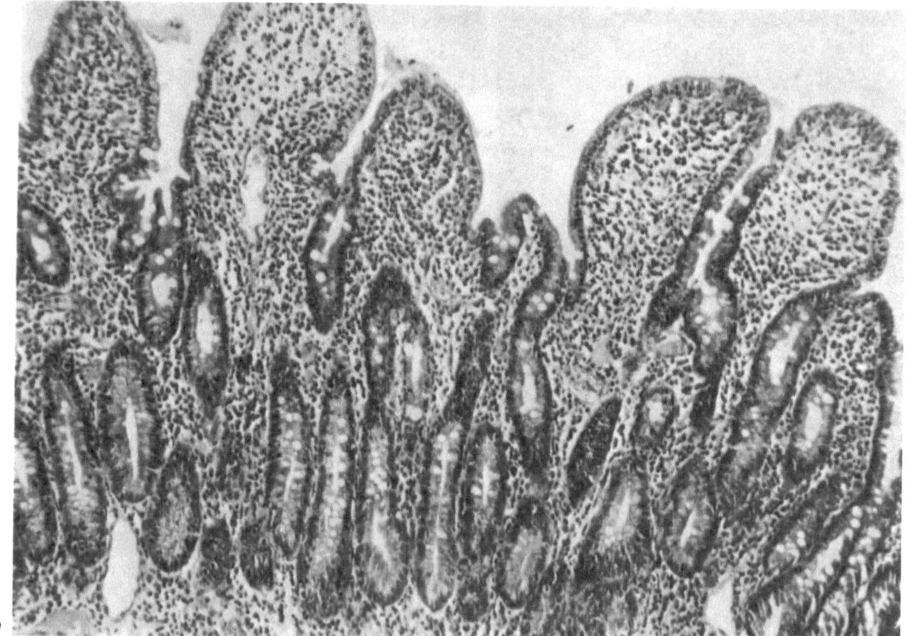

b

Abb. 82a–c. Histologische Befunde an Dünndarmbiopsien: (a) regelrechte, fingerförmige Zotten; (b) partielle Zottenatrophie; (c) subtotale Zottenatrophie. Färbung: HE. Vergr. 120:1

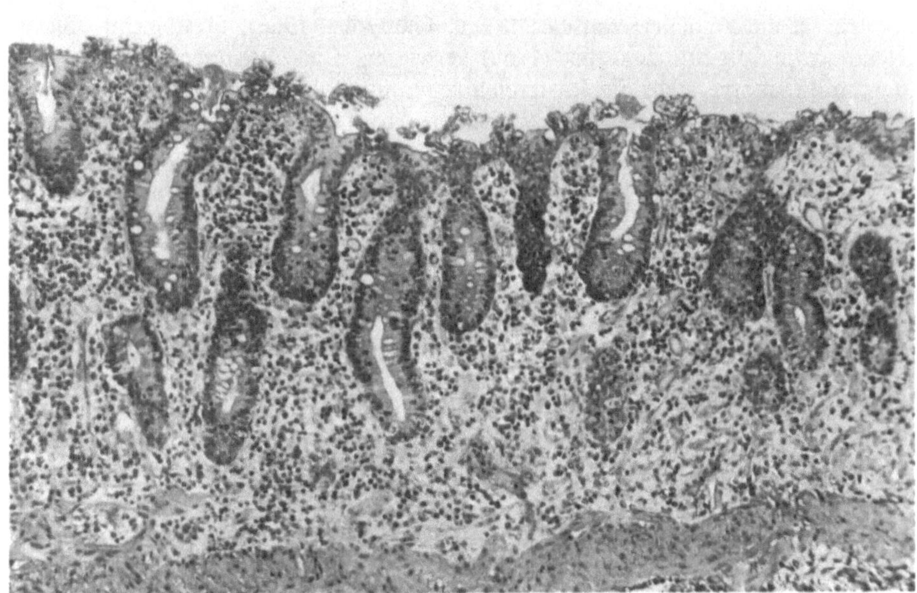

Abb. 82c

1961) haben sie zu einer diagnostischen Routinemethode insbesondere auch für den klinisch tätigen Gastroenterologen ausgebaut. Die lupenmikroskopische Untersuchung eines Biopsiepräparates erlaubt innerhalb kürzester Zeit eine *Reliefbeurteilung* der Schleimhautoberfläche (Abb. 81). Fokale Veränderungen, die histologisch nur in (aufwendigen) Serienschnitten nachweisbar wären, werden durch die Lupenmikroskopie gleichsam mühelos erfaßt. Der lupenmikroskopische Nachweis bestimmter Schleimhautmuster (Tabelle 30) und die Korrelation mit definierten histologischen Bildern (Abb. 82) haben die *Sicherheit diagnostischer Aussagen* wesentlich erhöht. Booth u. Mitarb. (1961, 1962) stellten den histologischen Bildern die lupenmikroskopischen Äquivalente „flat" bei totalem (subtotalem) Zottenschwund und „convoluted" („gyriform") bei partiellem Zottenschwund gegenüber (vgl. auch: Cougard u. Mitarb., 1971; Monges u. Mitarb., 1971).

Tabelle 30. Korrelation histologischer und lupenmikroskopischer Befunde an der Dünndarmschleimhaut

Histologische Befunde	Lupenmikroskopische Befunde
Normale Schleimhaut	
fingerförmige Zotten	fingerförmiges Zottenrelief
blattförmige Zotten	blattförmiges Zottenrelief
zungenförmige Zotten	leistenartige Zottenverschmelzung (Abb. 83)
Partielle Zottenatrophie	gyriformes Zottenrelief („convoluted mucosa")
Subtotale Zottenatrophie	flache Schleimhaut („flat mucosa")

Hinsichtlich der stereomikroskopischen Reliefbeurteilung von Autopsiepräparaten sei auf Arbeiten von LOEHRY u. CREAMER (1966), DYMOCK u. GRAY (1969) sowie von SCHUMACHER (1969) verwiesen. Eine Weiterentwicklung der Stereomikroskopie stellt die Rasterelektronenmikroskopie dar (MARSH u. Mitarb., 1968; TONER u. CARR, 1969; MILLINGTON u. Mitarb., 1969; DEMLING, 1969; DEMLING u. Mitarb., 1969; TONER u. Mitarb., 1970) (Abb. 61).

Abgesehen von geographischen Unterschieden und Besonderheiten ist die Schleimhautoberfläche auch innerhalb der einzelnen Dünndarmabschnitte (Abb. 83) variabel (BOOTH u. Mitarb., 1962; STEWART u. Mitarb., 1967; RIEKKEN, 1970a und b). Die große physiologische Schwankungsbreite muß bei der Beurteilung eines jeden Biopsiepräparates in Rechnung gestellt werden. Insbesondere die partielle Zottenatrophie läßt sich in ihrer leichtesten Form, dem sog. *Regenerationsverzug* (BECKER, 1969, 1970; SCHENK, 1971), nur schwer außerhalb des Streubereiches der morphologisch normalen Schleimhaut einordnen. Deshalb ist schon frühzeitig eine *morphometrische Analyse* der Biopsiepräparate versucht worden (SHINER u. DONIACH, 1960; THURLBECK u. Mitarb., 1960; PADYKULA u. Mitarb., 1961; CREAMER u. Mitarb., 1962; YARDLEY u. Mitarb., 1962; MADAGANOPALAN u. Mitarb., 1965; STEWART u. Mitarb., 1967; RIECKEN, 1970a und b; SCHENK, 1971; VOGEL, 1971; DUNNILL u. WHITEHEAD, 1972). Aber auch unter Berücksichtigung morphometrischer Parameter, wie Zottenlänge, Zottenbreite, Kryptentiefe, Mukosadicke, Zellhöhe und Mitose-Index (Abb. 84), läßt

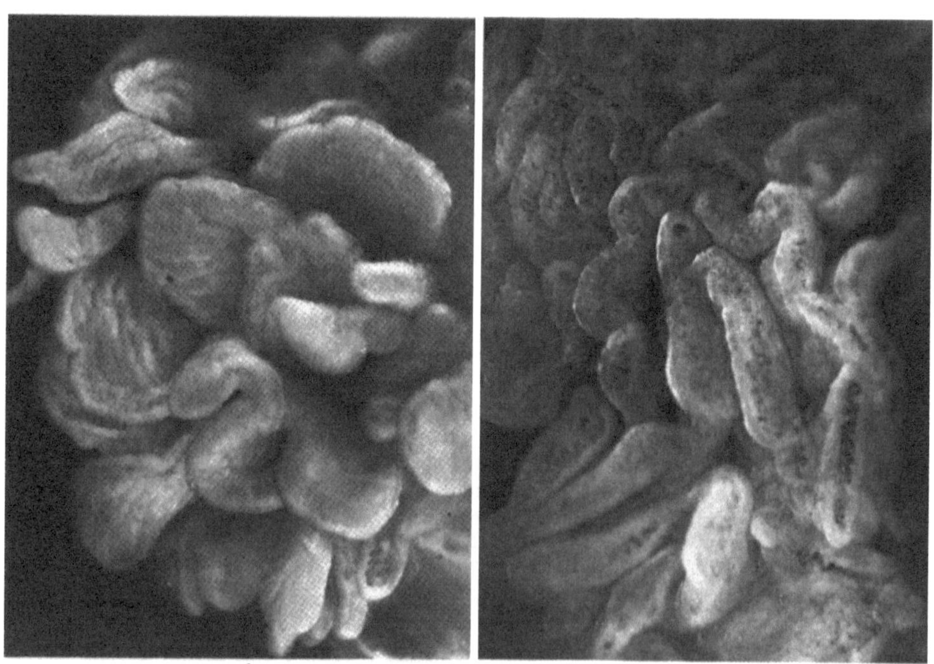

Abb. 83. Breite, zungenförmige Zottenvarianten mit Zottenverschmelzungen zu längeren, leistenartigen Profilen. Lupenmikroskopische Aufnahme. Vergr. 45:1 (a) und 40:1 (b). [Aus RIECKEN, E.O.: Klin. Wschr. **48**, 1216 (1970)]

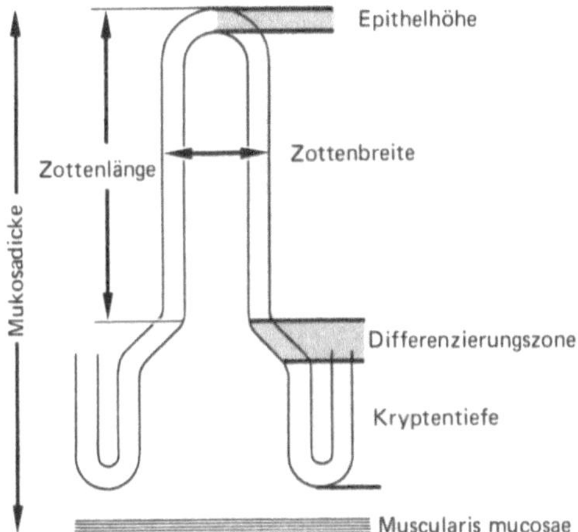

Abb. 84. Schematische Darstellung normaler Schleimhautstrukturen mit Angabe der üblichen morphometrischen Parameter

sich der Regenerationsverzug von der normalen Variationsbreite nur schwer trennen. Bezüglich der subtotalen bzw. totalen Zottenatrophie ist morphometrisch eine überaus klare Trennung von der normalen Dünndarmschleimhaut möglich. Nach SCHENK (1971) ist die subtotale Zottenatrophie unter morphometrischen Gesichtspunkten als eine quantitativ besondere Form des Schleimhautumbaus zu werten.

Die derzeit international anerkannte und allgemein auch verwandte Nomenklatur zur Beurteilung pathologischer Veränderungen der Dünndarmschleimhaut ist in Tabelle 30 zusammengestellt (korrespondierende Abb. 81 und 82). Die Differenzierung zwischen subtotaler und totaler Zottenatrophie ist nicht allgemein gebräuchlich. Hingegen wird im angelsächsischen Sprachraum bei der subtotalen und partiellen Zottenatrophie lupenmikroskopisch noch eine besondere Form als sog. flache bzw. gyriforme Schleimhaut mit Mosaikstruktur („flat" bzw. „convoluted mucosa with mosaic pattern": BOOTH u. Mitarb., 1962) unterschieden.

F. Entzündungen

Die Einteilung entzündlicher Veränderungen der Darmschleimhaut kann nach verschiedenen Kriterien erfolgen (Übersicht: SIEGMUND, 1929; DOERR, 1970). Eine Klassifizierung nur unter pathologisch-anatomischen Gesichtspunkten (*pathologisch-anatomische Krankheitsbilder*) bleibt insofern unbefriedigend, weil aus verschiedenen ätiologischen Konditionen oft sehr ähnliche oder sogar gleichartige morphologische Veränderungen resultieren. Dies gilt insbesondere für unspezifisch-entzündliche Läsionen, die sich zum Teil als „Syndrome durch eine gewisse, immer wiederkehrende Kombination bestimmter Symptome und damit auch gestaltlicher Veränderungen" auszeichnen (KRAUSPE, 1972).

Im Hinblick auf klinisch-therapeutische Belange erscheint eine Einteilung nach ätiologischen Gesichtspunkten (*ätiologische Krankheitsbilder*) am sinnvollsten (GRUMBACH, 1969). Indessen sind die eigentlichen Ursachen gerade jener Krankheitsbilder, die derzeit eine zunehmende klinische und sozialmedizinische Bedeutung erlangt haben, noch weitgehend unbekannt. In diesen Fällen, die etwa die großen Syndrome Morbus Crohn und Colitis ulcerosa umfassen, kann die pathologische Morphologie nur einen Teilaspekt der jeweiligen Krankheit beleuchten. Alle Versuche einer ätiologischen Abgrenzung können, sollen sie einigermaßen praktikabel sein und dem kranken Menschen gerecht werden, nur *interdisziplinär* („puzzles within puzzles": KIRSNER, 1970) erfolgen. Aus den genannten Gründen verzichten wir auf die herkömmlichen, patho-anatomischen Einteilungsmöglichkeiten (SIEGMUND, 1929); sie bieten letztendlich keine Ansatzpunkte einer kausalen Therapiemöglichkeit.

I. Entzündungen durch identifizierbare Mikroorganismen

1. Cholera (vgl. auch Bd. VIII)

Als akute *Infektionskrankheit* ist die Cholera seit alters her in Vorderindien endemisch beheimatet. Der „klassische" Cholera-Erreger, der *Vibrio cholerae* (asiaticae), wurde 1883 von R. KOCH entdeckt. Gleiche pathogene Eigenschaften besitzt der 1906 von GOTSCHLICH entdeckte *Vibrio EL-TOR* (Lit.: GÜNTHER, 1969). Es handelt sich um gramnegative, 1,5–2 μm lange und bis 0,4 μm breite, kommaartig gekrümmte und schraubenförmig gedrehte Stäbchen, die keine Sporen bilden und durch eine endständige Geißel beweglich sind.

Die Infektion erfolgt *peroral*. Cholera-Vibrionen infizieren lediglich den Magen-Darm-Kanal; eine Invasion ins Gewebe oder in die Blutbahn findet nicht statt. Das Darmepithel bleibt intakt (GANGAROSA u. Mitarb., 1960; FRESH u. Mitarb., 1964; DALLDORF u. Mitarb., 1969; ELLIOTT u. Mitarb., 1970; CHEN u. Mitarb., 1971; s. dagegen: REYES u. FRESH, 1971; STEINBERG u. Mitarb., 1975; Elektronenmikroskopie: ASAKURA u. Mitarb., 1974). Die enterale Infektion führt zu akuten Brechdurchfällen mit schwerster Exsikkose, Kollaps und Niereninsuffizienz. Cholera-Vibrionen wirken durch ihre Toxine (GÜNTHER, 1969; CARPENTER, 1971; HENDRIX, 1971; KÖNIGK, 1972; PETERSON u. Mitarb., 1972; PIERCE u. Mitarb., 1972; HEREMANS, 1972). Der hochgradige Verlust *isotoner* Flüssigkeit wird durch *Choleragen,* der Diarrhöe-auslösenden Komponente der Enterotoxine, induziert (FINKELSTEIN u. Mitarb., 1966; FINKELSTEIN u. LOSPALUTTO, 1969; GORDON, 1971; PHILLIPS, 1972). Choleragen stimuliert, analog einem Hormon, die Aktivität der Adenylzyklase. Diese Stimulierung führt zu einer gesteigerten Synthese von zyklischem AMP, das ein bestimmtes Transportsystem der Darmschleimhaut aktiviert. Dadurch werden Chlorid- und Hydrogencarbonat-Ionen in die Darmlichtung befördert. Die großen Flüssigkeitsverluste lassen sich als osmotisches Phänomen erklären (Abb. 85).

Im klinischen Ablauf werden verschiedene Stadien unterschieden:

1. Ein kurzdauerndes Stadium mit prämonitorischer Diarrhöe;
2. Stadium algidum (asphycticum): es handelt sich um den typischen „Cholera-Anfall" profuser, „Reiswasser-ähnlicher" Diarrhöen;
3. Stadium der Erholung (Reaktion), das gelegentlich durch einen sog. Status typhosus unterbrochen und prognostisch ungünstig gestaltet werden kann.

Die pathologisch-anatomischen Veränderungen seitens des Darmtraktes sind uncharakteristisch (SPRINZ u. Mitarb., 1962; HIRSCHHORN u. MOLLA, 1969); die sichere Diagnose ist nur durch den Nachweis der Cholera-Vibrionen zu

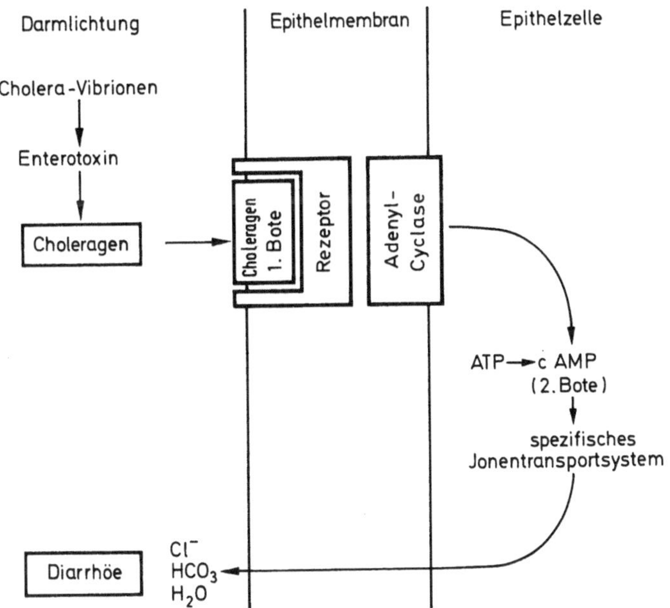

Abb. 85. Zur Pathogenese der Cholera-bedingten Diarrhoe. [Modifiziert nach Königk (1972)]

erbringen. Während der beiden ersten Stadien findet sich eine stärkere Injektion der Serosagefäße des Dünndarms, oft ein „seifiger" Belag des großen Netzes und des viszeralen Bauchfells und eine schwappende Sukkulenz der Darmschlingen, die leicht verklebt sein können. Die Schleimhaut ist geschwollen und diffus gerötet, von kleinen Blutungen durchsetzt. Die Lymphfollikel sind vergrößert. Die Veränderungen sind im unteren Ileum besonders stark ausgeprägt. Nur selten sind analoge Befunde auch am Dickdarm zu finden.

Entzündliche Infiltrate innerhalb der Darmwand fehlen zumeist. Nach dem 3. Tag kann sich im sog. Status typhosus eine diphtheroide Entzündung entwikkeln. Oberflächlich verschorfende Nekrosen werden schließlich abgestoßen, es resultieren flache Geschwüre, die alsbald überhäutet werden und in der Regel ohne narbige Stenose ausheilen.

Nur in 1% aller Cholerafälle kommt es nach neueren Untersuchungen zu schweren und meist tödlichen Verläufen (Felsenfeld, 1964); 5–10% verlaufen „abgeschwächt", etwa 90% symptomlos.

Nach dem Bundesseuchengesetz ist die Cholera (Erkrankung, Verdacht, Todesfall) meldepflichtig.

Neben den lokalen Veränderungen der Darmschleimhaut finden sich schwere Parenchymschäden des Herzens, der Leber, der Nieren, des Pankreas und des Gehirns. Die Milz ist entspeichert, klein, die Pulpa von fleckigen Blutungen durchsetzt. An der Muskulatur (besonders Wade) werden Blutungen und wachsartige Faserdegenerationen und, seltener, Zerreißungen (Manson-Bahr, 1948) gesehen. Ähnliche Veränderungen sind als Substrat der Vox cholerina an den Stimmbändern zu finden (vgl.: Spencer, 1973).

2. Enteritis necroticans („pig bel") (vgl. Bd. VIII)

Sporadische Fälle von Enteritis necroticans (Jejunitis necroticans, Enteritis gravis, akute hämorrhagisch-nekrotisierende Enteritis, sog. *Darmbrand*) sind schon immer beobachtet worden (Lit.: SCHOOP, 1969). In den Jahren nach dem 2. Weltkrieg trat im norddeutschen Küstenraum das Krankheitsbild gehäuft, endemie-artig auf (BECKERMANN u. LAAS, 1946; KLOOS, 1946, 1947, 1949; JECKELN, 1947, 1948, 1955; SIEGMUND, 1948; HANSEN u. Mitarb., 1949; KRAUSPE, 1949, 1950; HEINE, 1950; ZEISSLER u. KRAUSPE, 1958). Ähnliche Beobachtungen wurden in Norwegen (BRYNJULESEN, 1948; HERTZBERG, 1954), Südamerika (JAFFE, 1950), Berlin (SCHMITZ, 1950), Wien (RAPPERT, 1952; TRISKA, 1953), Zürich (MEYENBURG u. BOSCH-GWALTEK, 1953) gemacht. 1961 wurde über eine Epidemie in Neuguinea berichtet (MURRELL u. ROTH, 1963; MURRELL u. Mitarb., 1966). In den letzten Jahren sind sporadische Fälle aus Uganda bekannt geworden (SEKABUNGA, 1966; WRIGHT, 1966, 1967).

Als eigentliche Ursache wurde der sog. *Bacillus enterotoxicus,* Clostridium perfringens (Welchii), Typ F, identifiziert (ZEISSLER u. RASSFELD-STERNBERG, 1949). Das Clostridium perfringens, ein anaerobes, grampositives sporenbildendes Stäbchen, findet sich regelmäßig in der Darmflora des Menschen, allerdings nur in geringen Keimzahlen.

Klinisch (RUPPERT, 1947; HANSEN u. Mitarb., 1949; HENNING u. BAUMANN, 1953) handelt es sich bei der Enteritis necroticans um ein akut einsetzendes, schweres Krankheitsbild mit rasch fortschreitendem Verfall. Profuse Stuhlentleerungen, zunächst wäßrig, dann schleimig-blutig und schließlich rein-blutig, führen zur Auszehrung und hochgradigen Adynamie. Die Zunge ist trocken und charakteristischerweise grau-braun belegt, die Haut erscheint marmoriert. Alle Altersgruppen werden von der Krankheit betroffen. Männer erkranken häufiger. Die Letalität liegt bei 40% (KLOOS, 1949; KLOOS u. NISSEN, 1953), bei Kindern noch höher (JOCHIMS, 1949).

Pathologisch-anatomisch findet man eine dunkle, schwarz-rote, hämorrhagische Nekrose des oberen Jejunums (2.–5. Jejunumschlinge). In seltenen Fällen können unteres Ileum und Dickdarm mitbetroffen sein (KILLINGBACK u. WIL-

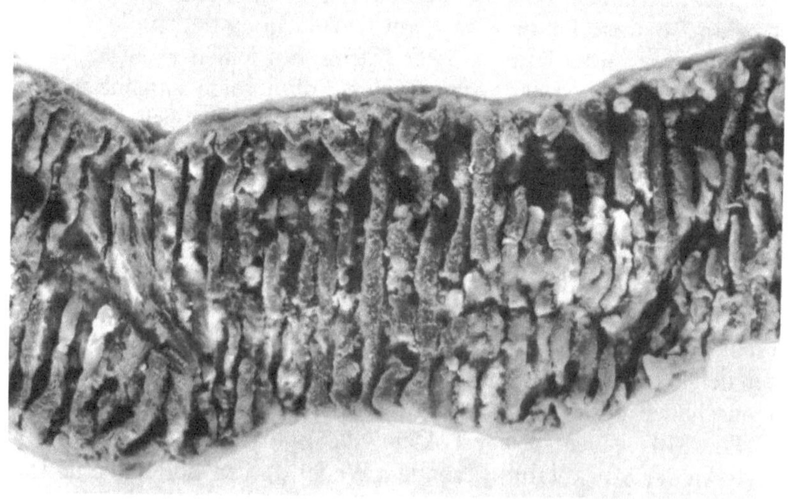

Abb. 86. Sog. Darmbrand (Enteritis necroticans): schwere, oberflächlich nekrotisierende Enteritis (oberes Jejunum)

LIAMS, 1961; WIKLANDER, 1964). Die Veränderungen des Darmes erinnern an „verbranntes Gewebe" („*Darmbrand*"). Der Darm ist steif (gummischlauchartig: JECKELN, 1947), die Serosa ist getrübt und von Fibrin bedeckt. Die Lichtung des Darmes ist durch ein entzündlich-hämorrhagisches Ödem eingeengt. Initial findet sich ein keilförmiges, infarktähnliches Nekrosefeld, das von einer Krypte ausgeht. Massenhaft eingestreut sind Erythrozyten und sporenbildende Bakterien; Leukozyten sind zunächst spärlich. Muscularis propria und Subserosa sind stark ödemisiert. Die Arterien zeigen eine „homogenisierende Arteriolonekrose" (SIEGMUND, 1948), oft füllen hyaline Thromben das Gefäßlumen aus (JECKELN, 1947; SCHOEN, 1949). Gleichartige Gefäßveränderungen finden sich auch im Gekröse. Komplizierend können sich Sequestrierungen, Abszesse oder Perforationen entwickeln. Der Entzündungsprozeß kann lymphangisch auf die Mesenterialplatte übergreifen. Die regionären Lymphknoten zeigen eine unspezifisch-akute Lymphadenitis, oft mit hämorrhagischem Einschlag (WRIGHT, 1966; WRIGHT u. STANFIELD, 1967). Meist nur gering ausgeprägt, findet sich eine entzündlich-spodogene Auflockerung der Milz.

In der Ätiopathogenese scheinen spezifische Mangelernährungszustände und Mikrotraumen der Darmwand gewissermaßen als „Schrittmacher" der Infektion eine Rolle zu spielen.

3. Die hämorrhagisch-nekrotisierende Säuglingsenterokolitis

Die Krankheit, die auch als *Enterocolitis necroticans* beschrieben wurde (MIZRAHI u. Mitarb., 1965; STEVENSON u. Mitarb., 1969; WAGGET u. SCOTT, 1969; DENES u. Mitarb., 1968, 1970; FETTERMAN, 1971; COHEN u. Mitarb., 1972; BERGER u. SCHWARZE, 1972), tritt überwiegend bei frühgeborenen Kindern auf. Sie beginnt oft als harmlose „Dyspepsie" mit Diarrhöe, verzögerter Magenentleerung und mäßigem Meteorismus (Lit.: HAMPE u. HEIMING, 1974). Frühzeitig schon können Blutbeimengungen im Stuhl gefunden werden. Nach unterschiedlich langem Intervall tritt eine dramatische Verschlechterung ein. Neben die nun massiven blutigen Durchfälle treten galliges Erbrechen, Stuhlverhaltung mit den Zeichen eines Ileus (Subileus) und Atemstörungen. Das Abdomen ist gespannt und druckschmerzhaft. Akrozyanose, Hautmarmorierungen und petechiale Blutungen, eine Instabilität der Temperatur und apnoische Perioden treten als Zeichen der Intoxikation auf. Die Diagnose ist schwierig; am häufigsten wird die hämorrhagisch-nekrotisierende Säuglingsenteritis als Septikämie fehldiagnostiziert (STEVENSON u. Mitarb., 1969, 1971).

Die Krankheit beruht wahrscheinlich auf einer Escherichia-coli-Infektion (O 127: B 8; „Dyspepsie"-Coli o 78-B und O 26: B 6) (MCKAY u. WAHLE, 1954; BÄSSLER u. Mitarb., 1961; ZAMPI E CORRADINI, 1961; DRAINER u. ANDERSON, 1971; ARBUCKLE, 1971; SOUTH, 1971; MÜLLER u. NOLTE, 1973). Auch Misch-Infektionen (Proteus, Paracoli, Aerobacter, Enterokokken) oder Kombinationen mit generalisierter Moniliasis sind möglich (MÜLLER u. NOLTE, 1973; HAMPE u. HEIMING, 1974). Auffallend sind prädisponierende Faktoren in der Anamnese: Erkrankungen der Mutter während der Schwangerschaft (Eklampsie, Diabetes mellitus), vorzeitiger Blasensprung, vorzeitige Lösung der Plazenta, Geburtstraumen, Hypoxie mit respiratorischer und metabolischer Acidose; bei fast allen Kindern handelt es sich um Frühgeburten (Lit.: STEVENSON u. Mitarb., 1969; HOPKINS u. Mitarb., 1970; DRAINER u. ANDERSON, 1971; HAMPE u. HEIMING, 1974). Perinatale Schäden scheinen somit für das „Angehen der Infektion" eine besondere Rolle zu spielen.

Pathologisch-anatomisch finden sich in den meisten Fällen feinste hämorrhagische Infarzierungen, vor allem im unteren Ileum, Zökum und im Colon ascendens. Der Darm kann aber auch in ganzer Länge betroffen sein. Die Darmwand ist ödematös verdickt, hyperämisch. Vor allem im Dickdarm findet sich eine abundante Schleimproduktion. Die Serosa ist mit Fibrin belegt, die Darmschlingen sind verklebt. Histologisch findet sich eine gemischt-zellige Entzündungsreaktion in allen Darmwandschichten mit Erosionen und Ulzerationen, die nicht selten perforieren und zu ausgedehnten Peritonitiden führen. Massenhaft lassen sich gramnegative Bakterien nachweisen. Im Bereich fokaler Nekrosen sind häufig fibrinoide Kapillarthromben zu finden. Das Bild erinnert an ein Shwartzman-Sanarelli-Phänomen (McKay u. Wahle, 1954). Einzelne Fälle zeigen Ähnlichkeiten zur akuten Enzephaloenteritis (Lit.: Künzer u. Mitarb., 1972). Das lymphatische Gewebe der Darmwand (Solitärfollikel, Peyersche Plaques) ist in der Regel geschwollen und von hyperämischen „Randsäumen" umgrenzt. Oft ist gerade hier die Injektion der Mucosa am ausgeprägtesten.

Die Mitreaktion der übrigen Organe ist relativ uncharakteristisch. Die Leber bietet eine zum Teil hochgradige, toxische Verfettung; das Pankreas ist klein, hypoplastisch und zeigt eine azinäre Dilatation (Becker, 1957). Auffallend ist eine hochgradige Entspeicherung der Nebennieren. Komplizierend können sich schwere, abszedierende Bronchopneumonien und purulente Pleuritiden entwikkeln. Schwere Verlaufsformen führen häufig auch zur Entwicklung einer Pneumatosis cystoides intestinalis, die sich nicht selten vom Magen bis zum Rektum erstrecken kann (Lit.: Hampe u. Heiming, 1974). Bei der hämorrhagisch-nekrotisierenden Säuglingsenteritis entsteht die Pneumatose wahrscheinlich durch die Invasion gasbildender Bakterien in die Darmwand. Gas im Pfortadersystem gilt als pathognomonisch für die Enteritis necroticans und als prognostisch ungünstiges Zeichen.

4. Staphylokokken-Enterokolitis (Staphylokokken-Diarrhöe)

Voraussetzung für die Entwicklung des Krankheitsbildes ist die Unterdrückung der physiologischen Darmflora durch Breitbandantibiotika (Müller, 1956). Enterotoxin-bildende Staphylokokken (Staphylococcus aureus) gelangen dadurch zur schrankenlosen und gewissermaßen explosionsartigen Vermehrung; sie sind die eigentliche Ursache der Enterokolitis.

Im Gegensatz zur Staphylokokken-bedingten Lebensmittelvergiftung als einer Intoxikation, stellt die Enterokolitis eine echte Infektion dar, die sich gelegentlich sogar endemie-artig verbreiten kann (Lepley u. Smith, 1957; Webster, 1958; Altemeier u. Mitarb., 1963; Hummel u. Mitarb., 1964).

Von den durch Enterotoxinbildnern hervorgerufenen Krankheitsbildern ist die sog. „Staphylokokken-Dyspepsie" (Kienitz, 1962, 1964) zu unterscheiden.

Das Staphylokokken-Enterotoxin ist ein wasserlösliches, nicht dialysierbares Eiweiß mit einem Molekulargewicht von 24000 (Hibnick u. Bergdoll, 1959; vgl. auch Casman, 1965; Grün, 1969). Es wirkt zentralnervös unter Verwendung peripherer sensibler Bahnen (Auslösung des Brechdurchfalls (Bayliss, 1940; Monaci, 1953).

Im Vordergrund des klinischen Bildes stehen schwerste, cholera-artige Durchfälle mit unstillbarem Erbrechen (Dehydration), mit Blutdruckabfall (Tachykardie) und Somnolenz (Schock). Die Stühle werden sehr bald wasserklar, von Schleimflocken durchmischt; sie enthalten massenhaft Staphylokokken. Vornehmlich bei Kindern kann die Krankheit innerhalb von 24–48 Std zum Tode führen (Terplan u. Mitarb., 1953; Kienitz, 1962; Grün, 1969).

Das makro-morphologische Bild ist unspezifisch. Besonders im Dünndarm (seltener im Kolon oder Magen) finden sich oberflächliche Ulzerationen. Die Dünndarmschlingen sind dilatiert (Paralyse?) und reichlich mit schwappender Flüssigkeit angefüllt. Histologisch findet man eine akute Entzündung vor allem der Mukosa mit einer erheblichen Gefäßkongestion. An der Oberfläche ist reichlich Schleim entwickelt; er enthält massenhaft Staphylokokken.

In vielen Fällen wird die Staphylokokken-Enterokolitis mit einer fibrinös-pseudomembranösen Entzündung gleichgesetzt und als postantibiotische Enterokolitis beschrieben (Übersicht: HARTUNG, 1965). Die pseudomembranöse Enterokolitis stellt aber keinesfalls ein einheitliches klinisches Krankheitsbild dar; sie entsteht fast immer in der Folge anderer schwerer Krankheitszustände (vgl. S. 205).

5. Tuberkulose

Die Tuberkulose ist eine weltweit verbreitete Infektionskrankheit. Seit etwa 100 Jahren sind Mortalität und Morbidität ununterbrochen rückläufig (Tabelle 31). Standardisierte Mortalitätsraten für England und Wales ergeben, daß zwischen 1851 und 1860 jährlich 1438 Todesfälle auftraten, während die Zahl 1961 bei 23 lag (WILSON u. MILES, 1964). In den sog. Entwicklungsländern stellt die Tuberkulose allerdings auch heute noch ein außerordentlich ernstes Problem dar (TANDON u. PRAKASH, 1972; zur Epidemiologie s.: REDEKER, 1958; BLOCH, 1969; Tuberkulose-Jahrbücher: Springer, Berlin).

Die *Tuberkulose des Darmes* entsteht entweder als *Fütterungstuberkulose* (nach dem Genuß von Milch und Milchprodukten perlsüchtiger Tiere), durch *Auto-Infektion* infolge Verschluckens bakterienhaltiger Sputa (Abseuchungstuberkulose nach SCHÜRMANN u. KLEINSCHMIDT, 1935) oder als hämatogen gestreute Organtuberkulose. Die Infektionen erfolgen entweder durch den *Typus humanus* oder *bovinus*. Die Typenart des Tuberkelbakteriums ist für das weitere Schicksal der Infektion ohne Belang (KOCH, 1949).

Isolierte Darmtuberkulosen sind selten; sie gehen aus einer primären intestinalen Infektion hervor und dürften allenfalls 1% ausmachen. Tuberkulöse Prozesse des Bauchraumes können sekundär, gewissermaßen als Kontaktinfektion, auf den Darm übergreifen. Es handelt sich meist um den Einbruch tuberkulöser Lymphknoten in den Darm (Fistelbildung) oder um Kontaktinfektionen bei tuberkulösen Salpingitiden und Nierentuberkulose. Auch die Ausscheidung von Tuberkelbakterien durch die Galle wird diskutiert (CAMPBELL, 1961).

Der tuberkulöse Primäraffekt (primäre Intestinaltuberkulose) im Darm ist charakterisiert durch den Primärherd und durch den Befall des (oder der) regio-

Tabelle 31. Tuberkulöse Neuerkrankungen und Tuberkulose-Mortalität in verschiedenen europäischen Ländern (Tuberkulose-Jahrbuch 1952/53 und 1963)

Land	Neuerkrankungen (auf 100 000 Einwohner)		Abnahme (%)	Mortalität (auf 100 000 Einwohner)		Abnahme (%)
	1952/53	1962/63		1952/53	1962/63	
Dänemark	45,4	20,7	54	11,3	3,1	73
Holland	121,0	42,3	65	12,3	2,1	83
Frankreich	140,6	70,7	50	43,8	17,8	59
Schweiz	153,5	74,7	51	25,5	10,0	61
Irland	224,2	88,8	60	54,1	15,3	72
Deutschland	234,4	99,5	58	27,4	14,3	48

nären Lymphknoten. Er liegt meist in der Ileozökalregion (ANSCOMBE u. Mitarb., 1967). Der tuberkulöse Primäraffekt ist durch eine gute Heilungstendenz gekennzeichnet (HUEBSCHMANN, 1928, 1956). In Abhängigkeit von der Infektintensität (Virulenz) und Abwehrlage reichen die Veränderungen von umschriebenen Epithelläsionen bis zur Ausbildung von Geschwüren. Die Ulkusränder sind leicht erhaben und unterminiert. Im Ulkusgrund und im Ulkusrandbereich liegen miliare Knötchen. Gelegentlich sind auch unter der Serosa kleine, perlschnurartig aufgereihte Granulome zu erkennen, die dem Verlauf der Lymphgefäße entsprechen (Differentialdiagnose: „miliarer" Morbus Crohn, vgl. S. 231). In den regionären Lymphknoten sind die tuberkulösen Veränderungen ausgeprägter. Die Lymphknoten sind vergrößert und häufig von käsigen Nekrosen durchsetzt. Die weitere Entwicklung des intestinalen Primärkomplexes gleicht dem anderer Lokalisation. Er heilt zumeist ab, gelegentlich mit kleinen Narben oder Verkalkungen (SIEGMUND, 1929). Die regionären Lymphknoten verkreiden (vgl. LAMEYER u. SEIFERT, 1971).

Der intestinale Primärkomplex vermag jedoch auch in eine örtlich begrenzte Tuberkulose überzugehen, die in den regionären Lymphknoten zu einer massiven Verkäsung (Tabes mesaraica) und am Darm (Ileozökalregion) zu einer geschwürigen und hypertrophischen Reaktion im Sinne eines „Ileozökaltumors" führt (MOSCHCOWITZ u. WILENSKY, 1923; HOON u. Mitarb., 1950; MITCHELL u. BRISTOL, 1954; ANANO, 1956; STOCK u. LI, 1964; AMERSON u. MARTIN, 1964; HOWELL u. KNAPTON, 1964; ANSCOMBE u. Mitarb., 1967; BENTLEY u. WEBSTER, 1967). In seltenen Fällen kann es auch zu einer humoralen Ausbreitung und Frühgeneralisation kommen, die mit einer Leptomeningitis tuberculosa verbunden sein kann und in deren Rahmen auch die Lungen befallen werden. Wegen seiner relativen Seltenheit wird dem intestinalen tuberkulösen Primärkomplex für die Entstehung einer Lungentuberkulose jedoch keine Bedeutung beigemessen.

Der intestinale tuberkulöse Primärkomplex wurde früher fast nur bei Kindern beobachtet; örtliche Häufigkeitsangaben lagen bei 1–37% (SIEGMUND, 1929; KOCH, 1949).

Auch die sog. Abseuchungstuberkulose (sekundäre Tuberkulose) lokalisiert sich bevorzugt in der Ileozökalregion. Die ausgeprägte Entwicklung des lymphatischen Gewebes in dieser Region und die physiologische Stauung der Ingesta, die zu langem Erregerkontakt mit der Mukosa führt, werden ursächlich für diese bevorzugte Lokalisation verantwortlich gemacht (HUEBSCHMANN, 1928; SIEGMUND, 1929; PAGEL, 1930; KOCH, 1949). Tuberkelbakterien zeigen auch anderen Ortes eine große Affinität zum lymphatischen Gewebe.

Bei offener Lungentuberkulose wurde in früheren Jahren mit einer intestinalen Abseuchung von 70–80% gerechnet, wobei insbesondere Kinder und alte (resistenzgeschwächte) Menschen betroffen waren (GOLDBERG u. Mitarb., 1928; CULLEN, 1940; GOLDBERG, 1946). In letzter Zeit wird eine auffallende Abnahme auch der Darmtuberkulose verzeichnet (NIEDERDING, 1953; RODEWALD, 1956; BERG, 1956; Lit.: BLOCH, 1969).

Die akute tuberkulöse Intestinalaffektion präsentiert sich als kleines, kraterförmig-rundes Ulkus im Bereich der Peyerschen Plaques und Follikel (*lentikuläres tuberkulöses Follikelgeschwür*). Durch die Konfluenz kleiner Ulzera und durch das Fortschreiten des tuberkulösen Prozesses sowohl in die Peripherie als auch in die Tiefe, entstehen große tuberkulöse Geschwüre, die ein charakteristisches Aussehen aufweisen (Abb. 87). Sie sind vorwiegend quergestellt, oft gürtelförmig; sie sind unregelmäßig und zackig begrenzt, die Ränder sind verdickt und unterminiert. Ulkusgrund und Randbereich können von miliaren gelblich-grauen Knötchen bedeckt sein, in anderen Fällen von käsigen Nekrosen. Bei schweren Infektionen und verminderter Resistenz erfolgt die „Verkäsung" rasch und ausgedehnt; es entstehen tiefgreifende, die Muscularis propria mit einbeziehende *„phthisisch-käsige" Geschwüre,* in deren Randbereichen massenhaft Tuberkelbakterien nachgewiesen werden können. Die Serosa über den Geschwüren ist durch einen zarten Fibrinschleier milchig getrübt. Dem Verlauf der subserösen Lymphbahnen folgend, finden sich perlschnurartig aufgereihte miliare Knötchen; übergreifend auf die Mesenterialplatte können sie bis zu den regionären (mesenterialen) Lymphknoten verfolgt werden (ASHKEN u. BARON, 1962).

Histologisch liegen diesen Veränderungen typische Tuberkelbildungen oder Verkäsungen der Follikel des Darmes zugrunde.

Die chronisch-produktive Tuberkulose führt in vielen Fällen zu einer fibrösen Hypertrophie und narbigen Obstruktion des Darmes, vornehmlich in der Ileozökalregion. Die „hypertrophischen" (ANAND, 1956) oder „ulzero-konstriktiven" Formen (TANDON u. Mitarb., 1966) erscheinen klinisch-röntgenologisch als Ileozökaltumer, die differentialdiagnostisch von malginen Zökumtumoren oder aber von der Enteritis regionalis Crohn abgegrenzt werden müssen. Sie repräsentieren die sog. „chirurgische Form" der Darmtuberkulose mit intermittierenden Durchfällen und subfebril persistierenden Temperaturen. Die narbigen Strikturen sind unterschiedlich lang, sie können singulär oder multipel entwickelt sein und führen zu einer Ektasie der oral gelegenen Darmabschnitte. Seltener sind entsprechende Veränderungen im Kolon (Flexura coli dextra oder sinistra) beobachtet worden (SIEGMUND, 1929).

Histologisch finden sich produktive Tuberkel, die sehr massiv und in allen Darmwandschichten entwickelt sein können. Da eine zentrale Verkäsung oft fehlt, ist die Differentialdiagnose zum Morbus Crohn schwierig. Die regionären Lymphknoten weisen häufiger zentrale Nekrosen der spezifischen Granulome auf, so daß für die differentialdiagnostische Abgrenzung beider Krankheitsbilder die Lymphknoten-Histologie von entscheidender Bedeutung sein kann. Säurefeste Stäbchen werden in der Regel nur bei den verkäsenden Tuberkulosen gefunden. Die zum Teil stark hyalinisierten tuberkulösen Granulome werden von Epitheloidzellen mit schmaler Lymphozytenschale begrenzt. Eingestreut sind Langhanssche Riesenzellen (Abb. 88). Zwischen den Granulomen ist ein vernarbendes Bindegewebe, das vielfach auch auf die Mesenterialplatte übergreift, entwickelt (MOSS u. KNAUER, 1973).

Die (stenosierende) Vernarbung wird durch die moderne Chemotherapie offenbar forciert. Im Rahmen der Vernarbung erfolgt nicht selten eine Verlagerung der Darmdrüsen in die tieferen Wandschichten (HAMPERL, 1926; SIEGMUND, 1929), die gelegentlich das Bild zystischer Ausweitungen oder adenomatöser Wucherungen zeigen.

Komplikationen

Akute Infektionen können sich gelegentlich als akute Enterokolitis präsentieren (sog. tuberkulöse Dyspepsie: ASCHOFF, 1936). Sie zeigen makroskopisch

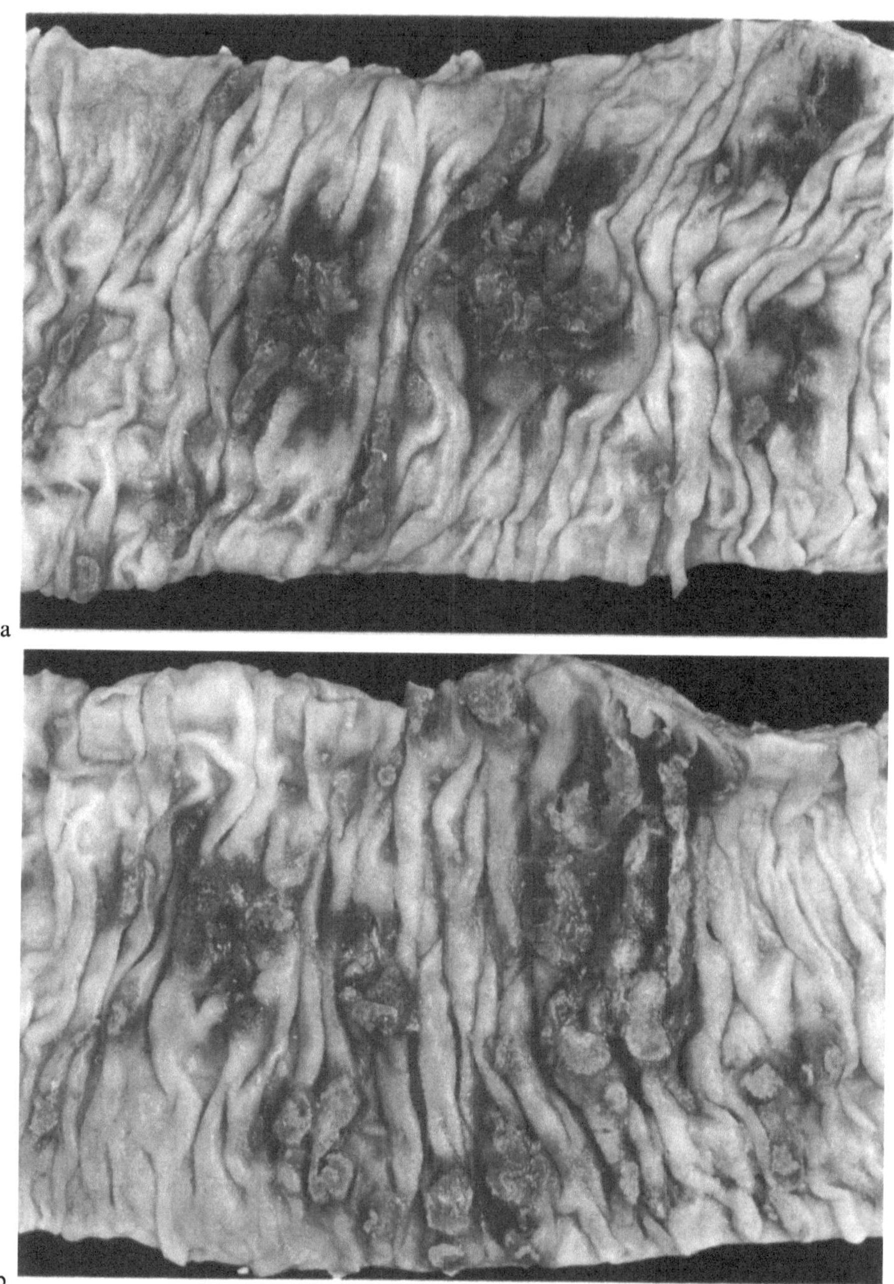

Abb. 87. Multiple tuberkulöse Dünndarm-Ulzera

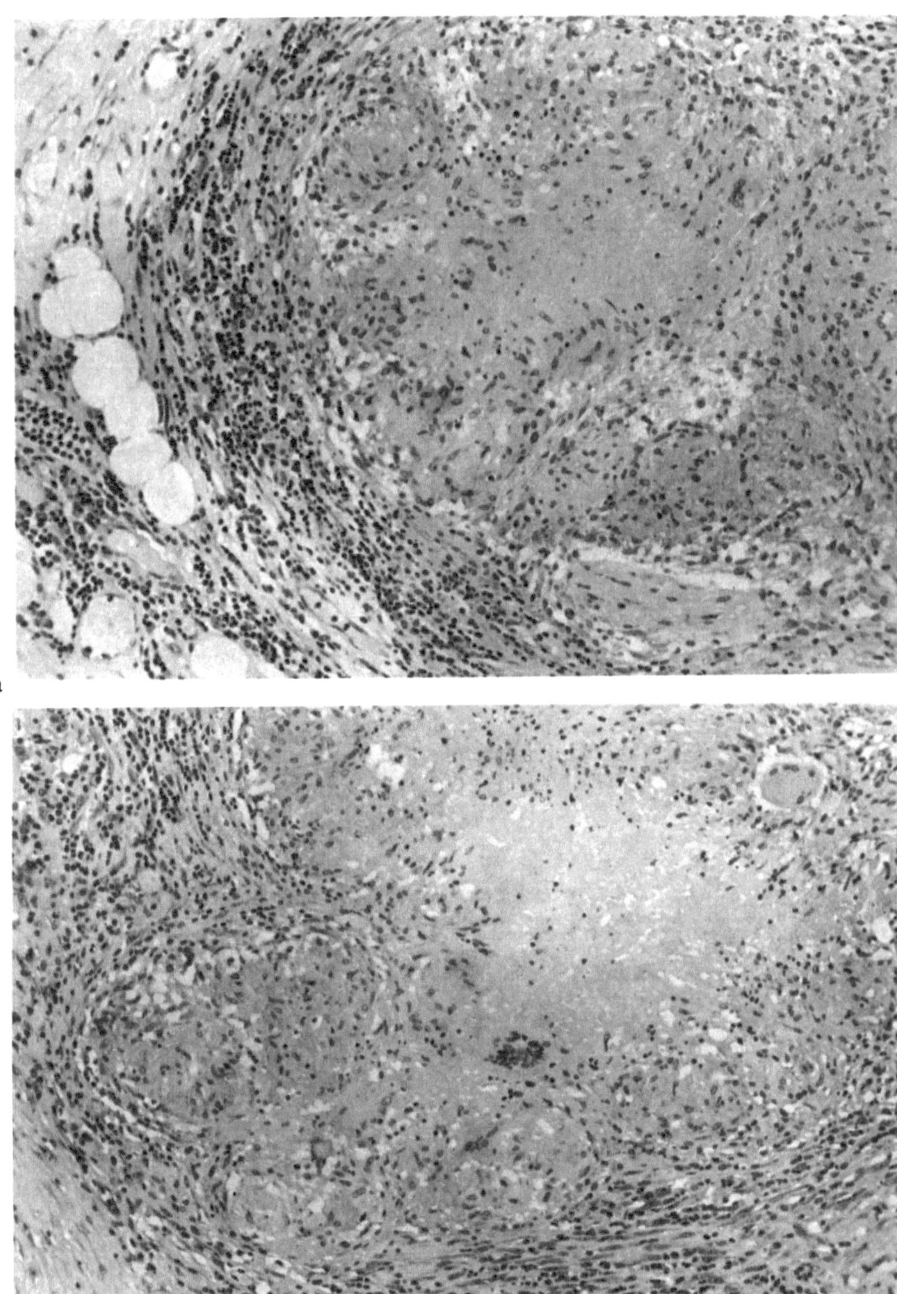

Abb. 88a u. b. Verkäsende Tuberkulose des terminalen Ileum. Färbung: HE. Vergr. 240:1 (a) und 375:1 (b)

große Ähnlichkeiten mit der Bazillenruhr und beruhen wahrscheinlich auf bakteriellen Mischinfektionen.

Perforationen mit der Entwicklung einer tuberkulösen Peritonitis sind selten, ebenso spontane intestino-intestinale oder entero-kutane *Fisteln. Blutungen* erfolgen relativ häufig aus Ulzera, jedoch selten so voluminös, daß ein akuter Blutungstod eintritt. Über die Pfortader kann eine Infektion der Leber erfolgen (RANDERATH, 1934). Die Entwicklung einer schweren, kachektisierenden *Malabsorption* mit fokaler Zottenatrophie ist zwar generell möglich, aber abhängig von der Ausdehnung des intestinalen tuberkulösen Entzündungsprozesses (FUNG u. Mitarb., 1970; BOUR u. Mitarb., 1972). In den meisten Fällen beruht die Kachexie nicht nur auf einer gestörten intestinalen Resorption, sondern ist multifaktoriell verursacht.

Als Präkanzerose spielt die Darmtuberkulose keine Rolle.

6. Infektionen mit Yersinia pseudotuberculosis ("retikulär-abszedierende Lymphadenitis Masshoff")

Die im älteren Schrifttum als Pseudotuberkulose bezeichnete Erkrankung, die vorwiegend die mesenterialen Lymphknoten befällt ("Lymphadenopathia mesaraica": HEUSSER, 1924; MAIR u. Mitarb., 1960), wird durch eine Infektion mit *Yersinia pseudotuberculosis* ("Pasteurella pseudotuberculosis X") hervorgerufen (AHLQVIST u. Mitarb., 1971; HARDT u. Mitarb., 1975). Seit der morphologischen Untersuchung von MASSHOFF u. DÖLLE (1953) und der bakteriologischen Klassifikation durch KNAPP (1959, 1969) (vgl. auch KNAPP u. MASSHOFF, 1954) sind zahlreiche zusammenfassende Bearbeitungen dieses Krankheitsbildes erschienen (BECKER, 1954; HÖRSTEBROCK, 1954; GRABER u. KNAPP, 1955; PRÖPPER, 1962; WINBLAD u. Mitarb., 1966; JANSSON u. Mitarb., 1968; ASCH u. Mitarb., 1968; APPEL u. HIRSCH, 1971; RÄSÄNEN u. WALLGREN, 1971; BRADFORD u. Mitarb., 1974; HARDT u. Mitarb., 1975).

Drei Verlaufsformen lassen sich zufolge der klinischen Symptomatik und Lokalisation unterscheiden:

1. Die *appendizitische* Verlaufsform (LINDEMANN u. Mitarb., 1960; MORGER, 1962) (vgl. S. 348);

2. Die *enteritische* Verlaufsform; sie ist selten und geht klinisch oft mit uncharakteristischen Allgemeinbeschwerden einher (Übersicht: PRÖPPER, 1961);

3. Die *septisch-typhöse* Form mit schwerem klinischen Verlauf (KNAPP, 1959). Das Prodromalstadium mit meist jähem Temperaturanstieg ist uncharakteristisch. Die Temperaturen im weiteren Verlauf sind intermittierend oder septisch. Milz und Leber sind erheblich vergrößert, nicht selten entwickelt sich ein Ikterus. Unter zunehmenden Intoxikationserscheinungen tritt in vielen Fällen zwischen dem 10. und 20. Tag der Exitus ein (KNAPP, 1959).

Morphologische Befunde

Die mesenterialen Lymphknoten sind erheblich vergrößert und von überwiegend weicher Konsistenz (Abb. 89); die grau-rötliche Schnittfläche kann von größeren Nekroseherden durchsetzt sein (MASSHOFF u. DÖLLE, 1953). Das mesenteriale Fettbindegewebe ist ödematös verdickt, von Lymphozyten, Plasmazellen und gelapptkernigen Leukozyten infiltriert; herdförmig finden sich Fibrinexsudationen. Bei der *enteritischen Verlaufsform* zeigt vornehmlich das terminale Ileum eine ausgeprägte Hyperplasie der Lymphfollikel und eine hochgradige ödematöse Verdickung der Wand, insbesondere der Mukosa mit unregelmäßigen

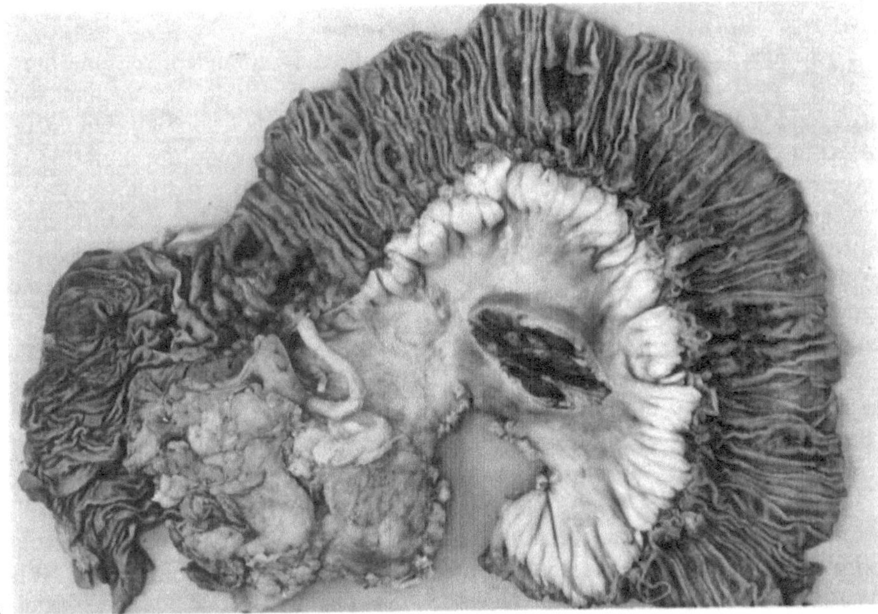

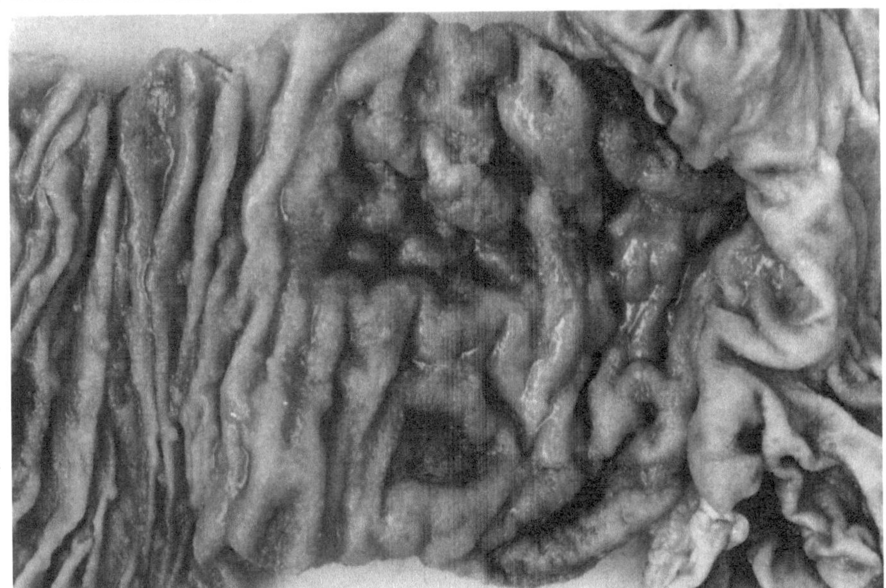

Abb. 89. Retikulär-abszedierende Lymphadenitis Masshoff mit ausgedehnten Geschwüren des terminalen Ileum: sog. enteritische Verlaufsform

Ulzerationen (Abb. 89) (akute, entzündlich-ödematöse Obstruktion, die gelegentlich zum Ileus führen kann). Auf der Serosa finden sich Fibrinexsudationen, in der Bauchhöhle nicht selten entzündlich-seröse Ergüsse. In seltenen Fällen können die entzündlich-ulzerösen Läsionen auch im Zökum und Kolon (bis zum Colon descendens) entwickelt sein (APPEL u. HIRSCH, 1971; BRADFORD u. Mitarb., 1974).

Histologisch liegt der „retikulär-abszedierenden Lymphadenitis" eine herdförmige, im Randbereich der Lymphknoten und außerhalb der Follikel sich entwickelnde Proliferation von Retikulumzellen zugrunde (Abb. 90). Die lockeren Knötchen erinnern an epitheloidzellige Tuberkel (Pseudotuberkulose); sie können konfluieren und auf diese Weise sich über das ganze lympho-retikuläre Gewebe ausdehnen. Nach und nach werden die Herde von vorwiegend neutrophilen Leukozyten durchschwärmt, und es entstehen die zentralen Nekrosen, die an kleine Abszesse erinnern (Abb. 90). Die Follikel werden von dem abszedierenden Prozeß verschont (MASSHOFF u. DÖLLE, 1953; HÖRSTEBROCK, 1954). In den vergrößerten Reaktionszentren finden sich Kerntrümmer (Abb. 91). Die Kapsel der Lymphknoten ist fast regelmäßig von Entzündungszellen durchsetzt; das Kapselbindegewebe erscheint ödematös durchtränkt. Zumeist ist eine erhebliche Perilymphadenitis entwickelt. Ein Übergreifen des entzündlich-einschmelzenden Prozesses auf Kapsel oder Umgebung findet jedoch nicht statt (MASSHOFF u. DÖLLE, 1953).

Im lympho-retikulären Gewebe der Darmwand (Ileum, Appendix) finden sich gleichartige Veränderungen wie in den mesenterialen Lymphknoten (HÖRSTEBROCK, 1954; GRABER u. KNAPP, 1955; GRABER, 1956). Nicht selten ist ein mehr epitheloidzelliger Charakter mit Langhansschen Riesenzellen vorherrschend (LENNERT, 1957, 1959).

Die retikulär-abszedierende Entzündung stellt keine Eigentümlichkeit nur der mesenterialen Lymphknoten dar (HÖRSTEBROCK, 1954). Zudem sind die histologischen Verände-

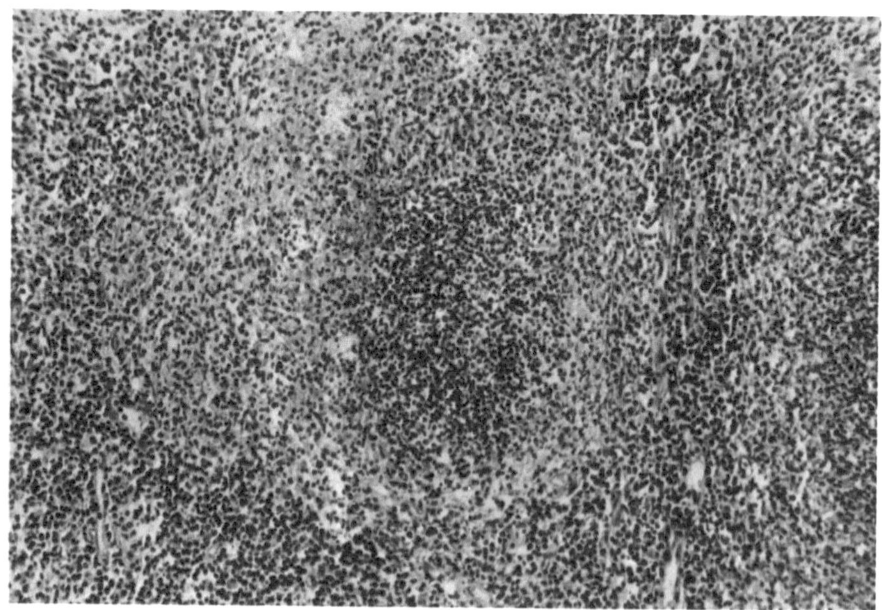

Abb. 90. Retikulär-abszedierende Lymphadenitis Masshoff. Färbung: HE. Vergr. 130:1

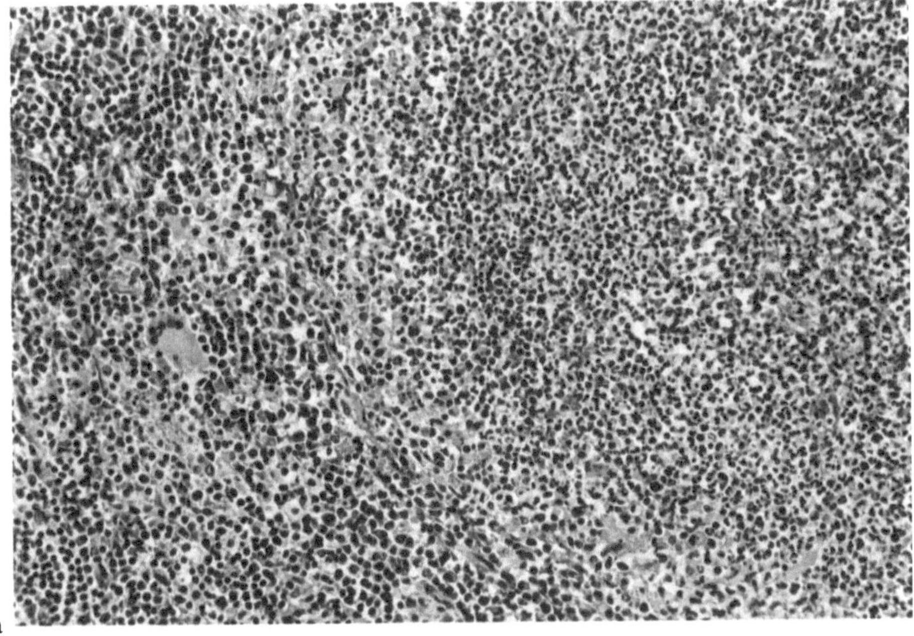

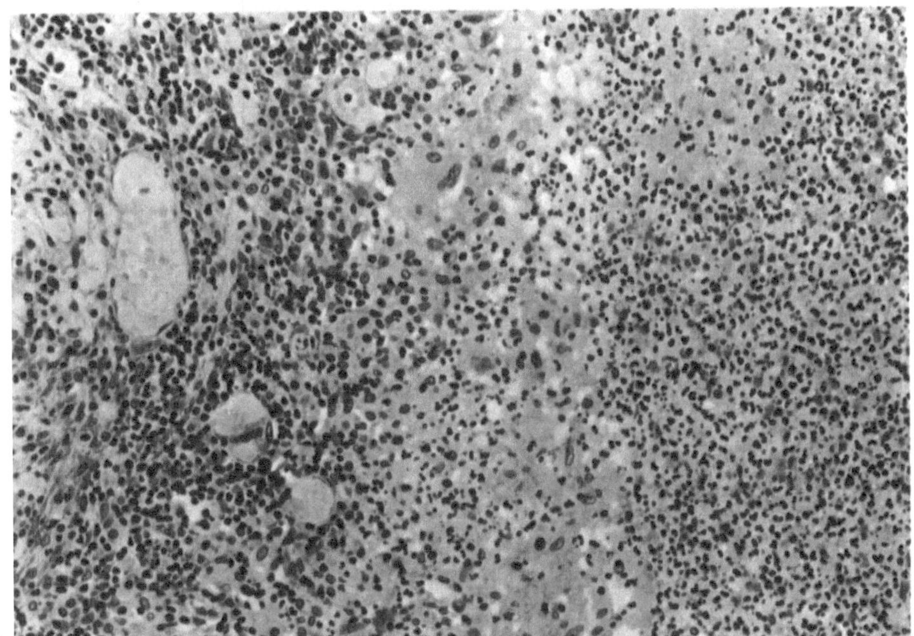

Abb. 91a u. b. Retikulär-abszedierende Lymphadenitis Masshoff: Grenzbereich eines kleinen Abszesses mit epitheloidzelliger und lymphozytärer Demarkierung. Einzelne Riesenzellen vom Langhans-Typ. Färbung: HE. Vergr. 245:1 (a) und 375:1 (b)

rungen der Lymphadenitis Masshoff keinesfalls pathognomonisch für Infektionen mit Yersinea pseudotuberculosis. Auch Pasteurella tularensis, Pilzinfektionen sowie Infektionen mit dem Lymphogranuloma-inguinale-Virus oder mit dem Virus der sog. Katzenkratz-Krankheit verursachen die gleichen histologischen Veränderungen (Lit.: HEDINGER, 1952; APPEL u. HIRSCH, 1971; BRADFORD u. Mitarb., 1974). Die Diagnose muß *serologisch* abgesichert werden.

7. Salmonellosen

Salmonellosen sind Infektionskrankheiten, die bei Mensch und Tier beheimatet sind und durch verschiedene Arten der Gattung *Salmonella* (zu Ehren von D.E. SALMON, der 1885 zusammen mit TH. SMITH den Erreger der sog. „Hog-Cholera" als ersten Repräsentanten dieser Bakteriengattung beschrieb) hervorgerufen werden (Übersicht: WINKLE u. ROHDE, 1969).

Salmonellen sind gramnegative, sporenlose, peritrich begeißelte Stäbchen, beweglich und aerob wachsend. Durch typische Stoffwechselleistungen (WINKLE u. ROHDE, 1969) können sie von anderen Gruppen gut differenziert werden. Das Genus Salmonella (Typhus-, Parathyphus-, Enteritisgruppe) umfaßt bisher weit über 1000 verschiedene, serologisch differenzierte Spezies und 4 biochemisch definierte Subgenera (I–IV) (KAUFFMANN, 1953, 1961, 1963, 1964, 1965).

Die Salmonellen können aufgrund ihrer verschiedenen pathogenen Wirkung und epidemiologischen Bedeutung (klinisch) in 3 Gruppen untergliedert werden:

1. Erreger von Allgemein-Infektionen bei Menschen (Salmonella (Eberthella) typhi, Salmonella paratyphi A, B, C);

2. Erreger bestimmter tierischer Infektionskrankheiten (z.B. Salmonella abortus-equi, S. abortus-ovis, S. typhi-suis, S. gallinarum etc.). Als „primäre Tiersalmonellosen" sind sie für die betreffende Tierart von hoher Kontagiosität und Pathogenität, für den Menschen im allgemeinen aber apathogen;

3. Enteritiserreger, die schlechthin alle übrigen Salmonella-Spezies umfassen.

Die Salmonellosen des Menschen lassen sich nach pathogenen und epidemiologischen Gesichtspunkten in 2 Hauptgruppen einteilen:

1. Typhus und Paratyphosen,
2. akute, fieberhafte Gastroenteritis.

7.1. Typhus abdominalis

Der Typhus abdominalis („typhoid fever", „enteric fever") stellt eine septikämische Allgemein-Infektion mit besonderer Bevorzugung des Darmes dar. Die Inkubationszeit dauert nach erfolgter Infektion mit S. (Eberthella) typhi 1–3 Wochen. Uncharakteristische Prodromalerscheinungen beenden diese Zeit. Als *zyklische Infektionskrankheit* unterscheidet man 4 Stadien:

1. *Stadium incrementi* (1. Krankheitswoche) mit treppenartigem Fieberanstieg, heftigen Kopfschmerzen, Benommenheit bis zur „Umnebelung der Sinne" [Typhus ($\tau \tilde{v} \varphi o \varsigma$) = Rauch, Dunst, Nebel]. Der Fieberanstieg hängt eng mit dem Einbruch der Erreger in die Blutbahn zusammen (Erregernachweis im Blut!). Die Patienten sind obstipiert, nur selten treten Durchfälle auf. Die Zunge ist blutig-borkig belegt, die Milz stark geschwollen. Neben einer Hypotonie und relativen Bradykardie bestehen eine Leukopenie mit Lymphozytose und Aneosinophilie.

Pathologisch-anatomisch kommt es während dieser 1. Krankheitswoche zur *markigen Schwellung* (Intumescentia medullaris) der Lymphfollikel und Peyerschen Plaques des Dünndarms. Besonders im unteren Ileum sind die lymphatischen Aggregate vergrößert, prominent und markig-weich. Die Schleimhaut ist diffus gerötet, „saftreich", geschwollen. In diesem Stadium der markigen Schwellung ist das histologische Bild charakteristisch und „spezifisch" (Abb. 89). Es entwickelt sich eine Wucherung großer Zellen mit rundlich-ovalem, bläschenförmigem Kern und acidophilem Zytoplasma. Diese sog. *Typhus-* oder *Rindfleisch-Zellen* sind histiozytäre Makrophagen mit der Fähigkeit einer lebhaften Phagozytose. Im Zytoplasma der Typhus-Zellen finden sich Trümmer der durch das Typhustoxin geschädigten Lymphozyten, Erythrozyten und Leukozyten. Zwischen diesen Zellen liegt Fibrin. Das typhöse Granulationsgewebe bildet sog. „Typhusknötchen" oder Typhome (CHRISTELLER, 1928). Die typhösen Effloreszenzen liegen, regelhaft in den Peyersche Plaques entwickelt, antimesenterial. Im Sinne der markigen Schwellung sind auch die mesenterialen Lymphknoten verändert.

Außerhalb des Darmes und der regionären Lymphknoten findet man Typhome in der Serosa über den Darmherden, im Peritoneum, in Leber, Milz, Larynx und in der Wand kleiner Gefäße als „Endophlebitis typhosa" (CHRISTELLER, 1928; Lit.: ROULET, 1956);

2. *Stadium acmes* (fastigii). Das Fieber hält sich als Continua zwischen 39 und 40° C (Stadium der Continua). Unter zunehmender Antikörperbildung (positive Widal-Reaktion) werden die Erreger aus dem Blut verdrängt. Kutane Effloreszenzen (Roseolen) treten auf (Abdomen, untere Brust, Rücken). Manche Typhusfälle zeigen eine auffallende Neigung zur hämorrhagischen Diathese (*Typhus hämorrhagicus*) mit petechialen Blutungen und Ekchymosen an den serösen Häuten. Im Gegensatz zur anfänglichen Obstipation kommt es zu gelblich-dünnen, *erbsbrei-artigen* Stuhlentleerungen (Pathophysiologie der Diarrhöe: s. auch ROUT u. Mitarb., 1974).

Pathologisch-anatomisch findet sich nunmehr eine Koagulationsnekrose (Verschorfung). Im Bereich der Peyer-Plaques entstehen fetzige, mißfarben imbibierte, trocken-brockige Schorfe. Entsprechend der Primärläsion reichen die Schorfbildungen bis zur Muscularis propria. Daraus resultiert die Gefahr der Perforation. Histologisch liegt eine völlige Nekrose der Mukosa und Submukosa vor. Die Grenze zum noch erhaltenen Gewebe ist leukozytär demarkiert.

Auch in anderen Organen, überall dort, wo es zur markigen Schwellung gekommen war, entstehen Nekrosen. Die Nekrosen der mesenterialen Lymphknoten können sequestriert werden, so daß eine Peritonitis entstehen kann.

Salmonellen finden sich zu dieser Zeit und in der Folge vorwiegend in der Milz und in der Gallenblase sowie im Knochenmark (Periostitis bzw. Osteomyelitis typhosa). Der Salmonellenreichtum des Stuhls wird durch die Bakterienausscheidung aus der Gallenblase erklärt. Zu dieser Zeit können auch metastatische Nierenherde entstehen.

Eine gefürchtete Komplikation während der 2., gelegentlich auch während der 3. Krankheitswoche war ein Versagen des peripheren Kreislaufs infolge bakterio-toxisch bedingter Vasomotorenlähmung (Kollaps) oder infolge einer interstitiellen Myokarditis mit akuter Herzdilatation. Durch die moderne Therapie mit Chloromycetin sind Komplikationen und Letalität deutlich zurückgegan-

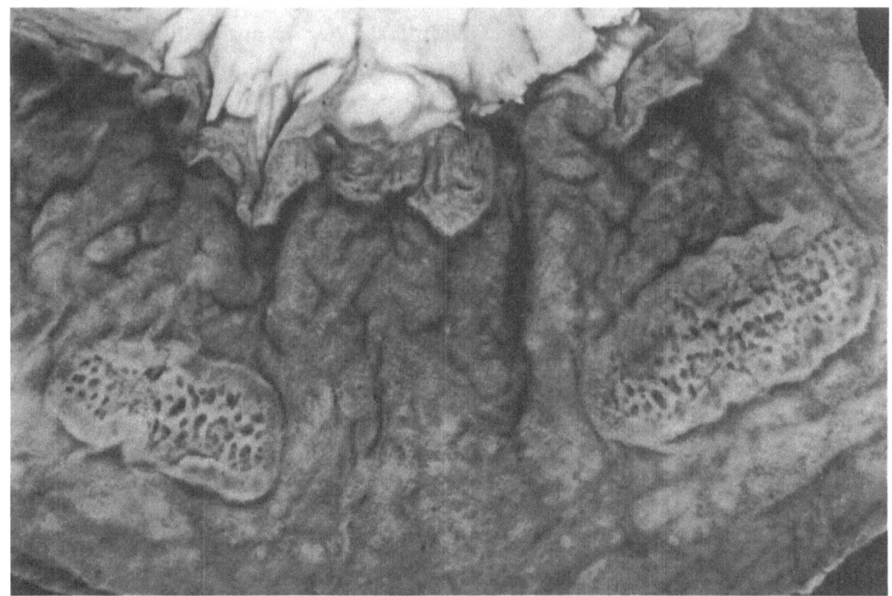

a

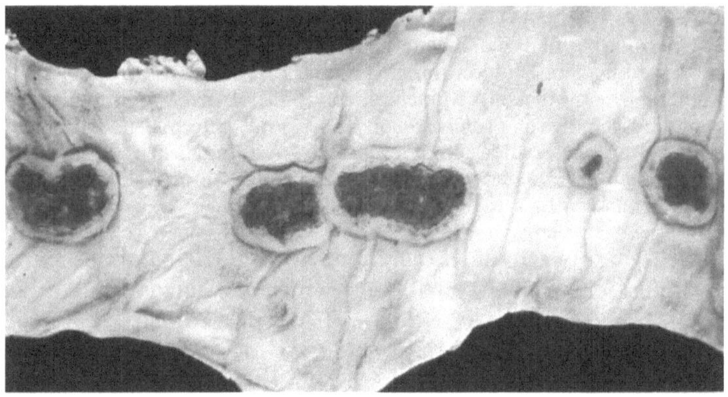

b

Abb. 92a u. b. Typhus abdominalis. (a) Markige Schwellung der Peyerschen Plaques. (b) Stadium der Schorfbildung

gen, während die Zahl der Dauerausscheider unverändert mit 3–5% angegeben wird (WALTHER u. HEILMEYER, 1954; DOERR, 1956; KÖHN u. JANSEN, 1957). Unter frühzeitig einsetzender Chloromycetin-Behandlung wandelt sich das pathologisch-anatomische Bild insofern, als es nicht mehr zur Entstehung typischer Typhome kommt, so daß eine morphologische Diagnose unmöglich werden kann. Bei zu hoher Dosierung von Chloromycetin sind Zwischenfälle (schwerer Kreislaufkollaps) bekannt geworden (MOLLARET, 1950; REILLEY u. Mitarb., 1950), die auf eine plötzliche Toxinliberierung nach Bakterienzerfall zurückzuführen sind;

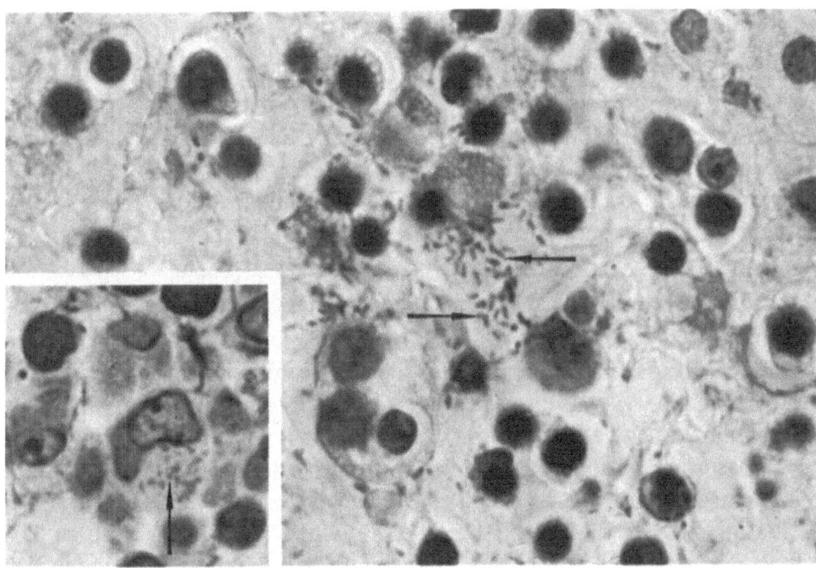

Abb. 93a. Zahlreiche sog. Rindfleisch-(Typhus-)Zellen und stäbchenförmige Bakterien (mesenterialer Lymphknoten). Färbung: Nicolle. Vergr. 1400:1. [Aus KAISERLING, E., u. Mitarb.: Virchows Arch. Abt. B. Zellpath. 11, 343 (1972)]

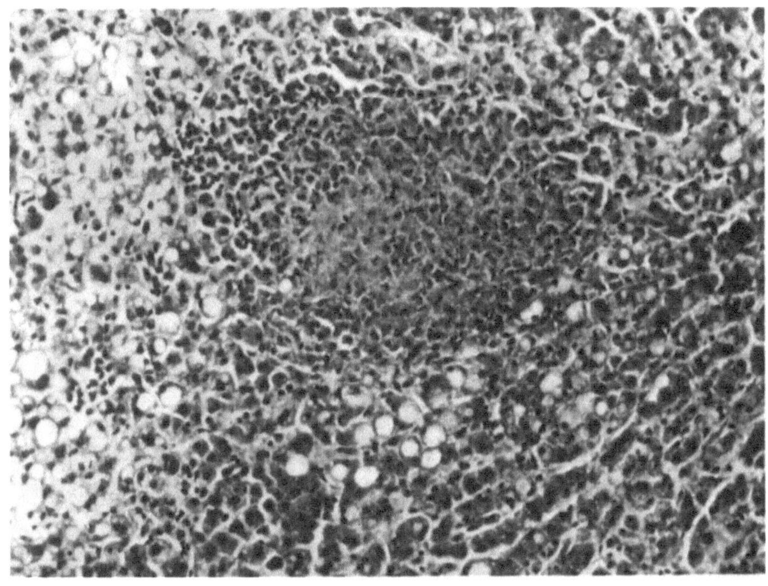

Abb. 93b. Im Zentrum nekrotisches Typhusknötchen der Leber. Färbung: HE. Vergr. 150:1

3. *Stadium amphibolicum.* Die Continua bricht ab, hohe Abendtemperaturen wechseln mit tiefer Morgenremission. Das Sensorium klart auf.

Die demarkierten Schorfe beginnen sich vom Rande her brockig abzuheben. Unter Mithilfe der Peristaltik wird schließlich der gesamte Schorf abgestoßen und es entstehen runde oder ovaläre Geschwüre. Die Ulkusränder sind mäßig verdickt und aufgeworfen. Der Ulkusgrund ist noch immer von blutig imbibierten Nekrosen bedeckt. Die Gefahr von Darmblutungen oder Perforationen ist in diesem Stadium besonders groß;

4. *Stadium decrementi.* Die Temperatur fällt lytisch, selten kritisch ab. Der Milztumor bildet sich zurück. Mit der allmählichen Besserung der allgemeinen Symptomatik beginnt die Rekonvaleszenz.

Pathologisch-anatomisch beginnt mit der 4. Krankheitswoche eine *Reinigung der Geschwüre.* Im Ulkusgrund entwickelt sich ein zartes Granulationsgewebe. Die Ulkusränder schwellen ab und erreichen das Niveau der umgrenzenden Mukosa. Das Granulationsgewebe vernarbt und wird vom Rande her epithelialisiert. Die entstehenden Narben sind glatt, sie können anfänglich schiefrig-grau pigmentiert sein. Als Folge von Blutungen finden sich zuweilen auch punktförmig schwarze Pigmentierungen (Etat pointillé). Später sind umschriebene Wandverdickungen Residuen der typhösen Erkrankung; Stenosen werden kaum je beobachtet.

Der Typhus abdominals befällt im wesentlichen den unteren Dünndarm. Es gibt aber auch Manifestationsformen ganz überwiegend (oder isoliert) im Bereich des Wurmfortsatzes (*typhöse Typhlitis*), des Zökums oder des Kolons (Kolotyphus).

7.2. Paratyphosen

Dem Typhus abdominalis nahe verwandt sind die verschiedenen Paratyphosen A, B und C, als deren Erreger S. paratyphi A (=Brion-Kayser), S. paratyphi B (=Schottmüller) und S. paratyphi C (=Bacterium typhi-suis) identifiziert worden sind.

Paratyphus A und B ähneln in ihrem Krankheitsverlauf dem Typhus abdominalis. Krankheitsdauer und Symptome, einschließlich der Aneosinophilie, sind weniger stark ausgeprägt (sog. „mitigierte Form" des Typhus; BINGOLD, 1952). Paratyphus B beginnt zuweilen akut in Form eines sog. gastroenteritischen Anfalls; an ihn schließt sich das der Allgemein-Infektion entsprechende paratyphöse Krankheitsbild an.

Auch pathologisch-anatomisch finden sich bei den Paratyphosen A und B dem Typhus abdominalis vergleichbare Bilder (typhöse Form des Paratyphus). Die Reaktion des lympho-retikulären Apparates ist nicht ganz so stark. Dagegen sind paratyphöse Hauteffloreszenzen (Roseolen) besonders zahlreich und über dem ganzen Rumpf ausgebildet. Der Paratyphus führt zu zahlreichen Organmetastasen. Miliare paratyphöse Nekroseherde finden sich in Niere (pyämische Nephritis), Milz, Leber und Knochenmark. Die Gallenblase gilt als bevorzugtes Reservoir für paratyphöse Salmonellen. Eine sichere Differenzierung zwischen Typhus abdominalis und zwischen den typhösen Formen des Paratyphus ist nur bakteriologisch möglich.

Der typhösen Form steht eine seltener vorkommende *enteritische Form* des Paratyphus gegenüber, die häufiger durch S. paratyphi B als A hervorgerufen wird. Sie wird besonders bei Kleinkindern und Säuglingen beobachtet. Pathologisch-anatomisch handelt es sich um eine diffuse katarrhalische Entzündung, die sowohl im Dünn- als auch im Dickdarm lokalisiert ist. Die Mukosea ist gerötet und geschwollen sowie schleimig bedeckt. Blutungen sind häufig. Selten nehmen die Veränderungen den Charakter einer pseudomembranösen Entzündung an.

Eine gewisse Sonderstellung nimmt der Paratyphus C ein, weniger durch den klinischen Verlauf, als durch das Fehlen grob-anatomischer Darmveränderungen. Der Nachweis von S. paratyphi C aus dem Stuhl gelingt nur selten. Die Keime werden meist im Urin nachgewiesen. Paratyphus C tritt vorwiegend als Misch-Infektion mit Fleckfieber, Malaria oder Rückfallfieber auf (BADER, 1953). Diese Infektionen sind für den Paratyphus C offenbar „infekt-bahnend".

Typhös-paratyphöse Erkrankungen laufen nach einem gewissen *pathogenetischen Grundschema* ab (WINKLE u. ROHDE, 1969). Die Infektion erfolgt in der Regel peroral durch Kontaktinfektion. Die oral aufgenommenen Erreger erreichen, ohne „Spuren" zu hinterlassen, über den Dünndarm die mesenterialen Lymphknoten, wo sie sich erstmals vermehren können. Von hier erfolgt eine Streuung in 2 Richtungen:

1. *hämatogen:* der Einbruch in die Blutbahn führt zu der für die 1. Krankheitswoche charakteristischen Bakteriämie. Dieser hämatogenen Streuung folgt eine Absiedlung in den primären Blutfiltern, die auf diese Weise zum Ausscheidungsorgan werden können;

2. *lymphogen:* aus den mesenterialen Lymphknoten erfolgt eine retrograde (lymphogene) Aussaat in den Darm mit der Entwicklung der typischen typhösen Stigmata des Darmes.

7.3. Akute Gastroenteritis („gastroenteritischer Brechdurchfall")

Der „gastroenteritische Brechdurchfall" entspricht der gastro-intestinalen (bakteriellen) Nahrungsmittelvergiftung, die vorzugsweise während der Sommermonate, teils in kleinen Epidemien, teils sporadisch auftritt. Betroffen sind alle Altersgruppen. Akute Gastroenteritiden können durch das Gros der Salmonellenspezies, insbesondere durch das Bacterium enteritidis Gärtner und durch das Bacterium typhi-murium, ausgelöst werden. Die Keime sind sowohl infektiöse Erreger als auch Toxinbildner (BOECKER, 1948; ROUT u. Mitarb., 1974).

Die Enteritiserreger verursachen nur dann eine Intoxikation, wenn sie Gelegenheit hatten, sich in infizierten Nahrungsmitteln zu vermehren und diese mit Endotoxinen anzureichern. Der Genuß solcher Nahrungsmittel verursacht ein akutes Vergiftungsbild (*toxische Form der Enteritis*) mit Übelkeit, Brechdurchfall, schmerzhaften Darmspasmen und Fieber. Die stark wäßrigen Durchfälle bewirken rasch eine Wasserverarmung des Organismus. Der schwere Cholera-ähnliche Verlauf (Cholera nostras) ist mit einer Mortalität von 7% belastet (BINGOLD, 1952).

Gelangen lebende Erreger in den Darm, so erfolgt nicht nur die Resorption von Toxinen, sondern auch der Einbruch von Bakterien in die Blut- und Lymphbahnen und löst eine Allgemein-Infektion (*infektiöse Form der Enteritis*) aus.

Patho-anatomisch erscheinen die Darmschlingen dilatiert. Der flüssig-sukkulente, schleimdurchmischte Inhalt kann blutig tingiert sein. Der verdickte, ödematöse Darm zeigt eine deutlich gerötete und geschwollene Mukosa. In Einzelfällen dominieren Schleimhautblutungen, so daß das Bild einer hämorrhagischen Entzündung entsteht. Kleine Schleimhautnekrosen oder Ulzera kommen vor. Das lympho-retikuläre Gewebe des Darmes ist hyperplastisch. *Histologisch* dominiert eine Hyperämie im Bereich der Mukosa; das Stratum proprium mucosae ist aufgelockert und von Lymphozyten und Plasmazellen durchsetzt. Den kleinen Nekroseherden oder den seichten Ulzera fehlt ein spezifisches Gepräge. Die Schwellung des lymphatischen Apparates beruht auf einer entzündlichen Hyperplasie. Die Submukosa ist ödemisiert. Auch die mesenterialen Lymphknoten sind in Einzelfällen entzündlich-hyperämisch vergrößert. Ein Milztumor besteht nicht. Die großen parenchymatösen Organe zeigen uncharakteristische Veränderungen, die vor allem durch den Flüssigkeitsverlust verursacht werden (Hypochlorämie — hypochlorämische Nephrose).

In besonderem Maße besitzt das Bacterium enteritidis Gärtner „invasive Fähigkeiten" (CHIARI, 1934) und kann zur Sepsis bzw. zu hämatogen-metastatischen Eiterungen, wie eitriger Meningitis, Pneumonie, Pleuritis, Endokarditis, Perikarditis, Appendizitis, Cholezystitis, Peritonitis, Salpingitis, Orchitis, Nephritis, Spondylitis oder Osteomyelitis, führen.

Von den durch Salmonellen ausgelösten (bakteriellen) Nahrungsmittelvergiftungen sind die Erreger der eigentlichen Fleisch- und Wurstvergiftungen, der Bacillus botulinus, wie auch verschiedene Saprophyten (Bacterium proteus; vgl. TOMASCHOFF, 1969), die bei starker Vermehrung zu Intoxikationen führen, abzugrenzen.

II. Viral bedingte Entzündungen

1. Entero- und Adenoviren

Verschiedene Durchfallerkrankungen, die während der Sommermonate gehäuft und oft epidemie-artig auftreten und im allgemeinen als „Magen-Darm-Grippe" diagnostiziert werden, sind durch Entero- und Adenoviren (Typ 3, 4 und 7) verursacht. Sie sind oft kombiniert mit einer Pharyngokonjunktivitis und bronchitisch-pulmonalen Symptomen (GARDNER u. Mitarb., 1960; DUNCAN u. HUTCHINSON, 1961; FORSSELL u. Mitarb., 1962;
Von besonderem Interesse sind Adenovirus-Infektionen als mögliche Ursache von Darminvaginationen bei Kleinkindern (RUTTEN u. OUDEJANS, 1961; GARDNER u. Mitarb., 1962; BELL u. STEYN, 1962). In mehr als der Hälfte kindlicher Darminvaginationen konnten Adenoviren, insbesondere die Typen 1, 2 und 5, nachgewiesen werden.
Akute Durchfallerkrankungen sind zum Teil auch durch bakterielle und virale Misch-Infektionen hervorgerufen. Das kombinierte Erregerspektrum umfaßt ECHO-Viren (11, 14 und 18), Coxsacki-B_2- und Polioviren.
Die patho-anatomischen Befunde am Intestinaltrakt (Dünndarmbiopsie) sind uncharakteristisch (SHEEHY u. Mitarb., 1964); sie bestehen in einer leichten gyriformen Zottenatrophie und in einer vorwiegend lymphozytären Stromainfiltration.

2. Zytomegalie

Die zytomegale Virusinfektion führt in allen Organen zu einer grundsätzlich gleichartigen Gewebsalteration (SEIFERT, 1954, 1956, 1966, 1973; SEIFERT u. OEHME, 1957). Generalisierte Formen unter Mitbeteiligung des Gastrointestinaltraktes überwiegen bei Frühgeborenen oder geschwächten Säuglingen (FARBER u. WOLBACH, 1932). Die typische zytomegale Riesenzelle kann in der Mukosa, im Endothel von Kapillaren oder im Granulationsgewebe unspezifischer Ulzera gefunden werden (LEVINE u. Mitarb., 1964). Die generalisierte Zytomegalie kann bei Säuglingen mit einer „fetalen" Aszitesbildung einhergehen (FRANK u. Mitarb., 1966). Auch die seltene Erwachsenen-Zytomegalie (Lit.: SEIFERT, 1966) geht mit Riesenzellbildungen im Gastrointestinaltrakt einher (NAKONECZNA u. KAY, 1967). Auffallend oft finden sich ulzeröse Schleimhautveränderungen (ANGHELESCU u. CIGHIR, 1967). Über zytomegale Affektionen bei Megakolon ist von HAGEMANN u. Mitarb. (1969) berichtet worden.

3. Infektiöse Virushepatitis

Die infektiöse Virushepatitis ist eine akute, fieberhafte Allgemeinerkrankung mit besonderer Organmanifestation in der Leber. Im Ablauf der Hepatitis kann es zu unterschiedlich schweren (entzündlichen) Mitreaktionen der Dünndarmschleimhaut kommen (Übersicht: ASTALDI, 1969). Etwa 30% aller Patienten mit infektiöser Hepatitis weisen eine partielle Zottenatrophie mit entzündlicher, vorwiegend lympho-plasmozytärer Infiltration des Stratum proprium mucosae auf (CONRAD u. Mitarb., 1964; ASTALDI u. Mitarb., 1964a und b). In schweren ikterischen Phasen kann es zur subtotalen Zottenatrophie kommen (RATTO u. Mitarb., 1965). Bemerkenswert ist eine Abnahme der Gewebsmastzellen in der Jejunumschleimhaut (ASTALDI u. Mitarb., 1965, 1966; AIRO u. Mitarb., 1966), die in besonderem Maße während der Rekonvaleszenz und weniger während der akuten Krankheitsphasen entwickelt ist. Die intestinalen Schleimhautbefunde während der infektiösen Hepatitis sind insgesamt aber unspezifisch; in wechselndem Ausmaß werden sie auch bei anderen entzündlichen Affektionen beobachtet (Übersicht: ASTALDI, 1969).

III. Mykosen (vgl. Bd. VIII)

Mykotische Infektionen des Gastrointestinaltraktes zeigen derzeit eine gewisse Häufung, die im wesentlichen als Komplikation bestimmter Krankheitsbilder und als Folge therapeutischer Maßnahmen aufzufassen sind (HUTTER u. COLLINS, 1962; BODEY, 1966; BODEY u. Mitarb., 1966; SMITH, 1969; vgl. auch: HAFERKAMP, 1974). Diese sog. *sekundären Mykosen* entstehen vor allem bei schweren, konsumierenden Krankheiten, bei Panmyelophthisen mit Agranulozytose und nach (oder unter) zytostatischer, immunosuppressiver oder Strahlen-Therapie. In besonderem Maße disponiert sind Kinder und alte Menschen. Prädilektionsorte sekundärer Mykosen seitens des Gastrointestinaltraktes sind Ösophagus (vgl. Bd. II/1) und Rekto-Sigmoid. Der Dünndarm scheint nur in Ausnahmefällen betroffen.

Als Erreger sekundärer Mykosen kommen überwiegend ubiquitär vorkommende Pilzarten mit nur geringer Pathogenität, wie Mucorarten, Candida albicans oder Aspergillus, in Frage (vgl. SCHOLER, 1974).

1. Mucormykose (Phycomykose)

Die Mucormykose ist eine akute, in hohem Prozentsatz tödlich verlaufende Mykose, die vor allem durch die Genera *Rhizopus, Mucor* und *Absidia* der Mucoraceae verursacht wird (Übersicht: BAKER, 1971). Die nicht-septierten Hyphen finden sich vor allem in den Arterien und führen auf diese Weise zu (mykotischen) Thrombosen und Infarzierungen. Leukämien und Diabetes mellitus (diabetische Acidose) prädisponieren in besonderem Maße zur Mucormykose (SCHUMACHER u. Mitarb., 1964). In der Regel werden kranial-zerebrale, pulmonale, gastro-intestinale, kutane, disseminierte und fokale Formen unterschieden. Die intestinale Manifestation gilt als selten (PALTAUF, 1885; MOORE u. Mitarb., 1949; BAKER u. Mitarb., 1957; CLARK, 1957; NEAME u. RAYNER, 1960; ISAACSON u. LEVIN, 1961; CALLE u. KLATSKY, 1966; MULLENS u. Mitarb., 1970). Die Infektion erfolgt vom Darmlumen und führt entweder zu Erosionen der Mukosa, zu Ulzera, die häufig perforieren und eine tödliche Peritonitis auslösen, oder zu segmentalen hämorrhagischen Nekrosen (Infarzierungen). In den Erosionen und Ulzera sind Mucormyceten ebenso wie in den submukösen und subserösen Gefäßen (mykotische Thrombosierungen) nachweisbar. Besonders betroffen sind Ileum und Zökum (PALTAUF, 1885; MCBRIDE u. Mitarb., 1960; CALLE u. KLATSKY, 1966), seltener Duodenum (SIMON u. Mitarb., 1964) oder Jejunum (SUN u. Mitarb., 1965).

2. Soor (Candida albicans, Monilia alba)

Soor-Infektionen (vor allem mit Candida albicans) zählen zu den häufigsten Mykosen (Lit. und Übersicht: WINNER, 1971). „Schrittmacher" von sekundären

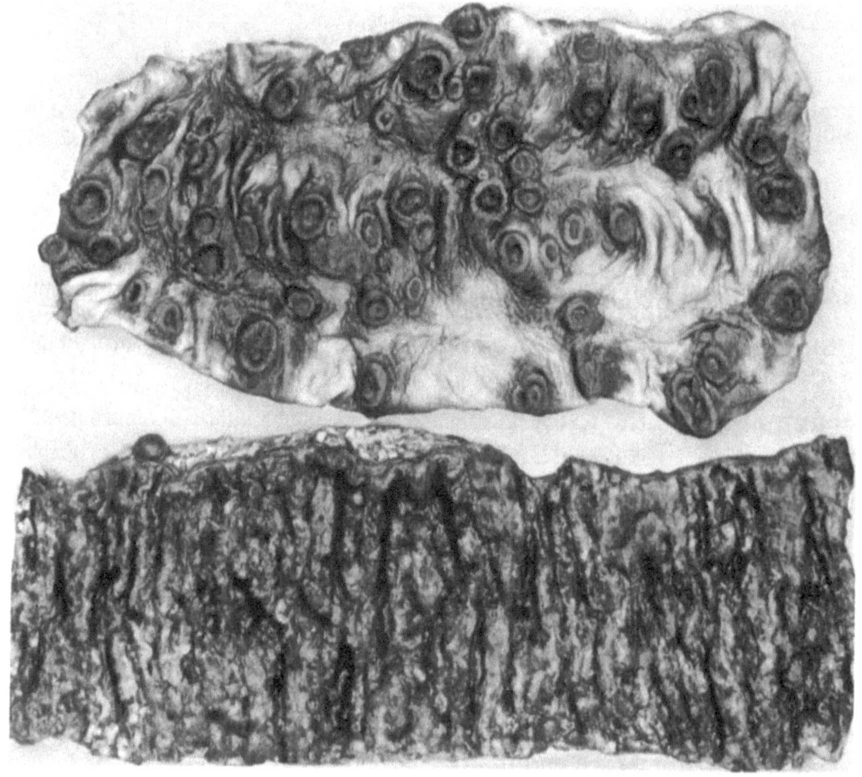

a

Abb. 94a–c. Ausgedehnte gastrointestinale Mykose (generalisierte Candida-Mykose) bei Panmyelophthise mit teils kokardenartigen, teils konfluierten und exulzerierten Infiltraten

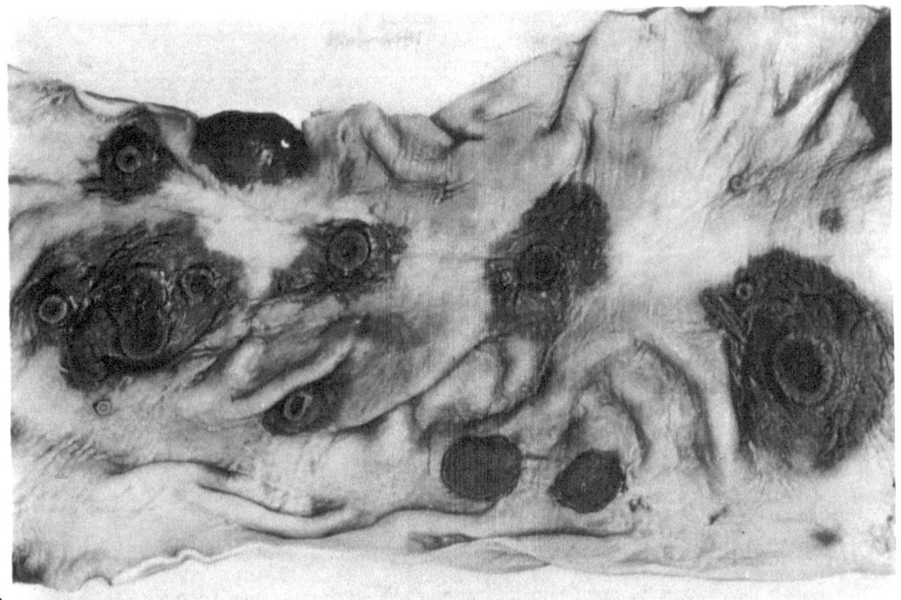

b

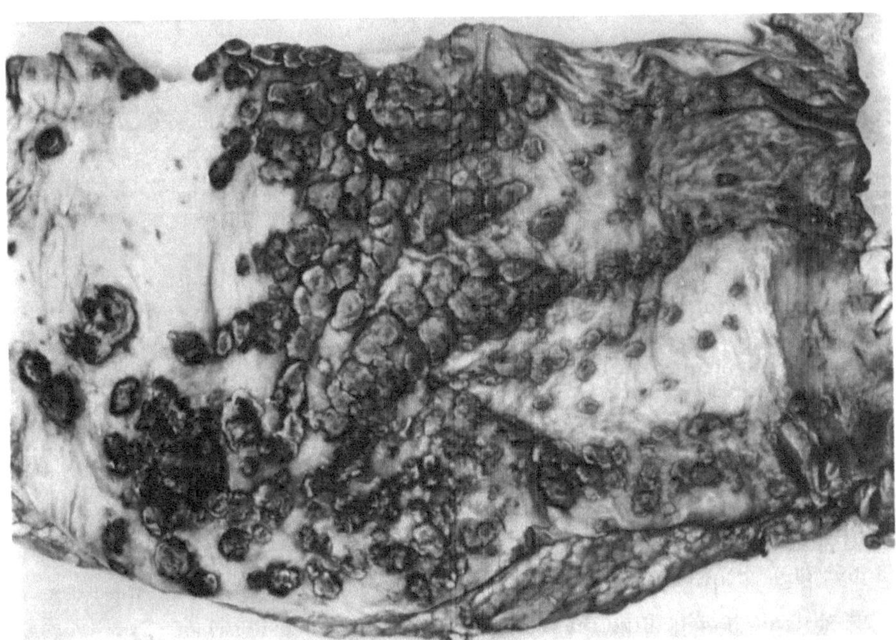

c

Abb. 94b u. c

Tabelle 32. Disponierende Faktoren sekundärer Candida-Mykosen. (Modifiziert nach WINNER u. HURLEY, 1964 und nach RUPRECHT, 1969)

1. *Physiologisch*
   Schwangerschaft, frühes Kindesalter

2. *Hautschädigungen*
   Verletzungen, Mazerationen, allergische Reaktionen

3. *Blutkrankheiten*
   Leukosen, Agranulozytosen, alplastische Anämien, Panmyelophthisen

4. *Konsumierende Krankheiten*
   Tumoren, Morbus Hodgkin, Tuberkulose

5. *Endokrinopathien*
   Diabetes mellitus, Hypoparathyreoidismus, Morbus Addison, Hypothyreoidismus

6. *Mangelernährung*

7. *Malabsorptions-Syndrome*

8. *Iatrogene Faktoren*
   Antibiotika- und Steroidtherapie, zytostatische und immunosuppressive Therapie
   Postoperative Zustände

Candida-Mykosen sind bestimmte Krankheiten und äußere, zum Teil iatrogene Faktoren (Tabelle 32). Generalisierte Mykosen treten insbesondere unter antileukämischer (BODEY, 1966; SCHNEIDER, 1967; RUPRECHT, 1968, 1969) oder immunosuppressiver Therapie (RÖFKIND u. Mitarb., 1967) sowie in der offenen Herzchirurgie auf (SANGER u. Mitarb., 1962).

Candida albicans ist ein Hefe-ähnlicher Pilz, der morphologisch als Blastosporum, Mycelium oder Chlamydosporum wächst (Übersicht: WINNER, 1971; SCHOLER, 1974). Candida-Infektionen des Gastrointestinaltraktes treten entweder im Rahmen einer systematisierten Moniliasis oder als sekundäre Mykose unter bestimmten disponierenden Konditionen (Tabelle 32) auf. Makroskopisch (Abb. 94) finden sich 2 Manifestationsformen:

1. flächenhafte, pseudomembranöse, gelblich-braune Pilzrasen, die an Ätzschorfe erinnern,

2. multiple, „kokarden-artige" Pilzgranulome mit zentraler Nekrose und hämorrhagischem Randsaum.

Histologisch zeigen die mykotischen Läsionen Myzelien (bzw. Pseudomyzelien), Blastosporen und/oder Chlamydosporen (BEEMER u. Mitarb., 1954; LANNIGAN u. MEYNELL, 1959). Alle Darmwandschichten können infiltriert sein. Ein reaktiv-entzündliches Zellinfiltrat besteht aus Lymphozyten, Plasmazellen und neutrophilen Granulozyten. Nicht selten findet sich eine fibroblastäre Proliferation (BEEMER u. Mitarb., 1954). Durch Einsprossen in Blutgefäße kann es zur Soor-Sepsis mit mykotischen Metastasen in den großen parenchymatösen Organen kommen (Abb. 95).

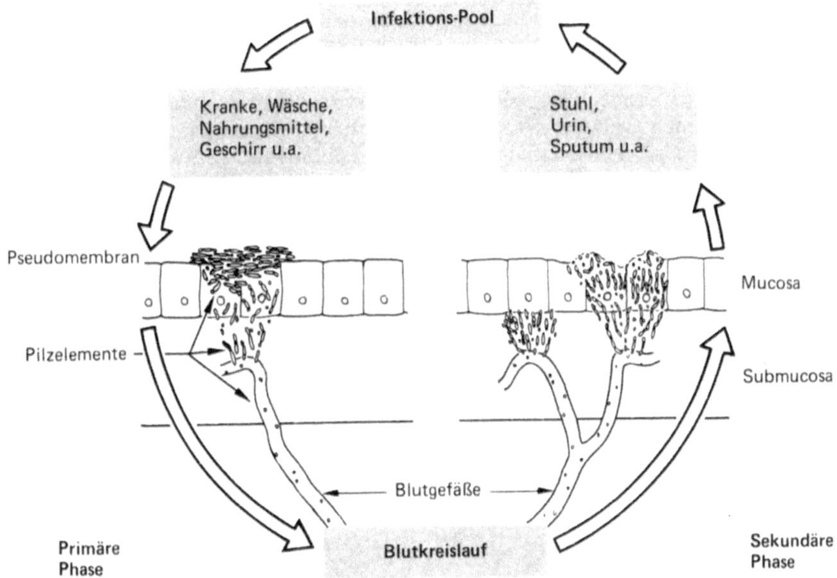

Abb. 95. Schematische Darstellung des Pathomechanismus des saprogenen und hämatogenen Schleimhautbefalls: Soorsepsis-Zyklus. [Aus RUPPRECHT, K.W.: Mykosen **11**, 843 (1968)]

3. Aspergillose

Aspergillosen des Gastrointestinaltraktes sind selten (GREKIN u. Mitarb., 1950; RANKIN, 1953; WELSH u. McCLINTON, 1954; PENA, 1971). Vor allem im Duodenum kann es zu mykotischen Erosionen und Ulzerationen, die zum Teil sehr erheblich bluten, kommen. Auch Aspergillus-Infektionen sind zumeist sekundäre Mykosen, die unter gleichen Konditionen, wie bei Candida-Infektionen, eine pathogene Wertigkeit erlangen können (SCHOLER, 1974). Unter den zahlreichen Spezies (RAPER u. FENNELL, 1965) sind für den Menschen vor allem *A. fumigatus*, im weiteren *A. flavus, niger, terreas* und *versicolor* pathogen.

4. Histoplasmose (s. S. 428)

IV. Parasitäre Erkrankungen

Parasitäre Erkrankungen sind vor allem sog. „Tropenkrankheiten" (vgl. Bd. VIII). In sozialmedizinischer Hinsicht spielen sie in Mitteleuropa kaum eine Rolle. Allenfalls können latente Infektionen mit *Lamblia (Giardia) intestinalis,* einem fakultativ pathogenen Protozoon, eine gewisse Bedeutung erlangen (CANTOR u. Mitarb., 1967; HOSKINS u. Mitarb., 1967; SCHULZ u. OCKERT, 1971; PETERSEN, 1973; KAMATH u. MURUGASU, 1974). Kurz nach dem zweiten Weltkrieg lag die Durchseuchung bei deutschen Schulkindern bei 22% (PIEKARSKI, 1973). Die derzeitige Infektionshäufigkeit in der Bevölkerung ist nicht genau bekannt. Vor allem Kinder werden von echten Erkrankungsfällen betroffen, die dann immer eine Differentialdiagnose zur Zöliakie darstellen (CORTNER, 1959; PALUMBO u. Mitarb., 1962; TAKANO u. YARDLEY, 1965; KOTCHER u. Mitarb., 1966; HOSKINS u. Mitarb., 1967). Milch-Intoleranz mit Gärungssymptomen, Durchfall und Steatorrhöe treten sowohl bei der Zöliakie als auch bei Infektionen mit Lamblia intestinalis auf. Hinzu kommt ein Mangel an Thiamin, Vitamin B_{12} und Folsäure, manchmal vergesellschaftet mit Hypoproteinämien und Hypogammaglobulinämien. Die differentialdiagnostische Bedeutung der Dünndarm-

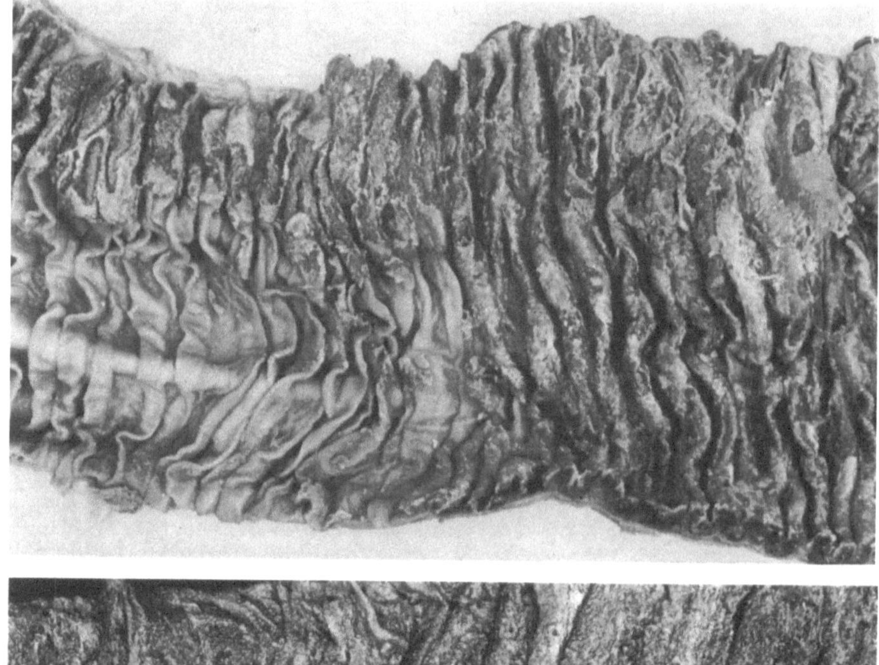

a

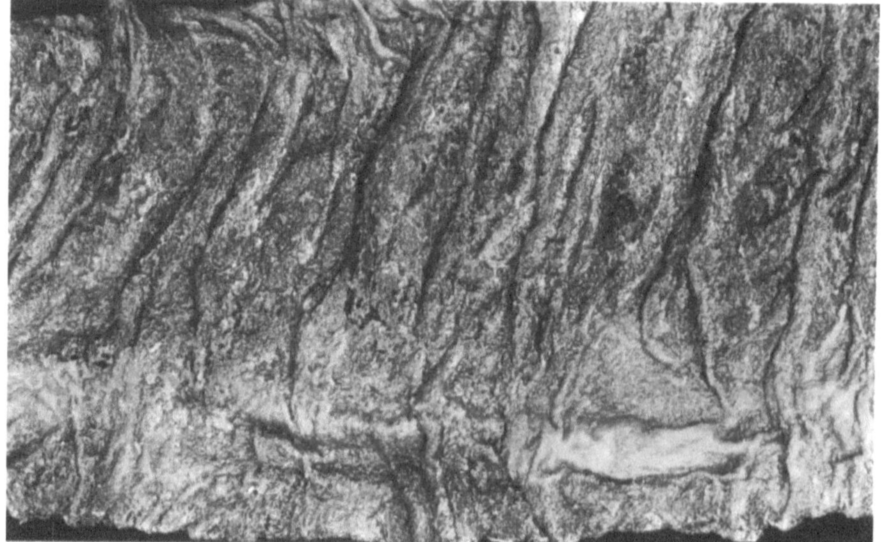

b

Abb. 96a u. b. Pseudomembranöse Enteritis variabler Intensität; c. nach Lysolvergiftung (Suizid)

biopsie liegt vor allem im Nachweis der *Trophozoiten,* die gelegentlich im Duodenalsaft oder im Stuhl fehlen können. Trophozoiten finden sich in den Schleimhautkrypten. Die Zottenarchitektur ist meist erhalten oder nur uncharakteristisch (partiell) alteriert (CANTOR u. Mitarb., 1967; AMENT u. RUBIN, 1972). Das Stratum proprium mucosae, seltener die tieferen Wandschichten (Submukosa), sind vor allem von Granulozyten und Lymphozyten, fast nie von Plasmazellen durchsetzt (ZAMCHEK u. Mitarb., 1963; YARDLEY u. Mitarb., 1964; MORECKI u. PARKER, 1967; BRANDBORG u. Mitarb., 1967; ZINNEMAN u. KAPLAN, 1972). Glutenfreie Diät führt zu keiner Besserung; rasch wirksam ist Atebrin mit der Rückbildung aller Symptome.

Die übrigen parasitären Erkrankungen (*Ankylostomiasis = hookworm disease, Ascariasis, Balantidiasis, Capillariasis, Coccidiosis, Schistosomiasis, Strongyloidiasis*) werden ausführlich in Bd. VIII (Tropical Pathology) dargestellt. Ergänzend sei noch auf folgende zusammenfassende Übersichten verwiesen: LAYRISSE u. Mitarb., 1964; EDELMAN u. Mitarb., 1965; KOTCHER u. Mitarb., 1966; MARSDEN u. HOSKINS, 1966; GILLES, 1968; MARSDEN u. SCHULTZ, 1969; BERMEN u. RABINOWITZ, 1972; vgl. auch S. 431).

V. Die pseudomembranöse Enterokolitis

Die pseudomembranöse (fibrinös-ulzeröse) Enterokolitis ist lediglich pathologisch-anatomisch definiert; sie stellt kein einheitliches klinisches Krankheitsbild dar (DURRANI u. GRUHN, 1963; MOHR, 1963). Makroskopisch finden sich sog. *„kleieförmige Beläge"* (Abb. 96), die im Dickdarm besonders an den mechanisch exponierten Stellen lokalisiert sind. Bei ausgesprochen diphtheroidem Charakter erinnern die Befunde an eine „rissige, mit Moos bedeckte Baumrinde" (SIEGMUND, 1929). Die Beläge können gallig oder stuhlfarben imbibiert sein. Das feingewebliche Bild ist durch ein oberflächlich der Mukosa aufliegendes fibrinöses Exsudat, dem desquamierte Epithelien und reichlich Leukozyten beigemischt sind (oder durch Nekrosen der oberen Mukosa), gekennzeichnet. Das Schleimhautstroma ist hyperämisch, ödematös verdickt und entzündlich infil-

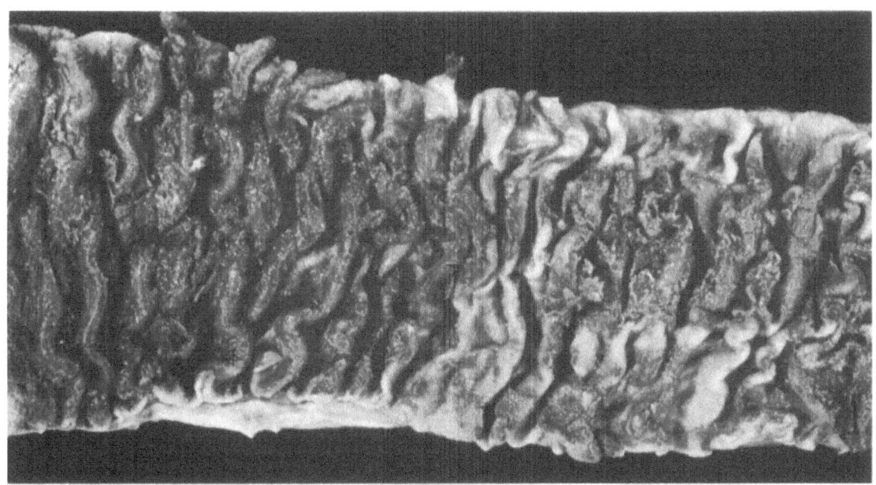

Abb. 96c

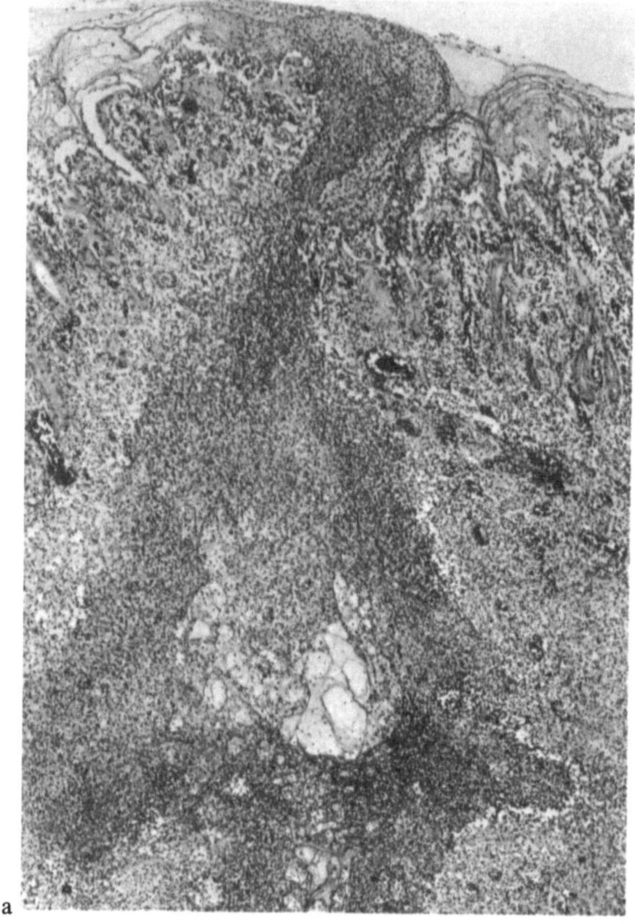

Abb. 97a u. b. Pseudomembranöse Enteritis mit fibrinoiden Thromben in den Gefäßen der Submukosa (b). Färbung: HE. Vergr. 60:1 (a) und 150:1 (b)

triert. Auch die tieferen Darmwandschichten sind ödemisiert und von Entzündungszellen durchsetzt. In den Kapillaren finden sich fibrinoide Thromben (Abb. 97). Die Ganglienzellen der nervösen Plexus zeigen in vielen Fällen schwere degenerative Veränderungen.

Diesen morphologischen Veränderungen liegt ein breites Ursachenspektrum zugrunde. Schwere Enterokolitiden komplizieren nicht selten ausgedehnte Abdominaloperationen (sog. *postoperative Enterokolitis*). Die erste Mitteilung über eine postoperative Enterokolitis stammt wahrscheinlich von FINNEY aus dem Jahre 1893 (HARTUNG, 1965; PENNER u. BERNHEIM, 1939; DIXON u. WEISMAN, 1948; FRANK u. AVOLA, 1955). PETTET u. Mitarb. (1954) sahen postoperative pseudomembranöse Enterokolitiden bei Kolonkarzinomen in 10,3%, nach Resektionen wegen Ulcera ventriculi in 4,8%, nach Cholezystektomien in 2,3%, nach Magenkarzinomoperationen in 9,9% aller Operationen. Ursächlich werden

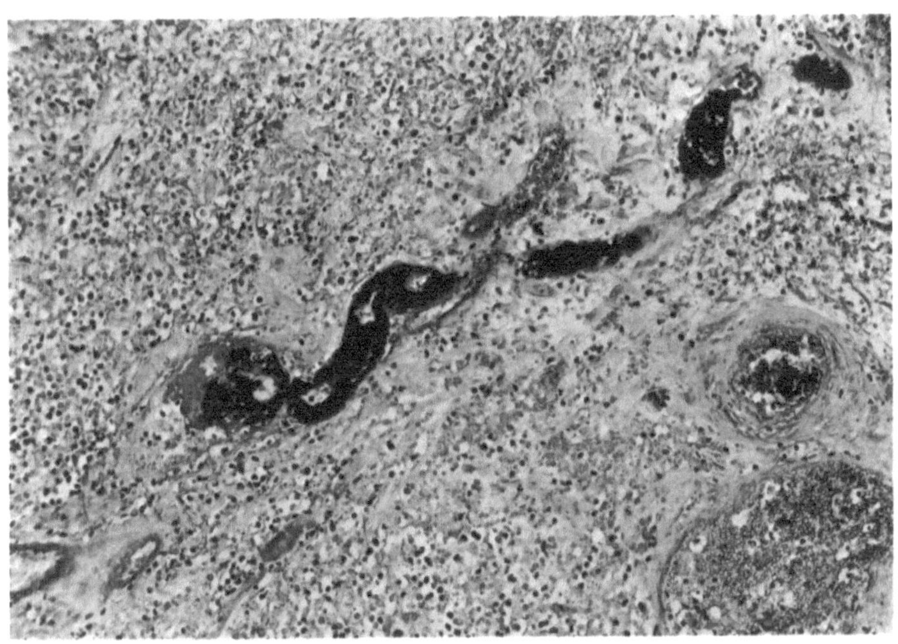

Abb. 97b

für die postoperative Enterokolitis primäre Zirkulationsstörungen auf „vasopa-
ralytischer Grundlage" (BIERENDE, 1920), disseminierte Mikrothrombosen als
Schockäquivalent (Reilly-Phänomen) (PENNER u. BERNSTEIN, 1939; GLOGGEN-
GIESSER, 1942; GIESELER, 1962; DURRANI u. GRUHN, 1963; KRÜCKEMEYER, 1964;
GHIGO u. ROMANELLI, 1964), allergische Reaktionen und Antibiotika verantwort-
lich gemacht.

Seit Anwendung der Antibiotika (Tetrazykline!) ist wiederholt über pseudomembranöse, nekrotisierende Enterokolitiden berichtet worden (sog. *postantibiotische Enterokolitis*) (WOMACK u. Mitarb., 1952; MEIER, 1952; KLECKNER u. Mitarb., 1952; DEARING u. Mitarb., 1953; PETTET u. Mitarb., 1954; DOERR, 1955;
LIEBEGOTT u. DOLFF, 1955; WEINSTEIN, 1955; ZEITLHOFER, 1955; HARTUNG,
1965). Auch diese Darmveränderungen treten vor allem postoperativ auf, werden
jedoch auch ohne vorausgehende Operation beobachtet (DURRANI u. GRUHN,
1963; GHIGO u. ROMANELLI, 1964). Sie sind zudem häufig kombiniert mit unterschiedlich schweren Allgemeinerkrankungen (kardio-respiratorische Insuffizienz,
Nephrosklerose, Glomerulonephritiden, Leukämien) (MOHR, 1963).

Klinisch leiten schwere Kollapszustände heftigste Diarrhöen ein. Die pseudomembra-
nös-nekrotisierenden Veränderungen sind im Kolon oft am ausgeprägtesten; sie weisen
eine analwärts zunehmende Intensität auf. Bei Kindern ist der Dünndarm häufiger betroffen
(SPÖRLEIN, 1958).

Pseudomembranöse, nekrotisierende und zum Teil mit Blutungen einhergehende Enterokolitiden werden auch nach *Zytostatika*-Therapie gesehen (BAUER,
1966); sie sind tierexperimentell reproduzierbar (WILLIAMS, 1961; MILLINGTON

u. Mitarb., 1962; TRIER, 1962; EDER, 1965, 1966; EDER u. Mitarb., 1966). Bereits 1949 hatte RÖSSLE entsprechende Veränderungen nach Urethan beschrieben. Durch die als Mitosegifte wirkenden Zytostatika wird die normale Regeneration der Darmepithelien gehemmt; damit wird die natürliche Resistenz herabgesetzt („aregenerative Enteropathie": BASERGA, 1965). Analoge Mechanismen dürften den urämischen Enteropathien zugrunde liegen (Lit.: BIRNBAUM u. Mitarb., 1961; CASTRUP u. Mitarb., 1970a und b).

Im weiteren spielen Vergiftungen ätiologisch eine Rolle. Besonders bei *Quecksilbervergiftungen* werden nekrotisierende Entzündungen mit ausgedehnten Blutungen gesehen; sie liegen bevorzugt im Dickdarm (*Colitis mercuralis*). *Sublimat*-Intoxikationen führen zu vergleichbaren Bildern. Sind die Vergiftungen parenteral initiiert, handelt es sich pathogenetisch im wesentlichen um sog. *Ausscheidungsenterokolitiden*. Darüber hinaus müssen Zirkulationsstörungen in der Darmwand mit der Entwicklung hyaliner Kapillarthromben pathogenetisch in Rechnung gestellt werden. Sie führen zur hypoxischen Gewebsschädigung und damit zur Minderung der natürlichen Resistenz gegenüber der physiologischen Darmflora. Sublimat wirkt im oberen Dünndarm auch direkt ätzend.

Die pseudomembranöse Enterokolitis ist Folge verschiedenster Ursachen. Sie wird wahrscheinlich durch ein Faktoren*kollektiv* ausgelöst; sie präsentiert ein polyätiologisch induziertes Symptom. Die (morphologisch definierte) pseudomembranöse Enterokolitis stellt in klinischer Hinsicht *kein* eigenes Krankheitsbild dar.

VI. Morbus Whipple

Unter dem Titel „A hitherto undescribed disease characterized anatomically by deposits of fat and fatty acids in the intestinal and mesenteric lymphatic tissues" beschrieb G.H. WHIPPLE 1907 erstmals jenes Krankheitsbild, das später nach ihm benannt wurde. WHIPPLE: „In searching for a name to designate this condition great difficulties were encountered. It would seem, that no suitable name can be applied to it until the etiological factor is determined. The term *Intestinal Lipodystrophy*' is suggested as this seems to offer less objections and to have more points in its favor than any word or combination of words which have been considered."

Offenbar in Unkenntnis dieser Arbeit wurden in der Folgezeit Krankheitsbilder unter verschiedensten Bezeichnungen publiziert, die bei kritischer Durchsicht zur „Lipidystrophia intestinalis" gehören (Übersicht: OTTO, 1975). Erst 1939 wiesen REINHARDT u. WILSON mit ihrer Publikation „*Malabsorption of fat (Intestinal Lipodystrophia of Whipple)*" auf die über 30 Jahre zurückliegende Originalarbeit hin. PEARSE (1942), APPERLY u. COPLEY (1943) sowie FITZGERALD u. KINNEY (1945) schließlich beschrieben gleichartige Beobachtungen unter der Bezeichnung „*Whipple's disease*".

1. Häufigkeit, Alters- und Geschlechtsdisposition

Bis 1957 wurden in der Literatur 72 Fälle, vorwiegend postmortale Einzelbeobachtungen, mitgeteilt (HAUBRICH u. Mitarb., 1964). Unter 900000 Einsendungen des „Armed Forces Institute of Pathology" fanden ENZINGER u. HELWIG (1963) 15 Fälle ($= 1{,}7^0/_{00}$) von Morbus Whipple. Beide Daten erhellen die Seltenheit der Krankheit.

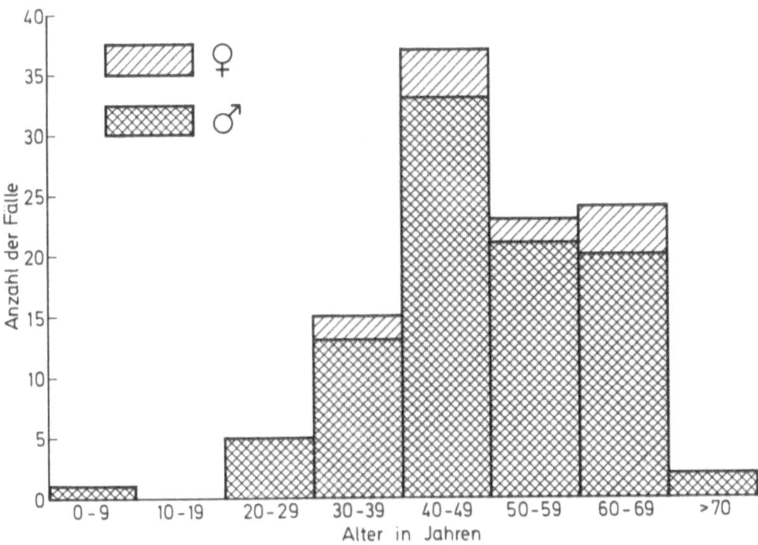

Abb. 98. Alters- und Geschlechtsverteilung des Morbus Whipple. [Zusammengestellt nach Angaben von DRUBE (1959) und MAINZEL u. Mitarb. (1970)]

Männer sind weitaus häufiger von der Krankheit befallen als Frauen. Nach DRUBE (1959) sowie nach ENZINGER u. HELWIG (1963) besteht ein Erkrankungsverhältnis von 5–8:1. Nach Literaturzusammenstellungen von MAIZEL u. Mitarb. (1970) waren unter 114 Patienten 88% Männer und 12% Frauen. Unter den 19 Patienten der DUKE-Serie (MAIZEL u. Mitarb., 1970) waren 18 Männer und nur eine Frau (Abb. 98). Ganz überwiegend ist die weiße Rasse betroffen. Aus der nordamerikanischen Literatur sind nur Einzelbeobachtungen über Erkrankungen von Indianern (LINDERT u. Mitarb., 1964) und Negern (BOBRUFF u. Mitarb., 1963; KOUDOURIS u. Mitarb., 1963; SUGARMAN u. Mitarb., 1960) bekannt geworden. GROSS u. Mitarb., (1959) sowie PUITE u. TESLUK (1955) berichteten über ein familiäres Vorkommen des Morbus Whipple.

Die Altersverteilung des Morbus Whipple geht aus Abb. 98 hervor. Der absolute Häufigkeitsgipfel liegt zwischen 40 und 49 Jahren. Aus den Zusammenstellungen von MAIZEL, RUFFIN u. DOBBINS (1970) konnte ein durchschnittliches Erkrankungsalter von 49 Jahren errechnet werden. Erkrankungen vor dem 25. Lebensjahr sind extrem selten (AUST u. SMITH, 1962).

2. Klinik

Chronisch-rezidivierende Diarrhöen bzw. Steatorrhöen, allgemeine Adynamie mit starkem Gewichtsverlust, ein zum Teil schuppendes Exanthem mit schmutzig-grauem Hautkolorit sind wichtige klinische Hinweise auf das Vorliegen eines M. Whipple (Tabelle 33). Intermittierende Polyarthralgien gehen dieser intestinalen Symptomatik oft um Jahre voraus.

Blutchemische Untersuchungen ergeben in der Regel erhebliche Defizitsymptome im Eiweiß-, Eisen- und Mineralhaushalt, hypochrome mikrozytäre Anämien, Leukozytosen, in 20% der beobachteten Fälle leichte Eosinophilien, Lymphopenien unterschiedlicher Expressivität sowie eine relative Vermehrung der Globuline. D-Xylose- und Schilling-Test

Tabelle 33. Klinische Symptomatologie des Morbus Whipple

Symptom	PLUMMER (34 Fälle) (%)	RUSSO (39 Fälle) (%)	HAUBRICH (72 Fälle) (%)	MAIZEL (104 Fälle) (%)	DUKE-Serie (19 Fälle) (%)
Gewichtsverlust	76	—	80	70	100
Hypotonie	64	69	75	63	83
Abdominelle Distensionen u. Resistenzen	—	—	68	48	54
Abdominelle Resistenzen	—	20	22	47	54
Hautpigmentierungen	47	44	58	47	36
Lymphadenopathie	41	48	58	52	55
Fieber	18	41	48	38	55
Purpura	50	—	31	—	—
Periphere Ödeme	38	44	42	34	18
Glossitis	9	—	10	22	18
Aszites	—	—	—	8	—
Splenomegalie	—	—	—	5	18

sind zumeist pathologisch (TRIER u. Mitarb., 1965; MAIZEL u. Mitarb., 1970; OTTO u. BEGEMANN, 1970; OTTO u. Mitarb., 1972; GROLL u. Mitarb., 1972; AMMANN, 1973; BUCHHOLZ u. Mitarb., 1974).

3. Morphologische Befunde

Der Morbus Whipple wird in der Regel mit Hilfe der Dünndarmbiopsie diagnostiziert. Proximales und mittleres Jejunum sind in besonderem Maße betroffen, obwohl die für den Morbus Whipple typischen Zellen (Abb. 102) auch in zahlreichen anderen Organen nachgewiesen werden konnten (Übersicht: OTTO, 1975). Für die histologische Absicherung der Diagnose sind wiederholt Biopsien peripherer Lymphknoten und der Rektumschleimhaut vorgeschlagen worden. Beide Verfahren sind, im Vergleich zur Dünndarmbiopsie, u.E. weniger gut geeignet. Der Morbus Whipple ist im Rektum nur selten lokalisiert (GONZALEZ-LICEA u. YARDLEY, 1968; OTTO u. Mitarb., 1972). Zudem ist die differentialdiagnostische Abgrenzung zur sog. *„Kolon-Histiozytose"* (ROWLANDS u. LANDING, 1960; FISHER u. HELLSTROM, 1964; AZZOPARDI u. EVANS, 1966; PITTMAN u. Mitarb., 1966; EKUAN u. HILL, 1968; LOU u. Mitarb., 1971) lichtmikroskopisch schwierig. Fehlinterpretationen eines rektal manifestierten Morbus Whipple sind möglich. PAS-positive Einschlüsse in peripheren Lymphknoten sind nach RUTISHAUSER u. BORER (1954) und AMMANN (1960) nicht spezifisch für den Morbus Whipple. Lipogranulomatöse Reaktionen und gelegentlich auch beim Morbus Whipple auftretende epitheloidzellig-granulomatöse Reaktionen mit „progressiver" Hyalinose haben wiederholt zu Fehldiagnosen, wie Tuberkulose, Morbus Boeck oder Morbus Hodgkin, geführt (ENZINGER u. HELWIG, 1963; GOLD u. MARGOLIN, 1971; ISENBERG u. Mitarb., 1971). Zudem sind Kombinationen von epitheloidzelliger Granulomatose und Morbus Whipple möglich (OTTO u. Mitarb., 1972).

Makroskopisch ist der Dünndarm besonders in seinen oberen Abschnitten ausgeweitet. Die Mukosa ist verdickt und zeigt gelblich-weiße, netzartige Einlagerungen. In der verdickten, zuweilen blaurötlich tingierten Darmserosa treten erweiterte Lymphgefäße als gelbliche Stränge betont hervor (DuBosque u. Otto, 1971). Im Gegensatz zur allgemeinen Kachexie ist das Mesenterium fettreich und induriert. Die mesenterialen Lymphgefäße sind erweitert, die Lymphknoten vergrößert, grau-gelb, auf der Schnittfläche feinzystisch. Diesem Befund entspricht auch das histologische Bild: durch eine massive Dilatation der Lymphsinus ist die Struktur der Lymphknoten weitgehend zerstört und schwammartig von unterschiedlich großen Hohlräumen durchsetzt (Abb. 99). Die Sinusendothelien transformieren zu speichernden Schaumzellen und mehrkernigen Riesenzellen mit vorwiegend sudanophilem Material (Abb. 100, Tabelle 34). Es resultiert eine lipogranulomatöse, teilweise sklerosierende Reaktion, die gelegentlich auch intestinal manifestiert ist. Gleichartige Veränderungen sind in retroperitonealen und mediastinalen Lymphknoten nachgewiesen worden (Ammann, 1957; Drube, 1959). Darüber hinaus enthalten die mesenterialen Lymphknoten auch PAS-positive Makrophagen.

Stereomikroskopisch sind die Schleimhautzotten grobwulstig aufgetrieben, von weißlicher Farbe, gelegentlich chylös imbibiert und ohne erkennbare Gefäßzeichnung (Abb. 101).

Pathognomonisch für den Morbus Whipple sind die sog. *SPC-Zellen*: „sickleform particles containing cells" (Sieracki, 1958; Sieracki u. Fine, 1959). Sie charakterisieren in eindeutiger Weise das histologische Bild des Morbus Whipple (Abb. 102). Es handelt sich um große, polygonale, schaumige Makrophagen, vorwiegend im Bereich des Stratum proprium mucosae, die eine intensive PAS- und Toluidinblau-positive Reaktion geben. Die Speichersubstanz ist in der Regel

Tabelle 34. Histochemische Befunde des Morbus Whipple

Histochemische Reaktion	SPC-Zellen (Dünndarm)	Riesenzellen (mesenteriale Lymphknoten)
PAS-Reaktion	+ + +	+ +/−
PAS nach Hyaluronidase	+ + +	+ +/−
PAS nach Diastase	+ + +	+ +/−
PAS nach Methanol/Chloroform	+ + +	+ +/−
Hale-Reaktion	+ + +/−[a]	−
Toluidinblau pH 2,6	orthochromatisch	orthochromatisch
pH 4,1	orthochromatisch	orthochromatisch
pH 7,2	metachromatisch[b]	metachromatisch
Ninhydrin-Schiff-Reaktion	+	+
Tetrazonium	+ +	+
Sudanophilie	+ +/−[c]	+ + +
Cu-phthalocyanin-Reaktion	+/−	−
Peressigsäure-Schiff-Reaktion	+ +	+ +
Cholesterin (Schultz-Reaktion)	−/(+)	−

[a] Nicht alle PAS-positiven Einschlüsse geben nach Müller u. Kemmer (1965) eine positive Eisenbindungsreaktion

[b] Die zuerst von Upton (1952) gefundene Metachromasie ist alkohollabil und kann deshalb nicht auf Sulfomukopolysaccharide bezogen werden (Casselman u. Mitarb., 1954)

[c] Nach Graumann (1964) fehlen den SPC-Zellen die Lipoide ganz. Lojda (1967) sowie Lojda u. Mitarb. (1969) konnten neutrale Lipide nachweisen

Hyaluronidase- und Diastase-resistent, durch Fettlösungsmittel nicht extrahierbar (BLACK-SCHAFFER, 1949; UPTON, 1952; CALLELMAN u. Mitarb., 1954; DELONG, 1956; FISHER, 1962; ENZINGER u. HELWIG, 1963; vgl. auch Tabelle 34). Lymphozyten und Plasmazellen sind während der floriden Stadien deutlich reduziert.

Die Lymphgefäße sind in allen Darmwandschichten stark dilatiert. Sie enthalten eingedickten Chylus, zum Teil auch desquamierte Endothelien. Sowohl in den zentralen Chylusgefäßen der Dünndarmzotten als auch in den tiefer gelege-

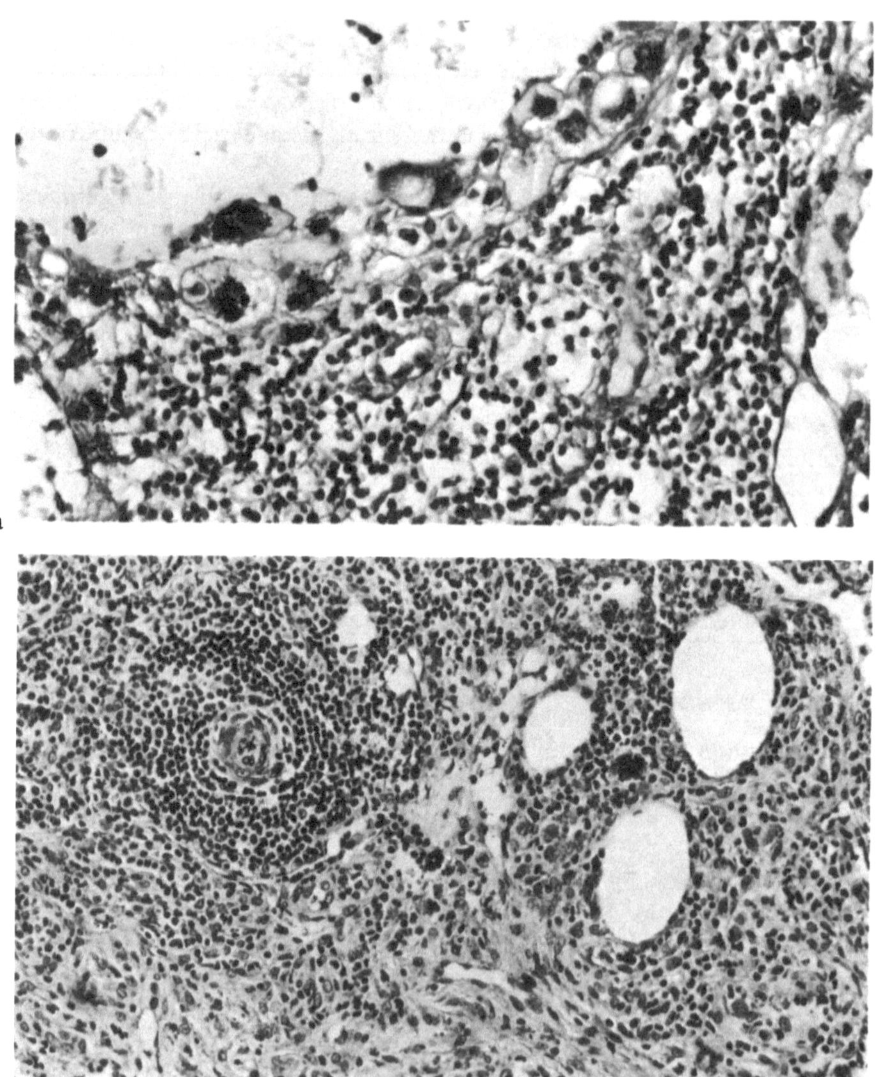

Abb. 99a–c. Morbus Whipple: mesenteriale Lymphknoten mit herdförmigen Sklerosierungen und zystischen Hohlräumen, die z.T. von mehrkernigen (schaumigen) Riesenzellen begrenzt werden. Färbung: PAS. Vergr. 670:1 (a) und 450:1 (b und c)

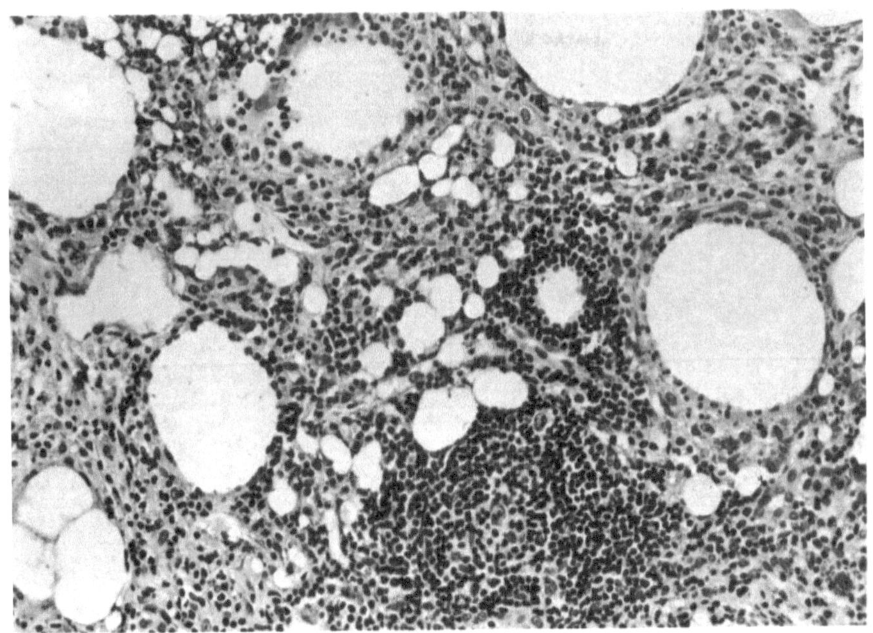

Abb. 99c

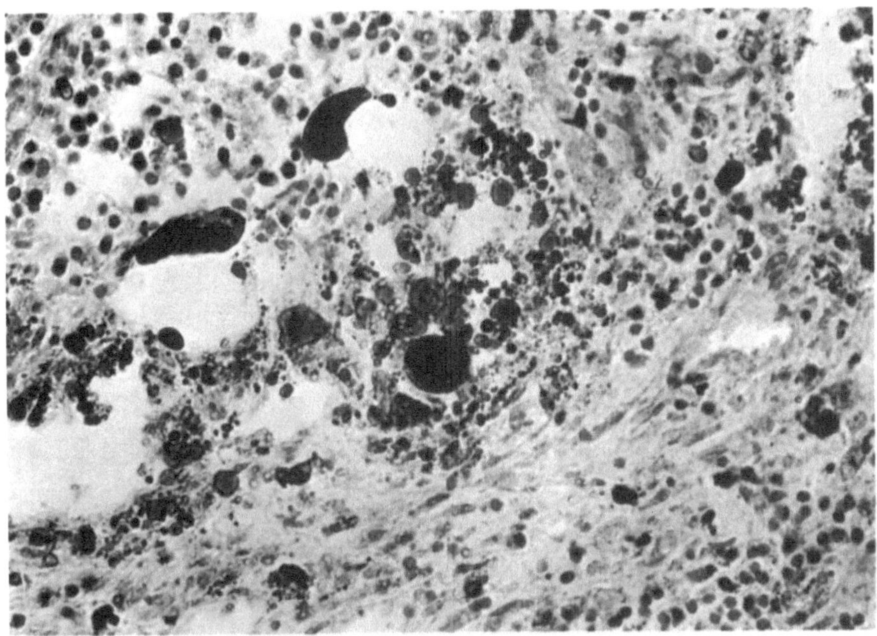

Abb. 100. Sklerosierter mesenterialer Lymphknoten mit sudanophilem Material innerhalb zystischer Hohlräume. Färbung: Sudanschwarz. Vergr. 520:1. (Aus OTTO, H.F.: Morbus Whipple. In: Gastroenterologie und Stoffwechsel, Bd. 9, Stuttgart: Thieme 1975)

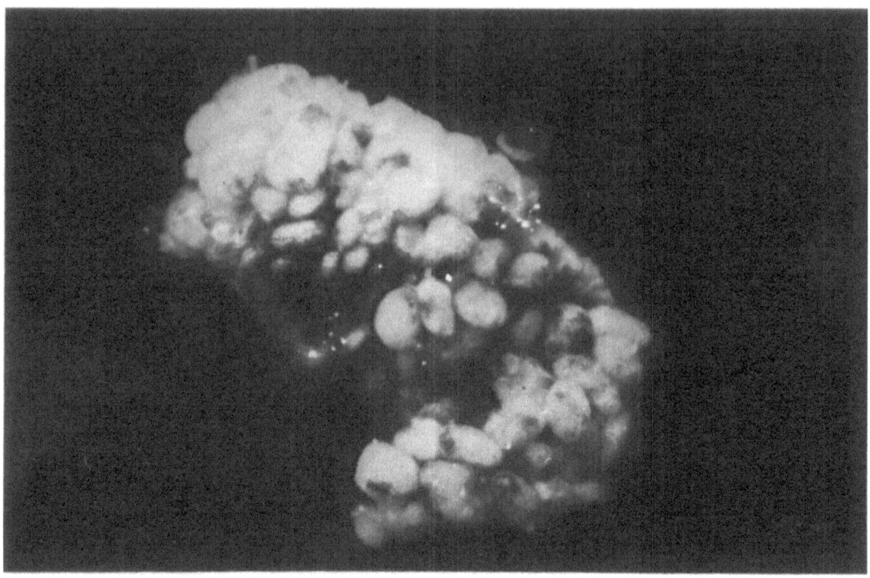

Abb. 101. Unbehandelter Morbus Whipple. Dünndarmbiopsie: kolbig aufgetriebene und z.T. chylös imbibierte Schleimhautzotten. (Präparat und Aufnahme: Priv. Doz. Dr. W. RÖSCH, Medizinische Klinik der Universität Erlangen)

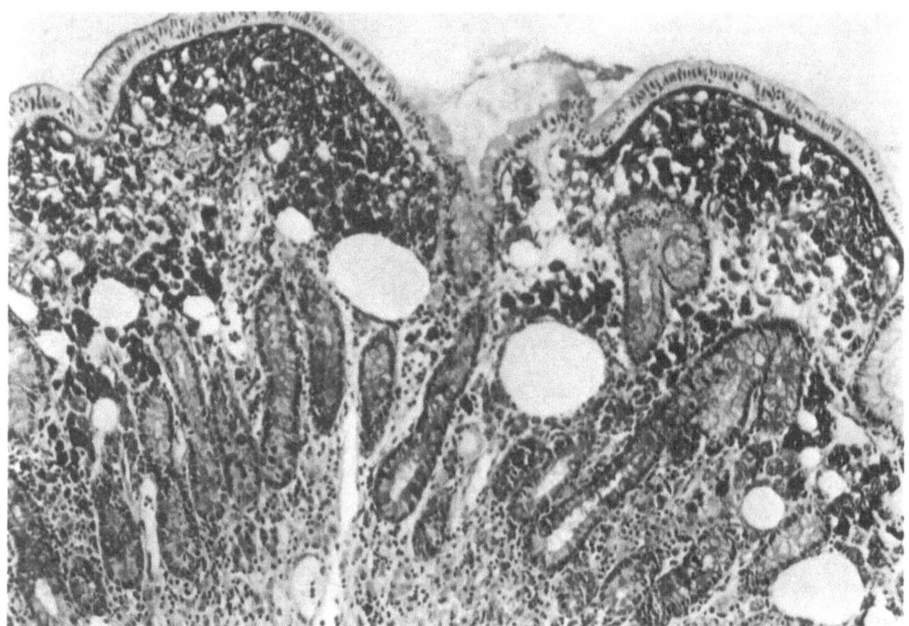

Abb. 102. Unbehandelter Morbus Whipple (Dünndarmbiopsie): aufgetriebene Schleimhautzotten mit pathognomonischen SPC-Zellen. Färbung: PAS. Vergr. 145:1

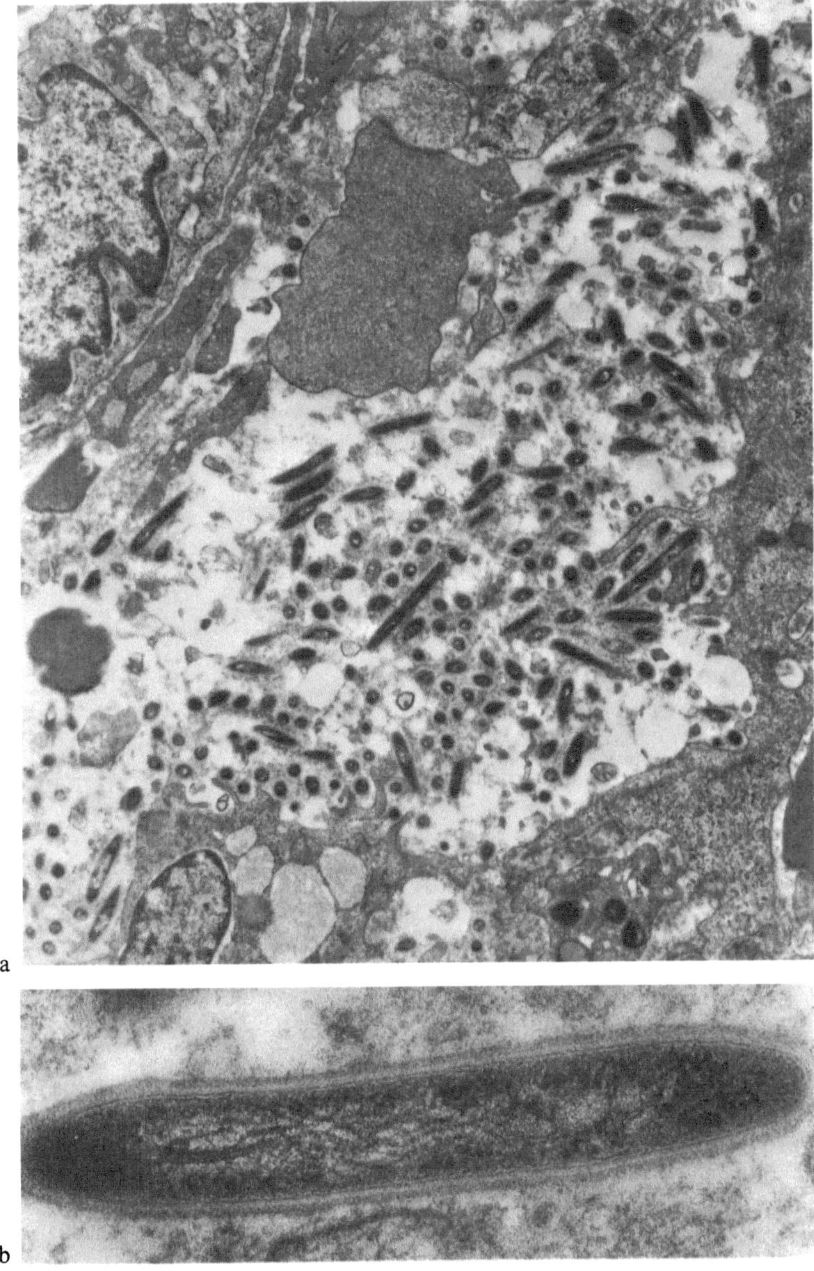

Abb. 103a u. b. Unbehandelter Morbus Whipple (Dünndarmbiopsie): zahlreiche extrazellulär gelegene Bakterien im Stratum proprium mucosae (a). „Whipple-Bakterium" mit fädiger Achsenstruktur (b). Kontrastierung: Bleicitrat und Uranylacetat. Vergr. 9700:1 (a) und 82000:1 (b)

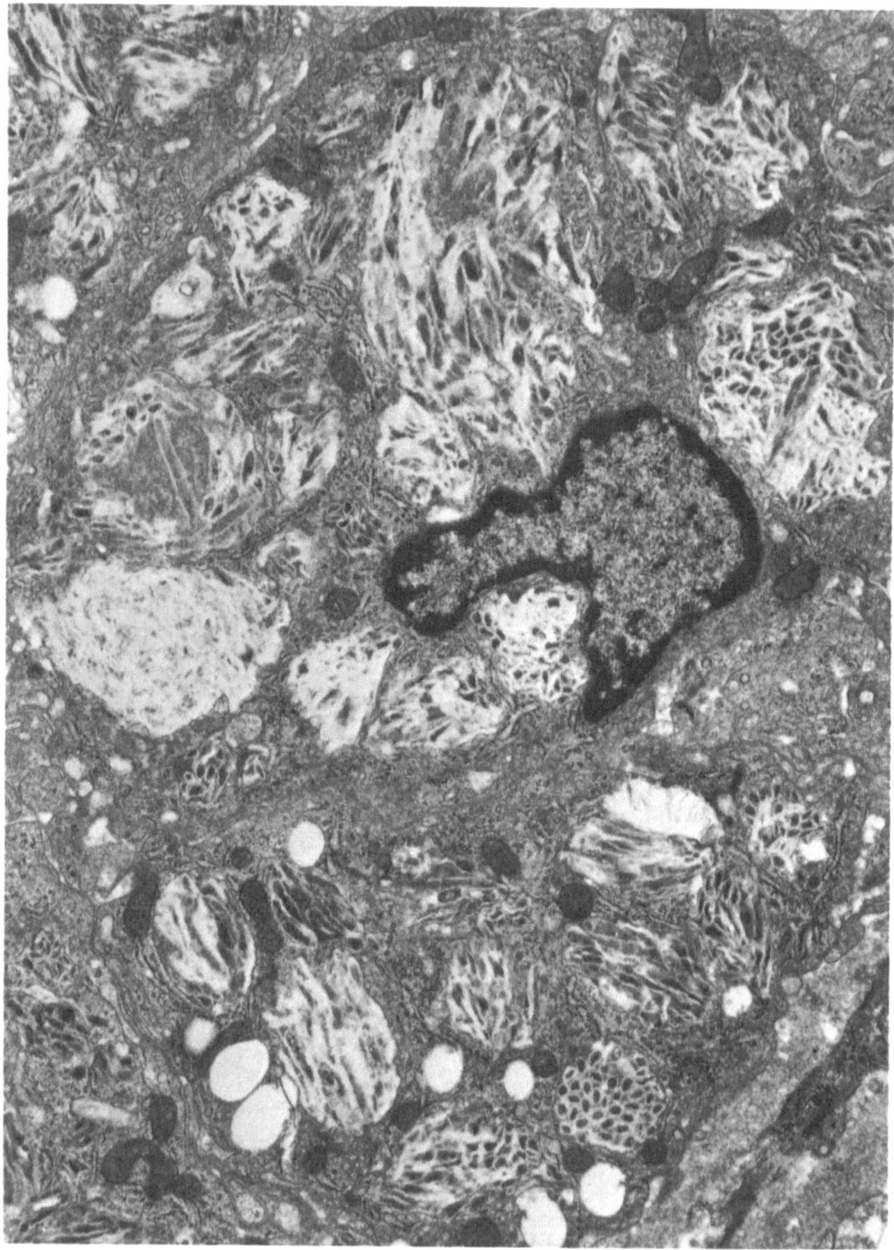

Abb. 104. Morbus Whipple: Makrophagen mit zahlreichen phagozytierten Bakterien bzw.
Bakterienabbauprodukten (sog. SPC-Zellen). Kontrastierung: Bleicitrat und Uranylacetat.
Vergr. 9000:1. (Aus Otto, H.F.: Morbus Whipple. In: Gastroenterologie und Stoffwechsel,
Bd. 9, Stuttgart: Thieme 1975)

nen Lymphkapillaren ist der gestaute, Toluidinblau-positive Chylus metachromotrop, sudanophil und perjod-negativ.

Elektronenmikroskopie. Seit den ersten elektronenmikroskopischen Untersuchungen durch WATSON u. HAUBRICH (1960), COHEN u. Mitarb. (1960), HAUBRICH u. Mitarb. (1960), CHEARS u. ASHWORTH (1961) sowie durch YARDLEY u. HENDRIX (1961) sind zahlreiche Einzelbeobachtungen mitgeteilt worden (zusammenfassende Übersichten: TRIER u. Mitarb., 1965; DOBBINS u. RUFFIN, 1967; MAIZEL u. Mitarb., 1970; MIKSCHE u. Mitarb., 1974; OTTO, 1975). Sie alle bestätigen den schon von WHIPPLE (1907) mit Hilfe der Levaditi-Methode vermuteten *Bakterienbefall* der Darmschleimhaut.

Bakterielle Mikroorganismen infiltrieren vor allem das Stratum proprium mucosae (Abb. 103). WATSON u. HAUBRICH (1969) konnten Bakterien auch im Interzellularraum der Lamina epithelialis mucosae nachweisen; in Epithelzellen sind sie relativ selten zu finden. Die bakteriellen Mikroorganismen florider, unbehandelter Morbus-Whipple-Fälle weisen in der Regel typische Strukturmerkmale grampositiver Bakterien auf (Abb. 103) (Übersicht: ITERSON, 1966; DREWS u. GIESBRECHT, 1971). Die bakterielle Zellwand erscheint im Ultradünnschnitt als eine etwa 300–350 Å dicke, kontrastreiche Hülle. Sie ist von der zytoplasmatischen Membran durch das transparente Periplasma getrennt. Die PAS-positiven Substanzen der SPC-Zellen erweisen sich elektronenmikroskopisch als Bakterien bzw. Bakterienabbauprodukte (Abb. 104). Damit ist die alte Streitfrage, ob das PAS-positive Material von den Schaumzellen (SPC-Zellen) synthetisiert oder phagozytiert wird, eindeutig zugunsten der Phagozytose entschieden.

Die früher absolut infauste Prognose des Morbus Whipple ist durch eine konsequent durchgeführte *antibiotische Therapie* (Tetrazykline) wesentlich günstiger geworden. Die klinischen Symptome, insbesondere Durchfälle und Steatorrhöen, bessern sich schlagartig. Elektronenmikroskopisch sind intakte Bakterien schon kurze Zeit nach Therapiebeginn nicht mehr zu verfizieren. *Die Durchsetzung des Stratum proprium mucosae mit SPC-Zellen bleibt jedoch lange Zeit stationär.* Das Morbus-Whipple-*Rezidiv* ist charakterisiert durch ein erneutes Auftreten intakter Bakterien (TRIER u. Mitarb., 1965).

4. Anmerkungen zur Ätiologie und Pathogenese

Aus der häufigen Kombination des M. Whipple mit Polyarthralgien wurde auf die Zugehörigkeit der „intestinalen Lipodystrophie" zum *rheumatischen Formenkreis* bzw. zu den *Kollagenosen* geschlossen (STAEMMLER, 1952; AMMANN, 1960; Lit.: DRUBE, 1959). Der zum Teil ubiquitäre Nachweis von SPC-Zellen ließ an eine *systematisierte Retikulohistiozytose* denken (HUNTER u. RAY, 1962; MEESSEN, 1964; PORTE u. Mitarb., 1964; MÜLLER u. KEMMER, 1965; MÜLLER u. SCHLOTTERHOSS, 1966). BLACK-SCHAFFER (1949) sowie CASSELMAN u. Mitarb. (1954) sahen im M. Whipple eine zu *exzessiver Glykoproteidproduktion führende Alteration des lymphatischen Gewebes.* Auch an erworbene *Enzymopathien* des Dünndarmepithels mit besonderer Auswirkung auf den Fettstoffwechsel wurde gedacht (WHIPPLE, 1907; SCHMID, 1969).

Durch den elektronenmikroskopischen Nachweis von Bakterien und durch die Erfolge der antibiotischen Therapie (ASHWORTH u. Mitarb., 1964; TRIER u. Mitarb., 1965; RUFFIN u. Mitarb., 1966; MAIZEL u. Mitarb., 1970; OTTO u. BERGEMANN, 1970) schien der Beweis erbracht, daß der M. Whipple eine bakteriell induzierte Dünndarmerkrankung ist. Vermutlich aber stellen die Bakterien nur einen *essentiellen Teilfaktor* dar; verschiedene klinische Aspekte sprechen gegen eine ausschließlich bakterielle Genese. Eine Infektionsgefährdung für den Menschen besteht offenbar nicht. Zunehmend wird ein *disponierender Wirtfaktor* postuliert. Dieser liegt nach neueren Untersuchungen wahrscheinlich in einer Alteration des humoralen und zellulären Immunsystems (GROLL u. Mitarb., 1972; MARTIN u. Mitarb., 1972). In den bisher gelungenen Isolierungsversuchen konnten *Corynebakterien* (CAROLI u. Mitarb., 1963a und b, 1964; KENT u. Mitarb., 1963; CARAVATI u. Mitarb., 1963; PREVOT u. MOREL, 1964; DYBKAER u. KOK, 1965; GREENBERGER u. Mitarb., 1971), *Haemophilus* (KOK u. Mitarb., 1964; KJAERHEIM u. Mitarb., 1966), *atypische α-Streptokokken* (KENT u. Mitarb., 1963; CHARACHE u. Mitarb., 1966; KNOX u. Mitarb., 1968) und *Brucellae* (DYB-KAER u. KOK, 1965) angezüchtet werden. Versuche, mit diesen Erregern den M. Whipple im Tierexperiment zu reproduzieren, sind durchweg mißlungen (SHERRIS u. Mitarb., 1965; TABAQCHALI u. BOOTH, 1967).

VII. Enteritis regionalis Crohn
(sog. Ileitis terminalis)

Synonyma: „Cicatrizing enteritis" (HARRIS u. Mitarb., 1933), „infective granuloma" (MOCK, 1931), „chronic intestinal enteritis" (DALZIEL, 1913), „regional enteritis" (BROWN u. Mitarb., 1934), Morbus Crohn, „Crohn's disease".

1932 beschrieben CROHN, GINZBURG und OPPENHEIMER eine Erkrankung des *terminalen Ileums* als sog. *„regional ileitis"*: eine nicht-spezifische, stenosierend-vernarbende Entzündung variabler, aber offensichtlich progressiver Expressivität *aller* Darmwandschichten. CROHN u. Mitarb. nahmen zunächst eine durch die ausschließliche Lokalisation im terminalen Ileum „charakterisierte" Krankheit an. Aber schon 1933 wiesen HARRIS u. Mitarb. darauf hin, daß die „terminale Ileitis" im ganzen Ileum und im Jejunum gelegen sein kann. COLP (1934), DONCHESS u. WARREN (1934) sowie BROWN u. Mitarb. (1934) beschrieben erstmals ein Übergreifen der Erkrankung auf das Kolon. Eine granulomatöse Kolitis *ohne* gleichzeitige Dünndarmerkrankung wurde 1952 von WELLS, kurz darauf auch von COTTIER (1953) beschrieben. COMFORT u. Mitarb. (1950) konnten unspezifisch-granulomatöse Entzündungen im Magen und Duodenum nachweisen (Übersicht: EDWARDS u. Mitarb., 1965; FIELDING u. Mitarb., 1970). Inzwischen liegen auch Beobachtungen für den Ösophagus (vgl. Bd. II/1) und für die Mundhöhle vor (DUDENEY, 1969; BISHOP u. Mitarb., 1972; CROFT u. WILKINSON, 1973).

Die „Ileitis regionalis" war schon vor CROHN bekannt, in ihrer klinischen Bedeutung aber nicht erfaßt worden (medizinhistorische Daten bei: SHAPIRO, 1939; ARMITAGE u. WILSON, 1950; CROHN, 1967; MOTTET, 1971; KRAUSPE, 1961, 1972); genannt seien Mitteilungen von MARGAGNI (1769; vgl. VAN PATTER u. Mitarb., 1954), von COMBE u. SAUNDERS (1813), insbesondere aber die Publikationen von MOSCHCOWITZ u. WILENSKY (1923): „Non-specific granuloma of the intestine", und von MOCK (1931): „Infective granuloma: non-specific chronic tumor-like productive inflammations of the gastrointestinal tract".

1. Lokalisation

Nach BOCKUS (1956, 1965) ist die Enteritis Crohn zu 40% ausschließlich im terminalen Ileum und in weiteren 40% im terminalen Ileum und gleichzeitig an anderen Stellen des Gastrointestinaltraktes lokalisiert. In 20% seien Abschnitte des Intestinum *ohne* Mitbeteiligung des terminalen Ileums betroffen. Nach KÜMMERLE u. SCHIER (1968) überwiegt die Lokalisation im terminalen Ileum mit 80% eindeutig gegenüber dem Jejunum mit nur 10%; terminales Ileum und proximales Kolon sind zusammen in 20% betroffen, während isolierte Kolonbefunde primär nur 10% ausmachen sollen (vgl. MARSHAK u. WOLF, 1955; MARSHAK u. Mitarb., 1966; KENT u. Mitarb., 1970). WARREN u. SOMMERS (1948) geben den Befall des terminalen Ileums sogar mit 93% an.

Tabelle 35. Die Lokalisation der Enteritis regionalis Crohn. (Zusammengestellt nach Angaben der Literatur)

Autoren	Beobachtungs-Jahre	Zahl der Patienten	Ileitis	Ileo-Kolitis	Kolitis	andere Lokalisation
DeDombal u.	1938–1949	28	17	10	1	
Mitarb., 1971	1950–1959	85	33	43	9	
	1960–1968	142	43	64	35	
Krause u. Mitarb., 1971	1956–1968	186	94	48	27	17
Fromm u. Mitarb., 1971	1960–1968	92	32	47	6	7
Lockhart-Mummery, 1972	1952–1972	371	51	86	213	21 Anal-erkrankungen
Arvanitakis u. Mitarb., 1973	1957–1970	75	42	25	8	
Fahrländer u. Shalev, 1974	1960–1973	162	46	67	42	7

Nach einer neueren Übersichtsarbeit von Goligher u. Mitarb. (1972) befällt der M. Crohn etwa gleich häufig Dünn- und Dickdarm (Tabelle 35) (vgl. auch: Krause u. Mitarb., 1971; Price u. Morson, 1975). Isolierte Manifestationen im Duodenum (Engelholm u. Mitarb., 1970; Lit.: Law, 1969; Farmer u. Mitarb., 1972; Haggitt u. Meissner, 1973; Rösch, 1973; Rösch u. Mitarb., 1973) oder in der Appendix (vgl. S. 347) sind Raritäten; indessen scheint das Duodenum häufiger betroffen als der Magen (Fahimi u. Mitarb., 1963; Wise u. Mitarb., 1971; Paget u. Mitarb., 1972; Beaudin u. Mitarb., 1973). Eine diffuse *Jejuno-Ileitis* findet sich in 5–8,5% (Crohn u. Yarnis, 1958).

2. Anmerkungen zur Epidemiologie

Angaben über die Häufigkeit der Enteritis regionalis schwanken in weiten Grenzen. Die unterschiedlichen Zahlen zur Prävalenz und Inzidenz des Morbus Crohn erklären sich aus einer zum Teil noch geringen diagnostischen Treffsicherheit (Evans, 1972; Müller-Wieland, 1972; Classen u. Mitarb., 1974) und aus der nicht immer klaren Definition und exakten Abgrenzung des Krankheitsbildes von anderen entzündlichen Darmleiden (Evans, 1972). Die bis 1960 ermittelte Prävalenzrate für Oxford betrug 9,0 (8,2 Männer — 9,8 Frauen) pro 100 000 Einwohner (Evans u. Acheson, 1965). Norlen u. Mitarb. (1970) geben für Uppsala und Västmanland bis 1967 eine totale Prävalenz von 27,1, DeDombal (1971) für Leeds — 1968 — eine von 25 und Kyle (1971) für Nordost-Schottland — 1969 — eine von 32,5 pro 100 000 Einwohner an.

Die *jährlichen Ersterkrankungen* an Morbus Crohn, bezogen auf 100 000 Einwohner, sind in Tabelle 36 dargestellt. Die durchschnittlichen Erkrankungsraten variieren zwischen 0,3 (Gjone u. Mitarb., 1966) und 3,4 (DeDombal, 1971). Die altersbezogene Inzidenz ergibt in den meisten epidemiologischen Studien, ähnlich der Colitis ulcerosa, eine bimodale Kurve (Abb. 105). Der

Tabelle 36. Durchschnittliche Erkrankungsrate an Morbus Crohn, bezogen auf 100000 Einwohner und Jahr. (Zusammengestellt nach EVANS, 1972)

Land		Zeitraum	Autoren	männ-lich		weib-lich	durch-schnittliche Gesamt-erkran-kungsrate
England	Oxford	1951–60	EVANS u. ACHESON, 1965	0,8		0,8	0,8
	Leeds	1963–68	DEDOMBAL, 1971				3,4
Schott-land	Aberdeen	1955–61	KYLE u. BLAIR, 1965	1,4		1,9	
		1962–68	KYLE, 1971	1,6		3,0	2,2
Norwegen		1956–63	GJONE u.Mitarb., 1966	0,3		0,3	0,3
		1964–69	MYREN, 1971	1,0		0,8	0,9
Schweden	Uppsala u.	1956–61	NORLEN	1,8	1,8		
	Västmanland	1962–67	u.Mitarb., 1970	2,6		2,4	
			KRAUSE, 1971	3,4	2,8		
	Dalarna		KRAUSE, 1971				2,1
	Malmö	1955–68					3,0
Schweiz	Basel	1960–69	FAHRLÄNDER u. BAERLOCHER, 1971	1,8		1,4	1,6
USA	Baltimore	1960–63	MONK u.Mitarb., 1969 MENDELOFF u.Mitarb., 1966	2,5		1,2	1,8

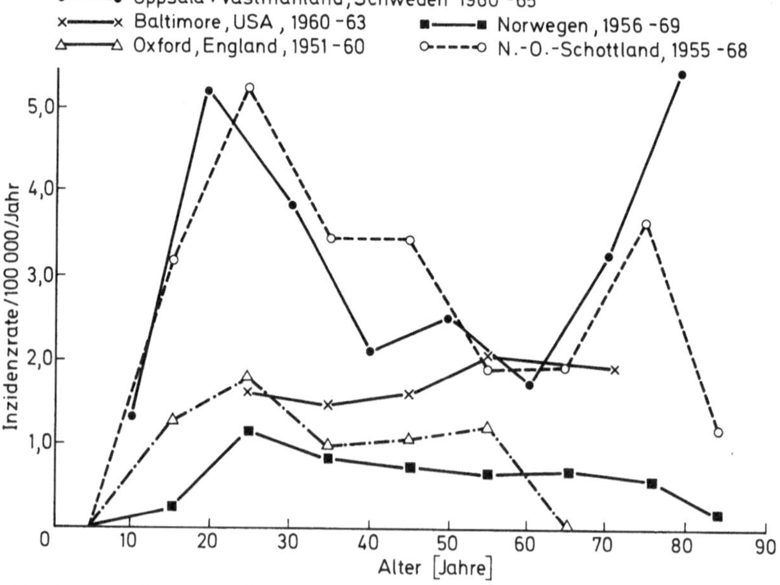

Abb. 105. Altersspezifische Inzidensrate der Crohnschen Krankheit aus 5 epidemiologischen Studien. [EVANS u. ACHESON (1965), GJONE u. Mitarb. (1966), MONK u. Mitarb. (1967), NORLEN u. Mitarb. (1970), MYREN u. Mitarb. (1971), KYLE (1971)]

Tabelle 37. Jährliche Mortalitätsraten des Morbus Crohn, bezogen auf 100 000 Einwohner. (Modifiziert nach MOTTET, 1971)

England und Wales (1952–1956)	0,11
USA (1950; 1952–1956)	
– weiße Bevölkerung	0,08
– farbige Bevölkerung	0,06
Canada (1952–1957)	0,09
Neuseeland (1954–1958)	0,07

erste Morbiditätsgipfel liegt zwischen dem 20. und 40. Lebensjahr. Nach VANDENBROUCKE u. Mitarb. (1968) beginnt bei 2 von 3 Patienten die Erkrankung vor dem 30. Lebensjahr. Erkrankungen im frühesten Kindesalter sind selten (MAGGI, 1951; KOOP u. Mitarb., 1947; ERB u. FARMER, 1935).

Eindeutige Geschlechtsdispositionen bestehen nicht (RAVDIN u. JOHNSON, 1939; VAN PATTER u. Mitarb., 1954; CROHN u. YARNIS, 1958; EVANS u. ACHESON, 1965; FONE, 1966; GJONE u. Mitarb., 1966; MONK u. Mitarb., 1967).

Epidemiologische Studien haben weiterhin ergeben, daß der Morbus Crohn rassendisponiert und familiär gehäuft auftritt (Lit.: MOTTET, 1971; EVANS, 1972; MÜLLER-WIELAND, 1972). Bezüglich der Mortalität sei auf Tabelle 37 verwiesen.

3. Anmerkungen zur Klinik

Der Beginn der Erkrankung ist meist schleichend, die initialen Symptome sind uncharakteristisch, oft auch episodenhaft (MÜLLER-WIELAND, 1972; PHLIPPEN, 1973; FAHRLÄNDER u. SHALEV, 1974). Leitsymptom sind Diarrhöen. Auch Leibschmerzen sind häufig; sie werden als ziehende und quälende Schmerzen, zumeist im rechten Unterbauch, angegeben. Es bestehen Schmerzbeziehungen zur Defäkation. Charakteristisch sind anamnestische Angaben über Veränderungen der Analregion (MARSHAK u. LINDNER, 1966; LENNARD-JONES u. Mitarb., 1968; FARMER u. Mitarb., 1968). Palpatorisch findet sich nicht selten eine knotige oder walzenförmige, druckdolente Resistenz im Unterbauch.

CROHN u. Mitarb. (1932) unterschieden klinisch 4 Stadien:

1. „Akute" abdominelle Erscheinungen (Appendizitis!) charakterisieren das initiale Bild. In Einzelfällen sind schon initial walzenförmige Resistenzen, vor allem im rechten Unterbauch, zu tasten;

2. das 2. Stadium wird von krampfartigen Leibschmerzen und Durchfällen beherrscht. Den Entleerungen sind Schleim, Eiter und Blut beigemischt;

3. Stenose-Erscheinungen stehen ganz im Vordergrund;

4. im 4. Stadium dominieren intestino-intestinale, intestino-vesikale oder auch intestino-kutane Fistelbildungen.

Laborchemische Befunde sind uncharakteristisch (MÜLLER-WIELAND, 1972; PHLIPPEN, 1973). Eine im Verlauf der Erkrankung auftretende Leukozytose in Verbindung mit einem „Hochschnellen" der Blutsenkung muß an eine Exazerbation, an Fistelbildungen oder Abszedierungen denken lassen. MOROWITZ u. Mitarb. (1968) beschrieben eine (reaktive?) Thrombozytose, deren Ursache nicht geklärt ist (Übersicht u. Lit.: LAM u. Mitarb., 1975). Gelegentlich erhöhte Transaminasen und Phosphatasen weisen auf eine Leberbeteiligung hin. Malabsorptions-Erscheinungen (Fe, Folsäure, B_{12}, Eiweiß, K, Ca, fettlösliche Vitamine) sind abhängig vom Ausmaß der befallenen Darmabschnitte und am ausgeprägtesten bei der diffusen Jejuno-Ileitis (BEEKEN u. Mitarb., 1972).

4. Pathomorphologische Befunde

4.1. Die „akute terminale Ileitis"

Über die Frühstadien der klassischen Enteritis regionalis Crohn ist wenig
bekannt. Die Frage nach ihrem Erscheinunsbild geht letztendlich über Mutma-
ßungen nicht hinaus. Ob es sich bei der akuten terminalen Ileitis um die möglicherweise ausheilungsfähige Frühform der (chronischen) Enteritis regionalis handelt, bleibt nach wie vor umstritten (FAHRLÄNDER u. GLOOR, 1967; PARIS, 1968;
KRAUSPE, 1972). CROHN (1962, 1965) glaubt anhand von 42 eigenen Beobachtungen, daß es gelegentliche Übergänge von der akuten zur chronisch-sklerosierenden Form gibt (vgl. auch: GUMP u. Mitarb., 1967; MOGAGAM u. PRIEST,
1969; KNAPP u. Mitarb., 1970). Die Mehrzahl der Autoren (HOMB, 1946; ARMI-
TAGE u. WILSON, 1950; STORRS u. HOEKELMAN, 1953; ANFANGER, 1955; VALDES-
DAPENA u. STEIN, 1970) steht dieser Meinung aber ablehnend gegenüber (Tabelle 38).

Die akute terminale Ileitis tritt vorwiegend bei Jugendlichen und Kindern auf (EBRILL,
1945; KOOP u. Mitarb., 1947; STORRS u. HOEKELMAN, 1953; UEBELHART, 1954; WALTER
u. CHAFFIN, 1957; MOSELEY u. Mitarb., 1960; BORER, 1961; VAN HEERDEN u. Mitarb., 1967;
CHRISPJN u. TEMPANY, 1967; MILLER u. LARSEN, 1971). Unter der klinischen Verdachtsdia-
gnose einer akuten Appendizitis wird zumeist laparotomiert. Der betroffene Darmabschnitt
und das angrenzende Mesenterium sind bei der akuten Ileitis stark geschwollen, ödematös-
hyperämisch. Die mesenterialen Lymphknoten sind verdickt, jedoch nicht induriert (FAHR-
LÄNDER u. GLOOR, 1967).

Tabelle 38. Verlaufsbeobachtungen von 356 operativ behandelten „akuten terminalen (regionalen)
Enteritiden". (Zusammengestellt nach GUMP u. Mitarb., 1967 und nach MOTTET, 1971)

Autoren	akute terminale Enteritis	Übergang in chronische Verlaufsform	ohne Rezidiv oder Übergang in chronische Verlaufsform	nicht weiter beurteilt
KOSTER u. Mitarb., 1936	6	0	2	4
MEYER u. ROSI, 1936	4	1	2	1
ELIASON u. JOHNSON, 1940	14	1	5	8
ECKEL u. OGILVIE, 1941	11	2	8	1
SNEIERSON u. RYAN, 1941	8	0	8	
HOLLOWAY, 1943	5	0	4	1
SMITHY, 1943	3	0	2	1
PUGH, 1945	3	0	1	2
ROSE, 1946	3	0	2	1
HOMB, 1946	33	0	28	5
ARMITAGE u. WILSON, 1950	10	0	10	
O'CALLAGHAN, 1952	8	0	3	5
STORRS u. HOEKELMAN, 1953	8	0	7	1
SIEGEL u. WHITE, 1953	42	9	28	5
AUSTIN, 1956	33	0	24	9
GUMP u. Mitarb., 1967	34	0	0	
CROHN, 1962 und 1965	16	10	4	2
	15	5	10	0
Total	356	28	148	46

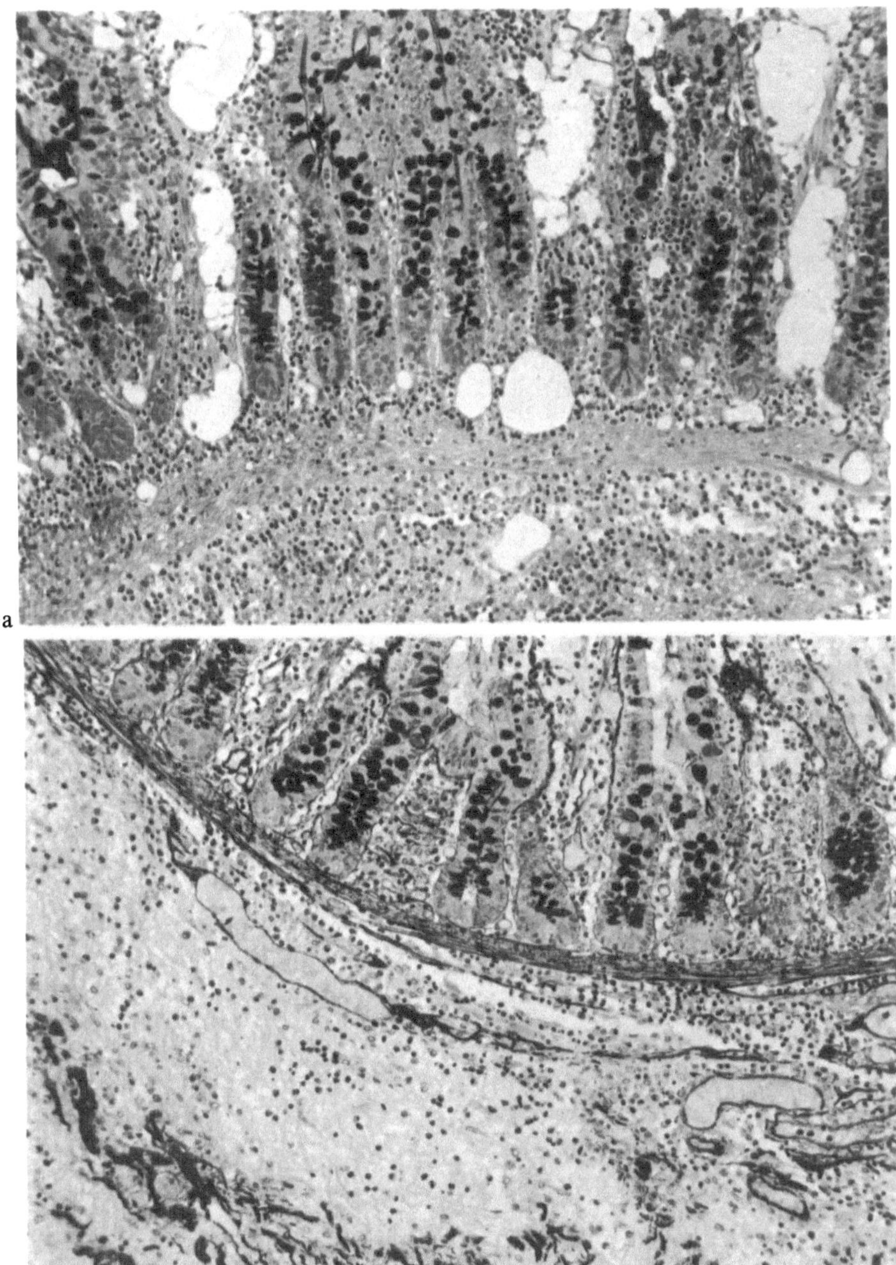

Abb. 106a u. b. Akute Ileitis terminalis (Lymphgefäßdilatation). Färbung: PAS (Acrylateinbettung). Vergr. 410:1 (a). Akute Ileitis terminalis: entzündliches Ödem der Submukosa. Färbung: Movat (Acrylateinbettung). Vergr. 410:1 (b)

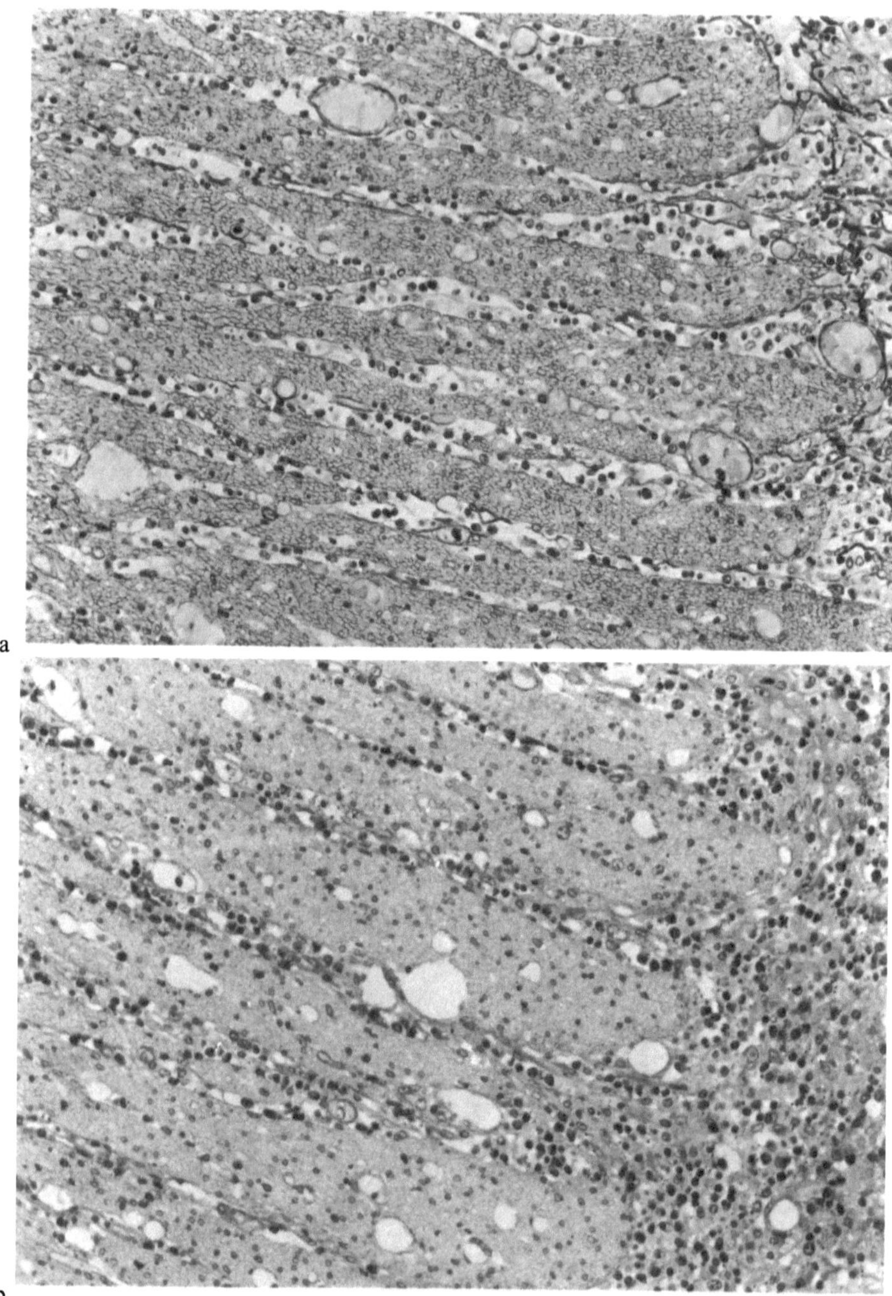

Abb. 107a u. b. Akute Ileitis terminalis: entzündliches Ödem der Muscularis propria. Färbung: Movat (a) und PAS (b). Vergr. 630:1

Histologisch (Abb. 106) ist die gesamte Darmwand entzündlich-ödematös verdickt (FAHRLÄNDER u. GLOOR, 1967; MILLER u. LARSEN, 1971). Das Entzündungsinfiltrat besteht vor allem aus eosinophilen Granulozyten, weit weniger aus Lymphozyten oder Plasmazellen. Das entzündliche Infiltrat reicht bis in die Muscularis propria und führt zu einer ausgeprägten Faserdehiszenz (Abb. 107). Die Gefäße sind dilatiert und stark blutüberfüllt. Die Lymphgefäße, vor allem die der Mukosa, sind ektasiert. Epitheloidzellige Granulome, entzündliche Vaskulopathien oder thrombotische Gefäßverschlüsse sind kaum je entwickkelt. Der Entzündungsprozeß greift in der Regel auf das mesenteriale Fettgewebe über. Die mesenterialen Lymphknoten bieten das Bild einer akuten, unspezifischen Entzündung (Abb. 108); epitheloidzellige Granulome oder Abszedierungen fehlen.

Differentialdiagnostisch (FAHRLÄNDER u. GLOOR, 1967; KASPER, 1972; KRAUSPE, 1972) müssen vor allem *akute Exazerbationen* einer bis dahin latent verlaufenen chronischen Enteritis Crohn, durch *Gefäßprozesse* bedingte Erkrankungen des Darmes, *eosinophile Enteritiden* und, besonders im Kindesalter, die *nicht-sklerosierende Ileitis Golden* (1945), eine entzündlich-reaktive, follikuläre Hyperplasie (= Enteritis follicularis), die vorwiegend im Gefolge von Infektionskrankheiten auftritt, von der akuten terminalen Ileitis abgegrenzt werden (KNAPP, 1964; KNAPP u. Mitarb., 1970).

Von besonderem Interesse, auch hinsichtlich ätiologischer Zusammenhänge, ist die Differentialdiagnose zu Erkrankungen, die durch *Yersinia enterocolitica*

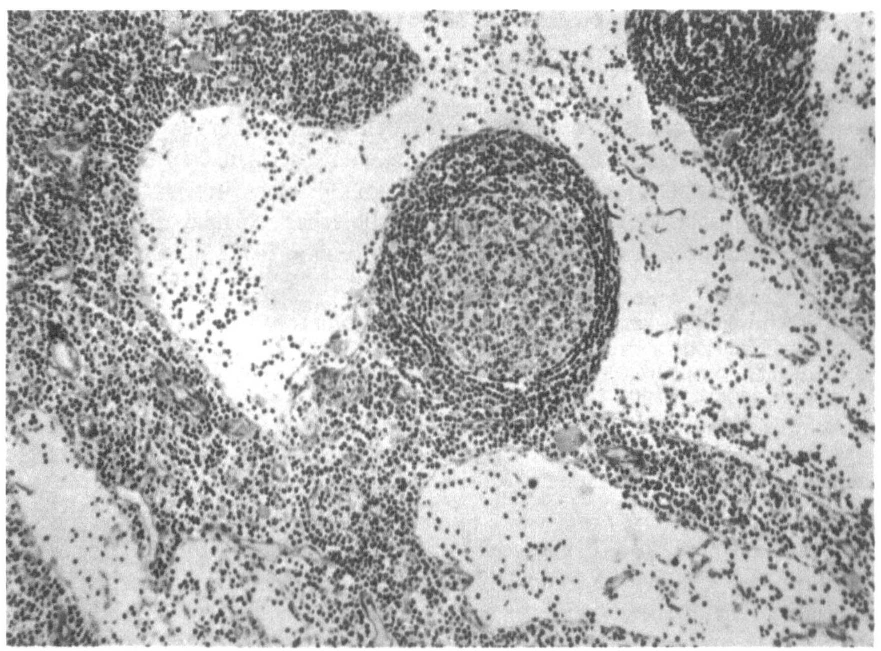

Abb. 108. Akute Ileitis terminalis. Mesenterialer Lymphknoten: unspezifische Lymphadenitis mit Follikelhyperplasie (keine Granulome!). Färbung: HE (Acrylateinbettung). Vergr. 630:1

und *Yersinia pseudotuberculosis* (vgl. S.188) hervorgerufen werden. WINBLAD u. Mitarb. (1956; vgl. auch WINBLAD, 1969; KNAPP u. Mitarb., 1970) konnten bei einer erstaunlich großen Zahl akuter regionärer Enteritiden serologisch, gelegentlich auch kulturell, Yersinia enterocolitica nachweisen. Die klinischen und serologischen Untersuchungen von SJÖSTRÖM u. NILEHN (1969) ergaben, daß ein großer Teil von Morbus-Crohn-Patienten zuvor eine Infektion mit Yersinia enterocolitica durchgemacht hatte. Auch im Verlauf völlig banaler Enteritiden lassen sich in etwa 2% Yersinia enterocolitica nachweisen. Infektionen mit Yersinia enterocolitica verlaufen im allgemeinen akut und heilen aus (PERSSON u. Mitarb., 1970). Das trifft wenigstens zum Teil auch für die akute Ileitis terminalis zu (Lit.: KRAUSPE, 1972). Die wiederholt diskutierten Beziehungen zwischen Infektionen mit Yersinia enterocolitica und der akuten Ileitis terminalis bleiben zunächst noch unklar. Verbindliche Aussagen über die Häufigkeit und vor allem über das morphologische Erscheinungsbild entzündlicher, durch Yersinia enterocolitica hervorgerufener Darmerkrankungen sind bislang nicht möglich. Sichere histologische Differenzierungsmöglichkeiten beider Erkrankungen existieren somit nicht. Zur einigermaßen exakten Abgrenzung der akuten terminalen Ileitis von Yersinia-enterocolitica-Infektionen sind serologische, bakteriologische, immunserologische und fluoreszenz-immunologische Untersuchungen erforderlich.

4.2. Die chronisch-sklerosierende Enteritis regionalis Crohn

4.2.1. Makroskopie

MORSON (1972) diskutiert 3 grundlegende makroskopische Erscheinungsbilder des Morbus Crohn:

1. „Früheste" Morbus-Crohn-Läsionen sollen oberflächlich gelegene, serpinginöse und hämorrhagisch imbibierte Mukosadefekte sein, nach BROOKE (1953, 1969) *aphthöse Ulzerationen* („pin-point lesions"), die zumeist über einem Lymphfollikel lokalisiert sind (Abb. 109). Ein klinisches Korrelat zu den aphthösen Ulzerationen besteht nicht (MORSON, 1972; KASPAR, 1972; RÖSCH u. Mitarb., 1973).

Bemerkenswert in diesem Zusammenhang sind Mitteilungen über *aphthöse Stomatitiden* bei Morbus-Crohn-Patienten. CROFT u. WILKINSON (1972) fanden, daß 6,1% ihrer Morbus-Crohn-Patienten an zum Teil schweren Ulzerationen der Mundschleimhaut erkrankt waren; DYER (1970) konnte in einer retrospektiven Studie einen Anteil von 10% ermitteln. Die aphthösen Ulzerationen der Mundschleimhaut gingen dem klinischen Beschwerdebild seitens des Darmes oft um Jahre voraus. In einigen Fällen gelang der Nachweis epitheloidzelliger Granulome (DUDENEY, 1969; ISSAH, 1971; SCHILLER u. Mitarb., 1971; BISHOP u. Mitarb., 1972).

2. Der klinisch manifeste, röntgenologisch nachweisbare Morbus Crohn bietet in der Regel das Bild der sog. „hose pipe"-Strikturen, in klassischer Weise das terminale Ileum betreffend. In typischen Fällen ist ein etwa 20 cm langes Dünndarmsegment verändert. Extremwerte liegen zwischen 1,5 cm (WARREN u. SOMMERS, 1948) und 190 cm (VAN PATTER u. Mitarb., 1954). Derartige Stenosen (Abb. 110), singulär oder multipel, können im ganzen Dünndarm lokalisiert sein. Die Darmwand ist enorm verdickt, von grau-weißen Narbenzügen durch-

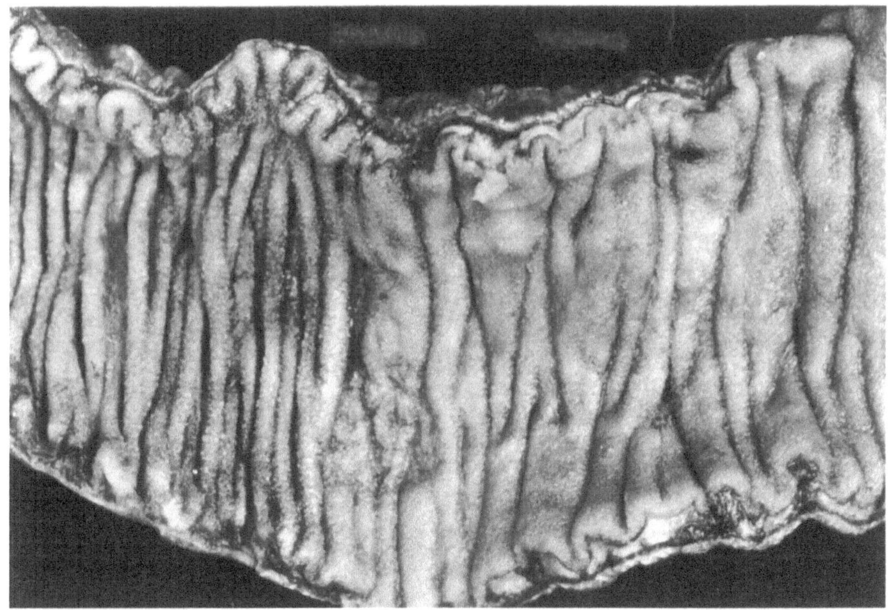

Abb. 109. Morbus Crohn: sog. aphthöse Ulzera. Schleimhautödem

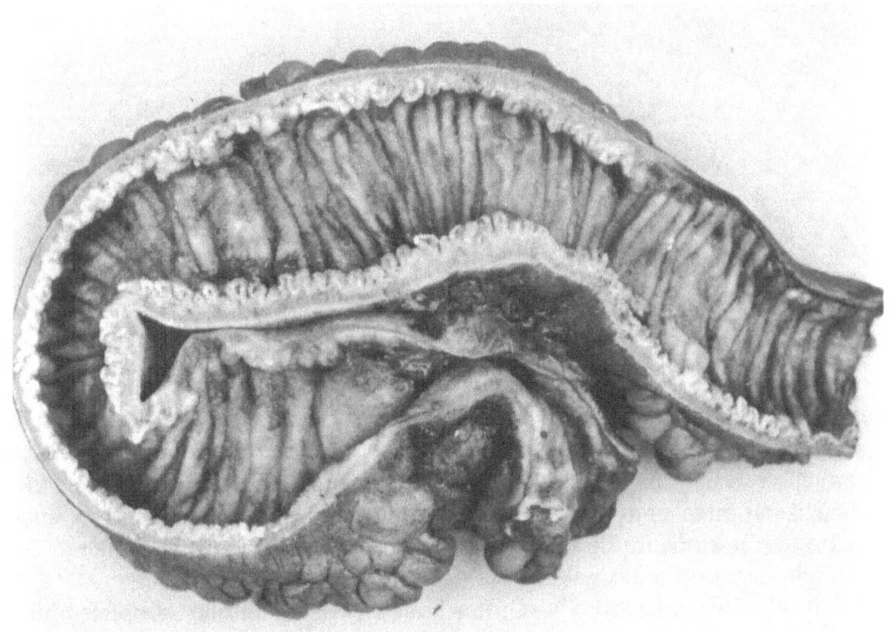

Abb. 110a. Morbus Crohn mit Stenose und entero-enteraler Fistel im Stenosebereich

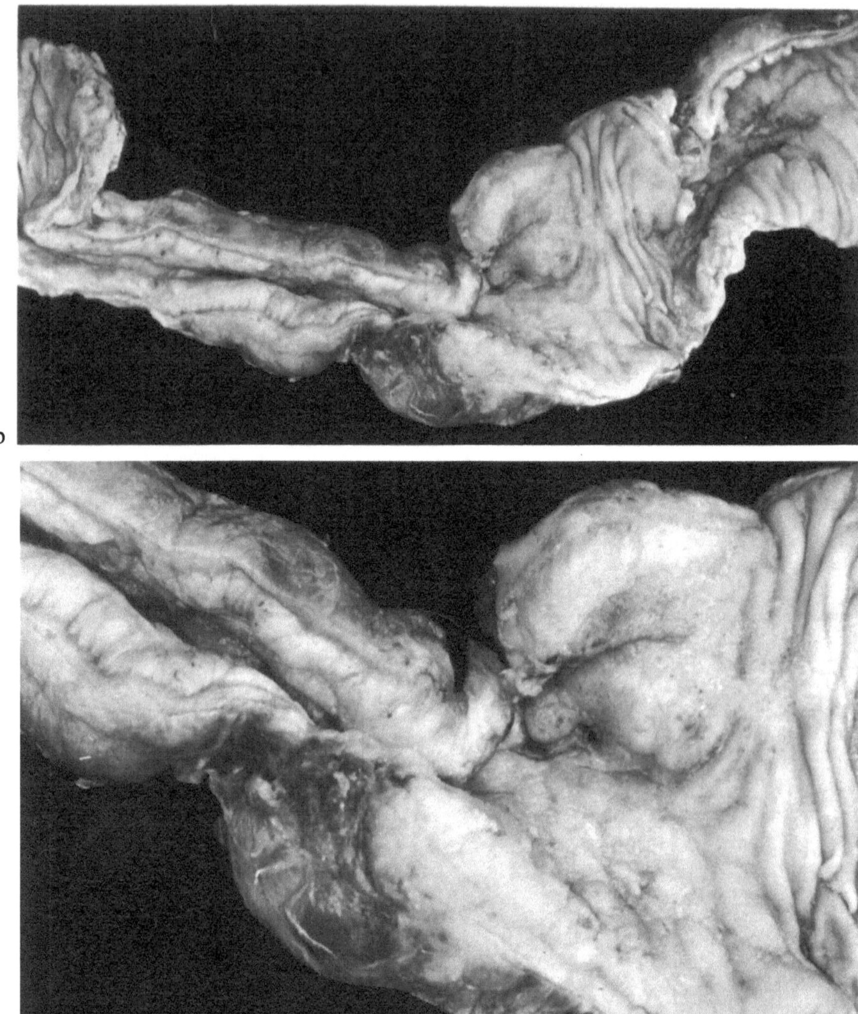

Abb. 110b u. c. Morbus Crohn: hochgradige, „gartenschlauchartige" Stenose

setzt. Die Mukosa ist teils düsterrot, hyperämisch, teils ödematös geschwollen und weist unterschiedlich tief reichende *fissurale Ulzera* auf. An der entzündlichen Induration sind Serosa und Mesenterium in Form des „sklerolipomatösen Überwuchses des Serosafettgewebes" (KRAUSPE, 1961, 1962, 1972) beteiligt. Fissurale Ulzerationen und transmurale Entzündungsinfiltrate, gelegentlich auch gedeckte Perforationen, führen nicht selten zu entzündlichen Konglomerat-Tumoren und intestino-intestinalen Fisteln.

3. Etwa in 25% aller Morbus-Crohn-Fälle ist das klassische „Kopfsteinpflasterrelief" („cobblestones") entwickelt (Abb. 111). Die in der Regel longitudinal verlaufenden, rißförmigen Ulzerationen („cleftlike ulcers") bilden Querverbin-

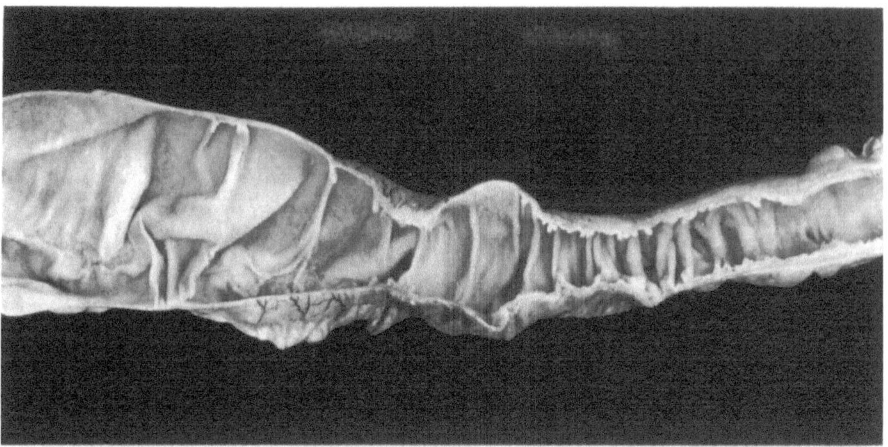

Abb. 110d. Morbus Crohn: Stenose mit prästenotischer Dilatation

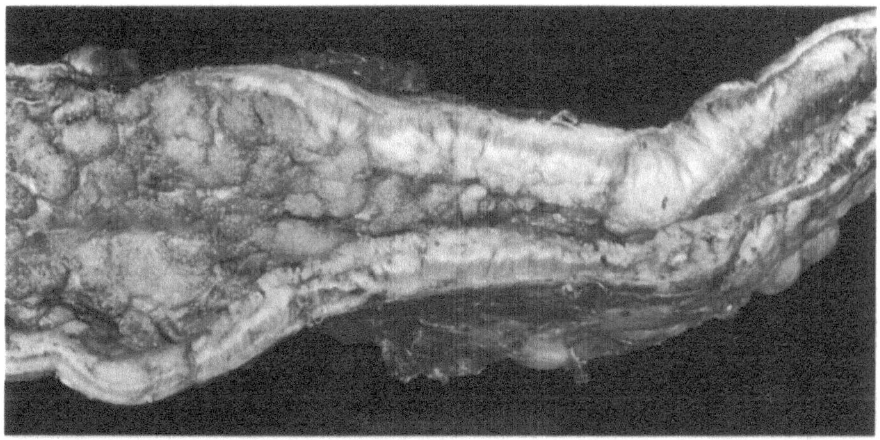

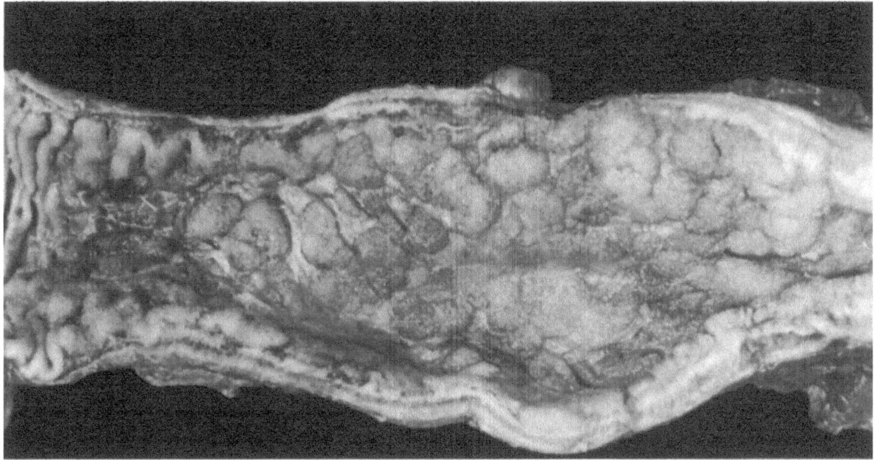

Abb. 111. Morbus Crohn: sog. „cobblestones"-Relief

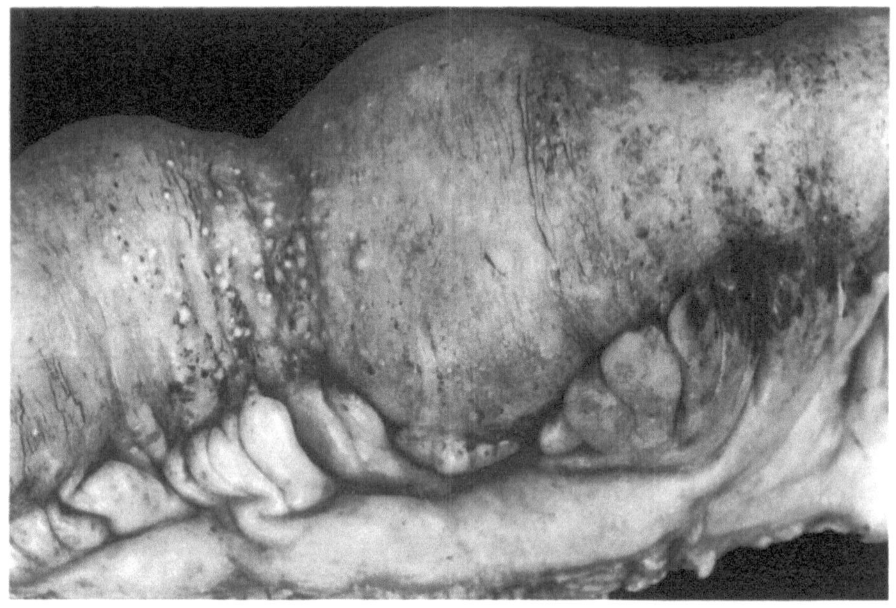

Abb. 112a. Sog. „miliarer" Morbus Crohn

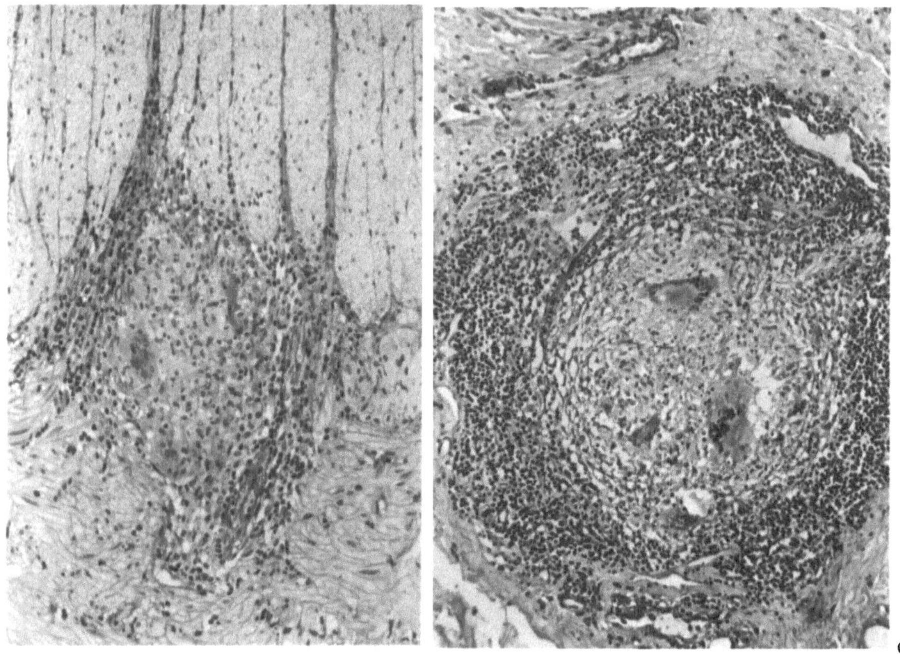

b   c

Abb. 112b u. c. „Miliarer" Morbus Crohn mit epitheloidzelligen Granulomen innerhalb
der Muscularis propria (b) und subserös (c). Färbung: HE (b) und Movat (b). Vergr. 180:1
(b) und 310:1 (c)

dungen; die erhaltenen Mukosa-Areale innerhalb dieser „netzartigen" Ulzerationen sind („pflastersteinartig") geschwollen und aufgeworfen. Auf diese Weise entsteht das für den Morbus Crohn recht typische Bild der „cobblestones" (KRAUSPE, 1961, 1962, 1972; MORSON, 1972; MOTTET, 1971).

Darüber hinaus können, wenngleich sehr viel seltener als bei der Colitis ulcerosa, pseudopolypöse Schleimhautregenerate von zum Teil beträchtlicher Größe entstehen (VALDES-DAPENA u. STEIN, 1970).

Außer einer diffus-fibrösen Verdickung der Serosa kann es zur Entwicklung kleiner grauer Knötchen, ähnlich einer miliaren Tuberkulose, kommen (Abb. 112). HEATON u. Mitarb. (1967) beschrieben eine primär „miliare" Serosamanifestation des Morbus Crohn (vgl. auch: MANNS, 1972; DAUM u. Mitarb., 1974; OTTO u. Mitarb., 1975). Klassische Darmveränderungen lagen zunächst nicht vor. Die Klassifikation als Morbus Crohn erfolgte aufgrund der negativen Tuberkulinreaktion, dem Nichtansprechen auf Tuberkulostatika sowie aus Verlaufsbeobachtungen mit schließlich typischer intestinaler Manifestation. HEATON u. Mitarb. (1967) diskutieren den „miliaren" Serosabefall als mögliche Frühphase bzw. als Initialstadium des Morbus Crohn. Der „miliare" Morbus Crohn scheint aber lediglich eine von mehreren möglichen Erscheinungsformen zu sein, der segmentartig einzelne Darmschlingen oder diffus die gesamte Darmserosa befallen kann, ohne daß die sonst typischen Veränderungen des Morbus Crohn entwickelt sind (OTTO u. Mitarb., 1975).

4.2.2. Histologische Befunde

Erste grundlegende Untersuchungen zur Histologie der Enteritis regionalis Crohn stammen von HADFIELD u. Mitarb. (HADFIELD, 1939; BLACKBURN, HADFIELD u. HUNT, 1939). Seither ist eine fast unüberschaubare Fülle histomorphologisch orientierter Publikationen erschienen, die im Rahmen dieses Buches nur ausgewählt zitiert werden können. Bei kritischer Würdigung aller Befunde wird klar, daß es *das* histomorphologische Substrat für den M. Crohn nicht gibt. Die morphologisch begründete Diagnose kann lediglich aus einer Vielzahl von Einzelbefunden wahrscheinlich gemacht werden (AMMAN u. BOCKUS, 1961; VALDEZ-DAPENA u. VILARDELL, 1962; KRAUSPE, 1961, 1962, 1964; GROSS, 1963; WILLIAMS, 1964; TREBBIN, 1966; MORSON, 1970, 1972).

Versuche, den Ablauf der Enteritis regionalis (auch histologisch) in bestimmte Stadien („early acute phase" — „intermediate phase" — „chronic proliferative phase", MOTTET, 1971) einzuteilen, bleiben in letzter Konsequenz unbefriedigend. Der Morbus Crohn wird in der Regel erst im klinisch manifesten Stadium operativ behandelt und dadurch dem Morphologen zugänglich. Dieses Stadium aber entspricht der chronisch-sklerosierenden Obstruktion. Besondere Beachtung bei der Diskussion der Primärveränderungen des Morbus Crohn wird den „kindlichen Erkrankungsfällen" gewidmet. In diesem Zusammenhang wurde immer wieder die nicht-sklerosierende Ileitis Golden als mögliche Frühform des Morbus Crohn diskutiert; verschiedene Autoren vermuten einen Übergang in den M. Crohn (ERB u. FARMER, 1935; ARMITAGE u. WILSON, 1950); von anderen (BOCKUS, 1945; EDWARDS, 1958) wird dieser Zusammenhang negiert. Hyperplasien des Follikelapparates sind auch bei völlig gesunden Kindern keine Seltenheit (DUCKERT u. STEIN, 1958). Regionäre Enteritiden hingegen sind im Kindesalter selten (Lit.: ANFANGER, 1955).

Die sog. „Frühstadien"

Besonders unter dem Einfluß von HADFIELD (1939), BLACKBURN u. Mitarb. (1939), WARREN u. SOMMERS (1948, 1954), RAPPAPORT u. Mitarb. (1951), VAN PATTER u. Mitarb. (1954) wird eine teils durch Kompression, teils durch

obliterierende Entzündungen hervorgerufene Obstruktion der intestinalen und
mesenterialen Lymphwege als die histomorphologisch nachweisbare Primärver-
änderung des Morbus Crohn angesehen. BUSSON u. Mitarb. (1954) beschrieben
eine Ileitis terminalis nach Blockade der mesenterialen Lymphbahnen (vgl. auch:

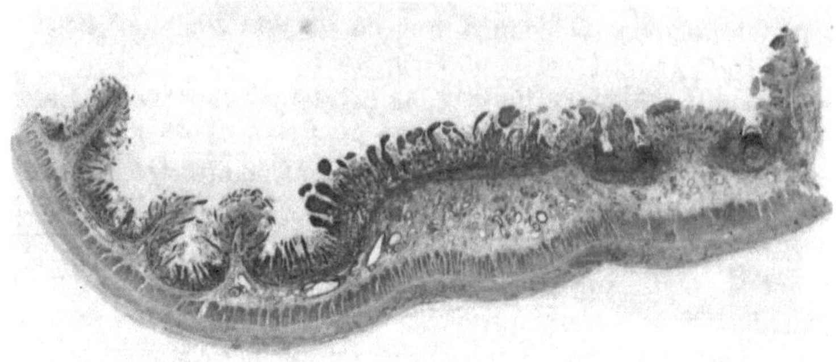

Abb. 113a. Morbus Crohn, terminales Ileum (sog. Ileitis terminalis). (Aus EDER, M.: Pathologie des Dünndarms. In FROMMHOLD, W.; GERHARDT, P.: Klinisch-radiologisches Seminar,
Bd. 2. Stuttgart: Thieme 1973)

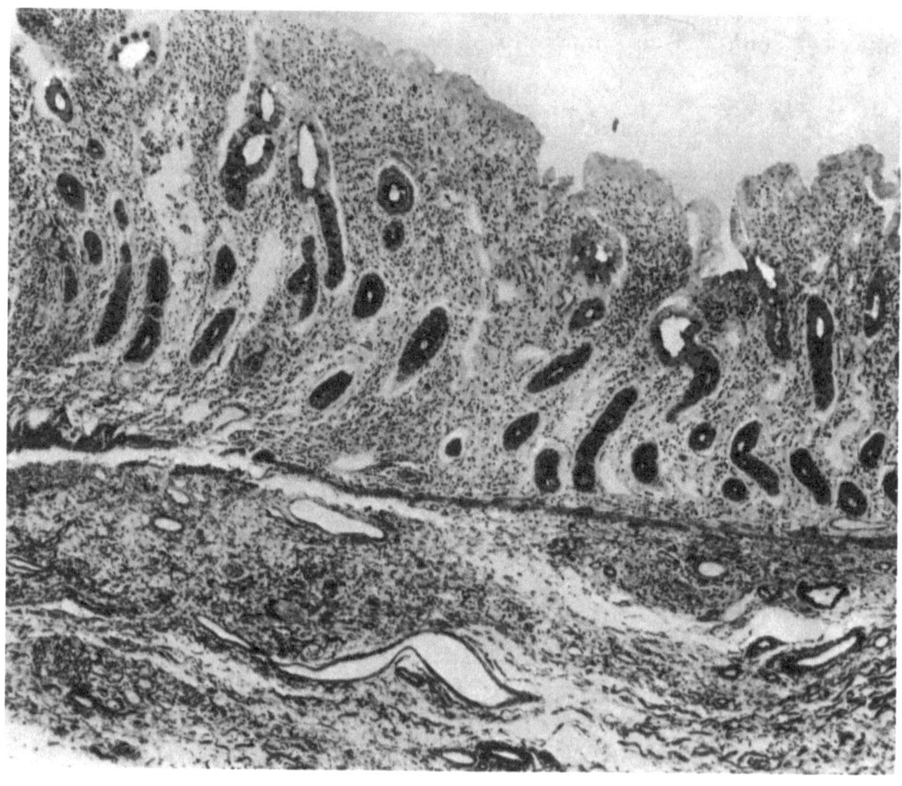

Abb. 113b. Morbus Crohn (Dünndarm-Biopsie): entzündliches Ödem der Mukosa und
Submukosa mit oberflächlichen und angedeutet fissuralen Ulzerationen. Färbung: Movat
(Acrylateinbettung). Vergr. 100:1

PARIS, 1968). Nach KRAUSPE (1961) beginnt die Erkrankung mit einer entzündlichen Kreislaufstörung, die sich entweder in einer ödematösen „Aufquellung" der Submukosa und Subserosa oder aber in einer entzündlichen Peristase und Stase der Blutgefäße manifestiert. Diese sog. „Frühveränderungen" werden aus der Peripherie chronisch-sklerosierender Herde geschlossen. Das zunächst vorherrschende entzündliche Ödem, vor allem der Submukosa (Abb. 113), führt zu einer Auflockerung sowohl der Muscularis mucosae als auch der tieferen Wandschichten (Abb. 113). In dieser „Phase" tendiert die Mukosa nach AMMAN u. BOCKUS (1961) deutlich zur Nivellierung ihrer typischen Zottenstruktur. Die entzündlich-zelluläre Infiltration ist in den sog. „frühen Phasen" (Abb. 113) spärlich und besteht vor allem aus *Granulozyten,* Lymphozyten und Plasmazellen, zum Teil aus „PAS-positiven makrozytären Zellformen" (AMMAN u. BOCKUS, 1961). Erweiterte Lymphgefäße sind häufig prall mit Lymphozyten angefüllt (HADFIELD, 1939; VAN PATTER u. Mitarb., 1954); sie enthalten zum Teil auch große mononukleäre Zellen, nach WARREN u. SOMMERS (1948) proliferierte Endothelien. Fortschreitend entwickelt sich schließlich eine Ödemsklerose, häufig auch eine Lymphangitis productiva (KRAUSPE, 1961). Kleine Geschwüre sowohl im Bereich der Peyerschen Plaques als auch im Gekröseansatz beschrieben CROHN u. Mitarb. (1932). In ihrer Nachbarschaft liegen reichlich eosinophile Granulozyten.

Chronisches Stadium

Unter fortschreitender Ödemsklerose entwickelt sich eine fibroplastische Gewebsreaktion, die Darmwand, Mesenterium und mesenteriale Lymphknoten gleichermaßen erfaßt. Geschwürige Mukosa-Aufbrüche, oft im Bereich der lymphatischen Aggregate, und tiefgreifende Ulzerationen kennzeichnen das Bild (VAN PATTER u. Mitarb., 1954; Antonius u. Mitarb., 1960; KRAUSPE, 1961, 1967; VALDEZ-DAPENA u. VILARDELL, 1962; WILLIAMS, 1964; MARSHAK u. Mitarb., 1966; TREBBIN, 1966; MOTTET, 1971; MORSON, 1971a und b, 1972). Die tief einschneidenden Geschwüre und die noch erhaltenen ödem-sklerotischen Mukosa-Areale verleihen der Oberfläche des Darmes das eindrucksvolle Kopfsteinpflaster-artige Relief (Abb. 111). Die Exulzerationen sind Ausgangspunkt zahlreicher und regelloser Fistelgänge, die über die Gekröseplatte und über Adhäsionen in benachbarte Darmschlingen und andere Hohlorgane des Unterbauches einbrechen (VAN PATTER u. Mitarb., 1954; STELZNER, 1967). Mehr und mehr entwickelt sich eine *Lymphangitis obliterans* (HADFIELD, 1939; WARREN u. SOMMERS, 1948; VAN PATTER u. Mitarb., 1954; KRAUSPE, 1961, 1967). Auch an den Blutgefäßen kommt es zu chronisch-entzündlichen Wandinfiltraten (Abb. 115). In der Darmwand nehmen die lympho-plasmozytären Infiltrate zu. Entzündliches Granulationsgewebe liegt im Bereich von Ulzera und Fistelgängen. Große epitheloide Zellelemente und Riesenzellen (Abb. 114) treten auf. Die Riesenzellen entsprechen teils dem Langhans-Typ, teils jenem der Fremdkörper-Riesenzellen (CROHN, 1949). Sie können doppelbrechende Einschlüsse bzw. Schaumann-„Bodies" enthalten (WILLIAMS, 1964). Die Riesenzellen entstehen nach elektronenmikroskopischen Untersuchungen (ALBOT, 1970; ALBOT u. Mitarb., 1970a und b) aus retikulären Zellen der Darmwand, nach KRAUSPE (1972) auch aus Gefäßmonozyten über sog. „präepitheloide" und „epitheloide" Zellen. Schließlich können sich sarkoid-artige bzw. tuberkuloide (epitheloidzellige) Granulome mit Riesenzellen entwickeln (Abb. 114 und 116).

Als besonders kennzeichnend für die Enteritis regionalis hatten schon CROHN u. Mitarb. (1932) auf das Vorkommen kleiner Granulome hingewiesen (vgl. auch: HADFIELD, 1939; WARREN u. SOMMERS, 1948; WILLIAMS, 1964; HERMOS

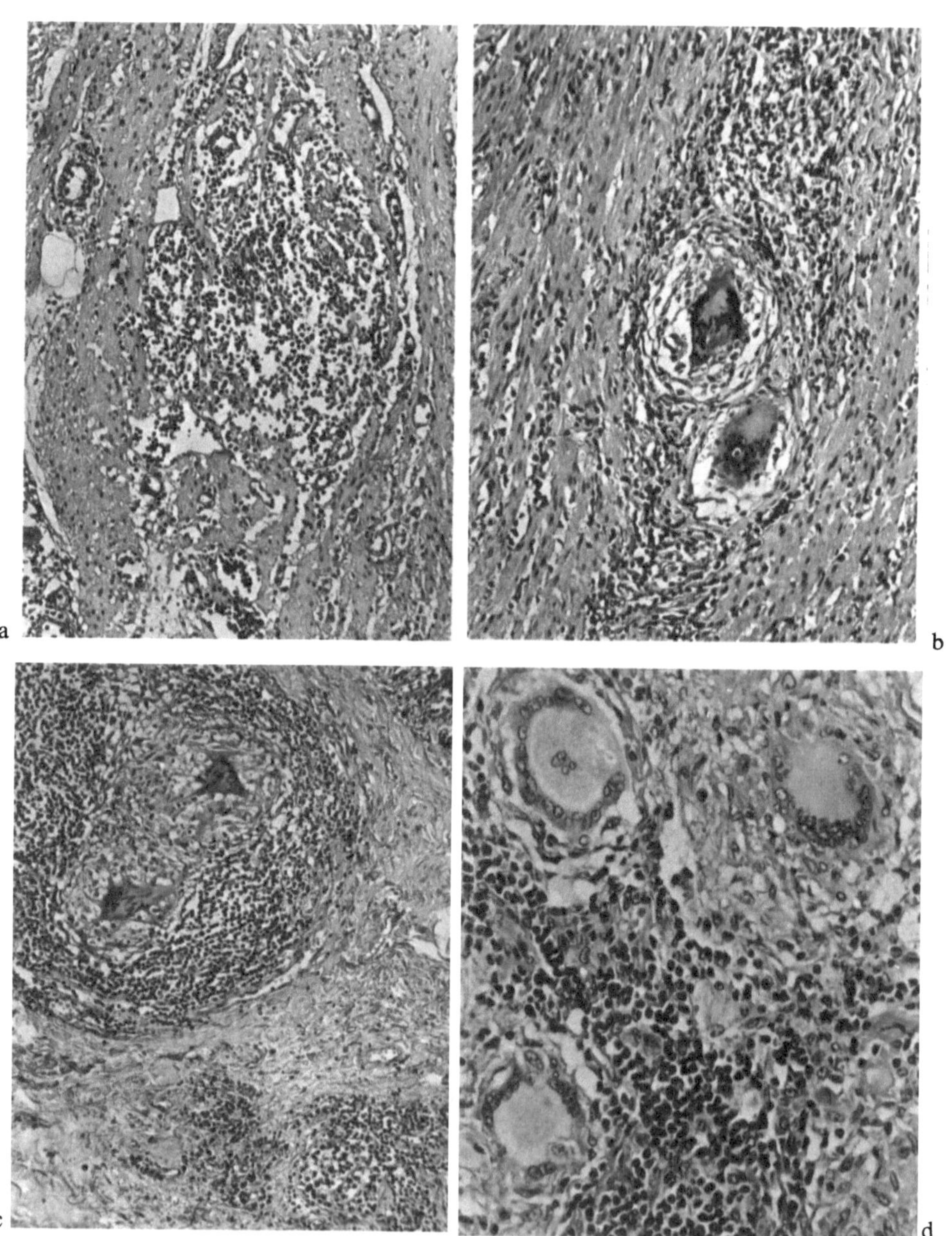

Abb. 114a–d. Morbus Crohn: epitheloidzellig-granulomatöse Reaktionen innerhalb der Muscularis propria. Färbung: HE. Vergr. 180:1 (a u. b), 240:1 (c) und 240:1 (d)

u. Mitarb., 1970; ASSARSSON u. RÄF, 1974). Die Bedeutung dieser Granulome, auch in diagnostischer Hinsicht, ist bis heute umstritten. MARATKA u. KUDR-MANN (1970) unterscheiden zwischen *Granulomes sarcoidiques* und *sarcoidosiques*

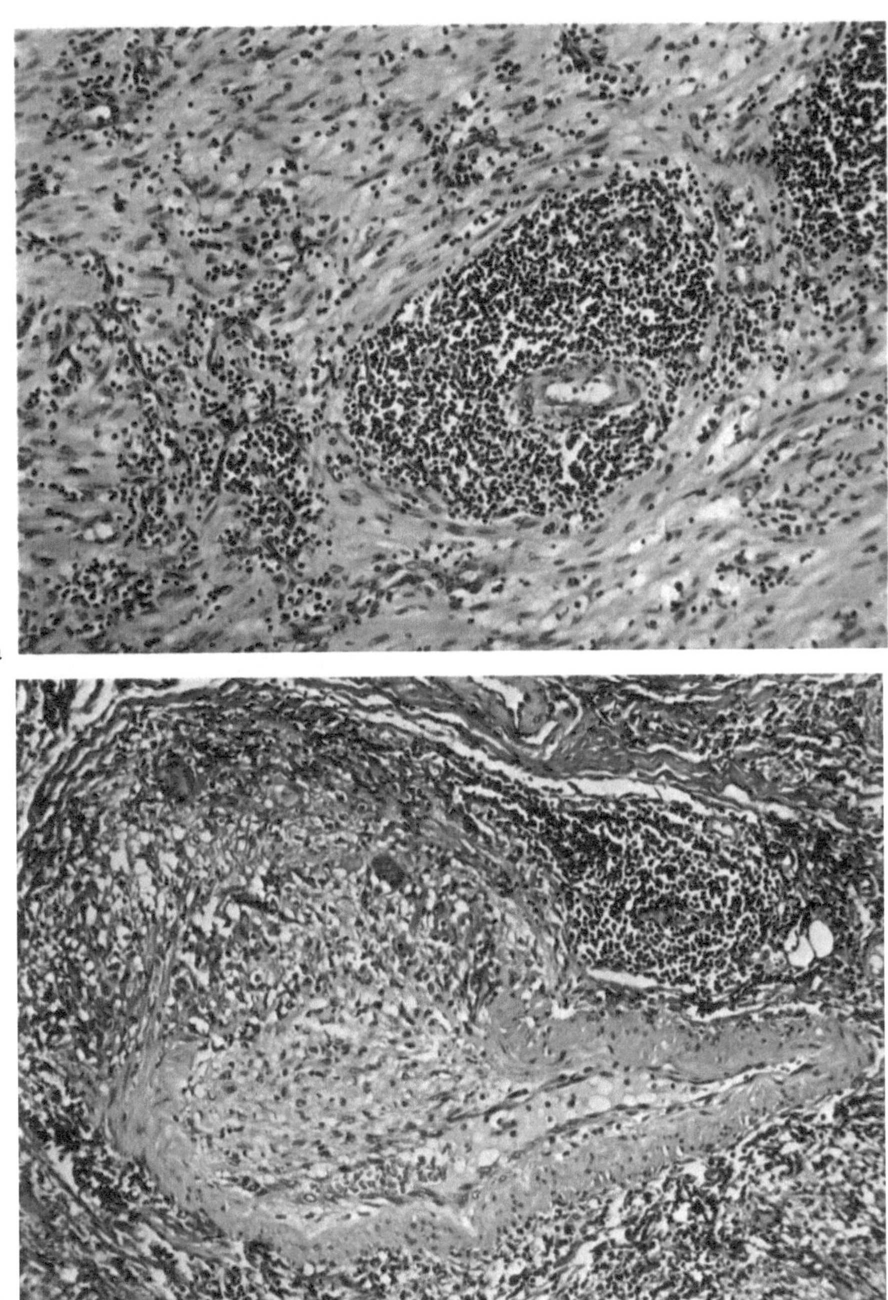

Abb. 115a u. b. Morbus Crohn: granulomatöse Periarteriitis. Färbung: HE. Vergr. 180:1 (a) und 375:1 (b)

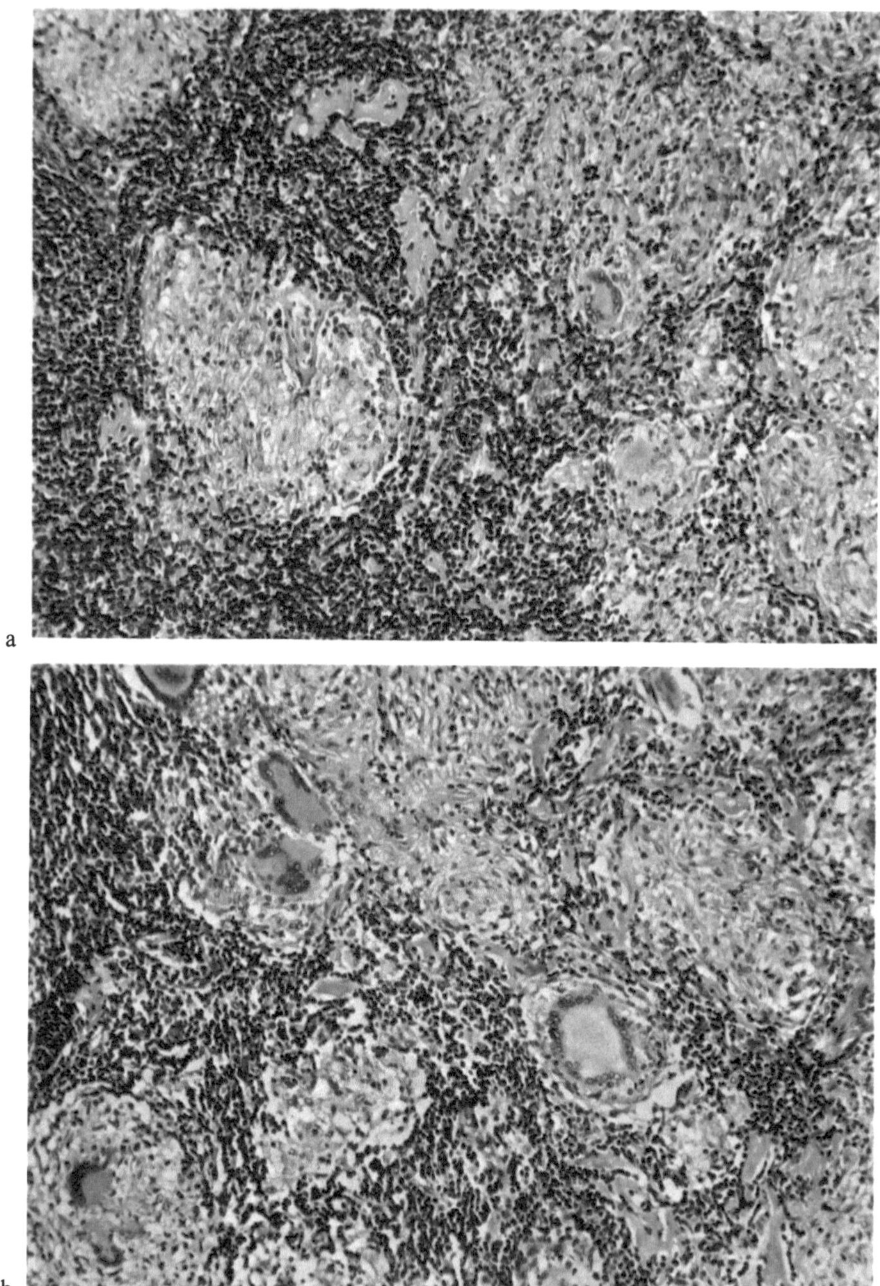

Abb. 116a u. b. Morbus Crohn: epitheloidzellige Granulome in tieferen Darmwandschichten.
Färbung: HE. Vergr. 320:1 (a). Morbus Crohn: epitheloidzellige Granulome mit Riesenzellen.
Färbung: HE. Vergr. 410:1 (b)

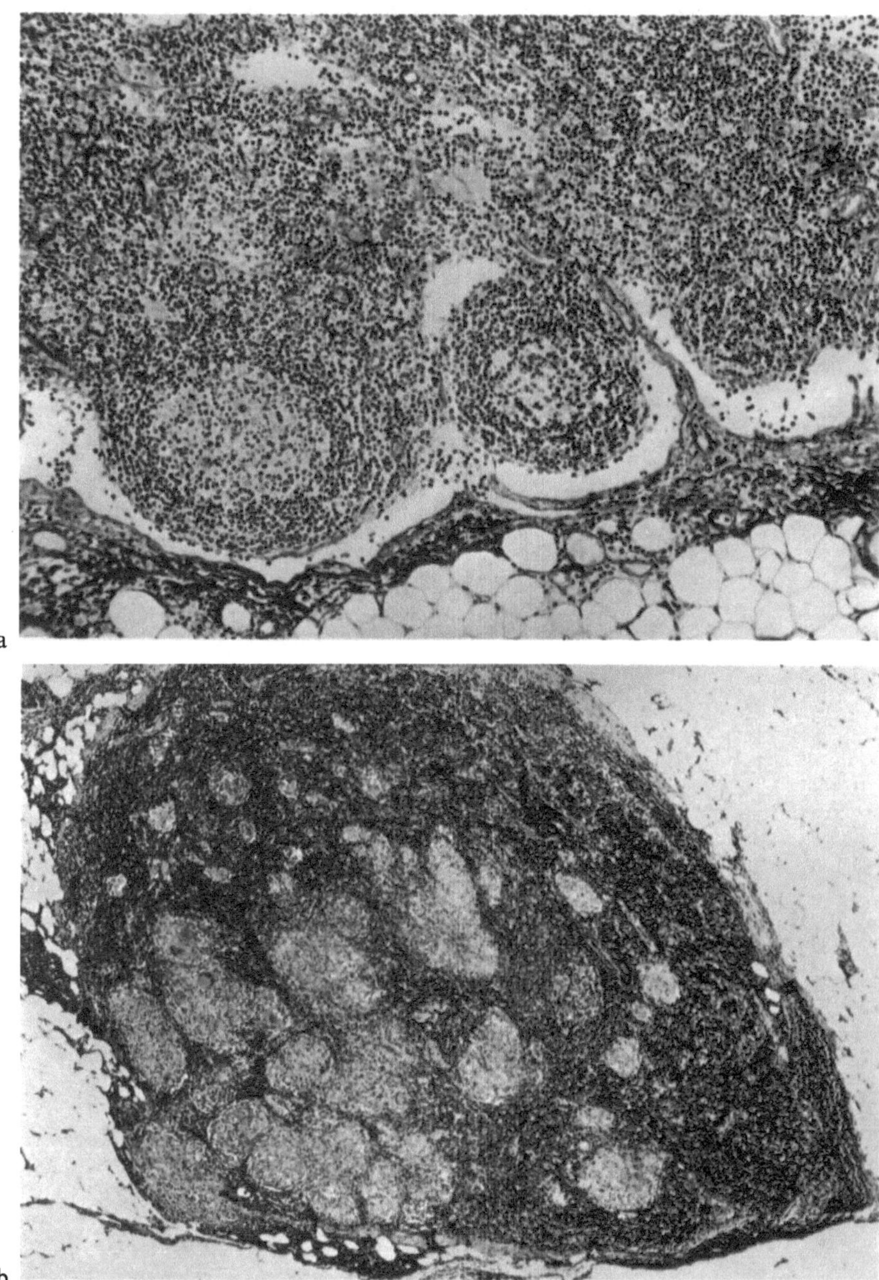

Abb. 117a u. b. Morbus Crohn: mesenterialer Lymphknoten mit unspezifischer Lymph-
adenitis und Perilymphadenitis. Färbung: HE. Vergr. 320:1 (a). Morbus Crohn: mesenterialer
Lymphknoten mit ausgeprägter epitheloidzellig-granulomatöser Lymphadenitis. Färbung:
HE. Vergr. 60:1 (b)

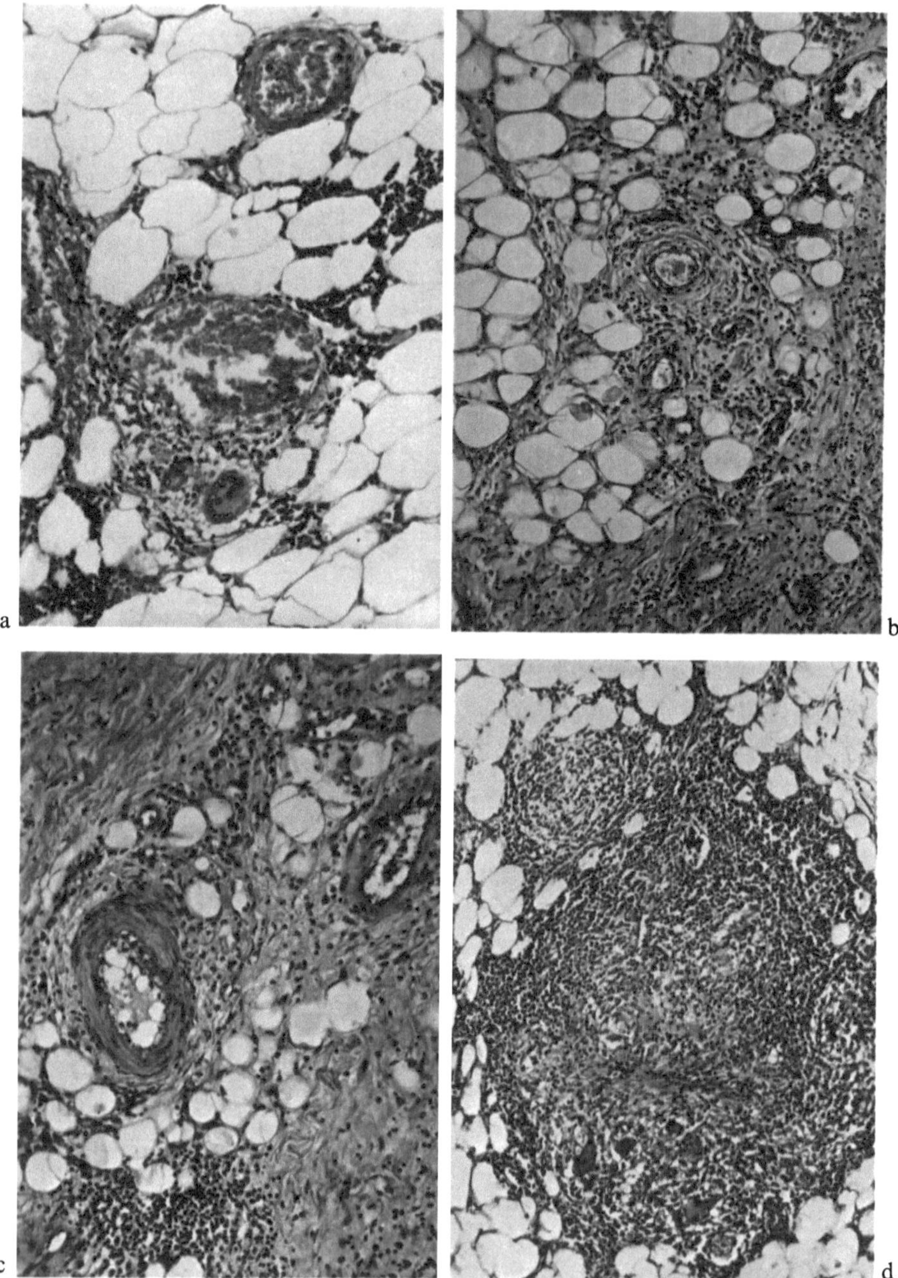

Abb. 118a–d. Morbus Crohn: entzündlich-granulomatöse Reaktionen des Mesenterium.
Färbung: HE. Vergr. 180:1 (a, b, d) und 320:1 (c)

(vgl.: MITCHELL u. REES, 1970; KRAUSPE, 1972). Damit erhebt sich zwangsläufig die Frage nach der Spezifität und nach der histologisch-diagnostischen Wertigkeit dieser Granulome, die in allen Darmwandschichten, von der Tela propria mucosae bis zur Serosa, im Mesenterium und in den regionären Lymphknoten (Abb. 117 und 118) gefunden werden. Angaben über die Häufigkeit der Granulome indessen schwanken. Nach VECSEI (1958) kommen Granulome sehr regelmäßig bei allen regionären Enteritiden vor. WARREN u. SOMMERS (1948) sahen sie in 83% ihrer Fälle, MORSON (1971, 1972) fand sie in 60%. WILLIAMS (1964) sah eine „diffuse granulomatöse Entzündung" in 27%, eine „fokale Granulomatose" in 50%. In 10% der fokalen Granulomatosen fand WILLIAMS sog. Schaumann-Körper. Die „fokale Granulomatose" soll von der Sarkoidose (histologisch) *nicht* zu unterscheiden sein.

Die Granulome besitzen ein retikuläres Stroma, sie werden von lymphoiden Zellen umgrenzt (Abb. 116). Zentrale Verkäsungen fehlen. Der Nachweis säurefester Stäbchen oder anderer Erreger konnte bislang weder in histologischen Präparaten noch in der Bakterienkultur oder in Tierversuchen erbracht werden (vgl. auch Colitis Crohn). Hyalinosen und fibröse Umwandlungen der Granulome kommen vor.

Da die Granulome nicht bei allen Fällen des Morbus Crohn vorkommen, zum Teil auch bei anderen intestinalen Erkrankungen (abgesehen von Tuberkulose und Sarkoidose) als unspezifische Reaktion auftreten können, dürfen sie keinesfalls als pathognomonisch für den Morbus Crohn gewertet werden (Lit.: KRAUSPE, 1961, 1967, 1972).

Der progrediente sklerosierende Entzündungsprozeß bleibt nicht auf die Darmwand beschränkt. Auch im Hinblick auf die Ätiologie und Pathogenese des Morbus Crohn haben Alterationen der mesenterialen Lymphknoten eine besondere Beachtung gefunden. Zumeist bestehen nur unspezifische Veränderungen, insbesondere *Follikelhyperplasien* (Lit.: COOK, 1972). VAN PATTER u. Mitarb. (1954) fanden Follikelhyperplasien in 64,5%, in 49,1% einen Sinuskatarrh und in 35,5% eine „diffuse Endothelhyperplasie" der Sinus. Nur selten besteht eine Plasmozytose. Epitheloidzellherde mit Riesenzellen bzw. tuberkuloide Granulome kommen nach LENNERT (1961) in 13,3%, nach VAN PATTER u. Mitarb. (1954) in 28,8% vor. MORSON (1971) fand sie in 25%. Zentrale Verkäsungen innerhalb der Granulome fehlen auch in den Lymphknoten.

Im weiteren kommt es zu ausgeprägten Kapselvernarbungen und zu einer Sklerosierung des perilymphonodulären und mesenterialen Bindegewebes in Verbindung mit einer progressiv-obliterierenden Lymphangitis. Aus diesen histologischen Befunden schlossen WARREN u. SOMMERS (1948), daß der Enteritis regionalis eine „*Lymphangitis granulomatosa progressiva*" zugrunde liegt.

5. Lokale Komplikationen

Die häufigsten lokalen Komplikationen sind Stenosen, Fisteln und Abszesse (Lit.: GLOTZER u. SILEN, 1971; WILLIAMS, 1972; KASPER, 1972).

Stenosen treten in 30–40% auf (BANKS u. Mitarb., 1969; BRILL u. Mitarb., 1969; KRAUSE u. Mitarb., 1971). Intestinale Obstruktionen stellen in 27–30%

die primäre Indikation zur stationären Aufnahme und chirurgischen Intervention dar (BANKS u. Mitarb., 1969). Nach operativen Eingriffen kommt es in 24–41% zur erneuten Stenosierung (Lit.: WILLIAMS, 1972; DEDOMBAL, 1972). Chirurgische Eingriffe sind mit einer Frühletalität von 3–5% belastet (DEDOMBAL, 1972).

Fisteln treten in 30–45% auf. Davon entfallen nach KYLE (1969) 10% auf externe, 11% auf interne und 19% auf ano-rektale Fisteln. Relativ selten entwickeln sich intestino-vesikale und intestino-vaginale Fisteln (Lit.: WILLIAMS, 1972). Postoperative Fistelbildungen (z.B. nach Appendektomien) werden bis zu 30% beobachtet (Lit.: DOTEVALL u. KOCK, 1969; WILLIAMS, 1972; DEDOMBAL, 1972).

Freie *Perforationen,* vor allem der prästenotischen Darmabschnitte, sind zwar selten, mit einer Letalität von 20–25% aber besonders gefürchtet (Lit.: NASR u. Mitarb., 1969; WAGNER u. BAUER, 1972; WILLIAMS, 1972). Möglicherweise spielen Kortikosteroide eine die Perforation begünstigende Rolle (MELLASSONOS u. SMITH, 1960; BOURDE u. Mitarb., 1971). BRILL u. Mitarb. (1969) fanden bei ihren steroidbehandelten Patienten eine Perforationsrate von immerhin 33%.

Über intra-abdominelle *Abszesse* nach Azathioprin-Therapie haben NORTHFIELD u. ROBERTS (1972) berichtet.

Über *Malabsorptions*-Symptome beim Morbus Crohn liegen umfangreiche Untersuchungen vor (Lit.: BOOTH u. Mitarb., 1964; SCHOFIELD, 1967; SMITH u. BALTOUR, 1972; PALLIS u. LEWIS, 1974). Sie sind abhängig von der Lokalisation der Erkrankung und vom Ausmaß der erkrankten Darmabschnitte. Insbesondere die (diffuse) Jejuno-Ileitis geht mit schweren Malabsorptions-Symptomen einher. Die symptomatischen hämolytischen Anämien beim Morbus Crohn beruhen wenigstens in einem Teil der Fälle auf einer gestörten und mangelhaften Resorption von Vitamin B_{12} und Folsäure (VANDENBROUCKE u. Mitarb., 1968; SELGRAD u. Mitarb., 1970). Massive intestinale Blutungen sind selten (SPARBERG u. KIRSNER, 1966).

Rezidive. Die Enteritis regionalis Crohn neigt in relativ hohem Prozentsatz zur „spontanen" Ausbreitung in distaler und proximaler Richtung (Lit.: FAHRLÄNDER u. SHALEV, 1974). Diese „spontane" Ausbreitung gehört nach DEDOMBAL u. Mitarb. (1971a und b) zum Wesen des Morbus Crohn; sie gilt als Ausdruck einer „generellen Krankheitsaktivität".

Auch die postoperative Rezidivrate (LENNARD-JONES u. STALDER, 1967; COOK, 1972; COHEN u. LUTTWAK, 1972; KYLE, 1972) liegt hoch, bis zu 60% nach FAHRLÄNDER u. SHALEV (1974). Nach übereinstimmender Erfahrung der meisten Autoren treten die postoperativen Rezidive meist schon innerhalb der ersten 2–3 Jahre nach der primären Resektion auf. Die Zahl der Rezidive wird durch ausgedehnte Resektionen weit im Gesunden offenbar nicht vermindert (DEDOMBAL u. Mitarb., 1971a und b).

6. Enteritis regionalis und maligne Tumoren des Dünndarmes

Nach neueren Untersuchungen besteht zwischen dem Morbus Crohn und dem Auftreten von bösartigen Tumoren des Dünndarms eine signifikant positive Syntropie (MOROWITZ u. Mitarb., 1968; SHELL u. Mitarb., 1968; PARRISH u. Mit-

arb., 1968; CANTWELL u. Mitarb., 1968; TYERS u. Mitarb., 1969; WYATT, 1969;
GOLDMAN u. Mitarb., 1970; FIELDING u. Mitarb., 1972). Es handelt sich sowohl
um Karzinome als auch um Sarkome (Retikulumzellsarkome) (HUGHES, 1955;
WYBURN-MASON, 1968; FIELDING u. Mitarb., 1972). MOTTET (1971) hat 21 Morbus-Crohn-Fälle mit Karzinomen des Dünn- und Dickdarmes zusammengestellt.
Bezüglich der Dünndarmkarzinome ergibt sich hieraus eine durchschnittliche
Latenzzeit (Erstmanifestation der Enteritis regionalis — diagnostisch gesichertes
Karzinom) von 14,6 Jahren (Grenzwerte: $2^1/_2$–35 Jahre). In der Regel handelt
es sich um solitäre Tumoren. BERSACK u. Mitarb. (1958), TYERS u. Mitarb.
(1969), PAPP u. POLLARD (1971) sowie CLEMMENSEN u. JOHANSEN (1972) berichteten allerdings auch über multitop entstandene Dünndarmkarzinome.

1973 wurde von FRANK u. SHOREY eine *Häufung* von Karzinomen in funktionell ausgeschalteten, aber in situ belassenen, granulomatös erkrankten Dünndarmabschnitten nachgewiesen (vgl. auch: TYERS, 1969; FARMER u. Mitarb.,
1970; SCHULMAN, 1970; STEIGER u. DUDRICK, 1970; BROWN u. Mitarb., 1970;
GOLDMAN u. Mitarb., 1970; BRUNI u. Mitarb., 1971; ALEXANDER-WILLIAMS
u. Mitarb., 1972). 44% aller malignen Tumoren finden sich beim Morbus Crohn
in ausgeschalteten Segmenten (DIKMAN u. TOKER, 1973). DIKMAN u. TOKER
(1973) beschrieben in funktionell ausgeschalteten Segmenten auch ein sog. *Ente-
roblastom,* einen malignen Tumor, der aus karzinomatösen und embryonal-
rhabdomyomatösen Anteilen aufgebaut war.

WOOD u. Mitarb. (1970) berichteten über die Koinzidenz zwischen einer
regionalen Enteritis und einem Dünndarmkarzinoid.

7. Systemische Komplikationen

7.1. Haut

Von besonderer Bedeutung im Ablauf des Morbus Crohn sind Hautveränderungen (Tabelle 39) (BISHOPRIC u. BRACKEN, 1964; GRAY u. Mitarb., 1965;
MCCALLUM u. KINMON, 1968; MOUNTAIN, 1970; KRAUSE u. Mitarb., 1971; WAG-
NER, 1971; BRENNER u. DELANY, 1972). Ihre Pathogenese ist unklar; Angaben
über ihre Häufigkeit differieren zum Teil erheblich. Nach DYER u. Mitarb. (1970)
muß in 20% mit Hauterkrankungen gerechnet werden; MCCALLUM u. KINMON
(1968) fanden Hautveränderungen sogar in 44%.

Fisteln im Bereich der Bauchhaut treten fast ausnahmslos nach chirurgischen
Interventionen am erkrankten Darm auf, nach CROHN (1958) und BOCKUS (1965)
in 5–10%, nach DAFFNER u. BROWN (1958) in 12% und nach VAN PATTER u.Mit-
arb. (1954) sogar in 21,3% (peristomale Ulzera: MOUNTAIN, 1970).

Perianale Fisteln und *ischio-rektale Abszesse* können vom erkrankten Darm
ausgehen (Lit.: STELZNER, 1959). CROHN u. YARNIS (1958) vermuten, daß peri-
anale Fistelgänge durch die Einwirkung proteolytischer Enzyme, die aus dem
erkrankten Darm frei werden, entstehen. Nach VAN PATTER u. Mitarb. (1954)
entwickeln sich Perianalfisteln aus entzündeten Morgagni-Krypten. Es bleibt
offen, warum es bei der Enteritis regionalis so häufig und oft schon Jahre
vor der intestinalen Symptomatik zu diesen „Komplikationen" kommt. GRAY

Tabelle 39. Hautveränderungen bei Enteritis regionalis Crohn. (In Anlehnung an McCallum u. Kinmont (1968); zusammengestellt nach Wagner, 1971)

1. Hautveränderungen durch *direktes* Übergreifen des Morbus Crohn auf die Haut
   Ulzerationen und Fisteln der Bauchhaut
   perianale Ulzerationen
   ischio-rektale Abszesse
   peristomale Ulzerationen
2. Hautveränderungen mit sarkoid-artigen Granulomen
   Ulzera
   Papeln
3. Vaskuläre, hyperergische Reaktionen
   Erythema nodosum
   Pyoderma gangraenosum
   kutane Polyarteriitis nodosa
4. (Mittelbare) Hautveränderungen infolge von Auswirkungen auf den Gesamtorganismus
   Trommelschlägelfinger
   Palmarerythem
   Glossitis, Ulzerationen, Furunkulose, chloasma-artige
   Veränderungen (Malabsorptions-Symptom)
   Thrombophlebitiden, postthrombotisches Syndrom
5. Verschiedenes
   Prurigo papulosa
   oro-genitale Ulzerationen, ähnlich dem Behçet-Syndrom
   Epidermolysis bullosa
   Rosazea
   Vitiligo

u. Mitarb. (1965) vermuten, daß — analog dem terminalen Ileum — der Reichtum an lymphatischem Gewebe eine entscheidende Rolle für die Entstehung perianaler Fisteln spielt. Möglicherweise handelt es sich aber auch um isolierte Morbus-Crohn-Manifestationen im lymphatischen Gewebe des Perianalringes (Gray u. Mitarb., 1965). Perianalfisteln werden in 42% (Crohn u. Yarnis, 1958) bis 64% (van Patter u. Mitarb., 1954) gefunden. Dadurch erhalten sie gewissermaßen eine *diagnostische Leitfunktion* (Wagner, 1971). Das makroskopische Erscheinungsbild ist unspezifisch. Die Wundränder sind unregelmäßig begrenzt, unterminiert. Das umgebende Gewebe ist ödematös verdickt, blaß- bis blau-rot und indolent. Histologisch findet man in der Hälfte der Fälle epitheloidzellige Granulome mit Riesenzellen. Diese Granulome sind beim Fehlen zentraler Nekrosen für eine Enteritis regionalis nahezu beweisend (Gray u. Mitarb., 1954; Lockhart-Mummery, 1965; Lockhart-Mummery u. Morson, 1964; Morson u. Lockhart-Mummery, 1959). Andersen u. Bogoch (1968) fanden zwar in 43,3% ihrer im Dünndarm lokalisierten Morbus-Crohn-Fälle unspezifisch-entzündliche Infiltrate in der Rektum- bzw. Analschleimhaut, jedoch in keinem Fall epitheloidzellige Granulome. Fistelrezidive sind häufig (Morson u. Lockart-Mummery, 1959; McCallum u. Kinmoun, 1968). Zufolge tiefreichender Entzündungsprozesse kann zuweilen eine bindegewebige Schrumpfung des retroproktischen Gewebes auftreten (Eklöf, 1971).

Granulomatöse Hautalterationen ohne Zusammenhang mit intestino-cutanen Fistelgängen können teils als Ulzera, teils als papulomatöse Hautveränderungen gefunden werden (McCallum u. Kinmoun, 1968; Wagner, 1971).

Das *Erythema nodosum* ist selten; VAN PATTER u. Mitarb. (1954) sahen es bei 5 von 600 Patienten, CROHN u. YARNIS (1958) bei 7 von 676 und DAFFNER u. BROWN (1958) bei 2 von 100. Das Erythema nodosum soll allerdings die Aktivität der intestinalen Erkrankung widerspiegeln (VAN PATTER u. Mitarb., 1954; WAGNER, 1971).

Gangräneszierende Pyodermien (BRUNSTING u. Mitarb., 1930) sind beim Morbus Crohn gelegentlich beschrieben worden (VAN PATTER u. Mitarb., 1954; MCCALLUM u. KINMOUN, 1968; STATHERS u. Mitarb., 1967). Die Hautveränderungen variieren von kleinen entzündlichen Knötchen bis zu ausgedehnten, flächenhaften Ulzerationen mit blau-rotem Rand. Die Unterschenkel sollen bevorzugt befallen sein (WAGNER, 1971).

Ätiologie und Pathogenese gangräneszierender Pyodermien im Ablauf der Enteritis Crohn sind unklar. Möglicherweise liegt dem Pyoderma gangraenosum pathogenetisch ein Shwartzman-Sanarelli-Phänomen zugrunde (ROSTENBERG, 1953; vgl. auch Bd. VII). JABLONSKA (1964) vermutet hyperergische Reaktionen gegenüber Lipopolysacchariden gramnegativer Bakterien des Magen-Darm-Traktes.

Entzündungen der kutanen Blut- und Lymphgefäße sind bei der Enteritis regionalis keinesfalls selten, häufiger jedenfalls als bei der Colitis ulcerosa. Nach KRAUSPE (1972) muß zwischen Angiitiden, die durch den lokalen Entzündungsprozeß des Darmes ausgelöst werden, und koexistenten systematisierten Gefäßerkrankungen, etwa einer Arteriitis nodosa (DYER u. Mitarb., 1970) oder der Mondorschen Krankheit oberflächlicher Hautvenen, unterschieden werden. Bezüglich weiterer Hauterscheinungen (urogenitale Ulzerationen, Epidermolysis bullosa-artige Affektionen) beim Morbus Crohn, die überwiegend nur als Einzelbeobachtungen vorliegen, sei auf folgende Publikationen verwiesen: BISHOPRIC u. BRACKEN (1964), GRAY u. Mitarb. (1965), MCCALLUM u. KINMOUNT (1968), HAMMER u. Mitarb. (1968) und WAGNER (1971).

7.2. Gelenkaffektionen

Die Häufigkeit der Gelenkaffektionen liegt je nach Statistik zwischen 2,4 und 7,5% (Lit.: SOREN, 1966a und b; MOTTET, 1971). Ankylosierende Spondylitiden und Polyarthritiden sind bei Morbus-Crohn-Patienten häufiger als erwartet werden kann (ACHESON, 1960; MCBRIDE u. Mitarb., 1963; HAMMER u. Mitarb., 1968). Vorwiegend befallen sind Knie-, Knöchel- und Metakarpalgelenke, seltener das Iliosakralgelenk (WAGNER, 1969). Die Intensität der histologisch nachweisbaren Gelenkveränderungen korrespondiert nach SOREN (1966a) mit der Aktivität der intestinal manifestierten Krankheit. NEALE u. Mitarb. (1968) beschrieben eine symmetrische Periostitis der langen Röhrenknochen. Über Beteiligungen des Skeletsystems beim Morbus Crohn orientiert eine neuere Arbeit von WAGNER (1971).

7.3. Leber und Pankreas

Komplikationen seitens der Leber sind vielfältig (Lit.: CHAPIN u. Mitarb., 1956; PALMER u. Mitarb., 1963; MAURER u. Mitarb., 1967; VALDEZ-DAPENA

u. STEIN, 1970; COHEN u. Mitarb., 1971; EADE u. Mitarb., 1971; MÖRL u. GRÜ-
TER, 1975). CHAPIN u. Mitarb. (1956) fanden in 51% ihrer Fälle eine Leberzellver-
fettung variabler Expressivität, jeweils in 36% (von Autopsiefällen) „fokale Le-
berzellnekrosen" und leukozytäre Infiltrate der Portalfelder (vgl. auch: RAPPA-
PORT u. Mitarb., 1951; KLECKNER, 1956; MÜLLER-WIELAND, 1972). Hepatitiden,
(portale) Zirrhosen, epitheloidzellige Granulome mit Riesenzellen, Pericholangitiden und sklerosierende Cholangitiden sind mehrfach beschrieben worden
(WARREN u. SOMMERS, 1948; CHAPIN u. Mitarb., 1956; KLECKNER, 1956;
MAURER u. Mitarb., 1967; KAPLAN u. Mitarb., 1960; KETTNER, 1970). Im Anschluß an tiefe Fistelgänge und Exulzerationen des Darmes kann es zur Entwicklung eitriger Pylephlebitiden der Pfortader mit Leberabszessen kommen (CHAPIN
u. Mitarb., 1956; SPARBERG u. Mitarb., 1965).

Pankreas-Läsionen treten nach CHAPIN u. Mitarb. (1956) in 38% als interlo-
buläre und periduktuläre Fibrosen, in 31% als zystische Erweiterungen der
Acini auf. Die Ursache der „azinären Dilatation" ist unbekannt. LEGGE u. Mitarb. (1971) beschrieben bei 3 von 10 Patienten mit einer im Duodenum lokalisierten Enteritis regionalis eine Pankreatitis.

7.4. Nieren

Nierensteine bei chronisch-entzündlichen Darmerkrankungen sind über-
durchschnittlich häufig. GELZAYD u. Mitarb. (1968) fanden bei 885 Patienten
in 7,2% eine Nephrolithiasis; diese liegt beim Morbus Crohn mit 10,9% am
höchsten. Der Prozentsatz an Nierensteinen bei allen in den USA hospitalisierten
Kranken liegt lediglich bei 0,1% (Lit.: KIRSNER, 1969). Als Ursache der vermehrten Steinbildung werden bakterielle Infektionen des Urogenitaltraktes, erniedrig-
tes Harnvolumen sowie erhöhte Kalzium- und Harnsäurekonzentrationen angesehen).

OLSAN u. SUSSMAN (1948) sowie COHEN u. FISHMAN (1949) berichteten erstmals über sekundäre Amyloidosen bei der Enteritis regionalis (Tabelle 40). Die
Niere ist in der Regel mitbeteiligt und im Rahmen dieser Komplikation nicht
selten Todesursache (JANOWITZ u. PRESENT, 1966; BRYS u. Mitarb., 1972; vgl.
auch REYNOLDS u. WILBER, 1972).

8. Anmerkungen zur Ätiologie und Pathogenese

Ätiologie und Pathogenese der Enteritis regionalis Crohn sind noch immer
ungeklärt. Bei kritischer Durchsicht der Literatur erhebt sich die Frage, ob
überhaupt ein kausalgenetisch einheitliches Krankheitsbild vorliegt. Numerisch-
taxonomische Untersuchungen haben gezeigt, daß Morbus-Crohn-Kollektive
offenbar aus heterogenen Krankheitseinheiten zusammengesetzt sind (SACKIN
u. SNEATH, 1970).

Aus dem gehäuften familiären Vorkommen kann auf einen genetischen Faktor geschlossen werden (CROHN u. YARNIS, 1958; KIRSNER u. SPENCER, 1963;
SHERLOCK u. Mitarb., 1963; HAMMER u. Mitarb., 1968; HISLOP u. KERR GRANT,

Tabelle 40. Enteritis regionalis und Amyloidose. (Zusammengestellt nach MOTTET, 1971)

Autoren	Fallzahl	Dauer der Symptome (Jahre)	Organmanifestation	
			schwer	leicht
OLSAN u. SUSSMAN, 1948	1	10	Nieren Milz Nebennieren	Schilddrüse Herz
COHEN u. FISHMAN, 1949	1	14	Nieren Nebennieren Blutgefäße	Milz Pankreas
HIRST u. MUNSON, 1953	1	4	Nieren Nebennieren Leber Blutgefäße	Milz
CHAPIN u. Mitarb., 1956	2	—	Nieren Nebennieren Leber	
WERTHER u. Mitarb., 1960	4	8	Nieren Nebennieren Blutgefäße	Milz Leber Knochenmark
		10	Nieren Nebennieren Milz Blutgefäße	Herz Endometrium Haut Schilddrüse Gastrointestinum Pankreas
		4	Milz	
		10	Milz	Leber Nieren
BRIGGS, 1961	1	—	—	—
PALMER u. Mitarb., 1963	1	—	—	—
OGG, 1965	2	11	Nieren	
		25	Nieren Leber	
WEISIGER u. LAN, 1966	1	18	Nieren Intestinum Milz Nebennieren	Leber Herz Pankreas Blutgefäße

1969; zusammenfassende Übersicht: MCCONNELL, 1972). Aus der Beobachtung, daß eine Umgehungsanastomose zunächst (vgl. 6.: maligne Tumoren) einen günstigen Einfluß auf den Verlauf der Entzündung haben kann, wurde gefolgert, daß Substanzen des Darminhaltes das Krankheitsgeschehen induzieren oder mitbestimmen könnten (Übersicht: WILLIAMS, 1972; DEDOMBAL, 1972). Diskutiert werden toxische Substanzen der Nahrung oder auch toxische Stoffwechselprodukte der ortsansässigen Bakterien (DOTEVALL u. KOCK, 1968). WARREN u. SOMMERS (1948) und JANOWITZ u. PRESENT (1966) bezeichnen die mutmaßliche, von der Lichtung her wirkende Noxe unverbindlich als „irritative lipid substance". „Metabolische Defekte", Lactasemangel (CHALFIN u. HOLT, 1967) oder ein Mangel an Glucose-6-Phosphat-Dehydrogenase (SHEEHAN u. Mitarb., 1967), sind sehr wahrscheinlich sekundärer Natur und ätiologisch bedeutungslos.

Die ätiologische Bedeutung von Bakterien und Viren ist zwar immer wieder diskutiert, bis heute aber nicht schlüssig bewiesen worden (Lit.: MOTTET, 1971; KRAUSPE, 1972; DYKES, 1972; FARMER u. Mitarb., 1973; BEEKEN u. KANICH, 1973). 1971 konnten in elektronenmikroskopischen Untersuchungen erstmals Bakterien in der Lamina propria mucosae und in der Submukosa, und zwar weit entfernt von oberflächlichen oder fissuralen Ulzera, sowie in neutrophilen Granulozyten nachgewiesen werden (ALUWIHARE, 1971; vgl. auch: ALUWIHARE, 1972). Der Beweis, daß diesen Bakterien eine ätiologische oder pathogenetische Bedeutung zukommt, steht allerdings noch aus. Immerhin zeigen sich gewisse Ähnlichkeiten zur Shigellose (Lit.: TAKEUCHI u. Mitarb., 1965) und zum Morbus Whipple (Lit.: OTTO, 1975), bei denen die ätiologische Bedeutung der Bakterien als gesichert angesehen werden kann.

Beim Morbus Crohn (vor allem im Bereich des Kolons) lassen sich ähnliche Immunreaktionen wie bei der ulzerösen Colitis nachweisen (Übersicht: KRAFT u. KIRSNER, 1966, 1971; GINSBERG, 1971; DYKES, 1972; RICHENS u. Mitarb., 1973). In hohem Prozentsatz findet man zirkulierende Antikörper gegen Kolonmukosa (Tabelle 41) (LAGERCRANTZ u. Mitarb., 1966; THAYER u. Mitarb., 1969; DEODHAR u. Mitarb., 1969). Nach Untersuchungen von DEODHAR u. Mitarb. (1969) ist mit Hilfe der Antikörperbestimmung eine Differentialdiagnose zwischen Colitis ulcerosa und Morbus Crohn nicht möglich. Eine direkte Korrelation zwischen der Höhe des Antikörpertiters und der (klinischen) Krankheitsintensität besteht offenbar nicht. Erhöht sind in der Regel auch die Immunglobuline (ASQUITH u. Mitarb., 1971). RIPPEY u. SOMMERS (1967) fanden eine deutliche Zunahme und „Hyperplasie" der Plasmazellen innerhalb der „Crohn-Segmente". Lymphozyten von Morbus-Crohn-Patienten wirken in vitro zytotoxisch auf allogene Kolonepithelien (Tabelle 42) (SHORTER u. Mitarb., 1969), nicht aber auf Dünndarmepithelien. Warum bei diesen sehr ähnlichen Immunreaktionen morphologisch so unterschiedliche Gewebsalterationen auftreten, bleibt offen.

Tabelle 41. Zusammenstellung zirkulierender Antikörper bei Morbus Crohn und bei Colitis ulcerosa. (Zusammengestellt nach DYKE, 1972)

Autoren	Antigen		Test	Morbus Crohn			Colitis ulcerosa		
	Gewebe	Spezies		Fallzahl	positiv	(%)	Fallzahl	positiv	(%)
HARRISON, 1965	Duodenum Kolon	Mensch	FA	42	0	0	200	27	13,5
WRIGHT u. TRUELOVE, 1966	Kolon	Mensch	FA	38	0	0	273	43	15,8
LAGERCRANTZ u. Mitarb., 1966	Zökum Stuhl	keimfreie Ratten	Ha FA	18 9	12 6	67 67	101 28	55 14	56,0 50,0
DEODHAR u. Mitarb., 1969	Kolon	keimfreie Ratten	Ha	35	25	71	41	29	71,0
THAYER u. Mitarb., 1969	Kolon	keimfreie Ratten	Ha	36	11	30	91	25	27,0
	E. coli 0 14	Bakterien	Ha	36	14	39	91	32	35,0

FA Fluoreszin-markierte Antikörper; Ha Hämagglutination

Tabelle 42. Befunde zur zellulären Immunität bei Morbus Crohn und Colitis ulcerosa. (Zusammengestellt nach DYKE, 1972)

Autoren	Antigen	Technik	Morbus Crohn		Colitis ulcerosa	
			Fallzahl	Effekt	Fallzahl	Effekt
SHORTER u.Mitarb., 1969	normales menschliches Kolon	Zytotoxizität gegen Kolonepithelien	14	27,6% geschädigt	13	28,4% geschädigt
BENDIXEN, 1969	menschliches fetales Darmgewebe	Leukozytenmigrations-Test	34	positiv in 9%	36	positiv in 56%
WILLOUGHBY u. MITCHELL, 1971	Kveim-Antigen	Leukozytenmigrations-Inhibitionstest	18	positiv in 67%	9	positiv in 0%
PINEDO u. WATSON, 1971	Kolon u. Fäzes bei Colitis ulcerosa	Lymphozytentransformation	8	erhöht in 5%	10	erhöht in 2%
DYKES, 1971	Ileostomie-Ausfluß	Makrophagenmigrations-Inhibition	20	positiv in 14%	6	positiv in 3%

Möglicherweise wird das morphologische Erscheinungsbild durch individuell-endogene Faktoren moduliert (Lancet 1970, Editorial). Gelegentlich ist die Enteritis regionalis mit einer Colitis ulcerosa kombiniert; dabei können beide Krankheiten synchron oder metachron auftreten (SHERLOCK u. Mitarb., 1963; ALMY u. SHERLOCK, 1966; BABB u. KIERALDO, 1971; Lit.: KRAUSPE, 1972; McCONNELL, 1972).

Als HADFIELD (1939; BLACKBURN, HADFIELD u. HUNT, 1939) die epitheloidzelligen Granulome beim Morbus Crohn untersuchte, hielt er sie für Manifestationen der Boeck-Sarkoidose. Zusammenhänge zwischen regionaler Enteritis und Sarkoidose werden zumeist aber abgelehnt. Die Sarkoidose stellt eine systematisierte Granulomatose dar (KALKHOFF, 1970; vgl. auch OTTO u. Mitarb., 1975); gastrointestinale Manifestationen sind höchst selten. Das gemeinsame Vorkommen von Enteritis und Sarkoidose gilt als ausgesprochene Rarität (PADILLA u. SPARBERG, 1972). Bei der Enteritis regionalis findet sich häufig aber ein Zustand *immunologischer Anergie,* der im wesentlichen die Reaktion vom verzögerten Typ betrifft. Immunologische Anergie wird auch bei der Sarkoidose (ebenso bei Morbus Hodgkin und anderen lympho-retikulären Systemerkrankungen) beobachtet. Tuberkulinreaktionen werden in einem gewissen Prozentsatz während der Erkrankung negativ; eine DNCB-Überempfindlichkeit vom verzögerten Typ kann nicht ausgelöst werden (VERIER u. Mitarb., 1969). Die Lymphozytentransformation erscheint gestört und beim Makrophagen-Migrations-Inhibitionstest findet sich keinesfalls immer eine positive Reaktion (BINDER u. Mitarb., 1966; WANGEL, 1966; BENDIXEN, 1969, 1971; WEEKE u. BENDIXEN, 1969; PARENT u. Mitarb., 1971).

Im Gegensatz zu früheren Untersuchungen ist es neuerdings gelungen, mit Milzextrakten von Morbus-Crohn-Patienten einen positiven *Kveim*-Test durchzuführen (MITCHELL, 1969, 1970; MITCHELL u. REES, 1970; MITCHELL u. Mitarb.,

1970a und b). Durch Inokulation von Homogenaten aus Darm- und Lymphknotengewebe Morbus-Crohn-kranker Patienten in die Fußsohlen von gesunden und immunologisch geschwächten Mäusen konnten „typische Crohn-Granulome" nachgewiesen werden, die vollständig erst nach 6–24 Monaten entwickelt waren (MITCHELL u. REES, 1970). Der Kveim-Test war nur bei einem Teil der Tiere positiv. Ähnliche Ergebnisse konnten auch nach Inokulation von Sarkoidose-kranken Gewebshomogenaten erzielt werden. Aus diesen Untersuchungen geht hervor, daß eine Übertragbarkeit der Morbus-Crohn- und Sarkoidose-Antigene auf die Maus durchaus möglich ist, und daß zwischen Morbus-Crohn- und Sarkoid-Antigenen bei immunreaktiven Tieren und Menschen eine Kreuzreaktion zwischen beiden Antigenen besteht. MITCHELL u. Mitarb. (1970a und b) diskutieren ein ähnliches oder gar identisches Antigen für beide Krankheiten. Allgemein-klinische Erwägungen sprechen indessen gegen eine Identität beider Syndrome; zudem wird in neueren Untersuchungen die Spezifität der auch histologisch bestätigten Kveim-Reaktion in Frage gestellt (ISRAEL u. GOLDSTEIN, 1971).

Die entzündlichen Veränderungen der Enterocolitis Crohn zeigen die Tendenz zur transmuralen Ausbreitung mit Einbeziehung aller Wandschichten (,,fullwall (entero-)colitis": KENT u. Mitarb., 1970). Nach Ansicht zahlreicher Autoren spricht bezüglich der formalen Pathogenese vieles dafür, daß der primäre Angriffspunkt beim Morbus Crohn das Lymphgefäßsystem bzw. das lymphoretikuläre Gewebe der Darmwand ist (HADFIELD, 1939; BLACKBURN u. Mitarb., 1939; RAPPAPORT u. Mitarb., 1951; AMMANN u. BOCKUS, 1961; HAWK u. Mitarb., 1967). Auch die aphthösen Ulzerationen entstehen in der Regel über entzündlich geschwollenen lymphatischen Aggregaten. Die primäre Alteration aber in einer (entzündlichen?) Obstruktion der Lymphwege sehen zu wollen (Lit.: KANE, 1972), erscheint zu mechanistisch. Auch das tierexperimentell erzeugbare Lymphödem des Darmes kann u.E. kein ersthaftes Argument für diese Anschauung sein.

Anhang: „Bauhinite oedémateuse aigue"

Es handelt sich um ein seltenes, jedoch sehr charakteristisches Krankheitsbild mit *pseudotumoraler Verdickung* der ileozökalen Region (DEBRAY u. Mitarb., 1953; DAVIDOVITCH, 1954; LILLA, 1960). Eine nennenswerte Beteiligung der Lymphknoten liegt nicht vor. Histologisch (ausführliche Übersicht bei LILLA, 1960) besteht eine Arteriolitis mit fibrinoiden Wandnekrosen sowohl der Mesenterialplatte als auch der tieferen Wandschichten von Ileum und Zökum. Vorwiegend in der Mukosa und Submukosa ist ein monströses, teilweise hämorrhagisches Ödem entwickelt, das zahlreiche eosinophile Granulozyten enthält. Die „Bauhinite oedémateuse aigue" erinnert an eine allergische Vaskulitis (Quincke-Ödem) (MONGES u. Mitarb., 1951; GOLDGRABER u. KIRSNER, 1958; LILLA, 1960). Möglicherweise liegt aber auch eine „forme fruste" der Ileitis terminalis Crohn vor (FASSIO, 1950; BLUMSTEIN u. JOHNSON, 1951), zumindest bestehen gewisse Ähnlichkeiten zur „akuten terminalen Ileitis". Es wäre denkbar, daß abortive Formen des Morbus Crohn unter dem Bild eines entzündlichen, dyszirkulatorischen Ödems verlaufen.

VIII. Verschiedene (meist seltene) entzündliche Läsionen

1. Eosinophile Enteritis und „eosinophiler Granulationspolyp"

Unter den eosinophilen Läsionen des Dünndarms können 2 Formen unterschieden werden:

1. die eosinophile Enteritis, die sich gelegentlich auch als eosinophile Enterokolitis manifestiert (PARDO u. RODRIGUEZ, 1952; HOLLOSI u. NAGY, 1962; LEGRE u. Mitarb., 1971),

2. die eosinophilen granulomatösen Polypen (polypöse eosinophile Granulome).

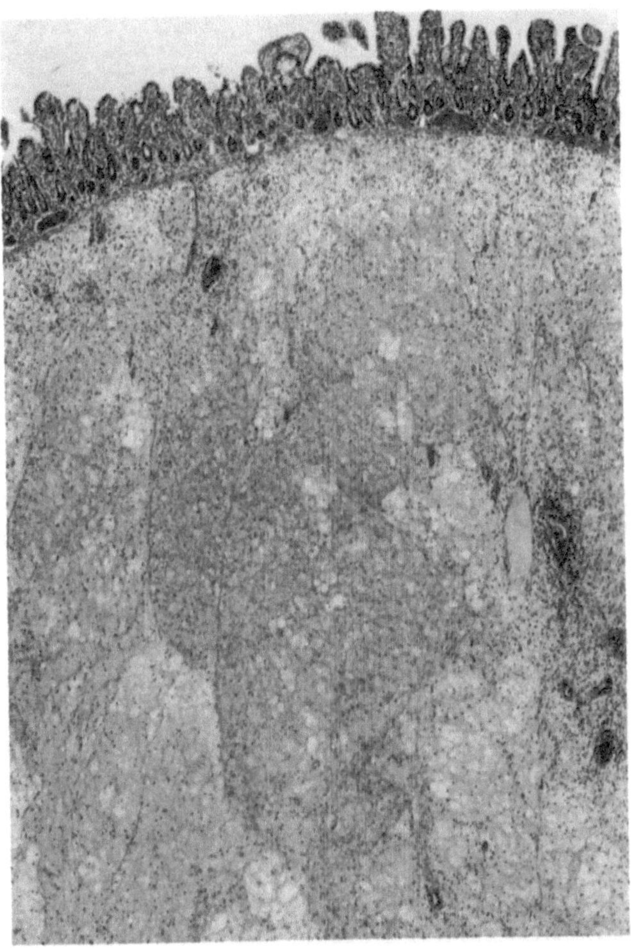

Abb. 119. Eosinophile Enteritis mit massivem, fibrinreichem Ödem der Submukosa. Färbung: HE. Vergr. 45:1

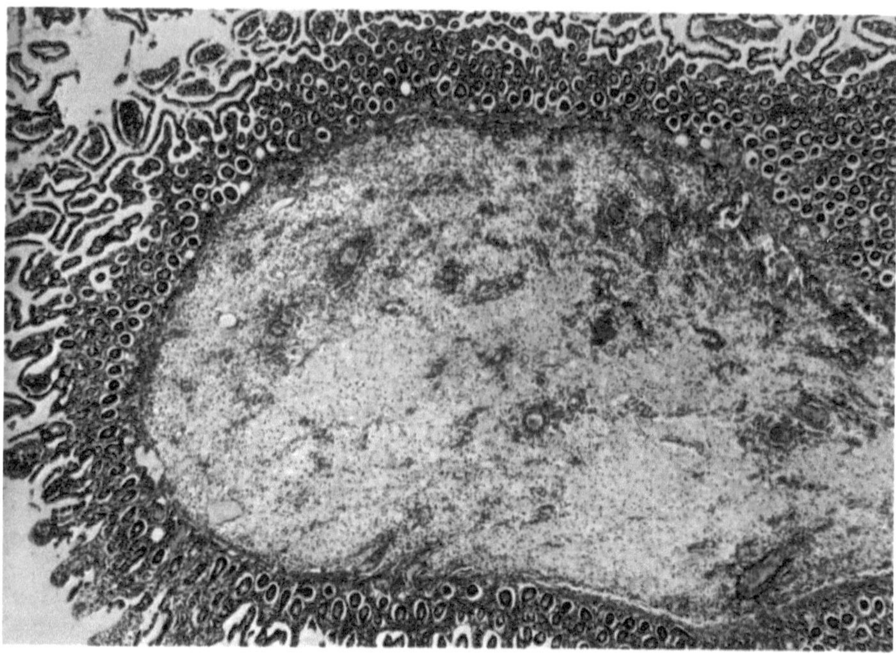

Abb. 120. Eosinophile Enteritis mit Submukosa-Ödem und vorwiegend perivaskulärer Zellulation. Färbung: HE. Vergr. 55:1

Die *eosinophile Enteritis* zeigt histologisch zumeist ein hochgradiges Ödem der Submukosa mit einer massierten eosinophilen Infiltration (Abb. 119–121). Die Mukosa ist in vielen dieser Fälle frei von Entzündungsinfiltraten oder Ulzerationen. Das in der Regel segmentartig, multipel oder singulär angeordnete, unterschiedlich lange Ödem führt zu einer erheblichen Lumeneinengung und Obstruktion, die (zum Teil) eine chirurgische Intervention notwendig macht (URELES u. Mitarb., 1961; ASHBY u. Mitarb., 1964; KAPLAN u. Mitarb., 1970).

KLEIN u. Mitarb. (1970) unterscheiden nach dem histologischen Befund 3 Formen der eosinophilen Enteritis:

1. *Überwiegender Befall der Mukosa* (BENTLIF u. Mitarb., 1966; GREENBERGER u. Mitarb., 1967; WALDMANN u. Mitarb., 1967; LEINBACH u. RUBIN, 1969; SCUDAMORE u. Mitarb., 1969). Eisenmangelanämien, intestinaler Proteinverlust mit Hypoproteinämien und peripheren Ödemen und zum Teil ausgeprägte Malabsorptions-Symptome gehören zum klinischen Erscheinungsbild (BALMER u. Mitarb., 1974). Diese Manifestationsform ist durchaus mit Hilfe der Dünndarmbiopsie zu diagnostizieren (LEINBACH u. RUBIN, 1970);

2. *überwiegender Befall der Muscularis* (Abb. 120) (URELES u. Mitarb., 1961; TENNEY u. Mitarb., 1964; EDELMAN u. MARCH, 1964). Rigidität und Obstruktionen imitieren häufig das Bild des Morbus Crohn. Die operative Therapie ist zumeist vital induziert;

3. *überwiegend subseröser Befall* (Abb. 119) (SWARTZ u. YOUNG, 1955; JOHNSON u. WRIGHT, 1958; HIGGINS u. Mitarb., 1966; DUVALL u. COLEMAN, 1967)

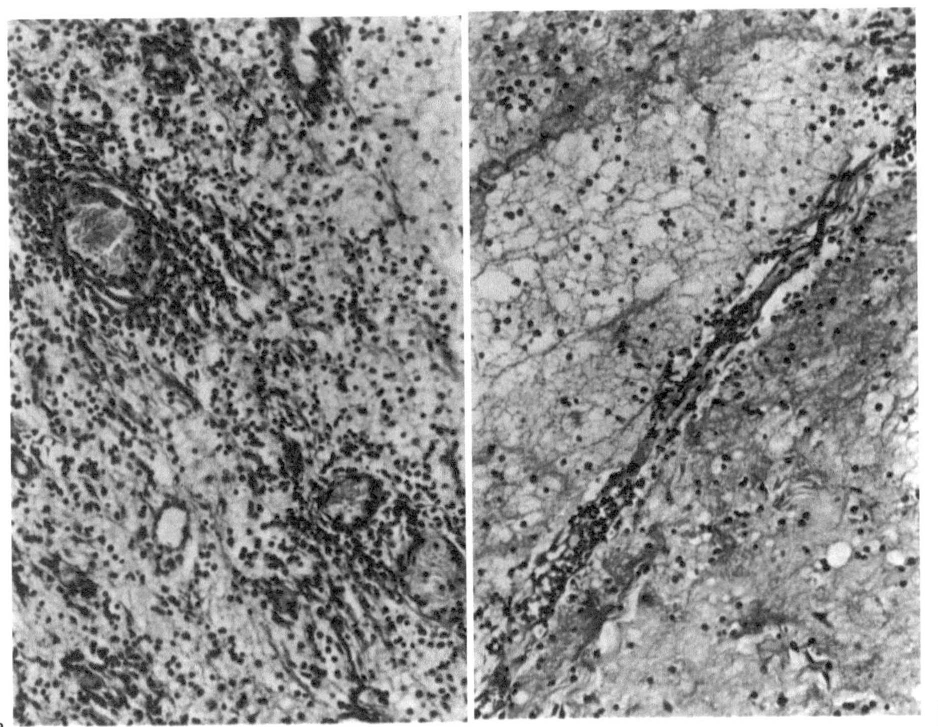

a   b

Abb. 121a u. b. Eosinophile Enteritis: massive Ansammlung eosinophiler Leukozyten (a); fibrinreiches Ödem der Submukosa mit lockerer Leukozyten-Infiltration (b). Färbung: HE. Vergr. 185:1

mit der Entwicklung eines Aszites, der bis zu 88% eosinophile Granulozyten enthält.

Die eosinophile Enteritis geht in vielen Fällen (bis 84% nach BROSTOFF u. Mitarb., 1970) mit einer Bluteosinophilie einher (GOLDBERG u. Mitarb., 1973). In der Anamnese finden sich allergische Stigmata, wie Asthma, Heufieber oder Urticaria (KLEIN u. Mitarb., 1970; O'NEILL, 1970; LEINBACH u. RUBIN, 1970). Auch die eosinophile Enteritis stellt wahrscheinlich eine allergische Reaktion dar (Übersicht: URELES u. Mitarb., 1961). Allergene sind der Hering-Parasit *Eustoma rotundatum* (KAIJSER, 1937; ASHBY u. Mitarb., 1964; HARFORD WILLIAMS, 1965: „hering worm disease"; BROSTOFF u. Mitarb., 1970), *Ascaris lumbricoides* (RUZIC u. Mitarb., 1952), *Giardia lamblia* und *Strongyloides* (DALINKA u. MASTERS, 1970).
Die eosinophile Enteritis tritt vorwiegend im mittleren und höheren Lebensalter (6. Lebensdekade) auf (SALMON u. PALLEY, 1967); Manifestationen vor dem 20. Lebensjahr sind selten (ASHBY u. Mitarb., 1964; BROSTOFF u. Mitarb., 1970).

Die eosinophile Enteritis steht klinisch und morphologisch in enger Beziehung zur *allergischen Gastroenteropathie* der Kinder (WALDMANN u. Mitarb., 1967; vgl. auch FAHRLÄNDER, 1967), die auf einer echten *Milch-Allergie* beruht (NIKOLOFF u. BRATANOWA, 1966; HANSON, 1967; KATZ u. Mitarb., 1968; SELF u. Mitarb., 1969). Bei der allergischen Gastroenteropathie bestehen klinisch eine Protein-Diarrhöe mit Hypalbuminämie und Hypogammaglobulinämie, eine Anämie mit Bluteosinophilie, Ödeme und eine allgemeine Retardierung. Histologisch findet sich bei erhaltener Zottenarchitektur und *normalen* Lymphgefäßen eine vor allem eosinophile Infiltration der Lamina propria mucosae. Die allergische Gastroenteropathie ist häufig kombiniert mit Asthma, Ekzemen oder mit einer allergischen Rhinitis.

Das *polypöse eosinophile Granulom* ist eine lokalisierte „Läsion" des Gastrointestinaltraktes unbekannter Ätiologie (KONEMAN u. Mitarb., 1959; McGEE, 1960; COX, 1960; HOLLOSI u. NAGY, 1962; SAMTER u. Mitarb., 1966; BOQUIEN u. Mitarb., 1966; SALMON u. PAULLEY, 1967; McGREEVY u. Mitarb., 1967; FENTON u. Mitarb., 1971; SALFELDER u. Mitarb., 1973; BALMER u. Mitarb., 1974). Im Gegensatz zur eosinophilen Enteritis besteht keine Bluteosinophilie. Die zumeist singulären Polypen können einen Durchmesser von 3–4 cm erreichen. Da sie sich exophytisch entwickeln, kommt es häufig zu Obstruktionen und Intussuszeptionen (JUSSEN, 1965). Die Oberfläche ist teils glatt, teils flach-ulzeriert und blutig imbibiert. Histologisch handelt es sich um ein gut vaskularisiertes Granulationsgewebe, dem die zahlreichen eosinophilen Granulozyten eine besondere Prägung verleihen. Eingeschlossen sind Areale mit einer stärkeren Fibrosierung, in der *palisadenartige Zellformationen* auffallen, so daß die polypösen eosinophilen Granulome von verschiedenen Autoren zu den *Neurinomen* bzw. *Leiomyomen* gerechnet werden (SHUBIN u. SARGENT, 1955; SALM, 1965; GOLDMAN u. FRIEDMAN, 1967).

2. Das „unspezifische" Dünndarm-Ulkus: Ulcus simplex

Primäre, unspezifische Dünndarmgeschwüre (jenseits des Duodenums) sind extrem selten (Lit.: WATSON, 1963; LAWRASON u. Mitarb., 1965; KRAUSPE u. STELZNER, 1966). 1964 wurde zum ersten Mal über ein gehäuftes Auftreten derartiger Ulzera berichtet (LINDHOLMER u. Mitarb., 1964; BAKER u. Mitarb., 1964). *Thiazidhaltige Diuretika* und *Kaliumpräparate* wurden für ihre Entstehung verantwortlich gemacht (ASBY u. Mitarb., 1965; ALLEN u. Mitarb., 1965; WELLMANN, 1966; KRAUSPE u. STELZNER, 1966; WAYTE u. HELWIG, 1968; DAVIES u. BRIGHTMORE, 1970). In ausgedehnten tierexperimentellen Untersuchungen konnten mit hohen Dosen von *Kaliumchlorid,* nicht aber durch Thiazide, vergleichbare Dünndarm-Ulzera hervorgerufen werden (ABBRUZZESE u. GOODING, 1965; BINNS u. Mitarb., 1965; BUCHAN u. HOUSTON, 1965; McDIVITT, 1965; ROSEN u. BORUCKI, 1965; BOLEY u. Mitarb., 1965a und b; ALLEN u. Mitarb., 1965).

In einer umfassenden Zusammenstellung („Food and Drug Administration") von 484 Patienten mit unspezifischen Dünndarmgeschwüren hatten indessen nur 275 die fraglichen Medikamente (zumeist als Kombinationstherapie) eingenommen (LAWRASON u. Mitarb., 1965). In einem großen Teil der Fälle blieb die Ulkusursache ungeklärt (vgl. auch STELZNER, 1965). Aus der Übersicht von KRAUSPE u. STELZNER (1966) geht zweifelsfrei hervor, wie vieldeutig ein Ulcus simplex hinsichtlich seiner Ätiologie sein kann (über multiple intestinale Ulzerationen bei Morbus Behçet: LEHMANN u. Mitarb., 1975; Übersicht und Lit.). Als wesentliche konditionale Vorbedingungen werden peptisch-tryptische Faktoren, Blutkrankheiten, toxisch wirkende Stoffe, Hormonwirkungen, Tumoren, Traumen und mechanisch wirksame Fremdkörper, Entzündungserreger, unspezifische und spezifische Infektionen, pathologische Immunreaktionen (Allergien), Gefäßveränderungen und nervöse Störungen diskutiert.

Die sog. „Kaliumgeschwüre" zeigen morphologisch gewisse Ähnlichkeiten zu den *Indomethacin*-induzierten Ulzera (KENT u. Mitarb., 1969; SELYE, 1969). Sie sind überwiegend antimesenterial gelegen und meist solitär, am häufigsten sind sie im unteren Jejunum und im Ileum entwickelt. Ihre Form ist variabel: linear, rundlich, annulär, sternförmig, in den Endphasen zirkulär stenosierend und obstruktiv. Die Ulkusränder sind in der Regel scharf gestanzt, nur selten unterminiert oder terrassenförmig. Die Größe der Ulzera schwankt zwischen 3 mm und 4,5 cm (KRAUSPE u. STELZNER, 1966) bzw. zwischen 8 und 25 mm (BAKER u. Mitarb., 1964). Offensichtlich neigt das Ulcus simplex zur Perforation (CARLSON, 1969); die Perforationsöffnung liegt meist an einer Ulkusrandstelle und erscheint wie ausgestanzt. Gelegentlich ist die unmittelbare Perforationszone hämorrhagisch imbibiert (Abb. 122). In den Endphasen resultiert häufig eine narbige Striktur mit Öffnungsweiten von 2–8 mm (ALLEN u. Mitarb., 1965). Direkt über der Stenose können weitere Ulzera liegen (bzw. sich entwickeln) (BAKER u. Mitarb., 1964). Mesenterium und regionäre Lymphknoten sind im allgemeinen unauffällig.

Die *Initialphase* des Ulcus simplex soll histologisch durch ein intramurales Hämatom, Ödem oder auch durch ein fibrinreiches Exsudat gekennzeichnet sein; dadurch wird die Mukosa vorgewölbt. Die venösen Darmwandgefäße weisen häufig Thrombosen, auch Thrombophlebitiden und fibrinoide Wandnekrosen auf (KRAUSPE u. STELZNER, 1966). Es folgt die hämorrhagische Infarzierung eines kleinen Mukosa-Areals mit der Ausbildung einer Erosion bzw. eines Ulkus (ALLEN u. Mitarb., 1965; BOLEY u. Mitarb., 1965a und b).

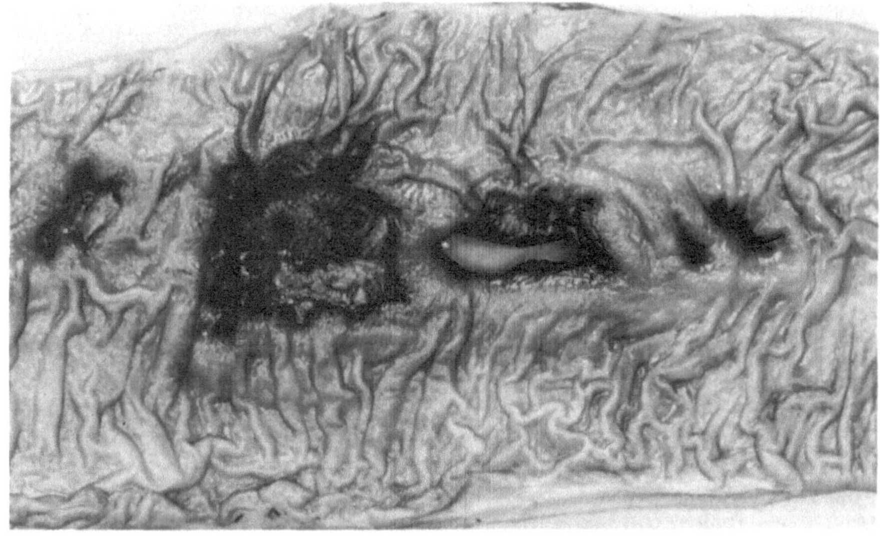

Abb. 122. Perforiertes Ulcus simplex (Ileum)

ALEXANDER u. SCHWARTZ (1966) fanden in einem sehr hohen Prozentsatz in den Arterien und Arteriolen der Submukosa und des Mesenteriums subtotal-sklerosierende Gefäßverschlüsse, zum Teil auch entzündliche Gefäßwandveränderungen nach Art einer Panarteriitis, die sie ursächlich mit hypertensiven, kardiovaskulären Erkrankungen oder Mikroembolien in Verbindung bringen (vgl. auch: FINKBINER u. DECKER, 1963; BAKER u. Mitarb., 1964; KRADJIAN, 1965; KRAUSPE u. STELZNER, 1966; MUGGIA, 1967).

An der Oberfläche des Ulkusgrundes liegt meist eine mehr oder minder mit Fibrin bedeckte Nekrosezone, in der gelegentlich Bakterienrasen (Gramfärbung) nachzuweisen sind. In den tieferen Wandschichten findet sich vor allem eine lympho-histiozytäre Infiltration. Die Muscularis mucosae ist im Ulkusrandbereich oft hypertrophiert.

Dem Krankheitsverlauf nach können akute und chronische Geschwüre unterschieden werden. Beide manifestieren sich klinisch durch einen Subileus, der Tage bis Wochen persistieren und sich zum Vollbild des Ileus steigern kann (LINDHOLMER u. Mitarb., 1964; STELZNER, 1965; KRAUSPE u. STELZNER, 1966). Dem Ileus gehen Durchfälle und anhaltende „Leibschmerzen" voraus (vgl. STOPIK u. Mitarb., 1971; MARATKA, 1973).

3. Chronisch-ulzerative
(nicht-granulomatöse) Jejuno-Ileitis

Die chronisch-ulzerative (nicht-granulomatöse) Jejuno-Ileitis (NYMAN, 1949) ist eine Krankheit unbekannter Ätiologie (MORITZ u. Mitarb., 1971). Möglicherweise handelt es sich in einem Teil der Fälle um ischämische Läsionen (MORSON u. DAWSON, 1972) oder um atypisch und abortiv verlaufende Morbus-Crohn-Manifestationen. Das Krankheitsbild ist charakterisiert durch schwere Diarrhöen mit Malabsorption und Gewichtsverlust, kolikartigen Abdominalschmerzen, Fieber, Anämie und Leukozytose (NYMAN, 1949; YIMES u. Mitarb., 1957; GOULSTON u. Mitarb., 1965; SMITHSKAMP u. KNIPPERS, 1965; JEFFRIES u. Mitarb., 1968; ISSELBACHER u. VICKERY, 1969; MORITZ u. Mitarb., 1971). In einem Teil der Fälle findet sich eine exsudative (proteinverlierende) Enteropathie mit (vermutlich sekundärer) Hypoproteinämie und Hypogammaglobulinämie (JEFFRIES u. Mitarb., 1968; CORLIN u. POPS, 1972; KLAEVEMAN u. Mitarb., 1975).

Histologisch (Dünndarmbiopsie) zeigt sich eine schwere partielle bis subtotale Zottenatrophie mit Ulzerationen und einer vorwiegend lympho-plasmozytären Infiltration des Stratum proprium mucosae (KLAEVEMAN u. Mitarb., 1975). Die Zahl der Becherzellen ist reduziert. Granulomatöse Proliferationen oder parasitäre Infestationen fehlen.

Der in der Regel chronisch-progrediente Verlauf ist durch glutenfreie Diät nicht zu beeinflussen; Kortisone oder auch β-Globuline (CORLIN u. POPS, 1972) erzielen einen gewissen therapeutischen Effekt. In seltenen Fällen sind Spontanremissionen möglich.

4. Duodenitis

Eine eigenständige, isoliert auftretende, akut oder chronisch verlaufende Entzündung des Duodenums, vergleichbar etwa der Gastritis, existiert wahrscheinlich nicht (OSTROW u. RESNICK, 1959; BECK u. Mitarb., 1965; NIEDNER u. UEBEL, 1966; CHELI, 1968, 1970, 1971; CLASSEN u. Mitarb., 1970; CHELI u. Mitarb., 1973). Entzündungen des Duodenums finden sich zumeist im Rahmen global entwickelter Gastroenterokolitiden. Häufige Ursachen einer Duodenitis (in diesem Zusammenhang) sind Infektionen mit Bakterien, Viren oder Pilzen (Candida albicans); ebenso können Parasiten (Lamblia intestinalis, Askariden, Ancylostoma duodenale, Strongyloides stercoralis u.a.) zu entzündlichen Duodenalveränderungen führen (Lit.: CLASSEN u. Mitarb., 1970).

Isolierte granulomatöse Entzündungen des Duodenums sind selten; das gilt sowohl für die Enteritis Crohn (s. S.218) als auch für die Tuberkulose oder Syphilis (vgl. Bd. II/1).
Im Bereich des Duodenums gelegene Obstruktionen (arterio-mesenteriale Duodenalkompression, Duplikaturen, Pankreas annulare) können lokalentzündliche Veränderungen induzieren. Relativ häufig finden sich unspezifisch-chronische Entzündungen in Duodenaldivertikeln.

Aus Störungen des venösen Abflusses bei verschiedenen Leber-, Lungen- und Herzerkrankungen resultieren in der Regel nur Stauungsduodenopathien, keine echten Entzündungen. KATZ (1959) beschrieb *hämorrhagische Duodenitiden* nach Antikoagulantien-Therapie, bei Myokardinfarkten, Endokarditiden, Hirntumoren, Lungenembolien oder Penicillinreaktionen. Bei besonderen Formen des Streß und zentral-dysregulatorisch kann es zur Entwicklung akuter, inkompletter (hämorrhagischer) Erosionen kommen (Abb. 123) (Lit.: OTTO, 1975). Vorausgehende Entzündungen spielen pathogenetisch kaum eine Rolle; auch sekundäre (reaktive), perifokale Entzündungsreaktionen sind selten. Ebenso zeigen Pharmaka-induzierte Erosionen (Kortisone, Salicylate) kaum je entzündliche Reaktionen; allenfalls sind die umgebende Mukosa und Submukosa ödemisiert. Gelegentliche Perforationen eines Bauchaortenaneurysmas in das Duodenum (Übersicht: SEIFERT u. CASTRUP, 1969) enden zumeist tödlich, so daß auch in diesen Fällen sekundär-entzündliche (Abräum-)Reaktionen keinesfalls die Regel sind.

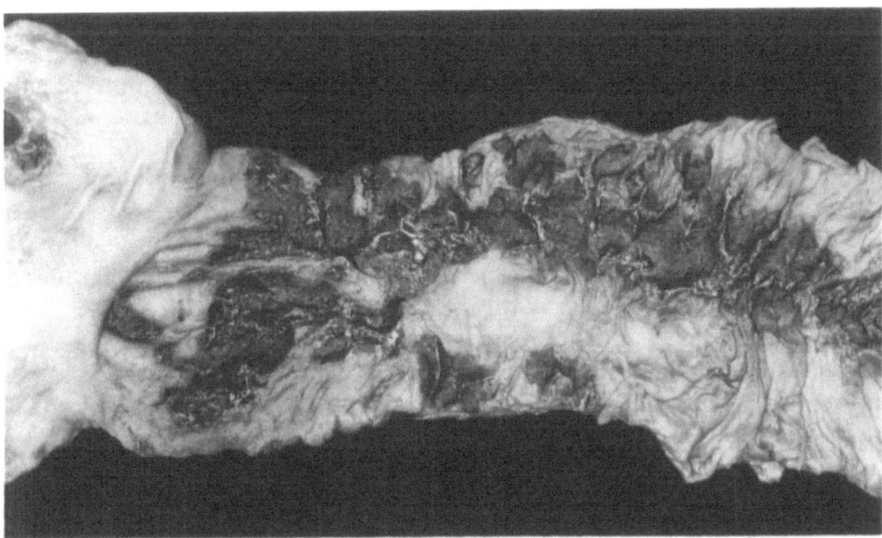

Abb. 123. Flächenhafte, hämorrhagisch imbibierte Erosionen im Bereich des Duodenum (protrahierter Schock)

Bedeutungsvoller für die Entwicklung einer Duodenitis scheinen Einflüsse benachbarter Organe zu sein. Insbesondere rufen Entzündungen der Gallenwege und der Papilla Vateri in 40–45% eine chronische Duodenitis hervor (NIEDER u. UEBEL, 1966; KOELSCH, 1968). Auch Cholezystitiden können auf das Duodenum übergreifen, führen zumeist aber nur zu einer Periduodenitis (Duodenitis und Pankreatitis: s. Bd. VI). Mutmaßliche Beziehungen zwischen infektiöser Hepatitis und Duodenitis sind bislang nicht geklärt (Lit.: CLASSEN u. Mitarb., 1970). KONJETZNY (1925) diskutierte ein gehäuftes Zusammentreffen von Gastritis und Duodenitis. Endoskopische Untersuchungen schienen diese Annahme zunächst zu bestätigen; histologisch läßt sich eine statistisch signifikante Häufung jedoch nicht sichern (SHINER, 1968; KOCH u. Mitarb., 1968; CLASSEN u. Mitarb., 1968, 1970). Die Diagnose „Gastro-*Duodenitis*" wird wahrscheinlich zu häufig gestellt.

Nicht völlig geklärt sind die Beziehungen zwischen Magensäure und „Duodenitis" (DEMLING u. Mitarb., 1964; DEMLING, 1974; Lit.: CLASSEN u. Mitarb., 1970). Die „Überflutung" des Duodenums mit Säure beim Zollinger-Ellison-Syndrom (Lit.: ISENBERG u. Mitarb., 1973) führt zu schweren Schleimhautdestruktionen mit Erosionen, Hämorrhagien, „gastralen Epithelmetaplasien" und einer vorwiegend leukozytären Stromareaktion (MANSBACH u. Mitarb., 1968). Hinzu kommt eine Hyperplasie der Brunnerschen Drüsen, wahrscheinlich als Folge einer verstärkten endogenen Sekretinstimulation. In anderen Fällen ist selbst bei erheblicher Hyperchlorhydrie histologisch keine Duodenitis zu verifizieren (CLASSEN u. Mitarb., 1968); diffuse Rundzellansammlungen im Stratum proprium mucosae bei Normo-, Hyper-, Hypo- oder Achlorhydrie bleiben ohne signifikanten Unterschied.

Die *röntgenologisch* diagnostizierte Duodenits (bzw. Gastro-Duodenitis) besitzt nur in seltenen Fällen ein histomorphologisches Korrelat; andererseits besteht über die histologischen Kriterien der Duodenitis keine einheitliche Meinung. Hinzu kommt, daß schon unter physiologischen Verhältnissen Zottenarchitektur und Stromazellulation im Duodenum großen Schwankungen unterliegen (CHELI u. Mitarb., 1968). Der Diagnose „Duodenitis" ist somit viel subjektiver Spielraum gegeben; so teilen BECK u. Mitarb. (1965) das „Krankheitsbild" der chronischen Duodenitis in verschiedene Schweregrade (Grad I–IV) ein, die durch Begriffe wie „gering", „mäßig", „mäßig schwer" und „schwer diffus" charakterisiert werden. CHELI u. Mitarb. (1973) differenzieren zwischen Oberflächenduodenitis, interstitieller und atrophischer Duodenitis. Primäre, chronisch-atrophische Entzündungen des Duodenums, analog der chronisch-atrophischen Gastritis, sind exakt aber nicht belegt.

Die sozusagen „essentielle" Duodenitis bleibt umstritten; zumeist handelt es sich bei Entzündungen des Duodenums um *sekundär*-entzündliche Läsionen im Rahmen anderer Grundkrankheiten.

5. Gutartige lymphoide Hyperplasien

Gutartige lymphoide Hyperplasien (Übersicht: RÖSCH u. FUCHS, 1972) finden sich sowohl im Magen (vgl. Bd. II/1) als auch im Dünn- (SWARTLEY u. STAYMAN,

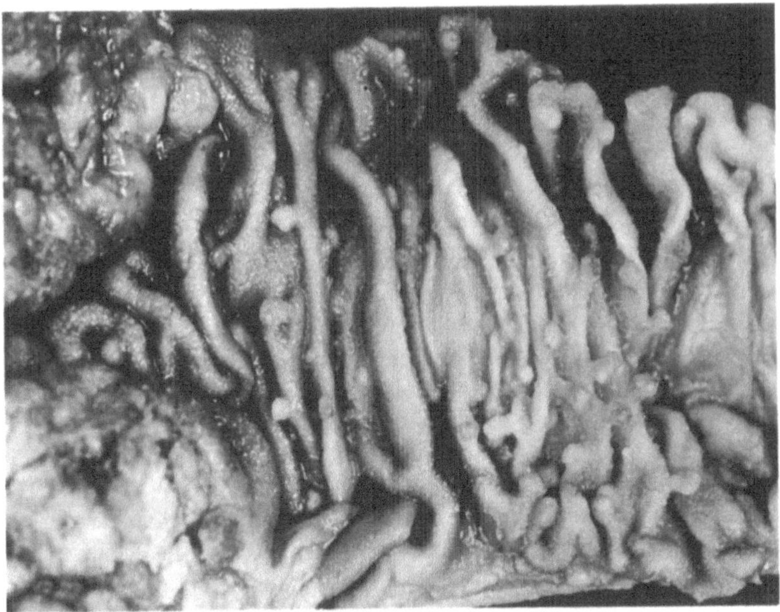

Abb. 124. Pseudopolyposis lymphatici ilei (terminalis Ileum)

1962; CORNES u. DAWSON, 1963; FIEBER u. SCHAEFER, 1966) und Dickdarm
(WOLFSON u. Mitarb., 1970; CAPITANIO u. KIRKPATRICK, 1970; FRANKEN, 1970;
POLEY u. SMITH, 1972; WEILL u. Mitarb., 1972; ROBINSON u. Mitarb., 1973).
Antrum ventriculi und terminales Ileum sind zufolge ihrer schon normalerweise
reichen Ausstattung an lympho-retikulärem Gewebe Prädilektionsorte lymphoider Hyperplasien (Abb. 124).
Entzündliche Erkrankungen des Darmes können entweder zu einer akuten
(Typhus abdominalis) oder zu einer chronischen (Morbus Crohn) Hyperplasie
des lymphatischen Gewebes führen. Daneben werden gelegentlich diffuse oder
umschrieben-tumoröse lymphatische Hyperplasien beobachtet, deren Ätiopathogenese weitgehend unbekannt ist und deren Abgrenzung von malignen Lymphomen (vgl.: DORFMAN u. WARNKE, 1974) außerordentliche Schwierigkeiten bereiten kann. Bei Jugendlichen sind diffuse lymphoide Hyperplasien wahrscheinlich
Begleitreaktionen im Rahmen einer sog. lymphatischen Diathese; bei älteren
Menschen muß immer an eine maligne Systemerkrankung gedacht werden.
Isoliert im *Bulbus duodeni* können durch lymphoide Hyperplasien polypoide
Verwerfungen der Mukosa auftreten (MOELLER u. Mitarb., 1970), die an die
sog. „Gänsehaut des Magens" erinnern. Diese „cobblestone cap"-Bilder werden
häufiger jedoch durch Hyperplasien der Brunnerschen Drüsen hervorgerufen
(SCHULMAN, 1970; CHATO u. Mitarb., 1973).
Diffuse lymphoide Hyperplasien des terminalen Ileums sind als *Ileitis follicu-
laris* (MARINA-FIOL, 1962) und als *Pseudopolyposis lymphatica ilei* („Pseudo-
Ileitis") (BÜCKER u. FEINDT, 1951; SEITZ, 1951; BUSSON u. Mitarb., 1962) bekannt. GOLDEN (1945) prägte den Begriff der *„nicht-sklerosierenden Ileitis"* (vgl.

S.225). Patho-anatomisch ist die Ileumschleimhaut von sago-artigen bis linsengroßen Knötchen sozusagen übersät (Abb. 124). Histologisch liegt diesen Veränderungen eine follikuläre lymphoide Hyperplasie zugrunde. Das korrespondierende Zottenrelief kann partiell oder subtotal „atrophisch" sein (FIEBER u. SCHAEFER, 1966). Diese follikulären lymphoiden Hyperplasien werden vielfach als Ursache akuter ileo-kolischer Invaginationen besonders bei Säuglingen und Kleinkindern angesehen (SWARTLEY u. STAYMAN, 1962; CORNES u. DAWSON, 1963; FIEBER u. SCHAEFER, 1966). Vergrößerungen der mesenterialen Lymphknoten scheinen ebensowenig obligat zu sein wie klinische Beschwerden. Im Rahmen eines sog. „Status lymphaticus" sind Spontanremissionen vor allem bei Kindern und Jugendlichen die Regel (SWARTLEY u. STAYMAN, 1962; CHARLESWORTH u. Mitarb., 1970). Ein Übergang der benignen lymphatischen Hyperplasie des terminalen Ileums in einen Morbus-Crohn (vgl. S.225) wird allgemein abgelehnt (BUSSON u. Mitarb., 1962). Von anderen wird die lymphoide Hyperplasie des terminalen Ileums als Vorläufer des großfollikulären Lymphoblastoms diskutiert (FIEBER u. SCHAEFER, 1966).

Veränderungen wie im terminalen Ileum können bei Jugendlichen in seltenen Fällen auch im Kolon beobachtet werden (FRANKEN, 1970; CAPITANIO u. KIRKPATRICK, 1970; POLEY u. SMITH, 1972). Bioptisch sollte stets eine familiäre Polypose ausgeschlossen werden (COLLINS u. Mitarb., 1966; LOUW, 1968; FRANKEN, 1970; CAPITANIO u. KIRKPATRICK, 1970). Eine nabelartige Einziehung an der Oberfläche scheint für die lymphoide Hyperplasie charakteristisch zu sein.

Schon 1838 beschrieb BRIQUET eine diffuse lymphatische Polypose des gesamten Gastrointestinaltraktes („maladies des follicules de l'estomac, du duodénum, de l'intestin grêle et du gros intestin"). Von CONHEIM (1865) wurde für dieses Krankheitsbild, dem eine (autonome?) Proliferation des submukös-lymphatischen Gewebes zugrunde liegt, der Begriff der *Pseudoleucaemia intestinalis* (Lit.: CORNES, 1961) geprägt. Heute wird von einer *multiplen lymphatischen Polyposis* (bzw. „Pseudopolyposis") gesprochen (CORNES, 1961; COLLINS u. Mitarb., 1966; DAVIES u. Mitarb., 1970; WEILL u. Mitarb., 1972). Ein Übergang dieser zunächst *benignen* lymphatischen Polypose in maligne Lymphome wird von verschiedenen Autoren für möglich gehalten (CUPPS u. Mitarb., 1969; DELARRECHEA u. Mitarb., 1970). Wichtig ist die *bioptisch*-differentialdiagnostische Abgrenzung von einer Lymphosarkomatose, einem Morbus Hodgkin und einem großfollikulären Lymphoblastom Brill-Symmers (vgl. S.318).

Unter *Pseudolymphomen* (SMITH u. HELWIG, 1958; SALTZSTEIN, 1969) werden entzündliche „Tumoren", d.h. *reaktive, lympho-retikuläre Hyperplasien,* verstanden (KOBAYASHI u. Mitarb., 1970). Pseudolymphome sind vor allem im Magen als Sonderform der chronisch-hypertrophischen Gastritis (Abb. 125) (KONJETZNY, 1938; PRINZ, 1951; LATTES u. PACHTER, 1962; KAY, 1964) und als „*benignes Lymphom*" im Bereich des Rektums entwickelt (HELLER u. LEWIS, 1950; HELWIG u. HANSEN, 1951; HAYES u. BURR, 1952; CORNES u. Mitarb., 1961). Nach SWARTZLANDER u. Mitarb. (1956) sind nahezu 31% aller submukösen, bis 1,5 cm großen „Rektumknoten" lymphatischen Ursprungs. Die gelblichblassen, tumorförmigen Knoten liegen vorwiegend im unteren Rektumdrittel; sie können prolabieren. Oberflächliche Ulzerationen sind selten (CORNES u. Mitarb., 1961). Diese benignen (Pseudo-)Lymphome kommen überwiegend solitär

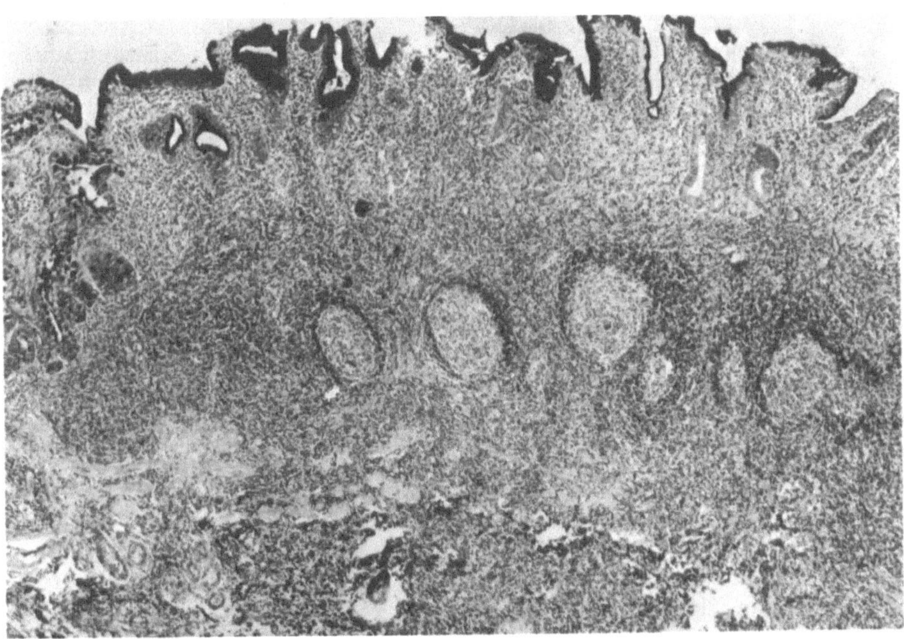

Abb. 125. Gutartige lymphoide Polypen (Pseudolymphom). Färbung: PAS. Vergr. 65:1. (Präparat und Aufnahme: Priv.-Doz. Dr. H. Mitschke, Pathologisches Institut der Universität Hamburg)

vor. Invasionen der Muscularis propria oder Rezidive nach einfacher Abtragung sind bislang nicht beobachtet worden.

Ähnliche Veränderungen wie im Magen und Rektum sind neuerdings auch im Dünndarm beobachtet worden (Weaver u. Batsakis, 1964, 1965, 1966; Artinian u. Mitarb., 1971; Darfman u. Warnke, 1974). Die von Watson u. O'Brien (1970) für den Magen aufgestellten histologisch-differentialdiagnostischen Charakteristika von Lymphoblastomen und Pseudolymphomen gelten gleichermaßen auch für den Dünn- und Dickdarm (Tabelle 43).

Tabelle 43. Histologisch-differentialdiagnostische Charakteristika von Lymphoblastomen und Pseudolymphomen des Gastrointestinaltraktes. (Zusammengestellt nach Saltzstein, 1969 und Watson u. O'Brien, 1970)

Pseudolymphom	Lymphoblastom
1. Follikelbildung mit *echten* Keimzentren	kein Follikelbildung
2. Reife Lymphozyten	Anaplasie und Polymorphie der Zellen
3. Noduläre Architektur	diffuse Infiltration von Darmwand und Serosa
4. Gemischtzellig-entzündliches Infiltrat	„einförmige" Zellpopulation
5. Auf Reaktionszentren beschränkte Mitosen	
6. Narbengewebe	
7. Keine Lymphknotenbeteiligung	Befall regionärer Lymphknoten

6. Strahlenschäden (Strahlen-Enteritis)

Der Gastrointestinaltrakt gehört zu den sog. Wechselgeweben. Er besitzt eine hohe proliferative Potenz; Zellneubildung und Zellverlust (Exfoliation) stehen dabei in einem Gleichgewicht. Dieses Gleichgewicht kann durch vielfältige Faktoren gestört werden. Von besonderer Bedeutung ist die Wirkung *ionisierender Strahlen,* vor allem im Rahmen strahlentherapeutischer Maßnahmen. Die intestinale Strahlenreaktion spielt offenbar eine besondere Rolle für den Verlauf und für die Prognose des *akuten Strahlensyndroms*; sie kann die Durchführung einer Strahlenbehandlung derart komplizieren, daß therapeutische Dosen nicht erreicht werden. Die klinische Bedeutung der intestinalen Strahlenreaktion findet ihren Niederschlag in einer geradezu unübersehbaren Fülle klinisch-morphologischer und tierexperimenteller Untersuchungen (Übersicht und Lit.: Neumeister, 1973).

Häufigkeitsangaben über *akute* intestinale Strahlenreaktionen bei Abdominalbestrahlungen schwanken zwischen 11 und 62% (Tabelle 44). Im Vordergrund der klinischen Symptome stehen Übelkeit, Erbrechen, Meteorismus, Tenesmen und blutig-schleimige Durchfälle mit oft erheblichen Wasser- und Elektrolytverlusten (Reme, 1964; Rosenblum 1965; Neumeister u. Pfeiffer, 1966; Egger u. Witzel, 1974). Die Intensität der Strahlenreaktion ist abhängig von der Strahlendosis und von der Art der Bestrahlung. Bei Abdominalbestrahlungen (zwischen 2000 und 3000 rad) ist die Mitosezahl in den Krypten des Dünndarms auf 25–51% der Norm herabgesetzt (Trier u. Browning, 1966). Daraus resultiert eine echte Zottenatrophie mit Verkürzung der Schleimhautkrypten. Die Enterozyten zeigen schwere degenerative Veränderungen mit Karyolysen (Hugon u. Mitarb., 1965; Ghidoni u. Campbell, 1969) und mit zum Teil hochgradiger Reduzierung der Membranenzyme (Malabsorption) (Kosmider u. Mitarb., 1964; Spiro u. Pearse, 1964; Lit.: Greenberger u. Isselbacher, 1964; Herzer, 1974). Neben Kryptenabszessen finden sich entzündliche, vor allem plasmazelluläre und leukozytäre Infiltrationen des Stratum proprium mucosae (Tankel u. Mitarb., 1965; Wiernik, 1966a und b).

Bei Bestrahlungen des Beckenraumes (gynäkologische Tumoren) liegen Teile des Dünndarms (Duodenum) außerhalb der Bestrahlungsfelder; sie sind nur einer niedrigen und fraktionierten Strahlendosis (ca. 2–5% der Herddosis; Neumeister, 1973) ausgesetzt. Dennoch lassen sich auch in diesen Bereichen typische histologische Veränderungen nachweisen (Dominicis u. Grechi, 1965; Dominicis u. Mitarb., 1968).

Die Häufigkeit der *Spätveränderungen* am Dünndarm, für die nach Cade (1966) vor allem eine langsam fortschreitende *Endarteriitis* im Bereich der

Tabelle 44. Die Häufigkeit der akuten intestinalen Strahlenreaktion. (Zusammengestellt nach Angaben der Literatur)

Autoren	Häufigkeit (%)
Hollstein u. Hess, 1952	11,3
Gauwerky, 1949	19,3
Fochem, 1954	35,2
Kuemmerle u. Seyboldt, 1961	39,6
Kosareva, 1959	41,2
Neumeister u. Pfeiffer, 1966	57,1
Neumeister u. Schmidt, 1962	61,1
Moebius, 1954	62,7

Schleimhaut verantwortlich sein soll, wird allgemein mit 1–2% angegeben (Lit.: NEUMEISTER, 1973). Noch nach Jahren können Blutungen, Perforationen, Fisteln oder Stenosen entstehen. Neben Ulzerationen und Abszessen findet man eine Ödemsklerose der Schleimhaut. Endarteriitische Veränderungen können auch im Mesenterium entwickelt sein. Vor allem aber reagiert die *Submukosa* mit der Ausbildung eines sog. *„Indurativ-Ödems"* (Abb. 126 und 127), das von vielen als charakteristisch und geradezu beweisend für einen Strahlenschaden angesehen wird (Lit.: NEUMEISTER, 1973). Hieraus entwickelt sich im Laufe der Zeit infolge einer progressiven Hyalinisierung eine Stenose, die zum Darmverschluß führen kann.

WELLWOOD u. JACKSON (1973) fanden folgende Dünndarm-Komplikationen: obstruktive Strikturen (52%), Malabsorptions-Syndrome (43%), sog. „Spontan"-Nekrosen (29%) und Fistelbildungen (10%). Die Latenzzeit zwischen Bestrahlung und Komplikation betrug zumeist 6–12 Monate, selten mehr als 5 Jahre. Unter 38 Patienten mit post-therapeutischen Darmkomplikationen wurde immerhin in 14 Fällen ein letaler Ausgang verzeichnet.

Eine Sonderstellung im Rahmen der strahlenbedingten Spätveränderungen nimmt die Frage der Tumorentstehung im Darm als Bestrahlungsfolge ein. Nach Ganzkörperbestrahlungen des Menschen (Kernwaffenexplosion in Japan) wurde 1964 und 1966 über eine Häufung von gastrointestinalen Tumoren berichtet (JABLON u. Mitarb., 1964; AKIMOTO u. Mitarb., 1966). Auch tierexperimentell konnten nach subletalen Strahlendosen gehäuft maligne Tumoren des Magen-Darm-Traktes beobachtet werden (MAISIN u. Mitarb., 1955; NOWELL u. Mitarb., 1959). Im Einzelfall wird eine befriedigende Beweisführung, daß es sich tatsächlich um strahleninduzierte Tumoren handelt, schwierig sein. Die wenigen kasuistischen Mitteilungen (OLSEN u. Mitarb., 1956; BLACK u. ACKERMAN, 1965; WILSON, 1966; NEUMEISTER u. Mitarb., 1970) sind sicher nicht geeignet, Kausalzusammenhänge zu erhellen (vgl. auch CORINALDESI u. RIMONDI, 1962).

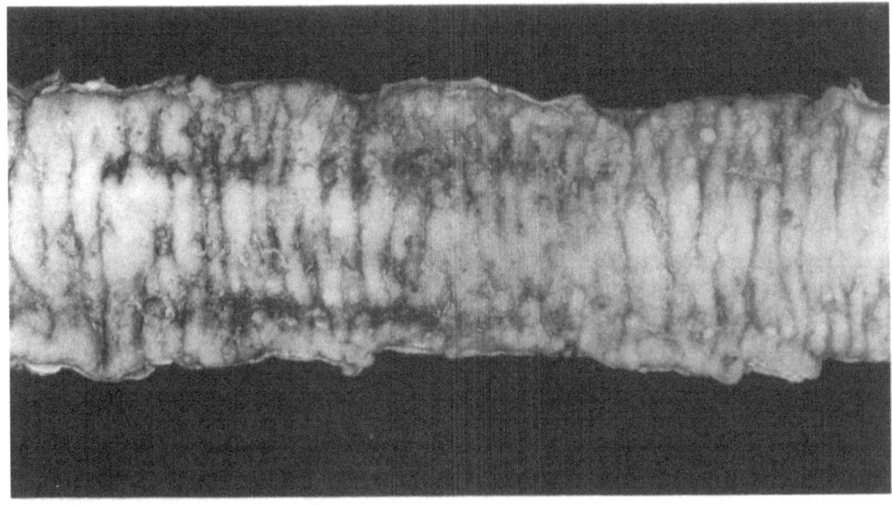

Abb. 126. Strahlenenteritis

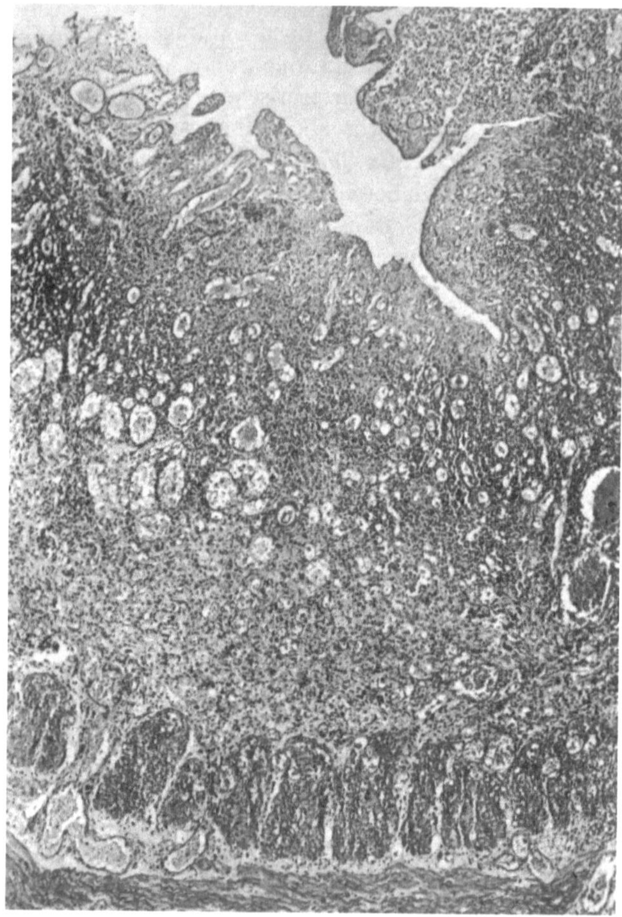

Abb. 127. Akute Strahlenenteritis. Färbung: HE. Vergr. 100:1

7. „Runting"-Syndrom („runt intestinal disease")

Die „runt disease" ist Ausdruck einer Erschöpfung der immunologischen Potenz des Empfängers im Rahmen der sog. graft-versus-host-Reaktion (Lit.: GRUNDMANN, 1970). Das tierexperimentell gut reproduzierbare Krankheitsbild (SIMONSEN, 1957, 1962; BILLING-HAM u. BRENT, 1959; BILLINGHAM u. Mitarb., 1960; REILLY u. KIRSNER, 1965) zeigt Äquivalentbilder in der Humanmedizin (MATHE u. Mitarb., 1959; LARGIADER, 1966).

Die „runt disease" (Synonyma: homologe oder sekundäre Krankheit, Transplantationskrankheit, parabiotische Intoxikation) ist vor allem bei Ratten und Mäusen klinisch und pathogenetisch gut durchuntersucht. Sie ist genetisch gebunden und wird experimentell durch die Applikation (intraperitoneal, intravenös) von Milzzellen induziert. Die Häufigkeit einer manifesten Erkrankung gilt als Funktion der Histokompatibilität zwischen Spender und Empfänger und der Höhe der applizierten Zelldosis. Die Krankheit äußert sich als Wachstumsstillstand; das Körpergewicht der Tiere nimmt ab. Unter schweren *Durchfaller-scheinungen* tritt in kachektischem Zustand alsbald der Tod ein.

Im Bereich des Dünndarms findet sich eine Zottenatrophie variabler Expressivität, offenbar Folge einer verstärkten Zelldesquamation (REILLY u. KIRSNER, 1965). Alle Epithelzellen weisen eine hochgradige Basophilie auf, die als Ausdruck extremer Unreife interpretiert wird. Rundzellinfiltrationen des Stratum proprium mucosae gehören nicht obligat zum Bild der „runt disease". Gastrointestinale Blutungen sind möglich. Außer einer Hepatosplenomegalie und Hypergammaglobulinämie fallen vor allem auch die entzündlich-degenerativen Hautläsionen auf.

Vergleichbare Bilder treten beim Menschen zum Beispiel nach Knochenmark- und Milztransplantationen auf (MATHE u. Mitarb., 1959; LARGIADER, 1966). Die „runt disease" stellt eine immunologische Attacke des Transplantates gegen den Empfänger dar.

G. Vaskulär bedingte Erkrankungen

Die Baucheingeweide sind außerordentlich gut durchblutet. 28% des Herzschlagvolumens gelangen in diese Kreislaufprovinz; das entspricht einem durchschnittlichen Minutenvolumen von 1 680 ml (HADDY, 1963). Der intestinale O_2-Verbrauch liegt bei 83 ml/min. Das Ausmaß der sekretorischen und absorptiven Leistungen des Magen-Darm-Traktes steht in direkter Korrelation zur Durchblutung (Übersichten: JACOBSON, 1963; GOERTTLER, 1968; MARSTON, 1972). Der Zufluß des Blutes erfolgt über die 3 unpaaren Viszeralarterien (vgl. Abb. 9), der venöse Abtransport über das portale Strombett. Zwischen beiden Gefäßregionen besteht ein erheblicher Druckgradient (CSERNAY u. Mitarb., 1965; HEBERER u. Mitarb., 1972; DIECKHOFF, 1973). Der Druck im portalen System beträgt nur etwa ein Zehntel des Viszeralarteriendruckes (TEXTER, 1963).

Die mesenteriale Blutzirkulation steht unter der „Kontrolle" des autonomen Nervensystems. Dabei erfolgt die Regulation der Blutzufuhr durch vasomotorische Reaktionen der kleinen Arterien (MARSTON, 1964, 1972; DIECKHOFF, 1973). Dieser sog. Autoregulationsmechanismus der intestinalen Durchblutung (SHEPHERD u. GRANGER, 1973) ist sehr genau und außerordentlich empfindlich balanciert. Da der gesamte Mesenterialkreislauf auf Katecholamine reagiert, können schon kleine Mengen von Adrenalin und Noradrenalin eine erhebliche Vasokonstriktion verursachen (POKA u. Mitarb., 1969; HEBERER u. Mitarb., 1972). Dadurch erhöht sich der schon normalerweise beträchtliche Strömungswiderstand im viszeralen Strombett. Die mesenteriale Zirkulation scheint nicht über sog. Baro-Rezeptoren zu verfügen, die den arteriellen Druck im Gesamtkreislauf beeinflussen könnten (BOYER u. SCHER, 1960); fällt der Aortendruck auf 25% des Normwertes, können ischämische Darmläsionen entstehen. Hinsichtlich der Pathogenese ischämischer Darmläsionen (sowohl im Dünn- als auch im Dickdarm) sind vor allem 2 Faktoren von essentieller Bedeutung: 1. arterielle Okklusionen und 2. Hypotensionen.

1. Arterielle Okklusionen

Etwa die Hälfte aller intestinalen Ischämien beruht auf einer *arteriellen Verschlußkrankheit,* entweder infolge arteriosklerotischer (stenosierender) Plaquesbildungen (JOHNSON u. Mitarb., 1949; SOLHEIM, 1963), ortsständiger Thrombosen oder infolge von Thrombembolien bzw. entzündlicher Gefäßverschlüsse (BIRCHER u. Mitarb., 1966; MARSTON, 1967; Lit.: REINER, 1966; ANDERSON u. Mitarb., 1967; WAYTE u. HELWIG, 1968; GOERTTLER, 1968; ZAHN u. GOERTTLER, 1971; MAVOR, 1972; KUMAR u. DAWSON, 1972). Unter 1 500 akuten Verschlüssen der A. mesenterica sup. fand JACKSON (1963) in 42% Thrombembolien und in 38% ortsständige Thrombosen; in 20% war eine Differenzierung nicht möglich.

1.1. Akute Gefäßverschlüsse

Die häufigsten Ursachen akuter Störungen der Blutzirkulation sind Erkrankungen des Herzens. Meist handelt es sich um Thrombembolien durch abgerissene Vorhof- bzw. Herzohrthromben oder bei entzündlichen Klappeneffloreszenzen (GOERTTLER, 1968; SCHELLERER u. Mitarb., 1971; ZAHN u. GOERTTLER, 1971). Nur 6% der Thrombembolien stammen von Parietalthromben der auf- und absteigenden Aorta oder des Arcus aortae (Takayashu-Krankheit). Die Takayashu-Krankheit („pulseless disease") (Lit.: NASU, 1963) kommt auch an den Ostien der Aorta abdominalis vor; Beziehungen zur retroperitonealen Fibrose, dem Ormond-Syndrom, werden diskutiert (Lit.: HARDMEIER u. HEDINGER, 1964).

Die Folgen der akuten Thrombembolie sind bei Verschlüssen größerer Arterienäste letztendlich *hämorrhagische Darminfarkte* mit zum Teil pseudomembranöser (erosiver) Enterokolitis (Abb. 128). Durch ihren hämodynamisch ungünstigen Abgang aus der Aorta ist die A. mesenterica sup. bevorzugt betroffen [66–90% nach JOHNSON u. BAGGENSTOSS (1949); vgl. auch KREAGER u. Mitarb. (1965)]. Entsprechend sind 60% aller arteriellen Infarkte im Dünndarm und 30% im Dünn- und Dickdarm lokalisiert. Akute Verschlüsse des Truncus coeliacus werden vergleichsweise selten beobachtet.

Alle Formen der intestinalen Ischämiereaktion sind im Tierexperiment durch die intraarterielle Applikation kleiner Glasperlen gut reproduzierbar (SCHWARTZ u. Mitarb., 1965; MANSFIELD u. Mitarb., 1967).

Der akute Mesenterialverschluß [Infarkt, Darmgangrän, hämorrhagische Nekrose: DRUCKER u. Mitarb. (1964), FREIMAN (1965), MING (1965); nekrotisierende Enterokolitis: KAY u. Mitarb. (1958), KILLINGBACK u. WILLIAMS (1961),

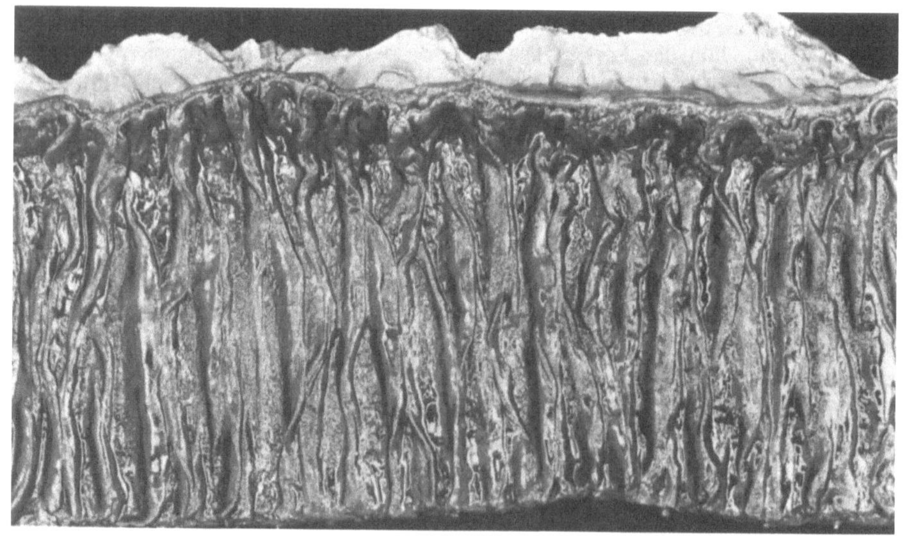

Abb. 128. Hämorrhagischer Dünndarm-Infarkt

WIKLANDER (1964), MIZRAHI u. Mitarb. (1965), TANNER u. HARDY (1968); pseudomembranöse Enterokolitis: KAY u. Mitarb. (1958), CARROLL u. V. D. HOEVEN (1959), GOULSTON u. MCGOVERN (1965); ischämische Enterokolitis: MCGOVERN u. GOULSTON (1965)] verläuft gewissermaßen phasenhaft (VOLLMAR, 1967): Initialsymptom ist der abrupt mit voller Heftigkeit einsetzende Gefäßschmerz. Nach 4–6 Stunden erlischt die Peristaltik, es beginnt die stumme Phase der Darm-Atonie, die oft mit einer steigenden Leukozytose (bis 50000!) einhergeht. In der 3. Phase folgt die Darmwandnekrose mit diffuser Durchwanderungsperitonitis (SCHELLERER u. Mitarb., 1971).

Je nachdem, welche Gefäßregion betroffen ist, sind unterschiedlich weitreichende Darmabschnitte hämorrhagisch infarziert. Die Darmwand ist ödematös verdickt, blau-zyanotisch bzw. düster-rot koloriert, sowohl seitens der Serosa als auch seitens der Mukosa. Durch Fibrinexsudationen erscheint die Serosa matt und stumpf. Die Mukosa ist nekrotisch; aus der Durchmischung dieser Nekrosen mit Schleim, Eiter und Fibrin resultiert der zum Teil pseudomembranöse Charakter. Der Darminhalt (schwappende Sukkulenz) ist nicht selten blutig imbibiert. Die Darmwand zeigt außer der ödematösen Verdickung vor allem im Bereich der Submukosa flächenhafte Blutungen.

Ischämische Läsionen der Darmwand manifestieren sich am frühesten im Bereich der Mukosa; gewissermaßen rückläufig werden, je nach Dauer der Ischämie, auch die tieferen Darmwandschichten mitbetroffen. Auch *histologisch* lassen sich die frühesten Veränderungen innerhalb der Mukosa aufzeigen. Die Schleimhautzotten sind nekrotisch, sie verlieren sich sozusagen in einer (entzündlichen) Pseudomembran aus Zelldetritus, Schleim, Fibrin, Erythrozyten (Blutungen) und eosinophilen und polymorphkernigen Granulozyten. Die Schleimhautkrypten bleiben längere Zeit intakt. Neben einer erheblichen, vor allem venösen Kongestion, mit Einblutungen in das örtliche Bindegewebe, finden sich intravasale Thromben in den arteriellen Gefäßen aller Darmwandschichten. Die Submukosa ist ödematös-entzündlich verbreitert, auch sie ist von Blutungen durchsetzt. Die Faserzüge der inneren Muscularis propria sind infolge eines Ödems weit dehiszent, fragmentiert, von Blutungen durchsetzt und — abhängig von der Dauer der Ischämie — von lockeren, vorwiegend granulozytären Entzündungsinfiltraten durchsetzt.

1.2. Chronische Durchblutungsstörungen

Chronische Durchblutungsstörungen sind die Folge von chronisch-stenosierenden Gefäßerkrankungen (Übersicht: NOBBE, 1967; MARSTON, 1967; THOMPSON, 1972). Mit etwa 90% handelt es sich vor allem um degenerativ-arteriosklerotische Gefäßveränderungen (SCHIMANSKI u. SCHMIDT, 1970; BAAS, 1975). Auch hierbei ist die A. mesenterica sup. besonders betroffen (Abb. 129). Atheromatöse Läsionen sind vorzugsweise im unmittelbaren Abgangsbereich aus der Aorta (Ostiumbarriere) und in den proximalen Gefäßabschnitten (2 cm) entwickelt (MALJATZKAYA, 1934; MAVOR u. Mitarb., 1962; REINER u. Mitarb., 1963). Häufig finden sich gleichzeitig auch ausgedehnte atheromatöse Beete, Kalzifizierungen und Parietalthromben der Aorta, „Verkalkungen" der Koronararterien und diabetische Stoffwechselsituationen (REINER u. Mitarb., 1963).

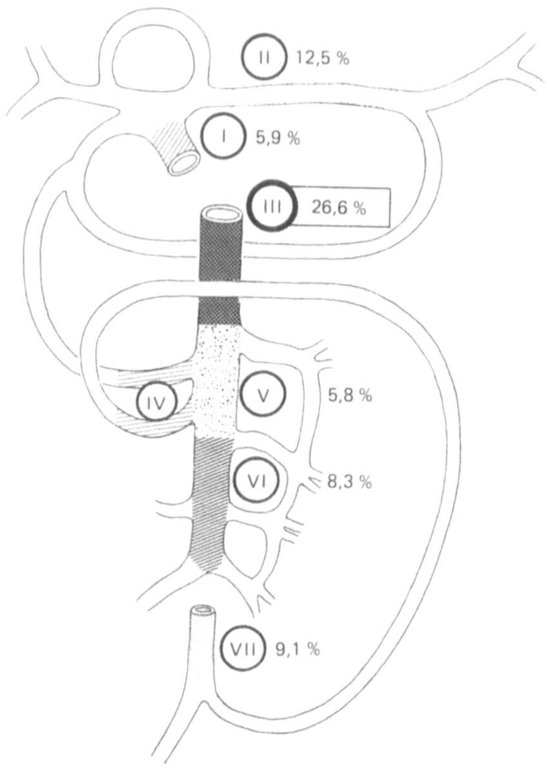

Abb. 129. Die Lokalisation arteriosklerotischer Beete bei 120 über 50 Jahre alt gewordenen Verstorbenen mit mittelschwerer und schwerer Arteriosklerose im intestinalen Arteriensystem. *I* Abgang der A. coeliaca, *II* A. lienalis, *III* A. mesenterica sup. (proximale Gefäßstrecke), *IV* A. pancreaticoduodenalis inf. und A. colica med. (proximale Gefäßstrecke), *V* A. mesenterica sup. (zwischen 1. Aufzweigung und Einmündung der A. colica med.), *VI* A. mesenterica sup. (peripherer Gefäßabschnitt), *VII* A. mesenterica inf. (proximaler Gefäßabschnitt). [Umgezeichnet nach GOERTTLER (1968)]

Die chronischen Durchblutungsstörungen werden klinisch nur dann manifest, wenn in den betroffenen Gefäßen ein Grenzwert von 30% unterschritten wird (GOERTTLER, 1968). Reicht die „Kapazität der arteriellen Versorgung" nicht mehr aus, dann entsteht das Bild der *Dyspragia intermittens angiosclerotica intestinalis* (ORTHNER, 1902) (Synonyme: Morbus Orthner, Angina abdominalis, „mesenteric vascular insufficiency", „mesenteric vascular disease", chronisches Verschlußsyndrom der Eingeweideschlagadern, intestinale Claudicatio intermittens) (GESSNER u. SCHMIDT, 1968; RUEBESAMEN u. Mitarb., 1969; BAAS, 1975).

Die chronisch-stenosierende Gefäßerkrankung kann jederzeit durch eine Thrombembolie akut kompliziert werden („catastrophic arterial occlusion").

Außer der Arteriosklerose sind ursächlich für die Angina abdominalis noch funktionelle Durchblutungsstörungen (kardiale Insuffizienz, sog. low output, arterio-venöse Fisteln, Schock) und entzündliche Gefäßerkrankungen (Tabelle 45) verantwortlich. Entzündliche Gefäßveränderungen (Übersicht und Lit.:

Tabelle 45. Chronisch-obliterierende Gefäßerkrankungen mit ischämischen Darmläsionen. (Zusammengestellt nach KUMAR

I. Konsekutive Gefäßentzündungen
1. Bei Ulzera, Morbus Crohn, Colitis ulcerosa
2. „Infektiöse" Angiitiden: Septikämie, Bakteriämie, bakterielle Endokarditis, Tuberkulose, Lepra, Syphilis, Gonorrhöe, Salmonellosen, Rickettsiosen, Diphtherie u.a.
3. Strahlenvaskulitis
4. Benigne, fokale Arteriitis der Appendix (vgl. S. 349)
5. Thromboangiitis obliterans (Winiwarter-Buerger)

II. Vasospastische Krankheiten
1. Maligne Hypertension
2. „Post-coarctations"-Syndrom
3. „Arteriolitis" (assoziiert mit Phäochromozytomen)
4. Vasokonstriktive Pharmaka

III. Kollagenosen (bzw. Autoaggressionskrankheiten)
1. Systemischer Lupus erythematodes
2. Periarteriitis nodosa
3. Rheumatische Arteriitis
4. Dermatomyositis
5. Sjögren-Syndrom
6. Wegenersche Granulomatose
7. Anaphylaktoide Purpura (Purpura abdominalis Henoch-Schönlein)
8. Progressive systemische Sklerodermie

IV. Degenerative Erkrankungen
1. Arteriosklerose
2. Diabetische Angiopathie

V. Verschiedenes
1. Hereditäre hämorrhagische Teleangiektasie (Morbus Osler-Rendu)
2. Amyloidose
3. Pseudoxanthoma elasticum (Grönblad-Strandberg-Syndrom)
4. Ehlers-Danlos-Syndrom
5. Morbus Köhlmeier-Degos (maligne atrophische Papulosis)
6. Fabry-Syndrom (Angiokeratoma corporis diffusum)
7. Moschcowitz-Syndrom
8. Sog. „Kalium"-Ulzera (vgl. S. 252)

KUMAR u. DAWSON, 1972) können als sog. *sekundäre Vaskulitiden* im Randbereich von Ulzera, bei Morbus Crohn oder Colitis ulcerosa zu Durchblutungsstörungen führen. Entzündliche (bakteriell oder Toxin-bedingte) Gefäßläsionen („infective angiitis") sind bei Septikämien, Bakteriämien, bakteriellen Endokarditiden, Tuberkulose, Lepra, Syphilis, Gonorrhöe, Salmonellosen, Rickettsiosen, Diphtherie und bei verschiedenen anderen Krankheiten beschrieben worden.

Thrombo-angiitis obliterans (M. Winiwarter-Buerger) (ROB, 1967a und b; HERRINGTON u. GROSSMAN, 1968). Die charakteristischen Veränderungen in Form segmental betonter Panarteriitiden und Panphlebitiden, aber ohne Gefäßwandnekrose, finden sich an den kleinen Gefäßen der Submukosa und Serosa. Die Beteiligung intestinaler Gefäße ist selten.

Unter den vasospastischen Erkrankungen sind vor allem die *maligne Hypertension* und das sog. *„Postkoarktations"-Syndrom* bedeutungsvoll. Die Beteiligung gastrointestinaler Gefäße (mit den Symptomen des M. Orthner) im Rahmen maligner Hypertensionen wird zwischen 9 und 15% angegeben (MORITZ u. OLDT, 1937; JABLONS, 1944). Das „Postkoarktations"-Syndrom (SEALY, 1953) führt zu einer ausgeprägten, nekrotisierenden Arteriitis mit fibrinoiden Gefäßwandnekrosen und entzündlichen Zellreaktionen, die auch periadventitiell entwickelt sind. Vielfach finden sich Gefäßthrombosen und entzündliche Exsudationen des perivaskulären Bindegewebes. Die Inzidenz des Syndroms variiert zwischen 6,7 und 28% (KUMAR u. DAWSON, 1972; Bauchaortenresektionen vgl.: DEWEESE u. FRY, 1962; ROB u. SNYDER, 1966).

Unter den sog. *Kollagenosen* bzw. *Autoaggressionskrankheiten,* die zu ischämischen Darmläsionen führen können, spielen vor allem der systemische Lupus erythematodes, die Periarteriitis nodosa, die rheumatoide Arthritis und die diffuse systemische Sklerodermie eine Rolle. Grundsätzlich finden sich bei allen eine fibrinoide Degeneration der Kollagenfasern und eine Vaskulitis der kleinen Gefäße mit Endothelläsionen, fibrinoiden Wandnekrosen und Thrombosen (FINKBINER u. DECKER, 1963; PAOLAGGI u. ARSAK, 1965; MOGADAM u. Mitarb., 1969; PETTERSON u. Mitarb., 1970).

Lupus erythematodes: Abdominalsymptome finden sich bis zu 40% (DUBOIS, 1953; BROWN u. Mitarb., 1956); in 0,4–2% soll sich die Erkrankung primär gastrointestinal manifestieren (LARSON, 1961; DUBOIS u. TUFFANELLI, 1964). Alle Darmabschnitte, vom Ösophagus bis zum Kolon, können betroffen sein (HARVEY u. Mitarb., 1954).

Periarteriitis nodosa (WOLD u. BAGGENSTOSS, 1949; CRAIG, 1963): In 45–62% sind intestinale Gefäße beteiligt (MOWREY u. LUNDBERG, 1954; NUZUM u. NUZUM, 1954). Bevorzugter Sitz der arteriitischen Veränderungen ist das Strombett der A. mesenterica sup. (MILLER u. O'FARRELL, 1965; CABAL u. HOLTZ, 1971).

Anaphylaktoide Purpura Henoch-Schönlein (STREMPLE u. Mitarb., 1968; REMBERGER u. Mitarb., 1972): Es handelt sich um eine hyperergisch-nekrotisierende Vaskulitis der kleinen Arterien und Venen mit fakultativer intravasaler Gerinnung, die meist nach bakteriellen Infekten (Streptokokken), seltener auch nach bestimmten Medikamenten (z.B. Sulfonamide), auftreten kann. Der histologische Aspekt dieser Vaskulitis gleicht exakt den Gefäßveränderungen beim Arthus-Phänomen. Immunfluoreszenzmikroskopische Untersuchungen zeigen jedoch in den entzündlich veränderten Gefäßwänden lediglich Ablagerungen von Fibrin und Fibrinogen, nicht aber von IgG oder Komplement; dadurch unterscheidet sich die Purpura abdominalis vom Arthus-Phänomen (REMBERGER u. Mitarb., 1972). Die Purpura abdominalis tritt vorwiegend bei Kindern und Jugendlichen auf. Außer disseminierten, infarktartigen Darmwandblutungen finden sich kleinfleckige Hautblutungen, Mikrohämaturien und Proteinurien, die auf eine herdförmig nekrotisierende Glomerulitis zurückzuführen sind.

Pseudoxanthoma elasticum (Grönblad-Strandberg-Syndrom): Es handelt sich um eine genetisch determinierte Systemerkrankung des elastischen Bindegewebes mit Haut- (Pseudoxanthoma elasticum Darier), Augen- (,,angioid streaks") und kardiovaskulären Symptomen. Die Beteiligung des Gastrointestinaltraktes wird mit 14% angegeben (CONNOR u. Mitarb., 1961). Im Vordergrund der intestinalen Symptome stehen Blutungen (Hämatemesis, Meläna); peptische Ulzerationen sind selten (BERLYNE, 1960). Gastroskopisch finden sich gelblich-,,papuläre" Einlagerungen in der Mukosa, die gelegentlich auch in der Mund- und Rektumschleimhaut gefunden werden (GOODMAN u. Mitarb., 1963).

Ehlers-Danlos-Syndrom (BEIGHTON u. Mitarb., 1969): Das seltene Syndrom beruht auf einer angeborenen Mesenchymdysplasie. Es geht mit einer Vielzahl gastrointestinaler Beschwerden einher. Massive Blutungen oder Spontanperforationen des Dünndarms sind relativ selten (ALDRIDGE, 1967). Häufiger sind Hiatushernien, Divertikulosen, Rektumprolabierungen oder peptische Ulzerationen (GRANT u. ALDOR, 1967).

Köhlmeier-Degos-Syndrom (,,progressive arterial occlusive disease") (STROLE u. Mitarb., 1967): Das Syndrom ist selten. Es handelt sich um eine disseminierte Endangiitis, die mit Hauterscheinungen beginnt und später meist unter akuten Abdominalsymptomen tödlich endet (,,malignant atrophic papulosis").

Fabry-Syndrom: Es handelt sich um eine sehr seltene Phosphatid- (Glykolipid-) Thesaurismose mit charakteristischen, intarsienartig eingelagerten, punkt- bis stecknadelkopfgroßen, lividen („red spots") Flecken in der Haut und in den Schleimhäuten. Entsprechende Einlagerungen finden sich auch in Blutgefäßen. Die gastrointestinalen Symptome (Abdominalschmerzen, Durchfall, Blutungen) sind wahrscheinlich auf diese Gefäßveränderungen zurückzuführen. Diagnostisch wertvoll sind Haut- und *Rektumbiopsien* (KUMAR u. DAWSON, 1972).

Während im Sektionsgut bis zu 80% obliterierende Gefäßveränderungen entzündlicher oder arteriosklerotischer Art an den Viszeralarterien gefunden werden, liegen Angaben über die Häufigkeit klinischer Symptome zwischen 7 und 50% (KRIESSMANN, 1970a und b). Genaue katamnestische Erhebungen bei Patienten mit angiographisch gesicherter Durchblutungsinsuffizienz (DICK u. Mitarb., 1967) ergaben in durchschnittlich 33% eine klinische Symptomatik (KRIESSMANN, 1970c). Die Diskrepanz zwischen anatomischen Befunden und klinischer Symptomatik ist vornehmlich auf die gute Kompensationsfähigkeit der Durchblutungsinsuffizienz durch einen offenbar sehr leistungsfähigen Kollateralkreislauf zurückzuführen (DIEMEL u. Mitarb., 1964; TREDE u. VOLLMAR, 1969; KRIESSMANN, 1970c; SCHIMANSKI u. SCHMIDT, 1970; FRITSCH u. Mitarb., 1971; HEBERER u. Mitarb., 1972).

Als Ausdruck einer Belastungsinsuffizienz (LUNDERQUIST u. Mitarb., 1969; WINNE, 1971) setzen etwa 15–30 min nach einer Nahrungsaufnahme krampfartige Schmerzen im Ober- und Mittelbauch ein. Charakteristisch für die Darm-Ischämie ist der auffallende Gegensatz zwischen den starken Schmerzen und den nur spärlich objektivierbaren Abdominalbefunden (HEBERER u. Mitarb., 1972). Durch häufige kleine Mahlzeiten („small meal syndrome") wird versucht, die Schmerzen zu vermeiden. Die Furcht vor den Schmerzen (reduzierte Nahrungsaufnahme) führt zum progredienten Gewichtsverlust; erst später kommt es zur echten Malabsorption, die nach NOBBE (1967) in 15–20% entwickelt sein soll.

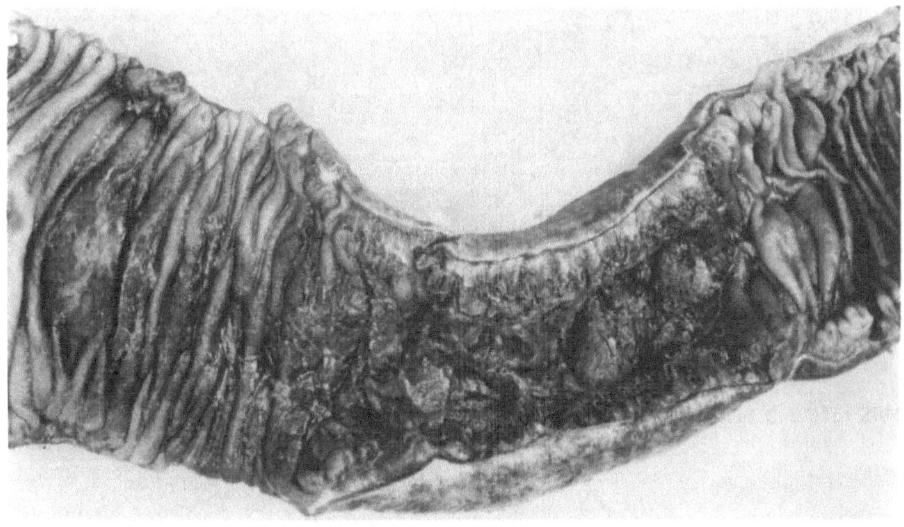

Abb. 130. Ischämische Striktur bei chronisch-arterieller Durchblutungsinsuffizienz

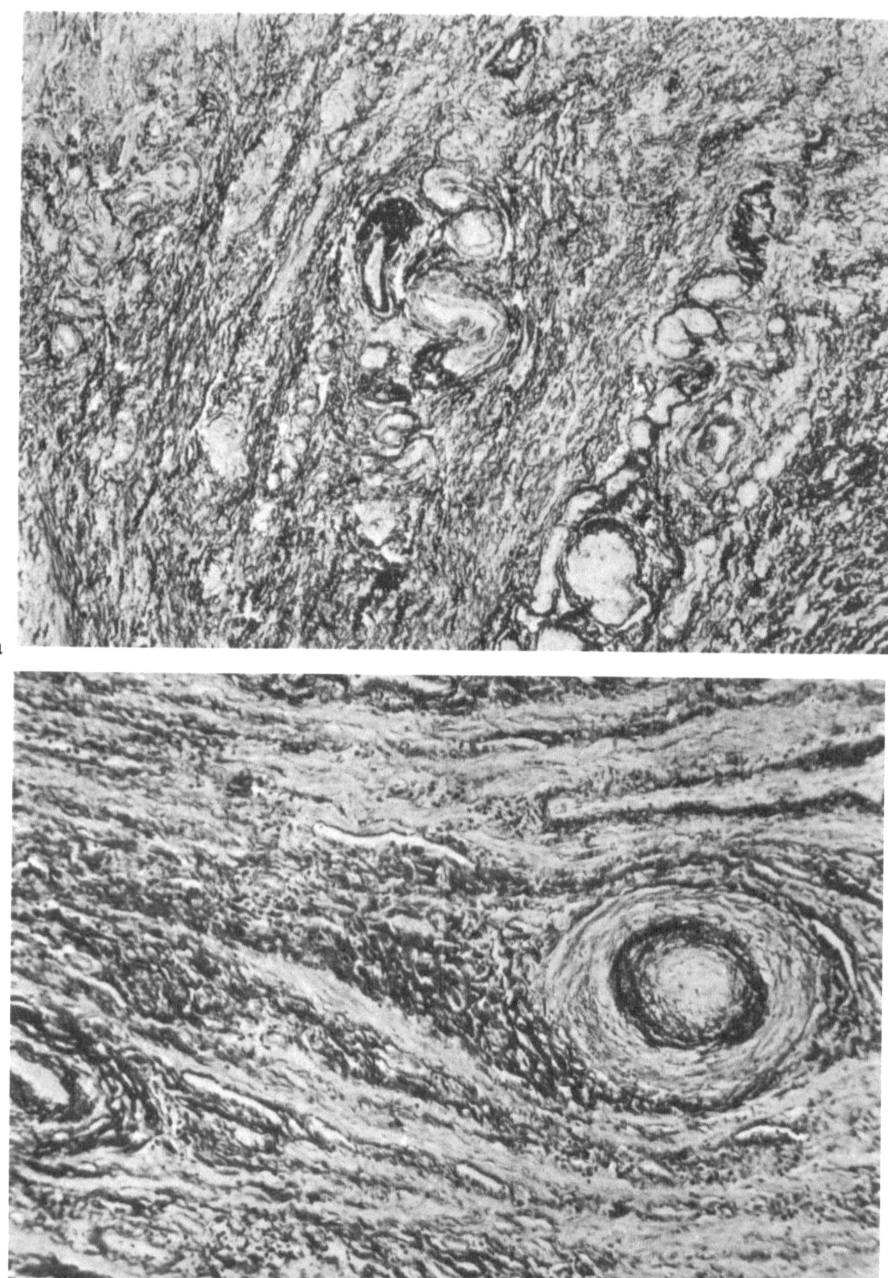

Abb. 131 a u. b. Schwere Arteriosklerose intramuraler Darmgefäße. Färbung: Movat. Vergr. 65:1 (a) und 100:1 (b)

Abdominelle Schmerzen, die durch Laufen oder Treppensteigen ausgelöst und beim Stehenbleiben beseitigt werden, sind auf einen ileo-mesenterialen Blutentzug (*„mesenteric steal syndrome"*) zurückzuführen (VOLLMAR u. Mitarb., 1964; BÜCHELER u. Mitarb., 1967).

Bezeichnend für die chronisch-progrediente Durchblutungsinsuffizienz sind die sog. *ischämischen Strikturen* (Stenosen) und *Ulzera* (KRADJIAN, 1965; TOULOUKIAN u. Mitarb., 1966; STOEBNER u. Mitarb., 1967; WHITEHEAD, 1972). Ischämische Strikturen sind konzentrisch entwickelt, sie sind unterschiedlich lang, teils singulär, teils multipel. Die Serosa ist fibrosiert, die Mukosa atrophisch. Inmitten eines fibrosierten Stratum proprium mucosae finden sich irregulär angeordnete Schleimhautkrypten (Abb. 130). Die Schleimhautfibrose wird als besonders hilfreich bei der Diagnose ischämischer Veränderungen gewertet (MCDONALD u. HOURIHANE, 1972). Scharf demarkierte Ulzera wechselnder Größe und Anzahl, mit zum Teil hämorrhagisch imbibiertem Randsaum, sind zu finden. Im Ulkusgrund ist entweder ein gefäßreiches Granulationsgewebe mit fibrinoiden Nekrosen an der Oberfläche oder ein zellarmes „Narbengewebe" (WHITEHEAD, 1972) entwickelt. Auch die tieferen Darmwandschichten sind verbreitert und fibrosiert; breite Narbenzüge durchflechten die Muscularis propria (Abb. 131) und die Subserosa. Der Gehalt an Entzündungszellen ist variabel, oft spärlich. Fast regelmäßig finden sich *Hämosiderin-beladene Makrophagen* (STOEBNER u. Mitarb., 1967).

Ischämisch-strikturierende Läsionen führen klinisch oft zu ähnlichen Symptomen, wie sie beim M. Crohn, bei Tuberkulosen, Karzinomen oder malignen Lymphomen gefunden werden. Eine exakte Differenzierung ist in vielen Fällen nur morphologisch möglich (PRICE u. MORSON, 1975).

2. Durchblutungsstörungen ohne arteriellen Verschluß

Bei durchschnittlich 30–35% (Tabelle 45), nach WILLIAMS u. Mitarb. (1970) sogar in 80% aller ischämischen Darmläsionen (einschließlich des hämorrhagischen Infarktes) *fehlen* Gefäßokklusionen jedweder Art (Übersichten: KLIGERMAN u. VIDONE, 1965; LORD u. Mitarb., 1972; RENTON, 1972). Die nicht-okklusive intestinale Ischämie (WILSON u. QUALHEIM, 1954) ist unter den verschiedensten Krankheitsbezeichnungen beschrieben worden: pseudomembranöse Enterokolitis — nekrotisierende, terminale, agonale, ischämische Enteropathie — terminale, hämorrhagisch-nekrotisierende Enteropathie — hämorrhagische Nekrose — mesenteriale Gefäßinsuffizienz — hämorrhagische Enteropathie (ENDE, 1958; GLOTZER u. SHAW, 1959; HOFFMAN u. Mitarb., 1960; MING u. LEVITAN, 1960; CORDAY u. Mitarb., 1962; KLIGERMAN u. VIDONE, 1965; BHAGWAT u. HAWK, 1966; THOMA, 1968; HANBERG SØRENSEN u. VETNER, 1969; DIRSCHMID u. Mitarb., 1972). In der angelsächsischen Literatur wird mehrheitlich von *„non-occlusive mesenteric ischemia"* (bzw. „infarction") gesprochen (BRITT u. CHEEK, 1969; LORD u. Mitarb., 1972; RENTON, 1972).

Die Bedeutung des *Schocks* für die Entstehung der nicht-okklusiven hämorrhagischen Enteropathie wird seit langem diskutiert (vgl. Bd. II/1; MCGOVERN, 1971; OTTO, 1975). Schon 1939 haben PENNER u. BERNHEIM für die postoperative (pseudomembranöse) Enterokolitis die Konzeption einer „funktionellen Ischämie" der Darmwand aufgrund eines primären Schocks entwickelt (vgl. auch:

PENNER u. DRUCKERMAN, 1948; BIRNBAUM u. Mitarb., 1961). In tierexperimentellen Untersuchungen konnte die Bedeutung des Schocks für die Entstehung der hämorrhagischen Enteropathie weitgehend gesichert werden (CORDAY u. IRVING, 1960; CORDAY u. Mitarb., 1962; LILLEHEI u. Mitarb., 1964; BRITT u. CHEEK, 1969; CZEMBIREK u. Mitarb., 1971; KLEIN u. Mitarb., 1971). Versuche an Hunden haben gezeigt, daß es beim hämorrhagischen Schock zur Kontraktion der Arteriolen in der Darmwand kommt; die Insuffizienz der arteriellen Versorgung führt zur ischämisch-hämorrhagischen Gewebsreaktion. Ischämisch bedingte Kontraktionen der Darmmuskulatur potenzieren die arterielle Insuffizienz infolge (einer zusätzlichen) Gefäßkompression (GLOTZER u. SHAW, 1959). Kontraktionen können auch an venösen Gefäßen beobachtet werden (CZEMBIREK u. Mitarb., 1971). Eine verminderte Auswurfleistung des Herzens steht sozusagen im Zentrum dieses hämorrhagisch-kardiogenen Schocks (CORDAY u. Mitarb., 1962). Bei einer Minderung der Herzauswurfleistung um 30% wird die Durchblutung im Gebiet der A. mesenterica sup. um etwa 45% reduziert. Bei längerer Schockdauer führt diese Mangeldurchblutung zur hämorrhagischen Darmnekrose.

Eine Sonderform der kardiogen bedingten ischämischen Darmschädigung stellt die *Digitalis-Intoxikation* dar (GAZES u. Mitarb., 1961; DRUCKER u. Mitarb., 1964; FERRER u. Mitarb., 1965; BRAWLEY u. Mitarb., 1966; MUGGIA, 1967). Die hämorrhagische Enteropathie kann, wenngleich sehr viel seltener, auch nach *Verbrennungen* (WILSON u. QUALHEIM, 1954), *septischem Schock* (HEER u. Mitarb., 1965) und nach *akuten* Hypovolämien und Operationen (JACKSON u. LYKINS, 1965) beobachtet werden.

Die „Dekompensation des Schocks" kann in der weiteren Folge durch zahlreiche Faktoren begünstigt werden (Übersicht: DIRSCHMID u. Mitarb., 1972). Durch die ischämischen Nekrosen (Ulzerationen) der Mukosa kann es zur Invasion von Bakterien oder von Toxinen vom Darm in die Blutbahn kommen (WILSON u. QUALHEIM, 1954; MARSTON, 1962; DRUCKER u. Mitarb., 1964; GROSH u. Mitarb., 1965). Der kardiogene Schock kann auf diese Weise durch einen *septischen Schock* überlagert und potenziert werden (vgl.: EVANS u. Mitarb., 1966; BOUNOUS, 1967; PRICE u. Mitarb., 1967). Auch der im Ablauf eines kardiogenen Schocks alsbald einsetzende Flüssigkeitsverlust (Hypovolämie) erlangt eine zentrale Bedeutung im Hinblick auf eine Potenzierung der Schocksituation (WILLIAMS u. Mitarb., 1970). Der (lokale) Flüssigkeitsverlust erfolgt erstens durch die oft massiven Blutungen in die Darmwand und in das Darmlumen, gelegentlich auch ins Mesenterium, und zweitens durch Transsudation von Blutplasma ins Gewebe. Ein weiterer wesentlicher (Schock-potenzierender) Faktor ist die im Rahmen der anaeroben Stoffwechsellage sich entwickelnde metabolische Acidose (LUNDSGAARD-HANSEN, 1970), die per se das Herzminutenvolumen beeinträchtigen kann (CLOWES u. Mitarb., 1961). Die Letalität der hämorrhagischen Enteropathie beträgt nahezu 100% („irreversibler" bzw. refraktärer Schock) (DIRSCHMID u. Mitarb., 1972).

Pathologisch-anatomisch finden sich bei (Schock-bedingten) Durchblutungsstörungen ohne arterielle Okklusion variable Bilder, nicht selten allerdings hämorrhagische Darminfarkte. Da die Läsionen nicht an bestimmte Versorgungsgebiete gebunden, sondern abhängig von der „Intensität" und Dauer des Schockes sind, finden sich teils segmentale, teils totale hämorrhagische Infarzierungen

(DRUCKER u. Mitarb., 1964; HEER u. Mitarb., 1965). Nahezu obligat sind Jejunum und Ileum betroffen, seltener findet man auch im Duodenum analoge Läsionen (KATZ, 1959; CORDAY u. Mitarb., 1960, 1962; RÜHL, 1967). Im Duodenum werden dagegen häufiger sog. Streß-Ulzera bzw. Erosionen mit hämorrhagisch imbibiertem Grund (Abb. 123) angetroffen; sie können Ursache der sog. „großen gastro-duodenalen Blutung" sein (vgl. Bd. II/1; EDER u. CASTRUP, 1969; JOHNSTON u. Mitarb., 1973; OTTO, 1975). Vergleichbare Läsionen finden sich gelegentlich auch in tieferen Dünndarmabschnitten, die dann häufig und sozusagen strickleiterartig auf der Höhe der Plicae circulares angeordnet sind (Abb. 132).

Blutungen aus ulzerösen oder erosiven Duodenalläsionen müssen differentialdiagnostisch von sog. *„Duodenal-Varizen"*, die erstmals 1931 von ALBERT beschrieben wurden, abgegrenzt werden (Lit.: RICHTER u. POCHACZEVSKY, 1967).

Histologisch (BRAASCH, 1967) finden sich bei den schockbedingten Darmläsionen alle Stadien bis zur voll ausgebildeten hämorrhagischen Infarzierung. Intravasal sind als relativ charakteristisches morphologisches Schockäquivalent nicht selten *Fibrinthromben* (disseminierte intravasale Gerinnung) (Abb. 133–135) entwickelt, gelegentlich auch mit fibrinoiden Gefäßwandnekrosen.

Auch die hämorrhagische Enteropathie tritt überwiegend bei älteren Menschen auf (HANBERG SØRENSEN u. VETNER, 1969a und b; RENTON, 1972; DIRSCHMID u. Mitarb., 1972). In letzter Zeit mehren sich allerdings Berichte über ein gehäuftes Auftreten von nichtokklusiven, ischämischen Darmläsionen, die bei jungen Frauen vielfach im Zusammenhang mit der Einnahme hormoneller Ovulationshemmer gesehen werden (BRENNAN u. Mitarb., 1968; HURWITZ u. Mitarb., 1970; COTTON u. THOMAS, 1971; WAGNER, 1972). Allerdings sind die ischämischen Läsionen nach oder unter der Einnahme kontrazeptiver Präparate in hohem Prozentsatz über venöse Thrombosen verursacht (KILPATRICK u. Mitarb., 1968; MILLER, 1971).
Über hämorrhagische Enteropathien bei Neugeborenen wurde von DENES u. Mitarb. (1968) sowie von HANBERG SØRENSEN u. VETNER (1969b) ausführlich berichtet. Mutmaßlich sind auch intestinale Perforationen bei Neugeborenen, die durchweg mit einer hohen Mortalität belastet sind, vaskulär bedingt (THELANDER, 1939; LEE u. McMILLAN, 1950; CRONIN, 1959; SCHULTZ u. REINER, 1963).

H. Verschiedene seltene Erkrankungen

I. Pneumatosis cystoides intestinalis

Die Pneumatose des Gastrointestinaltraktes ist selten, im Dünndarm häufiger als im Dickdarm (Übersichten: KOSS, 1952; WILLIAMS, 1961; DOMINI u. MOTOLESE-LAZZARO, 1963; DOMINI u. Mitarb., 1963; SMITH u. WELTER, 1967; ROMEO, 1967; CLOETE u. VAN ROOYEN, 1967; CLEMENCON, 1973). Nach CLOETE u. VAN ROOYEN (1967) ist die Pneumatosis cystoides intestinorum hominis erstmals 1738 von DUVERNOI in Petersburg beschrieben worden.

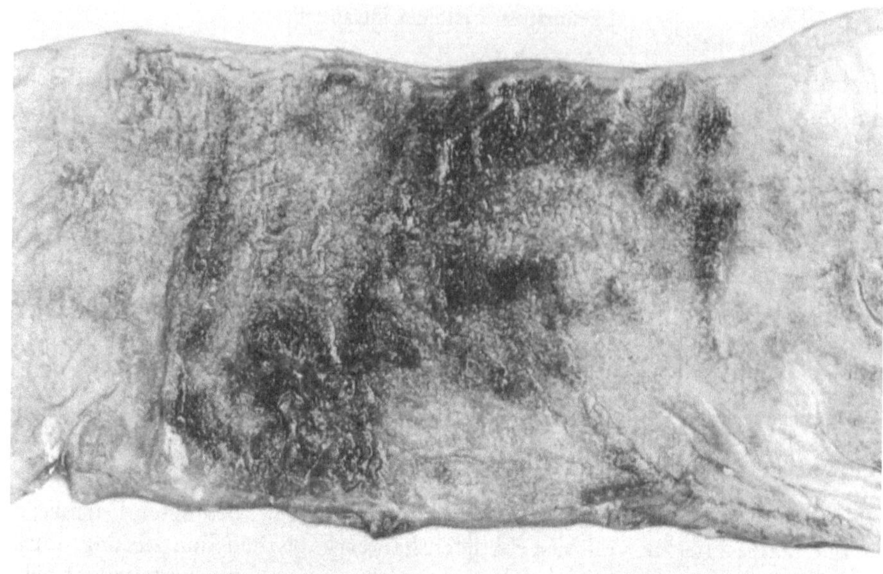

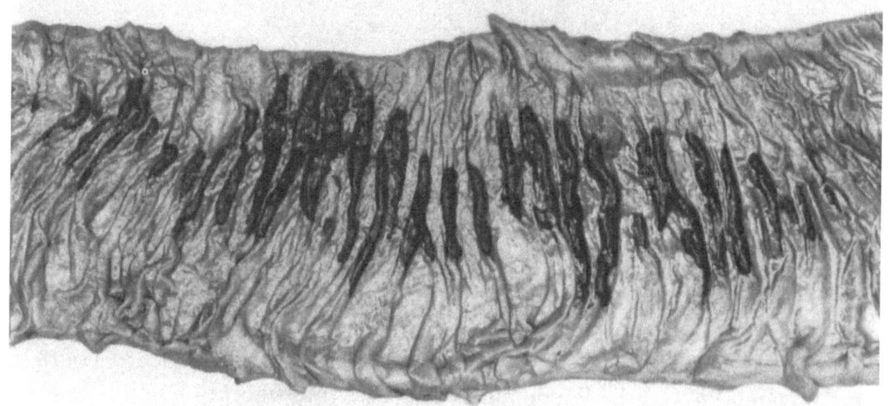

Abb. 132a–c. Schock-bedingte Schleimhautblutungen unterschiedlicher Intensität

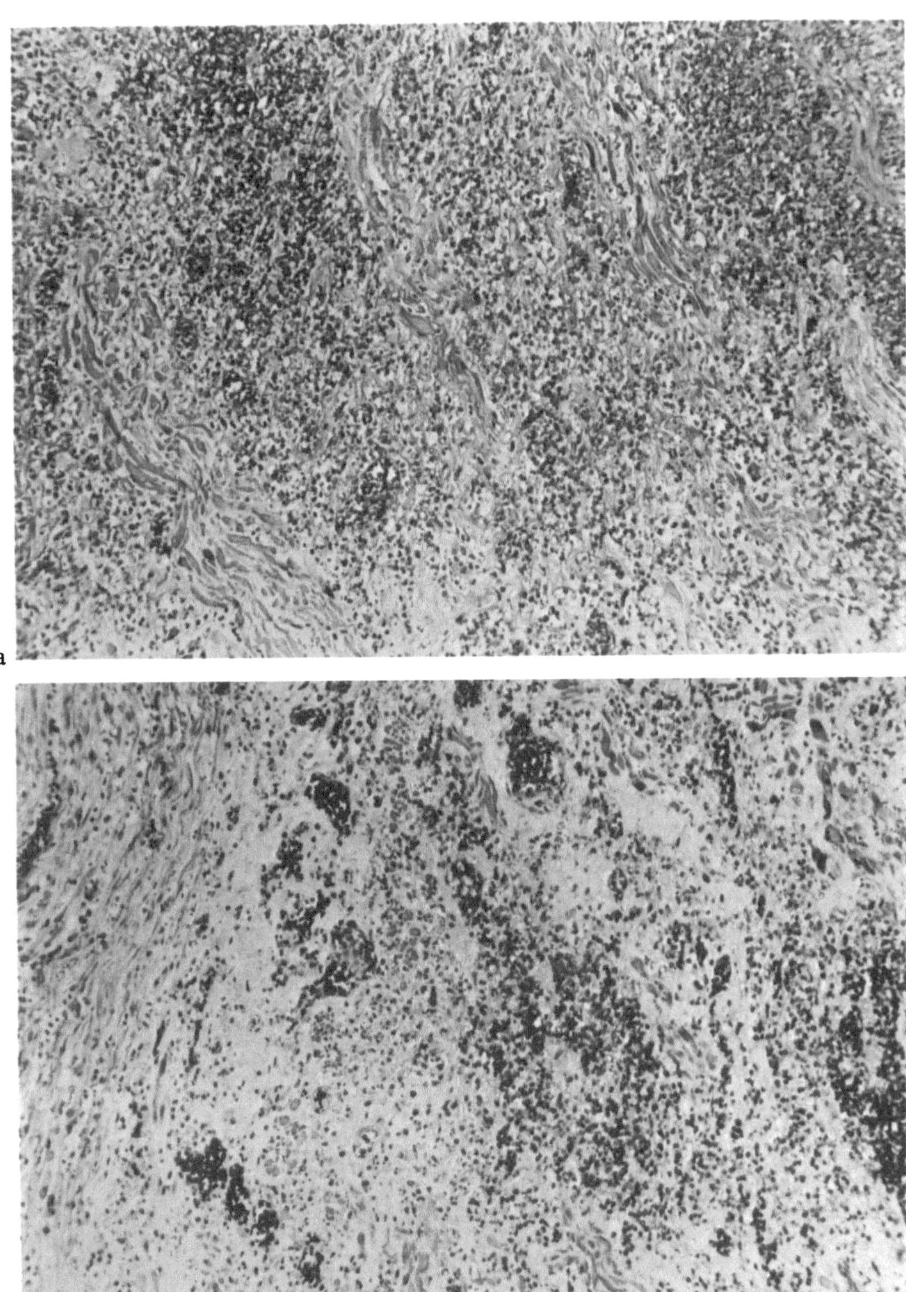

Abb. 133a u. b. Schock-bedingte Durchblutungsstörungen mit ausgeprägter hämorrhagischer Darmwandnekrose. Färbung: HE. Vergr. 65:1 (a) und 100:1 (b)

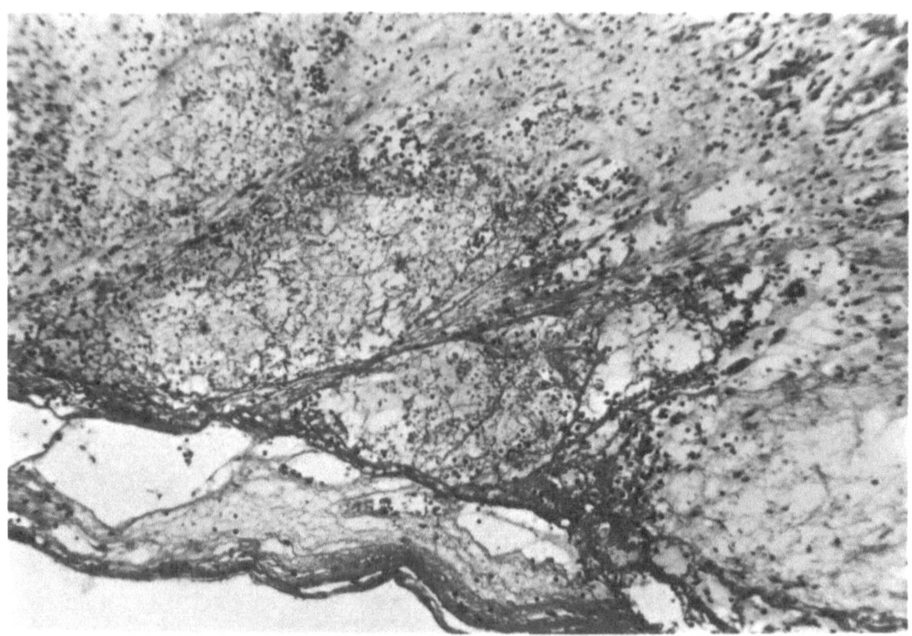

Abb. 134. Schock-bedingte Durchblutungsstörungen mit hämorrhagischer Darmwandnekrose und fibrinös-eitriger Durchwanderungsperitonitis. Färbung: HE. Vergr. 120:1

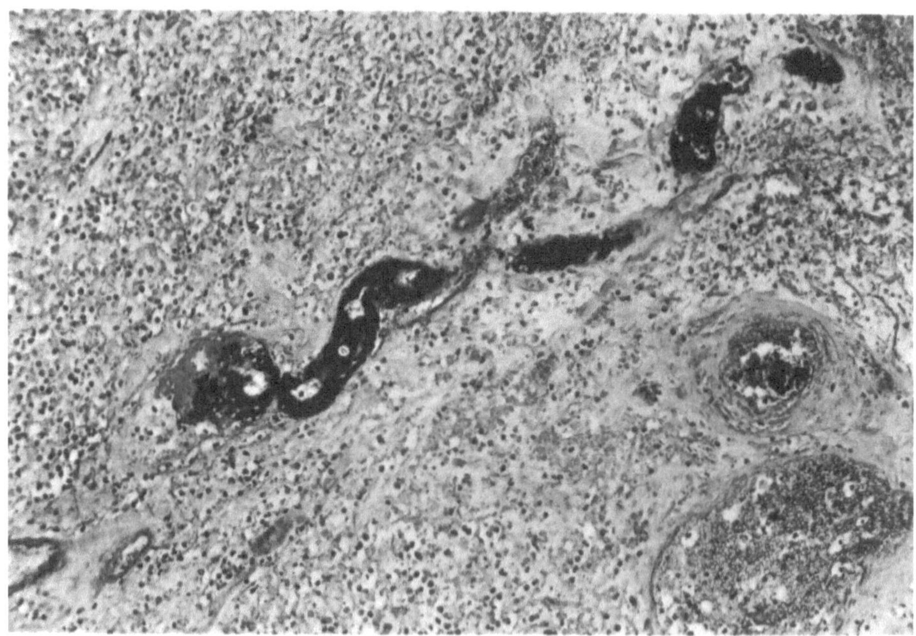

Abb. 135. Schock-bedingte Durchblutungsstörungen mit fibrinoiden Thromben. Färbung: Masson-Goldner. Vergr. 70:1

Die Krankheit tritt vorwiegend im mittleren Lebensalter, zwischen 30 und 60 Jahren auf. Eine Geschlechtsdisposition besteht offenbar nicht (BURN u. JONES, 1961; CLEMENCON, 1973). Manifestationen im Säuglings- und Kindesalter (HOLADAY, 1961; BREINING u. HUBER, 1962) sind mit einer sehr hohen Mortalität belastet. HOLADAY (1961) berichtete über ein Neugeborenes, das 44 Stunden nach der Geburt mit Meläna und „Johannesbeergelee-artigen" Stuhlentleerungen erkrankte und wenig später verstarb. Bei der Obduktion wurden zahlreiche, überwiegend submukös und nur vereinzelt auch subserös gelegene Zysten im unteren Ösophagus und im Magen sowie im gesamten Dünn- und Dickdarm gefunden. Im Pneumatose-Kollektiv von SMITH u. WELTER (1967) waren 10 Säuglinge, das Durchschnittsalter betrug 12,7 Wochen. Die Erkrankung verlief unter den Zeichen einer akuten unspezifischen Enteritis und endete in allen Fällen tödlich. STONE u. Mitarb. (1968) trugen aus der Weltliteratur 56 Fälle von kindlicher Pneumatose zusammen, die alle tödlich verliefen; unter den 8 eigenen Beobachtungen von STONE u. Mitarb. (1968) konnten nur 2 überleben.

Die klinische Symptomatik der Erwachsenen-Pneumatose ist abhängig von der Lokalisation. Die Dünndarm-Pneumatose kann zu subileusartigen Zuständen, seltener zum kompletten Ileus oder Volvulus, führen. Ein Chilaiditi-Syndrom (CLEMENCON, 1970) wird meist im Zusammenhang mit einem Pneumoperitoneum beobachtet (RUCKENSTEINER u. KUX, 1933; DRESSLER, 1939; JONES, 1948; RAMSEYER, 1959). Das sog. primäre oder völlig symptomlose Pneumoperitoneum sollte immer an eine Pneumatosis intestinalis denken lassen (FORFOTA, 1936; FROSTBERG, 1948; CLEMENCON, 1970, 1973).

Patho-anatomisch handelt es sich bei der Pneumatose um eine Erkrankung, bei der sich gashaltige Zysten bilden. Die Zystengröße ist variabel (vgl. Abb. 269 und 270), die Durchmesser schwanken etwa zwischen 0,2 und 2,0 cm. Bei der Dünndarm-Pneumatose sollen die Zysten vorwiegend subserös und nur selten submukös lokalisiert sein (CLEMENCON, 1973). SHILKIN u. Mitarb. (1968) fanden „lymphangiektatische Zysten" zwischen der Mukosa und der Muscularis propria. Die Zysten können konfluieren und rupturieren. Nach DAMMERT u. Mitarb. (1967) stehen sie mit spaltartigen Lymphgefäßen in Verbindung. Die Zysten werden von einer flachen, endothelartigen Zellschicht ausgekleidet. Innerhalb der Zysten, diese zum Teil auch begrenzend, findet man gelegentlich mehrkernige Riesenzellen vom Fremdkörpertyp. Nach SHILKIN u. Mitarb. (1968) können die Zysten auch granulär-eosinophiles oder amorphes Material mit positiver Fettfärbung enthalten; „Lipophagen" sind selten. Die unmittelbare Umgebung der Zysten zeigt eine fibrozelluläre Reaktion, auch hier mit Fremdkörper-Riesenzellen.

Die Zusammensetzung der Gase in den Zysten ist ähnlich derjenigen der Atmosphäre. Aus dieser Zusammensetzung darf allerdings nicht auf die Herkunft des Gases geschlossen werden, da der Diffusionsfaktor der einzelnen Gase im Gewebe sehr unterschiedlich ist. MUJAHED u. EVANS (1958) fanden folgende Zusammensetzung: 89,9% N_2, 7,62% CO_2 und 2,42% O_2; MCKENZIE (1951): 70–90% N_2, 10–15% CO_2 und 3–20% O_2. Nach KOSS (1952) ist die Dünndarm-Pneumatose in 55% mit konkomittierenden Erkrankungen verbunden, insbesondere mit ulzerösen und obstruktiven Veränderungen des Magens (vgl. auch: DAMMERT u. Mitarb., 1967; GHAHREMANI u. Mitarb., 1974). ROMEO (1967) fand eine Koinzidenz mit anderen Magen-Darm-Erkrankungen sogar in 85%. Diese Form wird vielfach auch als *sekundäre Pneumatose* beschrieben, da in den konkomittierenden Erkrankungen ein ätiologischer (Teil-) Faktor gesehen wird (HUYENG, 1950; MUELLER u. Mitarb., 1972; BRYK, 1973). Nach KEYTING u. Mitarb. (1961) ist eine Unterscheidung der Pneumatose in primäre oder idiopathische und in sekundär erworbene Formen nicht mehr gerechtfertigt (bezüglich weiterer ätiopathogenetischer Probleme sei auf die Kolon-Pneumatose verwiesen).

II. Endometriose

Die Endometriose des Dünndarms ist offensichtlich sehr viel seltener als die des Dickdarms (vgl. S. 526), die klinischen Symptome sind uncharakteristisch und wenig ausgeprägt (MURATORE u. GAMBARELLI, 1962; BURNS, 1967; GEMSJÄGER u. Mitarb., 1969; ELLIOTT u. Mitarb., 1970; MORSON u. DAWSON, 1972). Nach neueren Statistiken soll die extragenitale Endometriose, eingeschlossen die intestinalen Manifestationen, ständig zunehmen. Meist werden Frauen erst nach dem 35. Lebensjahr befallen; 60% der von PANGANIBAN u. CORNOG (1972) gesammelten Fälle waren zwischen 30 und 40 Jahre alt (Grenzwerte: 17 und 60 Jahre). Nach dem Klimakterium tritt die Endometriose äußerst selten auf. Aus dem Erlöschen der ovariellen Funktion resultiert zumeist auch eine Atrophie der endometrialen Herde.

Endometriale Herde (Abb. 136) finden sich vor allem in der Subserosa, weniger häufig auch im Bereich der Submukosa und der Muscularis propria. Die Mukosa ist nach ELLIOTT u. Mitarb. (1970) meistens intakt. Innerhalb der glatten Darmwandmuskulatur gelegene Herde neigen zu ausgeprägter Hyperplasie, bis zur Bildung von *Adenomyomen* (ELLIOTT u. Mitarb., 1970). Eine wesentliche Vernarbungstendenz besteht im Gegensatz zur Dickdarm-Endometriose nicht. Die endometrialen Herde zeigen einen organoiden Aufbau mit typischen Drüsen-

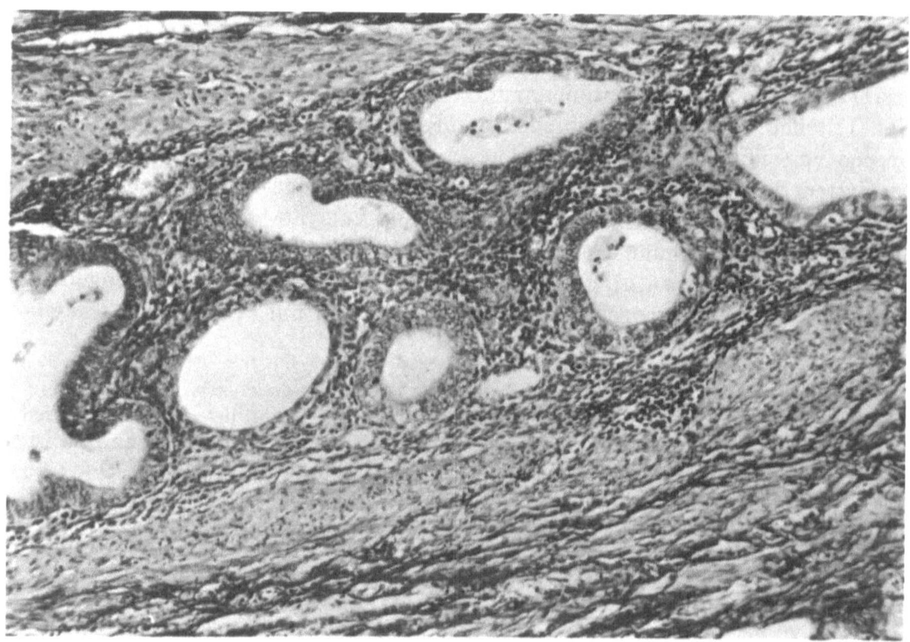

Abb. 136. Dünndarm-Endometriose. Färbung: HE. Vergr. 180:1

schläuchen und zytogener Stromareaktion (Abb. 136). Lockere, perifokale Entzündungsreaktionen und mit Hämosiderin beladene Makrophagen sind regelmäßig vorhanden. Im Bereich subseröser Manifestationen sind Adhäsionen möglich.

III. Cholesterinester-Speicherkrankheit („Cholesterol-ester storage disease")

Es handelt sich um eine seltene, familiäre Krankheit des Lipidstoffwechsels (FREDRICKSON, 1966; SCHIFF u. Mitarb., 1968). Die Cholesterin-Speicherkrankheit zeigt gewisse Ähnlichkeiten zur *familiären Analpha-Lipoproteinämie (Tangier-Krankheit)* (FREDRICKSON u. Mitarb., 1961; STANBURY u. Mitarb., 1966; HUTH u. Mitarb., 1970; Lit. und Übersicht: FERRANS u. FREDRICKSON, 1975) und zur *Wolmanschen Cholesterin-Lipoidose* (ABRAMOV u. Mitarb., 1956; PARTIN u. Mitarb., 1968; LOUGH u. Mitarb., 1970). Gleichartige Veränderungen aller drei Krankheitsbilder bestehen in der Akkumulation von Cholesterin, Cholesterinester und Karotin. Bei der Tangier-Krankheit fehlen darüber hinaus die α_1-Lipoproteine; es finden sich vergrößerte, „gold-gelbe" Tonsillen, eine Hepatosplenomegalie und erniedrigte Serumphospholipid- und Cholesterinwerte. Lipide werden vor allem in den Tonsillen, in Leber und Milz sowie in Lymphknoten gespeichert. Histologisch finden sich große (speichernde) Schaumzellen (Knochenmark, Leber, *Rektumschleimhaut*). Die Dünndarmschleimhaut soll nach lichtmikroskopischen Untersuchungen unauffällig sein (FREDRICKSON, 1966). Bei einem Teil der Kranken bestehen ferner Polyneuropathien mit peripheren Paresen und ulzeröse Kolitiden (ENGEL u. Mitarb., 1967; KOCEN u. Mitarb., 1967).

Die Wolmansche Krankheit manifestiert sich in frühester Kindheit (infantiler Morbus Niemann-Pick?) und führt zu ausgeprägter Malabsorption mit schweren Gedeih- und Wachstumsstörungen. Cholesterin, Cholesterinester und Triglyceride werden vor allem in Leber, Milz, Lymphknoten, Nebennieren und im *Dünndarm* gespeichert. Histologisch findet man speichernde Schaumzellen in fast allen Viszeralorganen. Als pathognomonisch gilt die bilaterale Kalzifikation der Nebennieren (PARTIN u. SCHUBERT, 1968; LOUGH u. Mitarb., 1970).

Bei der *Cholesterinester-Speicherkrankheit* erscheint die Mukosa gelblich bis orange tingiert. Stereomikroskopisch erscheint die Architektur der Zotten normal, auch die Beweglichkeit der Schleimhautzotten ist nicht gestört. Während die Enterozyten licht- und elektronenmikroskopisch weitgehend intakt sind, ist vor allem das spitzennahe Zottenstroma massiv mit eigenfluoreszierenden Schaumzellen, die in Richtung Muscularis mucosae immer spärlicher werden, angefüllt. Die Schaumzellen zeigen eine intensive Anfärbung mit Öl-Rot O, Sudan IV und Sudanschwarz B (PARTIN u. SCHUBERT, 1968). Ähnlich anfärbbares Material liegt auch extrazellulär. Elektronenmikroskopisch finden sich teils osmiophile, teils osmiophobe Lipidvakuolen mit kristalloiden Einschlüssen. Die Leber zeigt gleichartige Veränderungen (PARTIN u. SCHUBERT, 1968). Interepitheliale Räume und Lymphspalten sind meist extrem erweitert. Lipidspeicherungen finden sich auch in den Lymphendothelien, Perizyten sowie in der glatten Muskulatur der tieferen Darmwandschichten.

J. Tumoren des Dünndarms

Etwa 75–80% der Länge und nahezu 90% der inneren Oberfläche des Intestinaltraktes entfallen auf den Dünndarm; er ist, im Gegensatz zum Magen und zum Dickdarm, aber nur *selten* Sitz primärer Tumoren. Der weitgehend einheitliche Durchmesser des Dünndarm-„Rohres", die Seltenheit (bzw. das Fehlen) von Abknickungen und Stauungen (Strikturen), die durchweg schnelle Passage des flüssigen, alkalischen Chymus, der in der Regel zu keinen mechanischen Irritationen führt, der Reichtum des „Succus entericus" an Verdauungsenzymen und die Seltenheit embryonaler Gewebsimplantationen (bzw. Persistenzen) werden ursächlich für die „Organresistenz" diskutiert (ALRICH u. Mitarb., 1960). Gesicherte Befunde jedoch fehlen. Gegenüber dem Magen und Kolon sind die Dünndarmaktivitäten an *Benzpyrenhydroxylase* relativ hoch; auch das mag einer der Gründe für die Seltenheit von Dünndarmtumoren sein.

Häufigkeitsangaben sind in pathologisch-anatomisch und klinisch orientierten Übersichten zum Teil breit gestreut. Durchschnittlich sind 3–6% aller (gut- und bösartigen) intestinalen und 2–3% aller gastrointestinalen Tumoren im Dünndarm lokalisiert (BRODERS u. Mitarb., 1959; ALRICH u. Mitarb., 1960; BUSCH u. WODAK, 1966; MÄRZ u. BECKER, 1967; LINDER u. GRÖZINGER, 1968). RAIFORD (1932) fand 9,8%, GOOD (1963) nur 1,7% aller Tumoren des Verdauungstraktes im Dünndarm. Unter Berücksichtigung aller tumorösen Neubildungen beträgt das Verhältnis von Dünndarm- zu Dickdarmtumoren 1:36. Nur auf den Dünndarm bezogen, fand RAIFORD (1932) 56,8% gutartige und 43,2% bösartige Tumoren, während nach PAGTALUNAN u. Mitarb. (1964) 75% aller Dünndarmtumoren maligne Neubildungen sind, von denen in der Regel nur 17–21% präoperativ exakt diagnostiziert werden (OSTERMILLER u. Mitarb., 1966).

In Sektionsstatistiken werden gutartige Dünndarmtumoren 10–20mal häufiger als in klinischen Untersuchungsserien gefunden (LINDER u. GRÖZINGER, 1968). Die Ursache dieser Diskrepanz liegt im wesentlichen wohl darin, daß gutartige Dünndarmtumoren oft völlig symptomlos bleiben. Aber auch unterschiedliche histologische Interpretationen spielen für die verschiedenen Statistiken sicher eine Rolle: etwa 50% der Leiomyome des Dünndarms sollen herdförmig sarkomatöse Transformationen aufweisen; sie werden deshalb von verschiedenen Autoren zu den bösartigen, von anderen noch zu den gutartigen Dünndarmtumoren gerechnet (bzgl. der differentialdiagnostischen Schwierigkeiten vgl. auch DOERR, 1961).

Die gutartigen Dünndarmtumoren nehmen in aboraler Richtung — vom Duodenum zum Ileum — kontinuierlich zu. In einer Sammelstatistik von 1872 gutartigen Tumoren waren 289 im Duodenum, 424 im Jejunum und 908 im Ileum lokalisiert (KÜMMERLE u. SCHIER, 1972). Unter den gutartigen Dünndarmtumoren dominieren die mesenchymalen Neubildungen (Tabelle 46) (RIVER u. Mitarb., 1956; DARLING u. WELCH, 1959; LIE u. SINCLAIR, 1966; LINDER u. GRÖZINGER, 1968; GRÖZINGER u. SCHÜLER, 1970).

Tabelle 46. Gutartige Dünndarmtumoren: Sammelstatistik von 2215 Fällen der Weltliteratur. (Zusammengestellt nach RIVER u. Mitarb., 1956 und GRÖZINGER u. SCHÜLER, 1970)

Tumorart	Fallzahl	(%)
I. Epitheliale Tumoren		
Polypen, Adenome	655	29
II. Mesenchymale Tumoren		
1. Myome	435	
2. Lipome (Fibrolipome, Lipofibrome	345	
3. Fibrome (Fibromyome, Myofibrome)	289	63
4. Angiome (einschließlich Mischformen)	281	
5. Myxome (Fibromyxome, Myxofibrome)	37	
6. Andere gutartige mesenchymale Tumoren	3	
III. Neurogene Tumoren	170	8

Bezüglich der malignen (epithelialen und mesenchymalen) Dünndarmtumoren fanden Sethi u. Mitarb. (1969) folgende Verteilung:

Duodenum	24%
Jejunum	22%
Ileum	49%
nicht sicher lokalisiert	5%.

Bezogen auf die *Länge* der einzelnen Dünndarmabschnitte ist nach Kümmerle u. Schier (1972) das Karzinom im Duodenum 10mal häufiger als im übrigen Dünndarm. Die Autoren fanden unter 1359 Dünndarmkarzinomen 615 (=45,25%) im Duodenum lokalisiert. Die primären Karzinome des Duodenums übertreffen zahlenmäßig, im Gegensatz zum übrigen Dünndarm, die hier gelegenen gutartigen Tumoren und die Sarkome. Nach Joergenson u. Mitarb. (1953) sollen 70% aller primären Duodenaltumoren maligne sein. In großen Autopsieserien wird das primäre Duodenalkarzinom mit 0,03–0,05% *aller* Karzinome angegeben (Eger, 1933; Howard, 1943; Buergermann u. Mitarb., 1956). Bezogen auf alle gastrointestinalen Karzinome beträgt die Häufigkeit 0,19–0,35% (Barclay u. Kent, 1956; Iovine u. Tsangaris, 1961; Grözinger u. Mitarb., 1965).

Karzinome nehmen im Verlauf des Dünndarms an Häufigkeit ab, Sarkome nehmen zu. Im Dünndarm finden sich 65% aller Darmsarkome; bevorzugter Sitz ist das terminale Ileum (März u. Becker, 1967). Das Verhältnis von Karzinomen zu Sarkomen ist in den einzelnen Statistiken sehr unterschiedlich (Pridgen u. Mitarb., 1950; Elias u. Mitarb., 1954; Reifferscheid, 1959; Quattlebaum, 1962; Botsford u. Mitarb., 1962; Lick u. Dietrich, 1966; Brokes u. Mitarb., 1968; Grözinger u. Schüler, 1970). In den meisten Statistiken überwiegen die Karzinome (Tabelle 47).

Tabelle 47. Histologische Klassifizierung von (n=41) malignen Dünndarmtumoren. (Nach Sethi u. Mitarb., 1969)

Tumor	Fallzahl	(%)	
Adenokarzinome	19	45,0	} =52,5
Anaplastische Karzinome	3	7,5	
Karzinoide	14	35,0	
Lymphosarkome	2	5,0	
Leiomyosarkome	2	5,0	
Lymphoblastisches Lymphom	1	2,5	
	41	100,0	

I. Gutartige epitheliale Tumoren

Gutartige epitheliale Tumoren im Dünndarm sind, im Gegensatz zu früheren Mitteilungen (Raiford, 1932; Moore u. Schmeisser, 1934; Botsford u. Seibel, 1947; Dundon, 1948; Weibel u. Mitarb., 1954), *selten* (Übersicht: River u. Mitarb., 1956; Eklöf u. Mitarb., 1960; Morson, 1962). Im anglo-amerikanischen Schrifttum werden sie nicht selten (summarisch) als „Adenome" (adenomatöse Läsionen) bezeichnet („small bowel adenomas": RIVER u. Mitarb., 1956; „polypoid benign glandular tumors": GANNON u. Mitarb., 1962). Das deutsche Schrifttum spricht vielfach von *Polypen* (BECKER, 1973; DISCHLER u. OEHLERT, 1974; OTTENJANN u. Mitarb., 1974). Der vor allem klinisch-endoskopisch gebrauchte (nicht definierte) Begriff „Polyp" bezeichnet zunächst aber *alle* umschriebenen, gestielten oder sessilen Vorwölbungen der Schleimhaut, ohne zu fragen, ob es sich um eine von der Schleimhaut ausgehende Gewebsvermehrung oder um eine in den tieferen Darmwandschichten lokalisierte Neubildung, die lediglich zu einer Vorwölbung der ansonsten intakten Schleimhaut geführt hat, handelt (vgl. auch S. 532).

Polypen des Dünndarms (im Sinne der klinischen Definition) zeigen prinzipiell den gleichen Aufbau wie die des Dickdarms (vgl. S. 532); man unterscheidet *adenomatöse* und *villöse* (=„villous papilloma" bzw. „adenoma"; sog. *Zottentumor*) Polypen und sog. *Mischformen* (=„papillary adenoma") (HUNTER u. WILSON, 1953; MORSON, 1962; MOERSCH u. Mitarb., 1962; CHARLES u. Mitarb., 1963; MALMED u. LEVIN, 1965; MIR-MADJLESSI u. Mitarb., 1973). RIVER u. Mitarb. (1956) fanden unter 1399 gutartigen Dünndarmtumoren 397 adenomatöse Polypen. Sie sind in Form und Größe sehr variabel und scheinen distalwärts an Häufigkeit zuzunehmen (OLSON u. Mitarb., 1951). Auch villöse Polypen, die im Dünndarm in der gesamten Zirkumferenz entwickelt sein können, sind beschrieben (MALMED u. LEVIN, 1965; KEELY u. GOTTLIEB, 1969). Bei den meisten adenomatösen Polypen und villösen Adenomen handelt es sich um sessile und symptomlose Neubildungen. Pendulierende Polypen führen zu Obstruktionen und Blutungen. Papilläre Adenome sind auch im Dünndarm selten.

Die Möglichkeit der malignen Transformation (besonders bei villösen Adenomen) ist bekannt, gesicherte Angaben über die Häufigkeit derartiger Transformationen liegen für den Dünndarm jedoch nicht vor.
Peutz-Jeghers-Syndrom s.S. 87.

II. Die sog. Karzinoide

Der Begriff „Karzinoid" (karzinoide Tumoren) wurde 1907 von OBERNDORFER geprägt; damit sollte die besondere histomorphologische Struktur einer offenbar besonderen (epithelialen) Tumorform charakterisiert und von den „originären" Adenokarzinomen des Intestinaltraktes abgegrenzt werden. Die Geschichte der Karzinoid-Tumoren indessen beginnt schon 1838 mit der Beschreibung eines Appendix-„Karzinoids" durch MERLING (vgl. auch: RATZENHOFER, 1961; SOKOLOFF, 1968; SANDERS, 1973; GRAHAME-SMITH, 1974). Wenig später folgten Berichte von LANGHANS (1867) und BEGER (1882), während LUBARSCH (1888) einen „Karzinoid"-Tumor des Ileums beschrieb. Schließlich publizierte RAMSON 1890 einen Fall mit *multiplen, metastasierenden „Karzinoiden"* des Ileums. HUEBSCHMANN (1910) diskutierte wohl als einer der ersten Zusammenhänge zwischen den von KULTSCHITZKY 1897 beschriebenen sog. „gelben Zellen" und den Karzinoiden; GOSSET u. MASON (1914) fanden in den Tumorzellen der Karzinoide gleichartige Silber-imprägnierbare Granula wie in den Kultschitzky-Zellen des Intestinaltraktes. Diese Reaktion führte zur Benennung in *Argentaffinome*.
Das Interesse an den Karzinoiden wurde zwischen 1952 und 1954 durch BIÖRK u. Mitarb. (1952), ISLER u. HEDINGER (1953), ROSENBAUM u. Mitarb. (1953) sowie durch THORSON u. Mitarb. (1954) insofern intensiviert, als sie ein syndromartiges Krankheitsbild mit karzinoiden Tumoren des Dünndarms, kutanen Gefäßhyperämien („flushing"), valvulären und/oder parietal-endokardialen Läsionen des Herzens und einer Hyperaktivität (Motilität) des Intestinaltraktes beschrieben (sog. Karzinoid-[oder Flush-]Syndrom; vgl. S. 294). Zudem konnte LEMBECK 1953 zeigen, daß Karzinoide 5-Hydroxytryptamin (=Serotonin) enthalten (vgl. auch RATZENHOFER, 1971).

Die ersten Karzinoid-Syndrome wurden allerdings schon 1931 durch Sir MAURICE CASSIDY in der „Royal Society of Medicine" (London) vorgestellt (CASSIDY, 1930, 1931, 1934).

Außer den enterochromaffinen, Serotonin-bildenden Zellen enthält der Gastrointestinaltrakt zahlreiche andere, endokrin aktive Zellen (APUD-Zellen, vgl. Tabellen 5–7; TAYLOR u. HELWIG, 1962; FEYRTER, 1962; ENERBÄCK u. OLSSON, 1964). Auch diese Zellen sind prinzipiell in der Lage Tumoren zu bilden, die derzeit vielfach als APUD-Zelltumoren (APUDome) oder argyrophile Tumoren zusammengefaßt werden (ausführliche Diskussion in: Clinics in Gastroenterology, Vol. 3, No. 3, 1974).

1. Die Tumoren der enterochromaffinen Zellen (Argentaffinome, Karzinoide i.e.S.)

1.1. Häufigkeit, Lokalisation, Geschlechtsverteilung

Die Häufigkeit der (gastrointestinal lokalisierten) Karzinoide schwankt in autoptischen Übersichtsarbeiten zwischen 0,14 und 0,34% (ROSS, 1952; RITCHIE, 1956; KEVORKIAN, 1957; HAJDU u. Mitarb., 1974; GRAHAME-SMITH, 1974). Karzinoide finden sich im Bereich des gesamten Gastrointestinaltraktes (Tabelle 48) (vgl. auch: MOERTEL u. Mitarb., 1961a und b; WILSON u. Mitarb., 1963; HEDINGER u. Mitarb., 1966; STERLING u. Mitarb., 1967; MURRAY-LYON u. Mitarb., 1972). Im Ileum sind sie häufig multipel entwickelt. MOERTEL u. Mitarb. (1961b) fanden zudem in relativ hohem Prozentsatz eine Kombination mit anderen malignen Tumoren.

SANDERS (1973) gibt, bezogen auf alle Duodenaltumoren, die Häufigkeit der Duodenalkarzinoide mit 5–10% an. Karzinoidmetastasen werden in 26%, invasives Vorwachsen in die Muscularis propria in 58% gefunden. In der Zusammenstellung (78 Fälle) von WILSON u. Mitarb. (1963) waren 31% (=24) im Dünndarm, 46% (=36) in der Appendix und

Tabelle 48. Die Lokalisation der Karzinoide im Gastrointestinaltrakt

	KÜMMERLE u. SCHIER, 1972	DAVIS, 1960 Fallzahl		SANDER u. AXTELL, 1964	
	(%)	gutartig	bösartig	Fallzahl	Prozentsatz mit Metastasen
Magen	2,8	28	12	86	28
Duodenum	1,5	18	6	64	23
Jejunum	1,7	14	14	841	33
Ileum	27,9	101	133		
Appendix	45,9	233	22	1173	2,9
Meckelsches Divertikel	1,1	11	2	30	17
Zökum		11	33	40	71
Kolon	2,1			28	52
Rektum	16,7	79	18	302	28
Gallenblase/-wege	0,3	3	1	5	0
Abdominalmetastasen (ohne nachweisbaren Primärtumor)				10	
Total	100,0	498	241	2579	28,3

19% (=15) im Kolon (davon 11 im Rektum) lokalisiert. 80% waren benigne, 20% maligne. Der „Malignitätsindex" der einzelnen Karzinoide hängt offenbar von ihrer Topik ab (Tabellen 48 und 49) (DAVIES, 1960; SANDERS u. AXTELL, 1964; SOKOLOFF, 1968; HAJDU u. Mitarb., 1974; GRAHAME-SMITH, 1974).

Der Altersgipfel der gastrointestinalen Karzinoide (Appendix ausgenommen) liegt zwischen dem 50. und 60. Lebensjahr (Tabelle 50). Er entspricht somit weitgehend dem Verteilungsmuster der übrigen gastrointestinalen Tumoren mit dem höchsten „Morbiditätsindex" im mittleren und vorgerückten Lebensalter (SOKOLOFF, 1968). Ein statistisch signifikanter Geschlechtsunterschied hinsichtlich der Häufigkeits- und Altersverteilung besteht offenbar nicht (Tabelle 51) (DAVIES, 1960).

Tabelle 49. Metastasierung von 29 Karzinoiden (Autopsiebefunde). (Nach HAJDU u. Mitarb., 1974)

Primäre Organ-manifestation	Fallzahl	Metastasen		
		regional	Leber	Knochen
Magen	4	1	2	1
Dünndarm	9	7	8	4
Dickdarm	4	3	4	3
Lunge	8	7	3	8
Ovarien	2	2	2	1
Unbekannter Primärtumor	2	—	2	1
Total	29	20	21	18

Tabelle 50. Altersverteilung von Karzinoiden. (Nach DAVIS, 1960)

Sitz des Primärtumors	mittleres Lebensalter (Jahre)	
	benigne	maligne
Magen	60,7	53,5
Duodenum	56,2	55,4
Jejunum	53,7	65,2
Ileum	62,5	56,5
Meckelsches Divertikel	53,4	54,0
Appendix	28,8	26,2
Ileozökalregion und Kolon	61,6	54,1
Rektum	50,6	39,0
Gallenblase/-wege	65,0	68,0
Flush-Syndrom		48,1

Tabelle 51. Geschlechtsverteilung der Patienten mit Karzinoiden. (Nach DAVIS, 1960)

	Frauen	Männer
Gesamtmaterial	365	371
Appendix gesondert	168	86

1.2. Makroskopische Befunde

Es handelt sich vorwiegend um kleine (1,5–3,5 cm durchmessende), kuglig-knotige Tumoren (Abb. 138), die vor allem im Ileum multipel (in 25–30%) auftreten (Abb. 137) (DOCKERTY u. ASHBURN, 1943). STEVENSON u. BLANCHARD (1944) beschrieben 68 primäre Karzinoide im Ileum. Multiple Karzinoide im Kolon werden mit etwa 10%, in der Appendix mit 1% angegeben (MORGAN, 1947; RITCHIE, 1956). Die Tumoren sind vor allem submukös (und/oder mukös)

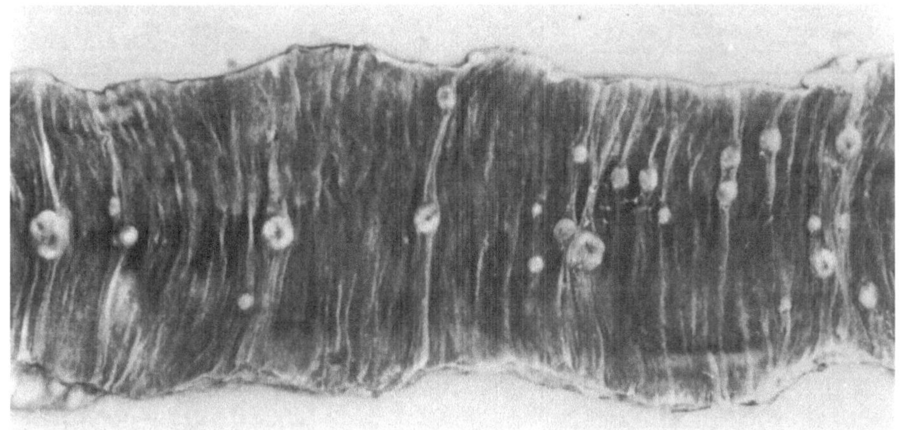

Abb. 137. Multiple Dünndarm-Karzinoide

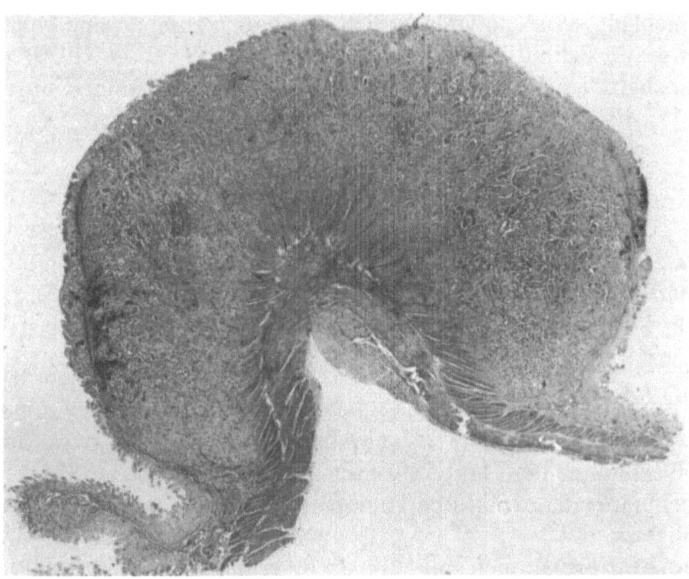

Abb. 138. Kleines Karzinoid des Ileum. Färbung: HE. Lupenübersicht. [Aus JANSEN, H.H.: Darm. In: DOERR, W. (Hrsg.), Organpathologie, Bd. II. Stuttgart: Thieme 1974]

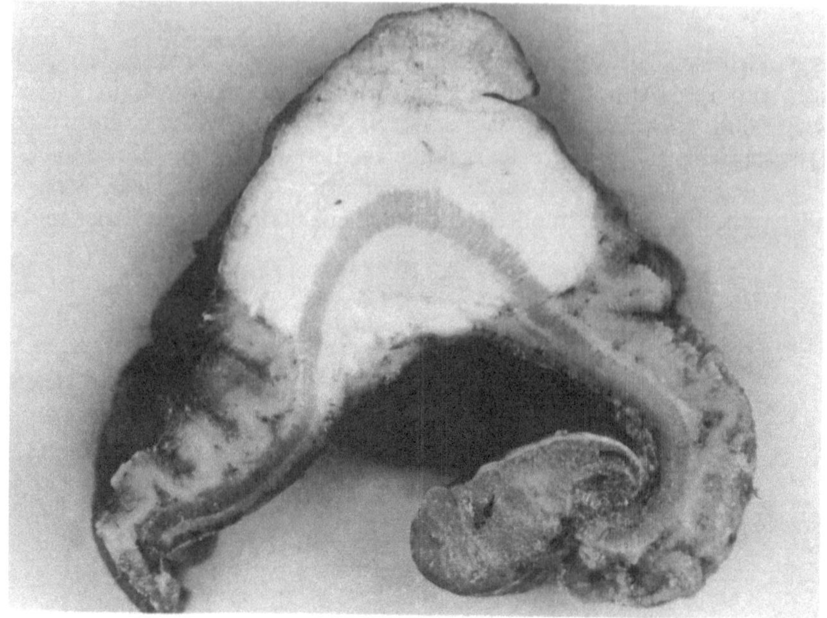

Abb. 139. Dünndarm-Karzinoid, Schnittfläche

lokalisiert. Dadurch wird die Oberfläche der Mukosa in die Darmlichtung vorgewölbt (Abb. 138); Ulzerationen sind insgesamt aber selten, ebenso Blutungen oder Stenosen (SCHENK, 1967). Karzinoide sind in der Regel auf ihrer „Unterlage" verschieblich, selten polypös gestielt. Sie haben zumeist eine typisch gelbe bis gelblich-graue Schnittfläche. Nach MORSON u. DAWSON (1972) soll eine zum Teil hochgradige Verdickung der Muscularis propria im Tumorbereich sehr charakteristisch für Karzinoide sein (Abb. 139).

1.3. Histologische Befunde

Die enteralen Karzinoide zeigen histologisch einen durchaus unterschiedlichen Aufbau (Abb. 140). In der neueren Literatur (Übersichten: SOGA u. TAZAWA, 1971; SOGA, 1974; MARTIN u. POTET, 1974) werden zumeist 5 Typen unterschieden:

I. Plexiform-solide Tumorformationen, die in der Peripherie von palisadenartig formierten Zellen begrenzt werden (Abb. 141a) und die gewisse Ähnlichkeiten zu den Basaliomen der Haut aufweisen (Typ A nach SOGA, 1974),

II. trabekuläre oder bandartige Tumorformationen (Typ B nach SOGA, 1974) (Abb. 142b),

III. alveoläre Formationen mit tubulären, azinären, pseudoazinären (zylindromatösen) oder rosettenartigen Strukturen (Typ C nach SOGA, 1974) (Abb. 142e),

Typ	Struktur	Häufigkeit	Histologie

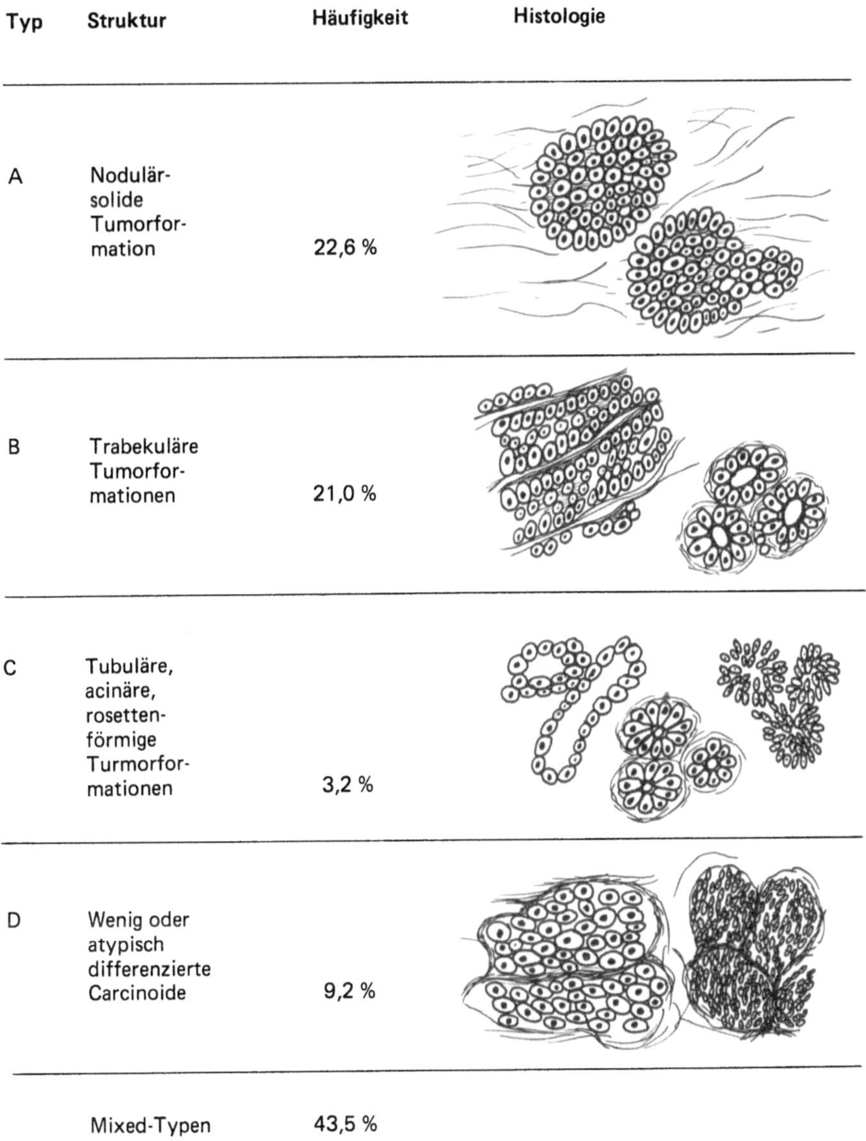

A	Nodulär-solide Tumorfor-mation	22,6 %	
B	Trabekuläre Tumorfor-mationen	21,0 %	
C	Tubuläre, acinäre, rosetten-förmige Turmorfor-mationen	3,2 %	
D	Wenig oder atypisch differenzierte Carcinoide	9,2 %	
	Mixed-Typen	43,5 %	

Abb. 140. Dünndarm-Karzinoide: Schematische Übersicht der verschiedenen histologischen Differenzierungen (umgezeichnet nach SOGA, 1974)

IV. undifferenzierte, trabekuläre oder medulläre Tumorformationen (Typ D nach SOGA, 1974) (Abb. 142d),

V. Mischformen (Typ „mixed").

Mehr als 40% aller Karzinoide sind histologisch jedoch nicht einheitlich differenziert; es handelt sich um die sog. Mischtypen (SOGA, 1974). Die histologischen Typen verteilen sich unterschiedlich auf die einzelnen Darmabschnitte

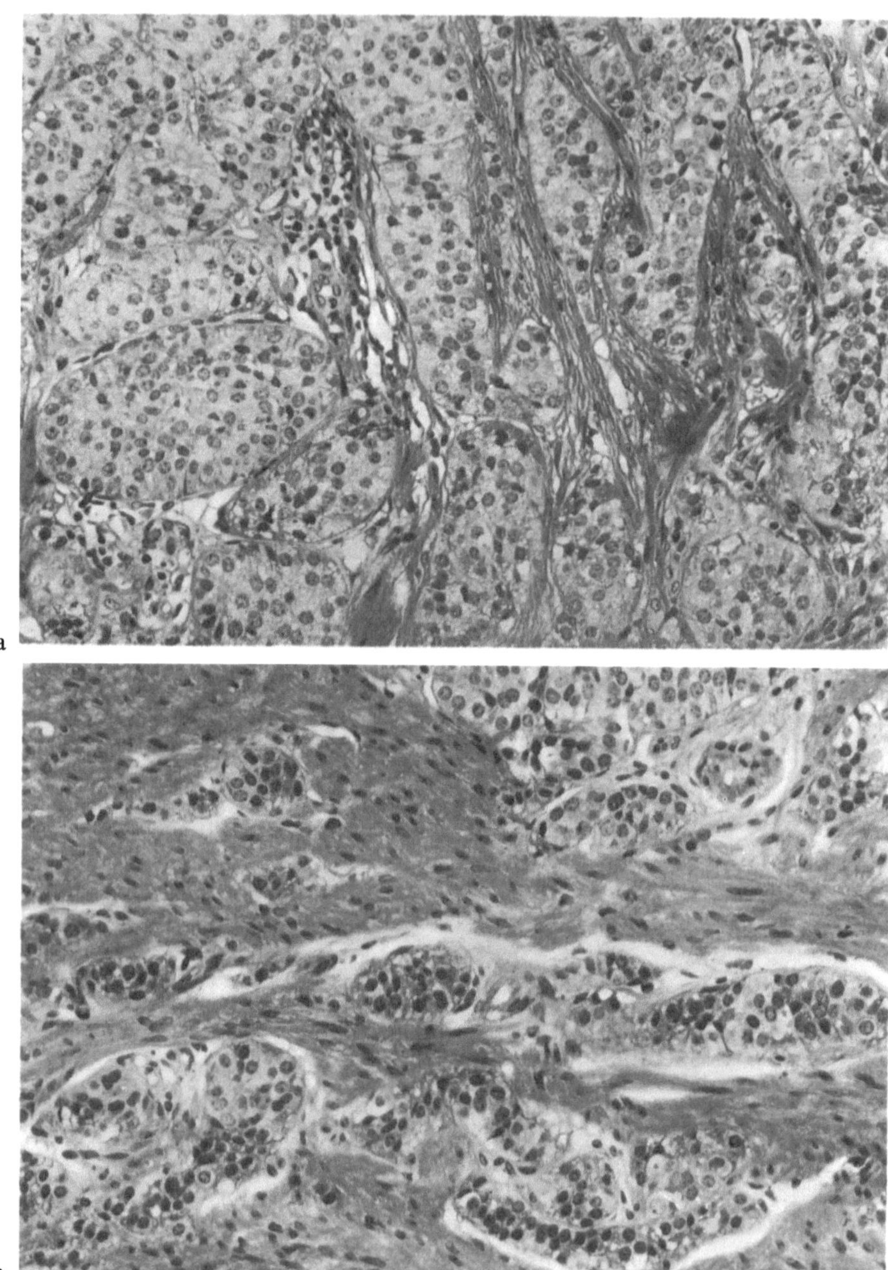

Abb. 141a u. b. Dünndarm-Karzinoid: plexiform-solide Tumorformationen (Typ A nach SoGA) mit Infiltration der Muscularis propria (b). Färbung: HE. Vergr. 260:1

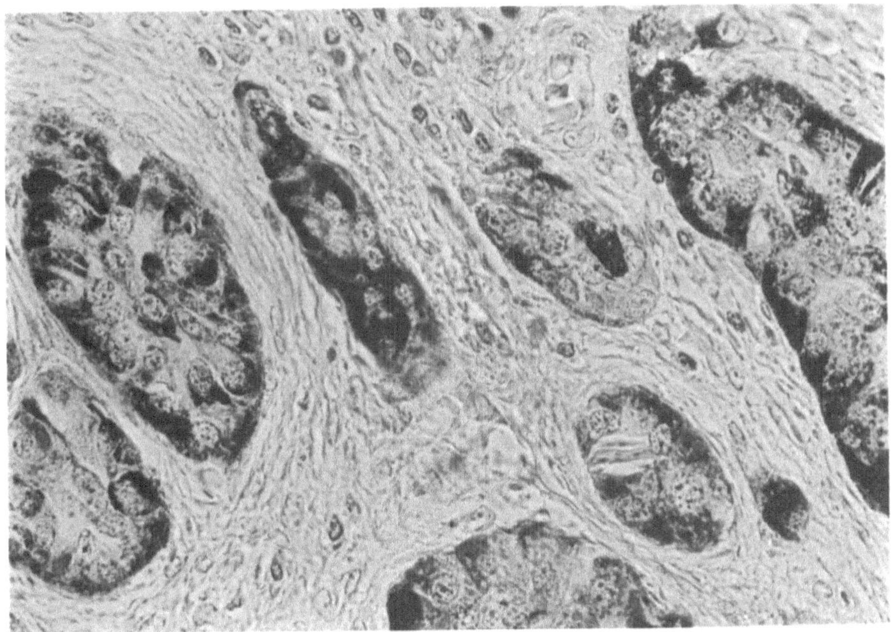

Abb. 141c. Solide Karzinoid-Formationen (Typ A nach SOGA): argentaffine Reaktion (MASSON-HAMPERL). Vergr. 630:1 (Präparat und Aufnahme: Priv.-Doz. Dr. H. MITSCHKE, Pathologisches Institut der Universität Hamburg)

(Tabellen 52 und 53). Im Duodenum (Kopfdarmbereich) dominieren die Typen II [= B nach SOGA (1974)] und „mixed"; B-Typ-Karzinoide kommen nur im Kopfdarmbereich (Speicheldrüsen, Magen, Duodenum, Pankreas, Gallenwege) vor. Der Typ I [= A nach SOGA (1974)] findet sich vor allem im Mitteldarm (Jejunum, Ileum, Appendix), während im Enddarm (Kolon, Rektum) die sog. „mixed"-Typen dominieren.

Die Korrelation zwischen den histologischen Karzinoid-Typen und ihrer Silberimprägnierbarkeit (argyrophile, argentaffine, nicht-reaktive Karzinoide; vgl. auch: HAMPERL, 1952; PEARSE, 1968; DAWSON, 1970) geht aus Tabelle 54 hervor. Argentaffine Karzinoide gehören vorwiegend dem histologischen Typ A, argyrophile Karzinoide vor allem dem Typ „mixed" an, während nicht-reaktive Karzinoide sich besonders auf die B- und „mixed"-Typen verteilen (SOGA u. TAZAWA, 1971; MARTIN u. POTET, 1974; SOGA, 1974). Die Verteilung der verschiedenen, Silber-reaktiven Karzinoid-Typen auf die einzelnen (embryologisch definierten) Darmabschnitte zeigt Tabelle 55. Duodenalkarzinoide bestehen vor allem aus den Typen B und „mixed"; sie zeigen nach WEICHERT u. ROTH (1971) gewisse Ähnlichkeiten zu den Inselzelltumoren („carcinoid islet cell tumors": WEICHERT u. ROTH, 1971). Duodenalkarzinoide sezernieren eine Fülle verschiedener biochemischer Substanzen (Gastrin, Insulin, Serotonin, ACTH, Katecholamine); sie neigen in über 50% zu Ulzerationen. Karzinoide des Bulbus duodeni gelten als relativ benigne, solche im Bereich der Papilla Vateri als

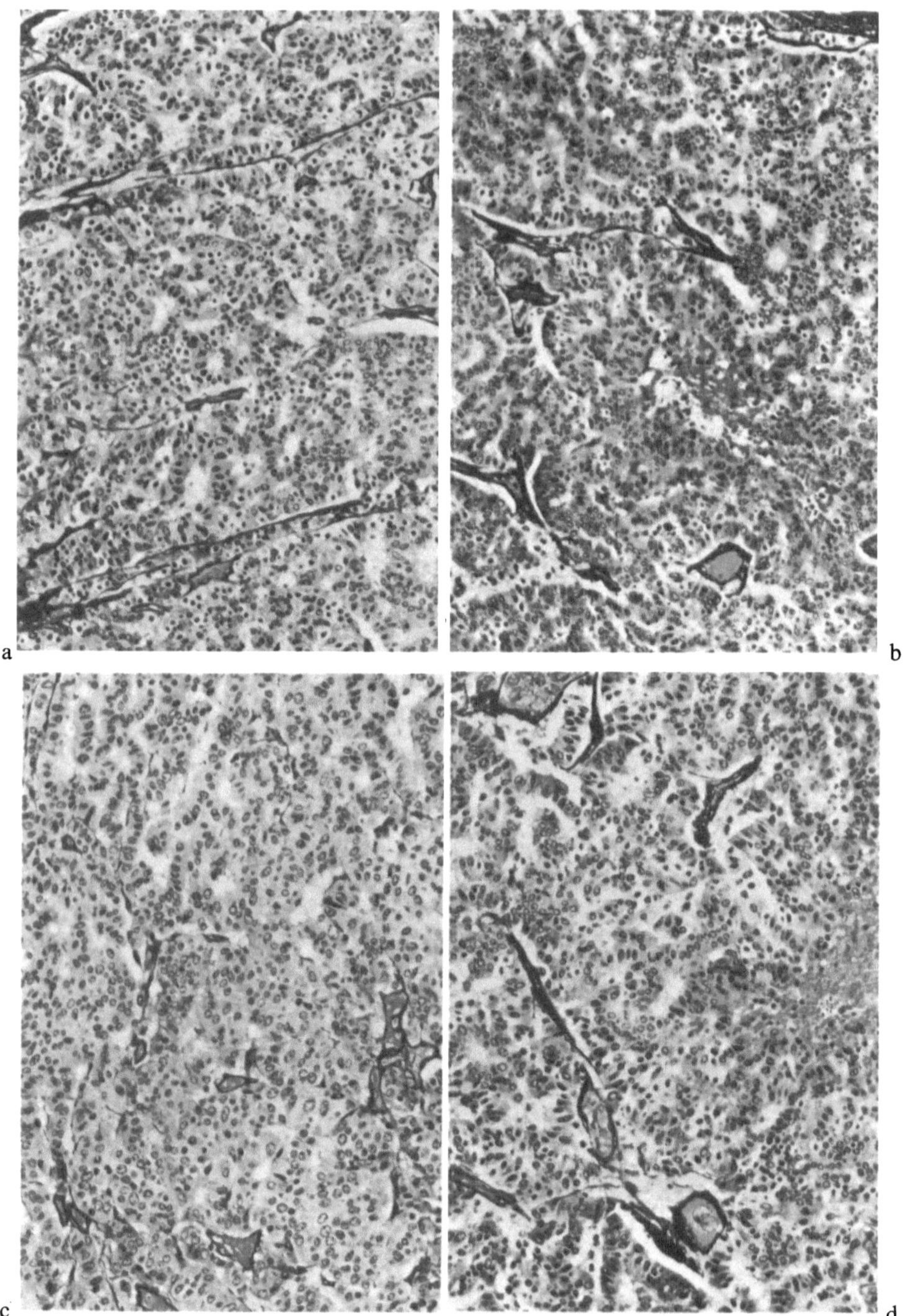

Abb. 142a–d. Dünndarm-Karzinoide mit teils trabekulärer, teils alveolärer Differenzierung. Färbung: Movat (Acrylateinbettung). Vergr. 240:1 (a und b) und 260:1 (c u. d)

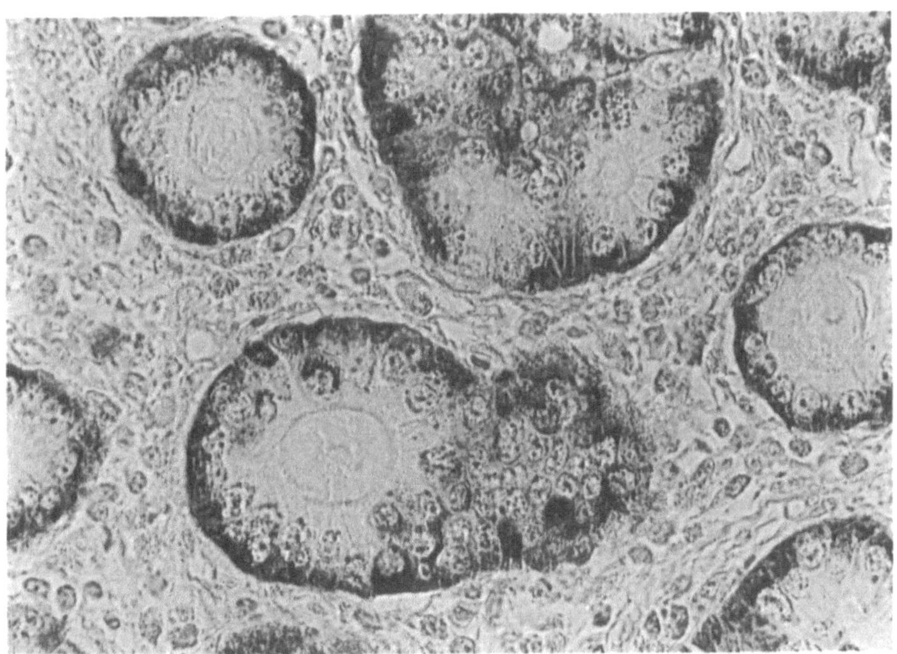

Abb. 142e. Dünndarm-Karzinoid: tubuläre (azinäre) Formationen (Typ C nach SOGA): Argyrophilie der Tumorzellen nach GRIMELIUS. Vergr. 630:1 (Präparat und Aufnahme: Priv.-Doz. Dr. H. MITSCHKE, Pathologisches Institut der Universität Hamburg)

Tabelle 52. Die Verteilung (%) der verschiedenen histologischen Karzinoidtypen (n=62) auf die einzelnen Darmabschnitte. (Nach SOGA, 1974)

Tumorsitz	Histologischer Typ					
	A (I)	B (II)	C (III)	D (IV)	Mischform	Total
Vorderdarm (Kopfdarm)	1,6	21,0	3,2	6,5	17,7	50,0
Mitteldarm	21,0	0	0	0	11,3	32,3
Enddarm	0	0	0	3,2	14,5	17,7
Total	22,6	21,0	3,2	9,7	43,5	100,0

relativ maligne (33% der Fälle von WEICHERT u. ROTH, 1971). Multiple Karzinoide sind im Duodenum extrem selten.

EC-Zellen (= Kultschitzky-Masson-Zellen) sind ganz überwiegend die Matrix der Mitteldarmkarzinoide (Karzinoide i.e.S.). Der Mitteldarm ist nach der Appendix zweithäufigster Lokalisationsort der Karzinoide: 33–41% sind hier lokalisiert (SANDERS u. AXTELL, 1964; JOUANNEAU u. MALAFOSSE, 1971). Das Ileum ist häufiger betroffen als das Jejunum. Histologisch handelt es sich bei den Mitteldarmkarzinoiden vor allem um den Typ A, etwas weniger häufig um den Typ „mixed". Das Tumorstroma ist oft erheblich sklerosiert. Alle Karzi-

Tabelle 53. Die Beziehungen zwischen endokrin-aktiven Tumoren, ihrer Lokalisation und klinischen Symptomatik. (Nach MARTIN u. POTET, 1974)

	Mono-hormonale Syndrome						Multi-hormonale Syndrome
Zellart	EC-Zellen		G-Zellen	B-Zellen (Pankreas)	A-Zellen (Pankreas)	?	verschiedene Zellarten
Sekretionsprodukt	Serotonin		Gastrin	Insulin (Pro-Insulin)	Glukagon	Sekretin? GIP?	verschiedene Sekretionsprodukte
Tumor	Karzinoid		Gastrinom	Insulinom	Glukagonom	?	
Syndrom		Karzinoid-Syndrom	Zollinger-Ellison-Syndrom	Hypoglykämie	Hyperglykämie	WDHA-Syndrom	Wermer-Syndrom
Vorderdarm							
Speicheldrüsen	+						
Magen	++	+	+(?)				+
Duodenum	++		++	+			+
Pankreas	+	+	+++	+++	+++	++	+++
Gallenwege	+		+				+
Mitteldarm							
Jejunum/Ileum	+++	+++					+
Meckelsches Divertikel	+	++					
Appendix	++++						
Enddarm							
Kolon	+	+					
Rektum/Sigmoid	++	+(?)					

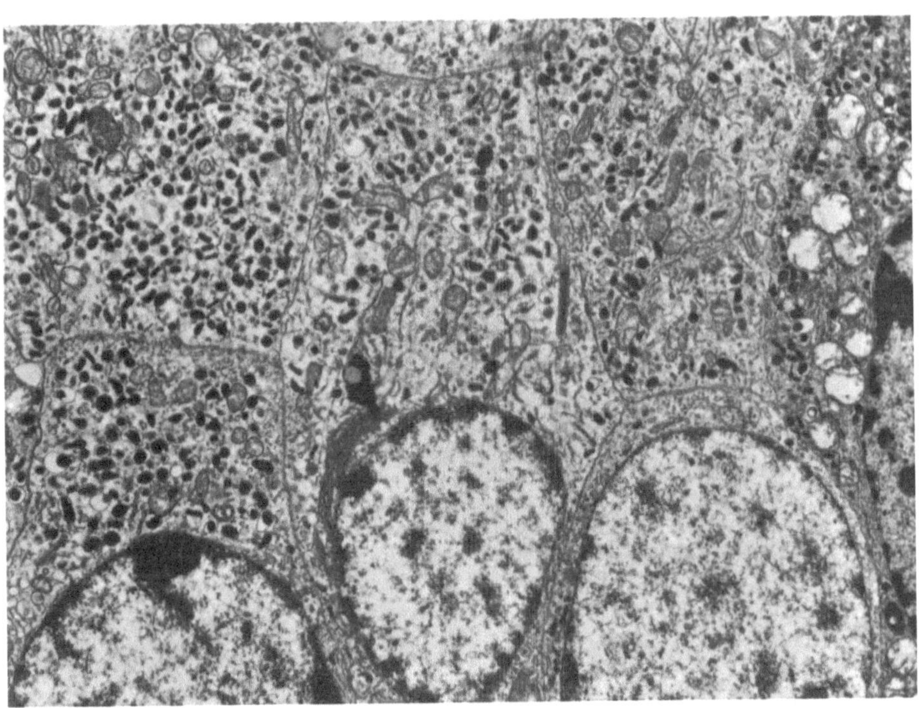

Abb. 143. Karzinoid des Ileum mit zahlreichen pleomorphen, Membran-begrenzten, elektronendichten Granula. Kontrastierung: Bleicitrat und Uranylacetat. Vergr. 4600:1 (Präparat und Aufnahme: Priv. Doz. Dr. H. MITSCHKE, Pathologisches Institut der Universität Hamburg)

Tabelle 54. Die histologischen Karzinoid-Typen und ihre Silber-Reaktivität (% bezogen auf 62 Karzinoide; SOGA, 1974)

Silber-Reaktion	Histologischer Typ					
	A	B	C	D	mixed	Total
Argyrophile Karzinoide	1,6	6,5	0	4,8	11,3	24,2
Argentaffine Karzinoide	19,3	0	1,6	0	3,2	24,2
Nicht-reaktive Karzinoide	1,6	14,5	1,6	4,8	29,0	51,6
Total	22,6	21,0	3,2	9,7	43,5	100,0

noide des Mitteldarmes gelten als potentiell maligne. Es besteht offenbar eine Korrelation zwischen der Tumorgröße und der malignen „Entartung". MOERTEL u. Mitarb. (1961a und b) fanden bei Tumoren bis 1 cm Durchmesser Metastasen in 2%, bei Tumoren von 5 cm Durchmesser in 80%. Karzinoid-Syndrome treten nach JOUANNEAU u. MALAFOSSE (1971) bei solitären Karzinoiden des Dünndarms in 30% und bei multiplen in 56% auf. Metastasen finden sich in den regionären Lymphknoten und in der Leber; oft sind die Metastasen größer als die Primärtumoren (GUILLARD, 1960; STULZ u. Mitarb., 1960; WILLIAMS, 1960; STEELE, 1962).

Tabelle 55. Die Beziehungen zwischen Tumorlokalisation und Silber-Reaktivität (% bezogen auf 52 Karzinoide; SOGA, 1974)

Tumorlokalisation	Silber-Reaktion			
	Argyrophile Karzinoide	Argentaffine Karzinoide	Nicht-reaktive Karzinoide	Total
Kopfdarm	17,7	3,2	29,1	50,0
Mitteldarm	6,5	21,0	4,8	32,3
Enddarm	0	0	17,7	17,7
Total	24,2	24,2	51,6	100,0

Karzinoide des Dünndarms sind gelegentlich mit anderen Läsionen korreliert. Ischämien treten entweder in Form akuter hämorrhagischer Infarkte oder als chronisch-sklerosierende, panarteriitische Gefäßveränderungen mit muskulärer Dystrophie auf. Nicht selten finden sich Thrombosen der mesenterialen Gefäße, gelegentlich Ulzera des Magens und des Duodenums (JOUANNEAU u. MALAFOSSE, 1971; DAVIS u. Mitarb., 1973). Korrelationen mit weiteren gastrointestinalen oder viszeralen Karzinomen sind nach BROWN u. SMITH (1973) eher selten (vgl. ARNESJÖ u. Mitarb., 1973).

1.4. Das sog. Karzinoid-Syndrom

Klassische Karzinoid-Syndrome (HEDINGER, 1958; KINLEY u. PENNER, 1962; LARMI, 1962; FUNK u. Mitarb., 1965) sind selten. WALDENSTRÖM (1962) beobachtete in Malmö 6 Fälle innerhalb eines Zeitraumes von 10 Jahren (bezogen auf eine Population von 200000 Personen) (vgl. auch: RITCHIE, 1956; MOERTEL u. Mitarb., 1961a). Noch seltener sind die sog. *atypischen* Karzinoid-Syndrome (mit Hyperinsulinismus, ACTH-Überproduktion, Prostaglandin- und Histaminsekretion). In größeren Statistiken überwiegt bei den klassischen Karzinoid-Syndromen das männliche Geschlecht im Verhältnis von 2:1 (THÖRSON, 1958; MOERTEL u. Mitarb., 1965). Das Manifestationsalter liegt durchschnittlich bei 50–60 Jahren (Grenzwerte: ♂ 18–80, ♀ 33–80; THÖRSON, 1958).

Klinisch (Lit.: SOKOLOFF, 1968; SANDERS, 1973; GRAHAME-SMITH, 1974) ist das Karzinoid-Syndrom durch 4 Kardinal-Symptome charakterisiert:
1. Hautsymptome: Flush, Dauerzyanose, Teleangiektasien;
2. broncho-pulmonale Symptome: Asthma bronchiale, Tachypnoe, Hyperpnoe;
3. kardiale Symptome (Kardiopathie) mit Pulmonalstenose, Trikuspidalinsuffizienz und Rechtsherzinsuffizienz;
4. gastrointestinale Symptome: Koliken, Diarrhöen, Obstruktionen.

Die gastrointestinalen Erscheinungen gehören zu den Frühsymptomen. Sie bestehen einerseits in unregelmäßig auftretenden wäßrigen Durchfällen, andererseits in kolikartigen Schmerzattacken. Laute Borborygmen sind charakteristisch. Intensität und Frequenz sowohl der Diarrhöen als auch der Koliken sind recht variabel. Der Stuhl kann unverdaute Speisereste enthalten. Röntgenologisch zeigt sich eine außerordentlich beschleunigte Darmpassage (Motorik). Steatorrhöen sind eher selten (KOWLESSAR u. Mitarb., 1959; NASH u. BRIN, 1964; MELMON u. Mitarb., 1965). Obstruktionen mit Subileus-Erscheinungen oder voller

Ileussymptomatik werden entweder durch die Primärtumoren oder durch Metastasen verursacht.

Karzinoide (i.e.S., d.h. Argentaffinome) enthalten bei hohen Dopadecarboxylase- und niedrigen Aminooxidase-Aktivitäten (ZIEGLER u. Mitarb., 1967) große Mengen Serotonin. Der Serotoninspiegel im Blut ist fast ausnahmslos erhöht (VERLEY u. Mitarb., 1964). Das Abbauprodukt des Serotonin, die 5-Hydroxyindolessigsäure, wird im Urin vermehrt ausgeschieden. Da Serotonin sowohl Darmwirkungen hat als auch Kapillaren erweitert, Ödeme erzeugt und Bronchospasmen hervorruft, schien das Karzinoid-Syndrom als Serotoninüberfunktions-Syndrom hinreichend charakterisiert (BÖTTGER, 1960; DAVIS, 1962). Serotonin-Injektionen können zwar gewisse Gefäßreaktionen auslösen, jedoch kaum einen typischen Flush. In ausgedehnten tierexperimentellen Untersuchungen ist es zudem nie gelungen, durch chronische Serotonin-Applikationen die für das Karzinoid-Syndrom typischen Herzveränderungen hervorzurufen. Wahrscheinlich ist Serotonin nur für die Durchfälle verantwortlich (vgl. auch Abb. 145).

Tumormetastasen der Leber enthalten — im Gegensatz zum gesunden Lebergewebe — beachtliche Mengen an *Kallikrein,* einem Enzym, das aus dem Kininogen des Blutplasmas die Kinine, insbesondere das Lysylbradykinin freisetzt (Abb. 144 und 145). Durch die Einwirkung einer Aminopeptidase entsteht Bradykinin, das sowohl bei Gesunden als auch bei Karzinoid-Patienten den typischen Flush auslöst. Gleichzeitig bewirkt Bradykinin Bronchospasmen und Darmkontraktionen. In der Regel (jedoch nicht immer) ist während des typischen Flush-Anfalles die Bradykininkonzentration in der V. hepatica deutlich erhöht.

Ein typischer Flush läßt sich auch durch Katecholamine auslösen: Karzinoide (bzw. ihre Metastasen) setzen unter dem Einfluß von Katecholaminen Kallikrein frei. Andererseits kann Serotonin Katecholamine liberieren, diese aber auch Serotonin. Mutmaßlich sind am Flush, an der Diarrhöe und an den pulmonalen Symptomen alle 3 Stoffe in ihrer gegenseitigen Beeinflussung beteiligt. Die Pathogenese der Kardiopathie ist bis heute nicht restlos geklärt. Die Bereitschaft zu Ödemen und eine nicht selten zu beobachtende Oligurie gehen möglicherweise auf Serotonin zurück. Pathogenetisch ungeklärt sind Arthralgien, die in 7,3% der Karzinoid-Syndrome gefunden werden (KÄHLER, 1967). Die pellagroiden Hautveränderungen und Pigmentierungen sind wahrscheinlich Folge eines Mangels an Nikotinsäureamid.

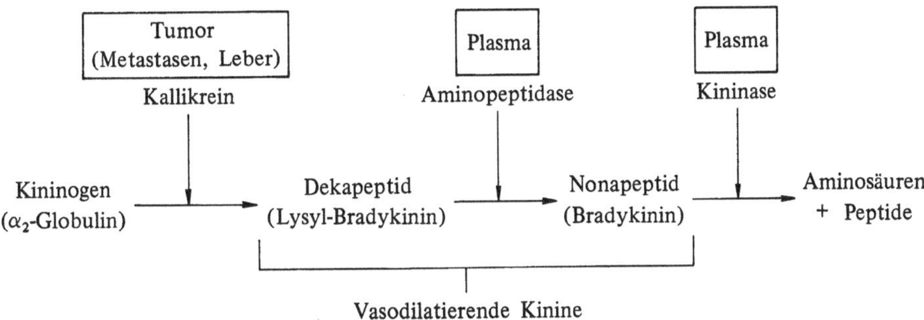

Abb. 144. Schematische Darstellung der Synthese und des Metabolismus von Bradykinin. [Modifiziert nach GRAHAME-SMITH (1974)]

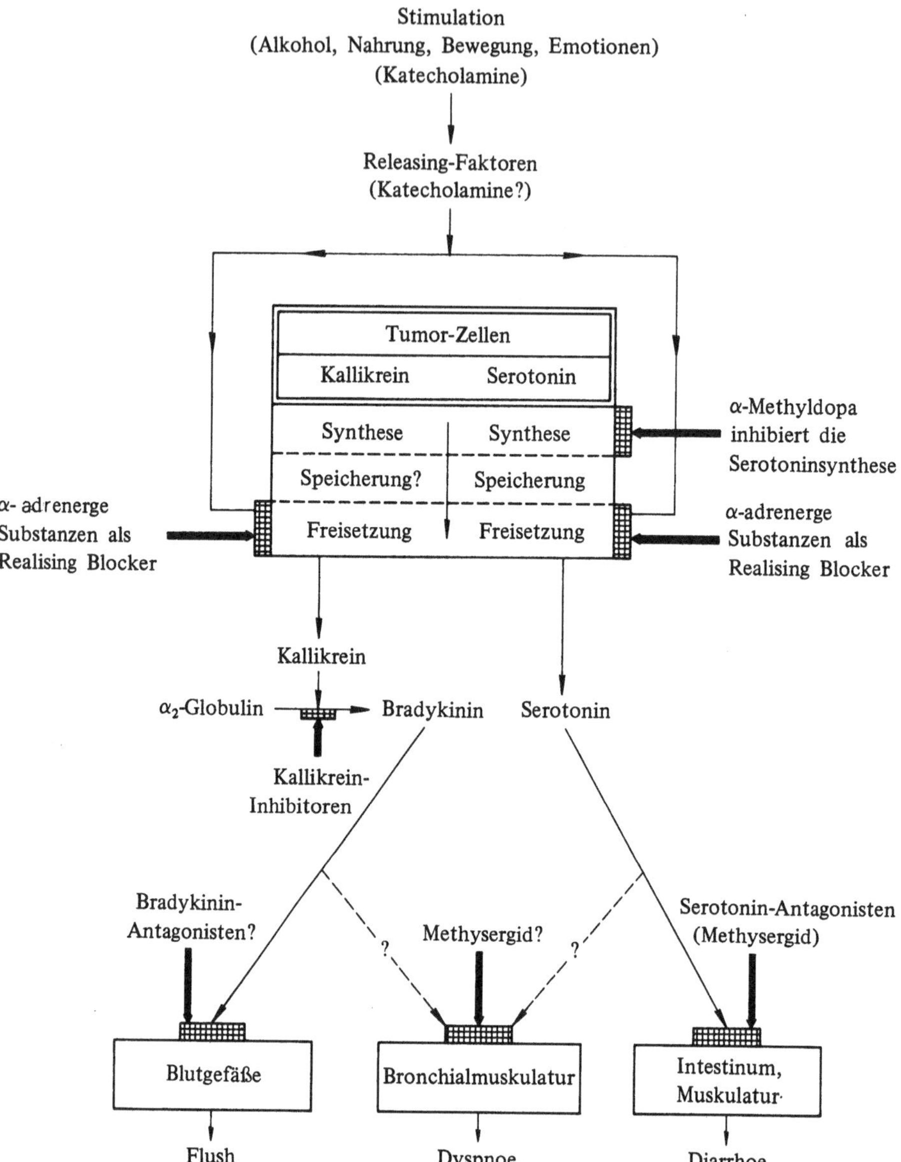

Abb. 145. Schematische Darstellung der Pharmakokinetik des Karzinoid-Syndroms. [Modifiziert nach GRAHAME-SMITH (1974)]

2. APUD-Zelltumoren (s. Bd. Endokrine Organe)

III. Maligne epitheliale Tumoren

Dünndarmkarzinome sind durchweg selten. Die Kenntnis ihrer klinischen Symptome und Eigenheiten ist vor allem im Hinblick auf die noch immer außerordentlich schlechte Prognose bedeutungsvoll. Heilungen über einen 5-Jahres-Zeitraum sind selten. Die Prognose der Jejunal- und Ileumkarzinome scheint etwas günstiger als die der Duodenalkarzinome zu sein. Die 5-Jahres-Heilungsquote für das Jejunalkarzinom wird mit 15–25% (→ 35%, Mayo-Klinik 1964) angegeben (CASSEL u. UNGER, 1958; LICK u. DIETRICH, 1966; MCILRATH u. HINNEKENS, 1967). Die durchschnittliche Überlebenszeit liegt aber unter 3 Jahren (PRIDGEN u. MAYO, 1950; DARLING u. WELCH, 1959; GRUBER u. KARMEL, 1961; SPINAZZOLA u. GILLESBY, 1963; HOFFMANN, 1964; PAGTALUNAN u. Mitarb., 1964; MÄRZ u. BECKER, 1967; SETHI u. HARDIN, 1969). Bessere Prognosen sind nur dann zu erwarten, wenn die diagnostischen Möglichkeiten verbessert und intensiviert werden. 50–60% der Dünndarmkarzinome kommen bereits inoperabel zu Behandlung; allenfalls sind Palliativmaßnahmen noch möglich (MÄRZ u. BECKER, 1967; SETHI u. HARDIN, 1969). Unter *klinischen Gesichtspunkten* lassen sich folgende Tumor-„Formen" unterscheiden:

1. (oft zirkulär) *stenosierende* Karzinome, die eine Magenausgangsstenose imitieren,
2. exulzerierende Karzinome mit okkulten (selten massiven) Blutungen, chronischer Anämie und progredienter Leistungsschwäche,
3. penetrierende Karzinome mit intervallartigen oder permanenten Schmerzen und mit einem Völlegefühl im Epigastrium,
4. peripapilläre (Duodenal-)Karzinome mit Verschlußikterus.

1. Duodenalkarzinome

Das durchschnittliche Manifestationsalter der Duodenalkarzinome liegt zwischen dem 50. und 70. Lebensjahr; selten sind jüngere Menschen betroffen (DIXON u. Mitarb., 1946; CHARLES u. Mitarb., 1963; DEVLIN u. Mitarb., 1968). Männer erkranken häufiger als Frauen (2:1 bis 3:1, ANDERSEN u. Mitarb., 1965).

Aus der (klinisch wichtigen) topographischen Zuordnung zur Ampulla Vateri ergeben sich aus einer Sammelstatistik (602 Fälle) (IOVINE u. TSANGARIS, 1961) folgende Korrelationen (vgl. auch Tabelle 56):

48% (=287) peripapilläre,

~26% (=159) infrapapilläre,

~26% (=156) suprapapilläre Karzinome.

Bei den suprapapillären Karzinomen handelt es sich mehrheitlich um polypös wachsende Karzinome, während die peripapillären vorzugsweise dem infiltrativ-ulzerösen (Abb. 146) und die infrapapillären dem annulär-konstriktiven Typ angehören (LIEBER u. Mitarb., 1937; MCGOWAN u. WOLFF, 1949; HEANEY u. Mitarb., 1951; MCNEILL, 1962; WOOD, 1967). Die polypösen Karzinome neigen zu oberflächlichen Exulzerationen und Blutungen.

Tabelle 56. Die Frequenz der Duodenalkarzinome in bezug auf ihre Topographie zur Papilla Vateri

Autoren	peri-papillär (%)	supra-papillär (%)	infra-papillär (%)
ROLLESTON, 1901	67,5	25,0	7,5
DEAVER u. RAVDIN, 1920	65,8	22,2	12,0
EUSTERMAN u. Mitarb., 1925	66,0	22,0	12,0
HOFFMAN u. PACK, 1937	50,0	16,7	33,3
DOUB, 1947	61,0	17,0	22,0
JOERGENSEN u. Mitarb., 1953[a]	66,6	17,9	12,8

[a] 2,5% ohne Angabe der Lokalisation

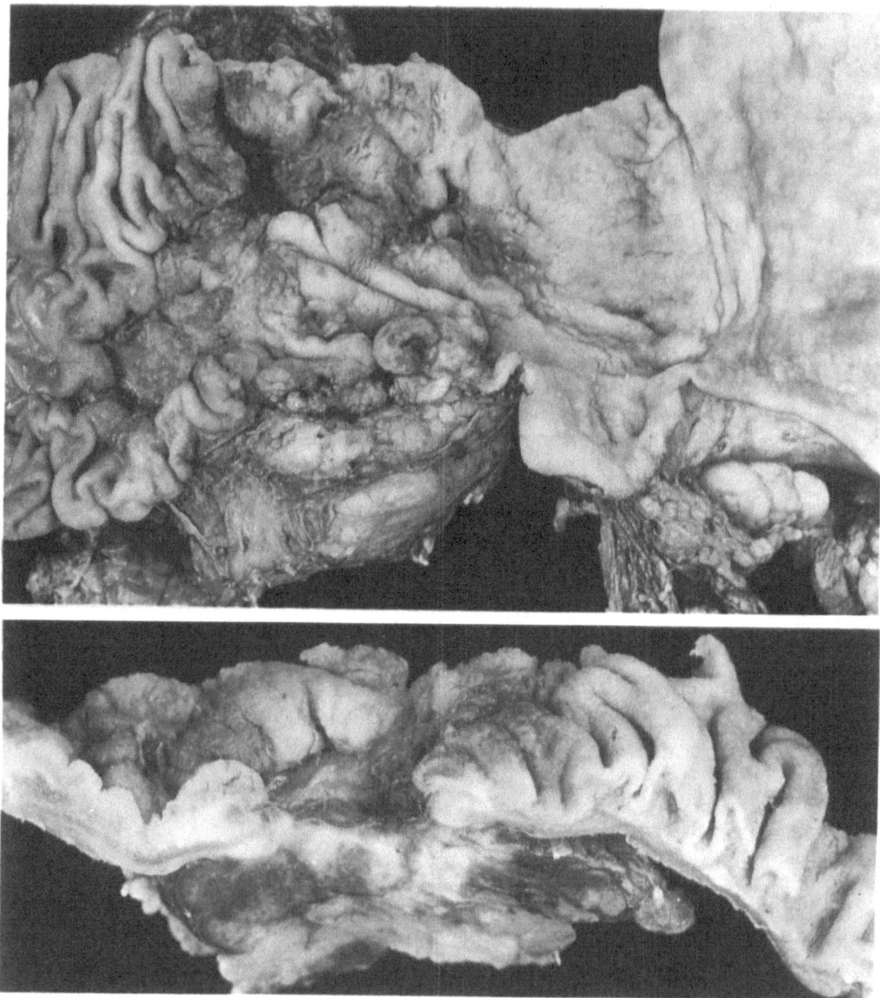

Abb. 146. Suprapapilläres, exulzeriertes Duodenal-Karzinom mit Infiltration des paraduodenalen Gewebes

Histologisch dominieren mit über 93% Adenokarzinome (Abb. 147) (SPINAZ-
ZOLA u. GILLESBY, 1963; BUSCH u. WODAK, 1966), entweder mit (irregulär-)
papillären oder glandulären Differenzierungen. Knapp 7% sind anaplastisch.
Eine stärkergradige Schleimbildung wird nur selten gefunden („mucoid adenocarcinoma", WOOD, 1967). In den anaplastischen Karzinomen finden sich gelegentlich sog. „Siegelring-Zellen" mit intrazytoplasmatischen Schleimsubstanzen.
Adeno-Akanthome sind äußerst selten: HIGGINS u. Mitarb. (1961) fanden unter
24 bösartigen Tumoren (21 Adenokarzinome, 1 Leiomyosarkom, 1 Liposarkom)
1 Adeno-Akanthom. Noch seltener sind epidermoid (squamös) differenzierte
Tumoren (WOOD, 1967).

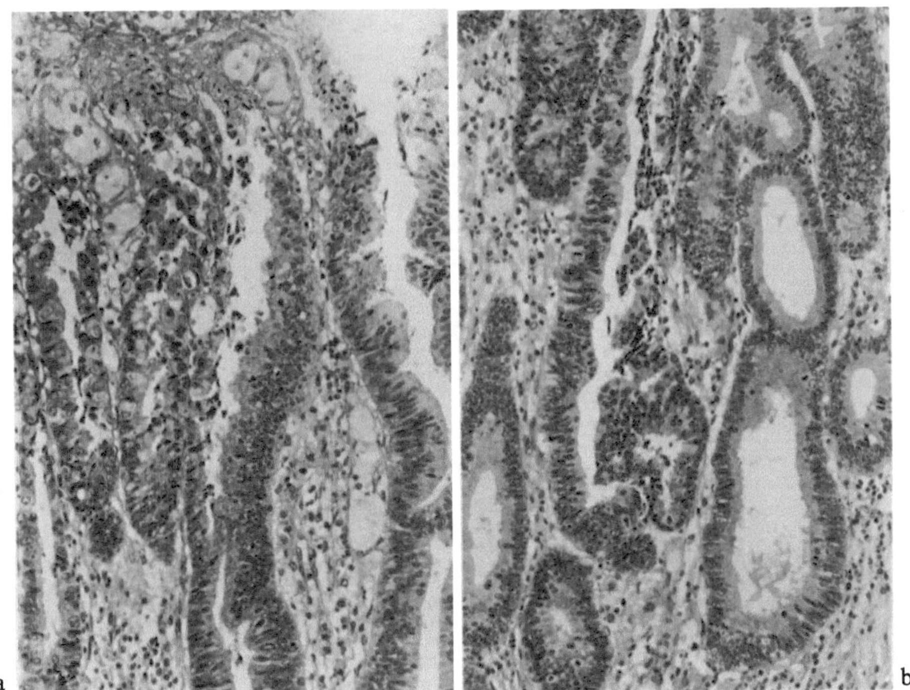

Abb. 147a u. b. Hochdifferenziertes, teilweise papillär strukturiertes Adenokarzinom des Duodenum. Färbung: HE. Vergr. 215:1

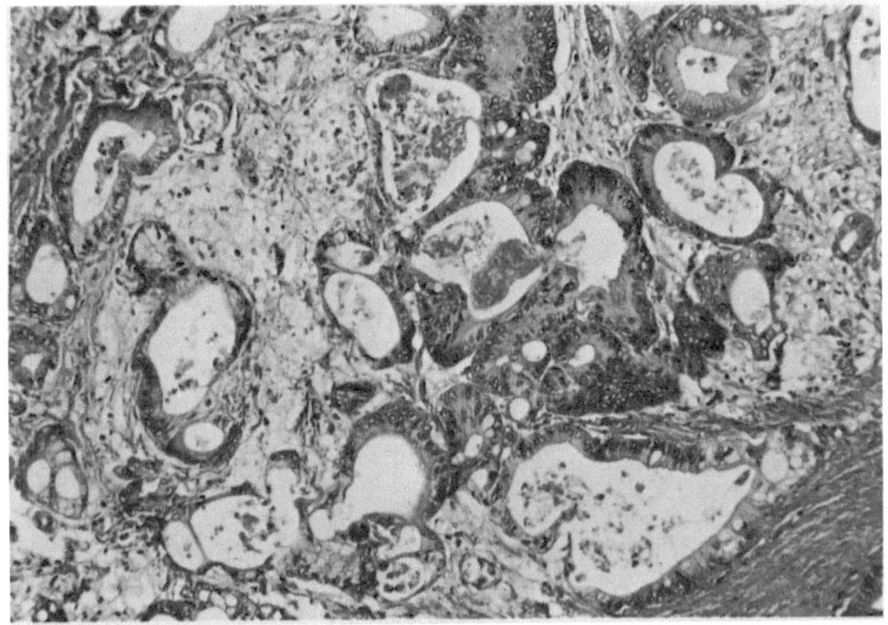

Abb. 147c. Adenokarzinom des Duodenum, tiefere Wandschichten. Färbung: HE. Vergr. 170:1

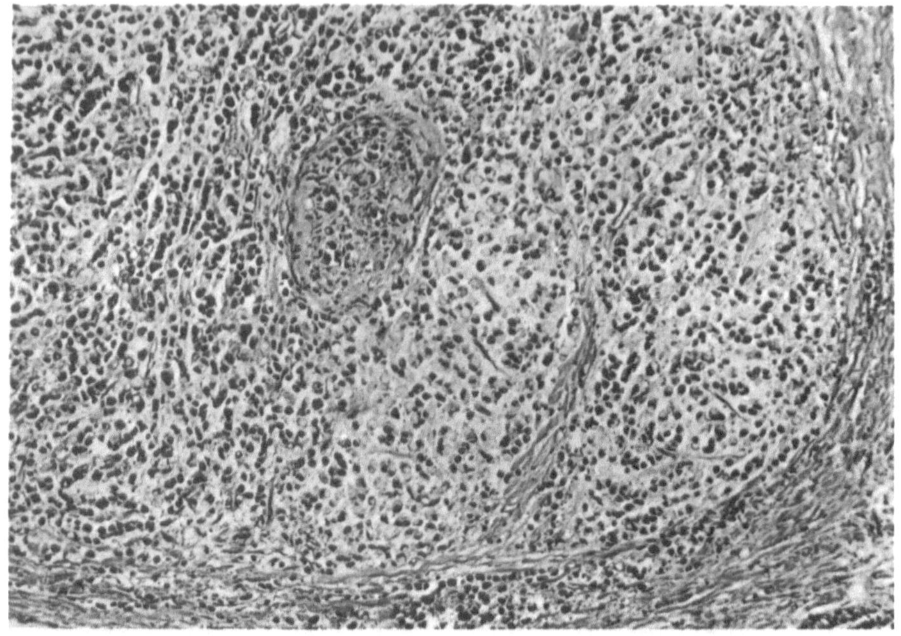

Abb. 148. Weitgehend undifferenziertes, teilweise intrazellulär verschleimendes Karzinom im Bereich des Duodenum mit Infiltration von Nervenscheiden. Färbung: HE. Vergr. 260:1

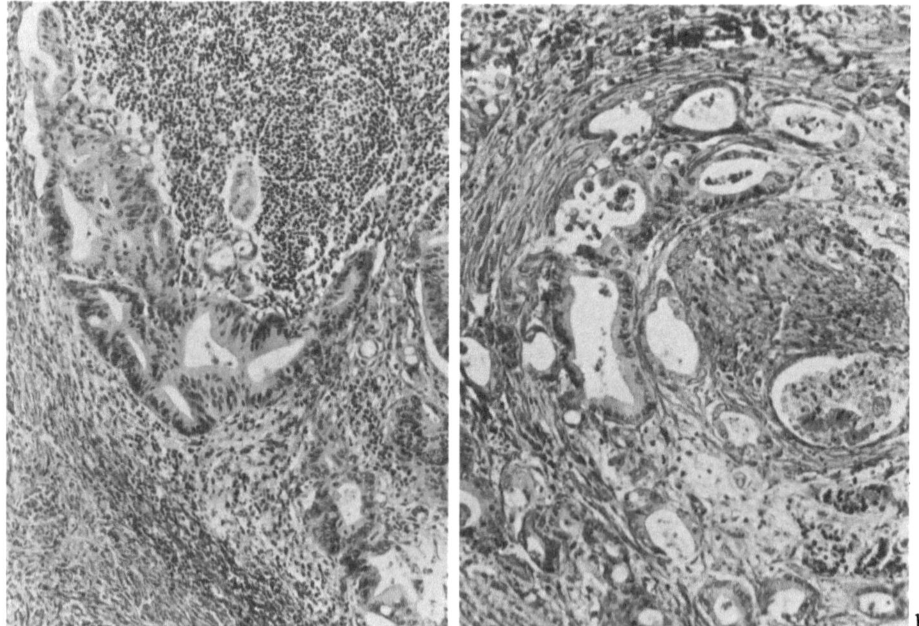

Abb. 149a u. b. Lymphknoten-Metastase (a) und diffuse paraduodenale (b) Tumorausbreitung mit Infiltration von Nervenscheiden bei primärem Duodenal-Karzinom. Färbung: HE. Vergr. 170:1 (a) und 195:1 (b)

Etwa 20–50% [nach BARCLAY u. KENT (1956) sogar 75%] der Duodenalkarzinome haben bereits zum Zeitpunkt der Diagnose zu regionären und para-aortalen Lymphknotenmetastasen geführt (Abb. 148 und 149). Die Metastasierung erfolgt vor allem entlang der perineuralen Lymphspalten. Eine kontinuierliche, intramurale Tumorausbreitung führt zu Serosa-(bzw. Peritoneal-)Metastasen mit oder ohne Aszites. In der Hälfte aller Fälle mit Tumorabsiedlungen in den regionären Lymphknoten finden sich bereits auch Lebermetastasen.

Nach KLEINERMAN u. Mitarb. (1950) besteht in 50% der hochsitzenden Duodenalkarzinome eine Anacidität (pylorusnahe Magenkarzinome mit aboraler Propagation?, vgl. Bd. II/1).

2. Die primären Karzinome des Jejunums und Ileums

Aus einer Sammelstatistik von 206 Karzinomen des Dünndarms geht hervor, daß das Jejunalkarzinom offenbar häufiger ist als das Karzinom des Ileums: 66 Karzinome waren im Jejunum, 40 im Ileum lokalisiert (98 im Duodenum) (RAIFORD, 1932; DIXON u. Mitarb., 1946; BOTSFORD u. SEIBEL, 1947; DUNDON, 1948; PRIDGEN u. Mitarb., 1950; JOERGENSEN u. Mitarb., 1953; BRIDGE u. PERZIN, 1975). WEIBEL u. Mitarb. (1954) beobachteten allerdings ein Überwiegen der Ileumkarzinome: unter 100 malignen Tumoren des Dünndarms waren 51% Karzinome, davon entfielen auf das Duodenum 38%, auf das Jejunum 4% und auf das Ileum 9%.

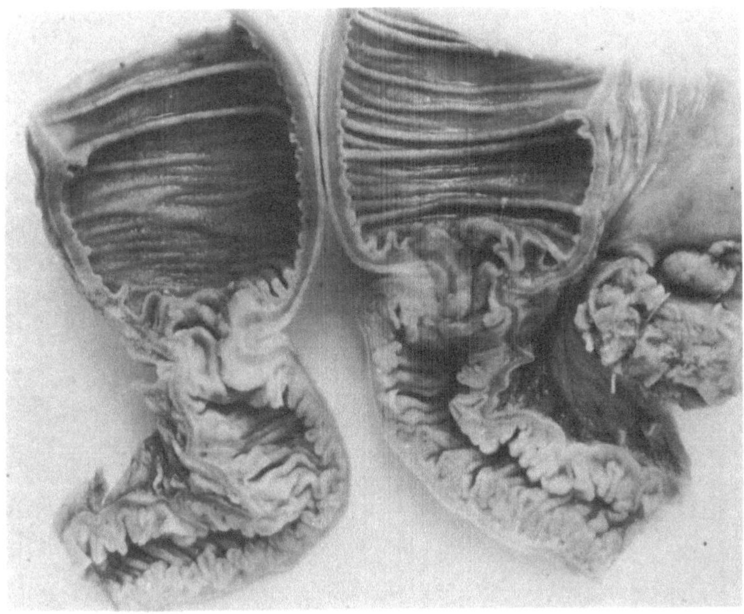

Abb. 150. Zirkulär wachsendes, strikturierendes Jejunum-Karzinom mit prästenotischer Dilatation

Etwa 70% aller Jejunalkarzinome liegen in Höhe des Treitzschen Bandes (DARLING u. WELCH, 1959; BRODERS u. Mitarb., 1959; BOTSFORD u. Mitarb., 1962; EBERT u. ZUIDEMA, 1965; KURPAT u. MÄTTIG, 1965; LICK u. DIETRICH, 1966; BUSCH u. WODAK, 1966; MCILRATH u. HINNEKENS, 1967; ECKART, 1968). Die Karzinome des Ileums sind besonders im distalen Drittel lokalisiert. Unter abschnittsweise genau lokalisierten 268 Dünndarmkarzinomen fanden sich 12,5% im Bereich der Flexura duodeno-jejunalis, 65,2% im oberen, 13,6% im mittleren und 8,7% im unteren Jejunum, dagegen 8,6% im proximalen, 21,9% im mittleren und 69,5% im distalen Ileum (BUSCH u. WODAK, 1966).

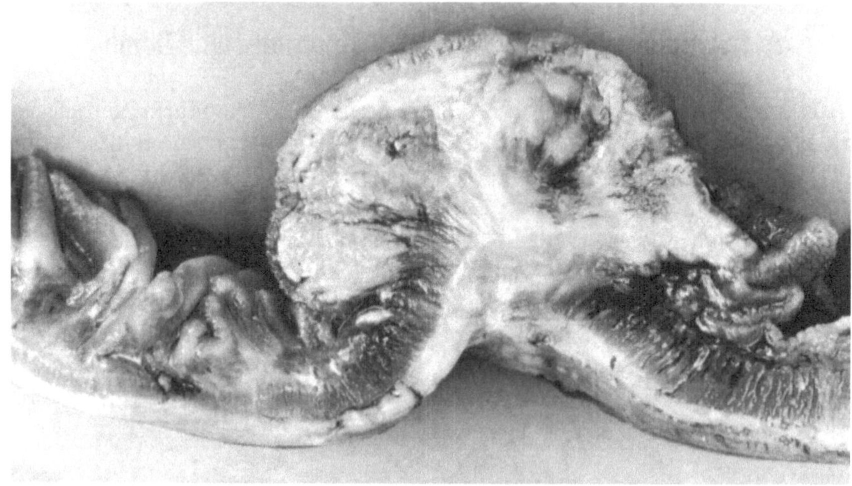

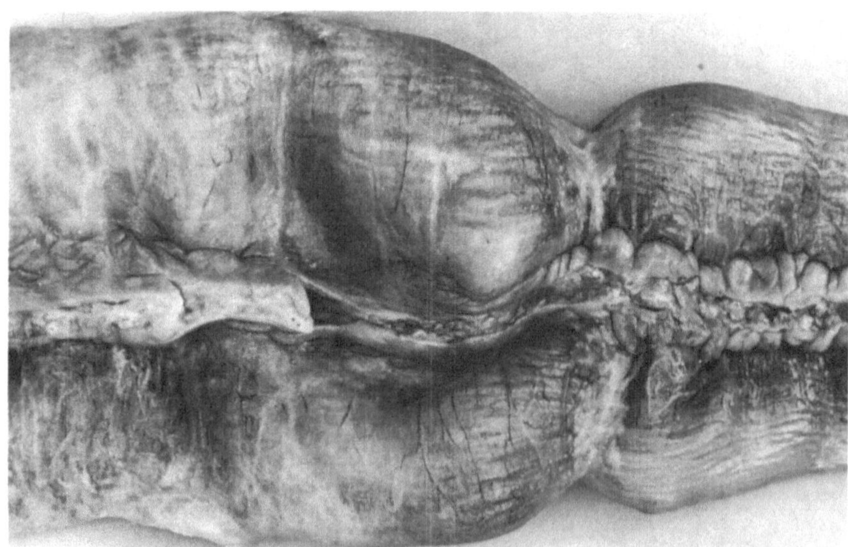

Abb. 151. Jejunum-Karzinom mit zirkulärer Infiltration aller Wandschichten („napkin ring-like")

Das durchschnittliche Erkrankungsalter beträgt bei Jejunalkarzinomen 47,8 bei Ileumkarzinomen 52 Jahre (PRIDGEN u. Mitarb., 1950; LICK u. DIETRICH, 1966). Eine Geschlechtsdisposition besteht nicht (BUSCH u. WODAK, 1966).

Jejunal- und Ileumkarzinome wachsen vorwiegend annulär-konstriktiv („napkin ring-like") (Abb. 151), seltener polypös (Abb. 150 und 151). Perforationen durch Tumorzerfall sind selten (LICK u. DIETRICH, 1966); im Vordergrund der klinischen Symptomatik stehen unklare (und uncharakteristische) Ober- und Mittelbauchbeschwerden, Motilitäts- und Passagestörungen, okkulte und nur selten massive Blutungen. Die annuläre Konstriktion resultiert aus einer alle Darmwandschichten durchsetzenden, bis zur Serosa reichenden Tumorinfiltration mit einer oft erheblichen narbigen Begleitreaktion im unmittelbaren Tumorbereich. Die proximal des Tumors gelegenen Darmteile sind zumeist dilatiert und (kompensatorisch) wandhypertrophiert. Polypös wachsende Karzinome bewirken vor allem Invaginationen. Die recht seltenen flach-infiltrativen Karzinome greifen frühzeitig auf das Mesenterium über und können dort große Tumorkonglomerate bilden.

Histologisch handelt es sich auch bei den Jejunal- und Ileumkarzinomen zumeist um hoch differenzierte Adenokarzinome ohne nennenswerte Schleimbildung (Abb. 152 und 153). Anaplastische Karzinome sind selten (STERN u. SOBEL, 1961; LAUREN, 1961). Epidermoid differenzierte Karzinome (im oberen Jejunum: DURHAN u. HART, 1956), Adeno-Akanthome (INGRAM u. DAVIS, 1954) oder muko-epidermoide Karzinome sind Einzelbeobachtungen. Multiple Dünndarm-

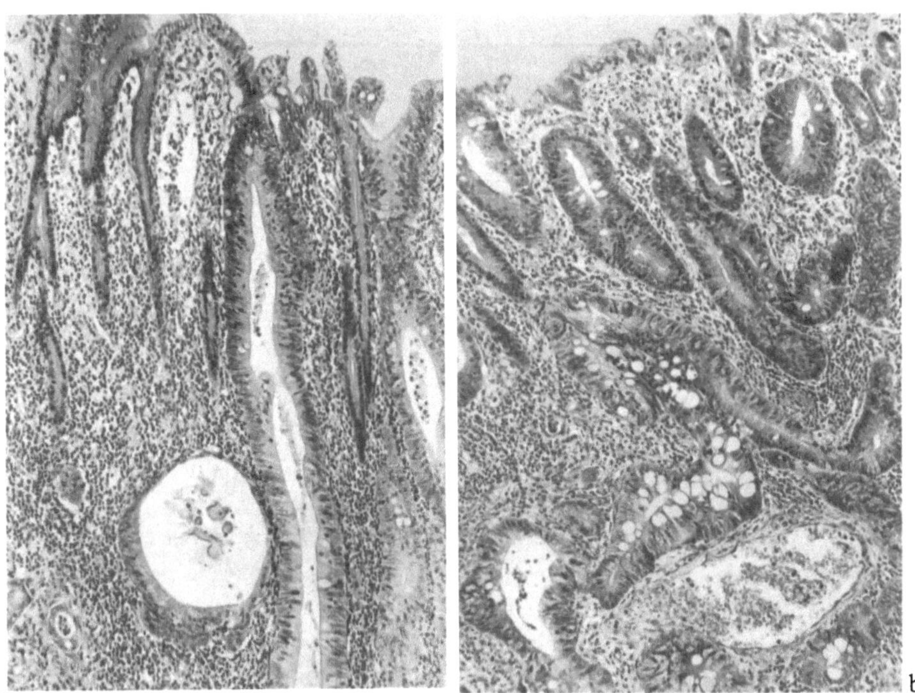

a   b

Abb. 152a u. b. Hochdifferenziertes Adenokarzinom des Jejunum. Färbung: HE. Vergr. 170:1

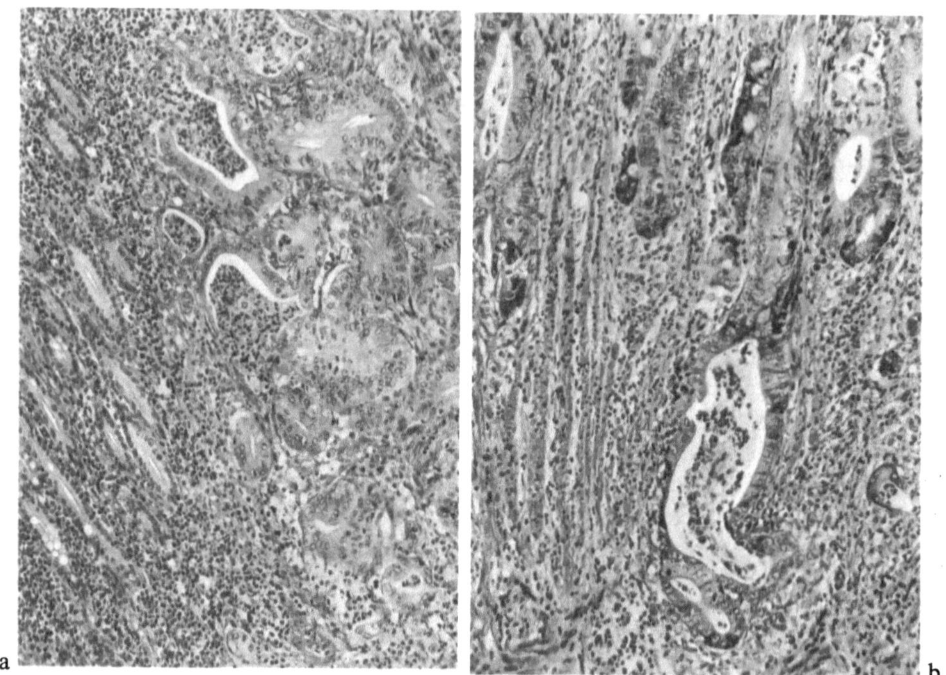

Abb. 153a u. b. Adenokarzinom des Jejunum mit Infiltration der Muscularis propria (b).
Färbung: HE. Vergr. 170:1

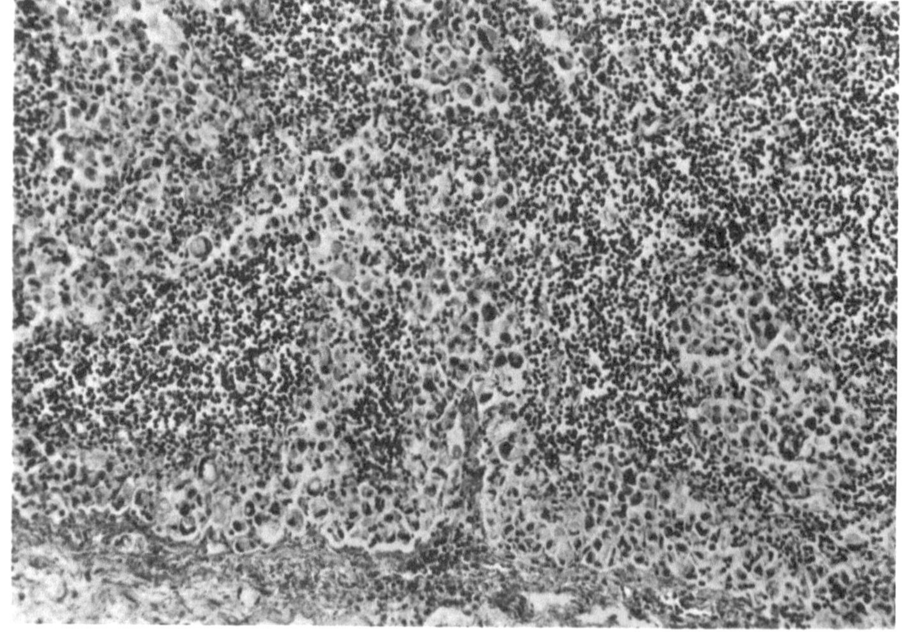

Abb. 154. a Paraduodenaler Lymphknoten mit Infiltration eines intrazellulär verschlei-
menden Karzinoms (primäres Ovarial-Karzinom). Färbung: HE. Vergr. 150:1 (a)

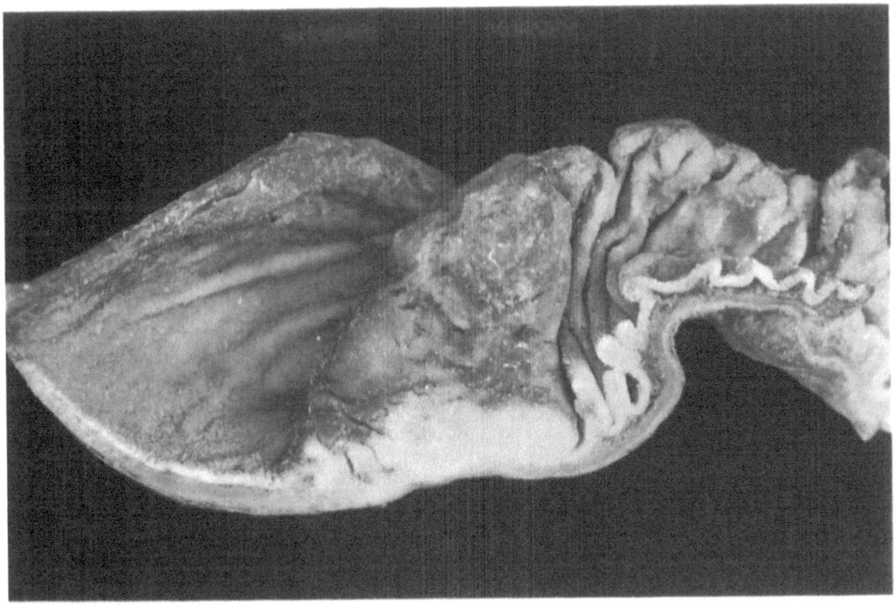

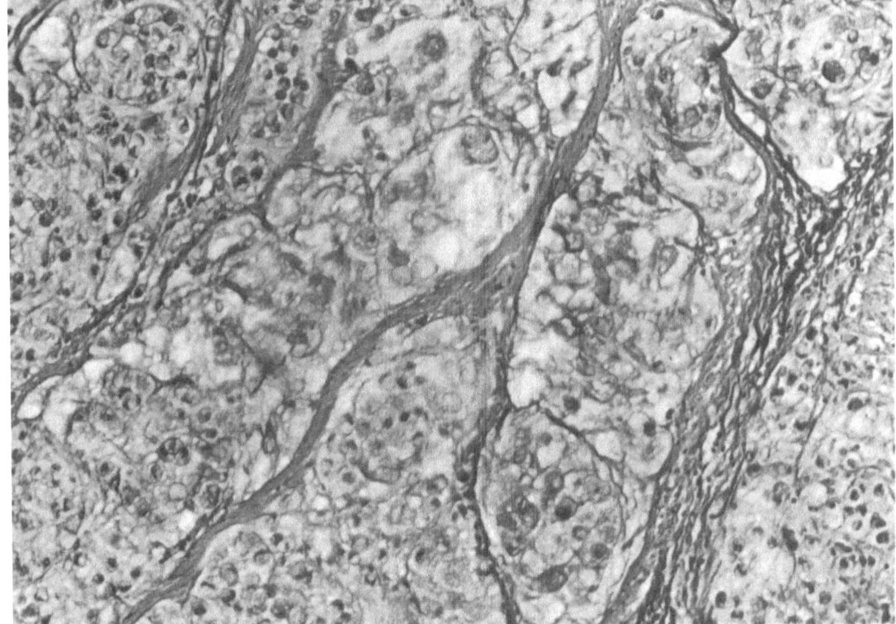

Abb. 154b u. c. Diffuse Tumorinfiltration des Duodenum (b) Sog. Gallert-Karzinom im Bereich des Duodenum (Histologie des Präparates Abb. 154b). Färbung: PAS. Vergr. 240:1

karzinome werden gelegentlich bei Dünndarmpolyposen beobachtet (BERCOWITZ u. Mitarb., 1955).

Die Karzinome des Jejunums und Ileums metastasieren zunächst in die regionären Lymphknoten, im weiteren sehr oft in die Leber. Die Prognose der Dünndarmkarzinome ist durchweg schlecht; im allgemeinen scheinen Ileumkarzinome prognostisch etwas günstiger als Jejunalkarzinome zu sein (QUATTLEBAUM, 1962; WIANCKO u. MacKENZIE, 1963; MAIER, 1964; KÜNZLI, 1967).

3. Sekundäre Dünndarmkarzinome

Karzinom-*Metastasen* im Dünndarm sind selten. Im Einzelfall können sie beobachtet werden bei primären Karzinomen des Magens und Dickdarms, der Lunge, Mamma, Ovarien, Nebennieren, Nieren und des Uterus (Lit.: DeCASTRO u. Mitarb., 1957; BOQUIEN u. Mitarb., 1961; HARTMANN u. SHERLOCK, 1961). Die Mehrzahl der Metastasen ist im Bereich der Serosa bzw. Subserosa lokalisiert; Schleimhautmanifestationen sind weniger häufig, zumeist exulzeriert. In den meisten Fällen handelt es sich um singuläre, knotige Tumorabsiedlungen, die zum Teil auch in der Mesenterialplatte zu finden sind. Diffuse Serosametastasen (Karzinose) finden sich insbesondere bei den sog. Gallert-Karzinomen der Ovarien (Abb. 154). Vor allem diese, aber auch die singulären Serosametastasen können zu Adhäsionen der Darmschlingen mit Obstruktionen und chronischen (Sub-) Ileussymptomen führen.

In sehr seltenen Fällen sind sekundäre Dünndarmkarzinome diffus nach Art einer sog. *Linitis plastica,* vor allem bei Primärtumoren des Magens, entwickelt (CORREIA u. Mitarb., 1968). In diesen Fällen sind vor allem die Submukosa und die Muscularis propria *diffus* infiltriert, die zudem eine hochgradige Fibrosierung aufweisen (*Scirrhus*). Derartige Infiltrationen können unterschiedlich weit reichende Darmabschnitte betreffen; sie können singulär oder multipel auftreten und müssen differentialdiagnostisch (röntgenologisch) vor allem vom M. Crohn abgegrenzt werden.

IV. Die nicht-epithelialen Tumoren des Dünndarmes

1. Fibromatöse Tumoren

1.1. Fibrome

Reine Fibrome des Dünndarms sind selten (RAIFORD, 1932; RIVER u. Mitarb., 1956). Unter allen gutartigen Dünndarmtumoren wird ihre Häufigkeit mit durchschnittlich 7–8% angegeben (Tabelle 57). Die von den *Fibrozyten* der Submukosa ausgehenden *inneren* Fibrome stellen scharf begrenzte, derbe, grau-weiße Knoten dar, die bereits makroskopisch einen geflechtartigen Aufbau zeigen. Zumeist handelt es sich um sessile, selten um gestielte Tumoren, die in die Darmlichtung hineinragen. Die von den Fibrozyten der Subserosa ausgehenden *äußeren* (extraluminalen) Fibrome können gelegentlich bis mannskopfgroß werden.

Histologisch handelt es sich um faserreiche, zellarme Tumoren. Nicht selten finden sich univakuoläre Fettzellen (Lipofibrom: LAWLER u. Mitarb., 1947; FEYRTER, 1948), Gefäße oder in seltenen Fällen auch glatte Muskelfasern (Myofibrome: vgl. PEARCE u. Mitarb., 1954). FEYRTER (1948) unterscheidet histologisch feinfaserige (*fibrilläre*) und grob gebündelte (*faszikuläre*) Fibrome. Die gelegentlich auch multipel auftretenden fibrillären Fibrome sollen häufiger vorkommen als die faszikulären. Sie finden sich bevorzugt bei Frauen, zumeist im Ileum als sog. innere (submuköse) Fibrome. Die faszikulären Fibrome sollen bei Männern häufiger sein und vornehmlich subserös liegen.

Tabelle 57. Zur Häufigkeitsverteilung gutartiger Dünndarmtumoren

Tumor-Typ	Fall-zahl	(%)	Autoren			
			RAIFORD, 1932	BOTSFORD u. SEIBEL, 1947	DUNDON, 1948	WEIBLE u. Mitarb., 1954
„Adenome"	53	34,4	15	5	10	23
Leiomyome	27	17,5	3	2	4	18
Lipome	24	15,6	7	9	5	3
Fibrome	12	7,8	4	2	3	3
Angiome	11	7,1	4	–	6	1
Dystopes Pankreas-gewebe	9	5,9	6	–	–	3
Schwannome	8	5,2	–	–	–	8
Verschiedene Tumoren	10	6,5	3	–	–	7
Total	154	100,0	42	18	28	66

Die fibromatösen Tumoren zeigen nicht selten enge topische Beziehungen zum intramuralen Nervengewebe. Wahrscheinlich handelt es sich bei einem Großteil der Fibrome um neurogene Tumoren (FEYRTER, 1948; PIRINGER-KUCHINKA, 1950; PEARCE u. Mitarb., 1954) (Neurofibromatose, vgl. S. 91).

Als Komplikationen sind gelegentlich Invaginationen bekannt geworden (LAWLER u. Mitarb., 1947). Blutungen sind selten. Über eine familiäre Fibromatose des Dünndarms berichtete HASHEMIAN (1953).

1.2. Fibrosarkome

Auch *Fibrosarkome* sind im Intestinaltrakt außerordentlich selten (BASSLER u. PETERS, 1949); das gilt auch für die sog. Spindelzellsarkome (OBERNDORFER, 1929; McGINNIS, 1949), die histologisch gewisse Ähnlichkeiten zu den Leiomyosarkomen zeigen.

2. Lipomatöse Tumoren

2.1. Lipome

Lipome erreichen unter den gutartigen Tumoren des Dünndarms eine Häufigkeit von 15,6% (Tabelle 57). Etwa die Hälfte aller gastrointestinalen Lipome sind im Dünndarm lokalisiert (COMFORT, 1931; WIENER u. POLAYES, 1938; MARCHTALER, 1949; SMITH u. MAYO, 1950; KIRKLAND u. BOYER, 1951; FURSTE u. Mitarb., 1963; BUCHWALD u. NAGEL, 1965). Die klinisch relevanten Lipome manifestieren sich zumeist in der 6. Lebensdekade; Männer und Frauen sind gleich häufig betroffen (SMITH u. MAYO, 1950).

Die meisten Lipome bleiben klinisch stumm; sie stellen vielfach, nach WEINBERG u. FELDMAN (1955) in 5,8% aller Obduktionen, Zufallsbefunde dar. Unter den größeren Lipomen gilt die Invagination als häufigste Komplikation (29mal unter 156 Fällen: WEINBERG u. FELDMAN, 1955). Seltener sind Obstruktionen oder Blutungen (COMFORT, 1931; SCHOTTENFELD, 1943). Durch „Spontanabgänge" (WEINBERG u. FELDMAN, 1955) werden Ileussymptome ausgelöst. Die subserös gelegenen Lipome können bei entsprechender Größe eine *Achsendrehung des Darmes* verursachen.

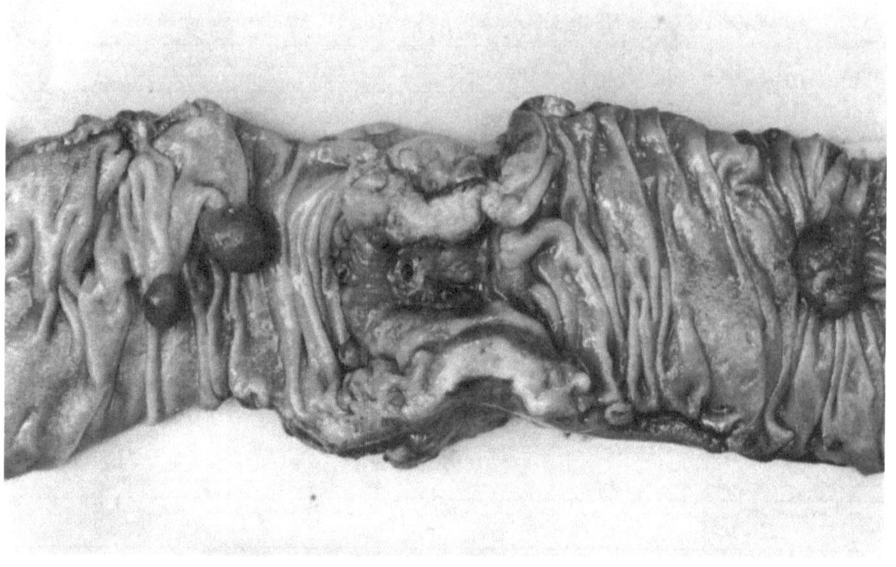

Abb. 155. Mehrere, z.T. gestielte Dünndarm-Lipome bei gleichzeitig bestehendem, exulzeriertem Adenokarzinom

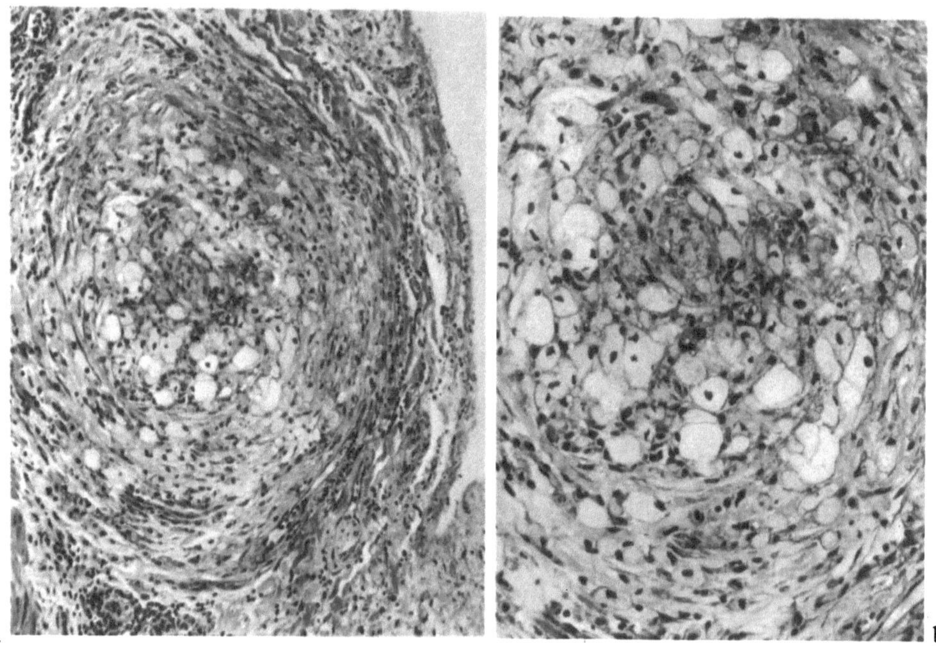

a b

Abb. 156a u. b. „Braunes", subserös gelegenes Fettgewebe in granulomartiger Anordnung (Beobachtung bei „miliarem" Morbus Crohn). Färbung: HE (Acrylateinbettung). Vergr. 180:1 (a) und 280:1 (b). [Aus OTTO, H.F., u. Mitarb.: Dtsch. med. Wschr. **100**, 505 (1975)]

Lipome sind scharf begrenzte, mäßig derbe und oft knollig (Abb. 155) gestaltete Tumoren. Die Schnittfläche zeigt eine gewisse Lappung und eine für Fettgewebe typische Gelbfärbung. 85–90% aller Lipome sitzen submukös. Sie imponieren zumeist als sessile („polypös" in die Darmlichtung vorgewölbte) Tumoren; nur wenige, vor allem die größeren pendulieren. Die Durchmesser lipomatöser Tumoren schwanken zwischen 0,5 und maximal 10–12 cm. Das Deckepithel ist nur selten exulzeriert. 10–15% der Lipome liegen subserös. In seltenen Fällen sind Lipome sowohl submukös als auch subserös lokalisiert (COMFORT, 1931).

Histologisch sind Lipome typischerweise aus univakuolären Fettzellen aufgebaut. Interponierte Bindegewebszüge (Fibrolipom, Lipofibrom) und/oder kleine Gefäße sind in wechselndem Ausmaß zu finden. Zystische Degenerationen oder

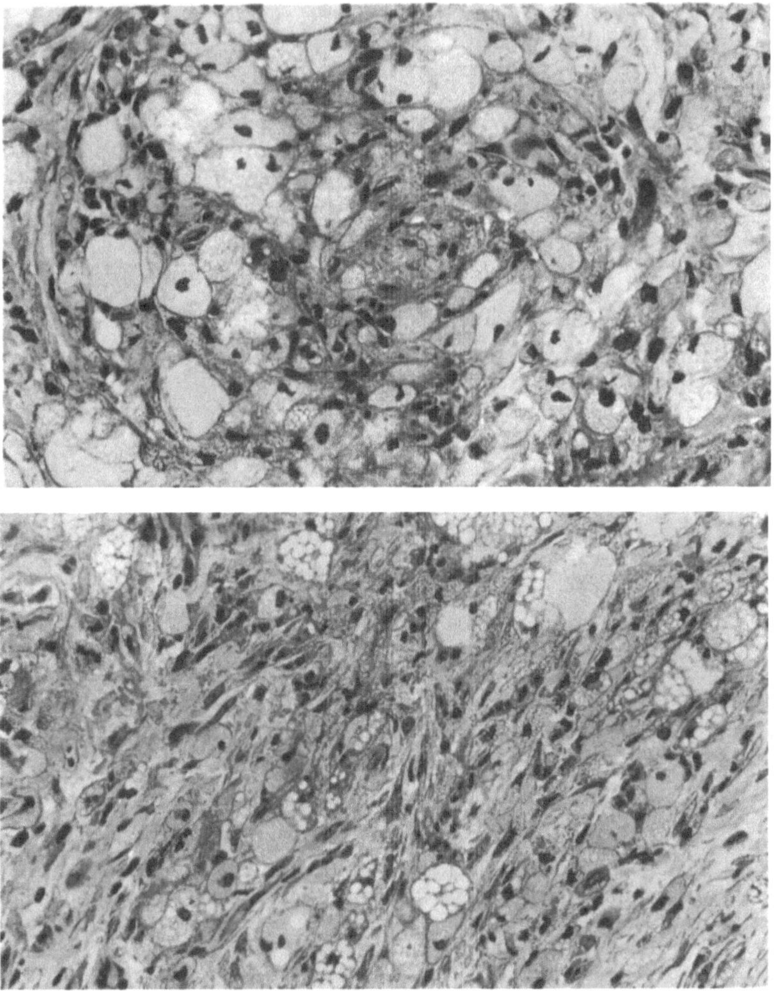

Abb. 157. „Braunes" Fettgewebe mit feingranulären (protoplasmatischen) und plurivakuolären Zellformen. Färbung: HE (Acrylateinbettung). Vergr. 410:1. [Aus OTTO, H.F., u. Mitarb.: Dtsch. med. Wschr. **100**, 505 (1975)]

Verkalkungen können vor allem in den zentralen Partien größerer Lipome vorkommen, auch lipophage Granulome. FEYRTER (1948) verweist auf das gelegentliche Vorkommen nervöser Strukturen in lipomatösen Tumoren. BEEMAN (1965) beschrieb einen großen, polypösen Duodenaltumor, der aus Fettgewebe und Brunnerschen Drüsen aufgebaut war und der in die Gruppe der Hamartome eingeordnet wurde (vgl. S. 91).

Sogenanntes *„braunes Fettgewebe"* (Lit.: WEGENER, 1951; FEYRTER, 1972, 1973) wird bei Erwachsenen im Bereich des Gastrointestinaltraktes nur äußerst selten gefunden. Gelegentlich manifestiert es sich in Form subseröser Nodulae (Abb. 156 und 157) [vgl. auch: „miliarer" Morbus Crohn: OTTO u. Mitarb. (1975)]. Eine patho-physiologische Bedeutung scheint diesem Fettgewebe in der Regel nicht zuzukommen.

Als *Lipohyperplasie* der Ileozökalklappe ist erstmals 1943 von GOLDEN eine extreme Lipomatose dieses Bereiches beschrieben worden (vgl. auch: ZETTERGREN, 1953; SALEN u. MCGEE, 1959; CABAUD u. HARRIS, 1959; BALAZS u. Mitarb., 1964; GAZET, 1964; HULTEN, 1965; ELLIOTT u. Mitarb., 1968; BOQUIST u. Mitarb., 1972; STRAUCH u. Mitarb., 1972; Lit.: BOURGEON u. Mitarb., 1974). Es handelt sich um eine hochgradige Vermehrung des submukösen Fettgewebes, die zu einer erheblichen Wandverdickung und Einengung des Darmlumens („ileocaecal valve syndrome": GAZET, 1964) führt und vor allem röntgenologisch an stenosierende Karzinome erinnert. Das seltene Krankheitsbild gehört wahrscheinlich in die Gruppe der Hamartien (SEABROOK u. Mitarb., 1956). Histologisch findet man im Bereich der Submukosa massierte Ansammlungen von Fettgewebe, das geflechtartig von Bindegewebszügen und Blutgefäßen durchzogen wird. Eine für Lipome typische Kapsel fehlt. Das oberflächliche Epithel ist zum Teil exulzeriert; Blutungen sind jedoch selten.

2.2. Liposarkome

Liposarkome im Bereich des Dünndarms sind außerordentlich selten (Tabelle 60; WILDNER u. KLEIN, 1968; SEIFERT u. Mitarb., 1973).

3. Myogene Tumoren

3.1. Leiomyome

Unter den gutartigen Dünndarmtumoren beträgt der Anteil der Leiomyome etwa 17,5% (bis 20%, RIVER u. Mitarb., 1956) (GOLDEN u. STOUT, 1941; STARR u. DOCKERTY, 1955). Während FEYRTER (1949) Leiomyome bei Frauen 3mal häufiger fand als bei Männern, ist aus großen Statistiken eine Geschlechts-(oder Rassen-)Disposition *nicht* ersichtlich (GOLDEN u. STOUT, 1941). Das Manifestationsalter liegt bei durchschnittlich 50 Jahren (Häufigkeitsgipfel zwischen 40 und 59 Jahren). Einzelbeobachtungen betreffen auch Kinder (DANIELE u. Mitarb., 1966).

Während kleine Myome klinisch stumm bleiben und Zufallsbefunde darstellen, sind die größeren Tumoren klinisch durchaus relevant. Myome führen relativ häufig zu Blutungen, entweder zu massiven mit der Gefahr des akuten Verblutungstodes oder zu intermittierenden Blutungsepisoden. Hämatemesis wird vor allem bei Myomen des Duodenums und des Magens beobachtet. Invaginationen und Ileussymptome können auftreten. Bei den sog. äußeren Myomen (s.u.) kann es zur Stieldrehung und Infarzierung kommen (Schock, evtl. Peritonitis).

Leiomyome finden sich in allen Abschnitten des Gastrointestinaltraktes (Tabelle 58), besonders häufig im Magen (vgl. Bd. II/1). In der Appendix oder im Bereich eines Meckelschen Divertikels sind sie selten (STARR u. DOCKERTY, 1955; KRÖGER u. Mitarb., 1969).

Tabelle 58. Leiomyome des Gastrointestinaltraktes und des Retroperitoneums. (Nach GOLDEN u.
STOUT, 1941)

Lokalisation	Fallzahl	(%)
Magen	629	61,5
Duodenum	51	5,0
Jejunum und Ileum	197	19,0
(einschließlich Appendix und		
Meckelsches Divertikel)		
Kolon	29	3,0
Rektum	69	7,0
Retroperitoneum	43	4,5
Total	1018	100,0

Die glatte Darmwandmuskulatur gilt als Matrix der Leiomyome, die sich bevorzugt
aus der inneren Ringfaserschicht der Muscularis propria und nur selten aus deren longitudinalen Faserzügen oder aus der Muscularis mucosae entwickeln (GOLDEN u. STOUT, 1941;
STARR u. DOCKERTY, 1955; SKANDALAKIS u. Mitarb., 1962). In Einzelfällen sollen Leiomyome auch aus der glatten Gefäßwandmuskulatur entstehen.

Sowohl bei den Leiomyomen als auch bei den Leiomyosarkomen werden
makroskopisch 4 Erscheinungsformen unterschieden (GOLDEN u. STOUT, 1941):

1. extraluminale („exo-enteric"),
2. intramurale,
3. extra-intraluminale,
4. intraluminale („endo-enteric") Tumoren.

65,8% der Muskeltumoren liegen extraluminal, 15,8% intraluminal, 10,5%
extra-intraluminal und 7,9% intramural (STARR u. DOCKERTY, 1955).
Extraluminale Leiomyome können oft eine beträchtliche Größe erreichen
(Abb. 158); sie zeigen zumeist ausgeprägte regressive Veränderungen in Form
zentraler Nekrosen und pseudozystischer Erweichungen, Blutungen und gelegentlich auch in Form kalkiger Inkrustationen. Intramurale und intraluminale
Myome sind in der Regel wesentlich kleiner, 5–7 cm durchmessend, oft aber
auch nur millimetergroß. Exulzerationen der Mukosa, besonders in Form diverti-
kulärer Exkavationen („divertikuläre" Myome) sind selten. Meistens handelt
es sich um zirkumskripte, runde oder lobulierte Tumoren von rötlich-grauer
Farbe und nur mäßig derber Konsistenz; eine Kapsel ist meist nur schwer
erkennbar.
Histologisch (Abb. 159) ist die weitgehende strukturelle und färberische
Übereinstimmung der Leiomyome mit der glatten Muskulatur der Örtlichkeit
hervorzuheben (FEYRTER, 1949). Die *reinen* Leiomyome sind aus glatten Muskelfasern aufgebaut, die eine bündelförmige, sich vielfach durchflechtende Anordnung mit knotigen Verdichtungen zeigen. Die stäbchenförmigen Zellkerne weisen
eine gewisse Pleomorphie auf, zeigen zum Teil aber auch charakteristische palisadenartige Formationen, wie sie von Schwannomen oder Neurofibromen her
bekannt sind. Für die Differentialdiagnose gegenüber neurogenen Tumoren (vgl.
S. 315) eignen sich vor allem die Masson-Trichromfärbung, die Mallory-Färbung

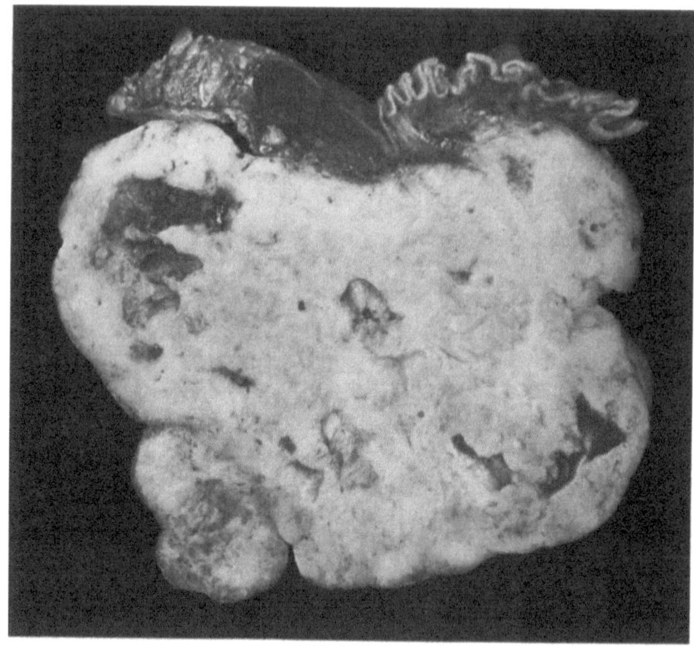

Abb. 158. Großes, exo-enterisch wachsendes Leiomyom mit ausgeprägten regressiven Veränderungen und Blutungen in den Darm

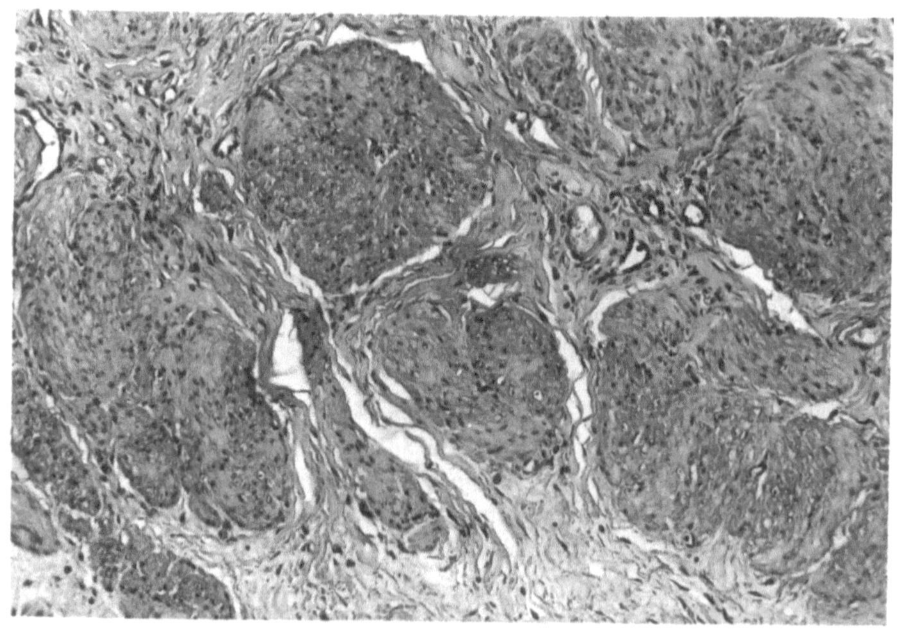

Abb. 159. Leiomyom des Dünndarms. Färbung: HE. Vergr. 170:1

sowie die Feyrter-Einschlußfärbung mit weinsteinsaurem Thionin (ausführliche Differentialhistologie in Bd. II/1, S. 579 ff.). Nach FEYRTER (1949) werden die Einzelzellen von gitterfaserigen „Häuten" umhüllt. Zwischen den proliferierten Muskelfasern finden sich kollagene Bindegewebsfibrillen und Gefäße. „Übergänge" zu bindegewebigen *Fibromyomen* werden beschrieben.

3.2. Leiomyosarkome

Leiomyosarkome finden sich bei beiden Geschlechtern etwa gleich häufig, bevorzugt zwischen dem 40. und 60. Lebensjahr (STARZL u. Mitarb., 1960; LAUBE u. WEISE, 1967; WILDNER u. KLEIN, 1968; THEISINGER u. SCHERER, 1969; KRÖGER u. Mitarb., 1969). Die intestinalen Leiomyosarkome unterscheiden sich durch 3 wesentliche Merkmale von anderen malignen Tumoren gleicher Lokalisation:

1. besonders häufig finden sich schwere intestinale Blutungen (CULLEN, 1950; SIMEONOV u. KALTSCHEVA, 1974),

2. Leiomyosarkome können eine außerordentliche Größe erreichen,

3. Leiomyosarkome sind wegen ihres relativ geringen „Malignitätsgrades" und ihrer zumeist späten Metastasierung prognostisch durchaus nicht schlecht (LIE u. SINCLAIR, 1966). Langfristige Beobachtungen sind allerdings selten (STARZL u. Mitarb., 1960). Zufolge eines gelegentlich protahierten Verlaufes ist im Einzelfall ein eindeutiges prognostisches Urteil schwierig. Leiomyosarkome des Jejunums, Ileums und Kolons scheinen prognostisch insgesamt günstiger als solche des Duodenums und Rektums (STARR u. DOCKERTY, 1953; KELLY u. Mitarb., 1957; WILDNER u. KLEIN, 1968).

Leiomyosarkome sind vorwiegend im Jejunum und Ileum lokalisiert (Tabellen 59 und 60) (GOLDEN u. STOUT, 1941; STARR u. DOCKERTY, 1955; WILDNER u. KLEIN, 1968), selten im Duodenum (STARZL u. Mitarb., 1960; ABRAMS u. HUBAY, 1960; LIE u. SINCLAIR, 1966; KRÖGER u. Mitarb., 1969). Das Verhältnis von Leiomyomen zu Leiomyosarkomen wird in den einzelnen Statistiken unterschiedlich veranschlagt (2:1, SKANDALAKIS u. Mitarb., 1962; 3:1, GOOD, 1963; vgl. auch Tabelle 59).

Makroskopisch bestehen oft keine eindeutigen Unterscheidungsmerkmale zwischen Leiomyomen und Leiomyosarkomen. Ganz allgemein gilt, daß große Tumoren immer als malignitätsverdächtig angesehen werden müssen (STARR

Tabelle 59. Die Verteilung gut- und bösartiger Muskeltumoren des Dünndarms. (Zusammengestellt nach GOLDEN u. STOUT, 1941 und nach STARR u. DOCKERTY, 1955)

Tumor-Lokalisation	Leiomyome		Leiomyosarkome	
	Fallzahl	(%)	Fallzahl	(%)
Duodenum	11	27,5	8	18,2
Jejunum	22	55,0	20	45,5
Ileum	7	17,5	16	36,3
Total	40	100,0	44	100,0

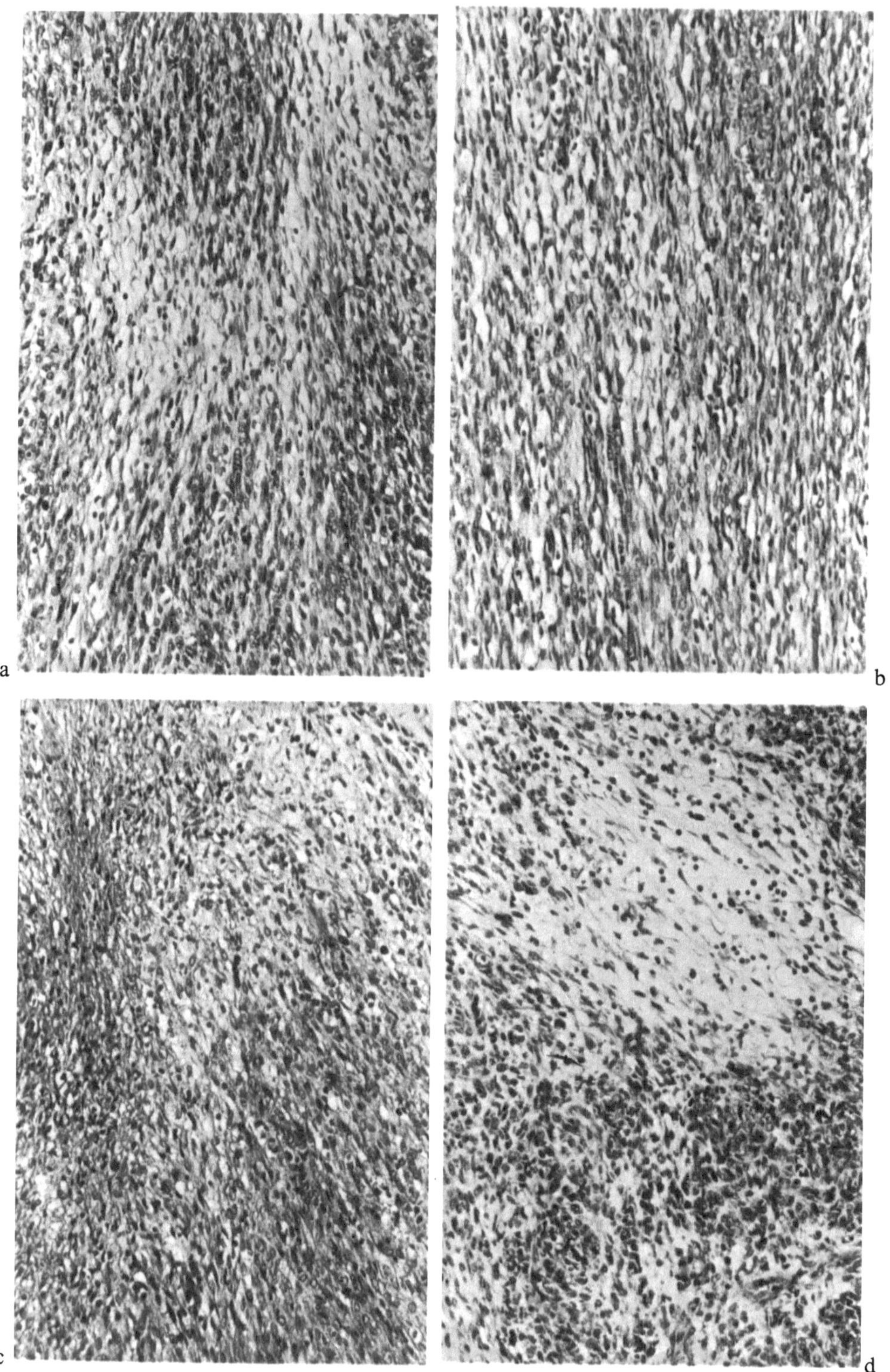

Abb. 160a–d. Leiomyosarkom des Dünndarms mit unterschiedlicher histologischer Differenzierung. Färbung: HE. Vergr. 120:1

u. DOCKERTY, 1955). Regressive Veränderungen sind nahezu regelmäßig (besonders in größeren Leiomyosarkomen, aber auch in Leiomyomen) zu finden. Metastasen entstehen vorwiegend durch lokale Invasionen (in das Peritoneum und/oder Mesenterium). Nach STARR u. DOCKERTY (1955) bleiben — im Gegensatz zu Lymphosarkomen — die Lymphknoten zumeist frei. Die hämatogene Metastasierung erfolgt vor allem in die Leber, seltener auch in die Lungen. Eine generalisierte Tumoraussaat gilt als außerordentlich selten.

Das feingewebliche Bild (Abb. 160) der Leiomyosarkome ist durchaus variabel. Solche von „gezügelter" Malignität zeigen wirtel-, band- oder auch palisadenartig formierte Zellverbände, während besonders maligne Tumoren durch die Regellosigkeit der Zellverbände, durch eine oft hochgradige Polymorphie und vor allem durch atypische Mitosen imponieren. Allerdings können bizarr und atypisch konfigurierte Zellkerne auch Ausdruck degenerativ-regressiver Veränderungen (in Leiomyomen) sein (WOOD, 1967). Sicherstes Indiz einer tatsächlichen Malignität sind, abgesehen von Metastasen, zahlreiche und atypische Mitosen. Die „alte" These von GOLDEN u. STOUT (1941) — „if two or more mitoses per high power field are present, one can feel fairly secure in predicting malignancy" — ist sehr wohl auch heute noch gültig. Tumor-Riesenzellen gehören durchaus zum Bild des Leiomyosarkoms. Nach OBERNDORFER (1929) ist für die Diagnose die Stäbchenform der Kerne unerläßlich (Differentialdiagnose: Spindelzellsarkom). Leiomyosarkome enthalten zumeist reichlich Gefäße, die zum Teil eine peritheliomartige Anordnung erkennen lassen.

4. Undifferenzierte Sarkome niedrigster Gewebsreife

Im einzelnen, je nach Zell*form,* werden bei den sog. undifferenzierten Sarkomen niedrigster Gewebsreife (vgl. auch Bd. II/1) *Rundzell*sarkome, *Spindelzell*sarkome und *polymorphzellige* Sarkome unterschieden. Sie sind durchweg selten (Tabelle 60). Die Abgrenzung der (undifferenzierten) Rundzellsarkome von Lymphosarkomen ist in der Regel außerordentlich schwierig, zumeist unmöglich. Wahrscheinlich gehören sie sogar in die Gruppe der lymphoretikulären Sarkome (Lymphosarkome).

5. Neurogene Tumoren

Die neurogenen Tumoren des Gastrointestinaltraktes haben, vor allem seit den Untersuchungen durch FEYRTER (1948, 1949, 1950), zunehmend an Bedeutung gewonnen. Nachdem sie mit Hilfe der Feyrter-Einschlußfärbung mit weinsteinsaurem Thionin (*Rhodiochromie*) sicherer von den myogenen und fibromatösen Tumoren abgegrenzt werden können, hat ihre Zahl ständig zugenommen. Unter den gutartigen mesenchymalen Tumoren des Gastrointestinaltraktes liegen sie derzeit an der Spitze (Lit.: KRAMER u. Mitarb., 1970; PROSS u. Mitarb., 1972; SIVAK u. Mitarb., 1975).

Die *Klassifizierung* neurogener Tumoren durch FEYRTER (1948) ist ausführlich in Bd. II/1 dargestellt worden (dort auch ausführliche Diskussion der Nomenklaturproblematik). Nach ihrem Ausgangsgewebe sind die neurogenen Tumoren grundsätzlich zu unterscheiden in (RANSOM u. KAY, 1940):

1. Tumoren der Nervenscheiden:
   1.1. Neurinome (=Neurilemmom, =Schwannom, =„perineurales Fibroblastom" nach PENFIELD, 1936),

Tabelle 60. Häufigkeit und Verteilung von 430 Sarkomen im Verdauungstrakt. (Nach WILDNER u. KLEIN, 1968)

Histologischer Typ	Ösophagus		Magen		Dünndarm		Zökum, Appendix		Kolon		Rektum, Anus	
	absol.	(%)	absol.	(%)	absol.	(%)	absol.	(%)	absol.	(%)	absol.	(%)
Undifferenzierte Sarkome												
Spindelzellsarkom	—	—	10	4,3	11	10,5	—	—	1	—	9[a]	32,1
Rundzellensarkome	—	—	32	13,7	16	15,2	2	—	2	—	—	—
Polymorphzellige Sarkome	1	—	9	3,9	5	4,8	2	—	1	—	—	—
Übrige undifferenzierte Sarkome	1	—	17	7,3	7	6,6	—	—	2	—	2	7,2
Undifferenzierte Sarkome zusammen	2	22,2	68	29,2	39	37,1	4	18,2	6	24,0	11	39,3
Differenzierte Sarkome												
Fibrosarkome	—	—	8	3,4	5	4,8	—	—	2	—	1	—
Myxosarkome	—	—	1	—	1	—	—	—	—	—	—	—
Retikulumzellsarkome	2	—	102	43,8	28	26,7	11	50,0	2	—	8	28,6
Lymphosarkome	2	—	29	12,4	11	10,5	4	18,2	10	40,0	3	10,7
Meso- bzw. Endothelsarkom	—	—	1	—	—	—	—	—	—	—	—	—
Angiosarkome	—	—	7	3,0	3	—	—	—	—	—	—	—
Myosarkome	3	—	10	4,3	12	11,4	2	—	2	—	5	17,8
Neurinosarkome	—	—	7	3,0	6	5,7	1	—	3	12,0	—	—
Differenzierte Sarkome zusammen	7	77,8	165	70,8	66	62,9	18	81,8	19	76,0	17	60,7
Undifferenzierte und differenzierte Sarkome zusammen	9	100,0	233	100,0	105	100,0	22	100,0	25	100,0	28	100,0

[a] einschließlich 2 Analsarkome

1.2. Neurofibrome (Typ Neurofibromatose v. RECKLINGHAUSEN),
1.3. Plexiforme Neurofibrome,
1.4. Ganglioneurofibrome;
2. Neuroblastische Tumoren des sympathischen Nervensystems:
2.1. Ganglioneurome,
2.2. Sympathoblastome,
2.3. Paragangliome;
3. Neuroepitheliome, die sich von undifferenzierten neuroepithelialen Zellen herleiten, deren Manifestation im Gastrointestinaltrakt außerordentlich selten ist (GILLESPIE, 1947).

5.1. Neurinome (Neurilemmome, Schwannome)

Histogenetisch handelt es sich um Tumoren der Schwannschen Zellen (Übersicht: FISHER u. VUZEVSKI, 1968). Neurinome sind besonders häufig im Magen (vgl. Bd. II/1), seltener dagegen im Dünndarm (MÖLLER, 1947; PICARD u. SCHMITT, 1959; FEGGETTER, 1961; JUVARA u. Mitarb., 1967). Neurinome finden sich bevorzugt in der Submukosa und in der Muscularis propria (sog. „innere" Neurinome). Ihre Größe ist variabel. Klinische Bedeutung erlangen vor allem die großen Neurinome, die nicht selten zu Exulzerationen der überlagernden Mukosa führen (Blutungen). Größere Tumoren zeigen regelmäßig auch regressive Veränderungen. Neurinome sind, im Gegensatz zu Neurofibromen, scharf begrenzt, enkapsuliert. Eine maligne Entartung ist selten.

Histologisch bestehen die Neurinome aus relativ typisch gebündelten und vielfach palisadenartig formierten sog. Antoni-A-Zellen (ANTONI, 1920) und den locker verteilten Antoni-B-Zellen, die ein myxomatöses und „mikrozystisches" Netzwerk bilden. Die Differenzierung von Leiomyomen ist schwierig.

5.2. Neurofibrome

Neurofibrome des Gastrointestinaltraktes sind meistens Teilbild einer Neurofibromatose von Recklinghausen (BARTON u. INGLIS, 1931; GRILL u. KUZMA, 1942; Lit.: SIVAK u. Mitarb., 1975). Es handelt sich um hamartomatöse Läsionen, die zumeist auch im Darm multipel vorkommen (SHAW, 1950; MANLEY u. SKYRING, 1961).

5.3. Ganglioneurome

Ganglioneurome sind im Dünndarm extrem selten (DAHL u. Mitarb., 1957; GEMER u. FEUCHTWANGER, 1966; vgl. auch POATE u. INGLIS, 1928). Unter 9 aus der Literatur zusammengestellten Fällen waren 5 in der Appendix (vgl. S. 361), 2 im terminalen Ileum und 2 im Zökum bzw. im Colon ascendens lokalisiert (DAHL u. Mitarb., 1957). Es handelt sich um zirkumskripte Tumoren, singulär oder multipel, die von Leiomyomen schwer zu unterscheiden sind. Eingestreut in ein unregelmäßig durchflochtenes Netzwerk aus (nichtmyelinisierten) Nervenfasern finden sich Ganglienzellen (vgl. Abb. 190 und 330).
Eine *diffuse* Ganglioneuromatose des Ösophagus und des Dünndarms in Verbindung sowohl mit einem Schilddrüsenkarzinom als auch mit einem Phäochromozytom beschrieben WILLIAMS u. POLLOCK (1966).

5.4. Neurogene Sarkome

Auch die Stellung der neurogenen Sarkome hat sich hinsichtlich ihrer diagnostischen Erfassung, d.h. hinsichtlich ihrer allgemeinen Häufigkeit unter den Sarkomen seit Einführung der Feyrterschen Einschlußfärbung gewandelt. Noch 1950 wurden sie als extrem selten bezeichnet (FRANCE u. BRINES, 1950). Es ist anzunehmen, daß verschiedene Fälle, die als Myosarkome veröffentlicht wurden, in Wahrheit neurogene Sarkome sind. Das gilt insbesondere für die Tumoren des Magens (vgl. Bd. II/1), trifft gleichwohl aber auch für diejenigen des Dünndarms zu. Problematisch indessen bleibt die Einschätzung der biologischen Aktivität neurogener Tumoren (vgl. auch TAENZER u. WÖLLGENS, 1972). Eine maligne Entartung der scharf begrenzten Schwannome scheint selten (PROSS u. Mitarb., 1972). Die Entartungspotenz der Neurofibrome entweder in maligne Schwannome oder in Fibrosarkome (PROSS u. Mitarb., 1972) wird durchweg höher eingeschätzt als die der Neurinome. Statistische Angaben zur Häufigkeit neurogener Sarkome sind insofern kaum zu verwerten, weil eine exakte histologische Klassifizierung keineswegs immer erfolgte. Die Frage, ob ein neurogener Tumor noch als benigne oder bereits als maligne zu klassifizieren sei, ist histomorphologisch häufig nicht sicher zu entscheiden (HOFFER, 1964; BAUMANN u. KAMMER, 1967). Als einigermaßen „verläßliches" Kriterium gilt nach PIRINGER-KUCHINKA (1950) der *Mitosereichtum* und das Auftreten atypischer Kernteilungsfiguren. Auch das makroskopische Bild gestattet keine verbindlichen Aussagen: so sind (in der Einteilung von FEYRTER) die „retikulären Neurome"[1] noch scharf begrenzt, wenn sie bereits maligne entartet sind, während die „fusiformen Neurome" morphologisch nie scharf begrenzt sind; Kernpleomorphien finden sich charakteristischer Weise bei „multiformen Neuromen", sie dürfen bei dieser Variante nicht als Signum mali ominis gewertet werden. Nekrosen und Exulzerationen sind prima vista zwar malignitätsverdächtig, indessen nicht malignitätsbeweisend. Als allein „verbindliches und endgültiges Malignitätskriterium" bleibt nach BAUMANN u. KAMMER (1967) nur der Nachweis von Metastasen.

6. Tumoren des lymphatischen Gewebes

Schon unter physiologischen Konditionen ist der Gastrointestinaltrakt reich an lymphoretikulärem Gewebe, das teils diffus, teils in Form von sog. Solitärfollikeln und Peyerschen Plaques entwickelt ist (Lit. und Übersicht: CORNES, 1965). Lymphoide „Tumoren" finden sich im Gastrointestinaltrakt als reaktiv-entzündliche Hyperplasien, als primär im Intestinaltrakt sich entwickelnde, gut- oder bösartige Tumoren und als sekundäre Manifestationen primär extraintestinaler Tumoren (DAWSON u. Mitarb., 1961).

Die Entscheidung darüber, ob der Gastrointestinaltrakt lediglich mit-„reagiert" im Sinne einer systemischen Erkrankung oder tatsächlich primäres Manifestationsorgan ist, kann im Einzelfall sehr schwer sein. Nach DAWSON u. Mitarb. (1961) sprechen folgende Kriterien für eine primär-intestinale Manifestation:

1. Wenn generalisierte („superficial palpable") Lymphome fehlen und weder röntgenologisch (verbreitertes Mediastinum) noch lymphographisch auch die tieferen Lymphknoten als pathologisch verändert gefunden werden;

---

[1] Der alte VIRCHOWsche Begriff „Neurom" ist heute einer Proliferation mesodermaler und Schwannscher Zellen sowie von Neuriten, die sich am proximalen Ende eines verletzten Nerven entwickeln kann, vorbehalten.

2. wenn das Blutbild (vor allem das Differentialblutbild) normal ist;
3. wenn bei der Laparotomie (bzw. Autopsie) die Darmläsionen eindeutig dominieren und Lymphknoten lediglich im unmittelbaren Drainagebereich pathologisch verändert sind;
4. wenn Leber und Milz tumorfrei sind.

Gutartige lymphoide Hyperplasien s.S. 256; noduläre lymphoide Hyperplasie mit Hypogammaglobulinämie s. S. 164.

6.1. Maligne lymphoide Tumoren
(Lympho-retotheliale Sarkome, „maligne Lymphome")

Vor allem im anglo-amerikanischen Schrifttum hat sich der Begriff des *malignen Lymphoms*, unter dem Lymphosarkome, Retikulumzellsarkome, Plasmozytome und der Morbus Hodgkin subsummiert werden, eingebürgert (MARCUSE u. STOUT, 1950; ALLEN u. Mitarb., 1954; AZZOPARDI u. MENZIES, 1960; DAWSON u. Mitarb., 1961; CORNES, 1961; EIDELMAN u. Mitarb., 1966; EHRLICH u. Mitarb., 1968; SHANI u. Mitarb., 1969) (sog. Kieler-Nomenklatur: s.S. 606; vgl. auch: LENNERT u. Mitarb., 1975).

Die malignen Lymphome machen nach CORNES (1961) ungefähr 25% aller bösartigen Tumoren im Dünndarm aus. Im Vergleich zum Magen und zum Dickdarm ist der Dünndarm doppelt so oft betroffen (WOOD, 1967; vgl. auch EHRLICH u. Mitarb., 1968). Unter 120 malignen Dünndarmlymphomen fanden COPELAND u. GREINER (1949) 9 im Duodenum, 4 im duodeno-jejunalen Übergangsbereich, 29 im Jejunum und 78 im Ileum. Vor allem das terminale Ileum ist Sitz maligner Lymphome, die nicht selten multizentrisch entstehen (FAULKNER u. DOCKERTY, 1952; ALLEN u. Mitarb., 1954; EHRLICH u. Mitarb., 1968). Die Frequenz der „Subtypen" der intestinalen malignen Lymphome beträgt nach WOOD (1967):

50–55% Retikulumzellsarkome,
30–45% Lymphosarkome,
5–15% groß-follikuläre Lymphoblastome.

EHRLICH u. Mitarb. (1968) fanden unter 323 malignen Lymphomen 125 Retikulumzellsarkome, 75 Lymphosarkome und 123 Morbus-Hodgkin-Fälle. Die gastrointestinale Beteiligung lag insgesamt bei ca. 63% (=203 Fälle): Retikulumzellsarkome 82%, Lymphosarkome 57%, Morbus Hodgkin 48%.

Maligne Lymphome treten in allen Altersgruppen auf. Eine gewisse Häufung ist in der 1., 2., 4. und 5. Lebensdekade zu verzeichnen (Kinder und Jugendliche: GOLDSTEIN, 1950; 33 Jahre: ULLMAN u. ABESHOUSE, 1932; 41 Jahre: RAIFORD, 1932; 5. Dekade: MARCUSE u. STOUT, 1950). Das männliche Geschlecht soll etwa doppelt so häufig betroffen sein (NASR u. Mitarb., 1970).
Die klinische Symptomatik der lympho-retikulären Dünndarmsarkome ist uncharakteristisch. In einem Drittel der Fälle klagen die Patienten über eine allgemeine Abgeschlagenheit und über unbestimmte Schmerzen; nahezu regelmäßig wird ein Gewichtsverlust beobachtet. Obstruktionen (Ileussymtome) und Perforationen (akutes Abdomen) gehören schon zu den Spätsymptomen, die in der Regel zur Hospitalisierung führen. Gelegentlich sind Kombinationen mit intestinalen Karzinomen (CORNES, 1960) oder mit einer Colitis ulcerosa beschrieben (CORNES u. Mitarb., 1961; vgl. auch S. 473). Bezüglich der statistisch signifikanten Syntropie zwischen glutensensitiver Enteropathie („coeliac sprue") und malignen Lymphomen s. S. 143.

Die malignen Lymphome (jedweder Provenienz) erscheinen *makroskopisch* homogen, fischfleischartig, ohne Struktur und weich. Sie sind gegen die Umgebung unscharf begrenzt. Im allgemeinen werden 4 Wuchsformen unterschieden (DAWSON u. Mitarb., 1961; WOOD, 1967):

1. *„Aneurysmatische"* Lymphome, nach WOOD (1967) die häufigste Wuchsform der malignen Lymphome. In der Regel sind alle Wandschichten in ganzer Zirkumferenz sarkomatös infiltriert. Ausgeprägte Destruktionen der Muscularis propria und der autonomen Nervenplexus können beinahe regelmäßig beobachtet werden (Abb. 163). Die tumorinfiltrierten Darmsegmente sind elongiert, „aneurysmatisch" ausgeweitet. Gelegentliche Konstriktionen in einem Endbereich des Tumorsegmentes sind beschrieben. Die aneurysmatischen, diffus-annulären Wuchsformen der malignen Lymphome sind häufig kombiniert mit schweren Malabsorptions-Symptomen und Dysgammaglobulinämien (CABRERA u. Mitarb., 1964; HEATON u. Mitarb., 1966; EIDELMAN u. Mitarb., 1966; SCOTTO u. Mitarb., 1970; RAMOT, 1971);

2. *Konstriktive* Lymphome mit charakteristischen, serviettenringartigen Stenosen des Darmlumens. Rein konstriktive Wachstumsformen sind selten. Das infiltrierte Darmsegment ist zumeist kurz. Proximal der Tumorstenose findet sich mehrheitlich eine (sekundäre) Dilatation;

3. *Polypoide* Lymphome (Lit. und Differentialdiagnose: UTHGENANT, 1959), die in der Regel multipel als *Polyposis lymphomatosa* auftreten (Abb. 161 und 162). Im Stratum proprium mucosae und in der Submukosa gelegene lymphoide Tumoren projizieren sich sozusagen in die Darmlichtung, gelegentlich mit sekundären Ulzerationen der Mukosa. Die einzelnen tumorösen Proliferationen sind bei den lymphoiden Polyposen in der Regel nur wenige Millimeter groß, zumeist sessil, nur selten pendulierend. Große, protuberante Tumoren dagegen sind überwiegend singulär entwickelt und pendulierend. Polypoide Läsionen führen

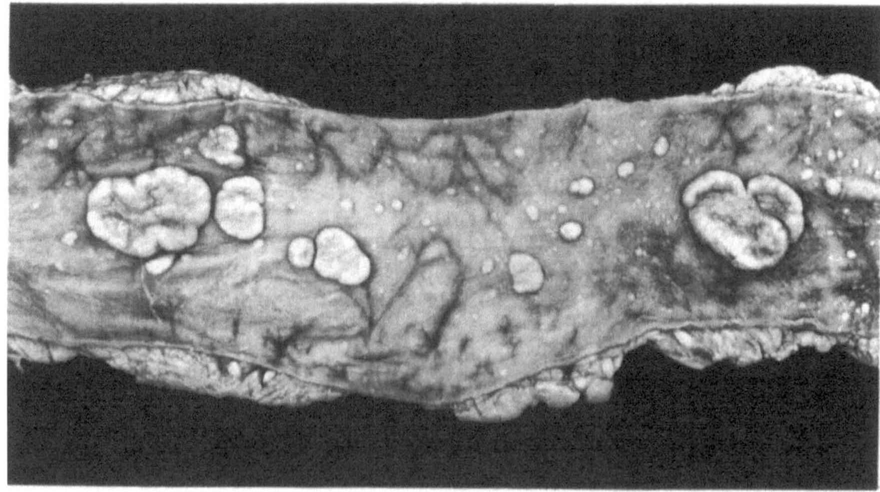

Abb. 161. Polypöses Lymphosarkom, Dünndarm

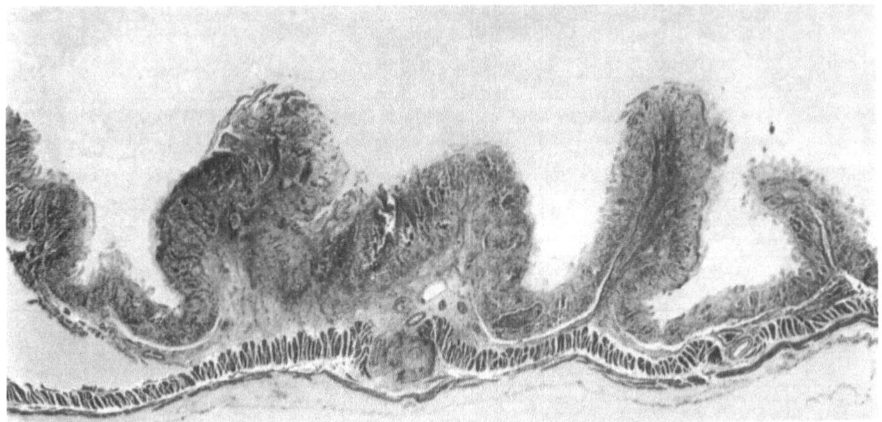

Abb. 162. Polypöses Lymphosarkom, terminales Ileum (gleicher Fall wie Abb. 161). Färbung: HE. Vergr. 40:1

häufig zu Intussuszeptionen und Obstruktionen („polypoid intussuscepting type of lymphosarcoma": FAULKNER u. DOCKERTY, 1952);

4. *Ulzeröse* Lymphome: es handelt sich um 1–2 cm große, flach in die Darmlichtung vorragende Tumoren mit einer zentralen, nabelartigen Ulzeration. Sie zeigen gewisse Ähnlichkeiten zu den „divertikulären Neurinomen" des Magens (vgl. Bd. II/1, Abb. 265a und b) (IRVINE u. JOHNSTONE, 1955). Penetrierende Ulzerationen führen gelegentlich zu intestino-intestinalen Fisteln (MARCUSE u. STOUT, 1950) oder zu Perforationen (BRAUNE, 1968). Kombinationen mit anderen Wuchsformen sind häufig (COPELAND u. GREINER, 1949).

Korrelationen zwischen makroskopischen Wuchsformen und histologischen Differenzierungen bestehen nicht.

Lymphosarkome: Histologisch (Abb. 162) wird von manchen Autoren (von ALBERTINI, 1955; ROTTER u. BÜNGELER, 1956) ein kleinzellig-lymphozytärer von einem großzellig-lymphoblastären Typ unterschieden; beide Formen kommen annähernd gleich häufig vor (FAULKNER u. DOCKERTY, 1952), wobei der kleinzellige Typ strahlensensibler sein soll.

Retikulumzellsarkome (Retikulosarkome) (CLIFFORD, 1952; SPENCER, 1953; WILKIE, 1953; MACKENZIE u. ROBERTSON, 1954; GRIMES, 1960): Histologisch (Abb. 164) sind rundlich-ovale, „geschwänzte" Tumorzellen mit blaß tingiertem Zytoplasma sowie polymorphen, chromatinarmen und eingedellten Kernen zu differenzieren. Die Nucleoli sind groß und zumeist deutlich sichtbar. Auffallend ist die Zahl der Mitosen. Zwischen den Zellen findet sich ein argyrophiles, feinfaseriges Netzwerk, das um so ausgeprägter sein soll, je differenzierter der Tumor ist. Die undifferenzierten Tumoren weisen eine erhebliche Zell- und Kernpolymorphie mit Tumor-Riesenzellen auf. Die bei Retikulosarkomen nicht selten nachweisbaren eosinophilen Granulozyten im Tumorstroma sind offenbar Ausdruck einer (bakteriellen) Superinfektion (WOOD, 1967). Retikulumzellsarkome sollen gehäuft bei den aneurysmatischen Wuchsformen vorkommen.

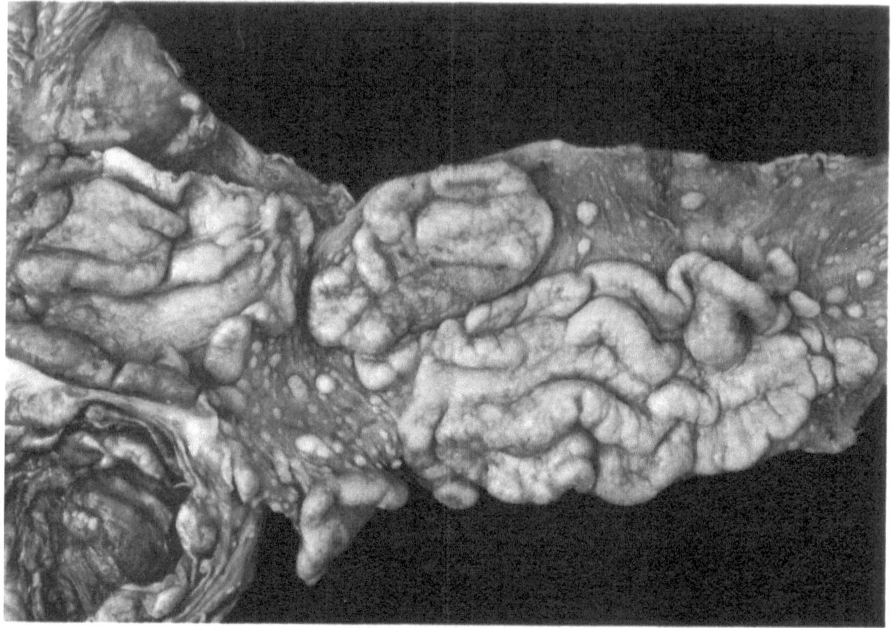

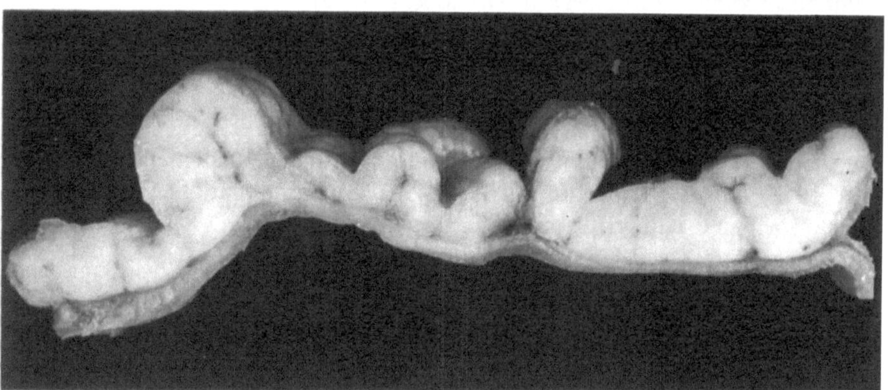

Abb. 163. Lymphosarkom, Dünndarm. Färbung: HE. Lupenübersicht

Groß-follikuläre Lymphoblastome (Brill-Symmers) sind nach FAULKNER u. DOCKERTY (1952) selten. Die meisten Beobachtungen im Gastrointestinaltrakt betreffen generalisierte Formen des „Morbus" Brill-Symmers, bei dem der Darmkanal nach FRESEN (1956) in 3,4% der Fälle betroffen sein soll.

Ausbreitung und Metastasierung der malignen Lymphome erfolgen entweder *direkt* als kontinuierliche Ausbreitung auf das Peritoneum bzw. Mesenterium, lymphogen und/oder hämatogen. Die regionären Lymphknoten werden in der Regel schon sehr früh infiltriert, zum Zeitpunkt der Operation sind sie zwischen 40% und 80% von Metastasen durchsetzt. Allerdings ist eine Vergrößerung der regionären Lymphknoten nicht immer Folge einer Tumorinfiltration. DAWSON u. Mitarb. (1961) fanden unter 37 primären gastrointestinalen malignen

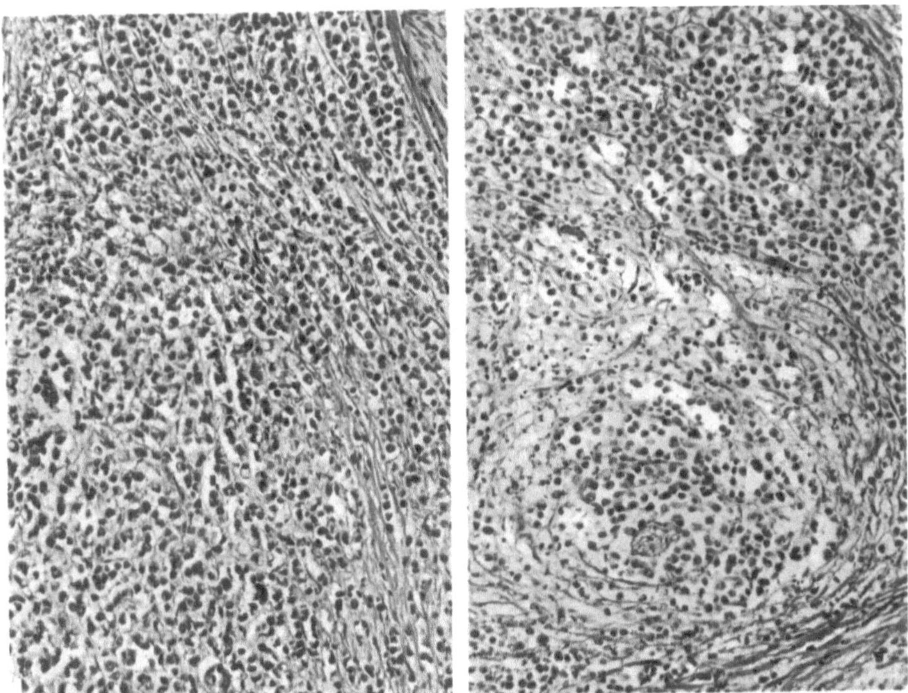

Abb. 164. Retikulumzell-Sarkom, Dünndarm. Färbung: Gomori. Vergr. 120:1

Lymphomen 4 Fälle, die histologisch in vergrößerten mesenterialen Lymphknoten lediglich eine „Sinusreaktion" und/oder eine follikuläre Hyperplasie zeigten.
Fernmetastasen finden sich vorzugsweise in Leber und Lungen, in fortgeschrittenen Fällen auch ubiquitär.

Die Prognose der malignen Lymphome ist durchaus unterschiedlich, insgesamt aber schlecht (GRIMES, 1960). Relativ wenige Patienten leben nach der
Diagnosestellung länger als 2 Jahre (CORNES, 1961; DAWSON u. Mitarb., 1961).
Rezidive innerhalb einer 5-Jahres-Grenze sind häufig. In der Zusammenstellung
von DAWSON u. Mitarb. (1961) blieben alle Patienten mit einer 10jährigen Überlebenszeit rezidivfrei. Alter, Geschlecht und Tumorzahl haben offenbar keinen
Einfluß auf die Prognose. Die schlechteste Prognose haben maligne Lymphome
des Duodenums. Die Prognose der malignen Lymphome des Dünndarms soll
insgesamt besser sein als die des Dickdarms (ALLEN u. Mitarb., 1954). Aus
der histologischen Struktur lassen sich gewisse, jedoch nicht sicher bindende
Schlüsse auf die Schnelligkeit der Tumorausbreitung ziehen. So scheint die Prognose der groß-follikulären Lymphoblastome und Lymphosarkome etwas besser
zu sein als die des Morbus Hodgkin und der Retikulosarkome (vgl. auch S. 606).

6.2. Sekundäre lymphoide Tumoren des Intestinaltraktes

Bei primär extraintestinalen malignen Lymphomen wird eine Beteiligung des Gastrointestinaltraktes in durchschnittlich 15% gefunden (GALL u. MALLORY, 1942; JACKSON u. PAR-

KER, 1947; EHRLICH u. Mitarb., 1968). Die gastro-duodenale Region wird nach CORNES u. Mitarb. (1961) in 12,8% sekundär infiltriert (vgl. auch Bd. II/1).

Lymphogranulomatöse Läsionen (ausführliche Lit.: SMITHERS, 1973) treten vorwiegend im Rahmen eines generalisierten Morbus Hodgkin auf, nach ULTMANN (1966) in durchschnittlich 10%. Aber auch isolierte Lymphogranulomatosen des Darmes sind beschrieben worden (HEIMANNHATY, 1926; HAYDEN u. APFELBACH, 1927; HEILMANN, 1930; LINCKE, 1937; FAULKNER u. DOCKERTY, 1952; COHEN u. CANTER, 1959; RIEDERER, 1965; MÄRZ u. BECKER, 1967; BRUNT u. Mitarb., 1969). Das obere Jejunum soll bevorzugt betroffen sein; analwärts nimmt die Intensität der blastomatösen Infiltrate offenbar ab.

Die *Mycosis fungoides* (vgl. Bd. VIII) gilt in erster Linie als Hauterkrankung. Nicht selten sind jedoch auch innere Organe (vorwiegend Respirations- und Digestionstrakt)

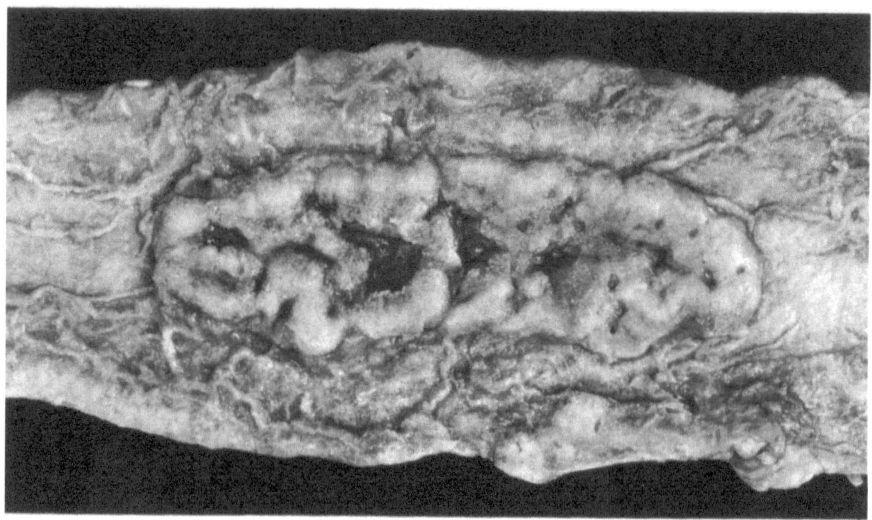

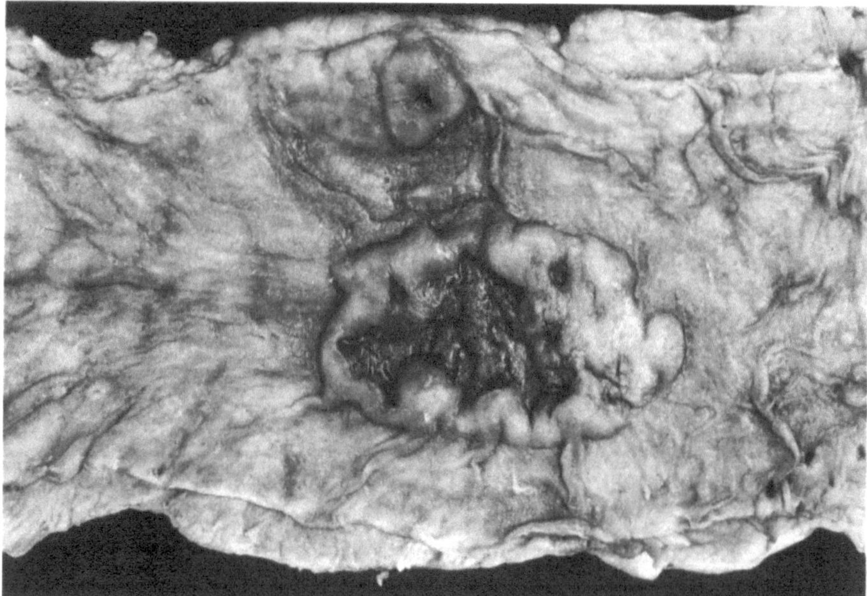

Abb. 165. Mycosis fungoides: Infiltrate der Peyerschen Plaques mit zentralen Exulzerationen

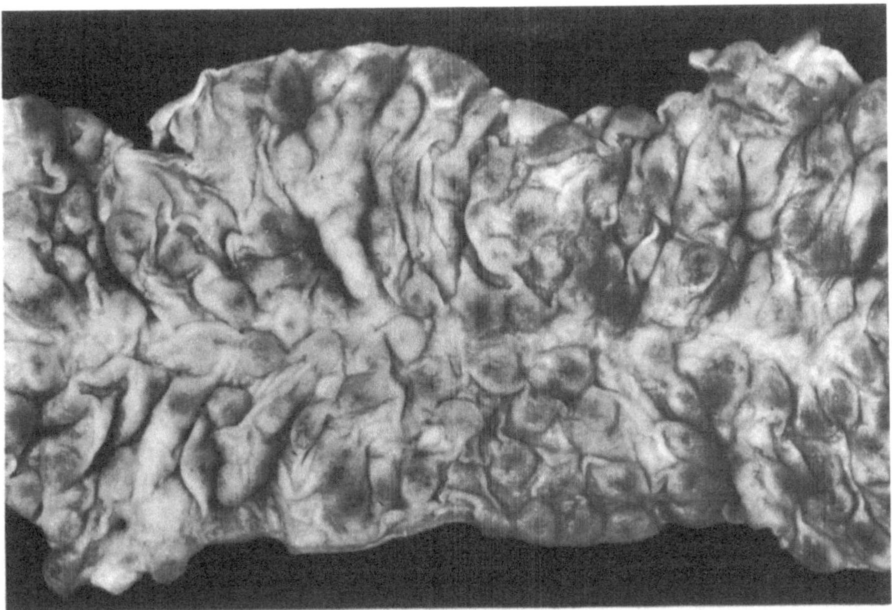

Abb. 166. Mykoside Infiltrate im Bereich des Kolon

mitbetroffen. Auch bei der Mycosis fungoides ist vor allem der obere Dünndarm (Jejunum) blastomatös infiltriert (Abb. 165–168); relativ selten finden sich Infiltrate im Dickdarm (Abb. 166). Die mykosiden Infiltrate treten zumeist multizentrisch auf. Sie sind in den zentralen Partien nahezu regelmäßig exulzeriert (Abb. 167). Histologisch findet sich eine sarkomatöse Infiltration aller Wandschichten mit erheblichen Destruktionen, vor allem der Muscularis propria und der darmeigenen Nervenplexus. Die exakte Abgrenzung von Retikulosarkomen oder polymorphzelligen Sarkomen ist in Spätstadien nahezu unmöglich.

6.3. Gastrointestinale Manifestationen der verschiedenen Leukämien

Der Gastrointestinaltrakt ist in etwa 15% aller Leukämieformen betroffen (Übersicht u. Lit.: CORNES u. JONES, 1962; PROLLA u. KIRSNER, 1964). Die leukämischen Läsionen sind teils singulär, teils multipel und bevorzugt im Magen (vgl. Bd. II/1), Ileum und im proximalen Kolon entwickelt (Abb. 169 und 170). Makroskopisch präsentieren sich die Infiltrate entweder als noduläre oder plaquesartige Verdichtungen oder als polypöse Auffaltungen der Mukosa und nur selten als diffuse, flächenhafte Wandverdickungen. Histologisch findet sich eine leukämische Infiltration des Stratum proprium mucosae und der Submukosa, nicht selten auch der Muscularis propria (Abb. 170). Bevorzugt betroffen sind Solitärfollikel und Peyerschen Plaques. Die Oberfläche der leukämischen Infiltrate ist in vielen Fällen exulzeriert. Die Ulzera können zu massiven Hämorrhagien führen (OTTO, 1975). Bakterielle oder mykotische Superinfektionen (Agranulozytose) sind relativ häufig.

6.4. Extramedulläre, intestinale Plasmozytome

Im Verdauungstrakt lokalisierte Plasmozytome sind selten (HELLWIG, 1943; BASTRUP-MADSEN, 1947; HAMPTON u. GANDY, 1957; GOLDSTEIN u. POKER, 1966; SHARMA u. SHRIVA-

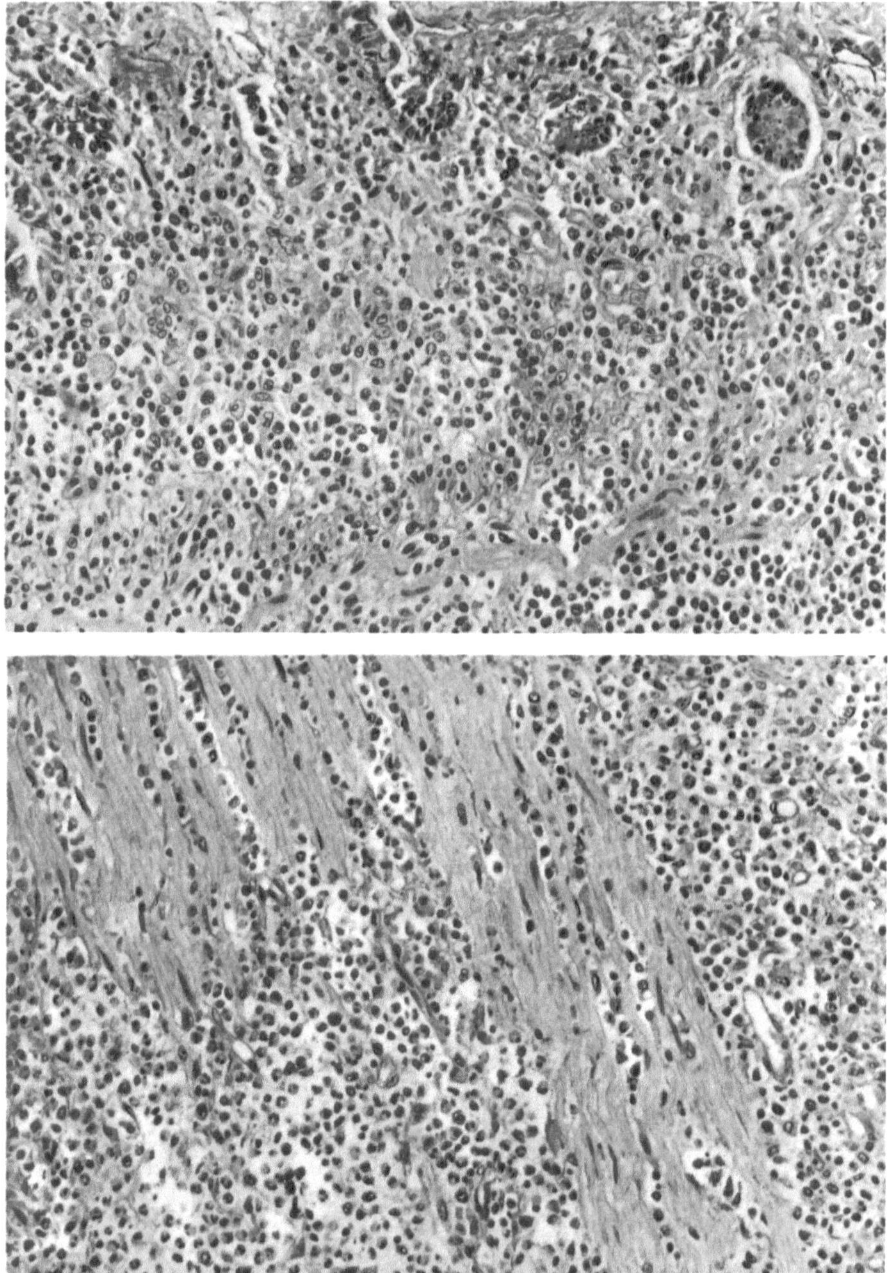

Abb. 167. Mycosic fungoides: Infiltrate des Dünndarms mit oberflächlichen Ulzerationen und Destruktionen auch der tieferen Wandschichten. Färbung: HE. Vergr. 290:1

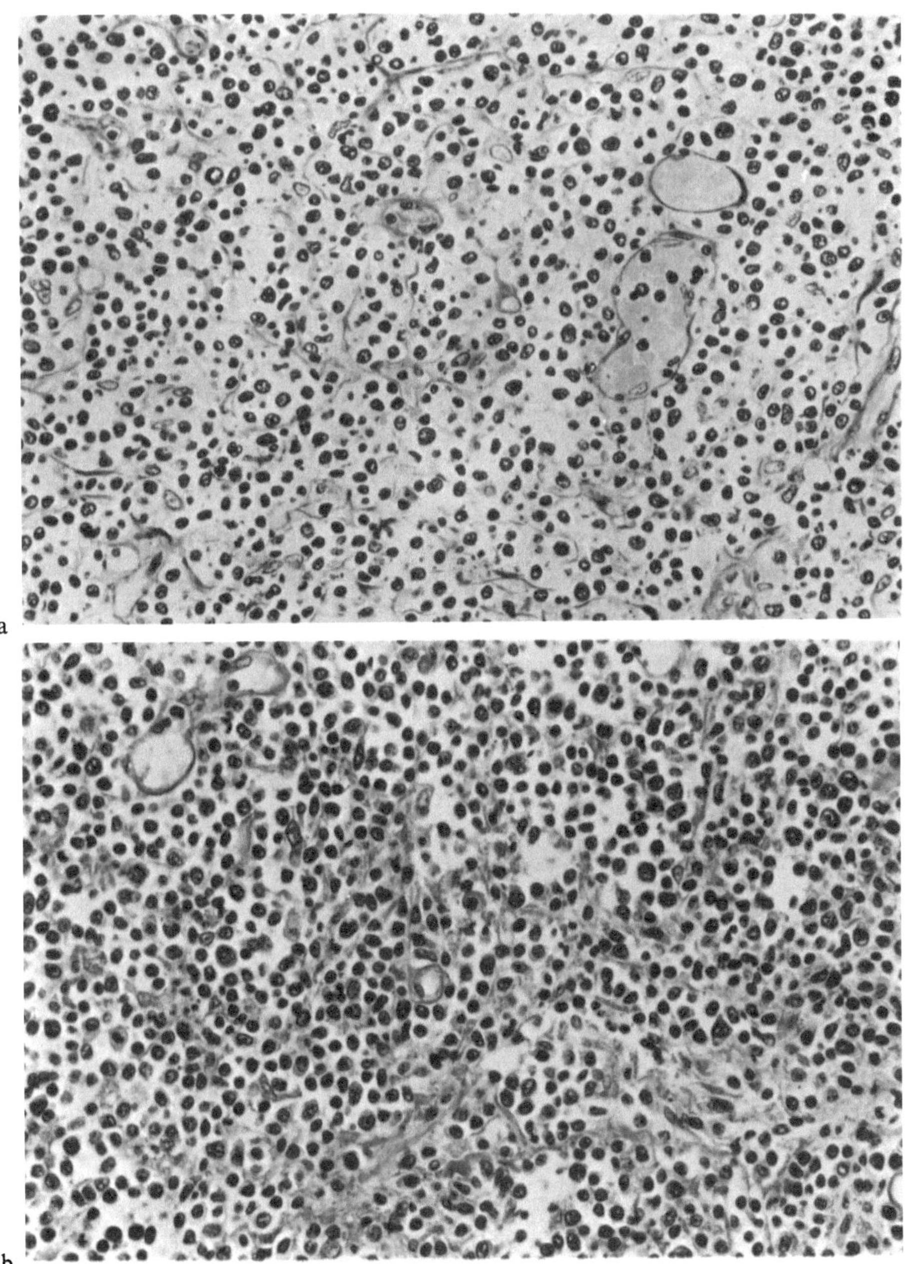

Abb. 168a u. b. Mycosis fungoides: Infiltrate der Darmwand. Färbung: Movat (a) und PAS (b) (Acrylateinbettung). Vergr. 395:1

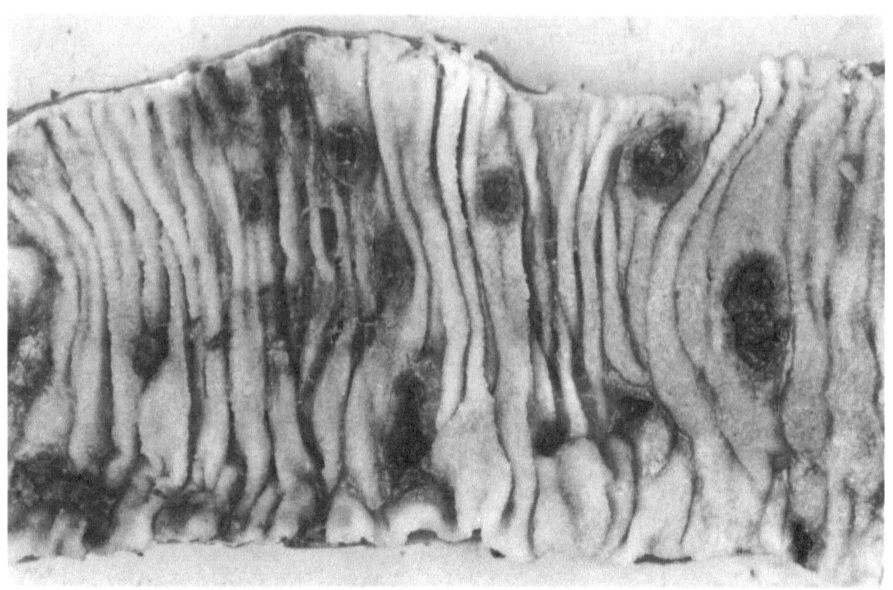

Abb. 169. Akute Lymphoblastenleukämie mit z.T. exulzerierten und hämorrhagisch imbibierten Infiltraten im Bereich des Dünndarms

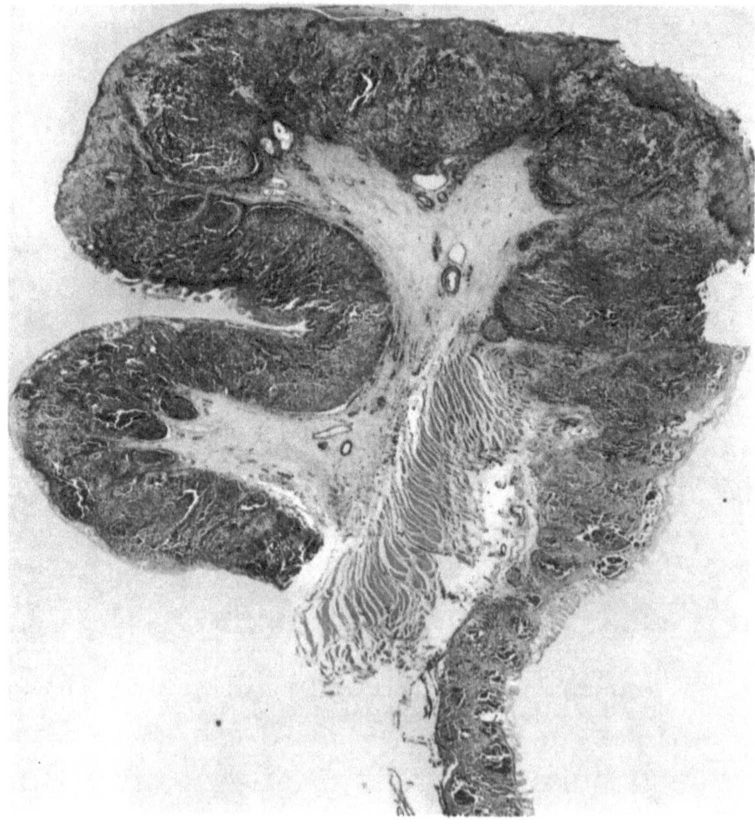

Abb. 170. Akute Lymphoblastenleukämie. Färbung: HE. Lupenübersicht

STAV, 1961; WUKETICH, 1967). In großen Zusammenstellungen extramedullärer Plasmozytome nehmen diejenigen des Gastrointestinaltraktes zwar den 2. Rang ein, machen aber nicht mehr als 10–12% aus (DOLIN u. DEWAR, 1956; KINDLER, 1965; GOLDSTEIN u. POKER, 1966). Zumeist handelt es sich um solitäre Plasmozytome. Multizentrische Infiltrationen im Magen und Darm oder in verschiedenen Darmabschnitten sind selten (MERRIT, 1955; HAMPTON u. GANDY, 1957; HARASZTI u. CZENKAR, 1964; GOLDSTEIN u. POKER, 1966; DOUGLASS u. Mitarb., 1971).

Nur bei wenigen gastrointestinalen Plasmozytomen sind Paraproteine im Serum und/oder Urin nachgewiesen worden (WUKETICH u. MÄHR, 1963; GOLDSTEIN u. POKER, 1966). WUKETICH (1967) diskutiert in Analogie zu gesicherten Fällen einer proteinverlierenden Enteropathie bei Lymphosarkomen (BARANDUM u. Mitarb., 1960; SCHWARTZ u. JARNUM, 1961; WERDEGAR u. Mitarb., 1963) auch bei gastrointestinalen Plasmozytomen einen enteralen Eiweißverlust.

Enterale Plasmozytome finden sich häufiger bei Männern als bei Frauen (Verhältnis 3:2). Sie metastasieren frühzeitig in die regionären Lymphknoten. Die geklagten Beschwerden sind uncharakteristisch: unklare Abdominalschmerzen, Blutungen, Anorexie, Nausea, Brechreiz und Gewichtsverlust.

Das makroskopische Erscheinungsbild (Abb. 171 und 172) der enteralen Plasmozytome ist variabel: neben diffusen, wandverdickenden Infiltrationen finden sich polypöse oder noduläre Protuberanzen vor allem in die Darmlichtung, seltener im Bereich der Serosa mit knotiger Infiltration des Mesenteriums (WUKETICH, 1967). In der Regel sind alle Darmwandschichten von atypischen und „retikulären" (WUKETICH, 1967) Plasmazellen infiltriert.

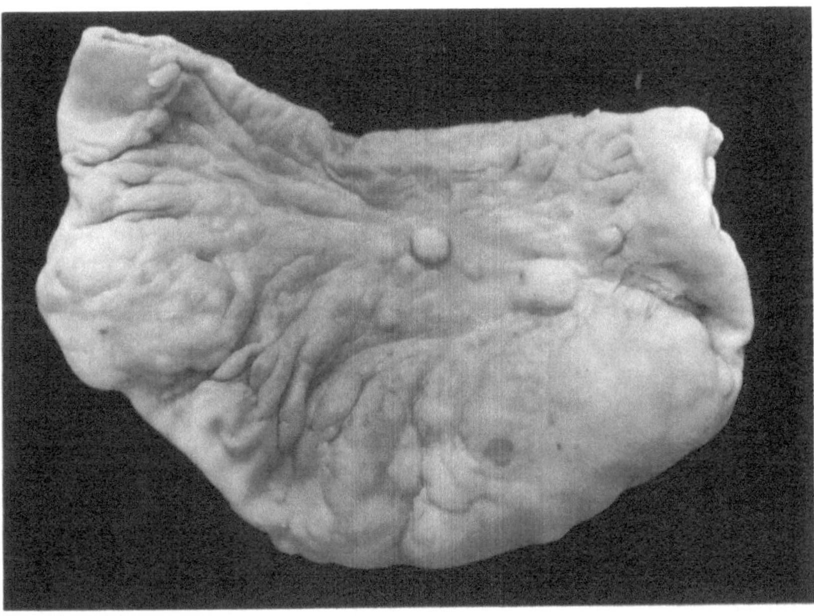

Abb. 171. Polytopes, enteral-peritoneales Plasmozytom: Ileumschlinge mit anhängendem Mesenterium. Grobwulstige Tumorbildungen. [Aus WUKETICH, St.: Frankf. Z. Path. 77, 282 (1967)]

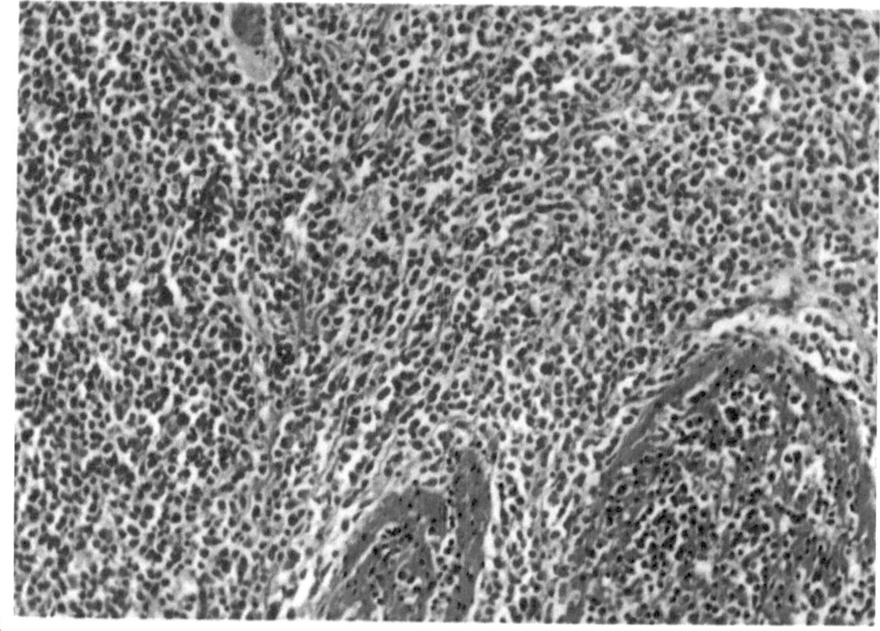

a

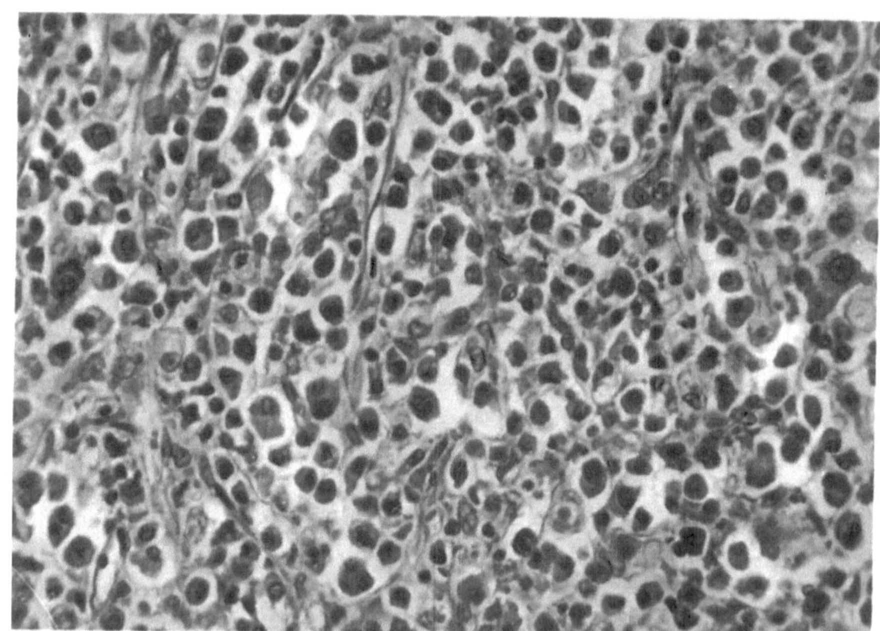

b

Abb. 172a u. b. Polytopes, enteral-peritoneales Plasmozytom. (a) Diffuse Plasmazell-Wucherung in der Darmwand. (b) Ausschnittsvergrößerung. Färbung: HE. Vergr. 100:1 (a) und 280:1 (b). [Aus WUKETICH, St.: Frankf. Z. Path. **77**, 282 (1967)]

Drittes Kapitel

Appendix vermiformis

A. Topografie, makroskopische Anatomie und Histologie

I. Topographie und makroskopische Anatomie

Die Länge des Wurmfortsatzes, die großen individuellen Schwankungen unterliegt, beträgt etwa 7–8 cm. Extremwerte liegen zwischen 0,5 und 33 cm; Längen über 20 cm sind insgesamt selten.

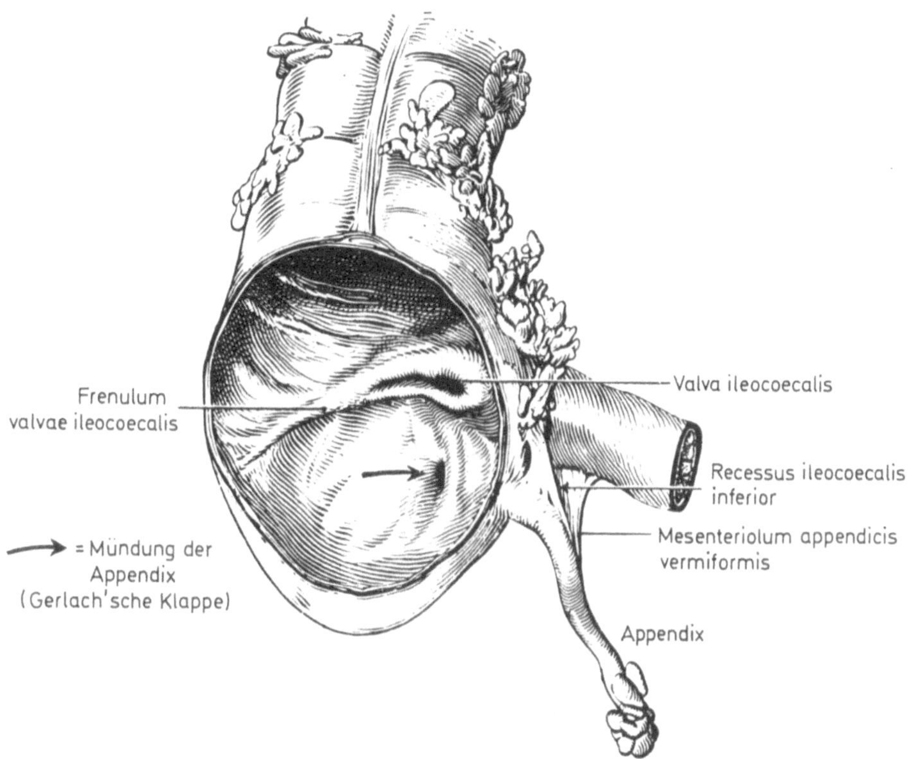

Abb. 173a. Blinddarm und Wurmfortsatz. (Umgezeichnet nach BENNINGHOFF, A.; GOERTT-LER, K.: Lehrbuch der Anatomie des Menschen, 5. Aufl. München-Berlin: Urban & Schwarzenberg 1960)

Die Appendix entspringt etwa 2,5 cm unterhalb der Valvula ileo-coecalis Bauhini aus dem Zökum (Abb. 173a). Normalerweise projiziert sich die Abgangsstelle auf den McBurney-Punkt. In der Literatur sind aber auch verschiedene Modifikationen des Ursprungsortes beschrieben (TREVES, 1885; WANGENSTEEN u. Mitarb., 1937). Die Appendix kann im Sinne einer konischen Verjüngung *trichterförmig* aus dem tiefsten Punkt des Zökums hervorgehen, ein Befund, der sich regelmäßig bei anthropoiden Affen findet. Dieser Ursprungstyp kann auch beim menschlichen Embryo und in seltenen Fällen (2–3%) sogar beim Erwachsenen vorliegen. Ganz überwiegend entspringt die Appendix beim Menschen unter plötzlicher Minderung des Kalibers (Zylinderform), seitlich versetzt, aus dem Zökum. In etwa 2% bleibt sie in der Achsenverlängerung des Zökums liegen, ist aber durch die Zylinderform vom Blinddarm abgesetzt (BENNINGHOFF u. GOERTTLER, 1960). Am Eingang der Appendix findet sich eine Schleimhautfalte, die Gerlachsche Klappe. Das Lumen der Appendix ist außerordentlich variabel, so daß Normwerte kaum vorliegen. Im distalen Drittel ist die Appendix nicht selten obliteriert. Die Verödung des Wurmfortsatzes zeigt eine deutliche Altersprogredienz.

RIBBERT (1893) und andere (Lit.: CHRISTELLER u. MAYER, 1929) diskutieren eine „physiologische" Obliteration eines stammesgeschichtlich „rudimentären" Organs. Seit ASCHOFF (1908) gilt die Obliteration des Wurmfortsatzes als Folge einer Entzündung. Gegen die Ausschließlichkeit einer entzündlich bedingten Obliteration spricht die neuerlich diskutierte Funktion des Wurmfortsatzes als immunologisches Organ (Lit.: FREUDENBERG, 1972). Es

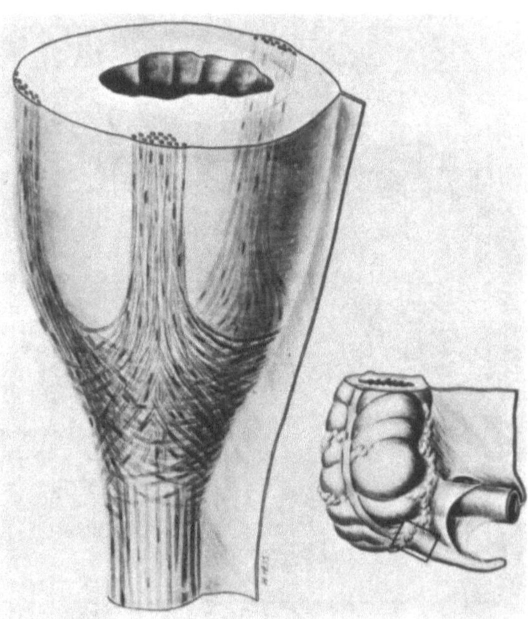

Abb. 173b. Schema des Verschlußsystems am Appendixmund: von jeder Tänie zweigen seitliche Faserzüge ab, durchflechten sich und bilden die verstärkte Ringmuskulatur. (Aus BREUER, H.: Die Konstruktion der menschlichen Appendix vermiformis. Med. Dis. Hamburg 1972)

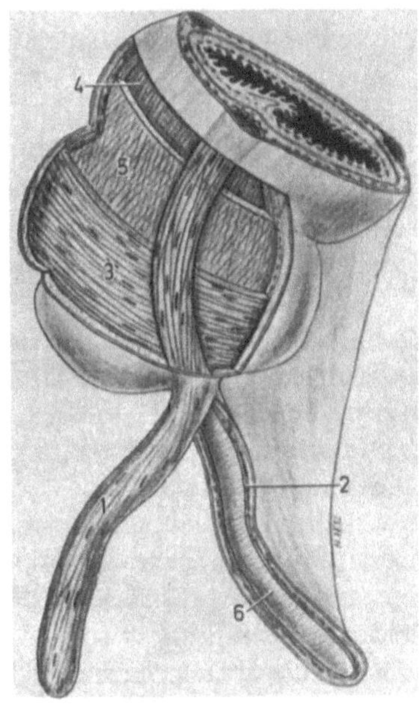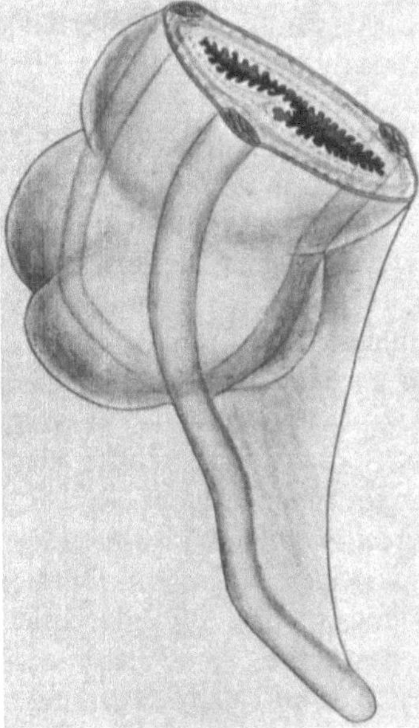

Abb. 173c. Die Muskel- und Bindegewebsarchitektur des Zökum und der Appendix. *1* lük-kenlose, glatte Längsmuskelschicht der Appendix; *2* quergetroffene Ringmuskelschicht der Appendix; *3* Ringmuskulatur des Zökum; *4* Muscularis mucosae des Zökum; *5* kollagenes Fasernetz des Zökum. [Aus STELZNER, F., LIERSE, W.: Langenbecks Arch. Chir. **330**, 273 (1972)]

ist vorstellbar, daß in der Obliteration der Appendix ein Analogon zur Involution des Thymus gegeben ist.

Die Appendix vermiformis ist durch ein *Mesenteriolum* frei beweglich; die topographische Zuordnung zu anderen Organen gestaltet sich dadurch ziemlich variabel (RÖSSLE, 1927; CHRISTELLER u. MAYER, 1929; WAKELEY u. GLADSTONE, 1928; WAKELEY u. CHILDS, 1960).

Die Blutversorgung der Appendix erfolgt über die *A. appendicularis,* einem Ast der A. ileo-colica. Nach Untersuchungen von STELZNER u. LIERSE (1972) bildet die A. appendicu-laris zwischen ihren Abzweigungen keine zusätzlichen Arkaden; sie nähert sich damit dem Bauplan einer Endarterie. Die *Nerven* entstammen dem Plexus mesentericus und führen zentripetal und zentrifugal leitende autonome Fasern. *Lymphgefäße* verlaufen über die Lym-phoglandulae retro- und antecoecales sowie ileocoecales zu den Lymphknoten im Bereich der A. mesenterica superior.

II. Histologie

Die *Mukosa* der Appendix entspricht weitgehend der Dickdarmschleimhaut. Die bis zur Muscularis mucosae reichenden Krypten (tubuläre Drüsen mit engen Lumina) werden von Becherzellen, die Kuppen von hohen Zylinderzellen be-grenzt. Anzahl und Verteilung der Drüsenschläuche auf die Zirkumferenz sind offenbar vom Ausprägungsgrad des lymphatischen Gewebes und von der Lichtungsweite der Appendix abhängig. An der Basis des Kryptengrundes finden sich enterochromaffine und APUD-Zellen, in wechselnder Anzahl auch Paneth-Zellen (KITAGAWA u. TAKAHASHI, 1958; LEWIN, 1969; OTTO u. FETT, 1972; OTTO, 1974; MILLIKIN, 1974). Das Stratum proprium mucosae enthält in der Regel zahlreiche Lymphfollikel mit großen Keimzentren und einer zur Lichtung hin betonten Lymphozytenschale (Abb. 174); somit besteht ein den Tonsillen vergleichbarer Bauplan (DOERR, 1956; SEIFERT, 1966). Die Entwicklung lymphatischer Aggregate ist bei Kindern und Jugendlichen besonders ausgeprägt (Lit.: BOCKMAN u. COOPER, 1975). Im Alter ist das lymphatische Gewebe der Appendix oft atrophiert. Die Lymphfollikel reichen bis in die Submukosa; die Muscularis mucosae, als Ring- und Scherengitterschicht angelegt (NAGOYA, 1913; JACOBS-HAGEN, 1922; KAUFMANN, 1971; STELZNER u. LIERSE, 1972; BREUER, 1972), wird dadurch porenartig durchbrochen. Das interfollikuläre retikuläre Gewebe enthält Lymphozyten, Plasmazellen, Mastzellen und Granulozyten.

Die *Muscularis propria* ist lückenlos entwickelt, sie besteht aus einer Längs- und einer inwärtigen Ringschicht. Im Bereich des Ostium appendicis vermiformis (Abb. 173) und an der Apex durchflechten sich beide Muskellagen (BREUER, 1972). HAUSMAN (1963) beschrieb innerhalb der Ringmuskulatur sog. *Granularzellen,* deren Herkunft und Bedeutung unklar ist, die aber mikroskopisch Ähnlichkeiten mit den Elementen der sog. Myoblastenmyome (ABRIKOSOFF, 1926, 1931) aufweisen.

Die Struktur der nervösen Elemente soll sich von derjenigen des übrigen Darmes unterscheiden (Einzelheiten bei: REISER, 1932, 1935; LASSMANN, 1962; EMERY u. UNDERWOOD, 1970; SMITH, 1972).

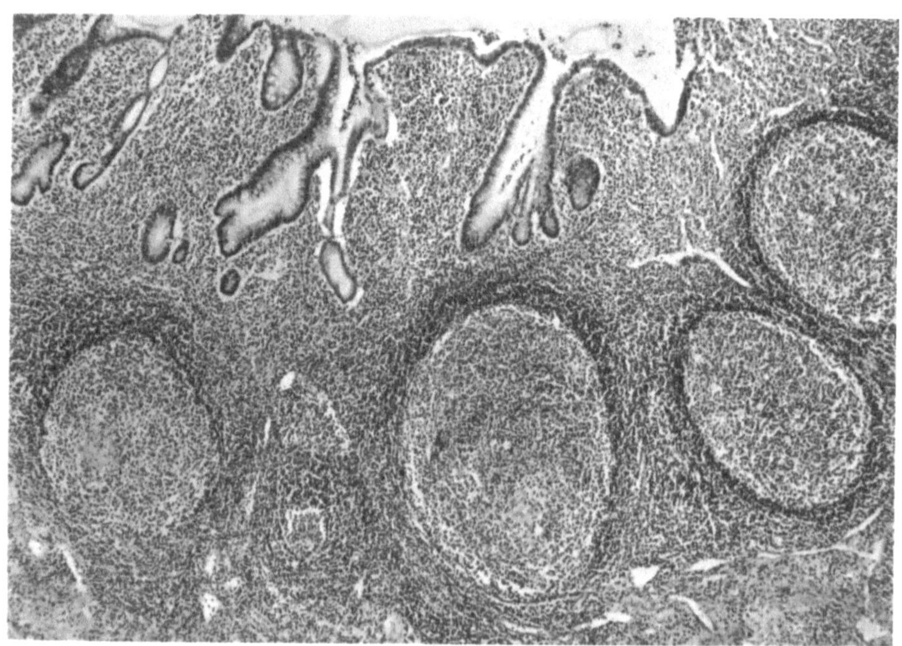

Abb. 174. Appendix: aktivierte Lymphfollikel. Färbung: HE. Vergr. 65:1

Die *Serosa* besteht aus einem kollagenen Fasernetz, das scherengitterartig angeordnet ist (STELZNER u. LIERSE, 1972). Es ist schräg zur Längsachse des Wurmfortsatzes orientiert und geht kontinuierlich, ohne Änderung der Achsenstruktur, auf das Zökum über.

B. Physiologie

Die physiologische Bedeutung des Wurmfortsatzes ist noch immer umstritten. Die Appendix gilt vielfach als stammesgeschichtlich rudimentäres Organ (STUCKE, 1961; DeVIVIE, 1968). In den letzten Jahren erfolgte, vorzugsweise durch tierexperimentelle Untersuchungen, eine wesentliche Neuorientierung (ARCHER u. Mitarb., 1963; SUTHERLAND u. Mitarb., 1964; ACKERMAN, 1966; PEREY u. GOOD, 1968; STRAMIGNONI u. Mitarb., 1969, 1970). Danach gehört die Appendix zu den lymphatischen Organen mit immunologischer „Reaktivität" (SCHREK u. BATRA, 1966; ASTALDI u. Mitarb., 1968a und b). Das lymphatische Gewebe der Appendix entsteht nicht reaktiv infolge einer Gewebsschädigung, sondern ist primär im Bauplan enthalten. Zur vollen Entfaltung bedarf es allerdings der antigenen Stimulation. Das lymphatische Gewebe atrophiert, wenn der Kontakt mit antigenen Substanzen verlorengeht (MOTTURA u. DALFORNO, 1962). STRAMIGNONI u. Mitarb. (1970) diskutieren im Hinblick auf die funktionelle Entwicklung des lymphatischen Gewebes 3 Phasen:

1. die lymphatische Einwanderungsphase,
2. die reaktive Phase,
3. eine stark proliferative und hyperplastische Phase.

Die Appendix sezerniert täglich etwa 2–3 ml einer mukoiden Flüssigkeit. Es wird vermutet, daß das Sekret mit sekretorischem IgA und mit Lysozym angereichert ist.

C. Kongenitale Fehlbildungen

Isolierte kongenitale Fehlbildungen der Appendix sind überaus selten (COLLINS, 1955). Das kongenitale Fehlen der Appendix gilt als Rarität (COLLINS, 1951; HALIM u. CLOUGH, 1960; Lit.: PESTER, 1965) (Differentialdiagnose: Hypoplasie); Aplasien sind in der Regel mit anderen Fehlbildungen kombiniert (ELIAS u. HULTS, 1967).

Malpositionen (vor allem subhepatische) sind durchweg mit Lage- und Fixationsanomalien des Zökums assoziiert (KING, 1955). *Duplikaturen* der Appendix sind meistens mit den sehr seltenen Duplikaturen des Zökums kombiniert (AITKEN, 1912; CAVE, 1936). Bei normal entwickeltem Zökum kommen Duplikaturen der Appendix in 3 Formen vor (WAUGH, 1941):

1. Als „doppelläufige" Appendix mit 2 getrennten Lichtungen, die von einer gemeinsamen Muskelhülle umgrenzt werden;

2. als 2 vollständig getrennte und symmetrisch aus dem Zökum entspringende Wurmfortsätze, zumeist kombiniert mit weiteren Fehlbildungen;

3. neben einer normal entwickelten und an typischer Stelle aus dem Zökum hervorgehenden Appendix findet sich eine rudimentäre Appendix.

Die Mehrzahl der Appendix-*Divertikel* gilt als erworben (SAUER, 1930; HULTEN, 1962; JEAN, 1963). COLLINS (1936, 1955) fand unter 50000 Appendices lediglich 7 mit kongenitalen divertikulären Wanddefekten. Einzelbeobachtungen finden sich bei HEDINGER (1904), STURM (1915), WILSON (1950) und KNOPP (1957) (Lit.: EVERTS-SUAREZ u. NOTEBOOM, 1961; FAVARA, 1968). Das Fehlen jeglicher Entzündungsreaktionen in den Divertikeln und die Ausbildung aller Wandschichten werden allgemein als Kriterien der Fehlbildung gewertet (FAVARA, 1968). Auch die Kombination mit anderen Fehlbildungen, entweder in der Appendix (Heteroplasien, Mukozelen, Lymphangiektasien) oder anderen Ortes (Trisomie D_1: FAVARA, 1968), spricht gleichfalls für den kongenitalen Charakter. Wahrscheinlich handelt es sich bei den kongenitalen Divertikeln um rudimentäre Doppelbildungen.

Epithel-*Heteroplasien* sind in der Appendix außerordentlich selten. In dem einzig gesicherten Fall fanden DROGA u. Mitarb. (1963) Magen- und Ösophagusschleimhaut. Ebenso selten sind *Hamartome* (KITCHIN, 1953; SHNITKA u. SHERBANIUK, 1957).

D. Die Entzündungen der Appendix

I. Die akute, unspezifische Appendizitis

1. Inzidenz, Ätiologie und Pathogenese

Die akute Appendizitis ist eine überaus häufige Erkrankung (COLLINS, 1963). Über 50% akut bedrohlicher Erkrankungen im Abdomen, so schätzt man, werden durch eine Entzündung des Wurmfortsatzes hervorgerufen.

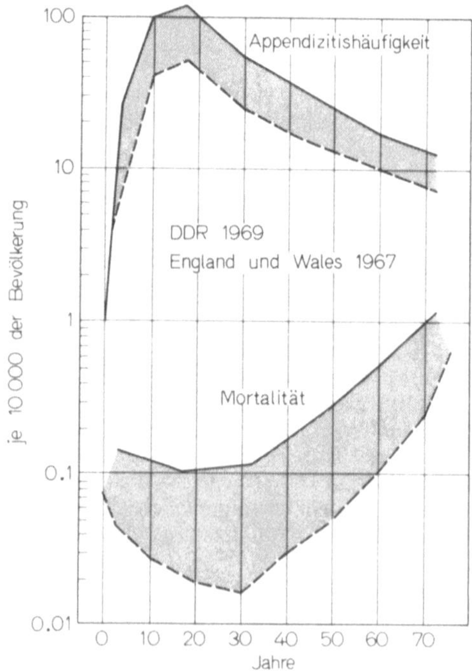

Abb. 175. Häufigkeit und Mortalität der Appendizitis. [Modifiziert nach PICHLMAYR u. Mitarb. (1974)]

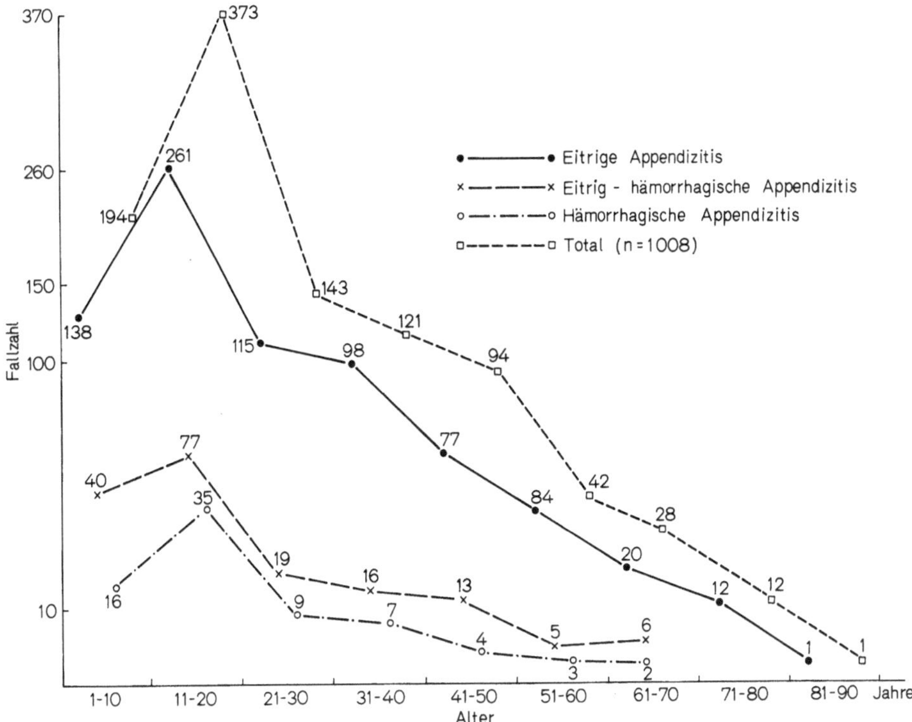

Abb. 176. Altersverteilung und Häufigkeit der akuten Appendizitis. [Zusammengestellt nach Angaben von MALININ (1964)]

Der Häufigkeitsgipfel (Abb. 175 und 176) der akuten Appendizitis liegt zwischen dem 10. und 30. Lebensjahr (BOHRODT, 1946; BOYCE, 1949; LEE, 1962; MALININ, 1964; HEWITT u. Mitarb., 1969; JOHNES u. MARTIN, 1972; DAHM, 1972). Akute Entzündungen des Wurmfortsatzes vor dem 5. Lebensjahr sind selten (ALLEN, 1937; GÜTTNER, 1942; WALKER, 1957; TABRISKY u. Mitarb., 1966; ASHLEY, 1967; neonatale Appendizitis: PARKHURST u. WAGONER, 1969). Auch bei alten Menschen ist die akute Appendizitis relativ selten; bis vor wenigen Jahren betrug sie etwa 0,7–1,5% der Erkrankungsfälle (ARNOLD, 1933; DAVIS u. Mitarb., 1937; KRAMER, 1938; NOKY, 1965). In der neueren Literatur werden allerdings erheblich höhere Werte (bis 9,5% bei HAWK u. Mitarb., 1950) angegeben. Die Zunahme der Lebenserwartung und der prozentual gewachsene Anteil der über 60jährigen an der Gesamtbevölkerung (KÖHNLEIN, 1966) bedingen eine größere Zahl geriatrischer Krankheiten am Gesamtpatientengut. Durchschnittswerte bezüglich der sog. *Altersappendizitis* liegen derzeit bei 4,9% (Tabelle 61; Lit.: JOPPICH u. LAUSMANN, 1969).

In England und Wales werden pro Jahr und 50 Millionen Einwohner etwa 100 000 Appendektomien durchgeführt (LEE, 1962; vgl. auch PICHLMAYR u. Mitarb., 1973). Nach WINSEY u. JONES (1967) beträgt in Schottland die Häufigkeit der akuten Appendizitis aller unter 12 Jahre alten Kinder 1:800. MALININ (1964) fand in 10 Jahren unter 2213 Appendektomien 1008 (= 45,6%) akute Appendizi-

Tabelle 61. Die Häufigkeit der Altersappendizitis. (Aus JOPPICH u. LAUSMANN, 1969)

Zeitraum	Altersbezogene Häufigkeit			
	gesamt	über 60 Jahre	(%)	
1943–47	796	46	5,8	
1948–52	1 164	59	5,1	
1953–57	1 404	59	4,2	4,9
1958–62	1 289	64	5,0	
1963–67	2 172	132	6,1	
1943–67	6 825	360	5,3	

tiden, deren Altersverteilung aus Abb. 176 hervorgeht (Appendizitis und Schwangerschaft: DURST u. Mitarb., 1970).

Die auf alle Altersklassen bezogene Mortalität der unkomplizierten akuten Appendizitis ist extrem niedrig; sie beträgt etwa 0,1% (ELFUING u. RAILD, 1954; CANTRELL u. STAFFORD, 1955; GEISTHÖVEL, 1966; MENDELOFF u. DUNN, 1971). Komplikationen erhöhen die Mortalität besonders im frühen Kindes- und im Greisenalter (Abb. 177, Tabelle 62; JOPPICH u. LAUSMANN, 1969; LICHT-NER u. PFLANZ, 1971; PICHLMAYR u. Mitarb., 1973). Nach Angaben von EGDAHL (1964) steigt die Mortalität durch Perforationen der Appendix auf 6%, durch diffuse Peritonitiden sogar auf 12%.

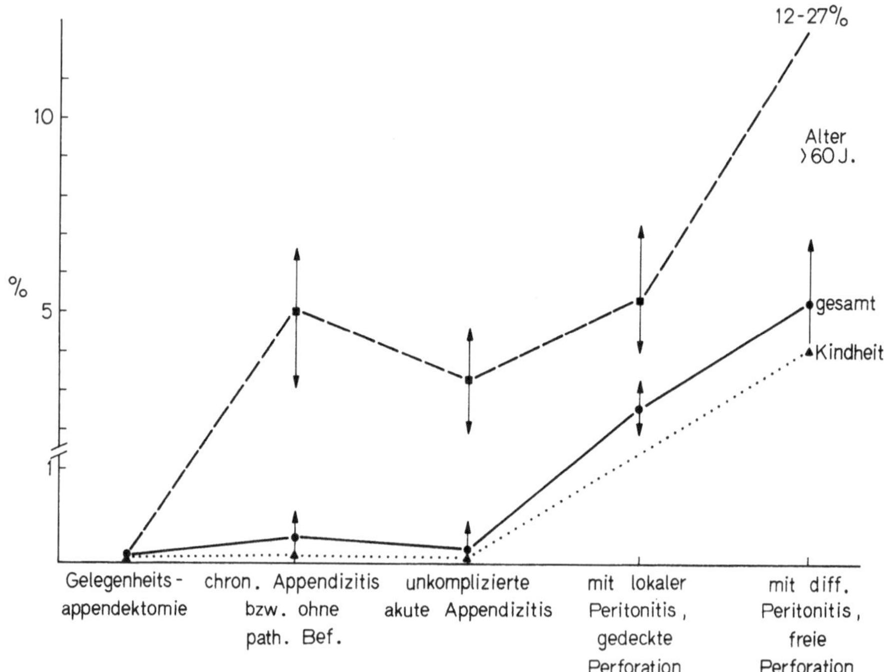

Abb. 177. Die Letalität der Appendektomie in Abhängigkeit vom Alter der Patienten. [Umgezeichnet nach PICHLMAYR u. Mitarb. (1973)]

Tabelle 62. Appendektomie-Häufigkeit und Mortalität der Appendizitis in verschiedenen Ländern. (Nach JOPPICH u. LAUSMANN, 1969; LICHTNER u. PFLANZ, 1971)

Land	Appendektomie-Häufigkeit pro 100 000/Jahr	Mortalität pro 100 000/Jahr	Todes-Ursachen	(%)
BRD	570	3,3	Peritonitis	67
England	210	0,9	kardiale Ursache	14
USA	213	0,8	Pneumonie	8
Schweden	290	0,7	Lungenembolie	8
			Mesenterialarterienembolie	3
			Nierenversagen	3

Die *Ätiologie* der Appendizitis ist offenbar sehr vielgestaltig; die pathogenetischen Faktoren sind noch immer umstritten (CHRISTELLER u. MAYER, 1929; COLLINS, 1963; CAREY, 1967; TOBE u. Mitarb., 1967; BURKITT, 1971; ZIEGLER, 1972; STELZNER u. LIERSE, 1972). Hinsichtlich der formalen Pathogenese können 2 Formen unterschieden werden (CHRISTELLER u. MAYER, 1929; DOERR, 1970):

1. Die *enterogene Appendizitis* als die wohl häufigste Form. Die patho-anatomischen Grundformen möglicher Darmentzündungen gelten auch für die Appendix. Die enterogene Appendizitis wird durch die Lichtungsenge und durch die Besonderheiten des Wandaufbaus modifiziert (STELZNER u. LIERSE, 1972). Nach ASCHOFF (1908, 1927) können folgende Manifestationen unterschieden werden:
   a. Primärinfekt mit der Entwicklung eines „Leukozytenkeiles"
      (Infekt der Mukosa als „Initialzündung"),
   b. Appendicitis phlegmonosa,
   c. Appendicitis phlegmonosa-ulcerosa;
2. die *hämatogene* Appendizitis resp. *metastatische* Appendizitis.

Aufgrund des histomorphologischen Befundes (leukozytär-exsudative Entzündung) und vor allem bakteriologischer Untersuchungen wurde frühzeitig an eine durch Mikroorganismen verursachte Entzündung („Infektionstheorie" der Appendizitis) gedacht. ASCHOFF schrieb 1908: „Daß die Appendizitis eine bakterielle Infektionskrankheit ist, steht so gut wie fest." Einen „spezifischen" Erreger der Appendizitis gibt es aber nicht; eine Fülle verschiedenster Keime kommt in Betracht (Lit.: MEYER, 1928; CHRISTELLER u. MAYER, 1929; HUDACSEK u. KERBLER, 1930; LÖHR u. RASSFELD, 1931; BOWERS, 1939). Für die akute Appendizitis spielen nach GUNDEL u. Mitarb. (1933) *Enterokokken* die entscheidende Rolle (vgl. auch: MEYER, 1928; YAMAMURA u. Mitarb., 1937). Für die gangräneszierende Appendizitis werden vor allem *E. coli, Clostridium Welchi* sowie *Novy-Bazillen* verantwortlich gemacht (LÖHR, 1929; HUDACSEK u. KERBLER, 1930).

Die aus entzündeten Wurmfortsätzen isolierten Bakterien gehören in der Regel zur „physiologischen" Darmflora. Für den Umschlag zur Pathogenität spielen möglicherweise Virulenzsteigerungen der Keime eine Rolle. Es müssen vor allem aber örtliche, in der morphischen Struktur gegründete Faktoren und Obstruktionen verantwortlich gemacht werden (WANGENSTEEN u. BOWERS, 1939;

BUIRGE u. Mitarb., 1940; COLLINS, 1963; STELZNER u. LIERSE, 1972). Unter den örtlichen Faktoren kommt der Inhaltsstauung, insbesondere den Koprolithen, eine besondere Bedeutung zu. Nach BOWERS (1939) enthalten 67% aller akuten Appendizitiden Kotsteine (vgl. auch: FAEGENBURG, 1963; MONFORE u. MONTEGUT, 1963). Koprolithen führen offenbar zu druckbedingten Ulzera und Schleimhautischämien; sie fördern dadurch die Keiminvasion. Gleiches gilt für exogene Fremdkörper.

Oxyuren als Ursache der akuten Appendizitis sind zumindest umstritten (SYMMERS, 1950). RICHMOND u. GUTHRIE (1964) fanden unter 1831 Appendices in 5–10% Oxyuren. Oxyuren liegen teils in der Lichtung, teils in der Darmwand, in der sie vor allem in der Mukosa Granulome bilden. Während WELCKER (1950), TESSERAUX u. VIEHMANN (1952) und TONELLI (1952) neben „eosinophilen Granulomen" auch Abszeßbildungen um Oxyuren fanden, konnten eitrig-abszedierende Entzündungen von RICHMOND u. GUTHRIE (1964) auch in Serienschnittanalysen nicht nachgewiesen werden.

Vereinzelt sind sowohl in der Lichtung als auch in der Wand von Appendizes *Trichocephalus dispar*, Glieder von *Taenien* (TRUSS, 1955), *Askariden, Ancylostoma duodenale, Strongyloides* (JAFFE, 1951; STEMMERMAN, 1961), *Balantidium coli* (POTARZA u. MARTINEZ, 1947), *Echinokokken* (BREWER, 1926; SLOCUMB, 1927) beschrieben. SHAWKET u. ZAHAWI (1952) berichteten über eine *Bilharziose* der Appendix („Appendicite bilharzienne"). STIGLIANI (1951) fand durch *Leishmanien* verursachte Granulome in der Submukosa der Appendix mit den klinischen Symptomen einer akuten Appendizitis. In dem umfangreichen Material von COLLINS (1963) führten in 8,8% *Histoplasma capsulatum* und in 5,9% *Amöben* (vgl. auch PEISON, 1973) zu Appendizitis-Symptomen.

Auch sozio-ökonomische Besonderheiten scheinen hinsichtlich der Appendizitis-Häufigkeit eine Rolle zu spielen. Mit zunehmender Urbanisation hat sich in den letzten Jahren die Zahl der Appendizitis-Fälle unter den afrikanischen Eingeborenen von 0,1% auf 14–16% erhöht (JANSSENS u. MUYNCK, 1966; BURKITT, 1971). Die auffallende Häufigkeitsabnahme der akuten Appendizitis während der Kriegs- und Nachkriegsjahre scheint ernährungsbedingt (KEUSENHOFF, 1948).

Die Appendizitis aus *traumatischer Ursache* ist nach wie vor umstritten (Lit.: CHRISTELLER u. MAYER, 1929; DESMAREST, 1930; BECK, 1950; METZL, 1954).

LATCHIS u. CANTER (1966) beschrieben eine akute Appendizitis, die offensichtlich durch die Metastase eines Karzinoms (Obstruktion) verursacht worden war.

Sicher scheint die *virale Genese* der Appendizitis (Lit.: TOBE u. Mitarb., 1967). BONARD (1963) konnte aus entzündeten Wurmfortsätzen Adenoviren der Typen I und II isolieren. JACKSON u. Mitarb. (1966) fanden in immunologischen Untersuchungen zum Teil hohe Antikörpertiter gegen Mumps-V-Antigen. Viral bedingte Appendizitiden verlaufen nach BONARD (1963) klinisch oft stumm oder symptomarm. Bakterielle Superinfektionen sind wahrscheinlich häufiger als bisher vermutet; der Vergleich mit der abszedierenden Staphylokokkenpneumonie nach einer Viruspneumonie drängt sich auf.

2. Makroskopische Befunde

Das makroskopische Bild der akuten Appendizitis ist im Beginn durch eine Dilatation und Kongestion der Serosagefäße gekennzeichnet. Bereits zu diesem

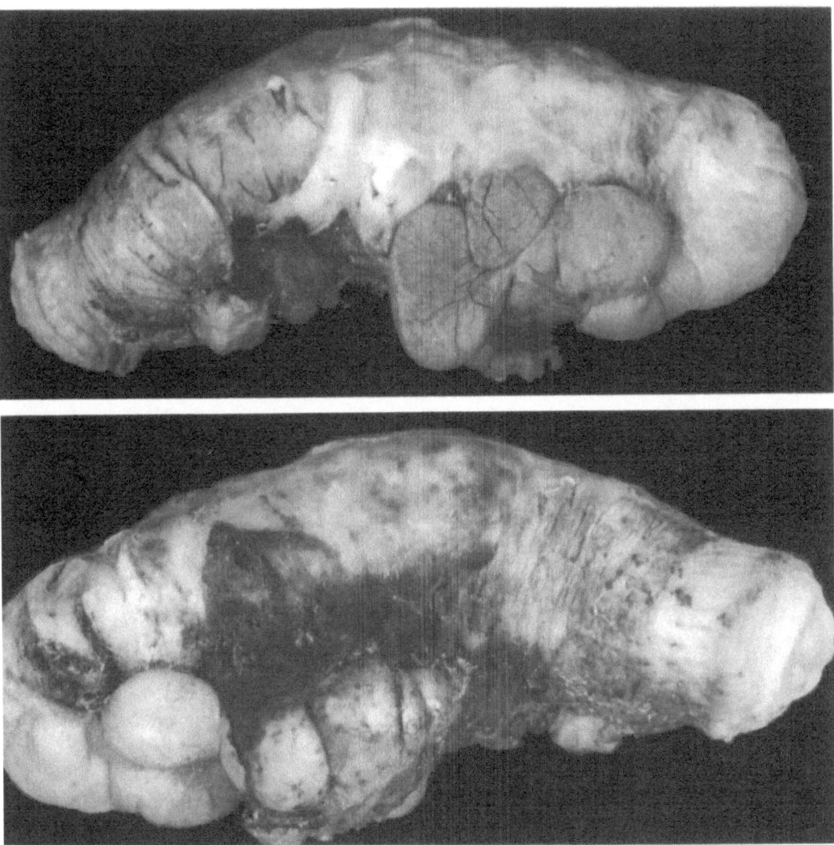

Abb. 178. Chronisch-rezidivierende Appendizitis und Periappendizitis

Zeitpunkt kann der spiegelnde Glanz der Serosa verloren sein. Die distalen Anteile der Appendix sind oft geschwollen. Schreitet der Entzündungsprozeß fort, verstärkt sich die Gefäßinjektion und die Serosa zeigt fibrinös-eitrige Auflagerungen. Die Appendix ist verdickt und von steifer Konsistenz. Am eröffneten Präparat erscheint die Mukosa stark gerötet, geschwollen, feucht und von Blutungen durchsetzt. Auch die übrigen Wandschichten sind entzündlich verdickt und hyperämisch. In der Lichtung des Wurmfortsatzes findet sich Eiter. Das Mesenteriolum ist ödemisiert und hyperämisch. Bei ausgedehnten Nekrosen der Wand wird die Appendix morsch, mißfarben, übelriechend und brandig. In den venösen Gefäßen des Mesenteriolums können Thrombosen und Thrombophlebitiden entwickelt sein (REMINGTON u. MCDONALD, 1948).

3. Histologische Befunde

Der *appendizitische Primäraffekt* stellt seit ASCHOFF (1908) die initiale Veränderung dar (Abb. 179). Meist in der Tiefe der Schleimhautbuchten finden sich kleine Epitheldefekte: Erosionen, denen Leukozyten und Fibrin anhaften. Von

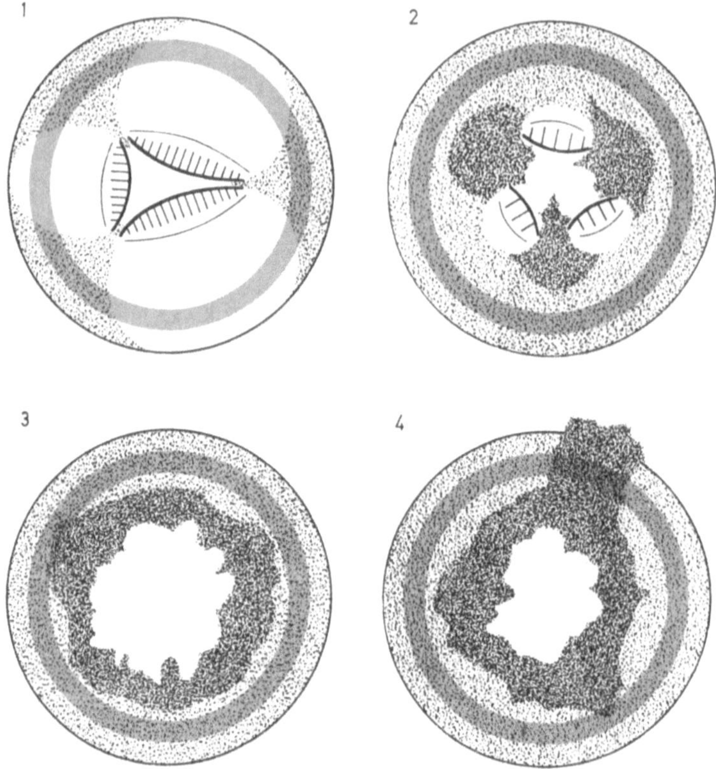

Abb. 179. Die Formen der Appendizitis. [Nach ASCHOFF]: *1* eitrige Appendizitis in Bindung an die Krypten; *2* ulzerös-phlegmonöse Appendizitis mit weitgehender Beschränkung auf die Krypten; *3* zirkuläre, ulzerös-phlegmonöse Appendizitis; *4* ulzerös-phlegmonöse Appendizitis mit Perforation. [Umgezeichnet nach JANSEN (1974)]

diesen Epitheldefekten ausgehend, läßt sich eine leukozytäre Infiltration kegelförmig in die Tiefe verfolgen. Das Infiltrat breitet sich fächerförmig gegen die Serosa aus. Neutrophile Granulozyten beherrschen das Bild. Der Nachweis eosinophiler Granulozyten ohne epitheliale Läsionen ist nicht im Sinne der akuten, unspezifischen Appendizitis zu werten.

Die akute Appendizitis kann in diesem Stadium ausheilen. In der Regel aber schreitet die Entzündung fort. Zunächst entwickeln sich neue Erosionen mit leukozytärer Exsudation. Aus der Konfluenz der Primäraffekte resultiert schließlich eine diffuse Leukozyteninfiltration aller Wandschichten: die akute *phlegmonöse Appendizitis*. Die grobe Struktur der Drüsen ist noch gewahrt. Oft findet sich eine vermehrte Schleimsekretion. Blutungen in alle Wandschichten und ein fibrinös-eitriges Exsudat auf der Serosa begleiten das Bild. In den meisten Fällen findet sich eine analoge phlegmonöse Entzündung des Mesenteriolums. Auch die phlegmonöse Appendizitis erlaubt noch eine Restitutio ad integrum.

Im weiteren Verlauf entsteht eine geschwürige Zerstörung der Schleimhaut: die *ulzeröse-phlegmonöse Appendizitis*. Das entzündliche Geschehen kann auch in dieser Phase zum Stillstand kommen. Die Reparation erfolgt durch die Entwicklung von Narbengewebe, das zur Obstruktion und Obliteration sowie zu periappendikulären Verwachsungen („plastische Appendizitis": REX u. Mitarb., 1961) führen kann. Zumeist aber entwickeln sich kleine Wandabszesse (abszedierende Appendizitis, Appendicitis apostematosa), aus denen Mikroperforationen (miliare Wanddurchbrüche) resultieren können. Führt die Phlegmone zu einer spaltförmigen Einschmelzung zwischen den einzelnen Wandschichten, spricht man von einer *Appendicitis dissecans.*

Erfährt der ulzerös-abszedierende Entzündungsprozeß eine weitere Steigerung mit der Entwicklung schwerer Gefäßwandschäden (Thrombophlebitis) und der sekundären Ansiedlung von Fäulniserregern, kommt es zum fauligen Zerfall der Nekrose, zur *gangränösen Appendizitis.*

Vorzugsweise im Kindesalter kann die akute Appendizitis den Charakter einer *hämorrhagischen Entzündung* annehmen (MALININ, 1964).

4. Die Komplikationen der akuten Appendizitis

Die Gefahren der Appendizitis liegen in der Ausbreitung des Entzündungsprozesses auf die Umgebung. Eine auf der Serosa der Appendix einsetzende fibrinös-eitrige Exsudation, die sog. *Periappendicits,* wird fast nie vermißt. Greift diese Entzündung auf das Peritoneum der Umgebung über, kommt es zur Bildung einer umschriebenen Peritonitis bzw. zur Entwicklung eines *perityphlitischen Abszesses* (Empyem). Die fokale Eiteransammlung kann durch Verlötung von Teilen des großen Netzes und benachbarter Darmschlingen demarkiert und schließlich resorbiert werden, oder aber das fibrinreiche Exsudat wird organisiert. Der Prozeß kommt dadurch zwar zur Heilung, aber es bleiben bindegewebige Verwachsungen als Reste dieses Organisationsvorganges zurück, die noch nach Jahren einen *Strangulations-Ileus* verursachen können. Unterbleibt die Abkapselung des Exsudates, erfolgt eine *diffuse Peritonitis.* Diese Komplikationen sind bei Perforationen der Appendix prognostisch besonders ungünstig. Nach NOESKE (1971) sterben in der Bundesrepublik jährlich etwa 2200 Menschen an den Komplikationen einer Appendizitis (vgl. auch PICHLMAYR u. Mitarb., 1973). Die Gefahr der Perforation besteht schon bei der Appendicitis apostematosa, da die in allen Wandschichten angehenden Mikroabszesse sowohl nach innen als auch nach außen durchbrechen können; besonders häufig ist sie bei der gangräneszierenden Form der Appendizitis. Multiple Perforationen zerstören die Wandung des Wurmfortsatzes auf weite Strecken, so daß u.U. nur brockige Wandreste inmitten eines perityphlitischen Abszesses zu finden sind. Da der Wurmfortsatz zum Zeitpunkt der Perforation stets Kot enthält, wird auch von Kotabszessen gesprochen.

Bei retrozökal fixierten Wurmfortsätzen resultiert aus der Perforation eine *retrozökale Paratyphlitis.* Diese phlegmonöse Entzündung des Retroperitonealraumes kann sich bis in die Lebergegend ausbreiten und medial bis an das Mesenterium reichen und zur Ausbildung eines subphrenischen Abszesses oder sogar zu einer rechtsseitigen Pleuritis führen (KOVACS, 1921). TANAKA (1911) beschrieb eine Perforation in die Gallenblase. Breitet sich die Phlegmone kaudalwärts aus, so vermag sie sich bis zum Mastdarm oder bis in das Skrotum fortzusetzen. Perforationen in die Harnblase oder in das Rektum sowie Arrosionen von Beckenarterien wurden beschrieben (EHRICH, 1901; HOPF, 1943). Häufiger ist jedoch die Ausbreitung des Entzündungsprozesses über die im Mesenterium gelegenen Venen; als zum Quellgebiet der V. portae gehörig, können sie zu pylephlebitischen Leberabszessen Anlaß geben (WEIL, 1920; MILLIKEN u. STRYKER, 1951). Sie sind nach PETREN (1914) in 0,3% aller Appendizitiden und in 5% der tödlich verlaufenden nachweisbar. Auch eine Thrombose der Pfortader wird gelegentlich gesehen. Bei Frauen kann die Entzündung auf Tuben und Ovarien übergreifen.

Perityphlitische Abszesse perforieren selten in das benachbarte Zökum (mögliche Spontanheilung). Häufiger sind Fistelbildungen und entzündliche „Ileozökaltumoren" (sog. „sklerosierende" Appendizitis und Periappendicitis nach ASKANAZY u. BAMATTER, 1929), die klinisch und oft auch makroskopisch zunächst als Neoplasien imponieren können. Diesen periappendikulären Granulationsgewebswucherungen (MUSGROVE u. DOCKERTY, 1950) können auch Nahtgranulome nach Appendektomie zugrunde liegen (BSTEH, 1953).

Die Obliteration der Appendix ist in vielen Fällen sicher Folge einer stattgehabten Entzündung; die Ausschließlichkeit dieser Genese wird neuerdings aber bezweifelt. COLLINS (1955) fand totale Obliterationen in 9,5% und partielle in 35%. Die umschriebene Verödung der Appendix nahe ihres Ursprungs aus dem Zökum führt infolge aufgestauten Sekretes zu einer oft enorm erweiterten Lichtung mit einer durch den zunehmenden Innendruck (anhaltende sekretorische Aktivität) bedingten Wandverdünnung, zum *Hydrops processus vermiformis* bzw. zur *Mukozele* der Appendix (Abb. 180). Der Inhalt der Mukozele wird im Laufe der Zeit immer mehr eingedickt und gelatinös (WESSER u. EDELMAN, 1961). Die Häufigkeit der Mukozele wird mit 0,2–0,3% aller operativ entfernten und autoptisch untersuchten Appendizes angegeben (BEHRENDT, 1948; CARLETON, 1955; WESSER u. EDELMAN, 1961; HELLSTEN, 1964). In der Mukozelenwand werden gelegentlich Fremdkörperreaktionen oder auch Kalkablagerungen gefunden (NISHI u. AKIMOTO, 1928).

Die sekundäre Infektion der Mukozele führt zum Empyem. Perforiert die Mukozele, resultiert ein *Pseudomyxoma peritonaei* (ex appendice: MOEBIUS, 1950; BRÜNNER u. MAPPES, 1965; GEORGSSON, 1966; BYRON u. Mitarb., 1966). Pseudomyxome können aber auch durch Perforation von Ovarialkystomen oder als Metastasen eines primär schleimbildenden Adenokarzinoms der Appendix entstehen (WOODRUFF u. McDONALD, 1940; WILSON, 1962; HELLSTEN, 1964). Insofern ist die Prognose des Pseudomyxoma peritonaei dubiös (HUGHES, 1967). SLUITER (1960) diskutiert eine durch den Kontakt mit Schleimstoffen induzierte (maligne) Metaplasie der peritonealen Deckzellen, insbesondere, wenn es zur Implantation von Mukosafragmenten der Appendix nach einer Mukozelenruptur kommt. Die sekundäre Malignisierung wird begründet durch Metastasen in den axillären Lymphknoten (BERNHARDT u. YONG, 1965) und in der Lunge (BERGE, 1964).

Als *Myxoglobulose* bezeichnete VON HANSEMANN (1914) das Vorkommen von zahlreichen kugligen Schleimballungen in Wurmfortsätzen mit einer Mukozele. Die Schleimkugeln stammen offenbar aus erweiterten Drüsenlichtungen; sie

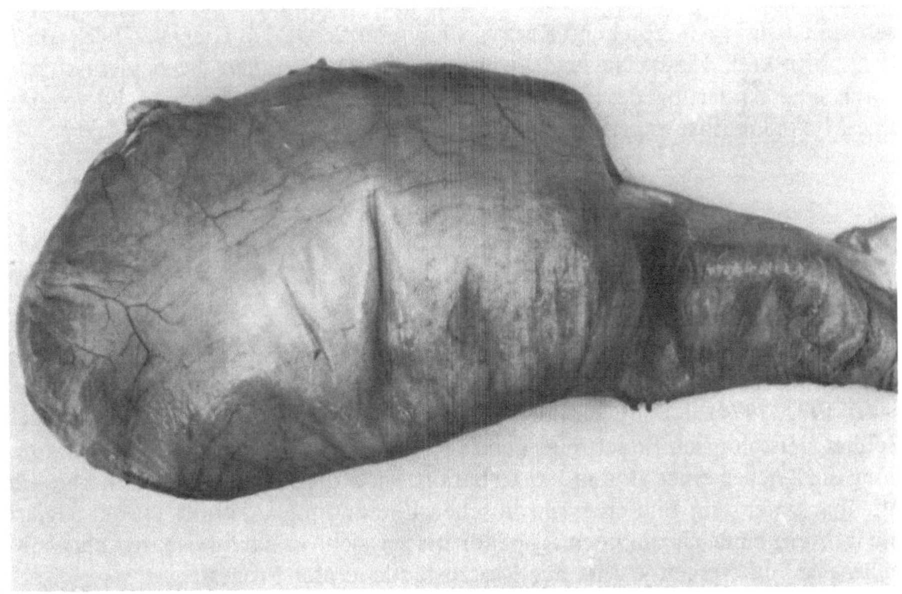

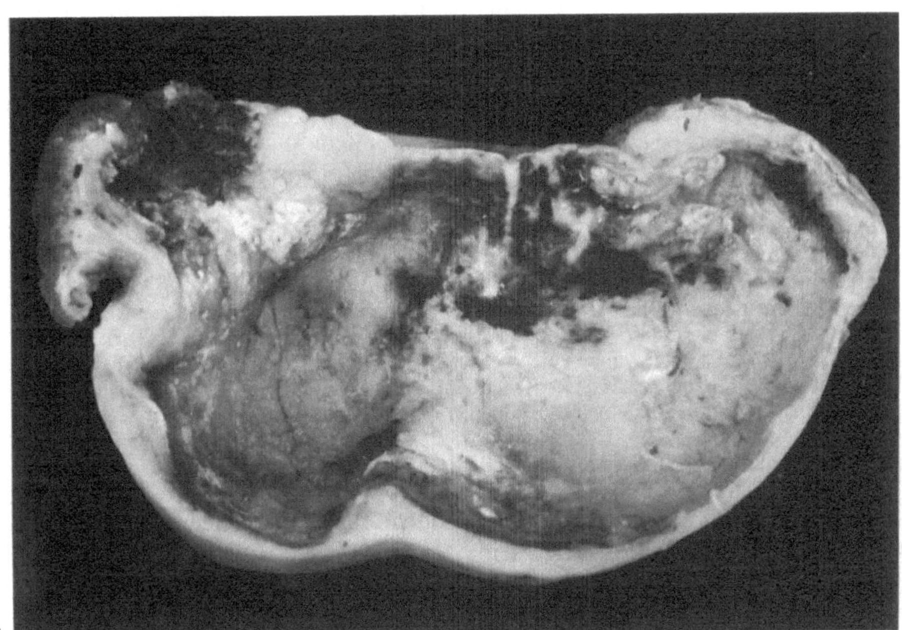

Abb. 180a u. b. Appendix, Mukozele (a) Appendix, Mukozele (aufgeschnitten) (b)

besitzen einen Durchmesser von 2–3 mm. Die Häufigkeit der Myxoglobulose wird mit 0,4–7% angegeben (KIRBY, 1947; PROBSTEIN u. LASSAR, 1948; BINI, 1949; MONETTI, 1950). Nach GLEICHMANN (1949) entstehen die Schleimkugeln durch eine Änderung des kolloid-chemischen Milieus. CHENG (1949) konnte eine Myxoglobulose experimentell erzeugen.

II. Anmerkungen zur chronischen Appendizitis

Das Krankheitsbild der (primär) chronischen Appendizitis ist umstritten (Lit.: CHRISTELLER u. MAYER, 1929; THACKRAY, 1959; MÜLLER, 1959; FREUDEN-BERG, 1972, 1974). Rezidivierende Attacken der Appendizitis sind ein geläufiger Befund. Histologisch findet man neben Resten einer vorangegangenen Entzündung die Zeichen einer akuten Exazerbation. Viele dieser Fälle verlaufen klinisch offenbar unter dem Bild einer chronischen Entzündung. ASCHOFF (1908) negiert die Existenz einer chronischen Appendizitis; er sieht in nachweisbaren entzündlichen Veränderungen jeweils nur Restzustände akuter Prozesse.

Von anderer Seite wird dagegen die Existenz einer (primär) chronischen Appendizitis bejaht (CHRISTELLER u. MAYER, 1929; MÜLLER, 1959). MORSON u. DAWSON (1972) fordern für die histologische Diagnose einer chronischen Appendizitis eine „aktive chronische Entzündung" mit entzündlicher Infiltration der Muscularis propria und der Serosa vor allem durch Lymphozyten und Plasmazellen. MALININ (1964) fand unter 2213 histologisch untersuchten Appendices in 32% eine obliterierende chronische Entzündung (vgl. auch: COLLINS, 1963).

Seitens der Klinik wird die „chronische Appendizitis" überaus häufig diagnostiziert. Oft aber bleiben die geklagten Beschwerden auch nach der Appendektomie bestehen. SCHWAIGER (1966) vermutet bei vielen Patienten mit „chronischer Appendizitis" neuro- und psychopathische Züge; unbewußt werden Beschwerden in den Bauchraum verlagert. Der Streit um die Existenz einer chronischen Appendizitis dauert auch seitens der Pathomorphologie an. So wird in der 2. Auflage von ANDERSONS „Pathology" (1953) der chronischen Appendizitis ein eigenes Kapitel zugebilligt, während in der 5. Auflage (1966) die chronische Appendizitis als eigenständiges Krankheitsbild abgelehnt wird.

Nach GULLINO u. CALDEROLE (1952) sollen folgende Befunde für eine chronische Appendizitis charakteristisch sein:

1. Eine Vermehrung der Lymphfollikel auf das 4–5fache der Norm. Diese Follikel sollen in 60% der Fälle „polymorph-hyperplastisch"(?) sein. MALININ (1964) fand in seinem Material in 18,5% eine follikuläre lymphatische Hyperplasie. Schon 1929 beschrieben ASKANAZY u. BAMATTER eine knotig-lymphatische Hyperplasie als chronische Appendizitis. BORCESCO u. CRIVDA (1947) sprechen von einer sog. *„Appendicite latente"*, wenn eine Schwellung des lymphatischen Gewebes in der Appendix und damit verbunden „prädisponierende Momente", wie Adhäsionen, Fremdkörper oder eine abnorme Lage der Appendix, vorhanden sind;

2. die interfollikulären Retikulumzellen der Mukosa sind aktiviert;

3. etwa 20% der „Exsudatzellen" sind Plasmazellen;

4. ein vorwiegend lympho-plasmozytäres Entzündungsinfiltrat durchsetzt die Muscularis propria und die Serosa;

5. in den intramuralen, subserösen und mesenterialen Lymphbahnen befinden sich auffallend viele Lymphozyten.

III. Andere, zum Teil spezifische Entzündungen der Appendix

1. Tuberkulose

JAFFE (1951) sah eine Tuberkulose der Appendix in 0,1% aller operativ entfernten Wurmfortsätze (Differentialdiagnose: Morbus Crohn). Sie tritt entweder im Rahmen einer lokalen Tuberkulose der Ileozökalregion oder auch sekundär im Rahmen einer Lungentuberkulose auf (CARSON, 1936; BOBROW u. FRIEDMAN, 1956). Makroskopisch können Appendix und Mesenteriolum (auch das Zökum) von zahlreichen miliaren Granulomen übersät sein (PATKIN u. ROBINSON, 1964). In anderen Fällen bietet sich das Bild einer akuten eitrigen Appendizitis. Nach HOLLOSI (1937) werden miliare, ulzeröse und „hypertrophische" Formen der Appendixtuberkulose unterschieden (s. auch PERRIN u. DUNET, 1922). Histologisch sind die typischen tuberkulösen Granulome sowohl in der Appendix (besonders mukös und submukös) als auch in den mesenterialen Lymphknoten entwickelt. Sie führen durch Verkäsung, Einbruch in die Lichtung und Konfluenz zu Geschwüren. Die ulzeröse Form ist die häufigste; sie wird in der Regel von einer Darmtuberkulose begleitet. Perforationen sind selten. PERRIN u. DUNET (1922) fanden ein tuberkulöses Empyem in einer proximal obliterierten, superinfizierten Appendix.

2. Morbus Crohn

Die initiale Lokalisation eines Morbus Crohn in der Appendix ist selten (MEYERDING u. BERTRAM, 1953; HOLLINGS, 1964; FALLIS, 1968; HALL u. HELLIER, 1969; AKAGI u. Mitarb., 1972). EWEN u. Mitarb. (1971) fanden unter 185 Morbus-Crohn-Patienten lediglich 3 initiale Appendixmanifestationen. Die Mitreaktion des Wurmfortsatzes bei allen Crohn-Erkrankungen beträgt nach LARSEN u. Mitarb. (1970) 21%. Die Histologie (Abb. 181) zeigt gleichartige Veränderungen wie im übrigen Gastrointestinaltrakt: fissurale Ulzera und transmurale Entzündungsinfiltrate mit zerstreut liegenden Aggregationen von lymphatischem Gewebe und sarkoidartigen Granulomen, die bis hinein in das Mesenteriolum reichen (MOTTET, 1971).

Außer der tuberkulösen Appendizitis ist die Boeck-Sarkoidose differentialdiagnostisch abzugrenzen (MACLEOD u. Mitarb., 1965).

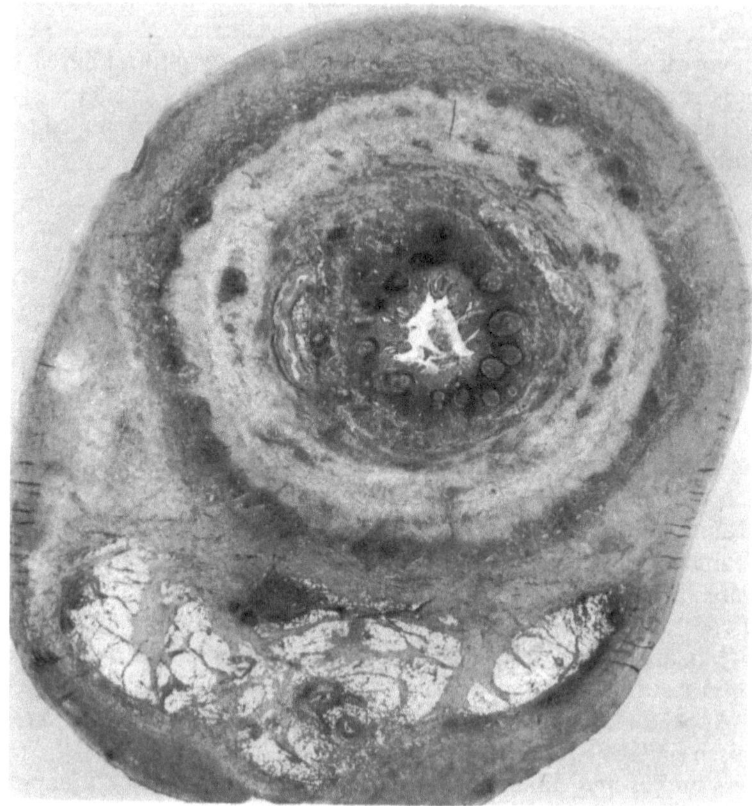

Abb. 181. Appendix, Morbus Crohn. Färbung: v. Gieson. Vergr. 40:1

3. Appendicitis follicularis suppurativa

Diese besondere Form der Appendizitis geht auf eine Infektion mit *Yersinia pseudotuberculosis* (Pasteurella pseudotuberculosis) zurück (KNAPP u. MASSHOFF, 1954; KNAPP, 1959). Während die Appendektomie unter den klinischen Zeichen einer akuten Appendizitis (PARTENHEIMER, 1949; MASSHOFF, 1953; KNAPP u. MASSHOFF, 1954; KUHLMANN u. HERMAN, 1955; SANDER, 1958; MORGER, 1962; ASCH u. Mitarb., 1968) durchgeführt wird, erweist sich der Wurmfortsatz makroskopisch in vielen Fällen als unauffällig, in anderen Fällen bietet er die Zeichen einer unspezifisch-akuten Entzündung (MASSHOFF u. DÖLLE, 1953; GRABER u. KNAPP, 1955). Die ileozökalen Lymphknoten sind stark geschwollen. Die histologische Untersuchung der Wurmfortsätze ergibt, keinesfalls aber in allen Fällen und wohl auch nie so intensiv wie in den ileozökalen Lymphknoten, das Bild der „abszedierenden retikulären Lymphadenits". MASSHOFF u. DÖLLE (1953) fanden außerhalb der Follikel gelegene Retikulumzellknoten, die — zentralwärts zunehmend — von Leukozyten durchsetzt waren. Eitrige Einschmelzungen im Zentrum der retikulären Wucherungen sind auch von GRABER u. KNAPP (1955),

RINIKER (1957), FLAMM u. KOVAC (1958), PRÖPPER (1961) und FRÖHLICH (1964) beschrieben worden. In einem Teil der Fälle sind nach LENNERT (1957) im lymphatischen Gewebe der Appendix epitheloidzellige Granulome mit Langhans-Riesenzellen entwickelt.

4. Seltene Appendizitis-Formen

EVANS u. ROWLANDS (1930) beschrieben eine *syphilitische* Appendizitis. Spezifische, den Veränderungen im Darm durchaus analoge Bilder sieht man bei *Typhus* und *Paratyphus* (MENCARELLI, 1929; MÜLLER, 1933; MAYER, 1934), ebenso bei der *Bazillen-* und *Amöbendysenterie*. Es handelt sich durchweg aber um Raritäten. Die *Aktinomykose* wird ebenfalls vereinzelt in Wurmfortsätzen gefunden (HOFMEISTER, 1900; ZETTERGREN, 1948). Außerordentlich selten ist die „*Südamerikanische Blastomykose*" der Appendix (= Lutz-Splendore-de-Almeida-Krankheit) (Lit.: ZAWIRSKA, 1959). Die aufgetrieben-verdickte Appendix zeigt histologisch das Bild einer chronisch-rezidivierenden Entzündung mit epitheloiden Fremdkörper- und Langhansschen Riesenzellen und 10–30 µm großen Pilzen.

„*Appendicopathia morbillosa*" (AVANCINI, 1948): Schon 1932 beschrieb FINKELDEY in der Appendix bei Masern epitheliale Riesenzellen, die bereits 1–5 Tage vor dem Masernexanthem auftreten. Diese Masern-Riesenzellen sind bis 100 µm groß und unregelmäßig geformt; sie enthalten bis 30 zentral gelegene hyperchromatische Kerne. Die Riesenzellen in der Appendix entsprechen somit jenen in den Gaumen- und Rachenmandeln (WARTHIN, 1931; FINKELDEY, 1931, 1932; SEIFERT, 1966). Die Riesenzellen liegen meist in der Peripherie der Follikel und sind nur selten in der Lamina propria zu finden. Nach AVANCINI (1948) treten sie mit und ohne Appendizitis auf.

Unter „*pseudoneoplastischer Appendizitis*" („appendicular granuloma", „ligneous caecitis") wird eine fibroplastisch-sklerosierende Entzündung der Ileozökalregion verstanden, die sich klinisch in der Regel als Zökumkarzinom manifestiert und die zumeist bei über 70 Jahre alten Menschen auftritt (LEBRUN, 1958; REX u. Mitarb., 1961; GRUHN u. TETLOW, 1965). Es handelt sich indessen um Granulationsgewebe. Die Appendix kann in dieses Gewebe sozusagen eingemauert sein, oder sie liegt ihm adhaerent auf. Die Ursache dieses Krankheitsbildes ist letztlich unbekannt; diskutiert werden Abszesse in einer retrozökal gelegenen Appendix, die unvollständig resorbiert und klinisch stumm verlaufen sind.

Isolierte *Panarteriitiden* (Panarteriitis nodosa) des Wurmfortsatzes sind selten, rufen aber die klinischen Symptome einer Appendizitis hervor (HALL u. Mitarb., 1950; GORDON, 1951; PLAUT, 1951, 1961; GALLAGHER u. HANNA, 1964; NOESKE u. STARZYK, 1973). Mikroskopisch zeigen die Arterien fibrinoide Wandnekrosen, umgeben von einer fibroblasten- und histiozytenhaltigen Zone mit eosinophilen Granulozyten und Rundzellen.

Eosinophile Granulome (s. S. 249) wurden vereinzelt beschrieben; Beziehungen zu Strongyloides-Infestationen werden diskutiert (DEOLIVIERA u. Mitarb., 1960; STEMMERMAN, 1961; experimentelle allergische Appendizitis: JAFFE u. GAVALLER, 1953).

IV. Die neurogene Appendikopathie

Histologisch werden 2 Formen der neurogenen Appendikopathie („Appendicite neurogène": MASSON, 1921) unterschieden:

1. das schon makroskopisch erkennbare *zentrale Neurom* der (obliterierten) Appendix,

2. die „*diffuse neuromatöse Wucherung*" des „intermukösen periglandulären Plexus", die zwischen und unter den Krypten am stärksten entwickelt ist (RATZENHOFER u. Mitarb., 1969).

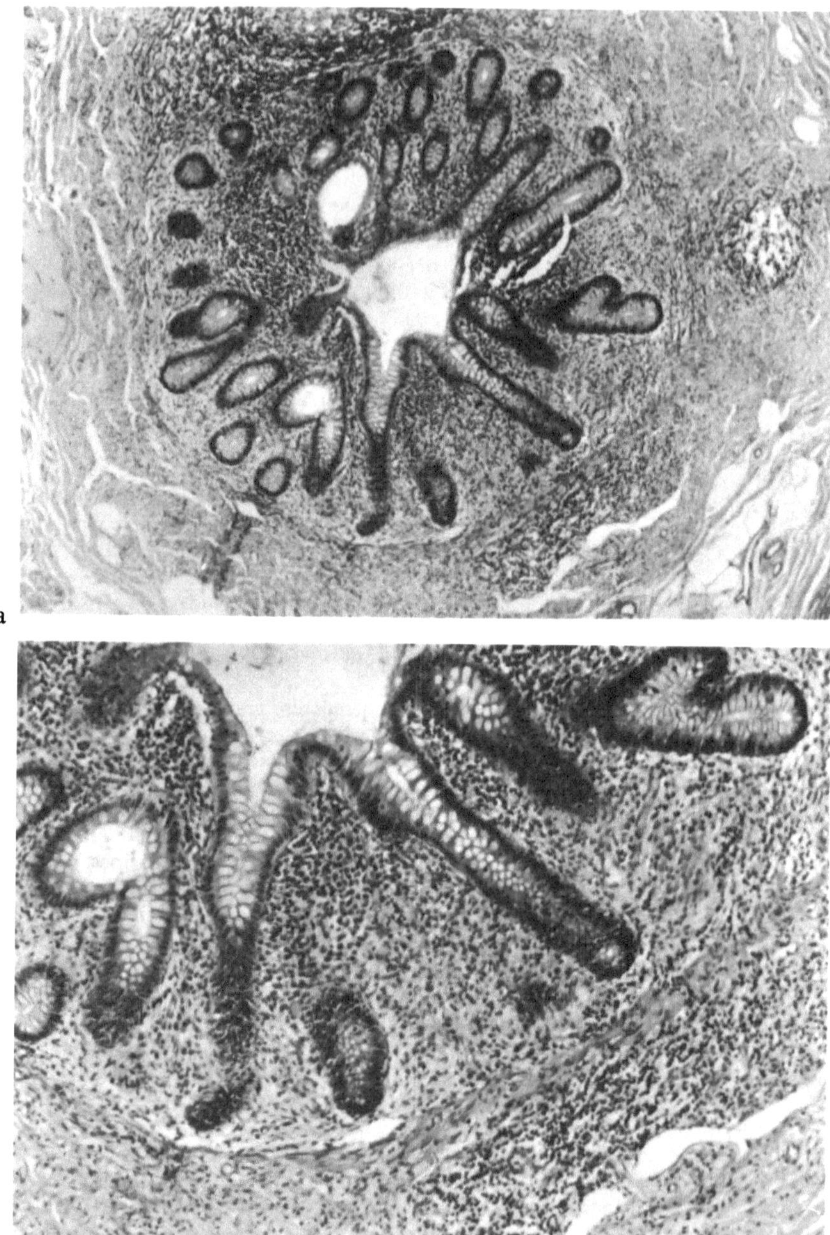

Abb. 182a u. b. Appendicite neurogene mit intra- und submuköser neurogener Wucherung. Lymphzellige Infiltrate in der Mukosa und in der stark verbreiterten Submukosa. (a) Färbung: HE. Lupenübersicht (Präparat und Aufnahme: Prof. Dr. M. RATZENHOFER, Pathologisches Institut der Universität Graz). Appendicite neurogene. (b) Ausschnitt aus Abb. 182a

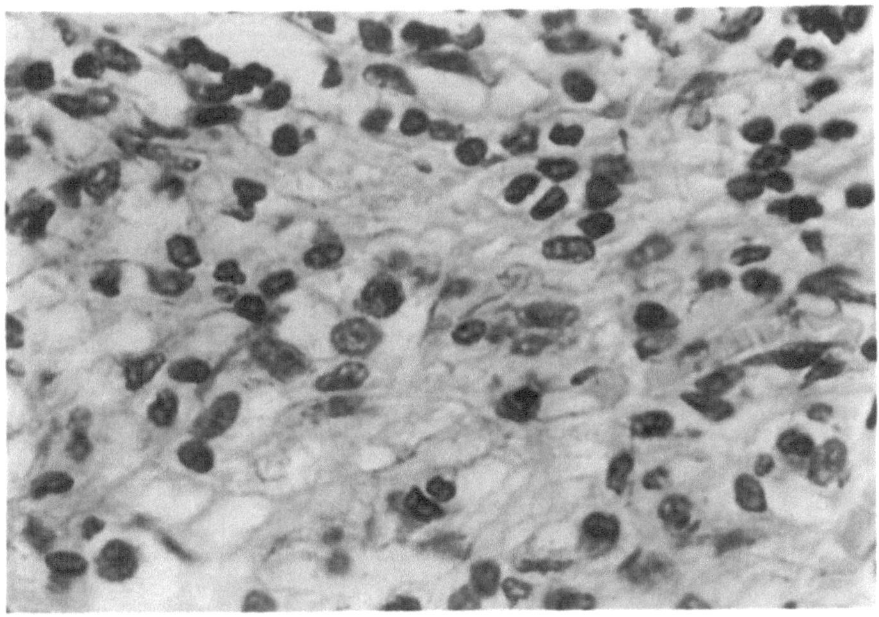

Abb. 182c. Appendicite neurogene: Plexus submucosus mit einzelnen eosinophilen und neutrophilen Leukozyten. Feinschaumige Struktur der Wucherung. Färbung: HE. Vergr. 1500:1 (Präparat und Aufnahme: Prof. Dr. M. RATZENHOFER, Pathologisches Institut der Universität Graz)

Die Häufigkeit der „Appendicite neurogène" beträgt nach KNOFLACH (1950) etwa 10% aller operativ entfernten Wurmfortsätze (vgl. auch: SIMARD, 1934, 1935; ISAACSON u. BLADES, 1951; PIRINGER-KUCHINKA, 1960). Frauen sind etwa doppelt so oft betroffen wie Männer (URECH, 1928; KNOFLACH, 1950; MÜLLER, 1952). Der Häufigkeitsgipfel der „Appendicite neurogène" liegt zwischen dem 20. und 50. Lebensjahr (KNOFLACH, 1950; DOBERAUER, 1955).

MARESCH (1921) wies als erster neuromartige Wucherungen in obliterierten Appendizes nach und verglich sie mit den Amputationsneuromen peripherer Nerven. Analoge Befunde wurden von MASSON (1921) und SCHWEIZER (1922) erhoben. Mikroskopisch (Abb. 182) erkennt man eine diffuse neuromatöse Wucherung des mukösen Plexus in Form einer teils wirtelig, teils netzartig angeordneten Faserneubildung. Schon MASSON (1921) vermutete eine Wucherung des Plexus submucosus. FEYRTER (1951) sprach von einer *plasmatischen Wucherung des vegetativen Endnetzes*. Innerhalb dieser Wucherungen finden sich die sog. Cajal-Zellen (LASSMANN, 1949, 1952) oft in beträchtlicher Menge; ihnen werden allgemein gangliopotente Eigenschaften zugesprochen (Lit.: KNOFLACH, 1950). Die Wucherung des nervösen Endnetzes tritt nach FEYRTER (1951) primär und nicht als Folge einer Appendizitis auf. Neben der Wucherung des Terminalretikulums sind eine erhebliche Vermehrung eosinophiler Granulozyten und häufiger auch eine gesteigerte Schleimproduktion der Drüsen nachweisbar. Im weiteren besteht nach MASSON (1928) eine Proliferation der argentaffinen Zellen (vgl. auch RATZENHOFER u. Mitarb., 1969), die in Form des „bourgeonnement"

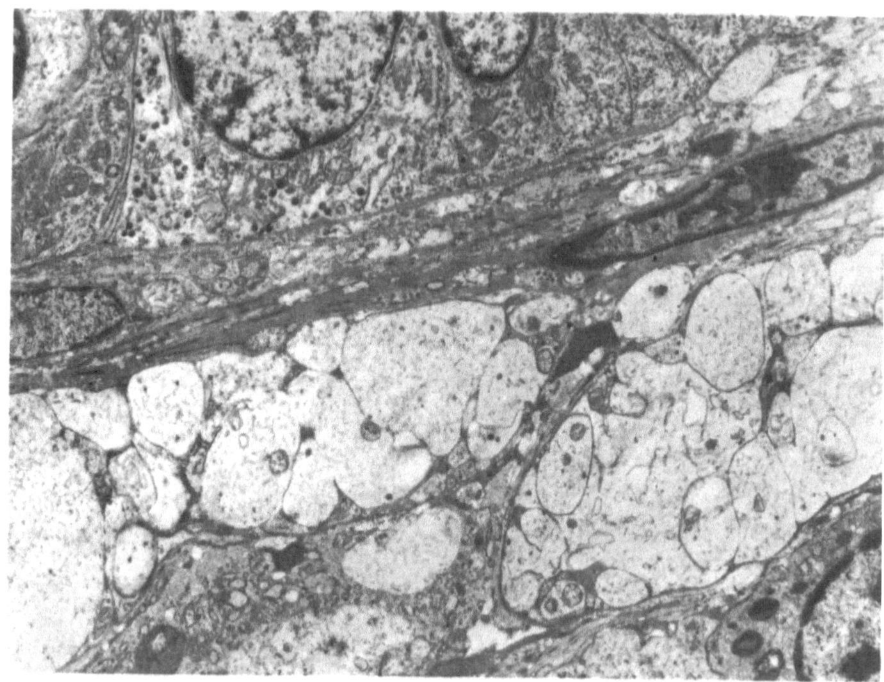

Abb. 183a. Appendicite neurogene mit blasig aufgetriebenen und degenerierten Axonen
(keine Neurofilamente). Kontrastierung: Bleicitrat und Uranylacetat. Vergr. 7300:1. (Präparat und Aufnahme: Prof. Dr. M. RATZENHOFER, Pathologisches Institut der Universität
Graz)

(MASSON, 1924) bzw. der „Endophytie" (FEYRTER, 1951) in die Lamina propria
mucosae einwandern. MASSON (1924) sieht in diesem Verhalten der argentaffinen
Zellen das Primäre der „Appendicite neurogène". Später erfolge dann die Wucherung nervöser Fasern sowie eine Vermehrung der Ganglienzellen in den
Plexus submucosus und myentericus sowie eine Hyperplasie von Nerven und
glatten Muskelfasern in der Submukosa [„muskulo-nervöse Komplexe" nach
MASSON (1928) und RÖSSLE (1930/31)]. Auch die Muscularis propria kann auffäl-
lig verdickt sein. Eine Hyperplasie der arteriellen Gefäße wird auf analoge
Wucherungen zurückgeführt (CHIARI, 1952). Schließlich resultiert aus der neura-
len Proliferation ein Drüsenschwund und ein Rückgang des lymphatischen Gewebes; es kommt zur Obliteration des Wurmfortsatzes. Im Zentrum dieser obliterierten Appendizes ist die neurogene Faserbildung am ausgeprägtesten. Nicht
selten entwickeln sich multiple Neurome. HOSOI (1933) fand axiale Neurome
in 56,7%, hiervon 69,2% in obliterierten und 30,8% in nicht-obliterierten Wurmfortsätzen.

   Nach elektronenmikroskopischen Untersuchungen (Abb. 183) liegt der neurogenen Appendikopathie eine Wucherung und Aufblähung der axonalen End-
stücke innerhalb und außerhalb der Schwannschen Zellen zugrunde (RATZENHO-
FER u. Mitarb., 1969). RATZENHOFER u. Mitarb. (1969) sehen in der „Appendicite
neurogène" eine „undifferenzierte Hyperplasie präexistenter Axone".

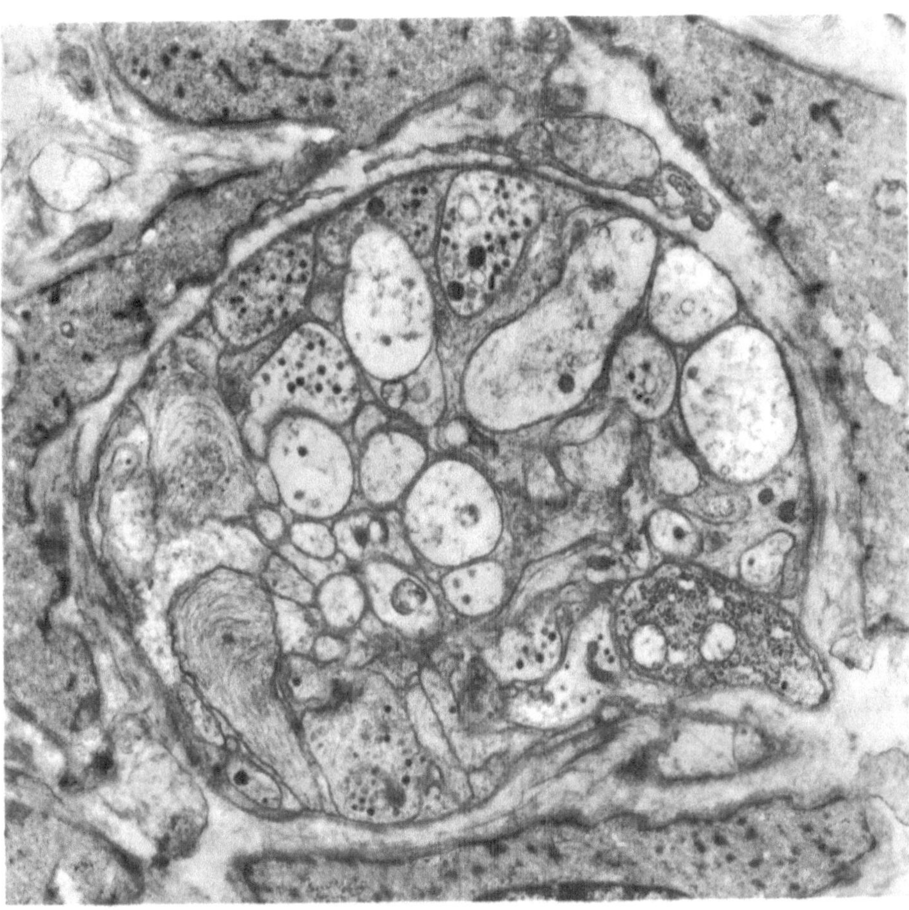

Abb. 183b. Appendicite neurogene. Quergetroffene Schwannsche Zelle mit zahlreichen z.T. agranulären Vesikeln. Kontrastierung: Bleicitrat und Uranylacetat. Vergr. 10000:1. [Aus AUBÖCK, L.: Acta histochem., Suppl. Bd. X, 225 (1969)]

E. Verschiedene (seltene) Erkrankungen der Appendix

I. Divertikel

Divertikel der Appendix sind seit langem bekannt (MERTENS, 1902; BRUNN, 1905; KONJETZNY, 1909; STOUT, 1923; ARNOLD, 1928). Exakte Häufigkeitsangaben liegen jedoch nicht vor (RABINOVITCH u. Mitarb., 1962; ESPARZA u. PAN, 1970).

Man unterscheidet „innere" Divertikel (Abb. 184), die in der Submukosa liegen, von „äußeren", die sich bis unter die Serosa vorwölben (COOKE, 1937).

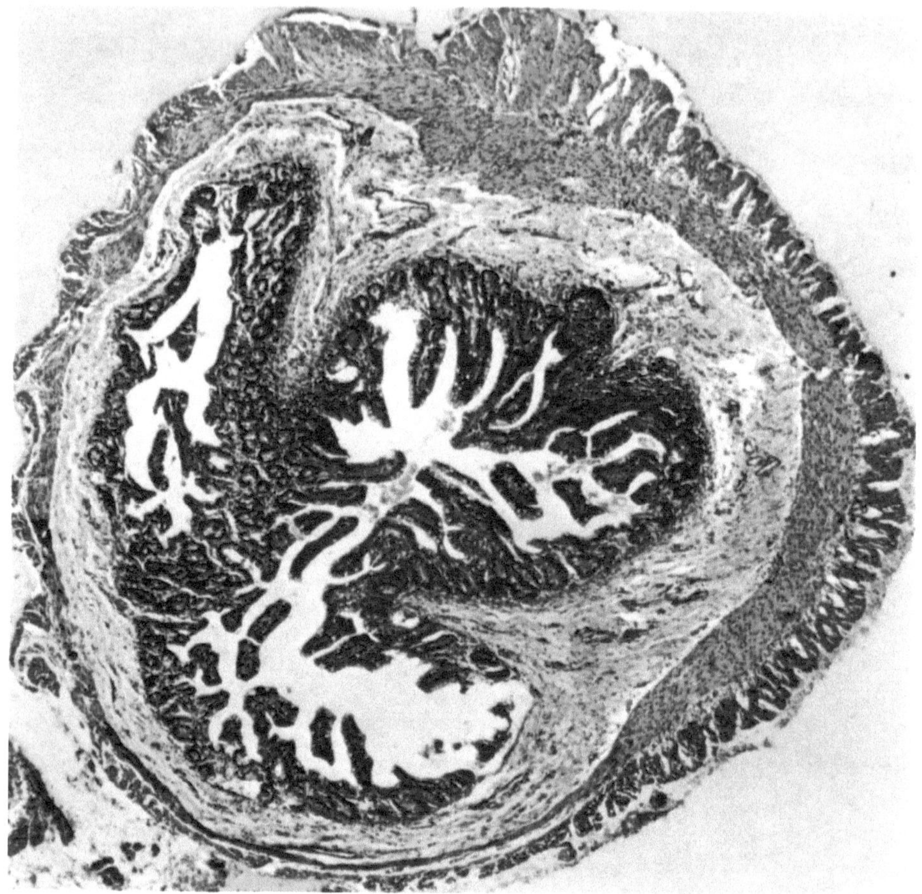

Abb. 184. Sog. „innere" Divertikel der Appendix. Färbung: HE. Vergr. 45:1

Die Mehrzahl der Untersucher macht entzündliche Wandveränderungen, wie Narben in der Muscularis propria (MUNDT, 1903), für die Entstehung der Divertikel verantwortlich. Nach LICH (1955) handelt es sich vorwiegend um sog. „Altersdivertikel" aufgrund atrophisierender Wandprozesse. BERTOLINI (1957) diskutiert von Schleimhaut ausgekleidete Wandhernien als Folge einer durch Zerstörung von Ganglienzellen des Plexus myentericus bedingten gestörten Peristaltik (vgl. auch WILSON, 1950). HEDINGER (1904), FAYKISS (1925), SCHMINCKE (1925) und FAVARA (1968) beschrieben multiple kongenitale Divertikel (s. S. 336).

Divertikel der Appendix sind meist multipel entwickelt (JEAN, 1963); WUNDER (1937) fand 11 in den distalen $^2/_3$ einer Appendix. Sie liegen sowohl mesenterial als auch antimesenterial. Ihr Durchmesser beträgt im Mittel 2–5 mm. Multiple Divertikel verleihen der Appendix oft ein kurioses „perlschnurartiges" Aussehen (RABINOVITCH u. Mitarb., 1962; ESPARZA u. PAN, 1970). Divertikel enthalten häufig Koprolithen.

II. Intussuszeption, Torsion, Malakoplakie

Die *Intussuszeption* der Appendix ist außerordentlich selten (GREILING, 1939; McCOR-MICK, 1957; COLLINS, 1963). Man unterscheidet die Intussuszeption des distalen Teiles in den proximalen der Appendix oder die der ganzen Appendix in das Zökum (MEYERS u. ABRAMS, 1970). Die Symptomatik der Intussuszeption ist vielgestaltig; sie tritt auf unter dem Bild der akuten Appendizitis, krampfartiger, intermittierender Abdominalschmerzen, intestinaler Obstruktionen oder auch als Zökumtumor (FORSHALL, 1953; HOWARD u. Mit-arb., 1970). Prädisponierend für die Intussuszeption wirkt offenbar der trichterförmige Ursprung der Appendix aus dem tiefsten Punkt des Zökums.

Auch *Torsionen* der Appendix sind Raritäten. In der Regel findet sich eine hämorrhagische Nekrose (SEUBERT, 1927; DEBRUIN, 1969).

BLACKSHEAR beschrieb 1970 eine *Malakoplakie* der Appendix. Histologisch findet sich das von anderen Lokalisationsorten (Lit.: LOU u. TEPLITZ, 1974) her bekannte und typische Bild mit sog. „von-Hansemann-Zellen" und „Michaelis-Gutmann-Körperchen". Ätiologie und Pathogenese dieser außerordentlich seltenen Erkrankung sind nach wie vor ungeklärt (vgl. S. 522).

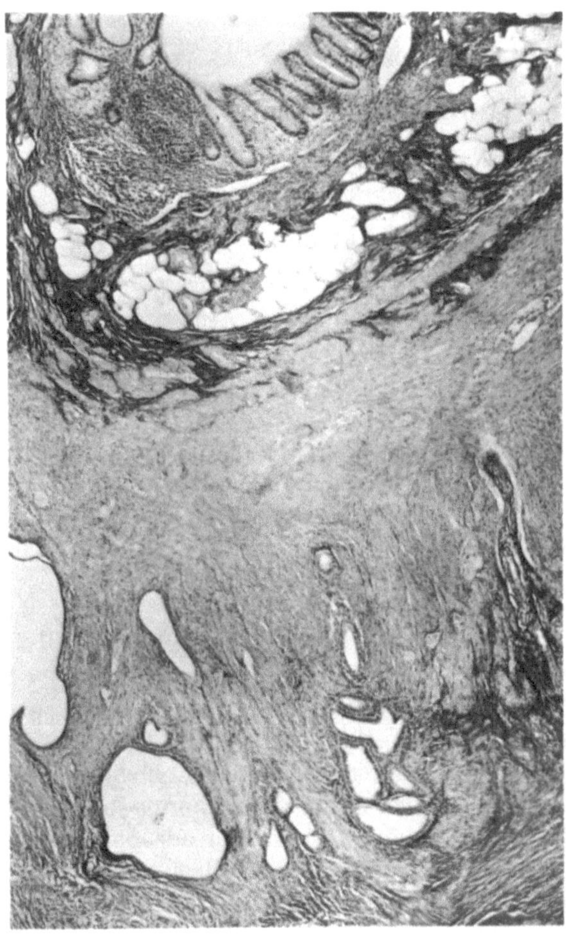

Abb. 185. Appendix, Endometriose. Färbung: v. Gieson. Vergr. 45:1

III. Endometriose

Auch die Endometriose der Appendix gilt als Rarität (THIERSTEIN u. ALLAN, 1936; COLLINS, 1951; SUTTON u. HARDY, 1952; LANE, 1960). PANGANIBAN u. CORNOG (1972) allerdings fanden unter 29 Fällen, die zwischen 1940 und 1970 am „Indiana University Medical Center" in Indianapolis gesammelt wurden, 27 ausschließlich auf die Appendix beschränkte Manifestationen. TEDESCHI u. MASSAND (1971) fanden unter 7 intestinalen Endometriosen 4 in der Appendix, je eine im terminalen Ileum, Zökum und im Septum recto-vaginale. Die Endometriose der Appendix imponiert klinisch zumeist als akute oder chronisch-rezidivierende Appendizitis. Histologisch (Abb. 185) finden sich endometriale Herde vor allem subserös und intramuskulär. TEDESCHI u. BOTTA (1962) unterscheiden histologisch eine diffus-kompakte, diffus-aufgelockerte und eine knotige Form der Endometriose. Die endometrialen Herde sind durchschnittlich zwischen 0,1 und 0,3 mm groß.

IV. Splenosis processus vermiformis

Die sog. Splenose der Appendix, d.h. eine Autotransplantation von Milzgewebe im Bereich der Serosa des Wurmfortsatzes (zumeist nach traumatischen Milzrupturen und Exstirpation), ist außerordentlich selten (WINDISCHBAUER, 1965). Im Unterschied zu echten Nebenmilzen fehlen in der Regel typische Milzstrukturen. Vielfach sind regressive Veränderungen in Form „hyaliner Verquellungszonen" nachweisbar. Wahrscheinlich ist die Splenosis processus vermiformis klinisch bedeutungslos.

F. Tumoren der Appendix

Primäre Tumoren der Appendix und Metastasierungen in die Appendix sind durchweg selten (Lit. und Übersichten: WARREN u. WARREN, 1926; NORMENT, 1932; HENRY u. Mitarb., 1962; COLLINS, 1963; DASGUPTA u. PAGLIA, 1966; STEINBERG u. COHN, 1967).

I. Gutartige epitheliale Tumoren

Sessile oder pendulierende *adenomatöse Polypen* der Appendix sind sehr selten (MARTINEAU u. Mitarb., 1952; *Polypose:* MAISEL u. FOOT, 1947). Sie gehen zumeist mit einer verstärkten Schleimretention einher, so daß zystadenomatöse, in seltenen Fällen auch adeno-villöse Formationen nachweisbar sind. Aus dieser möglichen Strukturänderung primär adenomatöser Polypen erklärt sich wenigstens teilweise eine recht unterschiedlich gehandhabte Nomenklatur: „adenomatous polyp", „papillary hyperplasia", „pre-invasive adenocarcinoma", „papillary adenocarcinoma grade I", „borderline tumors" (GOLDFARB u. KEMPSON, 1964; vgl. auch: MCCOLLUM u. PUND, 1951; TANNHAUSER, 1953; POLLTER,

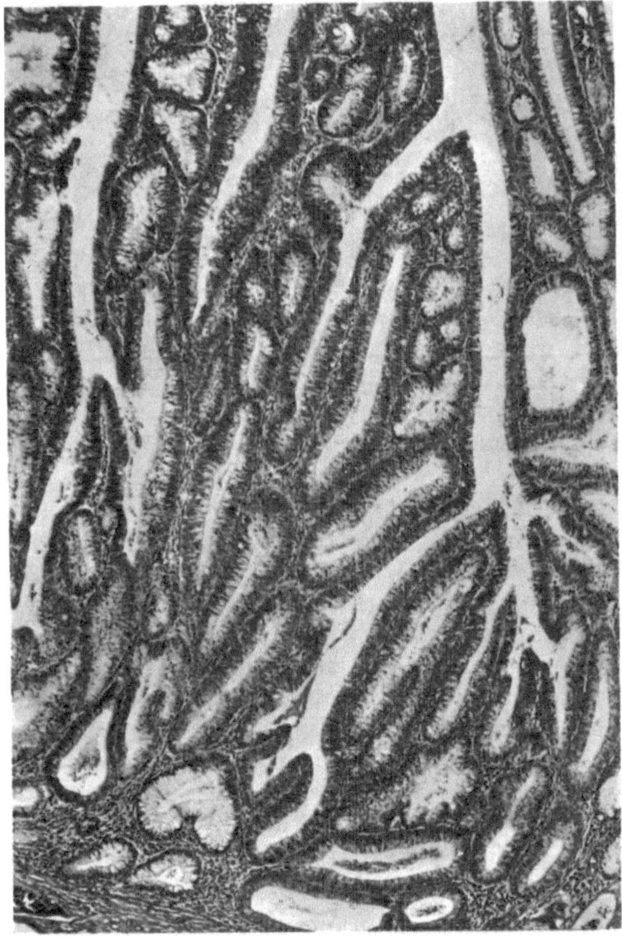

Abb. 186. Villöses Adenom, Appendix. Färbung: HE. Vergr. 65:1

1960; STEINBERG u. COHN, 1967). Auch die von McCOLLUM u. PUND (1951) beschriebenen „atypischen Schleimhauthyperplasien" sind zumeist adenomatöse Polypen.

Auch *villöse Adenome* (Abb. 186) (Übersicht: GOLDFARB u. KEMPSON, 1964; HAMEED, 1966; JABLOKOW u. DIETER, 1970) sind in der Appendix selten; immerhin finden sich etwa 8% aller villösen Dickdarm-Adenome im Zökum und im Colon ascendens (SUNDERLAND u. BINKLEY, 1948; WHEAT u. ACKERMAN, 1958; VANDER u. MANDELL, 1968). Das klinische Manifestationsalter villöser Adenome liegt durchschnittlich bei 45 Jahren; Männer und Frauen sind gleich häufig betroffen (HAMEED, 1966). Die Symptome erinnern an eine akute Appendizitis. Etwa 75% der villösen Adenome sind segmental begrenzt, während 25% größere Areale, nicht selten die gesamte Zirkumferenz der Appendix einnehmen. In Verbindung mit einer oft erheblichen Schleimproduktion und -retention kann es zu erheblichen Aufweitungen der Appendix kommen, die zumeist an Mukozelen erinnern und nicht selten als solche fehlgedeutet werden (WOODRUFF u. MCDONALD, 1940). Gelegentlich werden adenomatöse Proliferationsherde in zirkumskripten villösen Tumoren gefunden, so daß in Einzelfällen die Differentialdiagnose zu Adenokarzinomen durchaus relevant erscheint. Villöse Adenome sind in der Regel aber nicht-invasiv, nur wenige Fälle entarten karzinomatös.

Außerordentlich selten werden in der Appendix *hyperplastische* (metaplastische) Polypen gefunden (Lit.: MACGILLIVRAY, 1972; QIZILBASH, 1974). Sie entsprechen in ihrem histologischen Bau den hyperplastischen Polypen des Kolons (vgl. S. 535). Regelmäßig sind argentaffine und Paneth-Zellen zu finden.

Relativ häufig sind die verschiedenen polypösen Läsionen der Appendix mit entzündlichen Veränderungen korreliert (QIZILBASH, 1974).

II. Die Karzinoide der Appendix

Karzinoide sind die weitaus häufigsten Tumoren der Appendix (HAJDU u. Mitarb., 1974). 71–85% aller Appendixtumoren sind Karzinoide (COLLINS, 1955; MOERTEL u. Mitarb., 1968). Die Inzidenz beträgt nach COLLINS (1955) 0,52%, nach FARRINGER u. TARASIDIS (1964) 0,1% und nach KIERALDO u. Mitarb. (1963) 0,99%. Auch in der Appendix finden sich enterochromaffine (argentaffine) und APUD-Zellen; beide Zelltypen können Ausgangspunkt von Tumoren sein (vgl. Dünndarmkarzinoide). Appendixkarzinoide manifestieren sich durchschnittlich um das 30. Lebensjahr (vgl. Tabelle 50) GRIMES u. BELL, 1949; KEVORKIAN, 1957; THORSON u. Mitarb., 1958; SHORB u. MCCUNE, 1964). Allerdings sind Karzinoide auch bei Kindern und Jugendlichen nicht selten (FIELD u. Mitarb., 1962; WILLCOX, 1964; POWERS u. Mitarb., 1964; ANDERSON, 1966); der jüngste Patient der „Willcox-Serie" war 5 Jahre alt. Frauen sind etwa doppelt so häufig betroffen wie Männer (BERRIOS u. Mitarb., 1965).

Die klinische Symptomatik ist variabel. In der Mehrzahl bleiben die Appendixkarzinoide stumm (SANDERS, 1973); sie werden zumeist bei sog. „Gelegenheitsappendektomien" entdeckt. Allenfalls 10% verursachen Symtome (SANDERS u. AXTELL, 1964), die zum Teil als akute Appendizitis fehlgedeutet werden. Die „akute Appendizitis" als Symptom der Appendixkarzinoide wird insofern auch überschätzt, da zahlreiche Karzinoide in der Spitze des Wurmfortsatzes lokalisiert sind und keinerlei Obstruktionen verursachen (PONKA u. ANTONI, 1963). Das gilt auch für die sog. chronische Appendizitis. Zumeist finden sich bei Appendixkarzinoiden uncharakteristische, „enteropathische" Beschwerden (BLÜMEL u. HEITZ, 1963). Karzinoid-Syndrome mit typischer Flush-Symptomatik sind selten (FABRICIUS u. Mitarb., 1958; WILLCOX, 1964). MARKGRAF u. DUNN (1964) fanden unter 1600 Appendixkarzinoiden lediglich 2 Karzinoid-Syndrome.

Mehrheitlich sind Karzinoide der Appendix im Spitzenbereich lokalisiert; „globale", das Lumen ausfüllende und obstruktive Karzinoide (Abb. 187) sind selten. Die Tumoren der enterochromaffinen Zellen (Karzinoide i.e.S., Argentaffinome) haben auch in der Appendix eine typisch gelbe Farbe (vgl. Dünndarm). Histologisch (Abb. 187) finden sich solide Nester relativ uniformer, ovoider Zellen, die in der Peripherie von zum Teil palisadenartig formierten Zellreihen begrenzt werden. Azinäre oder rosettenförmige Differenzierungen sind selten. Tumorherde in der Muscularis propria zeigen zumeist bandartige und trabeku-

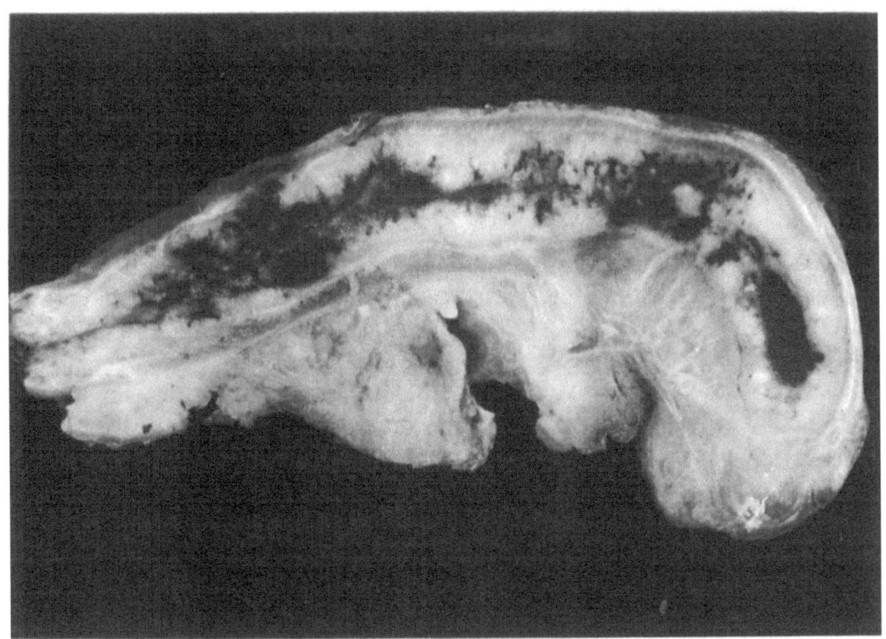

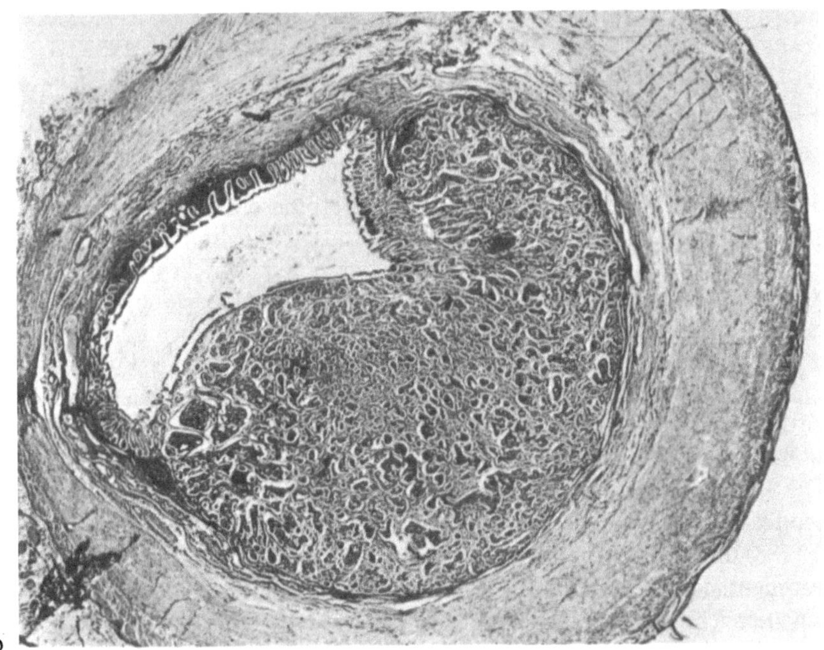

Abb. 187a u. b. Appendix-Karzinoid (a). Färbung: HE.
Lupenübersicht (b)

läre Formationen. Die unmittelbar an Tumorareale angrenzenden Muskelfasern sind „hypertrophiert". Die Tumoren der enterochromaffinen Zellen sind argentaffin, sie zeigen eine positive Diazo-Reaktion nach Aldehydfixation sowie eine Formaldehyd-induzierte Fluoreszenz. APUD-Zelltumoren reagieren argentaffin- und Diazonegativ, eine Formaldehyd-induzierte Eigenfluoreszenz besteht nicht; sie reagieren indessen argyrophil und positiv auf Blei-Hämatoxylin (DISCHE, 1968).

Appendixkarzinoide tendieren in relativ hohem Prozentsatz zur örtlichen Infiltration der Muscularis propria, der Subserosa und Serosa sowie des Mesenteriolums. Die Infiltration der Muskulatur schwankt zwischen 11 und 40% (McDONALD, 1956; SANDERS, 1973). Metastasen in regionären Lymphknoten werden in 6–14% gefunden (COLLINS, 1955; SANDERS, 1973). Von anderen Autoren wird die Metastasierung auf allenfalls 1% veranschlagt (MOERTEL u. Mitarb., 1968). Offenbar besteht auch für die Appendixkarzinoide eine positive Korrelation zwischen der Größe der Primärtumoren und der Metastasierungshäufigkeit (MOERTEL u. Mitarb., 1968).

III. Die Karzinome der Appendix

Karzinome (Adenokarzinome) finden sich in 0,01% (bis 0,08%) aller resezierten Wurmfortsätze (MILOSLAVICH, 1913; MILOSLAVICH u. NAMBA, 1913; WARREN u. WARREN, 1926; MÖRL, 1931; FRAUENTHAL u. GRAUSMAN, 1933; UIHLEIN u. McDONALD, 1943; MARKS u. WHITAKER, 1950; HALL, 1953; SIERACKI u. TESLUK, 1956; NICEBERG u. Mitarb., 1956; HESKETH, 1963; COLLINS, 1963); bezogen auf alle Dickdarmkarzinome beträgt ihre Häufigkeit weniger als 1%. Immerhin aber sind 11–17% aller Appendixtumoren Adenokarzinome (COLLINS, 1955, 1963). Klinisch finden sich oft die Symptome einer akuten Appendizitis (HEINE, 1935; COOK u. FLANNERY, 1960; QURESHI u. Mitarb. 1963); in einem Teil der Fälle liegt tatsächlich eine „purulente Superinfektion" vor (SLACK, 1958; STEINBERG u. COHN, 1967; vgl. auch PELTOKALLIO, 1966). Andererseits können Karzinome der Appendix klinisch völlig stumm bleiben und im Rahmen einer sog. „Gelegenheitsappendektomie" gefunden werden (RABINOVITCH u. Mitarb., 1957). Das Manifestationsalter der Appendixkarzinome liegt bei durchschnittlich 55 (bis 58) Jahren; signifikante Geschlechtsunterschiede bestehen nicht (LESNICK u. MILLER, 1949; MAURITZEN, 1958; STEINBERG u. COHN, 1967).

Die Karzinome sind vorzugsweise im proximalen und mittleren Drittel der Appendix lokalisiert. Sie wachsen zumeist polypös bzw. polypo-ulzerös (Abb. 188) und führen auf diese Weise zur Obstruktion und distalen Dilatation, außerordentlich selten zur Perforation (CRUZE u. Mitarb., 1960). Im distal dilatierten Bereich kann es aufgrund chronischer Irritationen zur vermehrten Schleimproduktion kommen (sog. „maligne Mukozele": McCARTHY, 1911; CRILE u. GLENN, 1947; HILSABECK, 1953; HILSABECK u. Mitarb., 1951; SCIMECA u. DOCKERTY, 1955; McGREGOR u. McGREGOR, 1960). Feingeweblich entsprechen die Karzinome der Appendix weitgehend den Adenokarzinomen des Kolons (über sog. „goblet cell carcinoid"-Tumoren vgl. SUBBUSWAMY u. Mitarb., 1974).

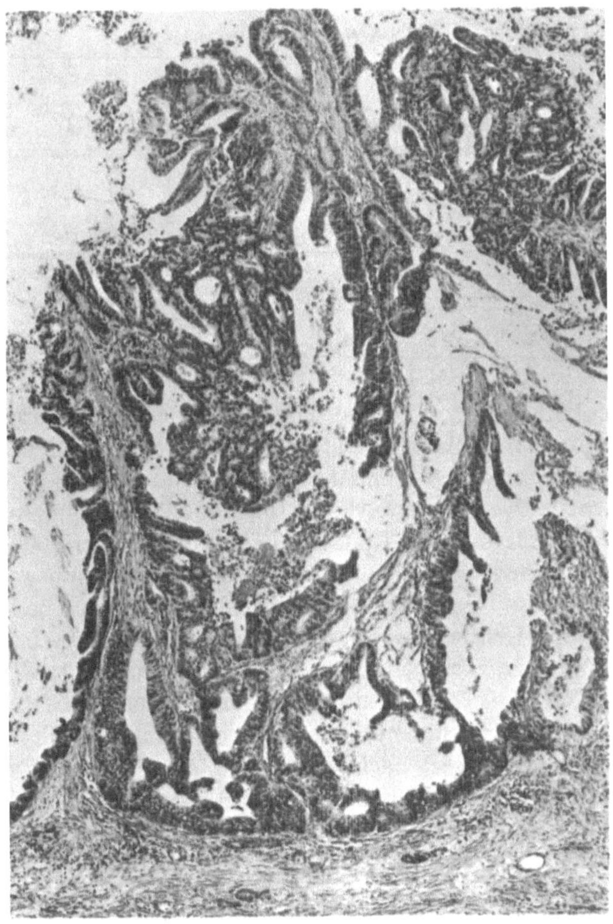

Abb. 188. Papilläres Adeno-Karzinom der Appendix. Färbung: HE. Vergr. 65:1

Die Differenzierung in *invasive* und in *nicht-invasive* Karzinome (SIERACKI u. TESLUK, 1956; WILSON, 1962) wird dem Sachverhalt der Appendixkarzinome nicht gerecht, zumal unter dem Begriff des nicht-invasiven Karzinoms auch adenomatöse (und villöse) Polypen („pre-invasive carcinoma": GOLDFARB u. KEMPSON, 1964) gelegentlich subsummiert werden (ausführliche Diskussion bei: HAMEED, 1966; STEINBERG u. COHN, 1967).

Sekundäre Appendixkarzinome sind überaus selten (LATCHIS u. CANTER, 1966; DIETER, 1970).

IV. Nicht-epitheliale Tumoren der Appendix

Auch die nicht-epithelialen Tumoren der Appendix sind selten. Am häufigsten sind wahrscheinlich *neurogene Tumoren,* entweder im Rahmen der neuroge-

Tabelle 63. Lokalisation und Klassifizierung von 152 Neuromen der Appendix. (Nach MICHALANY
u. GALINDO, 1973)

Lokalisation	Klassifizierung		Fallzahl	
	proliferative	regressive	n	(%)
Axiale Neurome	35	36	71	46,71
(Intra-)muköse Neurome	66	0	66	43,43
Submuköse Neurome	15	0	15	9,86
Total	116	36	152	100,00

nen Appendikopathie (vgl. S. 349) oder einer generalisierten Neurofibromatose
von Recklinghausen. In Abhängigkeit von den histologischen Färbemethoden
(ausführliche Diskussion bei MICHALANY u. GALINDO, 1973) wird die Neurom-
häufigkeit zwischen 10% (Hämatoxylin-Eosin) und 20% (Masson-Trichromfärbung) angegeben. MICHALANY u. GALINDO (1973) fanden unter 1000 Appendizes
in 152 Fällen Neurome (=15,20%). Bezüglich der Lokalisation werden *axiale,
muköse* und *submuköse* Neurome unterschieden (Tabelle 63). Im Hinblick auf
die Entwicklung und Histogenese können 2 Tumor*typen* differenziert werden:
proliferierende und *regressive* Neurome (MICHALANY u. GALINDO, 1973). Die
proliferierenden Neurome (sog. „pure" Neurome) bestehen aus Neurofibrillen
und Schwannschen Zellen. Sie enthalten zahlreiche (intraneurale) argentaffine
Zellen [„argentaffine Neurome" nach MASSON (1932)]. Die regressiven Neurome
sind durch eine Atrophie der Neurofibrillen und durch das Fehlen argentaffiner
Zellen [„nicht-argentaffine Neurome" nach MASSON (1932)] sowie durch reichlich
entwickeltes kollagenes Bindegewebe charakterisiert. Regressive Neurome werden nur als axiale Neurome in obliterierten Wurmfortsätzen gefunden (MARESCH,
1921; HOSOI, 1933). Bezüglich der Regression lassen sich 2 Varianten abgrenzen:
sklerosierende und myxoide Neurome (Abb. 189). Proliferierende Neurome
(76,32% nach MICHALANY u. GALINDO, 1973) sind durchweg häufiger als regressive (23,68%); unter den regressiven Neuromen überwiegen sklerosierende Veränderungen gegenüber myxomatösen Umwandlungen.

Selten sind auch *Ganglioneurome* (Abb. 190). Bezüglich aller gastrointestinalen Lokalisationen sind sie in der Appendix offenbar am häufigsten (Lit.: DAHL
u. Mitarb., 1957). Ganglioneurome der Appendix können entweder diffus oder
scharf begrenzt (enkapsuliert), gelegentlich das Lumen pfropfartig verschließend,
wachsen (LICHTENSTEIN u. RAGINS, 1937; STOUT, 1947). Sie können mit einem
Riesenwuchs der Appendix einhergehen.

Gutartige mesenchymale Tumoren, wie Fibrome, Myxome, Fibromyxome, Myome
oder Lipome (auch des Mesenteriolums), liegen zumeist nur als Einzelbeobachtungen vor
(OBERNDORFER, 1929; Lit.: JOVETZ-TERESCHENKO, 1950). Etwas häufiger als die benignen
sind die malignen mesenchymalen Tumoren der Appendix (MOSCHCOWITZ, 1908; JONES,
1911; vgl. auch ISBRUCH, 1952). Vor allem finden sich maligne Lymphome: lymphoretikuläre
Sarkome (MILOSLAVICH, 1920; CLARKE u. SIMONDS, 1951) und großfollikuläre Lymphoblastome (MORCHEAD u. WOODRUFF, 1945; JASON u. MALLORY, 1949); isolierte Plasmozytome
(MOLOTKOFF, 1932) sind außerordentlich selten.

Das histologische Bild entspricht den malignen Lymphomen anderer Standorte. Zumeist umstritten sind die Mitteilungen über isolierte großfollikuläre Lymphoblastome der Appendix; wahrscheinlich handelt es sich nur um reaktiv-hyperplastische Lymphfollikel, die zumindest bei Kindern und Jugendlichen nicht selten zu finden sind.

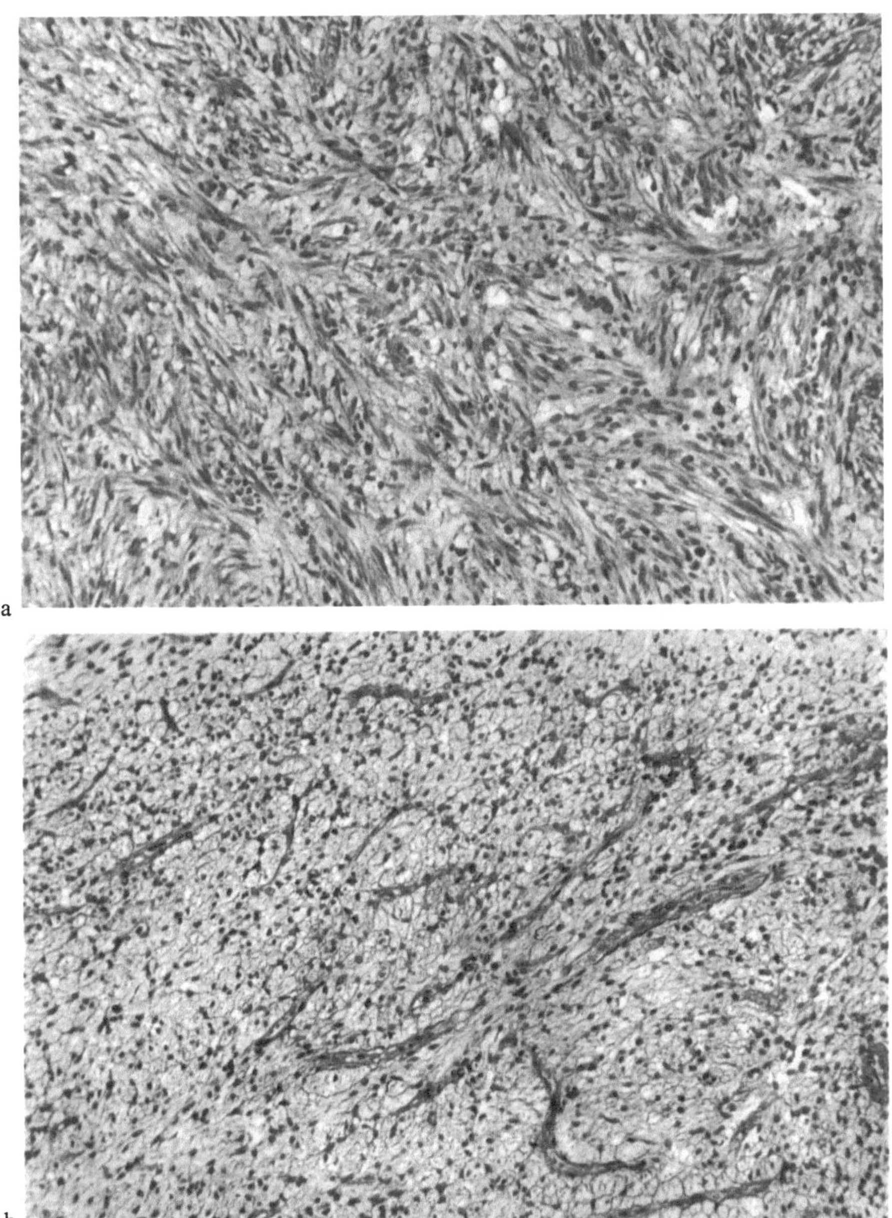

Abb. 189a u. b. Proliferierendes (sog. „pures") Appendix-Neurom. Färbung: HE. Vergr. 230:1 (a) Regressives („myxoides") Appendix-Neurom. Färbung: HE. Vergr. 230:1 (b)

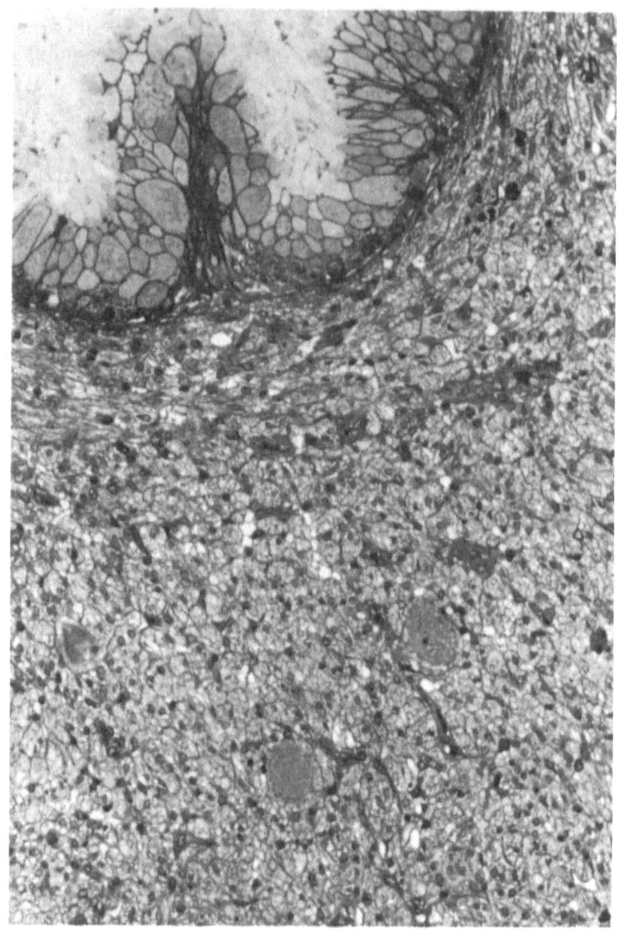

Abb. 190. Diffuses Ganglioneurom der Appendix. Färbung: Movat (Acrylateinbettung).
Vergr. 250:1

Viertes Kapitel

Kolon, Rektum, Analregion

A. Topographie, makroskopische Anatomie und Histologie des Kolon

I. Topographie und makroskopische Anatomie

Der Dickdarm (*Intestinum crassum*) beginnt an der Valvula ileo-caecalis Bauhini, die eine anatomisch-physiologische Grenze markiert. Die Mündungsstelle des Dünndarms, das Ostium ileo-caecale, liegt an der medialen Seitenwand des Dickdarms, so daß ein abwärts gerichteter Blinddarm, *Intestinum caecum,* entsteht.

Die *Valvula ileo-caecalis Bauhini* wird durch eine Einstülpung des Dünndarms in die Dickdarmwand gebildet, derart, daß im Inneren 2 Falten hervorragen, die einen horizontalen Schlitz, das Ostium ileo-caecale, begrenzen. Der Klappverschluß wird durch eine verstärkte Ringmuskelschicht des Ileum, die in die Klappenfalten einstrahlt, bewirkt; der Verschluß der Klappe wird auf nervösem Wege, bei geblähtem Zäkum wohl auch mechanisch reguliert (MÜLLER u. SMITH-AGREDA, 1963; DAVENPORT, 1971). Die Valvula ileo-caecalis läßt periodisch nur den Dünndarminhalt hindurchtreten, ein retrograder Transport existiert normalerweise nicht.

Das *Zäkum* ist etwa 7–8 cm lang und liegt in der Regel intraperitoneal. Ein kurzes Mesozäkum kann entwickelt sein; bei großer Beweglichkeit (= längeres Mesozäkum) spricht man von einem *Caecum mobile* (vgl. S. 73), das gelegentlich bis ins kleine Becken reichen kann (BENNINGHOFF u. GOERTTLER, 1960). Die Gesamtlänge des *Kolon* beträgt 120–140 cm, mithin etwa $^1/_5$ jener des Dünndarms (UNDERHILL, 1955). Die *äußeren* Kennzeichen des Dickdarms sind die *Tänien, Haustren* und die *Appendices epiploicae* (LINEBACK, 1925; HAMILTON, 1946; WILLIAMS, 1965; PACE, 1968). Lediglich das Zäkum besitzt keine Appendices epiploicae. Die Tänien stellen bandartige Streifen dar, auf die im wesentlichen die Längsmuskulatur des Dickdarms reduziert ist (HAMILTON, 1946; PACE, 1968). Zwischen den Tänien ist diese Muskellage nur sehr dünn. Die retroperitonealen Abschnitte des Dickdarms weisen vorn sichtbar eine *Taenia libera* auf; die beiden anderen liegen versteckt, dem Verwachsungsfeld mit der hinteren Bauchwand zugekehrt. Am Querkolon heftet sich an eine von ihnen (*Taenia mesocolica*) das Mesokolon, an die zweite (*Taenia omentalis*) tritt das große Netz. Die *Haustren* sind nischenförmige Darmausweitungen. Sie werden am Leichendarm durch halbmondförmige Falten, Plicae semilunares, abgegrenzt, die physiologischerweise am lebenden Dickdarm nicht vorkommen (BENNINGHOFF u. GOERTT-

LER, 1960). Vergleichbare Röntgenbilder entstehen durch Plicae transverase, die allein durch Kontraktionen der Muscularis mucosae bedingt sind und den Kerckringschen Falten des Dünndarms entsprechen.

Die *Appendices epiploicae* stellen von Serosa begrenzte Fettanhänge dar. Ihre physiologische Bedeutung („Fettorgane"?, BRETTSCHNEIDER, 1950; HANSEN u. HEINE, 1976) ist weitgehend unbekannt. Sie finden sich am Querkolon in einer, sonst in zweireihiger Anordnung.

Am Kolon werden 4 Abschnitte unterschieden:

1. Colon ascendens,
2. Colon transversum,
3. Colon descendens,
4. Colon sigmoideum (S-romanum).

Das *Colon ascendens* liegt retroperitoneal und steigt bis zur Leber empor. An der Unterfläche der Leber erzeugt das Kolon einen flachen Eindruck, die Impressio colica; hier liegt die *Flexura coli dextra* (=hepatica). An dieser Flexur beginnt das intraperitoneal gelegene *Colon transversum,* das auf dem „Kissen" der Dünndarmschlingen ruht. Form und Lage sind abhängig vom Füllungszustand des Kolon, sowie von dem des Magens und des Dünndarms. Das Colon transversum steigt zum kaudalen Milzpol auf und bildet die spitzwinklige *Flexura coli sinistra* (=lienalis), die durch das *Ligamentum phrenico-colicum* am Zwerchfell fixiert ist. Auf diese Weise wird der Boden der Milznische gebildet. Das *Colon descendens* liegt wieder retroperitoneal. Die Haftfläche verläuft lateral neben der linken Niere. Im Bereich der linken Fossa iliaca beginnt das S-förmig gebogene, durch das Mesosigma beweglich fixierte *Colon sigmoideum* (S-romanum), das in den Mastdarm übergeht.

Die *Blutversorgung* des Kolon erfolgt bis zur Flexura lienalis über die Aa. ileo-colica, colica dextra und media (aus der A. mesenterica superior) und distal der linken Kolonflexur über die A. mesenterica inferior (Abb. 191). Allerdings existieren zahlreiche Variationen bezüglich der Gefäßverläufe und Gefäßgabelungen sowie der jeweiligen Versorgungsbereiche (ausführliche Darstellung und Literatur: MICHELS u. Mitarb., 1965; vgl. auch: BACANER, 1966). Nahtdehiszenzen oder postoperative ischämische Nekrosen nach Dickdarmteilresektionen (in der amerikanischen Literatur zwischen 1960 und 1965 nach MICHELS u. Mitarb. (1965) immerhin in 20–40%) werden nicht zuletzt durch derartige Gefäßvariationen verursacht. So wird z.B. in nicht wenigen Fällen die Flexura coli lienalis von einer A. colica media versorgt, die nicht aus der A. mesenterica superior hervorgeht, sondern aus der A. coeliaca bzw. aus deren Leber- und Milzästen, und die über die A. marginalis Verbindung mit der A. colica sinistra gewinnen kann. In anderen Fällen findet eine frühzeitige Gabelung der A. colica sinistra statt, zwischen deren beiden Ästen dann Anastomosen regelmäßig fehlen („Griffiths critical point") (GRIFFITHS, 1956, 1961). Im Versorgungsbereich der Arterien bestehen aber auch präformierte arterio-arterielle Brückenanastomosen, die im Bedarfsfall als sog. „Kollateralkreisläufe" eine ausreichende Blutversorgung gewährleisten können (Lit.: SCHIMANSKI u. SCHMIDT, 1970). Am Dickdarm bestehen meist nur 2 übereinanderliegende Arkaden (vgl. auch Dünndarm).

Die Venen zeigen ein den Arterien entsprechendes Verhalten. Der venöse Rückfluß gelangt über die V. mesenterica superior (V. ileo-colica, Vv. colica

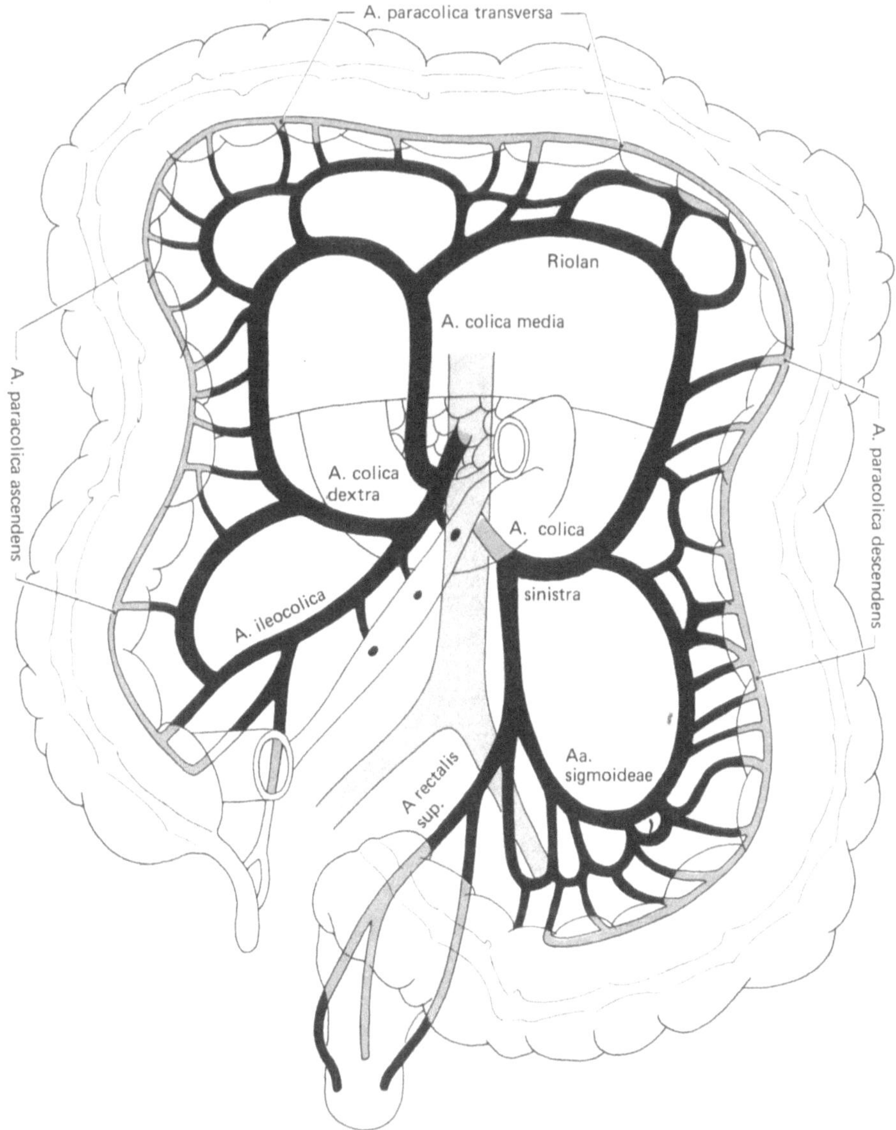

Abb. 191. Schematische Darstellung der wichtigsten Kollateralen zwischen den Stromgebieten der A. mesenterica sup. und inf. (Umgezeichnet nach FERNER)

dextra et sinistra) und über die V. mesenterica inferior in die *Vena portae*. Die Venen des auf- und absteigenden Dickdarms besitzen Anastomosen zu den segmentalen Vv. lumbales, die bei bestimmten Erkrankungen (z.B. Leberzirrhose) deutlich erweitert sein können (Retziussche Venen).

Die *Lymphgefäße* durchsetzen die in den Bauchfellfalten des Dickdarms gelegenen Nodi lymphatici mesenterici inferiores, ileocolici, colici dextri, medii et sinistri (vgl. auch: Abb. 192).

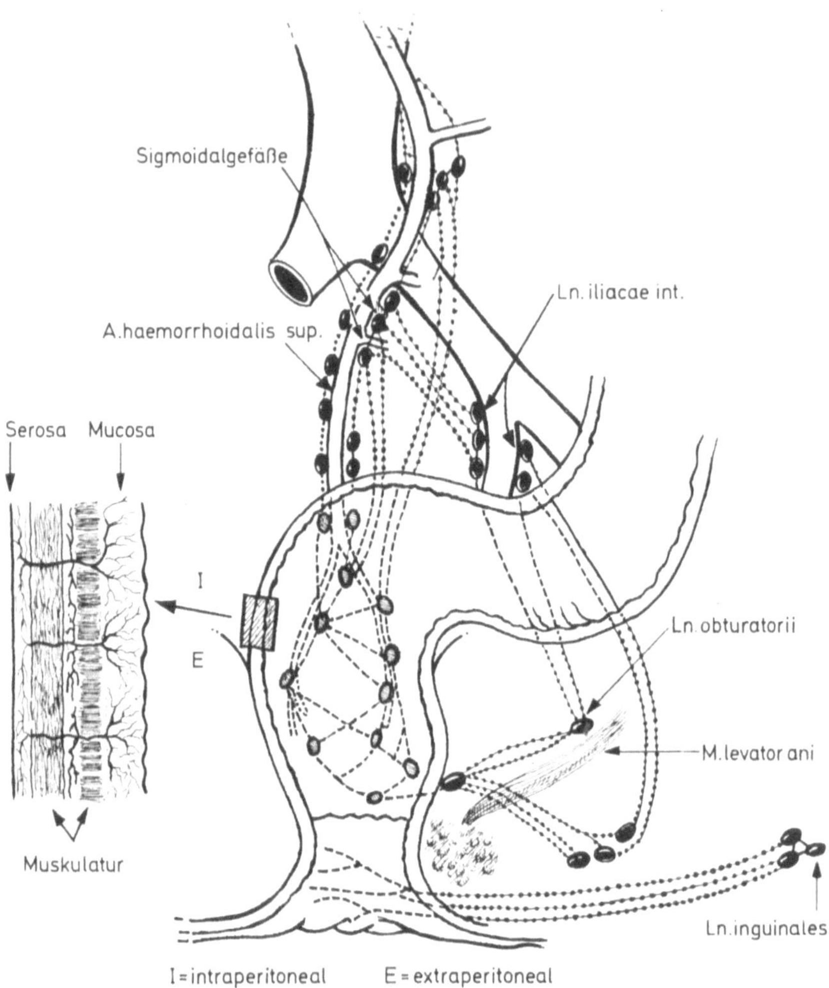

Abb. 192. Das intra- und extramurale Lymphgefäßsystem der rekto-sigmoidalen Region

Nervöse Versorgung (Einzelheiten: CLARA, 1959; SMITH, 1972; vgl. auch: WOLF, 1966; MEIER-RUGE, 1974): Die äußere parasympathische Innervation des proximalen Kolon (wahrscheinlich bis zum 1. Drittel des Colon transversum, DAVENPORT, 1971) erfolgt über die präganglionären Fasern des N. vagus. Die extramurale parasympathische Innervation des Colon descendens, sigmoideum und des Rektum erfolgt durch Nervenfasern des Plexus sacralis, die aus den Segmenten S_{2-4} des Rückenmarkes ihren Ausgang nehmen (Abb. 193a). Die gesonderte parasympathische Versorgung des distalen Kolon wird offenbar infolge einer durch die verfestigte Kotsäule bedingten erhöhten Druckarbeit seitens der Ringmuskulatur (= Erfolgsorgan des extramuralen Parasympathikus) erforderlich (SMITH u. RIDGEWAY, 1962; RITCHIE, 1968; EHRENPREIS, 1970).

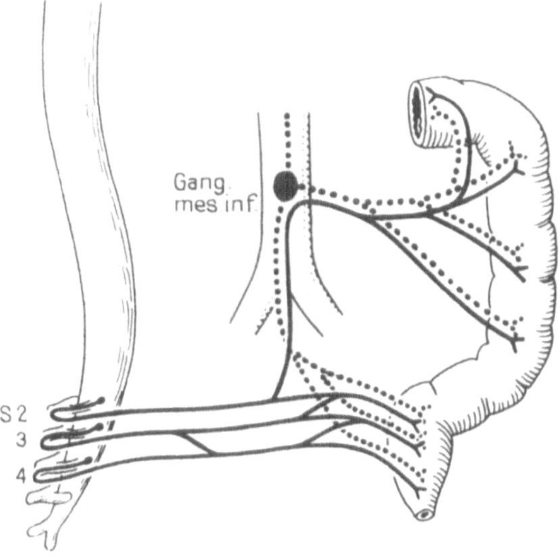

Abb. 193a. Die nervöse Versorgung des distalen Kolon durch den Sakralplexus des Parasympathikus (———) und durch den Sympathikus (·····). [Aus MEIER-RUGE, W.: Virchows Arch. Abt. A. Path. Anat. **344**, 67 (1968)]

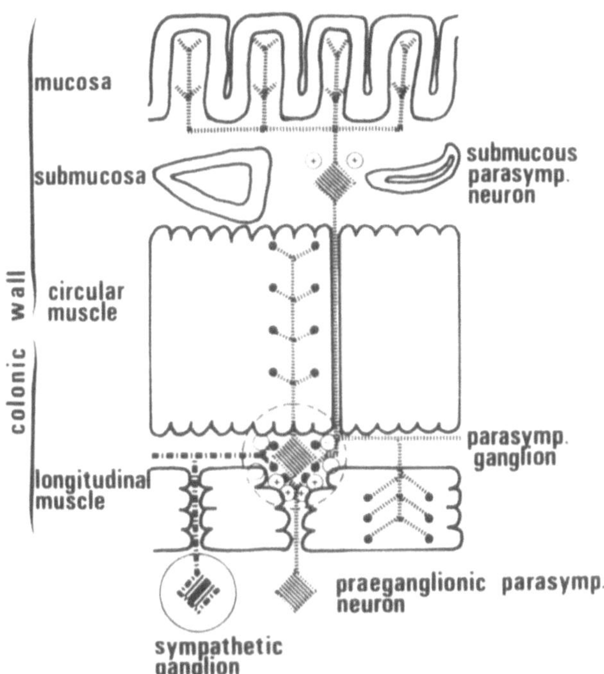

Abb. 193b. Schematische Darstellung der Interaktionen zwischen cholinergen und adrenergen Neuronen im distalen Kolon. [Aus MEIER-RUGE, W.: Current Topics in Pathology **59**, 132 (1974)]

Der intramurale Parasympathikus wird durch die Plexus submucosus und myentericus gebildet (Abb. 193). Die Nervenfasern des extramuralen (cholinergen) Parasympathikus werden in den Ganglienzellen des intramuralen Parasympathikus (Plexus) „umgeschaltet"; auch die postganglionären Fasern sind cholinerg. Zwischen dem Auerbachschen und Meissnerschen Plexus bestehen Reflexbögen (Abb. 193). Sie sind Voraussetzung für eine koordinierte Darmbewegung (DOUGLAS u. MANN, 1940; KUNTZ, 1951). Im Colon descendens, sigmoideum und im Rektum steht eine diskontinuierliche, vom Füllungsdruck abhängige Darmkontraktion im Vordergrund. Die Tonisierung des Darmes kommt durch eine diskontinuierliche Acetylcholinausschüttung des extramuralen Parasympathikus zustande (YOUMANS, 1949, 1952; FELDBERG u. LIN, 1950).

Präganglionäre sympathische Nerven gehen von den lumbalen Wurzeln aus, verlaufen über den sympathischen Grenzstrang und enden im Ganglion mesentericum inferius. Die postganglionären Fasern verlaufen über die Nn. hypogastrici. Innerhalb der Darmwand verzweigen sich die sympathischen Nervenfasern entlang der Blutgefäße; sie bilden schließlich ein terminales, den Plexus myentericus umspinnendes Netzwerk (NORBERG, 1964, 1971; BAUMGARTEN, 1967). Die frühere Anschauung einer sympathisch regulierten Darmdilatation (HILL, 1927; CANNON, 1939; ausführliche Diskussion auch bei CLARA, 1959) ist durch strukturmorphologische (GOERTTLER, 1932, 1951; LENZ, 1965), enzymhistochemische und physiologische Untersuchungen weitgehend in Frage gestellt worden (HAMBERGER u. NORBERG, 1965; NORBERG, 1967; BAUMGARTEN, 1967; BENNETT u. ROGERS, 1967; EHRENPREIS u. Mitarb., 1968; GABELLA u. COSTA, 1969; COSTA u. GABELLA, 1971).

II. Histologie

Das Kolon zeigt in seinem Wandaufbau eine dem Dünndarm adäquate Gliederung in eine Tunica mucosa, submucosa, muscularis und serosa bzw. adventitia.

1. Mukosa

Im Bereich der Kolonschleimhaut fehlten Zotten (Abb. 194a). Stereomikroskopisch erscheint die Oberfläche durch schmale Furchen in polygonale Felder ("honeycomb" flat-surface mucosa: BANK u. Mitarb., 1973) eingeteilt (FABRINI u. Mitarb., 1966; PACE, 1970). Vergleichbare Bilder zeigt die Rasterelektronenmikroskopie (Abb. 195). Im Zentrum jeder einzelnen „Wabe" liegt eine ca. 18 µ große, runde oder rundlich-ovale Kryptenöffnung. Daneben finden sich zahlreiche, ca. 5 µ große Hohlraumöffnungen, die entleerten Becherzellen entsprechen (KAVIN u. Mitarb., 1970).

Die Mukosa besteht aus sehr regelmäßig (reagenzglasartig) geordneten tubulären Drüsen, die in das Bindegewebe der Lamina propria mucosae eingebettet sind (Abb. 194). Die Drüsenschläuche werden von einer periglandulären Fibroblastenhülle (bzw. von einem Kollagenfasernetz) zirkulär umschlossen (PASCAL u. Mitarb., 1968; KAYE u. Mitarb., 1968). Die perikryptalen Fibroblasten zeigen

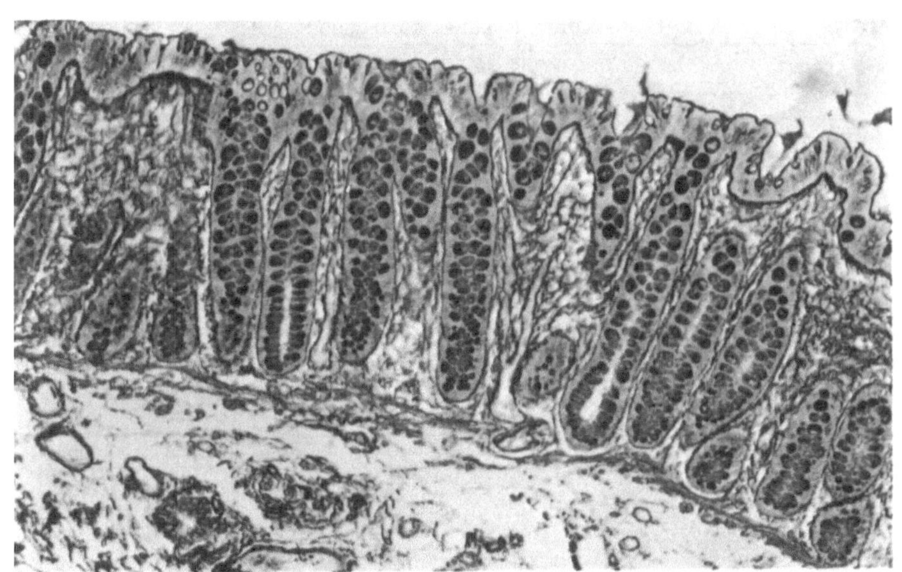

Abb. 194a. Normale Kolonmukosa mit parallel gestellten Schleimhautkrypten. Färbung: Gomori. Vergr. 120:1

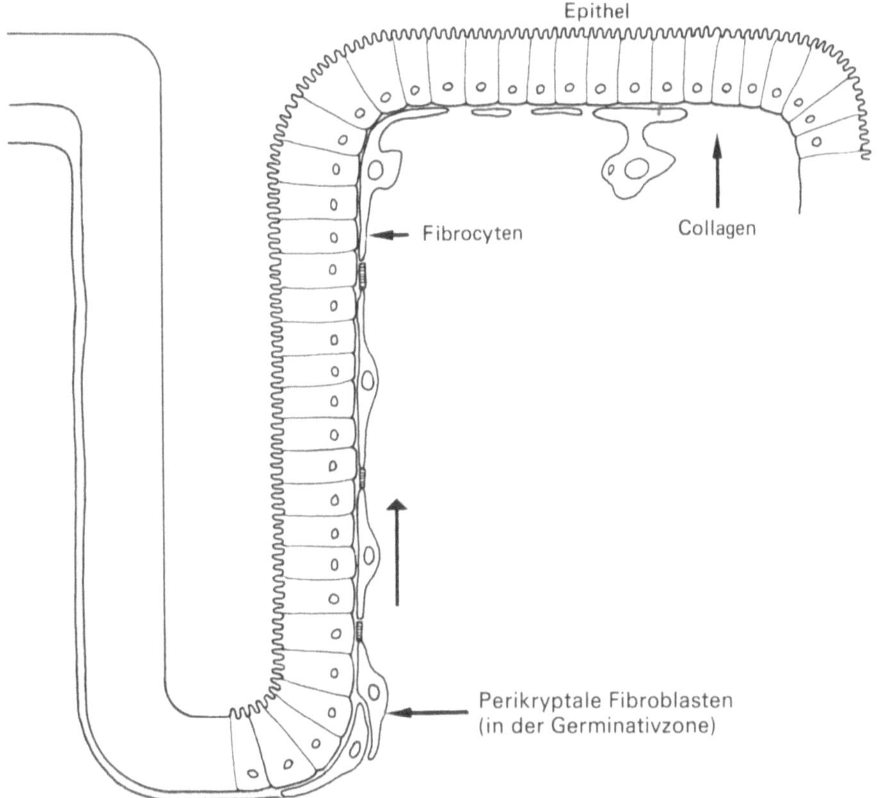

Abb. 194b. Schematische Darstellung der perikryptalen Fibroblastenhülle

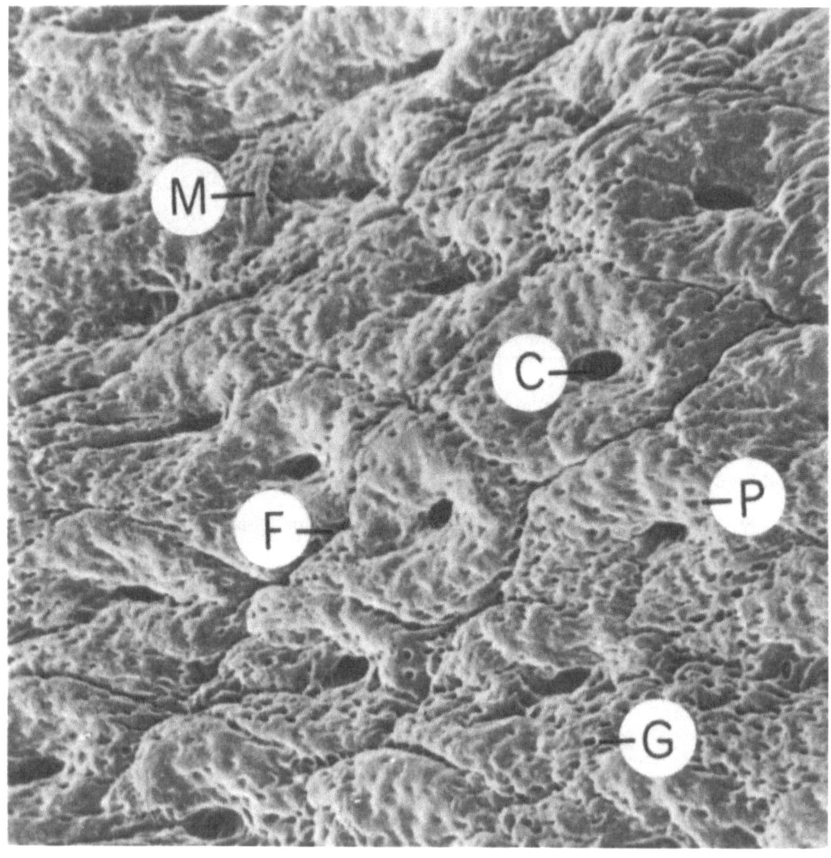

Abb. 195a u. b. Rasterelektronenmikroskopische Aufnahmen normaler Rektumschleimhaut mit einsehbaren Kryptenöffnungen (*C*), Schleim-gefüllten (*P*) und entleerten (*G*) Becherzellen, polygonale Gliederung der Oberfläche (*F*), auf der einzelne Schleimstreifen sichtbar sind (*M*). Vergr. 240:1 (a) und 590:1 (b). [Aus KEVIN, H., u. Mitarb.: Gastroenterology **59**, 426 (1970)]

eine den Epithelzellen synchrone Wanderung entlang der Krypten zur Darmoberfläche. Die anfangs undifferenzierten, fusiformen Fibroblasten lassen während ihrer Wanderung eine zunehmende Ausreifung erkennen. Die mehr und mehr nachweisbaren Zellorganellen (endoplasmatisches Retikulum, Golgi-Apparat, Mitochondrien) innerhalb der Fibroblasten werden als Ausdruck einer Eiweißsynthese gewertet (Kollagenbildung); nahezu gleichzeitig mit dem Auftreten der Zellorganellen lassen sich Kollagenfasern nachweisen. Während im basalen Bereich die Krypten vollständig von fusiformen Fibroblasten eingehüllt werden, ist an der Oberfläche die Fibroblasten-Kollagenfaserschicht vielfach gefenstert (Abb. 194b). Die Fibroblasten bilden an der Oberfläche plasmatische Fortsätze, die sich an der kollagenfaser-reichen Basalmembran sternförmig verzweigen. Dadurch entstehen zahlreiche „Poren". Der Struktur wird eine Bedeutung für die resorptive Funktion des Epithels beigemessen. Die Kryptenlänge beträgt

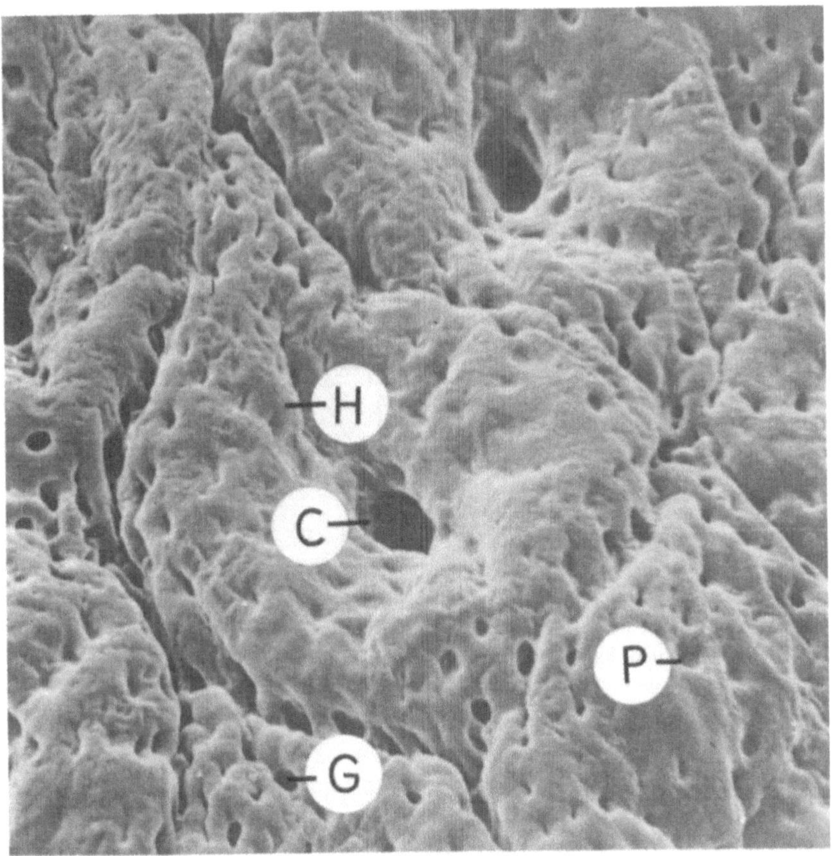

Abb. 195 b

etwa 0,4–0,5 mm. Die Schleimhautkrypten sind reich an Becherzellen (Lit.: PATZELT, 1936; MARTIN, 1961). An der Oberfläche und im Bereich der Kryptenmündung finden sich vor allem Saumzellen mit reicher Enzymausstattung (OTERO-VILARDEBO u. Mitarb., 1964; VENKATACHALAM u. Mitarb., 1970; MUSY u. Mitarb., 1972). Im Bereich des apikalen Zellpols sind bis 7 µ lange Mikrovilli entwickelt, die unregelmäßiger als im Dünndarm angeordnet sind (PITTMAN u. PITTMAN, 1966, MUKHERJEE u. WILLIAMS, 1967). Zwischen diesen Mikrovilli finden sich zahlreiche sog. „small round bodies" (GONZALES-LICEA u. YARDLEY, 1966; SCHOFIELD, 1970; OTTO u. Mitarb., 1975). Die Oberfläche der Mikrovilli und das zwischen diesen gelegene Plasmalemm ist bedeckt mit „haar-artigen" Fibrillen („extraneous coat") (RIFAAT u. Mitarb., 1965; DONNELLAN, 1965; MUKHERJEE u. WILLIAMS, 1967; LORENZSONN u. TRIER, 1968; TONER, 1968; EIDELMAN u. LAGUNOFF, 1972; EASTWOOD u. TRIER, 1973).

Zahlreiche Zylinderzellen enthalten „sekretorische Granula" (Abb. 196) (SCHOFIELD, 1970; SCHOFIELD u. ATKINS, 1970; OTTO, 1973), die wahrscheinlich Immunglobulinaggregate (sekretorische IgA?) darstellen.

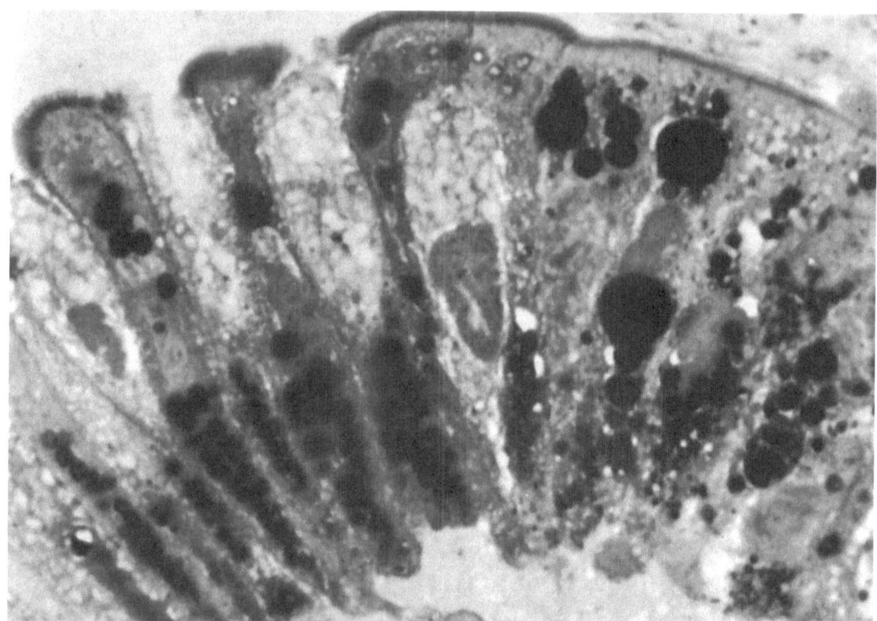

Abb. 196. Rektumschleimhaut: Zylinderzellen mit zahlreichen (sekretorischen?) Granula. Färbung: Toluidinblau (Semidünnschnitt, Epon). Vergr. 1500:1. [Aus Otto, H.F.: Current Topics in Pathology **57**, 81 (1973)]

Der basale Kryptenbereich enthält 3 unterschiedliche Zelltypen: undifferenzierte und sich differenzierende Epithelien sowie enterochromaffine Zellen (Hollman, 1965; Deschner, 1965; Lorenzsonn u. Trier, 1968) (Histochemie und Enzymhistochemie: Graumann, 1964; Otero-Vilardebo u. Mitarb., 1964; Greco u. Mitarb., 1967; Goldman u. Ming, 1968; Filipe, 1969; Lit.: Lindner, 1969).

Panethsche Körnerzellen sind im Dickdarm in der Regel nicht vorhanden (Lit.: Otto, 1974).

1.1. Die Regeneration des Kolonepithels

Im Kolon ist die Zone regenerationsfähiger Zellen topographisch nicht so exakt wie im Dünndarm von den nicht mehr teilungsfähigen Zellen abgegrenzt; sie ist etwa im unteren Kryptendrittel lokalisiert (Eder, 1966, 1969a und b; Melnyk u. Mitarb., 1967; Lorenzsonn u. Trier, 1968; Lipkin, 1974). Der Zellersatz erfolgt auch im Kolon durch eine „bivalente" Zellteilung. Die Regeneration der Kryptenzellen erfolgt wesentlich rascher als der Ersatz der Oberflächenzellen (Oehlert u. Büchner, 1961). Eine umschriebene Extrusionszone fehlt. Bereits am Übergang von der Krypte zur Oberfläche gehen Zellen verloren. Die Generationszeiten gleichen denen des Dünndarms (Lipkin, 1965a und b; Lipkin u. Mitarb., 1962, 1963a und b).

1.2. Stratum proprium mucosae

Das lympho-retikuläre Stroma ist (auch unter physiologischen Konditionen) reich an Fibroblasten (vgl.: Pascal u. Mitarb., 1968; Kaye u. Mitarb., 1968),

Lymphozyten, Plasmazellen, Makrophagen sowie an Blut- und Lymphkapillaren (DONNELLAN, 1965). Mastzellen (DOBBINS u. Mitarb., 1969) und Granulozyten sind weitaus spärlicher (EIDELMAN u. LAGUNOFF, 1972). Vielfach sind Lymphfollikel mit großen Follikelzentren entwickelt; sie reichen nicht selten bis in die Submukosa hinein. Besonders große Lymphfollikel finden sich bei Kindern und bei Adoleszenten, die gelegentlich als „lymphoide Polypen" imponieren (vgl. S. 256) (LOUW, 1968). Die Zahl der Lymphfollikel nimmt vom Zäkum zum Rektum ständig zu (DUKES u. BUSSEY, 1926; WATZKA, 1932; PATZELT, 1936; TRAILL, 1967).

1.3. Muscularis mucosae

Die Muscularis mucosae des Kolon ist stärker entwickelt als die des Dünndarms. Sie weist eine Schichtung in eine innere, zirkulär verlaufende und in eine äußere, aufgelokkerte Muskellage auf. Die Fasern der äußeren Lage sind teils längs, teils schräg orientiert. Stellenweise ist die Muscularis mucosae durch das lymphatische Gewebe des Stratum proprium mucosae auseinandergedrängt.

2. Submukosa

Die Submukosa ist reich an kollagenen und retikulären Bindegewebsfasern, die scherengitterartig durchflochten sind. Sie stellt auch im Bereich des Kolon die eigentliche Verschiebeschicht dar (vgl. Dünndarm) (GOERTTLER, 1932, 1951). Eingelagert in das Fasersystem der Submukosa sind zahlreiche Blut- und Lymphgefäße sowie Nervenfasern und kleine Gruppen von Ganglienzellen. Fettzellen und Fettgewebsläppchen kommen vor.

3. Muscularis propria

Zwei Muskellagen sind entwickelt: eine innere Ring- und eine äußere Längsmuskulatur. Letztere ist allerdings nur in der Appendix und im Bereich des Rektum als geschlossener Muskelmantel ausgebildet, ansonsten zu den 3 makroskopisch sichtbaren Tänien verdichtet, zwischen denen nur dünne, longitudinale Faserzüge die Ringschicht bedecken (PACE u. WILLIAMS, 1969). Zwischen beiden Muskellagen liegt der Plexus myentericus. Die innere Muskellage ist kräftig entwickelt; sie wird durch radiär gestellte Bindegewebssepten, die sowohl in oro-analer als auch in ano-oraler Richtung verlaufen und sozusagen scherengitterartig angeordnet sind, gegliedert (GOERTTLER, 1932, 1951; PACE u. WILLIAMS, 1969). Diese gewissermaßen spezifische Architektur der Darmwandmuskulatur garantiert koordinierte, neural gesteuerte Bewegungsabläufe (GOERTTLER, 1932, 1951; PACE u. WILLIAMS, 1969). Die Vorstellungen GOERTTLERS von der Bedeutung der scherengitterartig formierten, bindegewebigen Grundstruktur der Darmwand für die Bewegungsabläufe der Ringmuskulatur sind durch physiologische Untersuchungen, vor allem von BÜLBRING (1958), DAVENPORT (1971) und LENZ (1965), weitgehend bestätigt. Aus diesen Untersuchungen geht hervor, daß für die Dilatation des Kolon eine sympathische Erregung im Grunde nicht erforderlich ist (vgl. auch: HENDERSON u. Mitarb., 1943; YOUMANS u. Mitarb., 1944; YOUMANS, 1952; KÖBERLE, 1956; DEALCANTARA, 1959).

Durch regelmäßig nachweisbare Muskellücken verlaufen Blut- und Lymphgefäße (VAL-DONI, 1966).

Subserosa und Serosa s. Dünndarm und Peritoneum.

B. Rektum und Analregion: das sog. „Kontinenzorgan"

Das funktionelle Abschlußsystem des Intestinaltraktes besteht aus dem Rektum, dem Corpus cavernosum recti, dem glatten M. sphincter ani internus, den äußeren, „willkürlich innervierten" Sphinkteren und der sensiblen und dehnbaren „Haut" des Analkanals (Übersicht u. Lit.: DUTHIE, 1975; BROCKLEHURST, 1975). STELZNER (1963, 1965, 1967, 1970, 1971, 1972, 1973; STELZNER u. Mitarb., 1966; COLLINS u. Mitarb., 1967) spricht vom *ano-rektalen Kontinenzorgan,* dessen einzelne Teile (Abb. 197) durch „Nervenbahnen miteinander verbunden und gegeneinander, wie ein Regelkreis, geschaltet" sind (STELZNER, 1972; vgl. auch: WONGPHAET, 1965). Das entodermale Rektum ist ein Abdominalorgan, dessen oberer Abschnitt liegt intraperitoneal. In der Excavatio recto-vesicalis bzw. recto-

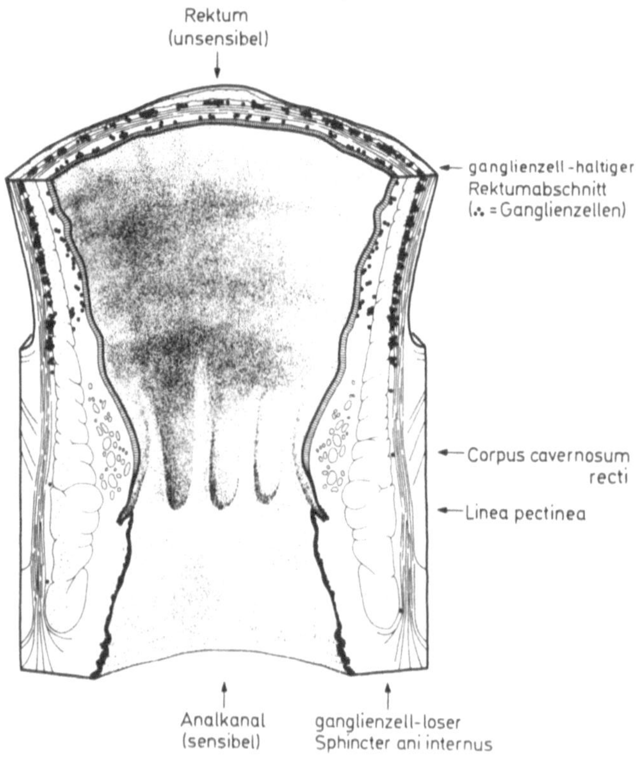

Abb. 197a. Die Anorektal-Region. [Aus STELZNER, F., u. Mitarb.: Langenbecks Arch. Chir. **314**, 132 (1966)]

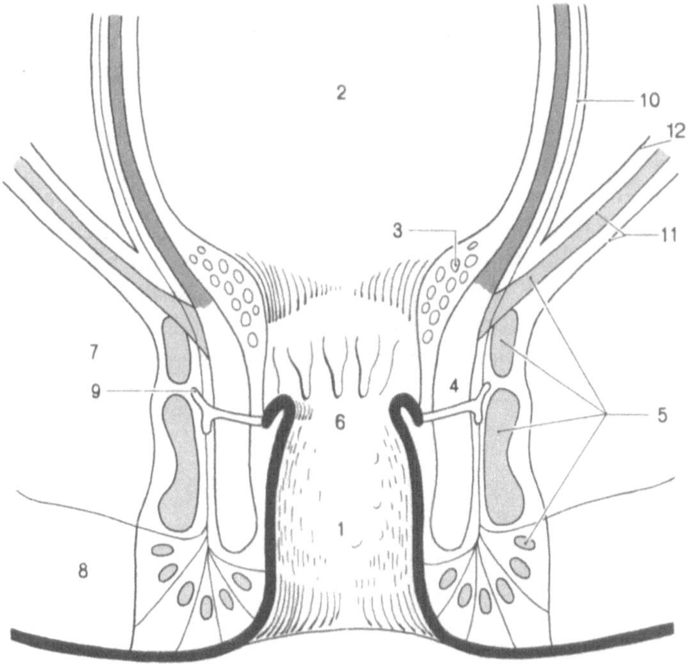

1 Analkanal (Ektoderm)	7 sog. Ischio-Rektalraum
2 Rektum	8 subkutanes Perianalspatium
3 Corpus cavernosum recti	9 Proktodäaldrüse
4 Sphincter ani internus	10 Rektumlängsmuskulatur
5 Sphincter ani externus u. levator	11 Beckenbodenfaszien
6 Analkrypten (= Grenze des Ektoderm)	

Abb. 197b. Schematischer Frontalschnitt durch das ano-rektale Kontinenzorgan. [Aus STELZNER, F., in: HELLNER, H., NISSEN, R., VOSSSCHULTE, K. (Hrsg.): Lehrbuch der Chirurgie, 6. Aufl. Stuttgart: Thieme 1970]

uterina erreicht das Peritoneum den tiefsten Punkt der Bauchhöhle. Das Rektum mißt je nach seinen Krümmungen (Flexura sacralis, Flexura perinealis) 10–20 cm. Der extraperitoneale Teil des Rektum, der distal der Kohlrauschschen Falte zur Ampulla recti erweitert sein kann, ist über fasziale Grenzlamellen mit den Beckenwandfaszien verwoben (Rectum fixum, etwa vom 3. Sakralwirbel an). Haustren und Plicae semilunares entfallen, dafür treten querstehende, nicht verstreichbare *Plicae transversales recti* auf, von denen die Kohlrauschsche Falte in der Regel die größte ist.

In Höhe der Linea ano-rectalis ist das sog. *Corpus cavernosum recti,* ein arteriell aufgefüllter Schwellkörper, entwickelt (STELZNER u. Mitarb., 1962). Das Corpus cavernosum recti ist asymmetrisch angelegt, der Schwellkörper fehlt zwischen 11 und 12 Uhr (vgl. Abb. 262). Das Corpus cavernosum recti wird durch 3 Äste der A. rectalis superior (= A. haemorrhoidalis) aufgefüllt, die bei 3, 7 und 11 Uhr in das Organ eintreten.

Das entodermale Rektum geht im Bereich des kleinen Beckens in das ektodermale Proktodäum über. Die Grenze zum Ektoderm wird durch die Linea pectinea markiert. Hier liegen 8–10 Längsfalten, die sog. Analkrypten oder Columnae anales (STIEVE, 1930; PARKS, 1958; McCOLL, 1967), die als Schwellkissen dem Verschluß dienen. Im Bereich dieser Analkrypten münden die rudimentären Proktodäaldrüsen (HAMPERL, 1925, 1974; KRAKOVIĆ, 1974).

Die Wand des Mastdarms besitzt eine geschlossene Längsmuskulatur; die Tänien fächern sich zu dieser Muskellage auf (BRAUS, 1924). Die Ringmuskulatur nimmt im Bereich des Analkanals an Mächtigkeit zu und bildet den *Sphincter ani internus*, der durch die verschiedenen Teile des Sphincter ani externus (M. sphincter ani externus profundus, superficialis und subcutaneus) und durch den M. levator ani (pubo-rectalis) umschlossen wird.

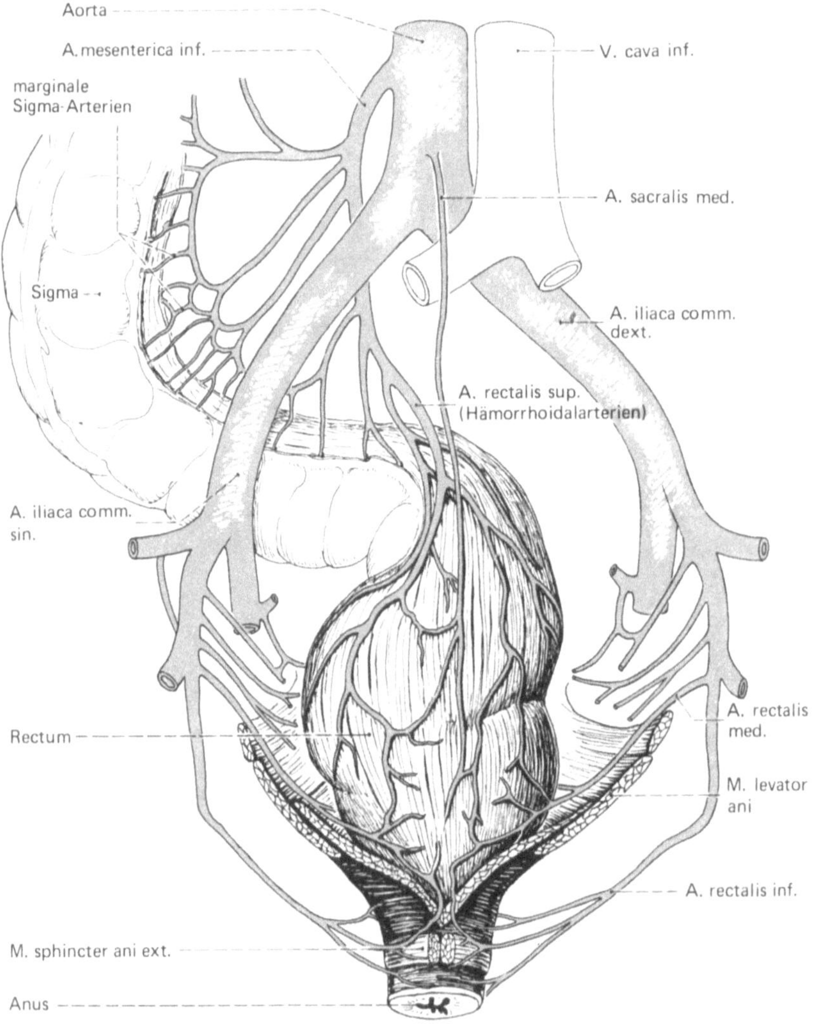

Abb. 198. Die Blutversorgung des Rektum. [Umgezeichnet nach NETTER, F.H. (1973)]

Die Blutversorgung der Rektumampulle erfolgt durch die A. rectalis superior (aus der A. mesenterica inferior) und durch die variablen und paarigen Aa. rectales inferiores aus den Aa. iliacae internae. Die paarigen Aa. pudendales versorgen den Analkanal. Der venöse Abfluß erfolgt über die V. rectalis superior, die zum Pfortadersystem gehört. Die übrigen Venen (V. rectalis media. und inferior, Vv. pudendales) gehören zum Kavasystem (Abb. 198).

Die Lymphdrainage der oberen Rektumetagen erfolgt entlang der A. rectalis superior. Die Rektumampulle wird in 2 Richtungen drainiert: 1. entlang der

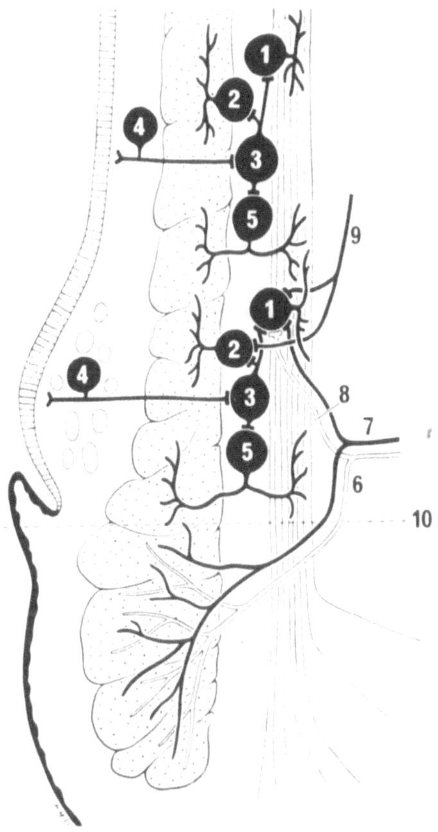

1   intramurales Neuron für Längsmuskulatur, cholinerg, kontraktionsfördernd
2   intramurales Neuron für Ringmuskulatur, cholinerg, kontraktionsfördernd
3   intramurales Neuron (assoziativ zwischen 1, 2 und 5)
4   intramurales Neuron, afferent von der Schleimhaut
5   intramurales Neuron, purinerg (p-Faser), kontraktionshemmend
6   extramurales Neuron, cholinerg (Nn. pelvici), fördert tonische Dauerkontraktion
7   extramurales Neuron, adrenerg (Nn. hypogastricus)
8   extramurales Neuron, cholinerg (Nn. pelvici)
9   extramurales Neuron, adrenerg (Fasern aus dem Ganglion mesentericum inferius)
10 unterhalb dieser Linie fehlen die p-Fasern im M. sphincter ani internus

Abb. 199. Schematische Darstellung der Innervation des Rektum und des Sphincter ani internus. [Aus STELZNER, F., u. Mitarb.: Langenbecks Arch. Chir. **336**, 35 (1974)]

A. rectalis superior, also kranialwärts und 2. entlang der A. rectalis media in seitlicher Richtung zu den Nodi lymphatici sacrales und ano-rectales. Die unterste Etage des Rektum und der Analkanal werden sowohl in kranialer und seitlicher als auch in kaudaler und inguinaler Richtung drainiert (Abb. 192; vgl. auch Rektumkarzinome).

Die Innervation der willkürlichen Sphinkter- und Beckenbodenmuskulatur wird durch den Plexus sacralis (Nn. pudendi, Nn. levatorii) besorgt. Alle anderen Systeme, insbesondere der Sphincter ani internus, werden über das Ganglion pelvicum koordiniert. Dieses Ganglion ist der Innenseite der Fascia pelvis parietalis interna aufgelagert. Es besteht gewissermaßen aus 2 Lagen: dem N. hypogastricus und den Nn. pelvici (Einzelheiten: CLARA, 1959).

Nach STELZNER (1972, 1973) gehören zum Kontinenzorgan sowohl *Rezeptoren* als auch *Effektoren* (vgl. auch: KADANOFF u. CUCKOV, 1965). Im Mittelpunkt der Effektoren steht der Sphincter ani internus, der keine intramuskulären Ganglienzellen besitzt. Der Sphincter ani internus ist im Vergleich zum übrigen Darm *vegetativ gegensätzlich innerviert* (STELZNER u. Mitarb., 1966; FLEISCHHAUER u. Mitarb., 1966; BAUMGARTEN u. Mitarb., 1972, 1973; vgl. auch Abb. 199). Die sympathische Innervation bewirkt im (glatten) Sphincter ani internus einen kontrahierenden Effekt. Während das Kolon durch cholinerge, adrenerge und sog. p-Fasern ausgezeichnet ist, fehlen im inneren Schließmuskel die p-Fasern (BAUMGARTEN u. Mitarb., 1972, 1973).

Histologisch ist das Rektum in seinem Aufbau weitgehend mit dem Kolon identisch (PARKUS, 1958; HOLLMANN, 1965, 1966; LORENZSONN u. TRIER, 1968; KAVIN u. Mitarb., 1970; EIDELMAN u. LAGUNOFF, 1972; EASTWOOD u. TRIER, 1973; BANK u. Mitarb., 1973). Durchschnittlich erreichen die Krypten eine größere Tiefe als im Dickdarm, analwärts werden sie spärlicher. Es folgt eine kurze, entodermales Rektum und ektodermales Proktodäum verbindende Übergangszone („Junctional"- oder auch „Transitional-Zone"). Die epitheliale Begrenzung dieser Zone ist variabel: Rektumschleimhaut, mehrreihig angeordnetes Zylinderepithel, Übergangsepithel und schließlich mehrschichtiges, unverhorntes Plattenepithel (STONESIFER u. Mitarb. 1960). Im Bereich dieser Übergangszone münden die Proktodäaldrüsen, deren Gänge von mehrschichtigem Übergangsepithel begrenzt werden (HAMPERL, 1925, 1974; KRAKOVIĆ, 1974). Das periduktuläre Stroma ist reich an lymphatischem Gewebe (ORTMANN, 1960) und an sog. Muziphagen (vgl. auch: „Kolon-Histiozytose"). Der Analkanal wird von mehrschichtigem Plattenepithel begrenzt. Im Bereich des Anus findet man neben einer stärkeren Pigmentierung apokrine Talg- und Schweißdrüsen, Haarfollikel und in der Tiefe sog. Lamellenkörperchen (SCHAFFER, 1924; HAMPERL, 1925; PATZELT, 1936).

C. Physiologie

I. Die Motorik des Dickdarmes

Das Zäkum eines erwachsenen Menschen nimmt vom terminalen Ileum, gebahnt durch den sog. *gastro-ilealen Reflex* (DOUGLAS u. MANN, 1940), täglich etwa 300–500 ml Chymus auf, der noch unverdaute (Cellulose) und nicht resorbierte Nahrung enthält. Durch *knetende Bewegungen,* die beim Menschen offenbar keine propulsive Wirkung haben, wird der Koloninhalt durchmischt, „gewendet" und infolge einer Wasserresorption langsam eingedickt. 3–4 massive Kontraktionen befördern diesen Inhalt distalwärts in das Colon descendens und in das Rektum.

Bei verschiedenen Tierarten induziert die füllungsbedingte Wanddehnung des Zäkum *antiperistaltische* Wellen, die in Form tonischer Kontraktionsringe im Colon ascendens beginnen. Die antiperistaltische Aktivität tritt periodisch in Intervallen von 2–8 min auf; ein Rückfluß durch den ileo-zäkalen Sphinkter konnte unter physiologischen Bedingungen bislang nicht beobachtet werden. Beim Menschen sind derartige antiperistaltische Wellen von mutmaßlich geringer Bedeutung; zudem ist ihre Existenz umstritten (WELTZ, 1940).

Im Colon transversum überwiegen *Mischbewegungen* in Form ringförmiger Kontraktionen. Dadurch wird die Schleimhaut zu sackförmigen Haustren gefaltet. Die zirkulären Kontraktionen erzeugen in der Regel einen Druck von etwa 5 mm Hg (in Einzelfällen auch bis 40 mm Hg). Mischbewegungen besitzen keine propulsive Aktivität; sie führen lediglich zu einer knetenden Durchmischung des Inhaltes. Die frühere Annahme (TEMPLETON u. LAWSON, 1931; ADLER u. Mitarb., 1941; KERN u. Mitarb., 1951; CODE u. Mitarb., 1952), daß der Mischbewegung verschiedene Bewegungs*typen* mit unterschiedlichen Druckwellen (Typ I und II) zugrunde liegen, scheint nach neueren, vor allem telemanometrischen Untersuchungen (vgl.: FARRAR u. Mitarb. 1957; MACKAY u. JACOBSON, 1957; HOLSCHNEIDER, 1974) nicht mehr gerechtfertigt (Übersicht und Lit.: BLOOM u. Mitarb., 1968; CONNELL, 1975; SARNA, 1975).

Im Sigma herrschen langsam ablaufende Druckschwankungen vor mit einer Periode von 20–30 sec (CONNELL, 1961, 1965, 1975). Die Amplitudenhöhe schwankt zwischen 5–100 mm Hg. Motilitätsphasen wechseln mit Phasen relativer oder absoluter Ruhe. Außerdem existieren segmental begrenzte Bewegungsabläufe, die sich nicht fortsetzen (lokale isometrische Kontraktionen) und die auch keine Transportfunktion (Propulsion) ausüben. Abhängig vom jeweiligen Druckgradienten ist im Sigma eine Bewegung des Darminhaltes in zweierlei Richtungen möglich (CONNELL, 1962, 1965).

Die zuerst von HOLZKNECHT und JONAS (1909) beschriebene, mit einer Nahrungsaufnahme offenbar eng korrelierte „*große Kolonbewegung*" (Massenbewegung) wird durch den *gastro-kolischen Reflex* gebahnt. Etwa 1–10 min nach einer Nahrungsaufnahme kommt es zu periodisch verlaufenden Aktivitätssteigerungen, die eine intensive Motorik, Hyperämie und Schleimsekretion umfassen (HOLDSTOCK u. Mitarb., 1970). Obwohl der gastro-kolische Reflex gleichzeitig mit dem gastro-ilealen Reflex auftritt, ist der Übertritt von Chymus in das Kolon keine notwendige Voraussetzung für die Kolonaktivierung (KOCK u. Mitarb., 1968; Einzelheiten: DAVENPORT, 1971; vgl. auch: CHRISTENSEN, 1975). Der Reflexerfolg besteht immer in einer sog. Massenbewegung, die durch eine gleichzeitige Kontraktion aller beteiligten Kolonsegmente hervorgerufen wird. Die Frequenz der Massenbewegung ist nur schwer kalkulierbar. Wahrscheinlich führt jede „große" Nahrungsaufnahme (3–4mal täglich) über den bahnenden gastro-kolischen Reflex zur Massenbewegung. Bei Personen mit abnorm erregbarem Kolon können Massenbewegungen häufiger auftreten und zu Durchfällen führen (vgl.: WANITSCHKE, 1975; SNAPE u. Mitarb., 1976). Auch bei der floriden, mit Diarrhoen einhergehenden Colitis ulcerosa (vgl. S. 434) treten alle 2–4 min kräftige simultane Kontraktionen mehrerer Kolonsegmente auf, die einer Massenbewegung entsprechen (DAVIDSON u. Mitarb., 1956; HOROWITZ u. FARRAR, 1962; WANGEL u. DELLER, 1965; EDMONDS, 1970).

In der Regel bleibt die peristaltische Welle der großen Kolonbewegung vor dem Rektum stehen. Die Füllung des Rektum mit Koloninhalt gilt als Anstoß zur Defäkation. Steigt der intrarektale Druck auf 20–25 mm Hg, entsteht Stuhldrang, vermittelt durch die Reizung von Dehnungsrezeptoren in der Wand des Rektum. Mithin ist der adäquate Reiz für den Defäkationsreflex die *Wandspannung* des Rektum und nicht sein Volumen (ausführliche Diskussion bei DAVENPORT, 1971; HOLSCHNEIDER, 1974). Afferente Impulse führen zur Erschlaffung des Sphincter ani internus. Die efferenten Bahnen des Defäkationsreflexes sind parasympathisch und cholinerg. Demzufolge kann der Reflex durch parasympathikomimetische Substanzen intensiviert werden. Bei Unterbrechung der sympathischen Innervation ist die Defäkation völlig normal.

Eine willkürliche Hemmung der Defäkation kann die Dehnungsrezeptoren an erhöhte intrarektale Drucke adaptieren, so daß bei wiederholter Hemmung des Defäkationsreflexes eine permanent höhere Füllung des Rektum nötig wird, um Stuhldrang hervorzurufen (EISNER, 1971). Hierin liegt eine Erklärungsmöglichkeit der Obstipation. Bei der Inkontinenz (vgl.: COLLINS u. Mitarb., 1968) ist das ano-rektale Druckprofil vermindert. Manometrisch lassen sich verschiedene Schweregrade unterscheiden: die partielle Inkontinenz 1. und 2. Grades sowie die vollständige Inkontinenz (Übersicht: HOLSCHNEIDER, 1974).

II. Die Sekretion des Dickdarmes

Im Epithel der Oberfläche und der Krypten liegen zahlreiche schleimhaltige Becherzellen; dementsprechend ist das Kolonsekret reich an Schleimen (ausführliche Diskussion der Schleimbildung bei LINDNER, 1969). Die Flüssigkeitssekretion hingegen ist spärlich (FIELD, 1974; vgl. auch: FORDTRAN, 1967; PHILLIPS, 1972; WANITSCHKE, 1975). Das Kolonsekret ist alkalisch und annähernd isoton; es neutralisiert die Produkte der Fäkalgärung (DEBEER u. Mitarb., 1935). Bicarbonat und Kalium werden von der Schleimhaut gegen einen Konzentrationsgradienten ausgeschieden (PARSONS, 1956; SWALLOW u. CODE, 1967). Das Kolonsekret enthält weder Enterokinase noch Invertase, Lipase oder Trypsin; nachzuweisen sind Spuren von Amylase (FLOREY u. Mitarb., 1941; GRACE u. Mitarb., 1951). Lysozymale Enzymaktivitäten sind auch im Sekret des normalen Kolon zumeist vorhanden (GRAY u. Mitarb., 1950; HIATT u. Mitarb., 1952; BRAUN, 1958; GOLDBACH u. Mitarb., 1964; MARON u. BONAVIDA, 1971; HANEBERG u. FINNE, 1974; OTTO, 1974).

Der hochvisköse Schleim macht etwa 0,4% des *frischen* Kolonsekretes aus (DAVENPORT, 1971). Die Schleimkonzentration nimmt in dem Maße zu, wie Flüssigkeit reabsorbiert wird. Oberflächenreizstoffe (etwa Senföl) oder mechanische Faktoren regen die Schleimsekretion an, die unabhängig von der äußeren Innervation erfolgt (vgl. auch: BRIGHT-ASARE u. BINDER, 1973). Eine Sekretionssteigerung kann auch durch Reizung der Nn. erigentes (Nn. splanchnici pelvini) induziert werden. Parasympathikomimetika stimmulieren die Sekretion, die andererseits durch Atropin geblockt werden kann. Parasympathisch wird aber auch die Kolonmotorik stimuliert, synchrone Sekretionssteigerungen beruhen indessen nicht nur auf den parasympatischen Motilitätseffekten. Motilität, Sekretion und die Durchblutung der Schleimhaut verhalten sich in der Regel gleichsinnig. Eine Reizung der sympathischen Nerven hemmt die Kolonmotorik und führt zur Vasokonstriktion, zugleich wird jede bestehende Sekretion inhibiert (GRACE u. Mitarb., 1951; GREGORY, 1962; HENDRIX u. BAYLESS, 1970; LEVINE, 1970; GEBBERS u. OTTO, 1976; *Prostaglandine* und Dickdarm: BENNETT u. FLESHLER, 1970).

Im Inneren des Gastrointestinaltraktes findet sich eine Fülle „potentieller" Antigene. Während sich im Duodenum und Jejunum nur wenige (10^1–10^4/ml) grampositive Bakterien befinden (Abb. 200), enthalten terminales Ileum und vor allem der Dickdarm eine Unmenge an Mikroorganismen [HOFFMANN, 1966; GORBACH u. Mitarb., 1967, 1968; BEST, 1970; vgl. auch: PRIZONT u. Mitarb., 1970; GORBACH, 1971 (Lit.)]. Ein lokales immunologisches System bildet eine protektive „Schutzschicht", einen sozusagen antibakteriellen „Oberflächenfilm" in Form der sekretorischen Immunglobuline (IgA und IgM), der allgemein als *Mukosablock* bezeichnet wird (Übersicht und Lit.: TAYLOR, 1966; TOMASI u. Mitarb., 1968; CRABBE u. HEREMANS, 1969; WATSON, 1969; DOUGLAS u. Mitarb., 1970; KRAFT u. KIRSNER, 1971; GINSBERG, 1971; PERSSON u. DANIELSSON, 1973; vgl. auch: BRANDTZAEG u. BAKLIEN, 1974). Exakte quantitative Analysen der in das Darmlumen *sezernierten* Immunglobuline sind allerdings nur schwer

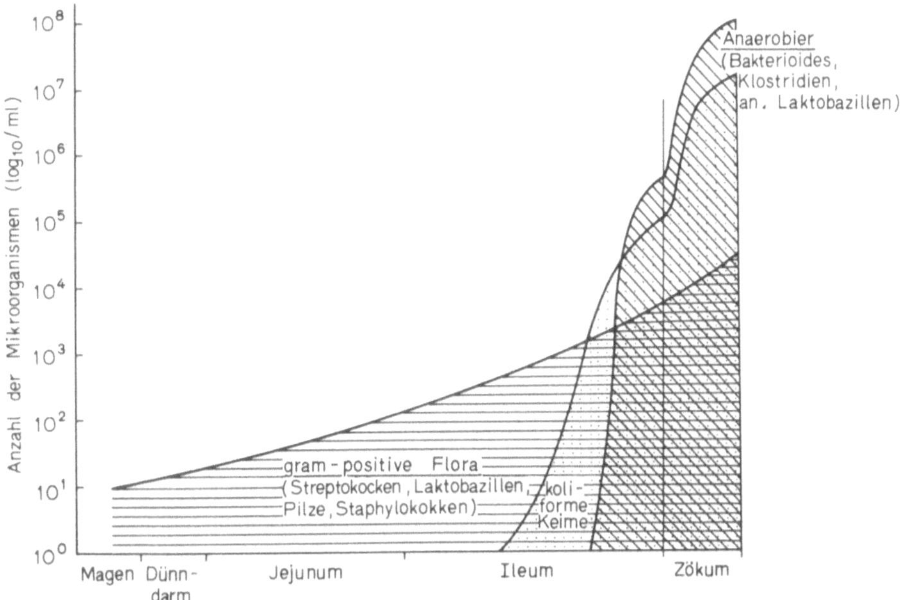

Abb. 200. Die „normale" Darmflora. [Aus MÜLLER-WIELAND, K., in: KRAUSPE, C., MÜLLER-WIELAND, K., STELZNER, F. (Hrsg.): Colitis ulcerosa und granulomatosa. München-Berlin-Wien: Urban & Schwarzenberg 1972]

Tabelle 64. Immunglobulin-Konzentrationen im „Darmsaft" (mg/ml) (BOURNE u.Mitarb., 1971)

Untersuchte Proben	IgA	IgG	IgM	IgA/IgG
1.	3,0	0,20	Spuren[a]	15:1
2.	3,0	0,23	Spuren	13:1
3.	1,1	0,14	Spuren	8:1
Mittelwerte	2,37	0,19	Spuren	12:1

[a] IgM war in allen untersuchten Proben in minimalen Spuren nachzuweisen; die Menge war allerdings zu gering, als daß mit Hilfe der Immunelektrodiffusion eine Quantifizierung hätte vorgenommen werden können.

möglich (BOURNE u. Mitarb., 1971; BULL u. Mitarb., 1971; DOE, 1972). Die lokal sezernierten Immunglobuline sind kaum zu differenzieren von denjenigen, die mit den Sekreten der Speicheldrüsen, des Magens und der Galle in das Darmlumen gelangen. Zudem findet eine permanente (passive) Transsudation von *Plasma*globulinen in das Darmlumen statt, die von der eigentlich sekretorischen Leistung getrennt werden muß (DOE, 1972). Darüber hinaus werden die Immunglobuline des „Darmsaftes" leicht durch proteolytische Enzyme zerstört, vor allem IgG und IgM (DOE, 1972). IgA ist auch im „Darmsaft" das dominierende Immunglobulin (Tabelle 64) (BOURNE u. Mitarb., 1971; vgl. auch: PLAUT u. KEONIL, 1969; BRANDTZAEG u. BAKLIEN, 1975).

III. Resorption und Exkretion

Das tägliche Stuhlgewicht beträgt etwa 150 g; 70% (etwa 100 ml) sind Wasser. Das Kolon resorbiert täglich also eine Nettomenge von 300–400 ml Wasser, ein Wert, der weit *unter* der Resorptionsrate des Dünndarms liegt. Die Nettowasser-Resorption ist auch im Kolon die Resultante eines unidirektionalen Fluxes (DEVROEDE u. PHILLIPS, 1969).

Geht man von den Werten einer gut funktionierenden Ileostomie aus (KANAGHINIS u. Mitarb., 1963), so enthält der vom Dickdarm aufgenommene Chymus 115–145 mval/l Natrium, 6–30 mval/l Kalium, 75–100 mval/l Chlorid in einer annähernd isotonen Flüssigkeit. Die Calciumkonzentration liegt bei 10 mval/l (Ileostomiewert), so daß täglich etwa 0,4 g Calcium in den Dickdarm gelangen. Diese Menge wird auch im Stuhl ausgeschieden. Der Dickdarm spielt für die Calciumbilanz keine Rolle (LEVITAN u. Mitarb., 1962; FORDTRAN u. DIETSCHY, 1966; Lit.: PHILLIPS, 1969).

Die Elektrolytkonzentrationen der Fäzes, die bei hochtouriger Zentrifugation gefunden werden, betragen für Natrium 25–50 mval/l und für Kalium 80–132 mval/l. Die Differenz zwischen diesen Werten und denjenigen einer Ileostomie (= Eintritt in das Kolon) ist das Ergebnis einer aktiven Natrium-Resorption und einer Kalium-Sekretion (CURRAN u. SCHWARTZ, 1960; SHIELDS u. MILES, 1965; DEVROEDE u. PHILLIPS, 1969). Zugleich findet eine Chlorid-Resorption und eine Bicarbonat-Sekretion statt (PARSONS, 1956; HUBEL, 1968). Die Osmolarität der Darmflüssigkeit bleibt während der Kolonpassage konstant (KALSER

u. Mitarb., 1964). Die Fluxraten sind im linken Kolon größer als im rechten (DAVENPORT, 1971).

Verschiedene Krankheiten können die einzelnen Fluxraten zum Teil beträchtlich verändern. So führen villöse Kolonpolypen (vgl. S. 546) zu einer oft erheblichen Wasser- und Natriumsekretion bei gleichbleibender Resorption (DUTHIE u. ATWELL, 1963; HUECK, 1974). Eine anhaltende Reabsorption von Chloriden und eine Bicarbonatausscheidung in das Kolon sind Ursache für die Entstehung einer hyperchlorämischen Azidose nach Ureterimplantation in das Kolon (PHILLIPS, 1969; DAVENPORT, 1971). Bei Durchfällen erfolgt die Flüssigkeitsabgabe in das Darmlumen überwiegend und mengenmäßig eindeutig vorherrschend allerdings im Dünndarm (WANITSCHKE, 1975). Nur 0,3% des gesamten Körperwassers befinden sich jeweils im Dickdarm. Der tägliche Verlust von 5–10 mval Natrium und 6–20 mval Kalium ist im Hinblick auf die Elektrolythomöostase unbedeutend.

Nur in Einzelfällen ist auch das Kolon an der Durchfallentstehung in stärkerem Maße beteiligt. Bestimmte Substanzen (Dihydroxygallensäuren, Hydroxyfettsäuren) induzieren, offenbar über zyklisches Adenosinmonophosphat (vgl.: KIMBERG, 1974), im Kolon eine aktive Elektrolytsekretion durch die Mukosazellen; Wasser folgt den Elektrolyten osmotisch nach. Auch verschiedene Enzympräparate induzieren vor allem in Verbindung mit Choleretika und Cholekinetika Durchfälle. Einige dieser Kombinationspräparate enthalten in nicht geringen Mengen Gallensäuren (vgl.: BLUM u. Mitarb., 1974). Wird die aktive Rückresorptionskapazität des terminalen Ileum aus „therapeutischen" Dosen sozusagen überfordert, gelangen Gallensäuren in das Kolon; bei genügend hoher Konzentration führen sie hier zur Diarrhoe (BAHLS, 1970) (Durchfälle und Pharmaka: WANITSCHKE, 1975). Ein relaxiertes Kolon erleichtert die Passage der Ingesta und begünstigt dadurch Durchfälle (WANITSCHKE, 1975). Bei der sog. „Chlorid-Diarrhoe" (=kongenitale Alkalose mit Diarrhoe, vgl. auch S. 127) findet sich eine exzessive Chloridausscheidung mit dem Stuhl (EVANSON u. STANBURY, 1965).

D. Kongenitale Fehlbildungen

Die formale Pathogenese kongenitaler Fehlbildungen ist ausführlich im Rahmen der Dünndarmpathologie (vgl. S. 67) diskutiert worden; sie gilt gleichermaßen auch für den Dickdarm (HECKER, 1962). Im Vordergrund des klinisch-therapeutischen Interesses stehen vor allem die verschiedenen Formen der Rektum- und Kolon-Atresien und das Megakolon, das im Hinblick auf Ätiologie und Pathogenese sehr unterschiedliche Krankheitsbilder umfaßt.

I. Lage- und Lichtungsanomalien

1. Rotations- und Fixationsanomalien

Isolierte Malrotationen sind im Bereich des Kolon und Rektum durchweg selten. Der *Situs inversus* (vgl. S. 68) stellt zumeist einen Zufallsbefund dar. Die Anomalie kann bei der Diagnostik der Appendizitis zu Fehlschlüssen (Fehldiagnosen) führen, besitzt sonst aber keine klinische Bedeutung.

Fehlrotationen des Dickdarms finden sich in der Regel kombiniert mit solchen des Dünndarms. Da der Dickdarm bis zur Mitte des Colon transversum, entsprechend dem Versorgungsbereich der A. mesenterica superior, ein Bestandteil der Nabelschleife ist, kann er sozusagen als *Indikator* für Rotationsanomalien der Nabelschleife dienen. Es ist allerdings zu beachten, daß das Colon ascendens zusammen mit dem Zäkum eine ausgeprägte Tendenz zum Eigenwachstum und damit zur Erreichung der normalen Rechtslage besitzt, unabhängig von anderen Entwicklungstörungen im Bereich der Nabelschleife. Dadurch können normale anatomische Verhältnisse vorgetäuscht werden (GROB, 1957).

Mesenterium commune, Caecum mobile und Caecum mobile-Syndrom: S. 73.

Beim *Chilaiditi-Syndrom,* der Interpositio hepatico-diaphragmatica (CHILAIDITI, 1910), handelt es sich um eine Verlagerung von Darmschlingen zwischen rechter Zwerchfellkuppel und Leber. Ursächlich werden Anomalien des Ligamentum falciforme, Zwerchfellparesen, abnorme Druckverhältnisse im Abdomen und abnorme Blähungen des Darmes bei entsprechenden Bewegungsmöglichkeiten angenommen. Zumeist ist die rechte Kolonflexur verlagert. Andere Dickdarmabschnitte, eventuell zusammen mit Teilen des Dünndarms (Mesenterium commune), einschließlich des Magens, sind weitaus seltener betroffen (BAUM u. KARPATI, 1954). Klinisch können uncharakteristische abdominelle Beschwerden auftreten. Andererseits findet sich das Syndrom oft als Zufallsbefund. Die Diagnose wird röntgenologisch gestellt.

2. Die Atresien und Stenosen des Dickdarmes

Angeborene Atresien und Stenosen des Dickdarms sind selten (PECK u. Mitarb., 1963; STURIM u. TERNBERG, 1966; DICKINSON, 1967; BLUNT u. RICH, 1967). GROSS (1953) fand unter 140 Atresien des Darmes 6 und unter 79 Stenosen eine im Kolon. Das kombinierte Auftreten von Dünn- und Dickdarmatresien (bzw. Stenosen) ist gleichfalls selten (SCHULTZ u. LAWRENCE, 1960). Nachdem die Tandlersche Okklusionstheorie zumindest für die Entstehung der Kolonatresien kaum noch aufrechterhalten werden kann (LOUW, 1959; EARLEM, 1972; FLACH, 1974), ist eine Differenzierung dieser Fehlbildung in primäre und sekundäre Formen nicht mehr gerechtfertigt.

Klinische Symptome treten relativ spät auf, Erbrechen in der Regel erst 24–36 Std nach der Geburt. Eine spärliche Mekoniumentleerung kann diagnostisch fehlgedeutet werden. Allmählich entwickeln sich die Zeichen eines tiefen (Dickdarm-)Ileus („Spiegel" in geblähten Darmschlingen). Kontrasteinläufe stellen das aboral einer Stenose und Atresie gelegene Darmstück deutlich verschmälert dar (sog. Mikrokolon). Die Perforation der proximal oft massiv geblähten Darmschlingen gilt, abgesehen vom Ileus, als gefährlichste Komplikation (vgl. auch: BRÜNNER u. RITTER, 1972). Differentialdiagnostisch sind ein Mekonium-Ileus, ein Mekonium-Obstruktionssyndrom, vor allem aber ein Morbus Hirschsprung abzugrenzen.

Totale Kolon*aplasien* sind außerordentlich selten (MCKELVEY u. BAXTER, 1935).

3. Atresien und Stenosen des Analkanals

Ano-rektale Atresien und Stenosen gehören zu den häufigsten Fehlbildungen im Bereich des unteren Darmtraktes; sie sind zugleich die wichtigsten Erkrankungen im Rahmen der kindlichen Rektumschirurgie (LADD u. GROSS, 1934, 1941; PARTRIDGE u. GOUGH, 1961; GREWE u. RINGERL, 1964; HARTL, 1966).

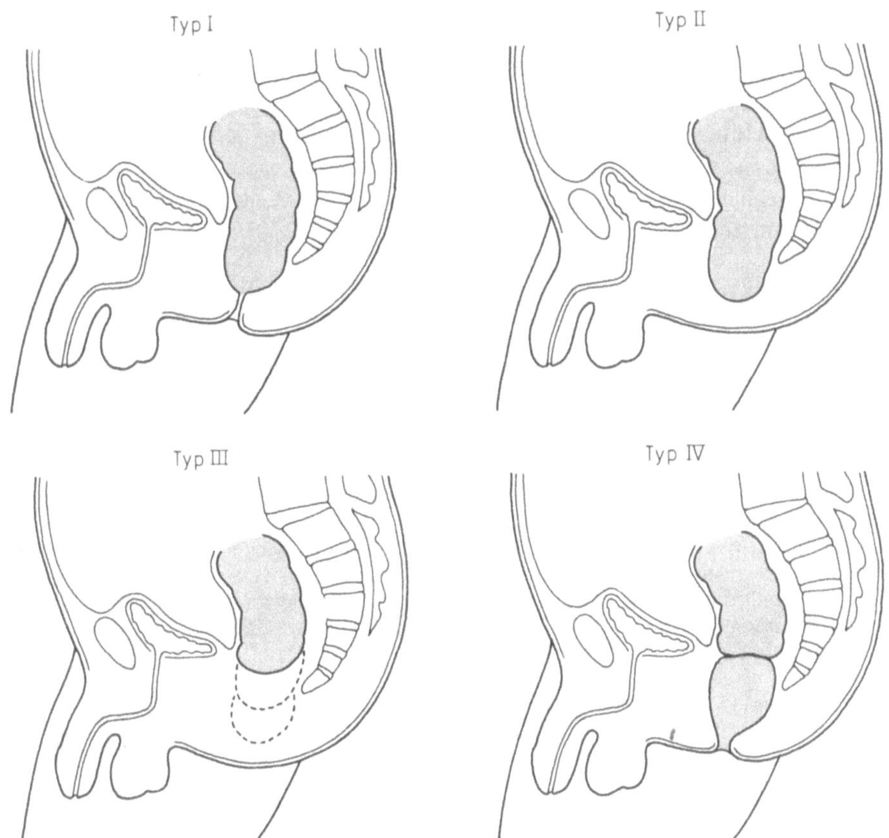

Abb. 201. Die 4 Typen der Enddarm-Fehlbildungen. (Nach LADD u. GROSS, 1934 und 1941)

Häufigkeitsangaben über Anal- und Rektumatresien schwanken zwischen 1:1000 und 1:25000 Geburten (im Mittel 1:5000) (Lit.: HECKER, 1962; GREWE u. RINGERL, 1964). In 32–65% sollen weitere Fehlbildungen, die in 21–45% die Lebenserwartung drastisch mindern, vorliegen (MOORE u. LAWRENCE, 1952; GROSS, 1953). Knaben sind häufiger betroffen als Mädchen. Nach COZZI und WILKINSON (1968) liegt die Mortalität bei 20%.

Die Einteilung der Atresien und Stenosen des Enddarmbereiches (Abb. 201) erfolgt zumeist nach LADD und GROSS (1934, 1941):

Typ I: (Isolierte) *Analstenose* (11%), bei der es sich um eine unvollständige Eröffnung der Analmembran handelt. Nach BETTEX und STILLHART (1961) handelt es sich um eine Anal*atresie* mit *zentraler Fistel*.

Typ II: *Analatresie*. Die Fehlbildung findet sich fast nur bei Knaben, in etwa 4%. Rektum und Levator sind regelrecht ausgebildet, die Einstülpung des Proktodäum ist ausgeblieben. Es handelt sich letztlich um einen membranösen Verschluß.

Typ III: *Anal- und Rektumatresie:* Bei dieser häufigsten Form (76%) der ano-rektalen Fehlbildungen endet der Blindsack des Rektum (bzw. des Dickdarms) in wechselnder Höhe innerhalb des Beckens (=oberhalb des Beckenbodens; SNYDER, 1966). Liegt der Scheitel des Blindsackes in Höhe des 2. Sakralwirbels, handelt es sich (definitionsgemäß) um eine sog. totale Rektum- und Analatresie.

Typ IV: (Isolierte) *Rektumatresie* (9%): Der Analkanal ist entwickelt, das Rektum endet blind (=Rectum imperfoatum).

BROWNE (1951) und STEPHENS (1953, 1963) teilen die ano-rektalen Dysplasien in Korrelation vor allem zur Anatomie der Beckenbodenmuskulatur bzw. ihrer Fehlanlage ein in:

1. *Rectum imperforatum:* Der rektale Blindsack findet sich in Höhe der Plicae transverales (KOHLRAUSCH). Er soll der Verbindungsstelle zwischen dem Enddarmteil und dem Kloakenteil des Rektum entsprechen. Das Rectum imperforatum ist bei Knaben häufig mit rekto-urethralen, bei Mädchen mit rekto-vaginalen bzw. rekto-vestibulären (=Anus vestibularis; STELZNER, 1959) Fisteln kombiniert.

Fehlt bei Rektumatresien der 3. oder 2. Sakralwirbel, so fehlt auch der levatorische Sphinkterabschnitt (M. pubo-rectalis) (STELZNER, 1959; MAGNUS u. STEPHENS, 1966; HEKKER, 1967). Entwicklungsgeschichtlich sind die Muskeln des Beckenbodens, einschließlich des Levator, „transformierte" Schwanzmuskeln; daraus erklärt sich die kongruente Anlage (bzw. Anlagestörung) mit den Sakralwirbeln (=ehemalige Schwanzskeletanteile).

2. *Anus imperforatus:* Vgl. Typ II nach LADD und GROSS.

3. *Imperforierte Analmembran* (=persistierende Analmembran): Vgl. Typ II nach LADD und GROSS.

4. *„Ectopic anus":* Infolge einer fehlenden Entwicklung des Dammes ist die Dorsalverlagerung des Anus ausgeblieben; der Anus mündet mehr ventral (SHOPFNER, 1965).

5. *„Covered anus"* (BROWNE, 1951): Es handelt sich um eine abnorme Fusion der hinteren inneren Genitalfalten. Die Raphe ist verdickt, die Analöffnung ist nach ventral verlagert und findet sich am Damm, am Skrotum, gelegentlich auch im Bereich des Penis. Die Fehlbildung kommt hauptsächlich bei Knaben vor.

Kombinationen mit fistelartigen Öffnungen des Enddarms in die benachbarten Beckenorgane oder perianal sind bei Atresien des Rektum häufig, nach GROB (1957) in etwa 70% entwickelt. Diese Verbindungen werden zumeist als Rudimente des Kloakenganges angesehen; nach STEPHENS (1953), BILL und JOHNSON (1958), GOUGH (1961) und HECKER (1962) handelt es sich indessen um *ektopische* Mündungen des Enddarms, die bei den Anal- und Rektumatresien (Typ III) obligat auftreten sollen. Die nachweisbare Fistelhäufigkeit bei den anorektalen Dysplasien liegt nach DAVIS (1959) bei:

Typ I: 1,5%,
Typ II: 11,1%,
Typ III: 85,7%,
Typ IV: 1,7%.

Bei Knaben dominieren rekto-urogene (Urethra: 25%, Harnblase: 33%) und perineale Fisteln (42%). Die Dammfisteln liegen ventral der eigentlichen Analöffnung. Bei Mädchen dominieren rekto-genitale Fisteln (Vagina: 84%, Perineum: 14,5%, Harnblase: 1,5%) (MORSON u. DAWSON, 1972). Bei Mädchen sind die durchweg seltenen Fisteln zur Harnblase stets kombiniert mit genitalen Fehlbildungen (HECKER, 1962).

Selten sind *persistierende Kloaken,* bei denen Rektum, Genital- und untere Harnwege in ein gemeinsames Reservoir münden (STEPHENS, 1953; GOUGH, 1961; PARTRIDGE u. GOUGH, 1961). Auch die Persistenz des sog. *Schwanzdarmes* ist eine außerordentlich seltene Fehlbildung (BETTEX u. STILLHART, 1961). Dabei handelt es sich um eine kleine gewundene Darmschlinge kaudal des Rektum, die sich in der Steißgegend tumorartig (nach außen) manifestieren kann. Die Fehlbildung beruht auf einer mangelnden Rückbildung des embryonal angelegten Schwanzdarmes. Kot und Schleim können retiniert werden und zu einer chronischen Entzündung führen.

4. Duplikaturen

Kolo-rektale Duplikaturen sind selten (v. ZWALENBURG, 1952; RAVITCH, 1953; OECONOMOPOULOS u. SWENSON, 1962; KRAJCOVIC u. Mitarb., 1965; BREEN u. WEINBERG, 1965; MARTORELL u. MURPHEY, 1967; EBERT u. VINZ, 1968; SOPER, 1968; DAUM u. Mitarb., 1972; HOFMANN u. LÖHR, 1971). Wie im Bereich des Dünndarmes werden zystische und tubuläre Doppelbildungen unterschieden; zystische Duplikaturen sind weitaus häufiger als tubuläre (LADD u. GROSS, 1940; GROSS u. Mitarb., 1952). Kolo-rektale Duplikaturen sind in relativ hohem Prozentsatz mit weiteren Fehlbildungen kombiniert, vor allem mit Fehlbildungen des Urogenitaltraktes (LADD u. CHISHOLM, 1943; RAVITCH, 1953; BEACH u. Mitarb., 1961) und der lumbo-sakralen Wirbelsäule (Duplikaturen, Spina bifida, „split notocord syndrome", vgl. auch S. 79) (VEENEKLAAS, 1952; BREMER, 1952; FALLON, 1954; BEARDMORE u. WIGLESWORTH, 1958; FORSHALL, 1961). Selten sind kolo-rektale Duplikaturen mit solchen anderer Lokalisation (Oesophagus, Magen, Dünndarm) kombiniert. Isolierte Doppelbildungen des Rektum (vielfach als Enterokystome beschreiben (McLANAHAN u. STONE, 1934; COGSWELL u. THOMPSON, 1947; DICKENMAN u. Mitarb., 1967)] gelten als Rarität (WETZEL u. BREED, 1963). Frauen sind häufiger betroffen als Männer. Nach einer Zusammenstellung von WETZEL und BREED (1963) ist die Karzinomhäufigkeit (12%) in Rektumduplikaturen auffallend hoch.

GRAY (1940) beschrieb eine *Triplikatur* des Dickdarms.

5. Kongenitale Divertikel

Auch kongenitale Divertikel sind im Bereich des Kolon und Rektum außerordentlich selten (EVANS, 1929; ODQUIST u. PETREN, 1931; BLACK u. BENJAMIN, 1936; SAUNDERS, 1943; MORISON, 1944; COGSWELL u. THOMPSON, 1947). Sie sollen häufiger im Kolon als im Rektum vorkommen. Kombinationen mit Wirbeldefekten des Lumbosakralbereiches sind bekannt.

Wahrscheinlich handelt es sich in der überwiegenden Mehrzahl der kongenitalen Divertikel um (rudimentäre) zystische Doppelbildungen.

II. Heteroplasien

Heteroplasien (Begriffsbestimmung s. S. 86) sind im Bereich des Kolon und Rektum durchweg selten, zumeist kombiniert mit Duplikaturen oder divertikelartigen Wanddefekten (WILLIS, 1968). Das Rektum ist häufiger betroffen als das Kolon. Unter den ortsfremden Epithelverbänden (im Sinne der Heteroplasie) sind vor allem Magenschleimhaut (TAYLOR,

1927; NIGRO u. HIRATZKA, 1961; GOLDFARB u. SCHAEFER, 1961; COX, 1962; DUBILIER u. Mitarb., 1969; WOLFF, 1971) und Pankreasgewebe (BURNE, 1958) bedeutungsvoll. Extrem selten sind epidermoide Differenzierungen, die von ATERMAN und ABACI (1967) als oesophageale Epithelversprengungen aufgefaßt werden.

III. Hamartien

1. Das Peutz-Jeghers-Syndrom (s. S. 87)

Etwa in der Hälfte aller Fälle finden sich singuläre oder multiple Polypen (Abb. 50) auch im Dickdarm (Übersicht u. Lit.: DOZOIS u. Mitarb., 1969; BUSSEY, 1970). Symptome seitens der Dickdarmpolypen bestehen zumeist nicht; der „Krankheitswert" wird wesentlich durch die gastralen und enteralen Polypen bestimmt (Übersicht: BARTHOLOMEV u. Mitarb., 1957, 1962; FUCHS u. Mitarb., 1973; SCHOTT u. Mitarb., 1974).

2. Juvenile Polypen — juvenile Polypose

Juvenile Polypen (=kongenitale Polypen, =Retentionspolypen, =juvenile „Adenome") treten ganz überwiegen vor dem 10. Lebensjahr auf; der Häufigkeitsgipfel liegt zwischen dem 4. und 5. Lebensjahr. Ein zweiter Häufigkeitsgipfel

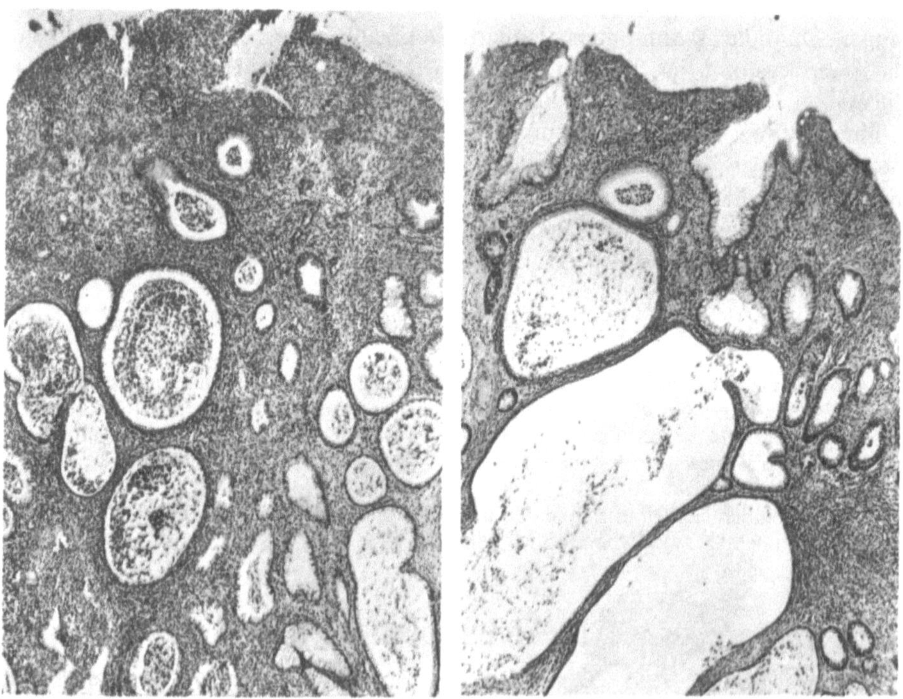

Abb. 202. Juveniler Kolonpolyp mit zystisch erweiterten Drüsen (=sog. Retentionspolyp) und oberflächlichen Ulzerationen. Färbung: HE. Vergr. 45:1

Tabelle 65. Lokalisation juveniler Polypen (ROTH u. HELWIG, 1963)

Lokalisation	Kinder (1–10 Jahre) %	„Adulte Gruppe" (über 17 Jahre) %	Total %
Rektum	69,0	80,0	72,0
Colon sigmoideum	9,4	15,0	11,0
Colon descendens	2,8	1,7	2,4
Colon transversum	4,2	1,7	3,6
Colon ascendens	1,9	–	1,2
Zäkum	0,95	–	0,60
Kolon, diffus	0,95	–	0,60
nicht sicher verifiziert	11,0	1,7	7,8

findet sich allerdings zwischen dem 17. und 25. Lebensjahr (sog. „adulte Gruppe") (ROTH u. HELWIG, 1963). *Leitsymptom* (in über 80%) ist die schmerzlose rektale Blutung (CABRERA u. LEGA, 1960; RAUHS, 1960; GELB u. Mitarb., 1962; ROTH u. HELWIG, 1963; HARRIS, 1967; TOCCALINO u. Mitarb., 1973). Seltener sind Prolabierungen der Polypen, die sich in vielen Fällen spontan reponieren, oder krampfartige Abdominalbeschwerden, die zum Teil auf einer „Selbstamputation" der Polypen beruhen. An Laborbefunden fallen meist eine leichte hypochrome Anämie und gelegentlich eine Eosinophilie auf. Das männliche Geschlecht ist bevorzugt betroffen ($\male:\female=2:1$), eine familiäre Belastung ist seit langem bekannt (KENNEDY u. Mitarb., 1943; MORSON, 1962; ROTH u. HELWIG, 1963; VEALE u. Mitarb., 1966).

Juvenile Polypen sind überwiegend im Rektum lokalisiert (Tabelle 65).

In 14–20% finden sich multiple Polypen, die in über 50% gruppiert in einem Kolonsegment angetroffen werden; *diffuse* kolo-rektale Polyposen sind selten.

Meist handelt es sich um gestielt-pendulierende, seltener um sessile Polypen. Makroskopisch erscheinen die juvenilen Polypen, im Gegensatz zur lobulierten Oberfläche der adenomatösen Polypen, abgerundet, von glatter Kontur. Allerdings ist die Oberfläche nicht selten ulzeriert. Auf der Schnittfläche sind schon makroskopisch „Muzin"-gefüllte Zysten erkennbar (*Retentions*polypen).

Die Größe der Polypen schwankt zwischen etwa 3 mm und 5 cm.

Histologisch (Abb. 202) finden sich inmitten eines reich entwickelten und zumeist entzündlich aufgelockerten Polypenstroma weit voneinander distanzierte Drüsen, die vielfach zystisch dilatiert sind und reichlich schleimiges Material enthalten. Das (begrenzende) Drüsenepithel entspricht dem normaler Kolonschleimhaut. Es ist in den stark dilatierten Drüsen oft abgeflacht, kubisch, Epitheldysplasien fehlen. Die Oberfläche der Polypen wird von Zylinderepithelien und Becherzellen begrenzt. Ausgeprägte Ulzerationen mit fibrinösen Exsudationen und purulenter Entzündung (teilweise auch mit blutiger Imbibierung) beherrschen das Bild. Das Polypenstroma enthält zahlreiche Entzündungszellen: Lymphozyten, Plasmazellen, Mastzellen, vor allem aber polymorphkernige und eosinophile Granulozyten, die teilweise zu einer (entzündlichen) Destruktion der Drüsen führen (Abb. 202). Lymphfollikel im Polypenstroma werden nur selten gefunden, glatte Muskelfasern fehlen. Kartilaginäre oder knochenartige Stromametaplasien sind extrem selten.

Bezüglich der Ätiologie und Pathogenese dieser polypösen Läsionen existieren verschiedene Auffassungen. Zum Teil werden sie für kongenitale Fehlbildungen bzw. Hamartome der intestinalen Mukosa, ausschließlich der Muscularis mucosae, gehalten (DIAMOND, 1939; KENNEDY, 1941; WOLF u. Mitarb., 1961; TOCCALINO u. Mitarb., 1973; Übersicht u. Lit.: MORSON, 1962; ROTH u. HELWIG, 1963). Von anderen werden für die Entstehung der juvenilen Polypen lokale Traumatisierungen mit chronisch-entzündlicher Irritation der Schleimhaut (=entzündliche „Pseudopolypen") angeschuldigt (KERR, 1948; CHURCH u. SCHWARTZ, 1954; BENSAUDE u. Mitarb., 1955; TURELL u. MAYNARD, 1956; DORMANDY, 1957; HORRILLENO u. Mitarb., 1957; CABRERA u. LEGA, 1960). Vor allem ROTH und HELWIG (1963) postulieren eine entzündliche Genese und mutmaßen eine sozusagen stadienhafte Entwicklung von kleinen „sessilen" Ulzerationen mit reaktiv-entzündlicher Stromagranulation über größere „sessile Polypen" mit zystisch dilatierten, sekretgestauten Drüsen bis hin zu gestielten polypösen Läsionen als den schließlichen „Endphasen" der Entwicklung. CASTRO (1955) diskutiert eine allergische Genese. Eine Zuordnung zu den neoplastischen Polypen erscheint in keinem Fall gerechtfertigt (MORSON, 1962). Juvenile Polypen sind durchweg harmlos und weder in die Gruppe der obligaten noch der fakultativen Präkanzerosen einzuordnen (KNOX u. Mitarb., 1960). Therapeutisch empfiehlt sich die Polypektomie. Segmentresektionen bei multiplen Polypen sind selten indiziert. Juvenile Polypen neigen zur Autoamputation (fehlende Muskulatur) und zur spontanen Regression (MORSON, 1962). Rezidiv*symptome* treten in knapp 10% auf (ROTH u. HELWIG, 1963).

Die *juvenile Polypose* (McCOLL u. Mitarb., 1964; VEALE u. Mitarb., 1966; HAGGITT u. PITCOCK, 1970) ist charakterisiert durch multiple Polypen vom juvenilen Typ im Dickdarm unter gelegentlicher Mitbeteiligung des Dünndarms und des Magens. SACHATELLO u. Mitarb. (1970) beschrieben eine *generalisierte juvenile Polypose* mit Befall von Magen, Dünndarm und Dickdarm bei vermutlich dominantem Erbgang. Das klinische Manifestationsalter liegt in der 1. Lebensdekade. Zwei Formen werden unterschieden (VEALE, 1965; BUSSEY, 1970):

1. Eine nicht familiär gebundene Form, die in etwa einem Drittel der Fälle mit weiteren kongenitalen Anomalien, wie Herzfehler, Malrotation, Amyotonica congenita, Porphyrie, Hydrocephalus kombiniert ist;
2. eine familiäre, erbliche Form mit vermutlich autosomal rezessivem Erbgang, bei der weitere kongenitale Anomalien fehlen.

3. Das Cronkhite-Canada-Syndrom

Die diffuse gastro-intestinale Polypose bevorzugt Magen und Kolo-Rektum. Die Zuordnung des Syndroms, das neben der Polypose ektodermale Veränderungen (vgl. S. 89) regelmäßig aufweist, zu den Hamartien ist keinesfalls gesichert. Die Polypen des Cronkhite-Canada-Syndroms erinnern in ihrem histologischen Aufbau an die stromareichen juvenilen Polypen.

4. Hämangiomatöse Läsionen

Isolierte hämangiomatöse Fehlbildungen (bzw. Hamartome; vgl. S. 93) sind im Bereich des Dickdarms selten. Klinisches Leitsymptom ist die rektale Blutung; außerordentlich selten sind Intussuszeptionen (WEINSTEIN u. Mitarb.,

1963). Kombinationen mit hämangiomatösen Läsionen der Haut und/oder des oberen Intestinaltraktes werden häufiger beobachtet.

Die häufigste hämangiomatöse Läsion im Bereich des Dickdarms ist das *kavernöse Hämangiom,* das vor allem im Rektum und im Colon sigmoideum gefunden wird (HELLSTROM u. Mitarb., 1955; PARKER u. Mitarb., 1960). Diffuse Manifestationen im gesamten Kolon sind extrem selten (RISSIER, 1960; WESTER-HOLM, 1966). Die kavernösen Hämangiome durchsetzen oft die gesamte Darmwand und oft auch das perikolische und perirektale Bindegewebe. Die leicht protuberante Mucosa erscheint bläulich-schwarz koloriert, schwammartig in der Konsistenz. Ausgesprochen polypoide Läsionen sind selten. Die Oberfläche ist meist intakt. Phlebolithen finden sich relativ häufig (Röntgendiagnostik). Der histologische Aufbau der kavernösen Hämangiome im Dickdarm entspricht dem anderer Lokalisation (vgl. WATSON u. MCCARTHY, 1940).

5. Lymphangiomatöse Läsionen

Lymphangiome des Kolon und des Rektum gelten als große Rarität (RAI-FORD, 1932; HELWIG, 1943; DEDICK u. COLLINS, 1953; STOUT, 1955; HARKINS u. SABISTON, 1960; CORMAN u. HAGGITT, 1973; BERARDI, 1974). Oft handelt es sich um polypoide Läsionen, die durchaus auch röntgenologisch erfaßbar sind (ALVICH u. LEPOW, 1960; GREENE u. Mitarb., 1962; BERARDI, 1974). Das Kolon scheint häufiger betroffen als das Rektum: unter 18 Lymphangiomen fand BERARDI (1974) 5 im Rektum und 13 im Kolon. Diffuse lymphangiomatöse Läsionen des gesamten Kolon sind allerdings außerordentlich selten, dann zumeist mit schweren Malabsorptionssymptomen, Proteindiarrhoen und erheblichen Kaliumverlusten (Kalium-Verlustsyndrom) kombiniert (SCHAEFER u. Mitarb., 1968; IVEY u. Mitarb., 1969).

Mikroskopisch finden sich unterschiedlich große, zumeist aber stark dilatierte und außerordentlich dünnwandige Lymphgefäße, von flachem Endothel ausgekleidet. Sie enthalten flockig oder homogen präzipitierte Lymphe und in wechselnder Zahl Lymphozyten. Mithin entspricht der histologische Aufbau der kolorektalen Lymphangiome dem anderer Lokalisationen.

IV. Störungen der Innervation: die Megakolonformen

Der Begriff des Megakolon umfaßt eine Reihe ätiologisch grundsätzlich verschiedener Krankheitsbilder (TONIOLO u. MACCHITELLA, 1963; TODD, 1971; MEIER-RUGE, 1968, 1974), deren klare (begriffliche) Trennung die nötige Voraussetzung einer jeweils adäquaten Therapie schafft.

Nach wie vor aber existieren verschiedene Einteilungen des Megakolon (LEE, 1955; TONIOLO u. MACCHITELLA, 1963; EHRENPREIS, 1966; MAHNKE, 1967; ORE-STANO, 1967). In Anlehnung an MEIER-RUGE (1967, 1968, 1969, 1974) erscheint uns die nachfolgende Einteilung am einfachsten und zugleich auch am übersichtlichsten:

1. Megacolon acquisitum

a) Durchtrennung oder Resektion des parasympathisen Sakralplexus.

b) Hypoxämisch.

c) Entzündlich: Chagas-Krankheit, Colitis ulcerosa.

d) Toxisch.

e) Hypoganglionose bei Greisen mit numerischer Atrophie der Ganglienzellen in den Darmwandplexus aus unbekannter Ursache.

2. Megacolon functionale

a) Psychogen.

b) Pharmakodynamisch: anticholinergische Substanzen, Ganglienblocker, Atropin etc.

c) „Juvenile" Hypoganglionose bzw. Pseudo-Hirschsprung.

3. Megacolon secundum

Morbus Hirschsprung (= sog. Megacolon congenitum, „aganglionäres Megakolon", Aganglionose).

1. Morbus Hirschsprung

Das Megakolon bei der Hirschsprungschen Krankheit (HIRSCHSPRUNG, 1888) ist ein *sekundäres,* das distal enge Darmsegment ist der erkrankte Bezirk im Sinne einer genetisch determinierten embryonalen Entwicklungsstörung (BO-DIAN, 1952; Lit. MEIER-RUGE, 1974). So gesehen, stellt die häufig verwandte Krankheitsbezeichnung Megacolon congenitum (=aganglionäres Megakolon) einen Widersinn dar.

Die Erstbeschreibung erfolgte durch den Kopenhagener Pädiater HIRSCHSPRUNG (1888), der bei 2 Säuglingen mit „hartnäckiger Obstipation" die klassisch gewordenen patho-anatomischen Befunde eines hochgradig dilatierten und wandhypertrophierten Dickdarms beschrieb (Abb. 203). Die Betonung lag damals ganz und gar auf der Dilatation und Hypertrophie des Kolon als dem primären Sitz der Erkrankung. Diese Fehlinterpretation erschwerte lange Jahre jegliches Krankheitsverständnis, vor allem aber alle therapeutischen Bemühungen. Erst die grundlegenden Untersuchungen von SWENSON u. Mitarb. (1949) vermochten mit Hilfe von Druckmessungen das Fehlen einer koordinierten, propulsiven Motilität im „spastischen" Darmsegment nachzuweisen. Damit war der tatsächliche „Krankheitsort" erfaßt. Einen weiteren wesentlichen Fortschritt in der Diagnostik und damit auch für das Verständnis der Pathogenese brachte die rektale bzw. rektoskopische Probebiopsie (SWENSON u. Mitarb., 1955). Dadurch konnte die schon früher vermutete (Lit. MADSEN, 1964) Aganglionose im engen Darmsegment endgültig bestätigt werden.

Die Häufigkeit des Morbus Hirschsprung liegt nach neueren Angaben (BO-DIAN u. CARTER, 1963; CORKERY, 1975) bei 1:1000–5000 Geburten (0,02% nach PASSARGE, 1967, 1973). Knaben sind mit etwa 80% stark bevorzugt betroffen (EHRENPREIS, 1970; vgl. auch Tabelle 66). Über ein familiäres Vorkommen wird gelegentlich berichtet (ZUELZER u. WILSON, 1948; ALTHOFF, 1962; MADSEN, 1964; EMANUEL u. Mitarb., 1965; GORDON u. Mitarb., 1966). SWENSON (1959) nimmt eine familiäre Häufung von 2–3%, PASSARGE (1967, 1973) von 3–4% an.

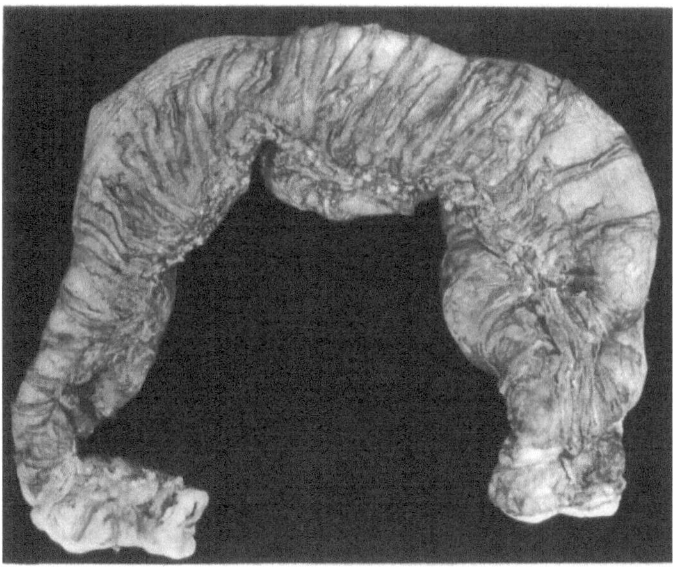

Abb. 203. Morbus Hirschsprung mit prästenotischer Dilatation (= sekundäres Megakolon)

Korrelierte Fehlbildungen (zystische Pankreasfibrose: EHRENPREIS, 1951; POTTS u. Mitarb., 1952) sind selten. Eine Inzidenz von Morbus Hirschsprung und Mongolismus (Down-Syndrom) wird zwischen 1,3% (BODIAN u. CARTER, 1963) und 5% (NIXON, 1964, 1971) beschrieben. Die Auswertung der Weltliteratur ergab eine Inzidenz von 3,4% (GRAIVIER u. SIEBER, 1966). Nach WILKINSON (1963) ist die Hirschsprungsche Krankheit unter Mongoloiden 10mal häufiger als unter Nichtmongoloiden (ausführliche Lit.: MEIER-RUGE, 1974).

Die Therapie besteht einzig in der Resektion des aganglionären, spastischen Darmsegmentes. Durch die verschiedenen Operationsverfahren (endorektale Durchzugsoperation, intraabdominelle Resektion, „anterior resection", Myektomie) (SWENSON u. Mitarb., 1949;

Tabelle 66. Geschlechtsdispositionen der verschiedenen Aganglionosen des Kolon. (Zusammengestellt nach MEIER-RUGE, 1974)

Aganglionose	Geschlechtsdisposition	Autoren
Morbus Hirschsprung	$\male : \female = 3{-}5 : 1$	BODIAN u. Mitarb., 1951 MADSEN, 1964
„kurzes" aganglionäres Segment	$\male : \female = 8 : 1$	BODIAN u. CARTER, 1963 GORDON u. Mitarb., 1966 EHRENPREIS, 1970
„langes" aganglionäres Segment	$\male : \female = 1{-}4 : 1$	BODIAN u. CARTER, 1963 GORDON u. Mitarb., 1966 PASSARGE, 1967
Totale Aganglionose des Kolon (Zuelzer-Wilson)	$\male : \female = 1 : 1$	MADSEN, 1964 STONE u. Mitarb., 1965 WALKER u. Mitarb., 1966

Tabelle 67. Die Frequenz der aganglionären Segmente in Bezug auf die einzelnen Kolonabschnitte. (Zusammengestellt nach MEIER-RUGE, 1974)

Lokalisation	BODIAN u. CARTER (1963) %	WALKER u. Mitarb. (1966) %	REHBEIN u. Mitarb. (1969) %	FREEMANN (1971) %
Rektosigmoid		82,0	89,7	88,7
Rektosigmoid bis Colon descendens	82,0	4,0	1,9	5,7
Rektosigmoid bis linke Kolonflexur	18,0			1,7
Rektosigmoid bis rechte Kolonflexur		6,0	4,2	1,1
Totale Kolonaganglionose (Zuelzer-Wilson)		8,0	4,2	2,8

REHBEIN u. WERNICKE, 1955; REHBEIN u. HÜTHER, 1956; REHBEIN u. v. ZIMMERMANN, 1960; DUHAMEL, 1960; SAN LUIS u. Mitarb., 1968; LYNN, 1968; BOOK u. SCHULZE, 1974; Lit. CORKERY, 1975) konnte die Mortalität von früher über 70% im 1. Lebensjahr (KLEIN u. SCARBOROUGH, 1954) auf allenfalls 5–10% gesenkt werden (BOOSS u. SCHULZE, 1974; vgl. auch: NONEREO-GONZALEZ, 1963; HOFMANN u. REHBEIN, 1966; FRASER u. WILINSON, 1967).

In etwa 90% aller Hirschsprung-Fälle liegt das aganglionäre Segment im rekto-sigmoidalen Bereich (Tabelle 67). EHRENPREIS (1970) stellte folgende Lokalisations-Häufigkeiten fest: Rektum 14–25%, Rekto-Sigmoid 77%, Rektum bis linke Kolonflexur 4–12%. Unter 152 Hirschsprung-Fällen fand WYLLIE (1957a und b) das aganglionäre Segment 124mal (=82%) im Rektum und Sigmoideum. Die Länge dieses Segmentes kann erheblich variieren (zwischen 3 und 40 cm). In knapp 10% findet sich ein sog. langes Hirschsprung-Segment.

Die essentielle histologische Abnormität des Morbus Hirschsprung besteht darin, daß sowohl im Plexus submucosus (MEISSNER) als auch im Plexus myentericus (AUERBACH) jegliche Ganglienzellen fehlen (=„totale Aplasie": MEIER-RUGE, 1967). Sofern ein Darmresektat oder eine *tiefe* Darmwandbiopsie nach SWENSON (1958), HUPE und SCHLOSSER (1962) oder HOFMANN und REHBEIN (1966) vorliegen, ist auch mit konventionellen histologischen Methoden die exakte Diagnose möglich (GHERARDI, 1960; NEZELOF u. Mitarb., 1961; SMITH, 1967, 1972). Liegt nur eine *Schleimhaut*biopsie ohne Submukosa vor, ist eine Diagnose mit konventionell-histologischen Methoden *un*möglich. In diesen Fällen ist für die exakte Diagnose eines Morbus Hirschsprung die enzymhistochemische Darstellung der Acetylcholinesterase unabdingbar (DOBBINS u. BILL, 1965; MEIER-RUGE u. MORGER, 1968).

Das spastische aganglionäre Segment ist bei der Hirschsprungschen Krankheit durch eine exzessive Steigerung der Acetylcholinesterase-Aktivität der extramuralen parasympathischen Nervenfasern charakterisiert (Abb. 204 und 205) (MEIER-RUGE, 1967, 1968, 1974; *Methoden:* NIEMI u. Mitarb., 1961; MEIER-RUGE u. Mitarb., 1971, 1972; MEIER-RUGE, 1974). Da in der normalen Kolonschleimhaut die Acetylcholinesterase-Aktivität der parasympathischen Nervenfasern sozusagen an der Grenze der histochemischen Nachweisbarkeit liegt, kann infolge

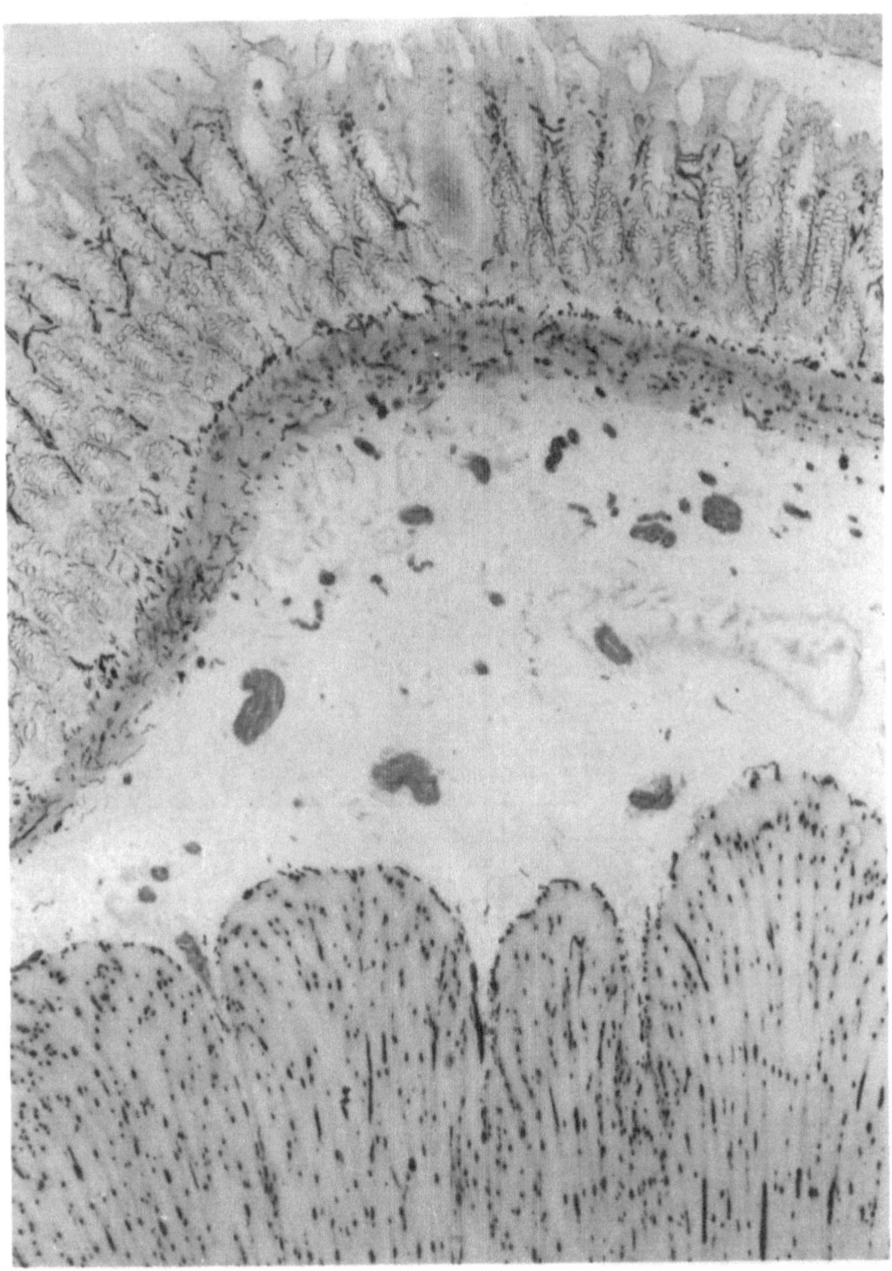

Abb. 204. Morbus Hirschsprung: Darstellung der Acetylcholinesterase-Aktivität der parasympathischen Nervenfasern im Bereich des engen (aganglionären) Segmentes. [Aus MEIER-RUGE, W.: Current Topics in Pathology 59, 131 (1974)]

der extremen Aktivitätssteigerung auch an sehr kleinen Biopsiepräparaten eine sichere Diagnose „gemacht werden". Die Zahl der im Stratum proprium mucosae darstellbaren parasympathischen Nervenfasern und die Höhe der Enzymaktivität scheinen nach MEIER-RUGE (1968) in enger Relation zur Schwere des Darmspasmus (d.h. zur Schwere des Krankheitsbildes) zu stehen.

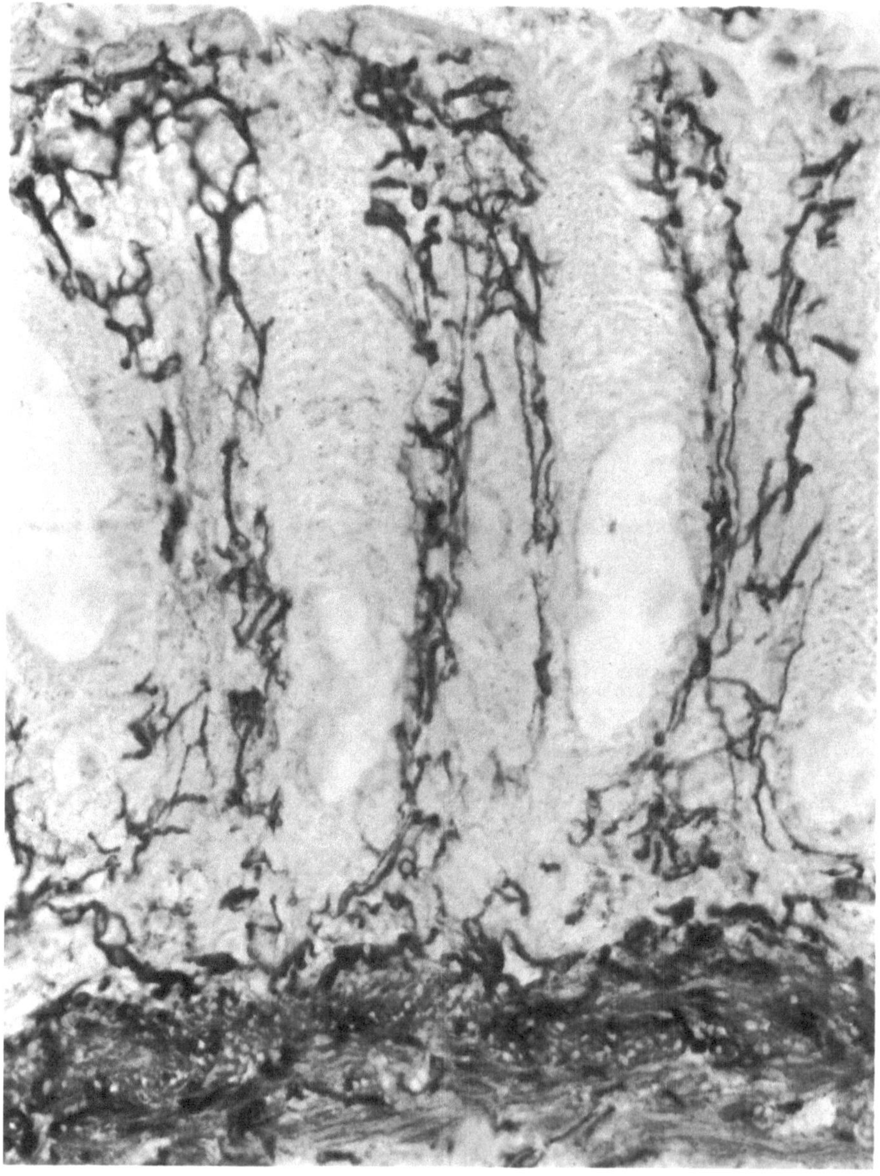

Abb. 205. Morbus Hirschsprung: Acethylcholinesterase-Aktivität der parasympathischen Nerven im Bereich des Stratum proprium mucosae eines engen (aganglionären) Segmentes. Vergr. 120:1. [Aus MEIER-RUGE, W.: Current Topics in Pathology **59**, 131 (1974)]

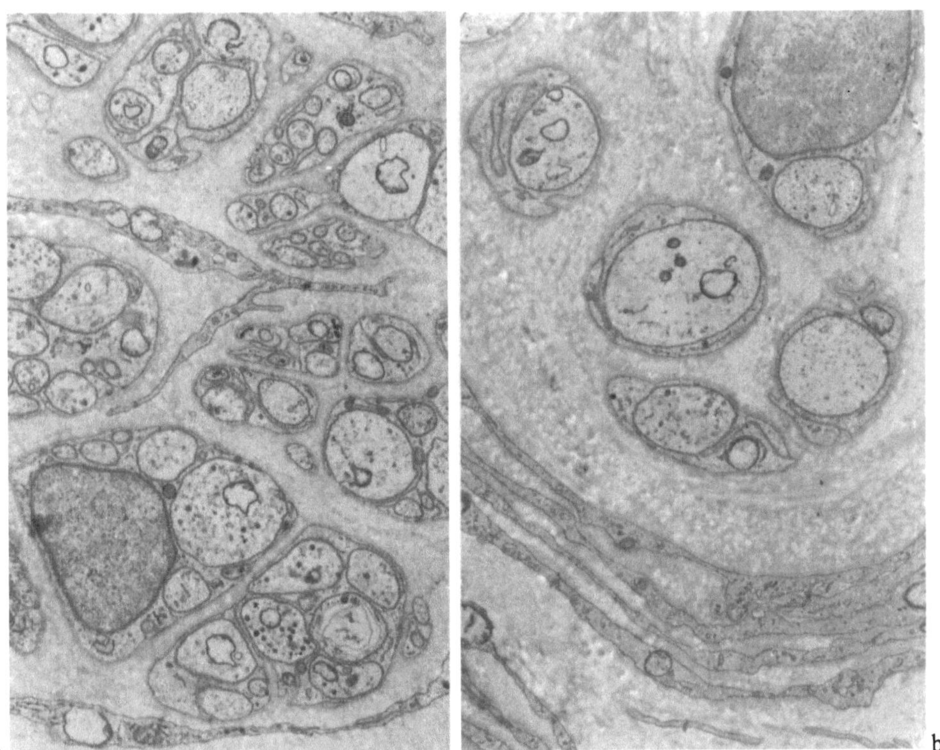

Abb. 206a u. b. Morbus Hirschsprung. (a) Hypertrophierte Nervenkabel im engen Segment: zahlreiche oligo-axonale Schwann-Zelleinheiten mit z.T. dilatierten Axonen. Vergr. 7300:1. (b) abnorme, mono-axonale Schwann-Zelleinheiten in einem weiten, kollagen-gefüllten Endoneuralraum. Vergr. 7800:1 (Präparat und Aufnahme: Prof. Dr. A.F. HOLSTEIN, Anatomisches Institut der Universität Hamburg)

Elektronenmikroskopisch (Abb. 206 und 207) findet man in den spastischen Darmsegmenten hypertrophierte Nervenkabel, die von einer kräftigen Perineuralhülle umgeben sind. Sie enthalten zahlreiche oligo- und multiaxonale Schwann-Zelleinheiten, deren Axone größtenteils abnorm dick sind. Die Schwann-Zelleinheiten liegen in einem erweiterten, kollagengefüllten Endoneuralraum. Der mittlere Kerndurchmesser der Lemnozyten ist kleiner als im Neuropil (zellnahe Neuriten) eines normalen Auerbach-Plexus. Zudem fällt eine erhöhte Zahl markhaltiger Axone und eine Kapillarisierung in diesen Nervenkabeln auf (HOWARD u. GARRETT, 1970a u. b; Lit.: BAUMGARTEN u. Mitarb., 1973; STELZNER u. Mitarb., 1974).

Die Spastizität des aganglionären Hirschsprung-Segmentes resultiert aus einer permanenten Acetylcholinausschüttung des extramuralen Parasympathikus (Abb. 208 und 209). Durch das Fehlen der intramuralen Modulatoren in Form des Plexus myentericus findet eine ununterbrochene Exzitation der Ringmuskulatur statt, damit kommt es zum Spasmus derselben. Das proximal des aganglionären Segmentes gelegene dilatierte Kolon erweist sich somit als sekundäres Megakolon. Am spastischen Hirschsprung-Segment erlischt auch die normale peristaltische Kontraktilität (HIATT, 1951; LENZ, 1965). Besteht der distale Widerstand

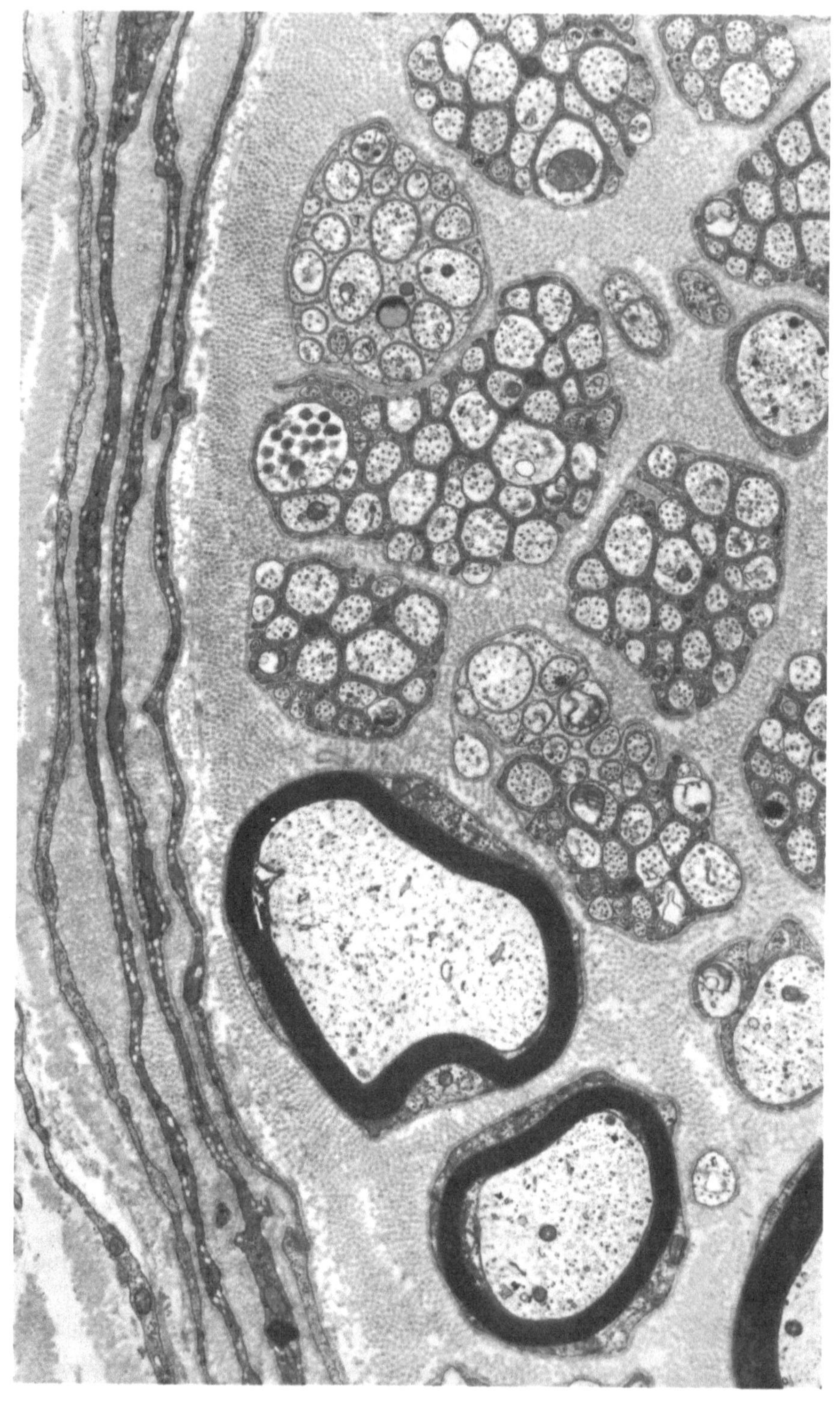

Abb. 207. Normale Innervation des Sphincter ani internus (Affe). Kontrastierung: Bleicitrat und Uranylacetat. Vergr. 13400:1, auf 95% verkleinert. [Aus BAUMGARTEN, H.G., u. Mitarb.: Virchows Arch. Abt. A. Path. Anat. **358**, 113 (1973)]

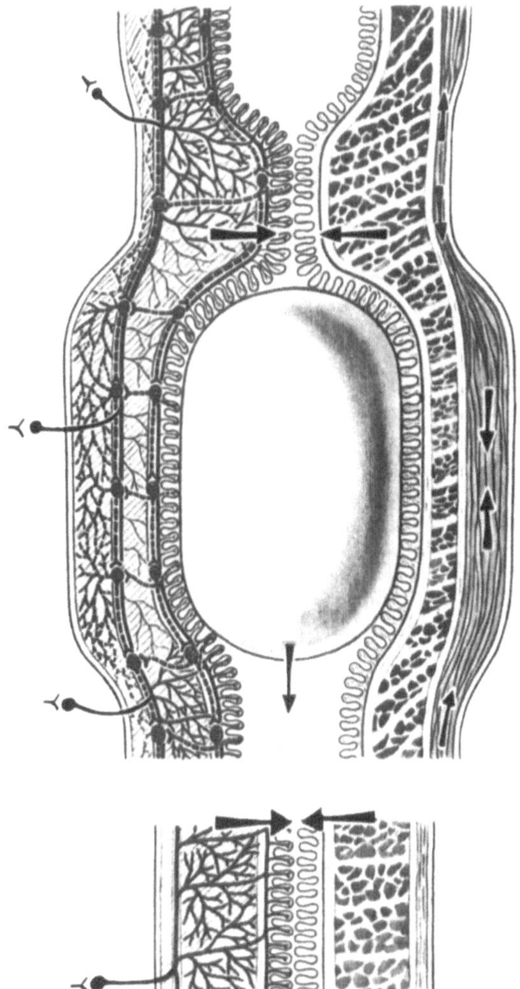

Abb. 208. Innervation und Muskelaktivität bei Kontraktion und Dilatation des normalen, distalen Kolon (oben) im Vergleich zur parasympathischen Exzitation bei Morbus Hirschsprung (unten). [Aus MEIER-RUGE, W.: Virchows Arch. Abt. A. Path. Anat. **344**, 67 (1968)]

längere Zeit, entwickelt sich eine (kompensatorisch-reaktive) Hypertrophie der proximalen Darmwandmuskulatur mit einer Steigerung enzymatischer Aktivitäten in den Ganglienzellen des intramuralen Parasympathikus (MEIER-RUGE, 1968).

Die *Ätiologie* der Hirschsprungschen Krankheit ist keinesfalls geklärt. Zur Erklärung der totalen Aplasie der Ganglienzellen in einer von Fall zu Fall unterschiedlich langen Region des Kolon bzw. des Rektum wurde von BODIAN (1955) folgende Hypothese aufgestellt: Normalerweise entwickeln sich die intramuralen Darmganglien unabhängig von der exogenen parasympathischen Nervenversorgung des Darmes. Die Differenzierung der Ganglienzellen vollzieht sich nach BODIAN (1955) in der Darmwand; nach HÜTHER (1954) ist

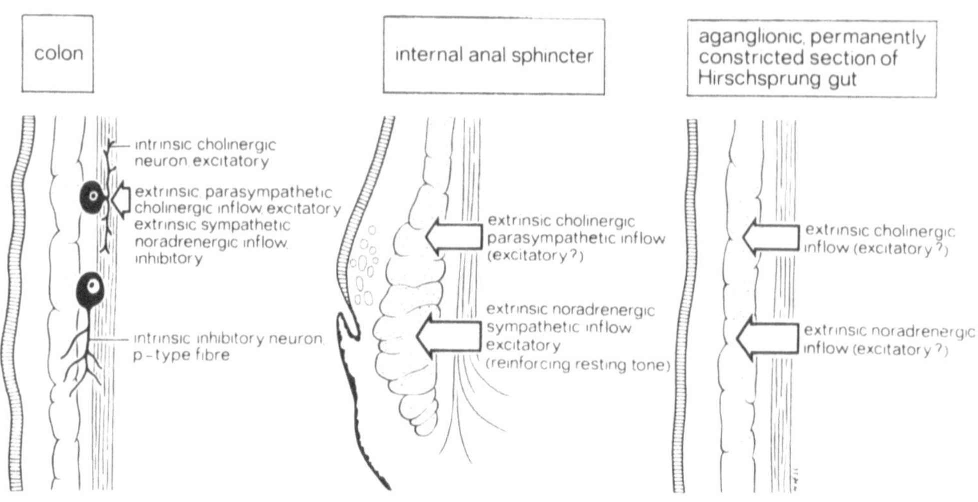

Abb. 209. Schematische Darstellung der nervösen Kontrolle der muskulären Motilität des normalen Kolon und des Sphincter ani internus sowie im Bereich des engen Hirschsprung-Segmentes. [Aus Baumgarten, H.G., u. Mitarb.: Virchows Arch. Abt. A. Path. Anat. **358**, 113 (1973)]

die Frage, ob die intramuralen Ganglien durch Einwanderung in die Darmwand oder autochton in der Darmwand entstehen, bislang nicht geklärt. Die Differenzierung der intramuralen Ganglien vollzieht sich in kranio-kaudaler Richtung, so daß bei einer zeitlich begrenzten früh-fetalen Entwicklungsstörung nur eine kurze Darmstrecke mit Ganglienzellen „versorgt" wird und eine lange, Ganglienzell-freie Zone (vgl. Zuelzer-Wilson-Syndrom) entstehen kann. Spätere fetale Störungen hinterlassen nur noch kurze aganglionäre Segmente. Nach Bodian (1955) wäre der Morbus Hirschsprung eine relativ späte fetale Entwicklungsstörung. Nach Hüther (1954) wäre aber auch ein relativ früher Störungseintritt denkbar, da das Rektum, das ja immer befallen ist, zumindest früher als der übrige Dickdarm Ganglienzellen aufweist und möglicherweise in diesem Abschnitt ein von kaudal nach kranial fortschreitender Differenzierungsweg der Ganglienzellen besteht. Beim Fehlen der Ganglienzellen im Auerbachschen und Meissnerschen Plexus fehlt den extramuralen parasympathischen Nervenfasern die Möglichkeit zum synaptischen Anschluß; sie wuchern in die Ganglienzell-freie Zone ein und bilden ein enges Netzwerk mit abnormen und verbreiterten Nervenbündeln (Hyperplasie des extramuralen Parasympathikus: Meier-Ruge, 1968).

2. Das hypoganglionäre Megakolon: der sog. Pseudo-Hirschsprung

Das hypoganglionäre Megakolon kann nach Meier-Ruge (1968, 1969; Morger u. Meier-Ruge, 1966) als eigenständiges Krankheitsbild auftreten; es wird als *funktionelles Megakolon* verstanden. Eine Hypoganglionose findet sich vielfach aber auch als „Begleitkrankheit" des Morbus Hirschsprung (Meier-Ruge u. Mitarb., 1970), dergestalt, daß das aganglionäre Hirschsprung-Segment in einen mehr oder weniger langen hypoganglionären Darmabschnitt übergeht, der seinerseits sich „fließend" in den normal innervierten Darm fortsetzt. Aufgrund der überaus häufigen Koinzidenz von aganglionären und hypoganglionären Darmsegmenten rechnet EHRENPREIS (1967) die Hypoganglionose als zum Morbus Hirschsprung gehörig; andere (Lit.: MEIER-RUGE, 1974) sprechen von einer „forme fruste" der Hirschsprungschen Krankheit. BENTLEY (1964) beschrieb die Hypoganglionose als „poorly developed Hirschsprung's disease".

Das von EHRENPREIS (1965) beschriebene „erworbene Megakolon" im Anschluß an die Resektion eines aganglionären Segmentes und sozusagen als dessen Komplikation gehört nach MEIER-RUGE (1969) sehr wahrscheinlich zur angeborenen Hypoganglionose.

Tabelle 68. Morphometrische Befunde am Plexus myentericus bei Morbus Hirschsprung, Pseudo-Hirschsprung und normal innerviertem Kolon (MEIER-RUGE, 1969)

Untersuchte Strukturen	Aganglionäres Segment (Hirschsprung)	Hypoganglionäres Segment (Pseudo-Hirschsprung)	Normal innerviertes Kolon
Ganglienzell-Zahl/cm	0	61,0 (42,0–92,0)	756,0 (112,0–1 891,0)
Ganglienzell-Zahl/Plexus/cm	0	3,0 (2,3–4,2)	8,7 (5,8–12,0)
Plexuslänge in μ/Plexus/cm	0	875,0 (538,0–1 038,0)	4 205,0 (2 989,0–6 056,0)
Plexusfläche in μ/Plexus/cm	0	47,8 (25,0–62,0)	127,7 (87,0–180,0)
Plexusabstände in μ Abstand/cm	0	585,3 (107,0–1 097,0)	455,0 (302,0–716,0)

Morphometrische Untersuchungen haben gezeigt, daß im hypoganglionären Segment die Zahl der Ganglienzellen, die Plexusfläche und Plexuslänge vermindert, die Abstände der Nervenplexus aber unverändert sind (Tabelle 68) (MEIER-RUGE, 1969, 1974; HUNZIKER u. Mitarb., 1972). Daraus folgt, daß der Plexus myentericus zwar regelrecht angelegt wird, daß aber die Ausbildung und Differenzierung unvollständig bleibt. Hieraus leiten MEIER-RUGE u. Mitarb. (1974) eine Innervationsinsuffizienz infolge einer „echten Organminderwertigkeit" (MORGER u. BERGER, 1963) ab. Die Erkrankung beginnt obligat im Kindesalter. Sie läßt sich an tiefen Biopsiepräparaten nach der Swensonschen Methode (1955, 1958) und am Darmresektat zumindest morphometrisch gegen das durch psychische Konfliktsituationen ausgelöste Megakolon klar abgrenzen (BERGER, 1952; MORGER u. MEIER-RUGE, 1966).

Der sog. *Pseudo-Hirschsprung,* erstmals 1965 von EHRENPREIS beschrieben, „simuliert" klinisch und radiologisch die Symptome eines Morbus Hirschsprung, ohne daß Abnormitäten der Nervenfasern oder der Plexus (einschließlich der Ganglienzellen) nachweisbar wären (EHRENPREIS, 1965; EHRENPREIS u. Mitarb., 1966). In diesem Sinne handelt es sich wahrscheinlich um ein psychogen induziertes Megakolon. Nach MEIER-RUGE (1968, 1974) sind Pseudo-Hirschsprung und Hypoganglionose identische Krankheitsbilder.

Anhang

1. Das Zuelzer-Wilson-Syndrom

ZUELZER u. WILSON beschrieben 1948 erstmals eine *totale Aganglionose* des Kolon. 1968 konnte FRECH 75 Fälle der Weltliteratur zusammenstellen. Teile des terminalen Ileum können mitbetroffen sein (BERDON u. Mitarb., 1964; ASCH u. Mitarb., 1972). Mit der totalen Aganglionose des Kolon kombinierte Aganglionosen des Duodenum (RICKER, 1957; WALKER u. Mitarb., 1966; AHMED u. Mitarb., 1971; ASCH u. Mitarb., 1972) und/oder des Magen (LEE, 1955) sind bekannt (vgl. auch BODIAN, 1952; BOGGS u. KIDD, 1958; HERMANN u. Mitarb., 1963; BODIAN u. CARTER, 1963). Das Zuelzer-Wilson-Syndrom steht bezüglich seiner klinischen Symptomatik in auffälligem Gegensatz zur Ausdehnung und Schwere des morphologischen Befundes (MEIER-RUGE u. HUNZIKER, 1972; MEIER-RUGE u. Mitarb., 1972). Radiologisch findet sich das Bild des *Mikrokolon* (Abb. 210) (EHRENPREIS, 1955, 1970; WILLICH, 1972). WALKER u. Mitarb. (1966) fordern für das Zuelzer-Wilson-Syndrom folgende diagnostische Kriterien:

1. das Fehlen eines (radiologisch nachweisbaren) Megakolon,
2. früher Beginn eines persistierenden Vomitus,
3. die für den Morbus Hirschsprung typische Auftreibung des Abdomen fehlt,
4. spärliche Kontrastmittel-Evakuierung,

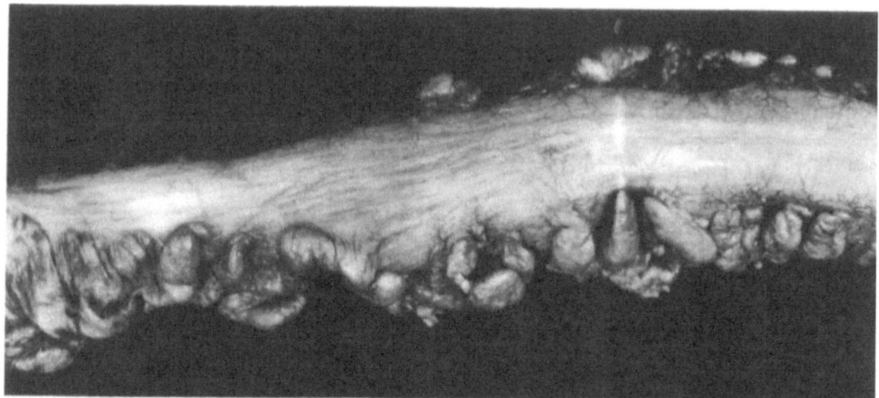

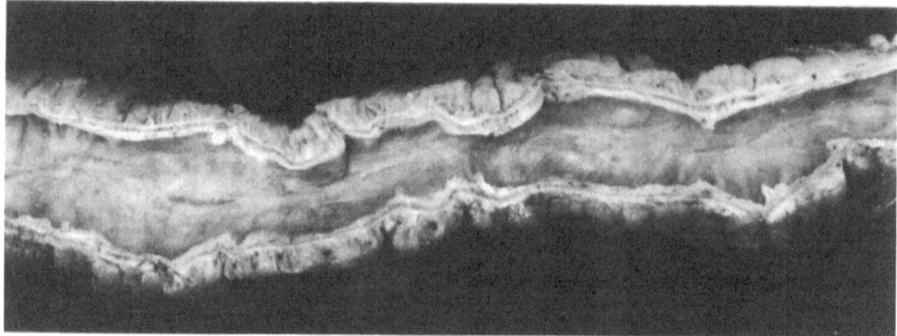

Abb. 210. Sog. Mikrokolon bei Zuelzer-Wilson-Syndrom

5. langer (über 24 Std anhaltender) Kontrastmittel-„Stopp" im Magen bzw. im Duodenum,

6. das Fehlen einer Kolonperistaltik: radiologisch erweisen sich die Kolonkonturen als starr und unbeweglich.

Enzymhistochemische Darstellungen der Acetylcholinesterase-Aktivität des extramuralen Parasympathicus in der Ringmuskulatur, dem primären Erfolgsorgan des extramuralen Parasympathicus, zeigen, daß die Nervenfaserdichte vom Rektum bis zum Colon descendens steil abnimmt und von der Flexura lienalis bis zum Zäkum nicht mehr darstellbar ist. Korrelierte morphometrische Bestimmungen des mittleren Nervenfaservolumens in der Ringmuskulatur haben gezeigt, daß vom Rektum bis zur Flexura lienalis die Dichte des Nervenfaservolumens exponentiell (entsprechend $y = a\,e^{-bx}$) abnimmt (MEIER-RUGE u. HUNZIKER, 1972; MEIER-RUGE u. Mitarb., 1972; MEIER-RUGE, 1974). Aus den enzymhistochemischen Befunden erklärt sich die *Begrenzung* der enzymhistochemischen Diagnosemöglichkeiten auf Schleimhautbiopsien des rekto-sigmoidalen Bereiches.

2. Die sog. neuronale Kolondysplasie

Bei dieser außerordentlich seltenen Krankheit handelt es sich nach MEIER-RUGE (1971) offenbar um eine *„hyperplastische neuronale Variante zur Ganglienzell-Aplasie des Morbus Hirschsprung"*. Die klinische Symptomatik entspricht weitgehend der eines Morbus Hirschsprung mit spastisch-segmentalen Kontraktionen im Colon descendens und einem fast völligen Fehlen propulsiver Bewegungsabläufe. Sekundär entwickelt sich zumeist eine schwere Kolitis, die ausheilt, wenn das Colon descendens ruhig gestellt wird (Anus praeter).

Pathologisch-anatomisch ist nach MEIER-RUGE (1974) die neuronale Kolondysplasie charakterisiert:

1. durch eine Hyperplasie des Plexus myentericus und submucosus mit hyperplastischen Ganglien und durch eine Hypoplasie oder Aplasie des Sympathikus;

2. durch eine mäßig ausgeprägte Aktivierung der Acetylcholinesterase in den parasympathischen Nervenfasern der Lamina propria mucosae und der Muscularis mucosae;

3. durch versprengte Nervenzellen in der Lamina propria mucosae, in der gleichzeitig auch noch „Inseln" glatter Muskelzellen gefunden werden. Fakultativ finden sich darüber hinaus auch herdförmige Defekte einer hypoplastischen Muscularis mucosae.

Die Pathophysiologie der neuronalen Kolondysplasie ist unbekannt. Gegen die Annahme, daß es sich um ein diffuses, benignes Ganglioneurom (DAHL u. Mitarb., 1957; LASSMANN, 1961, 1972), das vor allem im Bereich des Sympathikus auftritt (SCHERER, 1934), handelt, spricht nach MEIER-RUGE (1971, 1974):

1. die eindeutige parasympathische Innervation des Gewebes,
2. das Fehlen eines proliferativen Wachstums,
3. eine chronische Obstipation seit der Geburt.

Mutmaßlich liegt dem Leiden eine Aplasie (Hypoplasie?) des Sympathikus zugrunde.

E. Mechanisch bedingte Erkrankungen

Mechanisch bedingte Erkrankungen des Dickdarms treten vielfach im Gefolge primärer Lage- und Fixationsanomalien des Dünndarms in Verbindung mit abnormen Bewegungsmöglichkeiten (Mesenterium commune, Caecum mobile) auf.

I. Invagination (Intussuszeption)

Invaginationen im Bereich des Dickdarms sind bei Erwachsenen ein relativ seltenes Ereignis; sie treten in der Regel als Folge verschiedener Obstruktionen, vor allem bei Tumoren, auf (KASEMEYER, 1912; DICK u. GREEN, 1961; BOND u. ROBERTS, 1964; DAVIDSON, 1966).
Drei Formen werden unterschieden:

    1. die zäko-kolische Invagination,
    2. die kolo-kolische Invagination,
    3. die sigmoido-rektale Invagination.

Letztere ist die offenbar häufigste Invagination im Bereich des Kolon. Für das Zustandekommen der Invaginationen sind einerseits Art und Ausmaß der Fixation, andererseits die Längen der einzelnen Kolonabschnitte bedeutungsvoll (Lit.: JOYEUX u. COUTRY, 1947). Auch im Dickdarm erfolgen Invaginationen zumeist isoperistaltisch; retrograde Invaginationen sind extrem selten (STRANGE, 1956).
Bezüglich der einzelnen Invaginationsorte besteht eine bemerkenswerte geographische Bezogenheit. Während z.B. die zäko-kolische Invagination in Mitteleuropa durchweg selten auftritt, ist sie in West-Afrika die häufigste aller Invaginationen überhaupt (COLE, 1966; RICHARDS u. RICHARDS, 1966). Die Ursache dieser Häufung ist unbekannt („idiopathic caeco-caecal intussusception"). Möglicherweise spielen besondere Ernährungsformen und Nahrungsmittel eine gewisse Rolle. Zäko-kolische Invaginationen werden vereinzelt auch nach Appendektomien beobachtet, verursacht offenbar durch eine entzündlich-ödematöse Verdickung des Appendixstumpfes (LEVIS, 1958).

II. Volvulus

Im Bereich des Dickdarmes ist das Colon sigmoideum (Flexura sigmoidea) der häufigste Sitz eines Volvulus (SIEGMUND, 1929). Ursächlich bedeutungsvoll sind für die Entstehung eines Volvulus in diesem Bereich die Länge des Sigma und die Anheftungsverhältnisse des Mesosigma (SUTCLIFFE, 1968). Auch eine sog. „lange" Sigmaschlinge stellt einen disponierenden Faktor dar. In diesem Zusammenhang erscheint es bemerkenswert, daß sich die Häufigkeit des Sigmavolvulus zur Häufigkeit der Divertikelkrankheit des Sigma (entzündliche, peridivertikuläre „Darmschrumpfung") reziprok verhält. Bei starker Darmfüllung kann sich schon unter normalen Verhältnissen die Sigmaschlinge „aufrichten" und unter Anspannung des Gekröses in den freien Bauchraum „aufsteigen"; dabei werden Achsendrehungen bis zu 180° beobachtet. Narbige Indurationen im Gekrösestiel begünstigen weitere Drehungen (SIEGMUND, 1929). Auch chronische Obstipationen spielen hierbei eine nicht unerhebliche Rolle. Die besondere Häufung des im Sigmabereich lokalisierten Volvulus in bestimmten Ländern (Iran, UdSSR, Peru, Afrika, Skandinavien) wird allenthalben mit bestimmten Nahrungsgewohnheiten (diätetisch) erklärt (PERLMANN, 1925; DELAFIELD u. Mitarb., 1953; DOWLING u. GUNNING, 1969).

Der reine Zäkalvolvulus ist in Westeuropa und Amerika selten; seine Häufigkeit beträgt nach Browne und McHardy (1942) 1,4% aller Darmtorquierungen. Auch er tritt gehäuft in Osteuropa, Indien und Afrika auf (Faltin, 1938; Dowling u. Gunning, 1969). In der Regel hängt seine Entstehung mit Bildungsanomalien des Zäkum und des Colon ascendens zusammen (Wilms, 1903). Bedeutsam ist vor allem ein Caecum mobile (Nordmann, 1947; Wittig, 1949; Dowling u. Gunnig, 1969), das nach Donhauser und Atwell (1949) bei 20% aller Menschen vorkommen soll.

Beim Bestehen eines Mesenterium commune kann die Drehung sowohl den Dünndarm als auch den frei beweglichen Dickdarm betreffen. Ansonsten stellen Torquierungen des Dickdarms eine große Seltenheit dar.

Die Darmdrehung führt in der Regel zu ausgedehnten Zirkulationsstörungen (vgl. S. 501) in Form hämorrhagischer Infarzierungen, die besonders im Bereich des Dickdarms (frühzeitige bakterielle Superinfektion) nicht selten in ausgedehnt gangränöse Veränderungen übergehen. Infarzierte Darmabschnitte können nach Art eines Megakolon aufgetrieben sein; die Darmwand ist oft ödematös verdickt. Je nach Dauer der Torquierung können purulente, bei Perforationen auch fäkulente Peritonitiden, seltener retro-peritoneale Phlegmonen entstehen.

Stieldrehungen der *Appendices epiploicae* führen zur hämorrhagischen Infarzierung derselben, die dann vergrößerte, blau-zyanotische bis schwarz-rote Gebilde darstellen. Histologisch findet man neben Blutungen auch (sekundäre) Thrombosierungen oder Fettgewebsnekrosen (Fieber u. Forman, 1953). Die Stieldrehung kann bis zum völligen Abriß der Appendices epiploicae führen, die dann zu sog. freien Körpern werden und sekundär verkalken („Peritonealsteine"). Nekrosen oder Gangrän der Appendices epiploicae führen zu umschriebenen oder diffusen peritonitischen Veränderungen (Fiske, 1936; Marburg u. Jackson, 1948; Fieber u. Forman, 1953), besonders wenn es zur Infektion, meist über gleichzeitig bestehende Grasersche Divertikel, kommt (Fiske, 1936). Adhäsionsbildungen im Bereich derart veränderter Appendices epiploicae können zur Obstruktion des Darmes führen (Rieder, 1927; Taylor, 1931; Fieber u. Forman, 1953).

Betroffen sind vorzugsweise fettleibige Menschen, Männer häufiger als Frauen, und zwar besonders zwischen dem 4. und 5. Lebensjahrzehnt (Fiske, 1936; Fieber u. Forman, 1953). Die klinischen Symptome sind uncharakteristisch und vermögen jedes akut-abdominelle Krankheitsbild vorzutäuschen. Selten bestehen chronische Beschwerden.

III. Traumata

Traumatisch bedingte Perforationen des Kolon und/oder des Rektum sind durchweg selten, am häufigsten noch nach Stich- und Schußverletzungen. Stumpfe Bauchtraumen führen nur äußerst selten zu Rupturen bzw. zu Perforationen von Darmteilen (Roof u. Mitarb., 1960; Isfort, 1967; Claydon u. Martin, 1968). Selten sind auch Perforationen nach Röntgenkontrastdarstellungen (Grodsky, 1959) oder nach sigmoidoskopischen und koloskopischen Untersuchungen (Jones, 1949; Fonkalsrud u. Clatworthy, 1965; Wulferding u.

NABE, 1969; DEYHLE u. Mitarb., 1972; NEIGER, 1972). Unter 165 Koloskopien ereigneten sich z.B. nur 3 Kolonperforationen, die chirurgisch beherrscht werden konnten (BARTELHEIMER u. STRAUCH, 1972). Disponierende Konstellationen sind Divertikel und abnorme Knickungen des Darmes. Ebenso selten sind Komplikationen (Perforationen, Blutungen) im Rahmen koloskopischer Polypektomien (DEYHLE u. Mitarb., 1971, 1973; FRÜHMORGEN u. DEMLING, 1973; WEIDENHILLER u. Mitarb., 1974): unter 394 koloskopischen Polypektomien trat nur eine Blutung auf (WOLFF u. Mitarb., 1972; OTTENJANN, 1973).

Perforationen, pneumatische Rupturen und/oder Lazerationen sowohl des Kolon als auch des Rektum werden gelegentlich bei absonderlichen Rektalmanipulationen psychisch abnormer Personen beobachtet (COMLINE, 1952; THOMAS, 1953; BUTTERS, 1955; KAUFER u. Mitarb., 1967).

Sogenannte *Spontanrupturen* (LEVIN u. ISAACSON, 1960; ANDERSON, 1962; DUFFIELD u. VAN BUREN, 1965) des Kolon bei Kindern und auch bei Erwachsenen sind zumeist Folge einer extremen Obstipation, wobei die Einnahme von Alkali-haltigen Laxantien offenbar begünstigend wirkt (BERGER u. SHAW, 1961; DICKINSON u. GILLMOUR, 1961; vgl. auch WEINER u. SALA, 1961). Die Rupturen erfolgen meistens im Colon sigmoideum, nur äußerst selten im rechtsseitigen Kolon (SHANON, 1962; YEO, 1967). Bei Kindern kann auch das Mekonium-Obstruktionssyndrom (vgl. S. 85) zu sog. Spontanrupturen führen (THOMAS u. BROCKMAN, 1966).

Im Zusammenhang mit Kolonperforationen kann sich ein *Pneumoperitoneum* entwickeln (MAW, 1968; THUM u. NABE, 1970). Gedeckte Perforationen oder auch Mikroperforationen führen nicht selten zu den chronischen Formen des Pneumoperitoneum (THUM u. NABE, 1970), bei dem auch bei chirurgischen Interventionen die Perforationsstellen nicht immer verifiziert werden können („spontanes Pneumoperitoneum"; HINKEL, 1940; NORPOTH, 1950; BUNSE, 1951; FONKALSRUD u. CLATWORTHY, 1965).

F. Muskulär bedingte Erkrankungen

I. Divertikel, Divertikulose, Divertikulitis

Zu den muskulär bedingten (zumindest aber zu den wesentlich *mit*bedingten) Darmerkrankungen gehören die *erworbenen* Divertikel (MORSON, 1963a und b, 1975; ARFWIDSSON, 1964; WATT u. MARCUS, 1964; KÜHN u. BELLMANN, 1969; BECKER u. BRUNNER, 1974; JANSEN u. KADEN, 1974). Divertikel sind herniöse Wandausstülpungen, sackartige Schleimhauthernien. Man unterscheidet *echte* und *falsche* Divertikel und sog. *Traktionsdivertikel* (Tabelle 69) (SCHREIBER, 1968; OTTENJANN, 1974; BECKER u. BRUNNER, 1974). Echte Divertikel sind vergleichsweise selten. Die häufigste Form ist das Meckelsche Divertikel als darmnahes Rudiment des Ductus omphaloentericus (vgl. S. 80). Divertikel beim Marfan-Syndrom beruhen auf einer Wandschwäche des Darmes im Rahmen einer allgemeinen, angeborenen Bindegewebsschwäche (MIELKE u. Mitarb., 1968).

Tabelle 69. Die Einteilung der Divertikel

1. Echte Divertikel	*2. Falsche Divertikel* (erworben)	*3. Sog. Traktionsdivertikel*
Aussackung aller Wand- schichten (z.B. Meckelsche Divertikel). Zumeist angeboren, rudimentäre Doppelbildung?	= Grasersche Divertikel = Pseudo-Divertikel = Pulsionsdivertikel = Schleimhautprolapse *2a. Komplette Divertikel* = extramural *2b. Inkomplette Divertikel* = intramural (Diverticula spuria)	erworben durch Adhäsionen mit Nachbarorganen. Selten

1. Inzidenz

Klinisch bedeutungsvoll sind vor allem erworbene Divertikel. Sie treten zumeist multipel als *Divertikulose* auf. Divertikel liegen bevorzugt im Dickdarm, insbesondere im Bereich des Colon sigmoideum (Tabelle 70) (Häufigkeit im Duodenum: 2%, im Jejunum und Ileum: 0,25%). Rektumdivertikel sind mit 0,08% sehr selten (KYAW u. HAINES, 1971).

Erworbene Divertikel sind bis zum 40. Lebensjahr relativ selten. Die Gesamthäufigkeit nach dem 4. Lebensjahrzehnt beträgt nach klinisch-röntgenologischen Statistiken etwa 6–10% (LEIS, 1963; PAINTER u. BURKITT, 1975); sektionsstatistische Angaben schwanken zwischen 22,9% (KÜHN u. BELLMANN, 1969) und 29% (BECKER u. BRUNNER, 1974). In über 50% ist das Sigma isoliert befallen, in 90% mit betroffen (SCHREIBER, 1968; PARKS, 1969; FILLIPINI, 1969; PAINTER u. BURKITT, 1971).

Die Häufigkeit der Divertikel bzw. der Divertikulose nimmt mit dem Alter progredient zu; sie beträgt bei 65jährigen 30%, bei über 70jährigen über 50% (DEUCHER, 1957; SMITH u. CHRISTENSON, 1959; KÖHLER, 1963; MANOUSOS u. Mitarb., 1967; KYLE u. Mitarb., 1967; KÜHN u. BELLMANN, 1969; KOCH u. GAIL, 1971; OTTENJANN, 1974; JANSEN u. KADEN, 1974; BECKER u. BRUNNER, 1974). Mit zunehmender Lebenserwartung wird die Häufigkeit weiter steigen.

Tabelle 70. Die Divertikel-Lokalisation im Dickdarm (n = 109) (JANSEN u. KADEN, 1974)

Lokalisation	Zahl der Fälle	%
Sigma	56	51,3
Sigma und Colon descendens	16	14,7
Sigma und Colon transversum	1	0,9
Sigma und Colon ascendens und descendens	1	0,9
Sigma und Rektum	5	4,6
gesamtes Kolon (ohne Sigma)	12	11,0
Colon ascendens	1	0,9
Colon descendens	16	14,7
Rektum	1	0,9

Aufgrund amerikanischer Statistiken wird es 1980 24,5 Millionen Amerikaner geben, die 65 Jahre alt sind; 7,5 Millionen werden eine Divertikulose und 1,4 Millionen eine Divertikulitis haben, von denen 300000 operiert werden müssen (MENDELOFF u. DUNN, 1971).

Angaben über die Geschlechtsverteilung sind unterschiedlich. In verschiedenen Statistiken überwiegen Männer (PROSS, 1971; PROSS u. KÜMMERLE, 1973; JANSEN u. KADEN, 1974), in anderen Frauen (WIGAND, 1940; PARKS, 1969a u. b). Faßt man die verschiedenen klinischen und patho-anatomischen Statistiken zusammen, existiert eine tatsächliche Geschlechtsdisposition offenbar nicht (ERNSTING, 1972; PARKS, 1975).

Die Inzidenz der sog. *„rechtsseitigen Divertikulose"* (PERRY u. MORSON, 1971; MORSON, 1975) liegt unter 0,5%. Die rechtsseitige Kolondivertikulose ist wahrscheinlich ein eigenständiges, mit der erworbenen Sigmadivertikulose nicht vergleichbares Krankheitsbild, mutmaßlich kongenitaler Natur. Eine besonders hohe Inzidenz findet sich in Hawai (PECK u. Mitarb., 1968). Die rechtsseitige Kolondivertikulose mit ihren Komplikationen kann klinisch eine akute (oder chronisch-rezidivierende) Appendizitis vortäuschen. Möglicherweise ist ein Teil der sog. „solitären Ulzera" des Zäkum Folge einer rechtsseitigen Divertikulitis (LLOYD-WILLIAMS, 1960).

2. Ätiologie und Pathogenese

Bei der Entstehung der Graserschen Divertikel des Dickdarms muß zwischen *disponierenden* und *auslösenden* Faktoren unterschieden werden (MORSON, 1963a und b; ARFWIDSSON, 1964; OTTENJANN, 1974; JANSEN u. KADEN, 1974; BECKER u. BRUNNER, 1974).

Von wesentlich disponierender Bedeutung sind die architektonischen Besonderheiten der Dickdarmwandung. Topographisch entspricht die Lage der Divertikel den Durchtrittsstellen der A. marginalis durch die Muscularis propria (Abb. 211) (SLACK, 1962, 1966; FLEISCHNER u. Mitarb., 1964; FLEISCHNER u. MING, 1965; VALDONI, 1966; FLEISCHNER, 1965, 1971; KÜHN u. BELLMANN, 1969). Diese Gefäßmuskellücken verlaufen in der Regel schräg zur Mukosa, erlangen im Alter aber und bei zunehmendem Muskeltonus eine mehr senkrechte Stellung. Zugleich werden die Gefäßlücken weiter, wobei der entstehende Raum oft durch eine Vakatfettwucherung ausgefüllt wird (REIFFERSCHEID, 1967a und b). Hinzu kommen *Strukturveränderungen* der Muskulatur (MORSON, 1963a und b). Diese sind offenbar Folge einer *primär funktionellen* Darmstörung im Sinne des irritablen oder spastischen Kolon mit erhöhtem Muskeltonus und lokalisometrischen Kontraktionen (=Segmentationen) (FLEISCHNER, 1971; MORSON, 1975; PAINTER u. BURKITT, 1975; CONNELL, 1975). Bei ausgeprägten Segmentationen kommt es im Darmlumen zu erheblichen Druckanstiegen von 90 mm Hg und mehr. Dieser Druck ist in der Lage, im Bereich der intramuralen, senkrecht stehenden Gefäßlücken „Divertikel auszustülpen" (Abb. 211). Zunächst sind diese Mukosahernien reversibel, später werden sie anatomisch fixiert (ARFWIDSSON, 1964; PAINTER u. Mitarb., 1965; KÜHN u. BELLMANN, 1969; PAINTER, 1972). Die Erhöhung des *Darminnendruckes* ist für die Herniation der wesentlich *auslösende Faktor*. Die mächtig verdickte Muscularis propria engt den Divertikelhals

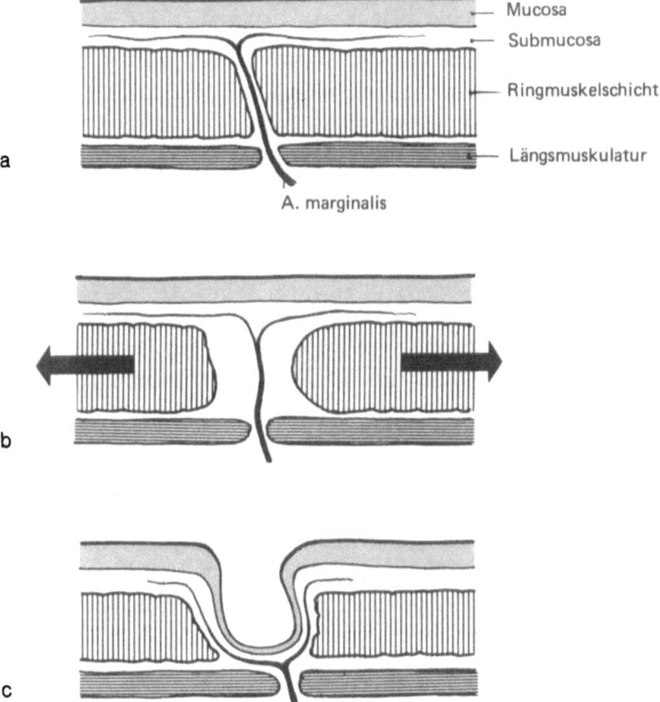

Abb. 211. Schema über die Divertikelentstehung in Gefäßlücken. [Umgezeichnet nach BEK-
KER, V. und BRÜNNER, H.-P. (1974)]

ein. Daraus resultiert bei erhöhtem Darminnendruck ein Ventilmechanismus,
der eine Expression unmöglich macht (BECKER u. BRUNNER, 1974).

FLEISCHNER (1965, 1971; FLEISCHNER u. Mitarb., 1964; FLEISCHNER u. MING,
1965) unterscheidet 2 Arten der Sigmadivertikulose: eine massierte Divertikulose
ohne Muskelverdickung, aber mit zahlreichen, sehr dicht stehenden Divertikeln,
deren Schleimhautauskleidung sozusagen dem Sigma selbst die Innenauskleidung
„raubt" und dadurch zur Stenose führt (vgl. Fleischners mathematisches Model
der Divertikel-Krankheit: FLEISCHNER u. Mitarb., 1964); bei der 2. Form handelt
es sich um eine „Divertikulose mit spastischem Kolon". Die Divertikulose ist
das zwangsläufige Resultat schwerer „spastischer" Störungen der Sigmamusku-
latur mit der vor allem von MORSON (1963, 1975) aufgezeigten konsekutiven
und häufig irreversiblen Muskelverdickung.

Chronische Blutstauung des Darmes, „unzweckmäßige" Ernährung und Obstipationen sind weitere disponierende Faktoren (PAINTER u. BURKITT, 1971,
1975; BURKITT u. Mitarb., 1972). Syntropien, besonders mit dem Diabetes mellitus [nach ERNSTING (1972) in 16%] und mit einer Adipositas [nach JANSEN
u. KADEN (1974) in 10,1%] stellen nach BECKER und BRUNNER (1974) „Konstitu-
tionsgemeinschaften" dar. Im Sinne konstitutioneller Beziehungen ist auch die
Saintsche Trias (Divertikulosis coli, Hiatushernie, Gallensteine) zu werten.

3. Morphologische Befunde: Makroskopie und Histologie

Erworbene Divertikel sind in der Regel *Pulsionsdivertikel.* Bezüglich der Lokalisation findet sich eine deutliche Bevorzugung der antimesenterialen Darmseite. Divertikel sind zumeist zweireihig zwischen den mesenterialen und antimesenterialen Tänien entwickelt (Abb. 212) (SLACK, 1962; KÜHN u. BELLMANN, 1969). In ungefähr 50% aller Fälle findet sich eine dritte Reihe kleiner und durchweg inkompletter Divertikel zwischen den beiden antimesenterialen Tänien (=sog. „prädivertikulärer Zustand" der Röntgenologen) (WATT u. MARKUS, 1964).

Die herniösen Ausstülpungen betreffen die Mukosa einschließlich der Muscularis mucosae. Die kompletten Divertikel besitzen im Bereich des muskulären Durchtrittes einen „engen Hals", der sich distal (extramural) zu einem „dicken Kopf" erweitert. Komplette, extramurale Divertikel sind an der Außenseite des Darmes als bocksbeutelartige Ausstülpungen sichtbar. Sie enthalten vielfach derbe Skybala und Koprolithen.

Inkomplette Divertikel liegen innerhalb der Darmwand, umgeben von einer verdickten und faszikulierten Muskulatur. Inkomplette Divertikel sind klein; sie weisen einen außerordentlich engen Hals auf, der Fundus ist T-förmig erweitert. Der röntgenologische und oft auch der patho-anatomische Nachweis inkompletter Divertikel kann erhebliche Mühe bereiten.

Auf Veränderungen der Muscularis propria hat erstmals wohl MORSON (1963) hingewiesen (vgl. auch: ARFWIDSSON, 1964; WATT u. MARCUS, 1964; FLEISCHNER u. Mitarb., 1964, 1965, 1971; MORSON, 1975). Bei der Divertikulose, besonders

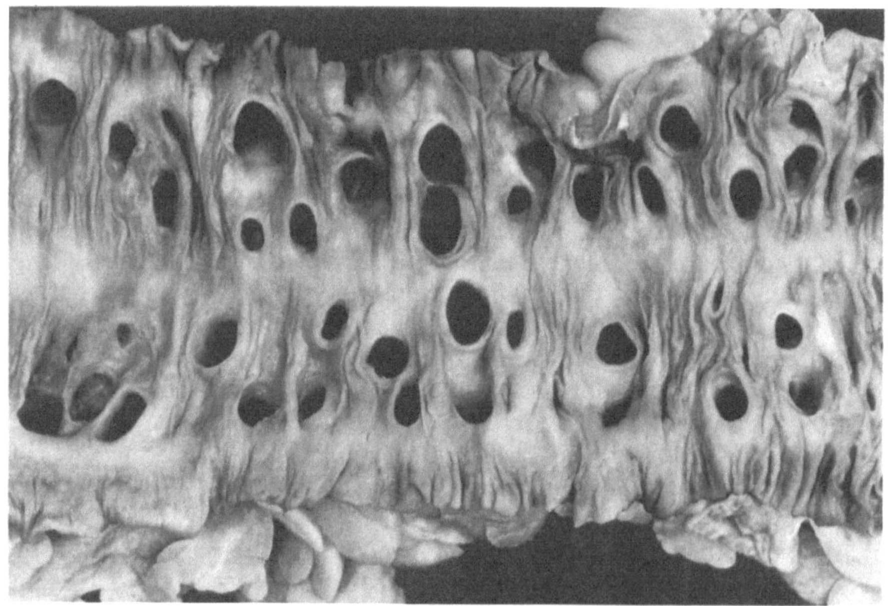

Abb. 212. Kolon-Divertikulose

Tabelle 71. Morphologische Befunde bei klinisch diagnostizierter Divertikulitis (MORSON, 1963)

Befund	Fallzahl
„Abnorme" Muskulatur und Divertikulose und Divertikulitis	$112 = 64,7\%$
„Abnorme" Muskulatur und Divertikulose	$56 = 32,4\%$
„Abnorme" Muskulatur (Divertikulose ohne Divertikel)	$5 = 2,9\%$

des Sigma, ist die Muscularis propria nahezu immer enorm verdickt. Diese Verdickung stellt offenbar keine echte Hypertrophie oder Hyperplasie dar; sie ist nach MORSON (1963) Ausdruck eines permanent erhöhten Muskeltonus (vgl. auch: HUGHES, 1969). Demgegenüber fanden MACBETH und HAWTHORNE (1963) vergrößerte intramurale Plexus, ein „Übermaß an Ganglien" und muskuläre Veränderungen, die als echte Faserhypertrophien gedeutet wurden (vgl. auch: ARFWIDSSON, 1964; WATT u. MARCUS, 1964). Die Muskelverdickung geht der Divertikulose voraus; sie ist zunächst Ausdruck einer funktionellen Darmstörung und nicht etwa Folge einer chronischen Entzündung (sog. „Divertikulitistumor" nach CELIO, 1952). Abnorme Verbreiterungen der Muscularis propria, die fast immer mit einer verstärkten bindegewebigen Fazikulierung, vor allem der zirkulären Faserschicht einhergehen, finden sich auch ohne Divertikel oder Entzündung; sie stellen gewissermaßen die früheste, morphologisch faßbare Veränderung der Divertikel-Krankheit („Divertikulose ohne Divertikel") dar (Tabelle 71).

4. Komplikationen

Die häufigste Komplikation der Divertikulose ist die Entzündung der Divertikel, die *Divertikulitis* (Übersicht: HEBERER u. Mitarb., 1974; SMALL u. SMITH, 1975). Statistische Angaben zur Häufigkeit der Divertikulitis schwanken zwischen 11,2% (ERNSTING, 1972), 20% (GÜTGEMANN u. Mitarb., 1957; FILIPPINI, 1968; SCHREIBER, 1968) und 50% (REIFFERSCHEID, 1967). Mit zunehmender Krankheitsdauer steigt der Prozentsatz dieser entzündlichen Komplikation progressiv an: REICHMAN und WATKINS (1962) fanden bei Divertikulose-Patienten nach 5 Jahren in 10%, nach 10 Jahren in 25% und nach 17 Jahren in 73% eine Divertikulitis. Die Entwicklung der Divertikulitis ist fast immer mit der Entwicklung von Skybala und Koprolithen verbunden. Koprostatische Drucknekrosen leiten den entzündlichen Prozeß ein. Mikroperforationen und Mikroabszesse führen zu ausgedehnten peridivertikulären Entzündungsinfiltrationen. Da mehrere Divertikel nebeneinander diesen Prozeß gewissermaßen synchron durchlaufen, entwickelt sich ein breites peridivertikuläres Entzündungsfeld mit der Tendenz zur Vernarbung. Aus der wiederholten Einpressung von Kot und aus der dadurch verhinderten Epithelialisierung erklärt sich die „gesetzmäßige Progredienz" (REIFFERSCHEID, 1967), die schließlich in einer chronisch-proliferativen Sigmoiditis und Perisigmoiditis endet. Es entwickelt sich ein entzündlichstenosierender Dickdarmtumor (sog. Pseudo-Karzinom, „Divertikulitistumor" nach CELIO, 1952), der zur Ursache eines kompletten Darmverschlusses werden kann.

Die entzündliche perisigmoidale Obstruktion wirft naturgemäß eine Reihe differentialdiagnostischer Fragen auf (PROSS, 1971; BELLMANN u. Mitarb., 1972; PROSS u. KÜMMERLE, 1973; OTTENJANN, 1974; HEBERER u. Mitarb., 1974; JANSEN u. KADEN, 1974; BECKER u. BRUNNER, 1974). Besondere differentialdiagnostische Schwierigkeiten bereitet die Koinzidenz von Sigmadivertikulitis und Sigmakarzinomen. Ihr gemeinsames Auftreten wird zwischen 1,2 und 21% angegeben (BELLMANN u. GRAETZ, 1969). In fortgeschrittenen Stadien sind klinisches Bild und Verlauf beider Erkrankungen sehr ähnlich und kaum mehr zu unterscheiden (BELLMANN u. GRAETZ, 1969; COLCOCK, 1971; PROSS, 1972). Auch bioptisch-histologisch kann die Differentialdiagnose schwierig sein; nicht immer sind chronisch-proliferative Perisigmoiditiden und periblastomatöse Entzündungen sicher zu trennen. Die Probeexzision ist nur im positiven (Karzinom-)Fall zu bewerten. Die Frage nach den kausalen Zusammenhängen zwischen Divertikulitis und Karzinomen ist zwar nach wie vor umstritten (PROSS u. KÜMMERLE, 1973; BECKER u. BRUNNER, 1974), dennoch kann die Divertikulitis *nicht* als Präkanzerose schlechthin bezeichnet werden. Die Häufung hyperplastischer (REIFFERSCHEID, 1967; PROSS u. KÜMMERLE, 1973; JANSEN u. KADEN, 1974) und gelegentlich

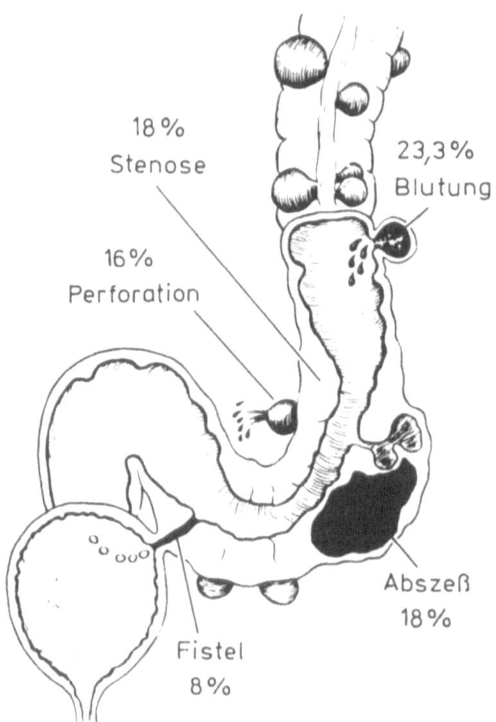

Abb. 213. Die Häufigkeit der Komplikationen bei 150 Divertikulitiskranken. [Aus SCHELLERER, W.: Dtsch. med. Wschr. **95**, 590 (1970)]

auch adenomatöser Polypen (SPEER u. Mitarb., 1962) bei der Divertikulitis stellt möglicherweise ein Bindeglied zwischen Divertikulitis und sog. Divertikulitis-Karzinomen dar (PROSS u. KÜMMERLE, 1973; JANSEN u. KADEN, 1974; BECKER u. BRUNNER, 1974).

Von der chronisch-proliferativen Divertikulitis und Peridivertikulitis wird eine *akute, ulzerös-phlegmonöse Divertikulitis* unterschieden. Sie ist zwar selten, wegen ihrer Komplikationen aber gefürchtet (WIGAND, 1940; PROSS u. KÜMMERLE, 1973; HEBERER u. Mitarb., 1974). Im Vordergrund stehen Perforationen mit der Entwicklung diffuser und oft letal ausgehender Peritonitiden (PROSS u. KÜMMERLE, 1974). Auch die Operationsletalität bei perforierender Divertikulitis ist hoch; sie erreicht in Sammelstatistiken bis 34% (Lit.: HEBERER u. Mitarb., 1970, 1974).

Gedeckte Perforationen und peridivertikuläre Abszesse führen in etwa 20% zu Fistelbildungen mit Nachbarorganen. Am häufigsten sind kolo-vesikale Fisteln (CZARNETZKI u. Mitarb., 1971; COLCOCK u. STAHMANN, 1972; MADSEN u. THYBO, 1972). Kolo-enterale Fisteln können Ursache schwerer Malabsorptionserscheinungen sein. Akute *Pankreatitiden* durch Perforationen oder fortgeleitete Entzündungen, pylephlebitische Leberabszesse oder septische Allgemeininfektionen sind weitere, wenngleich durchweg seltene Komplikationen.

Die *Divertikelblutung* kann als akute Massenblutung (SALGADO u. Mitarb., 1961) oder als rezidivierende „Dauer"-Blutung auftreten; ihre Häufigkeit liegt zwischen 5 und 48% (RIGG u. EWING, 1966; REIFFERSCHEID, 1967; HAVIA, 1971; PROSS u. KÜMMERLE, 1973; HEBERER u. Mitarb., 1974). Die Divertikulitis ist die häufigste Blutungsursache im Enddarmbereich.

II. Die idiopathische muskuläre Sigmastenose

Als „idiopathic muscular strictures of the sigmoid colon" beschrieben CASSANO und TORSOLI (1968) erstmals dieses seltene Krankheitsbild. Inzwischen liegen weitere Beobachtungen vor (RÖSCH, 1972; OTTO u. WOLFERS, 1973). Röntgenologisch findet sich eine zirkuläre Striktur des Colon sigmoideum. Bei der Rektosigmoidoskopie erscheint die Mukosa aufgefaltet, sie imponiert als „polypöse Hyperplasie" und wird (in den meisten Fällen) als Sigmakarzinom fehlgedeutet.

Pathologisch-anatomisch liegt der muskulären Sigmastenose eine exzessive, tumorartige Verdickung vor allem der inneren Ringfaserschicht der Muscularis propria zugrunde (Abb. 214); sie führt zur zirkulären Stenose. Dabei zeigt die Schleimhautoberfläche keinerlei erosive, ulzeröse oder divertikuläre Defekte. Das Stratum proprium mucosae ist ebenso wie die tieferen Darmwandschichten frei von entzündlichen Infiltraten.

Das Attribut „idiopathisch" kennzeichnet die unbekannte Ätiologie der Krankheit. Die Anamnese bietet weder hinsichtlich der Krankheitsentstehung noch hinsichtlich der exakten, präoperativen Diagnostik wirklich verwertbare Hinweise: unklare, links-orientierte Unterbauchschmerzen und zumeist intervallartig auftretende Obstipationen. Die mögliche Rolle von Laxantien kann zufolge der geringen Fallzahl kaum beurteilt werden. Denkbar wäre eine primäre Innervationsstörung (vgl. TEMPLETON, 1960), der eine reaktive Muskelhypertrophie folgt.

Die Differentialdiagnose (Tabelle 72) umfaßt andere stenosierende Prozesse in diesem Bereich, von denen das Sigmakarzinom und der sog. „Divertikulitis"-Tumor (CELIO, 1952; MORSON, 1963) die wichtigsten sind.

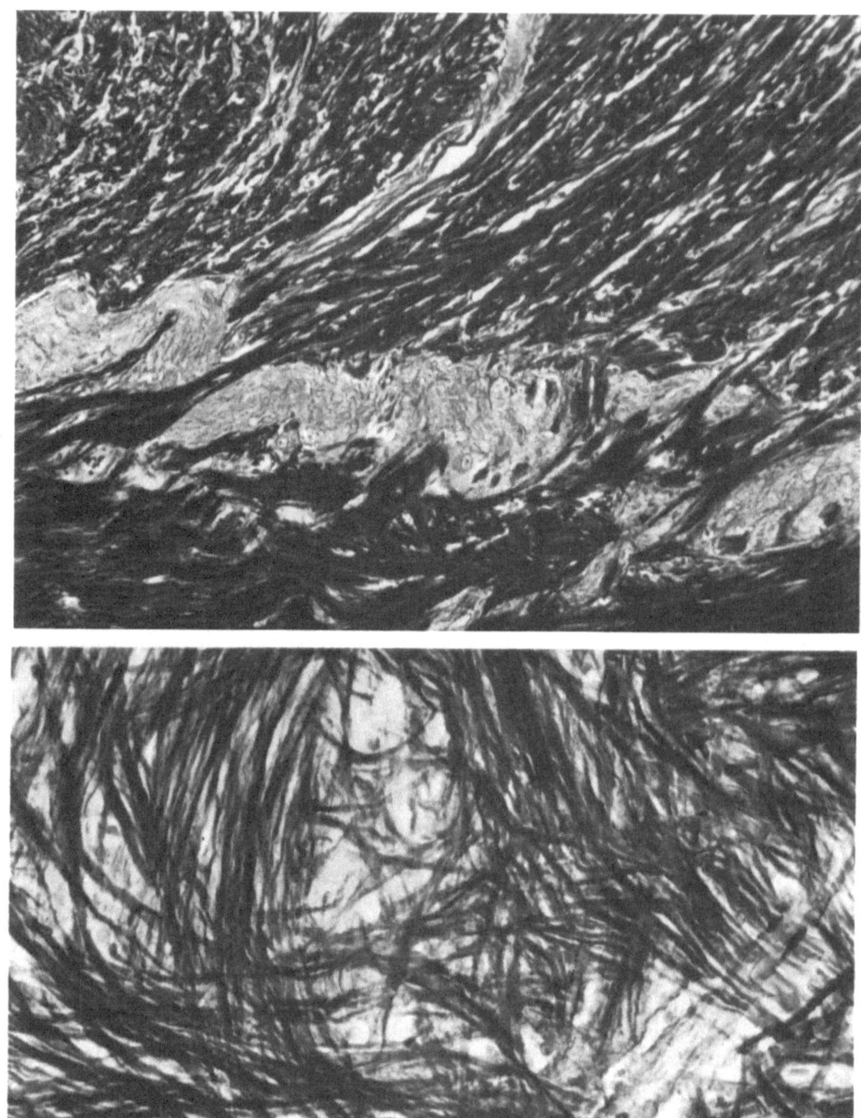

Abb. 214a–c. Idiopathische muskuläre Sigmastenose mit tumorartiger Verdickung der Muscularis propria (a u. b) bei völlig intakter Mukosa (c). Färbung: Azan (a u. b) und Gomori (c). Vergr. 810:1 (a u. b) und 375:1 (c)

III. Progressive Muskeldystrophie (Myotonia dystrophica)

Seitens des Gastrointestinaltraktes sind vor allem Pharynx und Oesophagus von der Myotonia dystrophica betroffen (Übersicht und Lit.: PALLIS u. LEWIS, 1974). In einem Teil der Fälle finden sich zudem schwere Diarrhoen und/oder Obstipationen sowie Malab-

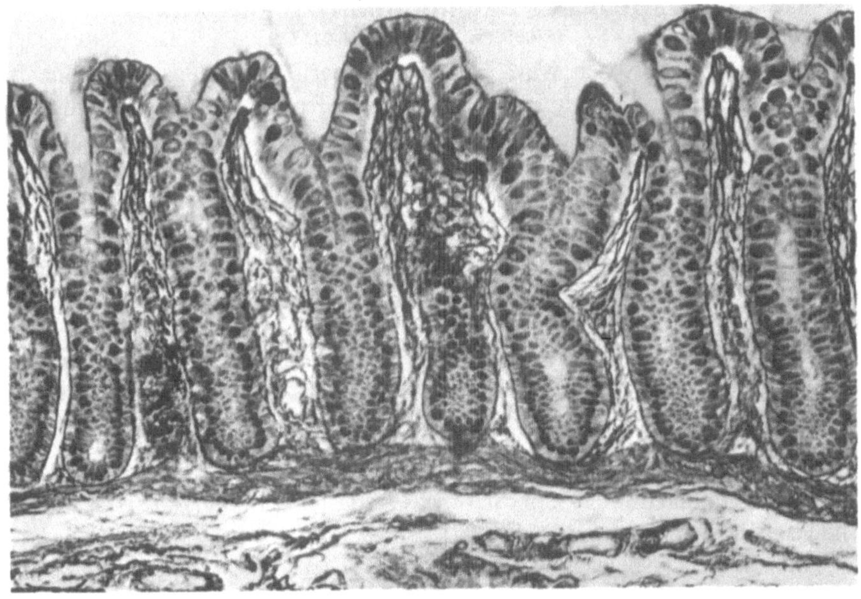

Abb. 214c

Tabelle 72. Die Differentialdiagnose der idiopathischen muskulären Sigmastenose
(OTTO u. WOLFERS, 1973)

Sigma-Karzinome

Divertikulose, Divertikulitis („Divertikulitis"-Tumor)

entzündliche Erkrankungen: Morbus Crohn

narbige, aktinisch bedingte Stenosen

mesenchymale (vor allem myogene und/oder neurogene) Tumoren

stenosierende Sigmapolypen

Megakolonformen

„simulierte" Organerkrankungen durch die sog. Kolonsphinkteren (TEMPLETON, 1960)

sorptionssymptome (Steatorrhoe, D-Xylose-Malabsorption) und Anämien. Während die Malabsorptionssymptome vor allem auf Alterationen der Dünndarmmuskulatur beruhen (LUPS, 1941; KAUFMAN u. HECKERT, 1954; CHIU u. ENGLERT, 1962; WELCH u. Mitarb., 1964; HARVEY u. Mitarb., 1965), sind Diarrhoen und/oder Obstipationen gewöhnlich Folge einer Dickdarmbeteiligung (BERTRAND, 1949; KOHN u. Mitarb., 1964; SCHUSTER u. Mitarb., 1965; KUHN u. SCHNEIDER, 1968; GOLDBERG u. SHEFT, 1972). Die Muskelfasern vor allem der Muscularis propria zeigen unterschiedlich schwere degenerativ-dystrophe Alterationen in Form einer teils homogenen, teils diskoidalen Fragmentierung und Nekrose. Das Faserarrangement erscheint unregelmäßig und ungeordnet („des-orientiert"). Die einzelnen Fasern sind durch ein oft erhebliches Ödem auseinandergedrängt. Fettgewebsinfiltrationen und Fibrosen sind ebenso häufig wie Kernuntergänge. Entzündliche Infiltrationen fehlen (BEVANS, 1954). Weniger stark betroffen sind die Fasern der Muscularis mucosae. Veränderungen der intramuralen Nervenfasern und/oder Ganglien fehlen. Die Zottenarchitektur ist im Sinne einer leichten bis mittelschweren partiellen Atrophie gestört.

IV. Erworbenes Megakolon (Megarektum)

Klinisch-röntgenologisch wird unter dem Begriff des Megakolon eine oft hochgradige Erweiterung (Elongation) des Dickdarms verstanden, die in manchen Fällen mit einer Muskelhypertrophie des erweiterten Darmteiles einhergeht. Klinisch führend ist eine hartnäckige Obstipation. Das Abdomen ist aufgetrieben. Eine in schweren Fällen fortschreitende Atrophie der Bauchdecken kann zur Rektusdiastase führen. Der Rippenbogen ist auseinandergedrängt, das Zwerchfell steht hoch (sog. „Ballonmensch"). Schon äußerlich ist die Darmperistaltik (hyperperistaltische Aktivität) sichtbar (vgl.: ZLATARSKI u. Mitarb., 1972; HOLSCHNEIDER, 1974).

Das Megakolon ist ein Symptom, keine Krankheit. Der Begriff idiopathisch besitzt in vielen Fällen keine Relevanz (LEE u. BEBB, 1951). Die Ursachen, die zur Entwicklung eines (erworbenen) Megakolon führen, sind vielfältig (vgl. auch S. 393):

1. Obstruktionen durch Tumoren (etwa Sigma-Karzinome) oder durch Strikturen (Strahlentherapie),

2. ano-rektale Dysplasien (vgl. S. 386),

3. Endokrinopathien: Kretinismus, Myxödem,

4. Durchtrennung oder Resektion des parasympathischen Sakralplexus,

5. hypoxisch: sog. „post-ischämische Aganglionose" (SWENSON, 1959). Durch tierexperimentelle Untersuchungen (ROBINSON u. Mitarb., 1972) ist die Existenz einer post-ischämischen Aganglionose sehr unwahrscheinlich geworden,

6. entzündlich:

a) *Chagas*-Krankheit: Diese endemisch vor allem in Südamerika auftretende Krankheit (KOEBERLE, 1956, 1959, 1963) führt zur Zerstörung der parasympathischen Ganglienzellen (FERREIRA-SANTOS, 1961; TODD u. Mitarb., 1969). Daraus resultiert, wie bei der kongenitalen Aganglionose, ein sekundäres Megakolon (vgl. auch: Megaoesophagus, Bd. II/1),

b) Colitis ulcerosa: toxisches Megakolon (MARSHAK u. Mitarb., 1950; MC-INERNNEY u. Mitarb., 1962; vgl. auch S. 460),

7. Erkrankungen des Zentralnervensystems (einschließlich Spina bifida und Cauda equina): Paraplegien, Morbus Parkinson (CAPLAN u. Mitarb., 1965),

8. psychogen (Megacolon functionale) (WATKINS u. OLIVER, 1965),

9. Pharmaka-induziert: Vor allem Chlorpromazin führt über einen (neurotoxischen) Effekt zu Megakolonformen (tierexperimentelle Untersuchungen an Ratten: ZIMMERMAN, 1962).

In vielen Fällen ist die Pathogenese der erworbenen Megakolonformen nur unzureichend bekannt (KUNE, 1966; BERENYJ u. SCHWARZ, 1967). Morphologisch faßbare Befunde bleiben zum Teil unbefriedigend und enttäuschend, zum Teil sind sie deutlich unterschieden von denen der kongenitalen Aganglionose. Während bei der Hirschsprungschen Krankheit die elongierten Kolonanteile durchweg wandverdickt sind, zeigen die psychogen induzierten Megakolonformen zumeist außerordentlich dünn-atrophische Wände. Dieser atrophische Prozeß betrifft letztlich alle Darmwandschichten gleichermaßen. Weitgehend normal strukturiert sind nach lichtmikroskopischen Untersuchungen allerdings die intramuralen Nervenplexus: weder numerische noch strukturelle Alterationen der Ganglienzellen konnten bislang sicher beobachtet werden. Ätiologie und Pathogenese psychogener Megakolonformen sind

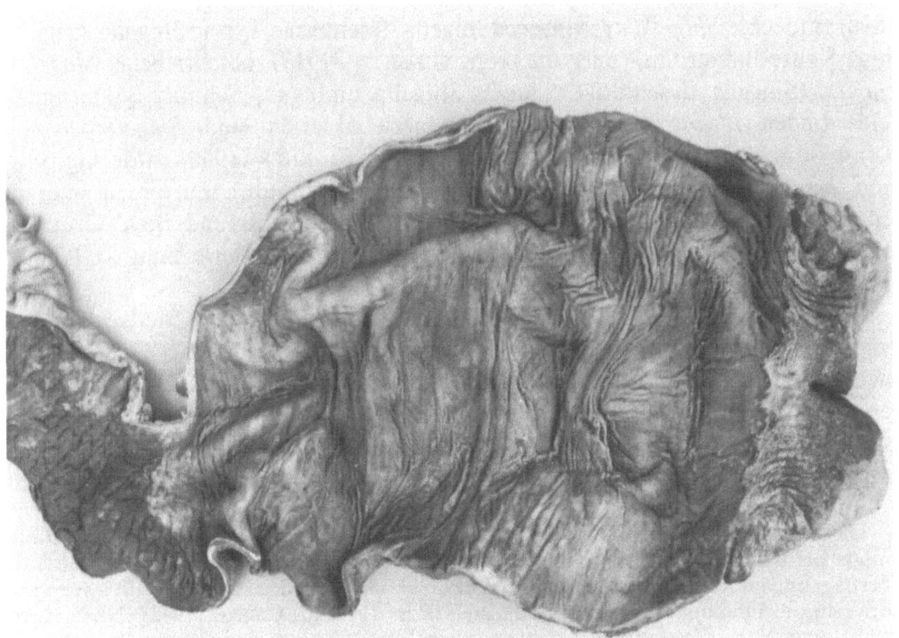

Abb. 215. Erworbenes (psychogenes) Megakolon (bzw. -sigma) functionale mit extremer Dilatation vor allem des rekto-sigmoidalen Bereiches (histologisch: intakte Plexus)

nach wie vor ungeklärt. In einem Teil der psychogen induzierten Megakolonformen (wahrscheinlich auch bei endokrinen und „pharmakologischen" Formen) spielen sehr wahrscheinlich psychogen induzierte chronische Obstipationen eine nicht unerhebliche (pathogenetische) Rolle.

Die Komplikationen sind bei den verschiedenen erworbenen Megakolonformen weitgehend gleichartig; allenfalls ist die Häufigkeit ihres Auftretens variabel. Vor allem findet man sterkorale Ulzerationen (vgl. S. 529) und unspezifische Enterokolitiden.

G. Entzündungen

I. Entzündungen durch identifizierbare Mikroorganismen

1. Bakterien-Ruhr (Shigellose)

Die Erreger der bakteriellen Ruhr sind verschiedene Arten der Gattung *Shigella*; sie sind weltweit verbreitet. Sie gehören zur Familie der *Enterobacteriaceae*. Es handelt sich um unbewegliche, gramnegative, plumpe Stäbchen, die etwa 2–3 μ lang und 0,8–1 μ breit sind (Abb. 217 und 218) (Elektronenmikroskopie: WALTHER, 1952; WESSEL u. RACZ, 1967).

Zu den klassischen Ruhr- bzw. Dysenteriebakterien zählen die von SHIGA (1898) entdeckte *Shigella dysenteriae* (Shigella dysenteriae Typ 1, Shigella strigae, Shiga-Kruse-Bakterium) und die von SCHMITZ (1917) beschriebene *Shigella schmitzi* (Shigella dysenteriae Typ 2, Shigella ambigua, Schmitz-Bakterium). Beide bilden *Ektotoxine*. Weitere Dysenteriebakterien sind *Shigella sonnei* (Kruse-Sonne-(E-Ruhr-)Bakterium) und die von FLEXNER (1900) entdeckte *Shigella flexneri* (Shigella paradysenteriae, Flexner-Bakterium). Zu diesen sind in den letzten Jahren weitere Shigella-Gruppen (Large-Sachs- und Boyd-Gruppe) gekommen, deren ätiologische Bedeutung für die Dysenterie zum Teil aber noch nicht gesichert ist (Lit.: BADER, 1969).

Die toxinarmen Typen werden in Analogie zu den Paratyphosen als *„Paradysenterie"*-(Flexner-)Gruppe und *„Metadysenterie"*-(Kruse-Sonne-)Gruppe bezeichnet. In mitteleuropäischen Breiten wird in 85% der Ruhr-Fälle der Kruse-Sonne-Typ gefunden; die Flexner-Gruppe macht etwa 11–13% und die Shigella dysenteriae Typ 1 ca. 1% aus (SEELIGER, 1952; WALTHER, 1952; KLEINMAIER, 1952; Lit.: BADER, 1969).

Die Bakterienruhr verläuft in der Regel als akute Infektionskrankheit. Die Infektion erfolgt per os durch verseuchte Nahrungsmittel (Wasser, Milch) oder durch eine direkte Übertragung von Mensch zu Mensch (Kontaktinfektion). Der Ruhrkranke stellt zweifellos die wichtigste Infektionsquelle dar (KOLLE-HETSCH, 1942; CLAUBERG, 1942). Nach einer Inkubation von 2–7 Tagen (selten kürzer) beginnt die Ruhr mit Inappetenz, Übelkeit und Leibschmerzen, die sich zu heftigen Koliken und quälenden Tenesmen steigern. Brechdurchfälle treten auf. Die zumeist sehr zahlreichen Stuhlentleerungen sind anfänglich von grauer bis grauweißer, allenfalls gelblicher Farbe, schleimig und von „sperma-ähnlichem" Geruch („weiße Ruhr") (HOFF, 1940, 1942; WALTHER, 1942; ROEMHELD, 1949). Später sind Blut, Eiter und Epithelien beigemischt („rote Ruhr"). Infolge der gehäuften Durchfälle tritt bald eine erhebliche Wasser- und Elektrolytverarmung des Organismus auf. Die Krankheit dauert Tage bis Wochen, die Rekonvaleszenz oft mehrere Wochen. Rezidive sind häufig (BADER, 1969).
Bei einem Teil der Patienten (etwa 5–10%) geht die akute Ruhr in eine chronische Verlaufsform über, die sich über Monate hinziehen kann und die durch wiederholte Infektionsschübe bzw. Rezidive gekennzeichnet ist (HOLLER, 1941; WALTHER, 1952).

Über die Höhe der Letalität sind exakte Angaben kaum erhältlich (BADER, 1969); sie bewegt sich in einzelnen Epidemien zwischen 0 und 50%. In Deutschland lag die Letalität in den Jahren 1932–1938 zwischen 2,3 und 4,8%, in den ersten Kriegsjahren des 2. Weltkrieges zwischen 5,9 und 12,4% (BADER, 1969). Im Säuglingsalter ist die Letalität besonders hoch.
Der patho-anatomische Befund entspricht in seiner Intensität nicht unbedingt dem klinischen Krankheitsverlauf. Die Ruhr-bedingten Veränderungen sind überwiegend im Dickdarm lokalisiert (FISCHER, 1929; MANSON-BAHR, 1943). In einem Drittel der Fälle soll auch das terminale Ileum miterkrankt sein; besonders bei Säuglingen ist der Dünndarm mit betroffen (NEUHOLD, 1947). Im Beginn der Erkrankung findet sich ein intensiver Katarrh mit Rötung und Schwellung der Schleimhaut (katarrhalische Ruhr). Der Mukosa liegt ein breiter Schleimfilm auf; Blutungen sind entwickelt. Der Darminhalt ist anfänglich noch fäkulent, später schleimig-blutig. Besonders bei schweren Infektionen nehmen die Veränderungen bald den Charakter einer pseudomembranösen Entzündung an (pseudomembranös-kroupös, pseudomembranös-nekrotisierend) (Abb. 216).

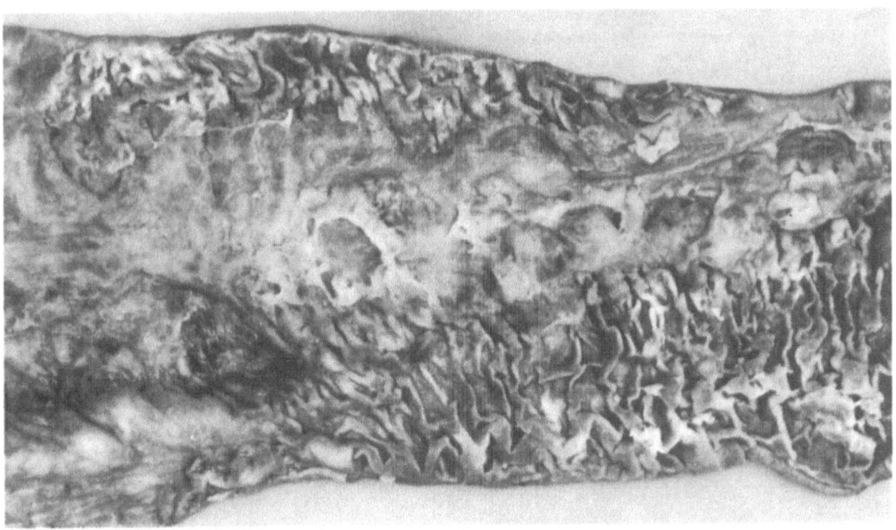

Abb. 216. Bakterien-Ruhr mit pseudomembranösen Belägen, Kolon

Dieses Stadium der verschorfenden Entzündung ist für die Ruhr charakteristisch. Die pseudomembranösen, „kleieförmigen" Beläge konfluieren zu „schmutzigen" Schorfen, die bis in die Muscularis propria reichen können. Ein begleitendes septisches Krankheitsbild weist auf Mischinfektionen hin.

Im weiteren Verlauf werden die Schorfe abgestoßen. Es entwickeln sich verschieden große und unterschiedlich tief reichende Geschwüre, die unregelmäßig und zackig begrenzt sind (Dysenteria ulcerosa, FISCHER, 1929). Die Ulkusränder sind unterminiert. Zwischen den Geschwüren stehen Brücken einer stark geröteten oder kleieartig belegten Mukosa. Auch sie sind unterminiert und pseudopolypös aufgefaltet (Pseudopolyposis dysenterica). Durch Sekundärinfektionen der Ulzera kann sich eine submuköse Phlegmone entwickeln.

Die formale Pathogenese der bakteriellen Ruhr ist nicht in allen Einzelheiten geklärt. Weithin ist die Auffassung LETTERERS (1944; vgl. auch LETTERER u. SEYBOLD, 1949), wonach „der Primärschaden nicht am Epithel, sondern am Gefäßsystem" angreift, akzeptiert. Gegen diese Auffassung sprechen aber neue, vor allem experimentelle und ultrastrukturelle Befunde (SERENY, 1955, 1957; OGAWA u. Mitarb., 1964; TAKEUCHI u. Mitarb., 1967, 1968; RACZ u. Mitarb., 1972; ROUT u. Mitarb., 1975). Shigellen können regelmäßig im Oberflächenepithel der Kolonschleimhaut nachgewiesen werden (Lit.: RACZ u. Mitarb., 1973). Über eine anfänglich katarrhalische Entzündung entwickeln sich Erosionen und Ulzera mit pseudomembranösen Belägen. Das Stratum proprium mucosae wird mehr und mehr von Granulozyten, Plasmazellen und Makrophagen infiltriert. Neben den Epithelzellen enthalten vor allem die polymorphkernigen Leukozyten (des ganzen Entzündungsfeldes, einschließlich der pseudomembranösen Schorfe) reichlich Shigellen (Abb. 217). Auch die Epithelien am Rande von Erosionen enthalten regelmäßig Ruhrbakterien (RACZ u. Mitarb., 1973).

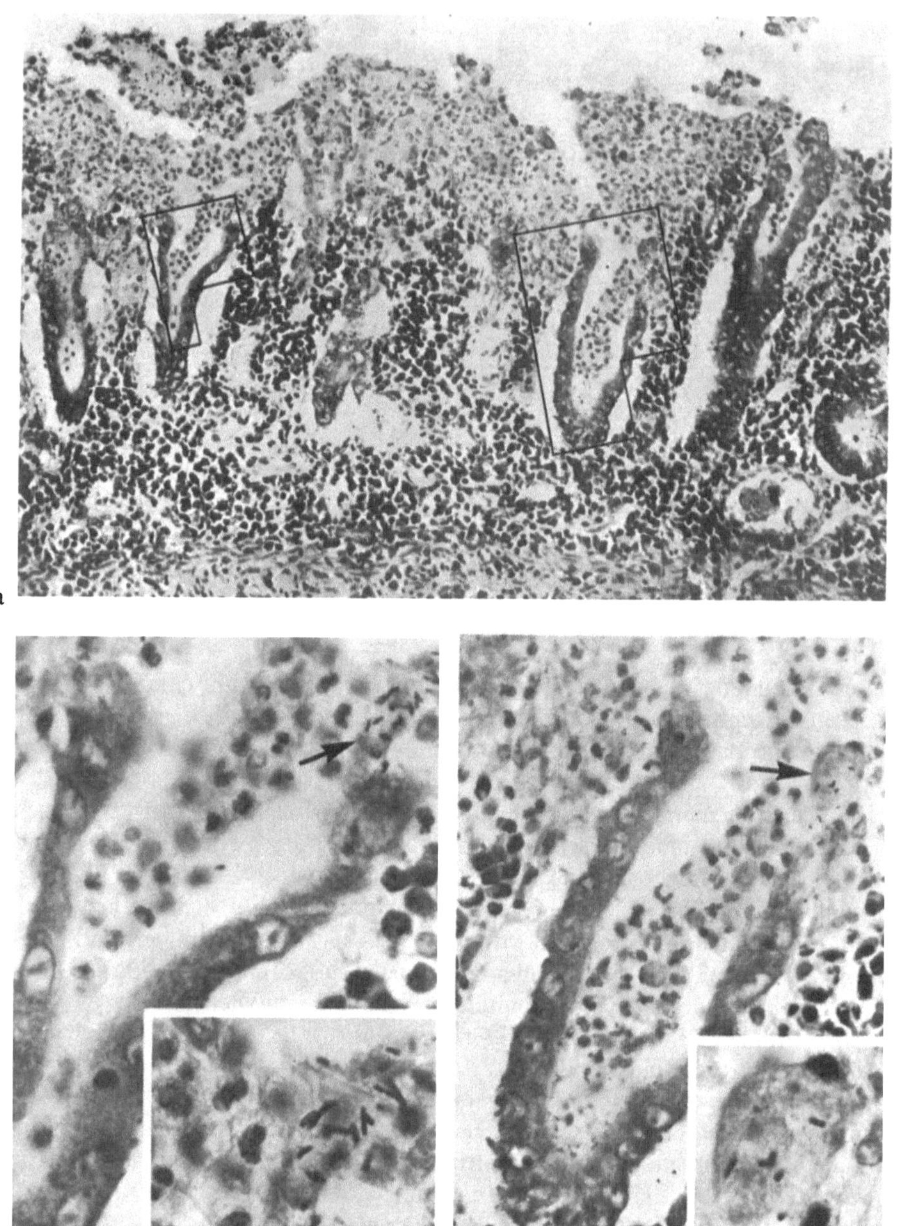

Abb. 217a–c. Bakterien-Ruhr: (a) nektrotisierende Entzündung der Kolonschleimhaut. (b u. c) Ausschnittsvergrößerung aus (a) mit freiliegenden bzw. intrazellulären Shigellen. Färbung: Thionin. Vergr. 220:1 (a) und 1350:1 (b u. c). [Aus RACZ, P., u. Mitarb.: Virchows Arch. Abt. A. Path. Anat. **358**, 309 (1973)]

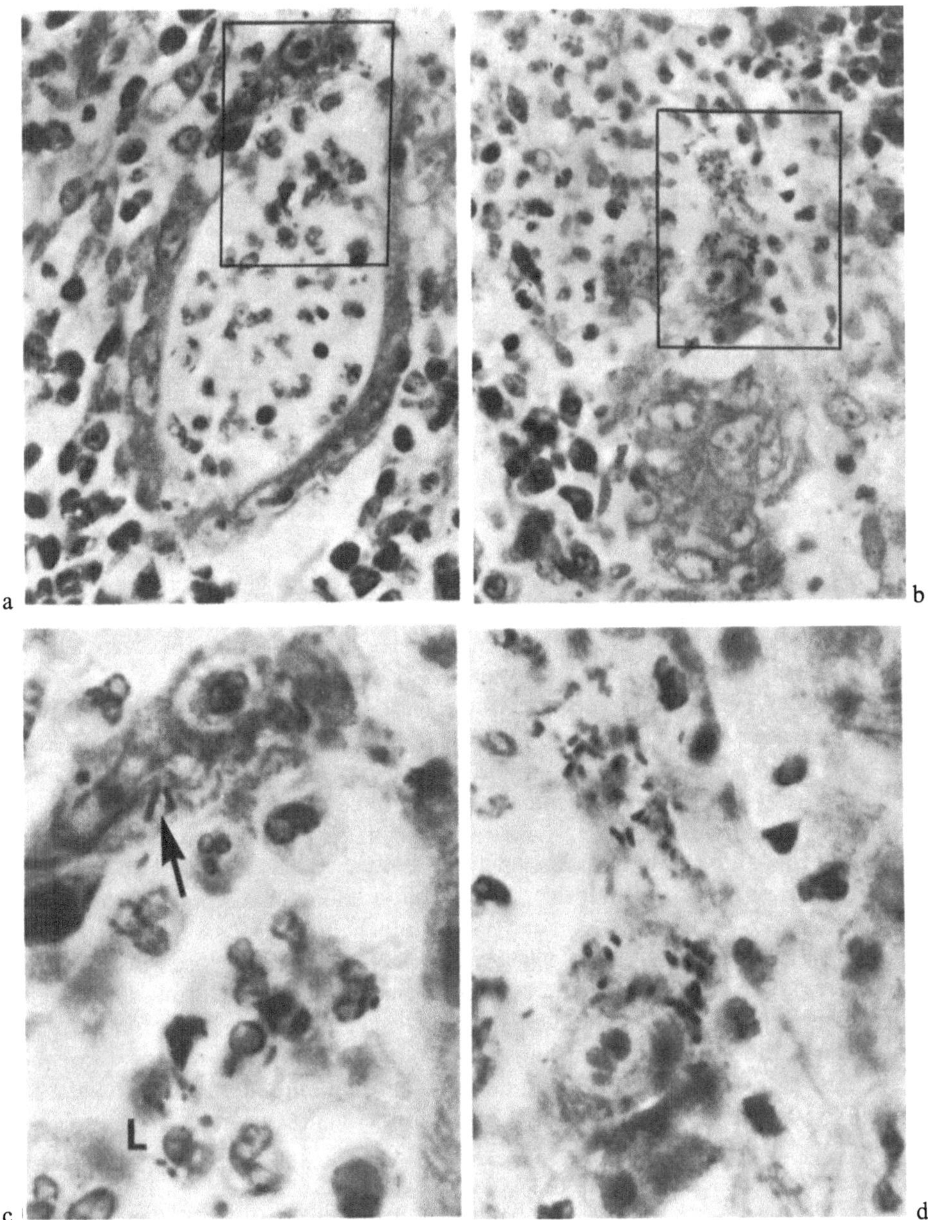

Abb. 218a–d. Bakterien-Ruhr mit Kryptenabszeß, intra- und extrazellulären Shigellen. Färbung: Thionin. Vergr. 600:1 (a u. c) und 1350:1 (b u. d). [Aus RACZ, P., u. Mitarb.: Virchows Arch. Abt. A. Path. Anat. **358**, 309 (1973)]

Die nekrotisierende Entzündung erreicht herdförmig auch die Submukosa, die neben einer ausgeprägten Hyperämie ein entzündliches Ödem mit Leukozyten, Monozyten und Plasmazellen zeigt. Das zum Teil massierte Auftreten von Plasmazellen in der Lamina propria (unterhalb nekrotischer Areale) weist auf humorale Immunmechanismen in der Pathogenese der bakteriellen Ruhr. Die oberflächennahen Epithelzellen der Krypten enthalten Shigellen. Die intrazellulär sich vermehrenden Shigellen führen schließlich zur Zerstörung der Epithelverbände, Granulozyten wandern ein, es entstehen sog. Kryptenabszesse (Abb. 218).

Die mesenterialen Lymphknoten sind gerötet und entzündlich geschwollen. Histologisch findet sich eine ausgeprägte plasmozytoide Reaktion mit reifen Plasmazellen und Plasmoblasten (RACZ u. Mitarb., 1973).

Die bakterielle Ruhr heilt in der Regel narbig aus. Die Narbenfelder zeigen eine strickleiterartige Anordnung. Narbig bedingte Stenosen sind aber selten. Sie betreffen bevorzugt das Rektum.

2. Tuberkulose

Tuberkulöse Infektionen des Kolon und Rektum, einschließlich der Analregion (ohne Mitbeteiligung der Ileo-Zäkalregion, vgl. S. 183) sind in Westeuropa und in den USA selten (MITCHELL u. BRISTOL, 1954; WALKER DAVIS, 1957; RHOADES u. Mitarb., 1960; NEED u. BEHNKE, 1963; AMERSON u. MARTIN, 1964; BENTLEY u. WEBSTER, 1967; BHANSALI, 1968; HAWLEY u. Mitarb., 1968). Sie zeigen eine gewisse Häufung in Indien (UKIL, 1942; TANDON u. Mitarb., 1966), Israel (GEFEL u. Mitarb., 1963), im Irak (HAMANDI u. THAMER, 1965) und in Südafrika (DINNER, 1965; SCHUURMANS-STEKHOVEN, 1965). Zumeist handelt es sich um Sekundärtuberkulosen, die zu hyperplastisch-produktiven Gewebsreaktionen führen können (WALKER DAVIS, 1957; HAWLEY u. Mitarb., 1968). Schwierigkeiten bestehen immer wieder in der differentialdiagnostischen Abgrenzung der produktiven Tuberkulose von der Enterokolitis Crohn (MORSON, 1964; GRAY u. Mitarb., 1965; KRAUSPE, 1967; vgl. auch S. 488). Die hyperplastisch-produktive Gewebsreaktion mit der Tendenz zur narbigen Obstruktion „simuliert" in der klinischen Symptomatik aber auch das Vorliegen maligner Tumoren (STOCK u. LI, 1964). Indessen sind tuberkulöse Infektionen des Dickdarms außerordentlich selten mit (Adeno-)Karzinomen des Dickdarms kombiniert (DAUTZENBERG, 1952; KASANOVIC u. DJORDJEVIC, 1955; MISIUNA u. CZARKOWSKA, 1965; Lit.: BARSON u. KIRK, 1970).

Die Tuberkulose auch der ano-rektalen Region gilt als Seltenheit. Die Krankheit manifestiert sich zumeist in späteren Lebensjahren (Lit.: LOGAN, 1969). Klinisch und patho-anatomisch werden 2 Verlaufsformen unterschieden: 1. anorektale Ulzerationen in Verbindung mit einer aktiven Lungentuberkulose; in zytologischen Abstrichpräparaten oder im Biopsiematerial können relativ regelmäßig Tuberkelbakterien nachgewiesen werden, 2. tuberkulöse Analfisteln und chronische ano-rektale Abszesse. Die Analfisteln sind meist komplex und fuchsbau-artig angelegt. In der Umgebung ist oft ein derbes Narbengewebe entwickelt, das zu Strikturen und Obstruktionen des Rektum führen kann (Differentialdiagnose: Morbus Crohn).

3. Venerische Erkrankungen

3.1. Gonorrhoe

Die rektale Gonorrhoe präsentiert sich als akut-entzündliche Läsion der Mukosa, die an eine oberflächliche, unspezifische Proktitis erinnert. Gonokokken sind gramnegative Diplokokken, die sich in zytologischen Abstrichpräparaten akuter Infektionsfälle sowohl extra- als auch intrazellulär nachweisen lassen. Zunächst überwiegt die intrazelluläre Lagerung in polymorphkernigen Leukozyten. In späteren Krankheitsphasen, bei der chronischen Gonorrhoe, treten die Eiterzellen mehr und mehr zurück, die Gonokokken liegen dann überwiegend extrazellulär.

Bei Frauen mit einer Urethralgonorrhoe ist in 10–30% auch das Rektum befallen (NICIL, 1948; FEGELER u. OTTE, 1969). Die Rektalgonorrhoe bei der Frau entsteht zumeist durch Schmierinfektionen, beim Mann fast ausschließlich durch homosexuelle Beziehungen (FEGELER u. OTTE, 1969).

3.2. Syphilis (Lues)

Die relativ seltene Lues des Darmes kann sowohl konnatal als auch erworben vorkommen (Lit.: CHIARI u. ZEITLHOFER, 1962; SAMENIUS, 1968). Die konnatale Syphilis des Darmes ist stets mit syphilitischen Veränderungen an anderen Organen verknüpft. Sie wurde früher in 5–14% beobachtet (FRAENKEL, 1910; THOMSON, 1912, 1928; SCHNEIDER, 1928). Morphologisches Erscheinungsbild und Lokalisation der syphilitischen Darmveränderungen sind ziemlich variabel. Außer miliaren Syphilomen, vorwiegend in den tieferen Darmwandschichten, finden sich umschriebene, „speckig-derbe" Mukosainfiltrate, die geschwürig zerfallen. Die entstehenden syphilitischen Ulzera sind flach und nur leicht konkav, im Ulkusgrund „speckig". Die Ulkusränder sind glatt und nicht unterminiert. Die Ulzera neigen zu einer gürtelförmigen Ausbreitung, es besteht eine starke Schrumpfungstendenz (OBERNDORFER, 1900; FRAENKEL, 1910; WARSTAD, 1913; KERNAU, 1935/36). Histologisch sind die syphilitischen entzündlich-ulzerösen Läsionen reich an Plasmazellen (SIEGMUND, 1929). Das syphilitische Granulationsgewebe weist Beziehungen zu Gefäßen auf, *endangiitische* Veränderungen sind typisch. Mykotische Superinfektionen sind möglich.

Wiederholt ist es bei syphilitischen Feten gelungen, Spirochäten sowohl im Mekonium als auch in der Darmwand selbst nachzuweisen (FRAENKEL, 1910; KERNAU, 1935/36; BIZZA, 1943).

Erworbene luische Darmaffektionen können in allen Stadien der Syphilis gefunden werden. Sie sind durchweg aber selten. Primäraffekte (Homosexualität), wie auch papulös-ulzeröse Veränderungen des Sekundärstadiums, finden sich zumeist im ano-rektalen Bereich (WELLS u. Mitarb., 1959; MARINO, 1964; SMITH, 1965). Sehr selten sind syphilitische Gummen. Die häufiger auftretenden syphilitischen Geschwüre sind meistens ringförmig angelegt. Aus ihnen entwickeln sich zirkuläre Strikturen (SCHMIDT, 1922; NISHIKAWA, 1927; BONNE, 1931). Histologisch findet man auch bei der erworbenen Lues ein an Plasmazellen reiches Granulationsgewebe mit der Tendenz zur fibrösen Umwandlung und

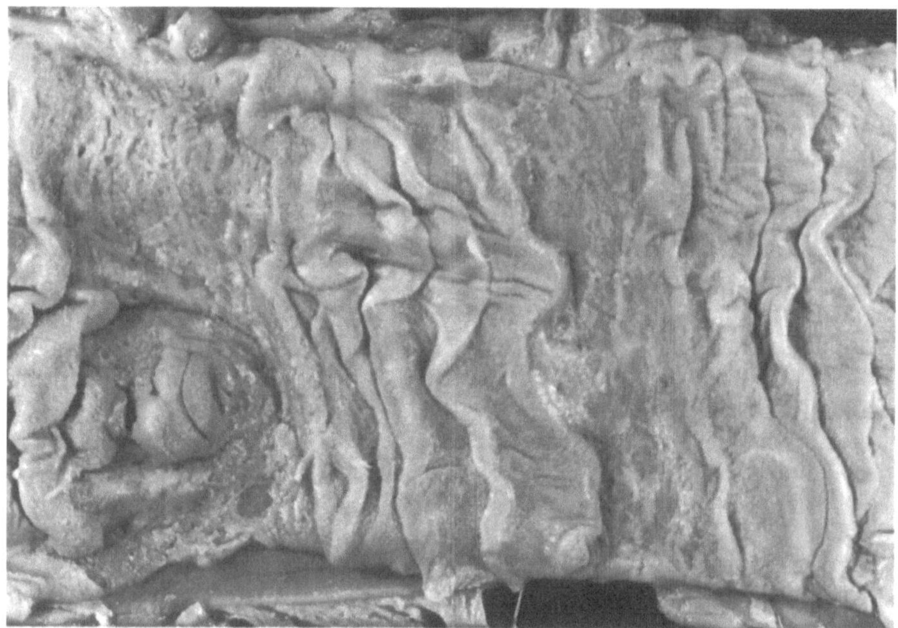

Abb. 219. Syphilitische Geschwüre, Dünndarm

zu endangiitischen Gefäßprozessen. Obliterierende Endophlebitiden mit miliaren Syphilomen in der Gefäßwand sind nicht so selten. Der Spirochätennachweis ist schwierig und meist negativ (SIEGMUND, 1929; TUTTLE, 1932; FABER, 1939).

3.3. Lymphogranuloma venereum

Der Erreger des Lymphogranuloma venereum gehört zur sog. Psittakose-Gruppe (=Chlamydien, „PLT"-Gruppe (*P*sittakose, *L*ymphogranuloma venereum, *T*rachom): PAGE, 1966; GORDON, 1969; MOULDER, 1969). Es handelt sich um unbewegliche, gramnegative und obligat intrazelluläre „Parasiten". Sie wurden früher zufolge ihrer geringen Größe und ihres obligat-intrazellulären Vorkommens zu den Viren gezählt. Sie unterscheiden sich aber in wesentlichen Eigenschaften von Viren (Lit.: MOULDER, 1969); sie gleichen kleinen Bakterien (MOULDER, 1964, 1966).

Das Lymphogranuloma venereum (Synonyma: Lymphogranuloma inguinale, Lymphopathia venereum, klinischer oder tropischer Bubo, Poradenitis, Nicolas-Favresche Krankheit) beginnt mit einer primären Genitalläsion von meist herpetiformer Art: initial zeigt sich ein Bläschen, das bald zusammenfällt und ein oberflächliches Geschwür bildet. Der Infekt kann bis zu den regionären Lymphknoten fortschreiten; er manifestiert sich typischerweise als druckempfindliche Schwellung. Aus einer anfänglich abszedierenden Lymphadenitis mit Plasmazellen, Makrophagen, Epitheloid- und Riesenzellen folgt eine chronisch-granulomatöse Reaktion, die für das Krankheitsbild geradezu charakteristisch ist. Bei Frauen werden in besonderem Maße die Lymphknoten des Beckens befallen. Daraus resultieren perirektale Vernarbungen mit Strikturen des Rektum und rekto-vaginalen Fistelbildungen. Der mit einer bindegewebigen Vernarbung einhergehende Heilungsprozeß kann zu erheblichen Lymphabflußstörungen führen.

Infektionen mit dem Erreger des Lymphogranuloma venereum sind primär aber nicht nur genital manifestiert. Rektalinfektionen beruhen zumeist auf homosexuellen Praktiken. Die Häufung in gewissen geographischen Breiten und die ungleiche Inzidenz bei verschiedenen Rassen sind zweifellos Ausdruck verschiedener sozialer Verhaltensweisen (BENSAUDE u. LAMBLING, 1936; ANNAMUNTHODO, 1961; SAAD u. Mitarb., 1962; MORSON, 1964).

Für die Diagnostik des Lymphogranuloma venereum sind neben dem Erregernachweis vor allem die Intrakutanreaktion mit Chlamydia-Antigenen (Frei-Test) und die Komplementbindungsreaktion bedeutungsvoll (GORDON, 1969).

Das Lymphogranuloma venereum des Rektum (seltener des Kolon) präsentiert sich gewissermaßen in 2 Formen: als subakute Proktokolitis und als chronisch-vernarbende, strikturierende Entzündung (MILLER, 1965). Die Rektumschleimhaut der Proktokolitisform zeigt ein granulär-noduläres Aussehen (ANNAMUNTHODO, 1961; SAAD u. Mitarb., 1962); sie ist ödematös geschwollen und rigide. Die Chlamydien-Proktokolitis ist nicht selten kombiniert mit Perianalabzessen und ano-rektalen Fistelbildungen.

Hochgradige Rektalstrikturen (sog. „burn out"-Strikturen) charakterisieren die 2. Manifestationsform (HAWE, 1951; MILES, 1957; MORSON, 1964). Die Rektumwand ist enorm verdickt, das perirektale Gewebe fibrosiert, die Mukosa zeigt Ulzerationen mit polypoiden Läsionen und Hämorrhagien. Mikroskopisch findet sich eine unspezifische, an Plasmazellen und Lymphozyten reiche, fibrosierende Entzündung. Epitheloidzellige Granulome fehlen in dieser chronischen Phase fast völlig; sie lassen sich zumeist nur initial in den inguinalen Lymphknoten nachweisen.

Die sog. „burn out"-Strikturen werden allgemein als fakultative Präkanzerosen angesehen; die Karzinom-Inzidenz ist allerdings nicht sehr hoch (LEVIN u. Mitarb., 1964). Sowohl Adenokarzinome als auch epidermoid differenzierte Karzinome wurden beschrieben (MORSON, 1964).

4. Aktinomykose

Die Aktinomykose gilt als erdgeschichtlich sehr alte Infektionskrankheit (MOODIE, 1923). Als Krankheit sui generis wurde sie indessen erst 1877 durch BOLLINGER und 1878 durch ISRAEL definiert, und zwar auf Grund der Eigenart des Erregers, im Entzündungsfeld charakteristische, an Kristalldrusen erinnernde Kolonien zu entwickeln (vgl.: BECK, 1972). Die Drusen wurden zunächst als Produkt eines vermeintlichen Pilzes identifiziert; die strahlenartige Konfiguration der Drusen ergab den Namen: „Strahlenpilz" = Actinomyces.

Die Actinomyceten zeigen lediglich gewisse Ähnlichkeiten mit Pilzen, sind aber mit Bakterien verwandt (zur Taxonomie vgl.: WOLF u. ISRAEL, 1891; NAESLUND, 1925, 1931; COMMINS u. Mitarb., 1956, 1958, 1962; PINE u. GEORG, 1965;

PRÉVÔT u. Mitarb., 1967). Die Aktinomykose gilt als endogene Infektion mit natürlichen Kommensalen der Mundhöhle (vgl. SEIFERT, 1966). Sie weist, im Gegensatz zur monoinfektiösen Norcardiose, eine komplexe Ätiologie auf, in der dem Actinomyces israeli die Funktion eines Erregers nur insoweit zukommt, als er inmitten und mit Hilfe einer variablen „Trabantenflora" als deren Leitorganismus pathogen wird (LENTZE, 1969). Neben dem Actinomyces israeli kommt in einem kleinen Teil der Fälle der Actinomyces propionicus als Erreger manifester Aktinomykosen in Betracht (BUCHANAN u. PINE; SLACK u. Mitarb., 1966), während die Bedeutung des Actinomyces eriksoni noch umstritten ist (GEORG u. Mitarb., 1965).

Primär ist die Aktinomykose an bestimmten Prädilektionsorten lokalisiert, die mit dem natürlichen Standort des Erreger korrespondieren: Mundhöhle, Bronchialsystem, Darm. Bei der *Abdominalaktinomykose* sind besonders der Ileo-Zäkalbereich und das Rektum betroffen (JANTSCHEW, 1961). Der Dünndarm ist nur selten Ausgangspunkt einer Aktinomykose, dann zumeist nach Ulkusperforationen oder Fremdkörperverletzungen (Fischgräten: HARVEY u. Mitarb., 1957). Insgesamt sind intestinale Aktinomykosen selten (MACHAFFIE u. Mitarb., 1957; POWERS u. Mitarb., 1961; MORSON, 1961; MILLER, 1964).

Die Aktinomykosen es Intestinaltraktes entwickeln sich schleichend, oft als tumorartige Infiltration und Induration des Rektum mit Analfisteln und Schleimhautulzerationen. Differentialdiagnostisch muß stets an ein Rektum-Karzinom gedacht werden. Die Diagnose kann mit Hilfe der Rektumbiopsie gestellt werden, wenn in den Biopsiepräparaten Kolonien von Actinomyceten nachgewiesen werden können (JANTSCHEW, 1961; WHITAKER, 1964; SECHAS u. Mitarb., 1972). Traumen oder Divertikulitiden scheinen das „Angehen" einer Aktinomykose zu begünstigen; insbesondere bei der Divertikulitis kann es zu perisigmoidalen aktinomykotischen Abszessen kommen (POWERS u. Mitarb., 1967; MILLER, 1964; WHITAKER, 1964).

II. Mykosen

1. Histoplasmose

Die „klassische" Histoplasmose (Darlingsche Krankheit: DARLING, 1906, 1907) ist eine vorwiegend intrazelluläre Infektion (des retikulo-endothelialen Systems) durch *Histoplasma capsulatum* (SILVERMAN u. Mitarb., 1955; Übersicht und Lit.: SCHWARZ, 1971; KIRK u. Mitarb., 1971). Eine nur in Afrika vorkommende Histoplasmose (Afrikanische Histoplasmose; Lit.: EDINGTON, 1971; SCHWARZ, 1971; vgl. auch Bd. VIII) wird durch *Histoplasma duboisii* hervorgerufen (DUBOIS u. Mitarb., 1952; VANBREUSEGHEM u. Mitarb., 1953; VANBREUSEGHEM, 1956).

Die Infektionen erfolgen in der Regel über die Atemwege. Primäre Infektionen des Gastrointestinaltraktes sind selten (BOONE u. ALLISON, 1969; siehe dagegen COLLINS, 1965). Zumeist liegen sekundäre Infektionen infolge einer pulmonal-hämatogenen Streuung vor. Bei massiver Infektion (hohe Virulenz) und geschwächter Resistenz betreffen sie vor allem Kinder und alte Menschen (RAFFERY, 1951; BANK u. Mitarb., 1965; STURIM u. Mitarb., 1965).

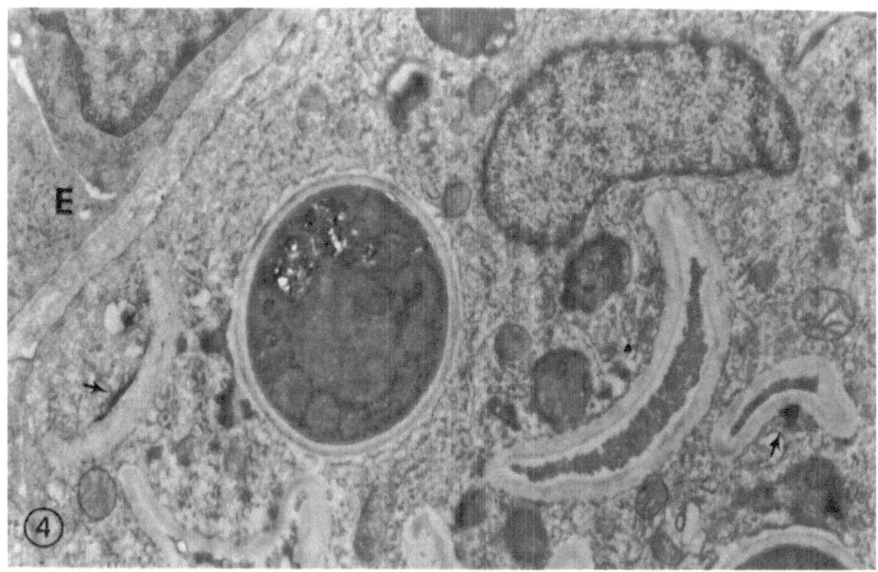

a

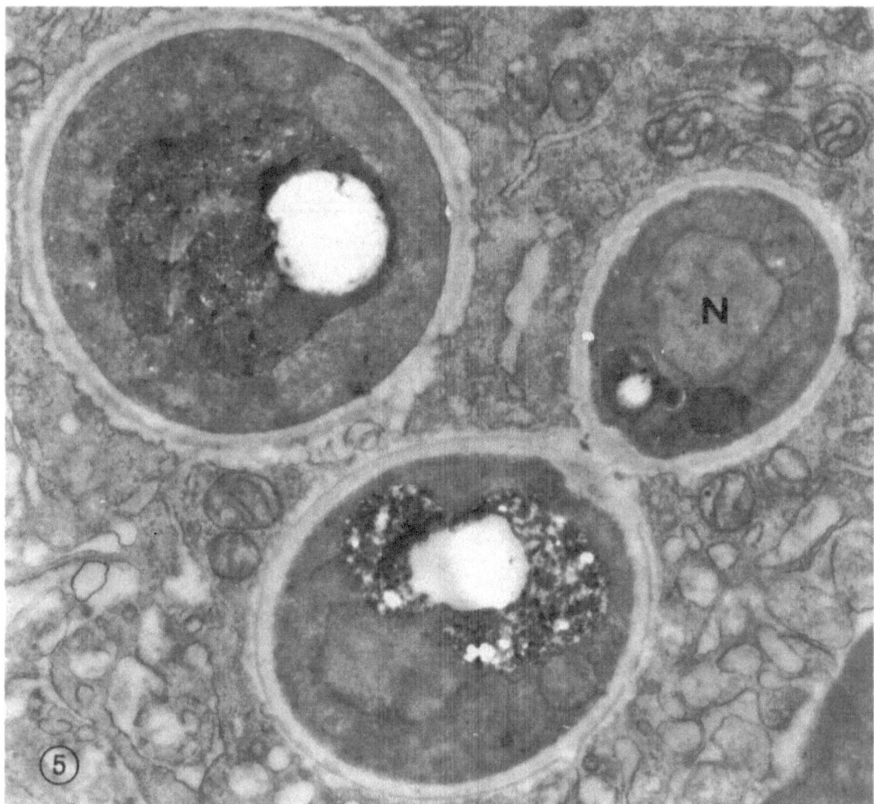

b

Abb. 220a u. b. Histoplasma capsulatum innerhalb eines Makrophagen in der Lamina propria mucosae des Rektum. Kontrastierung: Bleicitrat und Uranylacetat. Vergr. 11 300:1 (a) und 19 200:1 (b). [Aus KIRK, M.E., u. Mitarb.: Gastroenterology **61**, 46 (1971)]

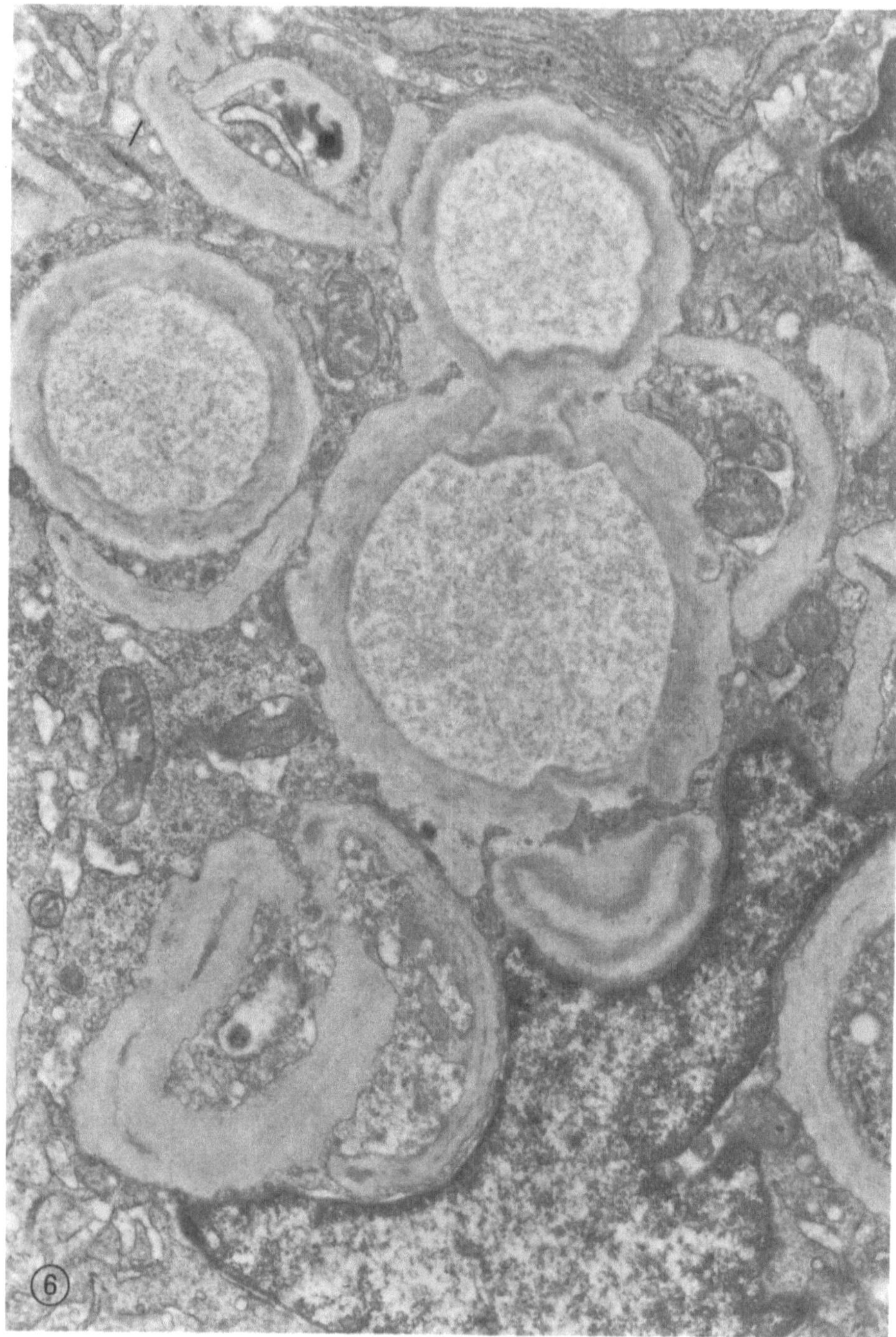

Abb. 220c. Histoplasma capsulatum nach Amphotericin-Therapie. Kontrastierung: Bleicitrat und Uranylacetat. Vergr. 13000:1. [Aus Kirk, M.E., u. Mitarb.: Gastroenterology **61**, 46 (1971)]

Patho-anatomisch finden sich im Bereich des gesamten Gastrointestinaltraktes multiple Erosionen und Ulzera, die oft mit blutigen Diarrhoen, Gewichtsverlust, Adynamie und Abdominalschmerzen einhergehen. Chronische Infektionen führen gelegentllich zu tiefreichenden Destruktionen, in seltenen Fällen auch zu Perforationen. Tumorartige oder granulomatöse Läsionen und obstruktive Prozesse sind selten (PARSONS u. ZARAFONETIS, 1945; PEREZ u. Mitarb., 1966; SCHWARZ, 1971). Sie können zudem durch eine frühzeitig einsetzende Therapie mit Amphotericin B weitgehend verhindert werden (COLLINS, 1965). Einzelfälle von exsudativer Enteropathie werden zurückgeführt auf Riesenzotten, deren Stroma von zahlreichen, Histoplasma capsulatum enthaltenden Makrophagen durchsetzt ist (BANK u. Mitarb., 1965). BERSACK u. Mitarb. (1958) beschrieben eine durch Histoplasma capsulatum hervorgerufene Pseudopolypose des Dünn- und Dickdarms (vgl. auch: KIRK u. Mitarb., 1971). Zudem besteht oft eine ausgeprägte mesenteriale Lymphadenopathie (COLLINS, 1965; SCHWARZ, 1971).

Mukosa und Submukosa sind entzündlich-ödematös verbreitert. Vor allem im Stratum proprium mucosae liegen zahlreiche, bis 40 µ große Histiozyten (Makrophagen) mit exzentrischen und nierenförmigen Kernen. Das Zytoplasma enthält zahlreiche sphärische, 1–5 µ große Organismen ($=$Histoplasma capsulatum) (Abb. 220) mit positiver Grocott- und PAS-Reaktion (KIRK u. Mitarb., 1971). Bei der Lokalisation im rekto-sigmoidalen Bereich ergibt sich hieraus die Differentialdiagnose zur sog. Kolonhistiozytose (vgl. S. 522) und zur rektal manifestierten Whippleschen Krankheit (vgl. S. 208), zugleich aber auch die Möglichkeit der bioptischen Diagnostik (KIRK u. Mitarb., 1971).

Über Mykosen in vorwiegend tropischer Gegend vgl. Bd. VIII.

III. Parasitäre Erkrankungen

Parasitäre Erkrankungen des Gastrointestinaltraktes sind besonders in tropischen und subtropischen Gegenden noch immer weit verbreitet (vgl. Bd. VIII). Die außerordentliche Zunahme des Massentourismus hat dazu geführt, daß auch im mitteleuropäischen Raum bestimmte parasitäre Erkrankungen wieder häufiger werden (MOHR, 1957, 1966, 1971, 1972a und b, 1973; MOHR u. PELTZER, 1961). Die in Frage kommenden Krankheitsbilder werden durch *Protozoen, Helminthen* und gelegentlich auch durch Larven von *Arthropoden* hervorgerufen.

Zu den pathogenen Protozoen gehören als Dünndarmparasiten *Lamblia* (Giardia) *intestinalis* (vgl. S. 203) und die zu den Kokzidien zählenden *Isospora belli* und *Isospora hominis* sowie die Dickdarmparasiten *Entamoeba histolytica* und *Balantidium coli* (SHUN-SHIN, 1947; MILLER u. PECK, 1948; MacCAREY, 1952; JUNIPER, 1969; CANDREVIOTIS, 1963; FISCHER, 1965; DOXIADES, 1966; PRATHAP u. GLIMAN, 1970; BRANDBORG u. Mitarb., 1970; STEIN u. BANK, 1970; BANK u. Mitarb., 1971; GRIFFIN u. JUNIPER, 1971; SPENCER, 1973; PITTMAN u. Mitarb., 1973a und b; Donnely u. YUNIS, 1974). Alle durch Protozoen hervorgerufenen Erkrankungen führen zu ruhrartigen Krankheitsbildern variabler Intensität. Latente Infektionen sind häufiger als akute Krankheitsbilder. Die Parasiten besiedeln in der Regel nur das Darmepithel (Ausnahme: Entamoeba histolytica).

Enteropathien von dysenterischem Charakter können sekundär auch bei Protozoonosen auftreten, deren Erreger primär keine Darmparasiten sind. In diese Gruppe gehören ein Erreger der Malaria (Plasmodium falciparum), der Erreger der viszeralen Leishmaniose (Leishmania donovani) und der Erreger der Amerikanischen Trypanosomiasis, der Chagas-Krankheit (Trypanosoma cruzi) (Lit.: WHO-Report 1962; Bd. VIII).

Tabelle 73. Pathogene Darmparasiten. (Zusammengestellt nach PIEKARSKI, 1973)

Erreger-Gruppe (Protozonen, Helminthen)	Parasitenart	Entwicklungsstadium im Darm	Sitz der Parasiten	Klinische Symptome	Extraintestinale Manifestationen	Mikroskopische Nachweisverfahren
1. Flagellaten	Lamblia intestinalis	vegetative Stadien, Zysten	Dünndarm	Lamblien-Ruhr	Gallenblase, Gallenwege	Zysten (Trophozoiten $\sim 12\,\mu$)
2. Sporozoen (Kokzidien)	Isospora hominis Isospora belli	ungeschlechtliche (Schizonten) und geschlechtliche (Gamonten) Entwicklungsstadien im Darmgewebe (zyklische Entwicklung)	Dünndarm	Kokzidien-Ruhr		Oozyten mit Sporozyten $\sim 30\,\mu$
3. Ziliaten	Balantidium coli	vegetative Stadien, Zysten	Dickdarm	Balantidien-Ruhr		vegetative Stadien, Zysten $\sim 35\,\mu$
4. Amöben	Entamoeba histolytica	vegetative Stadien, Zysten	Dickdarm	Amöben-Ruhr	Leber, Lunge, Gehirn (Abszesse)	Minuta- und Magna-formen, Erythro-zytenphagozytose $\sim 12\,\mu$
5. Nematoden	Ancylostoma duodenale	bis 13 mm[a, b]	Dünndarm	Eisenmangelanämie, Kachexie, Eosinophilie		Ei $\sim 60\,\mu$
	Necator americanus	bis 12 mm[b]	Dünndarm	Eisenmangelanämie, Kachexie, Eosinophilie		Ei $\sim 60\,\mu$
	Strongyloides stercoralis	etwa 2,2 mm[b]	Dünndarm	Eosinophilie, Enteritis		Larve 400–500 μ
	Ascaris lumbricoides	200–300 mm[b]	Dünndarm		flüchtiges, eosinophiles Lungeninfiltrat	Ei $\sim 60\,\mu$
	Trichostrongylus orientalis	4,3–9 mm	Dünndarm			Ei $\sim 60\,\mu$
	Trichinella spiralis	1,5–4 mm	Dünndarm	temporäre Dysenterie	Muskulatur (Muskelbiopsie)	

	Trichuris trichiura	bis 50 mm	Dickdarm		Ei ~55 µ
	Enterobius vermicularis	bis 12 mm	Dickdarm	analer Juckreiz	Ei ~55 µ
6. Trematoden	Heterophyes heterophyes	bis 1,7 mm	Dünndarm	uncharakteristische Abdominalerscheinungen je nach der Intensität des Befalls	Ei ~30 µ
	Metagonismus yokogawai	bis 2,5 mm	Dünndarm		Ei ~25 µ
	Fasciolopsis bushi	bis 7,5 mm	Dünndarm		Ei ~140 µ
	Echinostoma ilocanum	bis 6 mm	Dünndarm		Ei ~90 µ
	Schistosoma mansoni	keine (14 mm)	Mesenterial-gefäße	Ulzerationen, Dysenterie (blutige Stühle), Hepatosplenomegalie	Ei ~150 µ (mit Seitenstachel)
	Schistosoma intercalatum	bis 28 mm	Mesenterial-gefäße		Ei ~130 µ (mit Endstachel)
	Schistosoma japonicum	bis 22 mm	Mesenterial-gefäße	Lunge, ZNS	Ei ~90 µ
7. Zestoden	Taenia solium	geschlechtsreife Bandwürmer (3–4 m)	Dünndarm	uncharakteristische Abdominalsymptome, Abmagerung	ganze Proglotiden (Bandwurmglieder), 1 cm lang
	Taenia saginata	10 m und mehr	Dünndarm		
	Diphyllobothrium latum	10 m und mehr	Dünndarm	perniziöse Anämie, Vitamin B_{12}-Mangel	Ei ~70 µ
	Hymenolepis nana	bis 40 mm	Dünndarm	uncharakteristische Abdominalbeschwerden	Ei ~50 µ Zystizerkoid in Darmzotten (Dünndarm-Biopsie)

[a] Größenangaben beziehen sich auf geschlechtsreife Würmer.
[b] Entwicklungsstadien, mit Wanderung über Herz und Lunge.

Beim Menschen auftretende pathogene Darmwürmer gehören zu allen 3 Helminthen-Gruppen: *Trematoden, Zestoden* und *Nematoden*. Weit verbreitet sind vor allem der Spulwurm *Ascaris lumbricoides*, der Peitschenwurm *Trichuris trichiura*, die Hakenwürmer *Ancylostoma* und *Necator* sowie die Erreger der Darmbilharziose *Schistosoma mansoni* und *Schistosoma japonicum* (Lit.: AREAN, 1966). Die Infektion erfolgt meistens durch rohes Fleisch (Schweine- und Rinderbandwurm, Trichinen). Andere Wurmarten vermögen aktiv in die Haut einzudringen, wie etwa Larven von Ancylostoma, Necator und Strongyloides oder die Zerkarien der Schistosomaarten. Kontaktinfektionen sind selten und nur bei der Oxyurenart Enterobius vermicularis und beim Zwergbandwurm Hymenolepis nana möglich.

Dem weit verbreiteten Spulwurm (Ascaris lumbricoides) kommt insofern eine besondere Bedeutung zu, weil er durch seinen Wanderungsweg im menschlichen Körper (Herz, Lungen) zu flüchtigen eosinophilen Lungeninfiltraten führt, die besonders bei Kindern zu anderen schweren Lungenkrankheiten disponieren und so die relativ hohe Welt-Kindersterblichkeit mitbedingen (WHO-Report 1964).

Die klinischen Erscheinungen stehen zumeist in direkter Abhängigkeit von der Anzahl der jeweils vorliegenden Würmer.

Arthropoden sind nur in Ausnahmefällen Erreger gastrointestinaler Krankheitserscheinungen; so sind z.B. Larven einiger Fliegenarten (vor allem *Muscidae* und *Calliphoxidae*) bei der *Darmmyiasis* (=Myiasis intestinalis) als *Mit*erreger bekannt. Die im Darm des Menschen auftretenden Arthropoden-Arten sind insgesamt jedoch keine obligat-pathogenen Parasiten. Im Mittelmeerraum kann die Käsefliege *Piophilia casei* bei reichlichem Verzehr von verseuchtem Käse zu blutigen, gelegentlich sogar ruhrartigen Durchfällen führen.

Im einzelnen sind die parasitären Erkrankungen ausführlich in Bd. VIII dieses Lehrbuches besprochen; sie sollen deshalb nur kurz in Form einer Tabelle (Tabelle 73) zusammengefaßt werden.

IV. Colitis ulcerosa

Synonyma: Acute extensive ulceration (ALLCHIN, 1885), idiopathic ulcerative colitis (BANKS u. KLAYMAN, 1953), nonspecific chronic ulcerative colitis (BARGEN, 1924), Colitis gravis (KALK, 1936), Colitis suppurativa resp. gravis ulcerosa, primäre oder thrombo-ulceröse Colitis (BUIE u. BARGEN, 1933), Procto-colitis ulcerosa (MARATKA u. KUDRMANN, 1970), recto-colite hemorragique, mucosal colitis (KENT u. Mitarb., 1970).

Die Colitis ulcerosa wurde 1875 durch WILKS und MOXEN als eigenständiges Krankheitsbild von den infektiösen Formen entzündlicher Darmkrankheiten abgegrenzt (Anmerkungen zur Geschichte des Kolitis-Syndrom: LAUMONIER, 1955; GOLIGHER u. Mitarb., 1968; BARGEN, 1969; MOTTET, 1971; KRAUSPE, 1972). KÜHN und NÄGELE (1967) definieren die *Colitis ulcerosa als eine akut oder chronisch verlaufende Entzündung unbekannter Ätiologie* (vgl. auch: SCHACHTER u. KIRSNER, 1975; KIRSNER u. SHORTER, 1975). Sie kann unterschiedlich weitreichende Abschnitte, nicht selten das ganze Kolon und Rektum erfassen (vgl. Abb. 223 und 227); sie führt in der Regel zu ausgedehnten Schleimhautulzerationen („mucosal colitis": KENT u. Mitarb., 1970) und geht mit mehr oder minder schweren Auswirkungen auf den Gesamtorganismus einher.

1. Epidemiologie

Die ulzeröse Kolitis, eine zwar ubiquitär verbreitete Krankheit, zeigt hinsichtlich ihrer Häufigkeit geographische und rassische Unterschiede. In Deutschland ermittelten CURTIUS (1962) eine durchschnittliche Häufigkeit von 7, HOLL-

MANN u. SEMMLER (1967) von 16,4 Kolitiskranken auf 10000 interne Klinikpatienten. An der Medizinischen und Chirurgischen Universitätsklinik Erlangen konnten DEMLING u. Mitarb. (1969) in den Jahren 1965–1967 etwa 22 Kolitis-Patienten pro 10000 Klinikeinweisungen registrieren (vgl. auch WIDMAIER u. HEINKEL, 1970). Für Amerika wurden von KANTOR (1929) 36, von BACON (1958) sogar 50–100 Kolitis-Patienten pro 10000 interne Klinikeinweisungen angegeben.

EVANS u. ACHESON (1965) fanden für den Oxfordbereich eine jährliche Gesamtfallzahl von 79,9 bezogen auf 100000 Einwohner; für Baltimore ergab sich eine Frequenz von 42,0 (MENDELOFF u. Mitarb., 1969) und für Kopenhagen von 44,1 (BONNEVIE u. Mitarb., 1968; vgl. auch: IVERSEN u. Mitarb., 1968).

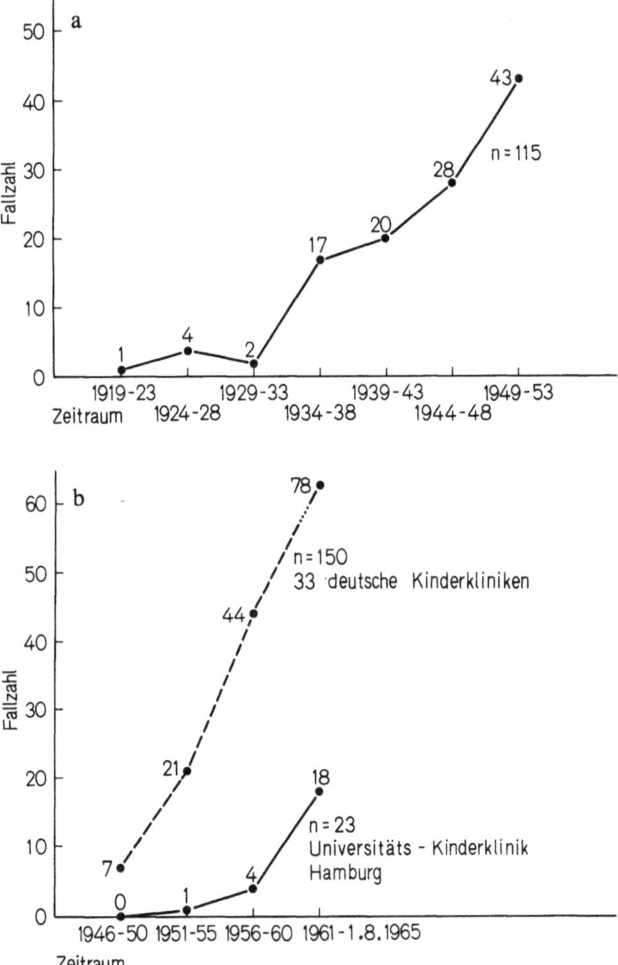

Abb. 221a u. b. Die Häufigkeit der Colitis ulcerosa an den Kinderabteilungen Stockholms. [Nach WALLGREN (1955)] (a) Die Häufigkeit der Colitis ulcerosa nach dem 2. Weltkrieg in der Universitäts-Kinderklinik Hamburg ($n=23$) und in 33 anderen deutschen Kinderkliniken ($n=150$). [Umgezeichnet nach SCHÄFER, K.-H., und WALLIS, H. (1967) bzw. BLÄKER, F., u. Mitarb. (1969)] (b)

Alle größeren epidemiologischen Untersuchungen zeigen eine progrediente Frequenzzunahme der Colitis ulcerosa. Das trifft insbesondere auch für das pädiatrische Krankengut zu (Abb. 221) (MICHENER u. Mitarb., 1964; KORELITZ, 1964; WALLGREN, 1965; SCHÄFER u. WALLIS, 1967; BLÄKER u. Mitarb., 1969; BLÄKER u. SCHÄFER, 1972). Nach Untersuchungen von GJONE u. MYREN (1964) stieg in Norwegen die Gesamtmorbidität von 8,6 pro eine Million Einwohner in den Jahren 1951 bis 1955 auf 20,6 in den Jahren 1956 bis 1960. Im Oxfordbereich stieg von 1951/52 bis 1959/60 die Frequenz an Neuerkrankungen von 5,2 auf 9,7 pro 100000 Einwohner (EVANS u. ACHESON, 1965).

In den USA ist die Colitis ulcerosa im Norden häufiger als im Süden (JONES, 1956); ein Umstand, der sich aus ethnischen Unterschieden in der Bevölkerung erklärt. Die Erkrankungsfrequenz bei Negern (ACHESON, 1959; WEINER u. LEWIS, 1960; MENDELOFF u. Mitarb., 1966), aber auch bei Indianern (BEBCHUK u. Mitarb., 1961; REICHENBACH, 1967), ist vergleichsweise sehr viel seltener als unter der weißen Bevölkerung. Juden sind weitaus am häufigsten betroffen (WEINER u. LEWIS, 1960; ACHESON, 1961, 1963). Unter den 1 260 Kolitiskranken der Universität von Chicago waren 42% Juden (KIRSNER, 1970). In Israel ist die Colitis ulcerosa unter den „westlichen" Juden (Europa, Amerika) häufiger als unter den „orientalischen" Juden (BIRNBAUM u. Mitarb., 1960). Die Bevorzugung der weißen Rasse zeigt sich auch in Neuseeland. Die durchschnittliche Erkrankungsrate pro 100000 Einwohner und Jahr beträgt unter der weißen Bevölkerung 5–6, während sie bei den Maoris extrem selten ist (WIGLEY u. MacLAURIN, 1962).

Alters- und Geschlechtsverteilung. Die Colitis ulcerosa kann in jedem Lebensalter auftreten (Abb. 222), ist aber zwischen dem 20. und 40. Lebensjahr weitaus am häufigsten (EDWARDS u. TRUELOWE, 1964). Nach SLOAN u. Mitarb. (1950) liegt das durchschnittliche Erkrankungsalter bei 29,6 Jahren ($\male$=30,2; $\female$=28,9). Vergleichbare Alterskorrelationen fanden DEMLING u. Mitarb. (1969), WIDMAIER u. HEINKEL (1970) sowie FAHRLÄNDER u. SHALEV (1974a und b). Ein zweiter Häufigkeitsgipfel (bimodale Kurve) tritt nach dem 50. Lebensjahr auf (EVANS u. ACHESON, 1965; BURCH u. Mitarb., 1969; MÜLLER-WIELAND u. REHPENNING, 1973; OTTO u. GEBBERS, 1975).

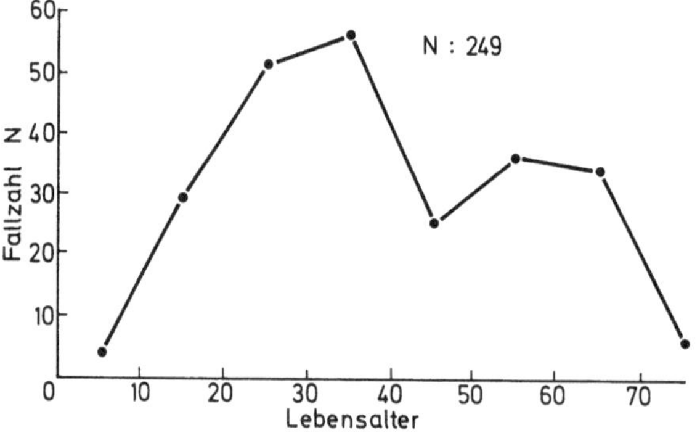

Abb. 222. Zum Lebensalter korrelierte Häufigkeit der Colitis ulcerosa. [Aus OTTO, H.F., GEBBERS, J.-O.: Verh. dtsch. Ges. Path. **59**, 438 (1975)]

Auch bei Kindern ist die Colitis ulcerosa keinesfalls selten (WALLGREN, 1955; KIRSNER u. Mitarb., 1955; BARGEN u. KENNEDY, 1955; PLATT u. Mitarb., 1960; ASPERGER u. Mitarb., 1965; BROBERGER u. LAGERCRANTZ, 1966; BLÄKER u. Mitarb., 1969; BLÄKER u. SCHÄFER, 1972). Über ulzeröse Kolitiden bei Neugeborenen und Säuglingen berichteten BERANBAUM u. WALDRON (1952) sowie FONKALSRUD u. BARKER (1963). Während der Pubertät steigt die Häufigkeit der Colitis ulcerosa sprunghaft an (HIJMANS u. ENZER, 1962). Besonders disponierend scheinen bei den kindlich-pubertären Manifestationen psychische Konfliktsituationen (psychosomatischer „background"), insbesondere Störungen der Kind-Eltern-Beziehung, zu sein (FINCH u. HESS, 1962; ARAJARVI u. Mitarb., 1962; MARTINI, 1968; FREYBERGER, 1972). Eindeutige Geschlechtsdispositionen scheinen nicht zu bestehen (Tabelle 74). GHEORGHIU u. FROTZ (1973) geben ein Erkrankungsverhältnis zwischen Frauen und Männern von 1,4:1 an.

Die *familiäre Häufung* (Lit.: SLEIGHI u. Mitarb., 1971) der Colitis ulcerosa ist durch große epidemiologische Studien gesichert. Die Krankheit tritt bei Verwandten 1. Grades 20–30mal (KIRSNER u. SPENCER, 1963; BINDER u. Mitarb.,

Tabelle 74. Geschlechtsverteilung bei Colitis ulcerosa im Beobachtungsgut verschiedener Autoren

Autoren	Fallzahl	♂	♀
WARREN u. SOMMERS (1949)	180	80	100
SLOAN u.Mitarb. (1950)	2000	1113	887
RICE-OXLEY u. TRUELOVE (1950)	129	47	82
FLOOD u.Mitarb. (1956)	148	69	79
BOCKUS u.Mitarb. (1956)	182	96	86
HIGHTOWER u.Mitarb. (1958a–c)	220	106	114
KIRSNER u.Mitarb. (1959)	240	128	112
LINDNER u.Mitarb. (1960)	391	208	183
CRISMER u. DRÈZE (1961)	120	52	68
CURTIUS (1962)	54	18	36
BRASSINE u. RUYTERS (1962)	70	45	25
CARLESON u.Mitarb. (1962)	100	46	54
EDWARDS u. TRUELOVE (1964a, b)	624	251	373
Kühn (Lübeck)[a]	22	8	14
KÜHN (Freiburg)[a]	43	26	17
Zusammen	4523	2293	2230

[a] Zit. nach KÜHN u. NÄGELE (1967).

Tabelle 75. Familiäres Vorkommen der Colitis ulcerosa, nach einer statistisch zu erwartenden Häufigkeit von 80 pro 100000 (EVANS u. ACHESON, 1965; GOLIGHER u.Mitarb., 1968)

Verwandtschafts-beziehung	Anzahl der Verwandten	Zahl der Verwandten mit Colitis ulcerosa	
		zu erwarten	erkrankt
Vater	465	0,36	6
Mutter	465	0,36	3
Schwester	330	0,25	6
Bruder	272	0,22	8

1966; ALMY u. SHERLOCK, 1966; GOLIGHER u. Mitarb., 1968; SINGER u. Mitarb., 1971), bei Angehörigen 2. Grades 5–10mal (KIRSNER u. SPENCER, 1963; WATSON u. Mitarb., 1965) häufiger auf als statistisch zu erwarten wäre (Tabelle 75).

Die Mortalität beträgt 0,5–1/100 000 (WATKINSON, 1973; GHEORGHIU u. FROTZ, 1973; vgl. auch: BONNEVIE u. Mitarb., 1974).

2. Zur Klinik der Colitis ulcerosa

Klinisch lassen sich verschiedene Verlaufsformen der Colitis ulcerosa gegeneinander abgrenzen (RICE-OXLEY u. TRUELOVE, 1950; BONE u. Mitarb., 1950; BOCKUS u. Mitarb., 1956 ; FAHRLÄNDER, 1966; KÜHN u. NÄGELE, 1967; SLOAN u. Mitarb., 1968; BARGEN, 1969; FAHRLÄNDER u. SHALEV, 1974a). Übergänge von der einen in die andere Form sind möglich.

2.1. Die *akut-fulminante* Verlaufsform mit einer Häufigkeit von 5–10%. Sie beginnt akut mit blutig-schleimigen Durchfällen und krampfartigen Leibschmerzen. Die Zahl der täglichen Entleerungen kann 20 oder mehr betragen; schließlich werden nur noch kleine Mengen von Schleim und Blut bzw. blutig-seröser oder eitriger Flüssigkeit abgesetzt. Schwere Intoxikationserscheinungen kennzeichnen den akut bedrohlichen Zustand der Patienten. Der Darm ist meteoristisch gebläht, stark druckempfindlich. Im Blut findet sich meist eine erhebliche Leukozytose mit Linksverschiebung und toxischer Granulierung der Leukozyten. Perforationen und toxische Kolondilatationen sind die gravierenden Komplikationen dieser Verlaufsform. Die Prognose der akut-fulminanten Kolitis ist schlecht, im allgemeinen mit einer hohen Mortalität belastet (LENNARD-JONES u. VIVIAN, 1960).

2.2. *Chronisch-rezidivierende* Verlaufsformen mit einer Häufigkeit von 50–60%. Der Beginn ist teils schleichend, teils akut in Form von Blutungen oder Durchfällen. Die initiale Symptomatik nimmt mehr und mehr an Intensität zu. Der Allgemeinzustand der Patienten wird entsprechend der Schwere und Dauer der Erkrankung stärker beeinträchtigt. In schweren Fällen gleicht die allgemeine Symptomatik den akut-fulminanten Verlaufsformen. Die einzelnen Schübe können Wochen bis Monate dauern (BOCKUS u. Mitarb., 1956). Eine sichere Beziehung zwischen der Zahl der Schübe und der Krankheitsdauer läßt sich nicht erkennen. Hingegen bestehen zwischen der Lokalisation und Ausbreitung der kolitischen Veränderungen im Dickdarm und dem klinischen Verlauf gewisse Beziehungen (Tabelle 76).

Bei einem Teil der Patienten besteht im Intervall eine vollständige Beschwerdefreiheit, bei anderen sind Beschwerden und Symptome nur gebessert (BONE u. Mitarb., 1950). Die Dauer der Remission ist variabel. Jederzeit kann bei einer chronisch-rezidivierenden Kolitis ein neuer Schub auch den Charakter eines akut-fulminanten Verlaufes (bis zu 21% nach BOCKUS u. Mitarb., 1956) annehmen.

2.3. *Chronisch-kontinuierliche* Verlaufsformen mit einer Häufigkeit von 10–25%. Während der Erkrankungsdauer, im Laufe von Monaten oder auch Jahren, nehmen die Beschwerden mehr und mehr zu. In 24% (RICKETS u. Mitarb., 1948) bis 70% (BOCKUS u. Mitarb., 1956) dehnt sich der anatomische Prozeß von anfangs herdförmigem Befall langsam auf das ganze Kolon aus, am häufigsten bei primären Erkrankungen des Rekto-Sigmoidbereiches. Die anatomische Progredienz stellt offenbar das morphologische Korrelat zum klinisch-kontinuierlichen Verlauf dar.

2.4. *Einmaliger Schub,* ohne späteres Rezidiv, mit einer Häufigkeit von etwa 14% (RICE-OXLEY u. TRUELOVE, 1950).

3. Pathomorphologische Befunde

3.1. „Anatomische Klassifizierung" (BOCKUS u. Mitarb., 1956)

BOCKUS u. Mitarb. (1956) haben in langjährigen Studien versucht, Zusammenhänge und Beziehungen zwischen der Lokalisation und den unterschiedlichen klinischen Verlaufs-

Tabelle 76. Beziehungen zwischen anatomischer Manifestation und klinischer Verlaufsform der Colitis ulcerosa (BOCKUS u.Mitarb., 1956)

Verlaufsform	Rektum und Sigmoid (%)	Linkes Kolon (%)	Rechtes Kolon (%)	Segmentaler Befall (%)	Gesamt-Kolon (%)
Akut-fulminant	0	13,3	0	22,2	7,0
Chronisch-rezidivierend	82	77	53,9	66,7	67,2
Chronisch-kontinuierlich	20	10	46,1	11,1	28,1

Tabelle 77. Bevorzugte Lokalisation (%) der Colitis ulcerosa (125 Fälle) in verschiedenen Altersklassen (BOCKUS u.Mitarb., 1956; zit. nach PRÉVÔT, 1972)

Alter	Rektum, Rektum-Sigmoid	Linkes Kolon	Kolon, segmental	Gesamtes Kolon	Entero-Kolitis
unter 15 Jahren	8,3	8,3	0	58,4	25,0
15–29 Jahre	7,6	25,8	4,5	51,5	10,6
30–59 Jahre	11,9	28,6	11,9	40,5	7,1
über 60 Jahre	0	20,0	20,0	60,0	0

formen der Colitis ulcerosa zu erhellen (Tabelle 76, 77). Zufolge dieser Untersuchungen hat die Klassifikation nach „anatomischen Typen" für den Kliniker bei weitem mehr Aussagewert, auch hinsichtlich der Prognose, als eine überwiegend auf histologischen Kriterien (WARREN u. SOMMERS, 1948) basierende Einteilung. Der Vorteil dieser Klassifikation liegt nicht zuletzt auch darin, daß vergleichende und sich ergänzende Untersuchungen zwischen Koloskopie und Röntgenologie einerseits und Befunden am Operationspräparat andererseits möglich sind. Neben der Koloskopie, die eine unmittelbare Beurteilung der Schleimhaut gestattet, stellt die Röntgenuntersuchung zweifellos die beste und zugleich auch zuverlässigste Methode dar, Lokalisation und Ausmaß der Kolitis zu erfassen.

BOCKUS u. Mitarb. (1956) unterscheiden folgende *„anatomische Klassifizierung"* (vgl. auch Abb. 223):

1. Die sozusagen „übliche" Form der häufig im distalen Kolon bzw. im Rektum beginnenden und aszendierend fortschreitenden Kolitis. Sie tritt in 3 verschiedenen Lokalisationen auf:

a) Im Rektum bzw. im Rekto-Sigmoid. Diese Form gilt als relativ gutartig: sie neigt zu Remissionen und geht praktisch nie in akut-foudroyante Stadien über. Je nach Patientengruppe und Beobachtungszeit geht sie aber mit einer wechselnden Häufigkeit von 3–36% in schwerere Formen der Kolitis über (NEWETT u. JONES, 1958; LENNARD-JONES u. Mitarb., 1962; SPARBERG u. Mitarb., 1966; FARMER u. BROWN, 1966, 1967; NUGENT u. Mitarb., 1970). Insgesamt macht sie etwa 7% aller Colitisfälle aus.

b) In der linken Kolonhälte (sog. „linksseitige Kolitis"), jedoch unterhalb der Flexura lienalis. Auch in dieser Lokalisation neigt die Kolitis zu Remissionen, akute Exazerbationen sind selten. 25% aller Kolitiden sind in der linken Kolonhälfte lokalisiert; in 60% greift sie auf das restliche Kolon über.

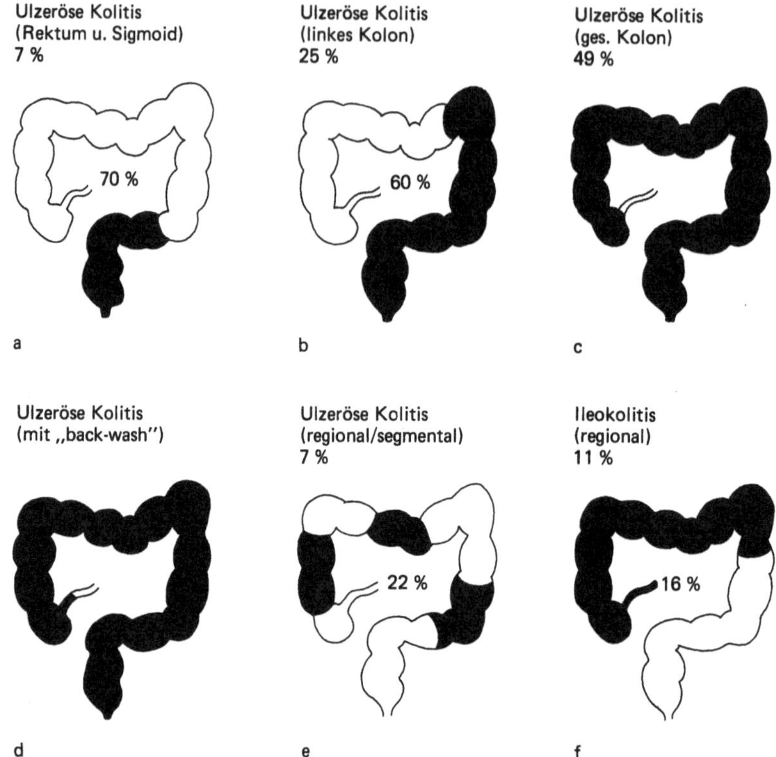

Abb. 223. Die Verlaufstypen der Colitis ulcerosa: die sog. „anatomische" Klassifizierung nach BOCKUS, H.L., u. Mitarb. (1956)

c) Im gesamten Kolon. Diese Form kann entweder Folge einer akut einsetzenden, foudroyanten Entzündung sein, bei der das gesamte Kolon auf einmal erkrankt, oder das Ergebnis mehrfacher Attacken, bei denen sich der Krankheitsprozeß allmählich ausbreitet. Die Häufigkeit wird mit 49% angegeben. In 10% ist das unterste Ileum als sog. „Rückspül-Ileitis" mitbeteiligt.

2. Segmentale Formen, bei denen das Rektum stets unbeteiligt bleibt. In 7% aller ulzerösen Kolitiden wird dieser Typ, der in 22% die Tendenz zur Ausbreitung auch auf andere Kolonanteile besitzt, beobachtet. Zwei Formen werden unterschieden:

a) Der seltene komplette Befall des Kolon mit Ausnahme des Rektum.

b) Ein segmentartiger Befall des Kolon unter Aussparung des Rektum. Intervallartig wechseln erkrankte und gesunde Darmabschnitte. Dieser Typ gehört klinisch zu den relativ schweren und komplikationsreichen Formen. Die segmentale Kolitis dieser Lokalisation ist eine echte ulzeröse Kolitis. Sie ist weder mit der granulomatösen Kolitis Crohn noch mit der sog. rechtsseitigen Ileokolitis Brooke („right-sided colitis", BROOKE u. COOKE, 1951; WATKINSON u. Mitarb., 1960) identisch.

3. Regionale Ileokolitiden (BROOKE u. COOKE, 1951). Sie entsprechen der sog. „rechtsseitigen Kolitis", die klinisch unter dem Bild einer Colitis ulcerosa

verläuft, patho-anatomisch und röntgenologisch aber mehr an einen Morbus Crohn erinnert (PRÉVÔT, 1972). Es handelt sich offensichtlich um eine Kombinationsform von ulzeröser und granulomatöser Kolitis (KRAUSPE, 1964). Ihre Häufigkeit wird mit durchschnittlich 10% angegeben. In 16% breitet sie sich von kranial nach kaudal aus. Die Ileokolitis tritt in 2 Formen auf:

a) Als kontinuierlicher Befall des unteren Ileum und der angrenzenden Abschnitte von Zäkum und Kolon ascendens.

b) Als segmentartiger Befall von Ileum und Kolon.

3.2. Makroskopische Befunde

Rektum und Sigmoid sind bevorzugter Sitz von Frühveränderungen. Durch die Möglichkeit rektoskopisch-bioptischer Untersuchungen sind die hier lokalisierten initialen Alterationen gut bekannt. Eine oft beträchtliche Blutüberfüllung und die mechanische Empfindlichkeit der düsterroten Schleimhaut werden als ziemlich konstante Befunde beschrieben (Lit. GOLIGHER u. Mitarb., 1968; KORELITZ, 1969; MÜLLER-WIELAND, 1972). Die ausgeprägte *Friabilität* ist Ursache der sofort nach mechanischer Reizung einsetzenden Blutungen. Sie können von kleinsten „tropfenförmigen Transsudationen" bis zu schweren und diffusen Blutungen variieren. Die Intensität der Schleimhautblutung steht nach BARON u. Mitarb. (1964) in positiver Korrelation zum klinischen Schweregrad der Colitis ulcerosa. Die Mukosa ist ödematös aufgequollen.

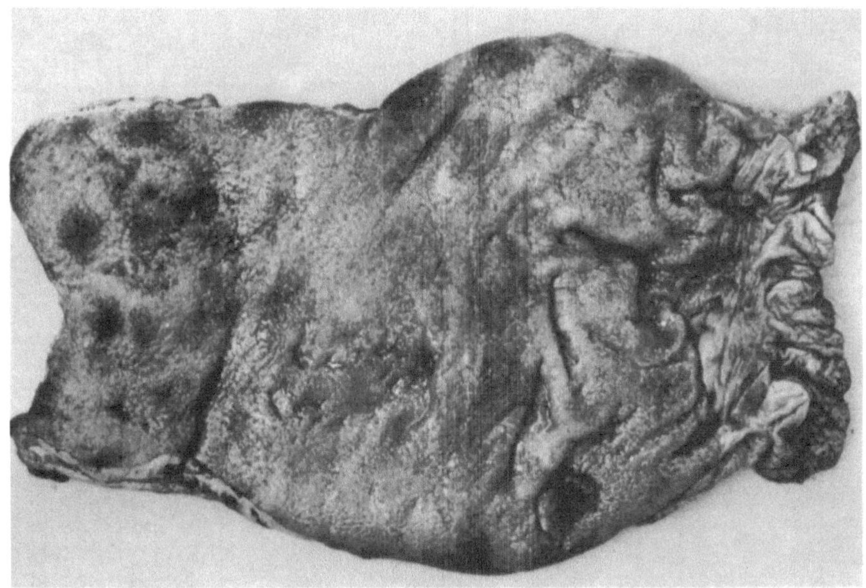

Abb. 224. Akute Proctitis ulcerosa: „samtartig" geschwollene Mucosa mit einzelnen Erosionen und Ulzerationen

Zur Charakterisierung des rektoskopischen Kolitis-Befundes empfehlen Goligher u. Mitarb. (1868) sowie Korelitz (1969) folgende Klassifizierung:

1. Normalbefund: durch die perlmuttartig schimmernde Rektumschleimhaut sind, bei zarter Faltenkonfiguration, Gefäßzeichnungen gut erkennbar. Kontaktblutungen bleiben aus.

2. „Leichte" kolitische Alterationen: die Gefäßzeichnung ist nicht mehr erkennbar. Spontane Blutungen fehlen. In geringem Maße treten Kontaktblutungen auf. Im Darmlumen sind weder Eiter noch Schleim vermehrt nachweisbar.

3. Mittelgradige Alterationen: ein Übergangsstadium sozusagen zwischen leichten und schweren Veränderungen.

4. Schwerstgradige Alterationen mit spontanen Blutungen, erheblichen Kontaktblutungen, ödematöser Mukosaaufquellung und einer hochgradigen Friabilität sowie mit entzündlich-polypösen Schleimhautregeneraten. Im Darmlumen findet sich reichlich Blut, Schleim und Eiter.

Der Krankheitsdauer entsprechend entwickelt sich mehr und mehr ein granuliertes, schwammartiges Mukosarelief mit ausgesprochen hämorrhagischer Komponente („spongy granular and haemorrhagic mucous membrane"). Erosionen und Ulzerationen, zunächst solitär, dann flächenhaft konfluierend, treten auf (Abb. 225). In den späteren Stadien sind die Ulzerationen häufig longitudinal ausgerichtet (Abb. 226). Der Grund dieser Ulzerationen ist zumeist hämorrhagisch imbibiert, oft schmierig belegt. Durch „harkenstrichartige Querverbindungen" (Krauspe, 1972) entsteht sehr bald ein „wirres" Bild (Abb. 226 und 227). Schleimhautinseln werden buchtenartig unterminiert. Die geschwürige Zerstörung der Mukosa schreitet fort, so daß nicht selten auch großflächige Ulzerationen entstehen. Häufig findet man eine sog. „pseudopolypöse Regeneration"

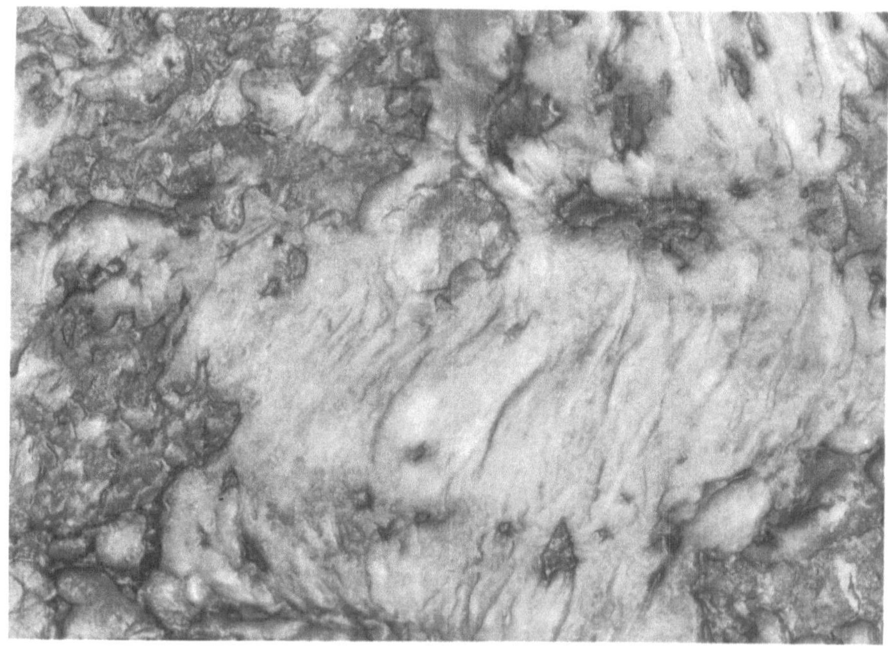

Abb. 225. Proctocolitis ulcerosa mit z.T. flächenhaften Ulcera

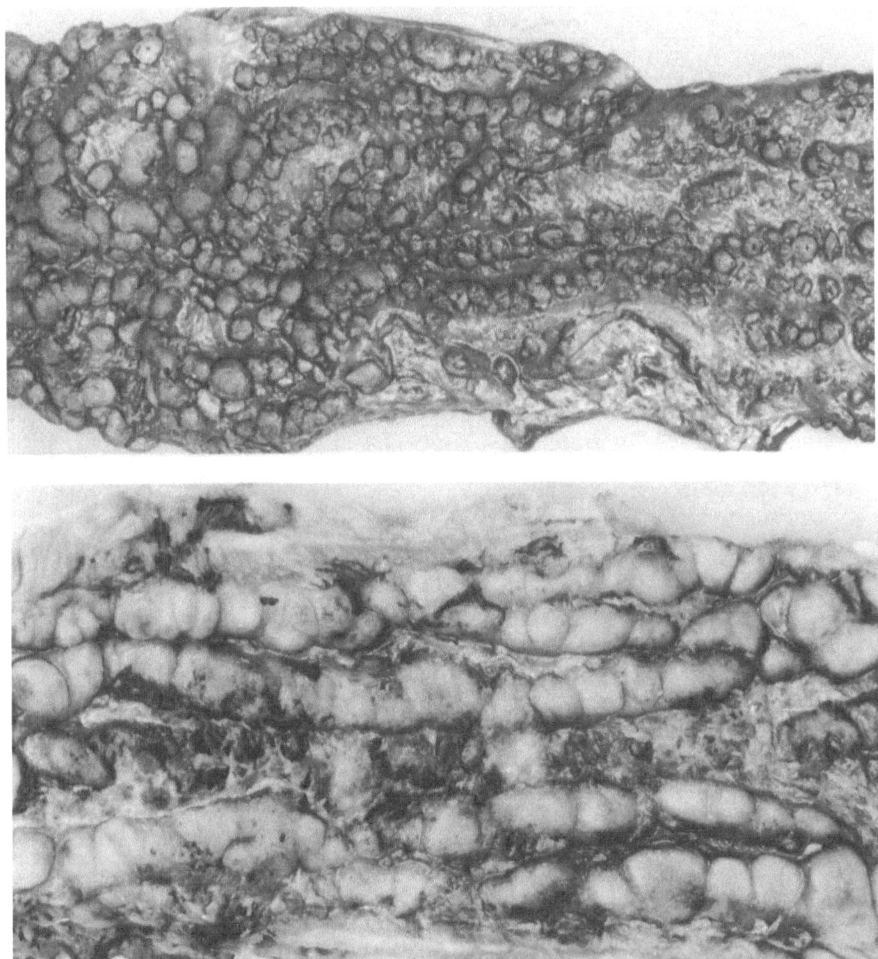

Abb. 226. Colitis ulcerosa mit longitudinal ausgerichteten Ulcerationen und „harkenstrichartigen" Querverbindungen

der stehengebliebenen Schleimhautinseln (Abb. 228). Derartige „*Pseudopolypen*" sind das Resultat einer tiefgreifenden, die gesamte Mukosa erfassenden Ulzeration („full-thickness ulceration") mit Unterminierung angrenzender Schleimhautareale, die auf diese Weise polypenartig in das Darmlumen ragen. Als Folge der unregelmäßigen Schleimhauteinschmelzungen entstehen nicht selten tunnelartige Gänge der pseudopolypös aufgefalteten Mukosa. Die Pseudopolypose ist im Kolon stärker entwickelt als im Rektum. EDWARDS u. TRUELOVE (1964) fanden unter 624 Kolitis-Fällen in 14,9% eine Pseudopolypose, meistens im Gefolge einer schweren Verlaufsform. Bevorzugt befallen war das linke Kolon. Eine Rückbildung der Pseudopolypen wird nur selten beobachtet. Bezüglich des Verdachtes *Pseudopolypose = Präkanzerose* fanden EDWARDS u. TRUELOVE (1964) *keine positive Korrelation* (vgl. auch: KANIN, 1965).

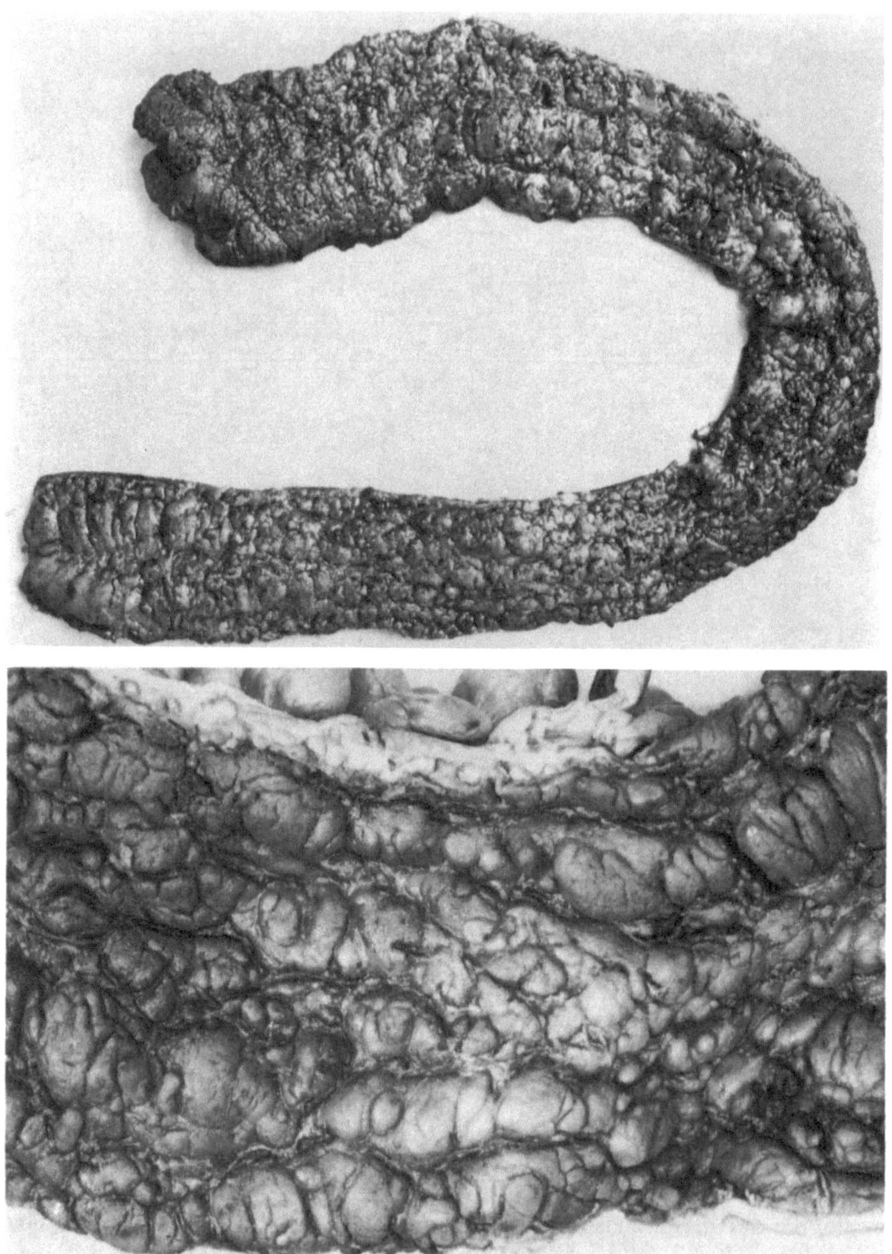

Abb. 227. Totale Proctocolitis ulcerosa

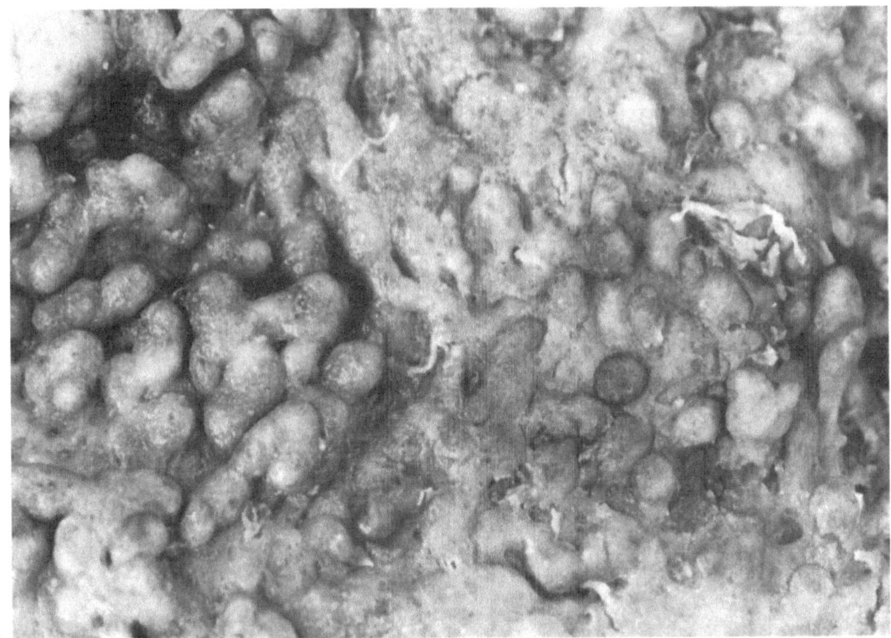

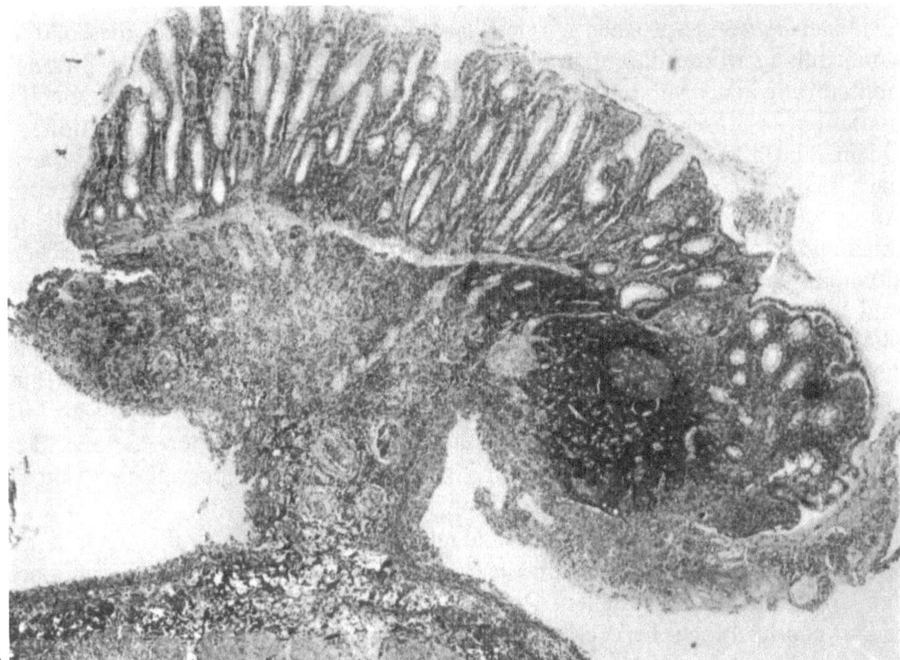

Abb. 228a u. b. Entzündliche (sog.) Pseudopolypen bei Colitis ulcerosa (a) Entzündlicher (sog.) Pseudopolyp bei Colitis ulcerosa. Färbung: HE. Vergr. 75:1 (auf 94% verkleinert) (b)

Die Serosa des kolitis-kranken Darmes ist in der Regel intakt. Nur selten, etwa nach gedeckten Perforationen oder fulminanten Verlaufsformen, findet man lokale Serosafibrosierungen. Kolon und Rektum sind meist verkürzt, „geschrumpft". Die typischen Haustrierungen des Kolon gehen weitgehend verloren. Die Lymphknoten des Mesokolon sind geschwollen, weich, bieten insgesamt aber keinen charakteristischen Befund.

3.3. Mikroskopische Befunde

Die Colitis ulcerosa ist wesentlich eine entzündliche Erkrankung der *Mukosa:* „mucosal colitis" (KENT u. Mitarb., 1970), „mucosal disease" (MORSON u. DAWSON, 1972). Mit Ausnahme der akut-fulminanten Verlaufsformen (s. S. 460) sind Muscularis propria, Subserosa und Serosa gewöhnlich frei von Entzündungsinfiltraten.

Mikroskopisch findet man in den aktiven Phasen der Kolitis eine enorme Kongestion und Dilatation der kapillären Blutgefäße, vorzugsweise im Bereich der Mukosa und Submukosa (Abb. 229) mit einer Schädigung des Epithels der Oberfläche und der Krypten, außerdem eine abundante Schleimproduktion. Die starke Hypersekretion der Becherzellen (Abb. 231) ist offenbar als temporinitiale Reizung zu werten, da in späteren Stadien der Erkrankung gerade eine Störung der Schleimsekretion von vielen als charakteristisch angesehen wird.

Die kapilläre Hyperämie ist oft so eindrucksvoll, daß gelegentlich von einer *Gefäßneubildung* gesprochen wurde (DELARUE u. BUSSON, 1956). In diesem Zusammenhang wurde darauf hingewiesen, daß die Colitis ulcerosa als Zirkulationsstörung in der Submukosa und Mukosa beginnt, in der Reihenfolge: Gefäßdilatation — Stase — Permeabilitätsstörung und -steigerung — Exsudation — Ödem, und alle Veränderungen am Epithel, wie Nekrosen und Ulzerationen, nach sich zieht (GALLART-MONES u. GALLART-ESQERDO, 1956; McGOVERN u. ARCHER, 1957). DELARUE u. BUSSON (1956) haben besonders im Zusammenhang mit angiographisch-radiologischen Untersuchungen an Shuntbildungen zwischen submukösen Arterien und Venen gedacht, an eine daraus folgende Blutleere und Ischämie der Mukosa mit schwerer Permeabilitätsstörung der Kapillaren. HERNANDEZ u. Mitarb. (1968) fanden bei angiographischen Untersuchungen eine Abnahme durchströmter Arteriolen und eine vorzeitige Rückströmung des Blutes in submuköse Venen. Die Kapillarendothelien sind geschwollen. Eine oft ausgeprägte *Perivaskulitis* betrifft sowohl arterielle als auch venöse Gefäße. DELARUE u. BUSSON (1956) fanden die Zirkulationsstörung nicht nur auf die Mukosa beschränkt, sondern auch im Mesokolon.

SOMMERS (1966) führt die Hyperämie und das Mukosaödem auf einen lokalen *Histamineffekt* zurück, da Mastzellvermehrungen einen typischen Befund bei der Colitis ulcerosa darstellen. Zusammen mit WARREN (1954) unterscheidet er 2 Typen histologischer Veränderungen:

Typ A sei durch Wandnekrosen mittelgroßer Arterien der Submukosa mit arteriitischen und periarteriitischen Infiltraten gekennzeichnet. Da auch phlebitische Veränderungen nicht fehlen, wird die Ähnlichkeit mit der Thrombangiitis betont. Auch die Gefäße der Subserosa und des Mesokolon können entsprechende Veränderungen aufweisen. Ulzerationen der Mukosa werden als Folge der Gefäßalterationen angesehen.

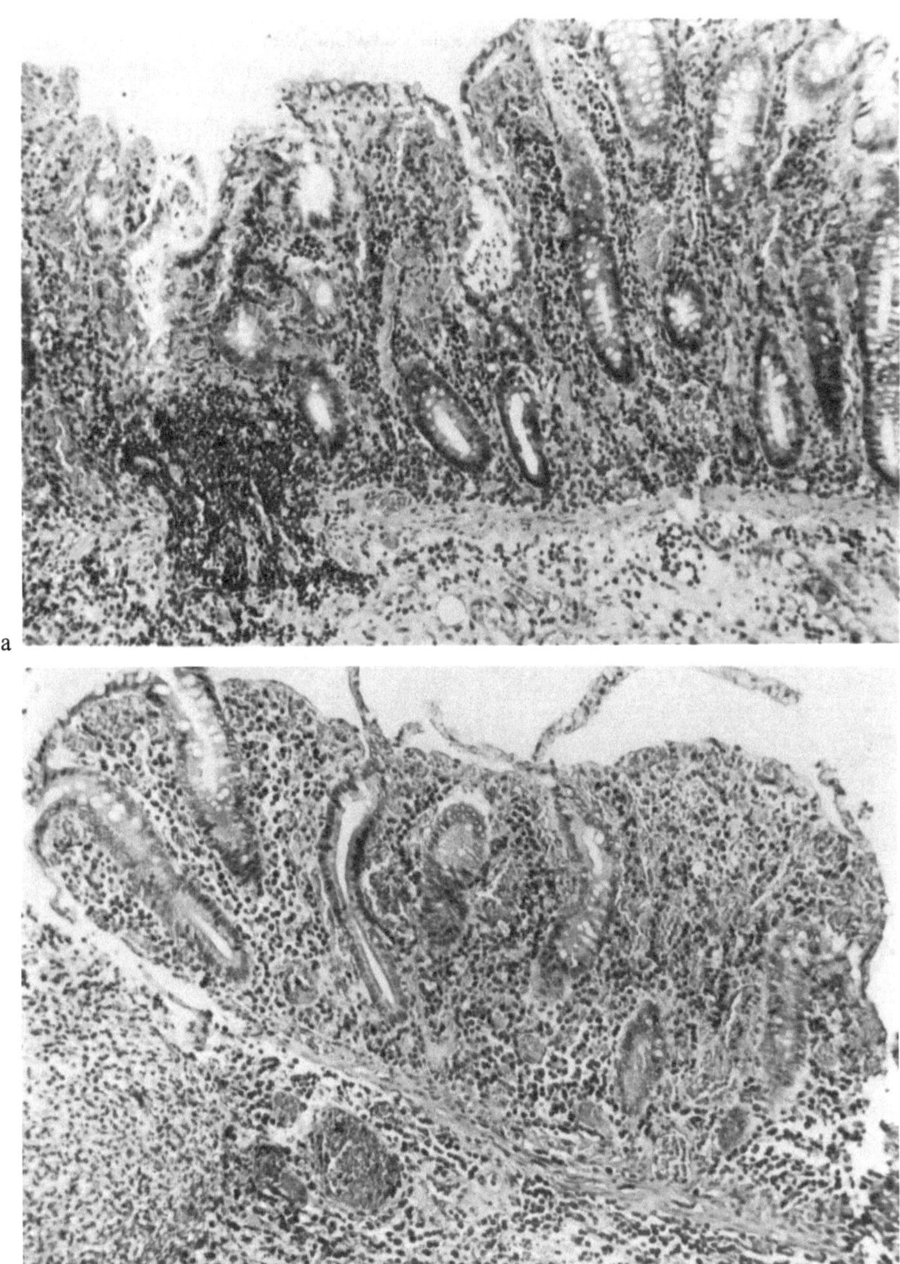

Abb. 229a u. b. Akute Colitis ulcerosa. Färbung: HE. Vergr. 170:1

Typ B beginnt mit Ansammlungen von Leukozyten in der Kryptentiefe. Das Epithel wird flach, wird durchbrochen und es entwickeln sich kleine Abszesse. Gelegentlich sollen kleine Granulome mit vielkernigen Riesenzellen vorkommen. Ähnlichkeiten mit der Boeckschen Sarkoidose werden diskutiert.

MOTTET (1971) sieht in der sog. „*Kryptitis*" und in den *Kryptenabszessen* nicht nur die initiale und prinzipielle, sondern auch *die* pathognomonische Läsion der Colitis ulcerosa (Abb. 230) (vgl. auch WARREN u. SOMMERS, 1949; TRUELOVE u. RICHARDS, 1956; LUMB u. PROTHEROE, 1957, 1958). Indessen sind Kryptenabszesse keineswegs spezifisch für die Colitis ulcerosa (KRAUSPE, 1972; PRICE u. MORSON, 1975; SCHACHTER u. KIRSSER, 1975; BERKOWITZ u. BERSTEIN, 1975), sondern auch bei zahlreichen anderen entzündlichen Dickdarmerkrankungen zu finden [Kolitis Crohn, Shigellosis, Amöbiasis, Lymphogranuloma venereum, auch bei Karzinomen (SCHACHTER u. KIRSNER, 1975)]. Im Bereich der Kryptenabszesse (Abb. 230) dominiert ein polymorphkerniges Granulozyteninfiltrat. Die übrige Mukosa zeigt vorwiegend Infiltrate aus Plasmazellen und

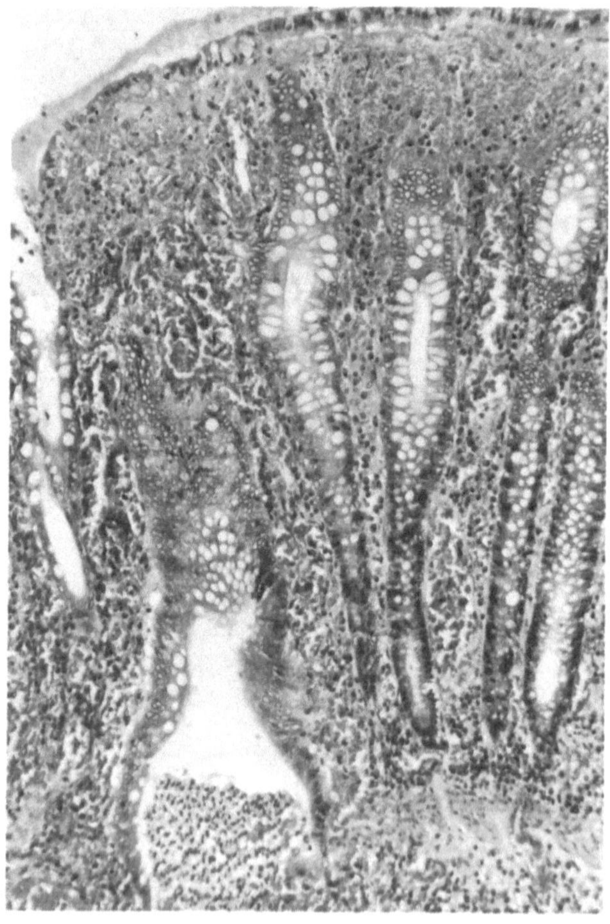

Abb. 230. Colitis ulcerosa: Kryptenabszeß. Färbung: HE. Vergr. 105:1

Lymphozyten (Abb. 232) (BRANDTZAEG u.Mitarb., 1974; OTTO u. GEBBERS, 1975; OTTO u.Mitarb., 1975; GEBBERS u. OTTO, 1975; BAKLIN u. BRANDTZAEG, 1975).

Außer den Kryptenabszessen liegen ausgedehnte *Epithelläsionen* (Abb. 231) (PRICE u. MORSON, 1975) vor, die nach HESS u. WERTHEMANN (1957) und LUMB (1961) ebenfalls an der Kryptenbasis beginnen sollen. Aber auch hier besteht eine weite Diskordanz der Meinungen, nicht nur bezüglich der intialen Lokalisation, sondern auch bezüglich der Schädigungsart. LUMB (1961) sieht in den Epithelläsionen das primäre, initial-zündende Ereignis im Ablauf der Colitis ulcerosa. Erste Veränderungen sollen herdförmig in einer makroskopisch noch normal erscheinenden Schleimhaut am Kryptenepithel nachweisbar sein: die normale Färbbarkeit gehe verloren, vakuoläre Zytoplasma- und degenerative Kernveränderungen folgen, schließlich gehe die Epithelzelle zugrunde, eine Erosion entsteht (defekter Mukosablock?).

LEVINE u.Mitarb. (1951), JACOBSON u. KIRSNER (1956) sowie STREICHER u.Mitarb. (1956) konnten ausgedehnte Zerstörungen der *Basalmembran* nachweisen, die unter ACTH-Behandlung reversibel zu sein scheinen (vgl. auch ultrastrukturelle Befunde).

Die histologischen Veränderungen im Ablauf der Colitis ulcerosa sind außerordentlich vielgestaltig und *unspezifisch*. Der Einzelbefund erlaubt keine sichere diagnostische Zuordnung; ein Tatbestand, der besondere Aktualität in der biop-

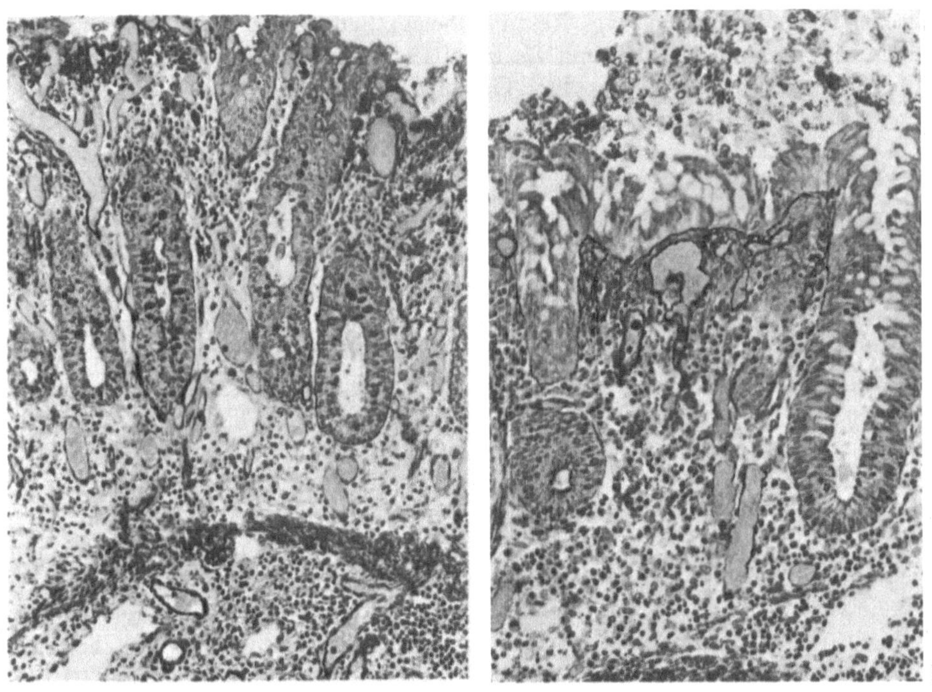

a   b

Abb. 231a u. b. Akute Colitis ulcerosa mit verstärkter sekretorischer Aktivität der Becherzellen (vor allem in b). Färbung: Movat (Acrylateinbettung). Vergr. 245:1

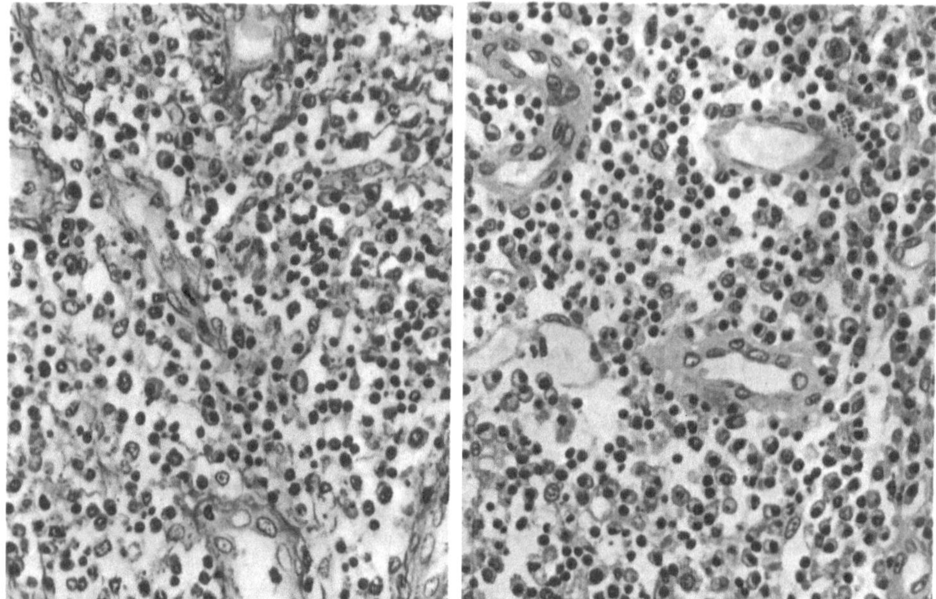

Abb. 232. Chronisch-rezidivierende Colitis ulcerosa mit vorherrschender lympho-plasmozytärer Entzündungsinfiltration. Färbung: PAS. Vergr. 245:1

tischen Diagnostik erlangt (vgl. Rektumbiopsie). Erst aus der Summe aller histologischen, makroskopischen und vor allem auch klinisch-röntgenologischen Befunden ist im Einzelfall eine sichere Diagnose möglich.

3.4. Zytologische Befunde

Die morphologische Diagnostik im mikroskopischen Bereich verwendet neben den histologischen Methoden auch *zytologische* (HENNING u. WITTE, 1968;
TAKAHASHI, 1971; DOLLINGER, 1972; ZACH, 1972; WITTE, 1973). Im kolo-rektalen Bereich wird die Zytologie vor allem zur Erfassung maligner Tumoren angewandt (vgl. S. 591). Unter den „diffusen Schleimhauterkrankungen" ist die Colitis
ulcerosa klinisch am wichtigsten. Die zytologischen Befunde („*Kolozytogramm*")
werden von *Neutrophilen* [66,3% bei leichtgradiger und 78,6% bei schwerer
Colitis ulcerosa nach ADLER (1972)] als der charakteristischen Zellart beherrscht
(Abb. 233–235) (GALAMBOS u.Mitarb., 1956; BENSAUDE u.Mitarb., 1964; RIIS
u.Mitarb., 1966; WATTS u.Mitarb., 1966; WITTE u. HAUGG, 1971; WITTE u.
GÖBEL, 1973). In ihrer Massivität zeigen sie nach HENNING u. WITTE (1968)
den eitrig-ulzerösen Charakter der Entzündung an. Entsprechend der häufigen
Hämorrhagien finden sich reichlich auch Erythrozyten. Vergleichsweise selten
sind eosinophile Granulozyten. Allerdings werden immer wieder Einzelfälle mit
einer „lokalen" Häufung von Eosinophilen beschrieben, die nach BODDINGTON
u. TRUELOVE (1956) in solchen Fällen 15–20% aller polymorphkernigen Leukozyten ausmachen. Ihr gehäuftes Auftreten steht offenbar in keiner Beziehung zum

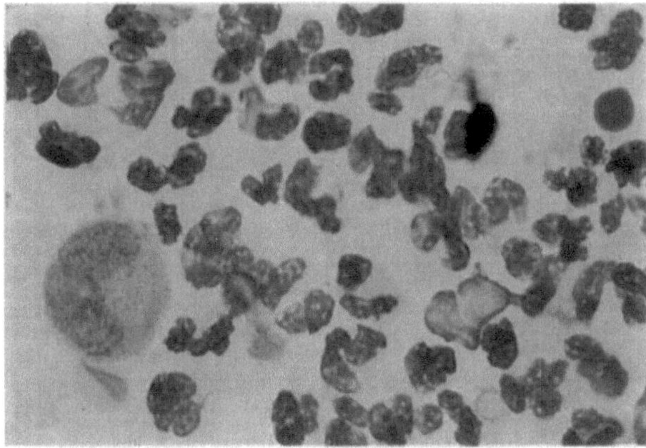

Abb. 233. Rektumabstrich bei florider Colitis ulcerosa: zahlreiche neutrophile Leukozyten und ein großer Monozyt. [Aus WITTE, S., GÖBEL, D.: Leber Magen Darm 3, 131 (1973)]

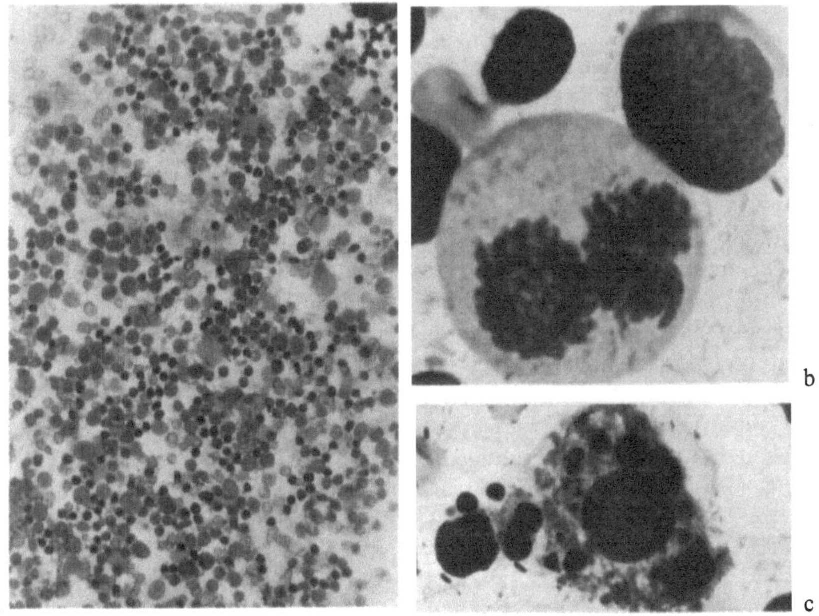

Abb. 234a–c. Rektumabstrich bei Colitis ulcerosa. Lymphatische Zellen: (a) Übersicht, (b) Mitose einer lymphatischen Zelle, (c) phagozytierende Retikulumzelle. Färbung: Pappenheim. Vergr. 130:1 (a) und 1280:1 (b u. c). (Aus HENNING, N., WITTE, S.: Atlas der gastroenterologischen Zytodiagnostik. Stuttgart: Thieme 1968)

Schweregrad der Kolitis (ZACH, 1972). Indessen fanden ANTHONISEN u. RIIS (1971) mit Hilfe der sog. Imprint-Methode (vgl.: ADLER, 1972) in 70% aller Kolitis-Fälle mittlere bis hohe Eosinophiliezahlen, im Gegensatz übrigens zur Crohnschen Krankheit, bei der eosinophile Leukozyten nur in Ausnahmefällen gefunden wurden.

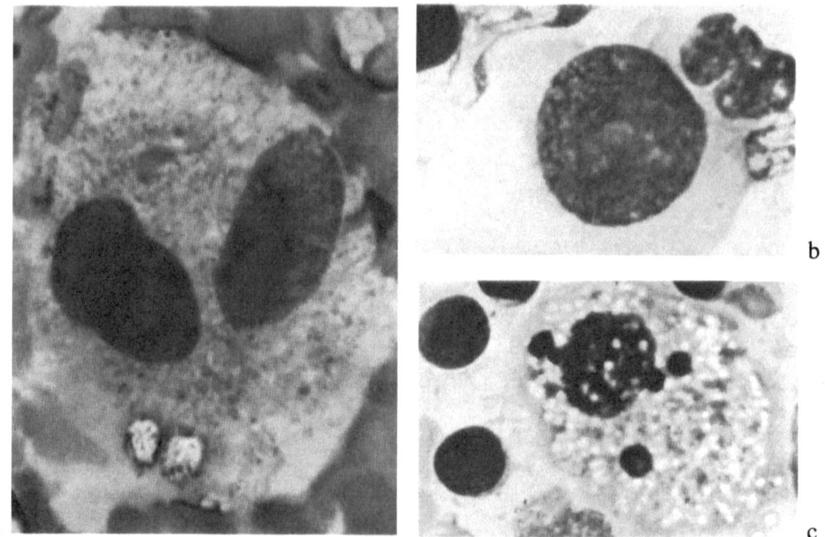

Abb. 235a–c. Rektumabstrich bei Colitis ulcerosa: (a) mehrkernige epitheliale Riesenzelle, (b) große jugendliche Retikulumzelle, (c) Phagozyt. Färbung: Pappenheim. Vergr. 800:1 (a u. c) und 1280:1 (b). (Aus HENNING, N., WITTE, S.: Atlas der gastroenterologischen Zytodiagnostik. Stuttgart: Thieme 1968)

Die Zahl der *Lymphozyten* soll nach WITTE u. HAUGG (1971) bzw. WITTE u. GÖBEL (1973) nie nennenswert hoch sein. ADLER (1972) dagegen fand Lymphozyten bei mittelschweren und schweren Kolitisfällen in durchschnittlich 12%. *Plasmazellen, Makrophagen* und *große basophile Rundzellen,* deren feinnetzige Chromatinstruktur nach WITTE u. GÖBEL (1973) ihre retikulo-histiozytäre Zuordnung stützt, werden allenthalben, insgesamt aber selten gefunden. Basophile Rundzellen scheinen besonders häufig bei floriden Kolitisfällen aufzutreten. Indessen treten desquamierte *Epithelzellen* besonders in den floriden Stadien an Häufigkeit hinter den Entzündungszellen deutlich zurück. ADLER (1972) fand sie bei schwerer Kolitis in 4,5%, bei leichter Kolitis in 15,6%. Sie haben ihre hochzylindrische Form meist verloren und sind abgerundet, es bestehen deutliche Anisozytosen (TRUELOVE u. RICHARDS, 1956). Die Kern-Plasma-Relation ist vielfach zugunsten der Kerne verschoben, das Zytoplasma ist auffallend basophil (GALAMBOS u. Mitarb., 1956). Mehrkernige epitheliale *Riesenzellen* (Abb. 235) kommen vor (BODDINGTON u. TRUELOVE, 1956; WITTE u. HAUGG, 1971; WITTE u. GÖBEL, 1973). Die Nukleolen sind meistens deutlich vergrößert. Rektoskopisch entsprechen diese Befunde sog. pseudopolypösen Schleimhautläsionen (WITTE u. GÖBEL, 1973). Ähnlichkeiten mit den Epithelatypien des Perniziosa-Magens werden immer wieder betont (HENNING u. WITTE, 1968). Die Epithelatypien scheinen auf „abartige, entzündlich bedingte, reparative Prozesse" der Darmschleimhaut hinzuweisen. Die schwierige Differentialdiagnose besteht in der Abgrenzung von präkanzerösen und/oder karzinomatösen Veränderungen. Die Entscheidung ist vielfach nicht an einer einzigen Rektumzytologie möglich, sie sollte auch keineswegs erzwungen werden. Längere Beobachtungszeiten sind mitunter nötig. Der

Befund der suspekten Rektumzytologie sollte immer durch rektoskopisch-bioptische Untersuchungen kombiniert und abgeklärt werden.

3.5. Immunhistologische Befunde

Ältere immunhistologische Untersuchungen haben mehrheitlich ergeben, daß IgA- und IgG-synthetisierende Plasmazellen (bzw. lymphoide Zellen) in der kolitiskranken Darmschleimhaut vermindert sind (KOFFLER u.Mitarb., 1962; GELZAYD u.Mitarb., 1968a und b). Diese Befunde standen zunächst in Widerspruch zu der Vielzahl der licht- und elektronenmikroskopisch nachweisbaren Plasmazellen (OTTO u. GEBBERS, 1975; OTTO u.Mitarb., 1975; GEBBERS u. OTTO, 1975). In neuerer Zeit gelang der Nachweis einer spezifischen IgA-, IgG- und IgM-Fluoreszenz in diesen Zellen (BRANDTZAEG u.Mitarb., 1974; BAKLIN u. BRANDTZAEG, 1975; GEBBER u. OTTO, 1976). In der entzündlich-ödematös verbreiterten, kolitiskranken Darmschleimhaut sind die 3 Immunglobuline absolut vermehrt, wobei IgA eine *relative* Abnahme vor allem gegenüber IgG zeigt (Tabelle 78). Die spezifische Immunfluoreszenz ist sowohl innerhalb der Immunozyten als auch extrazellulär ("in the connective tissue ground substance") (BRANDTZAEG u.Mitarb., 1974) nachweisbar. Der extrazelluläre Nachweis der verschiedenen Immunglobuline erklärt sich nach elektronenmikroskopischen Untersuchungen zumindest teilweise aus einer Vielzahl degenerativ veränderter Plasmazellen, die nicht selten einen zytoplasmatischen Efflux aufweisen (Abb. 236) (GEBBERS u. OTTO, 1976).

Die immunhistologisch spezifisch anfärbbaren Immunozyten zeigen innerhalb der Darmwand eine gewisse Kompartimentierung: während IgA-Immunozyten vorwiegend in der „lumen-nahen" Mukosa, unter besonderer Zuordnung zu den Schleimhautkrypten, nachgewiesen werden können und hier die dominierende Zellart sind (IgA:IgG:IgM = 189:81:21; normal: IgA:IgG:IgM = 71:3–4:3–4; BRANDTZAEG u.Mitarb., 1974), finden sich IgG-Immunozyten vor allem in den tieferen Darmwandschichten. Innerhalb der Muscularis mucosae und in der Submukosa ergeben sich nach BRANDTZAEG u.Mitarb. (1974) folgende Relationen: IgA:IgG:IgM = 14,4:84,1:1,5.

Tabelle 78. Zur Häufigkeit und Verteilung der Immunglobulin-synthetisierenden Zellen (Immunozyten) in der normalen und Kolitis-kranken Darmschleimhaut (BRANDTZAEG u.Mitarb., 1974)

Immunozyten	Häufigkeiten und Verteilung (pro Flächeneinheit)[a]	
	normale Kolonschleimhaut	Colitis ulcerosa
Immunozytenpopulation, total	106,7 ± 58,4 (31,3–184,7)	399,9 ± 139,5 (218,5–618,5)
Prozentuale Verteilung der einzelnen Immunozyten:		
IgA	91,0 ± 2,9 (85,5– 93,4)	53,2 ± 14,9 (29,6– 74,3)
IgG	5,1 ± 3,0 (2,8– 10,6)	41,6 ± 17,7 (15,2– 66,4)
IgM	3,9 ± 0,7 (3,2– 5,0)	5,2 ± 4,1 (1,0– 10,8)

[a] „Gewebsblöcke" von 6 µ Dicke und 500 µ Breite, einschließlich der gesamten Höhe der Muscularis mucosae.

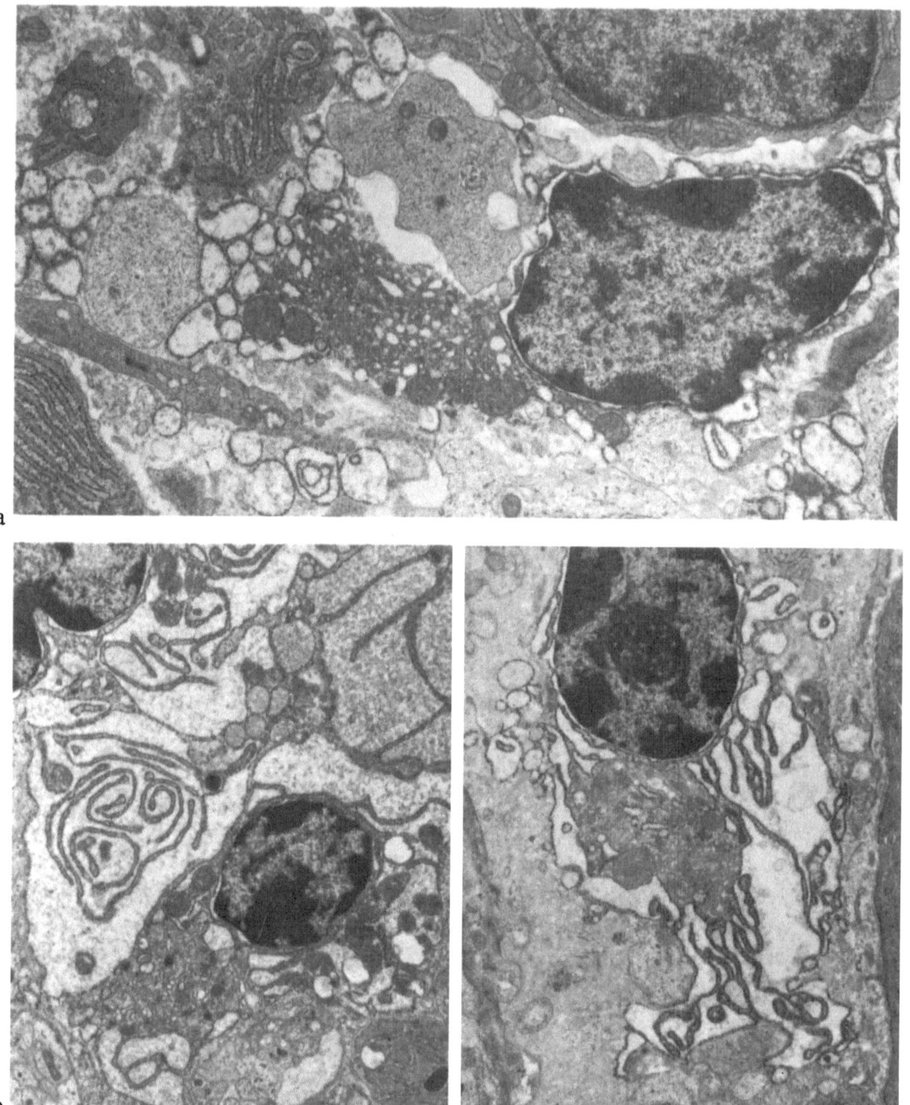

Abb. 236a–c. Colitis ulcerosa: degenerativ veränderte Plasmazellen mit zytoplasmatischem Efflux. Kontrastierung: Bleicitrat und Uranylacetat. Vergr. 13 700:1 (a), 8 400:1 (b) und 9 700:1 (c)

Im Bereich des entzündlich irritierten, aber noch erhaltenen Kryptenepithels sind sowohl IgA als auch dessen Transport-(T-)Komponente („secretory piece") immunhistologisch nachweisbar (BRANDTZAEG u.Mitarb., 1974) (vgl. auch S. 54). Im Bereich des Oberflächenepithels können IgA und die Transportkomponente völlig fehlen (= partielle Alteration des sog. Mukosablockes). Aus dieser Epithelschädigung mit einer gleichzeitig bestehenden verstärkten Exfoliation und dem Mangel an protektiven Substanzen ergäbe sich eine Kontaktmöglichkeit zwischen der Vielzahl enterogener Bakterien und immunkompetenten Zellen. Unter den „Myriaden antigener Determinanten" dieser Bakterien finden sich, nach BURNET (1970) offenbar rein zufällig, solche, die mit potentiell antigenen Determinanten der Kolonepithelien (Gewebs- bzw. Histokompatibilitätsantigene) eine Kreuzreaktion zeigen. Die durch antigene Determinanten bestimmter Coli-Stämme (E. coli o 119:B14) spezifisch geprägten kleinen Lymphozyten sind infolge der engen Antigenverwandtschaft zwischen E. coli-Stämmen und Kolonepithelien nicht in der Lage, „self" und „non-self" zu unterscheiden (vgl. S. 475).

BRANDTZAEG u.Mitarb. (1974) sehen in einer lokalen IgG-Häufung den eigentlich perpetuierenden Faktor für die Chronizität der Colitis ulcerosa, die nach diesen Untersuchungen in pathogenetischer Hinsicht eine *lokale Immunkomplex-Erkrankung* darstellt. Nach BRANDTZAEG u.Mitarb. (1974) sind IgA- und IgG-Antigenkomplexe Substanzen, die in „unspezifischen" Lymphozyten eine Zytotoxizität induzieren können; zudem wirken IgG-Antigenkomplexe, unter Aktivierung der C_3-Komplementfraktion, auch direkt zytotoxisch auf Kolonepithelien (Abb. 237).

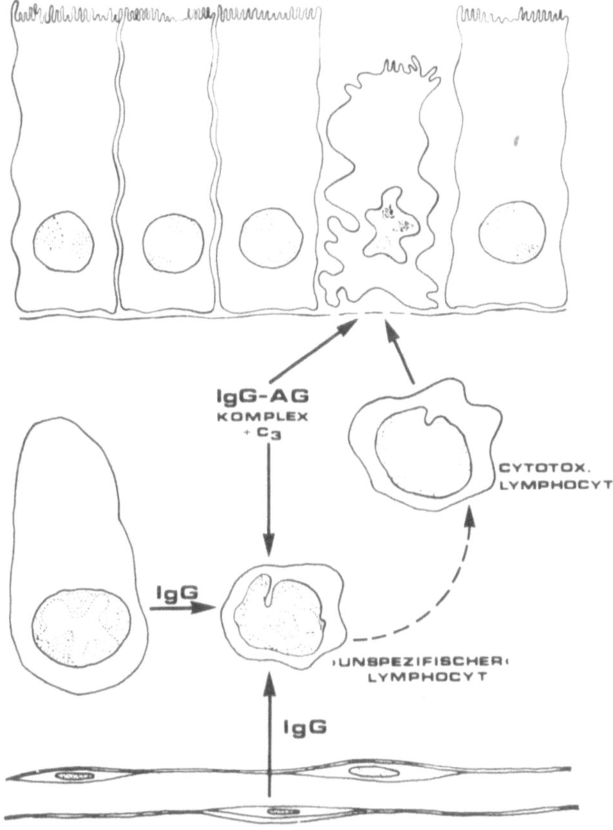

Abb. 237. Schematische Darstellung der mutmaßlichen Pathogenese der Colitis ulcerosa. [Aus OTTO, H.F., GEBBERS, J.-O.: Verh. dtsch. Ges. Path. **59**, 438 (1975)]

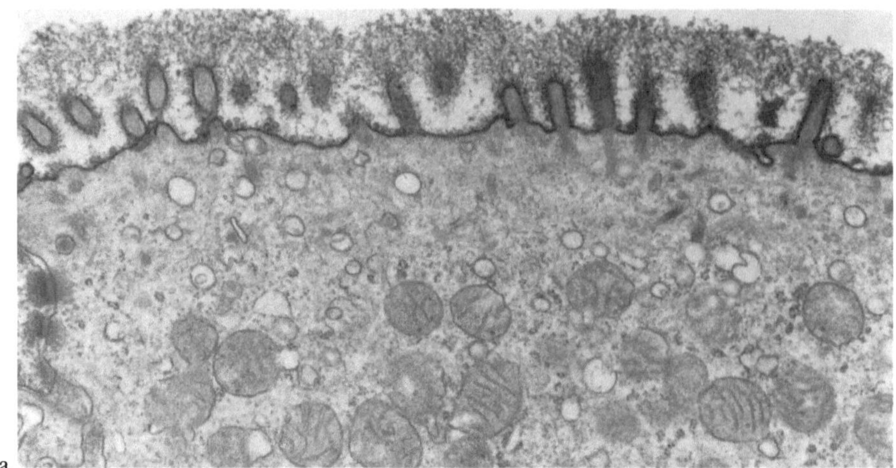

Abb. 238a u. b. Akute Colitis ulcerosa. (a) Alterationen der Mikrovilli und der Glykokalyx; (b) Basalanschnitt der Lamina epithelialis mucosae und des oberflächlichen Stratum proprium mucosae. Kontrastierung: Ruthenium-Rot und Uranylacetat. Vergr. 18250:1 (a) und 3600:1 (b). [Aus OTTO, H.F., u. Mitarb.: Virchows Arch. Abt. A. Path. Anat. **367**, 113 (1975)]

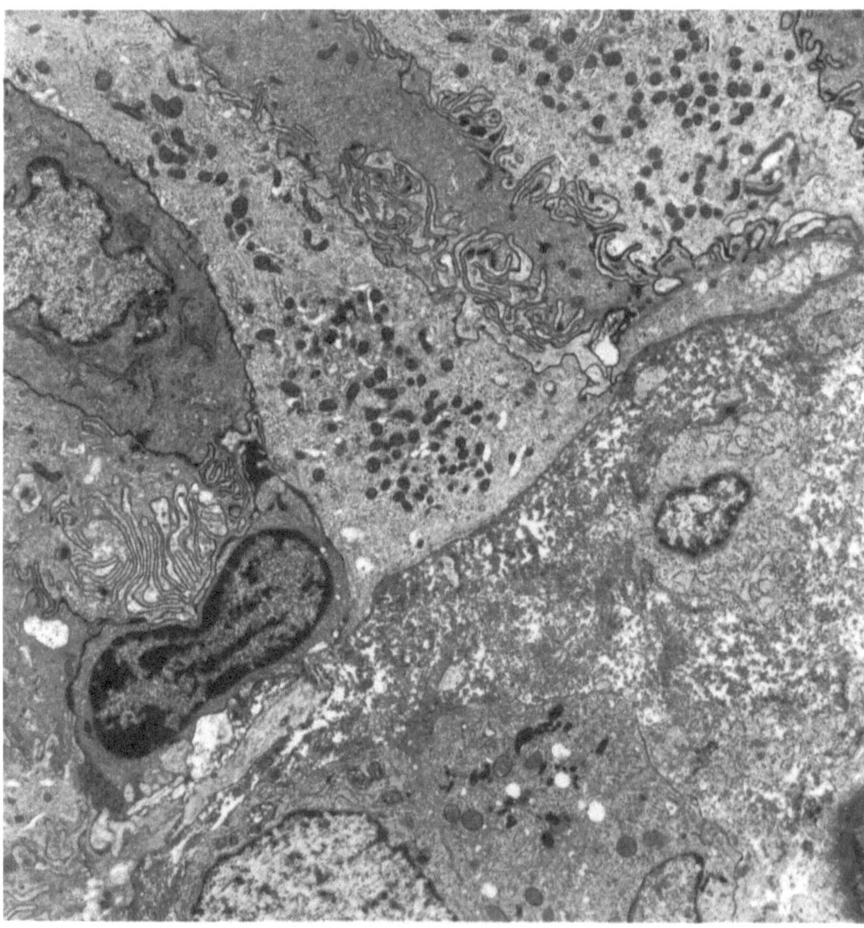

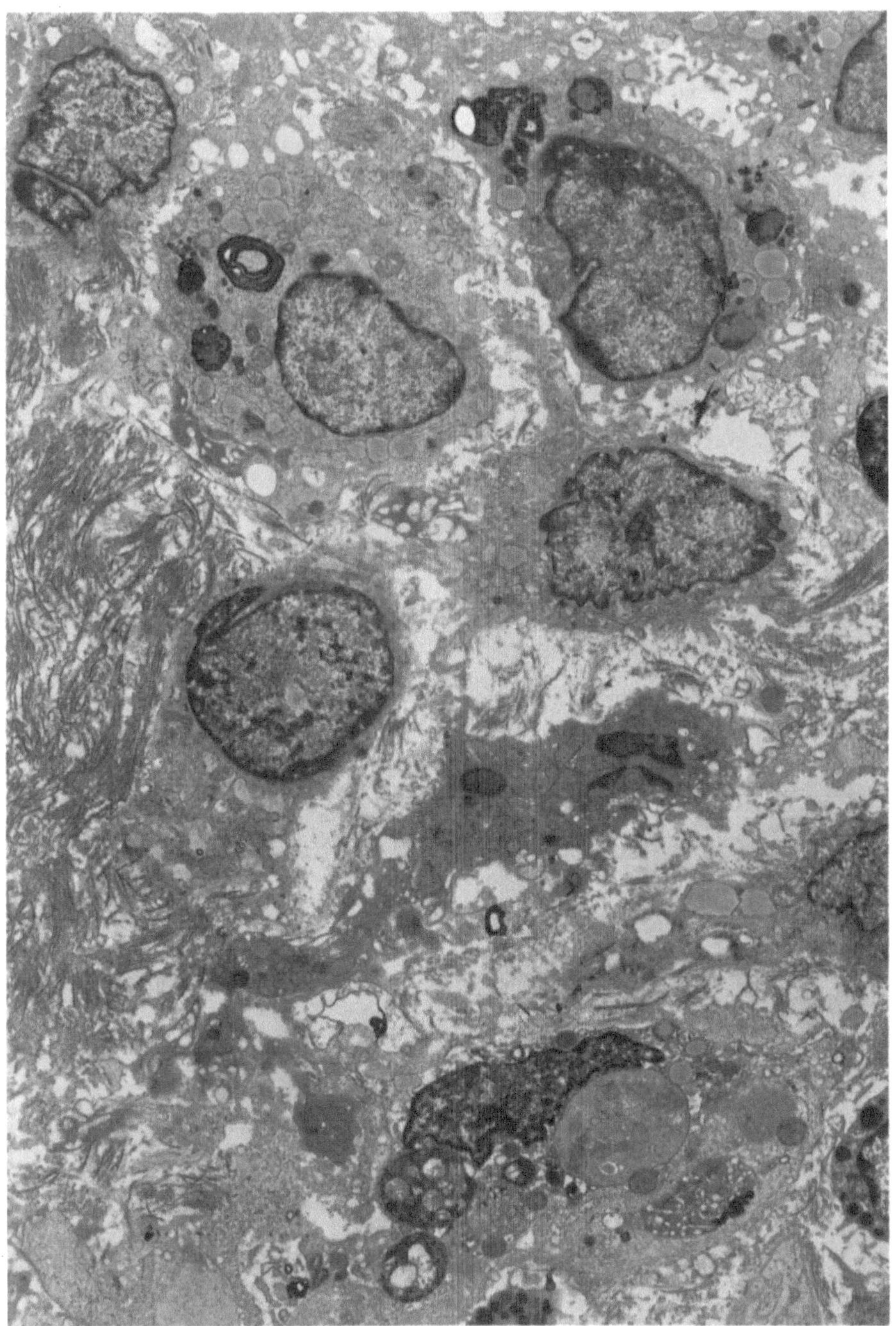

Abb. 239. Akute Colitis ulcerosa: tiefes Stromaareal mit Makrophagen und irregulär durch-flochtenen kollagenen und retikulären Bindegewebsfasern. Kontrastierung: Ruthenium-Rot und Uranylacetat. Vergr. 5000:1. [Aus Otto, H.F., u. Mitarb.: Virchows Arch. Abt. A. Path. Anat. **367**, 113 (1975)]

3.6. Ultrastrukturelle Befunde

Erste grundlegende Untersuchungen stammen von SHNITKA (1964). Er fand eine oft beträchtliche Dehiszenz der Epithelzellen durch ballonierte Interzellularräume. Diese Störung des Zellkontaktes konnte später durch GONZALES-LICEA u. YARDLEY (1966) als Ausdruck eines interzellulären Ödems bestätigt werden. Um einen konstanten Befund handelt es sich indessen nicht. Nicht selten sind die Epithelzellen in sehr ausgeprägtem Maße mäanderartig verzahnt (Abb. 238) (OTTO u. Mitarb., 1975). Die Mikrovilli der Zylinderzellen, einschließlich ihrer verschiedenen Filamentsysteme, sind rarefiziert und zumeist „unförmig gestaltet (Abb. 238a). Die vielfach beschriebenen „small round bodies" (SHNITKA, 1964; GONZALES-LICEA u. YARDLEY, 1966a und b) finden sich keineswegs nur bei der Colitis ulcerosa (O'CONNOR, 1971; GEBBERS u. OTTO, 1974; OTTO u. Mitarb., 1975). Zwischen den Epithelzellen liegen vermehrt interepitheliale Lymphozyten (OTTO, 1972, 1973; OTTO u. WALKE, 1972; GEBBERS u. OTTO, 1974; vgl. auch: DOBBINS, 1975).

1966 konnten DONNELLAN und BEAL ältere phasenkontrastmikroskopische Befunde vor allem der Chicagoer Arbeitsgruppe um KIRSNER (LEVINE u. Mitarb., 1951; JACOBSON u. KIRSNER, 1956) insofern bestätigen, als sie das Netz der Retikulinfasern erweitert, die

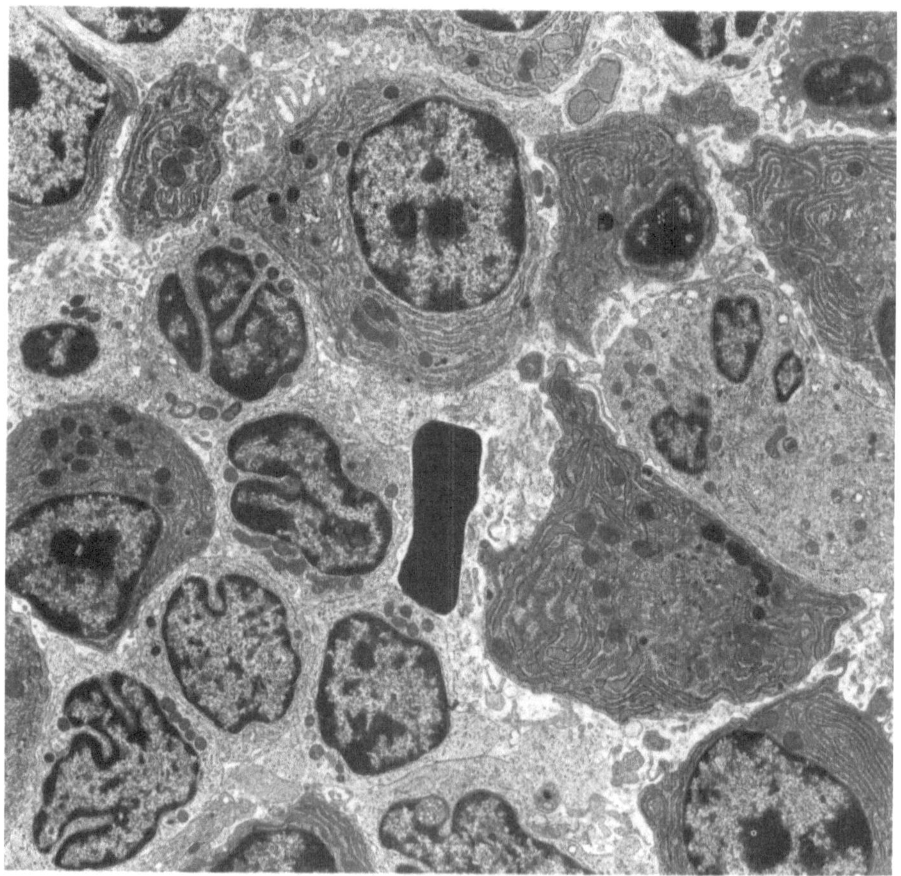

Abb. 240. Akute Colitis ulcerosa: lympho-plasmozytäres Entzündungsinfiltrat. Kontrastierung: Bleicitrat und Uranylacetat. Vergr. 4080:1 [Aus OTTO, H.F., u. Mitarb.: Virchows Arch. Abt. A. Path. Anat. **367**, 113 (1975)]

Fasern geschwollen und degenerativ verändert fanden (Abb. 239). Auf Schädigungen der Basalmembran hatte schon 1960 MATSUNAGA hingewiesen.

Während in der normalen Kolonschleimhaut (EIDELMAN u. LAGUNOFF, 1972) nur reife Plasmazellen zu finden sind, ist das Stratum proprium mucosae des kolitiskranken Darmes von einer Fülle verschieden strukturierter und degenerativ veränderter Plasmazellen (Mott-Zellen, Türk-Zellen) durchsetzt, die allenthalben Russel-bodies (Abb. 240) enthalten (GEBBERS u. OTTO, 1975). Die Entzündungszellen, einschließlich der Makrophagen, zeigen mehrheitlich einen bemerkenswert engen Membrankontakt, der in funktioneller Hinsicht einer synergistischen Zell-Interaktion entsprechen dürfte (vgl. auch: DIENER, 1970; ROOS, 1970).

VAN DER ZYPEN (1965) beschrieb eine „Vermehrung nervöser Substanz" sowohl im Plexus submucosus als auch im Plexus myentericus. An den Perikarya der Ganglienzellen wurden folgende Befunde erhoben: 1. Zytolyse mit Schwund geformter Strukturelemente und keulenförmige Schwellung der verkürzten Fortsätze, 2. homogene Verdichtungen von Zyto- und Karyoplasma, 3. Hypertrophie und Hyperplasie der Neurotubuli. An den axonalen Zellfortsätzen konnten ungleichmäßige, oft bizarre Verbreiterungen und Deformierungen beobachtet werden. Die axonalen Endabschnitte mit den typischen osmiophilen Elementargranula bildeten stellenweise konzentrisch geschichtete Anordnungen, die zu den progressivneuralen Veränderungen gerechnet wurden.

3.7. Die Bedeutung spezifischer Zellsysteme

3.7.1. Oxyphile Panethsche Körnerzellen

HERTZOG (1937) wies erstmals auf oxyphile Panethsche Körnerzellen im Ablauf der Colitis ulcerosa hin; ein Befund, der inzwischen vielfach bestätigt werden konnte (BLACK u. OGLE, 1948; WATSON u. ROY, 1960; PATERSON u. WATSON, 1961; VERITY u.Mitarb., 1962; SOMMERS, 1966; BERCOWITZ u. SOMMERS, 1966; RIECKEN u. PEARSE, 1966; LEWIN, 1969; Lit.: OTTO, 1974). HERTZOG (1937) sprach von einer Hyperplasie der Paneth-Zellen. Wahrscheinlich aber liegt eine sog. „indirekte Metaplasie" vor (OTTO, 1974). Das Auftreten oxyphiler Körnerzellen soll mit der Dauer der Krankheit korrelieren (PATERSON u. WATSON, 1961). RIECKEN u. PEARSE (1966) und vor allem LEWIN (1969) diskutieren eine durch die Sekretion proteolytischer Enzyme bedingte entzündungsunterhaltende Rolle der Paneth-Zellen im Ablauf der Colitis ulcerosa (vgl. auch DEDOMBAL u.Mitarb., 1969; SYMONDS, 1974). Durch den Nachweis *lysozymaler Enzymaktivitäten* in Paneth-Zellen ist neuerdings eine entzündungs-supprimierende Funktion der Paneth-Zellen zur Diskussion gestellt worden (Lit. OTTO, 1974).

3.7.2. Mastzellen

Besonders SOMMERS (1966) hat auf das vermehrte Auftreten von Mastzellen im Ablauf der Colitis ulcerosa hingewiesen (vgl.: MCAULEY u. SOMMERS, 1961; BERCOWITZ u. SOMMERS, 1966). SOMMERS u.Mitarb. sehen die örtliche Hyperämie und die exsudativ-entzündliche Reaktion als Folge einer Histaminfreisetzung durch die Mastzellen. Mastzellen speichern aber auch Heparin, Chymase und andere proteolytische Enzyme sowie Serotonin. Nach ENGEL (1961) sind Mastzellen (neben basophilen und eosinophilen Leukozyten) die „Dauererreger" der Entzündung (vgl. auch: GOLDGRABER u.Mitarb., 1960). Viele, auch hormonale Reize sind mit einer Degranulierung der Mastzellen verbunden (HIATT u. KATZ, 1962).

3.7.3. Enterochromaffine Zellen

Die Frage nach der Zahl und nach der Zytoarchitektur enterochromaffiner Zellen bei ulzerösen Kolitiden ist insofern bedeutungsvoll, da Serotonin einen stimulierenden Effekt auf die glatte Muskulatur und damit auf die Motilität des Darmes ausübt (BÜLBRING u. LIN, 1958; HAVERBACK u. DAVIDSON, 1958; BÜLBRING u. GERSHON, 1967; HAKANSON, 1970), außerdem in Mastzellen gespeichert und unter dem Einfluß verschiedenster Reize abgegeben werden kann. Morphologisch nachweisbare Alterationen der Darmwandmuskulatur stellen nach MORSON (1969) möglicherweise einen pathogenetischen (Teil-)Faktor im Ablauf der Colitis ulcerosa dar. Die in diesem Zusammenhang bisher mitgeteilten Befunde bezüglich der Anzahl enterochromaffiner (EC-)Zellen sind widersprüchlich. WATSON u. ROY (1960) fanden eine Zunahme enterochromaffiner Zellen; nach VERITY u.Mitarb. (1962) und SKINNER u.Mitarb. (1971) ist die Zahl der enterochromaffinen Zellen reduziert (vgl. auch MITSCHKE, 1975).

Bei Patienten mit Colitis ulcerosa fanden BINDER u.Mitarb. (1967) in einem großen Teil von Rektumbiopsien einen erhöhten Histamingehalt bei gleichzeitiger Vermehrung von eosinophilen Leukozyten im Rektalexsudat. Die Koinzidenz von eosinophilen Granulozyten und einem erhöhten Histamingehalt wird gelegentlich als Ausdruck einer allergischen Reaktion gewertet. Andere sehen in den Eosinophilen ein Zellsystem zum Abtransport von Antigen-Antikörperkomplexen (Lit.: KRAUSPE, 1972).

4. Die akut-fulminante Verlaufsform der Colitis ulcerosa

5–10% aller Patienten mit einer Colitis ulcerosa durchleben eine „fulminante Episode" (ROTH u.Mitarb., 1959; RANKIN u.Mitarb., 1960; McINERNEY u.Mitarb., 1962; MORSON u. DAWSON, 1972), entweder als primäre, akut-fulminante Attacke oder als akute Exazerbation einer bis dahin chronischen Verlaufsform. Klinisch steht das sog. *toxische Megakolon* im Vordergrund (HEMMATI, 1965; HELLEMANS, 1967), patho-anatomisch findet sich eine extreme Kolondilatation (Abb. 241 und 242). Diese kann das gesamte Kolon oder auch nur Teile desselben umfassen. Besonders häufig ist das Querkolon betroffen. Umfassende Übersichten über das toxische Megakolon finden sich bei BOCKUS u.Mitarb. (1956),

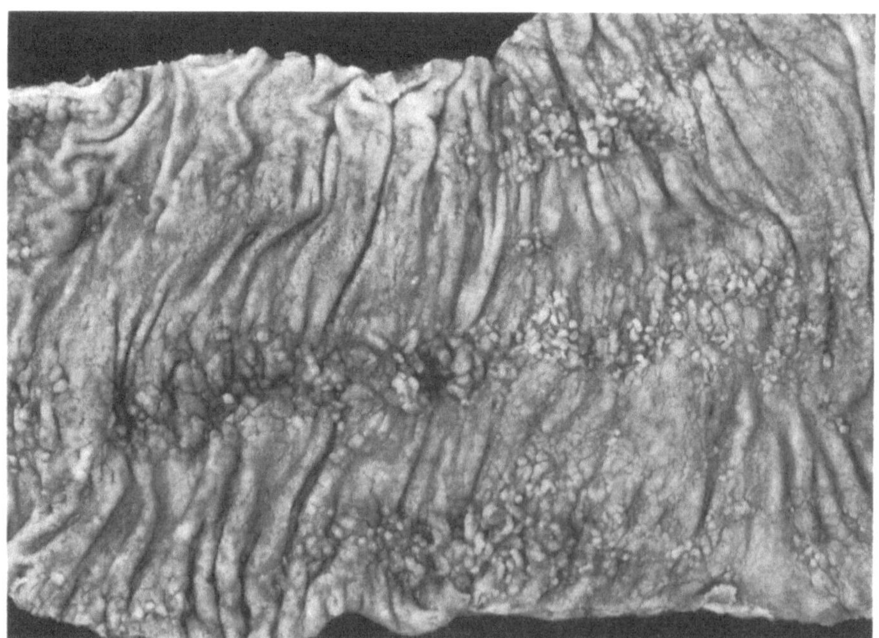

Abb. 241. Colitis ulcerosa: akut-fulminante Attacke mit toxischer Kolondilatation

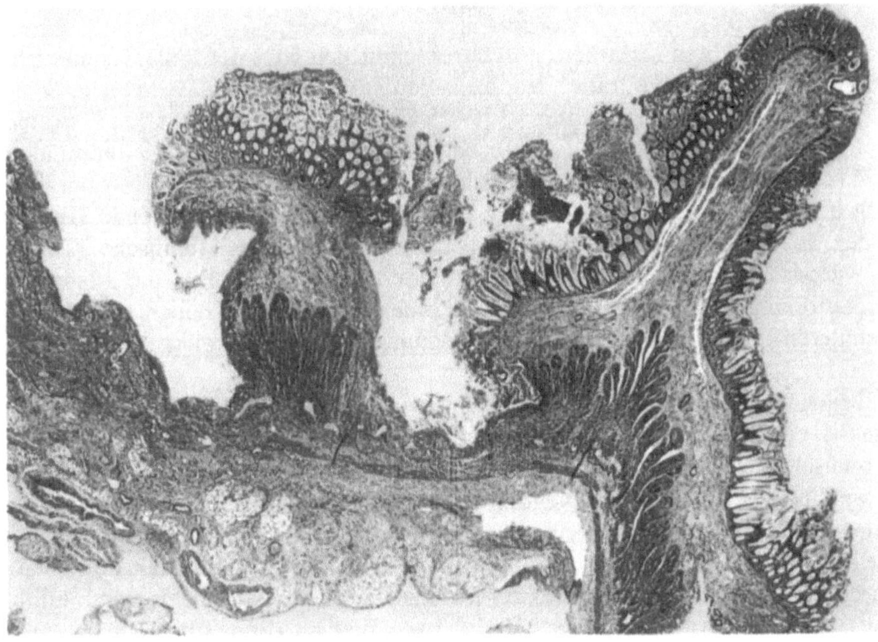

Abb. 242. Colitis ulcerosa: akut-fulminante Verlaufsform mit transmuraler Entzündung und tiefreichenden Ulzerationen. Färbung: HE. Lupenübersicht

ROTH u. Mitarb. (1959) sowie bei NORLAND u. KIRSNER (1969). Histologisch handelt es sich um eine schwere *transmurale Entzündung* mit tiefreichenden, oft bis zur Serosa fortgeschrittenen flächenhaften Ulzerationen. Durch ausgedehnte Zerstörungen der Muscularis propria ist die Darmwand z.T. papierdünn. Die autonomen Nervenplexus sind in den transmuralen Entzündungsprozeß einbezogen. Vor allem leukozytäre Zellinfiltrate führen zu entzündlich-degenerativen Veränderungen der Ganglienzellen. Naturgemäß sind Alterationen des Plexus submucosus Meissner häufiger und in stärkerem Ausmaß zu beobachten als solche des Plexus myentericus.

In einem Teil der Fälle lassen sich akute Entzündungen venöser Darmgefäße mit fibrinoiden Wandnekrosen und Thrombosen nachweisen (KRAUSPE, 1972).

Die Mortalitätsrate des toxischen Megakolon ist außerordentlich hoch, teils bedingt durch schwere Allgemeinintoxikationen, teils durch oft multiple Perforationen und durch die Entwicklung fibrinös-eitriger Peritonitiden. Durchschnittlich muß mit einer Mortalität von mindestens 30% gerechnet werden (CONNEL u. Mitarb., 1958; MCINERNEY u. Mitarb., 1962; WATKINSON, 1973). Im Krankengut von NORLAND u. KIRSNER (1969) betrug die Letalität 19%. Kolonperforationen, die die Prognose entscheidend beeinflussen, werden bis zu 50% angegeben.

Die Ätiopathogenese der akuten „toxischen" Kolondilatation ist unklar (LUMB u. RAMSAY, 1955, 1957, 1958). Als auslösende Faktoren werden von MCINERNEY u. Mitarb. (1962) sowie von NORLAND u. KIRSNER (1969) die Gabe von Opiaten und Anticholinergika sowie eine fast immer zu beobachtende Hypokaliämie diskutiert (vgl. auch: EDWARDS u. TRUELOVE, 1964).

5. Die sog. „Rückspül-Ileitis"

Bei ausgedehnten Kolitiden ist in durchschnittlich 10% der Fälle das unterste Ileum (backwash-, retrograde-, leadback-Ileitis) mitbetroffen (WARREN u. SOMMERS, 1948; MCCREADY u.Mitarb., 1949; COUNSELL, 1956; BRYK u. NESCHIS, 1965; KNILL-JONES u.Mitarb., 1970). Betroffen sind in der Regel die terminalen 5–25 (–40) cm (Abb. 243). Die Schleimhaut ist stark gerötet, ödematös-samtartig aufgequollen, granuliert und ohne typisches Faltenrelief. Tiefreichende Ulzerationen oder entzündliche Pseudopolypen sind selten. Die Bauhinsche Klappe ist, wie das betroffene Ileum, mäßig dilatiert und rigide. Für die Mehrzahl der Autoren ist das sog. „backwash-Phänomen" eine echte Kolitismanifestation im unteren Ileum (Lit. SALTZSTEIN u. ROSENBERG, 1963; SCHACHTER u. KIRSNER, 1975).

Mikroskopisch finden sich vergleichbare, wenn auch in der Regel weniger intensiv entwickelte Veränderungen wie im Dickdarm. Die Zotten sind flach-atrophisch, die Krypten entzündich destruiert (sog. „Kryptitis"), Kryptenabscesse sind seltener als im Dickdarm. Enterozyten und Kryptenzellen haben ihre polare Differenzierung weitgehend verloren; sie sind oft kubisch abgeflacht. Die Zahl der interepithelialen Lymphozyten ist erhöht. Der Gehalt an Becherzellen ist zumeist reduziert. Panethsche Körnerzellen sind teils vermehrt, teils auffallend spärlich; ein Befund, der, ähnlich der Ileitis Crohn, abhängig zu sein scheint von der Zeitdauer der Erkrankung. Nach KRAUSPE (1972) stehen einfache Kreislaufstörungen der Lamina propria mucosae und der Submukosa mit Erosionen im Vordergrund. Ausgedehnte Ulzerationen sind selten.

Wie bei den Kolonmanifestationen der Colitis ulcerosa ist auch die „backwash-Ileitis" durch eine vorwiegend lympho-plasmozytäre Infiltration der Mukosa und Submukosa ausgezeichnet. Solitärfollikel und Peyersche Plaques sind zum Teil erheblich geschwollen und aktiviert.

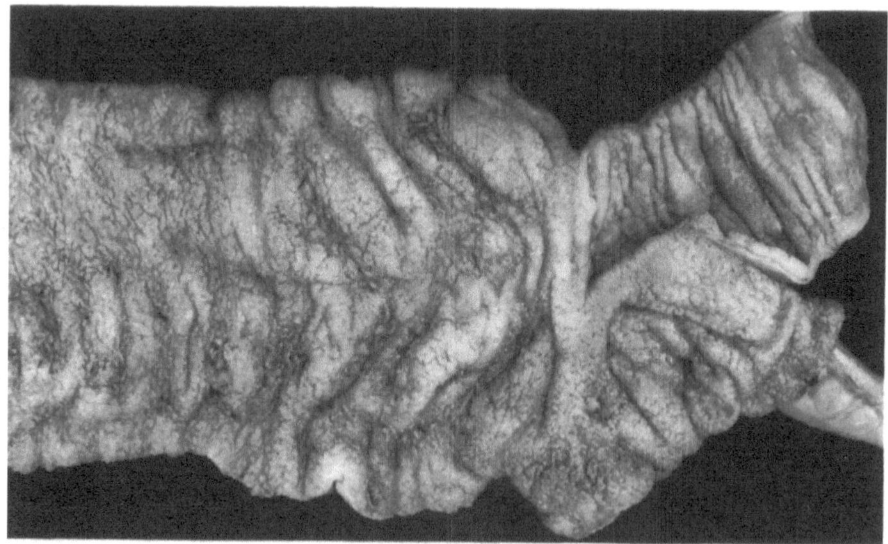

Abb. 243. Colitis ulcerosa mit sog. „backwash"-Ileitis

6. Lokale Komplikationen

Angaben zur Häufigkeit lokaler Komplikationen schwanken zum Teil ganz erheblich (Tabelle 79). Die unterschiedlichen Häufigkeitsangaben ergeben sich weitgehend aus unterschiedlichen Bewertungkriterien (MÜLLER-WIELAND, 1972).

Tabelle 79. Lokale Komplikationen im Ablauf der Colitis ulcerosa. (Zusammengestellt nach Untersuchungen von EDWARDS u. TRUELOVE, 1964; GOLIGHER u.Mitarb., 1968; MÜLLER-WIELAND, 1972)

Komplikationsart	Oxford EDWARDS u. TRUELOVE (1964) (%)	Leeds GOLIGHER u. Mitarb. (1968) (%)	Hamburg MÜLLER-WIELAND (1972) (%)
Ischio-rektale Abszesse	4,2		
Analfisteln	4,2		
Rekto-vaginale Fisteln	3,0		
Entero-enterale Fisteln	0,5	17,6	7,8
Rektumprolaps	1,3		
Hämorrhoiden	20,7		
fibröse Strikturen	6,3	11,5	9,6
Pseudopolyposis	14,9	12,5	36,1
Perforationen	3,3	2,8	1,2
akute Dilatationen	1,6	3,0	12,7
massive Blutungen	3,4	1,5	39,0
Kolon-Karzinome	3,5	1,7	1,2
Erkrankungsfälle	624	465	165

6.1. Polyposis und Pseudopolyposis

Bei auftretenden „Schleimhautwucherungen" sind echte (adenomatöse) Polypen (vgl. Abb. 286 und 295) von entzündlichen „Pseudopolypen" (Abb. 244) zu unterscheiden. Sog. entzündliche Polypen, in der Definition von MORSON u. DAWSON (1972) und SCHACHTER u. KIRSNER (1975), sind prognostisch günstig zu beurteilen und *nicht* als Präkanzerosen zu werten (EDWARDS u. TRUELOVE, 1964; GOLDGRABER, 1965). BOCKUS u.Mitarb. (1956) fanden bei 64% ihrer Patienten entzündliche Polypen und nur in 10% echte, adenomatöse Polypen. Auch andere Autoren (COUNSELL u. DUKES, 1952; HIGHTOWER u.Mitarb., 1958) betonen das seltene Vorkommen echter, adenomatöse Polypen. Die entzündlichen „Pseudopolypen" müssen bioptisch immer von malignen lymphoiden Polypen abgegrenzt werden (FEDERMAN u.Mitarb., 1963).

6.2. „Prästomal-Ileitis" (THAYER u. SPIRO, 1962, 1963).

1962 beschrieben THAYER und SPIRO eine Ileitis, die nach Kolektomie und Ileostomie wegen Colitis ulcerosa aufgetreten war; unter der Operation waren entzündliche Veränderungen des Ileum (noch) nicht nachweisbar gewesen.

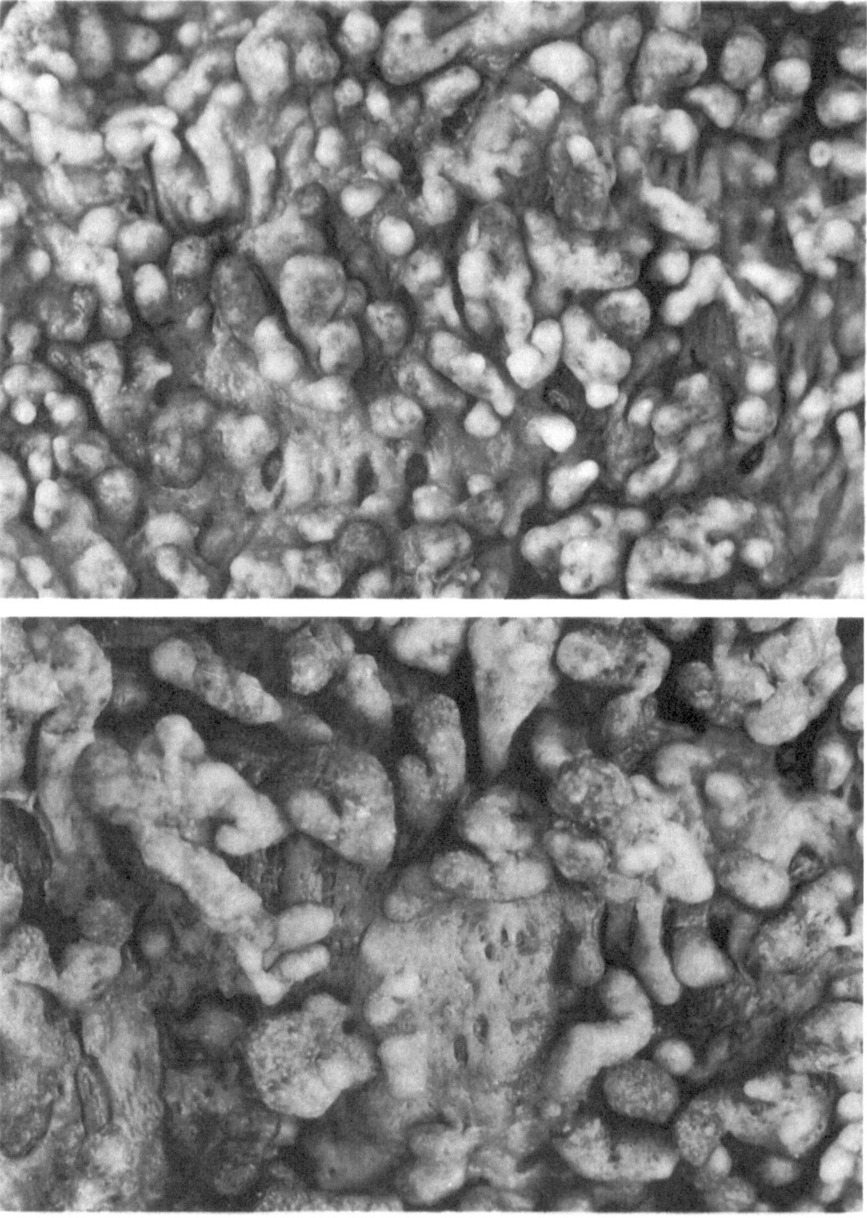

Abb. 244. Sog. Pseudopolyposis bei chronisch-rezidivierender Colitis ulcerosa

Ob es sich bei dieser sog. „prästomalen" Ileitis tatsächlich um eine Kolitis bedingte Komplikation handelt, wird zumeist bezweifelt (SCHACHTER u. KIRSNER, 1975). Die Ätiologie dieser Ileitis ist unbekannt. Das Krankheitsbild ist selten, allerdings mit einer hohen Mortalität belastet. Die Krankheit ist durch profuse wäßrige Entleerungen gekennzeichnet. Hinzu kommen systemische Reaktionen, wie Fieber, Tachykardien und Anämien. Die prästomale Ileitis kann sich akut, wenige Tage nach der Operation, oder auch erst nach Jahren entwickeln (KNILL-JONES u.Mitarb., 1970). Dilatationen und Perforationen des prästomalen Ileum sind beschrieben (BRYK u. NESCHIS, 1965). Mikroskopisch finden sich in der Regel tiefreichende, „lineare" Ulzerationen, die oft von der Tiefe der Kerckringschen Falten ausgehen. Mikroskopisch bestehen zweifellos Ähnlichkeiten zu den fissuralen Ulzera des Morbus Crohn (KNILL-JONES u.Mitarb., 1970). Das Entzündungsinfiltrat ist allemal unspezifisch. Die regionären Lymphknoten sind entzündlich vergrößert.

6.3. Kolonperforationen, Fisteln

Außerhalb akut-fulminanter Episoden mit toxischer Dilatation sind Perforationen relativ selten (SLOAN u.Mitarb., 1950; BOCKUS u.Mitarb., 1956). Häufiger sind gedeckte Perforationen, die Ursache *periproktitischer Abszesse* oder *analer Fisteln* sein können. Nicht selten beginnen Fistelbildungen oberhalb zirkulärer Mastdarmstrikturen (STELZNER, 1960). Bei Frauen sind rekto-vaginale Fisteln relativ häufig (SLOAN u.Mitarb., 1950).

6.4. Strikturen

Strikturen infolge narbiger Schrumpfung des Kolon entwickeln sich bei langdauernden Erkrankungen, am häufigsten im rekto-sigmoidalen Bereich (DEDOMBAL u.Mitarb., 1967). SLOAN u.Mitarb. (1950) fanden 89% aller Strikturen in dieser Region.

6.5. Komplikationen des oberen Verdauungstraktes

Komplikationen seitens der Mundhöhle und der Zunge sind selten, sie treten zumeist als einfache Aphthen oder als Pyostomatitis vegetans auf (NAISH u.Mitarb., 1970). Gegenüber dem Behçet-Syndrom können sich differentialdiagnostische Schwierigkeiten ergeben (Lit.: KRAUSPE, 1972).

In zunehmendem Maße wird über eine Beteiligung des Oesophagus bei ulzerösen Kolitiden berichtet, die im allgemeinen als der Kolitis zugehörig gedeutet werden (KNUTSON u. SPARBERG, 1967; CHRISTOPHER u.Mitarb., 1969). Die morphologischen Veränderungen des Oesophagus sind weitgehend identisch mit denen des Kolon (ulzeröse Oesophagitis).

Alterationen der Magen- und Dünndarmschleimhaut finden sich nach SALEM u.Mitarb. (1964) in relativ hohem Prozentsatz, vor allem in den akuten Stadien der Colitis ulcerosa (vgl. auch: SALTZSTEIN u. ROSENBERG, 1963). Die Veränderungen sind wenig gravierend und bestehen zumeist nur in oberflächlichen Gastritiden und Konvolutionen der Dünndarmmukosa. Totalatrophien der Schleimhautzotten des Dünndarms bei Colitis ulcerosa sind selten (SALEM u.Mitarb., 1964).

7. Colitis ulcerosa und Kolonkarzinome

Auch das sog. *Kolitis-Karzinom* gehört zu den lokalen Komplikationen im Ablauf der Colitis ulcerosa. Gegenüber anderen lokalen Komplikationen ist es jedoch von so gravierender Bedeutung, daß es gesondert behandelt werden soll (Kolitis als *Folge* von Karzinomen siehe MILLAR, 1965, 1967).

Tabelle 80. Die Häufigkeit der Karzinomentwicklung bei Colitis ulcerosa

Autoren	Jahr	Zahl der Kolitisfälle	Zahl der Karzinomfälle	%
BARGEN	1929	693	15	2,1
LYNN	1945	1467	25	1,9
RENSHAW u. BROWNELL	1945	336	2	0,59
SVARTZ	1946	120	3	2,2
CAVE	1946	101	4	4,0
RICKETTS u. PALMER	1946	206	3	1,4
CATTEELL u. BOEHME	1947	450	9	2,0
JOHNSON u. OTT	1948	164	2	1,2
HAYES	1949	451	3	0,7
SVARTZ u. ERNBERG	1949	290	9	3,1
KASICH u. Mitarb.	1949	143	7	4,9
WARREN u. SOMMERS	1949	180	9	5,0
STROMBECK	1949	54	1	1,8
LAGERCRANTZ	1949	134	1	0,7
SVARTZ u. ERNBERG	1949	439	17	3,9
KAPFL	1950	143	2	1,4
RICE-OXLEY u. TRUELOVE	1950	129	4	3,1
SLOAN u. Mitarb.	1950	2000	66	3,3
LAHEY	1950	263	18	6,7
LECKLER u. BROWN	1950	316	12	3,8
LYONS u. GARLOCK	1951	226	9	3,9
KIEFER u. Mitarb.	1951	226	10	4,4
COUNSELL u. DUKES	1952	63	7	11,1
WECKESSER u. CHINN	1953	118	4	3,4
MacDOUGALL	1954	126	5	3,9
BARGEN u. Mitarb.	1954	1564	98	6,3
WHEELOCK u. WARREN	1955	319	31	8,8
FLOOD u. Mitarb.	1956	148	1	0,67
BACON u. Mitarb.	1956	84	12	14,2
MALTBY u. Mitarb.	1956	81	5	6,1
COLCOCK u. MATHIESEN	1956	307	11	3,58
HICKEY u. TIDRICK	1956	326	19	6,0
DUKES u. LOCKHART-MUMMERY	1957	153	8	5,2
GOLDGRABER u. Mitarb.	1958a, b	792	22	2,8
THORLAKSON	1958	218	17	3,7
SLANEY u. BROOKE	1959	222	18	6,7
DAWSON u. PRYCE-DAVIES	1959	663	19	2,4
RUSSELL u. HUGHES	1961	272	11	4,0
Total		13987	563	3,1
REIFFERSCHEID [a]	1960	22000		3,5

[a] Zusammengestellt aus dem Weltschrifttum.

Nach einer Literaturzusammenstellung von DEUCHER (1955), die einschlägige Puplikationen bis 1950 berücksichtigt, wird die Häufigkeit der Karzinomentstehung bei Colitis ulcerosa zwischen 0 und 43% angegeben (vgl. auch Tabelle 80). Die mittlere *Gesamt*häufigkeit des Kolitis-Karzinoms beträgt (für die „Prästeroid-Ära") etwa 3–5% (BRUCE u. COLE, 1962; HINTON, 1966; MORSON u.Mitarb., 1967; MORSON, 1971; EVANS u. POLLOCK, 1972; PRICE u. MORSON, 1975; COOK u. GOLIGHER, 1975). Das Risiko des Kolitis-Patienten an Kolon-Karzinomen zu erkranken, ist 5–10mal größer als in vergleichbaren Populationen (HIGHTOWER u.Mitarb., 1958; GOLDGRABER u.Mitarb., 1959; SLANEY u. BROOKE, 1959; REIFFERSCHEID, 1960; BARGEN, 1961; EDLING u. EKLÖF, 1961; EDWARDS u. TRUELOVE, 1964; GOLDGRABER u. KIRSNER, 1964; HAWK u. TURNBULL, 1966; MORSON, 1966).

Ob seit Einführung der sog. Schubbehandlung mit Steroiden und der Intervallbehandlung mit Salazosulfapyridin die mittlere Karzinomhäufigkeit abgenommen hat, läßt sich derzeit nur schwer abschätzen. GOLIGHER u.Mitarb. (1968) fanden in einer entsprechend behandelten und nachkontrollierten Patientengruppe noch immer 3% Kolitis-Karzinome.

Von besonderer Bedeutung ist die *kumulative Häufung* des Kolitis-Karzinoms bezogen auf die Erkrankungsdauer (Tabelle 81). Die Zeit zwischen dem Beginn der Colitis ulcerosa und der Karzinommanifestation liegt im Durchschnitt bei 13,7 Jahren (KÜHN u. NÄGELE, 1967; DEVROEDE u.Mitarb., 1972; 18,3 Jahre nach DIAZ u.Mitarb., 1965). Das Manifestationsalter des Kolitis-Karzinoms betrug im Beobachtungsgut von HICKEY u. TIDRICK (1958) 31 Jahre, in dem von EDLING u. EKLÖF (1961) 33 Jahre (vgl. auch ROGE u.Mitarb., 1965; WHANG u.Mitarb., 1971). Das Kolonkarzinom *ohne* vorbestehende Kolits tritt im Durchschnitt erst mit 64 Jahren auf (HULTBORN, 1952; WOOD, 1967; DEUCHER, 1969). Die Karzinomgefährdung des Kolitis-Patienten ist um so größer, je früher die Colitis ulcerosa beginnt (vgl. Abb. 245). Bleibt die Kolitis auf das Rektum beschränkt, besteht im Vergleich zur übrigen Bevölkerung *kein* erhöhtes Karzinom-Risiko (SPARBERG u.Mitarb., 1966; FARMER u. BROWN, 1966).

Das Kolitis-Karzinom kommt in allen Abschnitten des Kolon vor (REIFFERSCHEID, 1960; BARGEN u. GAGE, 1960; EDWARDS u. TRUELOVE, 1964; FENESSY u.Mitarb., 1968; PASCAL, 1973; COOK u. GOLIGHER, 1975), besonders häufig

Tabelle 81. Kumulative Häufung des Kolitis-Karzinoms, bezogen auf die Dauer der Kolitis

Autoren	Jahr	Zahl der Karzinome	Dauer der Colitis ulcerosa		
			10 Jahre	10–19 Jahre	über 20 Jahre
GOLDGRABER u.Mitarb.	1958a, b	14	2	9	3
THORLAKSON	1958	8	1	3	4
SLANEY u. BROOKE	1959	18	5	9	4
DAWSON u. PRYCE-DAVIES	1959	19	4	6	9
RUSSELL u. HUGHES	1961	22	6	15	1
WHITE	1962	17	7	5	5
HINTON	1966	32	4	14	14
Total		130	29	61	40
			22 %	47 %	31 %

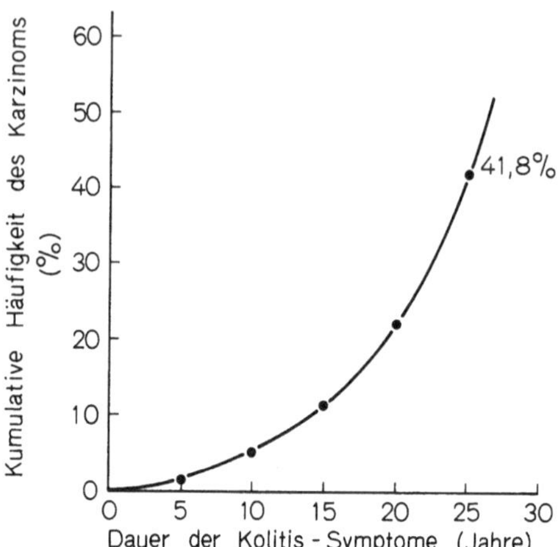

Abb. 245. Die kumulative Häufung des Kolitis-Karzinoms bei Patienten mit totaler Colitis ulcerosa. (Aus MÜLLER-WIELAND, K., in: KRAUSPE, C., MÜLLER-WIELAND, K., STELZNER, F.: Colitis ulcerosa und granulomatosa. München-Berlin-Wien: Urban & Schwarzenberg 1972)

aber im Rekto-Sigmoidbereich (Tabelle 82). SLOAN u.Mitarb. (1950) fanden in 14,1%, LYONS u. GARLOCK (1951) sogar in über 50% *multitope* Karzinoment-wicklungen. Makroskopisch handelt es sich meistens um „ordinäre", exophy-tisch-polypös wachsende Karzinome. Gelegentlich wachsen die Karzinome aber auch im Niveau der Schleimhaut, besonders in flach-atrophischen Mukosaarea-len.

Histologisch handelt es sich in der Regel um *Adenokarzinome* aller Reifegrade (GOLDGRABER u.Mitarb., 1958; WOOD, 1967; MORSON u. DAWSON, 1972; PRICE u. MORSON, 1975; COOK u. GOLIGHER, 1975). In weitgehender Übereinstimmung wird auf die besondere Bösartigkeit, d.h. auf die schlechte Prognose der Kolitis-Karzinome, hingewiesen (DEUCHER, 1955; ROSENQVIST u.Mitarb., 1959; REIFFER-SCHEID, 1960; MORSON u. PANG, 1967; MOTTET, 1971). Die schlechte Prognose des Kolitis-Karzinoms ist nicht nur durch das rasche Tumorwachstum und durch die Neigung zur frühzeitigen Metastasierung, sondern vor allem durch die Schwierigkeiten in der differentialdiagnostischen Abgrenzung von der Colitis ulcerosa bedingt. Die Symptome des Tumors werden oft durch die Symptome der Grundkrankheit überlagert (FINKELSTEIN u.Mitarb., 1960). Die 5-Jahres-„Heilungsquote" des frühzeitig operierten Kolitis-Karzinoms beträgt im Mate-rial von BARGEN u. GAGE (1960) 46%, in dem von SLANEY u. BROOKE (1959) 18,6%. Die Prognose wird weiterhin durch Karzinomrezidive oder durch primär-maligne Entartungen im Rektumstumpf bzw. im ileo-rektalen Anastomosenbe-reich nach subtotaler Kolektomie verschlechtert (SIGLER u. JEDD, 1969; AYLETT, 1971). Um das Karzinomrisiko zu senken, muß eine totale Prokto-Kolektomie durchgeführt werden (AYLETT, 1971). Nach MACDAUGALL (1964) tritt nach ileo-rektalen Anastomosen ein Rektum-Karzinom so häufig auf, daß der karzi-nompräventive Effekt der subtotalen Kolektomie aufgehoben wird.

Präkanzeröse Veränderungen (MORSON u. PANG, 1967; MORSON, 1971; EVANS u. POLLOCK, 1972; YARDLEY u. KEREN, 1974; COOK u. GOLIGHER, 1975) in

Tabelle 82. Die Lokalisation des Kolitis-Karzinoms im Beobachtungsgut verschiedener Autoren

Autoren	Karzinome, Gesamtzahl	Zäkum	Colon ascendens	rechte Kolon-flexur	Colon trans-versum	linke Kolon-flexur	Colon descendens	Rekto-Sigmoid	unklassi-fizier-bar
BARGEN u.Mitarb. (1954)	178	17	5	3	15	7	10	70	51
GOLFGRABER u.Mitarb. (1958)	14	1		1	3		1	8	
THORLAKSON (1958)	17	1	1	1	1	1	1	11	
SLANEY u. BROOKE (1959)	18		2	1	1		1	12	1
DAWSON u. PRYCE-DAVIES (1959)	20	1	1		2		1	11	3
ROSENQUIST u.Mitarb. (1959)	26	3		2	6	5		10	
EDLING u. EKLÖF (1961)	43	6	5	4	6	4	4	14	
RUSSELL u. HUGHES (1961)	26	1	2	2	6	1	2	12	
HINTON (1966)	44	1		2	9	4	5	23	
Total	386	31	16	16	49	22	25	171	55
		8%	4%	4%	13%	6%	7%	45%	

Form schwerer Epitheldysplasien und sog. Carcinomata in situ werden als „flache", sozusagen im Niveau der Mukosa liegende oder leicht erhabene, als adenomatös-polypoide und/oder als sessil villöse Läsionen gefunden.

Sowohl das Carcinoma in situ als auch die (leichteren) Dysplasien sind durch die Zeichen der Atypie charakterisiert. Der Unterschied liegt *nur* in der Quantität: Das Carcinoma in situ weist ein Maximum jener Atypiezeichen auf, die letztlich auch für die Dysplasie kennzeichnend sind.

Präkanzeröse polypoide Läsionen zeigen entweder einen adenomatösen oder einen villösen Aufbau. Das begrenzende Epithel der polypoiden Proliferationen ist ein zumeist basophiles, oft mehrreihig angeordnetes Stäbchenepithel mit ausgeprägter Hyperchromasie und zahlreichen Mitosefiguren (Abb. 246–248). Die Zellkerne stehen in unterschiedlichen Niveauzonen. Der Gehalt an Becherzellen ist stark reduziert. Das Stroma dieser polypoiden Läsionen ist von unterschiedlich dicht gelagerten Entzündungszellen durchsetzt. Diese polypoiden Prolifera-

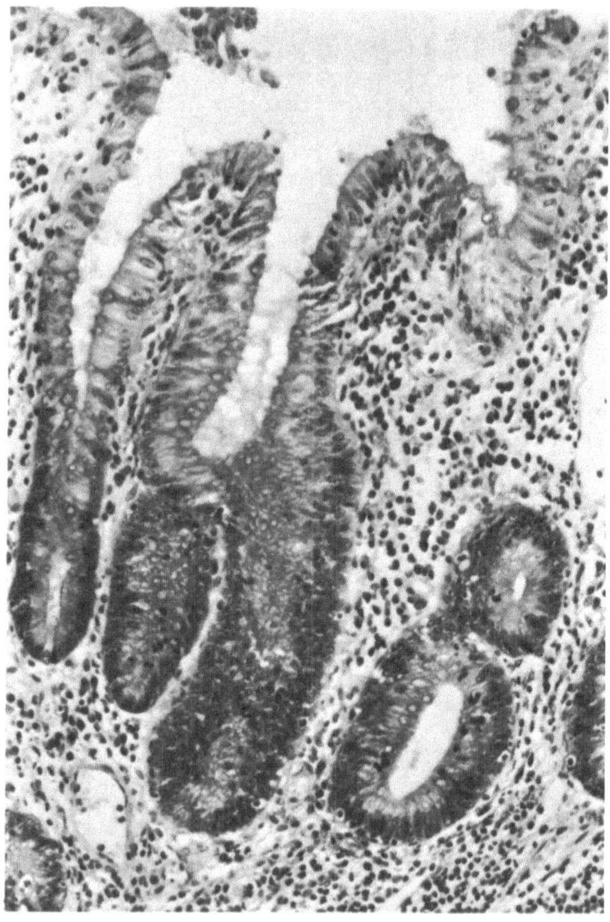

Abb. 246. Chronisch-progrediente Colitis ulcerosa mit ausgeprägten Epitheldysplasien. Färbung: HE. Vergr. 240:1

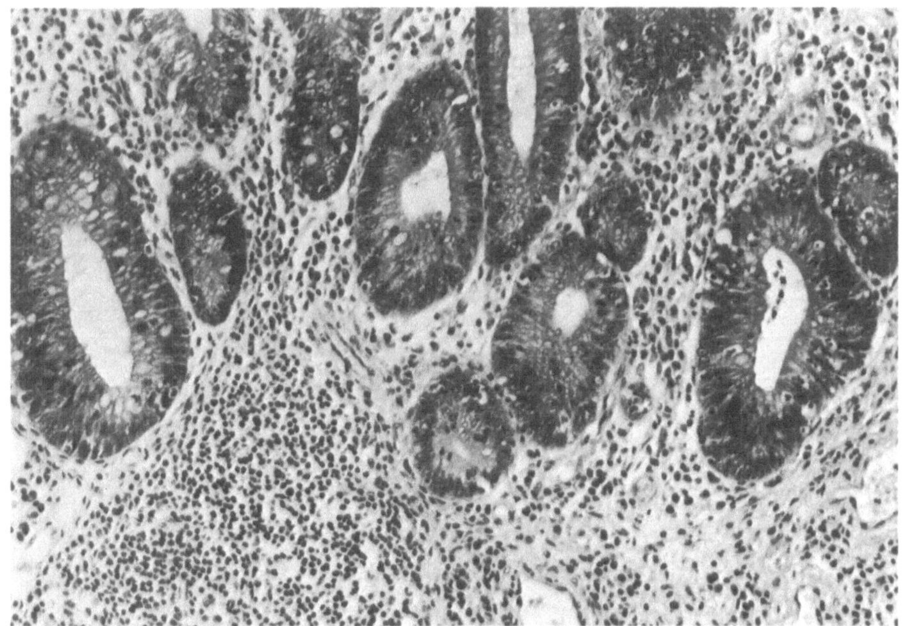

Abb. 247. Chronisch-progrediente Colitis ulcerosa mit schweren Epitheldysplasien. Färbung: HE. Vergr. 240:1

tionen sind keinesfalls identisch mit den sog. entzündlichen Pseudopolypen, die nicht im Sinne einer Präkanzerose interpretiert werden dürfen (EDWARDS u. TRUELOVE, 1964). FELSEN u. WOLARSKY (1949) untersuchten Pseudopolypen von 855 Kolitisfällen und fanden *keine* präkanzerösen oder karzinomatösen Veränderungen.

Nach YARDLEY u. KEREN (1974) können die polypoiden (villösen) Proliferationen in folgende Gruppen eingeteilt werden (Grading):

0 = keine villösen Veränderungen (no villous changes),
1 = leichte villöse Formationen (slight villous formations),
2 = mittelschwere villöse Formationen (moderate villous formations),
3 = schwere villöse Formationen (marked villous formations).

Häufiger als polypoide Präkanzerosen sind Epitheldysplasien (bzw. Carcinomata in situ) in einer flach-atrophischen, nicht selten fibrosierten Schleimhaut entwickelt. YARDLEY und KEREN (1974) empfehlen auch für diese Läsionen eine Gradeinteilung:

0 = keine Epithelatypien (no epithelial atypia),
1 = leichte Epithelatypien (mild epithelial atypia),
2 = mittelschwere Epithelatypien (moderate epithelial atypia),
3 = schwere Epithelatypien (marked epithelial atypia) Carcinoma in situ.

Für die bioptische Dysplasie-Suche sollten vor allem atrophische und fibrosierte Schleimhautareale biopsiert werden (OTTO u. GEBBERS, 1976). Die Drüsen-

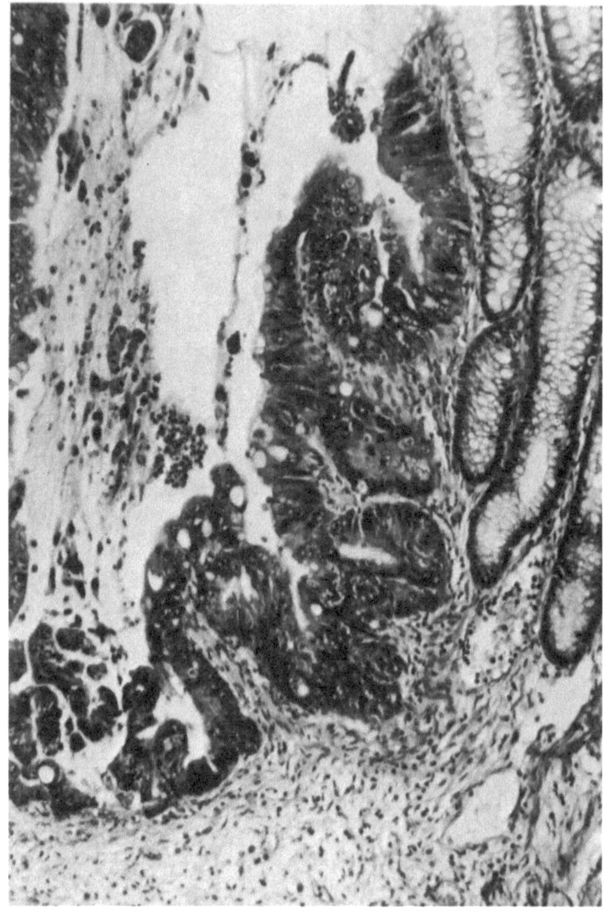

Abb. 248. Frühinvasives Kolitis-Karzinom nach jahrelang bestehender, chronisch-rezidivierender Colitis ulcerosa. Färbung: HE. Vergr. 150:1

schläuche im Bereich schwerer Dysplasieherde sind unregelmäßig und meist auffallend dicht („back-to-back") gelagert, sie zeigen vielfach endophytisch ausknospende Proliferationszonen (Abb. 247). Becherzellen sind auch hier durch ein basophiles, oft mehrreihig angeordnetes Stäbchenepithel mit großen hyperchromatischen Kernen ersetzt. Die Mitosefrequenz ist erheblich gesteigert. Das Schleimhautstroma ist in den Dysplasiezonen meist nur von wenigen Entzündungszellen durchsetzt.

Die Häufigkeit präkanzeröser Veränderungen korreliert direkt mit der Dauer der Colitis ulcerosa (Tabelle 83 und 84).

Präkanzeröse Veränderungen müssen (vor allem in Rektumbiopsien) streng von *reaktiven Hyperplasien* abgegrenzt werden (MORSON u. PANG, 1967; COOK u. GOLIGHER, 1975). Die reaktive Hyperplasie ist immer assoziiert mit einer starken (lympho-plasmozytären) Entzündungsreaktion im Bereich des Stratum

Tabelle 83. Inzidenz präkanzeröser Veränderungen in Rektumbiopsien bei Patienten mit Colitis ulcerosa (MORSON u. PANG, 1967)

Krankheits- dauer (Jahre)	Fallzahl	Präkanzeröse Veränderungen	
		Fallzahl	Inzidenz (%)
unter 10	26	1	4,0
10–20	15	9	60,0
über 20	13	6	46,0
Gesamtfallzahl	54	16	29,0

Tabelle 84. Inzidenz präkanzeröser Veränderungen in Kolektomiepräparaten bei totaler Colitis ulcerosa (MORSON u. PANG, 1967)

Krankheits- dauer (Jahre)	Fallzahl	Präkanzeröse Veränderungen	
		Fallzahl	Inzidenz (%)
unter 10	88	3	3,4
10–20	31	7	22,6
über 20	15	2	13,3
Gesamtfallzahl	134	12	9,0

proprium mucosae, mit Kryptenabszessen und Ulzerationen. Die Epithelzellen in reaktiven Hyperplasiezonen zeigen vielfach zwar eine deutliche Hyperchromasie, auch eine gesteigerte Mitosefrequenz, nie aber eine mehrreihige Anordnung. Zudem ist die polare Differenzierung meist erhalten (COOK u. GOLIGHER, 1975).

Lymphosarkome als Komplikation der Colitis ulcerosa sind sehr selten (CORNES u.Mitarb., 1961; BAIRD u. LAUCHLAN, 1962).

8. Systemische Komplikationen

Auf die große Zahl von systemischen Komplikationen bei ulzerösen Kolitiden kann nur insoweit eingegangen werden, als sie pathologisch-anatomisch von besonderem Interesse sind (Übersichten bei HIGHTOWER u.Mitarb., 1958; EDWARDS u. TRUELOVE, 1964; KÜHN u. NÄGELE, 1967; GOLIGHER u.Mitarb., 1968; BARGEN, 1967, 1969; JALAN u.Mitarb., 1970a und b; MOTTET, 1971; KRAUSPE, 1972; MÜLLER-WIELAND, 1972; FAHRLÄNDER u. SHALEV, 1974).

8.1. Leber, Gallenwege, Pankreas

EADE (1970) fand bei systematischen Untersuchungen in 94% zum Teil erhebliche pathologische Veränderungen des Lebergewebes. Die Angaben anderer Autoren (s.o.) schwanken zwischen 2 und 10%. Nicht selten ist die Leber in unterschiedlich starkem Maße verfettet, weniger häufig werden Fettleberhepatitiden und/oder Fettzirrhosen gefunden. Schwere und oft foudroyant verlaufende entzündliche Veränderungen nach Art der chronisch-aktiven Hepatitis sind offenbar selten. PERETT u.Mitarb. (1971) fanden sie in 1,3%.

Dem sog. *Leber-Kolitis-Syndrom* (KAISER, 1966) liegt eine portale Bakteriämie zugrunde. Im Portalvenenblut, während der Kolektomie gewonnen, konnten Bakterien, vor allem Escherichia coli, gewonnen werden (Lit.: MÜLLER-WIE-LAND, 1972). Während akuter Kolitis-Attacken sind vor allem die (portalen) Gallengänge in Form von Pericholangitiden, sklerosierenden oder auch eitrig-nekrotisierenden Cholangitiden betroffen; zum Teil entwickeln sich auch Phlebi-tiden und Phlebosklerosen. Bei der Entstehung primär-sklerosierender Cholangi-tiden und bei sog. „lupoiden" Hepatitiden (chronisch-aktive Hepatitis II b) wer-den, ebenso wie bei der Colitis ulcerosa, Autoimmunmechanismen diskutiert (BROBERGER u. PERLMAN, 1959; BROBERGER, 1961; MAACKEY u. WOOD, 1962; WARREN u.Mitarb., 1966; THORPE u.Mitarb., 1967).

Die portale Bakteriämie ist vermutlich auch Ursache der bei Colitis ulcerosa in seltenen Fällen nachweisbaren multiplen *Leberabszesse* (TREUTSCH, 1952).

Cholangiozelluläre Karzinome sind beschrieben, allerdings sehr selten (MOTTET, 1971). Komplikationen seitens des *Pankreas* sind selten. Interstitielle Pankreatitiden mit fortschrei-tender Fibrose, sowie Azinusatrophie mit azinären und duktulären Dyschylien wurden lediglich vereinzelt beobachtet (Lit.: MOTTET, 1971; KRAUSPE, 1972).

8.2. Haut

Klinisch bedeutungsvoll ist die Entwicklung eines *Pyoderma gangraenosum,* das immer eine ernsthafte Komplikation der Colitis ulcerosa darstellt (KREYSEL u. GERLACH, 1965). Zudem tritt das Pyoderma gangraenosum bei klinisch schwe-ren Kolitisverläufen auf und ist mit einer deutlichen Verschlechterung des All-gemeinzustandes verbunden (RICKETTS u.Mitarb., 1948). Als Komplikation der Colitis ulcerosa wird die Häufigkeit des Pyoderma gangraenosum mit durch-schnittlich 1,5% angegeben (Lit.: MOTTET, 1971). Umgekehrt haben Patienten mit gangräneszierendem Pyoderma in 60% eine Colitis ulcerosa (PERRY u. BRUN-STING, 1957). Bezüglich Ätiologie, Pathogenese und Histologie sei auf Bd. VII (Haut und Anhangsgebilde) verwiesen (Colitis ulcerosa und Sklerodermie: DE-LUCA u.Mitarb., 1965).

Das *Erythema nodosum* tritt im Verlauf der Colitis ulcerosa häufiger bei Frauen als bei Männern auf; es wird in einer Gesamthäufigkeit von 2% beobach-tet (Lit.: MOTTET, 1971). Das Erythema nodosum kann sich zwar in jeder Krankheitsphase entwickeln, tritt aber während akuter Attacken gehäuft auf und zeigt, als Komplikation der Colitis ulcerosa, eine gewisse Tendenz, Nekrosen und Ulzerationen zu entwickeln.

Das *Erythema multiforme* scheint, auch in der Manifestationsform als Stevens-Johnson-Syndrom, Ausdruck einer Arzneimittelüberempfindlichkeit, besonders gegen Sulfonamide und Salazosulfapyridin zu sein (CAMERON u.Mitarb., 1966).

8.3. Gelenke

Häufigkeitsangaben aller Gelenkaffektionen im Verlauf der Colitis ulcerosa (Tabelle 85) schwanken erheblich: 1% bei GOLIGHER u.Mitarb. (1968), 7,4% bei EDWARDS u. TRUELOVE (1964), 22% bei BOCKUS u.Mitarb. (1965). Im Vorder-

Tabelle 85. Häufigkeit von Arthritis und ankylosierender Spondylitis bei Colitis ulcerosa im Beobachtungsgut verschiedener Autoren (KÜHN u. NÄGELE, 1967)

Autoren	Häufigkeit der Colitis ulcerosa	Häufigkeit der Arthritis (%)	Häufigkeit der ankylosierenden Spondylitis (%)
SLOAN u.Mitarb. (1950)	2000	—	—
BOCKUS u.Mitarb. (1956)	125	22	7,7
HIGHTOWER u.Mitarb. (1958)	220	5,5	—
WRIGHT u.Mitarb. (1959)	108	15,7	—
FERNANDEZ-HERLIHY u.Mitarb. (1959)	555	17	—
ZVAIFLER u.Mitarb. (1960)			6
ROTSTEIN u.Mitarb. (1963)	333	1,5	2,7
HARTL (1963)	51	14	—
EDWARDS u. TRUELOVE (1964)	624	5,6	1,8

grund stehen vor allem entzündliche Veränderungen („Arthritis colitica": WRIGHT u. WATKINSON, 1966). Die Pathogenese der kolitischen Arthritis muß nach KÜHN u. NÄGELE (1967) als fokal-toxisch bzw. allergisch gedeutet werden. Histologisch lassen sich in der Regel die für alle rheumatoiden Erkrankungen bekannten chronisch-entzündlichen Zellinfiltrate der Synovialis mit fibrionoiden Verquellungen und Nekrosen nachweisen. Die Gelenkaffektionen können solitär oder auch multipel auftreten (Lit.: VITULOVA u. POLCAK, 1970). WATKINSON (1968) fand unter 465 Patienten in 18% eine *Sacroileitis ankylopoetica,* in 12% eine sog. *Arthritis colitica* und in 6% eine *Spondylitis.* Die Spondylarthritis ankylopoetica BECHTEREW, die vor allem in England relativ häufig zusammen mit der Colitis ulcerosa gefunden wird (Lit.: ACHESON, 1960; WRIGHT u.Mitarb., 1965; ALDER u.Mitarb., 1973), kann nach FAHRLÄNDER u. SHALEV (1974) „nicht als Folgekrankheit der ulzerösen Kolitis bezeichnet werden, da nur eine genetische, nicht aber eine ätiologische Beziehung zu bestehen scheint".

9. Zur Ätiologie und Pathogenese der Colitis ulcerosa

Ätiologie und Pathogenese der Colitis ulcerosa sind noch immer nicht restlos geklärt (Übersichten WATSON, 1969; KRAFT u. KIRSNER, 1966, 1971; KIRSNER, 1970; KIRSNER u. SHORTER, 1975; GEBBERS u. OTTO, 1976). Von den zahlreichen Hypothesen (DEDOMBAL u.Mitarb., 1969) besitzen die meisten nur noch historisches Interesse. Im Mittelpunkt derzeitiger Diskussionen stehen vor allem auto-immunologische und psychosomatische Faktoren (WATSON u. BOLT, 1968). Die psychosomatischen Aspekte der Colitis ulcerosa können in diesem Rahmen naturgemäß nicht besprochen werden (Lit.: KÜHN u. NÄGELE, 1967; FREYBERGER, 1972a und b).

Bereits 1954 diskutierten KIRSNER u. PALMER die Möglichkeit immunpathologischer Reaktionen im Ablauf der Colitis ulcerosa, und zwar zunächst auf Grund klinischer Beobachtungen. Klinisch ist die Colitis ulcerosa durch ihre *„autonome Progredienz"* mit (intermittierenden) akuten Schüben charakterisiert. Überzufällig häufig finden sich bei ihr immunologische Begleitphänomene: erworbene hämolytische Anämien, Rheumatoide, Erythema nodosum oder Iridozyklitis.

Auch die Kombination mit der chronisch-aktiven Hepatitis, mit hyperergischen Vaskulitiden (Panarteriitis) oder mit polyarthritischen Beschwerden offenbaren enge Beziehungen zu anderen Immun-(bzw. Autoimmun-)Erkrankungen.

Das Auftreten hyperergischer Reaktionen gegenüber exogenen Faktoren, besonders gegenüber Nahrungsmittelantigenen (Kuhmilch), hat dazu geführt, eine allergische Teilkomponente in der Pathogenese der Colitis ulcerosa anzunehmen (TAYLOR u. TRUELOVE, 1961; TRUELOVE, 1961; DUDEK u.Mitarb., 1965; WRIGHT u. TRUELOVE, 1965). Es handelt sich in diesen Fällen um (wahrscheinlich sekundäre) lokale Überempfindlichkeitsreaktionen gegenüber Milchproteinen. Nicht selten finden sich auch hochtitrige Antikörper gegen Gluten, entsprechend den Befunden bei der Zöliakie, ohne daß eine der Zöliakie entsprechende klinische Symptomatik beobachtet wird (TAYLOR u. TRUELOVE, 1961; TAYLOR u.Mitarb., 1964). Die pathogenetische Bedeutung dieser Antikörper ist fraglich.

Auch die Erfolge immunosuppressiver Therapie geben Hinweise darauf, daß bei der Colitis ulcerosa immunologische Vorgänge eine Rolle spielen (Übersichten: WARNATZ, 1971; MÜLLER-WIELAND, 1972; FAHRLÄNDER u. SHALEV, 1974; über Behandlungsversuche durch Thymektomie siehe CESNIK, 1968).

Wesentlicher im Hinblick auf Art und Intensität immunologischer Reaktionen sind Analysen der humoralen Antikörper, der zellständigen Immunreaktionen und verschiedener, für immunologische Reaktionen wichtiger Serumbestandteile (z.B. Komplementkomponente C_3).

9.1. Humorale Antikörper

In einem hohen Prozentsatz (Tabelle 86) können zirkulierende Antikörper gegen Kolonmukosa nachgewiesen werden (BERGMAN u. KIRSNER, 1960; POLCAK u. VOKURKA, 1960; MARATKA u. WAGNER, 1961; BROBERGER u. PERLMANN, 1962; WRIGHT u. TRUELOVE, 1966). Als Antigen dient fetale Kolonschleimhaut, da die Schleimhaut Erwachsener mit einer Fülle bakterieller Antigene verunreinigt ist (BROBERGER u. PERLMANN, 1962). Antigenanalysen haben gezeigt, daß es sich um ein Zytoplasmaantigen der Schleim-produzierenden Zellen, wahrscheinlich um ein Mucopolysaccharid, handelt. Die im Zytoplasma von Kolonepithelien spezifisch gebundenen Antikörper besitzen vor allem IgG-Struktur

Tabelle 86. Häufigkeit zirkulierender Antikörper gegen Kolonschleimhaut bei verschiedenen Krankheiten. (Zusammengestellt nach GINSBURG, 1971)

Autoren	Colitis ulcerosa		Enteritis regionalis		Autoimmunkrankheiten [a]		Amöben-Dysenterie		Kontrollgruppe	
	Anzahl	%	Anzahl	%	Anzahl	%	Anzahl	%	Anzahl	%
BROBERGER u.Mitarb. (1959)	28/30	93			5/32	16			0/38	0
ASHERON u.Mitarb. (1961)	25/50	50							1/42	2
LAGERCRANTZ u.Mitarb. (1966)	52/101	52	12/18	66			5/15	33	6/45	13
DEODHAR u.Mitarb. (1969)	29/41	71			18/54	33			1/52	2
THAYER u.Mitarb. (1969)	25/55	46	6/15	40					2/34	6

[a] Immunnephritiden, Lupus erythematodes, rheumatoide Arthritis, Thyreoiditis, perniziöse Anämie.

(MÜLLER-WIELAND u. BLÄKER, 1970; BLÄKER, 1972; vgl. auch: BRANDTZAEG u.Mitarb., 1974). Hämagglutinierende Antikörper gehören überwiegend zur IgM-Klasse (PERLMANN u.Mitarb., 1965), die besonders in den lokalen Lymphknoten produziert werden (PERLMANN u. BROBERGER, 1960). Die Höhe des Antikörpertiters korreliert *nicht* mit der Schwere und Dauer der Erkrankung. Glukokortikoide bleiben ohne Einfluß auf die Titerhöhe. Selbst nach totaler Kolektomie bleiben die Konzentrationen der zirkulierenden Antikörper noch lange Zeit konstant (PERLMANN u. BROBERGER, 1963). Die gebildeten Antikörper sind weder organ- noch speziesspezifisch (PERLMANN u. BROBERGER, 1960; IRVINE u.Mitarb., 1962; HAMMARSTRÖM u.Mitarb., 1965; PERLMANN u.Mitarb., 1965). Die Antikörperreaktionen erstrecken sich auch auf Gallengangsepithelien, Dünndarmschleimhaut, auf Parietalzellen der Magenschleimhaut, auf Kolongewebe gesunder Personen (HARRISON, 1965) und auf Kolonextrakte keimfrei aufgezogener Ratten (PERLMANN u.Mitarb., 1965).

LAGERCRANTZ u.Mitarb. (1966, 1968) prüften bei Patienten mit Colitis ulcerosa die Antikörperbildung gegen verschiedene Darmbakterien. In einem hohen Prozentsatz konnten humorale, mit Extrakten aus fetalem Kolongewebe kreuzreagierende Antikörper von E. coli o 119:B14 nachgewiesen werden. Andererseits vermag der Extrakt dieser Coli-Stämme in 39% aller Kolitisfälle die Reaktion der Antikörper mit den Kolonantigenen zu inhibieren (PERLMANN u. BROBERGER, 1963; HARRISON, 1965; PERLMANN u.Mitarb., 1967). Autoantikörper gegen Kolonproteine und heterologe Antikörper gegen E. coli o 119:B14 besitzen offenbar die gleiche Spezifität und offenbar bestehen identische Antigenkonfigurationen zwischen menschlicher Kolonschleimhaut und verschiedenen Coli-Stämmen. Aus diesen Befunden formulierte KIRSNER (1970) folgenden pathogenetischen Aspekt: Die enge Antigenverwandtschaft zwischen Kolonproteinen und Bestandteilen symbiontischer Darmbakterien verhindert in der Regel eine Immunreaktion gegen die Darmbakterien. Wird diese Toleranz durchbrochen, dann richtet sich die immunologische Abwehr nicht nur gegen Darmbakterien, sondern gleichzeitig auch gegen das eigene Kolonepithel.

9.2. Zellständige Immunreaktionen

Zirkulierende Lymphozyten von Patienten mit Colitis ulcerosa sind *zytotoxisch* für in vitro-Kulturen fetaler Kolonepithelien, die bis zu 50% geschädigt werden (PERLMANN u. BROBERGER, 1963; WATSON u.Mitarb., 1966; SHORTER u.Mitarb., 1968, 1969). Zellfreie Lymphozytenextrakte besitzen die gleiche Zytotoxizität. Während der zytotoxische Effekt der Lymphozyten streng organspezifisch ist, lysieren die zellfreien Extrakte auch die Epithelien von Ileum, Jejunum und Magen sowie Leberzellen (SHORTER u.Mitarb., 1969). Der zytotoxische Effekt der zellfreien Extrakte wird dem sog. *Lymphotoxin,* einem Protein mit einem Molekulargewicht von 80000 zugeschrieben (SHORTER u.Mitarb., 1972a und b). Diese Zytotoxizität gilt auch für die Colitis granulomatosa Crohn (SHORTER u.Mitarb., 1970, 1971).

Die Zytotoxizität kann durch Antilymphozytenserum inhibiert werden (SHORTER u.Mitarb., 1968, 1969; PERLMANN u. BROBERGER, 1969). Auch nach Kolektomie geht die zytotoxische Wirkung der Lymphozyten verloren.

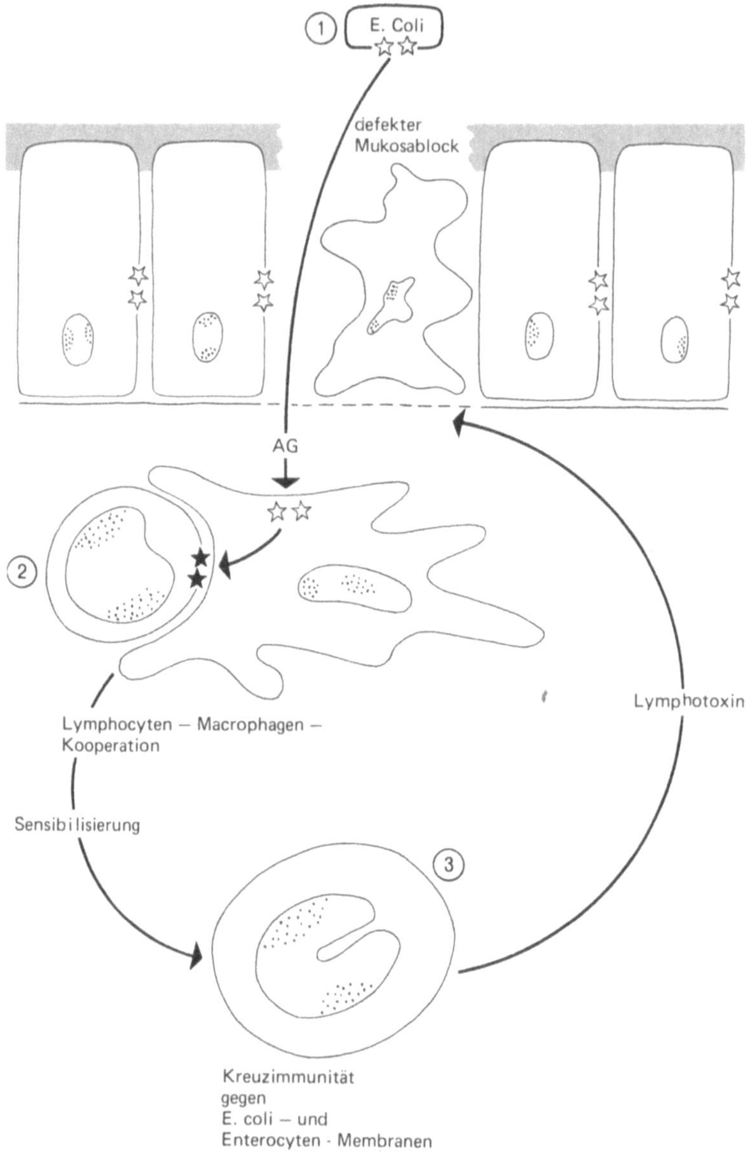

Abb. 249. Schematische Darstellung der lymphozytären Zytotoxizität im Ablauf der Colitis ulcerosa: (1) sog. „kolitogene" Bakterien durchbrechen die Lamina epithelialis mucosae, (2) durch diese Bakterien werden Lymphozyten spezifisch geprägt, Induktion einer zytotoxischen Substanz („Lymphotoxin"), (3) spezifisch geprägte Lymphozyten reagieren mit Lipopolysacchariden der Kolonepithelien und „sezernieren" Lymphotoxin, das nach KOLB und GRANGER (1968) zytotoxisch auf die Kolonschleimhaut wirkt. [Modifiziert und erweitert nach GINSBERG (1971)]

BENDIXEN (1969, 1971) konnte zeigen, daß Lymphozyten von Colitis-ulcerosa-Patienten nach Inkubation mit fetalen Kolonextrakten einen immunologisch spezifischen Faktor bilden, der die Migration von Makrophagen (=Migrationsinhibierender Faktor, MIF) hemmt und so zelluläre Immunreaktionen vom verzögerten Typ ermöglicht.

Hinsichtlich des Pathomechanismus der Colitis ulcerosa (Abb. 249) spekuliert GINSBURG (1971): Aus noch nicht restlos geklärten Gründen wird initial die intestinale Mukosabarriere durch „colitogene Bakterien" (E. coli o 119:B14) durchbrochen. Daraus ergäbe sich eine Kontaktmöglichkeit zwischen enterogenen Bakterien und zirkulierenden Lymphozyten, die auf diese Weise spezifisch geprägt werden. Die spezifische Prägung induziert die Bildung einer zytotoxischen Substanz, des sog. *„Lymphotoxin"*. Antigene Lipopolysaccharide führen zur Freisetzung des „Lymphotoxin". Zufolge der engen antigenen Verwandtschaft zwischen bakteriellen Lipopolysacchariden und Polysacchariden der Kolonepithelien ist ein differenziertes Erkennen von „self" und „non-self" durch die geprägten Lymphozyten nicht mehr möglich. Es entwickelt sich eine Autoaggression mit der autonomen Progredienz („self-perpetuation").

Auch SHORTER u.Mitarb. (1972) diskutieren sowohl für die Colitis ulcerosa als auch für den Morbus Crohn eine lokale Hypersensibilität gegen Antigene normaler Darmbakterien (vgl. auch Tabelle 87). Dieser immunologische Prozeß beginne dann, wenn eine erhöhte Permeabilität der Schleimhaut die Passage von Makromolekülen oder Darmbakterien (E. coli o 119:B14) durch die Mukosa hindurch gestatte. Der sog. „Mukosablock" entsteht offenbar erst längere Zeit nach der Geburt, so daß Sensibilisierungen bereits sehr früh stattfinden könnten. Später sind für die Möglichkeit einer Sensibilisierung vor allem wohl harmlose Schleimhautläsionen, wahrscheinlich aber auch entzündliche Läsionen (Salmonellosen, Amöbiasis), verantwortlich zu machen. Ob durch die Alterationen des Mukosablockes eine Colitis ulcerosa oder ein Morbus Crohn entstehen, ist nach SHORTER u.Mitarb. (1972) wesentlich davon abhängig, ob im Moment der Schleimhautschädigung Endotoxin passieren kann. Zudem spielen individuelle und genetische Faktoren für die Art der entstehenden chronischen Colitis eine Rolle.

Tabelle 87. Die Zytotoxizität zirkulierender Lymphozyten bei Colitis ulcerosa und Enterokolitis Crohn. (Zusammengestellt nach SHORTER u.Mitarb., 1972)

1. Lymphozyten sind zytotoxisch gegen Kolonepithelien, nicht aber gegen Dünndarmepithelien.

2. Die Zytotoxizität der Lymphozyten wird durch Anti-Lymphozytenserum (Anti-Thymozytenserum) inhibiert.

3. Die Zytotoxizität verschwindet nach totaler Prokto-Kolektomie.

4. Normale Lymphozyten werden durch die Inkubation mit Serum von Colitis ulcerosa-Kranken zytotoxisch.

5. Normale Lymphozyten, inkubiert mit Kapselextrakten (Lipopolysaccharide) aus E. coli o119:B 14, werden gegen Kolonepithelien zytotoxisch.

6. Die Zytotoxizität der Lymphozyten von Colitis ulcerosa- und Colitis granulomatosa-Kranken wird durch die Inkubation mit Kapselextrakten aus E. coli o119:B 14 vermindert.

7. Zytotoxische Lymphozyten setzen Lymphotoxin frei. Lymphotoxin ist Komplement-unabhängig und zytotoxisch sowohl für Kolon-, als auch für Dünndarm-, Magen- und Leberepithelien.

Ähnlich argumentierten bereits WATSON u.Mitarb. (1966, 1968): Pathogenetisch spiele sich ein immunologischer Prozeß vom zellulären Typ ab, der primär gegen bakterielle Lipopolysaccharide gerichtet ist. Diese wären das eigentliche Antigen. Auf Grund der engen Antigenverwandtschaft zwischen bestimmten gram-negativen Darmkeimen und Kolonepithelien würden diese in Mitleidenschaft gezogen. „Die Pathogenese der Colitis ulcerosa ließe sich reduzieren auf eine identifizierbare zytotoxische Substanz, die von kleinen Lymphozyten nach Exposition gegenüber bakteriellen Lipopolysacchariden synthetisiert werde" (KIRSNER, 1970).

Anhang: „Evanescent colitis"

Auf Grund klinisch-röntgenologischer Befunde beschrieben MILLER u.Mitarb. (1971) eine neue unspezifische Colitisform, die sie „evanescent (flüchtige) colitis" nannten (vgl. auch: Brit. med. J. 1971/IV, Leading article: Forms of colitis). Morphologische Befunde liegen bislang nicht vor. Die „evanescent colitis" ist gekennzeichnet durch das kurzfristige Auftreten von Abdominalkrämpfen (Spasmen) und durch blutige Diarrhoen. Meist besteht eine Leukozytose. Stuhlkulturen oder Untersuchungen auf Wurmeier und Parasiten blieben negativ. Röntgenologisch konnten Veränderungen nachgewiesen werden, die zunächst an eine granulomatöse Colitis erinnerten: Haustrenverlust, Spasmen, „thumbprintings", Schleimhautunregelmäßigkeiten mit punktförmigen Ulzerationen („scip areas") im Zäkum, Colon ascendens oder transversum. Rektum und Sigma waren unauffällig. Unter einer symtomatischen Behandlung der meist jungen Patienten klangen die Beschwerden nach spätestens 2 Wochen ab. In keinem Fall traten Rezidive auf (Röntgenkontrolluntersuchungen). Ätiologie und Pathogenese des Krankheitsbildes sind unklar. Eine mögliche Modifikation der Crohnschen Krankheit (forme fruste) ist bislang nicht ausgeschlossen.

V. Colitis granulomatosa Crohn

Auf die Beteiligung des Dickdarms bei der Crohnschen Krankheit [Colitis Crohn, Colitis granulomatosa, segmentale oder regionale Colitis, "regional enteritis of the colon", "right sided regional colitis", "full wall colitis": CROHN (1970), MARATKA u. KUDRMANN (1970)] wurde erstmals von COLP (1934) hingewiesen. Heute gilt die Crohnsche Krankheit als ein *klinisch-pathologisches Syndrom* (KRAUSPE, 1972), das jeden Abschnitt des Gastrointestinaltraktes, einschließlich der Analregion, befallen kann (LOCKHART-MUMMERY u. MORSON, 1960; MORSON, 1964, 1970; GRAY u.Mitarb., 1965; PRICE u. MORSON, 1975; FARMER u.Mitarb., 1975; SCHACHTER u. KIRSNER, 1975). Neuere Statistiken zeigen, daß die Crohnsche Krankheit permanent zunimmt, wobei eine Kolonbeteiligung mehr und mehr in den Vordergrund zu treten scheint (KRAUSE u.Mitarb., 1971; FROMM u.Mitarb., 1971; LOCKHART-MUMMERY, 1972; GOLIGHER u.Mitarb., 1972; KYLE, 1972; vgl. auch Tabelle 35).

1. Makroskopische Befunde

Das pathologisch-anatomische Erscheinungsbild der Crohnschen Krankheit des Dickdarmes ist prinzipiell demjenigen der „klassischen" Ileitis terminalis (regionalis) vergleichbar (Übersichten: LOCKHART-MUMMERY u. MORSON, 1960, 1964; MORSON, 1964, 1970; GRAY u.Mitarb., 1965; GEFFROY u.Mitarb., 1967; ALBOT u.Mitarb., 1970; KRAUSPE, 1967, 1972; McGARITY u.Mitarb., 1968; MA-RATKA u.Mitarb., 1968) (Epidemiologie, Klinik und Ätiopathogenese siehe Dünndarm).

Entsprechend der anatomischen Lokalisation teilen MORSON u. LOCKHART-MUMMERY (1960, 1964) die Crohn-Manifestationen des Dickdarms in folgende Gruppen ein (vgl. auch: SNELLMAN u. WESTERHOLM, 1966; HAWK u. TURNBALL, 1966; LEWIN u. SWALES, 1966; McGARITY u.Mitarb., 1968; ETTINGER, 1970):

1.1. Diffuse Beteiligung großer Teile oder des ganzen Dickdarmes mit oder ohne Beteiligung des terminalen Ileum

Etwa die Hälfte aller Dickdarmmanifestationen gehört in diese Gruppe. In 50% greift der entzündlich-ulzeröse Prozeß kontinuierlich vom terminalen Ileum auf das Kolon über. Die Ileo-Zäkalklappe ist verdickt, deformiert und in vielen Fällen hochgradig stenosiert (Abb. 250). Narbige Kontrakturen und Distorsionen des Zäkum können vorkommen. Andererseits greift der primär im Dickdarm lokalisierte Morbus Crohn in 30% auf das terminale Ileum über.

In 25% ist der gesamte Dickdarm betroffen. Charakteristisch auch für diese Fälle ist die *diskontinuierliche* und *serpiginöse* Ausbreitung des entzündlich-ulzerösen Prozesses, so daß unterschiedlich große Areale intakter Schleimhaut erhalten bleiben.

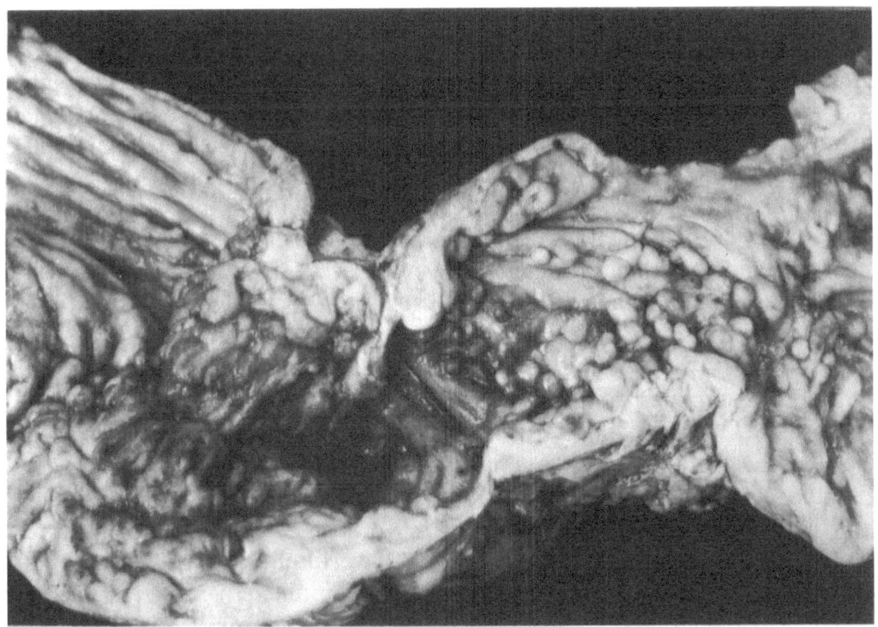

Abb. 250. Ileokolitis Crohn

„Aphthöse" Ulzerationen (BROOKE, 1953, 1959) sind die frühesten Manifestationen. Das charakteristische Kopfsteinpflaster-Relief (cobblestones), Folge der entzündlichen Veränderungen der Submukosa, ist weniger häufig entwickelt als im Dünndarm. Zwischen den einzelnen „Pflastersteinen" finden sich fissurale Ulzera und Rhagaden, die zur Unterminierung der angrenzenden Mukosa führen. Die unterminierten Areale können abgestoßen werden, so daß ausgedehntere (flächenhafte) Ulzerationen entstehen. Die tief reichenden fissuralen Ulzera, die histologisch als intramurale Fissuren oder Abszesse imponieren, sind Ausgangspunkt einer oft erheblichen Perikolitis, entzündlicher Konglomerattumoren sowie zahlreicher innerer und äußerer Fistelbildungen. Entero-kutane und intestino-intestinale (kolo-kolische, kolo-jejunale, kolo-duodenale) Fisteln treten durchschnittlich in 10% auf (FARMER u.Mitarb., 1975).

Die Darmwand ist im allgemeinen fibrös verdickt, die Serosa zeigt einen sklerolipomatösen Überwuchs und gelegentlich auch Fibrinexsudationen (MORSON, 1964; KRAUSPE, 1967, 1972) oder kleinknotige, tuberkuloide „Granulome" (vgl. Abb. 109a). Das Rektum ist in etwa der Hälfte aller Fälle dieser Gruppe unauffällig (MORSON, 1970).

Toxische Kolondilatationen bei granulomatösen Kolitiden sind selten, sie gehören nicht zu den typischen Komplikationen (JANOWITZ u. PRESENT, 1966; MARSHAK u.Mitarb., 1966; SCHACHTER u.Mitarb., 1967; McGOVERN u. GOULSTON, 1968; PAPP u. POLLARD, 1970; JAVETT u. BROOKE, 1970; BUZZARD u.Mitarb., 1974).

1.2. Strikturen des Dickdarmes

Die *transmurale* Ausbreitung der Entzündung ("full wall colitis") führt zu fibrösen Umbauvorgängen der Darmwand mit Stenosen und Obstruktionen, die vielfach an die sog. „hosepipe"-Läsionen des terminalen Ileum erinnern. Strikturen des Dickdarms treten singulär oder multipel auf, ihre Länge schwankt zwischen wenigen Zentimetern und maximal 25–30 cm (MORSON, 1964). Das stenosierte Segment ist starrwandig, gartenschlauchartig; die Haustrierung fehlt. MARATKA u.Mitarb. (1968) unterscheiden *röntgenologisch* einen *intraluminalen* Typ mit granulären und polypoiden (cobblestones) Formationen und einen *intramuralen* Typ mit narbigen Kontraktionen („cicatrizing enteritis": DONCHESS u. WARREN, 1934; WARREN u. SOMMERS, 1948) und spikula-ähnlichen Konturunregelmäßigkeiten (vgl. auch: CAPEK u. MARATKA, 1970; PREVOT, 1972).

In 50% sind Strikturen im Sigma als isoliert erkranktem Segment lokalisiert (MORSON, 1964). Der isolierte Sigmabefall stellt immer eine schwierige Differentialdiagnose zur chronisch-rezidivieren Sigmadivertikulitis (vgl. S. 413) dar (MORSON, 1963; GEFFROY u.Mitarb., 1967; GLOOR, 1971). Vereinzelt sind beide Krankheiten auch kombiniert (MORSON, 1964; SCHMIDT u.Mitarb., 1968; MARATKA u. KUDRMANN, 1970; GLOOR, 1971). Epitheloidzellige Granulome (mit oder ohne Riesenzellen) sind differentialdiagnostisch nicht immer zu verwerten (Fremdkörpergranulome bei Divertikulitis!). Analläsionen (vgl. S. 493) oder weitere Kolonmanifestationen sprechen für das Vorliegen einer Crohnschen Krankheit. Die Schleimhautoberfläche ist bei der Divertikulitis praktisch „normal", die entzündlichen Veränderungen finden sich vor allem peridivertikulär und größtenteils extramural (*Perisigmoiditis*). Bei der Crohnschen Krankheit sind Schleimhaut und Submukosa entzündlich-ulzerös verändert.

1.3. Isolierte Erkrankungen des Rektum (Rekto-Sigmoid) und der Analregion

Die Crohnsche Krankheit der ano-rektalen Region manifestiert sich *klinisch* in 3 verschiedenen Erscheinungsformen (MORSON u. LOCKHART-MUMMERY, 1959; GRAY u.Mitarb., 1965):

1. Intestinale Symptome stehen im Vordergrund. Die Analläsionen (Ulzerationen, Fisteln, Fissuren) sind sozusagen dem klinischen Beschwerdebild assoziiert. Sie werden von den Patienten im Hinblick auf die Schwere der intestinalen Symptome kaum oder nur wenig beachtet und gewertet.

2. Die ano-rektalen Manifestationen sind (zumeist) kombiniert mit intestinalen. Das Ausmaß der analen Läsionen steht (auch im subjektiven Krankheitsempfinden der Patienten) ganz und gar im Vordergrund und stellt die intestinalen Läsionen gewissermaßen hintenan.

3. Isolierte Analläsionen, die weder mit klinisch noch röntgenologisch faßbaren Intestinalsymptomen einhergehen. Diese Veränderungen können der klinisch manifesten und faßbaren Entwicklung der Crohnschen Krankheit im Dünn- und/oder Dickdarm oft um Jahre vorausgehen. Auf diese Weise erhalten die analen Läsionen gewissermaßen eine *diagnostische Leitfunktion* (LOCKHART-MUMMERY u. MORSON, 1960, 1964; GRAY u.Mitarb., 1965; WAGNER, 1971; MCGOVERN, 1972) (vgl. auch S. 622).

Tabelle 88. Inzidenz tuberkuloider Granulome bei der Crohnschen Krankheit des Dickdarms (n = 30). (Zusammengestellt nach MCGOVERN u. GOULSTON, 1968)

Lokalisation	Fallzahl	%
Mukosa	3	10
Submukosa	15	50
Muscularis propria	10	33
Subserosa	9	30
Analregion	6	20
regionäre Lymphknoten	6	20
Total	23	77

Etwa 25% aller Dünndarm- und 75% aller Dickdarmmanifestationen des Morbus Crohn zeigen Anallläsionen (MORSON, 1970) in Form von *Fissuren,* komplexen, fuchsbau-artig gestalteten und tief reichenden *Fisteln* mit ausgeprägter Rezidivneigung, perianalen *Abszessen* und oberflächlichen *Ulzerationen,* die typischerweise mit einem ausgeprägten perifokalen Ödem einhergehen (LOCKHART-MUMMERY, 1965; MARGANOFF, 1966; KORTIN, 1968).

Die Diagnose ist in hohem Prozentsatz *bioptisch* zu verifizieren. Epitheloidzellige, nicht verkäsende Granulome finden sich zwischen 19 und 74% (Abb. 252) (LOCKHART-MUMMERY, 1965; DYER u.Mitarb., 1970; CLASSEN u.Mitarb., 1974; PRICE u. MORSON, 1975; vgl. auch Tabelle 88).

2. Histologische Befunde

Histologisch ist die Crohnsche Kolitis als transmural sich ausbreitende ("full wall colitis"), chronisch-unspezifische Entzündung charakterisiert. Das vorwie-

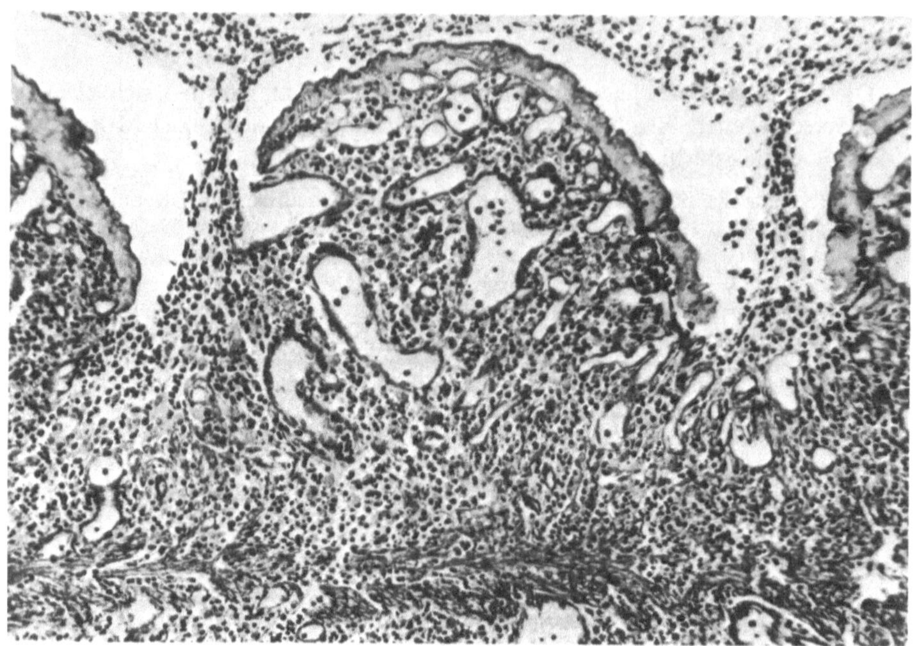

Abb. 251. Colitis granulomatosa Crohn. Färbung: HE. Vergr. 150:1

gend lympho-plasmozytäre Entzündungsinfiltrat (im Bereich fissuraler Ulzerationen findet man reichlich auch eosinophile und neutrophile Granulozyten), dem reichlich Histiozyten beigemischt sind, durchsetzt alle Darmwandschichten und führt im Bereich der Muscularis propria zu einer oft erheblichen Faserdehiszenz, vor allem der inneren Ringmuskellage (Abb. 252). Die Submukosa ist durch ein entzündliches Ödem, in fortgeschrittenen Stadien durch eine Ödemsklerose, erheblich verbreitert. Mithin unterscheidet sich die Histologie der Colitis Crohn nicht grundsätzlich von der der Dünndarmmanifestationen.

Seit den Untersuchungen von HADFIELD (1939) sowie von BLACKBURN, HADFIELD u. HUNT (1939) gilt die epitheloidzellige Reaktion (Sarkoid- bzw. Tuberkuloid-Granulome) in der Darmwand und in den regionalen Lymphknoten als wichtigstes histologisches Kriterium der Crohnschen Krankheit. Epitheloidzellige Granulome können in allen Darmwandschichten auftreten (Abb. 252 und 253). Sie sind durchschnittlich aber nur in 50–70% (20–83% nach ALLEN, 1971) aller Crohn-Fälle nachzuweisen (JANOWITZ u. PRESENT, 1966; McGOVERN u. GOULSTON, 1968; McGOVERN, 1969; KENT u.Mitarb., 1970; JOHANSEN u. AXELSSON, 1970; MORSON, 1970; CLASSEN u.Mitarb., 1974). Die Chance, tuberkuloide Granulome zu finden, steigt mit der Zahl der untersuchten Schnitterpräparate! So betrug in der „St.-Marks-Serie" (MORSON, 1964) mit großen Schnittzahlen die Häufigkeit tuberkuloider Granulome im Dickdarm 87%. Die epitheloidzellig-granulomatöse Reaktion kann außerordentlich floride sein, so daß die Differentialdiagnose zur Tuberkulose allein auf Grund histologischer Befunde schwierig oder unmöglich werden kann (Mantoux-Test). Andererseits können epithe-

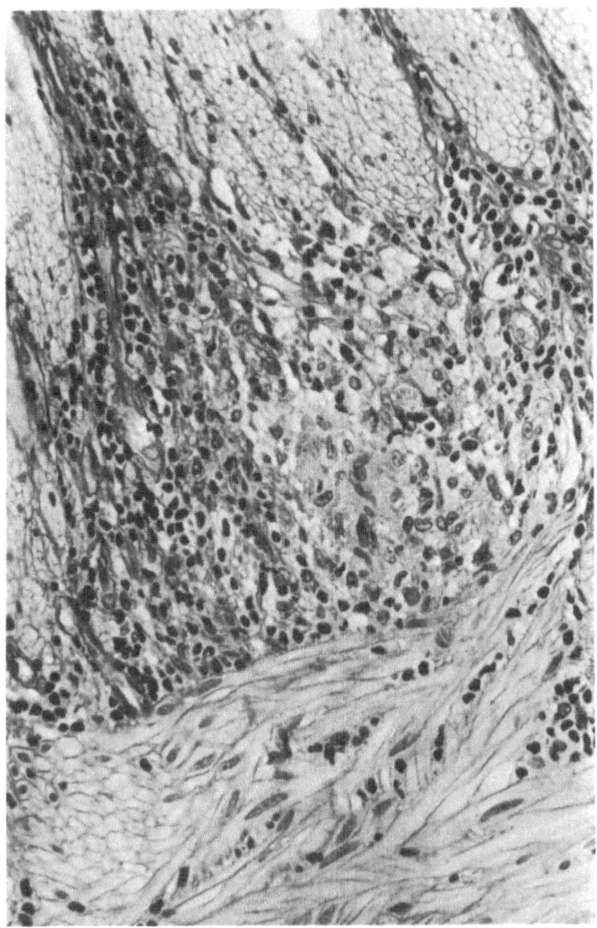

Abb. 252. Colitis granulomatosa Crohn: epitheloidzellig-granulomatöse Reaktion. Färbung: HE. Vergr. 240:1

loidzellige Granulome so spärlich sein, daß sie bei ungenügender Schnittzahl nicht erfaßt werden.

Sind in der Wand des Dickdarms epitheloidzellige (nicht verkäsende) Granulome entwickelt, finden sich gleichartige Reaktionen in etwa 20–25% auch in den regionalen Lymphknoten (MORSON, 1964; MCGOVERN u. GOULSTON, 1968; MCGOVERN, 1969).

Vor allem im Randbereich der Granulome finden sich mehrkernige Riesenzellen vom Langhans-Typ (ALBOT u. Mitarb., 1970); sie enthalten in 10% sog. Schaumann-Körperchen, die denen bei der Sarkoidose, Tuberkulose, Berylliose und der Crohnschen Erkrankung des Dünndarms entsprechen (WILLIAMS, 1960, 1964; HAWK u. Mitarb., 1967).

Fehlt die epitheloidzellige Reaktion, so sind *Fissuren* (fissurale Ulzera) (Abb. 253) das wichtigste histologisch-diagnostische Kriterium der Crohnschen

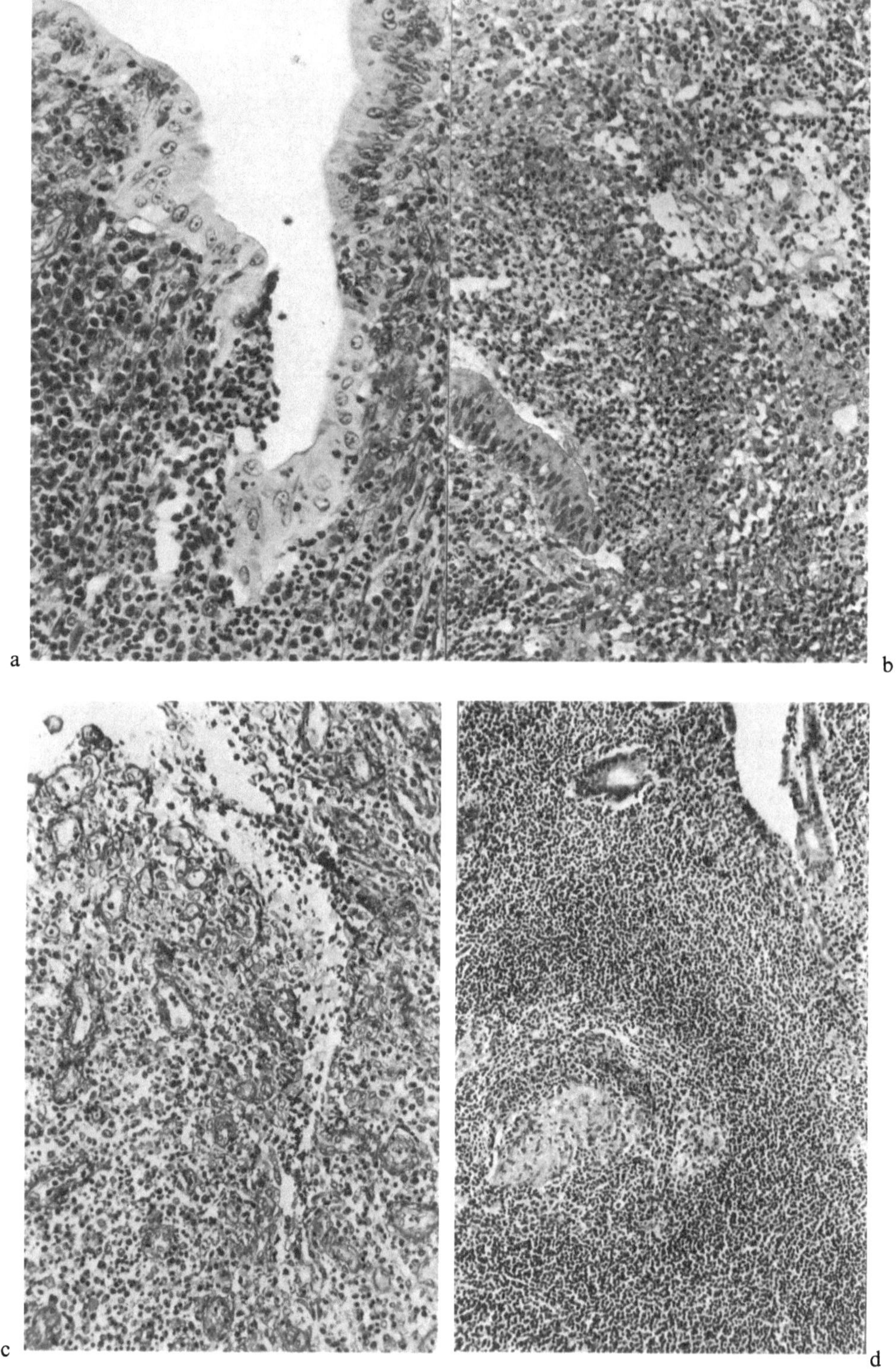

Abb. 253a–d. Colitis granulomatosa Crohn: fissurale Ulzera und einzelne epitheloidzellige Granulome. Färbung: HE. Vergr. 180:1 (a u. b) und 120:1 (c u. d, auf 90% verkleinert)

Krankheit (MORSON, 1964, 1970; FARMER u.Mitarb., 1968; SCHACHTER u. KIRS-
NER, 1975). Sie kommen durchschnittlich in 25% aller Dickdarm-manifestierten
Crohn-Fälle vor (MORSON, 1964) und anscheinend nie bei anderen Kolitisformen.
Es handelt sich um „strichförmig"-schmale (fissurale), z.T. verzweigte Ulzera,
die von der Oberfläche bis weit in die Teife der Darmwand und des peri-
intestinalen Gewebes hineinreichen. Sie sind Ausgangspunkt der zahlreichen
intestino-intestinalen und entero-kutanen Fistelgänge. Die schmalen Fissuren
werden von entzündlichem Granulationsgewebe begrenzt, das oberflächlich vielfach von einer Nekrosezone mit polymorphkernigen Granulozyten überlagert
ist. Herdförmige Proliferationen von lymphoidem Gewebe können in diesen
Bereichen besonders massiert sein, sie kommen aber auch in allen anderen
Darmwandschichten vor (McGOVERN u. GOULSTON, 1968).

In *elektronenmikroskopischen* Untersuchungen (ALUWIHARE, 1971a und b, 1972) konnten in relativ hohem Prozentsatz (11 von 16 Fällen) *Bakterien* in der Lamina propria
mucosae und innerhalb der Submukosa nachgewiesen werden, ohne daß in der unmittelbaren
Nähe der Bakterien Schädigungen des Schleimhautepithels, Fissuren, Fisteln oder Abszesse
gefunden wurden. Ähnliche Befunde konnten bisher nur bei der Shigellose, beim Morbus
Whipple und bei der Malakoplakie erhoben werden. Ob diesen (bislang noch nicht identifi-
zierten) Bakterien eine ätio-pathogenetische Bedeutung (vergleichbar denen der Whippleschen Krankheit) zukommt, ist völlig ungeklärt.

3. Colitis Crohn und Dickdarm-Karzinome

Während für den Dünndarm eine signifikant positive Syntropie zwischen
der Crohnschen Krankheit und Malignomen als statistisch gesichert angesehen
werden muß (Lit.: FLEMING u. POLLOCK, 1975; vgl. auch S. 240) sind Kombinationen im Bereich des Dickdarms offenbar rein zufällig (v. PATTER u. Mitarb.,
1954; CROHN u. YARNIS, 1958). Präkanzeröse Epithelläsionen, wie sie von der
Colitis ulcerosa her bekannt sind, konnten bei der Colitis granulomatosa Crohn
bislang nicht beobachtet werden (HYWEL JONES, 1969; PRICE u. MORSON, 1975).
Es gibt bisher keinen sicheren Beweis dafür, daß die Crohnsche Erkrankung
des Dickdarms (im Gegensatz zur Colitis ulcerosa) tatsächlich zur „malignen
Degeneration" disponiert (CORNES u. STECHER, 1961; vgl. auch DARKE u.Mitarb.,
1973). Die wenigen (Einzel-)Beobachtungen (ZISK u.Mitarb., 1960; PERRETT
u.Mitarb., 1968; WYBORN u. MASON, 1968; WYATT, 1969; JONES, 1969; FIELDING
u.Mitarb., 1972; WELDON u.Mitarb., 1973; WEEDON u.Mitarb., 1973) rechtfertigen nicht die Annahme, in der Colitis granulomatosa Crohn eine (fakultative)
Präkanzerose zu sehen.

VI. Die sog. unklassifizierbare Kolitis („Ileokolitis")

Im allgemeinen sind Morbus Crohn und Colitis ulcerosa morphologisch hinreichend
gut zu differenzieren (vgl. Differentialdiagnose). Bei sorgfältiger klinisch-röntgenologischer
und patho-anatomischer Exploration bleibt aber eine Gruppe von etwa 5% (20–25% nach
KIRSNER, 1975), die weder klinisch-röntgenologisch noch morphologisch sicher zu klassifizieren ist (CROHN u. BERG, 1938; BROOKE u. COOKE, 1951; NEUMAN u.Mitarb., 1954; MORSON
u. LOCKHART-MUMMERY, 1960; MORSON, 1964, 1966, 1968; LEWIS u. SWALES, 1966; GLOTZER

u.Mitarb., 1970; KENT u.Mitarb., 1970; HYWEL JONES u.Mitarb., 1973; COOK u. DIXON, 1975; SCHACHTER u. KIRSNER, 1975). Es handelt sich möglicherweise um *Kombinationsformen* („Ileokolitis") (KRAUSPE, 1964, 1967, 1972; STELZNER, 1967), die vor allem in pathologisch-anatomischer Hinsicht charakteristische Merkmale beider Syndrome aufweisen.

Synchrone und/oder metachrone Manifestationen beider Syndrome in verschiedenen Darmabschnitten (Beobachtungen von BABB u. KIERALDO, 1971) gehören nicht in diese Gruppe.

Bei der sog. *unklassifizierbaren* Kolitis sind in *gleichen* Darmabschnitten makroskopisch und histologisch Veränderungen zu finden, die sowohl der Colitis ulcerosa als auch der Colitis granulomatosa Crohn entsprechen. Diese Veränderungen betreffen in der Regel immer terminales Ileum und rechtsseitiges Kolon („Ileokolitis", „right-sided" colitis) gleichzeitig (CROHN u. BERG, 1938; BROOKE u. COOKE, 1951; ACHESON, 1960; KRAUSPE, 1967; STELZNER, 1967). Ob es sich bei diesen Fällen um besondere Verlaufsformen der Colitis ulcerosa oder um atypische Crohn-Manifestationen handelt, bleibt offen; als eigenständiges Krankheitsbild ist die sog. „Ileokolitis" nach wie vor umstritten.

VII. Zur Differentialdiagnose von Colitis ulcerosa und Colitis granulomatosa Crohn

Die gestaltlichen Reaktionsmöglichkeiten des Dickdarms sind begrenzt: unterschiedliche Reize führen in vielen Fällen zu gleichartigen geweblichen Reaktionen. Dadurch werden auch die differentialdiagnostischen Möglichkeiten der Morphologie eingeengt (BARGEN, 1969; McGOVERN, 1972; KENT u.Mitarb., 1970; SCHACHTER u.Mitarb., 1970; KRAUSPE, 1972; KIRSNER, 1975).

Unter den Entzündungen des Dickdarms erlangen die Colitis ulcerosa und die Colitis granulomatosa Crohn eine immer größere klinische und sozialmedizinische Bedeutung (KRAUSE, 1971; GOLIGHER u.Mitarb., 1972); mithin stehen sie im Mittelpunkt des differentialdiagnostischen Interesses, nicht zuletzt auch hinsichtlich der therapeutischen Bemühungen. Der Effekt konservativ-therapeutischer Maßnahmen wird durchweg sehr unterschiedlich beurteilt (DEDOMBAL u.Mitarb., 1971; GOLIGHER u.Mitarb., 1972; WALL, 1973; FAHRLÄNDER u. SHALEV, 1974). Nach DEDOMBAL u.Mitarb. (1971) gibt es für die Behandlung des Morbus Crohn *kein* Medikament mit gesicherter Wirkung; die Resektion des erkrankten Darmabschnittes wird in nahezu 90% aller Fälle gewissermaßen zum therapeutischen Rettungsanker („sheet anchor") (vgl. auch: GLOTZER u. SILEN, 1971; FARMER u.Mitarb., 1975). Allerdings fehlen für die Enterocolitis Crohn, im Gegensatz zur Colitis ulcerosa, kontrollierte Untersuchungen, die den Effekt der auch zur Behandlung der Crohnschen Krankheit herangezogenen Kortikoide und des Salazosulfapyridins objektivieren würden. Von den meisten Untersuchern wird ein günstiger *Initialeffekt* propagiert (SPARBERG u. KIRSNER, 1966; HYWEL JONES u. LENNARD-JONES, 1966; HYWELL JONES u.Mitarb., 1966; ROBERTS u. NAISH, 1968; COOKE u. FIELDING, 1970; FAHRLÄNDER u. SHALEV, 1974). Für Langzeitbehandlungen der Colitis granulomatosa Crohn sind Kortikoide und Salazosulfapyridine, im Gegensatz zu den Behandlungsmöglichkeiten der Colitis ulcerosa (Übersicht und Lit.: FAHRLÄNDER u. SHALEV, 1974), kaum geeignet. Schon hinsichtlich dieser unterschiedlichen therapeutischen Möglichkeiten muß eine exakte Klassifizierung gefordert werden. Abgesehen von den klinisch-röntgenologischen Befunden beruht die pathologisch-anatomische Differenzierung sowohl auf den makroskopischen als auch auf den histologischen Veränderungen (Tabelle 89 und 90).

Unter Berücksichtigung aller pathologisch-anatomischen Kriterien gelingt es, am *resezierten* Kolonpräparat die weitaus größte Zahl exakt einem der beiden Krankheitsbilder zuzuordnen (LOCKHART-MUMMERY u. MORSON, 1960; MORSON, 1964, 1968, 1970, 1971; STELZNER, 1967; KRAUSPE, 1967, 1972; HELLSTROM u. FISHER, 1967; McGOVERN u. GOULSTON, 1968; McGOVERN, 1969; BRAHME, u. LINDSTRÖM, 1970; JOHANSEN u. AXELSON, 1970; GLOTZER u.Mitarb., 1970;

Tabelle 89. Zur makroskopischen Differentialdiagnose zwischen Colitis ulcerosa und Colitis granulomatosa Crohn. (Zusammengestellt nach MORSON, 1970; KRAUSPE, 1972 und FISCHER, 1973)

Merkmal	Colitis ulcerosa	Colitis granulomatosa Crohn
Ausbreitung	kontinuierlich, diffus	diskontinuierlich, segmental
Rektumbeteiligung	über 90%	in 50% normal
Ileumbeteiligung	in 10% („back-wash"-Ileitis). Die Ileozäkal-Klappe ist starr und dilatiert	in 30% (maximal 50%). Die Ileozäkal-Klappe ist verdickt, deformiert und oft völlig stenosiert
Mukosa	granuliert, breitflächig-ulzeriert; entzündliche (Pseudo-)Polypen. Keine Fissuren häufig starke Hyperämie, Hämorrhagien	Fissuren, „cobblestones"; selten entzündliche (Pseudo-)Polypen wechselnde Hyperämie
Serosa	überwiegend normal (Ausnahme: toxisches Megakolon)	fibrös verdickt, Serositis, „miliare" Granulome, sklerolipomatöser Überwuchs
Darmverkürzung	muskuläre Verkürzung (Muskelhypertrophie). Strikturen selten	fibröse (segmentäre) Verkürzung, fibröse Strikturen
Spontane Fistelbildungen (intestino-intestinal, entero-kutan)	sehr selten	in 10%
Analläsionen (Fisteln, Fissuren)	10–25%, häufig akute Fissuren oder Fisteln	75 bis über 80%, häufig multipel und chronisch
Toxisches Megakolon	„fulminante Episoden" in 5–10%	sehr selten
Maligne Entartung	3–5%, fakultative Präkanzerose	sehr selten, zufällige Kombination

KENT u. Mitarb., 1970; SCHACHTER u. Mitarb., 1970; GLOOR, 1971; LENNARD-JONES, 1972; COOK u. DIXON, 1973; FISCHER 1973a und b; KORELITZ u. SOMMERS, 1974). Die diagnostische Ausbeute liegt zwischen 50 und 75% (KIRSNER, 1975), nach anderen Autoren sogar zwischen 90 und 95% (LENNARD-JONES u. Mitarb., 1968; PRICE u. MORSON, 1975).

Anders liegen die Verhältnisse bei der (differentialdiagnostischen) Beurteilung von *Probeexzisionen* (Rektumbiopsien, koloskopische Biopsien). Die diagnostischen Aussagemöglichkeiten sind zweifellos viel begrenzter. Das gilt besonders für die koloskopische Zangenbiopsie, die zumeist nur oberflächliches Material zur Verfügung stellt. Besonders hinsichtlich der Frage nach dem Vorliegen eines Morbus Crohn sollten in den Probeexzisionen möglichst auch Anteile der Submukosa enthalten sein; vor allem dort finden sich die sozusagen *histomorphologischen Leitstrukturen* der Crohnschen Krankheit: die epitheloidzelligen Granulome. Allerdings werden diese Granulome, auch bei optimalen Biopsiepräparaten, nur inkonstant erfaßt. Zudem stellen sie nur charakteristische, nicht aber pathognomonische Krankheitsmerkmale dar. Sofern sie erfaßt werden, ist eine diagnostische Aussage mit hohem Wahrscheinlichkeitswert möglich.

Außer den granulomatösen Gewebsreaktionen sind für die Diagnose eines Morbus Crohn transmurale Entzündungsinfiltrationen, Ansammlungen von Lymphfollikeln vor allem auch in den tieferen Darmwandschichten, Lymphan-

Tabelle 90. Zur mikroskopischen Differentialdiagnose zwischen Colitis ulcerosa und Colitis granulomatosa Crohn. (Zusammengestellt nach MORSON, 1970; KRAUSPE, 1972 und FISCHER, 1973)

Merkmal	Colitis ulcerosa	Colitis granulomatosa Crohn
Ausbreitung der Entzündung	Mukosa und Submukosa, „mucosal colitis"	transmural, „full wall colitis"
Submukosa	normal breit oder gering reduziert, oberflächliche Fibrose	erheblich verbreitert: submuköses Ödem, Ödemsklerose, Fibrose
Epitheloidzellige Granulome	fehlen	60–70% (20–83%)
Fissuren (fissurale Ulzera)	fehlen	häufig, transmural
fokale lymphoide Hyperplasien	Mukosa, evtl. Submukosa	alle Wandschichten, perikolisches Gewebe
„Kryptitis", Kryptenabszesse	praktisch immer vorhanden	selten
Paneth-Zell-Metaplasie	sehr häufig	selten
Schleimbildung	deutlich reduziert (Spätstadien)	leicht reduziert
„Vaskularisation" (Kapillarproliferationen)	häufig	selten
Entzündliche Gefäßveränderungen, obliterierende Lymphangitis	selten	häufig
Fibrose	mäßig	stark
Analläsionen	unspezifische Entzündungen	epitheloidzelle Granulome
Präkanzeröse Epithelveränderungen	relativ häufig	praktisch nie
regionäre Lymphknoten	reaktive Hyperplasie	epitheloidzellige Granulome (25 bis maximal 50%)

Tabelle 91. Die Differentialdiagnose der Colitis ulcerosa und der Crohnschen Krankheit gegenüber anderen Dickdarmkrankheiten. (Nach KRAUSPE, 1972)

I. Allgemein wirksame pathogenetische Faktoren

1. *Infektionen:* Staphylokokken-Enterokolitis, Salmonellosen, Bazillen- und Amöbenruhr, Yersinia pseudotuberculosis, Mykosen, Viren
2. *Spezifische Granulome:* Tuberkulose, Sarkoidose
3. *Venerische Erkrankungen:* Lues, Lymphogranuloma venereum
4. *Parasiten:* Strongyloides stercoralis
5. *Toxisch-chemische Einwirkungen:* Quecksilber, Beryllium, Urämie, Antibiotika (pseudomembranöse Kolitis)
6. *Kollagenkrankheiten:* Vaskulitiden, rheumatische Erkrankungen, Behçet-Syndrom, progressive Sklerodermie, Dermatomyositis, Lupus erythematodes, Mondorsche Krankheit

II. Vorwiegend lokal (segmental) wirksame Störungen

1. *Fehlbildungen:* Polypen (Hamartien), Divertikel, Adenomyosis
2. *Physikalische Einflüsse:* Traumen, Invaginationen, Obstruktionen, Strahleneinwirkungen (aktinische Kolitis)
3. *Lokale Kreislaufstörungen:* Infarzierungen, ischämische Kolitis, ischämische Strikturen
4. *Lokalisierte, unspezifische Entzündungsprozesse:* lymphatische Hyperplasien, Appendicitis fibroplastica, chronische Entzündungen des Colon transversum bei Pankreatitis, Colitis cystica profunda, solitäre Ulzera des Rektum und Zäkum
5. *Tumoren:* besonders Karzinome (auch Kolitis-Karzinome)

giektasien, unterminierende und schlitzförmige Ulzera, tief-reichende Fissuren und intramurale (Mikro-)Abszesse die entscheidenden histologischen Kriterien (MORSON, 1972).

Gezielte Mehrfachbiopsien erhöhen die diagnostische Treffsicherheit. Die Chance, epitheloidzellige Granulome zu finden, steigt mit der Zahl der untersuchten Gewebsproben (MORSON, 1964, 1970, 1971, 1972). Der bioptische Nachweis von Epitheloidzell-Granulomen in der Rektumschleimhaut liegt, in Abhängigkeit von der Crohn-Lokalisation, zwischen 2,2% und 19% (DYER u.Mitarb., 1970; HERMOS u.Mitarb., 1970; CLASSEN u.Mitarb., 1974). Unter gleichen Konditionen finden sich unspezifisch-entzündliche Infiltrate innerhalb der Rektumschleimhaut in 43,3–70% (PRESENT u.Mitarb., 1967; ANDERSON u. BOGOCH, 1968; DYER u.Mitarb., 1970). Definitive diagnostische Aussagen sind aus diesen Befunden allerdings nicht möglich.

Die weitere Differentialdiagnose der Colitis ulcerosa und der Colitis granulomatosa Crohn gegenüber anderen Dickdarmkrankheiten ist summarisch in Tabelle 91 zusammengestellt. Die morphologischen Eigenheiten der jeweiligen Krankheitsbilder und die sich daraus ergebenden differentialdiagnostischen Möglichkeiten sind in den entsprechenden Kapiteln ausführlich dargestellt.

VIII. Verschiedene (meist seltene) entzündliche Läsionen

1. Sarkoidose

Die Sarkoidose des Gastrointestinaltraktes ist extrem selten (ALLEN u.Mitarb., 1956; SCADDING, 1967). Mitteilungen über Sarkoidosen des Kolon (LEWANDOWSKY, 1921; GOUREVITSCH u. CUNNINGHAM, 1959; DELOR, 1961; BYSTRÖM, 1968) sollten außerordentlich kritisch gewertet werden. Wahrscheinlich handelt es sich in den allermeisten Fällen entweder um produktive Tuberkulosen oder um eine Colitis granulomatosa Crohn. Es liegen bislang auch keine gesicherten Beobachtungen darüber vor, daß sich im Verlauf einer Sarkoidose eine typische Enterocolitis Crohn entwickelt hat (Lit. KRAUSPE, 1972). Ältere Angaben (MORLAND, 1947) erscheinen zweifelhaft. Zusammenhänge zwischen der Sarkoidose und der Crohnschen Krankheit, wie sie erstmals wohl von HADFIELD (1939) auf Grund seiner histologischen Untersuchungen regionaler Enteritiden vermutet worden sind, werden heute allgemein abgelehnt.

Die Schwierigkeit, epitheloidzellige Granulome einer bestimmten Krankheitsentität zuordnen, erhöht sich noch dadurch, daß gelegentlich bei malignen Tumoren des Gastrointestinaltraktes lokale sarkoid-artige granulomatöse Reaktionen auftreten (GREGORIE u.Mitarb., 1962).

2. Strahlenschäden

Die einzelnen Darmabschnitte zeigen eine unterschiedliche Strahlensensibilität (vgl. auch S. 260). Die Schleimhaut des Dickdarms gilt allgemein als weniger strahlensensibel als die des Dünndarms (Lit.: NEUMEISTER, 1973). Prinzipiell können aber gleichartige Alterationen auftreten wie im Bereich des Dünndarms. Die Latenzzeit zwischen der Strahlenexposition und der intestinalen Strahlenreaktion ist auch für das Kolon außerordentlich variabel und kaum kalkulierbar. Es muß zwischen dem *akuten Strahlensyndrom* und den *Spätveränderungen,* die noch nach 20–30 Jahren auftreten können, unterschieden werden (ABRAHAMSON, 1960; JACOBS, 1963; Lit. NEUMEISTER, 1973).

Die Intensität der Strahlenreaktion ist auch im Bereich des Kolon abhängig von der Strahlendosis und von der Art und Dauer der Bestrahlung. In vielen Fällen erscheint die Kolonschleimhaut granuliert, hyperämisch und hämorrhagisch imbibiert sowie von (meist) zahlreichen Nekroseherden und Ulzera mit gelblich-weißen Schorfen durchsetzt (HINZ u. MOHNKE, 1952; MAY u. LOEWENTHAL, 1965). Gangränöse Veränderungen ganzer Darmabschnitte oder Darmwandabszesse sind im allgemeinen selten. Im weiteren Verlauf können sich „interne" (intestino-intestinale, intestino-vesikale) Fisteln, Perforationen mit diffusen Peritonitiden oder auch intestinale Blutungen entwickeln (SMITH u. SWANSON, 1963; BUCHMANN, 1956; CUTHBERTSON, 1966). Narbige Strikturen und Obstruktionen finden sich vor allem als Spätkomplikation (Lit.: NEUMEISTER, 1973).

Histologisch finden sich teils akut-floride Entzündungsinfiltrate, die nicht selten alle Darmwandschichten durchsetzen und zu fibrinösen Begleitreaktionen der Serosa führen können. Daraus resultieren oft ausgedehnte Adhäsionen (Strangulationen). Die Schleimhautkrypten sind zumeist irregulär angeordnet; schon frühzeitig findet sich eine reaktive Hyperplasie des Epithels. Mehr und mehr entwickeln sich eine Fibrosklerose („Indurativ-Ödem") und eine langsam fortschreitende *Endarteriitis*. Die Haustrierung geht besonders bei schwerer Strahlenschädigung meist völlig verloren (OKASHI u.Mitarb., 1955).

Zufolge der anatomischen Verhältnisse ist bei der gynäkologischen Strahlentherapie besonders das Rektum gefährdet. Die rektale Strahlenreaktion ist der bioptischen Diagnostik besonders leicht zugängig (GELFAND u.Mitarb., 1968). Die Strahlenexposition führt am Rektum initial offenbar zu einer stärkeren Hyperämie und ödematösen Verbreiterung der Mukosa mit kleinen Erosionen und Teleangiektasien als im übrigen Kolon. Aus diesen Veränderungen kann sich eine erosive und/oder hämorrhagische Proktitis entwickeln (BUCHMANN, 1956; PICHA u. WEGHAUPT, 1956). Histologisch zeigt sich in den akuten Phasen der rektalen Strahlenschädigung eine erhebliche Dysplasie des Epithels mit abnormen Mitosefiguren. Nach CLAEYS u.Mitarb. (1955, 1956) ist die Strahlenproktitis vor allem 10–15 cm oberhalb der Sphincter ani besonders massiv entwickelt. Strahlenulzera liegen zumeist an der Vorderwand des Rektum. Perforationen sind im Bereich des Rektum seltener als im Kolon oder Dünndarm.

Bezüglich der Tumorentstehung im Rektum (und Kolon) als Bestrahlungsfolge (SMITH, 1962) sei auf die Diskussion der Problematik im Rahmen der Strahlenenteritis verwiesen.

Die Veränderungen der menschlichen Rektum- bzw. Darmschleimhaut nach Strahlenexposition lassen sich im Tierexperiment gut reproduzieren (ARENZ u. OEHLERT, 1969; WITHERS, 1971; HAGEMANN u.Mitarb., 1971; HAGEMANN u. LESHER, 1971). Prinzipiell finden sich gleichartige Läsionen wie beim Menschen. Nach Absetzen der Bestrahlung setzt relativ früh eine gesteigerte reparative Zellneubildung ein. Restschäden in Form herdförmiger Atrophiezonen, einer verminderten Zahl von Becherzellen und einer gegenüber der Norm gesteigerten Zellneubildung (Hyperregeneration) können allerdings lange persistieren. Die reparative Zellneubildung geht mit einer gewissen Umdifferenzierung einher, wobei nach ARENZ u. OEHLERT (1969) die gesamte Schleimhaut zu einer *Indifferenzzone* umgewandelt wird.

3. Colitis necroticans

Die Beteiligung des Dickdarms beim sog. *Darmbrand* („pig bel") ist selten (KILLINGBACK u. WILLIAMS, 1961; WIKLANDER, 1964). Das Krankheitsbild ist ausführlich auf S. 180

dargestellt. Als „Schrittmacher" der Infektion (Clostridium perfrigens Welchii, natürlicher Kommensale des Intestinaltraktes) scheinen vor allem akute Ischämien eine Rolle zu spielen (TATE u.Mitarb., 1965; MURRELL u.Mitarb., 1966).

4. Die sog. obstruktive Kolitis

Unter einer *obstruktiven Kolitis* wird die proximal einer Obstruktion (Karzinome, Divertikulitis bzw. Divertikulitis-Tumor, Morbus Hirschsprung) sich entwickelnde ulzeröse, z.T. auch pseudomembranöse Entzündung verstanden (MILLAR, 1965; GOULSTON u. MCGOVERN, 1965; SENTURIA u. WALD, 1967). In der Regel ist das gesamte Kolon bis zur Bauhinschen Klappe betroffen; distal der Obstruktion finden sich regelrechte Wandverhältnisse. Die obstruktive Kolitis heilt nach Beseitigung des (distalen) Hindernisses aus, eine sozusagen autonome Progredienz besteht nicht. Die obstruktive Kolitis gehört mithin nicht zur Colitis ulcerosa (sui generis). Diagnostische Schwierigkeiten können gelegentlich in der Abgrenzung zwischen obstruktiver Kolitis bei Kolon- bzw. Rektum-Karzinomen und ulzeröser Kolitis mit sog. Kolitis-Karzinom entstehen.

Die *massive Kolongangrän* als Folge einer distalen Obstruktion ist außerordentlich selten (Lit.: AMBRUOSO u. FERARU, 1967). Das Kolon ist in solchen Fällen meistens stark gebläht, der gangränöse Prozeß hört mit scharfer Grenzer an der Ileozäkal-Klappe auf. Die Kolondilatation ist offenbar Folge eines stark erhöhten Innendruckes, wobei ein *oraler* „Verschluß" des Kolon durch die Ileozäkal-Klappe angenommen wird ("closed loop obstruction"). Bei erhöhten intraluminalen Drucken von 60 mm Hg und mehr sistiert die Kapillarzirkulation in der Darmwand, es entstehen irreversible Darmwandschäden (Gangrän).

IX. Besondere Entzündungen der Analregion

1. Die Analfissur

Die (chronische) Analfissur (=schmerzhafter Afterriß) ist typischerweise in der hinteren Kommissur des unteren Analkanals, der von mehrschichtigem Plattenepithel begrenzt wird, entwickelt (LOCKHART-MUMMERY, 1959; HAWLEY, 1969; CRAPP u. ALEXANDER-WILLIAMS, 1975; FERGUSON, 1975). Makroskopisch imponiert die Analfissur als trianguläres, längsgestelltes Ulkus mit aufgeworfenem Randwall. Proximal der Fissur findet sich meist eine hypertrophische Analpapille, distal eine Ödem-indurierte Protuberanz (,,sentinal pile", ,,sentinal tag").

Die Pathogenese der Analfissur ist zumindest umstritten (GORSCH u. FINNERTY, 1950; HAWLEY, 1969; NORTHMANN u. SHUSTER, 1974). Sie entsteht gewöhnlich in einem vorgeschädgten Analkanal (STELZNER, 1972; CRAPP u. ALEXANDER-WILLIAMS, 1975). Bei der Fissura ani wird häufig eine „Hyperfunktion" (= erhöhter basaler Ruhesphinkterschluß) des analen Sphinkterorgans angenommen (EISENHAMMER, 1951; ALLGÖWER, 1969); eine Vermutung, die mit manometrischen Methoden bislang aber nicht sicher bestätigt werden konnte (DUTHIE u. BENNETT, 1964). Andererseits wird die Analfissur als Folge einer Sklerose des Sphincter ani internus diskutiert. GEMSENJÄGER u. OHNACKER (1972) fanden bei 32 Analfissuren innerhin in 13 Fällen leichte bis schwere Sphinktersklerosen

Tabelle 92. Die Häufigkeit der Sphinkter-Sklerose (Sphincter ani internus) bei verschiedenen proktologischen Erkrankungen. (Zusammengestellt nach GEMSENJÄGER u. OHNACKER, 1972)

Proktologische Erkrankungen	Sphinkter-Sklerose		Total
	Grad 0 keine Sklerose	Grad I und II Sklerose	
Analfisteln	6	12	18
Fissur	19	13	32
Hämorrhoiden	39	17	56
Hämorrhoiden und Fissur	5	6	11
Papillitis, Analpolyp, akutes Subkutanhämatom, Kryptitis	16	2	18
Analstenose (im engeren Sinn)	4	2	6
Total	89	52	141

(Tabelle 92). Die Frage, ob es sich dabei um die Ursache oder um den Folgezustand der Analfissur handelt, kann u.E. nicht schlüssig beantwortet werden.

Hämorrhoiden, Kryptitiden, Proktitiden und/oder (sekundäre) Analekzeme scheinen weitere konditionierende Faktoren zu sein.

Histologisch findet man eine unspezifische, an Lymphozyten und Plasmazellen reiche Entzündungsreaktion in der unmittelbaren Umgebung der chronischen Fissur mit einer ödematösen Verquellung der fissuralen Ränder. In der Tiefe der Fissur ist zumeist ein mehr fibröses Gewebe entwickelt, daß, je nach Krankheitsdauer, auch Teile des Sphincter ani internus (Sphinktersklerose) einbeziehen kann.

Die *akute* Analfissur entsteht zumeist im Gefolge und als Komplikation anderer Krankheiten, wie der Crohnschen Krankheit, der Tuberkulose, der primären rekto-analen Syphilis oder auch bei Anal-Karzinomen.

2. Analfisteln und Analabszesse

Paraanale „Fisteleiterungen" („fistelnde Abszesse": EISENHAMMER, 1966; „entzündliche Erkrankungen des Kontinenzorgans": STELZNER, 1959) folgen den funktionellen und anatomischen Gegebenheiten der analen und ischio-rektalen Architektur (Abb. 197b). Die früher übliche Meinung, Analfisteln würden willkürlich und „individuell' verschieden die Schließmuskulatur durchbohren, ist nicht mehr aufrecht zu erhalten (Übersichten: STELZNER, 1959; PARKS, 1961; PARKS u. MORSON, 1962; PICHLMAIER, 1964; EISENHAMMER, 1966; HILL, 1967; GOLIGHER u.Mitarb., 1967). Der anatomische Bau und die Funktion des Beckenbodens, einschließlich des ano-rektalen Kontinenzorgans, sind Grundlage sowohl der *Fistelsystematik* als auch der *Fisteltherapie* (ausführliche Diskussion bei STELZNER, 1959; PICHLMAIER, 1964).

Die unspezifisch-entzündlichen Erkrankungen des Analkanals sind zumeist krypto-glandulären Ursprungs. Die sog. Analdrüsen (=Proktodäaldrüsen) (STONESIFER u.Mitarb., 1960; HAMPERL, 1974; KRAKOVIC, 1974), die in ihrer Gesamtheit an der hinteren Analzirkumferenz liegen, gehen aus von den Analkrypten. Ihre „Tiefenausdehnung" ist unterschiedlich, sie können in den Musculus sphincter internus eindringen und ihn gelegentlich auch durchbohren. Damit ist einer Krypteninfektion der Ausbreitungsweg sozusagen vorgezeichnet. Von der „individuell" verschiedenen Tiefe der infizierten Analdrüse hängt es ab, ob sich ein submuköser oder intermuskulärer Entzündungsherd (Abszeß) entwickelt. Submuköse Abszesse brechen meistens in das Darmlumen durch, sie hinterlassen selten submuköse Fistelgänge. Klinisch wichtiger sind die intermuskulären Abszesse, die nach ihrer „Entleerung" die typischen Analfisteln hinterlassen. Die chronische Fisteleiterung kann (durch Sekretstau und gesteigerte Erregervirulenz) erneut in eine intermuskuläre Abszedierung übergehen. Dieser stets mögliche Wechsel zwischen chronischer (Fistel) und akuter Entzündung (Abszeß) veranlaßte EISENHAMMER (1966) von „fistelnden Abszessen" der Analregion zu sprechen. Der Begriff beinhaltet die ätiologische Einheit von Analfistel und intermuskulärem (periproktitischem) Abszeß.

Werden die anatomischen Verhältnisse des Analorgans zugrunde gelegt, ergibt sich nach GOLIGHER (1961) und PICHLMAIER (1964) folgende (deskriptive) *Fistelsystematik* (vgl. auch HAWLEY, 1975; PARKS, 1975) (Abb. 254):

1. perianale Fisteln,
    a) subkutane Fisteln (vollständig oder unvollständig),
    b) hohe und flache transsphinkterische Fisteln,
2. submuköse Fisteln,
3. ischio-rektale Fisteln,
4. pelvi-rektaler, fistelnder Abszeß („supra-levatorische" Fistel: HEATON u. COHEN, 1965).

Die häufigste Fistel ist die perianale: der von einer infizierten Krypte ausgehende Fistelgang verläuft entweder zwischen dem M. sphincter internus und externus (=sog. subkutane Fistel) oder aber in verschiedener Höhe durch die externe Sphinktermuskulatur (=hohe und flache transsphinkterische Fistel).

Seltener und klinisch weniger problematisch sind die submukösen Fisteln. Zu dieser Gruppe wird nach PICHLMAIER (1964) zweckmäßigerweise auch der intramural nach oben durchbrechende intermuskuläre Abszeß gerechnet; der Fistelgang kann allerdings streckenweise auch unter dem M. sphincter internus verlaufen.

Die Ischio-Rektalfistel ist die komplizierteste „Anal"-Fistel. Ihre Entstehung beruht auf einem Abszeßdurchbruch nach der Seite zur Fossa ischio-rectalis. Infektionen können sich in diesem Gebiet leicht ausbreiten und über den retrosphinkteren Raum, einer Öffnung im ano-kokzygealen Faszienkörper, auch zur Gegenseite durchbrechen. Daraus resultiert eine sog. *Hufeisenfistel,* die über dem ano-rektalen Ring im Rektum getastet werden kann, ohne daß der Levator durchbohrt worden ist.

Die sog. *Pelvi-Rektalfistel* ist die einzige „Anal"-Fistel, die die Levatorengrenze überschreitet (=„*supralevatorische*" Fistel: HEATON u. COHEN, 1965; HILL, 1967). Es wird allgemein angezweifelt, ob es eine derartige Fistel *primär* überhaupt gibt. Wahrscheinlich handelt es sich bei den Pelvi-Rektalfisteln um „Durchbruchstraßen" von Eiterungen anderer Organe und Krankheiten, wie

a. Prinzipielle Fistelwege einer para-analen "Fistel-Eiterung"

b. inter-sphincter gelegener Abszeß

c. trans-sphinctere Fistel mit infra-levatorischer Ausbreitung

d. trans-sphictere Fistel mit supra-levatorischer Ausbreitung

e. inter-sphinctere Fistel mit recto-analem Fisteldurchbruch

f. extra-sphinctere Fistel

g. sog. hohe (supra-levatorische) Fistel

h. supra-levatorische Fistel mit verschiedenen Fistelwegen

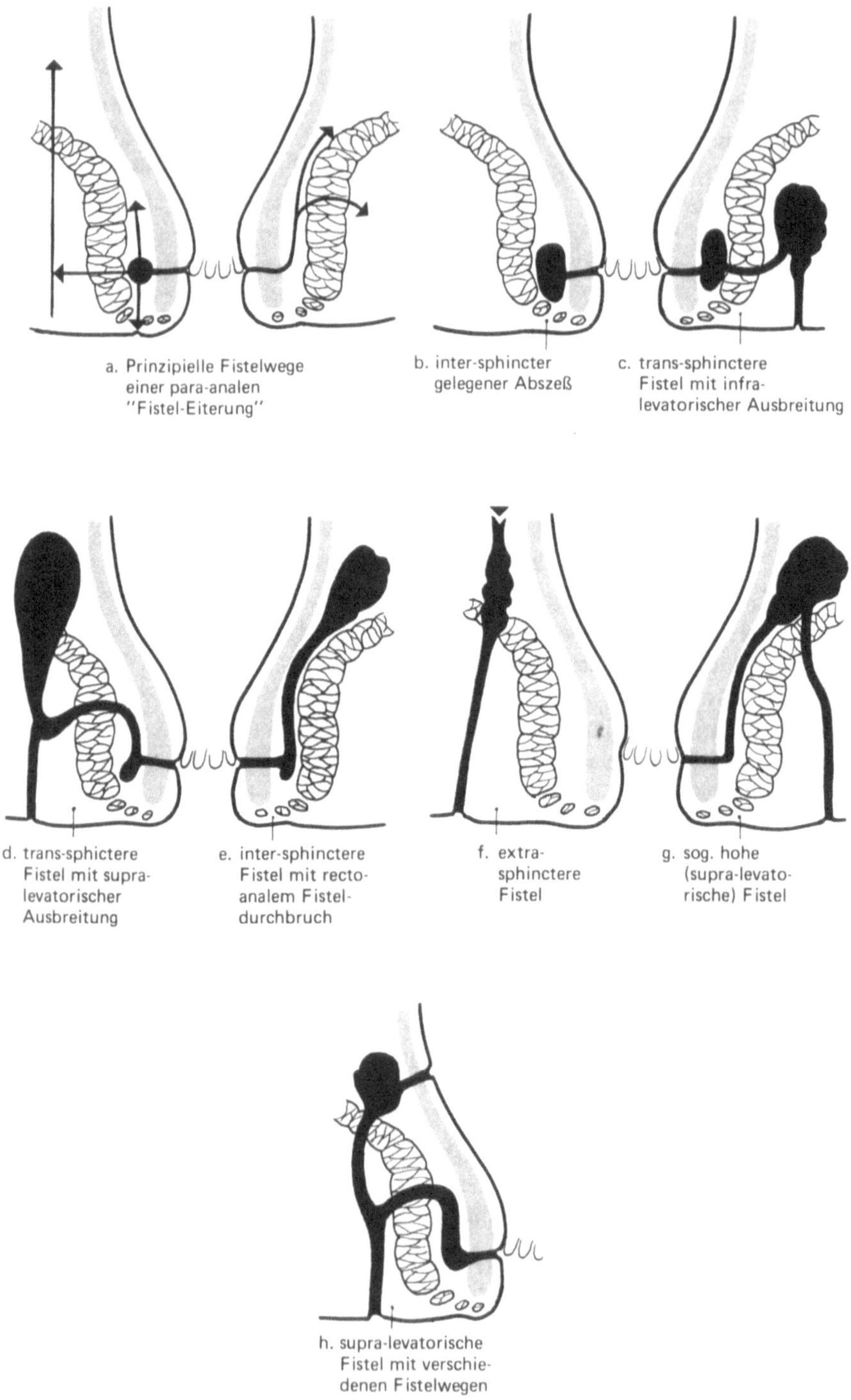

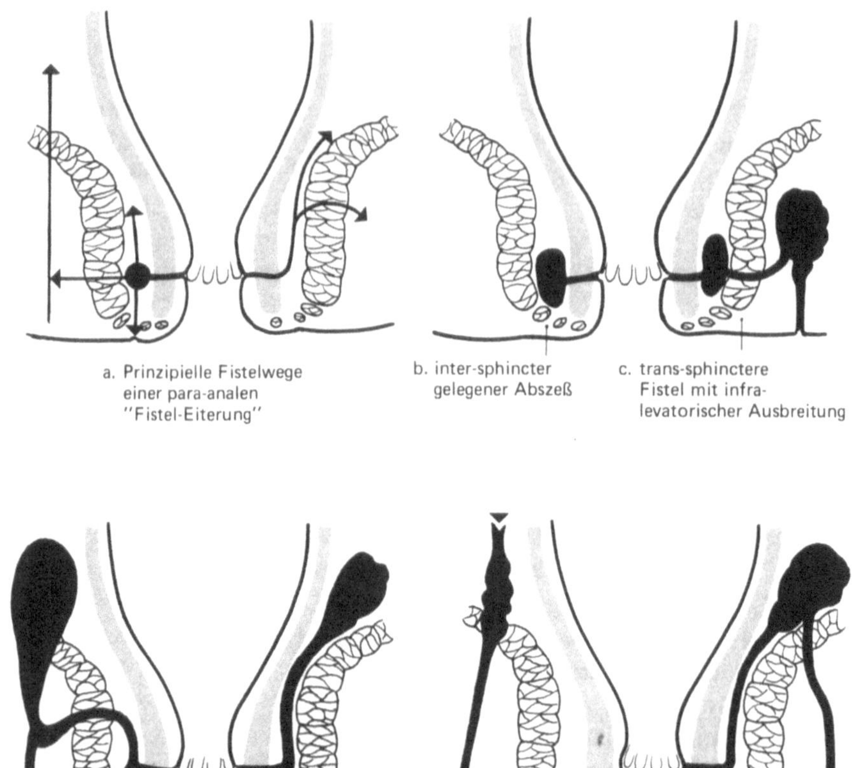

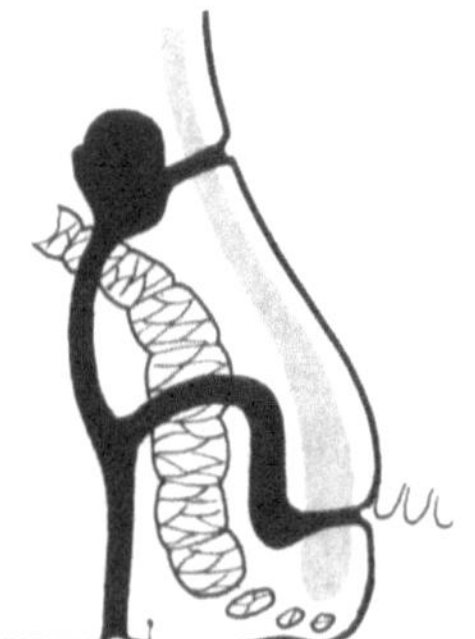

Abb. 254. Schematische Darstellung der verschiedenen Analfisteln. (Modifiziert nach HAWLEY (1975))

Ileitis Crohn, Kolitis, Divertikulitis bzw. Peridivertikulitis, Appendizitis oder Tumorperforationen, oder um iatrogen gesetzte Infektionen des pelvi-rektalen Raumes.

Aus der geschilderten patho-anatomischen Klassifizierungsmöglichkeit (nach GOLIGHER, 1961 und PARKS, 1961) der ano-rektalen Fisteln ergeben sich in Verbindung mit der auf ätiologischen Gesichtspunkten aufgebauten Einteilung von EISENHAMMER (1966) folgende, für die chirurgisch-therapeutischen Belange grundsätzlich wichtigen Gesichtspunkte (vgl. auch: STELZNER, 1959; PICHLMAIER, 1964; GOLIGHER u.Mitarb., 1967; HILL, 1967):

1. Die Ursache einer Analfistel ist fast immer eine Infektion der Analdrüsen.

2. Aus dieser Infektion kann ein intermuskulärer Abszeß entstehen.

3. Die verschiedenen „Durchbruchmöglichkeiten" dieses Abszesses folgen zumeist der gegebenen pelvi-rektalen Anatomie; die „Grundlage" des Fistelverlaufes ist sozusagen vorgezeichnet.

4. Dabei stellt sich die Muskelplatte des Levator für die Abszeßausbreitung als unüberwindliches Hindernis dar. Aus diesem Grunde verlaufen „echte" Analfisteln praktisch immer außerhalb des „kontinenztragenden" Anorektalringes.

5. Fisteln, die diesen Regeln nicht folgen (supralevatorische Fisteln), sind wahrscheinlich keine echten Analfisteln oder aber durch „Voroperationen in ihrer Eigengesetzlichkeit gestört" (PICHLMAIER, 1964).

Histologisch findet man sowohl bei den verschiedenen Fisteln als auch bei den Abszessen eine eitrige Entzündung, die, mehr oder weniger tief reichend, das Gewebe um die Fistelgänge (bzw. um die Abszesse) betrifft. Riesenzellen vom Fremdkörper-Typ sind keinesfalls selten. Sie werden mit imprimiertem Kot in Verbindung gebracht. Gelegentlich sind granulomatöse Reaktionen erkennbar (Differentialdiagnose: Morbus Crohn, Tuberkulose). Im weiteren finden sich Fettgewebsnekrosen variabler Expressivität, unspezifisch-reaktive Vaskulitiden oder degenerative Veränderungen der (quergestreiften) Muskulatur. Sog. Ölgranulome im Fistel- oder Abszeßbereich sind selten. Sie werden weniger durch Injektionen (vgl. S. 509) als vielmehr durch Vaseline-Einreibungen im Bereich der äußeren Fistelöffnung hervorgerufen.

Alles in allem sind die entzündlichen Reaktionen uncharakteristisch; eine histologische Untersuchung des exzidierten Fistelgewebes sollte dennoch durchgeführt werden, um 1. Karzinome (Fistel-Karzinome (vgl. S. 619)) und 2. spezifische Entzündungen auszuschließen.

3. Sog. „Analzysten"

Unter „Analzysten" (Abb. 255) versteht HAMPERL (1925, 1974) Retentionszysten der beim Menschen rudimentären Proktodäaldrüsen (vgl. auch: HERMANN, 1880; ARAKAWA u. ARAKAWA, 1965; KRAKOVIC, 1974). Vor allem die *Gänge* der Proktodäaldrüsen können zum Ausgangspunkt sog. Analzysten werden (CLOSE u. SCHWAB, 1955). Histologisch handelt es sich entweder um einkammerige, schleimgefüllte Zysten oder um „Konglomerate" mehrerer kleiner Zysten. Die Zysten sind von einem mehrreihigen Epithel ausgekleidet, das in größeren Zysten stark (druck-) atrophisch sein kann (HAMPERL, 1974).

Im Unterschied zu diesen Analzysten gehen sog. *peri-anale Zysten* von den Schweiß- und Talgdrüsen der äußeren Haut aus (HAMPERL, 1974).

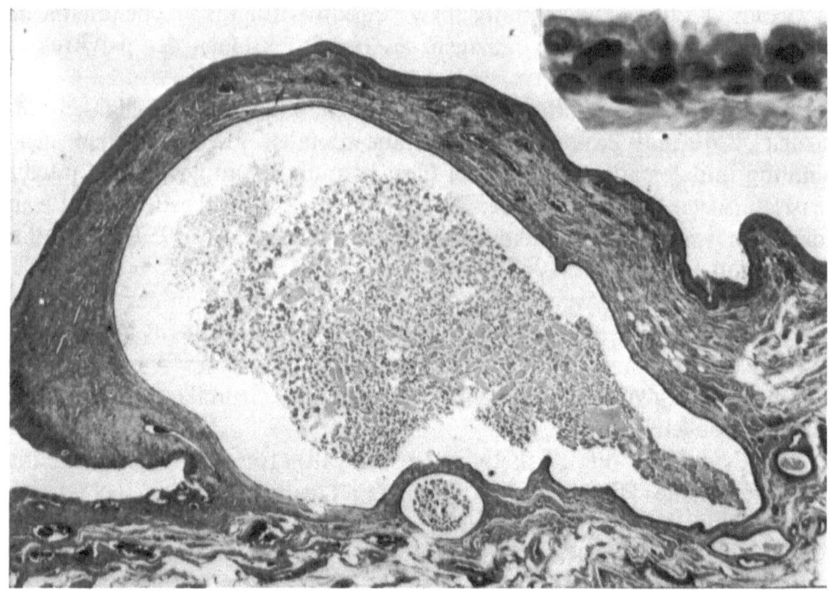

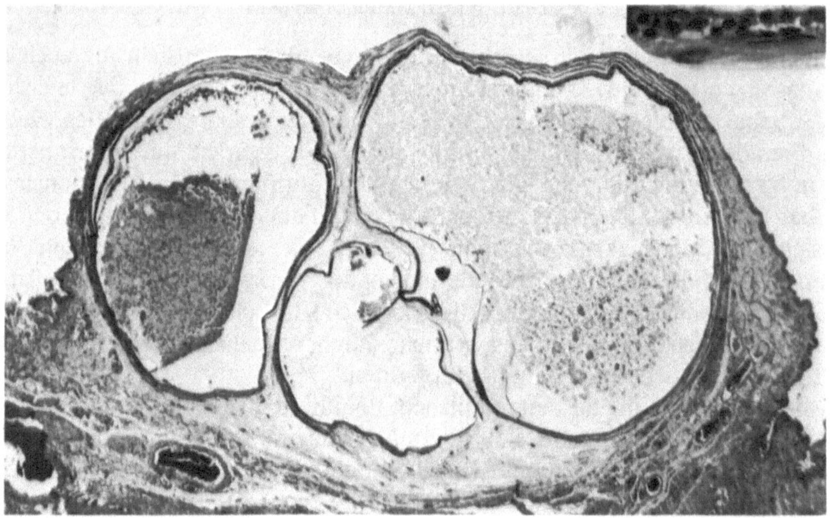

Abb. 255. Analzysten mit retiniertem „Sekret" der (rudimentären) Proktodäaldrüsen. Färbung. HE. Vergr. 10:1 (Inset: Zystenauskleidung mit kubischem Epithel. Vergr. 400:1 und 200:1). [Aus HAMPERL, H.: Virchows Arch. Abt. A Path. Anat. **363**, 175 (1974)]

4. Hidradenitis suppurativa

Es handelt sich um eine chronische (chronisch-rezidivierende) Entzündung der Haut und des Subkutangewebes unter Einschluß der apokrinen Schweißdrüsen (=„eitrige Schweißdrüsenabszesse": CHING u. STAHLGREN, 1965). Die Hidradenitis suppurativa ist bevorzugt lokalisiert im Bereich der Achselhöhlen, der Leistenbeugen und der *perianalen* Region. Männer sind häufiger betroffen als Frauen. Ätiologisch spielen oberflächliche Hautläsionen, starke Schweißbildung, Unsauberkeit und der Gebrauch von Enthaarungsmitteln und von Desodorantien eine wichtige Rolle. Bakteriologisch findet man die üblichen Hautkeime (CHING u. STAHLGREN, 1965). Die vorwiegend lympho-plasmozytäre Entzündung kann sich über die Subkutus hinaus bis zur Faszie ausbreiten (ANDERSON u. DOCKERTY, 1958). HUMPHREY u.Mitarb. (1969) beschrieben als Komplikation der Hidradenitis suppurativa ein epidermoid differenziertes Karzinom gewissermaßen *in* einem Schweißdrüsenabszeß.

5. Pyodermia fistulans sinifica

Es handelt sich nach KRAUSPE u. STELZNER (1962) um eine kongenitale grobfaltige Haut, die Detritus und Keime retiniert und dadurch zu chronischen Fistelbildungen führt. Diese zumeist „plattenartig" entwickelten Areale, oft mit vielen Fistelöffnungen, sitzen auch unmittelbar perianal, ohne mit dem After in Verbindung zu stehen. Das Krankheitsbild zeigt gewisse Ähnlichkeiten mit der Acne conglobata.

6. Sinus pilonidalis

Der Sinus pilonidalis liegt über dem Steißbein, genau in der Mittellinie. Es handelt sich um feine, blind endende Fisteln, in denen „lose" Haare stecken („Haarnestgrübchen"). Sekundäre Entzündungen sind keineswegs selten; sie führen zu eitrigen Einschmelzungen (Abszessen) mit oft ausgeprägter Fremdkörperreaktion. In der weiteren Umgebung findet man ein chronisches Granulationsgewebe. Die Abszedierungen führen zu Fistelungen, die bis an den After heranreichen können. Die Krankheit betrifft vor allem junge Menschen, besonders Männer. Ihre eigentliche Entstehung ist auch heute noch nicht geklärt (PATEY u. SCARFF, 1946; BREARLEY, 1955; WEALE, 1964). Eine kongenitale Taschenbildung wird als Voraussetzung des Sinus pilonidalis diskutiert (STELZNER, 1970).

H. Vaskulär bedingte Erkrankungen

Das Kolon wird bis zur Flexura lienalis von Ästen der A. mesenterica superior, in seinen distalen Abschnitten von der A. mesenterica inferior, versorgt (Übersicht: MARSTON, 1972; vgl. auch Abb. 191). Ischämische Läsionen („ischämische Kolopathie", „benigne Kolonstriktur", sog. „Kolon-Infarkt": BALSLEV u.Mitarb., 1970 (Lit.), „ischämische Kolitis": MARSTON u.Mitarb., 1966) finden sich gehäuft im Grenzbereich der durch die verschiedenen Mesenterialarterien versorgten Darmabschnitte (vgl.: „Griffiths critical point", S. 366) (MARSTON u.Mitarb., 1966; MORSON, 1968; MILLER u.Mitarb., 1970; LECAPON u.Mitarb., 1971; Lit.: WILLIAMS, 1971).

Das Rektum wird durch die A. rectalis superior und durch die paarigen und variablen Aa. rectales inferiores versorgt. Ischämische Läsionen sind in diesem Bereich weitaus seltener als im Kolon (KILPATRIK u.Mitarb., 1968; WHITEHEAD, 1972).

Der venöse Rückstrom erfolgt über das portale Strombett, wobei zahlreiche porto-systemische Anastomosen entwickelt sein können. Der akute thrombotische Verschluß des Pfortaderstammes (*trunkuläre Thrombose*) führt am Darm zur hämorrhagischen Infarzierung. Bevorzugt betroffen ist allerdings der Dünndarm. Der (trunkulären) Mesenterialvenenthrombose kann eine Mesenterialarterienthrombose folgen und umgekehrt. Eine *Thrombophlebitis* der Mesenterialvenen entwickelt sich am häufigsten bei phlegmonösen Appendizitiden. Betroffen sind zunächst die kleineren venösen Gefäße (*radikuläre Thrombose*); der thrombophlebitische Prozeß kann in den Pfortaderstamm aufsteigen und am Darm zu gleichartigen Veränderungen führen wie primär trunkuläre Thrombosen.

Rezidivierende Thrombophlebitiden werden gehäuft bei viszeralen Karzinomen beobachtet; sie gehören zum Formenkreis der *paraneoplastischen Syndrome* und werden auch als *Trusseau-Syndrom* (=carcinogenetic thrombophlebitis syndrome) bezeichnet (DURHAM, 1955; LIEBERMAN, 1961; V. WICHERT, 1968, 1971; THOMAS u. Mitarb., 1974). Die Thrombophlebitis (im Sinne des paraneoplastischen Syndroms) heilt ab, wenn der Primärtumor erfolgreich operiert wird. Die paraneoplastische Phlebitis gehört zu den Frühsymtpomen eines malignen Tumors; sie kann der Tumorentdeckung bis zu 2 Jahren vorausgehen (V. WICHERT, 1971). Hinsichtlich der formalen Pathogenese wird die paraneoplastische Thrombophlebitis zurückgeführt auf ein durch den Tumor produziertes „gerinnungsaktives Eiweiß". In einem hohen Prozentsatz findet man im Blut von Karzinompatienten eine erhöhte Gerinnbarkeit (MILLER u. Mitarb., 1967; RIECHE, 1968). Die Angriffspunkte des „gerinnungsaktiven Eiweiß" (wahrscheinlich mehrere Faktoren) innerhalb des Gerinnungsvorgangs sind nach V. WICHERT (1971) in Abb. 256 dargestellt.

Arteriell verursachte Ischämie-Reaktionen sind ausführlich auf den S. 263–276 beschrieben worden. Hinsichtlich der Pathogenese sind auch für den Dickdarm vor allem die arterielle Okklusion und die ursächlich verschieden ausgelösten Hypotensionen (Hypovolämie, Schock, „non-occlusive ischaemic lesions") von Bedeutung. CORDAY u. Mitarb. (1962) subsummieren die *Ursachen* intestinaler Ischämie-Reaktionen unter dem Begriff der *Mesenterialgefäßinsuffizienz* (vgl. auch: FARMAN, 1966). Klinisch manifestiert sich die arterielle Ischämie entweder

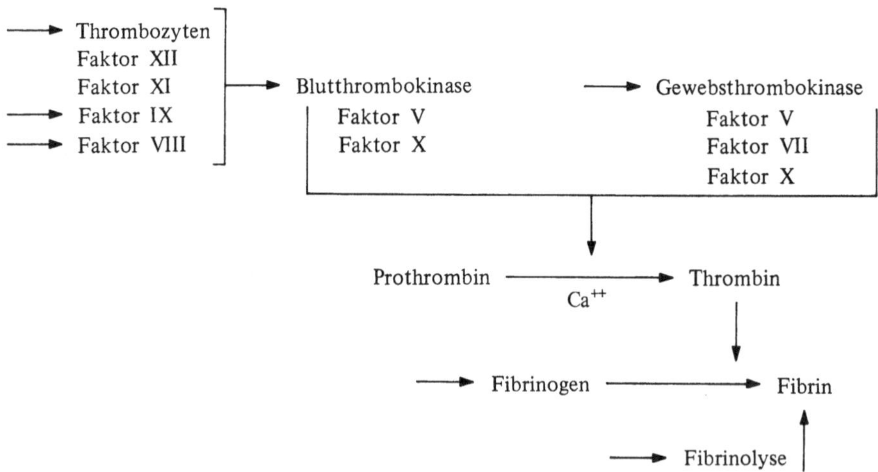

Abb. 256. Beeinflussung der Blutgerinnung durch Tumorprodukte (Trusseau-Syndrom). [Aus WICHERT, P. v.: Med. Klin. **66**, 1461 (1971)]

als *akutes Verschlußsyndrom* oder als *chronisch-arterielle Minderdurchblutung,* die sich charakteristischerweise fast immer in postprandialen, abdominalen Schmerzanfällen äußert (ausführliche Diskussion S. 264).

I. Der hämorrhagische Dickdarm-Infarkt

Die morphologisch faßbaren Infarkt-Veränderungen sind abhängig von der Dauer der Infarzierung. In den Frühphasen des akuten Mesenterialgefäßverschlusses findet man ein dilatiertes Kolon mit starker Kongestion (und Stauungszyanose) vor allem der Mukosagefäße. Die Darmschleimhaut ist ödematös verdickt, unterblutet, von zahlreichen ischämischen Ulzera durchsetzt (WHITEHEAD, 1972). Nicht selten findet sich ein sog. „cobblestone"-Relief, das röntgenologisch als „thumb-printing" imponiert (Differentialdiagnose: Morbus Crohn). Derartige Veränderungen entstehen durch massive Einblutungen in die Submukosa bzw. durch unterminierende ischämische Ulzera, derart, daß noch erhaltene Mukosaareale sozusagen pseudopolypös-entzündlich aufgefaltet werden. Mehr und mehr kann sich eine Nekrose der Mukosa („akute ischämische Kolonnekrose") unter dem Bild der pseudomembranösen Kolitis entwickeln (Abb. 257 und 258). Die akute Ischämie-Reaktion kann eine fulminant verlaufende Colitis ulcerosa mit toxischer Kolondilatation vortäuschen (COOLING, 1958; PAYAN u.Mitarb., 1965).

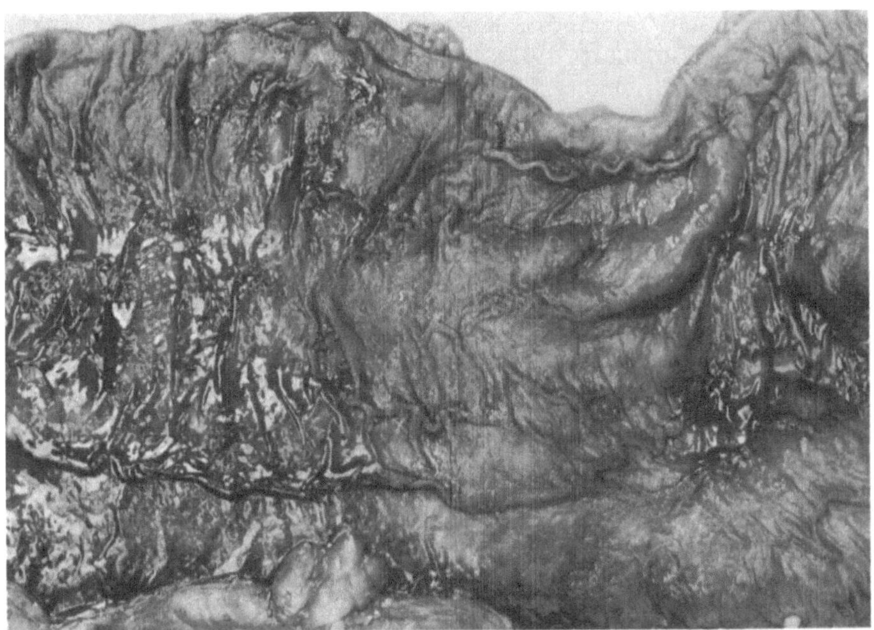

Abb. 257. Hämorrhagischer Dickdarminfarkt

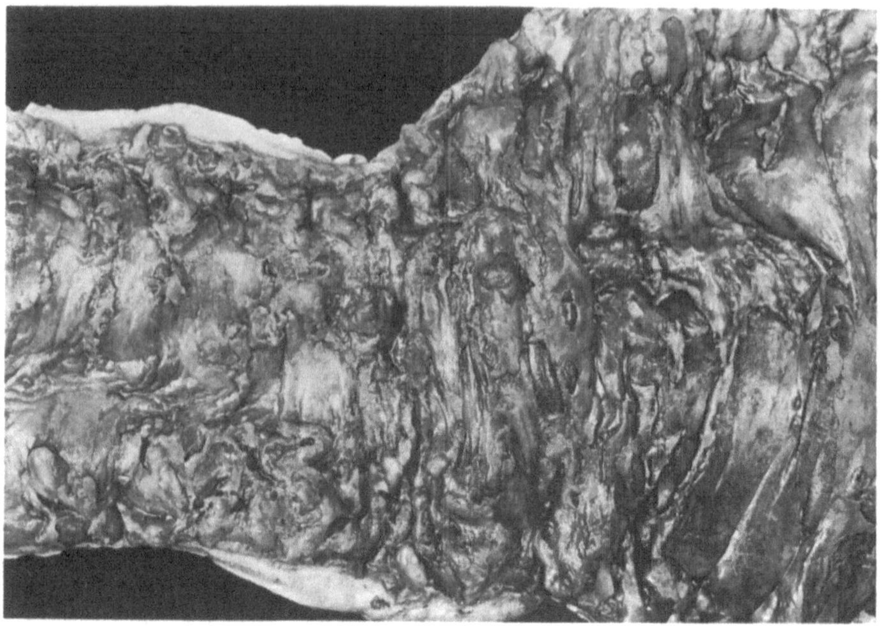

Abb. 258. Hämorrhagischer Dickdarminfarkt mit aufgebrochenen Pseudomembranen (=„mushroom"-artige Läsionen)

Schreitet der Prozeß fort, entsteht das Bild der totalen Darmgangrän, der nekrotisierenden und gangränösen Kolitis (LANE, 1966; BROWN, 1968; MILLER u.Mitarb., 1970; WHITEHEAD, 1972). Die gesamte Darmwand ist ödematös verdickt, blau-zyanotisch, zundirg. Die Serosa zeigt fibrinös-purulente Auflagerungen. Perforationen sind, wird chirurgisch nicht frühzeitig interveniert, relativ häufig. Sie führen zu diffusen, eitrig-fäkulenten Peritonitiden und sind mit einer hohen Mortalität belastet (Klinik: MARCUSON, 1972).

Mikroskopisch (Abb. 259) zeigt der infarzierte Darmteil ausgedehnte Hämorrhagien, vor allem innerhalb der Mukosa und Submukosa. Die oberen Lagen der Schleimhaut sind ulzeriert, von Fibrinexsudationen, Schleim und nekrotischen Zellen bedeckt; diese sog. Pseudomembranen brechen gewöhnlich auf und führen zu den charakteristischen „mushroom"-artigen Läsionen (Abb. 258). In Kapillaren (vielfach auch in venösen Gefäßen) der Mukosa und Submukosa findet man fibrinoide (hyaline) Thromben (MCGOVERN u. GOULSTON, 1965; LECAPON u.Mitarb., 1971; WHITEHEAD, 1972). Mehr und mehr setzt eine leukozytäre Infiltration aller Darmwandschichten (Darmwandphlegmone) ein, die auch zu ausgedehnten Nekrosen der Muscularis propria führt.

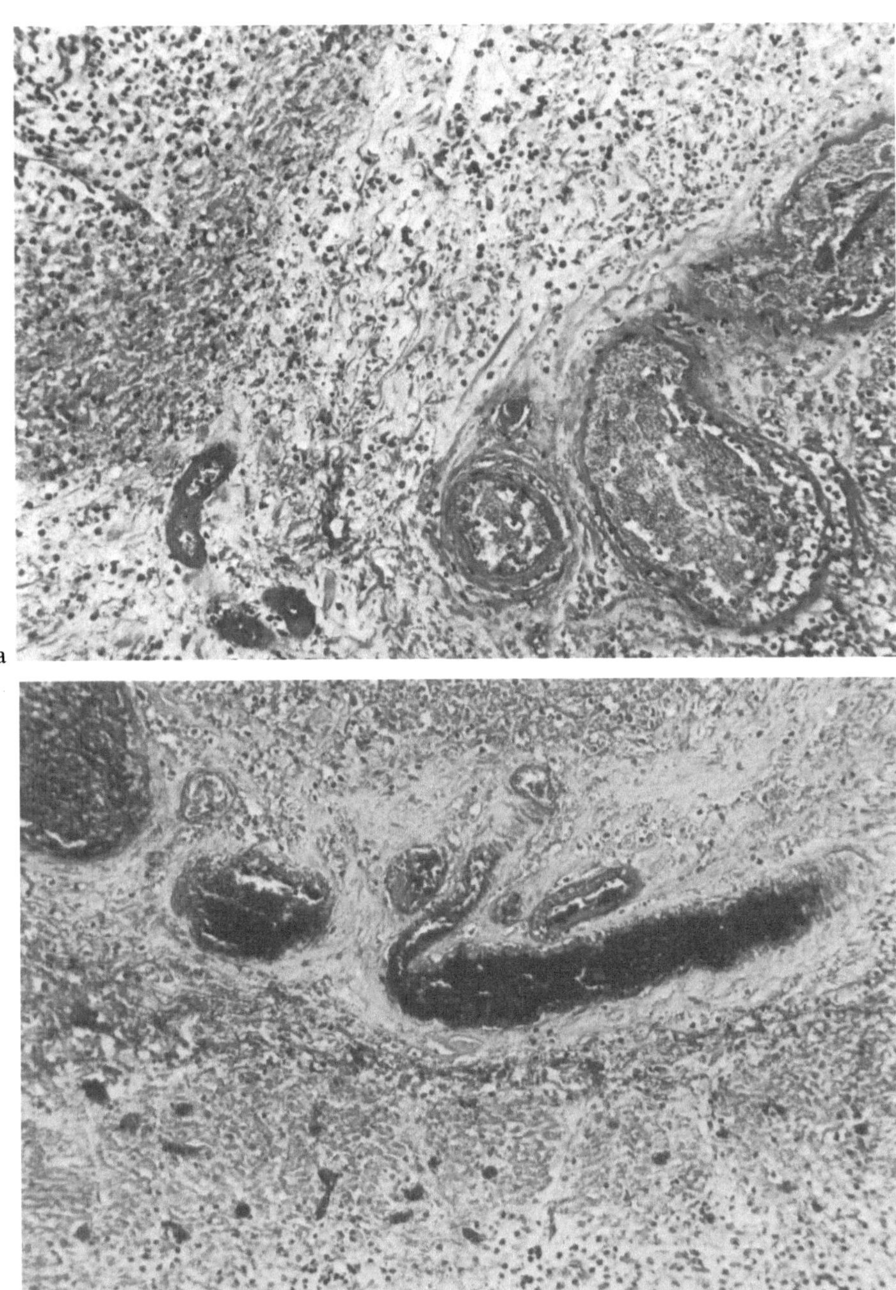

Abb. 259a u. b. Hämorrhagischer Dickdarminfarkt mit leukozytär infiltrierten Nekrosen (a) und einzelnen fibrinoiden Gefäßthromben (b). Färbung: HE (a) und Masson-Goldener (b). Vergr. 165:1

II. Die ischämische Kolitis

Der Begriff der *ischämischen Kolitis* wurde 1966 von MARSTON u.Mitarb. in die Literatur eingeführt. Die Bezeichnung „Kolitis" erscheint insofern nicht ganz zutreffend, da die Läsion formalgenetisch primär zirkulationsbedingt ["ischaemic disease of the colon": MORSON (1971)] und *nicht* entzündlicher Natur zu sein pflegt. Dennoch ist der Begriff der ischämischen Kolitis heute allgemein akzeptiert (Übersicht und Lit.: BALSLEV u.Mitarb., 1970; MARCUSON, 1972). Bezeichnungen wie „hämorrhagische Nekrose", „benigne Kolonstriktur" (BOREHAM, 1957), „ischämische Kolopathie" (MARCUSON, 1972) umfassen allenthalben auch nur Teilaspekte; sie wären nicht exakter.

MARSTON u.Mitarb. (1966; vgl. auch: MARSTON, 1972) unterschieden an Hand der klinischen, röntgenologischen und pathologischen Befunde 3 Formen der „ischämischen" Kolitis:

1. eine gangränöse Kolitis (=hämorrhagischer Darminfakrt),
2. eine strikturierende Kolitis (=ischämische Kolonstriktur),
3. eine flüchtige (passagere) Kolitis mit Neigung zu Rezidiven ("transient ischaemic colitis ").

Nach Untersuchungen von BALSLEV u.Mitarb. (1970) entfallen ca. 50% aller „ischämischen" Kolitiden auf die passagere Form, 42% auf ischämische Kolonstrikturen und 8% auf die gangränöse Form (vgl. auch Tabelle 93).

BROWN (1968) unterscheidet lediglich 2 Typen der „ischämischen" Kolitis: eine gangränöse „ischämische" Kolitis und eine nichtgangränöse „ischämische" Kolitis.

Die „ischämischen" Strikturen sind vor allem im Bereich der Flexura lienalis lokalisiert (MARSTON u.Mitarb., 1966; LeCAPON u.Mitarb., 1971; MARCUSON u. FARMAN, 1971; MARCUSON, 1972). Im Bereich des rechtsseitigen Kolon sind ischämische Strikturen selten, im Rektum außerordentlich rar (Lit. WHITEHEAD, 1972).

Die „ischämische" Kolitis ist eine Erkrankung vor allem des höheren Lebensalters. Sog. *disponierende Grundkrankheiten* sind schwere Arteriosklerosen, Herzinsuffizienzen, Arrhythmien, Diabetes mellitus, Aortenaneurysmen, hypotensive Episoden, Hypertensionen, Kollagenosen und nicht-vaskuläre Erkrankungen des Kolon ["background diseases in ischaemic colitis": MARCUSON, 1972 (Lit.)].

Tabelle 93. Ischämische Kolon-Läsionen (n=122). (Zusammengestellt nach MARCUSON u. FARMAN, 1971 und MARCUSON, 1972)

Befund erhoben durch	Fallzahl (n)	Nicht-gangränöse Läsionen		Gangränöse Läsion
		Striktur	passagere Kolitis	
Chirurg	38	19	16	3
Radiologe	44	9	29	6
Pathologe	40	30	4	6
Total	122	58	49	15

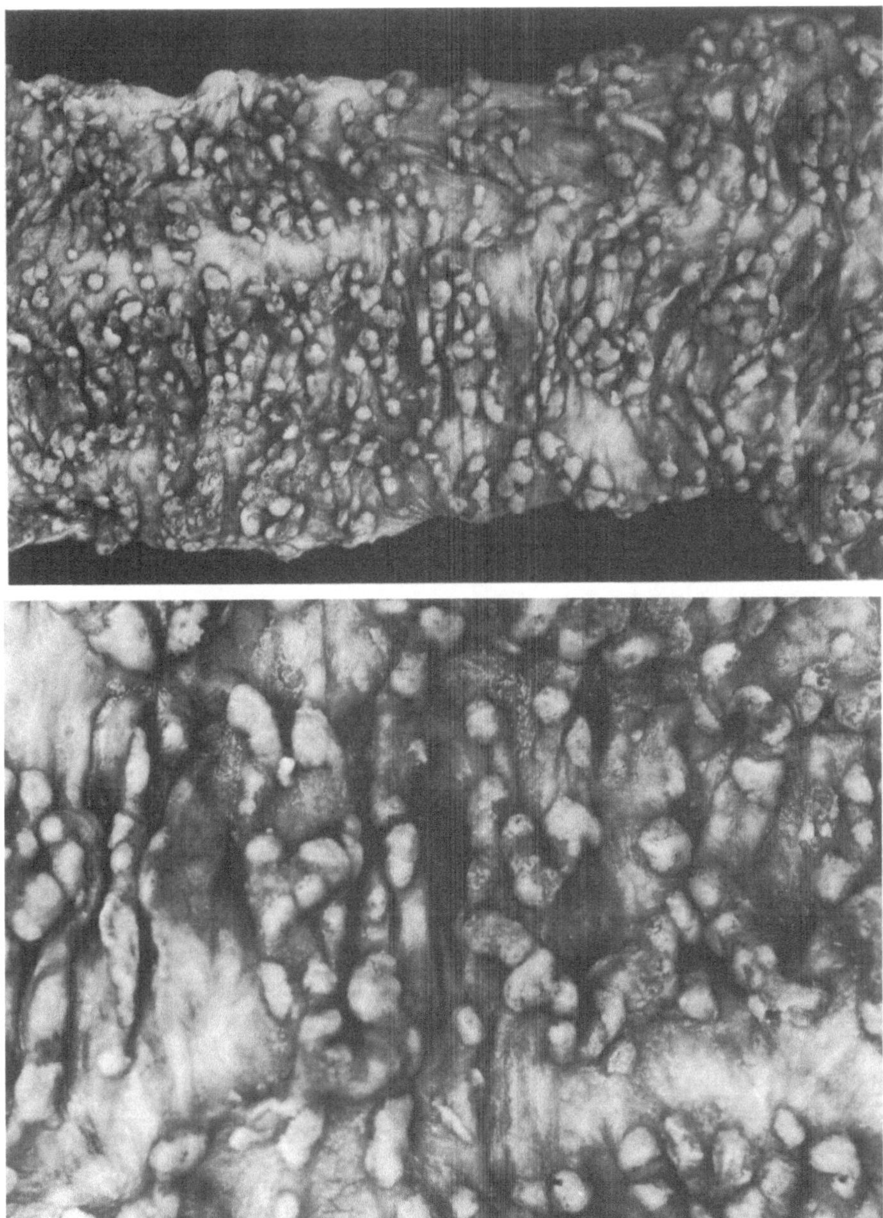

Abb. 260. Ischämische Kolitis mit sog. pseudopolypösen Mukosaalterationen

Als disponierende Faktoren bei jüngeren Menschen gelten vor allem *orale Kontrazeptiva* (Lit.: MARCUSON, 1972).

Die *Pathologie* der „ischämischen" Kolitis kann nach MORSON (1972) als akute, ischämische Kolonnekrose (hämorrhagischer Infarkt) und als ischämische

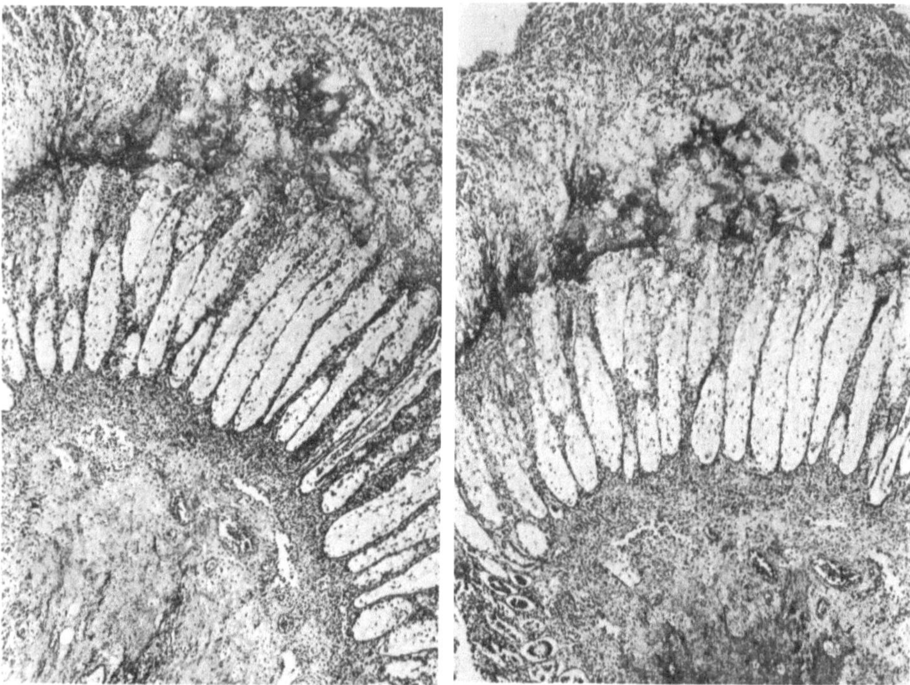

Abb. 261. Ischämische Kolitis mit erheblicher submuköser Fibrinexsudation und „ischämischen" Schleimhautnekrosen. Färbung: HE. Vergr. 150:1 (auf 75% verkleinert)

Kolonstriktur beschrieben werden. Der charakteristische histologische Befund
der ischämischen Striktur, der in der Regel ischämische Ulzera vorausgehen,
ist der dauernde Verlust einer regulär aufgebauten Schleimhaut. Der Ulkusgrund
wird zwar vom Rande her epithelialisiert, das neugebildete, überwiegend kubisch,
selten zylinderförmig differenzierte Epithel ist zumeist einreihig angeordnet. Die
für den Dickdarm typische Differenzierung in Becherzell-begrenzte Schleimhautkrypten wird aber nicht mehr erreicht. Unter dem Epithel findet sich ein Granulationsgewebe mit proliferierten Fibroplasten, chronischen Entzündungszellen
(Lymphozyten, Plasmazellen) und vergleichsweise wenigen eosinophilen Leukozyten. Charakteristisch für die ischämische Kolonstriktur ist das Auftreten von
Hämosiderin-positiven Makrophagen (Siderophagen: LeCapon u.Mitarb., 1971).
Mehr und mehr entwickelt sich ein zellarmes Narbengewebe, das nicht selten
alle Darmwandschichten durchsetzt.

III. Hämorrhoiden

Die seit Bardenheuer (1860) geltende Ansicht, Hämorrhoiden seien Varikositäten,
dysplastische Venenkonvolute des unteren Enddarms (sog. Plexus venosus submucosus
anorectalis), ist bis heute eine fast selbstverständliche Tatsache.

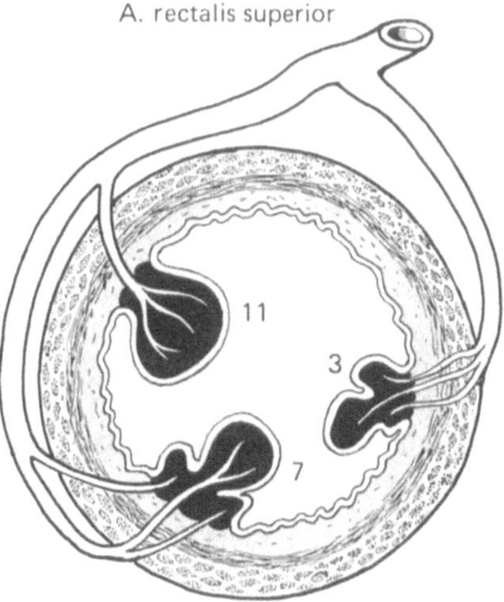

Abb. 262. Die Verteilung der Hämorrhoidalknoten entsprechend der Verzweigung der A. rectalis sup.

Indessen stellen Hämorrhoiden eine „hyperplasiogene Entartung" des Corpus cavernosum recti dar (STELZNER, 1958, 1963, 1968, 1973; STELZNER u.Mitarb., 1962). Das Corpus cavernosum recti ist, als *arteriell* versorgter Blutschwamm (STELZNER u.Mitarb., 1962), Teil des ano-rektalen Kontinenzorgans; es liegt in Höhe der Linea anorectalis. Nur dort ist die Entwicklung von Hämorrhoiden möglich. Bei den sog. *äußeren* Hämorrhoiden handelt es sich lediglich um (schmerzhafte) *Perianalhämatome;* sie entstehen durch venöse Blutungen in das perianale Bindegewebe. Eine Blutung nach außen findet nicht statt (SEIFERT, 1953).

Hämorrhoiden entstehen in Abhängikeit von den 3 Endästen der A. rectalis superior (Abb. 262) (MILES, 1919; STELZNER, 1963). Ihre Entwicklung verläuft stadienhaft (Abb. 263):

1. Stadium (=Hämorrhoiden I. Grades): Hyperplasie nur im Bereich der Rektummukosa (Abb. 263a). Der Schwellkörper wird während der Defäkation oberflächlich verletzt, er blutet. Die Blutung ist schmerzlos, kann aber sehr heftig sein, so daß chirurgische Interventionen vital induziert sein können.

2. Stadium (=Hämorrhoiden II. Grades): Schreitet die Hyperplasie der Hämorrhoidalknoten fort (Abb. 263b), werden sie bei der Defäkation herausgedrückt (=Stadium des *temporären Prolapses*) und unterwandern die sensible Proktodäalhaut (Schmerzen). Durch den wiederholten „mechanischen Insult" (STELZNER, 1968) tritt eine Fibrosierung der Hämorrhoidalknoten ein; die Blutung als Symptom tritt zurück. Komplizierend kann sich eine chronische, z.T. vernarbende Entzündung entwickeln. Der daraus folgende Elastizitätsverlust prädisponiert zur *Analfissur.* Prolabierte Hämorrhoidalknoten können in der Analfissur (spastischer Sphinkter) inkarzeriert werden (außerordentlich schmerzhafter *„Hämorrhoidalanfall"*).

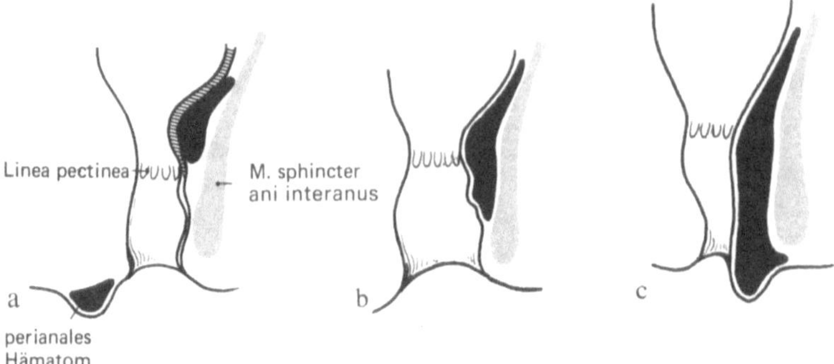

Abb. 263. Die Entwicklung der Hämorrhoiden

3. Stadium (=Hämorrhoiden III. Grades): Es ist das Stadium des permanenten Prolapses mit fortschreitender Hyperplasie und Fibrose und einer oft ausgeprägten Entzündung (Analekzem, Fissur). Eine Blutung findet kaum noch statt. Die prolabierten Hämorrhoidalknoten können mehr und mehr (durch den Vorgang der Defäkation) elongiert werden; Strangulationen, Thrombosierungen oder Nekrosen sind möglich. Der sog. *fibröse Polyp* des Analkanals ist in der Regel das Endresultat einer organisierten Thrombose (und Fibrose) permanent prolabierter Hämorrhoiden (Abb. 263c).

Bezüglich der Pathogenese der Hämorrhoiden bleiben manche Fragen offen. Zweifellos kommt genetischen Faktoren eine gewisse Bedeutung zu (STELZNER,

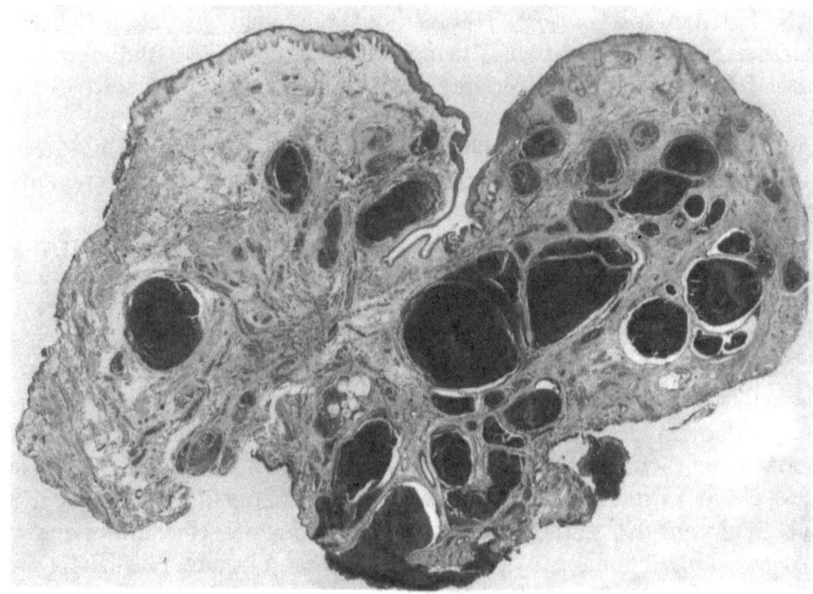

Abb. 264. Prolabierter Hämorrhoidalknoten. Färbung: HE. Lupenübersicht. [Aus JANSEN, H.H., in: DOERR, W. (Hrsg.): Organpathologie, Bd. II. Stuttgart: Thieme 1974]

1958; STELZNER u.Mitarb., 1962). Die portale Hypertension spielt, entgegen mancher Lehrbuchmeinung, pathogenetisch *keine* Rolle (HUNT, 1958; WALKER, 1960; GOLIGHER, 1961). Bei einer portalen Hypertension steigt der Venendruck nicht über 60 mm Hg, er liegt damit noch deutlich unter den arteriellen Druckwerten in den sog. Glomerula rectalia (STELZNER u.Mitarb., 1962; STELZNER, 1968). Die Behinderung des venösen Abflusses kann somit nicht von entscheidender Bedeutung sein. Kinder mit einer portalen Hypertension entwickeln so gut wie nie Hämorrhoiden, wohl aber venöse Stauungshyperämien im Bereich des portalen Strombettes. *Submuköse Varizen* des Dickdarms mit oberflächlichen Ulzerationen (WAGNER u.Mitarb. 1970) treten in der Regel ohne portale Hypertension auf und sind in den meisten Fällen ätiologisch völlig ungeklärt. Das Zusammentreffen von protaler Hypertension und Hämorrhoiden zeigt keinerlei statistische Signifikanz und schwere Hämorrhoidalblutungen treten bei portalen Hypertensionen keinesfalls häufiger auf als ohne portale Hypertenison. Wesentlicher für die Entwicklung von Hämorrhoiden scheint eine gesteigerte *arterielle Blutzufuhr* zu sein (STELZNER u.Mitarb., 1968).

Anhang: Ölgranulome, Bariumgranulome

Die Verödungstherapie von Hämorrhoiden, bei der ölige Substanzen (z.B. 5%ige Phenolmandellösung) submukös injiziert werden, führt in über 90% (bei Hämorrhoiden I. Grades) zwar zur Heilung des Hämorrhoidalleidens (STELZNER, 1963; MAY, 1969), in seltenen Fällen aber auch zur Entwicklung sog. *Ölgranulome* (SUSNOW, 1952; GRAHAM-STEWART, 1962).

Ölgranulome imponieren makroskopisch zumeist als runde, in der Submukosa und unmittelbar über der Linea dentata gelegene „Tumoren" mit hyperämisch-ödemisierter Schleimhaut. Anuläre Ulzerationen und Konstriktionen sind möglich (WEBB, 1966; HERNANDEZ u.Mitarb., 1967). In dieser Form können Ölgranulome durch ihre klinische und röntgenologische Symtomatik Rektum-Karzinome vortäuschen (SYMMERS, 1955; HERNANDEZ u.Mitarb., 1967).

Die Histologie der Ölgranulome ist zwar charakteristisch, indessen nicht spezifisch. Inmitten eines entzündlichen Granulationsgewebes liegen rundliche Ölseen, die von Fremdkörperriesenzellen begrenzt werden (Abb. 265). Die Granulome liegen vorwiegend in der Submukosa (tiefreichende Rektumbiopsie!). Nur selten sind auch tiefere Darmwandschichten oder das peri-rektale Gewebe unter Einschluß regionaler Lymphknoten (Lymphographie) betroffen. Differentialdiagnostisch müssen vor allem eine Pneumatosis cystoides, Lymphangiome (DALTON u. GRONVALL, 1963; CORMAN u. HAGGITT, 1973) und die seltenen Fälle eines rektal manifestierten Morbus Whipple (OTTO, 1975) abgegrenzt werden.

Granulomatöse Fremdkörperreaktionen im Rektum (Sigmoid) können in seltenen Fällen auch als Komplikation nach Bariumsulfateinläufen (sog. *Bariumgranulome*) auftreten (Lit.: BURNIKEL, 1962; WEITZNER u. LAW, 1972; CARNEY u. STEPHENS, 1973). Seltener sind intraperitoneale und/oder retroperitoneale Granulommanifestationen (z.B. nach Mikroperforation des Rektum oder des Sigma) (HARTMAN u. HILLS, 1957) oder sog. Barium-Embolien (FAINSINGER, 1970).

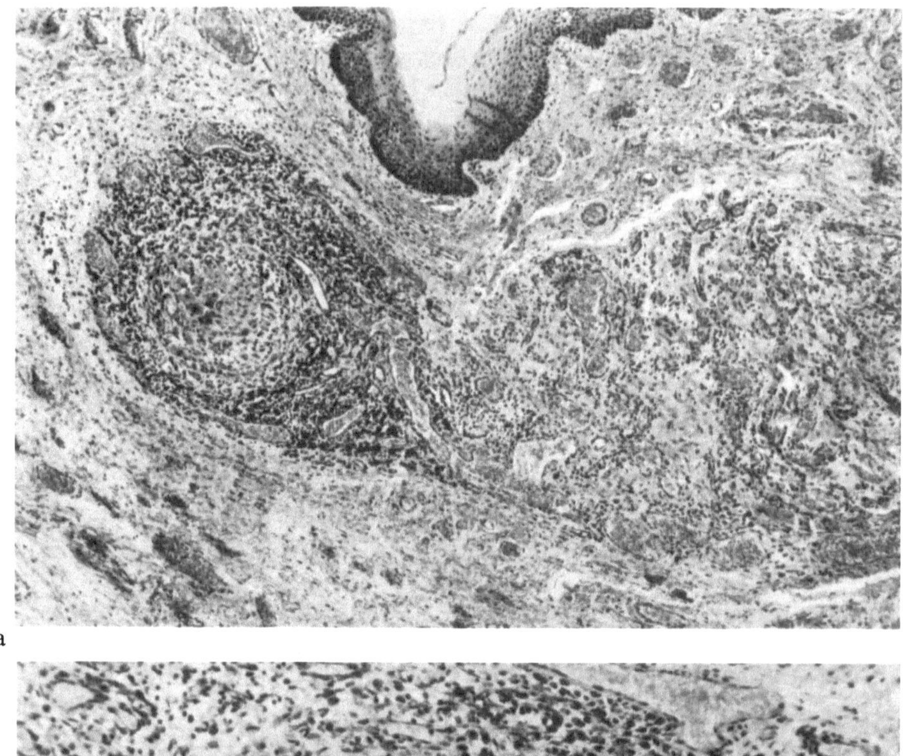
a

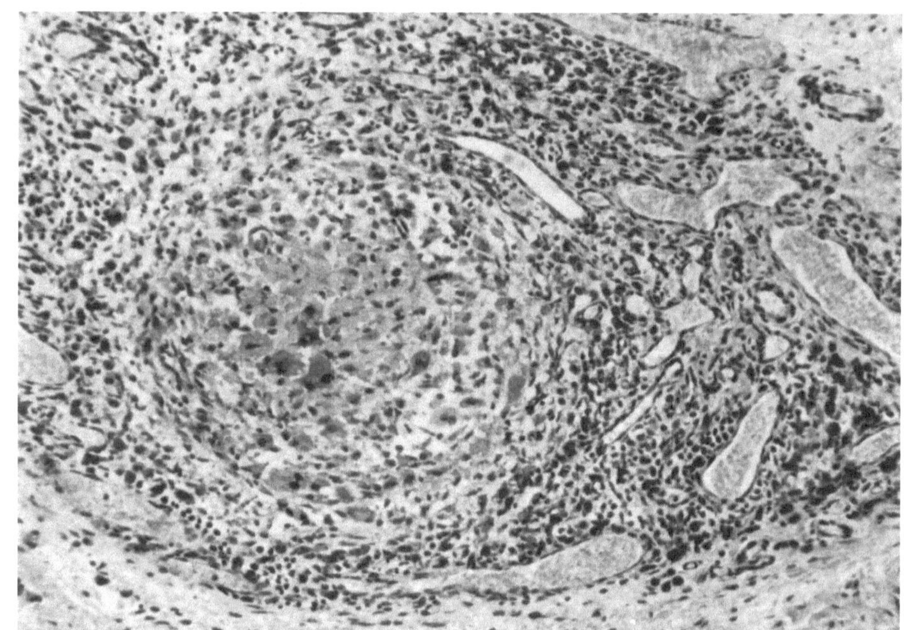
b

Abb. 265a u. b. Perianales, bis zur Linea dentata heraufziehendes Ölgranulom nach Verödungstherapie von Hämorrhoiden. Färbung: HE. Vergr. 205:1 (a) und 325:1 (b)

Die in der Regel sehr schmerzhaften Granulome manifestieren sich als ulzeröse oder auch polypoide Läsionen, die histologisch ein intensives Entzündungsinfiltrat mit geschwollenen histiozytären Zellformen und Fremdkörper-Riesenzellen zeigen. Das Zytoplasma enthält zahlreiche Bariumsulfat-Granula (KAY, 1954; GORDON u. CLYMAN, 1957; SASSON, 1960; CARNEY u. STEPHENS, 1973). Der Induktion der Bariumsulfat-Granulome gehen leichte Lazerationen der Mukosa voraus. Mitretinierte Kotreste und Tannin, das bei Koloneinläufen häufig verwandt wird, potenzieren die entzündliche Fremdkörperreaktion (BURNIKEL, 1962; SEAMAN u. WELLS, 1965).

J. Sonstige Erkrankungen

I. Pseudomelanosis coli

CRUVEILHIER (1829–1835) hat wahrscheinlich als erster die dunkle Pigmentierung der Dickdarmschleimhaut beschrieben, für die VIRCHOW (1847) den Begriff der „colischen Melanose" prägte (Lit.: DEBRAY u.Mitarb., 1967; VOGEL u.Mitarb., 1969; HENNING, 1970). Die dunkelbraune bis schwarz-braune Verfärbung befällt in der Regel die gesamte Dickdarmschleimhaut (Abb. 266). Die Mukosa läßt zumeist eine eigenartige Felderung erkennen, die mit „Krokodilleder" (PICK, 1911), „Krötenrückenhaut" oder „Fingerabdrücken" (DEBRAY u.Mitarb., 1967) verglichen wurde. Während autonom-proliferative Prozesse (Lipome, Adenome, Karzinome) von der Pigmentierung ausgespart bleiben, enthalten lymphatische Aggregate stets Pigment. DEBRAY u.Mitarb. (1967) unterscheiden 3 Erscheinungsformen:

1. die diffuse, „kryptogenetische" Melanose,
2. eine durch tumoröse Dickdarmstenosen induzierte Melanose,
3. die örtlich begrenzte Melanose der Mastdarm- und Sigmaschleimhaut.

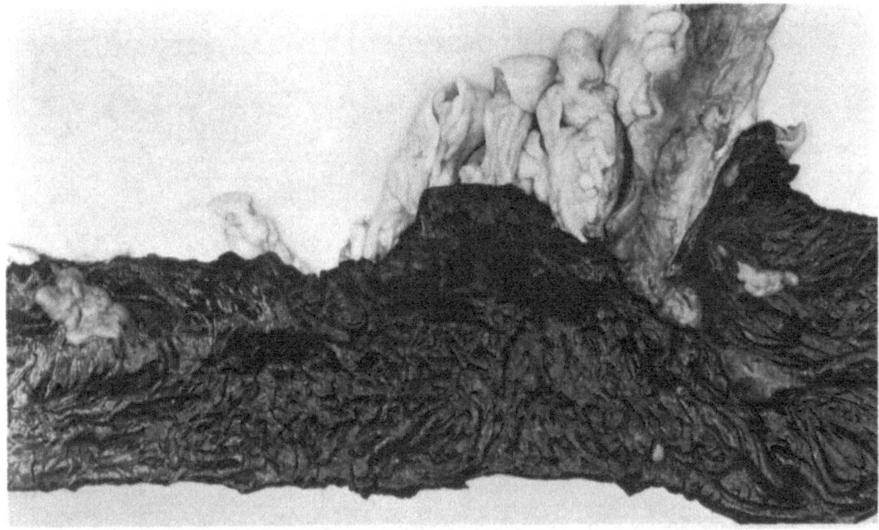

Abb. 266. Pseudomelanosis coli

Angaben über die Häufigkeit der Pseudomelanosis coli schwanken zwischen 0,25% und 5,3% (HENNING, 1970). WITTOESCH u.Mitarb. (1958) fanden bei 91 472 proktologischen Untersuchungen in 0,82% eine Pseudomelanose. Frauen sind bevorzugt betroffen: 74% bei WITTOESCH u.Mitarb. (1958), 78% bei DEBRAY u.Mitarb. (1967) und 88% bei BOCKUS u.Mitarb. (1933).

Wiederholt sind Zusammenhänge zwischen der Entstehung der Melanose des Dickdarms und der Einnahme *anthracen-* und *hydrochinonhaltiger Laxantien* diskutiert worden (STEWART u. HICKMAN, 1931; BOCKUS u.Mitarb., 1933; CORWIN, 1939; RODEN, 1940; SPEARSE, 1951; PIRINGER-KUCHINKA, 1952; CABANNE u. COUDERC, 1963; GHADIALLY u. PARRY, 1966; DEBRAY u.Mitarb., 1967). Die ätiologische Bedeutung anthracenhaltiger Drogen muß bei einem großen Teil der Fälle als gesichert angesehen werden. SPEARSE (1951) konnte bei Menschen eine Pseudomelanose durch Cascara sagrada erzeugen und durch Absetzen des Mittels auch wieder beseitigen. Schon 1940 hatte RODEN auf die gleiche Weise eine Melanose bei Affen induziert. Aber nicht in allen Fällen ist ein Zusammenhang zwischen der Einnahme antracen- und hydrochinonhaltiger Drogen und dem Entstehen einer Dickdarm-Melanose tatsächlich vorhanden. Zudem reagieren nicht alle auf das Absetzen der genannten Purgantien. HENNING (1970) diskutiert daher einen „multiradikulären Vorgang" und disponierende individuelle Faktoren. Pharmakon-induzierte, reversible Melanosen, nicht nur der Dickdarmschleimhaut, treten auch nach Chlorpromazin (Megaphen) auf (GREINER u.Mitarb., 1964). LAAS hat 1967 auf eine Persantin-induzierte Pigmentierung vor allem des Dickdarms hingewiesen, die gewisse Ähnlichkeiten mit der Pseudo-

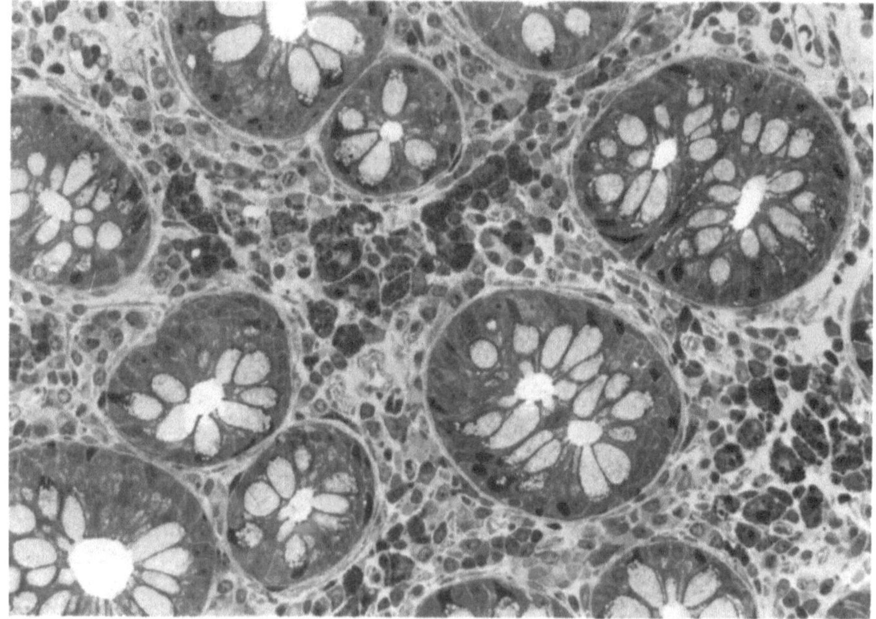

Abb. 267. Pseudomelanosis coli: pigmentspeichernde Makrophagen im Stratum proprium mucosae. Färbung: Toluidinblau (Semidünnschnitt, Epon). Vergr. 280:1

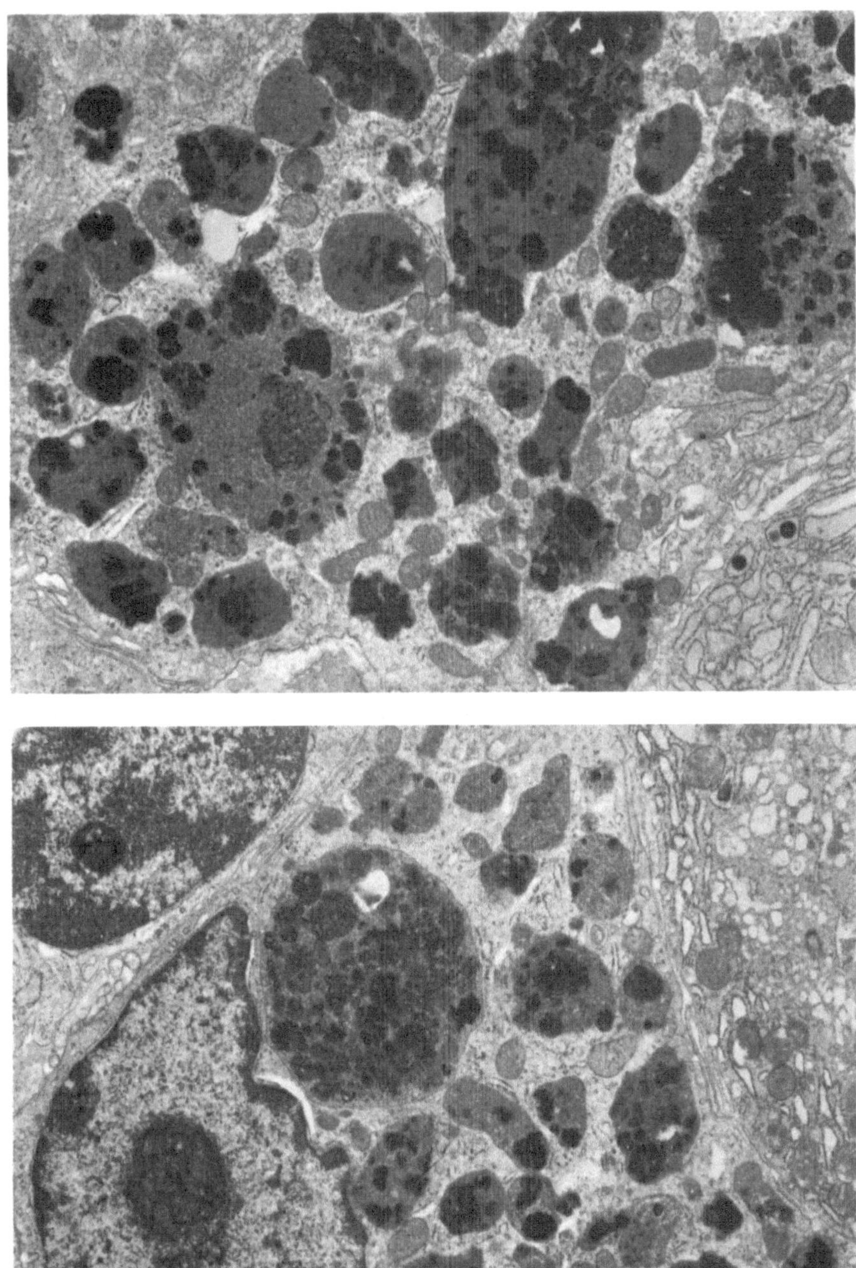

Abb. 268. Pseudomelanosis coli: Makrophagen mit heteromorphen osmiophilen Granula.
Kontrastierung: Bleicitrat und Uranylacetat. Vergr. 6800:1

melanose hat. Die „Persantin-Melanose" zeichnet sich durch eine grüne Eigenfluoreszenz aus, das Pigment ist durch Fettfärbungen nachweisbar.

Histologisch (Abb. 267) finden sich braune bis braun-schwarze Pigmentgranula in großen mononukleären Zellen (Makrophagen) des Stratum proprium mucosae und z.T. auch innerhalb der Submukosa. DEBRAY u.Mitarb. (1967) wiesen darauf hin, daß das Pigment auch extrazellulär abgelagert sein kann. Möglicherweise gelangen die Pigmente durch Zellzerfall frei ins Gewebe. GHADIALLY und PARRY (1966) fanden entsprechende Pigmente auch in den Epithelzellen des Darmes. Nach SCHRODT (1963) sind Epithelzellen, Plasmazellen und Lymphozyten pigmentfrei (vgl. auch: WON u. RAMCHAND, 1970).

Elektronenoptisch (Abb. 268) erweisen sich die Pigmentgranula als außerordentlich heteromorph (SCHRODT, 1963; PITTMAN u.Mitarb., 1966; GHADIALLY u. PARRY, 1966; VOGEL u.Mitarb., 1969). Größere Granula werden von einer Membran begrenzt. In eine homogene, nur mäßig osmiophile Matrix (Proteinmatrix?) sind bizarre, in sich unterschiedlich strukturierte Pigmentpartikel eingelagert. Eine Pigment- bzw. granuläre Konfluenz ist wahrscheinlich. GHADIALLY u. PARRY (1966) interpretieren die Pigmentgranula als *Zytolysome*. Auf Grund netzartiger Membranstrukturen in den Granula vermutet SCHRODT (1963), daß das Pigment möglicherweise aus degenerativ veränderten Mitochondrien und ergastoplasmatischen Lamellen in Makrophagen entsteht. Nach GHADIALLY u. PARRY (1966) stellt das Pigment ein offenbar nicht weiter zerlegbares Abbauprodukt von intrazellulären, *epithelialen Lipoproteidmembranen* dar, das erst sekundär in den Makrophagen abgelagert wird. Über den Transportmodus vom epithelialen Entstehungsort zu den speichernden Makrophagen ist nichts bekannt (vgl. auch: LASSMANN u. STOCKINGER, 1975).

Formalgenetisch wird das Pigment der melanotischen Darmschleimhaut als *proteinogenes* (PICK, 1906, 1911; McFARLAND, 1917; DALLDORF, 1927; PICK u. BRAHN, 1929) oder als *hämoglobinogenes* (VIRCHOW, 1847; LUBARSCH, 1922; LIGNAC, 1926; LILLIE, 1931; HIERONYMI, 1954; VOGEL u.Mitarb., 1969) Pigment aufgefaßt.

Die chemische Zusammensetzung des Melanosepigmentes ist bis heute nicht restlos geklärt. Versuche einer Pigmentisolierung scheiterten an der Unlöslichkeit des Farbstoffes in den herkömmlichen Lösungsmitteln (Lit.: VOGEL u.Mitarb., 1969). HEINLEIN (1942) konnte durch Behandlung zerkleinerter Darmschleimhaut mit konzentrierter Natronlauge und durch nachfolgende Verdauung mit Pepsinsalzsäure ein Pigment darstellen, dessen chemische Analyse 54,47% C, 5,50% H, 29,52% O, 5,34% N und 3,17% S ergab. SALKOWSKI (1920) gewann ein Pigment mit einem Schwefelgehalt von 1,38%; dieses Pigment ergab eine positive NH_3- und Pyrrolreaktion. Nach histochemischen Untersuchungen von VOGEL u. Mitarb. (1969) nimmt das Melanosepigment eine Sonderstellung zwischen Lipofuscin und Melanin ein (Tabelle 94) (vgl. auch: CABANNE u. COUDERC, 1963). Der hohe Cu-Gehalt des Melanosepigmentes deutet auf seine Herkunft aus kupferbindenden Proteinen (vgl. auch: BÖLÜKOGLU u.Mitarb., 1966).

WITTOESCH u.Mitarb. (1958) fanden im Melanosematerial der Mayo-Clinic in 40% gleichzeitig auch ein Kolonkarzinom. Nach Beobachtungen von STEWART u. HICKMAN (1931) tritt bei Kolonkarzinomen in 48,8% gleichzeitig eine Melanose des Dickdarms auf. Die Zusammenhänge sind nach HENNING (1970) nicht restlos geklärt; allgemein gilt die Melanose des Kolon als gutartig und unschädlich (ECKER u. DICKSON, 1963).

Tabelle 94. Histologisch-histochemisches Verhalten des Melanosepigmentes der Darmschleimhaut im Vergleich zu Lipofuscin (Herzmuskel) und Melanin (Retina). (Aus VOGEL u.Mitarb.: Virchows Arch. Abt. A. Path. Anat. **346**, 74–88, 1969)

	Melanosepigment	Melanin	Lipofuscin
Fluoreszenz	–	–	+
Basische Farbstoffe			
Nilblausulfat	grünblau	grasgrün	blau
Kresylviolett	braun	braungrün	grün
Toluidinblau	grünblau-blaugrün	braungrün-graublau	grün
Methylenblau	braun		bräunlich
Fettfarbstoffe			
Sudan III	–	–	– bis (+)
Scharlach-Rot	–	–	– bis (+)
Argentaffinität			
$AgNO_3$ Staemmler	–	((+))	
$AgNO_3$ Masson-Hamperl	(+) bis +	+	(+)
$AgNO_3$ nach Entfettung	(+) bis +	+	(+)
Levaditti	(+)	(+)	–
Bleichung			
3% H_2O_2, 48 Std	(+)		
3% H_2O_2, 5 Tage	+	+	
PAS-Reaktion	rotbraun-braunrot	Eigenfarbe (braun)	bräunliches bis leuchtendes Rot
Schmorlreaktion mit Acetonbehandlung	blaugrün	blau	blau
nach Lillie	grün	grün	
Cu-Gehalt	13,60 mg/g (hell)	16,00 mg/g (Melanoblastom)	2,60 mg/g (Leber)
	18,50 mg/g (dunkel)		
Fe-Gehalt	2,40 mg/g (hell)	2,35 mg/g (Melanoblastom)	0,97 mg/g (Leber)
	1,60 mg/g (dunkel)		

II. Pneumatosis coli

Die Pneumatose des Dickdarms ist selten (Lit.: SCHUMACHER u.Mitarb., 1972). Unter 709 Pneumatose-Fällen fanden DOMINI u. MOTOLESE-LAZZARO (1963; vgl. auch DOMINI u.Mitarb., 1963) 185 mit ausschließlicher Kolonmanifestation; weitere 86 Fälle zeigten neben der Lokalisation im Kolon auch eine Dünndarmbeteiligung. Der Dickdarm wird bevorzugt im Zäkum und Colon ascendens, im Bereich der linken Kolonflexur und im Rekto-Sigmoid befallen (CLEMENCON, 1973).

Die Pneumatose des Dickdarms führt nicht selten zu blutig-schleimigen Diarrhoen (MATHEWS, 1954; GRIFFITH, 1955; HOWLAND, 1959; CLEMENCON, 1962; BEAU u. DEMOLE, 1965). Klinisch und röntgenologisch wird bei der lokalisierten Kolon-Pneumatose häufig eine Polypose vermutet, die zur Kolektomie

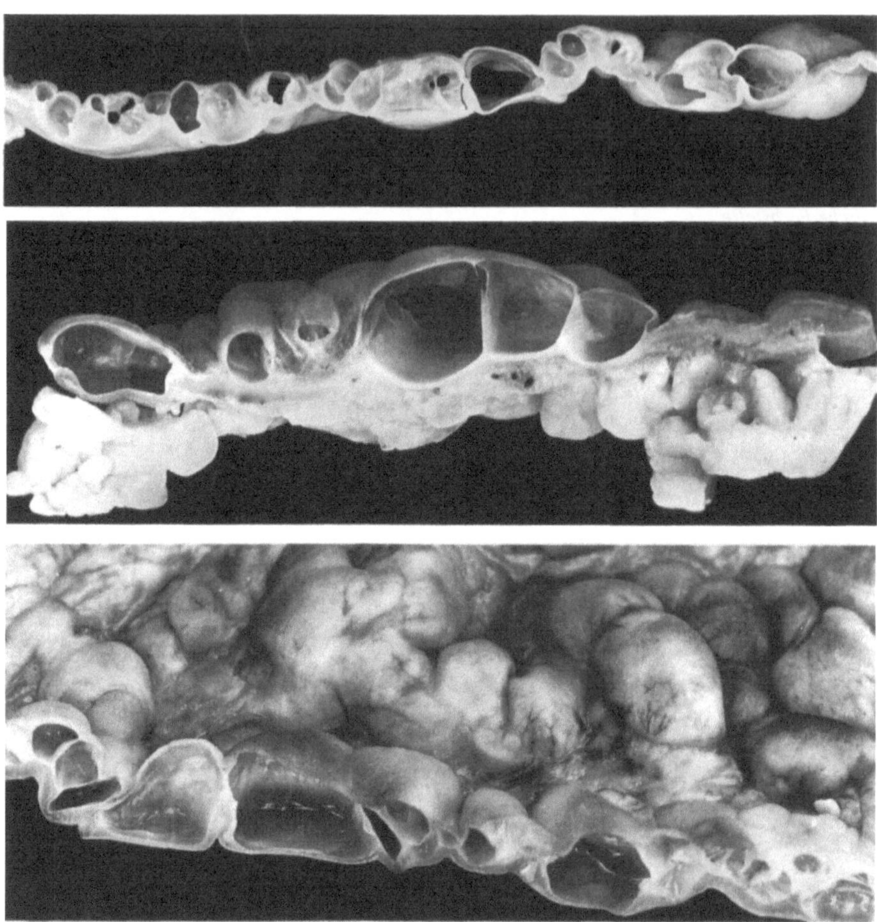

Abb. 269. Pneumatosis coli

führt. Durch die Resektion befallener Darmabschnitte werden Rezidive aber keineswegs verhindert (BEAU u. DEMOLE, 1965). Eine spontane Rückbildung der Zysten ist mehrfach beschrieben (LERNER u. GAZIN, 1946; HOWLAND, 1959; CLEMENCON, 1962). Sigmoidoskopie und Koloskopie haben die intravitale, präoperative Diagnostik wesentlich verbessert. Die Mukosa erscheint unregelmäßig vorgewölbt, z.T. hyperämisiert (Abb. 269 und 270). Die sehr oft submukös liegenden Zysten können zur Atrophie der begrenzenden Schleimhaut führen. Die Diagnose kann nach WILLIAMS (1961) durch Probeexzisionen gesichert werden. Die Biopsiepartikel schwimmen auf einer Salzlösung und geben beim Einschneiden unter Wasser Gasblasen ab. Histologisch finden sich gleichartige Veränderungen wie bei der Pneumatose des Dünndarms (vgl. S. 277).

Die Ätiologie der Pneumatose ist unklar (KOSS, 1952; COTTIER u.Mitarb., 1959; WILLIAMS, 1961; SMITH u. WELTER, 1967; CLOETE u. VAN ROOYEN, 1967; SHILKIN u.Mitarb., 1968; ANDRADE, 1968). JOEST (1921), KÖHLER u. WURM (1955), ALFORD u.Mitarb. (1956), BRUNCK (1959), BREINING u. HUBER (1962), DOHRMANN (1968) u. STONE u.Mitarb. (1968)

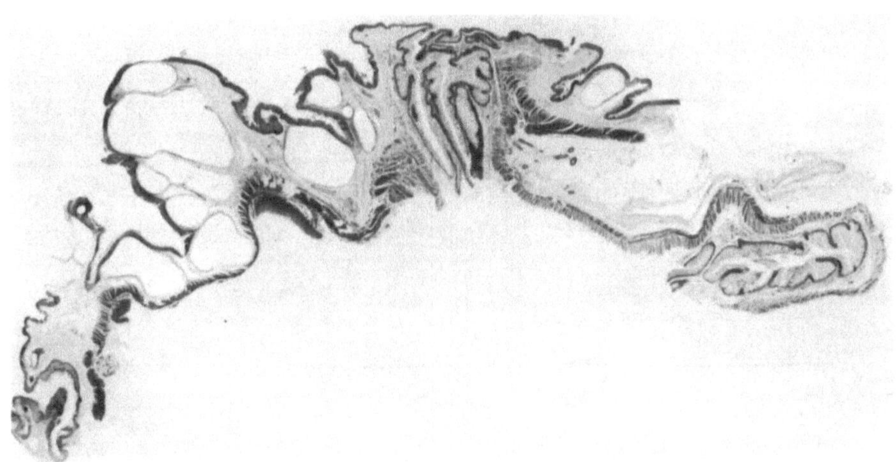

Abb. 270. Pneumatosis coli mit mehreren Divertikeln. Färbung: Masson-Goldner. Lupenübersicht (Aus DOERR, W., SCHUMANN, G., ULE, G.: Atlas der pathologischen Anatomie. Stuttgart: Thieme 1975)

diskutieren eine bakterielle bzw. mykotische Genese. Andere denken an ein vorwiegend durch mechanische Einflüsse bedingtes Leiden (KEYTING u.Mitarb., 1961; MONOD-BROCA u.Mitarb., 1961; BURN u. JONES, 1961; ROMEO, 1967; DAMMERT u.Mitarb., 1967). Die „mechanische Theorie neuer Fassung" stellt obstruktive Veränderungen vor allem der Lungen in den Mittelpunkt. DOUB u. SHEA (1960) fanden unter 16 Pneumatose-Patienten 15 mit schwerem Asthma; KEYTING u.Mitarb. (1961) konnten die Kombination von Kolonpneumatose und Asthma bronchiale bei drei Patienten beobachten. Daraufhin durchgeführte tierexperimentelle Untersuchungen mit Luftinsufflation in die Gegend der linken Lungenwurzel führte zunächst zu einem Mediastinalemphysem, schließlich zu einer Kolonpneumatose. Die insufflitierte Luft „entleerte" sich entlang der Aortenadventitia ins Retroperitoneum und gelangte entlang der A. mesenterialis superior oder inferior bis zum linken Kolon mit der Entwicklung einer Pneumatosis coli. Auch RAMSEYER (1959), CULVER (1963), ELLIOT u. ELLIOT (1963), MONTANI u. LANDRY (1965) sowie CLEMENCON (1970, 1973) anerkennen die ätiopathogenetische Bedeutung obstruktiver Lungenprozesse, diskutieren aber auch eine abdominelle Druckerhöhung bei der Entstehung der Pneumatosis cystoides intestinalis (Pneumatosis und Divertikulitis: FIBICH, 1963; Pneumatosis und Morbus Crohn: GHAHREMANI u.Mitarb., 1974).

III. Amyloidose

Amyloidosen sind komplexe Stoffwechselkrankheiten (BRUNS, 1967), deren *formale Genese* noch immer lückenhaft ist (Abb. 271) (LETTERER, 1934, 1966, 1968; TEILUM 1954, 1964, 1968; PAVLIKHINA u. SEROV, 1962; STRUKOW u.Mitarb., 1963; ALY u.Mitarb., 1968; LOBE u.Mitarb., 1972). Amyloide sind paraplastische Stoffgemische (CHRISTENSEN, 1968; ASHKENAZI u.Mitarb., 1968; GAFNI u.Mitarb., 1968; MUIR u. COHEN, 1968; SCHMITZ-MOORMANN, 1968; KIKKAWA u.Mitarb., 1968).

Der Name Amyloid wurde von RUDOLF VIRCHOW (1854) geprägt, da sich der „wachsartige Stoff" mit der histochemischen Jodreaktion als Stärke-(Amylum-)ähnlich anfärben ließ. Erst die Elektonenmikroskopie hat in den Amyloiden *Faserproteine* nachweisen können (COHEN u. CALKINS, 1959; Übersicht u. Lit.: COHEN, 1968).

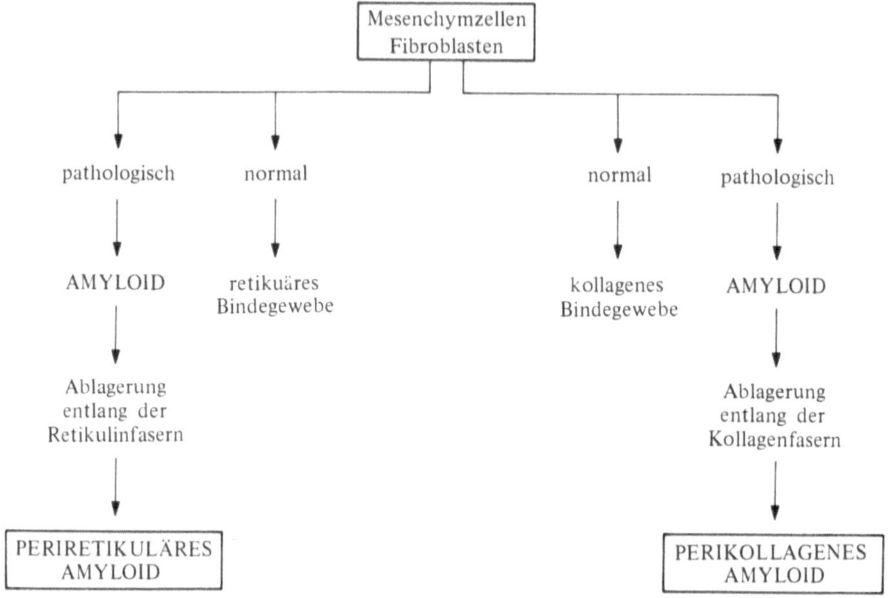

Abb. 271. Zur formalen Pathogenese der periretikulären und perikollagenen Amyloidose. [Modifiziert nach MISSMAHL (1968)]

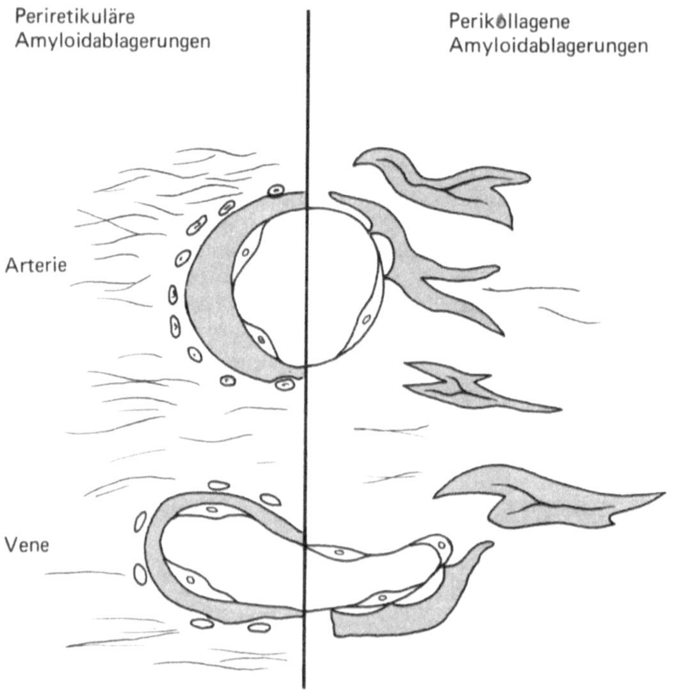

Abb. 272. Schematische Darstellung der periretikulären und perikollagenen Amyloidose. [Modifiziert nach MISSMAHL (1968)]

Amyloideinlagerungen führen zu chronischer Organinsuffizienz. Ausdehnung und Lokalisation der Einlagerungen bestimmen die pathogene Wertigkeit.

In Verbindung mit den natürlichen Bindegewebsfasern lassen sich im Gewebe zwei *Lokalisationsmuster* unterscheiden: *periretikuläre* und *perikollagene* Amyloidosen (Abb. 272) (MISSMAHL u. GAFNI, 1964; MISSMAHL, 1968a und b). Amyloide können generalisiert oder lokalisiert abgelagert werden; Amyloide können auch als erbliche Kataboliten vorkommen (BERMMAN, 1962; BECKER u.Mitarb., 1964; MISSMAHL, 1964; DELANK u.Mitarb., 1965; ANDRADE, 1968). Danach ist die in Tabelle 95 zusammengestellte Systematik der Amyloidkrankheiten möglich.

Zwischen den hereditären, idiopathischen und erworbenen Amyloidosen bestehen im klinischen Bild nur graduelle, keine grundsätzlichen Unterschiede.

Sekundäre (erworbene) Amyloidosen des Gastrointestinaltraktes werden als Komplikation der Colitis ulcerosa und des Morbus Crohn gefunden (Lit.: MOTTET, 1971). Unter den protopathischen Amyloidosen fand SYMMERS (1956a und b) eine gastrointestinale Beteiligung von 70%.

Bei den generalisierten *periretikulären* Amyloidosen ist der Gastrointestinaltrakt fast immer mitbeteiligt. Daraus ergibt sich die hohe Erfolgsquote der

Tabelle 95. Systematik der Amyloidosen (A). (Nach MISSMAHL, 1968)

	Periretikulär	Perikollagen
Generalisierte Amyloidablagerungen		
1. Hereditär	A. bei familiärem Mittelmeerfieber	neuropathische familiäre A.
	A. mit Urtikaria und Taubheit	kardiopathische familiäre A.
2. Idiopathisch (primär, protopathisch)	Entspricht im Krankheitsbild den familiären bzw. den erworbenen A. Grundkrankheiten oder familiäre Häufungen sind aber nicht nachweisbar	
3. Erworben (sekundär)	„Sekundäre A." im Gefolge chronischer Entzündungen, rheumatischer Erkrankungen oder maligner Tumoren. A. bei Paraproteinämien; z.B. bei multiplem Myelom, Morbus Waldenström oder bei Lupus erythematodes disseminatus	
Lokalisierte Amyloidablagerungen		
1. Hereditär		familiäres Amyloid der Haut, familiäres Amyloid der Augen, Phäochromozytom
2. Idiopathisch		Altersamyloid, Lichen amyloidosus, tumor-artige Amyloidablagerungen
3. Erworben		A. der Langerhansschen Inseln bei Diabetes mellitus, A. bei oder nach lokal-entzündlichen Prozessen und Röntgenbestrahlung

Rektumbiopsie (bis 96,9% aller Amyloidosen; nach GAFNI u. SOHAR (1960) bis 78%) bei der Diagnose der Erkrankung (DUCROT u.Mitarb., 1961; FENTEM u.Mitarb., 1962; MISSMAHL, 1963, 1964, 1968a und b). Die Beschwerden sind in den Frühphasen uncharakteristisch; Völlegefühl im Magen und Übelkeit werden am häufigsten geklagt. Später beherrschen Durchfälle und Obstipationen das Bild. Bei gleichzeitig bestehender Urämie (Nierenamyloidose) können die Durchfälle blutig sein (LONG u.Mitarb., 1965). Tödliche Blutungen aus dem Gastrointestinaltrakt indessen sind selten. Resorptionsstörungen im Sinne der Malapsorption treten nur in den Endphasen der Erkrankung auf (GREEN u.Mitarb., 1961; HERSKOVIC u.Mitarb., 1964). Häufiger ist ein vermehrter intestinaler Eiweißverlust (exsudative Enteropathie). Die periretikuläre Amyloidose

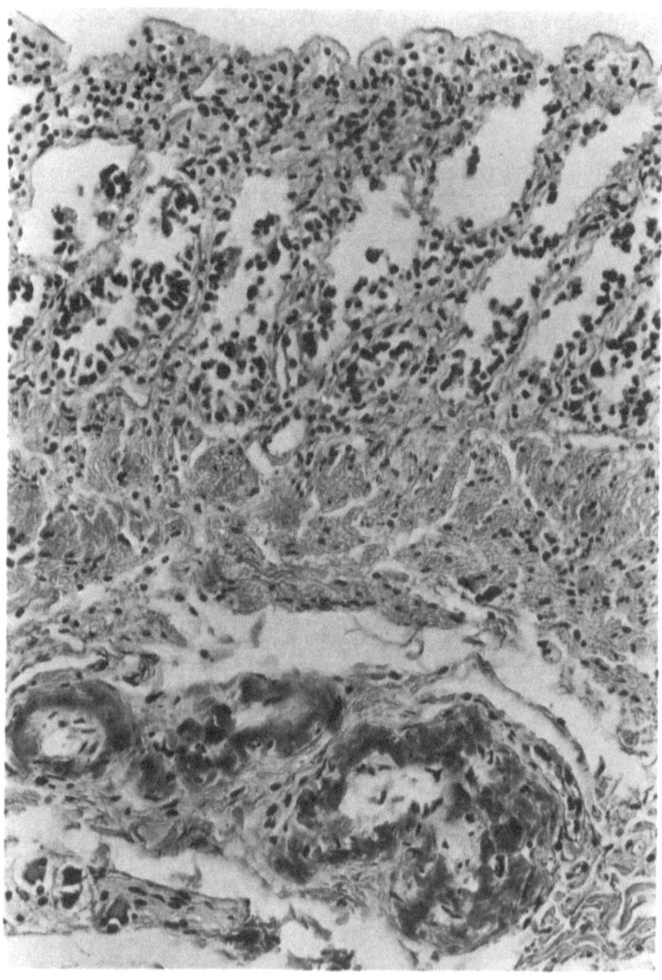

Abb. 273. Rektumschleimhaut: periretikuläre Amyloidablagerungen bei generalisierter Amyloidose. Färbung: Kongo. Vergr. 245:1

wird vor allem beim familiären Mittelmeerfieber und im Gefolge chronischer
Entzündungen gefunden. Das periretikuläre Amyloid ist in den subintimalen
Lagen der kleinen Arterien und Arteriolen der Mukosa und Submukosa lokali-
siert (Abb. 273).

Perikollagene Amyloidosen kommen als sekundäre Erkrankungen in 10–20%
aller Patienten mit multiplem Myelom oder Morbus Waldenström vor. Das
klinische Erscheinungsbild ist bei den perikollagenen Amyloidosen vielgestaltiger
als bei den periretikulären, da die Massivität der Amyloidablagerungen in den
verschiedenen Organen und Geweben stärker variiert. Bei einem Teil der Patien-

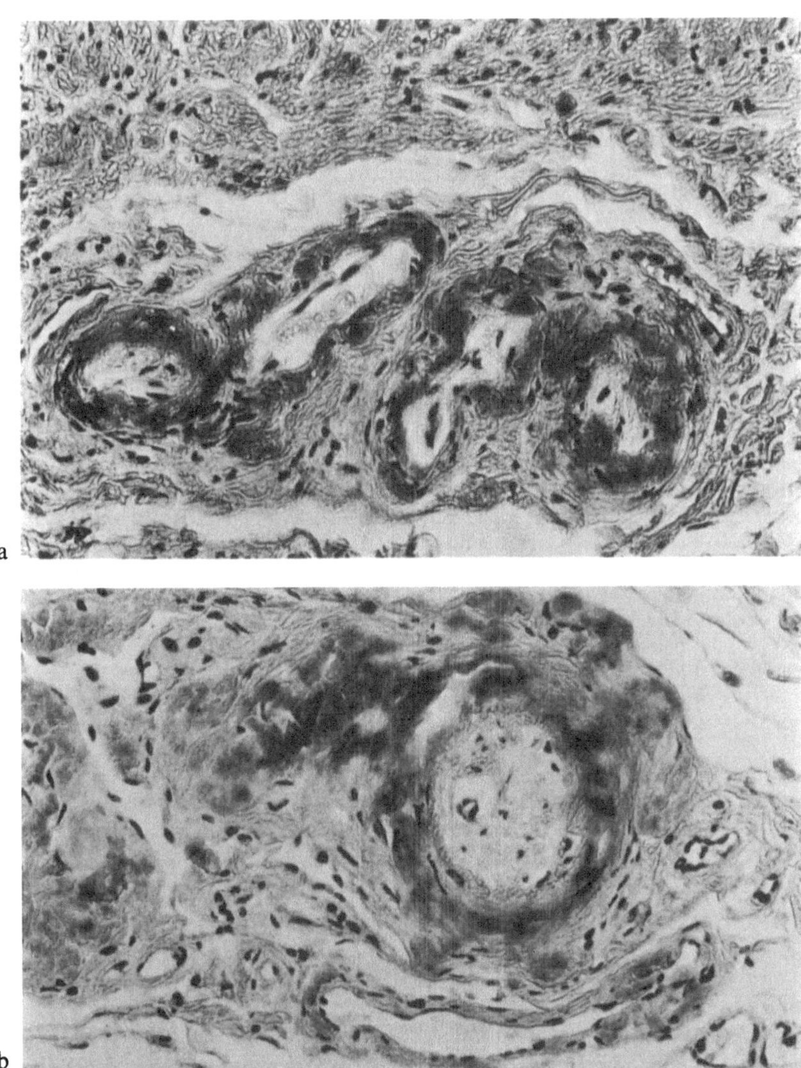

Abb. 274a u. b. Rektumschleimhaut: periretikuläre (a) und perikollagene (b) Amyloidose.
Färbung: Kongo. Vergr. 300:1

ten kann eine Polyneuropathie oder Myokardiopathie im Vordergrund stehen, bei anderen der Amyloidbefall des Gastrointestinaltraktes.

Bei der gastrointestinalen Manifestation der perikollagenen Amyloidose stehen Übelkeit, Völlegefühl und Druck in der Magengegend im Vordergrund; Beschwerden, die Monate oder Jahre unverändert persistieren können. In den Spätstadien kommt es häufig zu Obstipationen, die von teilweise sehr heftigen Durchfällen unterbrochen werden. In schweren Fällen ist die gesamte Submukosa des Dünn- und Dickdarms von Amyloidablagerungen durchsetzt. Daraus resultieren ein Malapsorptions-Syndrom mit Steatorrhoe und eine stark reduzierte Vitamin B_{12}-Resorption. Krampfartige Schmerzen sind häufig. Akut auftretenden Schmerzen können durch einen amyloidbedingten Mesenterialgefäßverschluß ausgelöst werden (BRODY u. Mitarb., 1964); sie können aber auch Symptom der Perforation eines durch Amyloidablagerungen bedingten Ulkus sein (BROM u. Mitarb., 1970). Gastrointestinale Motilitätsstörungen sind Folge starker Amyloidablagerungen in den autonomen Nervengeflechten der Darmwand (BRODY u. Mitarb., 1964).

Perikollagenes Amyloid wird vor allem im Bereich der Adventitia von Arterien und Venen gefunden (GILAT u. Mitarb., 1969).

IV. Die sog. „Kolon-Histiozytose" („Muziphagen")

Die sog. „Kolon-Histiozytose" gilt als morphische Entität ohne klinisch-pathogene Wertigkeit (ROWLANDS u. LANDING, 1960; FISHER u. HELLSTROM, 1964; PITTMAN u. Mitarb., 1966; EKUAN u. HILL, 1968; LOU u. Mitarb., 1971). Sie ist gekennzeichnet durch eine Ansammlung von speichernden Makrophagen (=„Muziphagen": AZZOPARDI u. EVANS, 1966) in der Lamina propria mucosae. Das granuläre Zytoplasma der Makrophagen gibt eine positive PAS-, Mucicarmin-, Alcianblau- und Aldehydfuchsin-Reaktion (AZZOPARDI u. EVANS, 1966; LOU u. Mitarb., 1971; WHITEHEAD, 1973). Das phagozytierte und gespeicherte Material entstammt einzelnen Becherzellen, die unter gewissen (noch unklaren) Konditionen ihr mukoides Sekret gewissermaßen retrograd in die Lamina propria mucosae freisetzen (LOU u. Mitarb., 1971).

In Rektumbiopsien und Operationspräparaten können „Muziphagen" regelmäßig zwischen 50 und 100% der untersuchten Fälle nachgewiesen werden (AZZOPARDI u. EVANS, 1966; YUNIS u. SHERMAN, 1970). Da sie besonders häufig bei Kindern angetroffen werden (YUNIS u. SHERMAN, 1970), liegt die Vermutung einer „Reifungsstörung" einzelner Becherzellen nahe.

Das differentialdiagnostische Spektrum umfaßt vor allem einen rektal manifestierten Morbus Whipple (CARAVATI u. Mitarb., 1963; GONZALEZ-LICEA u. YARDLEY, 1968; OTTO u. Mitarb., 1972), das kongenitale Fehlen des "high-density lipoprotein" (=Tangiers Krankheit) und die Wolmansche Krankheit (WHITEHEAD, 1973).

V. Malakoplakie

D. v. HANSEMANN beschrieb 1903 erstmals eine sog. „Malakoplakia vesicae urinariae": „In der Schleimhaut der Blase finden sich, breitbasig aufsitzend, eine Anzahl teils rundlicher, teils ovaler, flach pilzförmig prominierender, gelblicher Gebilde". Das histologische Korrelat dieser Veränderungen fand sich

in großen histiozytären Zellformen mit körnigem Zytoplasma (sog. „v. Hansemann-Histiozyten"). MICHAELIS u. GUTMANN (1902) konnten in diesen Zellen
Eisen-positive Einschlüsse (sog. „Michaelis-Gutmann-Körperchen") nachweisen, die sich in späteren Untersuchungen auch als PAS- und Kossa-positiv
erwiesen (Lit.: LOU u. TEPLITZ, 1974). HANSEMANN sah weder eine Beziehung
zu Entzündungen, obwohl schon von ihm koliforme Keime in den Affektionen
gefunden worden waren, noch zu echten Tumoren. Die von ihm gewählte Krankheitsbezeichnung (von πλαζ-Kuchen, μαλακός-weich) war rein deskriptiv und
bezüglich der Ätiopathogenese nichts präjudizierend.

1965 wurde die Malakoplakie erstmals auch im Bereich des Kolon beschrieben (TERNER u. LATTES, 1965; GONZALEZ-ANGULO u.Mitarb., 1965). Inzwischen
liegen weitere Beobachtungen vor (YUNIS u.Mitarb., 1967; FINLAY-JONES
u.Mitarb., 1968; RYWLIN u.Mitarb., 1969; DISILVIO u. BARTLETT, 1971;
DOCKERTY, 1972; RANCHOLD u. KAHN, 1972; POVYSIL, 1974; LOU u. TEPLITZ,
1974).

Makroskopisch finden sich auch im Kolon leicht erhabene, herdförmig scharf
begrenzte polypoide Läsionen, hervorgerufen durch eine dichte Ansammlung
großer, histiozytärer Zellformen (Abb. 275). Eine lokal-entzündliche Reaktion
ist nur spärlich entwickelt: zwischen den „v. Hansemann-Histiozyten" liegen
einzelne Lymphozyten, Plasmazellen und Fibroblasten. Die Makrophagen ent-

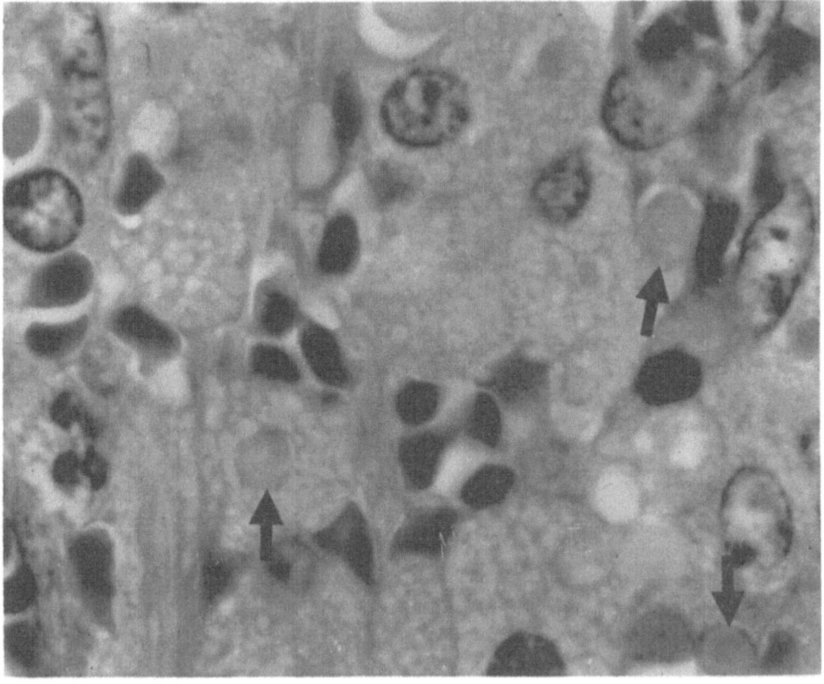

Abb. 275. Malakoplakie, Kolon: sog. „v. Hansemann-Zellen" mit Michaelis-Gutmann-
Körperchen (Pfeile). Färbung: HE. Vergr. 1200:1. [Aus LEWIN, K., u.Mitarb.: Gastroenterology **66**, 28 (1974)]

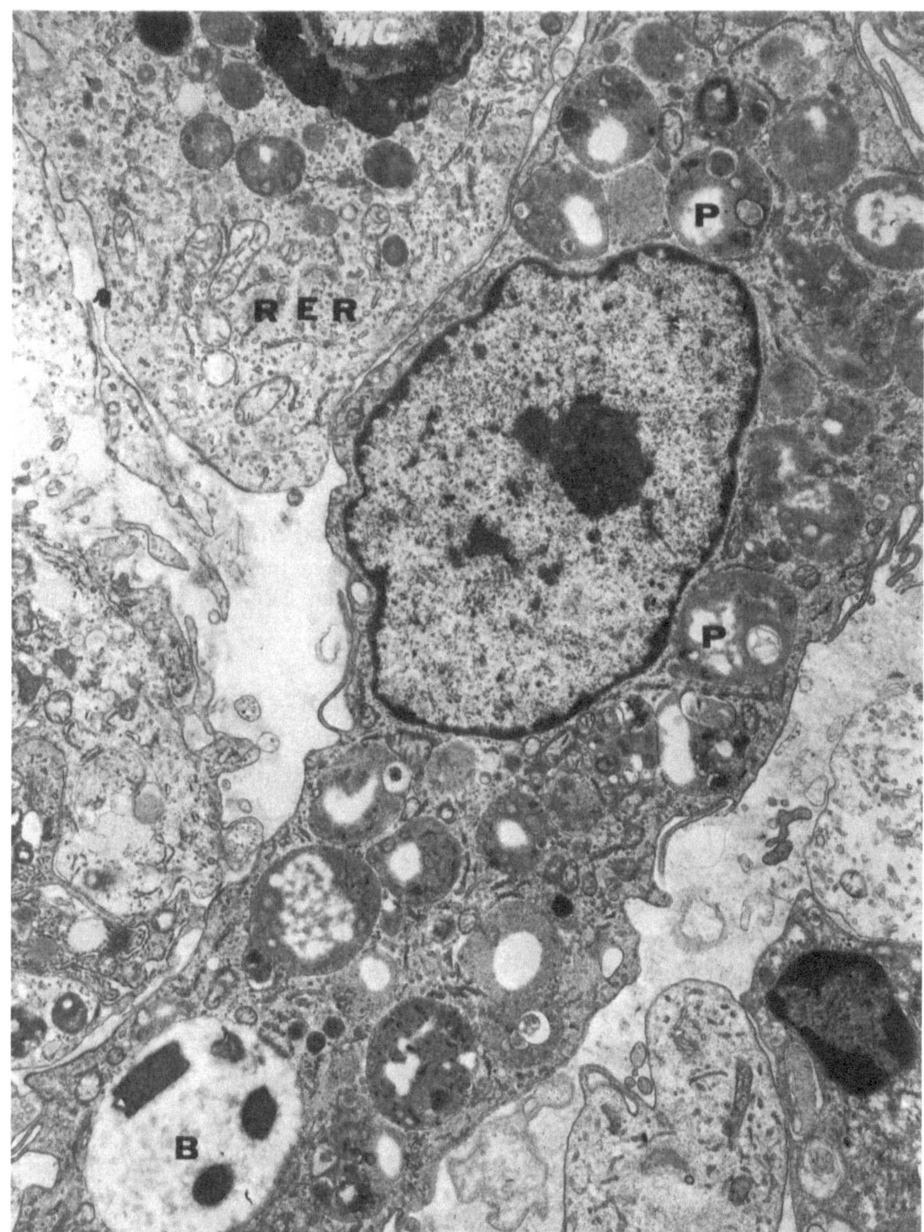

Abb. 276. Malakoplakie, Kolon: sog. „v. Hansemann-Zellen" mit zahlreichen Phagolysoso-men (*P*), ein Michaelis-Gutmann-Körper (*MG*) und bazilliforme Strukturen (*B*). Kontrastie-rung: Bleicitrat und Uranylacetat. Vergr. 4000:1, auf 90% verkleinert. [Aus LEWIN, K., u.Mitarb.: Gastroenterology **66**, 28 (1974)]

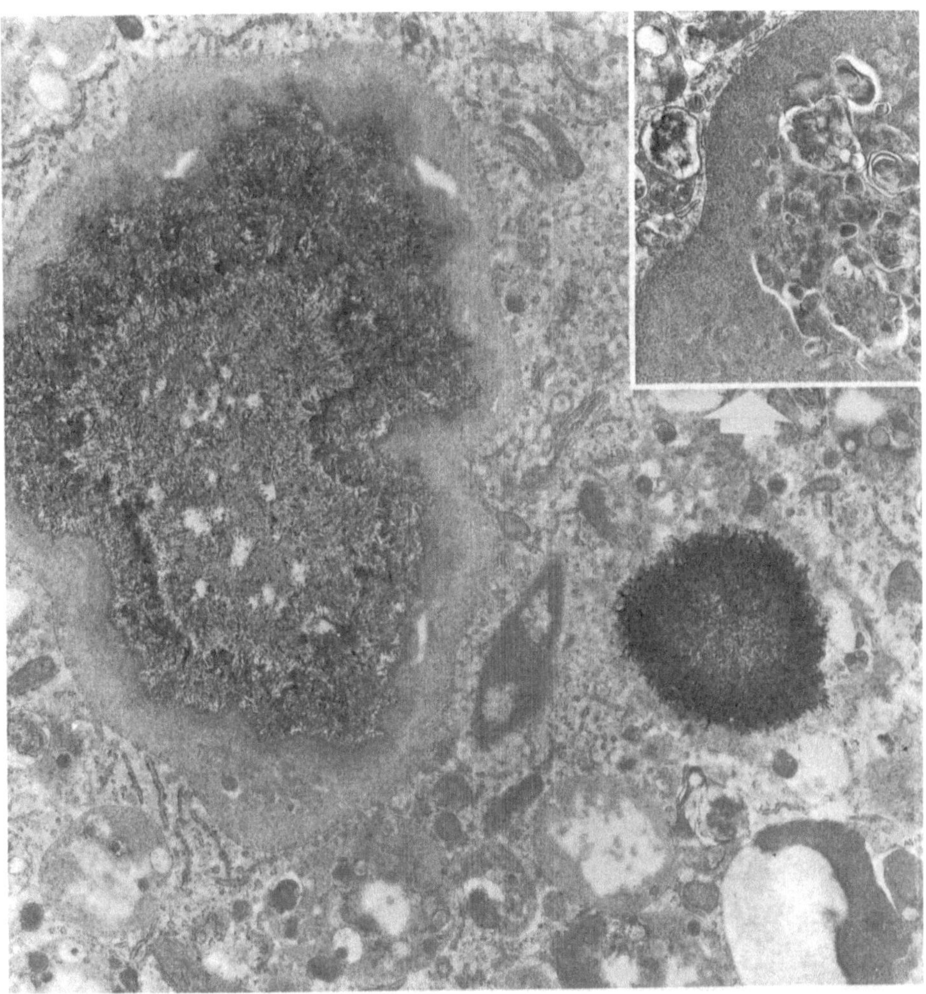

Abb. 277. Malakoplakie, Kolon: Michaelis-Gutmann-Körper. Kontrastierung: Bleicitrat
und Uranylacetat. Vergr. 5000:1, auf 90% verkleinert. [Aus LEWIN, K., u.Mitarb.: Gastroenterology **66**, 28 (1974)]

halten nach elektronenmikroskopischen Untersuchungen (Abb. 276 und 277)
zahlreiche Bakterien und membranbegrenzte Phagolysosomen, in denen offenbar
ein stufenweiser Bakterienabbau stattfindet (McCLURG u.Mitarb., 1973; LOU
u. TEPLITZ, 1974; POVYSIL, 1974; LEWIN u.Mitarb., 1974). Zahlreiche Phagolysosomen weisen vor allem in den zentralen Partien kristalline Calciumpräzipitate
auf (McCLURG u.Mitarb., 1973; LOU u. TEPLITZ, 1974), die durch die Kossa-
Reaktion schon lichtmikroskopisch verifizierbar sind und die in dieser Form
spezifisch für die Malakoplakie zu sein scheinen.

Bei den Bakterien handelt es sich wahrscheinlich um enterogene, coliforme Keime.
LOU u. TEPLITZ (1974) konnten E. coli und Klebsiella kultivieren.

Zuverlässige Angaben über die Häufigkeit der Malakoplakie liegen nicht vor. Die autoptische Häufigkeit für die Harnblase wird mit 0,016% angegeben (BLEISCH u. KONIKOV, 1952). Eine klinische Symptomatik besteht offenbar nicht. Bis heute ungeklärt sind Ätiologie und Pathogenese. Es fällt auf, daß zahlreiche Fälle von Malakoplakie bei schweren Lungentuberkulosen auftreten; deshalb werden (ähnlich dem Morbus Whipple) disponierende Wirtfaktoren diskutiert. Diese liegen wahrscheinlich in einer Alteration des zellulären und humoralen Immunsystems.

VI. Endometriose

Die Beteiligung des Dickdarms (Analkanal: MINVIELLE u. LaCRUZ, 1968) an extrauterinen Endometriosen wird im Mittel mit 15–25% aller extragenitalen Manifestationen angegeben (TAGART, 1959; HAUCK, 1960; KRATZER u.Mitarb., 1900; DAVIS u.Mitarb., 1963; GALVAN u.Mitarb., 1966; SPJUT u. PERKINS, 1969). Der rekto-sigmoidale Darmabschnitt ist bevorzugt betroffen (WYNN, 1971; RÖHER, 1973). Bei dieser Lokalisation liegt wahrscheinlich ein kontinuierliches Fortwachsen von Endometrium mit „Infiltration" der benachbarten Darmabschnitte vor (KRIEG u. BRÜNNER, 1973). Nach FISCHER u. WIDMAIER (1963) sind isolierte Darmendometriosen selten.

Nur 5–10% aller Dickdarm-Endometriosen erlangen eine klinisch im Vordergrund stehende Bedeutung (RÖHER u. GRÖZINGER, 1973). Die klinische Symptomatik ist abhängig vom Ausmaß der endometrialen Areale; eine sozusagen pathognomonische Symptomatik existiert nicht (HENSCHEN, 1941; BILEK u. SCHEELE, 1962; KRIEG u. BRÜNNER, 1973; RÖHER, 1973). Die in der Darmwand lokalisierten endometrialen Bezirke können durch Größenzunahme oder intramurale Blutungen (WYNN, 1971) in seltenen Fällen zur Stenosierung oder totalen Obstruktion des Darmlumens führen; der konsekutive Dickdarmileus erfordert frühzeitig eine chirurgische Intervention (FISCHER u. WIDMAIER, 1963; BURNS, 1967; WILLIAMS, 1963; KRIEG u. BRÜNNER, 1973; RÖHER, 1973). Wachsen die endometrialen Herde bis in die Mukosa, kommt es zu Blutungen in die Darmlichtung und zu Blutabgängen. Akut-bedrohliche Blutungen sind aber selten. Die Blutungen verlaufen meistens chronisch-rezidivierend, periodenabhängig; sie sind oft durch begleitende dysmenorrhoische Beschwerden sowie durch rektale und pelvine Schmerzen gekennzeichnet. Rektoskopisch und koloskopisch sind die Schleimhautmanifestationen als weiche, polypös-erhabene, blau-rot gefleckte Areale erkennbar (RÖHER, 1973; RÖHER u. GRÖZINGER, 1973).

Neben entzündlichen Prozessen und gutartigen Tumoren müssen differentialdiagnostisch in erster Linie Karzinome ausgeschlossen werden. Kolon- bzw. Rektumbiopsien zeigen oft nur unspezifische Entzündungsreaktionen oder Narbengewebe. Ausreichend tief entnommenes Gewebe läßt endometriale Herde zwar besser erkennen, birgt in sich aber die Gefahr der Perforation. Da in vielen Fällen weder klinisch-röntgenologisch noch bioptisch ein Dickdarm-Karzinom oder die seltene Entwicklung eines endometrialen Adenokarzinoms (HENSCHEN, 1941; PANGANIBAN u. CORNOG, 1972) ausgeschlossen werden können, gewinnt die explorative Laparotomie mit der möglichen Schnellschnitt-Diagnostik besondere Bedeutung. Auch bei der Laparotomie imponieren viele Endometriosen zunächst als Karzinom. Die histologische Aufarbeitung (Abb. 278) zeigt, zumeist eingebettet in hypertrophe Darmmuskulatur und Narbengewebe, drüsige Strukturen mit unterschiedlich weiten Lumina und einer zytogenen Stromareaktion, die durch ihren „histolytischen Effekt" ein „infiltratives" Wachstum begünstigt (GLATTHAAR, 1961; STAMM, 1962). Drüsenepithel und Stroma unterliegen, wie die Uterusschleimhaut, dem hormonalen Einfluß der Ovarien mit zyklisch

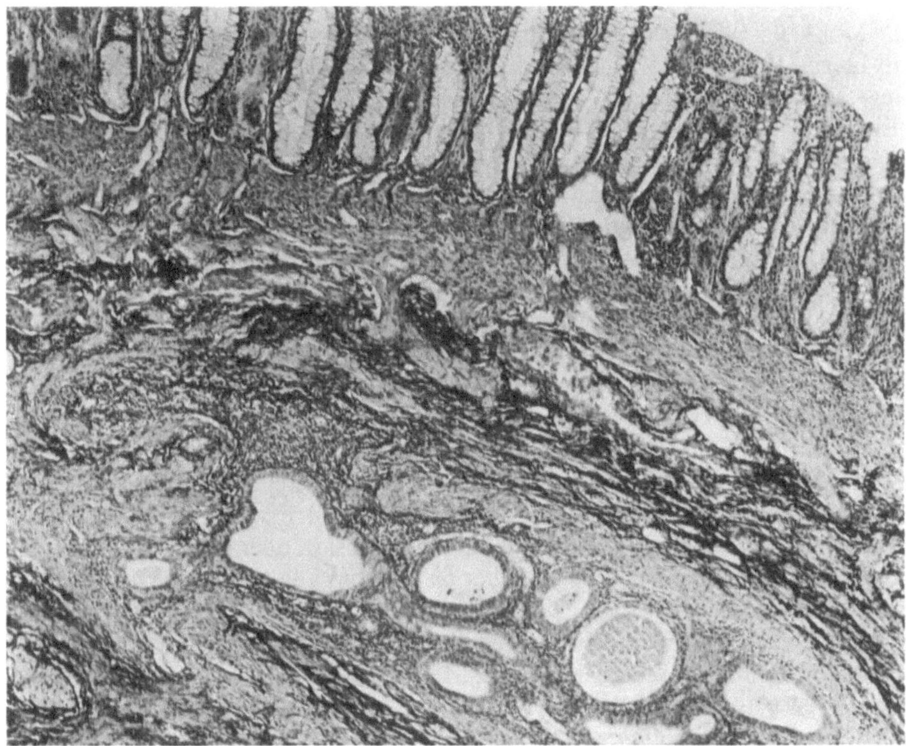

Abb. 278. Endometriose des Kolon mit nur geringer zytogener Stromareaktion. Färbung:
v. Gieson. Vergr. 190:1, auf 90% verkleinert

charakterisierten histomorphologischen Veränderungen. Das endometriale
Stroma enthält vielfach Entzündungszellen und Hämosiderin-beladene Makrophagen.

Endometriale Herde mit einem Durchmesser von mehr als 5 cm werden
definitionsgemäß als *Endometriome* bezeichnet (HENSCHEN, 1941; MORSON u.
DAWSON, 1972).

Die Pathogenese der extragenitalen Endometriose ist noch weitgehend unklar. Neben
der Theorie einer „Entstehung an Ort und Stelle" (MEYER, 1930; HEIM, 1959) gibt es
die als wahrscheinlicher geltende Implantationstheorie (SAMPSON, 1921, 1922). Bei der Implantation soll es durch operative Eingriffe am Uterus oder durch penetrierendes Wachstum
des Endometrium zur Verschleppung von Gewebe kommen. Außerdem besteht die Möglichkeit der kanalikulären Ausbreitung sowie die der hämatogenen und lymphogenen Aussaat
(PHILIPP u. HUBER, 1939, 1940; HOBBS u. BORTNICK, 1940).

VII. Das solitäre Ulkus des Rektum

Das solitäre Ulkus des Rektum ist ein seltenes proktologisches Leiden. Es
verläuft gutartig, ist jedoch sehr therapie-resistent und kann über Jahre unverändert persistieren (HASKELL u. ROVNER, 1965). Die Diagnose wird nicht nur

per exclusionem, sondern durch Rektoskopie und Biopsie gestellt (MADIGAN u. MORSON, 1969; JALAN u.Mitarb., 1970; RIEK u. HALTER, 1971; RIEK u.Mitarb., 1971; RIEK, 1973). Das solitäre Rektalulkus tritt in jedem Lebensalter auf; Männer und Frauen werden in gleicher Weise betroffen. Beschwerden (Blut- und Schleimabgänge, Schmerzen im Rektum oder Unterbauch, Durchfälle, Tenesmen) und klinische Befunde sind uncharakteristisch und oft nur wenig ausgeprägt. Bemerkenswert aber sind psychische Abnormitäten bei einem hohen Prozentsatz der Patienten (RIEK u.Mitarb., 1971).

Relativ häufig ist das solitäre Ulkus des Rektum mit Hämorrhoiden oder mit einem Rektumprolaps kombiniert; nach MADIGAN und MORSON (1969) bis 16%. Bis zu 30% finden sich zwei oder mehr Ulzera (MADIGAN u. MORSON, 1969). Die Bezeichnung „solitär" ist demnach nicht zutreffend.

Die Ulzera sind 1–3 cm groß. Sie liegen 4–12 cm oberhalb des Analringes, zumeist auf der Ventralseite (bis 44%) des Rektum und bevorzugt auf einer Houstonschen Falte (BUTSCH u.Mitarb., 1969; Lit. RUTTER u. RIDDELL, 1975). Es handelt sich um flache Geschwüre. Infolge einer hyperämischen Randzone ist ihre Begrenzung relativ scharf; der Ulkusgrund erscheint grau-weiß und ohne Belag. Perifokal ist die Schleimhaut oft ödemisiert oder knotig aufgeworfen. Dieser Aspekt findet sich in etwas über 50% aller Fälle (MADIGAN u. MORSON, 1969; RIEK u.Mitarb., 1971).

Histologisch (Abb. 279) findet sich eine *oberflächliche* Ulzeration ohne stärkeres Entzündungsinfiltrat, nach der Tiefe zu irregulär angeordnete Drüsen mit „hyperplastisch-basophilem Epithel" (MADIGAN u. MORSON, 1969) sowie eine *„fibromuskuläre Obliteration"* der Lamina propria mucosae. Gelegentlich lassen sich in die Submukosa verlagerte, zystisch erweiterte Drüsen nachweisen.

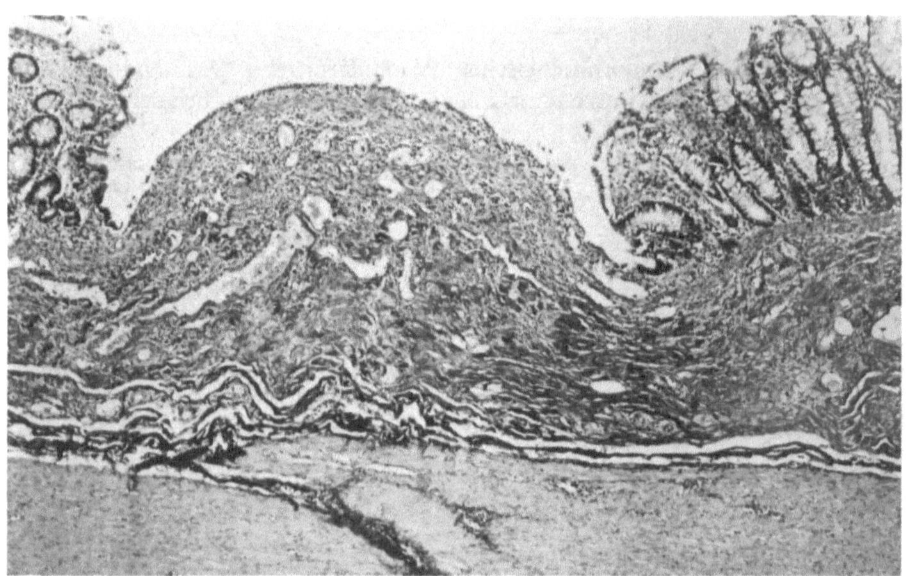

Abb. 279. „Solitäres Ulkus" des Rektum. Färbung: v. Gieson. Vergr. 60:1 (Präparat: Dr. H. HÜSSELMANN, Pathol. Inst. des AK Hamburg-Harburg)

Verwechslungen mit der Colitis cystica profunda sind möglich (GOODALL u. SINCLAIR, 1957; EPSTEIN u.Mitarb., 1966; WAYTE u. HELWIG, 1967; Übersicht u. Lit.: RUTTER u. RIDDELL, 1975).

Differentialdiagnose: Rektum-Karzinome, Morbus Crohn, Colitis ulcerosa, Strahlenulzera, ischämische Ulzera, Amöbiasis, Lues, Gonorrhoe, Lymphogranuloma inguinale.

Komplikationen sind selten. Gelegentlich kann es zu rezidivierenden Blutungen aus dem Ulkus oder zu narbigen Strikturen des Rektum kommen.

Ätiologie und Pathogenese des solitären Rektalulkus sind unbekannt. Folgende Möglichkeiten werden diskutiert:
1. Dem Ulkus liegt primär eine chronisch-unspezifische Proktitis zugrunde (JALAN u.Mitarb., 1970). Durch die mechanische Wirkung des Stuhls entsteht besonders bei chronischer Obstipation ein Ulkus. Für diesen Mechanismus spricht die bevorzugte Lage auf den Houstonschen Falten; die Seltenheit des Leidens ist allerdings ein gewichtiges Argument gegen diese Annahme.
2. Eigen-induzierte Traumatisierungen infolge etwa digitaler Defäkationshilfen (psychische Abnormitäten!), die bis zu 20% beobachtet werden (MADIGAN u. MORSON, 1969).
3. MADIGAN und MORSON (1969) diskutieren auch die Möglichkeit einer Schleimhaut-*Heteroplasie* mit sekundärer Entzündung, fibromuskulärer Obliteration und flacher Ulzeration. ALLEN (1954) spricht in diesem Zusammenhang von *„invertierten hamartomatösen Polypen"*.
4. Auch äußere oder innere Rektumprolabierungen werden als Ursache für die Ulkusbildung diskutiert (RIEK u.Mitarb., 1971; RUTTER u. RIDDELL, 1975). Bei der Defäkation wird die prolabierte Mukosa immer wieder traumatisiert, bis schließlich ein persistierendes Ulkus entstanden ist (Abb. 279). Für diese Hypothese sprechen die gleichartigen histologischen Veränderungen (*fibromuskuläre Obliteration*) bei solitären Ulzera und Prolabierungen (vgl. auch: PARKS u.Mitarb., 1966).

VIII. Sterkorale Ulzera

Der Druck abnorm harter Skybala oder von Koprolithen (PRINTZ u.Mitarb., 1961) verursacht dekubitale Nekrosen der Rektumschleimhaut, sog. sterkorale Ulzera (SIEGMUND, 1929; GRINVALSKY u. BOWERMAN, 1959). Sterkorale Ulzera sind häufig multipel und bevorzugt im Sigma und Rektum lokalisiert. Es handelt sich um flache, scharf begrenzte Geschwüre. Die unmittelbare Umgebung kann entzündlich-ödematös verdickt sein. Mikroskopisch besteht eine eitrige Entzündung mit Bakterien und Fäkalresten auf dem Ulkusgrund (Differentialdiagnose zu den solitären Rektalulzera). Bei ausgedehnten „Sterkoraltraumen" infolge schwerster chronischer Obstipation können sich Wandphlegmonen und Perforationen mit kotiger Peritonitis entwickeln.

Sterkorale Ulzera finden sich bevorzugt bei älteren Menschen. In der Pathogenese spielen wahrscheinlich auch ischämische Läsionen (Vasokonstriktionen, Arteriosklerose) eine Rolle (SELYE u.Mitarb., 1966; ZAHN u. GOERTTLER, 1971). In seltenen Fällen kann ein dekubitales Ulkus durch einen in das Darmlumen gelangten Gallenstein hervorgerufen werden (MARATKA u. KUDRMANN, 1970).

Obstruktive Prozesse (z.B. zirkuläre Karzinome) führen häufig zu einer Kotstauung und Dilatation des Kolon proximal der Stenose; nicht selten entwickeln sich in den dilatierten Darmteilen Ulzera, sog. *Dehnungsulzera,* die zu multiplen

Perforationen (Zäkum) führen können (RACK, 1952; ALBERS u.Mitarb., 1956; ROBERTSON u.Mitarb., 1958; AMBRUOSO u. FERARU, 1967; HUBER u. MOHR, 1973). Sie entstehen dadurch, daß infolge der Darmdilatiation auch eine Gefäßdehnung auftritt, die den venösen Rückfluß behindert; Stauungshyperämie, Thrombosen, Blutungen, Nekrosen und Ulzerationen sind schließlich die Folge.

Durch die Kombination von Dekubital- und Dehnungsmechanismen entsteht das Bild einer (sekundären) ulzerösen Kolitis oberhalb obstruktiver Läsionen im Sigma oder Colon descendens (=obstruktive Kolitis; vgl. S. 493) (MARATKA u. KUDRMANN, 1970).

IX. Colitis cystica profunda

Mit Zylinderepithel ausgekleidete Zysten in der Submukosa des Kolon wurden erstmals 1766 von STARK beschrieben (zit. nach WAYTE u. HELWIG, 1967; BALLAS u.Mitarb., 1971); VIRCHOW (1863) nannte das Krankheitsbild „Colitis cystica profunda" bzw. „polyposa", KOBAYASHI und KASUGAI (1973) „submucosal cysts of the large bowel" und TALERMAN (1971) „enterogenous cysts of the rectum".

Es handelt sich um unterschiedlich große (0,1–1,0 cm), überwiegend in der Submukosa gelegene, schleimgefüllte Zysten, die von regelhaftem Zylinderepithel und von Becherzellen ausgekleidet werden (GOODALL u. SINCLAIR, 1957; EPSTEIN u.Mitarb., 1966; BARNER, 1967; CARSTENS u. GONZALEZ, 1969). Nicht selten reichen die Zysten bis tief in die Muscularis propria (EPSTEIN u.Mitarb., 1966). Die Umgebung ist fibrosiert („Stromasklerose": RÖSCH u. HERMANEK, 1970; DEMLING, 1972) und chronisch-entzündlich infiltriert. Die Muscularis mucosae ist zumeist induriert und hyperplastisch (GOULSTON u. McGOVERN, 1969; BALLAS u.Mitarb., 1971). An der Oberfläche der Mukosa kann es gelegentlich zu Erosionen kommen (WAYTE u. HELWIG, 1967); häufig zeigt die Mukosa sessile polypoide Läsionen (VIRCHOW, 1863; EPSTEIN u.Mitarb., 1966; ALLEN, 1966; WAYTE u. HELWIG, 1967; FECHNER, 1967; BALLAS u.Mitarb., 1971; KOBAYASHI u. KASUGAI, 1973).

Der Austritt von Schleim in das Stroma führt zur Bildung sog. „Schleimseen" (EPSTEIN u.Mitarb., 1966), die gelegentlich eine Fremdkörperreaktion induzieren.

Die Colitis cystica profunda kommt als zirkumskripte (lokalisierte) oder diffuse Form vor (WAYTE u. HELWIG, 1967). Die diffuse Form ist nicht selten mit einer Colitis ulcerosa kombiniert (CARSTENS u. GONZALEZ, 1969). Die zirkumskripte Colitis cystica profunda scheint am häufigsten im Rektum, in 5–12 cm Höhe, lokalisiert, seltener im Sigmoid (MULDOOM u.Mitarb., 1968) oder Colon descendens (FECHNER, 1967; KOBAYASHI u. KASUGAI, 1973). Eine oberhalb der Muscularis mucosae gelegene *Colitis cystica superficialis* soll für die Pellagra pathognomonisch sein (DENTON, 1925).

Klinisches Leitsymptom der Colitis cystica profunda sind blutig-schleimige Durchfälle. Das Manifestationsalter der Erkrankung schwankt bei den bisher beobachteten Fällen zwischen 4 und 68 Jahren (WAYTE u. HELWIG, 1967). Die Ursache ist unbekannt. Für die diffuse Form werden chronische Entzündungen (Colitis ulcerosa) verantwortlich gemacht (EPSTEIN u.Mitarb., 1966; WAYTE u. HELWIG, 1967; FECHNER, 1967; BRYNJOLFSSON u.

HALEY, 1967; CARSTENS u. GONZALEZ, 1969; CHANI, 1970). Für die zirkumskripte Form werden kongenitale Schleimzysten, „invertiert" wachsende, hamartomatöse Polypen oder Mikrodivertikel bzw. intramurale Hernien mit sekundär-entzündlichen Veränderungen diskutiert (ALLEN, 1966; CARSTENS u. GONZALEZ, 1969; CLARK, 1969). Die Prognose ist besonders bei der umschriebenen Form gut, wenngleich Rezidive vorkommen können.

Die wichtigste Differentialdiagnose betrifft die Abgrenzung eines schleimbildenden Adenokarzinoms.

X. Irritables Kolon

Synonyma: spastisches Kolon, Reizkolon, Colica mucosa, funktionelle Diarrhoe, funktionelle Dickdarmkrankheit, enterale Dysfunktion, Kolon-Neurose (EISNER, 1972; FRANKEN, 1973).

Das irritable Kolon gehört zu den *funktionellen* Dickdarmerkrankungen (Lit.: KIRSNER u. PALMER, 1958; CHAUDARY u. TRUELOVE, 1961, 1962; DAVIDSON u. WASSERMANN, 1966; WALLER u. MISIEWICZ, 1969). Zum Krankheitsbild gehören abdominelle Schmerzen, Funktionsstörungen und psychische Verhaltensstörungen (BOCKUS, 1964; EISNER, 1971; HISLOP, 1971; FAHRLÄNDER, 1969, 1973). Das irritable Kolon ist ein überaus häufiges Krankheitsbild (Lit.: RUIZ DE AGUIAR GONZALES u. MENA, 1974). Die Diagnose wird vor allem per exclusionem, wenn organische Erkrankungen endoskopisch, radiologisch und gegebenenfalls bioptisch-histologisch ausgeschlossen sind, gestellt. Das Fehlen eines faßbaren pathologischen Prozesses ist das *wichtigste diagnostische Kriterium* (EISNER, 1972).

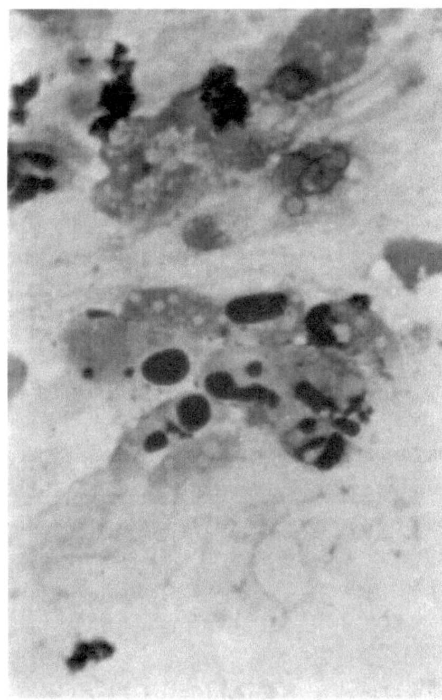
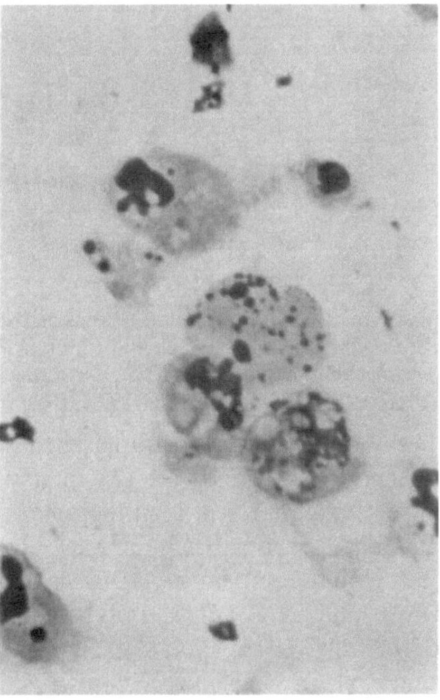

a   b

Abb. 280a und b. Rektumabstriche bei Colica mucosa: (a) abgerundete Rektumepithelien mit pyknotischen Kernen und hyalinen Zytoplasmaeinschlüssen; (b) Abbauformen von Rektumepithelien mit kleinkugeligem Kernzerfall und hyalinen Zytoplasmaeinschlüssen. Färbung: Pappenheim. Vergr. 800:1 (a) und 1280:1 (b). (Aus HENNING, N. WITTE, S.: Atlas der gastroenterologischen Zytodiagnostik. Stuttgart: Thieme 1968)

Die Funktionsstörungen bestehen als Obstipation und/oder Durchfall, die nicht selten intermittierend auftreten. Die beim irritablen Kolon oft schmerzhaft gesteigerte nicht-propulsive motorische Aktivität, die auch manometrisch nachgewiesen werden kann, führt zu einer intensiven Rückresorption von Natrium und Wasser aus dem Dickdarm und damit zur übermäßigen Eindickung des Kotes, der nur noch selten und in kleinen Mengen entleert wird (sog. *spastische Obstipation*) (CHAUDARY u. TRUELOVE, 1961; WANGEL u. DELLER, 1965).

Die gesteigerte Motilität beruht wahrscheinlich auf einer gesteigerten Erregbarkeit der parasympathischen Synapsen in der Darmwand (WOLF, 1966; EISNER, 1972); sie kann durch psychogene, pharmakologische (Prostigmin) und nutritive (Nahrungsmittelallergien) Reize induziert werden. Sichere Beziehungen zwischen der Schmerzschwelle und dem Ausmaß der Motilitätssteigerung fehlen aber (CHAUDARY u. TRUELOVE, 1961; WANGEL u. DELLER, 1965).

Häufig, allerdings nicht obligat, ist das irritable Kolon von *Sekretionsstörungen* begleitet. Die Schleimhautabsonderungen enthalten neben Mucopolysacchariden Kalium und Bicarbonat. Der nicht selten beträchtliche Kaliumgehalt der „flüssigen" Schleimmassen kann zur Hypokaliämie führen. Das irritable Kolon mit starkem Schleimabgang wird als *Colica musosa* bezeichnet. Zytologisch (Abb. 280) sollen die sog. *Colica-Zellen,* die bei der Colitis ulcerosa *nie* in nennenswerter Zahl vorkommen, einen relativ charakteristischen Befund darstellen (HENNING u. WITTE, 1957; WITTE u. HAUGG, 1971; WITTE, 1973; WITTE u. GÖBEL, 1973). Es handelt sich um Degenerationsformen des Darmepithels mit Karyopyknose, Karyorrhexis und hyalinen Zytoplasmaeinschlüssen. Nach WITTE (1973) stellen sie das *einzige* mikromorphologische Äquivalentbild der Colica mucosa dar. Dagegen fand HAFERKAMP (1958) bei 2 Fällen von Colica mucosa „eine mächtige, auf die Mukosa des Dickdarms beschränkte Hyperplasie des vegetativen nervösen Endnetzes"; Veränderungen der intramuralen Plexus lagen nicht vor.

K. Tumoren

I. Gutartige epitheliale Tumoren: Polypen

Mit über 90% stehen Polypen an erster Stelle *aller* gutartigen Dickdarmtumoren.

Der vor allem klinisch-endoskopisch (röntgenologisch) gebrauchte (nicht definierte) Begriff Polyp bezeichnet zunächst alle umschriebenen, gestielten oder sessilen Vorwölbungen der Darmschleimhaut (vgl. S. 282; DEUCHER u. COTAR, 1967; REIFFERSCHEID, 1967a und b; OTTENJANN, 1973; WIEBECKE, 1973; RÖSCH, 1973; WEIDENHILLER u.Mitarb., 1974).

Die Variabilität der histologischen Struktur der Polypen, die durchaus prognostische Rückschlüsse erlaubt, macht eine *Klassifizierung* erforderlich; diese kann wesentlich nur auf histologischen Kriterien beruhen (Tabelle 96).

Im allgemeinen hat sich die Klassifizierung nach MORSON und BUSSEY (1970) mit der Unterteilung in *neoplastische, hyperplastische* (=metaplastische), *hamartomatöse* und *entzündliche* Polypen durchgesetzt (vgl. auch: EDER u.Mitarb., 1970; BECKER, 1973; PARKS u. STUART, 1973; OTTENJANN, 1973; WENNSTROM u.Mitarb., 1974; LEFFALL u. CHUNG, 1974; OTTENJANN u.Mitarb., 1974; WIEBECKE u.Mitarb., 1974).

Eine erste grundlegende Einteilung der (Rektum-)Polypen im Hinblick auf maligne Entartungsmöglichkeiten wurde von SCHMIEDEN und WESTHUES (1927) vorgenommen („prognostische Polypenbeschreibung"; vgl.: ELSTER u. WÜNDISCH, 1965; BECKER, 1973). Als Kriterien dieser „prognostischen Polypenbeschreibung" dienten der Entdifferenzierungsgrad des Epithels, das Verhalten der Drüsenschläuche zueinander und zum „bindegewebigen

Tabelle 96. Klassifizierung polypöser Läsionen des Dickdarms. (Nach MORSON u. BUSSEY, 1970)

Polypenart	Singulär	Multipel (Polypose)
1. Neoplastische Polypen	Adenomatöse Polypen	Familiäre Polyposis (Adenomatosis) coli Familiäre Polypose des ganzen Gastrointestinaltraktes Gardner-Syndrom
	Villöse Polypen (=Zottentumor, =villous papilloma) Mischformen (=adeno-villöse Polypen, =papillary adenoma)	
2. Hamartomatöse Polypen	Juvenile Polypen	Juvenile Polypose Juvenile Polypose des ganzen Gastrointestinaltraktes
	Peutz-Jeghers-Polyp	Peutz-Jeghers-Syndrom (Polypose) Cronkhite-Canada-Syndrom?
3. „Unklassifizierbare" Polypen	Hyperplastische (=metaplastische) Polypen	Multiple hyper-(=meta-)plastische Polypen
4. Entzündliche	Entzündliche (sog. Pseudo-) Polypen bei Colitis ulcerosa Gutartige lymphoide Polypen	Gutartige lymphoide Polypose

Grundstock" sowie das makroskopische Aussehen. SCHMIEDEN und WESTHUES (1927) teilten die Polypen in 3 Gruppen ein:

I = Polypen ohne Entdifferenzierung, die „exquisit lange, wenn nicht zeitlebens gutartig bleiben",

II = Polypen mit mäßiger Entdifferenzierung, die relativ lange gutartig bleiben und die erst mit zunehmendem Alter einen höheren Prozentsatz maligner Entdifferenzierungen aufweisen,

III = Polypen mit starker Entdifferenzieuung, die alle, wenn nicht schon zu Beginn, so doch sehr frühzeitig maligne entarten.

Kritik gegen diese Einteilung, sowohl im Prinzipiellen als auch in Einzelfragen sowie im Hinblick auf die Fehlerquellen dieser Methode, wurde frühzeitig geäußert (FEYRTER, 1931). ELSTER und WÜNDISCH (1965) geben einen umfassenden Überblick über diese Problematik, auf die bezüglich von Einzelfragen verwiesen werden muß.

Die meisten Polypen des Dickdarms bleiben nach OTTENJANN (1973) sowie DEYHLE u.Mitarb. (1973) klinisch „stumm" (vgl. auch DREXLER, 1968). WEIDENHILLER u.Mitarb. (1974) fanden in einer großen koloskopischen Untersuchungsserie klinisch „stumme" Polypen lediglich in 8,6%, während in über 40% eine Blutungsanamnese vorlag. Damit wird die meist schmerzlose peranale Blutung zum klinischen Leitsymptom auch der Polypen (Tabelle 97 und 98) (CABRERA u. LEGA, 1960; TOCCALINO u.Mitarb., 1973). Die Blutungstendenz steigt mit zunehmender Polypengröße stark an (POTET u. SAULLARD, 1971) (vgl. auch Tabelle 98). Nach Untersuchungen von KANZLER u.Mitarb. (1972) indessen wurden *rektosigmoidoskopisch* Polypen bei Patienten mit und ohne Beschwerden oder Symptome in etwa gleicher Häufigkeit gefunden, nämlich in 7,2 bzw. 7,04%.

Angaben zur Häufigkeit der Kolonpolypen (in bezug auf die Gesamtbevölkerung) schwanken im Sektionsgut zwischen 10 und 70%, wobei Werte von 50–70% nach Betrachtung der Kolonschleimhaut mit einer Vergrößerungslinse er-

Tabelle 97. Mögliche Blutungsquellen bei Polypenträgern mit Blutungsanamnese (n = 121) (WEIDEN-HILLER u.Mitarb., 1974)

Blutungsquellen	Patienten n	%
Polypen allein	51	42,2
Polypen und Hämorrhoiden	38	31,4
Polypen und Divertikel	11	9,1
Polypen und Hämorrhoiden und Divertikel	4	3,3
Polypen und Colitis ulcerosa	8	6,6
Polypen und Karzinom	9	7,5

Tabelle 98. Die Blutungsanamnese in Abhängigkeit von der Polypengröße (WEIDENHILLER u.Mitarb., 1974)

Polypengröße	Blutungsanamnese	
	n	% Gesamtpolypen der jeweiligen Größenordnung
<1 cm	9	3,0
1–2 cm	24	19,4
>2 cm	19	47,5

zielt wurden (EKELUND, 1963; MARTIN u. SUTTON, 1965; POTET u. SAULLARD, 1971). Unter 983 koloskopierten Patienten fanden WEIDENHILLER u.Mitarb. (1974) in 21,5% entweder einen oder mehrere Polypen. Unter den Polypenträgern überwiegt das männliche Geschlecht im Verhältnis von 3:1 (POTET u. SAULLARD, 1971; WEIDENHILLER u.Mitarb., 1974). Die Häufigkeit der Polypen ist eindeutig zum Lebensalter korreliert (REIFFERSCHEID, 1967a und b; MORSON u. BUSSEY, 1970; POTET u. SAULLARD, 1971; OTTENJANN, 1973; WEIDENHILLER u.Mitarb., 1974). Der Häufigkeitsgipfel liegt nach MORSON (1974) bei 58,1 Jahren, nach WEIDENHILLER u.Mitarb. (1974) zwischen 60 und 69 Jahren. Bei Patienten unter 30 Jahren ist die Polypenfrequenz, mit Ausnahme entzündlicher (Pseudo-)Polypen bei ulzerösen Kolitiden oder bei multiplen Polypen im Rahmen der familiären Polyposis coli, deren Altergipfel bei 27,1 Jahren liegt (MORSON, 1974), außerordentlich niedrig.

Entgegen den Angaben von ACKERMAN und SPRATT (1963) bzw. von SPRATT u.Mitarb. (1958, 1960) nimmt die Anzahl der Polypen in kranio-kaudaler Richtung eindeutig zu (TOURNEUR u. TOURNEUR-FAVRE, 1961; KREMER u.Mitarb., 1965; HARRIS, 1967; FERGUSON, 1967; DEUCHER u. COTAR, 1967; REIFFERSCHEID, 1967a und b; BUSSEY, 1968; MORSON, 1974). Nach *klinischen* Untersuchungsergebnissen sind etwa drei Viertel aller Kolonpolypen im Rektum und Sigma (bis zu 25 cm oberhalb des Analringes) lokalisiert (BERG u. HAUBRICH, 1964; SPIRO, 1970; OTTENJANN, 1973; DEYHLE u.Mitarb., 1973; OTTENJANN u.Mitarb., 1974). WEIDENHILLER u.Mitarb. (1974) fanden bei der sog. hohen Koloskopie 64,9% aller Polypen im Bereich bis zur linken Kolonflexur lokalisiert (Tabelle 99).

Tabelle 99. Lokalisation und „Wuchsform" von 430 Kolonpolypen (partielle und hohe Koloskopie) (WEIDENHILLER u.Mitarb., 1974)

Lokalisation	n	%	Wuchsform	
			sessil	gestielt
Rektum	47	10,9	35	12
Sigma	179	41,6	85	94
Colon descendens	62	14,4	40	22
Flexura lienalis	39	9,2	32	7
Colon transversum	49	11,4	39	10
Flexura hepatica	9	2,1	8	1
Colon ascendens	18	4,2	17	1
Zäkum	27	6,2	26	1
Total	430	100,0	282 =65,6%	148 =34,4%

Während sessile Polypen im rechtsseitigen Kolon überwiegen, nehmen sie distalwärts ständig ab; im Sigma und Rektum finden sich vorherrschend gestielte Polypen. Bezogen auf die Polypengröße dominieren in der Größenordnung bis zu 1 cm Durchmesser sessile Polypen (93,6%), in der Gruppe 1–2 cm (73,3%) und über 2 cm (87,5%) die gestielten Formen. Bezogen auf die histologische Struktur überwiegen in der Größenordnung bis zu 1 cm zahlenmäßig die hyperplastischen Polypen, sie machen mehr als 90% der bis zu 3 mm großen Polypen aus (LANE u.Mitarb., 1971). Mit zunehmender Größe werden die neoplastischen (adenomatösen, villösen, papillären) Polypen immer häufiger (WEIDENHILLER u.Mitarb., 1974).

1. Hyperplastische (metaplastische) Polypen

Hyperplastische Polypen sind die häufigste Polypenart im menschlichen Kolon; ihre Frequenz wird mit 25–80% angegeben (ARTHUR, 1962, 1968; MORSON, 1962a und b; GOLDMAN u.Mitarb., 1970; MORSON u. BUSSEY, 1970; LANE u.Mitarb., 1971; OTTENJANN, 1973).

Tabelle 100. Schleimhauthöhe, Proliferationszone und Mitoseindex (in Relation zur Proliferationszone) in der normalen Dickdarmschleimhaut (N) sowie in hyperplastischen (H), adenomatösen (A) und villösen (V) Polypen (WIEBECKE u.Mitarb., 1974)

	Normal	Hyperplastische Polypen	Relation H:N	Adenomatöse Polypen	Relation A:N	Villöse Polypen	Relation V:N
Schleimhauthöhe	500 μ	800 μ	1,6	1 500 μ	3,0	2 900 μ	5,8
Ausdehnung der Proliferationszone	300 μ	640 μ	2,1	1 500 μ	5,0	2 900 μ	9,7
Mitoseindex in Relation zur Proliferationszone	2,2%	1,1%	0,5	1,1%	0,5	0,8%	0,4

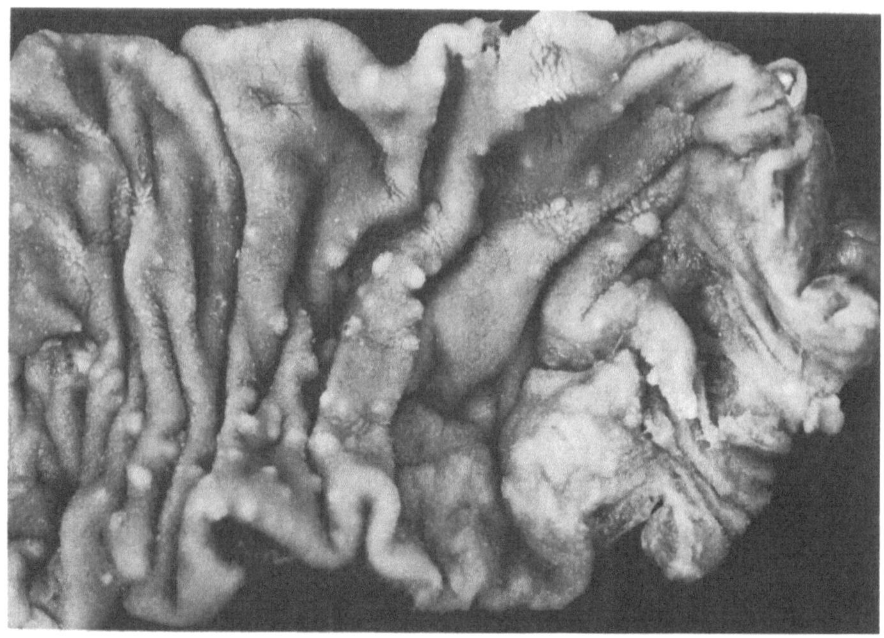

Abb. 281. Zahlreiche hyperplastische Polypen der Rektumschleimhaut

Es sind typischerweise sessile, nodulär geformte, durchschnittlich 3–5 mm durchmessende und zumeist multipel angeordnete Polypen (Abb. 281), die sich in allen Abschnitten des Dickdarms finden.

Histologisch (Abb. 282) zeigt der hyperplastische Polyp eine normal lokalisierte, allerdings verbreiterte (Tabelle 100) Proliferationszone in der unteren Kryptenregion (Abb. 283) mit ortsgerechter Zelldifferenzierung (GOLDMAN u. Mitarb., 1970; KAYE u. Mitarb., 1973; FENOGLIO u. Mitarb., 1973; WIEBECKE u. Mitarb., 1974; FENOGLIO u. LANE, 1974; HAYASHI u. Mitarb., 1974). Der hyperplastische Polyp weist sozusagen ein Zuviel an *differenzierten* Zellen auf, die eine Schleimhautverbreiterung bewirken und zu semizirkulären (pseudopapillären) Epithelknospen („papillären Fältelungen") führen. Zellzahl und Zelldichte sind gering vermehrt. Elektronenmikroskopisch und autoradiographisch konnte gezeigt werden, daß auch mesenchymale Strukturen, insbesondere die perikryptalen Fibroblasten (vgl. Abb. 194b), Veränderungen aufweisen, die sich von entsprechenden Veränderungen bei adenomatösen und villösen Polypen deutlich unterscheiden (KAYE u. Mitarb., 1971; LANE u. Mitarb., 1971; vgl. auch LANE u. LEV, 1963).

Der hyperplastische Polyp gilt als absolut *gutartig*. Er bleibt klinisch meist stumm, symptomlos. Die Entwicklung einer anderen Polypenform oder eines Karzinoms aus hyperplastischen Polypen muß allgemein abgelehnt werden (MORSON u. BUSSEY, 1970; LANE u. Mitarb., 1971). Hyperplastische Polypen (=polypöse Schleimhauthyperplasien) sind (definitionsgemäß) *nicht* neoplastischer (=autonom proliferativer) Natur, sondern *reaktiv* entstanden (BECKER, 1973). Die auslösende Ursache der „Reaktion" bleibt vielfach unbekannt

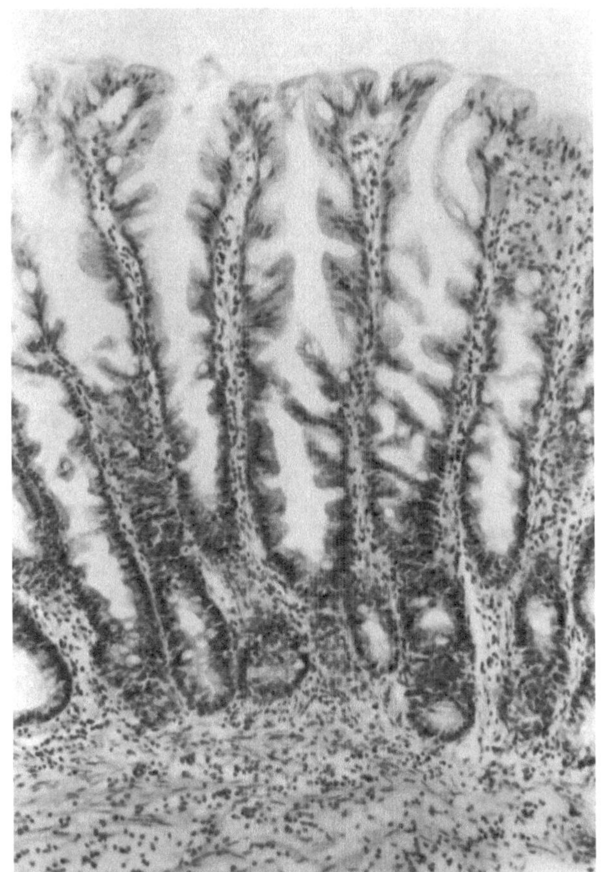

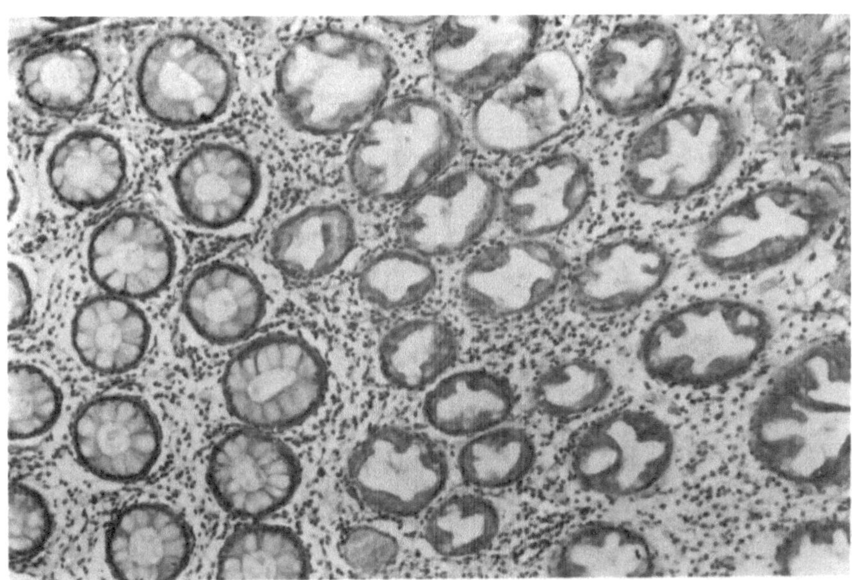

Abb. 282. Hyperplastischer Polyp der Rektumschleimhaut. Färbung: HE. Vergr. 120:1.
[Aus WIEBECKE, B., u.Mitarb.: Virchows Arch. Abt. A Path. Anat. **364**, 35 (1974)]

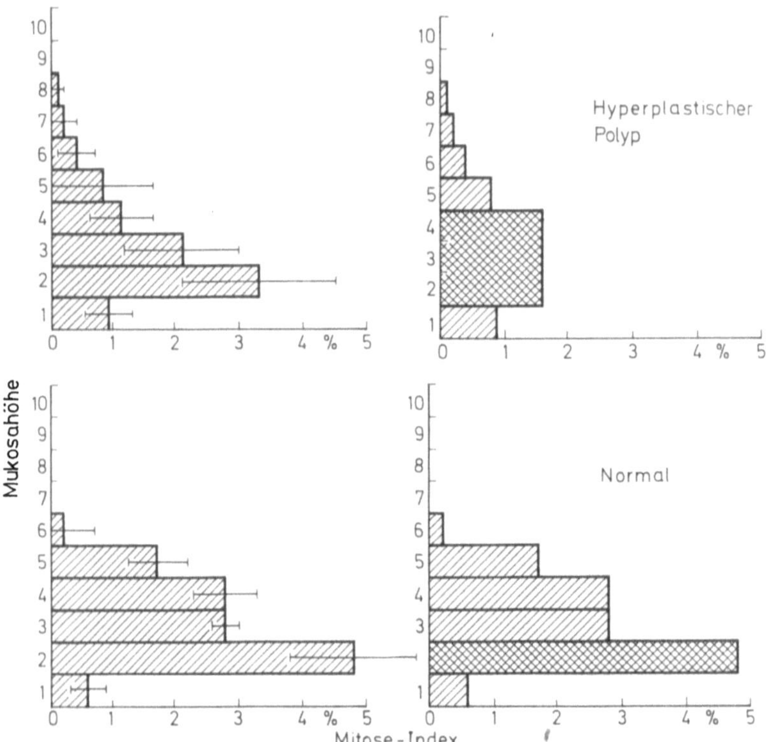

Abb. 283. Mitose-Indices (%) der normalen und hyperplastischen Kolon- bzw. Rektumschleimhaut in Relation zur jeweiligen Höhe der Mukosakrypten. [Aus WIEBECKE, B., u.Mitarb.: Virchows Arch. Abt. A Path. Anat. **364**, 35 (1974)]

(sog. nicht klassifizierbare Polypen). Der vor allem von MORSON (1962, 1974; vgl. auch MORSON u. BUSSEY, 1970) gebrauchte Begriff des „metaplastischen" Polypen ist im Hinblick auf die histologische Struktur und Proliferationskinetik unrichtig und irreführend: den Polypen liegt eine (reaktive) Hyperplasie, keine Metaplasie zugrunde (Definition des Begriffes *Metaplasie* s. S. 86).

2. Neoplastische Polypen

2.1. Die sog. Polypen-Karzinom-Sequenz

Zur Gruppe der neoplastischen (autonom-proliferativen) Polypen gehören *adenomatöse* (=tubuläre Adenome) und *villöse* (=Zottentumor, „villous papilloma") Polypen sowie die sog. *papillären* Adenome (=Mischformen) (Tabelle 96). Ihre besondere klinische Relevanz erhalten neoplastische Polypen dadurch, daß sie vielfach als *Präkanzerosen* (Polypen-Karzinom-Sequenz: MORSON, 1971, 1974a und b) angesehen werden. Trotz zahlreicher Bemühungen, einschließlich ausgedehnter tierexperimenteller Untersuchungen (vgl. S. 595) konnte aber die Frage nach den tatsächlichen Beziehungen zwischen neoplastischen Polypen und Karzinommanifestationen des Kolon nicht zweifelsfrei beantwortet werden (SPRATT u.Mitarb., 1958, 1960; DUNPHY u.Mitarb., 1959; BOCKUS u.Mitarb., 1961; CASTLEMAN u. KRICKSTEIN, 1962; BIGELOW u. WINKELMAN, 1964; KRAUS, 1965; MARTIN u. SUTTON, 1965; ELSTER u. WÜNDISCH, 1965; TURELL u. HALLER, 1965; DENECKE, 1966; WILLOX u. MACGREGOR, 1966; PALACIOS u. WELLMANN, 1966; LESCHER u.Mitarb., 1967; FERGUSON, 1967; CULP, 1967; WOLFF u. SHINYA, 1973; FENOGLIO u. LANE, 1974; McDIVITT, 1974). Noch immer bestehen kontroverse Meinungen darüber, ob und inwieweit Polypen tatsächlich als Präkanzerosen in Frage kommen. Verschiedene Arbeitsgruppen mutmaßen, daß mindestens die Hälfte aller Kolonkarzinome aus neoplastischen Polypen entsteht (Übersichten und Lit. MORSON, 1966; LESHER u.Mitarb., 1967; MORSON u. BUSSEY, 1970; MORSON, 1970, 1971, 1974a und b; POTET u. SOULLARD, 1971); andere sind nach wie vor der Auffassung, daß insbesondere adenomatöse Polypen nicht maligne entarten: "once a polyp always a polyp", "once an adenoma always an andenoma" (SPRATT u.Mitarb., 1958, 1960, 1962; BERK u. HAUBRICH, 1964; SPIRO, 1970), daß die originären kolo-rektalen Karzinome sozusagen „de novo"-Karzinome sind, entstanden aus unveränderter Kolonschleimhaut (SPRATT u.Mitarb., 1958; SPRATT u. ACKERMAN, 1962; CASTLEMAN u. KRICKSTEIN, 1962; Lit.: FENOGLIO u. LANE, 1974).

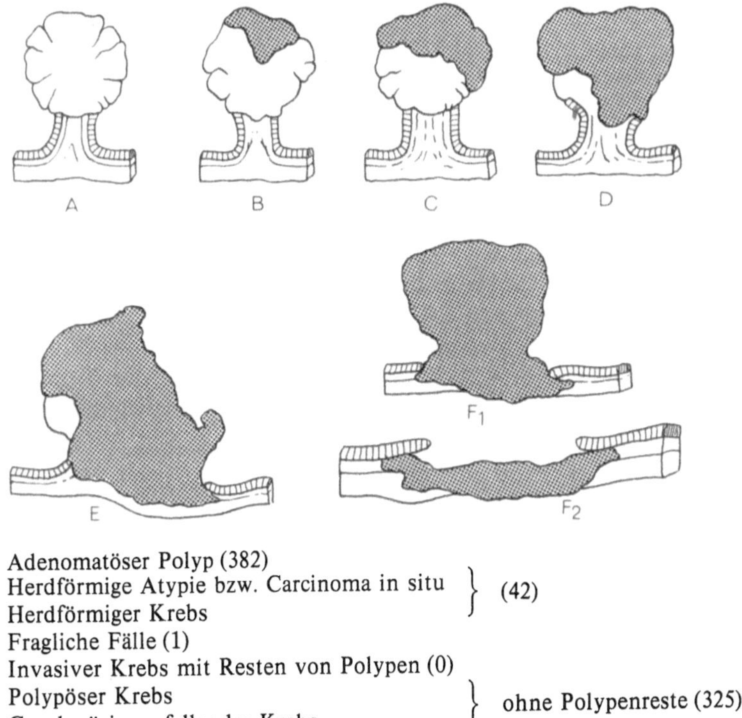

A   Adenomatöser Polyp (382)
B   Herdförmige Atypie bzw. Carcinoma in situ } (42)
C   Herdförmiger Krebs
D   Fragliche Fälle (1)
E   Invasiver Krebs mit Resten von Polypen (0)
F₁ Polypöser Krebs } ohne Polypenreste (325)
F₂ Geschwürig zerfallender Krebs

Abb. 284. Schematische Darstellung von theoretisch möglichen Phasen der Karzinomentwicklung aus Kolonpolypen. [Nach SPRATT, J.S., u.Mitarb. (1958). Aus HAMPERL, H.: in: Handbuch der allgemeinen Pathologie, Bd. VI/5. Berlin-Heidelberg-New York: Springer 1974]

Tabelle 101. Korrelation zwischen der Größe neoplastischer Polypen und der Häufigkeit „maligner Degeneration" (MORSON, 1974)

Durchmesser der Polypen	Fallzahl	„maligne Degeneration"	
		n	%
< 1 cm	1479	19	1,3
1–2 cm	580	55	9,5
> 2 cm	430	198	46,0

Indessen wird auch von diesen Gruppen eingeräumt (vgl. besonders SPRATT u.Mitarb., 1958), daß sich an der Oberfläche neoplastischer Polypen ein krebsig-invasives Wachstum entwickeln kann, das zunächst das Zentrum der Polypen erfaßt und das über den Polypenstiel auch die Darmwand infiltrieren kann (Abb. 284). Dabei spielt die Polypengröße insofern eine wesentliche Rolle, als die krebsige Entartung direkt zur Größe der Polypen korreliert: bei einem Polypendurchmesser bis zu 10 mm sind etwa 1% maligne; die relative Häufigkeit „maligner Degenerationen" beträgt bei 10–20 mm großen Polypen 10%, bei über 20 mm großen Polypen über 50% (ENTERLINE u.Mitarb., 1962; ACKERMAN, 1964; LANE u.Mitarb., 1971; OTTENJANN, 1972, 1973; Tabelle 101).

BOCKUS u.Mitarb. (1961) fanden bei 246 Patienten mit Dickdarmbeschwerden, die durch Polypen verursacht worden waren, in 41% Polypen mit einem Durchmesser von mehr als 1,20 cm, von denen 24% krebsig entartet waren. Kleinere Polypen zeigten in dieser Untersuchungsserie eine Entartungsfrequenz von weniger als 4%. Bei Patienten, die wegen eines einzlnen Polypen behandelt worden waren, traten in 14% erneut Polypen auf; bei multiplen Polypen lag das Rezidiv bei 30%, mit einer karzinomatösen Entartung von 17,5%.

MORSON (1974) fand bei kolo-rektalen Karzinomen, die bezüglich ihrer Tiefeninfiltration die Submukosa nicht überschritten hatten (=DUKE A, vgl. S. 587) in 56,6% noch eindeutig nachweisbare Strukturen neoplastischer Polypen (vgl. Tabelle 102). Daß der Nachweis primär polypöser Läsionen bei fortgeschrittener Karzinomentwicklung (DUKE C und D) nur noch in 7–8% gelingt, liegt offensichtlich daran, daß die primär polypöse Läsion durch den infiltrierenden und destruierenden Charakter des entstandenen Karzinoms völlig zerstört wird. MORSON schrieb 1974 in einem Übersichtsartikel: "There ist abundant evidence that most cancers of the colon and rectum arise from previously benign adenomatous polyps and villous adenomas" (vgl. auch: GRINNELL u. LANE, 1958; WELCH, 1964; MORSON u. BUSSEY, 1970; POTET u. SOULLARD, 1971). Für eine *positive* Polypen-Karzinom-Sequenz sprechen:

1. Der Nachweis von noch benignen polypösen Strukturen in Karzinomen (vgl. Tabelle 102),
2. die positive Korrelation zwischen dem Ausmaß dysplastischer Strukturen innerhalb der Polypen („grade of dysplasia") und der Karzinominzidenz (vgl. Tabelle 103). Das Ausmaß epithelialer Dysplasien (oder Atypien) kann eingeteilt werden in *leicht* („mild"), *mittel-schwer* („moderate") und *schwer* („severe"). Der Begriff der *schweren Dysplasie* wird vielfach synonym zum Begriff des

Tabelle 102. Nachweis von Reststrukturen neoplastischer Polypen in kolo-rektalen Karzinomen verschiedener Tiefeninfiltration (MORSON, 1974)

Tiefeninfiltration der Karzinome	Fallzahl	Nachweis primär polypöser Läsionen
1. Auf die Mukosa begrenzt (=DUKE A)	76	43 (=56,6%)
2. Infiltration der Muscularis propria (=DUKE B)	317	58 (=18,3%)
3. Extramurale Ausbreitung (=DUKE C)	1912	145 (= 7,6%)

Tabelle 103. Korrelation zwischen dem Ausmaß dysplastischer Strukturen in Polypen und der Karzinominzidenz (MORSON, 1974)

Dysplasie-Grad	Fallzahl	Karzinominzidenz	
		n	%
Leichte Dysplasien	1734	99	5,7
Mittelschwere Dysplasien	549	99	18,0
Schwere Dysplasien	223	77	34,5

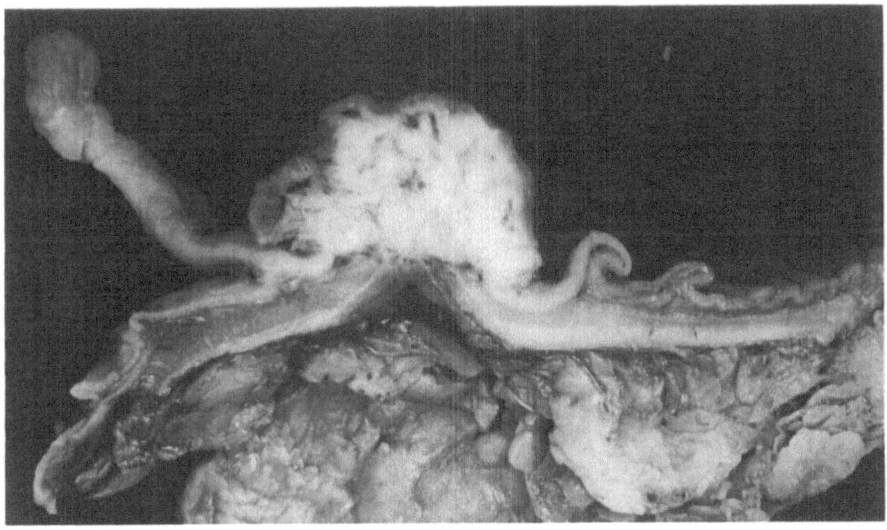

Abb. 285. Adenomatöser Polyp in unmittelbarer Nachbarschaft eines polypösen Karzinoms des Rektum

Carcinoma in situ gebraucht (FISHER u. TURNBULL, 1952; HELWIG, 1959; KJELDS-BERG u. ACTSHULER, 1970). Der Grad der Dysplasie innerhalb eines Polypen kann durchaus unterschiedlich sein; die Prognose wird einzig und allein durch die schweren Dysplasieformen bestimmt. Die *Kriterien der Dysplasie* sind letztendlich die auch von anderen Lokalisationen (z.B. Portio: BURGHARDT, 1972) her bekannten: die Drüsenarchitektur erscheint weitgehend gestört, ortsständiges, Schleim-sezernierendes Epithel ist durch ein vielfach mehrreihig angeordnetes (basophiles Stäbchen-)Epithel ersetzt, das zumeist einen Verlust der polaren Differenzierung zeigt (POGER u.Mitarb., 1976); die durchweg vergrößerten, hyperchromatischen und polymorphen Zellkerne liegen in unterschiedlichen Niveauzonen, Mitosen, besonders atypische, sind häufig (KLAUS, 1972), die Nukleoli sind vergrößert. Die Basalmembran indessen bleibt auch bei schweren Dysplasien intakt.

Zwischen der Schwere der Dysplasie und der histologischen Differenzierung der Polypen besteht eine bemerkenswerte Relation (MUTO u.Mitarb., 1973, 1975; MORSON, 1974). Der Malignitätsgrad aller adenomatösen Polypen mit leichten und mittelschweren Dysplasien ist gering. Schwere Dysplasien sind in adenomatösen Polypen selten, dann aber mit einer relativ hohen Malignitätsrate (etwa 25%) belastet. Schwere Dysplasien mit hoher Malignitätsrate finden sich vor allem bei villösen Adenomen. Das wird auch aus der Karzinomfrequenz in den einzelnen (histologisch definierten) Polypenformen ersichtlich (Tabelle 104), während umgekehrt in kolo-rektalen Karzinomen Strukturen von adenomatösen Polypen in 32,7%, von villösen Adenomen in 36,0% und von Mischformen in 31,3% nachgewiesen werden können (MORSON, 1974),

3. das sozusagen synchrone Lokalisationsverhalten von Polypen und Karzinomen (Tabelle 104) (Lit.: REIFFERSCHEID, 1967a und b; BUSSEY, 1967; MORSON, 1974),

4. das nur gering gegeneinander versetzte („metachrone") Manifestationsalter von Polypen und Karzinomen, wobei die Polypen (58,1 Jahre) sich durchschnittlich 4 Jahre früher als die Karzinome (62,1 Jahre) klinisch manifestieren. Bei der familiären Polyposis coli sind sowohl das Manifestationsalter der Polypose (27,1 Jahre) gegenüber singulären Polypen, als auch das der Karzinome (39,1 Jahre) deutlich in jüngere Lebensalter verschoben. Aus der gewissermaßen konstanten Beziehung der jeweiligen Manifestationsalter zueinander ergeben sich zwangsläufig kausale Beziehungen zwischen Polypen und Karzinomen,

5. die („kumulierte") Häufung metachroner kolo-rektaler Karzinome, wenn zum Zeitpunkt der ersten Karzinommanifestation gleichzeitig auch Polypen nachweisbar waren (BUSSEY u.Mitarb., 1967; HEALD u. LOCKHART-MUMMERY, 1972). In einer größeren Untersuchungsserie des St. Marks Hospital London (MORSON, 1974) betrug die metachrone Karzinomrate im Kolon und Rektum 25 Jahre

Tabelle 104. Karzinomfrequenzen in den verschiedenen histologischen Polypenformen (MORSON, 1974)

Histologische Polypenform	Fallzahl	mit (invasivem) Karzinom	
		n	%
Adenomatöse Polypen (=tubuläres Adenom)	1880	90	4,8
Villöses Adenom (=Zottentumor)	243	99	40,7
Mischform (=papilläres Adenom)	383	86	22,5

nach der ersten Karzinommanifestation 4%, wenn zum Zeitpunkt des Erstkarzinoms *keine* Polypen entwickelt waren; waren zu diesem Zeitpunkt Polypen entwickelt, traten Karzinome in 10% auf.

2.2. Adenomatöse Polypen

Unter den neoplastischen Polypen dominieren mit über 70% die sog. tubulären Adenome (=adenomatöse Polypen) (Tabelle 105). Etwa 70% der adenomatösen Polypen sind im Rektum bzw. im rekto-sigmoidalen Übergangsbereich, 20% im proximalen Sigma und die restlichen 10% im übrigen Kolon lokalisiert (LEFFALL u. CHUNG, 1974).

Tabelle 105. Die Häufigkeitsverteilung der histologischen Typen neoplastischer Polypen (MORSON, 1974)

Histologischer Typ		Fallzahl	%
Adenomatöse Polypen	(=tubuläre Adenome)	1 880	75,0
Villöse Polypen	(=Zottentumoren)	243	9,7
Mischformen	(=adeno-villöse Polypen, =papilläre Adenome)	383	15,3

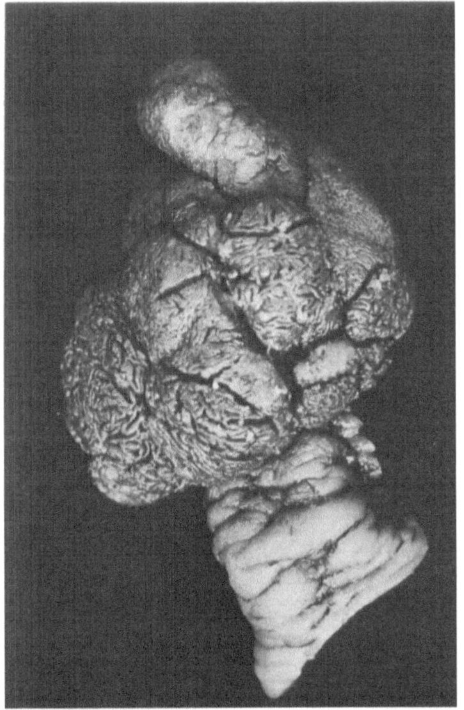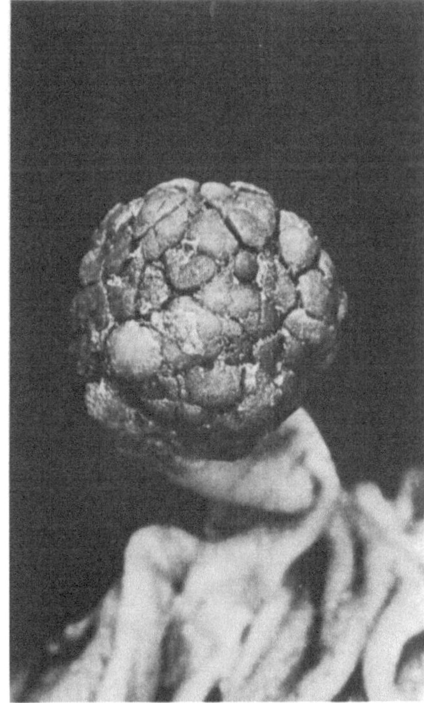

Abb. 286. Adenomatöse Kolonpolypen (Polypektomie-Präparate) mit lobulierter Oberfläche

Der adenomatöse Polyp ist in 80% der Fälle gestielt, pendulierend (GRINNELL u. LANE, 1958; BOCKUS u.Mitarb., 1961; HEDINGER, 1967; EDER u.Mitarb., 1970). Der Polypenstiel wird von regelrecht differenzierter Kolonschleimhaut begrenzt; er kann in Einzelfällen stark elongiert sein, Torquierungen mit akuten Abdominalsymptomen sind möglich. Es handelt sich bei den tubulären Adenomen meist um kleine, 10–20 mm durchmessende, rundlich oder sphärisch gestaltete Tumoren mit teils glatter, teils lobulierter Oberfläche (Abb. 286). Die Polypengröße kann allerdings erheblich schwanken; „große", etwa bis 5 cm durchmessende Polypen sind insgesamt jedoch selten. Je größer die Polypen, desto ausgeprägter sind oberflächliche Alterationen in Form von Ulzerationen oder Einblutungen.

Der adenomatöse Polyp entsteht hinsichtlich der formalen Pathogenese (WIEBECKE u.Mitarb., 1974) dadurch, daß innerhalb eines umschriebenen Bezirkes der Kolonschleimhaut infolge einer unvollständigen Differenzierung das zur Oberfläche wandernde Epithel seine Proliferationsfähigkeit beibehält (Abb. 287) (vgl. auch COLE u. MCKALEN, 1961, 1963; LIPKIN u.Mitarb., 1963; DESCHNER u.Mitarb., 1963; WIEBECKE u.Mitarb., 1969; KAYE u.Mitarb., 1971; DESCHNER u. LIPKIN, 1974; LIPKIN, 1974). Daraus resultieren einerseits die Ausbuchtungen der Krypten und die Bildung neuer Drüsenschläuche, die den adenomatösen Charakter der Polypen ausmachen, andererseits eine mangelhafte (oder fehlende) Differenzierung des Epithels (Abb. 288). Es gehört aus diesen Gründen zum „Wesen" adenomatöser Polypen, daß die oberflächennahen Epithelien eine Fülle von Mitosen (als Ausdruck der Proliferationsfähigkeit) aufweisen, oft mehrreihig angeordnet und in der sekretorischen Aktivität eingeschränkt sind (POGER u.Mitarb., 1976). Nach GIBBS (1967) sind in adenomatösen Polypen und in villösen Adenomen enterochromaffine bzw. APUD-Zellen und Panethsche Körnerzellen unregelmäßig innerhalb der gesamten Lamina epithelialis mucosae nachweisbar, im Gegensatz zu den nicht-neoplastischen Polypen (juvenile und hyperplastische Polypen, Peutz-Jeghers-Polypen), bei denen diese Zellen nur im Bereich der Kryptenbasis vorkommen sollen (vgl. auch HOLMES, 1965; HARDMEIER, 1966; LEWIN, 1969). Allerdings enthalten die oft mehrreihig angeordneten Epithelzellen

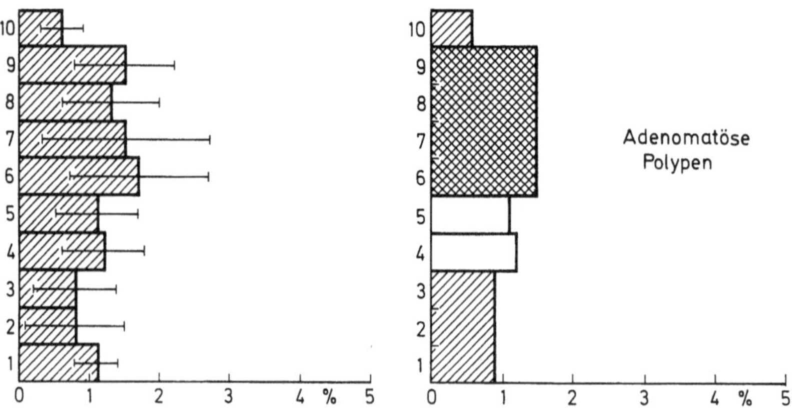

Abb. 287. Die Proliferationskinetik adenomatöser Polypen. (Vgl. Abb. 283.) [Aus WIEBECKE, B., u. Mitarb.: Virchows Arch. Abt. A Path. Anat. **364**, 35 (1974)]

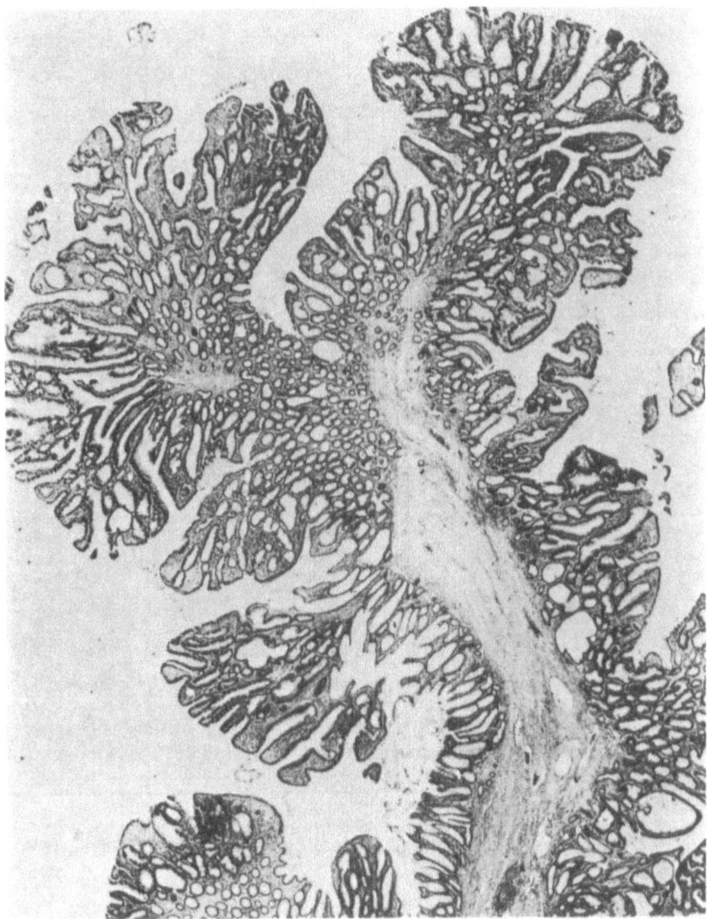

Abb. 288. Adenomatöser Kolonpolyp. Färbung: HE. Lupenübersicht

auch elektronenoptisch nachweisbare granuläre Zytoplasmaeinschlüsse (KAYE u.Mitarb., 1973), so daß sichere Differenzierungen zu oxyphilen Panethschen Körnerzellen wohl nicht immer möglich sind (OTTO, 1974).

Nach histochemischen Untersuchungen sind im Epithel adenomatöser Polypen (und villöser Adenome) saure Phosphatasen, Esterasen und ATPasen deutlich reduziert, während die Aktivitäten der Succino-Dehydrogenase vom „Alter" der Polypen abhängig sein sollen (CZERNOBILSKY u. TSOU, 1968; TRONCALE u.Mitarb., 1971; SALSER u. BALIS, 1974). Die geänderten Enzymaktivitäten sind offenbar Ausdruck einer mangelhaften Zelldifferenzierung, die auch aus elektronenmikroskopischen Untersuchungen hervorgeht (IMAI u. STEIN, 1963; IMAI u.Mitarb., 1965; KAYE u.Mitarb., 1973).

Der Befund einer oberflächennahen Proliferationszone mit der Ausbildung verschiedener Epitheldysplasien und Dysplasiegrade ist keinesfalls identisch mit einem Carcinoma in situ oder mit einem fokalen Karzinom. Insofern kann die Diagnose eines Carcinoma in situ in einem Polypen schwierig sein (vgl.: MUTO u.Mitarb., 1973); sie ist oft nur durch aufwendige Serienschnitte oder durch den Nachweis von Tumorinfiltraten im Polypenstiel möglich. Daraus ergibt sich für die histologische Untersuchung eines Polypen die

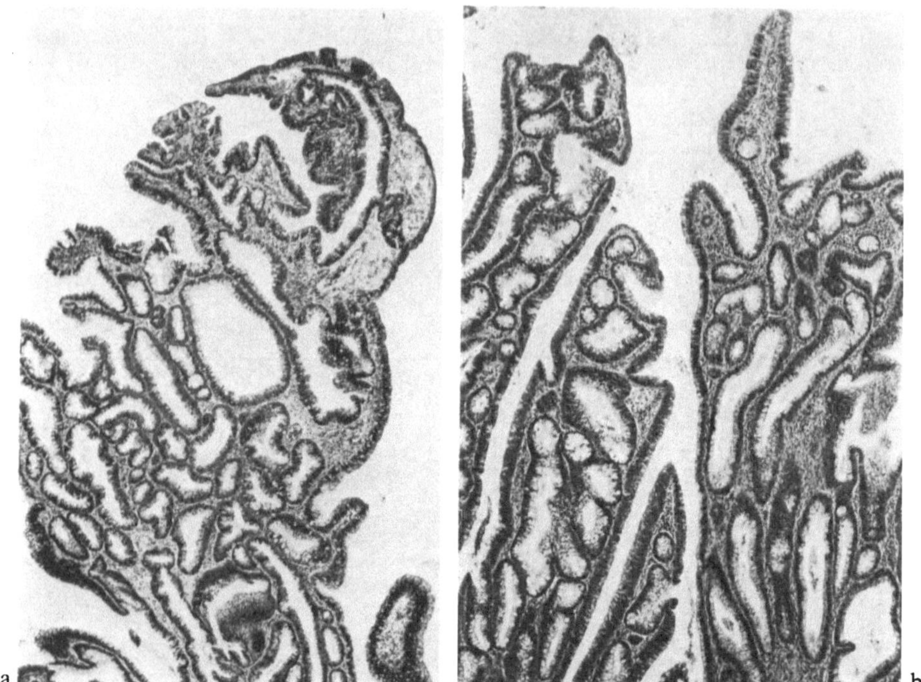

Abb. 289a u. b. Adenomatöse Kolonpolypen mit z.T. villöser Differenzierung. Färbung: HE. Vergr. 40:1, auf 75% verkleinert (a) und 60:1, auf 85% verkleinert (b)

Forderung nach der strukturellen Integrität (Polypenkopf und Stiel) der Polypen (Polypektomiepräparat).

Adenomatöse Polypen können an der Oberfläche villöse Strukturen aufweisen; es handelt sich dann um sog. *Mischformen,* um *adeno-villöse Polypen* (= papilläre Adenome). Die Entwicklung villöser Strukturen in primär adenomatösen Polypen scheint in direkter Relation zur Polypengröße zu stehen.

In Einzelfällen können adenomatöse Polypen mit submukösen, oft stark schleimgefüllten Zysten kombiniert sein (FECHNER, 1967, 1973; CLARK u. MULDOON, 1970). Der Befund entspricht einer lokalisierten Colitis cystica profunda (Lit. FECHNER, 1973). Die submukösen Zysten in adenomatösen Polypen sind nach FECHNER (1967, 1973) Sekundärveränderungen, die vielfach als „schleimbildende" Adenokarzinome fehlinterpretiert werden (vgl. ALLEN, 1966; BAILLIE u. ABELL, 1970; CAPEHART u. GRAVES, 1971; MacMAHON u. ROWE, 1971). Wahrscheinlich entstehen die submukösen Zysten durch entzündliche Destruktionen basisnaher, tubulär-adenomatöser Formationen, die dann sozusagen retrograd in die Submukosa prolabieren. Für diesen entzündlichen Mechanismus spricht auch, daß die Zysten z.T. von entzündlichem Granulationsgewebe begrenzt werden.

2.3. Villöse Adenome (sog. Zottentumoren)

Villöse Adenome sind im Verhältnis zu adenomatösen Polypen selten (Tabelle 105; NICOLOFF u.Mitarb., 1968: 4,2%). Es handelt sich meist um breitbasig

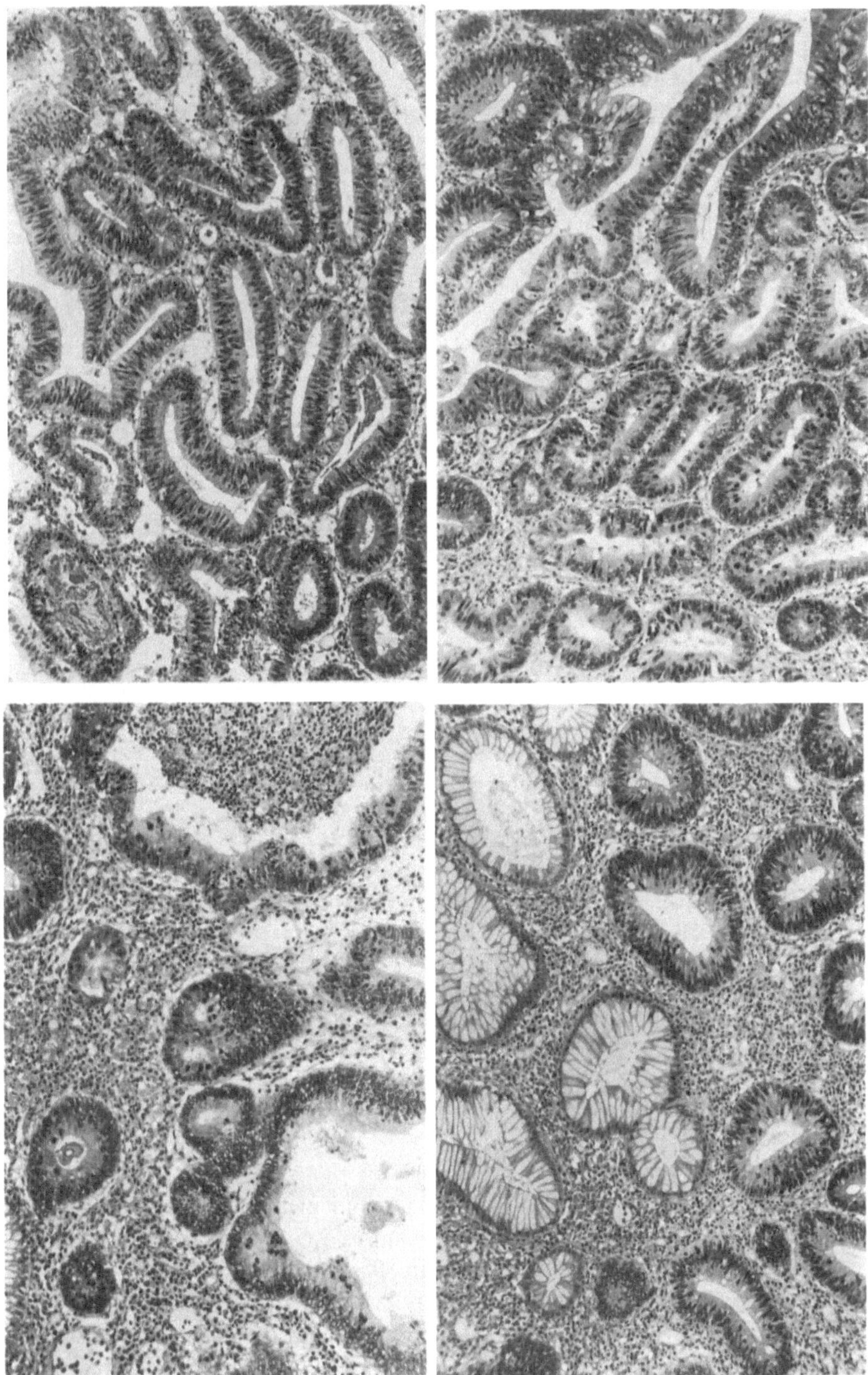

Abb. 290. Adenomatöse Kolonpolypen, Ausschnittsvergrößerungen mit verschiedener Differenzierung. Färbung: HE (Acrylateinbettung). Vergr. 135:1

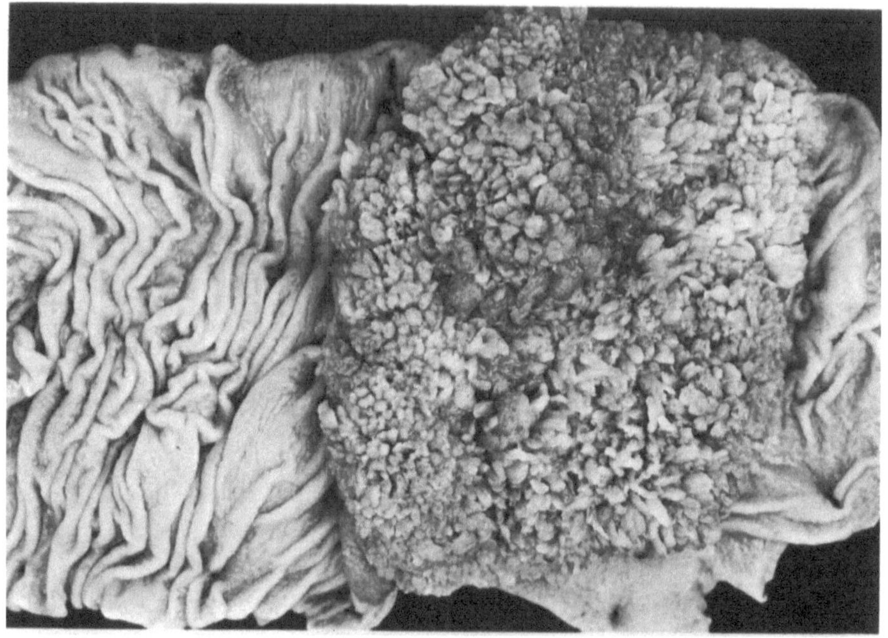

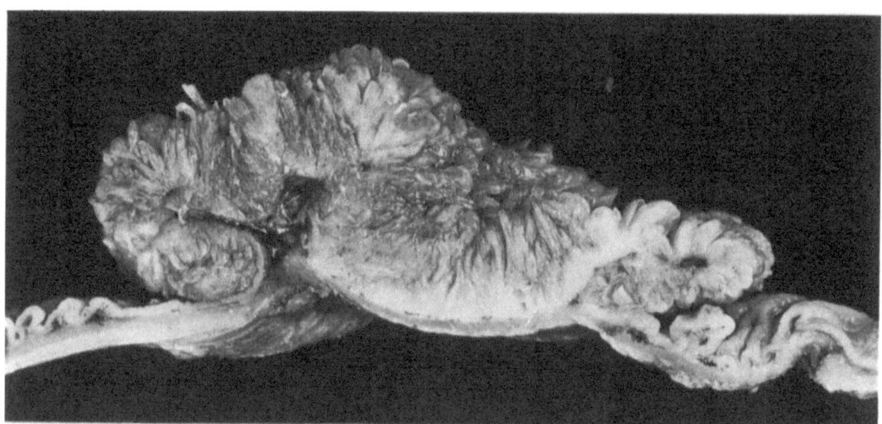

Abb. 291. Villöses Adenom: Aufsicht und Schnittfläche

aufsitzende Tumoren (Abb. 291), die nicht selten in der ganzen Zirkumferenz der befallenen Darmabschnitte entwickelt sind und eine erhebliche Größe erreichen können. Villöse Adenome kommen in 80% im Rektum, in 8% im Rekto-Sigmoid, in 3,6% im Colon transversum, in 1,8% im Colon ascendens und in 3,6% im Zäkum vor (NICOLOFF u.Mitarb., 1968; vgl. auch KREMER u.Mitarb., 1965).

Auch das villöse Adenom des Dickdarms entsteht dadurch, daß die Proliferationsfähigkeit des zur Oberfläche wandernden Epithels erhalten bleibt bzw. an der Oberfläche eine besondere Intensivierung erfährt, die in quantitativer Hin-

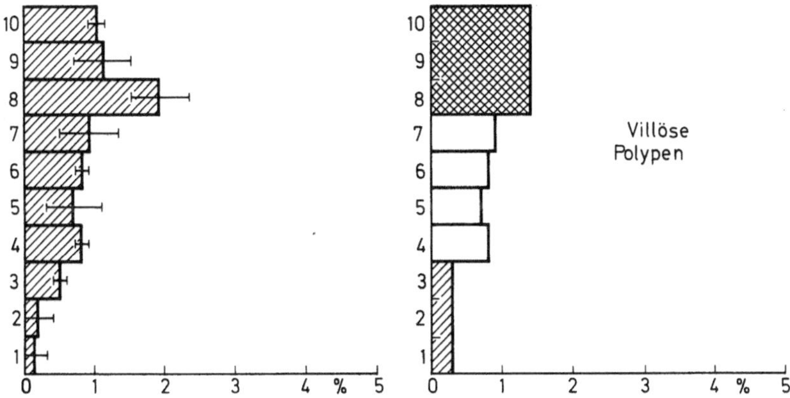

Abb. 292. Die Proliferationskinetik der villösen Adenome. (Vgl. Abb. 283 u. 287.) [Aus WIEBECKE, B., u.Mitarb.: Virchows Arch. Abt. A Path. Anat. **364**, 35 (1974)]

sicht einer Verlagerung der Proliferationszone an die Oberfläche entspricht (Abb. 292) (WIEBECKE u.Mitarb., 1974; LIPKIN, 1974). Auf diese Weise „schießt der Polyp sozusagen ins Kraut". Durch das Mitwachsen schmaler Stromazonen entstehen zottenförmig die Oberfläche überragende Formationen. Die einzelnen Zotten können außerordentlich dicht stehen, sie entspringen direkt der Tumorbasis; astartige Verzweigungen sind möglich. Das begrenzende Epithel ist zumeist mehrreihig angeordnet. Die durchweg hyperchromatischen, länglich-ovalen Zellkerne liegen in unterschiedlichen Niveauzonen, Mitosen sind häufig (Abb. 293). Das schmal ausgezogene Polypenstroma ist von lockeren lympho-plasmozytären Infiltraten durchsetzt. Gehäuft finden sich interepitheliale Lymphozyten.

Die *klinische Bedeutung* villöser Adenome liegt 1. in der hohen *Entartungsfrequenz* (vgl. Polypen-Carcinom-Sequenz), die auf 20–70% veranschlagt wird (Lit.: ZESKIND, 1972; vgl. Tabelle 104) und die in direkter Relation zur Polypengröße zu stehen scheint, und 2. in einer oft erheblichen *Elektrolyt-* und *Wassersekretion* durch den Tumor („kalium-sezernierender" Tumor: BEHR, 1959).

Trotz der hohen, morphologisch nachweisbaren Entartungsfrequenz (HARP u.Mitarb., 1962; GOLDSMITH u. BEATTIE, 1968; MORSON, 1974) in Form schwerer Dysplasien (bzw. fokaler Karzinome) werden die klinisch-biologische Dignität und die damit verbundenen therapeutischen Verfahren recht unterschiedlich beurteilt. Während SOLOMON u.Mitarb. (1965) eine radikale Tumorentfernung (Resektion örtlich weit im Gesunden mit terminoterminaler Anastomose) für absolut gerechtfertigt halten, ziehen andere (z.B. RAMIREZ u.Mitarb., 1965; SCHAPIRO, 1965; DEYSINE, 1968; FUNG u. GOLDMAN, 1970; QUAN u. CASTRO, 1971; PARKS u. STUART, 1973) aufgrund einer 5-Jahres-Überlebensquote bei lokal exzidierten Adenomen von über 95% die primär lokale Exzision (Polypektomie) vor, wenn der Tumor keine die Muscularis mucosae durchsetzende Invasion zeigt (vgl. auch: KÜGLER, 1966; HELWING u. HEYMANN, 1975).

Der hochgradige enterale Elektrolyt- und Wasserverlust durch villöse Adenome wurde erstmalig 1954 von MCKITTRICK und WHEELOCK beschrieben. Während normalerweise 2–5 mval Na^+ und 10–15 mval K^+ im Stuhl ausgeschieden werden, kann es bei villösen Adenomen im Rahmen einer erheblich gesteigerten

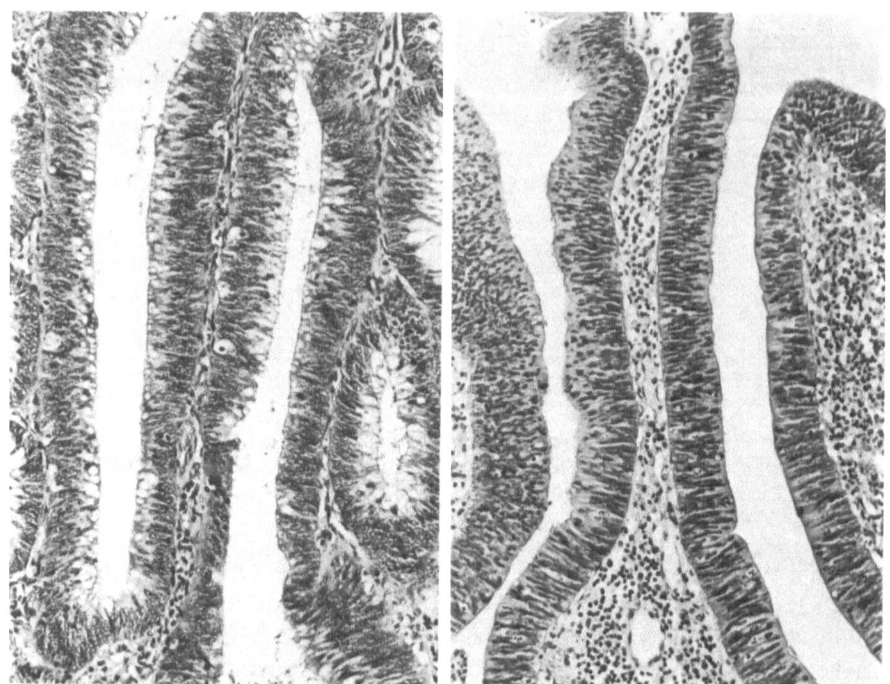

Abb. 293. Villöses Adenom: einzelne „Zotten" mit mehrreihigem Epithel und schmalem Stroma. Färbung: HE. Vergr. 180:1

Flüssigkeitssekretion von 1,5–2 l zu einem Elektrolytverlust von 100–160 mval Na$^+$ und 15–80 mval K$^+$ kommen. Die Na$^+$- und Cl$^-$-Konzentrationen sind durchweg *isoton,* während die K$^+$-Konzentrationen die des Serum um das Vier- bis Sechsfache übersteigen können (FINDLAY u. O'CONNOR, 1961; WELLS u.Mitarb., 1962; DAVIS u.Mitarb., 1962; MARSHAK u. LINDNER, 1970; LANGE u. RENNER, 1975), so daß eine aktive sekretorische Leistung der villösen Ade- nome anzunehmen ist (STOUT, 1969). ANNIS und ALEXANDER (1952) mutmaßen eine Resorption nur von Na$^+$ und Cl$^-$ durch die Dickdarmschleimhaut. Neuer- dings diskutieren DACRUZ u.Mitarb. (1968) einen humoralen Faktor, der für die Elektrolyt- und Wasserabsonderung durch villöse Adenome verantwortlich sein soll. Über Proteinverluste liegen keine gesicherten Angaben vor.

Klinische Symptome mit Dehydratation, Hypovolämie, Hypotonie, Tetanie und renaler Azidose (bzw. prärenaler Niereninsuffizienz) finden sich in der Regel nur bei sehr großen, 10–15 cm durchmessenden, fast ausschließlich im Rektum lokalisierten Tumoren. Villöse Adenome der rechten Kolonhälfte (Rückresorption des abgesonderten Sekretes?) und Tu- moren unter 5 cm verursachen im allgemeinen keine Symptomatik (RAMIREZ u.Mitarb., 1965). Die Sekretmenge ist der Tumorgröße etwa proportional. Die Häufigkeit des Elektro- lyt- und Wasserverlustes durch villöse Adenome ist indessen längst nicht so hoch, wie vielfach vermutet. QUAN und CASTRO (1971) fanden unter 250 Patienten mit villösen Adeno- men lediglich 9, SHAPIRO (1965) fand unter 165 nur 4 mit einer entsprechenden Symptomatik. Bis zur definitiven Diagnose bezüglich eines enteralen Elektrolyt- und Wasserverlustes durch villöse Adenome vergehen oft Jahre. Fehldiagnosen, wie Niereninsuffizienz, Salzver-

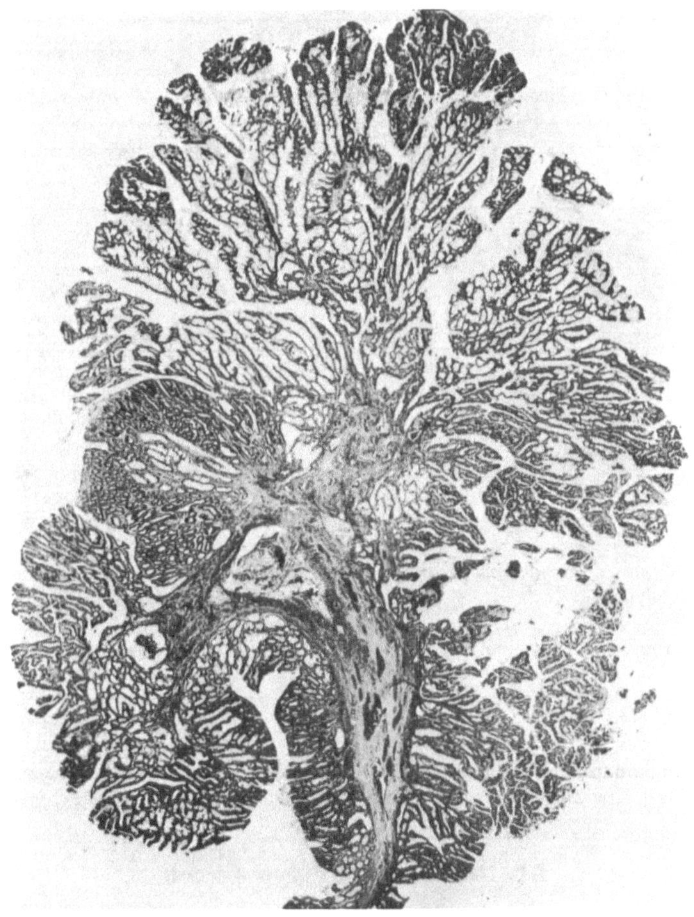

Abb. 294. Adenomatös-papillärer Polyp („papillary adenoma"). Färbung: HE. Lupenübersicht

lustnephritis, Urämie, Nebennierenrinden-Insuffizienz, familiäre periodische Paralyse, Rektum-Blasenfistel, primärer Hyperaldosteronismus, Colica mucosa sind häufig (ROY u. ELLIS, 1959; DAVIS u.Mitarb., 1962; PILCH u.Mitarb., 1965; SOLOMON u.Mitarb., 1965; STREICHER, 1966; DEGRELL u. GIMES, 1966; ERLANSON u.Mitarb., 1967; AHRENS, 1970).

3. Intestinale Polyposen

Die intestinalen Polyposen sind zumeist hereditäre Krankheitsbilder (Übersichten und Lit. YONEMOTO u.Mitarb., 1969; BUSSEY, 1970; WENNSTROM u.Mitarb., 1974; BUSSEY, 1975). Verschiedene Polyposeformen gelten als obligate Präkanzerosen (Tabelle 106). Das differentialdiagnostische Spektrum umfaßt außer den in Tabelle 106 aufgeführten Polyposeformen noch das Peutz-Jeghers-Syndrom (S. 87), das Cronkhite-Canada-Syndrom (S. 89), die multiple glanduläre Adenomatose mit Polypen (ZOLLINGER, 1960), das Bandler-Syndrom [=inte-

Tabelle 106. Prämaligne intestinale Polyposen

Typ (Syndrom)	Histologischer Typ	Lokalisation	Durchschnittliches Diagnosealter (Jahre)	Assoziierte Anomalien
1. Familiäre Polyposis coli	Adenom	Kolon	28	
2. Multiple Polypose des ganzen Gastrointestinaltraktes	Adenom	Magen Dünndarm Dickdarm	10	
3. Gardner-Syndrom	Adenom	Kolon Dünndarm (Magen)	31	Osteome mesenchymale Tumoren (subkutane Fibrome, Lipome) Desmoidtumoren Talgzysten Zahnanomalien Malignome (Fibrosarkome, Harnblasen-, Schilddrüsen-, Nebennieren-Karzinome)
4. Turcot-Syndrom (= Glioma-Polyposis-Syndrom)	Adenom	Kolon	19–20 (?)	Glioblastoma multiforme (Medulloblastom)
5. Zanca-Syndrom	Adenom	Kolon	?	Multiple kartilaginäre Exostosen

stinale Hämangiomatose (besonders des Dünndarms) mit muko-kutanen Pigmentationen: BANDLER (1960)], sowie einzelne oder multiple Polypen des Kolon und Rektum.

3.1. Die familiäre Polyposis coli

Die erste Beschreibung einer Polyposis des Kolon soll auf MENZEL (1728) und die Darstellung einer malignen Entartung auf CRUVEILHIER (1847) zurückgehen (JANNECK u. VON EKESPARRE, 1973). Ein familiäres Auftreten wurde erstmals 1882 von CRIPPS beschrieben.

Die familiäre Polyposis coli ist ein autosomal dominantes Leiden (Lit. McKUSICK, 1962; PIERCE, 1972; BUSSEY, 1975). Vor allem DUKES (1952a und b, 1964; vgl. auch: DUKES u. LOCKHART-MUMMERY, 1955) hat den dominanten Erbgang der Erkrankung nachgewiesen. In der Polyposis-Kartei von DUKES (vgl. auch: LOCKHART-MUMMERY u. DUKES, 1952; LOCKHART-MUMMERY, 1967; LOCKHART-MUMMERY u.Mitarb., 1956) fanden sich Merkmalsträger in 43,7%. Dieser Prozentsatz liegt nahe dem 50%-Wert, der nach den Mendelschen Gesetzen zu erwarten wäre (ARNOLD u. ZITZMANN, 1970; WENNSTROM u.Mitarb., 1974). Bisherige Familienuntersuchungen erbrachten keinen Anhalt dafür, daß die familiäre Polyposis coli durch phänotypisch unauffällig gebliebene Merkmalsträger „übertragen" werden könnte. Relativ häufig wurde indessen ein sporadisches Auftreten der Kolonpolypose beobachtet („nonfamilial polyposis": BUSSEY, 1970). Inwieweit es sich dabei um Spontanmutationen oder um Phänokopien handelt, ist nicht geklärt.

Ob die bislang scharfe Trennung zwischen Gardner-, Turcot- und Zanca-Syndrom einerseits und der familiären Polyposis andererseits wird aufrechterhalten werden können, erscheint derzeit zweifelhaft. Offenbar bestehen fließende Übergänge, besonders zwischen dem Gardner-Syndrom und der familiären Polyposis coli. Die ausgeprägte Neigung zu postoperativen Verwachsungen und zur Ausbildung von Desmoidtumoren im Operationsgebiet (bis zu 3,5%) machen einen fließenden Übergang der familiären Polyposis coli zum Gardner-Syndrom wahrscheinlich.

Während NEEL (1954) und DUNPHY u.Mitarb. (1959) die Häufigkeit der familiären Polyposis coli mit 1:20000 Geburten angeben, schätzen REED und NEEL (1955) sowie WENNSTROM u.Mitarb. (1974) die Häufigkeit auf 1:8300 Geburten.

Im Dickdarm findet sich eine Unzahl zumeist sehr dicht stehender Polypen (Abb. 295 und 296); Rektum und Sigma sind stets am dichtesten von Polypen besetzt (PIERCE, 1972). Die Zahl der Polypen nimmt zum Zäkum hin kontinuierlich ab. Die Polypengröße kann erheblich variieren, sie ist zudem abhängig vom Lebensalter. Zum Zeitpunkt der Manifestation der Erkrankung mit etwa 15 Jahren entstehen pfefferkorngroße, breitbasig aufsitzende Protuberanzen (OTTO u. GEBBERS, 1976). Erst im Laufe der Zeit entwickeln sich die typischen adenomatösen Polypen (Abb. 295). Vor dem 10. Lebensjahr sind bei der familiären Polyposis coli so gut wie nie Polypen entwickelt. ASMAN und PIERCE (1970) fanden in einem einzigen Fall Polypen schon im 7. Lebensjahr (Lit.: OTTO u. GEBBERS, 1976). Das durchschnittliche *klinische* Manifestationsalter liegt zwischen 28 und 30 Lebensjahren (VEALE, 1965; ASMAN u. PIERCE, 1970). Aber auch Manifestationen erst nach dem 40. Lebensjahr sind möglich (LOCKHART-MUMMERY, 1967). Die Polypenoberfläche ist zumeist lobuliert, nur selten glatt und abgerundet. Histologisch handelt es sich um typische *adenomatöse* Polypen,

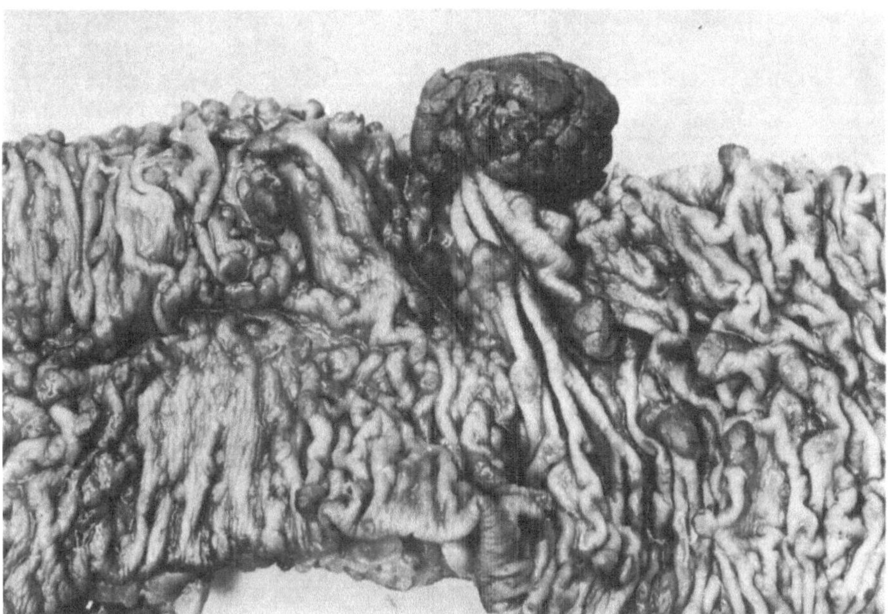

Abb. 295. Familiäre Polyposis coli mit zahlreichen, unterschiedlich großen adenomatösen Polypen

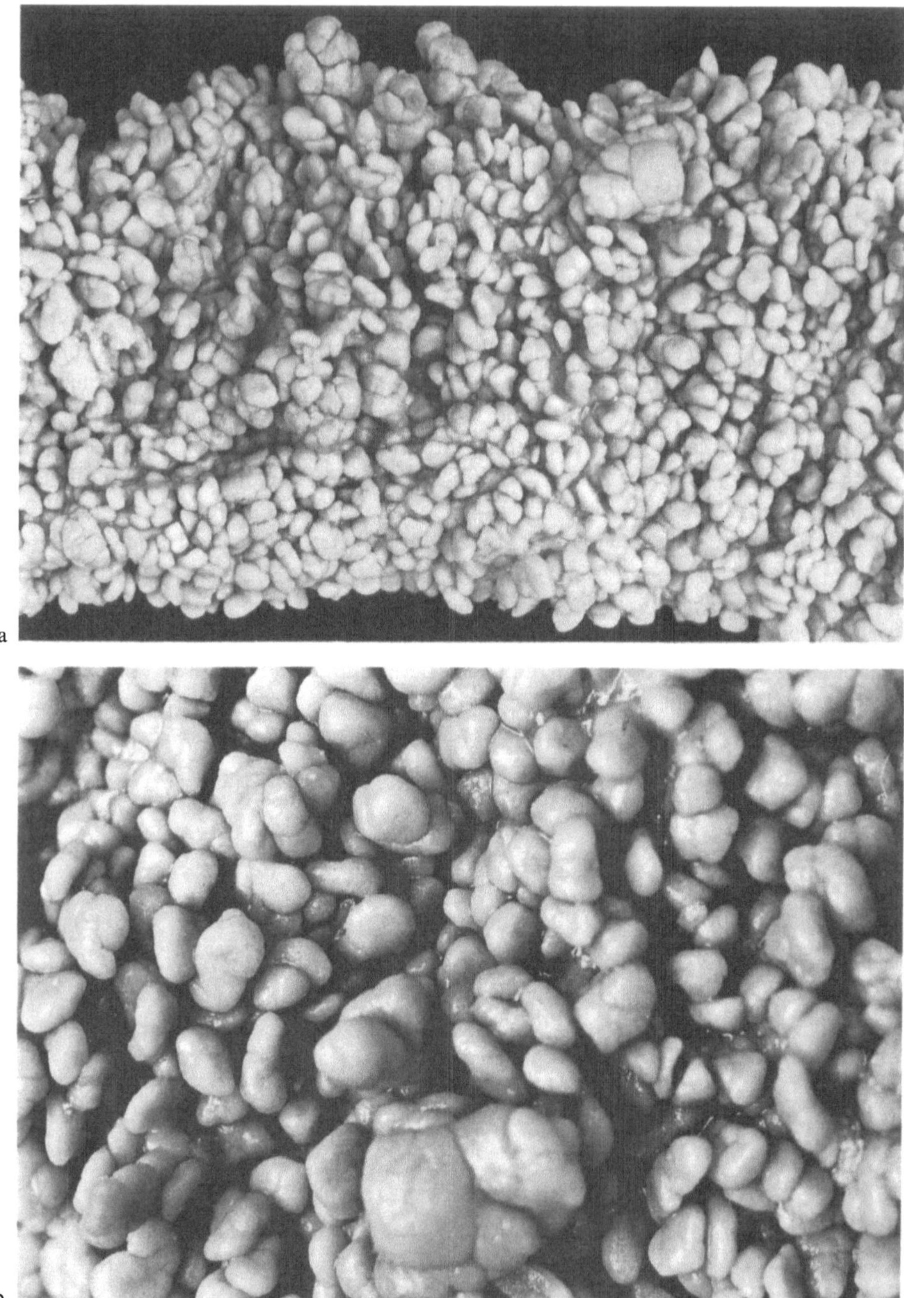

Abb. 296. Familiäre Polyposis coli (Rektum-Sigmabereich) mit außerordentlich dicht stehenden, rasenartigen Polypen (b = Ausschnittsvergrößerung aus a)

die sich bezüglich der einzelnen histologischen Charakteristika nicht von singulären adenomatösen Polypen unterscheiden (LANE u. LEV, 1963; DESCHNER u.
LIPKIN, 1975).

RAYNHAM und LOUW (1966) unterscheiden 3 Entwicklungsstadien der familiären Polyposis coli:
1. ein sog. *Latenzstadium* bis zur Pubertät ohne nachweisbare Polypen,
2. das symptomlose Auftreten von Polypen im jugendlichen Alter,
3. eine *klinisch manifeste Phase,* die etwa im 3. Lebensjahrzehnt beginnt.

Die klinische Symtomatik ist uncharakteristisch; ein für die familiäre Polyposis coli
gewissermaßen typisches oder pathognomonisches Symptom existiert nicht. Rektale Blutungen oder auch blutige bzw. blutig-schleimige Durchfälle, Tenesmen und Gewichtsverluste
sind die am häufigsten geklagten Beschwerden. Das Ausmaß der Beschwerden steht offenbar
in direkter Korrelation zur Karzinomentwicklung. Nach VEALE (1965) weisen 50% der
Patienten mit klinischen Symptomen bereits ein Karzinom auf, während die Karzinomfrequenz unter asymptomatischen Fällen lediglich 6% beträgt. Vergleichbare Daten (49%
und 12%) finden sich bei ASMAN und PIERCE (1970).

Die Diagnose einer Polyposis coli (bzw. recti) ist mittels Rektoskopie bzw.
Koloskopie leicht zu stellen. Probeexzisionen bzw. diagnostische Polypektomien
beweisen den neoplastischen Charakter der Polypen und schließen gleichzeitig
andere Polyposeformen aus (HASSAN u. WEDELL, 1973; RÖSCH, 1973). Da die
familiäre Polyposis coli gelegentlich mit einer lymphatischen (GRUENBERG u.
MACKMAN, 1972), juvenilen (VEALE u. Mitarb., 1966) oder auch hyperplastischen
Polypose (RÖSCH, 1973) kombiniert sein kann, ist schon aus diesen Gründen
präoperativ eine exakte *histologische* Diagnose an möglichst mehreren, mit der
Diathermieschlinge entfernten Polypen anzustreben.
Der prämaligne Charakter der familiären Polyposis coli steht außer Frage;
das Krankheitsbild muß als *obligate Präkanzerose* gelten (McLACHIN, 1959;
McKUSICK, 1962; BUSSEY u. MORSON, 1967; YONEMOTO u. Mitarb., 1969; ASMAN
u. PIERCE, 1970; BUSSEY, 1970; WENNSTROM u. Mitarb., 1974). Die durchschnittliche Karzinom-Inzidenz in der St. Marks-Serie betrug 67,3% (BUSSEY, 1970).
Man muß aber annehmen, daß die familiäre Polyposis coli *unbehandelt* immer
zu einer karzinomatösen Entartung führt (Tabelle 107).
Das Intervall zwischen dem Auftreten der ersten klinischen Symptome und
der zumeist multizentrischen Karzinomentstehung wird mit 10–15 Jahren angegeben (DUKES, 1952; LOCKHART-MUMMERY u. Mitarb., 1956). Das durchschnittliche Lebensalter der Patienten zum Zeitpunkt der definitiven Karzinomdiagnose

Tabelle 107. Die Karzinomhäufigkeit bei der familiären Polyposis coli in Abhängigkeit von der
Krankheitsdauer (sog. präkanzeröse Phase) (MORSON, 1974)

Periode (Jahre)	Gesamtfallzahl	Fälle ohne Karzinom	Fälle mit Karzinom	
			n	%
0– 5	59	52	7	11,9
5–10	39	29	10	25,6
10–15	19	13	6	31,6
15–20	9	4	5	55,6
über 20	3	0	3	100,0

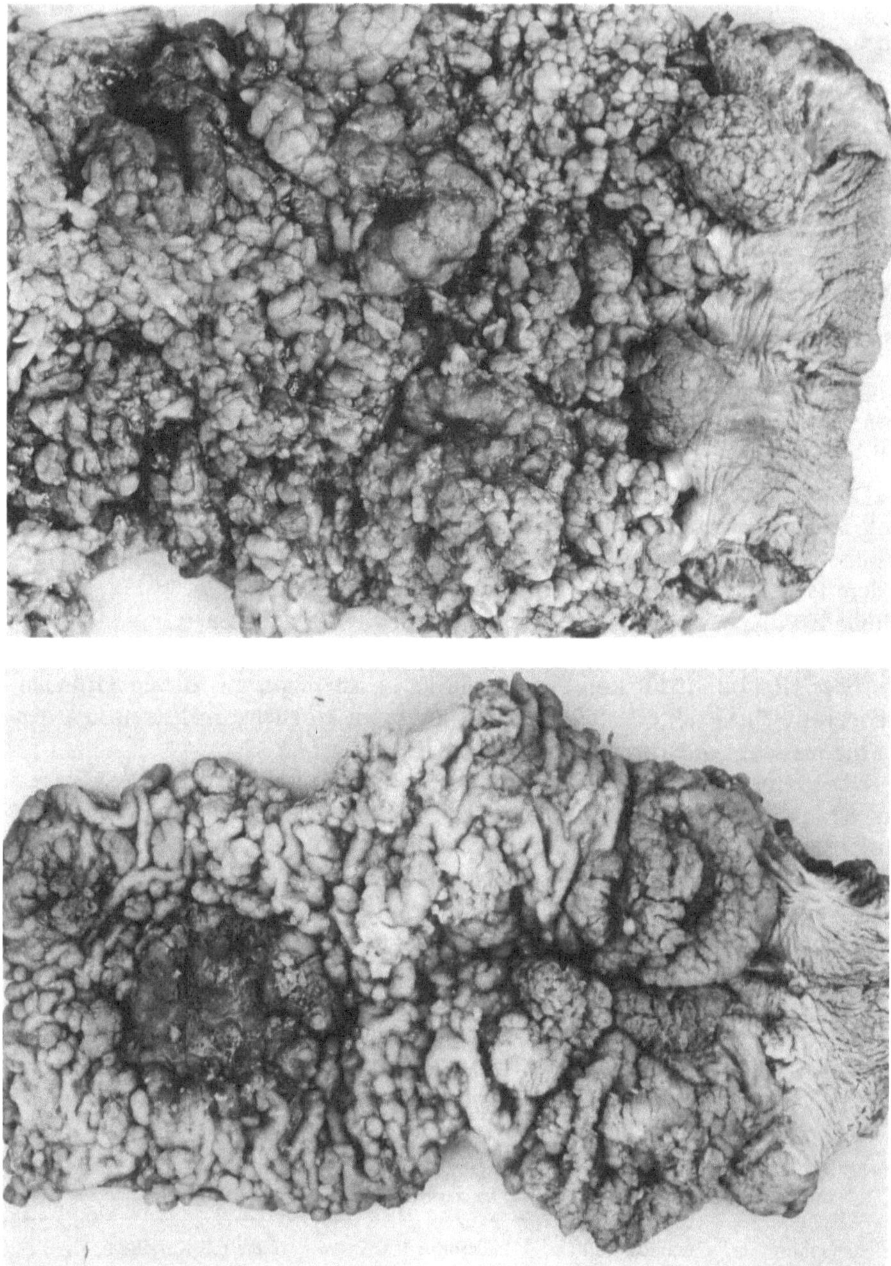

Abb. 297. Familiäre Polyposis coli: Rektumstümpfe mit multizentrischen, polypösen, zentral z.T. exulzerierten Karzinomen

lag in der St. Marks-Serie für Männer bei 40, für Frauen bei 39 Jahren. Mithin manifestiert sich das Karzinom auf dem Boden einer familiären Polyposis coli etwa 20 Jahre früher als das Kolonkarzinom ohne vorbestehende Polyposis (60,3 bzw. 62,1 Jahre) (BUSSEY, 1968, 1970; MORSON, 1974).

Die Behandlung der familiären Polyposis coli besteht in der totalen Proktokolektomie, bei ausgedehnter Polypose auch des Rektums, oder aber in einer Kolektomie mit ileorektaler Anastomose (MAYO, 1960; SCHAUPP u. VOLPE, 1972). Bei den Verfahren der Ileo-Rektostomie ist eine dauernde rektoskopische (bzw. rektoskopisch-bioptische) Kontrolle notwendig, da sich auch im Rektumstumpf Karzinome entwickeln können (Abb. 297). Angaben über die Häufigkeit der sich im Rektumstumpf entwickelnden Karzinome schwanken zwischen 5 und 23,5% (MORSON, 1974). Andererseits sind auch spontane Regressionen von Rektumpolypen nach Ileo-Rektostomie beobachtet worden (SHEPHERD, 1971). Neuerdings sollen auch kontinenzerhaltende Durchzugsverfahren wieder an therapeutischem Interesse gewinnen (JANNECK u. VON EKESPARRE, 1973). Aber auch sie erfordern eine dauernde und regelmäßige rektoskopische Kontrolle.

3.2. Das Gardner-Syndrom

Auch das Gardner-Syndrom gehört in die Gruppe der familiären Polyposen; es handelt sich um ein pleiotropes, dominant erbliches Leiden mit unterschiedlicher Penetranz (MCKUSICK, 1962; VEALE, 1965; YONEMOTO u. Mitarb., 1969; WENNSTROM u. Mitarb., 1974; DANES, 1975). Das Syndrom ist charakterisiert durch multiple adenomatöse Polypen des Intestinaltraktes („hereditary adenomatosis", „hereditary polyposis and osteomatosis": YONEMOTO u. Mitarb., 1969), durch multiple (mesenchymale) Tumoren und/oder Exostosen der Knochen (Osteome) und der Haut (Fibrome, Lipome), durch multiple Atherome und Desmoidtumoren sowie durch überzählige Zahnanlagen (GARDNER, 1951, 1962, 1969; GARDNER u. PLENK, 1952; GARDNER u. RICHARDS, 1953; GOLIN u. CHAUDHRY, 1960; GORDON u. Mitarb., 1962; PIERCE, 1972).

Die Skeletabnormitäten umfassen Osteome der Kiefer, der Orbita, der Schädeldecke, des Beckens und auch der langen Röhrenknochen. Die Kortikalis der langen Röhrenknochen und der Rippen ist zumeist verdickt (PLENK u. GARDNER, 1954; CHANG u. Mitarb., 1968; PIERCE, 1972). Die Kombination einer intestinalen Polypose mit multiplen kartilaginären Exostosen wird z.T. auch als *Zanca-Syndrom* beschrieben.

Charakteristisch ist auch das Auftreten von fibromatösen Wucherungen in präexistentem Narbengewebe mit der Entwicklung postoperativer Strikturen. Darüber hinaus kann sich in Einzelfällen eine intra- und retroperitoneale sowie eine intramesenteriale Fibrose entwickeln. Seltener werden Kombinationen mit Hautpigmentierungen (z.B. des Rumpfes) (WESTON u. WEINER, 1967) oder mit lymphoiden Polypen des Ileum (THOMFORD u. GREENBERGER, 1968) gefunden. Zudem tritt das Gardner-Syndrom gehäuft mit Karzinomen der Schilddrüse (CAMIEL u. Mitarb., 1968a und b) und der Nebennieren (MARSHALL u. Mitarb., 1967), mit „Adenomen" (KAPLAN, 1961; CHIAT u. Mitarb., 1962; HEALD, 1967; SMITH, 1968) und Karzinoiden (HAYES u. Mitarb., 1959; HEALD, 1967) des Dünndarms auf. Signifikant gehäuft werden Karzinome der periampullären Region (Duodenum, Papilla Vateri, Pankreaskopf) gefunden (MACDONALD u. Mitarb., 1967; CAPPS u. Mitarb., 1968; MCFARLAND u. Mitarb., 1968). PARKS u. Mitarb. (1970) beschrieben eine Kombination mit hamartomatösen Magenpolypen.

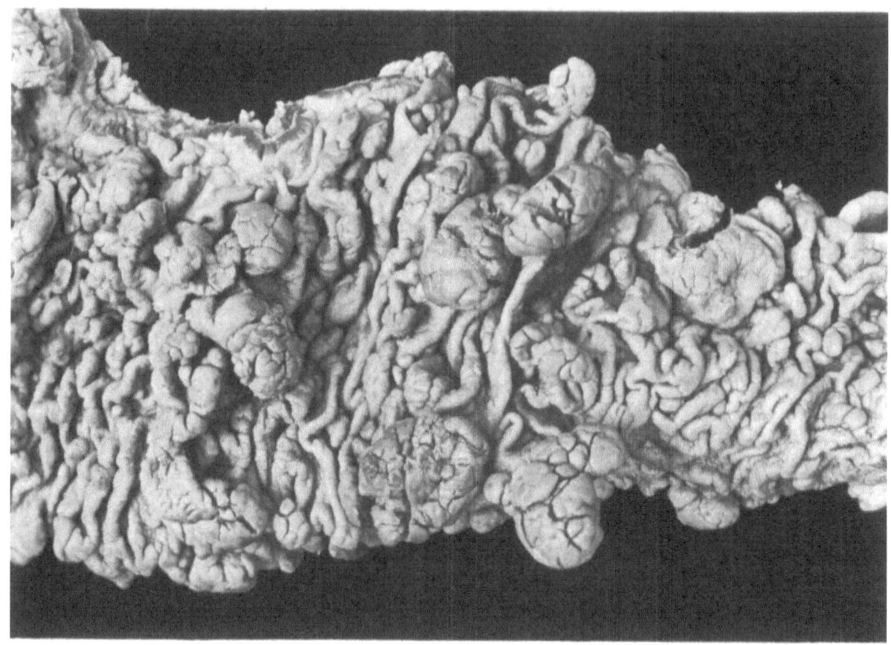

Abb. 298a. Gardner-Syndrom: zahlreiche adenomatöse Polypen. (Polypose nach Art einer familiären Polyposis coli)

Während die intestinalen Polypen echte neoplastische Tumoren (adenomatöse Polypen) sind, werden die regelmäßig assoziierten mesenchymalen Dysplasien vielfach den hamartomatösen Fehlbildungen zugerechnet.

Die Polypose betrifft vor allem den Dickdarm. Ist der Dünndarm mitbetroffen, wird gelegentlich auch vom *Devic-Bussey-Syndrom* gesprochen (CORDIER u.Mitarb., 1966). Die Polypen besitzen eine definitive maligne Potenz; das Gardner-Syndrom gehört zu den obligaten Präkanzerosen des Gastrointestinaltraktes. Beim Vorliegen einer klinischen Symptomatik (vgl. familiäre Polyposis coli) soll die Frequenz der malignen Entartung bereits bei 66% liegen (PIERCE u.Mitarb., 1970; PIERCE, 1972; WENNSTROM u.Mitarb., 1974).

Die Häufigkeit des Gardner-Syndroms wird mit 1:14025 Geburten angegeben (GARDNER u. RICHARDS, 1953; PIERCE u.Mitarb., 1970; WENNSTROM u.Mitarb., 1974). Das durchschnittliche klinische Manifestationsalter der intestinalen Polypose liegt bei 31 Jahren. Die assoziierten Fehlbildungen treten zumeist früher in Erscheinung.

3.3. Das Turcot-Syndrom (Glioma-Polyposis-Syndrom)

Das Turcot-Syndrom (Lit.: WENNSTROM u.Mitarb., 1974; ROTHMAN u.Mitarb., 1975) ist charakterisiert durch die Kombination adenomatöser intestinaler Polypen mit Tumoren des Zentralnervensystems (Medulloblastom, Glioblastom) (TURCOT u.Mitarb., 1959; BAUGHMAN u.Mitarb., 1969). Diese syndromartige Kombination ist allerdings außerordentlich selten. Während das Gardner-Syndrom einen autosomal-dominanten Erbgang zeigt, liegt dem Turcot-Syndrom offenbar ein autosomal-rezessiver Erbgang zugrunde (MCKUSICK, 1962).

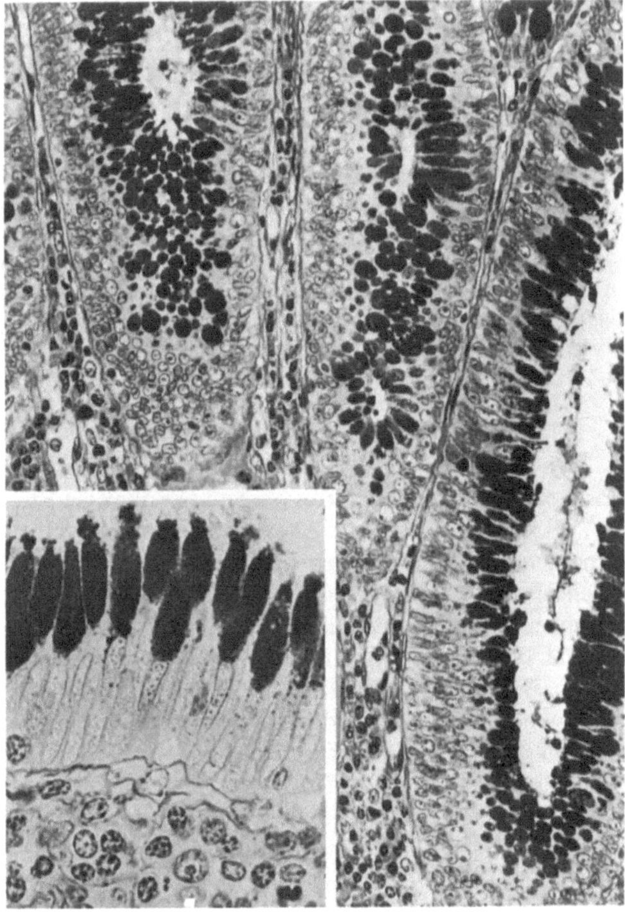

Abb. 298b. Gardner-Syndrom: dichtliegende Drüsenformationen mit mehrreihigem Epithel eines adenomatösen Polypen. Färbung: PAS (Inset: Movat). Vergr. 375:1 (Inset: 830:1)

3.4. Die familiäre Polypose des ganzen Gastrointestinaltraktes

Die familiäre Polypose des ganzen Gastrointestinaltraktes (Magen, Duodenum, Jejunum, Ileum, Kolon, Rektum) ist ein durchweg seltenes Leiden mit autosomal dominantem Erbgang, das sich zumeist schon *vor* dem 10. Lebensjahr manifestiert. Eine Beteiligung des Oesophagus gilt als extrem selten. Dieses vor allem von YONEMOTO u.Mitarb. (1969) genau durchuntersuchte Krankheitsbild ist zuvor schon von STRUTHERS (1920), GATERSLEBEN (1935), CABOT (1935), GLASS (1940), BRACHETTO-BRIAN und LASCANO (1942) sowie von RAVITCH (1948) beschrieben worden. POLLACK und SWINTON (1955) sprachen von einer „diffusen familiären Polypose". Es handelt sich bei den Polypen um adenomatöse Polypen; mithin sind auch sie trotz ihrer sehr frühzeitigen Manifestation als potentiell maligne anzusehen. Es scheint aber, daß die Polypen des Dünndarms weitaus seltener maligne entarten als die des Dickdarms (Lit.: RAVITCH, 1948; vgl.

auch: CABRERA u. LEGA, 1960; ABRAMSON, 1967). Insofern wird zumeist nur eine Kolektomie mit ileo-rektaler Anastomose durchgeführt. Nachoperationen des Magens und/oder des Dünndarms bleiben in Einzelfällen aber nicht aus (Lit.: YONEMOTO u.Mitarb., 1969).

II. Maligne epitheliale Tumoren: kolo-rektale Karzinome

Da Kolon- und Rektumkarzinome, abgesehen von wenigen Ausnahmen, der gleichen epidemiologischen Verbreitung folgen, erscheint es gerechtfertigt, von *kolo-rektalen Karzinomen* zu sprechen, dies um so mehr, als es im Einzelfall schwierig ist, an den anatomisch nicht sicher definierbaren „Grenzen" einen Tumor der einen oder der anderen Kategorie zuzuordnen (BJELKE, 1974).

1. Epidemiologie

1.1. Inzidenz, Prävalenz, Mortalität

Während vor wenigen Jahren noch das Magenkarzinom die Szenerie sozusagen beherrschte (vgl. Bd. II/1), ist seine Frequenz (Inzidenz) derzeit rückläufig. Demgegenüber nehmen die kolo-rektalen Karzinome an Häufigkeit zu. 1973/74 betrug die jährliche Neuerkrankungsrate für die USA 79000 (Annual Incidence of Colorectal Cancer: Cancer Statistics 1973; New York, American Cancer Society, 1973; STEIN, 1974). Damit sind in den USA die kolo-rektalen Karzinome nach den Hautkrebsen die zweithäufigste Karzinomart überhaupt.

Auch die Bundesrepublik gehört zu den Ländern mit einer hohen Steigerungsrate an kolo-rektalen Karzinomen (SEGI u. KURIHARA, 1969). Die Zahl jährlicher Neuerkrankungen liegt bei etwa 32000 (Statistisches Bundesamt Wiesbaden). Die prozentuale Häufigkeit der Karzinome des Kolon und Rektum unter allen malignen Neubildungen betrug 1970 für Hamburg 12,45% ($\male$: 11,6%, $\female$: 13,3%) und für das Saarland 11,9% ($\male$: 12,7%, $\female$: 11,1%) (Krebsregister der Gesundheitsbehörde beim Statistischen Landesamt der Freien und Hansestadt Hamburg 1973; Krebsregister im Saarland, Bd.-Nr. 38 der Einzelschriften zur Statistik des Saarlandes; vgl. auch: GÖTZ u.Mitarb., 1973).

Indessen fällt auf, daß in den Karzinomstatistiken der verschiedenen Erdteile (vgl. [1-6]) die Häufigkeit kolo-rektaler Karzinome außerordentlich unterschiedlich beziffert wird (Tabelle 108). Die Inzidenzrate ist besonders hoch in Nordwest-Europa (Großbritannien, Irland, Dänemark, Finnland, Norwegen), Nord-

---

[1] Union Internationale Contre le Cancer (UICC): Cancer Incidence in Five Continents, Vol. 1, edit. by R. DOLL, C. MUIR and J. WATERHOUSE. Berlin-Heidelberg-New York: Springer 1966.

[2] Union Internationale Contre le Cancer (UICC): Cancer Incidence in Five Continents, Vol. 2, edit. by R. DOLL, C. MUIR and J. WATERHOUSE. Berlin-Heidelberg-New York: Springer 1970.

[3] United States Public Health Service, Morbidity from Cancer in the United States. Public Health Monograph No. 29, 1955.

[4] Morbidity form Cancer in the United States. Public Health Monograph No. 56. Washington, DC, U.S.Government Printing Office, 1959.

[5] Registrar-General's Statistical Review of England & Wales. H.M.S.O. London 1963.

[6] American Cancer Society, Second National Conference on Cancer of the Colon and Rectum. Bal Harbour 1973.

Tabelle 108. Inzidenz und Mortalität kolo-rektaler Karzinome in verschiedenen geographischen Regionen. (Zusammengestellt nach BERG u. HOWELL, 1974)

| Region | Zeitraum | | Männer | | | | Frauen | | | |
| | Inzidenz | Mortalität | Inzidenz | | Mortalität | | Inzidenz | | Mortalität | |
			Kolon	Rektum	Kolon	Rektum	Kolon	Rektum	Kolon	Rektum
Israel	1960–66	1964–65	15,0	11,1	11,4	4,9	16,8	9,6	12,1	3,8
Kanada	1963–66	1964–65	25,8	17,9	21,1	10,6	27,6	12,0	23,9	6,8
Connecticut	1963–65	1963, 1965	41,0	24,2	23,2	9,9	40,5	15,8	23,7	6,2
Schottland	1963–66	1964–65	22,8	17,3	25,3	14,6	22,5	10,1	23,8	8,6
Norwegen	1964–66	1964–65	18,2	10,3	12,7	8,7	17,6	7,0	13,2	4,8
New York, Staat	1958–60	1958–60	31,1	20,8	23,6	31,1	30,6	13,2	23,3	7,8
Puerto Rico	1950–64	1950–64	6,5	4,7	5,1	2,5	7,4	4,9	5,4	2,0
Dänemark	1958–62	1958–59	24,1	26,1	21,6	20,2	26,6	15,7	23,0	11,1
Schweden	1962–65	1964–65	22,5	15,8	15,2	9,5	20,6	10,1	14,6	6,4
Bundesrepublik	1963–66	1964–65	19,1	16,8	15,6	12,8	19,5	12,7	14,1	7,8
Neuseeland	1962–66	1964–65	36,9	22,8	21,0	12,9	35,8	13,9	21,6	7,4
Finnland	1962–65	1964–65	9,9	11,6	8,0	9,2	10,9	9,6	8,6	7,0
Südafrika (Weiß)	1956–59	1958–59	21,0	6,9	19,7	6,9	25,3	7,7	18,0	5,2

Tabelle 109. Die prozentuale Häufigkeit kolo-rektaler Karzinome im Verhältnis zu allen Karzinomen in verschiedenen Ländern und Regionen Afrikas. (Zusammengestellt nach BURKITT, 1971)

Region	Zeitraum	Gesamtzahl aller Karzinome	Davon kolo-rektale Karzinome (%)	Autoren
Johannesburg	1952–54	1076	2,6	ROBERTSON, 1969
Johannesburg	1962–64	2407	2,4	
Durban (Südafrika)	1964–66	1040	2,1	SCHONLAND u. BRADSHAW, 1968
Lorenco Marquez (Mozambique)	1956–60	603	1,3	PRATES u. TORRES, 1965
Sudan	1954–61	2234	2,8	LYNCH u. Mitarb., 1963
Accra (Ghana)	1942–55	1192	1,8	EDINGTON, 1956
Kampala (Uganda)	1954–60	615	2,8	DAVIES u. Mitarb., 1965
Nairobi (Kenya)	1957–63	4206	2,5	LINSELL, 1967
Dakar (Senegal)	1955–64	1838	2,5	CAMAIN u. LAMBERT, 1964
Salisburry (Rhodesien)	1963–65	1415	1,6	SKINNER, 1967
Ilesha (Nigeria)	1954–67	465	5,8	MULLIGAN, 1969
Stanleyville (Congo Kinshasa)	1939–55	2536	1,1	THIJS, 1957

amerika (USA, Kanada), Australien und Neuseeland, während sie in Südamerika, Afrika (vor allem südlich der Sahara) und Asien außerordentlich niedrig ist (Tabelle 109) (DOLL, 1969; SCUDAMORE, 1969; WYNDER u. Mitarb., 1969; BURKITT, 1971; STEWART, 1971; WYNDER u. REDDY, 1974; BERG u. HOWELL, 1974). Diese Unterschiede sind sehr wahrscheinlich *nicht* rassisch bedingt (BOGGS, 1959; MASS u. MODAN, 1969; STEIN, 1974). Aus epidemiologisch-statistischen Untersuchungen scheint hervorzugehen, daß kolo-rektale Karzinome sich in erster Linie unter dem Einfluß *exogener Noxen* entwickeln (HAENSZEL u. DAWSON, 1965; DUNN, 1966; HIGGINSON, 1967; WYNDER u. SHIGAMATSU, 1967; WYNDER u. Mitarb., 1969; STEMMERMANN, 1970; BURKITT, 1971; BJELKE, 1974).

Eindeutige Korrelationen bestehen zwischen der Häufigkeit kolo-rektaler Karzinome und dem Verbrauch bestimmter Nahrungsmittel. Vor allem Länder mit hohem Fettverbrauch zeigen steigende Inzidenzraten (ARIES u. Mitarb., 1969; BURKITT, 1971; Lit. WYNDER u. REDDY, 1974). In diesen Ländern ist die Exkretion von *Coprostanol, Coprostanon* und von *Gesamt-Gallensteroiden* sowie diejenige von *Gallensäuren (Desoxychol-* und *Lithocholsäure)* signifikant (p < 0,01) gegenüber Ländern mit geringem Fettverbrauch erhöht. Verbunden damit sind Veränderungen der fäkalen (d.h. auch der kolischen) Bakterienökologie. Die hohe Fettzufuhr stimuliert offenbar den Gallenfluß. Verschiedene Dickdarmbakterien (vor allem Bacteroides und Bifidobacteriae) sind mutmaßlich in der Lage, in das Kolon „einfließende" Galle zu karzinogenen Substanzen abzubauen (REDDY, 1975). Es spricht manches dafür, daß zumindest die Desoxycholsäure unter bestimmten Konditionen kanzerogen wirken kann (Übersicht und Lit.: HILL, 1974, 1975).

Mortalität (vgl. Abb. 299 und Berg u. HOWELL, 1974). 1961 lagen in der Bundesrepublik die männlichen Todesfälle an kolo-rektalen Karzinomen mit einer Mortalitätsrate von 18,3 pro 100000 an 29. Stelle der Todesursachenstati-

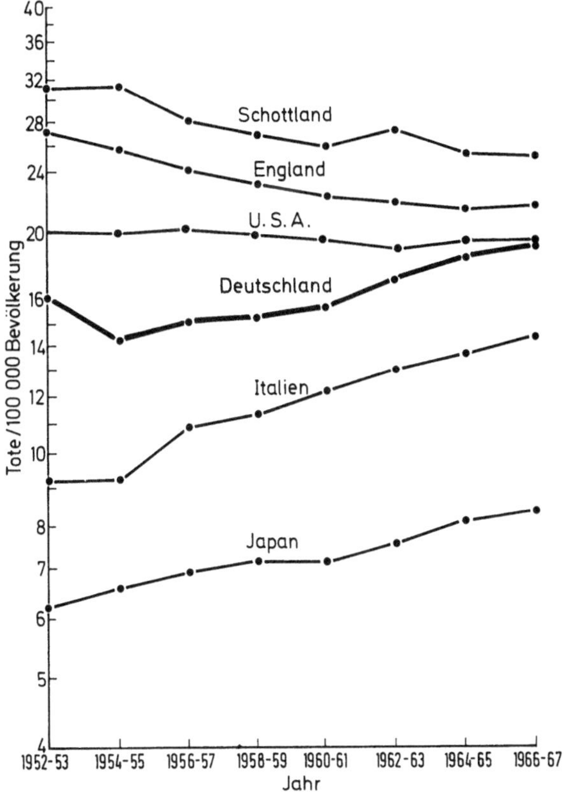

Abb. 299. Die Mortalität kolo-rektaler Karzinome (Männer). [Umgezeichnet nach BERG, J.W. und HOWELL, M.A. (1974)]

stik, während die Frauen mit 13,9 pro 100000 an 32. Stelle lagen (DUNHAM u. BAILER, 1968). 1971 starben in der Bundesrepublik 19836 Menschen an kolo-rektalen Karzinomen. Das entspricht einer Mortalitätsrate von 33,6 pro 100000 bei Frauen und 30,4 pro 100000 bei Männern (Abb. 300). Vor allem Frauen sterben wesentlich häufiger an Karzinomen des Kolon und Rektum: 1952 star-ben 2996 Frauen, 1971 bereits 7234 an Kolonkarzinomen. Beim Rektumkarzi-nom waren es 1952 1728 und 1971 3672. In beiden Fällen liegt eine Steigerung von wesentlich mehr als 100% vor (vgl. auch: BOKELMANN, 1975). Bei Männern blieb die Steigerungsrate sowohl beim Kolon- als auch beim Rektumkarzinom unter 100%.

Große Unterschiede im Weltschrifttum weisen auch die *Heilungsziffern* auf (ausführliche Diskussion bei BOKELMANN, 1975). Nach einer Zusammenstellung von OVERBECK und RAF-FEL (1970) findet sich eine Schwankungsbreite zwischen 20 und 72% für die 5-Jahres-Heilung (vgl. auch S. 560). TURNBULL (1970) errechnete für eine alterskorrigierte Gruppe nach statisti-scher Anpassung an die sog. Normalsterbekurve einer Durchschnittspopulation eine 5-Jahres-Heilung sogar von 103% bei Primärtumoren ohne Metastasen.

Aus unterschiedlichen Lokalfaktoren allein ist die enorme Schwankungsbreite der 5-Jahres-Heilung kaum zu erklären. Sicher spielt eine unterschiedlich gehandhabte Tumorklas-sifizierung eine Rolle (Lit.: BOKELMANN, 1975). Die Prognose der kolo-rektalen Karzinome hängt, nachdem diagnostische und chirurgisch-therapeutische Verfahren nahezu optimal

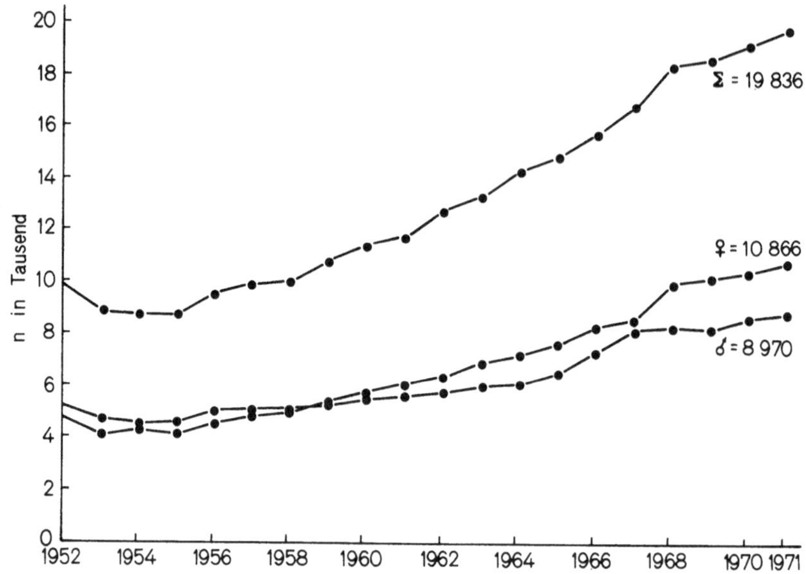

Abb. 300. Sterbefälle an Kolon- und Rektumkarzinomen in absoluten Zahlen von 1952–1971 (Statistisches Bundesamt Wiesbaden). (Aus BOKELMANN, D.: Med. Habil.-Schrift, Heidelberg 1975)

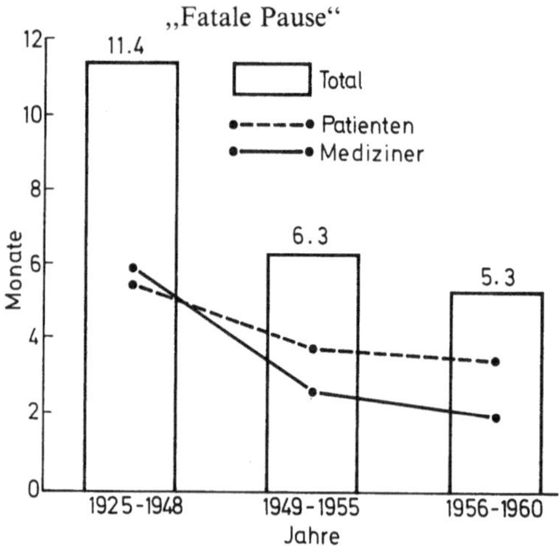

Abb. 301. Die sog. „fatale Pause". [Umgezeichnet nach McSwain, B., u.Mitarb.: Ann. Surg. **155**, 782 (1962)]

entwickelt worden sind, entscheidend auch von der Zeit ab, die zwischen den ersten Symptomen und dem Beginn der Therapie vergeht. Diese sog. *fatale Pause,* die zu Lasten sowohl der Patienten („patient's delay") als auch des ärztlichen Personals („doctor's delay") geht, entscheidet letztendlich das weitere Schicksal der Patienten (Übersicht: McSwain u.Mitarb., 1962). Sie ist in den letzten Jahren zwar ständig reduziert worden (Abb. 301), dennoch stagnieren die Erfolge der chirurgischen Therapie seit etwa 10 Jahren: die Quote der 5-Jahres-Heilung aller kolo-rektaler Karzinome liegt seitdem bei 50–60%.

1.2. Die Alters- und Geschlechtsverteilung

Das kolo-rektale Karzinom ist typischerweise ein Karzinom des fortgeschrittenen Alters (SHEPHERD u. JONES, 1971). Über 80% aller Patienten sind 55 Jahre oder älter (STEIN, 1974). Das durchschnittliche Manifestationsalter des kolo-rektalen Karzinoms bei 5046 Patienten des St. Marks Hospital in London lag bei 60,3 Jahren (BUSSEY, 1968). FALTERMAN u.Mitarb. (1974) fanden unter 2313 Patienten mit kolo-rektalen Karzinomen ein mittleres Manifestationsalter von 63 Jahren. Vor dem 45. Lebensjahr, besonders im Kindes- und Jugendalter, sind kolo-rektale Karzinome selten (BISHOP, 1961; MAYO u. PAGTALUNAN, 1963; MIDDELKAMP u. HAFFNER, 1963; CLUTTS u. EMMETT, 1964; SESSIOUS u.Mitarb., 1965; RECIO u. BUSSEY, 1965; HARTMANN u. HAUSCHILD, 1966; MILLER u. LIECHTY, 1967; O'BRIEN, 1967; BUSSEY, 1968; CHABALKO u. FRAUMENI, 1975). KERN und WILLIAMS (1958) berichteten über ein 9 Monate altes Mädchen mit einem Kolonkarzinom. In den meisten Berichten über kolo-rektale Karzinome bei jungen Menschen werden bemerkenswerterweise extrazellulär und/oder intrazellulär verschleimende Karzinome beschrieben (Lit.: WILLIAMS, 1954; RECIO u. BUSSEY, 1965). Man wird für einen Teil dieser Fälle annehmen müssen, daß nicht immer eine sichere differentialdiagnostische Abgrenzung, sowohl von exulzerierten juvenilen Polypen als auch von submukösen, schleimgefüllten Zysten bei adenomatösen Polypen erfolgte (vgl. auch: FECHNER, 1973), insbesondere dann, wenn die Prognose als günstig angegeben wurde. Nach WILLIAMS (1954) ist die Prognose früh-manifestierter kolo-rektaler Karzinome durchweg schlecht. Durchschnittlich 5% der rektalen Karzinome werden vor dem 45. Lebensjahr diagnostiziert (STEIN, 1974). In der sog. *Connecticut-Studie* (1935–1951) fanden sich bei Patienten unter 30 Jahren Kolon-Karzinome in 1,1% und Rektum-Karzinome in 0,8%, bei Patienten über 40 Jahren aber in 95,9 bzw. 96,1%. Gleichartige Ergebnisse brachte auch die sog. *„Ten Metropolitan Areas"-Studie* von 1947: Kolon- und Rektum-Karzinome unter 30 Jahren in jeweils 1,1%, über 40 Jahre in 95,6 und 95,1% (WOOD, 1967). BOKELMANN u.Mitarb. (1972) ermittelten unter 2293 Patienten mit kolo-rektalen Karzinomen einen Häufigkeitsgipfel zwischen dem 60. und 70. Lebensjahr (vgl. auch: DEUCHER, 1967). Unter Berücksichtigung der jeweiligen Tumorlokalisation fanden SHEPHERD und JONES (1971) einen Altersgipfel von 61,5 Jahren (Tabelle 110). Im Hinblick auf den *histologisch erfaßbaren Grad der Malignität* („histological grading": low, average, high; vgl. S. 586) ergaben sich aus den Untersuchungen von SHEPHERD und JONES (1971) folgende Altersgipfel kolo-rektaler Karzinome:

Tabelle 110. Durchschnittliche Altersmanifestation kolo-rektaler Karzinome (n = 656) unter Berücksichtigung der Tumorlokalisation (SHEPHERD u. JONES, 1971)

Tumorlokalisation	Manifestationsalter in Jahren		
	Männer	Frauen	Männer und Frauen
rechtes Kolon	59,0	63,0	61,5
linkes Kolon	62,7	60,9	61,7
Rektum	62,1	60,5	61,3

Tabelle 111. Die Geschlechtsverteilung kolo-rektaler Karzinome (n = 656) unter Berücksichtigung der Tumorlokalisation (SHEPHERD u. JONES, 1971)

Geschlecht	rechtes Kolon %	linkes Kolon %	Rektum %
Frauen	64,0	53,5	48,0
Männer	36,0	46,5	52,0

63,3 Jahre bei geringer, 61,0 Jahre bei mittelschwerer und 57,0 Jahre bei hoher Malignität.

Kolonkarzinome sind bei Frauen häufiger als bei Männern (Verhältnis 2:1), während Rektumkarzinome in einem Verhältnis von 3:2 bei Männern häufiger sind (Tabelle 111) (BOGGS, 1959; BUSSEY, 1968; SHEPHERD u. JONES, 1971; FALTERMAN u.Mitarb., 1974). Allerdings verschiebt sich mit zunehmendem Lebensalter die Geschlechtsverteilung eindeutig zu „Ungunsten" der Männer: bei über 80jährigen findet sich ein Verhältnis von 4–5:1 (BUSSEY u. WALLACE, 1960; BUSSEY, 1968).

2. TNM-Klassifizierung

Außer der Dukesschen Tumorklassifizierung (vgl. S. 587) existieren andere Klassifizierungsvorschläge, die auch klinische Kriterien, wie Operabilität des Tumors und Allgemeinzustand des Patienten, berücksichtigen wollen (ausführliche Diskussion und Lit.: BOKELMANN, 1975). Die Vorschläge sind z.T. aber so kompliziert (RUBIN, 1973) oder aufwendig (WOOD, 1971), daß sie in der klinischen Praxis nicht anwendbar zu sein scheinen.

1937 benutzten SCHINZ und ZUPPINGER erstmals eine *Tumorformel*, durch die eine getrennte Beschreibung der Primärtumoren und der Metastasen möglich war. Dieses vor allem von DENOIX (1952) weiterentwickelte T(=Primärtumor)-N(=regionale Lymphknotenmetastasen)-M(=Fernmetastasen)-System wurde 1953 auf dem Internationalen Kongreß für Radiologie in Kopenhagen von der „Union Internationale Contre le Cancer" (UICC) für die Klassifizierung maligner Tumoren übernommen. Das „Commitee on TNM-Classification" legte 1966 einen ersten Vorschlag zur Klassifizierung der Kolon- und Rektumkarzinome vor, die, entsprechend den Vorschriften der UICC in den „General Rules" (Geneva 1968), vor Therapiebeginn zu erfolgen hat. Die TNM-Klassifizierung ist zunächst eine *klinische* Klassifizierung, die in ihrer ursprünglichen Form getrennt für Kolon- und Rektumkarzinome vorgelegt wurde (Tabelle 112).

Die TNM-Klassifikation kolo-rektaler Karzinome durch die UICC stellt gegenüber derjenigen von DUKES in mehrfacher Hinsicht einen Rückschritt dar: statistisch vergleichbare Gruppen sind nicht zu bilden (ANDERSON, 1974; BOKELMANN, 1975) und vergleichende klinische (prä-therapeutische) und histologische Klassifizierungen schwanken nach Untersuchungen von BOKELMANN (1975) zwischen 4 und 20%. Aus diesen Gründen ist die ursprünglich von der UICC vorgelegte Klassifizierung mehrfach modifiziert worden, vor allem durch das „American Joint Commitee for Cancer Staging and End Results Reporting (AJC)" (vgl. ANDERSON, 1974). 1973 wurde auch der erweiterte „Hei-

Tabelle 112. TNM-Klassifizierung der Kolon- und Rektumkarzinome durch die UICC (1968)

1. Kolon

Lokalisation
1. Rechtes Kolon (Zäkum, Appendix, Colon ascendens, Flexura hepatica)
2. Colon transversum, ausschließlich beider Flexuren
3. Linkes Kolon (Flexura lienalis, Colon descendens)
4. Colon sigmoideum, einschließlich des pelvi-rektalen Überganges

T = Primärtumor (keine weiteren Kategorien festgelegt)

N = Regionale Lymphknoten
N_x: Da es nicht möglich ist, intraabdominale Lymphknoten nachzuweisen, wird das Zeichen N_x verwendet, das später durch das Ergebnis histologischer Untersuchungen ergänzt werden kann: N_{x-} (ohne), N_{x+} (mit Lymphknotenmetastasen).

M = Fernmetastasen
M_0 Keine Fernmetastasen nachweisbar
M_1 Fernmetastasen nachweisbar

2. Rektum

T = Primärtumor
T_1 Der Tumor beschränkt sich auf ein Drittel der Länge oder der Zirkumferenz des Rektum oder weniger und ohne die Muskelschicht zu infiltrieren.
T_2 Der Tumor befällt mehr als ein Drittel der Länge oder der Zirkumferenz des Rektum, jedoch nicht mehr als die Hälfte, oder er infiltriert die Muskelschichten, ohne das Rektum zu fixieren.
T_3 Der Tumor befällt mehr als die Hälfte der Länge oder der Zirkumferenz des Rektum, oder er fixiert das Rektum, ohne auf die benachbarten Strukturen überzugreifen.
T_4 Der Tumor dehnt sich auf benachbarte Strukturen aus.

N = Regionale Lymphknoten
N_x Da es nicht möglich ist, intraabdominale Lymphknoten nachzuweisen, wird das Zeichen N_x verwendet, das später durch das Ergebnis histologischer Untersuchungen ergänzt werden kann: N_{x-} (ohne), N_{x+} (mit Lymphknotenmetastasen).

M = Fernmetastasen
M_0 Keine Fernmetastasen nachweisbar
M_1 Fernmetastasen nachweisbar

P = Histopathologische Kategorien
(nach der Operation festgestellt)
P_1 Das Karzinom infiltriert nur die Mukosa
P_2 Das Karzinom infiltriert die Submukosa, jedoch nicht die Muscularis propria
P_3 Das Karzinom infiltriert die Muscularis propria oder es dehnt sich auf die Subserosa aus
P_4 Das Karzinom infiltriert die Serosa und das parakolische bzw. pararektale Gewebe

delberger Vorschlag" für die Klassifizierung der kolo-rektalen Karzinome vorgelegt (Tabelle 113). Der „Heidelberger Vorschlag" (ausführliche Diskussion bei BOKELMANN, 1975) ist als *intraoperativer* und *histologischer* Klassifizierungsschlüssel anwendbar. Ein Vergleich (Tabelle 114) der Klassifizierungen nach DUKES und der UICC mit dem „Heidelberger Vorschlag" zeigt die wesentlich erweiterten Möglichkeiten der Heidelberger TNM-Modifikation (BOKELMANN, 1975).

Tabelle 113. „Heidelberger Vorschlag" für die Klassifizierung der Karzinome des Kolon und Rektum (BOKELMANN, 1975)

$T = Primärtumor$

T'_0 Kein nachweisbarer Tumor

T'_1 Polypoider, papillärer oder exulzerierter Tumor auf Mukosa und/oder Submukosa beschränkt

T'_2 Tumor mit Muscularis-propria-Infiltraten

T'_3 Tumor mit Infiltration aller Wandschichten

T'_4 Tumor infiltriert die Umgebung und/oder greift auf Nachbarorgane über

$N = Regionäre\ (Lymphknoten-)\ Metastasen$

N'_0 Keine nachweisbaren Lymphknotenmetastasen

N'_1 Einzelne Lymphknotenmetastasen supraanal, periproktisch, pararektal und parakolisch

N'_2 Mehrere Lymphknotenmetastasen supraanal, periproktisch, pararektal, im Mesorektum oder Mesokolon bzw. Mesosigma

N'_3 Inguinale, parailiakale, mesenteriale oder paravertebrale Lymphknotenmetastasen

$M = Fernmetastasen$

M'_0 Keine nachweisbaren Fernmetastasen

M'_1 Nachweisbare Fernmetastasen

Tabelle 114. Die Klassifizierungsmöglichkeiten der kolo-rektalen Karzinome nach DUKES (1932, 1948), der UICC (1968) und der „Heidelberger" Klassifizierung (BOKELMANN, 1975)

DUKES Kolon/ Rektum	UICC		Heidelberger Vorschlag	
	Kolon	Rektum	Kolon	Rektum
A	$T_xN_{x-}M_0$	$T_1N_{x-}M_0$	$T_1N_0M_0$	$T_1N_0M_0$
		$T_2N_{x-}M_0$	$T_2N_0M_0$	$T_2N_0M_0$
		$T_3N_{x-}M_0$	$T_3N_0M_0$	
B		$T_4N_{x-}M_0$	$T_4N_0M_0$	$T_3N_0M_0$
				$T_4N_0M_0$
C	$T_xN_{x+}M_0$	$T_1N_{x+}M_0$	$T_1N_{1,2,3}M_0$	$T_1N_{1,2,3}M_0$
		$T_2N_{x+}M_0$	$T_2N_{1,2,3}M_0$	$T_2N_{1,2,3}M_0$
		$T_3N_{x+}M_0$	$T_3N_{1,2,3}M_0$	$T_3N_{1,2,3}M_0$
		$T_4N_{x+}M_0$	$T_4N_{1,2,3}M_0$	$T_4N_{1,2,3}M_0$
D	$T_xN_{x+}M_1$	$T_{1-4}N_{x+}M_1$	$T_{1-4}N_{1-3}M_1$	$T_{1-4}N_{1-3}M_1$

3. Zur Klinik kolo-rektaler Karzinome

3.1. Klinische Symptomatik

Klinisches Leitsymptom der kolo-rektalen Karzinome ist der *unklare Abdominalschmerz,* bei Tumoren im linken Kolon zumeist im Unterbauch lokalisiert und besonders intensiv spürbar bei Darmentleerungen (LOCKHART-MUMMERY, 1959; BOKLEMANN u.Mitarb., 1972; FALTERMAN u.Mitarb., 1974). Bei Karzinomen des rechten Kolon wird der „Bauchschmerz" oft in die Nabelgegend oder in den Bereich der Ileozäkalgrube projiziert; vielfach aber stehen die geklagten Beschwerden in keiner Beziehung zum Darm (LOCKHART-MUMMERY, 1959). Der Häufigkeit nach folgen: progrediente Gewichtsabnahme, peranaler Blut- und

Tabelle 115. Klinische Symptomatik der kolo-rektalen Karzinome (n = 2293) (BOKELMANN u.Mitarb., 1972)

Symptom	Kolonkarzinome (n = 889)		Rektumkarzinome (n = 1404)	
	n	%	n	%
Abdominalschmerzen	539	61	626	45
Gewichtsverlust	471	53	694	49
Blut und/oder Schleim im Stuhl	348	39	1182	84
Stuhlunregelmäßigkeiten	409	46	451	32
Obstipation	259	29	89	6
Durchfall	150	17	362	26
Obstruktionen (Ileus)	237	27	81	6
Anämien[a]	39	4	32	2
„Tumorgefühl"[b]	34	4	36	3
Keine Beschwerden	132	15	62	4

[a] Sekundäre Blutungsanämien wurden in anderen großen Untersuchungsserien weit häufiger gefunden, zwischen 37 und 50% (Lit.: FALTERMAN u.Mitarb., 1974).
[b] Das „subjektive Tumorgefühl" korreliert vor allem bei den rechtsseitigen Kolonkarzinomen in 45–66% mit einer palpablen Resistenz (LOCKHARD-MUMMERY, 1959; FALTERMAN u.Mitarb., 1974).

Schleimabgang, Stuhlunregelmäßigkeiten, Obstruktionen (chronischer Subileus) und Anämien (Tabelle 115). Beim Rektumkarzinom sind peranale Blutungen hinsichtlich der Häufigkeit und des Ausmaßes klinisch führend, während Obstruktionen mit chronischer Ileussymptomatik häufiger (auch als erstes Tumorsymptom überhaupt) bei rechtsseitigen Kolonkarzinomen gefunden werden.

3.2. Assoziierte Dickdarmerkrankungen

Nicht selten sind kolo-rektale Karzinome mit einer Reihe anderer Kolonerkrankungen assoziiert (Tabelle 116). Überwiegend werden diese Kombinationen als rein zufällig und

Tabelle 116. Assoziierte Kolonerkrankungen bei 2313 Patienten mit kolo-rektalen Karzinomen. (Zusammengestellt nach FALTERMAN u.Mitarb., 1974)

Krankheit	Fallzahl (= n)	%
Hämorrhoiden	429	19
Adenomatöse Polypen[a]	288	13
Divertikulose	176	8
Fisteln	64	3
Divertikulitis	41	2
Strikturen	37	2
Villöse Adenome[b]	27	1
Familiäre Polyposis coli[c]	19	1
Lymphopathia venerea	18	1
Colitis ulcerosa[d]	15	1

[a] Vergl. S. 543.
[b] Vergl. S. 546.
[c] Vergl. S. 552.
[d] Vergl. S. 434.

keinesfalls kausal bedingt gedeutet werden müssen. Einige Krankheitsbilder, wie die Schistosomiasis oder ulzeröse Kolitiden stellen, ebenso wie das Lymphogranuloma venereum fakultative Präkanzerosen dar. Verschiedene Polyposeformen (vgl. S. 551) müssen als obligate Präkanzerosen angesehen werden (Morson, 1969, 1974). Die Bedeutung der Divertikulose bzw. der Divertikulitis als Präkanzerose (im weitesten Sinne) ist m.E. keinesfalls gesichert. Indessen sind kolo-rektale Karzinome nach Ureterosigmoidostomien mehrfach beobachtet worden (Lit.: Urdaneta u.Mitarb., 1966). Das primär im Anastomosenbereich oder auch *distal* der Anastomose entstehende Karzinom muß als echte Komplikation der Ureterosigmoidostomie angesehen werden.

Bei Defektimmunopathien ist das Krebs- und Sarkomrisiko generell erhöht, und zwar um den Faktor 10000 gegenüber einer vergleichbaren Population (Lit.: Good u. Finstadt, 1969; Gatti u. Good, 1971). Dies gilt auch für die kolo-rektalen Karzinome und für die in diesem Bereich lokalisierten Sarkome. Es gilt heute als erwiesen, daß immunologische Faktoren im natürlichen Ablauf einer Krebskrankheit eine entscheidende Rolle spielen (Übersicht und Lit.: Oettgen, 1974). Spontanregressionen sowie ein offenbar lange Zeit bestehendes Gleichgewicht zwischen malignen Tumoren und Patienten lassen die Existenz eines wahrscheinlich immunologischen Kontrollmechanismus vermuten (Übersicht und Lit.: Southam, 1960). Es verwundert nicht, daß bei primären Immundefekten (Defektimmunopathien) eine sozusagen negative Rückkoppelung mit einer erhöhten Tumorinzidenz besteht.

Ein erhöhtes Tumorrisiko findet sich auch bei (unter und/oder nach) immunosuppressiver Therapie, wie sie etwa nach Organtransplantationen zur Minderung der verschiedenen Rejektionen angewandt wird (Übersicht und Lit.: Penn, 1974). Das Risiko an malignen de novo-Tumoren nach immunosuppressiver Therapie zu erkranken, ist etwa 100mal größer als in vergleichbaren Altersgruppen (Penn, 1970; Penn u.Mitarb., 1969, 1972; Starzl u.Mitarb., 1971). Klinisch manifestieren sich maligne Tumoren unter immunosuppressiver Therapie wesentlich früher als vergleichbare Tumoren ohne entsprechende Therapie: 57% der Patienten sind jünger als 40 Jahre. Unter immunosuppressiver Therapie ist offensichtlich auch das Rezidivrisiko und das Risiko metachroner (de novo-)Mehrfachtumoren erheblich erhöht, auch dann, wenn die erste Tumorresektion 5 Jahre (oder mehr) vor dem Beginn der immunosuppresiven Therapie durchgeführt wurde (Übersicht und Lit.: Penn, 1974).

3.3. Screening

Zunehmende Inzidenzraten auf der einen Seite und die durchweg guten Heilungschancen kolo-rektaler Karzinome bei *Frühdiagnostik* und *Frühtherapie* auf der anderen Seite rechtfertigen die Suche nach optimalen Screeningmethoden.

3.3.1. Das karzino-embryonale Antigen (CEA)

1965 wiesen Gold und Freedman in Adenokarzinomen des Kolon eine antigene Substanz nach, die in normaler Kolonschleimhaut der gleichen Kranken offenbar nicht vorhanden war. Gold u.Mitarb. (Gold u. Freedman, 1965a und b, 1968; Thomson u.Mitarb., 1969) entwickelten einen empfindlichen Radioimmunassay („carcino-embryonic antigen (CEA) assay") zum möglichst frühzeitigen Nachweis kolo-rektaler Karzinome. Indessen fand sich das gleiche Antigen auch bei anderen Karzinomen des Gastrointestinaltraktes, des Pankreas und der Leber. Die anatomische Verteilung derjenigen Tumoren, die CEA enthielten, deutete auf einen gemeinsamen Ursprung im Laufe der Entwicklung: auf das embryonale Entoderm. Diese Vermutung schien dadurch gestützt, daß CEA auch im Intestinaltrakt, in der Leber und im Pankreas von Feten während der ersten 6 Monate der Gestationsperiode gefunden wurde (Gold u. Freedman, 1965b).

CEA ist ein wasserlösliches, membran-assoziiertes (BURTING, 1974), offenbar in der Glykokalyx lokalisiertes (GOLD u.Mitarb., 1968; VON KLEIST u. BURTIN, 1969) Glykoprotein mit einem Molekulargewicht von 200000 und einer Sedimentationskonstanten von 7–8 S (KRUPEY u.Mitarb., 1968; TERRY u.Mitarb., 1972; Lit.: BURTIN, 1974).

In den letzten Jahren konnte CEA auch in der peritumoralen Kolonschleimhaut (VON KLEIST u. BURTIN, 1969), in kolo-rektalen Polypen verschiedener histologischer Differenzierung (BURTIN u.Mitarb., 1972), bei ulzerösen Kolitiden und in juveniler Kolonschleimhaut nachgewiesen werden (BURTIN u.Mitarb., 1973). Die ursprüngliche Vermutung, CEA sei ein Tumor-spezifisches Antigen (GOLD u. FREEDMAN, 1965), kann nicht mehr aufrechterhalten werden (ausführliche Diskussion bei: DOOS u.Mitarb., 1975; MARTIN u.Mitarb., 1976).

Trotz hochempfindlicher Radioimmunassays für CEA (THOMSON u.Mitarb., 1969; MOORE u.Mitarb., 1971; BANJO u.Mitarb., 1972; CHU u.Mitarb., 1969; GOLD u.Mitarb., 1972; Zamcheck u.Mitarb., 1972; SIMMONS u. PERLMANN, 1973; MILLER, 1974) ist der CEA-Test auch als Screening-Methode für die Frühdiagnose kolo-rektaler Karzinome nicht brauchbar (MILLER, 1974; ZAMCHECK, 1974).

In einer großangelegten Studie des National Cancer Institute of Canada und der American Cancer Society[1] hatten 62% der Patienten mit präoperativ sicher nachgewiesenem kolo-rektalem Karzinom positive CEA-Werte (=2,5 ng/ml CEA oder mehr), davon 28% in den DUKE-Gruppen A und $B_{(1)}$, 58% in den Gruppen $B_{(2)}$ und C_1 und 83% in der C_2-Gruppe. Mithin sind die CEA-Werte positiv zur Größe und Infiltrationstiefe (einschließlich Fernmetastasen) der kolo-rektalen Karzinome korreliert. Positive Resultate fanden sich in 53% aber auch bei Karzinomen anderer Lokalisation (Lunge, Leber, Mamma, Prostata) und in 29% bei Tumor-freien Patienten (ZAMCHECK, 1974; MILLER, 1974). Hoch-positive CEA-Werte sprechen zwar für das Vorliegen eines kolo-rektalen Karzinoms, das dann aber schon weit fortgeschritten ist. Nach MILLER (1974) könnte pro 100000 Personen, die älter als 45 Jahre sind, zwar mit 54 kolo-rektalen Karzinomen gerechnet werden, gleichzeitig aber auch mit 206 anderen Karzinomen, 29 sonstigen Krankheiten sowie mit 100 falsch-positiven (=1%) Resultaten, wenn als positiv ein Wert von 5 ng/ml Plasma zugrunde gelegt würde. Diese Werte aber sind für einen Vorsorgetest zu unspezifisch.

Indessen sind aus serienmäßig bestimmten CEA-Werten gute Informationen über den Verlauf und über die Prognose kolo-rektaler Karzinome zu gewinnen (ZAMCHECK, 1974). Generell gilt: je höher die CEA-Werte, desto schlechter die Prognose. Nach totalen Proktokolektomien können auch hohe CEA-Spiegel absinken; gehen die Werte nur wenig oder gar nicht zurück, ist der Primärtumor entweder nicht vollständig entfernt, oder aber das Karzinom hatte zum Zeitpunkt der Resektion bereits hämatogen metastasiert. Ansteigende CEA-Konzentrationen nach temporärem Abfall deuten vor allem auf Lebermetastasen (Abb. 302). Will man die CEA-Konzentrationen als Gradmesser eines Therapieerfolges verwenden, müssen allerdings andere Krankheiten (Karzinome anderer Lokalisa-

---

[1] National Cancer Institute of Canada/American Cancer Society: A collaborative study of a test for carcinoembryonic antigen (CEA) in the sera of patients with carcinoma of the colon and rectum. Canad. Med. Ass. J. **107**, 25–33 (1972).

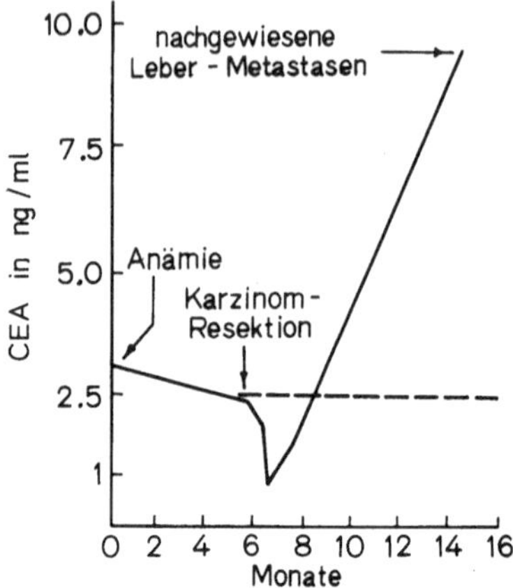

Abb. 302. Die Höhe des karzino-embryonalen Antigens (CEA in ng/ml) im Verlauf eines kolo-rektalen Karzinoms mit Lebermetastasen. [Beobachtung: ZAMCHECK (1974)]

tion, Hepatitiden, entzündliche Darmerkrankungen), die ebenfalls mit einer Produktion von CEA einhergehen, ausgeschlossen werden.

Weitere membran-assoziierte Tumorantigene sind das *nonspecific Cross-reacting Antigen* (NCA) und das *Membrane-associated Tissular Autoantigen* (MTA) (Lit.: BURTIN, 1974).

NCA ist ein β-Globulin (Glykoprotein) mit einem Molekulargewicht von 50000 und einer Sedimentationskonstanten von 3,5 S (VON KLEIST u. BURTIN, 1969; MACH u. PUSZTAS-ZERI, 1972). NCA ist weder organ- noch tumorspezifisch (VON KLEIST u.Mitarb., 1972).

Auch MTA ist ein Glykoprotein mit einem Molekulargewicht von 30–40000 und einer Sedimantationskonstanten von 2,8 S (VON KLEIST u.Mitarb., 1974). MTA konnte bislang in allen kolo-rektalen Karzinomen einschließlich der Lebermetastasen, aber auch in fetaler und normaler (adulter) Kolonschleimhaut nachgewiesen werden. Es besteht allerdings ein erheblicher quantitativer Unterschied insofern, als MTA im Tumorgewebe 2–3mal höher konzentriert vorliegt als in normaler Kolonschleimhaut.

Inwieweit der Nachweis beider Tumorantigene als Screening-Verfahren möglich sein wird, muß abgewartet werden.

3.3.2. Guajak-Test

Als brauchbare Screening-Methode wird allgemein der Guajak-Test (Haemoccult-Test) angesehen (GREEGOR, 1971; HASTINGS, 1974). Die Handhabung des Testes ist außerordentlich einfach: an 3 aufeinander folgenden Tagen werden Stuhlproben auf einem speziell präparierten Objektträger ausgestrichen. Färbt sich der Objektträger blau, liegt okkultes Blut vor. Um falsch-positive Resultate zu vermeiden, muß der Patient 4 Tage eine schlackenreiche und fleischlose Diät einhalten. Die schlackenreiche Kost soll zu mechanischen Irritationen des Tumorgewebes führen und „Blutungen" sozusagen provozieren.

4. Morphologische Befunde

4.1. Lokalisation

Weit über die Hälfte aller kolo-rektalen Karzinome sind im Rektum und Sigma lokalisiert (Abb. 303) (PALUMBO u.Mitarb., 1965; COLE u.Mitarb., 1966;

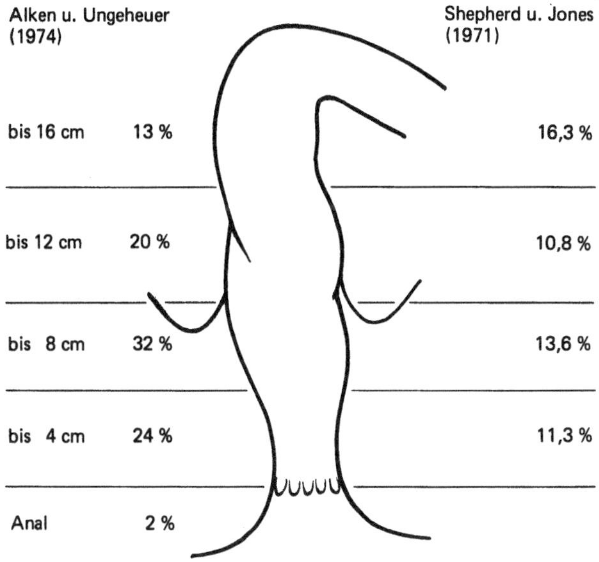

Abb. 303. Die Karzinom-Lokalisation im Rektum. [Zusammengestellt nach Angaben von SHEPHARD u. JONES (1971) und ALKEN u. UNGEHEUER (1974)]

FLOYD u.Mitarb., 1966; GLENN u. MCSHERRY, 1966; HARTMANN u. HAUSCHILD, 1966; SHEPHERD u. JONES, 1971; GILBERTSEN, 1971; ALKEN u. UNGEHEUER, 1974; BERG u. HOWELL, 1974). Allerdings finden sich in den einzelnen Untersuchungsserien z.T. doch recht erhebliche Schwankungen: „high rectal incidence", „low rectal incidence". In einer Zusammenstellung von 11 580 kolo-rektalen Karzinomen aus 65 Krankenhäusern (BERG u. HOWELL, 1974) war in einer Gruppe das Rektumkarzinom mit 42,7% („high rectal incidence"), in einer anderen nur mit 31,5% („low rectal incidence") vertreten (Tabelle 117).

Die prozentuale Häufigkeit rektaler Karzinome bis zu einer Höhe von 6 cm oberhalb des Anus (=*palpierbare Region*) ist in Tabelle 118 zusammenfassend dargestellt (vgl. auch Abb. 303).

BOKELMANN u.Mitarb. (1972) fanden die in der Abb. 304 dargestellte Lokalisation bei insgesamt 2293 kolo-rektalen Karzinomen (vgl. auch WILDER u.Mitarb., 1961; PALUMBO u.Mitarb., 1965; COLE u.Mitarb., 1966; FLOYD u.Mitarb., 1966; GLENN u. MCSHERRY, 1966; HUGHES, 1966; TAMONEY u. CALDARELLI, 1966; CARSKY u.Mitarb., 1967; EISENBERG u.Mitarb., 1967).

Tabelle 117. Prozentuale Häufigkeit von Rektum- und Sigmakarzinomen unter allen Darmkarzinomen: sog. „high" und „low rectal cancer incidence". (Nach BERG u. HOWELL, 1974)

Lokalisation	„high rectal cancer" Inzidenz	„low rectal cancer" Inzidenz
Rektum	42,7%	31,5%
Sigmoid	24,9%	38,0%
Rektum und Sigma	67,6%	69,5%
Übriges Kolon	32,4%	30,5%

Tabelle 118. Prozentuale Häufigkeit rektaler Karzinome innerhalb der sicher palpierbaren Region (bis 6 cm oberhalb des Analringes). (Zusammengestellt nach BERG u. HOWELL, 1974)

Epidemiologische Studie	Männer %	Frauen %
Sao Paulo	43	32
Colombia	29	25
Japan	29	36
Hawaii	11	3
Iowa 1938–1944	33	20
1965–1970	13	11
New Orleans 1950–1954	20	18
1965–1970	12	9

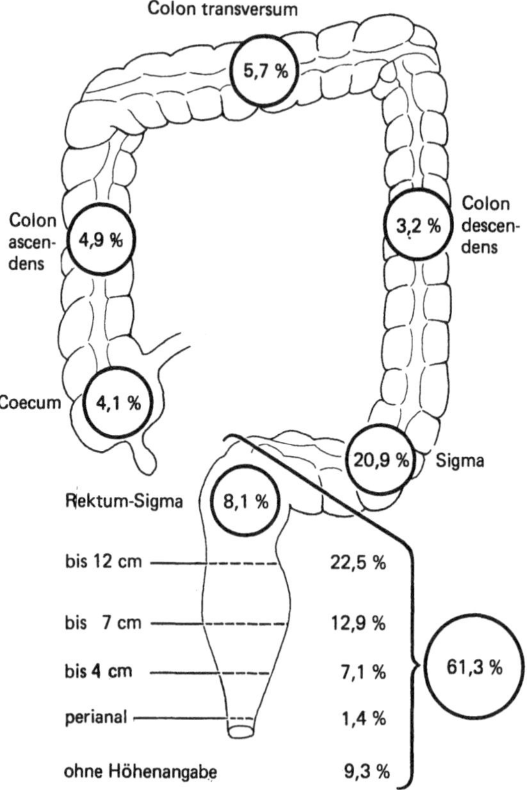

Abb. 304. Die Lokalisation von 2293 kolo-rektalen Karzinomen. [Aus BOKELMANN, D., u. Mitarb.: Dtsch. med. Wschr. **97**, 1590 (1972)]

4.2. Primär multiple Karzinome (Mehrfachkarzinome)

Entsprechend der allgemeinen Karzinomhäufigkeit finden sich primär multiple Karzinome vorwiegend im Magen und im Kolon (RÖSCH, 1973). Die multiplen Karzinome können auch im Bereich des Dickdarms in 2 Gruppen eingeteilt werden:
1. in *synchrone* Mehrfachkarzinome (= Simultantumoren),
2. in *metachrone* (= asynchrone) Mehrfachkarzinome.

Die sog. *Billrothschen Postulate* (RÖSCH, 1973) für die Diagnose primär multipler Karzinome (1. unterschiedliche histologische Differenzierung, 2. verschiedenes Epithel des Muttergewebes, 3. eigene Metastasen der einzelnen Tumoren) sind insgesamt, besonders aber für die klinischen Belange, zu weit gesteckt. Nach MOERTEL u.Mitarb. (1961) müssen *synchrone Mehrfachkarzinome* gleichzeitig und/oder innerhalb von 6 Monaten diagnostiziert werden; eine lymphogene und/oder kontinuierliche Tumorausbreitung müssen dabei ausgeschlossen werden. *Metachrone Mehrfachkarzinome* sind dadurch charakterisiert, daß in der Zeit zwischen dem Erst- und Zweitkarzinom die Patienten als geheilt angesehen werden können, und daß Rezidive und/oder Metastasen eindeutig ausgeschlossen werden konnten (WEIR, 1975).

Etwa 75% der synchronen Mehrfachkarzinome sind im Rektum und Sigma lokalisiert. Die Frequenz multipler Simultantumoren im kolo-rektalen Bereich wird im Mittel auf 3–5% (Tabelle 120) veranschlagt (Lit.: RÖSCH, 1973). Verschiedene Krankheitsbilder, wie die familiäre Polyposis coli und die totale Colitis ulcerosa disponieren zur Entstehung synchroner Mehrfachkarzinome (WOOD, 1967; PINGREE u.Mitarb., 1967).

Die metachronen Mehrfachkarzinome sind über 50% im proximalen (= rechtsseitigen) Kolon (Zäkum, Colon ascendens und transversum) gelegen (TONDREAU, 1954). Die Häufigkeit metachroner Mehrfachkarzinome liegt zwischen 1,7 und 7% (EDWARDS, 1948; WELCH u. GIDDINGS, 1951; RANSOM, 1952; GINZBURG u. DREILING, 1956; POLK u.Mitarb., 1965; PINGREE u.Mitarb., 1967).

Das Risiko, nach operativer Entfernung eines Kolonkarzinoms, ein zweites Karzinom im restlichen Dickdarm zu entwickeln, ist deutlich erhöht. So ist bei 11% aller Patienten, die einen ersten operativen Eingriff 5 Jahre überlebt haben, mit der Entwicklung eines Zweitkarzinoms zu rechnen, das sich klinisch oft erst außerordentlich spät manifestieren kann.

Tabelle 119. Die prozentuale Häufigkeit kolo-rektaler Karzinome innerhalb der einzelnen Dickdarmabschnitte

Lokalisation	Häufigkeit (%)		
	WOOD (1967)[a] (n = 7463)	SHEPHERD u. JONES (1971) (n = 656)	FALTERMAN u. Mitarb. (1974) (n = 2466)
Rektum	49,0 ⎫	52,0 ⎫	38,1 ⎫
Colon sigmoideum	14,0 ⎬ 75,0	21,5 ⎭ 73,5	24,3 ⎭ 62,4
Rekto-Sigmoid (Übergangsbereich)	12,0 ⎭		
Zäkum	6,5	8,1	10,4
Colon descendens	5,5	5,0	5,1
Colon transversum	4,9	5,8	5,1
Colon ascendens	3,9	3,2	4,8
Flexura hepatica	2,5	1,8	3,6
Flexura lienalis	1,9	2,6	3,9
Appendix			0,8
Anus			3,9

[a] Die Angaben von WOOD beziehen sich auf 5 Untersuchungsserien von PEMBERTON und DIXON (1934), BOEHME und HANSON (1946), WYNALEK u.Mitarb. (1947), BUSER u.Mitarb. (1950) und HULTBORN (1952)

Tabelle 120. Die Häufigkeit multipler kolo-rektaler Karzinome

Autoren	Gesamtfallzahl	Multiple Karzinome
GILBERTSEN (1959)	1340	42 ($=3,1\%$)
MOERTEL u.Mitarb. (1958)	6012	261 ($=4,3\%$)
McGREGOR (1958)	1788	94 ($=5,3\%$)
NORING (1959)	257	19 ($=7,4\%$)
SMITH (1970)	429	38 ($=8,9\%$)

Unter dem Begriff des *„lokalen Tumorrezidivs"* wird das (erneute) Auftreten von histologisch gleichartig differenzierten Karzinomen im unmittelbaren Anastomosenbereich verstanden (LOFGREN u.Mitarb., 1957). Die Häufigkeit dieses lokalen Rezidivs schwankt zwischen 9,9% (SOUTHWICK u.Mitarb., 1962), 11,7% (BOKELMANN, 1975), 14,0% (BACON u.Mitarb., 1963), 15,8% (REIFFERSCHEIDT, 1966) und 36,0% (FLOYD u.Mitarb., 1965). 65,2% aller lokalen Rezidive treten innerhalb der ersten 2 Jahre nach Entfernung des Primärtumors auf (Lit.: BOKELMANN, 1975).

Koinzidenztumoren (kolo-rektale Karzinome und maligne Tumoren anderer Organe, besonders Magenkarzinome) sind zwar relativ selten, insgesamt jedoch häufiger als es zu erwarten wäre. MOERTEL u.Mitarb. (1958) fanden unter 1835 Magenkarzinomen in 17 Fällen gleichzeitig auch ein kolo-rektales Karzinom. Bei Frauen besteht zudem eine gehäufte Koinzidenz zwischen kolo-rektalen Karzinomen und Mamma- und Genitalkarzinomen (BACON u. TAVENNER, 1952; WOOD, 1967).

4.3. Makroskopische Befunde

Das makroskopische Erscheinungsbild kolo-rektaler Karzinome ist durchaus vielgestaltig (Abb. 305–309), es zeigt zudem gewisse Ähnlichkeiten zu den Erscheinungsformen der Magenkarzinome (vgl. Bd. II/1). Aufgrund makroskopischer Aspekte können folgende Formen unterschieden werden:

1. *Polypös* (exophytisch, blumenkohlartig) wachsende Karzinome, die oft eine beträchtliche Größe erreichen können (Abb. 305). Die Oberfläche kann

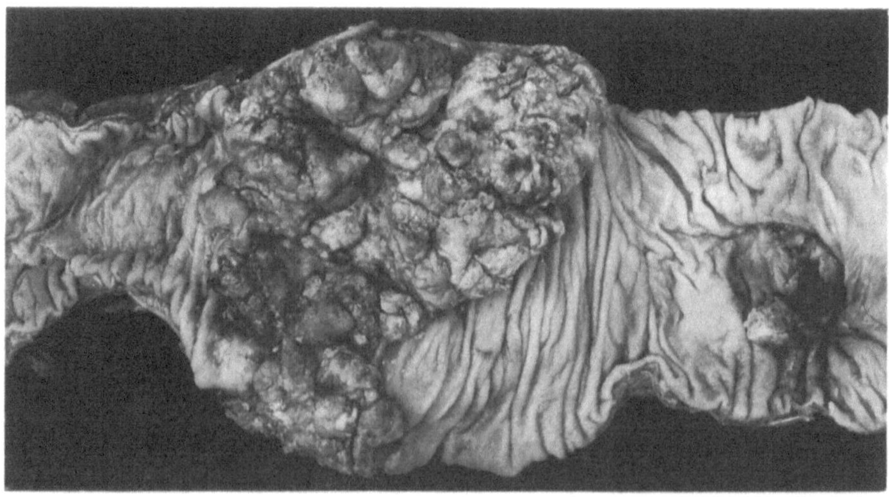

Abb. 305. Exophytisch-polypöses Kolon-Karzinom mit oberflächlichen Ulzerationen

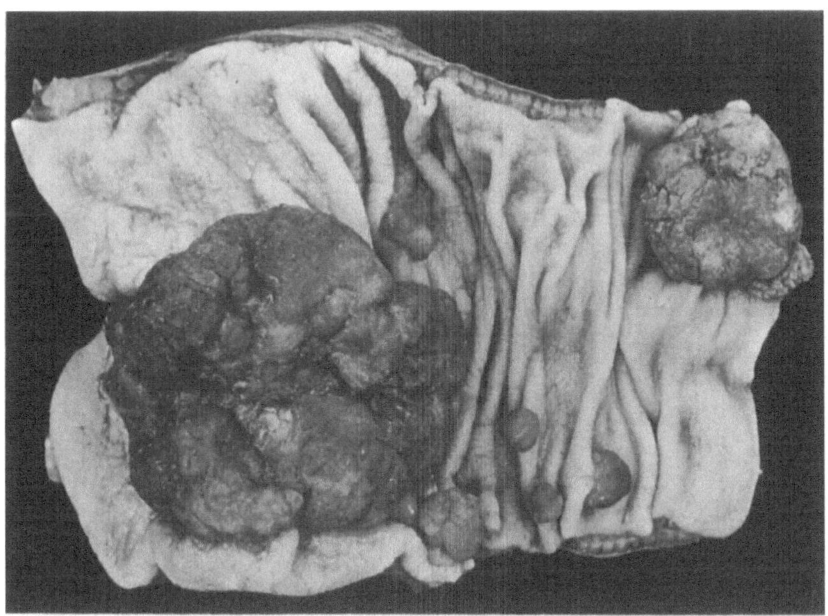

Abb. 306. Polypen und polypöse Karzinome: Aufsicht

blutig oder auch fäkulent imbibiert sein. Häufig finden sich Erosionen; tief reichende Ulzerationen sind selten. Die Tumoren sitzen mehrheitlich breitbasig und unverschieblich der Schleimhaut auf. Die Oberfläche kann grob gefeldert und/oder gehöckert erscheinen. Ausgesprochen villöse Formationen finden sich unter allen kolo-rektalen Karzinomen in etwa 7% (WELCH u. DOCKERTY, 1958).

Exophytisch wachsende Karzinome sollen vor allem im rechtsseitigen Kolon [bis zu 62,5% nach REIFFERSCHEID (1972)] lokalisiert sein (vgl. auch: WILLER u.Mitarb., 1961; TAMONEY u. CALDARELLI, 1966; HUGHES, 1966).

2. *Geschwürig zerfallende* Karzinome mit einer vor allem zentral ausgebildeten schüsselförmigen Exulzeration und wallartig aufgeworfenen, derben Rändern. Auf der Schnittfläche erkennt man auch bei relativ kleinen Karzinomen die bereits frühzeitig einsetzende Infiltration der tiefen Darmwandschichten (Abb. 307 und 308). Der Tumor gewinnt alsbald Anschluß an die örtlichen Lymphbahnen; da diese quer zur Längsrichtung des Darmes verlaufen, sind die primär exulzerierten Karzinome häufig auch zirkulär entwickelt. Relativ früh entsteht dadurch eine (zirkuläre) Tumorstenose mit proximaler Dilatation.

Zwei Drittel aller Rektumkarzinome sollen diesem Typ angehören (REIFFER-SCHEID, 1972).

Die Serosa erscheint über den Tumoren meist weißlich verdickt und bei zirkulär stenosierenden Karzinomen „narbig" eingezogen. Das Tumorgewebe vermag in Form kleiner Knötchen oder Platten sich unter der Serosa auszubreiten, die Serosa zu durchsetzen und episeröse, flächenhafte Tumorformationen auszubilden, die dann sekundär in benachbarte Darmsegmente invadieren und zu karzinomatösen Adhäsionen führen, auch in Nachbarorgane (Pankreas, Le-

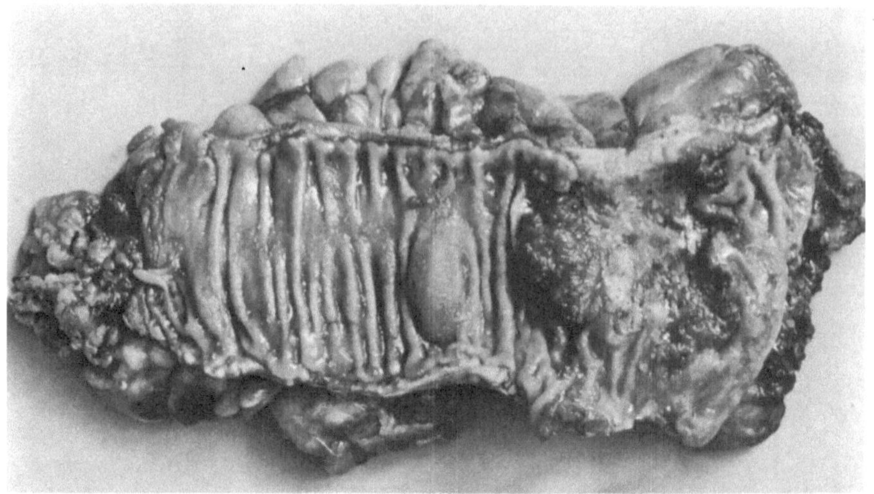

Abb. 307. Exulzeriertes Kolon-Karzinom

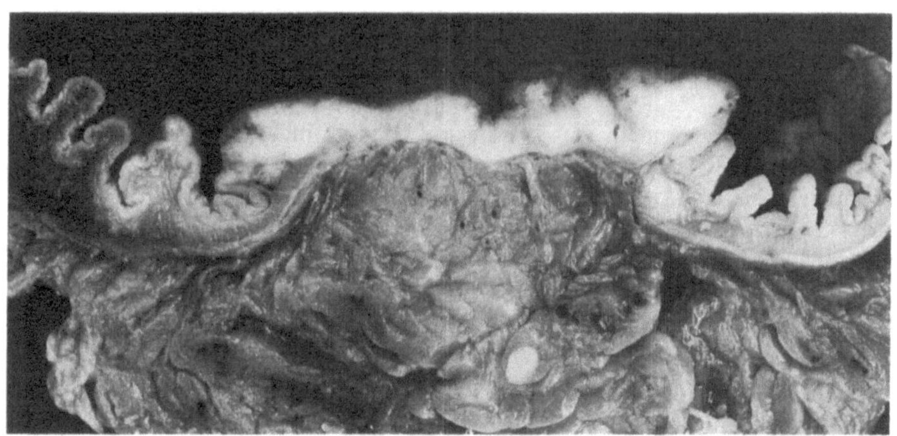

Abb. 308. Flaches, infiltrativ alle Wandschichten durchsetzendes Karzinom mit regionärer
Lymphknotenmetastase

ber, Gallenblase, Milz, Harnblase, Uterus, Vagina, vordere Bauchwand) eindringen oder eine Peritonealkarzinose bewirken.

3. *Diffus infiltrierende, szirrhöse* Karzinome (= *Linitis plastica*) mit einer sozusagen „brettharten" Infiltration unterschiedlich großer Darmabschnitte (Abb. 309). Im Tumorbereich ist die Darmwand erheblich verdickt und bei durchaus erhaltener und erkennbarer Schichtung von „Fremdgewebe" durchsetzt. Diese Karzinome sind oberflächlich nur selten exulzeriert. Die überlagernde Mukosa ist plump verdickt und unverschieblich fixiert. Das tumorinfiltrierte Darmsegment ist in ein starres Rohr umgewandelt. Bei erheblicher

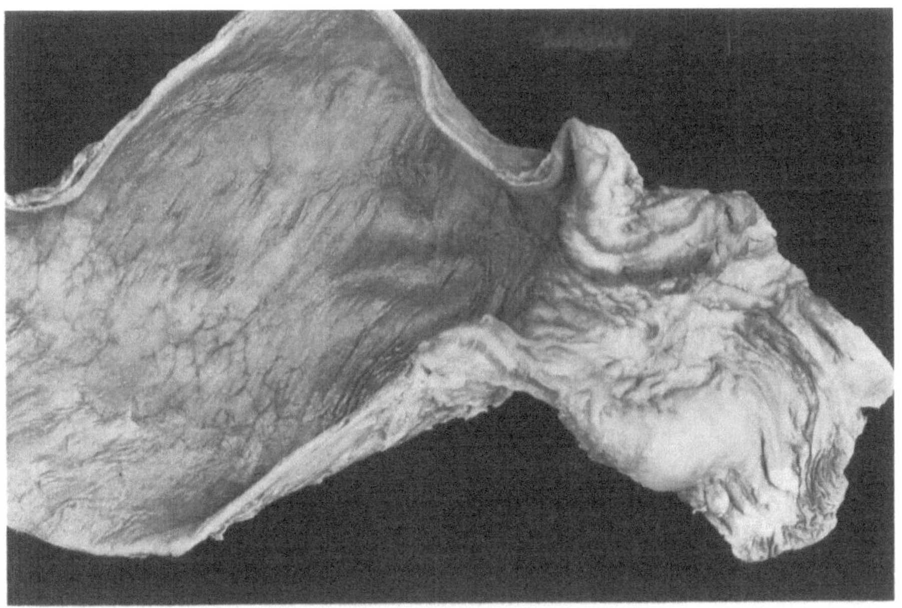

Abb. 309. Sog. Linitis plastica (szirrhöses Karzinom) des Rektum

Schrumpfungstendenz resultieren Strikturen und Verkürzungen und oft extreme Dilatationen der proximalen Darmsegmente.

Die Linitis plastica ist außerordentlich selten (LAUFMAN u. SAPHIR, 1951; TURNBULL u.Mitarb., 1951; WEINTRAUB u. LITTMAN, 1962; NELSON, 1965; SIZER u.Mitarb., 1967; ANDERSEN, 1970).

4.4. Histologische Befunde

Aufgrund der histologischen Differenzierung werden unter den kolo-rektalen Karzinomen unterschieden:

Adenokarzinome,
undifferenzierte Karzinome (=Carcinoma simplex, Carcinoma solidum, kleinzellig-anaplastisches Karzinom: CLERLY u.Mitarb., 1961),
Gallertkarzinome (=mukoide Karzinome),
Adeno-Akanthome (=Adeno-Kankroid, „heterologes Karzinom", Mukoepidermoides Karzinom, adenocarcinoma with squamous cell metaplasia),
Plattenepithelkarzinome.

4.4.1. Adenokarzinome

Über 80% aller kolo-rektalen Karzinome sind Adenokarzinome (LOCKHART-MUMMERY, 1959; WOOD, 1967; MORSON, 1969; SHEPHERD u. JONES, 1971; BOKEL-

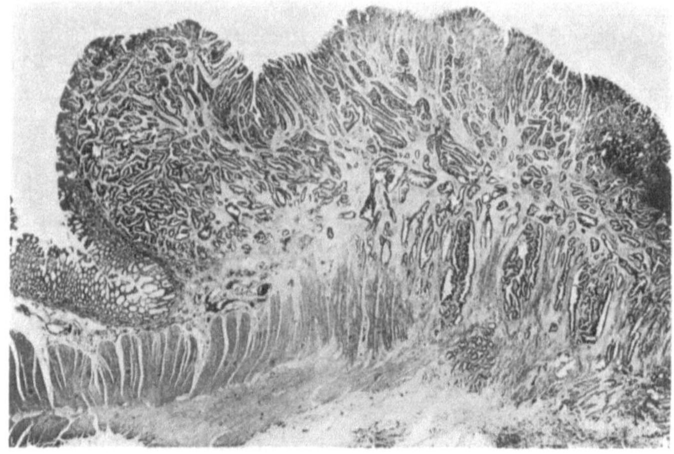

Abb. 310a. „Polypöses" Adenokarzinom des Kolon mit Infiltration aller Darmwandschichten. Färbung: HE. Lupenübersicht

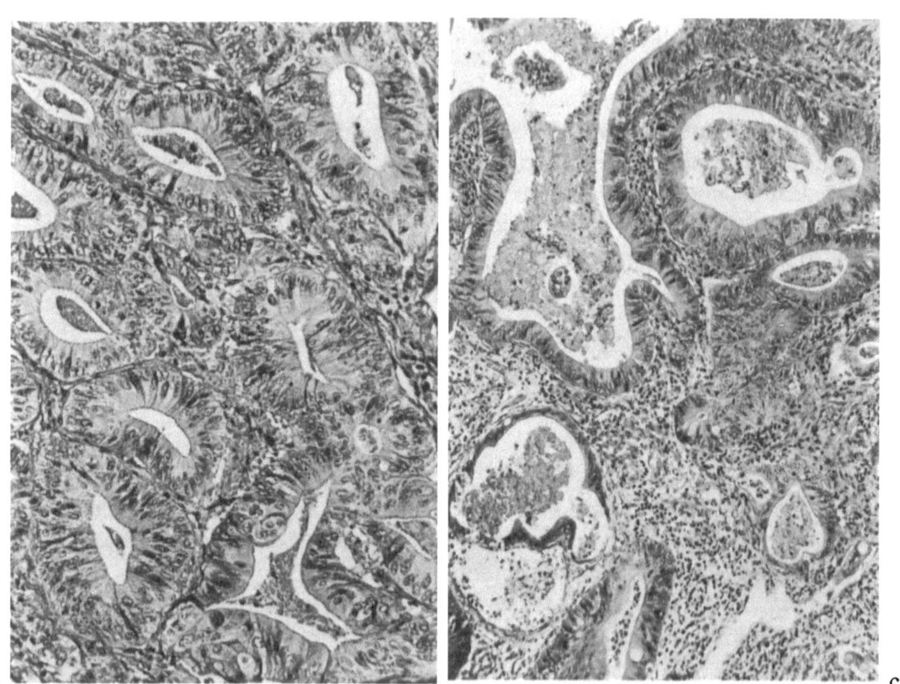

b   c

Abb. 310b u. c. Hochdifferenziertes Adenokarzinom des Kolon. Färbung: HE. Vergr. 150:1, auf 75% verkleinert

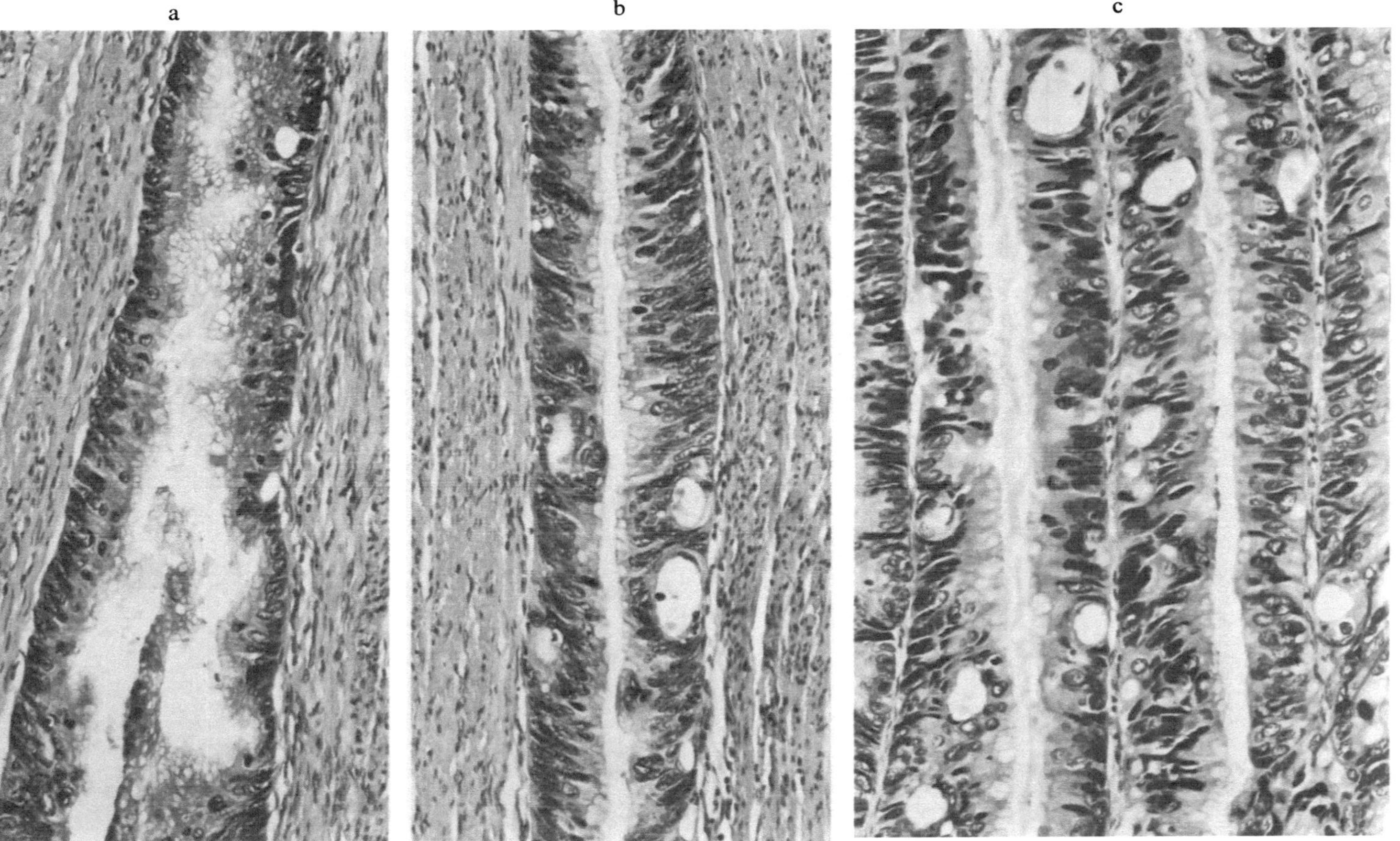

Abb. 311a–c. Adenokarzinom des Kolon: Tumorinfiltrate in der Muscularis propria. Färbung: HE. Vergr. 240:1

Tabelle 121. Die Häufigkeiten histologischer Karzinomtypen

Histologischer Karzinomtyp	FALTERMAN u. Mitarb. (1974)		BOKELMANN u. Mitarb. (1972)	
	n	%	Kolon (n + %)	Rektum (n + %)
Hochdifferenzierte Adenokarzinome	1790	77	612 (=89%)	1037 (=84%)
Mukoide Adenokarzinome	232	10	39 (= 6%)	39 (= 3%)
„Kleinzellig"-anaplastische Karzinome (=Carcinoma solidum)	97	4	18 (= 3%)	17 (= 1%)
„Villöses" Adenokarzinom	21	1 ⎫	10 (= 2%)	12 (= 1%)
„Papilläres" Adenokarzinom	20	1 ⎬		
Karzinoide	47	2		
Andere Tumoren	107	5	6 (= 0,9%)	34 (= 2,4%)

MANN u. Mitarb., 1972; FALTERMAN u.Mitarb., 1974; BOKELMANN, 1975) (Tabelle 121). Von tubulo-azinärem Aufbau, sind sie meist relativ hoch differenziert (Abb. 310) (LAUREN, 1962; IMAI u. STEIN, 1963a und b). In einer Zusammenstellung des St. Marks Hospital London waren 20% hoch-differenziert (=low grade of malignancy), 60% mittelgradig differenziert (=average grade of malignancy) und nur 20% weitgehend entdifferenziert (=high grade of malignancy) (RECIO u. BUSSEY, 1965; BUSSEY, 1968).

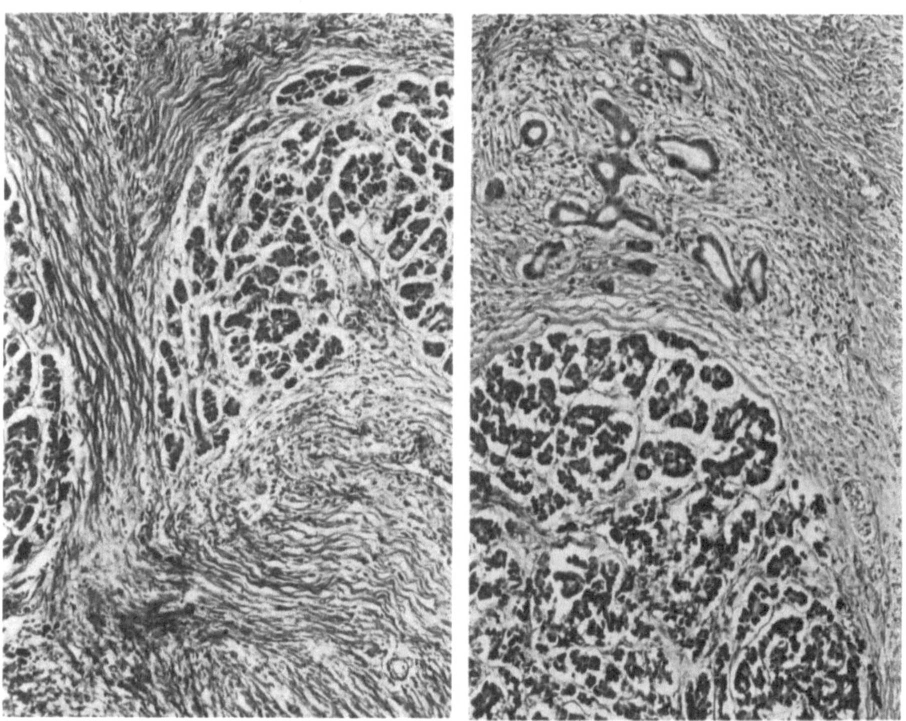

Abb. 312. Teils drüsig, teils undifferenziertes Kolonkarzinom. Färbung: HE. Vergr. 120:1, auf 80% verkleinert

Gelegentlich ist über *Kalzifizierungen* und *Ossifizierungen* in kolo-rektalen Adenokarzinomen berichtet worden; sie sind durchweg selten (CHRISTIE, 1951; DELANEY u. GRAHAM, 1961; ENGEL u. DOCKERTY, 1962; URBANKE, 1962; ZBORALSKE u.Mitarb., 1962; HALL, 1962; SANERKIN, 1968). Verkalkungen und Verknöcherungen finden sich vorzugsweise in ausgedehnten Tumornekrosen. Unregelmäßig angeordnete Knochenbälkchen werden von Osteoblasten und von Osteoidsäumen umgrenzt. Während es nach URBANKE (1962) als wahrscheinlich anzusehen ist, daß das Tumorepithel die Osteogenese induziert, halten DELANEY und GRAHAM (1961) eine Beteiligung der Karzinomzellen an der Knochenbildung für nicht wahrscheinlich. Insgesamt scheinen Verkalkungen und Verknöcherungen keinen ändernden Einfluß auf die Art des Geschwulstprozesses zu haben. Immerhin aber fällt auf, daß Kalzifizierungen und Ossifizierungen in kolo-rektalen Adenokarzinomen mehrheitlich bei jüngeren Patienten auftreten.

4.4.2. Undifferenzierte Karzinome

Das undifferenzierte Karzinom des Dickdarms ist selten, seine Häufigkeit liegt allenfalls bei 2%. Unterschiedliche Häufigkeitsangaben beruhen im wesent-

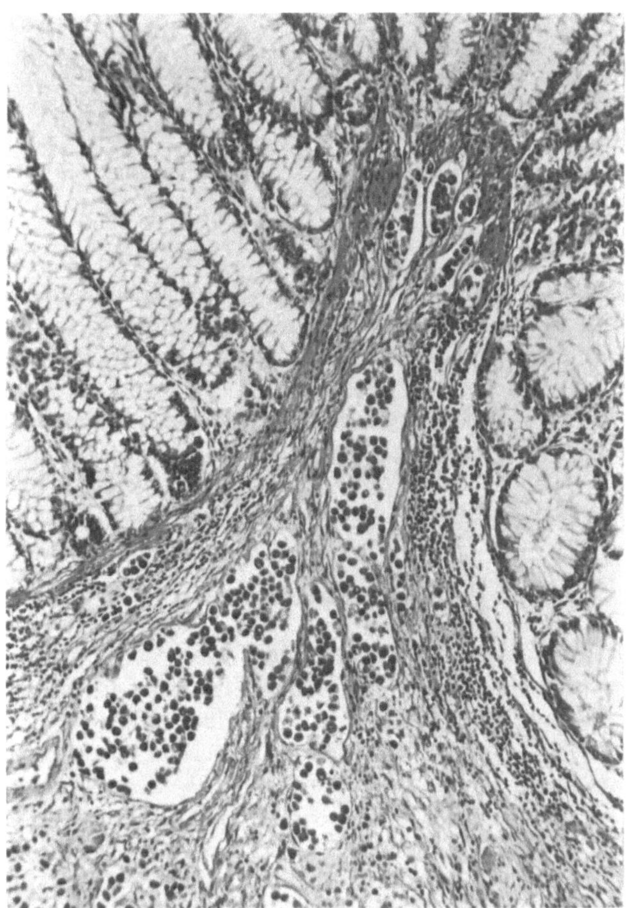

Abb. 313. Lymphangiosis carcinomatosa bei undifferenziertem Kolonkarzinom. Färbung: HE. Vergr. 180:1

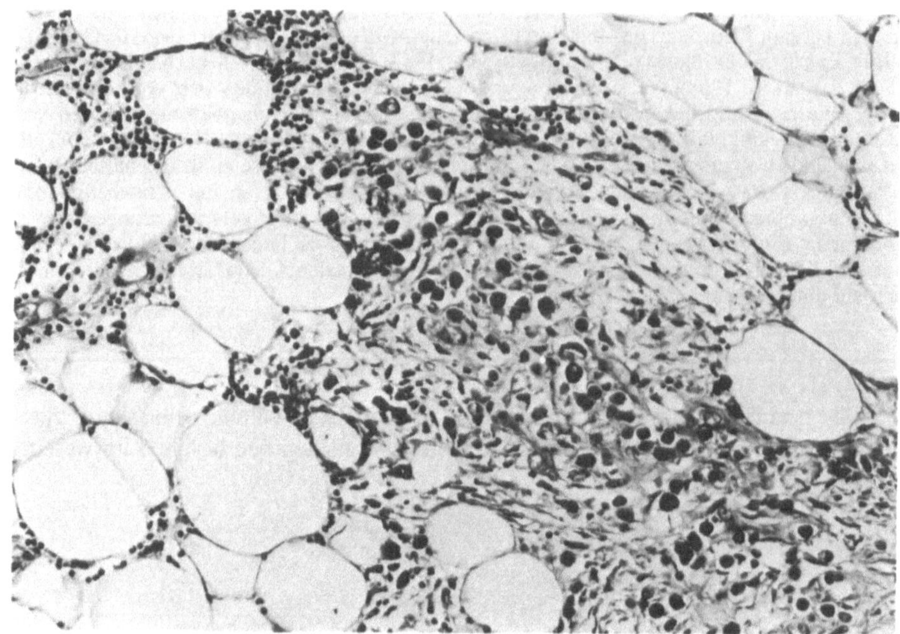

Abb. 314. Netzmetastase eines undifferenzierten Kolon-Karzinoms. Färbung: HE. Vergr. 260:1

lichen wohl darauf, daß der Tumor z.T. schwer von Sarkomen oder, bei angedeutet alveolären Differenzierungen, von entdifferenzierten Adenokarzinomen zu unterscheiden ist. Auch die Abgrenzung von undifferenzierten (oder atypischen) Karzinoiden kann schwierig sein. Undifferenzierte Karzinome haben eine durchweg schlechte Prognose. Der völlig „verwilderte" Tumor mit ausgeprägter Polymorphie und Hyperchromasie und einer erheblich gesteigerten Mitosefrequenz, unter Einschluß auch atypischer Mitoseformen, infiltriert frühzeitig alle Darmwandschichten und die regionalen Lymphknoten (vgl. Grading).

4.4.3. Gallertkarzinome

Das Gallertkarzinom stellt sozusagen einen Subtyp der kolo-rektalen Adenokarzinome dar, das schon makroskopisch durch die glasig-transparente Beschaffenheit des Tumorgewebes erkennbar ist. Seine Häufigkeit wird z.T. sehr unterschiedlich veranschlagt. In der älteren anglo-amerikanischen Literatur finden sich Werte zwischen 2,4 und 8,2% (DUKES, 1950; TRIMPI u. BACON, 1951). MORSON (1972) ermittelte im Material des St. Marks Hospital in London eine Häufigkeit von 10–15%. Dabei sollen Gallertkarzinome häufiger im Bereich des rechtsseitigen Kolon als im linksseitigen oder im Rektum vorkommen. Nach einer Zusammenstellung von SHEPHERD und JONES (1971) waren 21,3% aller rechtsseitigen Kolonkarzinome Gallertkarzinome, während sie im linken Kolon nur in 12,2% und im Rektum in 10,1% vorkamen.

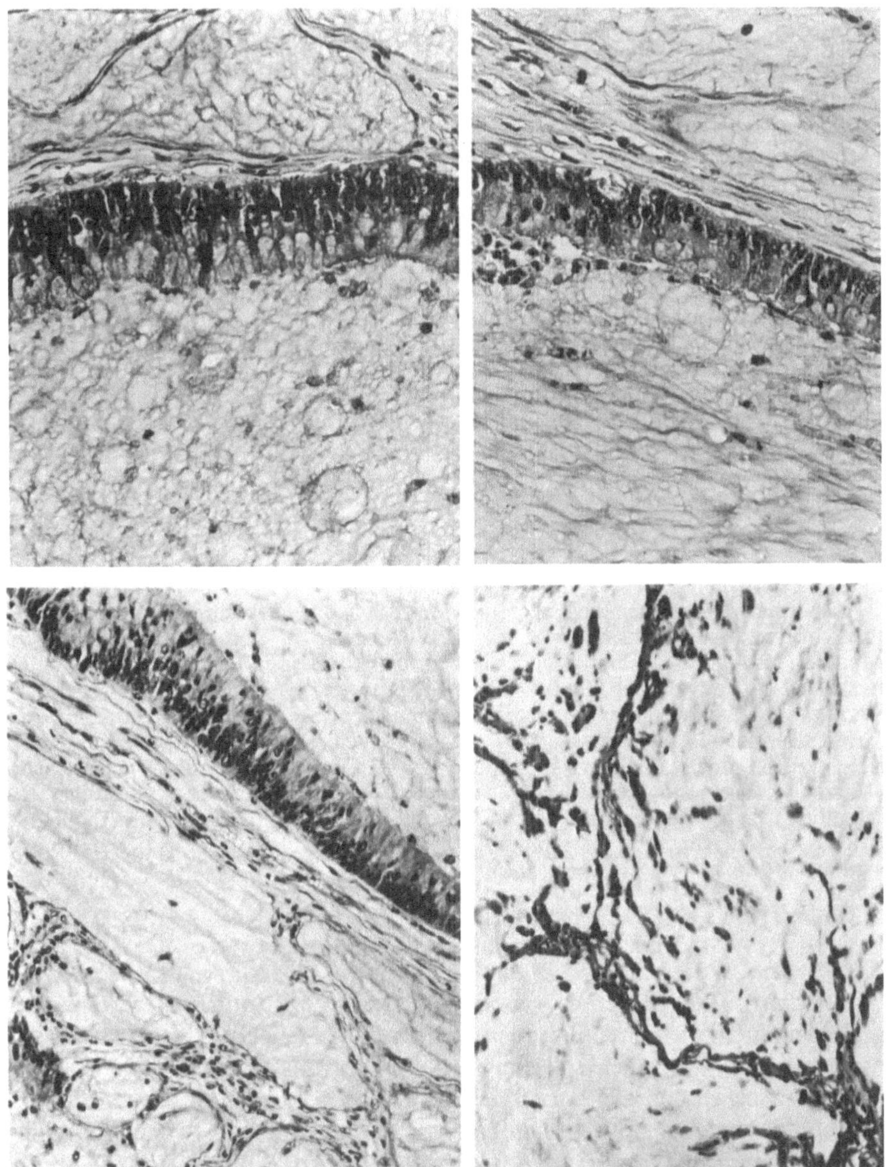

Abb. 315. Schleimbildendes Adenokarzinom des Kolon (extrazellulär verschleimendes Gallertkarzinom). Färbung: HE. Vergr. 180:1, auf 85 % verkleinert

Das Gallertkarzinom tritt regional offenbar gehäuft auf. In Afrika macht es mehr als 30% aller kolo-rektalen Karzinome aus und zeigt, in bezug auf das Lebensalter, eine wesentlich frühere Manifestation als andere Dickdarmkrebse (TRIMPI u. BACON, 1951).

Die Gallertkarzinome können prinzipiell in *extrazellulär* und in *intrazellulär* verschleimende Karzinome unterteilt werden (Abb. 315). Der extrazelluläre Typ ist infolge einer massiven Schleimsekretion durch oft stark dilatierte Tumordrüsen charakterisiert. Intrazellulär verschleimende Karzinome (=sog. Siegelringzell-Karzinome) sind weitaus seltener und machen im kolo-rektalen Bereich allenfalls 2% aus.

4.4.4. Adeno-Akanthome

Adeno-Akanthome sind im Dickdarm außerordentlich selten. Die drüsig differenzierten Anteile weisen zumeist eine Schleimsekretion auf. Die squamösen Elemente hängen unmittelbar mit den drüsigen Differenzierungen zusammen. Parakeratotische Hornperlen und/oder interzelluläre Brücken sind selten. Die Genese der epidermoiden Strukturen wird unterschiedlich gedeutet (vgl.: HICKS u. COWLING, 1955). Wahrscheinlich entstehen sie im Rahmen einer „indirekten" Metaplasie (vgl. S. 86) aus „undifferenzierten Basalzellen" der Mukosa (HAMPERL u. HELLWEG, 1957; WOOD, 1943, 1967). Wegen ihrer oft sehr ausgereiften histologischen Struktur wurden die squamösen Elemente z.T. für gutartige Metaplasien in Adenokarzinomen gehalten. Indessen geht die potentielle Malignität auch der plattenepithelialen Formationen eindeutig aus dem histologischen Bild der Metastasen hervor, die neben drüsigen oft auch squamöse Komponenten enthalten.

4.4.5. Plattenepithelkarzinome

Auch primäre Plattenepithelkarzinome des Kolon und Rektum sind extrem selten (Übersichten und Lit.: HICKS u. COWLING, 1955; PEMBERTON u. LENDRUM, 1968). LEBLANC u.Mitarb. (1950) geben die Häufigkeit der im Rektum lokalisierten Plattenepithelkarzinome mit maximal 1% an (vgl. auch GRODSKY, 1961; MINKOWITZ, 1967; GASTON, 1967; CABRERA u. PICKREN, 1967). Bei squamös differenzierten Karzinomen des Kolon und Rektum müssen, bevor sie als primäre Tumoren akzeptiert werden können, Metastasen anderer Karzinome ausgeschlossen werden (z.B. Cervixkarzinome). Sehr tief im Rektum lokalisierte Plattenepithelkarzinome sind mutmaßlich primäre Anal- bzw. Perianalkarzinome (vgl. S. 616), die gelegentlich auch bis über die Linea dentata sich ausbreiten können. Plattenepithelkarzinome des Rektums sind vereinzelt als Komplikation der Colitis ulcerosa beschrieben worden (ZIRKIN u. MCCORD, 1963; HOHM u. JACKMAN, 1964).

4.5. Das sog. histologische Grading

Der *Malignitätsgrad* der kolo-rektalen Karzinome ist durchaus verschieden. Es gibt Tumoren, die sich außerordentlich rasch ausbreiten und frühzeitig metastasieren und es gibt solche, die langsam wachsen, die klinisch keinerlei Symptome verursachen und die gelegentlich als „Nebenbefund" erst bei der Obduktion gefunden werden. Die *Erfahrung* hat gezeigt, daß die Schnelligkeit des Tumorwachstum mit dem Grad der histologischen Differenzierung (Reifegrad) abnimmt. Die histologische Tumordifferenzierung erlaubt somit Rückschlüsse auf die Prognose (Grading) (DUKES, 1932; GRINNELL, 1939; DUKES u. BUSSEY, 1958; LOCKHART-MUMMERY, 1959; BUSSEY, 1968). Für kolo-rektale Karzinome werden *histologisch* im allgemeinen 3 Grade der Malignität unterschieden:

geringer Malignitätsgrad   = hochdifferenzierte Tumoren,
mittlerer Malignitätsgrad = zunehmende Entdifferenzierung,
hoher Malignitätsgrad   = weitgehend anaplastisch-entdifferenzierte
                                        Tumoren.

Als *Kriterien* des histologischen Grading dienen: der Reifegrad des Tumors (z.B. organoider Aufbau mit drüsiger Differenzierung oder solide Tumorformationen, die den Strukturcharakter des Muttergewebes völlig verloren haben), der letztendlich das Verhältnis zwischen differenzierten und entdifferenzierten, anaplastischen Anteilen wiederzugeben versucht, Größe und Form der einzelnen Tumorzellen und ihrer Nukleoli (Zellpolymorphie, Hyperchromasie: Anisozytose und -nukleose) und vor allem die Zahl und Form (atypische) der Mitosen. In langjährigen Untersuchungen, die im wesentlichen durch DUKES am St. Marks Hospital in London inauguriert wurden, hat sich gezeigt, daß etwa 20% aller kolo-rektalen Karzinome einen geringen, 60% einen mittleren und 20% einen hohen Malignitätsgrad aufweisen. Diese sozusagen empirische Graduierung läßt sich durch eine Reihe objektivierbarer Fakten rechtfertigen. In der Gruppe der hochdifferenzierten Karzinome finden sich Lymphknotenmetastasen in 25%. Mit zunehmender Entdifferenzierung werden tumor-infiltrierte Lymphknoten (zum Zeitpunkt der Operation) immer häufiger gefunden: in 50 bzw. in 80%. Die histologischen Malignitätsgrade zeigen zudem eine gute Korrelation zur Rate der 5-Jahres-Heilung: 80% — 60% — 25%.

Eine gewisse Ausnahme bilden die oft hoch differenzierten mukoiden Karzinome (Gallertkarzinome), die eine durchweg schlechte Prognose haben (WOLFMAN u.Mitarb., 1957). Das reine Siegelringzell-Karzinom (=intrazellulär verschleimend) hat eine durchschnittliche 5-Jahres-Heilungsrate von nur 5%.

4.6. Dukes' Tumorklassifizierung

Wesentlich für die Prognose der kolo-rektalen Karzinome ist außer der histologischen Differenzierung das *Ausmaß der Tumorinfiltration*. Auf diesem Kriterium beruht die Tumorklassifizierung nach DUKES (1932, 1948, 1950), die, obwohl vielfach modifiziert (KIRKLIN u.Mitarb., 1949; GRINNELL, 1950; ASTLER u. COLLER, 1954; SMITH u.Mitarb., 1970; WEIR, 1973; LANIER u.Mitarb., 1973), heute allgemein anerkannt ist.

DUKES (1932) unterscheidet 3 Gruppen (Abb. 316 und 317):

Stadium A: Der Tumor ist auf Mukosa und Submukosa begrenzt. Eine Infiltration der Muscularis propria liegt in der Regel nicht vor. Lymphknotenmetastasen fehlen.

Stadium B: Der Tumor hat alle Darmwandschichten und kontinuierlich auch das parakolische bzw. pararektale Bindegewebe infiltriert. Lymphknotenmetastasen fehlen.

Stadium C: Infiltration auch der Lymphknoten;
C_1: betrifft die unmittelbaren regionalen Lymphknoten,
C_2: auch die höher gelegenen Lymphknoten, aber nur im Bereich des Resektionspräparates (*proximale Gefäßmarkierung durch den Chirurgen!*), sind tumor-infiltriert (Abb. 317).

In der Regel wird heute noch ein 4. Tumorstadium angegeben, entweder als *Duke D* oder als sog. *Palliativgruppe* (=Überschreitung der peritonealen Resektionsränder und Fernmetastasen) (SHEPHERD u. JONES, 1971; BRADY u.Mitarb., 1974). Eine Unterteilung der B-Gruppe in B_1 (=Infiltration bis in die Muscularis propria) und B_2 (=Infiltration der ganzen Darmwand, einschließlich

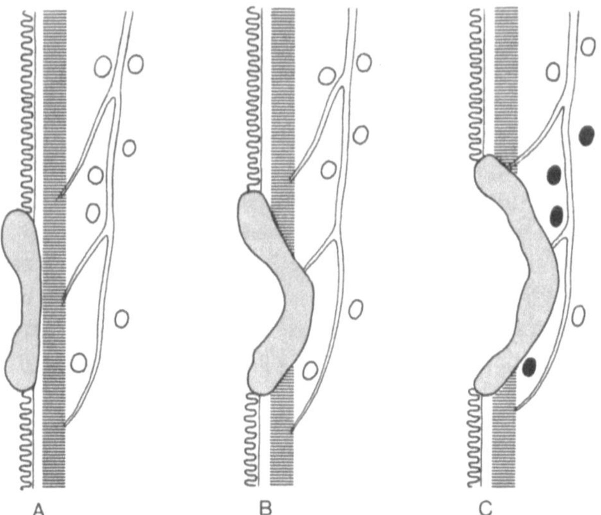

Abb. 316. Dukes' Tumorklassifizierung. (Stadium A–C)

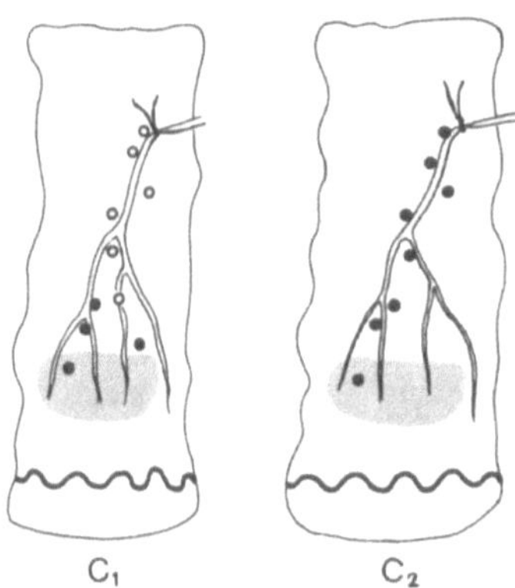

Abb. 317. Dukes' Tumorklassifizierung: unterschiedliche Lymphknoteninfiltration der Gruppen C_1 und C_2 (proximaler Gefäßstumpf faden-markiert)

Serosa und Subserosa, aber noch ohne Lymphknotenmetastasen) (ASTLER u. COLLER, 1954) hat sich nicht durchgesetzt, im wesentlichen wohl deshalb, weil zusätzliche prognostische Aussagen nicht möglich sind.

Die prozentuale Häufigkeit der kolo-rektalen Karzinome in den einzelnen Dukes-Gruppen wird in der Literatur bemerkenswert unterschiedlich angegeben (Tabelle 122). Nach BOKELMANN (1975) unterscheiden sich die einzelnen Gruppen zwar signifikant, es scheint aber, daß sehr unterschiedliche Tumorstadien in den einzelnen Gruppen sozusagen subsummiert werden. Dennoch erlaubt die Dukessche Klassifizierung begründete und vergleichbare Aussagen zur Prognose. Es hat sich gezeigt, daß die unkorrigierte 5-Jahres-Heilung bei Patienten

Tabelle 122. Die prozentuale Häufigkeit der verschiedenen Tumorstadien in einzelnen Untersuchungs-serien

Tumorstadium	ASTLER u. COLLER (1954) %	SHEPHERD u. JONES (1971) %	MORSON u. DAWSON (1972) %	BRADY u.Mitarb. (1974) %
A	0,28	10,9	15	25–35
B	60,23 B_1: 13,64 B_2: 46,59	42,06	35	25–35
C_1	3,98	23,26	50	35–45
C_2	33,51	6,9		
Palliativ		16,86		

mit einem Tumor der Dukes A-Gruppe etwa 70%, der Dukes B-Gruppe 60% und der Dukes C-Gruppe allenfalls 30–45% beträgt (Abb. 318–321). Werden die Todesfälle ausgeschlossen, die aufgrund des zumeist fortgeschrittenen Alters der Patienten oder interkurrenter Erkrankungen eintreten, dann ergeben sich „korrigierte" Überlebenszeiten von 90, 75 und 50% (LOCKHART-MUMMERY, 1959; BUSSEY, 1963, 1968). Allerdings sind die Angaben zur 5-Jahres-Heilung erheblich gestreut (ASTLER u. COLLER, 1954; DUKES u. BUSSEY, 1958; DEUCHER, 1967; SHEPHERD u. JONES, 1971; STELZNER, 1971; BOKELMANN u.Mitarb., 1972; JENSEN u.Mitarb., 1973; PELOQUIN, 1973; FALTERMAN u.Mitarb., 1974).

Für die Bundesrepublik gibt BOKELMANN (1975) die derzeit wohl repräsenta-tivste Übersicht: bei operablen Primärtumoren ohne Lymphknotenmetastasen fand er eine 5-Jahres-Heilungsrate von 68,5%, während die 10-Jahres-Überle-

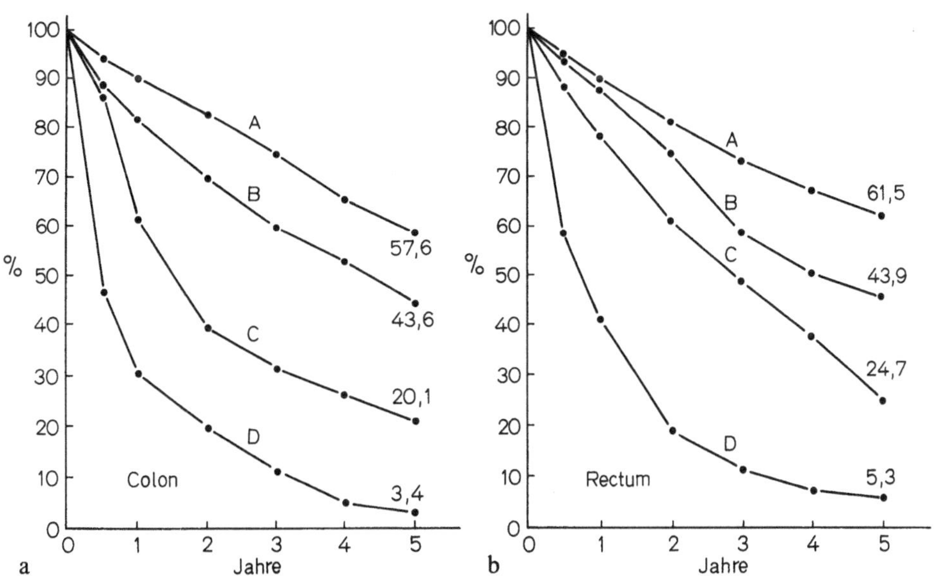

Abb. 318a u. b. Die 5-Jahres-Heilung bei Kolon- (a) und Rektum-Karzinomen (b), klassifi-ziert nach DUKES. (Aus BOKELMANN, D.: Med. Habil.-Schrift, Heidelberg 1975)

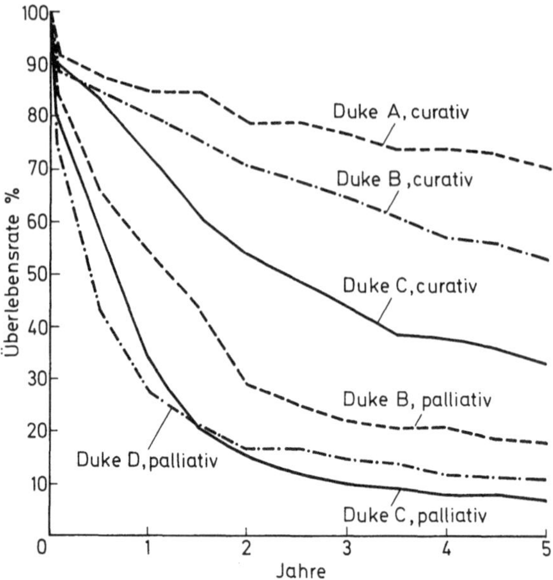

Abb. 319. Die 5-Jahres-Heilung der kolo-rektalen Karzinome im Material von FALTERMAN, K.W., u.Mitarb.: Cancer (Philad.) **34**, 951 (1974)

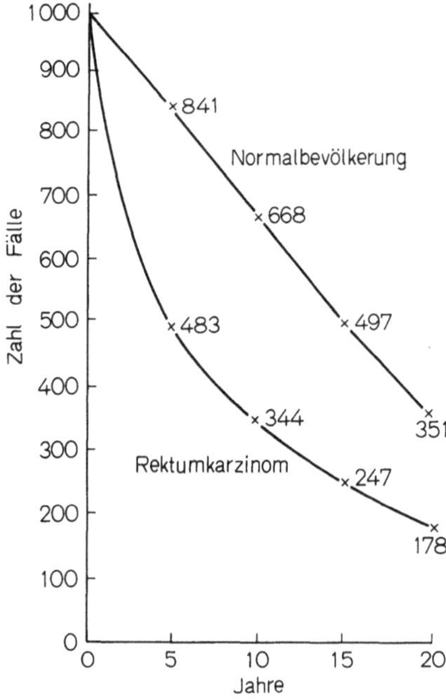

Abb. 320. Vergleich der Überlebensraten chirurgisch behandelter Rektumkarzinome mit einer Normalsterbekurve. [Nach BUSSEY, H.J.R.: Proc. roy. Soc. Med. **56**, 494 (1963), aus BOKELMANN, D., u.Mitarb.: Dtsch. med. Wschr. **97**, 1590 (1972)]

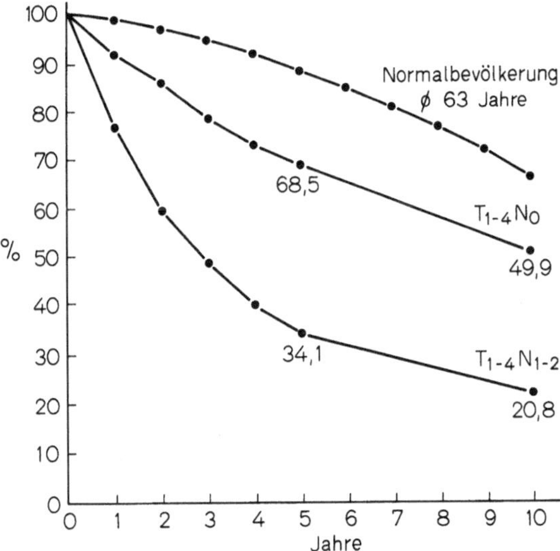

Abb. 321. Überlebensraten bei radikal operierten Kolon-Karzinomen, abhängig von der Tumorausdehnung (Heidelberger Klassifizerung) im Vergleich zur Lebenserwartung der Normalbevölkerung in der BRD. (Aus BOKELMANN, D.: Med. Habil.-Schrift, Heidelberg 1975)

Tabelle 123. Prozentuale Häufigkeit der einzelnen Tumorstadien in den verschiedenen Kolonabschnitten (SHEPHERD u. JONES, 1971)

Tumorstadium	Rechtes Kolon %	Linkes Kolon %	Rektum %
A	5,7	13,2	13,8
B	42,6	47,6	36,0
C_1	20,5	16,9	32,4
C_2	11,5	4,8	4,4
Palliativ	19,7	17,5	13,4

bensrate 49,9% betrug (Abb. 318). Das Auftreten regionaler Lymphknotenmetastasen verschlechtert entscheidend die Prognose, selbst wenn der Primärtumor radikal operiert werden kann: die 5-Jahres-Heilung lag nur noch bei 34,1% und die 10-Jahres-Heilung bei 20,8%.

Die Operabilität der Tumoren wird in Gruppe A mit 70–90%, in Gruppe B mit 35–45% und in Gruppe C mit 20–30% angegeben (BRADY u.Mitarb.,1974). Die Operationsmortalität ist nach SHEPHERD u. JONES (1971) in Tabelle 124 zusammengestellt.

4.7. Zytologische Befunde

Tumorzellen sind im (exfoliativen) Zellmaterial des Kolon wegen der Monomorphie des normalen Zellbildes relativ leicht zu erkennen. Ein ziemlich konstant nachweisbares zytologisches Merkmal der kolo-rektalen Karzinome, die überweigend Adenokarzinome sind, ist die Verlängerung und Vergrößerung der Zellkerne mit ausgeprägtem Chromatin-

Tabelle 124. Die Operationsmortalität kolo-rektaler Karzinome in ihrer Zuordnung zu den einzelnen Tumorstadien (SHEPHERD u. JONES, 1971)

Tumorstadium	Kolon %	Rektum %
A	0	4,3
B	7,9	4,1
C_1	4,7	5,4
C_2	13,1	6,7
Palliativ	6,8	4,8

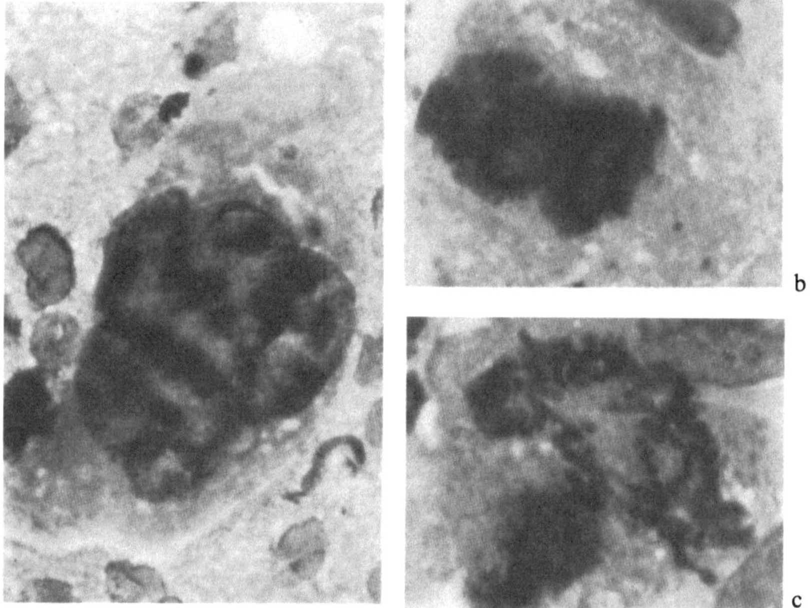

Abb. 322a–c. Rektumzytologie eines rektalen Adenokarzinoms: vielkernige Tumorzelle (a) und pathologische Mitoseformen (b u. c). Färbung: Pappenheim. Vergr. 900:1. (Aus: HENNING, N., WITTE, S.: Atlas der gastroenterologischen Zytodiagnostik. Stuttgart: Thieme 1968)

reichtum (Abb. 322). Dieses Merkmal wird von HENNING und WITTE (1968) vor allem auch in der Abgrenzung bzw. Erfassung karzinomatös entarteter Polypen für relativ zuverlässig gehalten. Während aber der zytologische Abstrich bereits atypische Epithelien mit den *zytologischen* Kriterien der Malignität in vermehrtem Maße erkennen läßt, zeigt der *histologische* Befund keinesfalls ein invassiv-infiltrierendes Wachstum. Die Frage, ob es sich bei derart „atypischen" Zellen lediglich um die für Polypen gewissermaßen typische Epithelunruhe (besonders bei villösen Adenomen) oder um das Signum einer stattgehabten malignen Entartung handelt, kann zytologisch wohl kaum sicher entschieden werden. Hier liegt m.E. eine Grenze der exfoliativen Zytologie des Rektum und Sigma. Die Methode der Wahl, zumindest bei endoskopisch sichtbaren Polypen, bleibt bei gestielten Polypen die totale Polypektomie, bei breitbasig-sessilen die ausgiebige diagnostische Probeexzision.

Unter den kolo-rektalen Sarkomen entwickelt vor allem das Lymphosarkom ein eigenständiges zytologisches Bild (HENNING u. WITTE, 1968). Vorherrschend sind „rundkernige Elemente" mit starker Anisozytose (Abb. 336): kleine lymphozytoide Zellen und große basophile Zellen mit feinnetzigen großen Kernen und zahlreichen Nukleolen. Diese Zellen entsprechen nach HENNING und WITTE (1968) unreifen lymphatischen und/oder „retikulären" Stammzellen. Die oft zahlreichen Mitosen zeigen feine, strahlenartig formierte Chromatinfäden. Auch vielkernige retikuläre Zellen sollen vorkommen.

Die Leistungsfähigkeit der Zytodiagnostik gerade in der Erfassung maligner Tumoren der rekto-sigmoidalen Region wird allgemein als hoch angegeben (BADER u. PAPANICOLAOU, 1952; GALAMBOS u. KLAYMAN, 1955; RASKIN u.Mitarb., 1959; CHAPMAN, 1959; OAKLAND, 1961; RASKIN u. PLETICKA, 1964).

4.8. Lymphogene Metastasierung

Die Prognose aller kolo-rektalen Karzinome wird wesentlich durch das Ausmaß der jeweiligen Lymphknotenmetastasen bestimmt (vgl. BOKELMANN, 1975; Abb. 323 und 324). Die Prognose wird besonders schlecht, wenn es frühzeitig infolge einer Lymphabflußblockade zur *retrograden lymphogenen Metastasierung* kommt (GRINNELL, 1966). Die Heilungschancen sind außerdem abhängig von der Anzahl und Lage der tumorinfiltrierten Lymphknoten (Dukes C_1 und C_2; vgl. Abb. 319). Die 5-Jahres-Heilung reduziert sich auf etwas über 20%, wenn mehr als 6 Lymphknoten entlang des „tumorversorgenden" Blutgefäßes infiltriert sind. Es ergibt sich die Verpflichtung des Pathologen, am Resektionspräparat exakt die einzelnen Lymphknoten zu präparieren und sie in ihrer topographischen Zuordnung zum Primärtumor und zu den jeweiligen Gefäßen zu untersuchen; es ergibt sich genauso zwingend aber auch die Verpflichtung für den Chirurgen, das Operationspräparat zu markieren, besonders den proximalen Resektionsrand der versorgenden Blutgefäße!

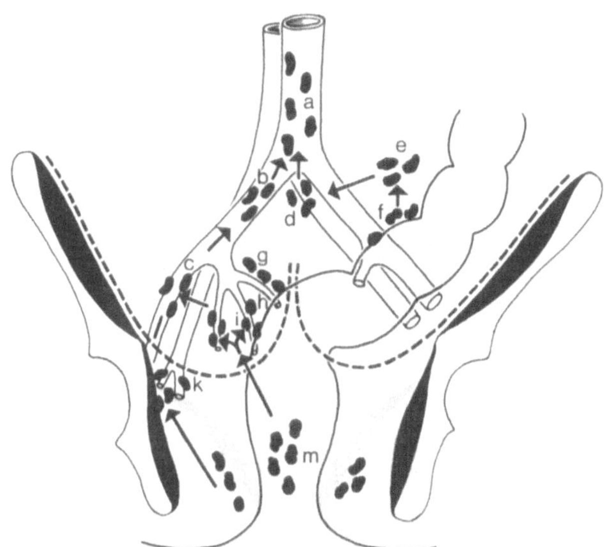

Abb. 323. Die ano-rektale Lymphdrainage. [Modifiziert nach OESER u.Mitarb. (1971)]: *a* Ln. aortici, *b* Ln. iliaci communes, *c* Ln. iliaci externi, *d* Ln. subaortici, *e* Ln. mesocolici, *f* Ln. paracolici, *g* Ln. glutei superiores, *h* Ln. glutei inferiores, *i* Ln. obturatorii, *k* Ln. inguinales superficiales, *m* Ln. sacrales et ano-rectales

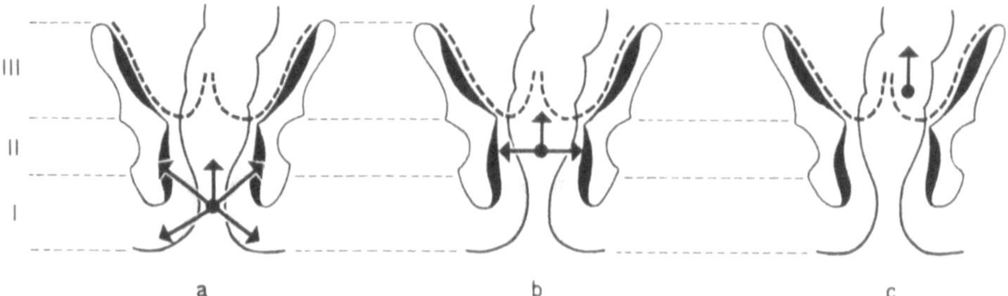

Abb. 324. Metastasenstraßen des ano-rektalen Karzinoms in den 3 Beckenstockwerken (I = Fossae ischio-rectales, II = Spatium pelvis subperitoneale, III = Cavum pelvis peritoneale): a drei Metastasenwege im 1. Stockwerk, b zwei Metastasenwege im 2. Stockwerk, c eine Metastasenstraße im 3. Stockwerk. [Umgezeichnet nach STELZNER, F., in: HELLNER, H., NISSEN, R., VOSSSCHULTE, K. (Hrsg.). Lehrbuch der Chirurgie, 5. Aufl. Stuttgart: Thieme 1967]

Eine gewisse Sonderstellung hinsichtlich der lymphogenen Metastasierung nehmen die ano-rektalen Karzinome ein. Aus der normalen Anatomie der regionalen, ano-rektalen Lymphdrainage einerseits (Abb. 323) und dem Sitz ano-rektaler Karzinome (in bezug auf die sog. Beckenstockwerke) andererseits können nach STELZNER (1967) *drei Metastasenstraßen* unterschieden werden (Abb. 324):

1. Das Analkarzinom im 1. Stockwerk verfügt sozusagen über 3 Metastasenwege: aus der kutanen Region des Anus fließt die Lymphe subkutan in die Ln. inguinales superficiales. Höher gelegene Analkarzinome metastasieren z.T. in die Fossae ischio-rectales, aber auch entlang der Innenseite des M. levator ani zur Beckenwand, schließlich über die hypogastrischen zu den iliakalen und para-aortalen Lymphknoten.

2. Das Karzinom der Ampulla recti (bis zu einer Höhe von etwa 10 cm, II. Stockwerk) verfügt über 2 Metastasenwege: die Lymphdrainage verläuft einerseits über die dem kaudalen Rektum seitlich sowie ventral anliegenden Ln. ano-rectales und zweitens über die zwischen der Pars pelvina des Os sacrum und dem kranialen Rektum liegenden Ln. sacrales in die hypogastrischen und, nachfolgend, in die iliakalen und para-aortalen Lymphknoten.

3. Das Karzinom im Rectum mobile und im angrenzenden Sigma (oberhalb der peritonealen Umschlagfalte) verfügt „lediglich" über eine Metastasenstraße entlang der A. rectalis superior über die Ln. paracolici und mesocolici in die subaortalen bzw. para-aortalen Lymphknoten.

Entscheidend für die Prognose der ano-rektalen Karzinome ist offenbar nur der lymphogene Metastasierungsmodus, nicht aber der Bezug zum Peritoneum. Zwar ist immer wieder darauf hingewiesen worden, daß das Peritoneum eine der Tumoraggression lange Zeit widerstehende Barriere darstelle, statistisch aber konnte kein prognostisch signifikanter Unterschied festgestellt werden (KIRKLIN u.Mitarb., 1949). Unabhängig vom histologischen Malignitätsgrad fand sich für alle Dukes-Gruppen subsummiert eine 5-Jahres-Heilung von 54,4% bei Karzinomen oberhalb der Peritonealfalte und eine solche von 59,4% für Tumoren unterhalb dieser Grenze. In beiden Gruppen wurde der Tumor nach dem gleichen Verfahren operiert.

4.9. Hämatogene Metastasierung

Das Ausmaß der hämatogenen Metastasierung hängt ab von der Tumorgröße und vor allem vom Malignitätsgrad. Besonders schnell und destruierend wachsende, weitgehend entdifferenzierte (anaplastische) Karzinome führen zu Gefäßeinbrüchen, sowohl in die intramuralen als auch in die extramuralen Venen (DUKES, 1940; DUKES u. BUSSEY, 1958). Intravasale Tumorverbände finden sich dann besonders häufig, wenn gleichzeitig eine ausgedehnte Lymphknotenmetastasierung vorliegt. MORSON (1972) fand bei 1000 sorgfältig durchuntersuchten Operationspräparaten in 35% Gefäßeinbrüche (10% submukös, 25% extramural). Tumoreinbrüche in die submukösen Venen scheinen prognostisch keine Bedeutung zu haben, indessen wird die 5-Jahres-Heilung drastisch von 55% auf 30% gesenkt, wenn extramurale Veneneinbrüche vorliegen (CARROLL, 1963).

Die hämatogene Metastasierung erfolgt besonders häufig in die Leber (75%), in die Lunge (15%) und in das Skeletsystem (5%). Andere Organe (Nieren, Pankreas, Milz, Schilddrüse, Haut) sind weit weniger betroffen (BESKIN u. ATWOOD, 1952; BACON u. JACKSON, 1953; CHAPMAN, 1962; DIONNE, 1965; REINGOLD, 1966; DUNBAR u. Mitarb., 1969).

5. Tierexperimentelle Tumorpathologie

Colo-rektale *Spontantumoren* (Karzinome) sind bei verschiedenen Haustieren (LEVENE, 1965) sowie bei Mäusen und Ratten selten (WELLS u. Mitarb., 1938; GRASSO u. CREASEY, 1969), insofern sind sie für die experimentelle Tumorpathologie brauchbare Versuchstiere (HORAVA u. HAAM, 1957; KING u. VARASDI, 1959; LAQUEUR, 1965; NAVARRETE u. SPJUT, 1967). Dickdarmkarzinome können durch sehr verschiedene karzinogene Substanzen (z.B. Cycasin bzw. dessen Aglykon Hydroxyazoxymethan bzw. dessen synthetisches Analogon 1,2-Dimethylhydrazin, Azoxymethan, Nitrosoguanidin) induziert werden (BIELCHOWSKY, 1944; SPITZ u. Mitarb., 1950; WALPOLE u. Mitarb., 1952; DURCHUN u. HADLER, 1956; WALPOLE u. WILLIAMS, 1958; KING u. VARASDI, 1959; SPJUT u. SPRATT, 1965; DRUCKEY u. Mitarb., 1967; SCHOENTAL u. BERNSTED, 1968; SCHAUER u. Mitarb., 1969; WIEBECKE u. Mitarb., 1969a und b, 1974, 1975; SPRINGER u. Mitarb., 1970; Ward u. Mitarb., 1973, 1974; WARD, 1974; BURDETTE, 1974).

Die hochgradig organotrope Wirkung verschiedener karzinogener Substanzen eröffnete neue Möglichkeiten, die Bedeutung exogener Noxen bei der Karzinomentstehung und allgemein-pathologische Probleme des Tumorwachstums zu überprüfen.

In eigenen tierexperimentellen Untersuchungen an Wistarratten konnten nach rektaler Applikation von N-Methyl-N′-Nitro-N-Nitrosoguanidin in einem außerordentlich hohen Prozentsatz sowohl Polypen als auch Karzinome erzeugt werden. Dabei ergab sich, im Gegensatz etwa zu WARD (1974), daß die Karzinome durchweg ein polypöses Vorstadium durchlaufen (Abb. 325). Zumindest die Nitrosoguanidin-induzierten Karzinome beweisen in hohem Maße die vor allem von MORSON (1971, 1974a und b) postulierte Polypen-Karzinom-Sequenz. Die Induktionszeit ist, wie beim experimentellen Anastomosenkarzinom des Magens (Lit.: DAHM u. WERNER, 1973), vergleichsweise kurz. Über den molekularbiologischen Mechanismus von Nitrosoguanidin ist bislang relativ wenig bekannt. Man weiß, daß durch Alkylierung der DNS 7-Methylguanin und 3-Methyladenin entstehen (CRADDOCK, 1968; LAWLEY, 1968). Hierdurch wird wahrscheinlich die genetische Information auf dem betreffenden DNS-Abschnitt verfälscht. Offenbar wird durch Nitrosoguanidin

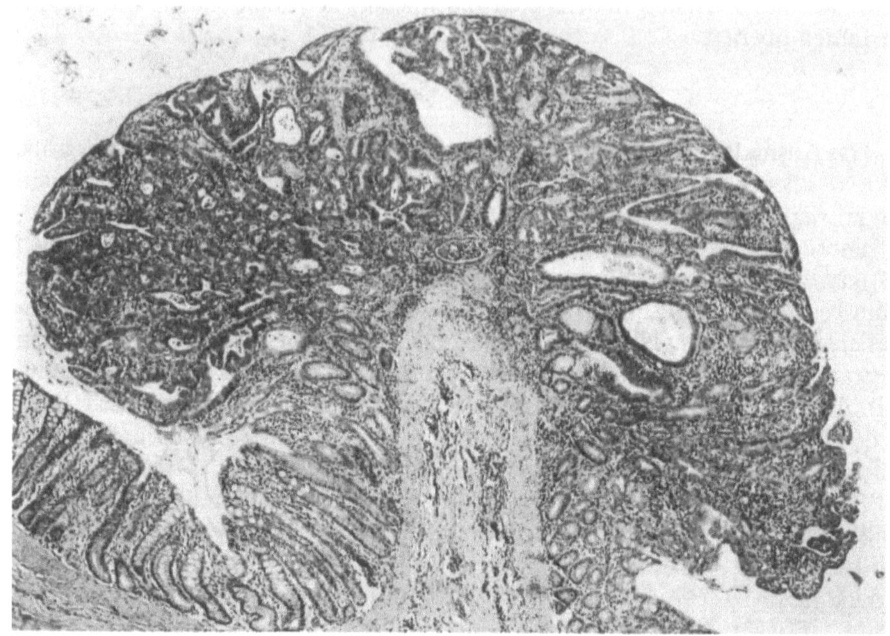

Abb. 325. Adenomatöser Rektumpolyp (Ratte). (Nach N-Methyl-N-nitro-N-nitrosoguani-
din. Färbung: HE. Vergr. 50:1)

auch die DNS-Polymerase, die hinsichtlich der Transskription des genetischen Codes eine
Schlüsselposition einnimmt, hochgradig gehemmt (DAHM u. WERNER, 1973).

Durch Modelle der experimentellen Tumorpathologie sind vor allem die *Exposition*
einerseits und andererseits *disponierende Faktoren* sowohl isoliert und gewissermaßen gegeneinander als auch im Sinne einer Synkarzinogenese untersuchbar geworden. Der Wirkmechanismus exogener Karzinogene ist deshalb von so allgemeiner Bedeutung, weil zunehmend
mit noch unbekannten karzinogenen Substanzen bzw. ihrer inaktiven Vorstufen, die erst
innerhalb des Organismus zu mutagenen Verbindungen umgebaut werden, gerechnet werden
muß (vgl. SANDER u.Mitarb., 1968; SANDER u. SEIF, 1969).

III. Karzinoide

Karzinoide des Kolon und Rektum, sowohl enterochromaffine (=argentaf-
fine) als auch nicht-argentaffine (=APUD-Zelltumoren), gehören zu den sog.
Enddarm-Karzinoiden; histologisch handelt es sich um B-Typ-Karzinoide nach
SOGA (1974) oder um einen Mischtyp (WILLIAMS u. SANDLER, 1963; BLACK,
1968; SOGA, 1974; MARTIN u. POTET, 1974; vgl. auch Tabellen 52–54).

1. Kolon-Karzinoide

Karzinoide des Kolon sind selten; ihre Häufigkeit beträgt nach SANDERS
und AXTELL (1964) 2,6%, nach JOUANNEAU u.Mitarb. (1971) 7,6% (vgl. auch

SOKOLOFF, 1968; SANDERS, 1973). Sie sind im Zäkum (und Colon ascendens) häufiger (LeBRUN, 1953; PULVER u. SCHNEIDER, 1957; LINCOLN, 1966) als im übrigen Kolon (WARREN u. COYLE, 1952; FERGUSON, 1952; ARMSTRONG u. NELSON, 1964; BATES u. BELTER, 1967). Nach BERARDI (1972) finden sich 55,3% im Zäkum, 14,5% im Colon ascendens, 15% im Colon transversum und 15,2% im Sigma.

Karzinoide des Kolon sind im Verhältnis zu solchen anderer Lokalisation überaus maligne, sie metastasieren in über 50% (BERARDI, 1972; MARTIN u. POTET, 1974). DIFFENBAUCH und ANDERSON (1956), MacDONALD (1956), RITCHIE (1956), PULVER und SCHNEIDER (1957), ADAMSON und POSTLETHWAIT (1958), KANTOR u.Mitarb. (1961), STEWART u.Mitarb. (1961), WILSON u.Mitarb. (1963) fanden bei Zäkum-Karzinoiden Metastasen in 67%, bei den übrigen Kolon-Karzinoiden in 38%. 85% aller Kolon-Karzinoide haben zum Zeitpunkt der Operation bereits die Muscularis propria infiltriert. Die Metastasierungsfrequenz korreliert auch bei den Kolon-Karzinoiden mit der Tumorgröße (vgl. S. 283). Entsprechend schlecht ist die Prognose: nach SANDERS (1973) sterben etwa 20% innerhalb des ersten Jahres nach der Diagnose bzw. Therapie (Kolektomie bzw. Hemikolektomie).

Die klinische Symptomatik der Kolon-Karzinoide ist relativ uncharakteristisch und prinzipiell nicht von derjenigen der Kolon-Karzinome unterschieden. Im Vordergrund stehen unklare Abdominalschmerzen. Blutungen sind durchweg selten (HORN, 1949; KANTOR u.Mitarb., 1961; KLEINHANS, 1965). Gelegentlich klagen die Patienten über Diarrhoen, Nausea, Erbrechen oder Gewichtsverlust. Röntgenologisch finden sich Füllungsdefekte wie bei Karzinomen. Extrem selten sind kolo-gastrische Fisteln (LYNCH u. BOESE, 1955).

2. Rektum-Karzinoide

Zwischen 1941 und 1961 betrug die Häufigkeit der Rektum-Karzinoide im Einsendegut der Mayo-Klinik 0,04% (CALDEROLA u.Mitarb., 1964). Durch die zunehmende Frequenz der Rektosigmoidoskopien werden Rektum-Karzinoide neuerdings häufiger diagnostiziert (SWINTON u. FREEDMAN, 1960). Unter 3000 Karzinoiden des Gastrointestinaltraktes fand ORLOFF (1971) 17% im Rektum (vgl. auch PESKINS u. ORLOFF, 1959; BATES, 1962).

GIBBS (1963) unterscheidet 3 Gruppen von Rektum-Karzinoiden:

1. „echte" oder argentaffine Karzinoide (=Argentaffinome),
2. atypische oder nicht-argentaffine Karzinoide,
3. kombinierte (Misch-) Formen.

Während nach GIBBS (1963) die „echten" oder argentaffinen Karzinoide aus den enterochromaffinen (=Kultschitzky-)Zellen entstehen, sei die Histogenese der nicht-argentaffinen Karzinoide keineswegs klar (vgl. auch BATES u. BELTER, 1967). Nach MORSON (1958) stellen die atypischen Karzinoide möglicherweise Derivate von „unreifen" Kultschitzky-Zellen dar. Nicht-argentaffine Karzinoide besitzen eine bemerkenswerte Ähnlichkeit mit Bronchusadenomen und Inzelzelltumoren des Pankreas (GIBBS, 1963; GEFFROY, 1961, 1966; SOKOLOFF, 1968; DAWSON, 1970).

Makroskopisch imponieren die meisten Rektum-Karzinoide als kleine, im Mittel 0,5 cm durchmessende, knotige Tumoren. Größere Karzinoide können einen polypösen Aufbau mit z.T. ulzerierter oder lobulierter Oberfläche zeigen (MILLER, 1962; BATES, 1966). CONNOLLY (1960) beschrieb ein Karzinoid in einem 2,5 cm großen, klinisch symtomlosen Rektumpolypen.

Argentaffine Karzinoide sind im Rektum sehr selten. Vorherrschender Typ sind nicht-argentaffine (=atypische) Karzinoide (STOUT, 1942). Insofern ist der Begriff des „argentaffin cell carcinoma" unglücklich.

Die Metastasierungsfrequenz der Rektum-Karzinoide korreliert zur Tumorgröße. Nach BATES (1966) liegt bei unter 2 cm durchmessenden Tumoren die Metastasierungsfrequenz bei 1,7%, bei 1–2 cm großen Karzinoiden bei 10% und bei über 2 cm großen Tumoren bei 82%. PESKINS und ORLOFF (1959) fanden bei rektalen Karzinoiden unter 2 cm Durchmesser in 7% eine Infiltration der Muscularis propria, bei über 2 cm großen Karzinoiden Lymphknotenmetastasen in 90% und Fernmetastasen in 60%. Durchschnittlich wird die Metastasierungsfrequenz mit 8–30% angegeben (MORTON u. FRASER, 1953; LAMPHIER u. ERLICH, 1957; ADAMSON u. POSTLETHWAIT, 1958; KANTOR u.Mitarb., 1962; WILSON u.Mitarb., 1963; QUAN u.Mitarb., 1964; MARTIN u. POTET, 1974; HAJDU u.Mitarb., 1974; GRAHAME-SMITH, 1974).

Die Prognose der Rektum-Karzinoide wird im allgemeinen als relativ gut angesehen. Dabei werden auch die zufällig bei einer Routinerektoskopie festgestellten kleinen Karzinoide durch lokale Abtragung weitgehend geheilt (WEISS u. HASKELL, 1960; O'REILLY, 1972). Flush-Symptome (vgl. S. 294) sind außerordentlich selten (GROSS, 1968; SAEGESSER u. GROSS, 1969; PARTURIER-ALBOT u.Mitarb., 1974; vgl. auch: AHLGREN u. WIKLANDER, 1962).

Karzinoide des Rektum sollen auch nach länger bestehender Colitis ulcerosa auftreten (SMITH, 1970). Die bislang publizierten Fälle reichen m.E. aber nicht aus, um tatsächliche Korrelationen aufzuzeigen.

IV. Die nicht-epithelialen Tumoren des Dickdarmes

Benigne und maligne mesenchymale Tumoren sind im Bereich des Dickdarms selten (GRÖZINGER u.Mitarb., 1965; LINDER u. GRÖZINGER, 1968; vgl. auch ELSTER, 1973). Eine klinische Symtomatik, z.B. in Form von Blutungen und/oder chronischen Ileusbeschwerden, ist kaum je entwickelt, zumindest nicht bei den gutartigen Tumorformen. Mesenchymale Tumoren werden deshalb oft nur als Zufallsbefunde bei Laparotomien oder Obduktionen entdeckt.

Reine Fibrome stellen, wenn es sie in diesem Bereich überhaupt gibt (Neurofibrome, Lipofibrome-Fibrolipome), sozusagen echte Raritäten dar. In ihrem histologischen Aufbau sind sie identisch mit den Fibromen des Dünndarms (vgl. S. 306).

1. Lipome

Lipome des Kolon und Rektum sind unter den gutartig-mesenchymalen Tumoren offenbar noch die häufigsten (D'JAVID, 1960; OCHSNER u. RAY, 1960; HALLER u. ROBERTS, 1964; SPENA u. PESCE, 1967; SAHAI u.Mitarb., 1968; BRÜNNER u.Mitarb., 1973). Die Autopsiehäufigkeit liegt zwischen 0,4 und 4,9% (Lit.:

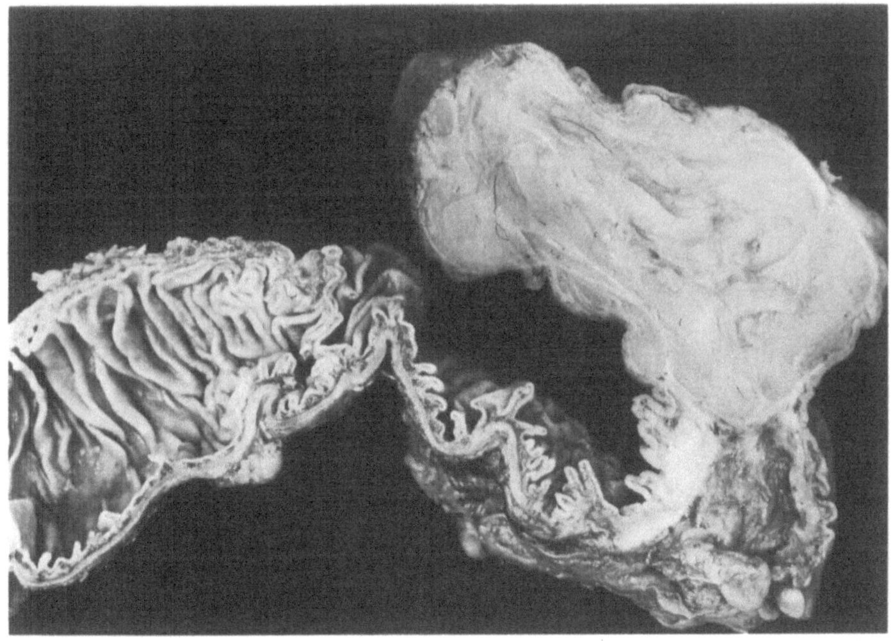

Abb. 326. Großes, intraluminal wachsendes Lipom (Zäkum)

DEETHS u. DODDS, 1972). PEMBERTON und MCCORMACK (1937) fanden bei 3924 Autopsien der Mayo-Klinik nur 24 gastrointestinale Lipome, von denen 11 im Kolon und Rektum lokalisiert waren. DEBRAY u.Mitarb. (1963) stellten bis 1963 insgesamt 316 Kolonlipome aus dem Weltschrifttum zusammen.

Lipome sind meistens (bis 90%) submukös gelegen, überwiegend einzeln und nur sehr selten multipel (KENT u. SAWYER, 1937). Extrem selten sind multiple, in die Darmlichtung sich projizierende Lipome im Sinne einer Polypose („lipomatous polyposis": LING u.Mitarb., 1959; SWAIN u.Mitarb., 1969). Da in diesen Fällen Kombinationen mit subserösen „lipomatösen Infiltrationen" und mit z.T. extremen Vergrößerungen der Appendices epiploicae vorkommen (SWAIN u.Mitarb., 1969), handelt es sich wahrscheinlich um hamartomatöse Läsionen und nicht um echte Tumoren (GODENNE u.Mitarb., 1957). Lipome sollen im rechten Kolon häufiger als im linken oder im Rektum vorkommen. Die meisten Lipome sind klein, allenfalls 2 cm durchmessend. Größere Lipome (Abb. 326) verursachen uncharakteristische Beschwerden, wie Abdominalschmerzen, Blutungen infolge oberflächlicher Ulzerationen, akute oder chronische Ileuserscheinungen.

Makroskopisch sind Lipome in der Regel rundlich, weich, gelegentlich kurz gestielt und von leuchtend gelber Farbe. Größere Lipome können stärker konsistenz-vermehrt und von grau-gelber Farbe sein (Fibro-Lipome). Histologisch (Abb. 327) findet sich typischerweise Fettgewebe, das von unterschiedlich breiten Bindegewebssepten und von Blutgefäßen durchzogen wird. Liposarkome (Abb. 328) sind selten.

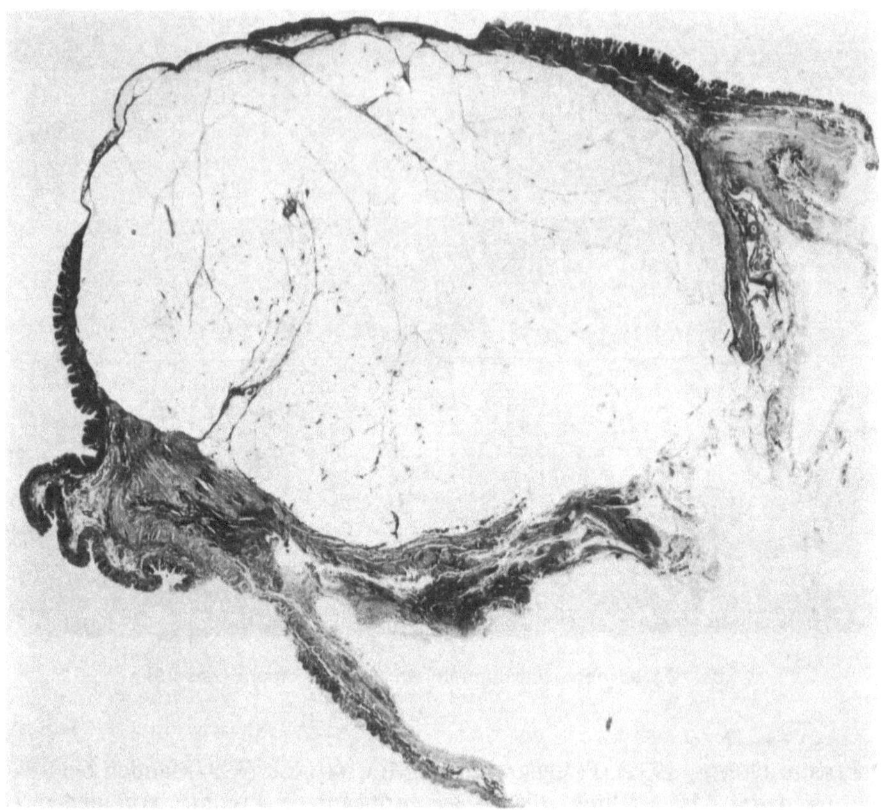

Abb. 327. Lipom. Färbung: HE. Lupenübersicht (Aus DOERR, W., SCHUMANN, G., ULE, G.: Atlas der pathologischen Anatomie. Stuttgart: Thieme 1975)

2. Myogene Tumoren

2.1. Leiomyome

Unter 1018 Leiomyomen des Gastrointestinaltraktes fanden GOLDEN und STOUT (1941) nur 29 (=3%) im Kolon und 69 (=7%) im Rektum (vgl. auch: LUMB, 1951; MACKENZIE u.Mitarb., 1954; FREUND u. FISHER, 1961; QUAN u. BERG, 1962; ROBERT u.Mitarb., 1963). Mithin sind Leiomyome im Dickdarm weitaus seltener als im Magen (vgl. Tabelle 58 und Bd. II/1) oder Dünndarm. Bezüglich der Histogenese verweisen wir auf S. 310. Auch im Dickdarm werden makroskopisch 4 Erscheinungsformen unterschieden: 1. intralumenale, 2. intramurale, 3. extramurale und 4. intra- und extramurale Leiomyome. Die Myome der Muscularis mucosae sind meist klein, selten größer als 1 cm im Durchmesser. Unter einer leichten Vorwölbung der Mukosa sind sie als harte, knotige Gebilde palpabel. Klinisch bleiben sie symtomlos. Wesentlich größer können Leiomyome werden, die von der Muscularis propria ausgehen. Sie tendieren zu Ulzerationen

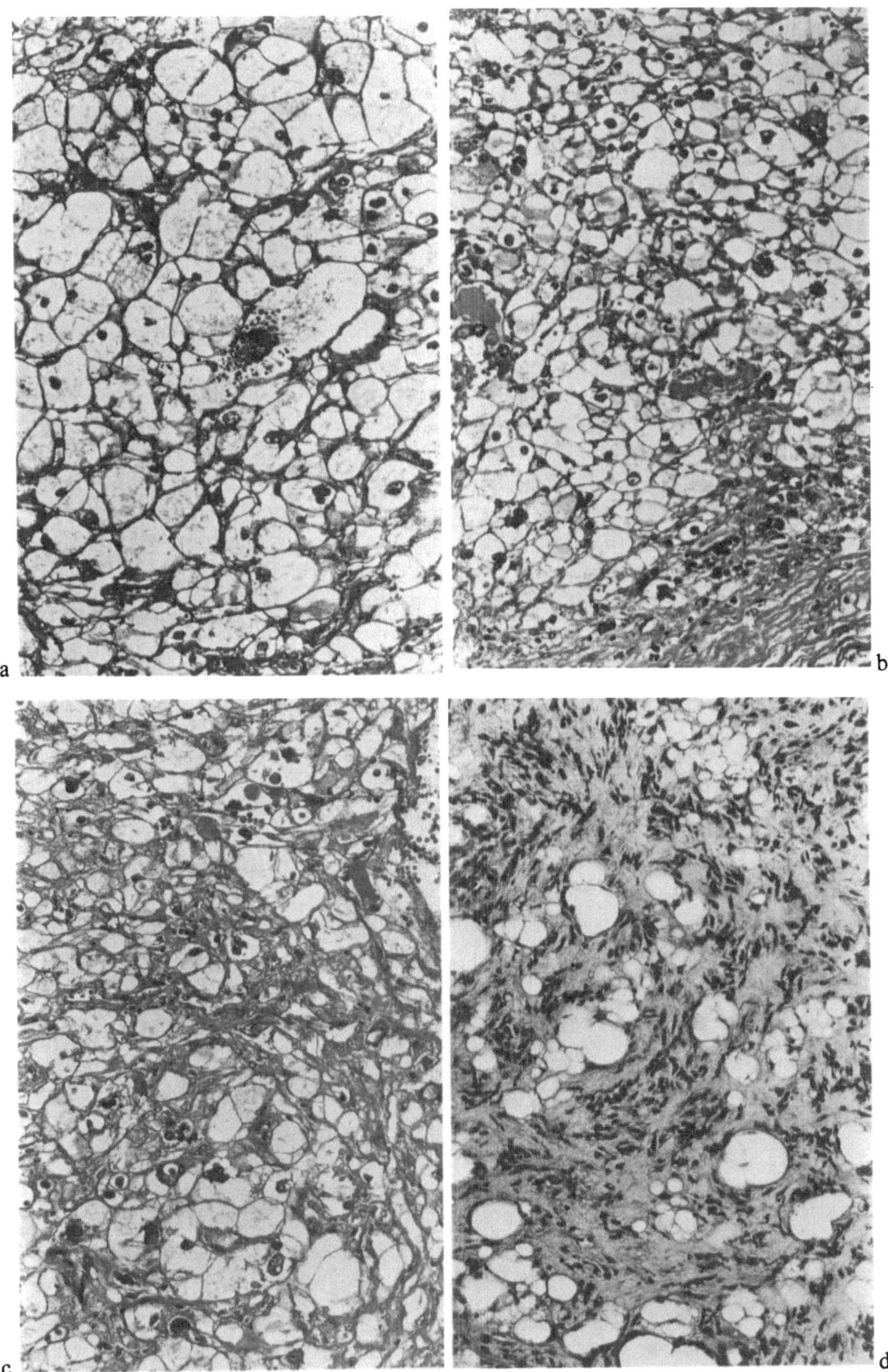

Abb. 328a–d. Liposarkom des Kolon. Färbung: HE. Vergr. 180:1

der vorgewölbten Mukosa und manifestieren sich klinisch durch Blutungen variabler Intensität. Die größeren Myome sind in ihrer Konsistenz oft auffallend weich infolge ausgedehnter regressiver Veränderungen in Form zentraler Nekrosen und zystischer Erweichungen. Histologisch findet sich ein aus glatten Muskelfasern geflechtartig aufgebauter Tumor, der in wechselnder Menge kollagene Bindegewebsfasern enthalten kann (Fibromyome) (MacKenzie u.Mitarb., 1954; Quan u. Berg, 1962; vgl. auch S. 311 und Bd.II/1).

2.2. Leiomyosarkome

Leiomyosarkome sind sowohl im Kolon als auch im Rektum sehr selten (Lit.: Quan u. Berg, 1962; MacKenzie u.Mitarb., 1972). Nach Thompson (1948) sollen sie im Rektum weniger als 0,5% aller Rektumtumoren ausmachen (Williams, 1965). Allerdings schwanken die in der Literatur (Robert u.Mitarb., 1963) angegebenen Prozentsätze einer möglichen malignen Transformation von Leiomyomen erheblich (vgl. auch: Anderson u.Mitarb., 1950; Sanders, 1961); so rechnen Freund und Fisher (1961) mit einer malignen Entartung der submukösen Leiomyome von 20–33%. Allgemein anerkannt ist die hohe *Rezidivquote* [nach Golden und Stout (1941) 25%] der Leiomyome nach lokaler Exzision oder Enukleation. Mit der Zahl der Rezidive scheint der Tumor zunehmend zu „verwildern", so daß histologisch scharfe Grenzziehungen zwischen gut- und bösartig oft nicht möglich sind.

Die myogenen kolo-rektalen Tumoren sollten örtlich weit im Gesunden entfernt werden, allein schon deshalb, weil auch makroskopisch in vielen Fällen eine sichere Unterscheidung zwischen Leiomyomen und Leiomyosarkomen nicht oder nur vage möglich ist.

Es darf sozusagen als Faustregel gelten, daß mit der Größe der Tumoren und ihrer zystischen Degeneration die Gefahr der malignen Entartung steigt (Lumb, 1951; McVerry u. Levene, 1956; Diamante u. Bacon, 1967; Lemole u.Mitarb., 1968). Lymphknotenmetastasen indes sind selten (Thorlakson u.Mitarb., 1961; Williams, 1965), ebenso wie Fernmetastasen (Leber) (Robert u.Mitarb., 1963).
Als sicherste Kriterien der Malignität gelten, abgesehen von Metastasen, ausgeprägte Anaplasien und zahlreiche Mitosen (Golden u. Stout, 1941; Smith, 1963; vgl. auch S. 313).

Extrem selten sind *Rhabdomyosarkome,* die vorzugsweise pararektal vorkommen (Pack u.Mitarb., 1963).

2.3. Myoblasten-Myome (Abrikossoff)

Diese Tumoren wurden erstmalig 1926 bzw. 1931 von Abrikossoff beschrieben. In der angelsächsischen Literatur, die zweifellos über die meisten Beobachtungen verfügt, wird der Tumor zumeist als *„granular cell myoblastoma"* beschrieben (Übersichten und Lit.: Hunter u. Dewar, 1960; Grosberg u. Gellin, 1965; Cohen u. Cramm, 1969). Myoblastenmyome sind im Kolon und Rektum sehr selten; ausgesprochene Raritäten stellen die malignen Myoblastenmyome dar (Hunter u. Dewar, 1960). Offenbar neigen die Tumoren zu einer gewissen Multiplizität.

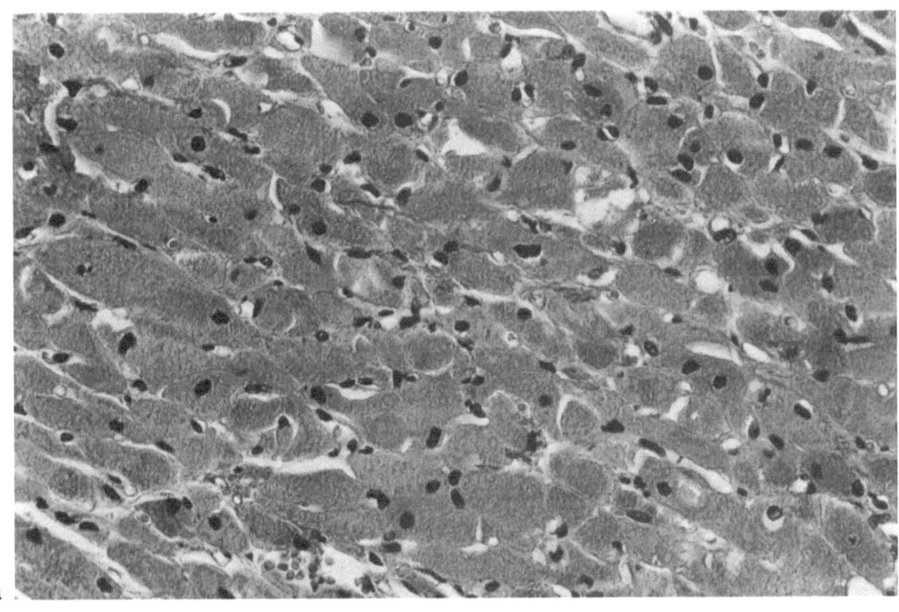

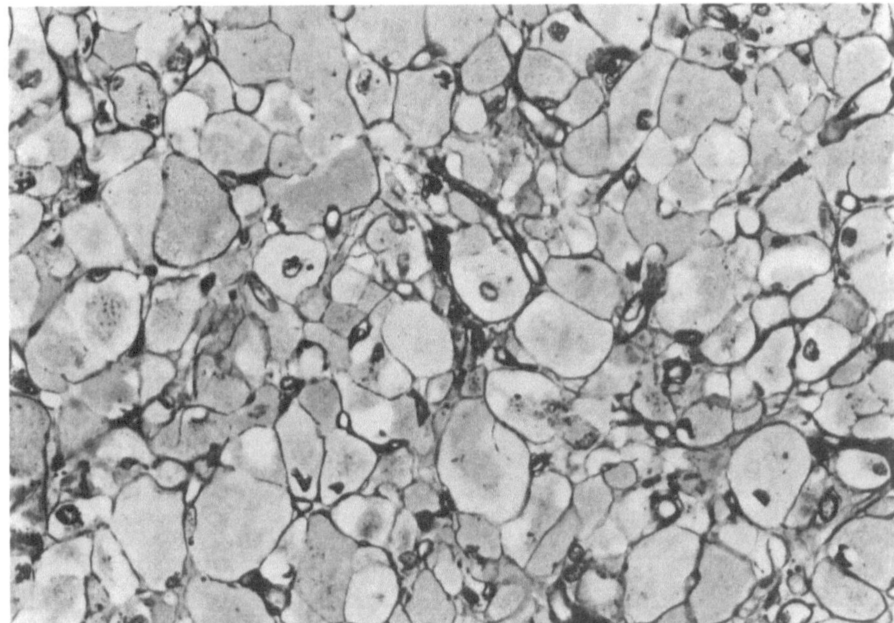

Abb. 329a u. b. Myoblastenmyom mit granulärer Zytoplasmastruktur der Myoblasten (a) („granular cell myoblastoma"). Färbung: HE (a) und Movat (b). Vergr. 350:1 (a) und 375:1 (b)

Hinsichtlich der Histogenese können die Myoblastenmyome nicht zweifelsfrei den myogenen Tumoren zugerechnet werden (HOWE u.Mitarb., 1944; CRANE u. TREMBLAY, 1945). Zusammenhänge mit den granulären Neuromen FEYRTERS (1948, 1949) werden diskutiert (FUST u. CUSTER, 1949; PEARSE, 1950; BANGLE, 1952; ASHBURN u. RODGER, 1952; FISHER, 1956; Übersicht und Lit.: GOODMAN u.Mitarb., 1962). CEELEN (1931) hielt eine dysontogenetische Genese der Myoblastenmyome für wahrscheinlich.

Das makroskopische Erscheinungsbild der Myoblastenmyome ist uncharakteristisch. Die Tumoren sind unterschiedlich groß, etwa 2–5 cm durchmessend. Submukös gelegen, führen sie zu einer leichten Vorwölbung der Mukosa (GOODMAN u.Mitarb., 1962). In der Regel lassen sie sich gut enukleieren.

Histologisch findet sich zumeist ein sehr uniformer Aufbau aus runden oder polygonal gegeneinander abgekanteten, 20–50 μ großen „Myoblasten" (Abb. 329). Das intensiv azidophile Zytoplasma ist feingranuliert („granular cell myoblastoma"), nur selten intensiver PAS-positiv.

3. Neurogene Tumoren

Neurogene Tumoren des Kolon und Rektum sind selten, sowohl die *solitären* (gutartigen) *Neurofibrome* (HIENERT u. BSTEH, 1955; BUTLER u. EDWARD, 1959; MORGAN u.Mitarb.,

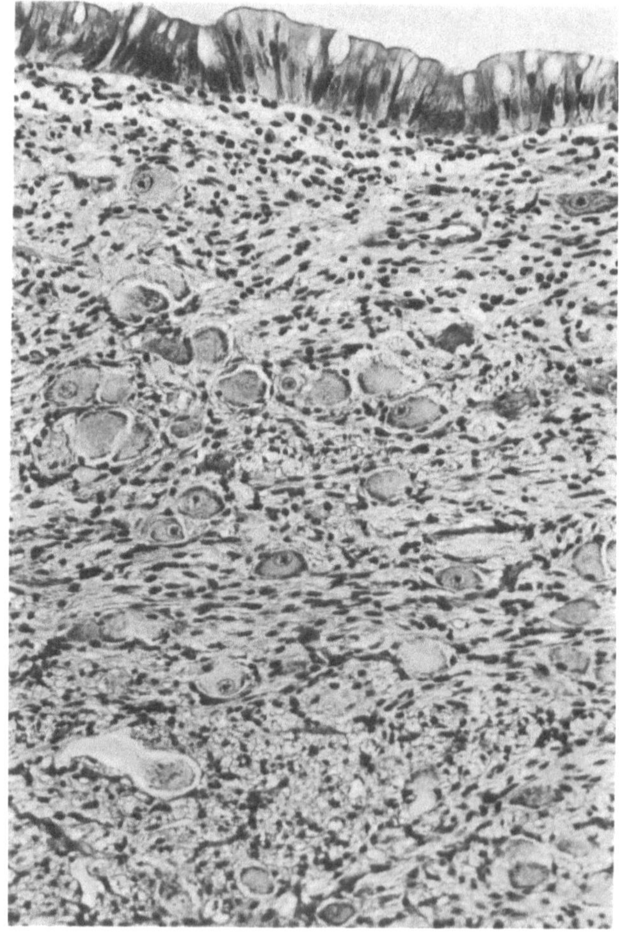

Abb. 330. Diffuse Ganglioneuromatose des Kolon. Färbung: HE. Vergr. 240:1

1966; VEXLER u.Mitarb., 1967), die in der Regel submukös lokalisiert sind und offensichtlich vom Plexus myentericus ausgehen, als auch die *multiplen Neurofibrome* im Rahmen einer v. Recklinghausenschen Krankheit (LEVY u. KHATIB, 1960; KNUDSON u. AMROMIN, 1966; MORGAN u.Mitarb., 1966; PAPADIMITRIOU, 1971). Extrem selten sind *solitäre* Neurofibrome im Rektum (Kolon?) als Teilbild des Morbus Recklinghausen (GRODSKY, 1958).

Bemerkenswert erscheint die offenbar nicht seltene Kombination neurogener Tumoren, insbesondere der diffusen intestinalen Ganglioneuromatose (Abb. 330), mit anderen Krankheitsbildern, wie medullären Schilddrüsen-Karzinomen und/oder schweren Diarrhoen (SINDU u. ANDERSON, 1960; STAPLE u.Mitarb., 1964; NORMANN u. OTNES, 1969), multiplen endokrinen Tumoren (Schilddrüsen-Karzinome, Phäochromozytome) (WILLIAMS u. POLLOCK, 1966) oder der juvenilen Polypose (DONNELLY u.Mitarb., 1969). Gelegentlich simuliert die *plexiforme Ganglioneurofibromatose* das klinische Bild eines kongenitalen Megakolon (vgl. S. 393) bzw. persistierender Subileuserscheinungen (DORNETZHUBER, 1961; STAPLE u.Mitarb., 1964; TERNBERG u. WINTERS, 1965).

Die durchaus hohe *Rezidivquote* neurogener Tumoren wird von verschiedenen Autoren als *Entartungssymptom* aufgefaßt (Lit.: BODNER u. DE LOS SANTOS, 1961). Indessen sind neurogene Sarkome im Bereich des Kolon und Rektum extrem selten (vgl. S. 318).

4. Tumoren des lymphatischen Gewebes

4.1. Gutartige lymphoide Polypen

Gutartige lymphoide Polypen („benigne Lymphome") finden sich vor allem im unteren Drittel des Rektum, teils singulär, teils multipel im Sinne einer Polypose (Abb. 331 und 332) (HELLER u. LEWIS, 1950; HELWIG u. HANSEN, 1951; HAYES u. BURR, 1952; CORNES u.Mitarb., 1961; SWARTLEY u. STAYMAN, 1962; LOUW, 1968). Es handelt sich durchweg um kleine, allenfalls bis 1,5 cm durchmessende, sessile „Tumoren", die in der Submukosa gelegen sind und die Schleimhautoberfläche knotig vorwölben. Eine zentrale Einkerbung soll für lymphoide Polypen relativ charakteristisch sein. Infolge ihrer geringen Größe bleiben sie klinisch meist stumm; es handelt sich durchweg um harmlose, in der Regel reaktiv (Entzündungen, Immunreaktionen) entstandene Läsionen *ohne* Beziehung zu den malignen Lymphomen. Gutartige lymphoide Polypen finden sich vor allem dort, wo schon normalerweise der Darm eine reiche Ausstattung an lympho-retikulärem Gewebe zeigt („Anal-Tonsille").

Gutartige lymphoide Polypen sollen häufiger bei Männern als bei Frauen vorkommen. Lymphoide *Polyposen* des Rektum und Kolon finden sich vor allem bei Kindern und Jugendlichen (LOUW, 1968). Auch sie werden zumeist als Ausdruck einer besonderen immunologischen Reaktivität verstanden.

Mikroskopisch findet sich ein normaler organoider Aufbau aus lymphatischem Gewebe mit meist großen Keimzentren (Differentialdiagnose: Germinoblastom bzw. Morbus Brill-Symmers). Gelegentlich können sarkoidartige Reaktionen entwickelt sein (Differentialdiagnose: Morbus Crohn). Ihre strenge lokale Begrenzung auf die Submukosa ohne Infiltration der Muskulatur, der organoide Aufbau mit gut abgrenzbaren Follikelzentren und die Intaktheit der überlagernden Mukosa sind zumeist ausreichende Kriterien in der Abgrenzung maligner Lymphome.

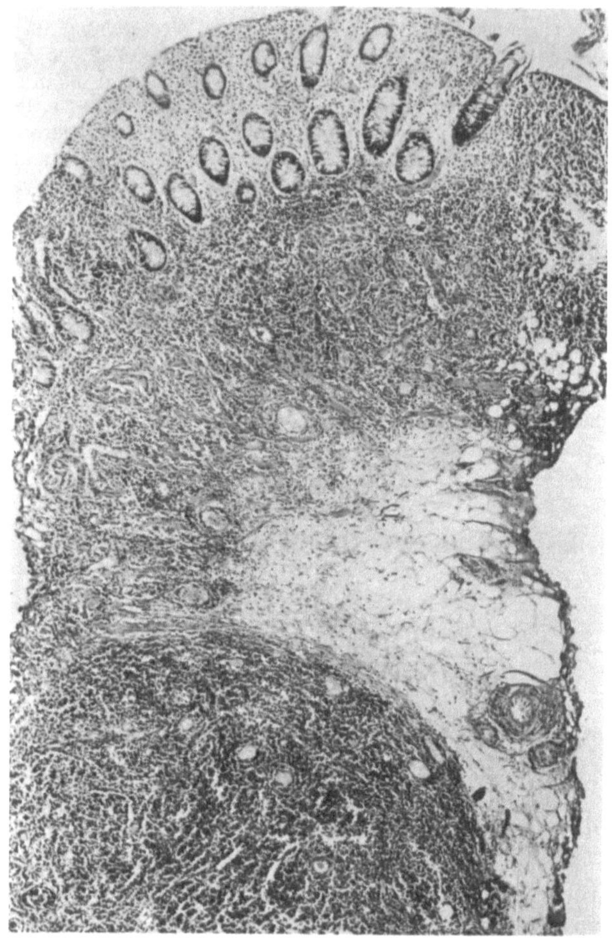

Abb. 331. Gutartiger lymphoider Polyp (Rektumbiopsie). Färbung: HE. Vergr. 50:1

4.2. Maligne lymphoide Tumoren

Maligne Erkrankungen des lympho-retikulären Systems können sich innerhalb des Gastrointestinaltraktes entweder *isoliert* als solitärer Organbefall mit oder ohne Beteiligung der regionalen Lymphknoten, *generalisiert* (systemisch) oder als *diffuse Polypose* manifestieren (MAJNARICH, 1960; CORNES u.Mitarb., 1961; CULP u. HILL, 1962; SHEAHAN u.Mitarb., 1971; RÖSCH u. FUCHS, 1972; RUNDLES, 1974). Die Entscheidung, ob es sich um einen Primärtumor oder um die Organmanifestation einer bislang unerkannten Systemerkrankung handelt, ist im Einzelfall außerordentlich schwierig (vgl. S. 318). Einwandfrei dokumentierte Fälle einer isolierten Organmanifestation sind selten (Lit.: DAWSON u.Mitarb., 1961). GALL und MALLORY (1942) fanden unter 618 gastrointestinalen Lymphomen 11%, die bei der Erstuntersuchung auf ein Organ beschränkt waren. Bei bekannten lympho-retikulären Systemerkrankungen kann nach BUSH und

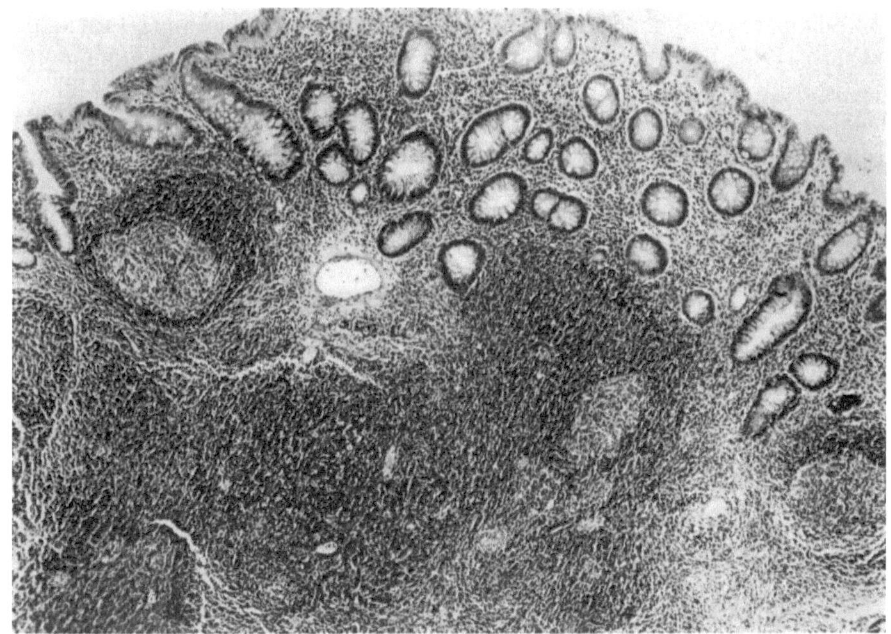

Abb. 332. Gutartiger lymphoider Polyp mit stärkerer Follikelbildung. Färbung: HE. Vergr. 65:1

ASH (1969) in 5,3%, nach HARTWICH und SCHLABECK (1970) in 6% und nach GALL und MALLORY (1942) in 10–20% mit einer gastro-intestinalen Beteiligung gerechnet werden (vgl. auch: SHEAHAN u.Mitarb., 1971; RUNDLES, 1974). In autoptischen Studien wird eine gastro-intestinale Beteiligung sogar in über 50% gefunden (ROSENBERG u.Mitarb., 1961). Bevorzugt betroffen sind Magen (vgl. Bd. II/1) und Dünndarm (vgl. S. 318) (GÜTGEMANN u. SCHREIBER, 1960). Die Kolonbeteiligung wird mit durchschnittlich 10% angegeben (BERG, 1969).

Nach histologischen Kriterien sollte eine Klassifizierung erfolgen in (LUKES u. COLLINS, 1975; LENNERT u.Mitarb., 1975):

1. *non-Hodgkin-Lymphome*

Lymphozytome (=chronische lymphatische Leukämie)
lympho-plasmozytoide Immunozytome (=Morbus Waldenström)
Germinozytom (=lymphozytäres Lymphosarkom)
Germinoblastom (=Morbus Brill-Symmers)
germinoblastisches Sarkom
lymphoblastisches Sarkom
immunoblastisches Sarkom (=Retikulosarkom)

2. *Morbus Hodgkin*

Unter den malignen non-Hodgkin-Lymphomen des Gastrointestinaltraktes sind das *lymphozytäre Lymphosarkom* und das *immunoblastische Sarkom* am

häufigsten (vgl. auch JONES u.Mitarb., 1973). Außerordentlich selten sind das
großfollikuläre Lymphoblastom Brill-Symmers (= Germinoblastom) (FIGLIOLINI
u.Mitarb., 1967; BECKER u. ROTH, 1969), das lympho-plasmozytoide Immunozy-
tom (Morbus Waldenström) und der Morbus Hodgkin (GECHMAN u.Mitarb.,
1956; SHAPIRO, 1961; ROTH u.Mitarb., 1968; NAQVI u.Mitarb., 1969; BRUNT
u.Mitarb., 1969; PERRY u.Mitarb., 1972; KUHLMANN, 1975). Die malignen Lymphome können in ihrer jeweiligen histologischen Differenzierung *diffus* oder
nodulär entwickelt sein. Eine positive Beziehung zwischen dem histologischen

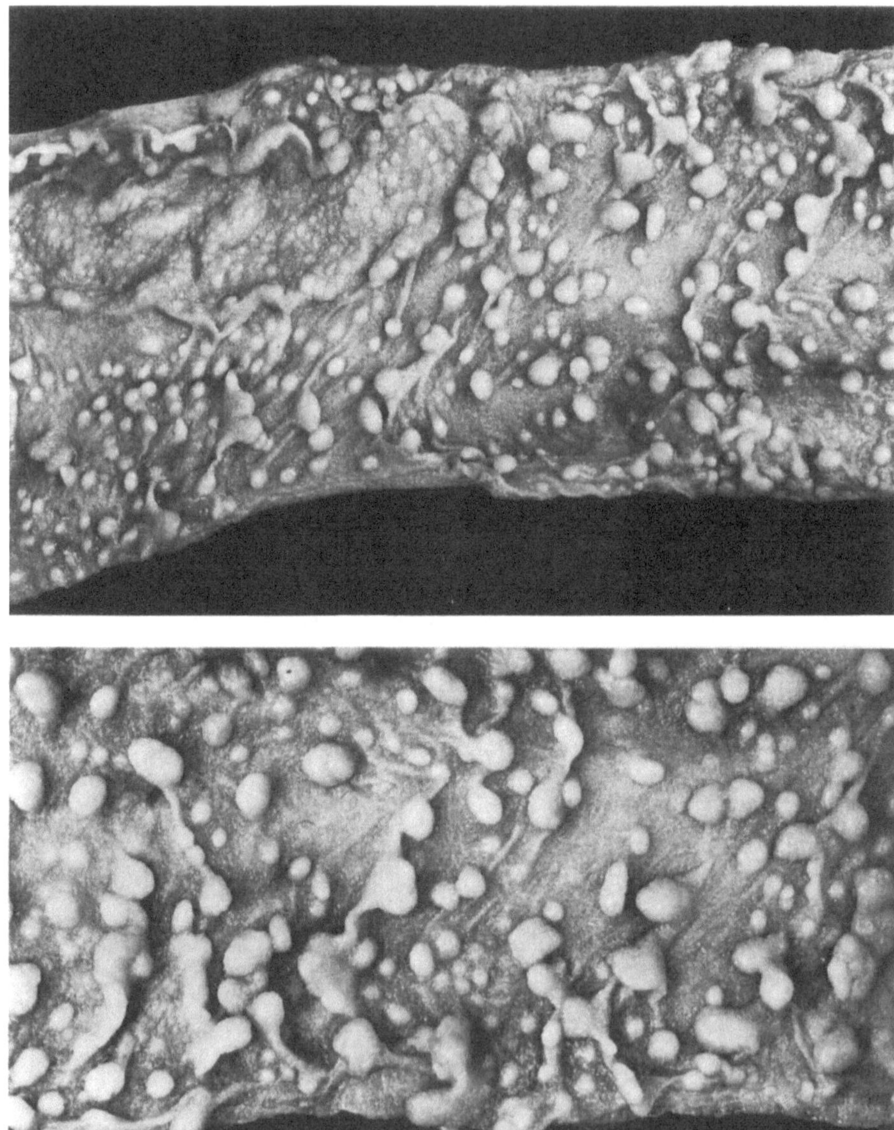

Abb. 333. Maligne lymphoide Polypose des ganzen Kolon

Typ und dem makroskopischen Erscheinungsbild besteht nicht (CULP u. HILL, 1962).

Die primär im Kolon und Rektum manifestierten malignen Lymphome zeigen die auch vom Dünndarm her bekannten (vgl. S. 318) Wuchsformen, wobei die anulär-konstriktiven und polypoiden Läsionen häufiger gefunden werden als die sog. aneurysmatischen (ALLEN u.Mitarb., 1954; DAWSON u.Mitarb., 1961; WOODRUFF u. SKORNECK, 1962; GLICK u. SOULE, 1966). Bevorzugter Sitz sind Zäkum und Rektum. Synchrone Mehrfachtumoren sind möglich (GREENE u.Mitarb., 1974). Die primär im Dickdarm lokalisierten malignen Lymphome können zudem kombiniert sein mit kolo-rektalen Adenokarzinomen oder mit Karzinomen anderer Organe sowie mit ulzerösen Kolitiden (CORNES u.Mitarb., 1961).

Die regionären Lymphknoten sind in über der Hälfte aller Fälle mitbetroffen. Die Tumoren zeigen eine relativ homogen-uniforme Schnittfläche von fischfleischartiger Beschaffenheit mit einer randlich unscharfen Begrenzung und einer Infiltration aller Darmwandschichten. Die Oberfläche der Lymphome ist nicht selten ulzeriert und sekundär-infiziert.

Maligne Lymphome können sich zudem in Form einer diffusen gastrointestinalen Polypose manifestieren (Abb. 333) (CORNES, 1961; POCHACZEVSKY u. SHERMAN, 1962; SHEAHAN u.Mitarb., 1971). Unterschiedlich weitreichende Abschnitte des Magen-Darmtraktes können betroffen sein. Die polypösen Läsionen sind in bezug auf Größe und Form sehr variabel, teils gestielt, teils sessil. Die Oberfläche vor allem der größeren Polypen ist lobuliert, z.T. ulzeriert und/ oder fäkulent inkrustiert.

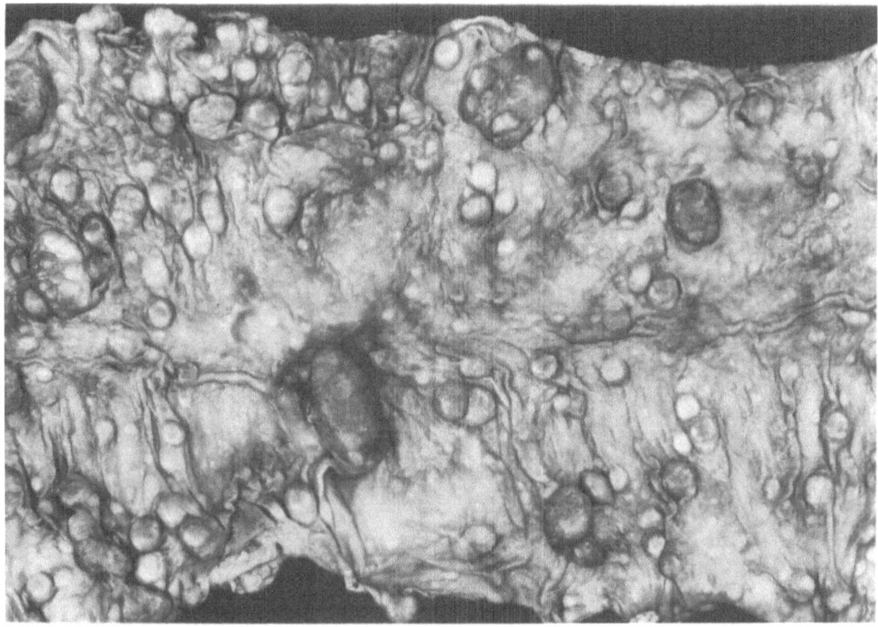

Abb. 334. Polypös wachsendes Lymphosarkom (Kolon). (Vgl. Abb. 161 u. 163)

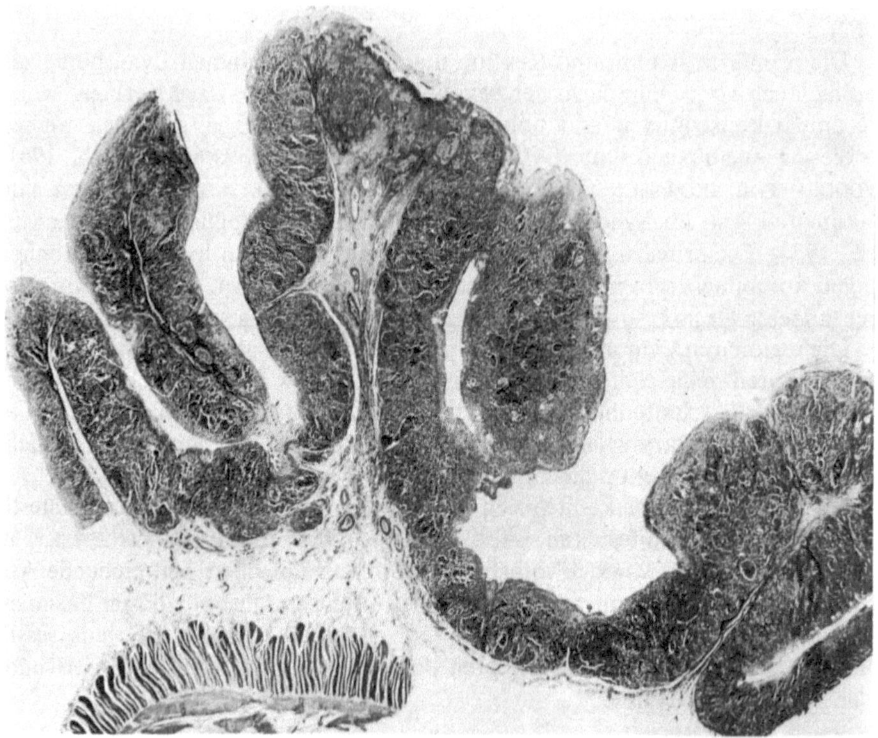

Abb. 335. Lymphosarkom. Färbung: HE. Lupenübersicht

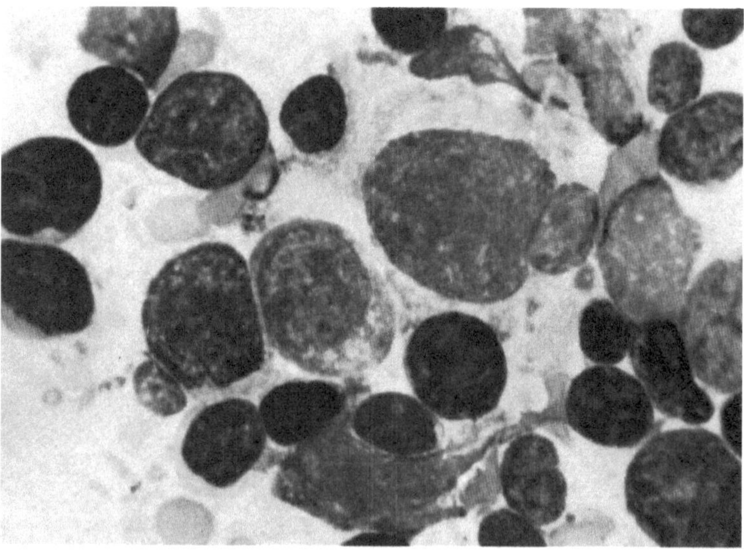

Abb. 336. Rektumabstrich bei Lymphosarkom des Rektum. Färbung: Pappenheim. Vergr. 800:1. (Aus HENNING, N., WITTE, S.: Atlas der gastroenterologischen Zytodiagnostik. Stuttgart: Thieme 1968)

Für die Diagnose nahezu unerläßlich sind Rektosigmoidoskopie bzw. Koloskopie und bioptische Untersuchungen. Vor allem der makroskopisch-koloskopische Aspekt der bei malignen Lymphomen vielfach nachweisbaren Ulzerationen kann für die Diagnose entscheidend sein (GREENE u.Mitarb., 1974). Für die histologische Beurteilung auch im Hinblick darauf, ob ein isoliertes, primär intestinal manifestiertes Lymphom oder eine leukämische Infiltration im Rahmen einer Systemerkrankung vorliegt, sind klinische und hämatologische Daten nahezu unerläßlich.

Die Prognose ist abhängig von der histologischen Differenzierung („low grade of malignancy": Lymphozytome, lympho-plasmozytoide Immunozytome, Germinozytome, Germinoblastome; „high grade of malignancy": germinoblastisches Sarkom, lymphoblastisches Sarkom, immunoblastisches Sarkom).
Kolo-rektale *Plasmozytome* und *leukämische Infiltrationen* s. S. 325.

V. Tumoren der ano-rektalen und perianalen Region

Tumoren des Analkanals und der Anal-(Perianal-)Region sind selten. Der häufigste maligne Tumor dieser Region ist das Plattenepithelkarzinom (GABRIEL, 1941; MORSON, 1960). Die primär gutartigen tumorösen Läsionen dieses Bereiches stellen z.T. fakultative Präkanzerosen dar.

1. Präkanzerosen

Umschriebene, flach erhabene, z.T. auch polypoide Läsionen entweder des Plattenepithels (distal der Linea dentata) oder des sog. Übergangsepithels (=Transitionalzone oberhalb der Linea dentata) sind selten. Es handelt sich zumeist um reaktive Hyperplasien von durchweg gutartigem Charakter. Gutartig sind auch die seltenen perianalen Adenome der apokrinen Drüsen (TELOH, 1954), die subepidermal als kleine, fluktuierende Zysten imponieren und die histologisch einen ausdifferenzierten, drüsigen Bau zeigen.

1.1. Leukoplakien

Leukoplakien als weiße, plaquartige Verdickungen des Epithels finden sich nicht selten an der Oberfläche prolabierter Hämorrhoiden. Nach MORSON (1972) handelt es sich um plattenepitheliale Metaplasien mit ausgeprägter Hyperkeratose des Übergangsepithels der Transitionalzone. Diese stets gutartigen Veränderungen erinnern lediglich phänotypisch an Leukoplakien im eigentlichen Sinne, die vor allem perianal vorkommen und dann präkanzeröse Veränderungen darstellen. Die Leukoplakien der perianalen Region sind charakterisiert durch eine Hyperkeratose und Akanthose sowie durch eine dichte, vor allem lympho-plasmozytäre Entzündungsinfiltration des subepithelialen Gewebes. Bei ausgeprägter Epitheldysplasie sind fließende Übergänge zum Carcinoma in situ offenbar möglich.

1.2. Carcinoma in situ

Carcinomata in situ (Abb. 337) können sowohl in der Transitionalzone einschließlich der Analkrypten als auch im unteren Analkanal vorkommen. Sie

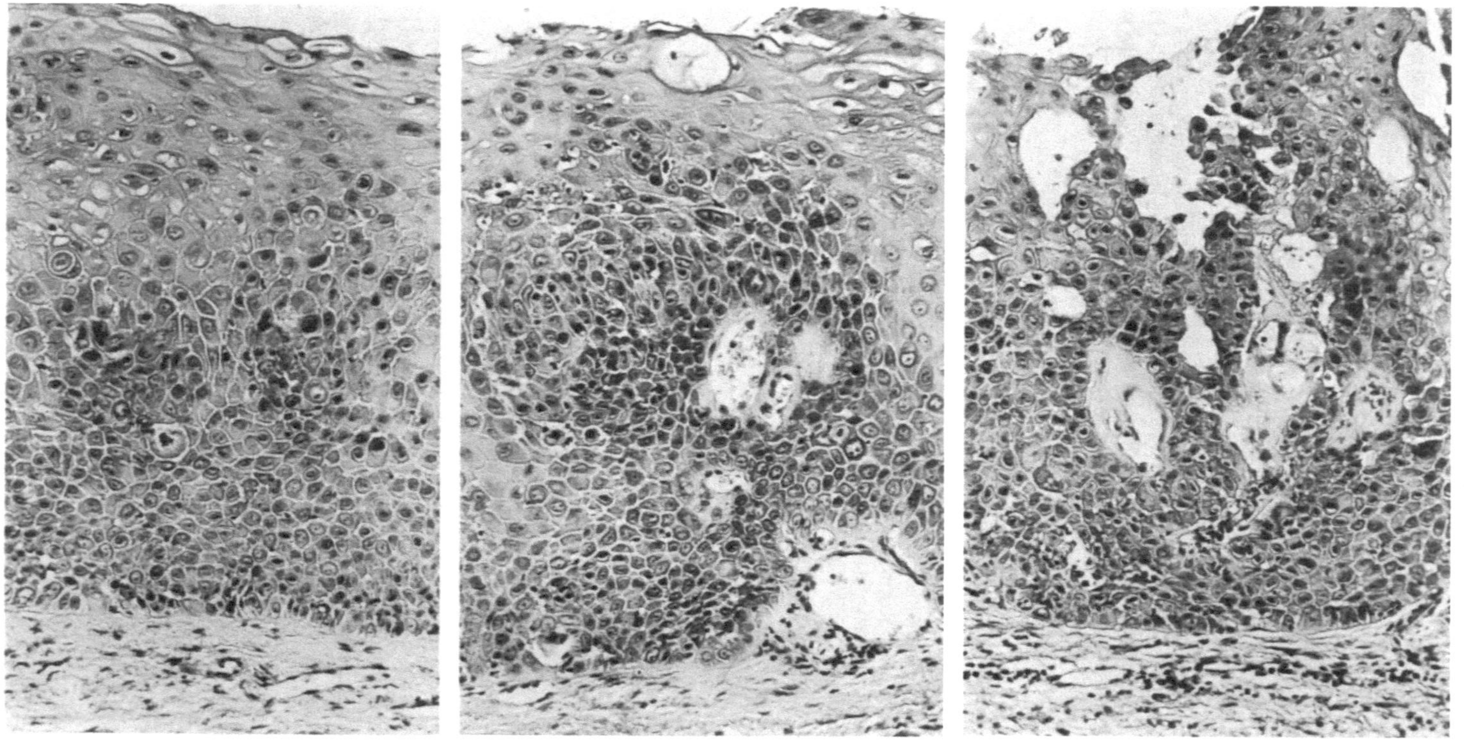

Abb. 337. Epitheldysplasien mit Übergang in intraepidermales Karzinom (Analregion). Färbung: HE. Vergr. 210:1, auf 85% verkleinert

sind distal der Linea dentata häufiger als proximal, insgesamt jedoch selten (KLOTZ u.Mitarb., 1967; GRODSKY, 1961, 1969). Histologisch (Abb. 337) zeigt die verdickte Lamina epithelialis alle jene Charakteristika des Carcinoma in situ, die auch von anderen Lokalisationen (Zervix, Portio) her bekannt sind.

1.3. Condylomata acuminata

Condylomata acuminata treten in der Genital- und Anal-(Perianal-)Gegend als relativ weiche, warzige Knoten auf. Es handelt sich um viral (elektronenmikroskopischer Virusnachweis im Karyoplasma: ORIEL u. ALMEIDA, 1970) verursachte *Fibroepitheliome,* die wahrscheinlich nur eine terrainbedingte Abart der Verruca vulgaris darstellen (vgl. Bd. VII).

Histologisch (Abb. 338) findet sich eine mächtige Verbreiterung der Epidermis mit einer Akanthose und Hyperpapillomatose. Das Stratum corneum ist nur leicht verdickt, es besteht fast ausschließlich aus parakeratotischen Zellen.

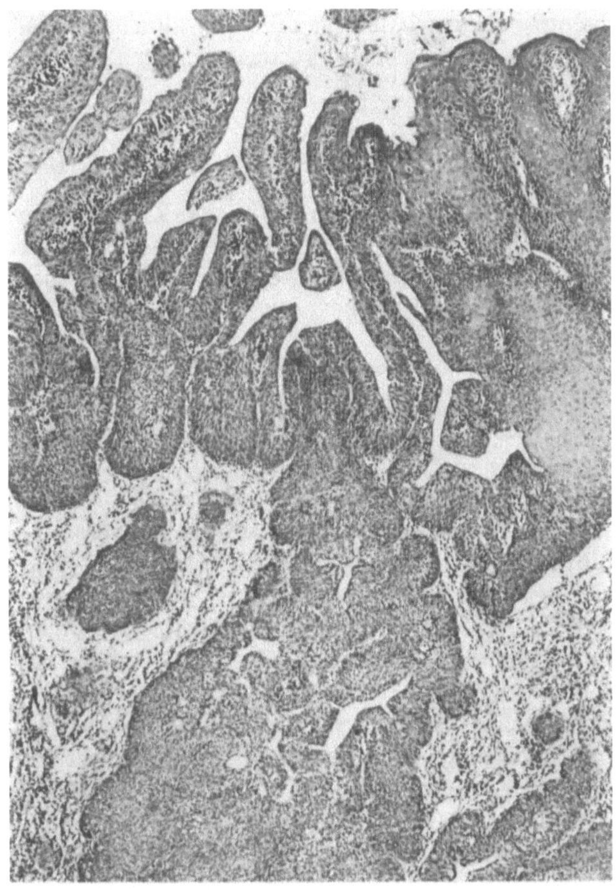

Abb. 338. Condyloma acuminatum, Analregion. Färbung: HE. Vergr. 65:1

Auch das Stratum granulosum ist nur mäßig verbreitert. Isolierte Dyskeratosen finden sich vor allem dort, wo die Epidermis leukozytär durchwandert wird. Zapfenförmig in die Teife wachsende Reteleisten (Stratum spinosum) können oft so stark verzweigt sein, daß das Bild einer sog. pseudokarzinomatösen Hyperplasie entsteht. Die Abgrenzung gegenüber Plattenepithelkarzinomen wird möglich durch den regelmäßigen Aufbau der Retezellen und durch die scharfe Grenze zum Korium. Vor allem in den oberen Retelagen sind die Spinalzellen vergrößert und vakuolisiert (=intrazelluläres Ödem). Diese vakuolisierten Epidermiszellen enthalten zumeist hyperchromatische, runde oder ovale Zellkerne. Im Bereich der verzweigten Papillen findet sich ein lympho-plasmozytäres Entzündungsinfiltrat, das teils diffus, teils perivaskulär angeordnet ist.

Die *„destruierenden Kondylome"* sind offenbar identisch mit den *„giant condylomas"* der angelsächsischen Literatur (DAWSON u.Mitarb., 1965; JUDGE, 1969; ORIEL u. WHIMSTER, 1971). Das destruierende Kondylom zeigt einerseits ausgeprägte Erosionen der Oberfläche, andererseits ein „infiltrierendes" Vorwachsen in das perirektale Gewebe und in die Fossae ischio-rectales. Histologisch finden sich nach NASEMANN (1973) zunächst keinerlei Zeichen einer malignen Transformation. Erst nach längerer Krankheitsdauer und offenbar unter dem Einfluß einer chronisch-entzündlichen Irritation kann sich allmählich ein verhornendes Plattenepithelkarzinom entwickeln („verrucous carcinoma": DAWSON u.Mitarb., 1965).

1.4. Morbus Bowen

Die „präkanzeröse Dermatose" von BOWEN (1912) wird heute zumeist als präinvasives Oberflächenkarzinom, d.h. als Carcinoma in situ definiert (HAMPERL, 1974). Im Bereich der perianalen Region ist der Morbus Bowen selten (GRODSKY, 1954; MÜLLER u. DEUCHER, 1967). Histologisch (Abb. 339) finden sich die gleichen Veränderungen wie an anderen Lokalisationsorten (vgl. Bd. VII).

1.5. Extramammärer Morbus Paget

Der Morbus Paget der Perianalregion ist extrem selten (NELSON, 1960; HUTCHESON u.Mitarb., 1960; GRODSKY, 1960; HELWIG u. GRAHAM, 1963; WEBB, 1965; RABSON u.Mitarb., 1968; PARKS, 1968; LINDER u. MYERS, 1970; WOOD u. CULLING, 1975; FLIGIEU u. KANEKO, 1975). Er findet sich vorzugsweise bei älteren Personen beiderlei Geschlechts und ist histologisch mit dem Morbus Paget der Mamille identisch (POTTER, 1967). Die Diagnose ist relativ leicht *bioptisch* durch den Nachweis der typischen Paget-Zellen in einer meist verbreiterten Epidermis zu stellen. Zufolge elektronenmikroskopischer Untersuchungen soll sich die Paget-Zelle vom Gangepithel apokriner Drüsen herleiten, die sozusagen sekundär in die Epidermis einwandert (NICOLAU u. BALUS, 1959; LUEDERS, 1968; EBNER, 1969; DEMOPOULOS, 1971; MEDENICA u. SAHIHI, 1972; FERENCZY u. RICHART, 1972). Mithin handelt es sich nicht um dyskeratotische Epidermiszellen, wie sie ähnlich aussehend bei der Bowenschen Krankheit vorkommen können (Differentialdiagnose), sondern um *epidermotrop-neoplastische* Zellen („epi-

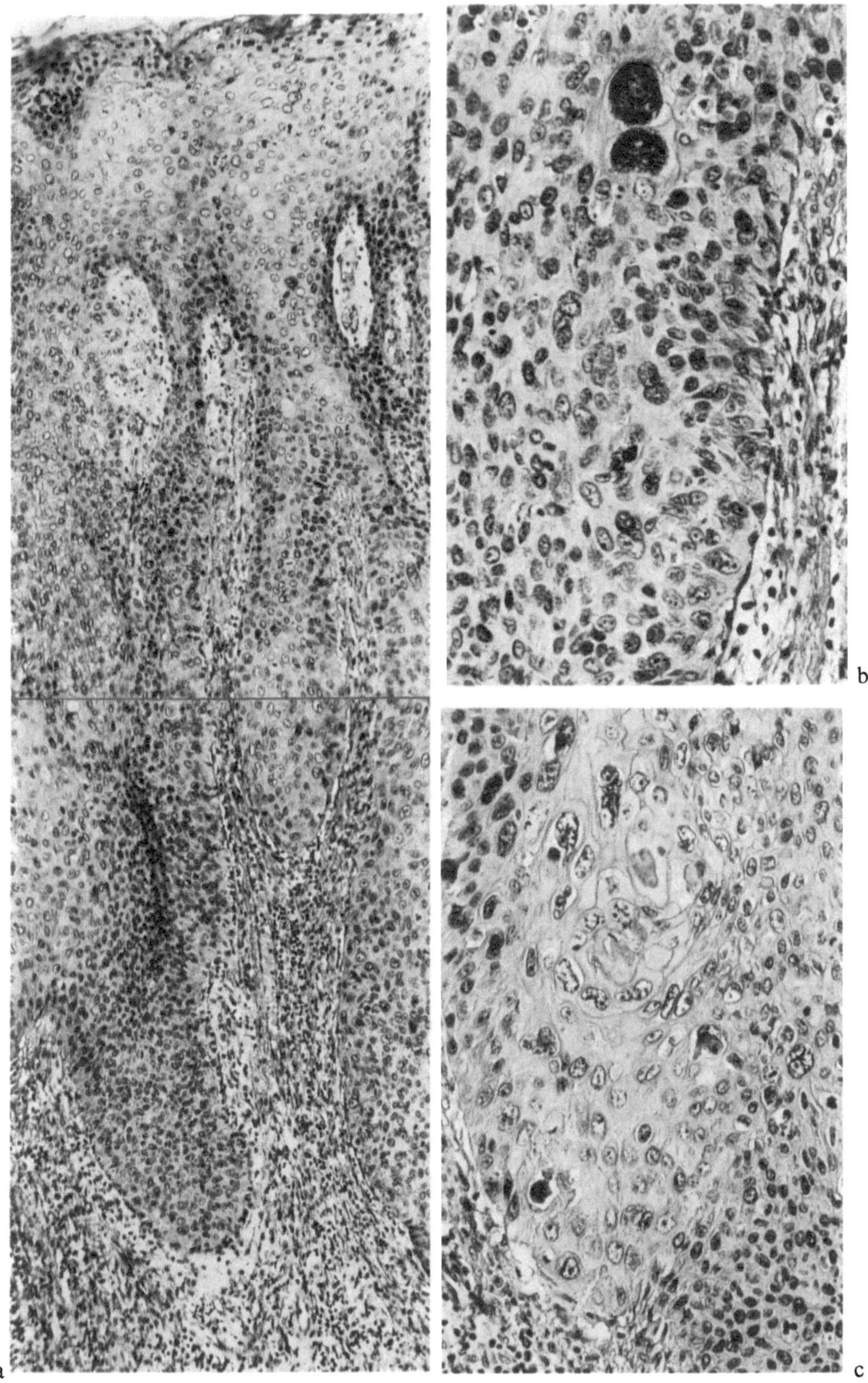

Abb. 339a–c. Morbus Bowen der ano-rektalen Region. Färbung: HE. Vergr. 150:1 (a) und 315:1 (b u. c), auf 85% verkleinert

dermotropic carcinoma"). Insofern wird verständlich, daß auch beim Morbus Paget der perianalen Region Rektumkarzinome (PARSONS u. LOHLEIN, 1943; FORAKER u. MILLER, 1949; DOCKERTY u. PRATT, 1952) oder sog. „kloakogene Karzinome" nachgewiesen worden sind.

2. Maligne epitheliale Tumoren

2.1. Plattenepithelkarzinome des Analkanals

Plattenepithelkarzinome (Abb. 340) des Analkanals machen etwa 3% aller ano-rektalen Karzinome aus (MORSON u. PANG, 1968; MOUCHET u.Mitarb., 1972). Bezogen auf alle Karzinome des Dickdarms fanden BOEHME und HANSON (1946) sowie BUSER u.Mitarb. (1950) eine Häufigkeit von 0,6–1,3%. Die Tumoren liegen zumeist proximal der Linea dentata, im Bereich der sog. Transitionalzone (GABRIEL, 1941; MORSON, 1960; KUEHN u.Mitarb., 1964; HARDCASTLE u. BUSSEY, 1968). Das klinische Manifestationsalter liegt durchschnittlich bei 57 Jahren (GABRIEL, 1941; MACQUARRIE u. BUIE, 1950). Frauen sind offenbar häufiger betroffen als Männer (3:2) (GRINNELL, 1954). Demgegenüber ist das Plattenepithelkarzinom der perianalen Region („anal margin carcinoma") bei Männern weitaus häufiger (4:1) als bei Frauen; es zeigt zudem eine auffallende geographische Bezogenheit.

In über 50% sind die Karzinome exulzeriert; meist findet sich ein derb aufgeworfener Randwall, der auf die äußere Haut der perianalen Region übergreifen kann. In 20% finden sich flache, plaquartige, indurierte Läsionen. 10% der Karzinome sind als harte noduläre Gebilde palpabel und etwa 5% zeigen sog. blumenkohlartig-polypöse Verwerfungen. Tenesmen, Schmerzen oder auch Juckreiz und Blutungen stehen im Vordergrund der Beschwerden.

Histologisch werden in der Regel 3 Differenzierungen unterschieden (GRINVALSKY u. HELWIG, 1956; WITTOESCH u.Mitarb., 1957; Lone u.Mitarb., 1960; PANG u. MORSON, 1967; KLOTZ u.Mitarb., 1967; MORSON u. PANG, 1968; GRODSKY, 1969):

1. nicht-verhornende (=epidermoide) Plattenepithelkarzinome,
2. verhornende Plattenepithelkarzinome (=Carcinoma spinocellulare, Stachelzellkrebs),
3. Transitionalzell-Karzinome (=basaloide Plattenepithelkarzinome, „kloakogene Karzinome, „rodent ulcer").

Das häufigste Karzinom des Analkanals ist das nicht-verhornende (epidermoide) Plattenepithelkarzinom (Tabelle 125), während *mukoepidermoid* differenzierte Karzinome (BERG u.Mitarb., 1960; MORSON u. VOLKSTADT, 1963; MORSON u. PANG, 1968) durchaus Raritäten darstellen. Gar nicht so selten aber findet man innerhalb eines Tumors örtlich unterschiedliche Differenzierungen (LONE u.Mitarb., 1960; MORSON u. PANG, 1968).

Die basaloiden Karzinome nehmen ihren Ausgang vom Epithel der sog. Junktional- oder Transitionalzone (=kloakogene Zone) (FISHER, 1969). Sie werden auch als *undifferenzierte* oder *anaplastische* Karzinome bezeichnet. Die zyto-

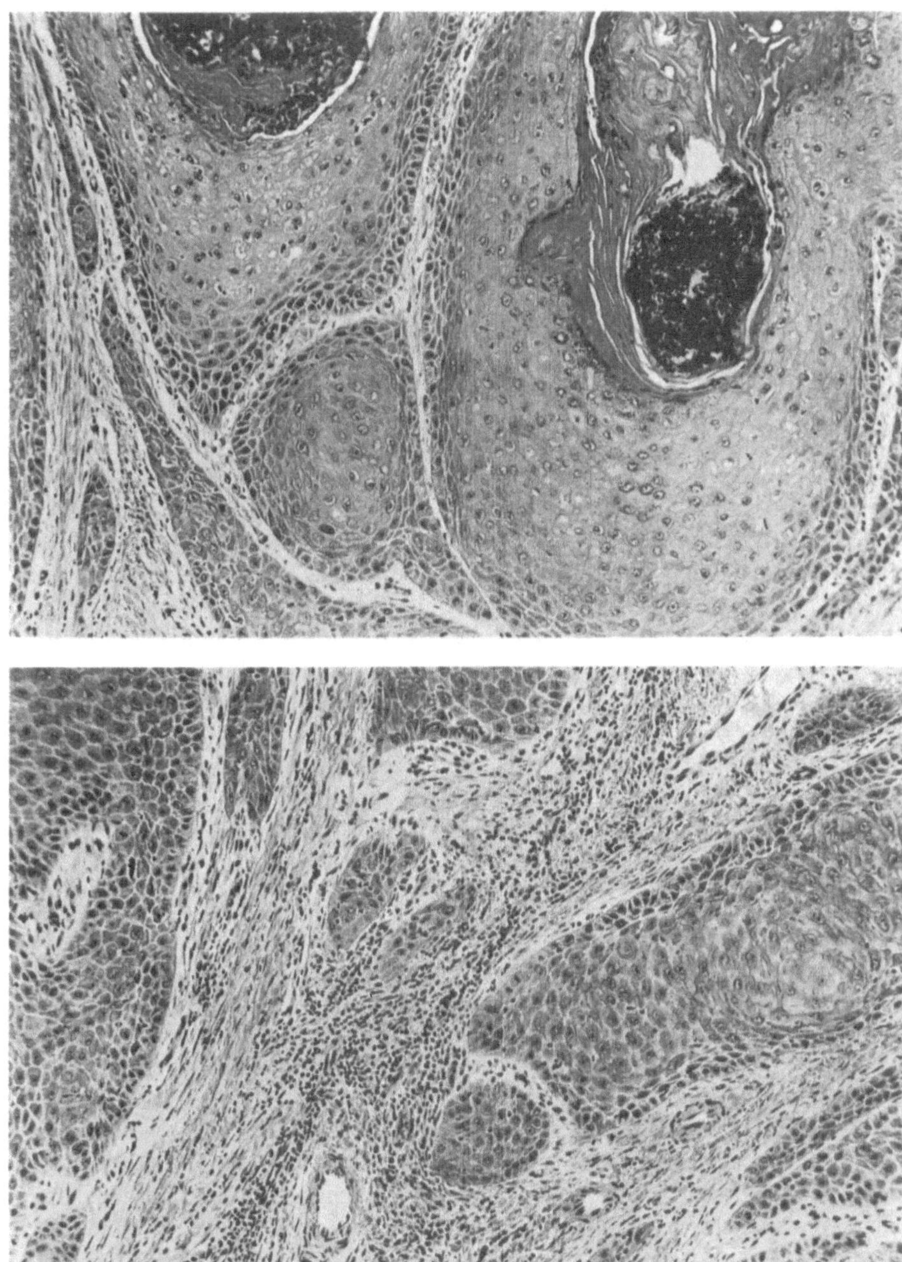

Abb. 340. Hochdifferenziertes Plattenepithel-Karzinom des Anus. Färbung: HE. Vergr. 180:1

Tabelle 125. Die Häufigkeit der Plattenepithelkarzinome des Analkanals und der perianalen Region
(*n* = 223) (MORSON u. PANG, 1968)

Histologischer Differenzierungstyp	Analkanal (*n* = 160)	Perianalregion (*n* = 63)
1. Nicht-verhornendes Plattenepithelkarzinom	66%	32%
2. Verhornendes Plattenepithelkarzinom	4%	65%
3. Transitionalzell-Karzinom	30%	3%

logischen Kriterien der Malignität sind indessen unterschiedlich ausgeprägt, nicht alle basaloiden Karzinome sind primär als anaplastisch zu bezeichnen. Die jeweils unterschiedlichen histologischen Differenzierungen entsprechen unterschiedlichen Malignitätsgraden (WITTOESCH u.Mitarb., 1957):

1. Das *hoch-differenzierte* basaloide Karzinom besteht aus soliden, gelegentlich pseudo-azinären Tumorverbänden. In der Peripherie der einzelnen Tumorherde ist meist eine palisadenartig geordnete Zell-Formation erkennbar. Die einzelnen Tumorzellen erscheinen relativ monomorph. Die zentralen Tumorareale sind nur selten nekrotisch. Sind zentrale, azidophile Nekrosen entwickelt, erinnert das Bild in gewisser Weise an die sog. Komedokarzinome der Mamma.

2. Mit fortschreitender Entdifferenzierung tritt mehr und mehr eine zelluläre Polymorphie in den Vordergrund. Palisadenartige Zellformationen oder pseudo-azinäre Strukturen sind nur noch selten entwickelt.

3. Das eigentliche *anaplastische* Karzinom zeigt einen hochgradig „verwilderten" Aufbau mit ausgeprägter Anisozytose und -nukleose. Es wird vielfach auch als *kleinzelliges,* basaloides Karzinom bezeichnet (WITTOESCH u.Mitarb., 1957).

Die Prognose der analen und auch der peri-analen Karzinome wird wesentlich durch das Ausmaß der (lymphogenen) Metastasierung bestimmt. Die Therapie besteht in der radikalen operativen Tumorentfernung unter Mitnahme der verschiedenen regionalen Lymphknotengruppen (vgl. Abb. 323 und 324). Die Chirurgie der malignen Tumoren „ist somit eine Chirurgie der Lymphknoten" (STELZNER, 1967). Wohl wesentlich aus Gründen einer verbesserten radikalen Tumorentfernung und einer zunehmend früheren Tumorerfassung konnte die 5-Jahres-Heilung von 24% in den Jahren 1928–1945 auf über 46% in den Jahren 1946–1962 gesteigert werden (HARDCASTLE u. BUSSEY, 1968; vgl. auch Tabelle 126 und 127). Die Prognose der analen und peri-analen Karzinome ist aber auch abhängig vom histologischen Differenzierungstyp und vom Grad der Malignität (HARDCASTLE u. BUSSEY, 1968). So haben hoch-differenzierte Transitionalzell-Karzinome bei frühzeitiger radikaler Tumorentfernung eine 5-Jahres-Überlebensquote von 60–70% (bis 80%), während diejenige der anaplastischen Karzinome wesentlich schlechter ist (unter 30%).

Analkarzinome metastasieren in die *Ln. haemorrhoidales sup.,* in die *Ln. sacrales* und *anorectales* (Fossae ischio-rectales) und in die *inguinalen* Lymphknoten (vgl. Abb. 324). Die hämorrhoidalen Lymphknoten sind zum Zeitpunkt der Operation in durchschnittlich 43%, die inguinalen in etwa 36% tumorinfiltriert.

Tabelle 126. Plattenepithelkarzinome des Analkanals und der Perianalregion ($n=184$). 5-Jahres-Überlebensrate nach chirurgischer Therapie (1928–62) (HARDCASTLE u. BUSSEY, 1968)

	Analkanal ($n=131$)	Perianalregion ($n=53$)
Operationsmortalität	6	0
5-Jahres-Überlebensrate (unkorrigiert)	43,2% (54)	52,8% (28)
5-Jahres-Überlebensrate (korrigiert)	49,3%	63,9%

Tabelle 127. Anale und perianale Plattenepithelkarzinome ($n=184$). 5-Jahres-Überlebensrate in Korrelation zur histologischen Differenzierung (MORSON u. PANG, 1968)

Histologische Differenzierung	Analkanal	Perianalregion
1. Unverhorntes Plattenepithel-Karzinom	38,8%	41,2%
2. Verhornendes Plattenepithel-Karzinom	66,7%	58,3%
3. Basaloides Plattenepithel-Karzinom	51,5%	—

Peri-rektale und intrapelvine Lymphknoten weisen in 25% Metastasen auf (MORSON, 1960; MORSON u. PANG, 1968; HARDCASTLE u. BUSSEY, 1968). Dabei steht das Ausmaß der Lymphknotenmetastasen in direkter Korrelation zum „histologischen" Grad der Malignität.

2.2. Plattenepithelkarzinome der peri-analen Region

Makroskopisch imponieren die Karzinome der peri-analen Region entweder als (primär) exulzerierte oder als polypöse bzw. verruköse Tumoren. Histologisch vorherrschend ist das verhornende Plattenepithelkarzinom (Tabelle 125), während anaplastische Karzinome außerordentlich selten zu sein scheinen (MANHEIM u. ALEXANDER, 1955; BUNSTOCK, 1958). Peri-anale Karzinome metastasieren primär in die inguinalen Lymphknoten, die zum Zeitpunkt der Operation in etwa 40% infiltriert sind. Die Prognose der peri-analen Karzinome scheint durchweg günstiger als die der Analkarzinome zu sein. Bei lokaler Tumorexzision, örtlich weit im Gesunden und unter Mitnahme der Lymphknoten, liegt die 5-Jahres-Heilungsrate über 60% (HARDCASTLE u. BUSSEY, 1968).

2.3. Karzinome der Analkrypten und sog. Fistel-Karzinome

Karzinome der Analkrypten bzw. der Proktodäaldrüsen sind außerordentlich selten; ihrer histologischen Differenzierung nach handelt es sich meist um Adenokarzinome (WELLMAN, 1962; WINKELMAN u. Mitarb., 1964).

Auch Karzinome der chronischen Analfisteln sind extrem selten (SKIR, 1948; DUKES u. GALVIN, 1956; HAWLEY, 1975). Es handelt sich auch hier meist um drüsig differenzierte Tumoren mit oft ausgeprägter mukoider Sekretion.

3. Das ano-rektale Melanom

1,6–3% aller Melanome sind in der ano-rektalen Region lokalisiert (Übersichten und Lit.: MORSON u. VOLKSTÄDT, 1963; MASON u. HELWIG, 1966; DUBRA u.Mitarb., 1967). Nach DUBRA u.Mitarb. (1967) sind 1,25% aller malignen Neoplasien in diesem Bereich Melanome (vgl. auch BRAASTAD u.Mitarb., 1949; WESTON u. MARREN, 1952; LAUMONIER u.Mitarb., 1962). Das klinische Manifestationsalter der ano-rektalen Melanome liegt bei durchschnittlich 59 Jahren (MORSON u. VOLKSTÄDT, 1963; MASON u. HELWIG, 1966). Obwohl BRAASTAD u.Mitarb. (1949) sowie MASON und HELWIG (1966) ein deutliches Überwiegen des männlichen Geschlechts fanden, scheint eine sichere Geschlechtsdisposition dennoch nicht zu bestehen (GUAN u.Mitarb., 1959; MORSON u. VOLKSTÄDT, 1963). Die klinische Symptomatologie ist uncharakteristisch: „Schweregefühl" im Beckenbereich, Tenesmen, Schmerzen oder Darmblutungen werden angegeben. Häufig kommt es zum Tumorprolaps vor den Analring. Verwechslungen mit „Analpolypen", zumal wenn es sich um amelanotische Melanome handelt [50% nach DUBRA u.Mitarb. (1967)], sind keinesfalls so selten, wie man vermuten möchte.

Die meisten Melanome entstehen primär im Bereich der analen bzw. der peri-analen Region (MASON u. HELWIG, 1966) oder aber distal der Linea dentata im Proktodäum (MORSON u. VOLKSTÄDT, 1963). Primär *rectale* Melanome sind extrem selten.

Mikroskopisch zeigen die ano-rektalen Melanome einen variablen Bau (Übersicht: MASON u. HELWIG, 1966). Generell fallen eine ausgeprägte Polymorphie und eine hochgradig gesteigerte Mitosefrequenz auf. Zytologisch werden in der Regel zwei Typen unterschieden: Melanome mit vorherrschend polygonalen und solche mit spindeligen Zellen. Mischformen sind möglich. Die Zellen enthalten in wechselndem Ausmaß Pigment; etwa 50% der ano-rektalen Melanome sollen amelanotisch sein (DUBRA u.Mitarb., 1967). In differentialdiagnostischer Hinsicht wichtig sind mehrkernige [nach MASON u. HELWIG (1966) synzytiale] Tumorriesenzellen (MORSON u. VOLKSTÄDT, 1963).

Die ano-rektalen bzw. peri-analen Melanome infiltrieren frühzeitig die Schleimhaut des Rektum (Fehldeutung als primär rektal manifestierte Melanome) sowie das para-rektale Gewebe in Richtung auf die Fossae ischio-rectales. Frühzeitig auch werden die Ln. haemorrhoidales sup. infiltriert. Inguinale Lymphknotenmetastasen indessen finden sich seltener als bei Plattenepithelkarzinomen der ano-rektalen Region. Die meist starke Vaskularisation der Tumoren und die embolische Verschleppung von Tumormaterial sowohl in die V. cava inferior als auch in die Pfortader führen zu hämatogenen Metastasen vor allem in der Leber (87% aller Fälle) und in den Lungen. Aber auch unter den perianalen Melanomen gibt es solche, die völlig unorthodox metastasieren können (vgl. Bd. VII). Die Prognose *aller* ano-rektalen Melanome ist äußerst schlecht. Die postoperative Überlebenszeit beträgt zumeist nur Monate, in seltenen Fällen wenige Jahre. Einzig durch eine sehr frühzeitige Diagnose mit sofort einsetzender Therapie kann die Prognose offenbar gebessert werden (MORSON u. VOLKSTÄDT, 1963; MASON u. HELWIG, 1966; DUBRA u.Mitarb., 1967). BERKLEY (1960) beschrieb einen sehr früh diagnostizierten Fall, der 5 Jahre überlebte, ehe er an einer generalisierten Metastasierung starb.

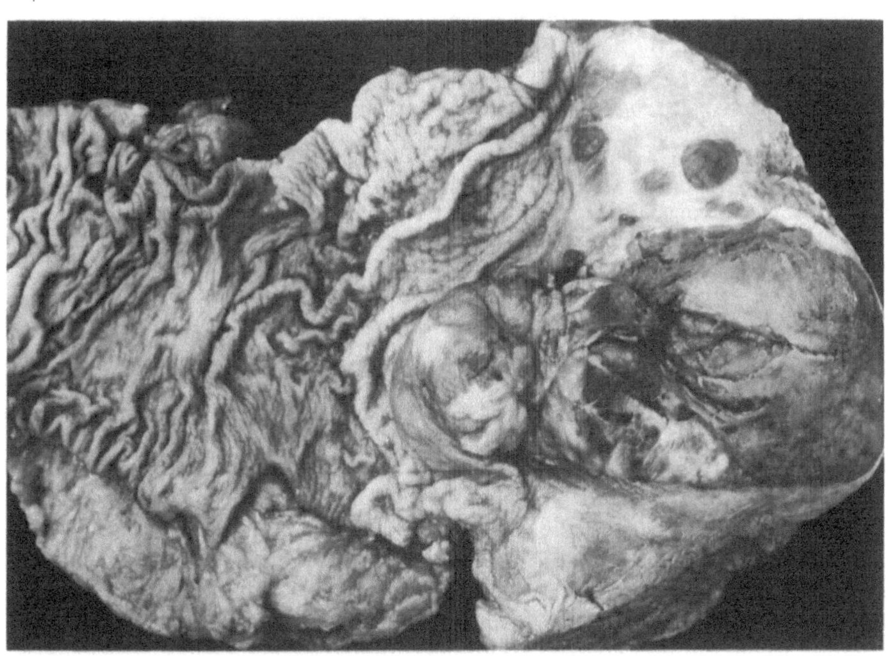

Abb. 341. Embryonales Rhabdomyosarkom des Anus bzw. der perianalen Region

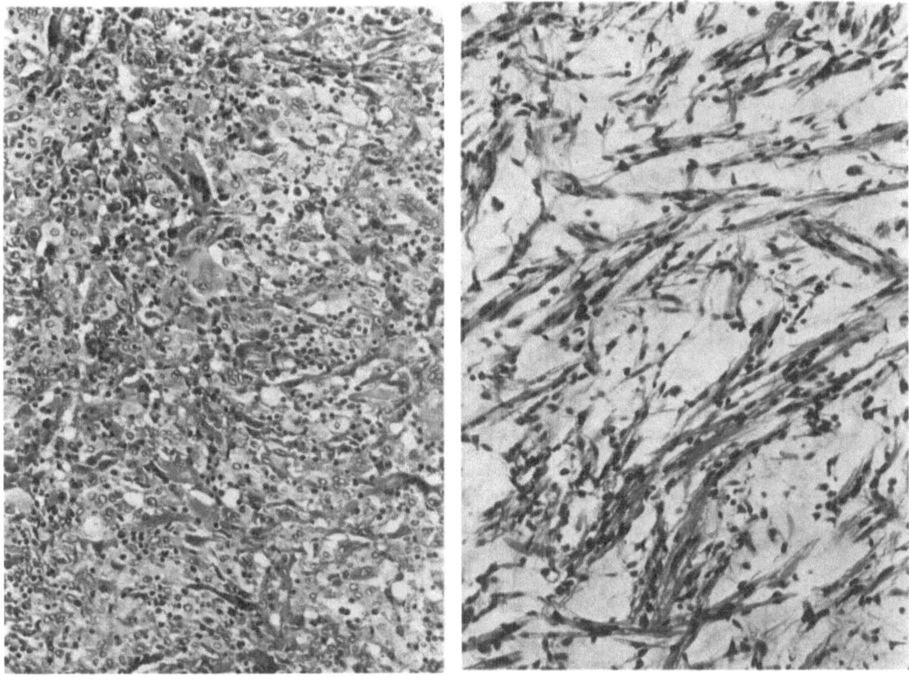

Abb. 342. Embryonales Rhabdomyosarkom. Färbung: HE. Vergr. 260:1, auf 75% verkleinert

4. Seltene Tumoren der ano-rektalen Region

Leiomyome oder *Leiomyosarkome,* ausgehend vom Sphincter ani internus, sind ebenso selten wie die peri-analen *Rhabdomyosarkome* (Abb. 341 und 342) (FISHER u. GRUHN, 1958; FAGUNDES, 1963). Während auch ano-rektale Manifestationen maligner Lymphome extrem selten zu sein scheinen, können peri-anale leukämische Infiltrationen offenbar häufiger gefunden werden (KOTT u. URCA, 1969). Lipome und Liposarkome oder auch Fibrosarkome dieser Region sind vor allem Tumoren der Fossae ischio-rectales. GER u. REUBEN (1968) beschrieben die Metastase eines primären Lungenkarzinoms in einem Hämorrhoidalknoten; EDWARDS (1961) fand ein retro-rektal gelegenes zystisches Hamartom.

Anhang: Die Rektumbiopsie

Die (diagnostische) Rektumbiopsie gehört zu den klinischen Routinemethoden (GABRIEL u.Mitarb., 1951; MATTS, 1961; FLICK u.Mitarb., 1962; ROCHES, 1962; DOXIADES u. YIOTSAS, 1965; YIOTSAS u. DOXIADES, 1966; DAVID u.Mitarb., 1967; ARABEHETY u.Mitarb., 1967; ELSTER u. HEINKEL, 1967; MADANAGOPALAN u.Mitarb., 1968; GEAR u. DOBBINS, 1968; KRATZSCH u. BÜTTNER, 1973; MORSON, 1974). Das nahezu komplikationslose Verfahren ist geeignet, *lokale* (Tumoren, Polypen, Entzündungen), *systemische* (Amyloidosen, Diabetes mellitus, Mukoviszidose, rheumatoide Gefäßerkrankungen) und *neurometabolische* (Neurolipidosen) Erkrankungen auf einfache Weise zu erfassen (HEINKEL u.Mitarb., 1960; MARTIN u.Mitarb., 1963; GEAR u. DOBBINS, 1968; WHITEHEAD, 1973; PALLIS u. LEWIS, 1974; IVEMARK, 1974). Zudem sind Verlaufsbeobachtungen einzelner Krankheitsbilder möglich.

Eine optimale histologische Beurteilung setzt allerdings voraus, daß die Biopsie „gezielt" und auch tief genug entnommen wird. Das Biopsiematerial muß *orthograd* (zur Schnittebene) eingebettet werden (Lupenmikroskop). Stufen- und Serienschnittanalysen sind für die Differentialdiagnose vieler Krankheiten nahezu unerläßlich; so z.B. steht der Nachweis epitheloidzelliger Granulome bei der Crohnschen Krankheit in direkter Relation zur Anzahl der Schnittpräparate (MORSON, 1964; GRAY u.Mitarb., 1965; CLASSEN u.Mitarb., 1974; vgl. auch S. 218 und S. 480).

Der bioptisch-histologische Befund darf keinen Ausschließlichkeitswert beanspruchen. *Falsch-negative* Befunde (Karzinome, Morbus Crohn) sind vor allem bei ungezielter Gewebsentnahme möglich und offenbar häufiger als *falsch-positive* Befunde.

Neben der histologischen Klärung umschriebener Prozesse (Tumoren, Polypen, Ulcus simplex) dient die Rektumbiopsie vor allem der Erkennung und *Verlaufsbeobachtung* entzündlicher Schleimhautveränderungen, der verschiedenen *Kolitiden.* Die Kolitis ist jedoch keine nosologische Entität. Der histologische Befund „Kolitis" (Proktitis, Rektitis) hat vielfach nur einen rein *deskriptiven Charakter,* der keinesfalls zu weitgehend interpretiert werden darf. Dies gilt insbesondere dann, wenn das Entzündungsinfiltrat nur mäßig entwickelt ist und wenn Ulzerationen oder entzündlich-granulomatöse Veränderungen fehlen. Stellt man zudem in Rechnung, daß in der Rektumschleimhaut lymphatisches Gewebe schon normalerweise reichlich entwickelt ist, werden Begriffe (Diagnosen!) wie „Colitis simplex" zumindest dann dubiös, wenn ihre Diagnose sich nur auf den (entzündlichen?) Zellgehalt des Stratum proprium mucosae stützt. Weitere morphologische Kriterien sollten in die Diagnose „Kolitis" eingehen, z.B. *Strukturalterationen des Kryptengefüges* und der Muskellagen.

Im Mittelpunkt der entzündlichen Erkrankungen und ihrer rektoskopisch-bioptischen Diagnose stehen die *Colitis ulcerosa* und die *Crohnsche Krankheit*. Die bioptischen Befunde sind für beide Krankheiten keineswegs spezifisch oder pathognomonisch. Der histologische Befund kann immer nur ein Baustein inner-halb der diagnostischen Möglichkeiten sein. Die epitheloidzelligen, nicht-verkä-senden Granulome der Crohnschen Krankheit liegen meist in den tieferen Darm-wandschichten (submukös) oder perianal. Obwohl für die Krankheit nicht spezi-fisch, kann der Nachweis derartiger granulomatöser Reaktionen zur wertvollen diagnostischen Leitschnur werden (MCGARITY u.Mitarb., 1968; KORTING, 1968; ALBOT u.Mitarb., 1970; FIELDING, 1972; vgl. S. 218).

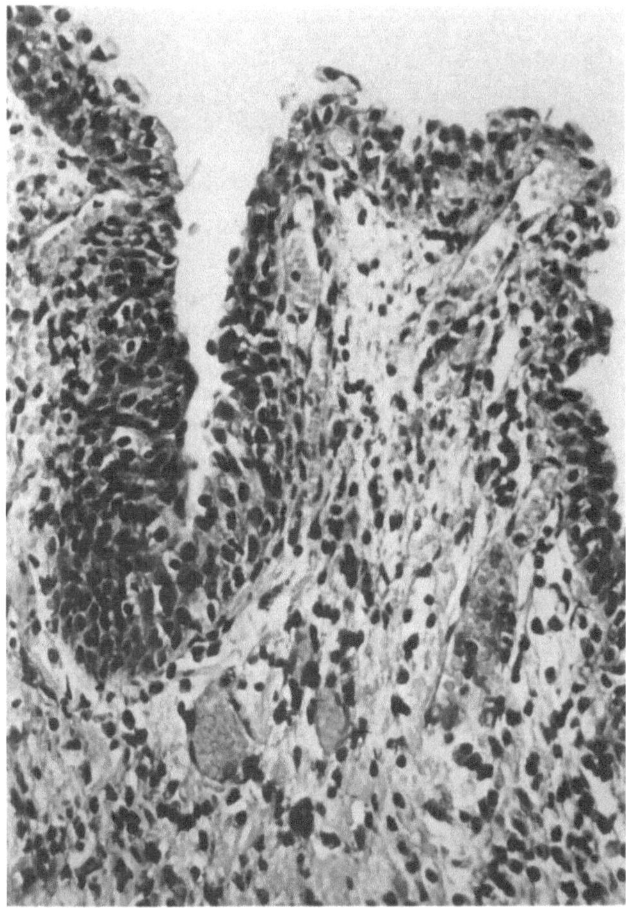

Abb. 343. Rektumbiopsie: floride Colitis ulcerosa mit epidermoiden Epithelmetaplasien. Färbung: HE. Vergr. 375:1

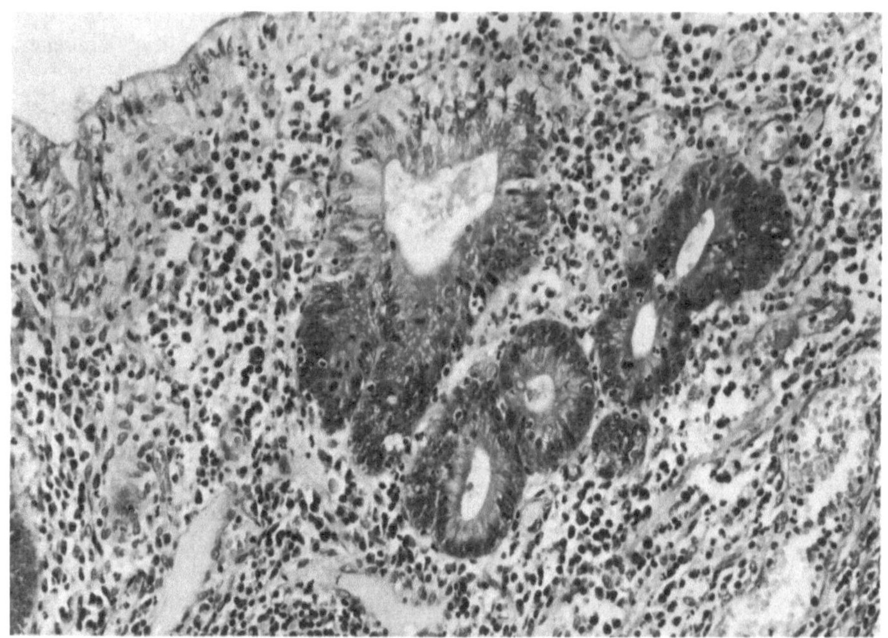

Abb. 344. Rektumbiopsie: Colitis ulcerosa mit schweren Epitheldysplasien. Färbung: HE. Vergr. 240:1

Bei der Colitis ulcerosa sind Verlaufsbeobachtungen vor allem im Hinblick auf präkanzeröse (bzw. karzinomatöse) Veränderungen wichtig (MORSON u. PANG, 1967; MORSON, 1971; EVANS u. POLLOCK, 1972; YARDLEY u. KEREN, 1974; COOK u. GOLIGHER, 1975; vgl. S. 466). Insbesondere bei jahrelang bestehender Kolitis sollte sehr sorgfältig nach Atypien und Dysplasien (Abb. 343 und 344) gesucht werden. Darüber hinaus können mit Hilfe der Rektumbiopsie Aussagen zur (entzündlichen) Aktivität gemacht werden (vgl.: LUMB, 1955; MONIS u. MENDELOFF, 1965; DAVID u.Mitarb., 1967; DOLLINGER, 1972; SUMNER u. TEDESCO, 1975). Die Beurteilung konservativ-therapeutischer Effekte indessen ist meist erheblich schwieriger. Sie sollte nur an Hand von zeitlich gestuften Mehrfachbiopsien versucht werden. Dabei kommt es unter einer länger anhaltenden Salazosulfapyridin-Therapie oft zu ausgeprägten Atrophien der Mukosa (Abb. 345) oder auch zu epidermoiden Metaplasien im Bereich reepithelialisierter Ulzera (Abb. 343), die unterschiedliche Dysplasiegrade aufweisen können.

Neuerdings lassen sich autoradiographisch auch die Zellerneuerung und das Ausmaß der Proliferationszonen des Kolitis-kranken Darmes an bioptisch gewonnenen Gewebspartikeln nachweisen (GALAND u.Mitarb., 1968; BLEIBERG u.Mitarb., 1970; EASTWOOD u. TRIER, 1973).

Unter den *parasitären Erkrankungen* (Übersicht und Lit.: WHITEHEAD, 1973) nimmt die *Schistosomiasis* (Schistosoma mansoni und japonicum) insofern eine Sonderstellung ein, als sich bei ihr granulomatöse Veränderungen finden, die gegen die epitheloidzelligen Granulome der Crohnschen Krankheit abgegrenzt

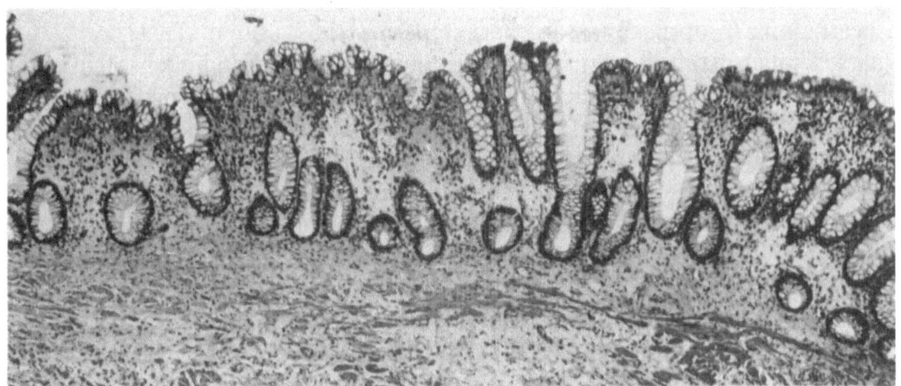

Abb. 345. Rektumbiopsie: Colitis ulcerosa in Remission. Färbung: HE. Vergr. 70:1

werden müssen (PONTES, 1961). Die typischen histiozytären Granulome der Schistosomiasis mit einer oft konzentrischen Fibrose, mit Riesenzellen vom Fremdkörpertyp und einer gemischt-zelligen, peripheren Infiltration enthalten im Zentrum vielfach fibrinoides Material mit Verkalkungen und Schistosoma-Eiern. Dabei sind diejenigen der Schistosomiasis mansoni länglich-oval und 150:50 µ groß, während die Eier der Schistosomiasis japonicum kleiner und schmaler (85:60 µ) sind.

1963 berichteten PARKINS u.Mitarb. über charakteristische Veränderungen der Rektumschleimhaut bei der *Mukoviszidose*. In relativ hohem Prozentsatz (in 6 von 11 Fällen) fand sich ein für die Mukoviszidose bezeichnendes Bild in Form breit-elongierter, schleimgefüllter Krypten.

Die verschiedenen Hinweise (z.B. FLEMING u.Mitarb., 1962; vgl. S. 208), auch die *Whipplesche Krankheit* mittels der Rektumbiopsie zu diagnostizieren und in ihrem Verlauf zu beobachten, sollten zurückhaltend aufgenommen werden (Übersicht und Lit.: OTTO, 1975). Die Whipplesche Krankheit ist einesteils nur selten im Rektum lokalisiert, zum anderen ergibt sich immer wieder die u.U. schwierige Differentialdiagnose zur sog. *Kolonhistiozytose* (FISHER u. HELLSTRÖM, 1964; AZZOPARDI u. EVANS, 1966; PITTMAN u.Mitarb., 1966; YUNIS u. SHERMAN, 1970; LOU u. TEPLITZ, 1971; OTTO u.Mitarb., 1972). Die Kolonhi-

Tabelle 128. Histochemische Reaktionen bei der chronischen Granulomatose (IVEMARK, 1974)

Färbung	Gefrierschnitt	Paraffinschnitt
Sudan S	+	+
PAS	+	+
OTAN (Osmiumtetroxyd-α-Naphthylamin)	+	
Toluidinblau	orthochromatisch	
Anisotropie	−	
Pigment,	braungelb	braungelb
Säurefestigkeit	+	(+)
Gram		−
Eisen		−
Eigenfluoreszenz	+ (gelb)	+ (gelb)

stiozytose ist als morphische Entität durch große, PAS-positive Makrophagen in der Lamina propria mucosae charakterisiert (Lit.: LOU u. TEPLITZ, 1971). Wahrscheinlich handelt es sich um Sekretionsstörungen (und/oder Membranschäden) der Becherzellen, die ihr Sekret sozusagen retrograd in das Stratum proprium mucosae sezernieren, das dann offenbar eine lokale makrozytäre Reaktion auslöst. Die Kolonhistiozytose (=„Ceroid-ähnliche" Histiozytose: FISHER u. HELLSTRÖM, 1964; IVEMARK, 1974; Makrophagen der Retkumschleimhaut: LASSMANN u. STOCKINGER, 1975; GEBBERS u. OTTO, 1976) scheint klinisch zwar ohne jede Bedeutung zu sein, besitzt aber eine Bedeutung in der Differentialdiagnose gegenüber der Whippleschen Krankheit und der sog. *chronischen Granulomatose* (=progressiv-septische Granulomatose). Die chronische Granulomatose stellt eine geschlechtsgebundene, rezessiv vererbbare Krankheit dar, die nur Knaben befällt. Schon während des 1. Lebensjahres treten als erste Symptome suppurierende Lymphadenitiden, vor allem der Halsregion, auf. Es entwickeln sich im weiteren Hepatosplenomegalien, ekzematöse Hautausschläge, rezidivierende und oftmals granulomatöse Pneumonien, die häufig zum Tode führen

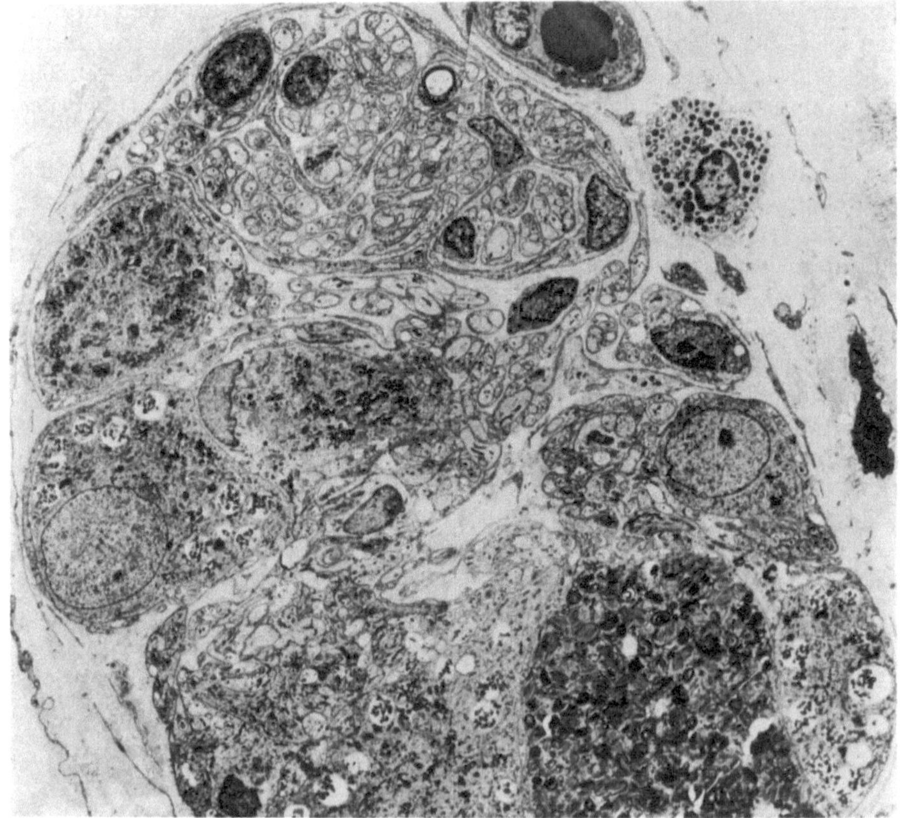

Abb. 346. Morbus Spielmeyer-Vogt (juveniler Typ der neuronalen Ceroid-Lipofuszinose): Übersichtspräparat einer tiefen Rektumbiopsie mit Ganglionanschnitt. Kontrastierung: Bleicitrat und Uranylacetat. Vergr. 3 700:1, auf 90% verkleinert. (Präparat und Aufnahme: Dr. G. SCHWENDEMANN, Neuropathologisches Institut der Universität Hamburg)

(meist vor dem 7. Lebensjahr). Aber auch schwere Allgemeininfektionen von septischem Charakter werden beschrieben (SYMCHYCH u.Mitarb., 1968; QUIE, 1969; HITZIG u.Mitarb., 1969; KREPELA u.Mitarb., 1970; THOMPSON u. SOOT-HILL, 1970; HEYNE, 1971). An Laborbefunden fallen vor allem neutrophile

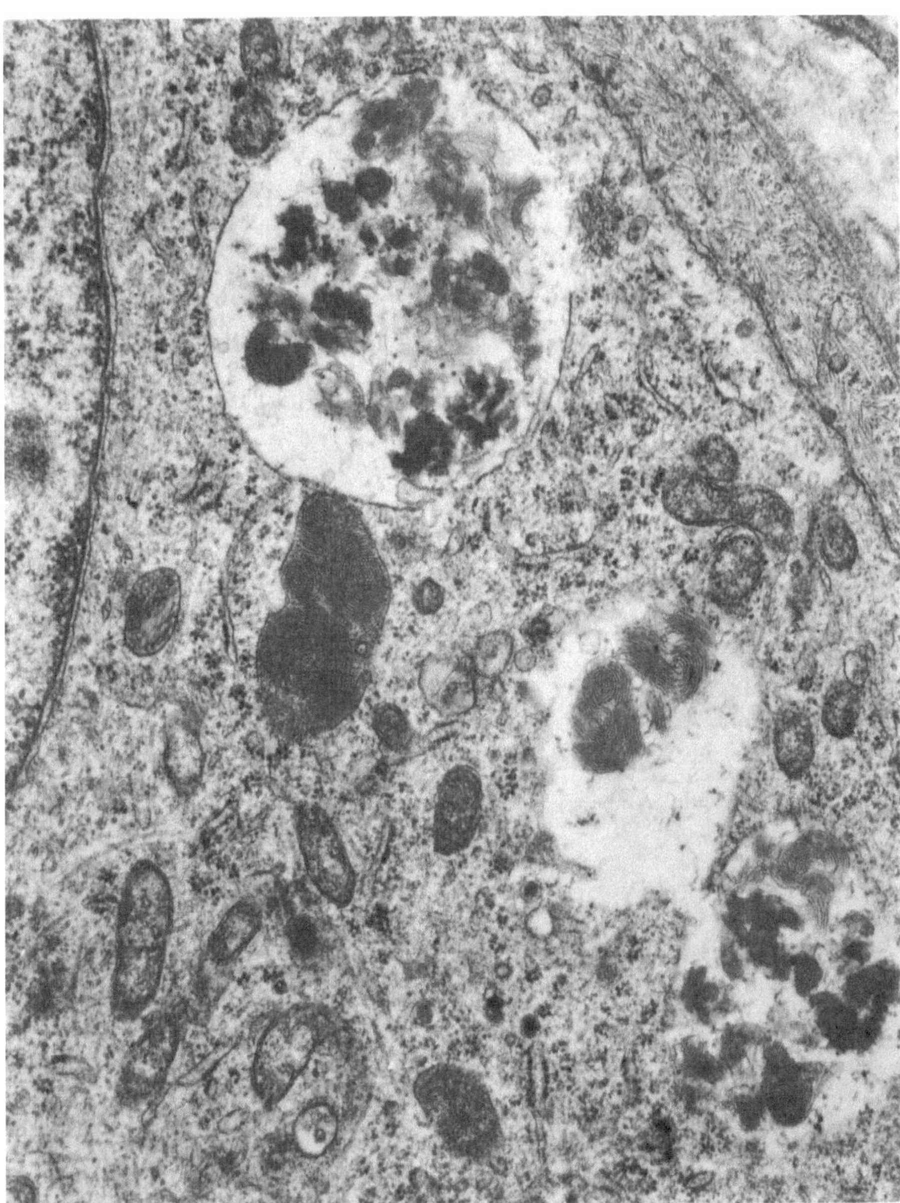

Abb. 347. Nervenzelle (Plexus myentericus) mit Lipopigmentgranula: Morbus Spielmeyer-Vogt (11jähriges Mädchen). Kontrastierung: Bleicitrat und Uranylacetat. Vergr. 39000:1, auf 90% verkleinert. (Präparat und Aufnahme: Dr. G. SCHWENDEMANN, Neuropathologisches Institut der Universität Hamburg)

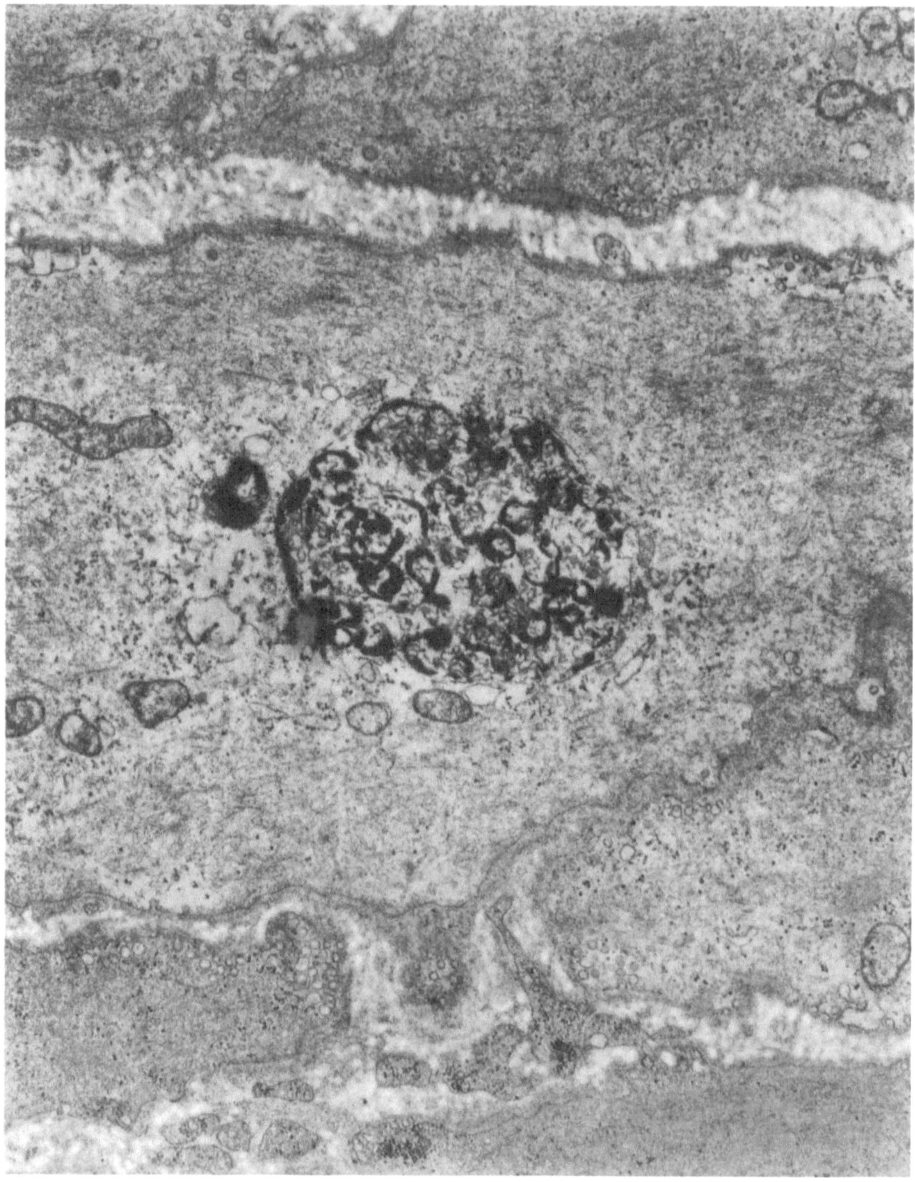

Abb. 348a u. b. Morbus Spielmeyer-Vogt (13jähriger Knabe), Rektumbiopsie. (a) Glatte Muskelzelle der Tunica muscularis mit Lipopigment-Depositen; (b) Lipopigment-Deposite in einer Endothelzelle (15jähriges Mädchen). Kontrastierung: Bleicitrat und Uranylacetat. Vergr. 25500:1, auf 90% verkleinert (a) und 49500:1, auf 85% verkleinert (b). (Präparat und Aufnahme: Dr. G. SCHWENDEMANN, Neuropathologisches Institut der Universität Hamburg)

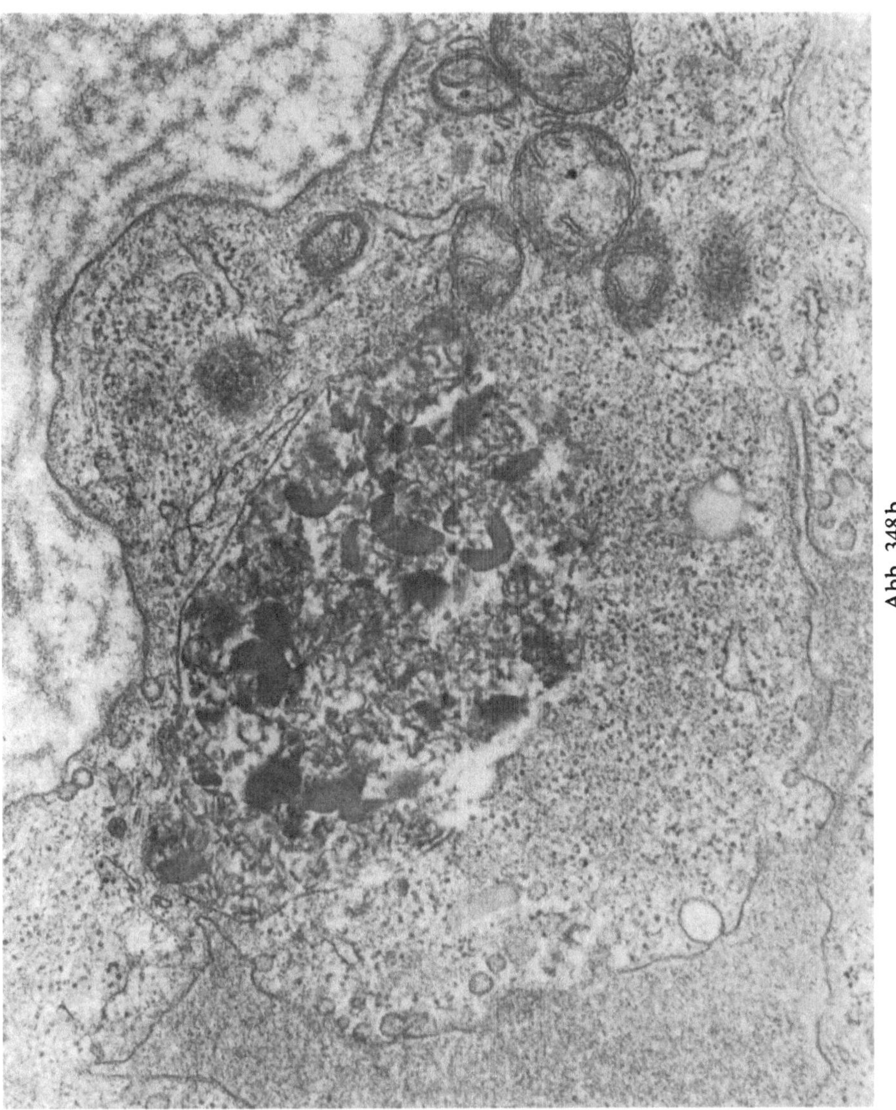

Leukozytosen und Hypergammaglobulinämien sowie Bakteriämien (Staphylo-kokken, E. coli, selten Pilze) auf. Hinsichtlich der Ätiologie und Pathogenese wird ein vererbbarer Defekt der Granulozyten, die Bakterien zwar phagozytieren, nicht aber lysieren können, diskutiert (BARNES u.Mitarb., 1970; CLAWSON u.Mit-arb., 1970; ESCHENBACH, 1970; ESCHENBACH u. SEEBACH, 1971). In der Rektum-biopsie finden sich innerhalb des Stratum proprium mucosae zahlreiche, pigmen-tierte Histiozyten, die sich färberisch von den SPC-Zellen der Whippleschen

Krankheit unterscheiden (Tabelle 128). Die sudanophilen Makrophagen (Schaumzellen) kommen außer in der Rektumschleimhaut auch noch in der Leber, Milz, in Lymphknoten und im Knochenmark vor. Die granulomatösen Läsionen sind den Granulomen der Tuberkulose außerordentlich ähnlich (wichtige Differentialdiagnose). Als *Jobsches Syndrom* ist ein nahezu gleichartiges Krankheitsbild bekannt, das nur bei hellhäutigen und rothaarigen Mädchen auftritt. Beide Krankheitsbilder sind derzeit nur durch die Geschlechtszugehörigkeit zu unterscheiden (IVEMARK, 1974).

OPPENHEIMER und ANDREWS (1959) beschrieben ein ähnliches Krankheitsbild („*ceroid storage disease*") mit Unterernährung und Hepatomegalie, mit der Tendenz zu Blutungen, Erbrechen und Durchfällen. Die Knochenbildung ist verzögert. Der Tod tritt meist infolge einer Leberinsuffizienz ein. Eine familiäre Häufung konnte im Gegensatz zu den Fällen von FORD u.Mitarb. (1962), die gleichzeitig noch Hyperglobulinämien und rheumatoide Arthritiden aufwiesen, nicht beobachtet werden.

Neuerdings werden zur diagnostischen Abklärung auch der verschiedenen *neurometabolischen (Speicherungs-)Krankheiten* (Abb. 346–348) (SVENNERHOLM, 1969; HAGBERG, 1971; BERNSOHN u. GROSSMAN, 1971; IVEMARK, 1974) Rektumbiopsien durchgeführt (NAKAI u. LANDING, 1960; BERENYI u. SCHWARZ, 1967; ELSNER, 1970; BODIAN u. LAKE, 1963; BRETT u. BERRY, 1967; Übersicht und Lit. PALLIS u. LEWIS, 1974; IVEMARK, 1974). Im Stratum proprium mucosae finden sich speichernde Makrophagen (Schaumzellen). Ganglienzellen der intramuralen Plexus zeigen ausgedehnte degenerative Veränderungen und Ablagerungen der für die jeweiligen Krankheitsbilder typischen Substanzen. Hinzu kommen Alterationen der myelinisierten Nervenfasern der Serosa, die vor allem bei der *metachromatischen Leukodystrophie* (=Sulfatidose) spezifisch sind. Pathognomonische Veränderungen an den Ganglienzellen der Darmplexus werden auch beim Morbus Tay-Sachs (=G_{M2}-Gangliosidose Typ I) und beim Morbus Fabry (=Ceramidtrihexosidose) gefunden. Bei der Tay-Sachsschen Krankheit sind die Ganglienzellen ballonartig aufgetrieben; sie speichern vor allem G_{M2}-Gangliosid. Die Fabrysche Krankheit ist in diesem Zusammenhang (Rektumbiopsie) durch Schaumzellen im Stratum proprium mucosae gekennzeichnet, die definierte histochemische Reaktionen zeigen (Tabelle 129). Die Rektumbiop-

Tabelle 129. Histochemische Reaktionen bei Morbus Fabry (IVEMARK, 1974)

Färbung	Gefrierschnitt	Paraffinschnitt
Sudan S	+	(+)
Anisotropie	+	−
PAS	+	(+)
Diastasekontrolle	+	(+)
Pigment	−	−
Modifizierte PAS-Methode für Cerebrosid und proteingebundenes Gangliosid	+	
PAN (Perchlorsäure-Naphtholchinon)	+	
OTAN (Osmiumtetroxyd-α-Naphthylamin)	+	
NaOH-OTAN	+	
Cu-Rubeansäure	+	

Tabelle 130. Die Bedeutung der Rektumbiopsie bei verschiedenen neurometabolischen Krankheiten (IVEMARK, 1974)

Krankheiten	Diagnosewert der Rektumbiopsie			Ergänzende Untersuchungen
	patho-gnomonisch	bei-tragend	zweifel-haft	
Morbus Tay-Sachs	+			Enzyme, Serum
Morbus Jansky-Bielschowsky			+	
Morbus Spielmeyer-Vogt			+	
Morbus Kufs			+	
Gangliosidose, G_{M3}		+		chemische Analyse, Leberbiopsie
Gangliosidose, G_{M1}		+		chemische Analyse, Leberbiopsie
Morbus Niemann-Pick		+		Biopsie: Leber, Lymphknoten
Morbus Gaucher			+	Knochenmark
Morbus Fabry	+			Urin: Trihexosid
Metachromatische Leukodystrophie (Sulfatidose)	+			Nervenbiopsie, Urin: Arylsulfatase A und metachromatische Substanzen

sie sollte auch bei den verschiedenen neurometabolischen Krankheiten keinen Ausschließlichkeitswert besitzen; bei richtiger Indikation stellt sie indessen ein wertvolles Hilfsmittel für die Diagnose dar (Tabelle 130).

Auch die *Zystinose* kann mit Hilfe der Rektumbiopsie diagnostiziert werden (HOLTZAPPLE u. Mitarb., 1969). In der Lamina propria mucosae liegen zahlreiche (doppelbrechende) Cystin-Kristalle. Letztlich sind durch die Rektumbiopsie auch *rheumatoide Arthritiden* (einschließlich der Polyarteriitis nodosa) und *hyperten-sive Vaskulopathien* durch entsprechende Gefäßveränderungen in der Rektum-schleimhaut bzw. in der Submukosa diagnostisch abzuklären (SCHNEIDER u. DOBBINS, 1968). Morbus Hirschsprung: s. S. 394. Amyloidose: s. S. 517.

Fünftes Kapitel

Das Peritoneum

A. Topographie, makroskopische Anatomie und Histologie

I. Topographie und makroskopische Anatomie

Das Peritoneum ist eine glatte und dünne, elastische „Membran", die vom Wandbelag der primitiven Leibeshöhle, dem Zölom, abstammt. Es ist *mesodermaler* Herkunft und bildet die Auskleidung der Bauchhöhle (Cavum peritonei). Das Peritoneum mit einer Oberfläche von knapp 2 m² bekleidet als *parietales* Blatt (= *Peritoneum parietale*) die Innenseite der Bauchhöhle und als Eingeweideblatt (= *Peritoneum viscerale*) die Organe des Bauchraumes. Das Cavum peritonei ist beim Mann in sich geschlossen; bei der Frau steht es durch das Infundibulum tubae mit der Außenwelt in Verbindung. Genitalinfektionen können sich auf diese Weise auch auf das Peritoneum ausdehnen.

Das parietale Blatt des Peritoneum schlägt sich in Form von Duplikaturen auf die intraperitoneal gelegenen Organe über.

Ursprünglich liegen Darm und Mesenterium in der Medianebene (vgl. 1. Kapitel: Embryologie). Das sog. Mesenterium dorsale läßt sich am ganzen Darmrohr verfolgen, das ventrale Mesenterium hört im Bereich der Leber- und der Pankreasanlage auf. Durch die Magen- und Nabelschleifendrehung ändern die Mesenterien ihre ursprüngliche Lage, sie verschmelzen teils mit dem dorsalen Peritoneum, teils untereinander. Auf diese Weise gelangen primär intraperitoneal gelegene Organe in eine retroperitoneale Lage.

Das *Mesogastrium ventrale* enthält die Leber und die ventrale Pankreasanlage. Durch die Entwicklung beider Organe wird es auseinander gedrängt und bildet einen peritonealen Teilüberzug der Leber. Die Ansatzstellen am Zwerchfell und an der vorderen Bauchwand werden später zu den *Ligamenta triangulare dextrum, falciforme, coronarium hepatis* und *teres hepatis.* Das *Ligamentum hepato-gastricum* (= Omentum minus) stellt die Verbindung zwischen Leberpforte und kleiner Kurvatur des Magens dar.

Das *Mesogastrium dorsale* bildet das *Omentum majus,* das sich schürzenförmig über das Konvolut der Dünndarmschlingen legt. Es kommt zu einer partiellen Verklebung mit dem Mesocolon transversum. Auf diese Weise entsteht, als Brücke sozusagen zwischen Colon transversum und Magen, das *Ligamentum gastro-colicum.* Durch die *Ligamenta phrenico-* und *gastro-lienale* ist die im Mesogastrium dorsale angelegte Milz sowohl mit dem Zwerchfell als auch mit dem Magen verbunden.

Das *Mesoduodenum ventrale* enthält als *Ligamentum hepato-duodenale* den Ductus choledochus und die großen Lebergefäße. Das Mesoduodenum dorsale indessen verwächst mit dem Peritoneum parietale dorsale.

Die Peritonealhöhle wird durch die Peritonealduplikaturen in verschiedene (topographische) Regionen gegliedert. Durch das Mesocolon (transversum) werden *Cavum peritonei majus* und *Cavum peritonei minus* getrennt. Das Cavum peritonei minus als *Bursa omentalis* eine Tasche, die nur durch das Foramen Winslowii mit der freien Bauchhöhle kommuniziert.

Das Cavum peritonei majus wird durch die Radix mesenterii in eine rechte obere und in eine linke untere Region getrennt. Beide Regionen werden teilweise durch das große Netz überdeckt. Vor dem Omentum majus liegt ein Spaltraum, der nach oben in die *subphrenischen* (=subdiaphragmatischen) Räume, die von der Leberoberfläche, dem Diaphragma und dem Ligamentum falciforme begrenzt werden, und in den unterhalb der Leber gelegenen *subhepatischen* Raum, dessen rechter Teil auch als Rutherford-Morrison-Tasche bekannt ist, übergeht.

Im kleinen Becken liegt das *Cavum pelvis peritoneale,* das beim Mann die *Excavatio recto-vesicalis* (Douglasscher Raum) enthält. Bei der Frau wird das Cavum pelvis peritoneale durch den Uterus und durch das Ligamentum latum unterteilt in eine *Excavatio recto-uterina* und *vesico-uterina.*

Im Bereich der dorsalen Ansatzpunkte der Peritonealduplikaturen entstehen „Falten“. Am Ansatz der Radix mesenterii, etwa in der Höhe der Flexura duodeno-jejunalis, umschließen die *Plicae duodeno-jejunales* den Recessus duodeno-jejunalis (=Treitzsche Tasche). Am Ende der Radix mesenterii erfolgt durch die *Plica ileo-colica* eine Trennung zwischen Recessus ileo-coecalis superior und inferior. Im Ansatzbereich des Mesosigma umschließen 2 Falten den Recessus intersigmoideus. Alle auf diese Weise entstandenen Recessus können zum Ausgangspunkt intraperitonealer Hernien werden (vgl. Hernien und Hernienwege).

Das Peritoneum ist außerordentlich gut vaskularisiert. Es wird von einem dichten Kapillarnetz durchzogen. Der venöse Abfluß erfolgt zum größten Teil in das Strombett der V. portae, in weit geringerem Maße auch in die V. cava inferior.

Ein weit verzweigtes Netz von Lymphgefäßen, die in mehreren Schichten übereinander liegen und regional unterschiedlich ausgebildet sind, durchzieht das Peritoneum, einschließlich des großen Netzes. Sie sind besonders zahlreich in der Pars diaphragmatica peritonei (Centrum tendineum) (BOLTON, 1921; SEIFERT, 1920, 1923, 1927; HIGGINS u. GRAHAM, 1929; COURTICE u. STEINBECK, 1950; REMMELE u. BRODERSEN, 1966; REMMELE, 1966; vgl. auch RUSZNYAK u. Mitarb., 1957). Zwischen Lymphkapillaren und peritonealen Deckzellen besteht offenbar ein außerordentlich enger Kontakt (HORSTMANN, 1951). Experimentelle Befunde legen nahe, daß möglicherweise (zumindest unter bestimmten Konditionen) eine direkte Kommunikation zwischen Lymphkapillaren und Cavum peritonei besteht (Übersicht und Lit.: REMMELE, 1966). Der Lymphabfluß erfolgt z.T. wenigstens über die Cisterna chyli bzw. über den Ductus thoracicus; außerdem sollen Anastomosen zwischen den Lymphbahnen der Bauch- und Pleurahöhle bestehen (KÜTTNER, 1903; SEIFERT, 1927; PFUHL u. WIEGAND, 1940).

Das Peritoneum wird von einer Fülle markloser und markhaltiger *Nerven* durchzogen. Das parietale Blatt erhält vor allem zerebrospinale Fasern [Nn. intercostales, Nn. lumbales (N. iliohypogastricus, N. ilioinguinalis), N. (bzw. Plexus) sacralis, N. phrenicus]. Der von diesen Fasern geleitete „somatische Schmerz" ist in der Regel gut lokalisierbar (DEMLING, 1963). Vom viszeralen Blatt des Peritoneum erreichen afferente Impulse über vegetative Fasern, vor allem über sympathische (Ganglion coeliacum), aber auch über parasympathische Geflechte, das Rückenmark. Sie vermitteln den sog. „viszeralen Schmerz", zu dem sich auch vegetative Sensationen, wie Unruhe, Herzklopfen, Übelkeit oder Erbrechen gesellen können. Auslösende Reize sind Dehnungen und/oder Spasmen der glatten Muskulatur, termische, chemische und entzündliche Läsionen, Durchblutungsstörungen und mechanische Mesenterialalterationen.

II. Histologie

Das Peritoneum stellt eine mesodermale Grenzschicht dar. An der Oberfläche findet sich ein einschichtiger Verband von Deckzellen (Mesothelzellen) (ODOR, 1954, 1956; HAMA, 1960; STAUBESAND u.Mitarb., 1960; STOLPMANN, 1962; FASSKE, 1963) (Abb. 349). Die enggefügten Serosadeckzellen sind flach, polygonal, oft dachziegelartig überlappt und/oder durch zahlreiche Zytoplasmafortsätze sozusagen reißverschlußartig verzahnt, ohne daß ein synzytialer Zellverband vorläge (ODOR, 1954; VOGEL, 1957; HAMA, 1960). Dadurch können z.T. erhebliche Lageveränderungen ausgeglichen werden, ohne daß es zu Desintegradionen dieser kontinuierlichen Deckzellschicht kommt (FASSKE, 1963). Nach STAUBESAND und SCHMIDT (1960) ist die interzelluläre Kontaktfläche „als eine Art Transformationsfeld aufzufassen, das sich funktionellen Gegebenheiten anzupassen vermag". Die freie Oberfläche trägt einen zarten, unregelmäßig gestalteten Bürstenbesatz (KOLOSSOW, 1893; MUSCATELLO, 1895; NICOLAS, 1895; CUNNINGHAM, 1926; ODOR, 1954, 1956; POLICARD u.Mitarb., 1955; VOGEL, 1957). Die im Interzellularraum einander zugewandten Plasmalemmata benachbarter Deckzellen besitzen nach HAMA (1960) lokale Verdichtungen in Form sog. Haftplatten (= Desmosomen). Die Deckzellen sitzen einer Basalmembran (= Lamina propria serosae) auf, die eine Grenze zur Tela subserosa, einer bindegewebigen Fibrillärschicht, darstellt (WATZKA, 1936). Dieses subseröse Bindegewebe ist im Bereich des parietalen Peritoneum zumeist wesentlich dicker (90–130 μ) als im Bereich des viszeralen (45–70 μ). Es besteht aus sich durchflechtenden kollagenen Fibrillen. Besonders das parietale Peritoneum ist reich an interponierten elastischen Fasern. Dem viszeralen Peritoneum mancher Organe (z.B. Leber) fehlt die subseröse Bindegewebsschicht. Hier wird die Unterlage des Mesothels durch eine schmale, mit dem Organbindegewebe unmittelbar zusammenhängende Bindegewebslage gebildet.

Glatte Muskelfasern finden sich hauptsächlich im Ligamentum latum uteri und in der Plica ileo-coecalis (V. GIERKE, 1926).

Einen prinzipiell gleichartigen Aufbau zeigt das Omentum majus. Allerings finden sich ausgeprägte altersabhängige und individuelle Variabilitäten. Das embryonale menschliche Netz ist weitgehend frei von Fettzellen, es ist reich an Fibrozyten und sog. „Wanderzellen". Fettzellen treten nach FASSKE (1963) erst um die Zeit der Geburt auf. Die „organartig" zusammengelagerten Fettzellen stehen in enger Beziehung zu kapillären Blutgefäßen. An die Gefäßbahn gebunden sind auch die 1875 von RANVIER beschriebenen milchglasartigen Trübungen (sog. Milchflecken), die *„taches laiteuses"* („milky spot's": CARR, 1967, 1968; FISCHER u.Mitarb., 1968). Es handelt sich dabei um Ansammlungen *mesenchymaler Zellen* (Abb. 349), die sich offenbar auf eine gemeinsame Stammzellform, die von RANVIER als *Clasmatozyt* bezeichnet worden war, zurückführen lassen. Diese Zellen haben in der Literatur eine Vielzahl verschiedener Benennungen erfahren: *Adventitiazellen* (MARCHAND, 1898, 1901), *„rhagiokrine"* Zellen (RENAUT, 1907), *Polyblasten* (MAXIMOW, 1906), *adventitielle Wanderzellen* oder *Pyrrolzellen"* (GOLDMANN, 1912), *„polyblastische" Mesenchymzellen* (FASSKE, 1961, 1962, 1963) (Lit.: FRITSCH, 1963). Ihre physiologische Bedeutung scheint nicht restlos geklärt. Den Zellen der „taches laiteuses" wird von verschiedenen Untersuchern (Lit.: FASSKE, 1961, 1962, 1963; FRITSCH, 1963) eine *hämatopoetische Potenz* zugeschrieben. Sie besitzen eine ausgeprägte Speicherfähigkeit vor allem für Vitalfarbstoffe (Trypan- und Pyrrolblau, GOLDMANN, 1912; SCHULEMANN, 1912) und wurden demzufolge als „histiozytäre Wanderzellen mit makrophagozytären Eigenschaften" gedeutet. SIEGMUND (1922) beobachtete nach intraperitonealer Injektion von Tusche und/oder Aleuronat die Umwandlung der „taches laiteuses"-Zellen in polynukleäre Leukozyten und in Lymphozyten. Auch FASSKE (1961, 1962, 1963) beschrieb am bakteriell gereitzten Mäusemesenterium die Transformation seiner „polyblastischen" Mesenchymzellen über ringkernige Vorstufen (=„Krikokaryozyten") zu geklapptkernigen leukozytären Zellen (vgl. auch: FRITSCH u. ULE, 1963).

Nach BARGMANN (1967) handelt es sich bei den „taches laiteuses" um „flüchtige" Gebilde, die aus Fettorganen entstehen und die einen wichtigen Abwehrapparat des Omentum majus darstellen (vgl. auch: WALKER, 1963). BARGMANN unterscheidet *primäre* Milchflecken, die etwa zwischen dem 4. und 5. Embryonalmonat als *retikulo-endotheliale* Organe erscheinen, von *sekundären* Milchflecken mit der Fähigkeit der Rundzellbildung (vgl. auch: WASSERMANN, 1926).

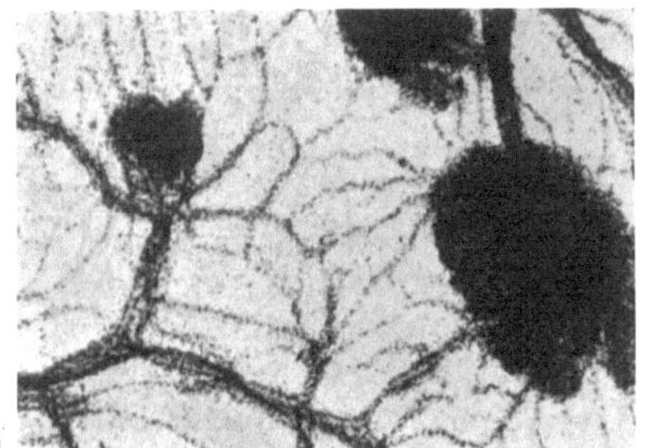
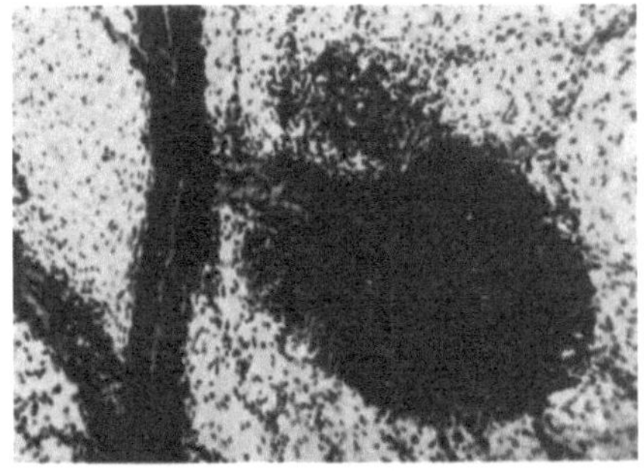

a
b

Abb. 349a u. b. Omentum majus eines menschlichen Frühgeborenen (Häutchenpräparat): zellreiche, aktive taches laiteuses. Färbung: HE. Vergr. 75:1 (a) und 200:1 (b). [Aus FASSKE, E.: Verh. dtsch. Ges. Path. **45**, 266 (1961)]

III. Appendices epiploicae

Die Appendices epiploicae stellen von Serosa begrenzte Fettanhänge dar, deren physiologische Bedeutung weitgehend unbekannt ist (MOORE, 1940; PINES u.Mitarb., 1941; ROSS, 1950; BRETTSCHNEIDER, 1950; HANSEN u. HEINE, 1976). Krankhafte Veränderungen sind selten. Gelegentlich finden sich enorme *Hypertrophien* (GODENNE u.Mitarb., 1957), die nicht selten mit lokalen oder partiellen Hyalinisierungen und/oder Fettgewebsnekrosen und lipophagen Granulomen nach Art einer *Epiploitis plastica* einhergehen (Abb. 350). Am häufigsten sind offenbar Torsionen mit hämorrhagischer Infarzierung. Sie können das Bild einer akuten Appendicitis vortäuschen (FIEBER u. FORMAN, 1953; GHOSH u. BILTON, 1968). *Aseptische Nekrosen* der Appendices epiploicae führen durch Hyalinisierungen, Kalzifizierungen und schließlich durch Separation zu den *Corpora libera* (=Peritonealsteinen, „Peritoneal-Mäusen") (HARRIGAN, 1917; HUNT, 1919; BARDEN, 1939; MORALES, 1944; MURDIE, 1953; ELLIOTT u. FREIGANG, 1963). Isolierte Entzündungen der Appendices epiploicae sind selten. Sie können aber durch Adhäsionen mit der Bauchwand zu Obstruktionen und Strangulationen führen (LYNN u.Mitarb., 1956).

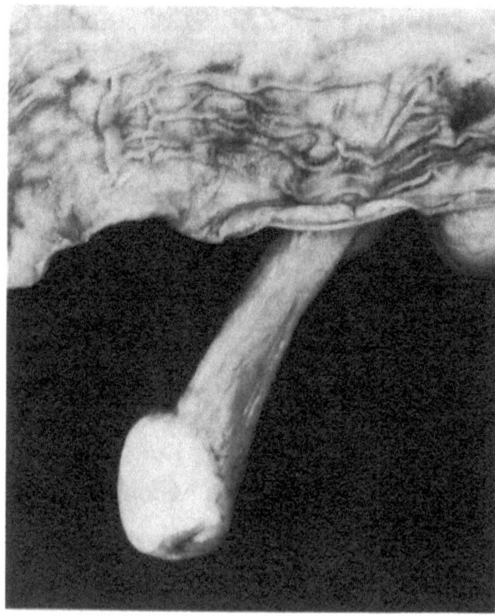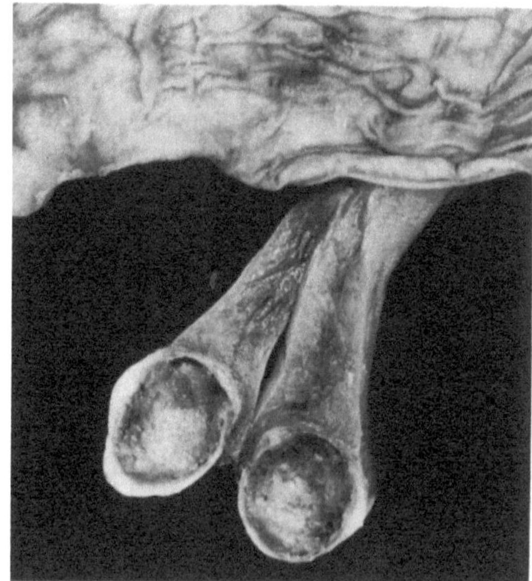

Abb. 350. Teilweise hyalinisierte, zentral nekrotisch zerfallende (b aufgeschnitten), gestielte Appendix epiploicae

B. Physiologie

Das Cavum peritonei ist ein schmaler Spaltraum, der wenige Milliliter einer vom Mesothel abgesonderten serösen Flüssigkeit enthält; die Zahl freier (mononukleärer) Zellen ist gering (vgl.: MOHR u.Mitarb., 1971). Die glatte Oberfläche des Peritoneum gewährleistet eine ungehinderte Gleitbewegung der Organe; sie stellt zudem eine „innere Grenzfläche gegen Flüssigkeitsschichten" dar. Die peritoniale Oberfläche hat etwa die gleiche Ausdehnung wie die äußere Haut. Das Peritoneum kann *resorbieren,* es besitzt zudem ein ausgeprägtes *transsudatives* und *exsudatives* Vermögen (HERTZLER, 1919). Wie durch eine *Dialysiermembran* erfolgt ein außerordentlich schneller Elektrolyt- und Wasseraustausch.

Die *Resorption* erfolgt in erster Linie durch das Peritoneum der Zwerchfellunterfläche (Centrum tendineum) sowie durch das Omentum majus. Die den Gesetzen der Osmose und Diffusion folgenden Resorptionsvorgänge sind abhängig von der aktuellen Durchblutungsrate und vom Alter der Menschen. Das kindliche Peritoneum zeigt eine weit größere Resorptionskapazität als dasjenige alter Menschen. Eine aktive Hyperämie steigert die Resorption, während sie durch Störungen des venösen Abflusses herabgesetzt wird. Nach neueren Untersuchungen (Lit.: ODOR, 1954; STAUBESAND u. SCHMIDT, 1960; FELIX, 1961) besteht für die Realität der sog. „Stigmata" oder „Stomata" (Lit.: ALLEN, 1936/37; ALTSCHUL, 1954) kein Anhalt. Die Resorption erfolgt entweder über aktive Membranleistungen der Zelle oder durch eine der Pinozytose entsprechende Membranvesikulation, durch die feinste Flüssigkeits-„Tropfen", aber auch partikuläre Substanzen bis zu einer Größe von etwa 600 Å aufgenommen werden können (STOLPMANN, 1962). In der Regel gelangen Wasser und wasserlösliche Stoffe über Kapillaren in die Blutbahn, während Fette, kolloidale oder korpuskuläre Elemente in das dichte Netz subseröser Lymphbahnen gelangen. Die peritoneale Resorption erfolgt durchweg schneller als die subkutane (Infusionen, intraperitoneale Transfusion, antibiotische Instillation: COHN u. COTLAR, 1962; JOHNSTON u.Mitarb., 1967; ausführliche Diskussion und Lit.: REMMELE, 1966). Die *Resorptionskapazität* ist außerordentlich groß; in einer Stunde können bis zu 8% des Körpergewichts resorbiert werden. Werden große Mengen toxischer Substanzen resorbiert, kann es zu schweren und mitunter irreversiblen Allgemeinsymptomen (Schock) kommen (vgl. Peritonitis).

Das *transsudative* Vermögen des Peritoneum wird sichtbar bei gravierenden Veränderungen des hydrostatischen, portalen oder kolloidosmotischen Druckes. In kurzer Zeit können Ergüsse von mehreren Litern auftreten, wenn die Transsudation die Resorption übersteigt. Im Gefolge entzündlicher Schädigungen kommt es häufig zu *Exsudationen*; auch sie können ein erhebliches Ausmaß erreichen (vgl. Peritonitis und Aszites).

Das große „plastische Vermögen" des Peritoneum und des großen Netzes (WACHSMUTH, 1965) garantiert die biologisch wichtigen Schutzfunktionen (vgl.: ELLIS u.Mitarb., 1965; WATTERS u. BUCK, 1973). Fibrinexsudationen führen zur Verklebung des Bauchfells und damit zur lokalen Eingrenzung schädigender Prozesse. Dem (entzündlichen) Exsudat sind verschiedene Zellelemente (Serosadeckzellen, Leukozyten, phagozytierende Histiozyten, Makrophagen) (MOHR u.Mitarb., 1971) und Enzyme beigemischt. Auf diese Weise wirkt das Exsudat *bakterizid*. Die Fibrinexsudation führt darüber hinaus zur lokalen Fixation von Bakterien, die auf diese Weise phagozytiert werden können.

Peritonealmakrophagen

Nach intraperitonealer Injektion, z.B. von Polystyrol-Latex-Partikeln (JOOS u.Mitarb., 1969) bei Mäusen, beteiligt sich an der *zellulären Reaktion* eine heterogene Population mononukleärer Phagozyten (Makrophagen). Diese Makrophagen lassen sich vor allem aufgrund ihrer Phagozytoseleistung in mehrere Gruppen unterteilen (Übersicht und Lit.: ROOS, 1970). Die Herkunft und die Entwicklungsmöglichkeiten dieser Zellen sind noch weitgehend ungeklärt, zumindest umstritten. Verschiedene Autoren vermuten die Herkunft aus Blutmonozyten (VOLKMAN u. GOWANS, 1965; VOLKMAN, 1966; VAN FURTH u. COHN, 1968; JOOS u.Mitarb., 1969).

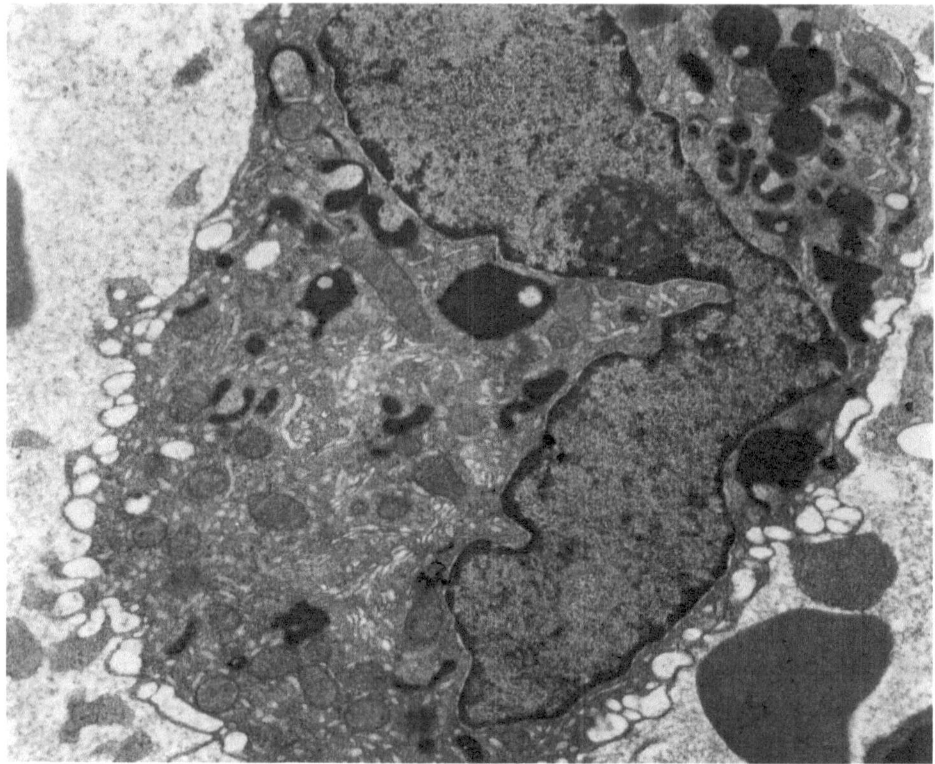

Abb. 351. Aktivierter Peritoneal-Makrophage. Kontrastierung: Bleicitrat und Uranylacetat. Vergr. 8 300:1

Nach peritonealer Irritation (Injektion inerter Partikel, Toxine) erfahren die Peritonealmakrophagen hinsichtlich ihrer Ultrastruktur grundlegende Veränderungen, die schließlich zum Bild der sog. „aktivierten Makrophagen" (Abb. 351) mit einer erheblich gesteigerten Phagozytosefähigkeit führen (Cohn u.Mitarb., 1966; Sanders u. Adee, 1969). Als Ausdruck der Phagozytose werden zahlreiche tentakelartige Pseudopodien, Membrankaveolen und elektronendichte, heteromorphe Einschlußkörper gewertet. Aktivierte Peritonealmakrophagen sind von Alveolarmakrophagen der Lunge kaum mehr zu unterscheiden (Roos, 1970).

Auch geformte Antigene werden nach intraperitonealer Gabe von Peritonealmakrophagen aufgenommen (Walker u. Rogers, 1961; Rhodes u. Lind, 1968) und können auf diese Weise offenbar lange Zeit gespeichert werden. Diese persistierende Antigenspeicherung stellt möglicherweise eine Hauptfunktion der Makrophagen im Rahmen einer primären immunologischen Reizbeantwortung dar (ausführliche Diskussion, Lit.: Unanue u. Askonas, 1968; Roos, 1970).

C. Kongenitale Fehlbildungen

Kongenitale Fehlbildungen des Peritoneum (einschließlich der Mesenterien und des Omentum majus) sind überaus selten, klinisch z.T. belanglos, weil ohne jede Symtomatik. Dies gilt vor allem für *Aplasien* oder *Duplikaturen* des großen Netzes (Nelson, 1959).

Demgegenüber verursachen primäre Netztorisionen ein akutes Krankheitsbild (akutes Abdomen) mit oft schweren Schocksymptomen. Torsionen treten vor allem bei adipösen (jüngeren) Menschen, selten bei Kindern auf (FARRUGIA-BONNICI u. MARSDEN, 1957). Die Ätiologie der Netztorsion ist unklar. Vor allem ein (kongenital?) langes bzw. zu langes Netz mit massiven Fetteinlagerungen in den distalen Partien soll zur Torsion disponieren. Traumen oder eine zu heftige Peristaltik werden zumindest als Teilursache diskutiert. Die Folge der Netztorsion ist ein *Infarkt*. Bei frühzeitiger Resektion des infarzierten Omentum majus und ausgewogener Schockbekämpfung ist die Prognose durchweg gut.

Vor allem die verschiedenen Zysten im Bereich der Bauchhöhle (Peritoneal-, Retroperitoneal-, Mesenterial- und Omentalzysten) sind überweigend wohl kongenitale Fehlbildungen („blastomatöse Dysplasien"), die aber in enger Beziehung zu echten Tumoren des Peritoneum stehen können, so daß im Einzelfall scharfe Grenzziehungen zwischen kongenitaler Zystenbildung und echter Geschwulst nicht mehr möglich sind (ACKERMAN, 1954; MAJNARICH, 1955; MEHTA u.Mitarb., 1967).

Serosa-(Peritoneal-)*Zysten* werden häufiger im Bereich der Tuben und des Ligamentum latum, seltener im Bereich der Hodenhüllen, gefunden. Sie sind zumeist klein, multipel und glattwandig begrenzt. Ihre Entstehung wird einerseits auf chronisch-entzündliche Reize, zum anderen auf Reste der Urniere oder des Wolffschen Ganges zurückgeführt (v. GIERKE, 1926; KEASBEY, 1947; ACKERMAN, 1954). Nach CROME (1950) entstehen Serosazysten auch durch Degeneration umschriebener, knötchenförmiger Plattenepithelmetaplasien des Peritoneum.

Mesenterialzysten sind vornehmlich in der Radix mesenterii lokalisiert (LADD u. GROSS, 1941; VAUGH u.Mitarb., 1948; BLOCK, 1948; GRIMES, 1949; BURNETT u.Mitarb., 1950; BALDUZZI, 1951; LOWMAN u.Mitarb., 1952; PIERAGNOLI u. ZAMPI, 1953; GROSS, 1953; NINFO, 1954; HANDELSMAN u. RAVITCH, 1954; WERNICKE, 1955; WOOD, 1955; LAUGHLIN u.Mitarb., 1964; MEHTA u.Mitarb., 1967). Es handelt sich um ein- oder mehrkammerige Zysten, die oft eine beträchtliche Größe erreichen können (sog. Riesenzysten). Mesenterialzysten sind vorzugsweise bei Kindern, selten bei Erwachsenen zu finden (KANSKI, 1954). Gleichartige Zysten können auch im Omentum majus als *Omentalzysten,* seltener im Gekröse des Dickdarms oder im Bereich des parietalen Peritoneum der vorderen Bauchwand entwickelt sein (BEAHRS u. DOCKERTY, 1950; BEAHRS u.Mitarb., 1950; BEAVEN u. DOCKERTY, 1950; CAVINA, 1950; BELLER u. NACH, 1950; FITTS u. HARVIE, 1951; WERNICKE, 1955; COURSLEY u.Mitarb., 1956; NEGUS u.Mitarb., 1966).

Die Zystenwand wird in der Regel von einer kontinuierlichen Lage mesothelialer (endothelialer?) Zellen begrenzt (WERNICKE, 1955; TURUNEN u. ELFVING, 1957). Diskontinuitäten, papilläre bzw. pseudopapilläre Proliferationen oder zelluläre Irregularitäten werden nur selten gefunden (HANDELSMAN u. RAVITCH, 1954). Die tieferen Lagen der Zystenwand bestehen aus Bindegewebe. Bündel glatter Muskelfasern können vorhanden sein, auch rundzellige Infiltrate, Fremdkörpergranulome oder Schaumzellen sowie Hämosiderin-beladene Makrophagen (Blutungen) (COURSLEY u.Mitarb., 1956). Die Zysten enthalten meistens eine seröse oder chylöse Flüssigkeit, die gelegentlich hämorrhagisch imbibiert sein kann. Nur selten ist der Zysteninhalt breiig eingedickt oder ausgesprochen fettig (WERNICKE, 1955).

Infolge einer meist nur langsam zunehmenden Vergrößerung treten Beschwerden erst relativ spät auf. Bei der Untersuchung des Abdomen ist ein weicher, fluktuierender „Tumor" zu tasten. Aber nur 10% der Zysten werden präoperativ sicher diagnostiziert. Riesenzysten führen zu Verdrängungserscheinungen, zum Kompressionsileus oder Volvulus (KROHN u. SABINSKY, 1954). Narbige Verwachsungen mit Darmschlingen, Drucknekrosen der Darmwand, Perforationen in die freie Bauchhöhle (akutes Abdomen) oder in eine adhärente Darmschlinge sind möglich, durchweg aber selten (JAMES, 1944; FITTS u. HARVIE, 1951; WILSON, 1955; LEVENE u.Mitarb., 1956; DEVENS u. NEUHÄUSER, 1967a und b).

Im Hinblick auf die Ätiologie der Zysten werden verschiedene Möglichkeiten diskutiert (HERTZLER, 1910; BEAHRS u.Mitarb., 1950; PIERAGNOLI u. ZAMPI, 1953; NINFO, 1954; MAJNARICH, 1955; Lit.: DEVENS u. NEUHÄUSER, 1967a und b):

1. *Kongenitale Fehlbildungen:* Heterotopes lymphatisches Gewebe (PETERSON, 1932, 1940; LADD u. GROSS, 1941) ohne Anschluß an die abführenden Lymphgefäße dieser Region soll infolge einer permanenten Stauung (oder eines autonomen Wachstums) zur Zystenbildung führen, wobei „Übergänge" zu echten Lymphgefäßgeschwülsten vorkommen sollen (vgl. 2.; Lit.: DEVENS u. NEUHÄUSER, 1967a);

2. *Tumoren* („blastomatöse Dysplasien"), die gleichfalls von heterotopen, lymphatischen Gewebskeimen ausgehen und echte, autonom-proliferative Bildungen darstellen sollen. Es handelt sich meist um groß-zystische (einkammerige), seltener um kavernöse Tumoren, die entsprechend ihrer Matrix und ihres Inhaltes als *Lymph-* oder *Chylangiome* bezeichnet werden (NEUMAYER, 1939; EWING, 1940; STÜBINGER, 1942; BRINDLEY u. BRINDLEY, 1948; INNOCENTI, 1950; COLDITZ, 1951);

3. *Entzündlich:* Aufgrund entzündlich-vernarbender Prozesse bei chronischen Peritonitiden, Tuberkulosen oder der Whippleschen Krankheit entstehen Lymphgefäßobstruktionen mit offenbar erheblicher Abflußbehinderung. Die zystischen Aufweitungen sind als Lymphangiektasien („Retentionszysten") aufzufassen (MUIR, 1935; HILL, 1937).

Devens und NEUHÄUSER (1967a) unterteilen die Mesenterialzysten in *echte* und *falsche* (=Pseudo-)Zysten (Tabelle 131).

Tabelle 131. Einteilung der Mesenterialzysten nach ihrer Genese. (Nach DEVENS u. NEUHÄUSER, 1967a)

I. *Echte Zysten*

1. Dysplastische Zysten
   1.1. „Lymphatische" Zysten
   1.2. Enteroide Zysten
   1.3. Zysten des Wolffschen Ganges
   1.4. Desmoide und teratoide Zysten
2. Parasitäre Zysten
   2.1. Echinokokkus-Zysten
   2.2. Zystizerkus-Zysten

II. *Falsche Zysten* (=Pseudozysten)

Sogenannte *Desmoid-Zysten,* die im großen Netz oder im Mesenterium (Treitinger, 1934; Meyer u. Shapiro, 1935; Straube, 1950; Winter, 1951) lokalisiert sind und multipel auftreten können, sind selten. Allerdings können sie eine beträchtliche Größe erreichen. Noch seltener sind *Teratome,* die als solide oder zystische Bildungen (teratoide Zysten) im Netz und Mesenterium sowie in Nabelnähe auch innerhalb der Bauchdecke beschrieben wurden (Cornils, 1920; Janet u.Mitarb., 1947; Haberich, 1951). Auch sie erreichen eine beträchtliche Größe und können maligne entarten.

Retroperitoneal gelegene Zysten oder zystische Tumoren (vgl. auch S. 677) finden sich vorwiegend im Kindesalter und breiten sich z.T. zwischen die Mesenterialblätter aus; sie täuschen auf diese Weise Mesenterialzysten vor. Ihre Genese entspricht derjenigen der intraabdominalen Zysten (Gerster, 1939; Lee, 1942; Devens u. Neuhäuser, 1967a und b).

D. Veränderungen des Inhaltes der Bauchhöhle

I. Aszites

In Analogie zu freien Ergüssen in anderen serösen Höhlen wird als *Aszites* eine abnorme Ansammlung freier Flüssigkeit in der Bauchhöhle verstanden (=Hydroperitoneum, Hydrops der Bauchhöhle, Bauchwassersucht). Azites ist ein *Symptom,* das bei verschiedenen Krankheiten auftreten kann. Im Rahmen der einzelnen, mit einer Bauchwassersucht einhergehenden Erkrankungen gibt es sozusagen ein *Aszites-Syndrom,* das die Gesamtheit der Aszites-bedingten Krankheitsmerkmale umfaßt (Übersicht und Lit.: Regoeczi u. Germer, 1963).

Unter dem Begriff Aszites werden sowohl *Transsudate* als auch *Exsudate* subsummiert. Der „transsudative" Aszites ist durchsichtig, bernsteinfarben, serum-artig. Er reagiert fast immer alkalisch und zeigt eine negative Rivalta-Probe. Das spezifische Gewicht liegt im Mittel unter 1007, der Proteingehalt unter 2,5 g-%. Der Bodensatz enthält nur wenige Formelemente (Deckzellen, Lymphozyten). Demgegenüber ist der „exsudative" (=entzündliche) Aszites meist trüb und nur wenig durchscheinend. Er reagiert alkalisch oder sauer. Die Rivalta-Probe ist positiv: es kommt zur Ausfällung eines grobdispersen Proteins (Fibrinogen, γ-Globuline). Das spezifische Gewicht liegt in der Regel über 1018, der Eiweißgehalt über 2,8 g-%. Im reichlich vorhandenen Bodensatz finden sich Granulozyten, Lymphozyten, Deckzellen und Erythrozyten, mitunter auch Bakterien oder Tumorzellen (s. S. 695).

Ein ausgesprochen *hämorrhagischer* Aszites (Peritonealtuberkulose, Peritonealkarzinose) enthält massenhaft Erythrozyten. Von ihm zu unterscheiden ist der einem „Bluterguß" entsprechende *Hämaskos,* der vor allem bei traumatisch bedingten Verletzungen (z.B. Leber- und/oder Milzruptur), bei Gefäßrupturen infolge eines Aneurysma der Bauchaorta, oder im Rahmen einer Ulkusperforation mit Gefäßarrodierung sowie einer rupturierten Tubargravidität entsteht.

Eosinophile Granulozyten sollen vor allem bei parasitären Erkrankungen der Bauchhöhle (Echinokokkus-Zysten) oder bei hyperergisch-allergischen Reaktionen vorkommen (vgl. S. 649).

Die Aszitesmenge kann außerordentlich variabel sein. Eine Flüssigkeitsansammlung bis zu 5 l wird allgemein als „kleiner", eine solche zwischen 5 und 10 l als „mittlerer" und eine über 10 l als „großer" Aszites bezeichnet (Weitz, 1909; Eisenmenger u.Mitarb., 1950; Regoeczi u. Germer, 1963).

1. Ätiologie und Pathogenese des Aszites

Die Entstehungsursachen eines Aszites sind außerordentlich vielgestaltig, sie „sind so mannigfach, wie die Erkrankungen, in deren Verlauf eine Flüssigkeitsansammlung in der Bauchhöhle auftreten kann" (HYATT u. SMITH, 1954; PIKKERT, 1955, 1956; MUZZOLINI, 1956; D'AMICO, 1956; SNELL, 1960[1]; DIES u. RIVER, 1961; GLIEDMAN u. Mitarb., 1962; GABUZDA, 1970; Lit.: WITTE u. Mitarb., 1971).

Akute oder chronische *Entzündungen* (Peritonitis) führen infolge einer primär veränderten Permeabilität der Membranen und Kapillaren zur Exsudatbildung („entzündlicher" Aszites). Die Erhöhung des venösen Kapillardruckes (portale Hypertension bei Leberzirrhose, Stauung infolge einer chronischen, rechts-kardialen Insuffizienz) führt zur Entstehung eines „transsudativen" Aszites. Vor allem die Leberzirrhose ist für die Bauchwassersucht infolge der portalen Hypertension mit einer Zunahme des kapillaren Filtrationsdruckes von entscheidender Bedeutung. Da die Aszitesflüssigkeit ausschließlich oder fast ausschließlich durch die Leberoberfläche (=erhöhte Permeabilität der Leberkapsel) abgesondert wird (FREEMAN, 1953; GAGE u. Mitarb., 1957; BELLI u. Mitarb., 1958; WAUGH, 1958), scheint die *obstruktive Ursache* der portalen Hypertension (bei der Leberzirrhose) intra- und/oder posthepatisch zu liegen (REGOECZI u. GERMER, 1963).

Die zentripetale Komponente des Starlingschen Mechanismus für den Flüssigkeitsaustausch an Membranen ist der kolloid-osmotische Druck der Proteine (STARLING, 1909). Ein verminderter kolloid-osmotischer Druck erniedrigt das Wasserbindungsvermögen. Indessen ist die pathogenetische Bedeutung des kolloid-osmotischen Druckes bei der Aszitesbildung nicht mehr unbestritten (CHERRICK u. Mitarb., 1960; Diskussion und Lit.: REGOECZI u. GERMER, 1963). Die Aszitesbildung kann durch den intravasalen kolloid-osmotischen Druck gebremst werden, andererseits verlangsamt der „intraperitoneale kolloid-osmotische Druck" die Resorption des Aszites. Wenn zwischen dem *effektiven* kolloid-osmotischen Druck des Plasma (=kolloid-osmotischer Druck$_{Plasma}$ — kolloid-osmotischer Druck$_{Aszites}$) und dem *effektiven* Portaldruck (=portaler Kapillardruck — intraabdominaler Druck) ein (dynamisches) Gleichgewicht besteht, bleibt das Aszitesvolumen konstant. Mithin stellt auch das in der Bauchhöhle angesammelte Wasser (=veränderter intraabdominaler Druck) einen neuen und zusätzlichen pathophysiologischen Faktor der Aszitesbildung bzw. -unterhaltung dar.

Ähnlich dem kolloid-osmotischen Druck wirken offenbar auch Veränderungen des Ionenmilieus (BECKMANN, 1953; BENDA, 1958; PICKERT, 1967). Dabei kommt es zu lebhaften Austauschvorgängen zwischen Aszites und zirkulierendem Blutplasma (=„Dynamik des Aszites") (MCKEE u. Mitarb., 1948, 1949, 1950, 1952). Nach Untersuchungen von PRENTICE u. Mitarb. (1952) werden in 1 h etwa 40–80% des Asziteswassers ausgetauscht.

Auch mechanische Behinderungen des Lymphabflusses (Obstruktionen, chronische Lymphstauung) werden für das Entstehen eines Aszites verantwortlich gemacht.

---

[1] Aszites-Konferenz der Western Gastroenterologic Research Group. Gastroenterology **38**, 129 (1960).

Nach neueren Untersuchungen (Übersicht und Lit.: REGOECZI u. GERMER, 1963) gilt der *Aldosteronmechanismus* als pathogenetisch wesentlicher Faktor bei der Ödem- und Aszitesbildung (BERNSTEIN u.Mitarb., 1953; SHALDON u.Mitarb., 1961). Es war aufgefallen, daß Patienten mit einer Leberzirrhose während der sog. Aszitesperioden (RICKETTS u.Mitarb., 1951) deutliche Störungen des Elektrolyt- und Wasserhaushaltes bzw. solche der Ausscheidung aufwiesen. Die vor allem reduzierte Natrium-Ausscheidung ist Folge einer vermehrten Aldosteronbildung und -ausschüttung (= sekundärer Hyperaldosteronismus), die zu einer gesteigerten Natrium-Rückresorption führt. Natrium aber gilt als wichtigster „Ödem-" bzw. „Aszites-Baustein" (Einzelheiten: LINQUETTE u. FOSSATI, 1961; SIEGENTHALER u.Mitarb., 1961; REGOECZI u. GERMER, 1963).

So wesentlich der Aldosteronmechanismus als pathogenetisches Prinzip erscheint, als auslösendes Moment spielt er indessen keine Rolle. Dafür sind vor allem hämodynamische, onkotische, kapilläre und/oder andere Faktoren wie hydrostatische oder intraabdominelle Drucke verantwortlich zu machen. Zwischen den ätiologischen und pathogenetischen Faktoren und Mechanismen besteht eine enge und wechselseitige Interaktion (LALONDE u.Mitarb., 1964).

2. Das Meigs-Syndrom

Bei diesem Krankheitsbild handelt es sich um eine (syndromartige) Kombination von Ovarialtumoren, *Aszites* und einem Hydrothorax (MEIGS u. CASS, 1937; MEIGS, 1943, 1954). Unter den Ovarialtumoren dominieren Fibrome; es sind aber auch Ovarialkarzinome, Brenner- und Kruckenberg-Tumoren in diesem Zusammenhang beschrieben worden (= *Pseudo-Meigs-Syndrom*). Der Hydrothorax ist meist rechtsseitig entwickelt. Die Ursache der Ergüsse ist nicht geklärt. Diskutiert werden mechanische Obstruktionen der Lymphgefäße und/oder Bluteiweißverschiebungen (paraneoplastisches Syndrom?).

3. Besondere Formen des Aszites

3.1. Der fetale bzw. kongenitale Aszites

Unter fetalem bzw. kongenitalem Aszites wird eine Flüssigkeitsansammlung in der freien Bauchhöhle verstanden, die entweder intrauterin oder unmittelbar postnatal entstanden ist. Der schon intrauterin vorhandene Aszites stellt oft ein schwer überwindbares Geburtshindernis dar. Die Entstehung des fetalen bzw. kongenitalen Aszites wird zurückgeführt auf (BAGHDASSARIAN u.Mitarb., 1961; MAYER, 1961):

1. *Darmanomalien:* Perforationen infolge von Fehlbildungen (Atresien, Stenosen) mit der Entwicklung sog. neonataler Peritonetiden (vgl. auch S. 664),

2. *porto-hepatische Anomalien:* extrahepatische Stenosen (Hypoplasien der V. portae oder der Milzvene, Aplasie des Ductus venosus Arantii), intrahepatische Obstruktionen (portale Zirrhose infolge infektiöser Hepatitis der Mutter, hepato-lentikuläre Degenerationen, hereditäre Angiomatosen, biliäre Zirrhosen

bei intra- und/oder extrahepatischer Gallengangsatresie, Zysten, zystische Degenerationen der Leber, Tumoren),

3. *Anomalien der unteren Harnwege:* kombinierte Anal- und Urethralatresien, isolierte Urethralstenose (-atresie) mit Perforation der Harnblase oder transvesikaler Permeation, kongenitale Zystennieren (und Pankreas- und Leberzysten),

4. *verschiedene* Ursache: Fehlbildungen des Ductus thoracicus (s. chylöser Aszites), Infektionen während der Gravidität (Tuberkulose, Lues connata), Hydrops congenitus infolge AB0- oder Rh-Inkompatibilität, sog. toxämische Gravidität, Fehlbildungen der großen Bauchgefäße, kongenitale Herzfehler, Fehlbildungen der Plazente (Hydramnion, Hämoperitoneum des Neugeborenen).

Der fetale Aszites ist nach MAYER (1961) meistens mit Ödemen der Extremitäten kombiniert (Hypoproteinämie). In prognostischer Hinsicht ist der fetale bzw. kongenitale Aszites meistens ungünstig. In einer Zusammenstellung von BAGHDASSARIAN u.Mitarb. (1961) überlebten von 165 Fällen lediglich vier.

3.2. Der chylöse Aszites

Der chylöse, milchig-trübe Aszites (Ascites chylosus, Chyloperitoneum) stellt eine Sonderform des Aszites dar, der in jedem Lebensalter auftreten und gelegentlich auch kongenital beobachtet werden kann (MCKENDRY u.Mitarb., 1957; KELLEY u. BUTT, 1960; GROSS u.Mitarb., 1961; CRAVEN u.Mitarb., 1967; MALAGELADA u.Mitarb., 1974). Bei Kindern gilt der chylöse Aszites als Rarität (BOSSARD, 1937; GLANDER, 1949; ZEISEL, 1949; GRIBETZ u. KANOF, 1951; KESSEL, 1952; KUYKENDALL u. DEDERER, 1955; WHITTLESEY u.Mitarb., 1955; FAWCITT u. GOLDBERG, 1958; TÖNZ, 1958; STURMER, 1965; SANCHEZ u.Mitarb., 1971). Da es sich um eine Ansammlung von Chylus bzw. Lymphe in der freien Bauchhöhle handelt, werden im Hinblick auf Ätiologie und Pathogenese fetale Entwicklungsstörungen der Lymphgefäße diskutiert (GLANDER, 1949; KRIZEK u. DAVIS, 1965; VASCO u. TAPPER, 1967). TÖNZ (1958) macht kleine (angeborene?) Chylangiektasien für die Aszitesentstehung verantwortlich. Die nicht so seltene Kombination des chylösen Aszites mit Lymphangiektasien in verschiedenen anderen Organen weist zudem darauf hin, daß der chylöse Aszites gewissermaßen Symptom einer generalisierten Fehlbildung der Lymphgefäße sein kann (BLUME, 1935; MCKENDRY u.Mitarb., 1957; NELSON u. KLEINE, 1959; HECHT u. KORB, 1959).

Nach FERRARI (1963) könnte auch eine fetal-entzündliche Obstruktion der Lymphwege ursächlich in Frage kommen. In vielen Fällen aber bleibt die Ätiologie des chylösen Aszites unbekannt (STURMER, 1965; VOLLMAN u.Mitarb., 1966).

Als „erworbene" Ursachen werden Strangulationen des Mesenterium mit nachfolgender Schädigung der Lymphkapillaren, Entzündungen der Lymphgefäße (sog. „radikuläre Lymphangitis"), mechanische Obstruktionen infolge von Karzinomen, Sarkomen oder retroperitonealen Tumoren (vgl. S. 677), seltene Infektionen (Filariasis, Bilharziose, Morbus Whipple) oder Störungen der Chyliferenwanderung diskutiert (Übersicht und Lit.: SANCHEZ u.Mitarb., 1971; MALAGELADA u.Mitarb., 1974).

Der traumatisch verursachte (Verletzungen des Ductus thoracicus) chylöse Aszites ist häufig mit einem Chylothorax kombiniert. In seltenen Fällen können auch Thrombosierungen der V. anonyma bzw. subclavia (Angulus venosus) zur Ursache eines chylösen Aszites werden (TÖNZ, 1958; GAJEWSKI u. JEZEWSKA, 1962).

Die von QUINCKE (1882) inaugurierte Theorie der rein mechanischen Aszitesbildung ist inzwischen auch durch tierexperimentelle Untersuchungen widerlegt worden. Zur mechanischen Komponente muß immer auch eine Schädigung der Lymphgefäßwände hinzukommen.

Die Differenzierung der Ergüsse in einen *idiopathisch-chylösen* und in einen *pseudo-chylösen* Aszites (=Ascites adiposus oder chyliformis) erscheint kaum gerechtfertigt (WATERHOUSE u. Mitarb., 1958; KELLEY u. LOGAN, 1961).

Die Prognose des chylösen Aszites ist abhängig von der zugrunde liegenden Grundkrankheit (NELSON, 1959). Die im Säuglingsalter auftretenden chylösen Ergüsse bilden sich oft spontan zurück (TÖNZ, 1958). GRIBETZ und KANOF (1951) halten auch den chylösen Ascites der Neugeborenen für relativ günstig hinsichtlich seiner Prognose (ausführliche Lit.: NIX u. Mitarb., 1957; CAROLI u. OUAHNICH, 1969; SANCHEZ u. Mitarb., 1971; MALAGELADA u. Mitarb., 1974).

3.3. Der sog. pankreatogene Aszites

Als Komplikation von Pankreaserkrankungen treten nicht selten Flüssigkeitsansammlungen in der Bauch- und Brusthöhle auf (Übersicht und Lit.: SCHINDLER u. Mitarb., 1970; KÜMMERLE u. MANGOLD, 1973). Der *pankreatogene Aszites* nimmt aus 2 Gründen eine gewisse Sonderstellung ein: 1. wegen seines hohen Enzymgehaltes (Amylase, Lipase) und 2. wegen der ausgeprägten Rezidivneigung. Die Häufigkeit eines pankreatogenen Aszites wird in der Literatur mit 10–20% angegeben (MACLAREN u. Mitarb., 1966; WANKE u. SEBENING, 1969; Lit. BECKER, 1973). Vor allem bei der akuten Pankreatitis und bei Pankreaskarzinomen treten „Ergüsse" auf, während sie bei chronischen Pankreatitiden seltener sind (SMITH, 1953; GAMBILL u. Mitarb., 1960; SCHMIDT u. WHITEHEAD, 1962; JENSEN u. BABIOR, 1967; CAMERON u. Mitarb., 1967).

Der pankreatogene Aszites wird oft über lange Zeit fehlgedeutet, insbesondere, wenn er hämorrhagisch imbibiert ist (KÜMMERLE u. Mitarb., 1971). Da er häufiger mit einem hämorrhagisch-pankreatogenen Pleuraerguß kombiniert ist, werden ursächlich vor allem maligne Tumoren der Lunge oder der Pleura vermutet, zumal, da auch die sog. sekundären Tumorzeichen (schlechter Allgemeinzustand, Gewichtsverlust, Anämie, hohe Blutsenkungsreaktion) meist vorhanden sind (KUNTZ, 1968; MIRIDJANIAN u. Mitarb., 1969).

Bezüglich des *Pathomechanismus* bestehen keine einheitlichen Vorstellungen. Die tryptische Pankreatitis ist vielfach auch eine ausgeprägte „lipolytische" Peri-Pankreatitis. Das anfallende nekrotische Material verursacht mit den freiwerdenden Pankreasenzymen einen peritonealen Reizzustand, der über eine exsudative Entzündung zum Erguß führt. Der pankreatogene Aszites weist gegenüber dem hepatogenen Aszites meist einen höheren Eiweißgehalt (=exsudativer Aszites) auf. Pankreasenzyme, die bei Pseudozysten offenbar durch die Wand in die freie Bauchhöhle diffundieren können, induzieren mutmaßlich über chronische Irritationen ebenso einen exsudativen Aszites (BARUA u. Mitarb., 1962; MACLAREN u. Mitarb., 1966). Als weitere Ursache wird von KÜMMERLE und MANGOLD (1973) die *segmentäre portale Hypertension* (HESS, 1969) diskutiert (vgl. auch: MCDERMOTT, 1965; VARRIALE u. Mitarb., 1963).

II. Hämaskos (Hämoperitoneum)

Das „Ursachenspektrum" des peritonealen Blutergusses ist außerordentlich groß (vgl. auch S. 641). Die großen Blutungen in das Cavum peritonei können durch Traumen, Gefäß- oder Tumorrupturen bzw. Perforationen, Ulkusperforationen mit Gefäßarrodierung, durch Extrauteringraviditäten (Tubarabort mit äußerem Fruchtkapselaufbruch), durch eine hämorrhagische Pankreatitis (Pankreasapoplexie) oder durch hämorrhagische Diathesen verursacht werden. Die akute tödliche Blutung ist meist eine arterielle. Außer traumatischen Gefäßzerreißungen oder perforierten Aneurysmen können auch entzündliche Gefäßveränderungen (Panarteriitis nodosa) zu massiven Blutungen führen (WUKETICH, 1957). Parenchymatöse Blutungen (Leberruptur) sind oft Sickerblutungen. In solchen Fällen wird ein Teil des Blutes resorbiert (vgl.: REMMELE, 1966), ebenso wie kleine peritoneale Blutergüsse meist gänzlich resorbiert werden. Größere Blutergüsse sacken in den Douglasschen Raum ab, es entsteht eine *Hämatocele retrouterina* (bzw. *retrovesicalis*). Diese kann im weiteren resorbiert oder organisiert werden. Dabei entstehen am Peritoneum einesteils braune, an der Leiche zumeist pseudomelanotisch verfärbte Pigmentierungen (Hämosiderin), andererseits erhebliche Serosaverdickungen mit gelegentlicher Kalzifizierung oder gekammerte Systeme, die zu Adhäsionen führen können.

III. Cholaskos (Choleperitoneum)

Der Austritt *steriler* Galle in die Bauchhöhle führt zum Cholaskos bzw. zum Choleperitoneum (SELBERG, 1938). Die Ursache liegt in Verletzungen der Leber, der Gallenblase oder der Gallenwege (BUTKIEWITZ, 1936; BRÄUTIGAM, 1949). Eine parenchymatöse Gallesekretion kann nach operativer Ablösung der Gallenblase auftreten, da im Leberbett zahlreiche aberrante Gallengänge vorkommen (ZANDANELL, 1949/50), nach Durchtrennung galleführender Adhäsionen, nach Leberbiopsien (vor allem bei Stauungsikterus) GALLISON u. SKINNER, 1950; KALK u. BRÜHL, 1951; MILES u. JECK, 1953; PANTLEN, 1958).

Die in den Bauchraum austretende sterile Galle führt letztendlich über eine toxische Bauchfellreizung (Gallensäuren) zum Bild der aseptischen galligen Peritonitis, die mit seröser Exsudation einhergehen kann. Durch die Resorption der Galle kommt es zu Intoxikationen und dystrophischen Organveränderungen. Als Todesursache führen MILES und JECK (1953) eine *Cholämie* an, wobei die schädigende Wirkung der Galle abhängig ist von der Menge des galligen Ergusses und von der Dauer der Einwirkung. Die toxische Aggressivität vor allem der unkonjugierten Gallensäuren führt zu Nekrosen am Peritoneum viscerale und parietale. Die toxische Reizung führt offenbar auch zu Flüssigkeitsverlusten (in die freie Bauchhöhle) mit Kollapsfolge (MOON u. MORGAN, 1936; MANSON u. EGINTON, 1938). Zudem begünstigt der gallige Erguß das Angehen bakterieller Infektionen (vgl. gallige Peritonitis).

IV. Pneumoperitoneum (Pneumaskos)

Ansammlungen von Gas oder Luft in der Bauchhöhle führen zum sog. *Gasperitoneum*. Unter Schmerzattacken kann es zur ballonartigen Auftreibung des Abdomen mit einer Gasansammlung besonders im Oberbach kommen (Zwerchfellhochstand, Dyspnoe). Peritonitische Zeichen fehlen meist. Chronische Gasansammlungen im Cavum peritonei führen zu weißlich-grauen, herdförmig betonten Verdickungen des Bauchfells und zu Verwachsungen, die offenbar Folge einer lokal-entzündlichen Exsudation sind. Weitere Komplikationen eines chronischen Pneumaskos sind interstitielle Emphyseme im Abdomen und Mediastinalemphyseme (STEIN, 1951). Luftblasen finden sich auch subkapsulär an der Leber oder im Ligamentum gastro-colicum (CHIARI, 1958).

Als häufigste Ursache eines Pneumoperitoneum finden sich Perforationen im Bereich des Magen-Darmtraktes. Die Perforationslücke kann so klein sein, daß ohne weitere Symptomatik lediglich Luft in die Bauchhöhle eindringt (sog. *„stumme Perforation"*). In seltenen Fällen kommt auch ein *„spontanes"* Pneumoperitoneum ohne nachweisbare Perforationsöffnung vor. Die spontane Rückbildungsrate eines Pneumoperitoneum ist gering.

V. Fremdkörper

Das Cavum peritoneum kann gewissermaßen zum Reservoir verschiedenster Fremdkörper werden. Das Schicksal der Patienten und die lokalen Folgen hängen in erster Linie davon ab, ob diese Fremdkörper steril oder infiziert in die Bauchhöhle gelangen und ob sie resorbierbar oder nicht resorbierbar bzw. unlöslich sind. Infizierte Fremdkörper verursachen in der Regel eine lokale oder diffuse Peritonitis (*Fremdkörperperitonitis*). Sterile Fremdkörper induzieren, je nach ihrer Löslichkeit, Resorbierbarkeit und chemischen Zusammensetzung eine mechanische oder chemische Irritation des Peritoneum; hieraus entwickeln sich häufig Organisationsvorgänge und Adhäsionen.

Fremdkörper werden, zumindest nach tierexperimentellen Untersuchungen (BENECKE, 1935), durch Fibrinexsudationen an der Oberfläche des Peritoneum fixiert. Es folgt eine zelluläre Reaktion mit Kapillarproliferationen. Schließlich entsteht ein Granulationsgewebe (Fremdkörpergranulationsgewebe). In diesem Zusammenhang kommt den sog. *Talkumgranulomen* eine besondere Bedeutung zu (ROESSLE, 1949; STACHER, 1954; HAUDE, 1956; TURUNEN u.Mitarb., 1965; HUMPHREYS u.Mitarb., 1972; SODERBERG u.Mitarb., 1973). Talkum, ein Magnesiumhydropolysilikat, induziert, wenn es auf die Oberfläche des Peritoneum gelangt, eine lebhafte proliferative Aktivität. Die entstehenden Talkumgranulome sind mehr oder weniger gut begrenzte, derb-knotige Bildungen, die eine schwielige Schnittfläche mit opaken, gelblichen Einlagerungen aufweisen. Lokalisiert sind sie im Bereich von Laparotomienarben in Form wechselnd großer Knötchen oder in peritonealen Adhäsionen (WALKER, 1948; MACKAY u. SNYDER, 1949; STACHER, 1954) und häufig einer Peritonitis fibroplastica oder einer Tuberculosis peritonei (CRAMER, 1948) ähnlich. Sie sind gelegentlich mit Fistelbildungen vergesellschaftet (ROESSLE, 1949; STACHER, 1954). Klinisch imponieren die Talkumgranulome im Bereich der Bauchdecken als sog. *„Schloffer-Tumoren"* und am Peritoneum als Rezidive oder Metastasen nach Karzinomoperationen (POSTLETHWAIT u.Mitarb., 1950; BAAR, 1953; DEMMER, 1959).

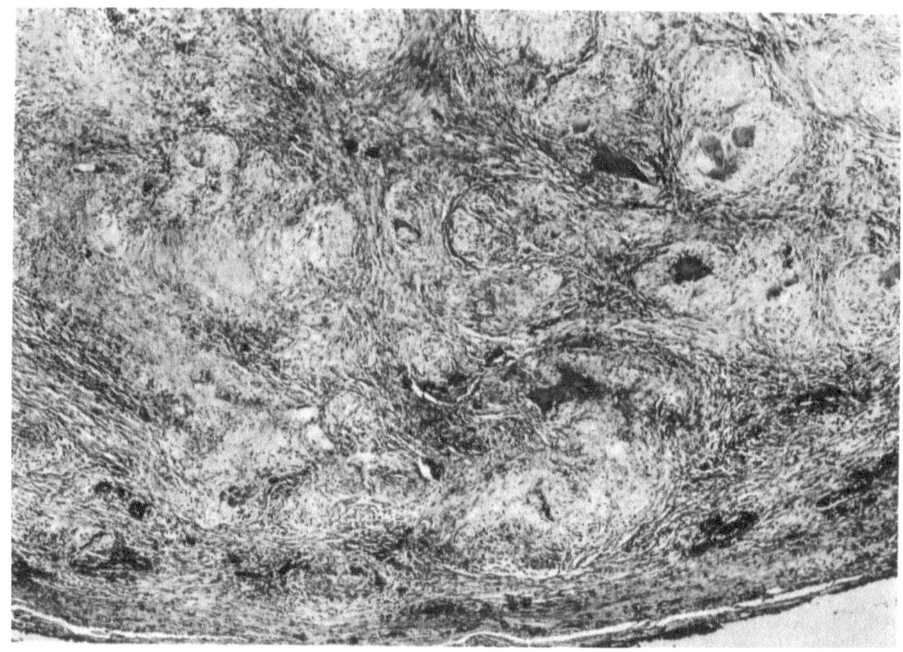

Abb. 352. Ausgedehnte, granulomatöse Fremdkörper-„Peritonitis". Färbung: HE. Vergr. 100:1

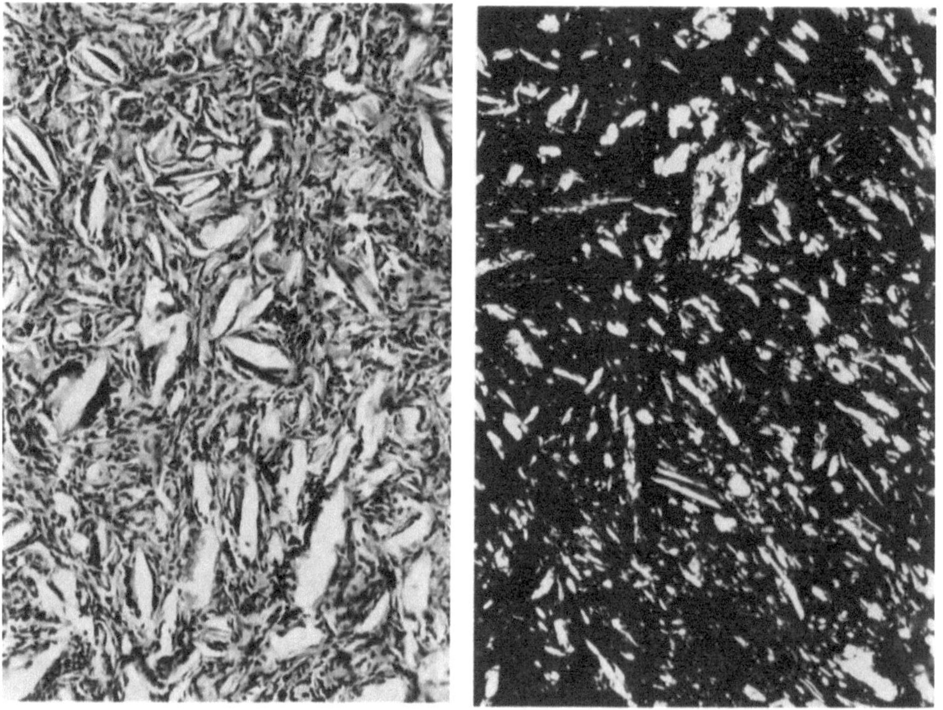

Abb. 353. Peritoneale Talkumgranulome. Färbung: HE. Vergr. 180:1

Histologisch (ROESSLE, 1949; STACHER, 1954) bestehen die Talkumgranulome aus einem Granulationsgewebe mit zahlreichen Lymphozyten, Granulozyten und knötchenartig zusammengelagerten epitheloiden Zellen, Makrophagen, Riesenzellen vom Fremdkörpertyp (Abb. 352 und 353). Kollagene Bindegewebsfasern sind meist reichlich entwickelt. In Nachbarschaft oder im Zytoplasma der Riesenzellen finden sich lanzettförmige, farblose Kristalle, die manchmal reiserförmig gelagert sind und infolge einer sekundären Hämosiderinpigmentierung einen bräunlichen Farbton annehmen können. Das Talkum färbt sich nicht mit den üblichen Farbstoffen, ist jedoch positiv doppelbrechend im polarisierten Licht (ROESSLE, 1949; ROSS u. LUBITZ, 1949; STACHER, 1954).

Die Granulome neigen zur Sklerosierung, zu Verwachsungen mit der Umgebung und damit zur Ausbildung peritonealer Adhäsionen (CRAMER, 1948; chronischer Ileus: BSTEH, 1956).

Vergleichbare granulomatöse Fremdkörper-Reaktionen werden auch durch *Bariumsulfat* hervorgerufen (,,*Bariumgranulome*": MASSHOFF, 1938; KLEINSASSER u. WARSHAW, 1952; KAY u. CHOY, 1955; MENDELOFF, 1956; KLEIN u. DORNETZHUBER, 1957; vgl. auch S. 509). Peritoneale Bariumgranulome entstehen nach Perforationen des Gastrointestinaltraktes bei Röntgenkontrastdarstellungen oder Irrigoskopien. Sie sind allerdings sehr selten.

Im weiteren können *Gallensteine* (perforierte Gallenblase), *Koprolithen* (perforierte Divertikel), sog. *Corpora libera* bzw. *Corpora aliena adiposa,* losgelöste und meist verkalkte (primär subserös gelegene) *Leiomyome* des Uterus und sehr verschiedene *exogene Fremdkörper* (Schrotkugeln, Nadeln, Operationsinstrumente) im Cavum peritonei gefunden werden. Außerordentlich selten findet man *Lithopädien*.

VI. Parasiten

Parasiten [Askariden, Tänien (Eier), Oxyuren, Coccidium oviforme, Zystizerken u.a.] im Bereich der freien Bauchhöhle bzw. des Peritoneum sind allgemein selten. Sie stammen entweder aus dem Gastrointestinaltrakt oder sind über den Blut- und Lymphweg in die freie Bauchhöhle gelangt. In anderen Fällen benutzen sie präformierte Kanäle, wie etwa die Eileiter. Meist entwickeln sich auch in diesen Fällen Fremdkörpergranulome, die reichlich eosinophile Granulozyten und Schaumzellen enthalten, selten kleine Abszesse.

Eine größere Bedeutung kommt dem *Echinokokkus* zu, der primär oder sekundär in der Bauchhöhle sich entwickeln kann. Der *primäre* Echinokokkus ist meist solität und im großen Netz lokalisiert (VOLAVSEK, 1943). Der *sekundäre* Echinokokkus hingegen entsteht durch Perforationen eines Leberechinokokkus (v. GIERKE, 1926; FISCHER, 1930; PETROSANU u.Mitarb., 1941), seltener der Milz, der Nieren oder der Ovarien (MATYAS, 1938; LAZAREVIL, 1942). Das Peritoneum kann dabei von zahlreichen, unterschiedlich großen Bläschen durchsetzt sein. Die basalen Anteile des Peritoneum sind bevorzugt betroffen. Nicht selten entwickelt sich ein Erguß (PETROSANU u.Mitarb., 1941), oder aber es entstehen Fremdkörpergranulome um obsolete Echinokokkusbläschen oder Membranfragmente.

E. Die Entzündungen des Bauchfells

Die Entzündung des Bauchfells tritt, ,,lokalisiert oder diffus, als seröse, sero-fibrinöse oder eitrige Peritonitis auf und stellt nach Wesen und Wirkung eine Infektionskrankheit mit Organmanifestation dar, wobei die Besonderheiten des befallenen Organes, des Peritoneums, die Besonderheiten des Krankheitsablaufes bestimmen" (WACHSMUTH, 1965).

Im allgemeinen sind Mono- und Polyinfektionen zu unterscheiden. Monoinfektionen entstehen erfahrungsgemäß vorwiegend hämatogen (-metastatisch) (Pneumokokken-Peritonitis). Die Polyinfektion spricht a priori für eine vom Darm ausgehende (enterogene) Entzündung (Perforation).

I. Die akute, diffuse Peritonitis

1. Allgemeine Vorbemerkungen und pathophysiologische Aspekte

Die diffuse (eitrige) Peritonitis ist nach wie vor ein ernstes und lebensbedrohliches Krankheitsbild; sie steht unter den sog. *„septischen Komplikationen"* noch immer an erster Stelle. In den Jahren 1954–1964 lag im Krankengut der Chirurgischen Universitäts-Klinik Würzburg die *Letalität* der lokalisierten Peritonitis bei 6,1%, die der diffusen bei 33% (WACHSMUTH, 1965). Unter Einschluß der postoperativen und posttraumatischen Peritonitiden fand WACHSMUTH (1965) eine Gesamtletalität aller Peritonitiden von 19,75%. Die Letalität zeigt eine deutliche Alterskorrelation (Abb. 354). Die Beurteilung der altersabhängigen Letalität muß die „extremen biologischen Situationen des frühkindlichen und greisen Menschen" und die „Besonderheiten der spezifischen Morbidität" in Rechnung stellen (WACHSMUTH, 1965). Bemerkenswert hoch (bis 71,2% nach WACHSMUTH, 1975) ist die Letalität der postoperativen Peritonitis. Als Ursache postoperativer Todesfälle findet sich eine Peritonitis nach KUNZ (1965) in 12,3% (vgl. Tabelle 132). Werden chirurgische Eingriffe bei schon bestehender Peritonitis (Perforationsperitonitis, Durchwanderungsperitonitis) durchgeführt, dann liegt die postoperative Letalität bei 61,5% (KUNZ, 1965). Die durchweg ungünstige Prognose der postoperativen Peritonitis wird in der sozusagen doppelten

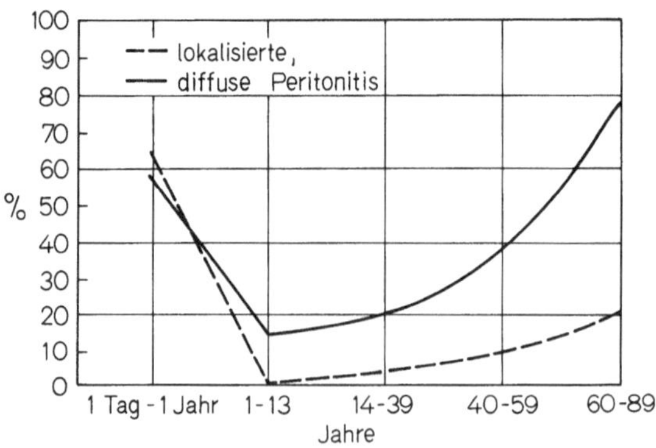

Abb. 354. Die Letalität der Peritonitis in bezug auf Ausdehnung und Lebensalter. [Aus WACHSMUTH, W.: Langenbecks Arch. Chir. **313**, 146 (1965)]

Tabelle 132. Die Peritonitis als Ursache postoperativer Todesfälle ($n=4241$). (Nach Kunz, 1965)

Zeitraum	n	%
1933–1942	294	26,0
1943–1956	444	21,7
1957–1964	132	12,3
Summe	870	20,5

Belastung des Organismus durch Vorerkrankungen einerseits und durch den operativen Eingriff andererseits gesehen. Auch die posttraumatische Peritonitis ist mit einer hohen Mortalität [nach Wachsmuth (1965) bis 47,6%] belastet (vgl.: Mörl, 1968).

Demgegenüber spielen die früher so wichtigen puerperalen und tuberkulösen Peritonitiden (Kirschner, 1926) heute kaum eine Rolle. Auch sog. endogene (kryptogenetische) Peritonitiden (Kunz, 1965) sind durch Sulfonamide und Antibiotika nahezu bedeutungslos geworden. Auch als Komplikation maligner Tumoren scheint die Peritonitis insgesamt selten zu sein (Hupe u. van Lessen, 1965).

Die Prognose der Peritonitis ist nicht nur vom Lebensalter, sondern auch vom Allgemeinzustand der Patienten, von zusätzlichen Begleitkrankheiten sowie von der Art, dem Ausgangspunkt und der Dauer der Bauchfellentzündung abhängig. Infolge der zunehmenden aboralen Keimbesiedlung (vgl. Abb. 200) ist z.B. die kotige Peritonitis (nach Dickdarmperforationen) in ihrer Prognose von vornherein sehr viel ungünstiger als etwa Peritonitiden nach Magenperforationen (Mörl, 1968).

Ätiologisch spielen vor allem gram-negative Mikroorganismen (E. coli, Pseudomonas, Proteus) und deren Toxine eine entscheidende Rolle (Artz u.Mitarb., 1962; Filler u.Mitarb., 1966; Filler u. Sleeman, 1967; Sleeman u.Mitarb., 1967; Simmons u.Mitarb., 1968), während mechanische Reize („physikalische Reize im weitesten Sinne") und chemische Agentien für die Entstehung einer Peritonitis kaum ins Gewicht fallen. Auch grampositive Bakterien wie Streptokokken, Staphylokokken oder Clostridium perfrigens können Ursache einer Peritonitis sein. Pneumokokkenbedingte Bauchfellentzündungen im Sinne einer hämatogen-metastatischen Absiedlung sind demgegenüber relativ selten.

Im Verlauf einer schweren diffusen Peritonitis entwickelt sich fast regelmäßig ein *septischer Schock* (Wachsmuth, 1965; Meyer, 1965; Mörl, 1968) mit arteriellem Blutdruckabfall, Hypoxie der inneren Organe, mit Störungen des Wasser- und Elektrolythaushaltes sowie des Säure-Basengleichgewichtes. Die pathophysiologischen Zusammenhänge des septischen Schocks sind außerordentlich komplex (Messmer, 1975; Bergentz, 1975). Sicher spielt ein Flüssigkeits- und Elektrolytverlust (in die Bauchhöhle und in den Intestinaltrakt: paralytischer Ileus) infolge einer enorm gesteigerten peritonealen Exsudation, die die resorptiven Möglichkeiten des Peritoneum bei weitem überschreitet, eine entscheidende Rolle. Dennoch findet man beim septischen Schock eine Erhöhung des Herzminutenvolumens (=hyperdynamer Schock, „high output shock state"), die z.T. auf einem erhöhten Sauerstoffbedarf, im wesentlichen aber auf der Durchströmung funktioneller arterio-venöser Shunts (vor allem im Bereich der Infektion selber: Hermreck u. Thal, 1969) beruht. Daraus resultiert letztendlich eine

Minderung der nutritiven Organdurchblutung. Da beim septischen Schock zudem eine erhöhte Sauerstoff-Affinität des Hämoglobin vorliegt, entwickelt sich sehr bald ein erhebliches Sauerstoff-Defizit (MESSMER, 1975).

Bedeutsam vor allem aber scheint die Resorption von Endotoxinen gramnegativer Bakterien, die primär eine toxische Schädigung des Kreislaufzentrums mit Blutdruckabfall hervorrufen. Durch die toxischen und hypoxischen Zellschädigungen (Gewebsazidose) (MESSMER, 1967, 1975) werden hochwirksame, vasoaktive Substanzen, wie Histamine und *Kininie* freigesetzt. Kininie werden aus ihren Vorstufen *Kallidinogen* und *Bradykininogen* (Kininogene) durch bestimmte Proteasen (Plasma-Kallikrein und Trypsin) aktiviert und führen zu einer Weitstellung der Gefäße und zu einer gesteigerten Kapillarpermeabilität (WERLE u.Mitarb., 1964; MEYER, 1965; vgl. auch SEIFERT, 1970 und Abb. 355). Besonders bei der Peritonitis und Pankreatitis werden in der Blutbahn hohe Kininwerte gefunden. Die physiologischerweise im Plasma vorhandenen Inhibitoren reichen nicht aus, die Kininbildung zu blocken. Kininogene sinken beim septischen Schock relativ schnell auf 20–30% ihrer Normwerte ab (MEYER, 1965). Diese Minderung steht zur Schwere des Krankheitsbildes offenbar in direkter Relation.

Darüber hinaus aktivieren Endotoxine sowohl die Gerinnung als auch die Fibrinolyse (BERGENTZ, 1975). Die Veränderungen sind in der Regel reversibel. Bei protrahierten septischen Schockzuständen indessen können die Gerinnungsfaktoren permanent abfallen, im Hinblick auf die Prognose ein schlechtes Zeichen.

Die im Schock eintretende Verlangsamung der Blutströmung führt infolge einer Erythrozytenaggregation im Bereich niederer Strömungsgeschwindigkeiten

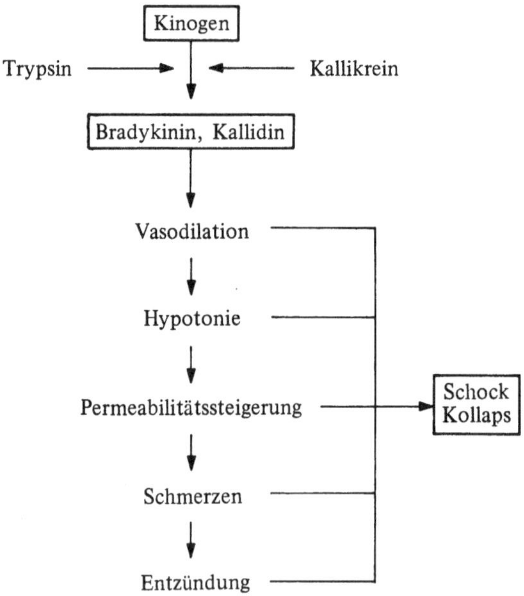

Abb. 355. Die Wirkung des Kinin-Systems. [Aus SEIFERT, G., in: HORATZ, K. (Hrsg.): Leber- und Pankreasschäden durch Schock und Narkose. Stuttgart: Thieme 1970)]

zum Anstieg der Blutviskosität. Erythrozytenaggregate entstehen präferentiell in den postkapillären Venolen. Sie können die Viskosität des Blutes so massiv erhöhen, daß die Blutsäule in den postkapillären Venolen stagniert bzw. in eine Stase übergeht (SINAGOWITZ u.Mitarb., 1973; SUNDER-PLASSMANN u.Mitarb., 1972; MESSMER, 1975). Infolge der Konstriktion der prä- und postkapillären Gefäßabschnitte (Einzelheiten siehe: MESSMER, 1975) und infolge der veränderten Fließeigenschaften des Blutes entwickelt sich die *„Schock-spezifische Störung der Mikrozirkulation"* (Übersicht und Lit.: SUNDER-PLASSMANN u. MESSMER, 1972), die, zumindest beim unbehandelten Schock, zur Selbstintensivierung eines jeden Schockes führt.

2. Morphologische Befunde

Sowohl die akute als auch die chronische Peritonitis sind infolge ihrer Ausbildung und Ausdehnung in eine diffuse und in eine lokale zu unterscheiden. Als *zentrale* Peritonitis wird eine zwischen den Darmschlingen entwickelte Entzündung verstanden. Bei der sog. *peripheren* Peritonitis ist der entzündliche Prozeß, einschließlich eines damit einhergehenden Exsudates, in den „Grenzwinkeln der Bauchhöhle" (subphrenisch, parallel des Colon ascendens oder descendens, pelvin) lokalisiert.

Das makroskopische Bild der akuten Peritonitis wird bestimmt durch die Virulenz der Keime und durch die Reaktionsfähigkeit des jeweiligen Individuums sowie durch die Krankheitsdauer. Das Abdomen ist meist aufgetrieben. Die Darmschlingen sind aufgeweitet, atonisch, mit dünnflüssigem Inhalt („schwappende Sukkulenz"; vgl. Ileus) und Gas angefüllt. Die Serosa ist zumeist intensiv gerötet, hyperämisch (sog. „streifig-arterielle Injektion"), sie hat ihren spiegelnden Glanz verloren, erscheint matt und von Fibrin bedeckt (serofibrinöse Peritonitis). Nicht so selten finden sich subseröse Blutungen (Kapillarschaden). Gleichartige Veränderungen zeigt in der Regel auch das große Netz, das nicht selten zum „Ausgangspunkt" der Peritonitis verzogen ist, zu frühzeitigen Verklebungen und Adhäsionen führt und gewissermaßen zum „Wegweiser" der Entzündung wird.

Die Menge des Exsudates ist variabel. Bei perakut verlaufenden Peritonitiden („peritoneale Sepsis"), die klinisch als ungemein schweres Krankheitsbild imponieren, kann es äußerst gering sein; in Abstrichpräparaten werden massenhaft hämolysierende Streptokokken gefunden. In anderen Fällen kann die Exsudatmenge mehrere Liter betragen. Im Sediment der Exsudate finden sich vor allem Granulozyten, die häufig Bakterien phagozytiert haben und dann degenerative Veränderungen aufweisen können (Abb. 378 und 379). Ebenfalls degenerativ verändert sind desquamierte Peritonealdeckzellen. Makrophagen sind allenthalben im Exsudat enthalten, Fibrin in wechselnder Menge. Bei „allergischen" Peritonitiden sollen eosinophile Granulozyten besonders reichlich vorkommen (SIEGAL, 1945; SISON u.Mitarb., 1947; HARKANY, 1952; SIGUIER, 1957).

Das mikroskopische Bild der akuten Peritonitis ist wie bei jeder anderen akuten Entzündung durch eine ausgeprägte arterielle Hyperämie gekennzeichnet. Blut- und Lymphgefäße sind prall mit Granulozyten angefüllt, das benachbarte (perivaskuläre) Stroma ist entsprechend infiltriert, untermischt mit Makrophagen und Fibrinexsudationen. Ein oft hochgradiges entzündliches Ödem kann auf die Darmwand übergreifen und führt an den Muskelfasern zur sog. fettigen Degeneration.

3. Komplikationen

Abgesehen von den sozusagen akuten Komplikationen eines paralytischen (=adynamischen) Ileus (vgl. S. 107), stehen vor allem „chronische Folgezustände" im Vordergrund. Überwindet der Organismus eine Peritonitis, wird das Exsudat entweder resorbiert oder, vor allem, wenn es fibrinreich ist, organisiert. Das kann, wie an der Pleura, zu örtlich umschriebenen weißlichen Verdikkungen des Peritoneum führen oder zu intraperitonealen *Adhäsionen* (sog. Adhäsionsbauch) (FUCHSIG, 1964; KERN u. KUHBIER, 1964; GRUNDMANN, 1965; VORSTER, 1968). Diese sog. *Peritonitis adhaesiva* kann zunächst zur lokalen Abgrenzung des Exsudates führen. Daraus resultiert der sog. *Peritonealabszeß,* der häufig über dem Zäkum und der Appendix als perityphlitischer Abszeß, ferner als subphrenischer und/oder Douglas-Abszeß sich manifestiert. Derart lokale Ansammlungen eines fibrinös-eitrigen Exsudates sind indessen nicht nur Folge (bzw. Residuen) einer sich zurückbildenden diffusen Peritonitis, sondern häufig auch primär lokale Manifestationen. Die Peritonealabszesse können in den Darm perforieren („Autodrainage"). Durch eine bakterielle Aszension und durch

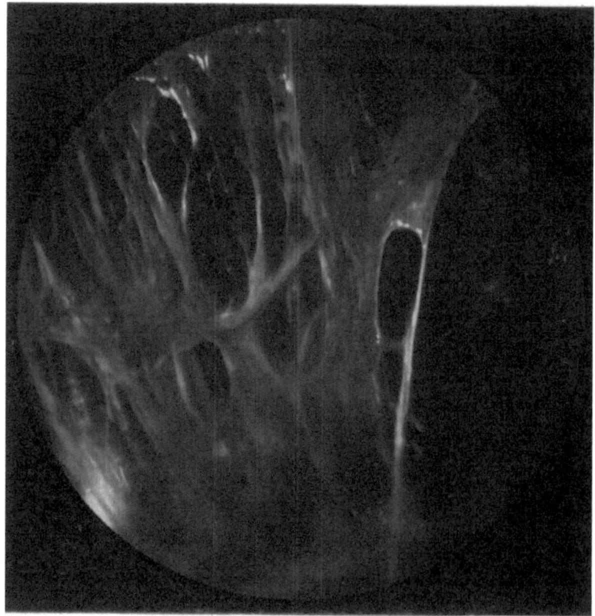

Abb. 356a
Abb. 356a u. b. Peritonitis adhaesiva, laparoskopischer Befund. [Aus MÜLLER, K., GROSSE, H.-J.: Leber Magen Darm 1, 15 (1971)]

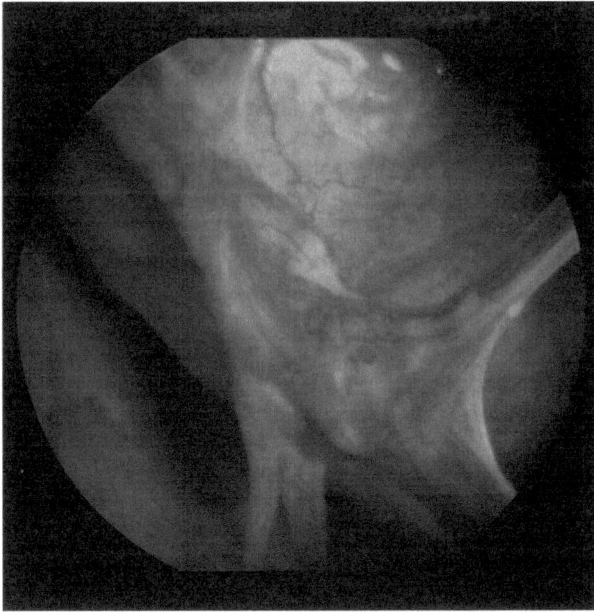

Abb. 356b

Darmentleerungen in die Abszeßhöhle hinein entsteht ein (chronisch-persistierender) Kotabszeß. Die Perforation vermag aber auch nach außen, durch die Bauchdecken, zu erfolgen (kutane Fistel). Sehr viel häufiger indessen sind durch Adhäsionen hervorgerufene *Strangulationen* (Strangulationsileus). Zur Adhäsionsprophylaxe wurden früher Öleingießungen in das Cavum peritonei oder Pepsininstillationen vorgenommen (PAYR, 1914; ROSTOCK, 1925; KUBOTA, 1925; PETERMANN, 1941; SCHIFF u.Mitarb., 1949). Derzeit werden zur Adhäsionsprophylaxe intraperitoneale Applikationen des Proteaseninhibitors Trasylol durchgeführt (Lit.: VORSTER, 1968; MAIER, 1972).

II. Die lokal-begrenzte Peritonitis

Umschriebene, lokal begrenzte Entzündungen des Bauchfells bieten pathologisch-anatomisch gegenüber der diffusen Peritonitis keine prinzipiellen Besonderheiten. Der Unterschied liegt mehr in der Quantität der entzündlichen Reaktion. Auch die lokal begrenzte Peritonitis manifestiert sich als *seröse, sero-fibrinöse* oder *purulente* Entzündung. Die umschriebenen Peritonitiden können prinzipiell an allen Stellen des Peritoneum vorkommen, in der Nachbarschaft erkrankter Organe etwa als Perihepatitis und/oder Perisplenitis. Typisch sind fokale Entzündungen bei penetrierenden (und/oder gelegentlich auch bei perforierten) Magenulzera. Häufig finden sich entzündliche Reaktionen in der Nachbarschaft der Gallenblase (*Pericholezystitis*), der Appendix (*Perityphlitis*) und der weiblichen Beckenorgane (*Perimetritis, Douglas-Abszeß*).

Auch das große Netz kann Sitz lokaler Entzündungen sein. Andererseits führt die enorme Plastizität des Omentum majus zur frühzeitigen Abdeckung (Verklebung, Verwachsung) fokal-entzündlicher Peritonealveränderungen.

III. Die primär chronische Peritonitis

Eine chronisch-fibroplastische Peritonitis kann sich als Endstadium einer akuten Peritonitis entwickeln (=sekundär chronische Peritonitis). Von dieser Form sind die durchweg seltenen, primär chronischen Peritonitiden zu unterscheiden.

Auch die primär chronische Peritonitis zeigt verschiedene Formen. Bei derjenigen *ohne* Adhäsionen ist eine diffuse, weißlich-opake Verdickung des Bauchfellüberzuges am Darm, an der Leber und Milz entwickelt. Derartige Veränderungen finden sich z.B. bei Leberzirrhosen. Sie sind häufiger mit einer leichten Schrumpfung des Netzes und mit einer Verkürzung des Darmes verbunden. Man begegnet dem gleichen Bild auch bei chronischem Aszites kardialer Genese.

Als zweite Form ist die mit gleichartigen Veränderungen an Pleura und Perikard einhergehende Verdickung des Peritoneum im Rahmen einer *Polyserositis* (Concatosche Krankheit) zu nennen, deren klinisches Bild bereits 1908 von NEUSSER geschildert wurde. Die Veränderungen, die mit oft umfangreichen Ergüssen kombiniert sind, führen zu einer schwartigen, opaken, weißlich-bläulichen Verdickung des Bauchfells besonders über der Leber und über der Milz (Zuckerguß), der histologisch ein kernarmes, weitgehend hyalinisiertes Bindegewebe entspricht. Meist fehlen entzündliche Veränderungen. Ätiologisch wird eine chronische Stauung angeschuldigt. In anderen Fällen manifestiert sich die Concatosche Krankheit in Form perlartig-weißer Verdickungen, die sehr an tuberkulöse Granulome oder an das Erscheinungsbild eines miliaren Morbus Crohn (vgl. S. 226) erinnern.

Eine dritte Form der primär chronischen, mit ausgedehnter Schwielenbildung einhergehenden Erkrankung des Bauchfells ist die als *Peritonitis chronica fibrosa* (=fibroplastica) (GOLDHAHN, 1931), als *Peritoneum hyperplasticum fluctuans* (HOLDER, 1952), als *„Zuckergußdarm"* (WINNEN, 1921), als *Periviszeritis* oder *Linite plastique* bezeichnete Variante. Bei diesem Leiden gibt es Fälle (Frühfälle?), bei denen lediglich die Darmschlingen (besonders das terminale Ileum) von einer lockeren, feinfädigen Bindegewebsmasse umgeben werden (HOCHMILLER, 1931). In späteren Stadien ist die Serosa von einer dicken milchglasartigen Bindegewebslage überzogen (JOSA, 1927). Wegen ihrer derben Konsistenz sieht sie makroskopisch zuweilen einer diffusen Peritonealkarzinose sehr ähnlich. Die betroffenen Darmteile (Dünn- und Dickdarm) können auf $^1/_5$ ihrer normalen Länge verkürzt sein. Ausgedehnte Verwachsungen der Darmschlingen untereinander, vor allem aber mit dem Peritoneum parietale, fehlen meist. Auch die Kapseln von Leber und Milz sind kaum verdickt. Dagegen sind das parietale Blatt des Peritoneum und das Gekröse ebenfalls verdickt.

In anderen Fällen, die häufiger sein sollen als die geschilderten, aber prinzipiell zu ihnen gehören (BERGERET, 1932), erscheint das Dünndarmkonvolut in einen schwieligen „Sack" gehüllt: *Peritonitis fibroplastica incapsulans* (LAEWEN, 1937). Klinisch (LAEWEN, 1937) beginnen die Symptome in der Regel schleichend mit unklaren Bauchbeschwerden (LANGHOF, 1950). Es entwickelt sich meist ein chronischer (Sub-)Ileus; kolikartige Schmerzen sind selten. Aszites ist, wenn überhaupt, nur gering entwickelt (BORRMANN, 1927). Nach FOTHERINGHAM und PICENA (1934) überwiegt das weibliche Geschlecht mit 60–70% (s. dagegen BLUMENTHAL, 1928).

Makroskopisch erscheint das Dünndarmkonvolut bei dieser enkapsulierenden Form durch derbe schwartige Membranen wie in einen Sack eingeschlossen, der keinerlei Verwachsungen mit der vorderen Bauchwand zeigt. In diese oft bis „überkopfgroßen" Beutel tritt am oberen Ende das Jejunum ein und am unteren Ende das terminale Ileum aus, das dann unverändert in das Zäkum übergeht. Der Dickdarm kann völlig unverändert dieses Dünndarmkonvolut umgeben. Nach BORRMANN (1927) ist auch das Peritoneum parietale unverändert.

Histologisch bestehen die weißlichen Schwarten aus Bindegewebe, das in Frühfällen fibrillenarm und ohne entzündliche Veränderungen ist (HOLDER, 1952). HARTMANN (1942) sowie LAEWEN (1937) vermerken 2 Schichten in der schwieligen Hüllmembran: eine tiefer gelegene Schicht aus gefäßreichem Granulationsgewebe mit perivaskulärer Rundzellinfiltration und eine oberflächliche, die sich aus faserreichem Bindegewebe mit weitgehender hyaliner Umwandlung aufbaut. Die oberflächlichste Lage zeigt einen fibrinoiden Streifen.

Die Ätiologie dieser Veränderungen ist weitgehend unklar. Fehlbildungen im Sinne einer „inneren Hernie" („Hernia mesenterica": FÜTH, 1927; HARTMANN, 1942; Hernia omento-parietalis: JÜNGLING, 1930; GOLDHAHN, 1931) oder einer fehlerhaften und übermäßigen Entwicklung des Bauchhöhlenmesoderm werden diskutiert. Eine chronisch-entzündliche Genese (TANASESCU u. BARDILIAN, 1934; FORTHERINGHAM u. PICENA, 1934) wird ebenfalls erörtert. Die Tuberkulose als Ursache indessen wird von den meisten Autoren abgelehnt. An Folgezustände bzw. an Zusammenhänge mit dem Darmbrand denkt FEIST (1949); SORGE (1950) diskutiert ursächlich eine besondere Form der Enteritis regionalis. Auch allergische Reaktionsweisen wurden postuliert, wie schon LERNBECHER (1922), TIESENHAUSEN (1924) sowie HOCHMILLER (1931) „dispositionelle" und „konstitutionelle" Faktoren als bedeutungsvoll ansahen. DIETERICH (1928) sieht in der gleichzeitigen Verdickung der Pleura und auch der Leptomeningen einen weiteren Hinweis dafür, daß eine besondere, allgemeine Reaktionslage vorliegt.

Eine bisher unikale Beobachtung stellt die *Peritonitis follicularis* dar, bei der HAUSER (1923) die Serosa des unteren Bauchabschnittes injiziert und im kleinen Becken bräunlich pigmentiert und mit zahlreichen, bis stecknadelkopfgroßen, blaßgelblichen Knötchen besetzt fand. Histologisch handelte es sich um lymphatisches Gewebe.

IV. Besondere Peritonitisformen

1. Die gallige Peritonitis

Nach umfangreichen Sektionsstatistiken (Lit.: VOIGT u. HANTSCHMANN, 1974) leiden 21,7% aller Frauen und 9,7% aller Männer an einer Cholelithiasis. Während die Operationsletalität der sozusagen planmäßigen Cholezystektomie beim unkomplizierten Steinleiden unter 1% liegt (BERGERHOF, 1967), hat sich die hohe Letalität der Gallenblasenperforation in die freie Bauchhöhle kaum geändert: sie liegt auch heute noch zwischen 23 und 67% (Lit.: VOIGT u. HANTSCHMANN, 1974). Sie wird klinischerseits vor allem auf eine uncharakteristische Symptomatik zurückgeführt, durch die es offenbar zu einer erheblich verzögerten Diagnose kommt, und auf das zumeist fortgeschrittene Alter der Patienten. Die uncharakteristischen und vor allem auch von Fall zu Fall variablen

Symptome erklären sich wesentlich aus verschiedenen Perforationsarten und Perforationswegen (STOUT u. HIBBARD, 1943). Am häufigsten und prognostisch am ungünstigsten ist die Perforation in die freie Bauchhöhle. Weitere Perforationsrichtungen (bzw. -wege) sind: die Perforation in die Leber, in Hohlorgane und/oder in die Bauchdecken. Perforationen der Gallenblase in das Retroperitoneum indessen sind selten. Der pericholezystitische Abszeß kann Ausdruck einer gewissermaßen inkompletten Perforation sein.

Die Perforation in die freie Bauchhöhle findet vor allem bei älteren Menschen statt (Durchschnittsalter 71,6 Jahre nach VOIGT u. HANTSCHMANN, 1974). Relativ hoch ist der Prozentsatz [21,2% nach einer Sammelstatistik von MERGUET (1972)], bei dem die Perforation das erste klinische Symptom einer Gallenblasenerkrankung überhaupt war. In anderen Untersuchungsserien wird allerdings eine „positive Gallenanamnese" fast immer gefunden (EDWARDS, 1941; KUHNE, 1957).

Die Prognose der galligen Peritonitis ist in hohem Maße von dem Intervall abhängig, das zwischen Krankheitsbeginn und operativer Therapie vergeht (PINES u. RABINOWITCH, 1954; OESTERN, 1955; BAUER, 1960). Bezüglich der Todesursachen der galligen Peritonitis wird der freien Galle im Cavum peritonei eine besondere Bedeutung beigemessen, die nach tierexperimentellen Untersuchungen von WANGENSTEEN (1926) und EDWARDS (1941) eine lokal-toxische („zytotoxische Agressivität", Ulzerationen) und eine systemische (Intoxikationen, „dystrophische Organveränderungen") Wirkung entfalten soll (vgl. auch: MANSON u. EGINTON, 1938; SELBERG, 1938). Hinzu kommen eine allgemeine Schockwirkung (HARKINS u. Mitarb., 1936; HEHNSE, 1960; HESS, 1961) und eine bakterielle Superinfektion (FELIX u. PLAGEMANN, 1958).

Die Ursachen der Perforation sind vielfältig. Das Steinleiden mit oft ausgeprägten und tiefreichenden Ulzerationen der Gallenblasenwand hat zweifellos wohl die größte Bedeutung. Aber auch ohne Steine kann es zur Perforation kommen. Hier sind vor allem phlegmonös-gangränöse Entzündungen und Empyeme zu nennen. Auch starke Überdehnungen, sowohl des Ductus choledochus als auch der Gallenblase (Papillentumor, Papillitis, periduktuläre Fibrosen, Strikturen, Karzinome), können zur Perforation führen. Traumatische Perforationen sind durchweg selten (BRÄUTIGAM, 1949; vgl. auch Cholaskos). Als weitere Perforationsursache wird die Gangrän der durch pathologische Füllungen stark überdehnten Gallenblasenwand infolge von *Zirkulationsstörungen* angesehen. Übersteigt der Innendruck der Gallenblase den Druck innerhalb der nutritiven Gefäße, so entsteht in der Gallenblasenwand zunächst ein (hypoxisches) Ödem, dem ausgeprägte ischämische und schließlich gangränöse Veränderungen folgen (CASSAU-SIEVERT, 1968). Der Gallenblasenfundus ist aufgrund seiner schlechten Vaskularisation für derartige Störungen geradezu prädisponiert (PINES u. RABINOWITCH, 1954).

Eine gewisse Sonderstellung nimmt die erstmals von CLAIRMONT und HABERER (1911) beschriebene *perforationslose gallige Peritonitis* ein (vgl. auch: WONDRAK, 1956; SPIEGEL, 1957; HEHNSE, 1960; DEROSA, 1964). Vorzugsweise sind mittlere und höhere Lebensalter, meist Frauen, betroffen. In 60% der Fälle soll die perforationslose gallige Peritonitis mit einem Steinleiden kombiniert sein. Klinisch kommt es zu spontan auftretenden Schmerzen im Oberbauch, auch zu Symptomen eines Gallensteinanfalls, später dominieren peritoneale Zeichen. In einem Teil der Fälle entwickelt sich auch ein Ikterus (BUTKIEWICZ, 1936).

Pathologisch-anatomisch findet man im Bauchraum einen galligen Erguß von sehr unterschiedlicher Menge. Das Peritoneum, vorzugsweise im rechten Oberbauch, zeigt gallig imbibierte, fibrinöse Auflagerungen. Das Exsudat kann blutige oder auch eitrige Beimengungen aufweisen; es zeigt jedoch jeweils eine typische gallige Verfärbung. In einem Drittel der Fälle besteht zugleich ein allgemeiner Ikterus (BUTKIEWICZ, 1936). Die bakteriologische Untersuchung des Ergusses bleibt meist ohne Befund. Gelegentlich wurden im Erguß Diastase (POPPER, 1936; BUTKIEWICZ, 1938) und/oder Trypsin (BUNDSCHUH, 1930) nachgewiesen. Die Gallenblasenwand ist ödemisiert und gallig durchtränkt. Die Gallenblase ist meist stark erweitert. In etwa 60% der Fälle finden sich Steine, entweder in der Gallenblase oder in den ableitenden Gallenwegen (BUTKIEWICZ, 1938). Verwachsungen mit der Umgebung, wie auch fibrinöse Auflagerungen, können vorkommen. Eine eindeutige Perforation ist meist nicht nachzuweisen. In einem Teil der Fälle fanden sich histologisch kleine Serosadefekte, Risse in der Mukosa und Muscularis. Man sollte in Rechnung stellen, daß Perforationslücken oft nur sehr klein sind und sich so der Beobachtung entziehen bzw. sehr schnell vernarben (NAUWERCK u. LÜBKE, 1913; MINTZ, 1932; BURCKHARDT, 1941; BIULACHS u. Mitarb., 1942). Die Untersuchung der Blasengalle zeigt in einem Teil der Fälle bakteriologisch keine Mikroorganismen, während in anderen Fällen besonders E. coli gezüchtet werden konnte. Indessen wurden Diastase und Trypsin häufig in der Blasengalle gefunden (POPPER, 1936; SCHÖNBAUER, 1924; RUPPANNER, 1935; BRACKERTZ, 1932).

Histologische Untersuchungen deckten in einschlägigen Fällen in der Gallenblase entweder entzündliche Veränderungen auf, teils frische, teils ältere, wie auch mehr oder weniger ausgedehnte Nekrosen, die sämtliche Wandschichten erfassen können. Als Ursache der sog. perforationslosen galligen Peritonitis wird eine pathologische Durchlässigkeit der Gallenblase und/oder der Gallengänge infolge krankhafter Veränderungen angenommen. Bedeutsam scheinen vor allem chronische Stauungen zu sein. Weiterhin wird eine „Galle-Infiltration" der Wand über die oft bis an die Serosa heranreichenden Luschkaschen Gänge oder auf dem Wege über Lymphkapillaren diskutiert. Feine Risse oder mikroskopisch kleine Perforationen auf entzündlicher oder (mikro-)traumatischer Basis bei stark gefüllter Gallenblase (NAUWERCK u. LÜBKE, 1913; SICK u. FRAENKEL, 1913; BUTKIEWICZ, 1936) oder geplatzte subseröse, aberrante Gallengänge können gleichfalls zur „galligen Durchwanderung" führen. Die auf BLAD (1917) (vgl.: SCHÖNBAUER, 1924; BRACKERTZ, 1932; BUTKIEWICZ, 1936; GRIESSMANN, 1943) zurückgehende „Filtrationstheorie" nimmt eine Aktivierung von Pankreasenzymen im Gallenwegssystem an, wobei unter bestimmten Bedingungen (common channel von Ductus choledochus und Ductus Wirsungianus, Verschluß der Papilla Vateri) ein Reflux von Pankreassaft in die Gallenblase erfolgt und dadurch enzymatische Nekrosen der Gallenblase und/oder großen extrahepatischen Gallengänge entstehen und zum Durchtritt von Galle durch die so geschädigte Wand Anlaß geben. Begünstigt wird das Durchtreten der Galle durch zugleich bestehende Stauungen im Gallesystem und durch Infektionen (BUTKIEWICZ, 1936).

2. Die sog. Cholesterinperitonitis

In Analogie zur Cholesterinpleuritis und -perikarditis beschrieben BAYER u.Mitarb. (1974) eine *Cholesterinperitonitis*. Die Autoren fanden bei einem 32jährigen Patienten eine große peritoneale Pseudozyste mit einer charakteristischen, gold-glänzenden Flüssigkeit („gold paint appearance": DEMPSEY u.Mitarb., 1966), die bei mikroskopischer Betrachtung zahlreiche tafelförmige Cholesterinkristalle enthielt (Abb. 357). Die Wand der pseudozystischen Formation bestand aus fibrösem Bindegewebe nach Art einer „pyogenen" Membran mit lymphoplasmozytären Entzündungsinfiltraten und einer wechselnden Menge lipoidspeichernder Histiozyten (Abb. 358 und 359). Am übrigen Peritoneum einschließlich der Leberoberfläche fanden sich zahlreiche bis 2 cm große schwefelgelbe Knoten mit histologisch gleichartigen Veränderungen wie im Bereich der Pseudozyste.

Die Serumlipidwerte waren, wie dies auch für die Cholesterinpleuritis und -perikarditis immer wieder angegeben wird, normal.

Ätiologie und Pathogenese der im Pleura- und Perikardraum auftretenden cholesterinhaltigen Ergüsse sind unklar; das gilt letztlich auch für die Choleste-

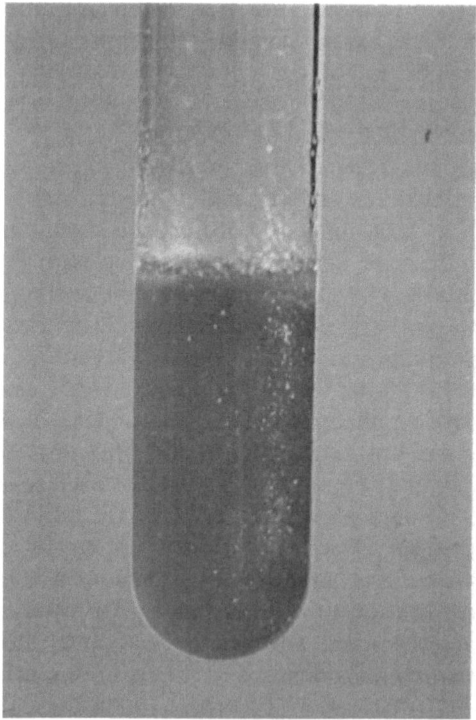

Abb. 357a

Abb. 357a u. b. Cholesterinperitonitis: (a) Inhalt einer operativ entfernten Zyste mit gold-glänzenden Stippchen; (b) nativer Zysteninhalt mit typischen tafelförmigen Cholesterinkristallen. [Präparat und Aufnahme: Primarius Dr. ST. WUKETICH; aus BAYER, M.P., u.Mitarb.: Dtsch. med. Wschr. **99**, 1915 (1974)]

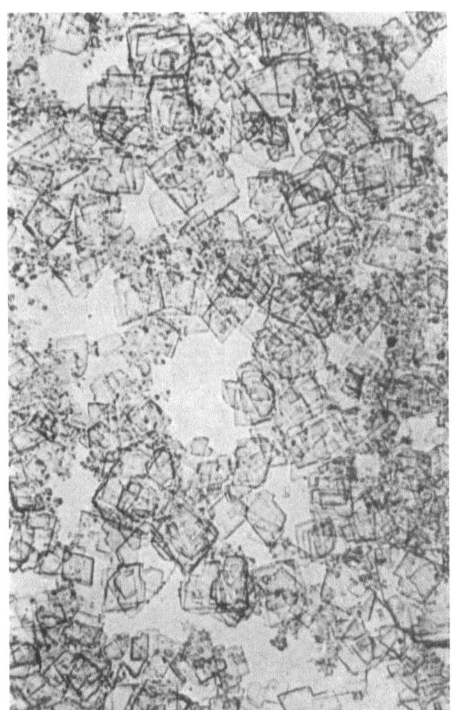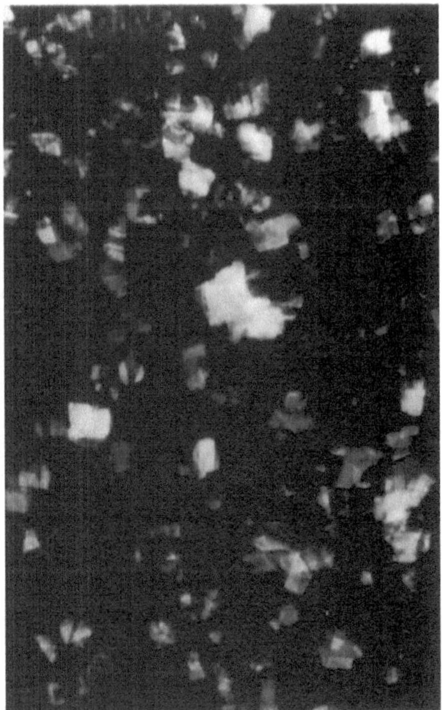

Abb. 357b

rinperitonitis. Verschiedene Hypothesen werden diskutiert (Übersicht und Lit.: BAYER u.Mitarb., 1974), die allenthalben auch für die Cholesterinperitonitis in Betracht gezogen werden können. Es wird angenommen, daß die jeweiligen Ergüsse lange Zeit bestehen müssen, damit es zum Ausfall der Cholesterinkristalle kommen kann. Charakteristisch ist ferner eine fibröse Verdickung des den Erguß umgebenden Gewebes mit Verschwielung der hier verlaufenden Lymphgefäße. Diese fibrosierenden Vorgänge werden auf chronische Entzündungsprozesse, wie Tuberkulose (DANIEL u. PUDER, 1932; NÜSS, 1955) und rheumatische Erkrankungen, zurückgeführt (ARNOLD u. MAURICE, 1961; KINDRED u.Mitarb., 1969). DAVIS und JACOBSON (1967) ziehen ursächlich eine Hypothyreose mit der ihr eigenen Hypercholesterinämie in Betracht. Aber auch eitrige oder hämorrhagische Exsudationen traumatischer Genese werden diskutiert (ADA u.Mitarb., 1959; BAYER u.Mitarb., 1974).

Bezüglich der Cholesterinansammlungen im Erguß kommen nach SCHULTRICH (1963), TRAUB (1963) und BAYER u.Mitarb. (1974) 4 Ursachen in Frage:

1. ein verminderter Abtransport Cholesterin-haltiger Substanzen,
2. ein vermehrtes Cholesterinangebot,
3. Milieuveränderungen, die die Cholesterinlöslichkeit beeinflussen,
4. eine lokale Steigerung der Cholesterinbiosynthese.

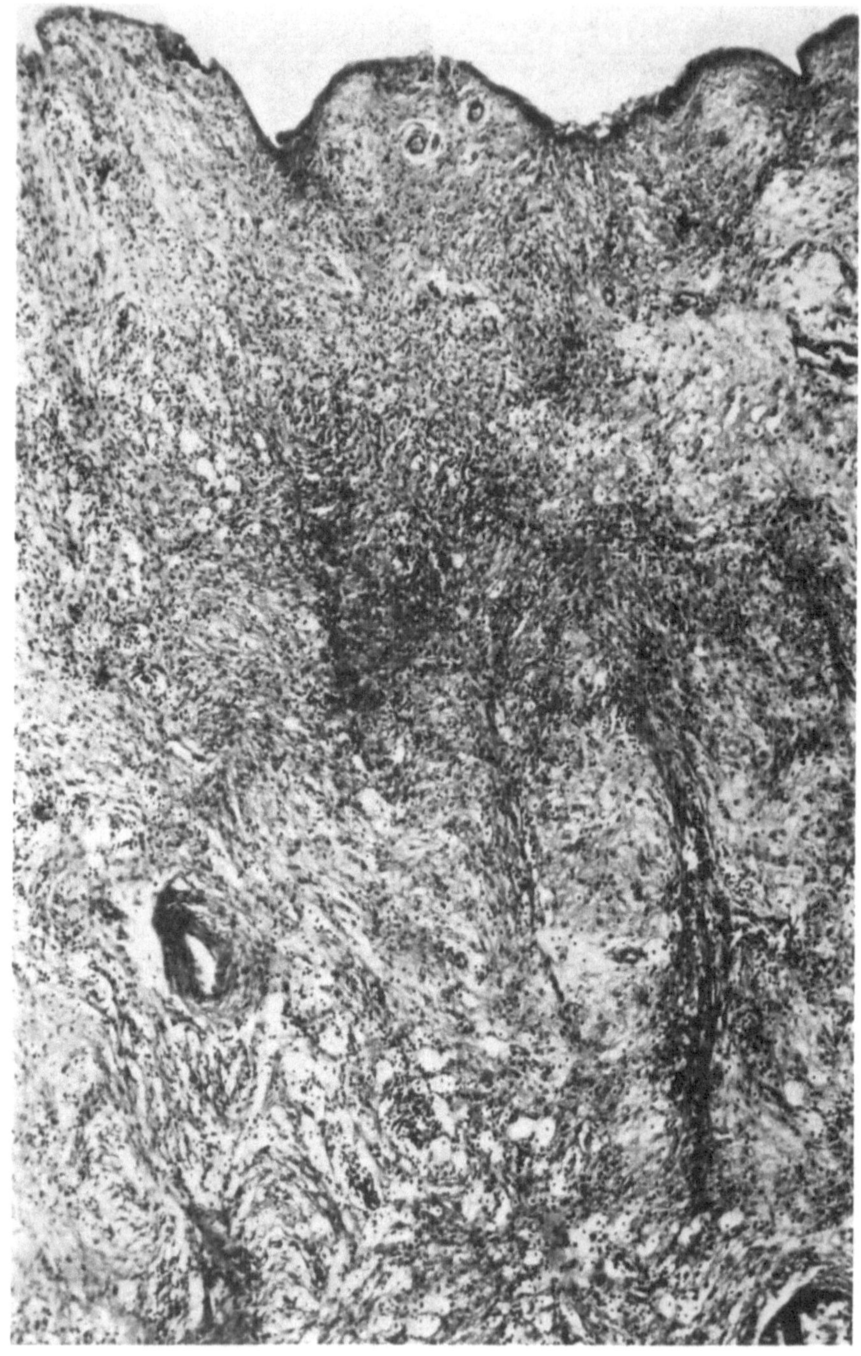

Abb. 358. Cholesterinperitonitis: „Zystenwand" mit herdförmig-entzündlicher Infiltration. Färbung: HE. Vergr. 100:1. [Aus Bayer, M.P., u.Mitarb.: Dtsch. med. Wschr. **99**, 1915 (1974)]

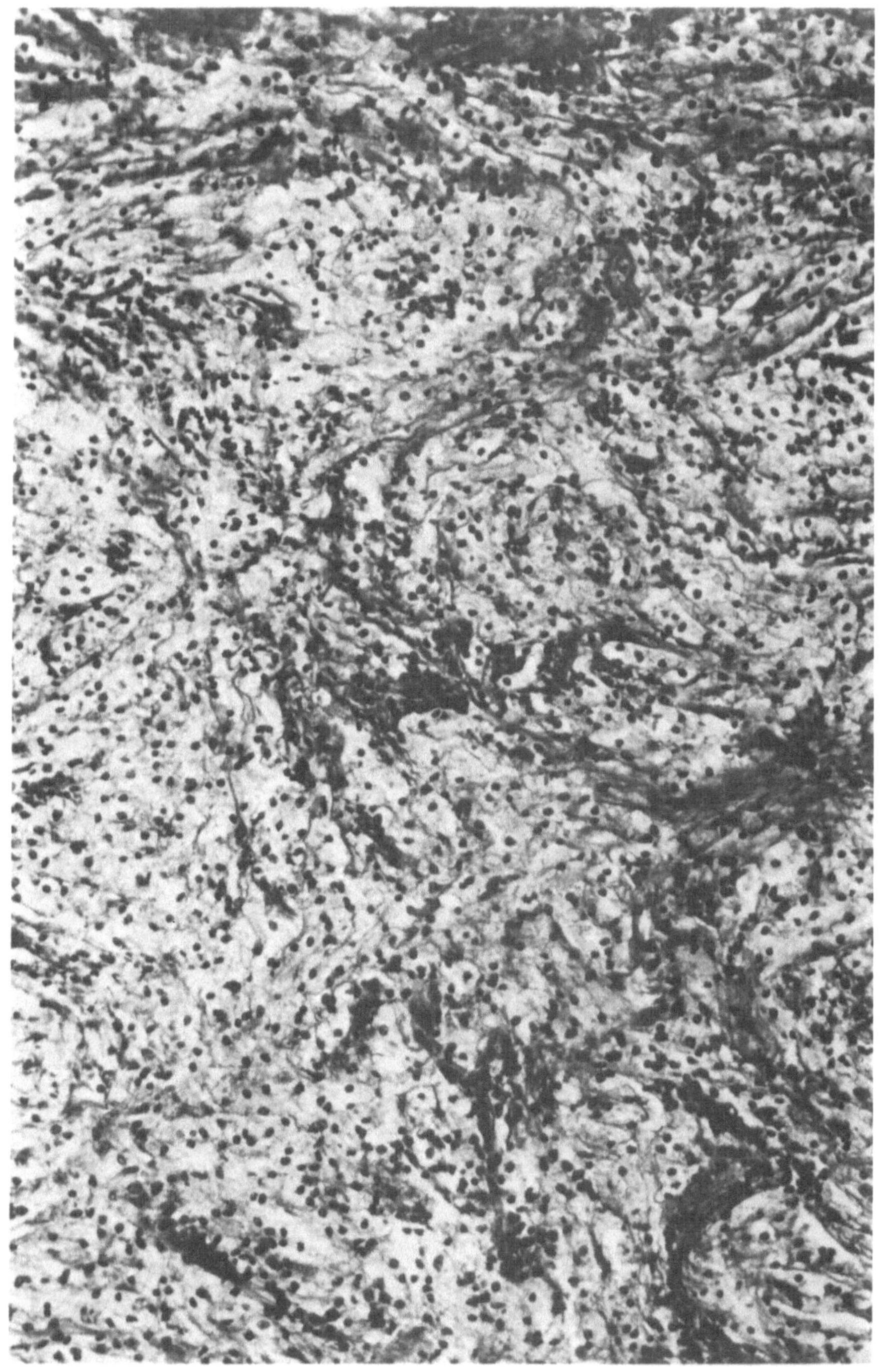

Abb. 359. Cholesterinperitonitis: „Zystenwand" mit Schaumzellen, die nach Art einer pyogenen Membran angeordnet sind. Färbung: HE. Vergr. 240:1. [Aus BAYER, M.P., u.Mitarb.: Dtsch. med. Wschr. **99**, 1915 (1974)]

3. Die Peritonitis im Neugeborenenalter

Nach Untersuchungen von LEIBMAN und LAZYUK (1965) beträgt die Häufigkeit der Neugeborenen-Peritonitis („neonatal peritonitis": BIRTCH u.Mitarb., 1967) im Obduktionsgut 1,7%; die Autoren fanden unter 1681 Neugeborenen-Sektionen lediglich 30 Fälle mit einer Peritonitis. Die klinischen Angaben zur Häufigkeit der Neugeborenen-Peritonitis schwanken z.T. erheblich (Lit.: REMMELE, 1972; SCHÜTZE u.Mitarb., 1974). Das liegt u.a. daran, daß die Zeitspanne der Neugeborenen-Periode in den einzelnen Publikationen verschieden definiert wird. BIRTCH u.Mitarb. (1967) fassen den Zeitraum sehr kurz (1.–5. Lebenstag) und fanden etwa 3 Fälle pro Jahr. Zu ähnlichen Ergebnissen kamen VINZ u.Mitarb. (1967), die als Grenze den 10. Lebenstag ansehen. FONKALSRUD u.Mitarb. (1966) dehnten den Untersuchungszeitraum ebenso wie SCHÜTZE u.Mitarb. (1974) auf 28 Tage aus und fanden eine Häufigkeit von 12 bzw. 7,3 neonatalen Peritonitiden pro Jahr.

Die Neugeborenen-Peritonitis wird in der Regel in eine *abakterielle* (chemische) *Mekoniumperitonitis* und in eine *bakterielle* Peritonitis bzw. in *kombinierte chemisch-bakterielle* Peritonitiden eingeteilt (Abb. 360) (BIRTCH u.Mitarb., 1967; REMMELE, 1972). Die Ursache der abakteriellen Peritonitis ist nach REMMELE (1972) stets eine pränatale Darmperforation (vgl. auch: LASSRICH, 1973), während die bakterielle (bakteriell-chemische) Peritonitis auch infolge einer Durchwanderung der Darmwand mit pathogenen Keimen (vgl. Abb. 361) oder infolge einer allgemeinen Septikopyämie entstehen kann. Die bakteriellen Peritonitiden im Neugeborenenalter werden vorzugsweise durch Staphylokokken hervorgerufen (Abb. 361), während bei Säuglingen (1.–12. Lebensmonat: SCHÜTZE u.Mitarb., 1974) Streptokokken und E. coli und im Kindes- bzw. Schulkindesalter ganz überwiegend E. coli-Infektionen dominieren (SCHÜTZE u.Mitarb., 1974). In 95% handelt es sich um diffuse und lediglich in 5% um noch begrenzte Entzündungen (SCHÜTZE u.Mitarb., 1974).

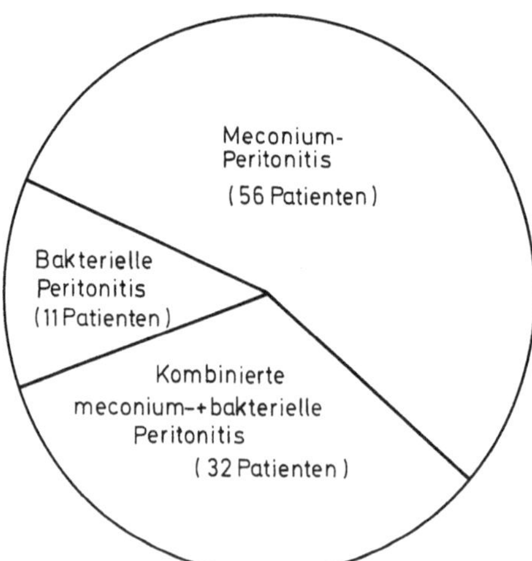

Abb. 360. Die Typen der neonatalen Peritonitiden. [Umgezeichnet nach BIRTCH, A.G., u.Mitarb. (1966)]

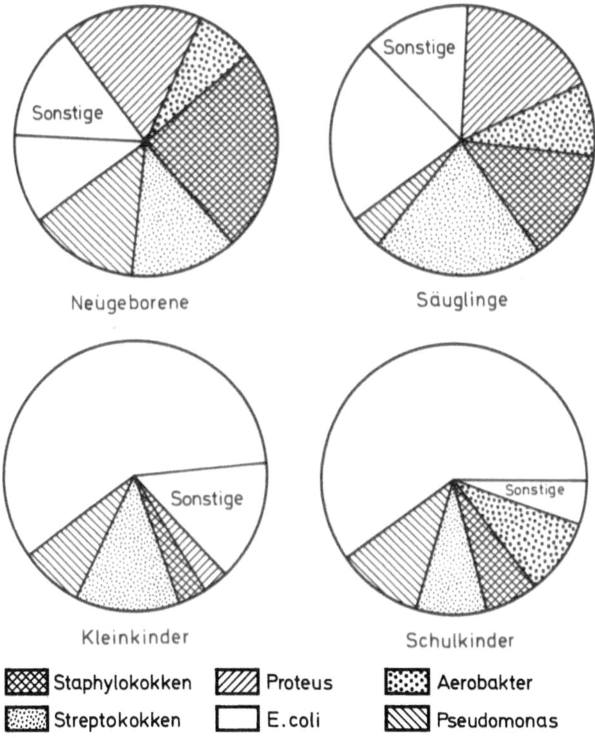

Abb. 361. Die Bakteriologie der Peritonitis im Kindesalter. [Aus SCHÜTZE, U., u.Mitarb.: Münch. med. Wschr. **116**, 1201 (1974)]

Tabelle 133. Die Ursachen der Perforations-Peritonitis im Neugeborenenalter (REMMELE, 1972)

	BIRTCH u. Mitarb. (1967)	VINZ u. Mitarb. (1967)	FONKALSRUD u. Mitarb. (1966)
Zeitspanne	1.–5. Tag	1.–10. Tag	1.–28. Tag
Mekonium-Peritonitis	56	8	13
Bakterielle Peritonitis	43	11	68
Relation von bakterieller und Mekonium-Peritonitis	1:1,3	1,4:1	5:1
Obstruktionen	80=80,9%	8=42,1%	40=49,4%
„Idiopathisch"	11=11,1%	8=42,1%	19=23,5%
Trauma	2= 2,0%	—	12=14,8%
Darmwandinfarkt	4= 4,0%	—	4= 4,9%
Kolitis/Appendizitis	—	1= 5,3%	3= 3,7%
Meckelsches Divertikel	2= 2,0%	1= 5,3%	2= 2,5%
Duodenal-Divertikel	—	1= 5,3%	—
Sonstiges	—	—	1= 1,2%

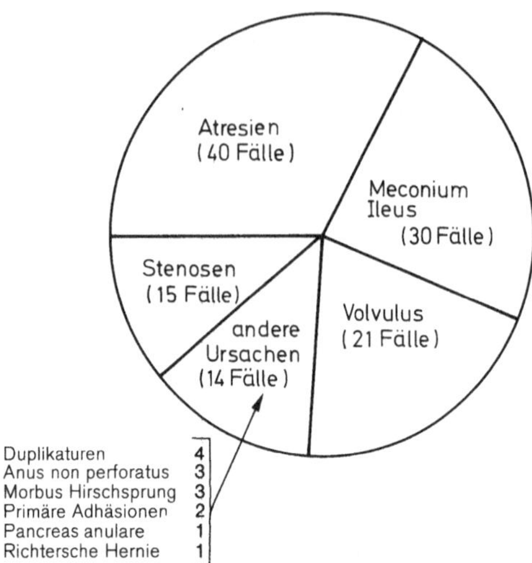

Abb. 362. Obstruktionen als Ursache der Perforationsperitonitis im Kindesalter. [Umgezeichnet nach BIRTCH, A.G., u.Mitarb. (1966)]

Das Zahlenverhältnis zwischen bakterieller und Mekonium-Peritonitis verschiebt sich mit dem Lebensalter immer mehr zugunsten der bakteriellen Bauchfellentzündung (HECKER u.Mitarb., 1965; IMDAHL, 1965; BIRTCH u.Mitarb., 1967; REMMELE, 1972; SCHÜTZE u.Mitarb., 1974).

Unter den Ursachen der Perforationsperitonitis steht die Darmobstruktion mit 42–81% an erster Stelle (Tabelle 133 und Abb. 362) (vgl. auch: SCHMITT, 1961; TAUBERT, 1965). Nicht selten finden sich Kombinationen verschiedener Störungen (Atresien, Mekoniumileus, Volvulus, Stenosen) (BIRTCH u.Mitarb., 1967). Die traumatisch verursachte Perforationsperitonitis (Rektumperforationen bei Einläufen, Fieberthermometer) ist zumeist selten; lediglich FONKALSRUD u.Mitarb. (1966) fanden sie in immerhin 15%. Häufigster Perforationsort ist der Dünndarm (Tabelle 134).

Die bakterielle Peritonitis ist pathologisch-anatomisch zumeist eine seropurulente Entzündung mit wechselnden Mengen eines (eitrigen) Exsudates. Sie unterscheidet sich nicht prinzipiell von der Erwachsenen-Peritonitis.

Tabelle 134. Die Lokalisation der Perforationen bei Perforationsperitonitiden im Neugeborenenalter (REMMELE, 1972)

Lokalisation	FONKALSRUD u. Mitarb. (1966)		BIRTCH u. Mitarb. (1967)		VINZ u. Mitarb. (1967)	
Magen	20	25,3%	5	7,1%	5	26,3%
Duodenum	2	2,5%	11	15,7%	1	5,3%
Jejunum	13	16,5%	14	20,0%	7	36,8%
Ileum	19	24,1%	22	31,4%		
Zäkum/Appendix	7	8,9%	6	8,6%	1	5,3%
Kolon	13	16,5%	12	17,1%	5	26,3%
Rektum	5	6,3%	—		—	

Tabelle 135. Pathologische Anatomie der verschiedenen Verlaufsformen der subchronischen und chronischen Mekoniumperitonitis. (In Anlehnung an LORIMER u. ELLIS, 1966; REMMELE, 1972)

Fibro-adhäsiver Typ	Pseudo-zystischer Typ	Diffuser Erwachsenen-Typ
Perforation: pränatal	Perforation: pränatal	Perforation: perinatal
Schwere enzymatisch-chemische Peritonitis ↓	Perforationsöffnung erhalten ↓	Perforationsöffnung erhalten ↓
Starke fibroplastische Reaktion und Verkalkung ↓	Pseudo-zystischer Hohlraum mit Exsudat und Mekonium ↓	Diffuse fibrinöse Peritonitis mit Kalkschollen ↓
Verschluß der Perforationsöffnung ↓	Verlagerung und Kompression des Darmes +	Adhäsionen
Darmobstruktion durch Adhäsionen/Kompression	Konglomerattumor der Darmschlingen	

Bei der akuten *Mekoniumperitonitis* ist in der freien Bauchhöhle Mekonium erkennbar. Gelangte nur wenig Mekonium in das Cavum peritonei, kann es mehr oder weniger vollständig resorbiert werden. Außer Adhäsionen im Bereich der ursprünglichen Perforation bleibt kaum etwas zurück. Die *subchronische* und die *chronische* Peritonitis werden in Anlehnung an LORIMER und ELLIS (1966) und REMMELE (1972) in *fibro-adhäsive, pseudo-zystische* und *diffuse* Peritonitiden eingeteilt (Tabelle 135).

Bei der *fibro-adhäsiven* Mekoniumperitonitis findet sich infolge einer offenbar schweren enzymatisch-chemischen Peritonealreizung eine massive fibroplastische Reaktion, die mit Verkalkungen einhergehen kann. Durch diese reaktiven Veränderungen seitens des Peritoneum wird die Perforationsöffnung meist bald verschlossen. Es entwickeln sich Adhäsionen zwischen den Darmschlingen, die schließlich zu einer erheblichen Narbenschrumpfung mit sekundären Obstruktionen führen können.

Bei der *pseudo-zystischen* Mekoniumperitonitis indessen bleibt die Perforationsöffnung erhalten. Dadurch gelangt kontinuierlich über einen längeren Zeitraum Mekonium in die freie Bauchhöhle. Es entwickeln sich Pseudozysten, die mit Mekonium und Exsudat angefüllt sind. Die Wand der zystischen Bildungen kann verkalken. Vor allem aber wird der Darm verdrängt, komprimiert. Die Darmschlingen verkleben zu einem entzündlichen Konglomerattumor. Die Kompression der Darmschlingen kann zur Ursache eines Ileus werden.

Der *diffuse* Typ der Mekoniumperitonitis zeigt Ähnlichkeiten mit der diffusen sero-fibrinösen bzw. fibrösen Peritonitis der Erwachsenen. Auch sie führt zu ausgedehnten Adhäsionen.

Die *histologische Diagnose* einer Mekoniumperitonitis ist nur dann sicher möglich, wenn Mekoniumpartikel (-reste) in den Schnittpräparaten nachgewiesen werden können. Zudem ist meistens eine entzündliche Fremdkörperreaktion entwickelt.

Die neonatale Peritonitis heilt in der Regel nicht mit einer Restitutio ad integrum ab. Sie hinterläßt eine in ihrer Ausdehnung variable *Peritonealfibrose* mit Adhäsionen (REMMELE, 1972). Vor allem eine diffuse Peritonealfibrose kann erhebliche differentialdiagnostische Schwierigkeiten aufwerfen. Im einzelnen sind folgende Krankheiten zu berücksichtigen:

1. die viszerale *Sklerodermie* (vgl. S. 151) bzw. der systemische *Lupus erythematodes* (LLOYD u.Mitarb., 1974),

2. die *multifokale subperitoneale Sklerose* (BLACK u.Mitarb., 1968), bei der eine bandförmige Fibrose gegenüber dem Mesenterialansatz entwickelt ist, während das Mesenterium selbst „gummiartige" Plaquebildungen aufweist. Adhäsionen fehlen,

3. die *idiopathische (lipodystrophische) Fibrose des Dünndarmmesenterium* (CRANE u.Mitarb., 1955), bei der es sich um eine chronisch-xanthomatöse Entzündung mit sekundärer Fibrose handelt (vgl. auch: WEEKS u.Mitarb., 1963) und die wahrscheinlich zur Gruppe der „systemischen nodulären Pannikulitiden" (STEINBERG, 1953) gehört (vgl. S. 674).

4. die *Mesenteritis retrahens* (JURA, 1924; TEDESCHI u. BOTTA, 1962), eine Mesenterialfibrose mit nur geringer Entzündung (Endstadium der Weber-Christianschen Krankheit?),

5. die *idiopathische retroperitoneale Fibrose* Ormond (1948, 1960), die offensichtlich auch zu ausgedehnten Veränderungen der Darmwand, des großen Netzes und der Mesenterien führen kann (EMMRICH u.Mitarb., 1970; vgl. auch S. 675).

V. Spezifische Entzündungen des Peritoneum

1. Tuberkulose

Unter den spezifischen Entzündungen des Bauchfells steht die Tuberkulose nach wie vor an erster Stelle, wenngleich sie auch die Bedeutung früherer Jahre (v. GIERKE, 1926; NISSLER, 1941; FEDOTIN u. BREWER, 1972) weitgehend verloren hat. Ihre Kenntnis indessen ist in mehrfacher Hinsicht wichtig: sie spielt vor allem als grob-knotige Form (Abb. 364b) in der laparoskopischen Differentialdiagnose gegenüber Peritonealkarzinosen und gegenüber der sog. Peritonitis arenosa (s. S. 689) eine nicht unerhebliche Rolle (Übersicht: MÜLLER u. GROSSE, 1971; NIEMEYER, 1973); sie hat durch die größere Tuberkulosemorbidität ausländischer Gastarbeiter und wohl auch im Rahmen des modernen Massentourismus eine „neue Aktualität" erlangt (Lit.: MORAWETZ u.Mitarb., 1968; SINGH u.Mitarb., 1969; vgl. auch: SOCHOCKY, 1967; HARANGHY u. SZEMENYEI, 1974). Sie ist dennoch selten; Häufigkeitsangaben früherer Jahre, nach denen eine Bauchfellbeteiligung in 5–15% gefunden wurde (v. GIERKE, 1926), sind durchweg überholt (SINGH u.Mitarb., 1969).

Nach dem Ausbreitungsmodus wird auch bei der tuberkulösen Entzündung des Bauchfells eine *lokale* und eine *diffuse* Form unterschieden (HUEBSCHMANN, 1956).

Die lokal begrenzte Tuberkulose manifestiert sich als subserös oder serös liegende, miliare Form in der Nachbarschaft tuberkulös infizierter Bauchorgane wie tuberkulöser Darmgeschwüre. Die miliaren Knötchen liegen dabei entlang der Lymphgefäße (*Lymphangitis tuberculosa*) perlschnurartig aufgereiht und sind oft bis zu den mitaffizierten mesenterialen Lymphknoten zu verfolgen. Infolge Lymphstauung kann es zu einer zystischen Ausweitung der Chylusgefäße kommen. Das Peritoneum zeigt in der Regel keine nennenswerten entzündlichen Veränderungen. Gelegentlich ist es fleckförmig injiziert, weist Fibrinexsudationen und/oder strangförmige Verwachsungen auf. Entsprechende Veränderungen sieht man in der Serosa der Tuben und des Pelviperitoneum bei tuberkulösen Salpingitiden.

Die diffuse Bauchfelltuberkulose, die sich nur ausnahmsweise aus einer lokalen weiterentwickelt, tritt auf als

1. *Tuberculosis peritonealis,*
2. *Peritonitis tuberculosa.*

Bei der *Tuberculosis peritonealis* sind beide Blätter der Serosa von zahlreichen, oft sehr dicht stehenden und konfluierenden submiliaren bis miliaren Knötchen übersät; sie sind anfänglich weiß, später gelblich und besonders massiert am großen Netz zu finden.

Häufiger ist die *Peritonitis tuberculosa*. Sie geht mit ausgeprägten entzündlichen Veränderungen einher, wobei je nach Dauer und Stadium der Erkrankung die Bilder stark wechseln und bald exsudative, bald proliferativ-adhäsive Reaktionen vorherrschen (Abb. 363). In der Regel findet sich ein begleitender Erguß

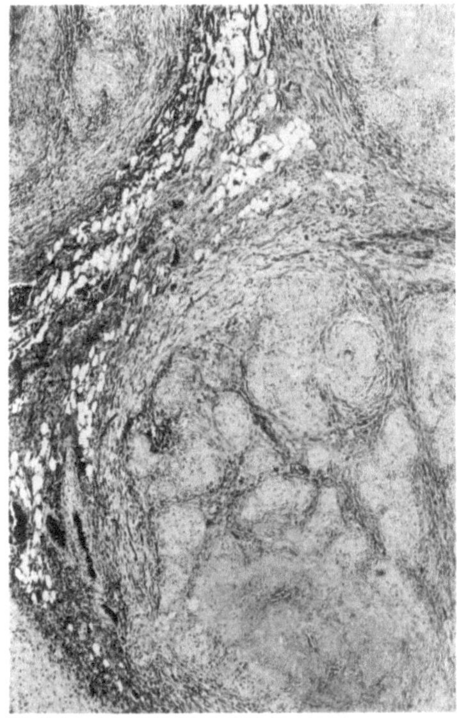
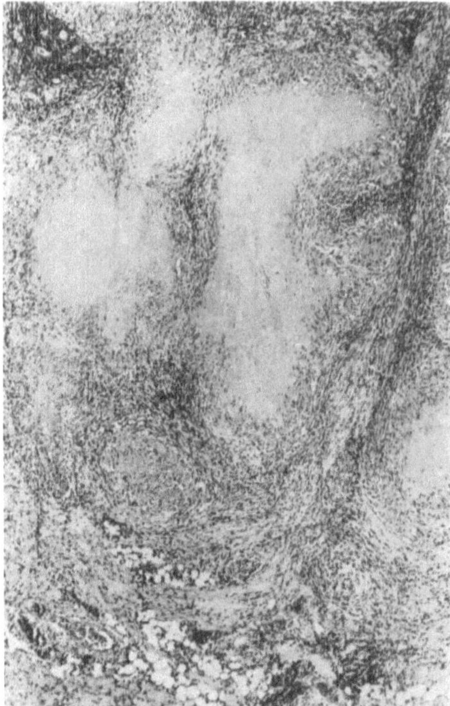

Abb. 363. Peritonealtuberkulose. Färbung: Azan. Vergr. 100:1, auf 90% verkleinert

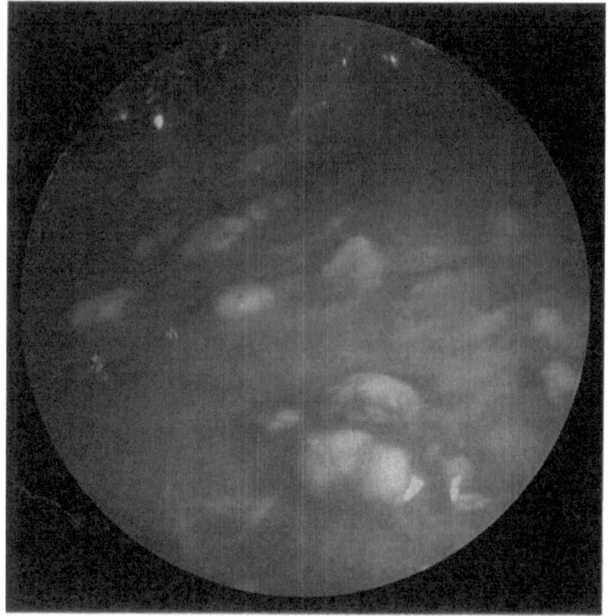

Abb. 364a

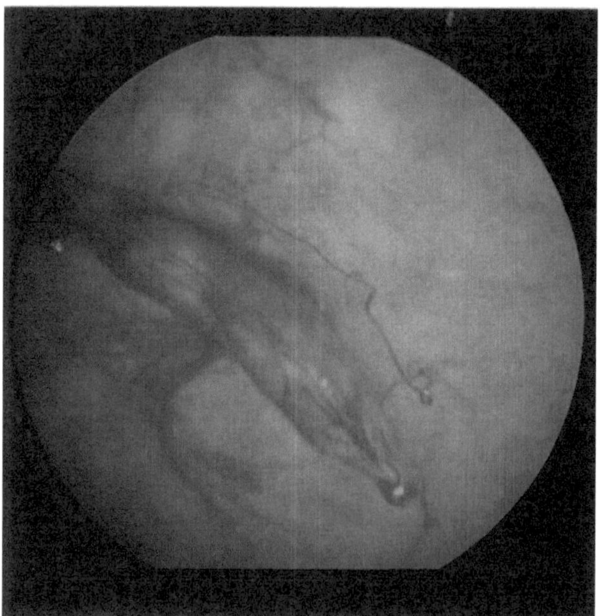

Abb. 364b

Abb. 364a u. b. Peritoneal-Tuberkulose, laparoskopische Befunde: (a) grobknotige, exsudative Form, (b) prominenter Konglomerat-Tuberkel. [Aus MÜLLER, K., GROSSE, H.-J.: Leber Magen Darm **1**, 15 (1971)]

(*exsudative Tuberkulose*), der durch Blutbeimengungen oft einen hämorrhagischen Charakter erkennen läßt. Der Erguß kann jedoch auch sero-fibrinös, serös-eitrig oder selten rein eitrig sein. Im Sediment finden sich neben zahlreichen abgeschilferten Serosadeckzellen vorwiegend Lymphozyten, „ausgelaugte" Erythrozyten und spärlich Tuberkelbakterien (meist nur im Tierversuch nachweisbar: v. GIERKE, 1926). Das Peritoneum zeigt eine dichte Aussaat miliarer gelblicher Knötchen; es ist gerötet und weist kleine Blutungen und Fibrinauflagerungen in Form einer feinen Trübung oder flächenhafter membranöser Ausschwitzungen auf, in denen wiederum Knötchen gelegen sein können. In anderen Fällen ist ein stark entwickeltes Granulationsgewebe mit zahllosen verkäsenden Knötchen ausgebildet; dieses überzieht die Serosa mit einer Schicht eines anfänglich weichen, später fibrösen bis schwartigen Gewebes. Daneben kommt es zu Verklebungen der Darmschlingen untereinander, mit den Baucheingeweiden und mit der Bauchwand. Die Adhäsionen werden von einem tuberkulösen Granulationsgewebe durchsetzt (Abb. 363), das später bindegewebig organisiert wird, wobei zentral Tuberkel, Verkäsungen und Verkalkungen gefunden werden. Zwischen den Adhäsionen können abgesackte Ergüsse liegen. Das große Netz kann in eine dicke, geschrumpfte Platte umgewandelt sein.

Mit einer meist sehr starken Fibrinausschwitzung, jedoch ohne wesentlichen Erguß geht die *Peritonitis tuberculosa fibrinosa sicca* einher; sie führt rasch zu ausgedehnten Verklebungen und Verwachsungen der Darmschlingen und der Baucheingeweide (*adhäsiv-fibröse* Form). Innerhalb der Adhäsionen können kleinere Knötchen oder größere verkäsende Knoten nachgewiesen werden. Durch die Einschmelzung von sog. Käseherden kann es zur Arrodierung der Darmwand kommen, damit auch zu Sekundärinfektionen, die ihrerseits zu (abgesackten) Kotabszessen (*ulzerös-käsige Form*) führen; Fistelbildungen nach außen oder in die Bauchorgane sind möglich.

Im Fortgang der Erkrankung kommt es infolge von Organisationen zu ausgedehnten Schrumpfungen, besonders im Bereich der Mesenterien und des großen Netzes; diese Schrumpfungsvorgänge sind meistens mit Verwachsungen der Darmschlingen untereinander verbunden (*Peritonitis deformans*). In seltenen Fällen führen entsprechende Veränderungen zum Bild der *Peritonitis chronica incapsulans* (vgl. S. 656).

Extrem selten sind Tuberkulome (SOCHOCKY, 1967; HARANGHY u. SZEMENYEI, 1974). Die früher in 10% zu beobachtende tuberkulöse Infektion des Aszites bei Leberzirrhosen (v. GIERKE, 1926; HUEBSCHMANN, 1956) besitzt heute nur noch historisches Interesse.
Pseudotuberkulose (Yersinia Pseudotuberculosis) s. S.188.

2. Syphilis

Eigenständige syphilitische Erkrankungen des Peritoneum sind bedeutungslos. Weißliche Verdickungen des Peritoneum infolge unspezifischer, chronisch-entzündlicher Veränderungen kommen über syphilitischen Darmgeschwüren oder gummös veränderten Bauchorganen vor. Bei Perforationen syphilitischer Geschwüre (Abb. 219) kann sich eine Perforationsperitonitis entwickeln. Eigenständige gummöse Veränderungen sind am Bauchfell extrem selten. Bei der Lues des Darmes ist das Gekröse in Form einer derben, speckigen Verdickung (SIEGMUND, 1929) nur selten mit affiziert, wie auch regionäre Lymphknoten mitbetroffen sein können. Bei syphilitischen Feten und Neugeborenen können fibrinöse Auflagerungen am Peritoneum sowie an der Serosa von Leber und Milz vorkommen; ein Spirochätennachweis indessen gelang in solchen Auflagerungen niemals.

3. Aktinomykose

Eine Aktinomykose des Bauchfells ist selten und tritt in der Regel kombiniert mit einer Abdominalaktinomykose auf (vgl. S. 427). Ausgangspunkt des Prozesses ist zumeist der Darmtrakt, wobei die Bauchfellaktinomykose nach FARRIS und DOUGLAS (1947) nur nach Perforationen eines aktinomykotischen Darmgeschwürs auftreten soll (TILING, 1912; KOHLER, 1914). Das Bild ist charakterisiert durch zahlreiche Adhäsionen und Schwielenbildungen, durch abgesackte eitrige Exsudate und durch Fistelbildungen aufgrund der schrankenlosen Ausbreitung des Prozesses, der über das Zwerchfell auch auf die Pleurahöhle übergreifen kann (v. GIERKE, 1926). Actinomyces-,,Drusen" sind im Granulationsgewebe und im Fisteleiter zu finden. Die Fisteln können nach außen durchbrechen oder sekundär wieder Anschluß an das Darmlumen gewinnen. In der Regel gelangen nur fortgeschrittene Fälle zur Beobachtung, so daß es schwer zu entscheiden ist, ob eine primäre oder sekundäre Infektion des Peritoneum vorliegt.

VI. Mykotische Peritonitis

Die mykotische Peritonitis gilt nach bisherigen Mitteilungen allgemein als extrem seltene (sekundäre) Organmykose (Lit.: HUHN, 1971, 1972). Indessen hat vor allem die *Soor-Mykose* (Candida albicans) in neuerer Zeit eine gewisse Aktualität als Ursache von Bauchfellentzündungen erlangt (REYNELL u.Mitarb., 1953; ANDREASSEN u.Mitarb., 1958; OHLWILER u. BRICKER, 1959; LOURIA u.Mitarb., 1962; ROBERTS, 1964; SHAPIRO, 1966).

Der Soorpilz ist als Saprophyt weit verbreitet (KRAUSPE, 1927a und b; BADER, 1965; KOZINN u. TASCHDJIAN, 1966; WINNER u. HURLEY, 1966; RUPRECHT, 1968, 1969). Unter bestimmten Milieubedingungen besitzt dieser ,,fakultative Parasit" eine potentielle Pathogenität, die zu ernsten und lebensbedrohlichen Komplikationen führen kann. Die Pathogenität ist in erster Linie auf eine pharmakogene Zerstörung bestimmter Bakterienpopulationen und auf eine damit einhergehende Wachstumsstimulierung des Pilzes zurückgeführt worden (Lit.: SEELIG, 1966). Mykotische Komplikationen sind vor allem von der Haut und von den Schleimhäuten her bekannt. Aber auch die sekundär-generalisierten Mykosen unter dem Bild der foudroyanten Pilz-Sepsis haben zugenommen (BENDEL u. RACE, 1961; AMMANN, 1962; BLASCHKE-HELLMESSEN, 1968).

Der mykotischen Peritonitis geht in der Regel eine intensive antibiotische Behandlung, vor allem mit Breitspektrum-Antibiotika voraus (HUHN, 1971, 1972). Für den vermuteten Infektionsmodus galt lange Zeit ausnahmslos die Vorstellung, daß direkte Beziehungen zwischen dem Grundleiden und/oder dem hierdurch erforderlichen chirurgischen Eingriff einerseits und dem Inokulationsweg der Pilze andererseits bestehen müßten (etwa Ulkusperforationen, direkte Hautkontamination durch Abdominaldrainage oder infolge Peritoneal-Dialysekatheter, Nabel-Infektionen) (ATERMAN, 1968; KRÖPELIN u.Mitarb., 1968; Lit. RUPRECHT, 1969). Die inneren Organmykosen können aber auch als Folge einer (u.a. intestinal ausgelösten) *Septiko-Fungiämie* aufgefaßt werden (KRAUSE u.Mitarb., 1969). Für die mykotische Peritonitis (bei Frauen) muß darüber hinaus eine aszendierende Infektausbreitung bei Genitalmykosen in Rechnung gestellt werden (HUHN, 1971, 1972).

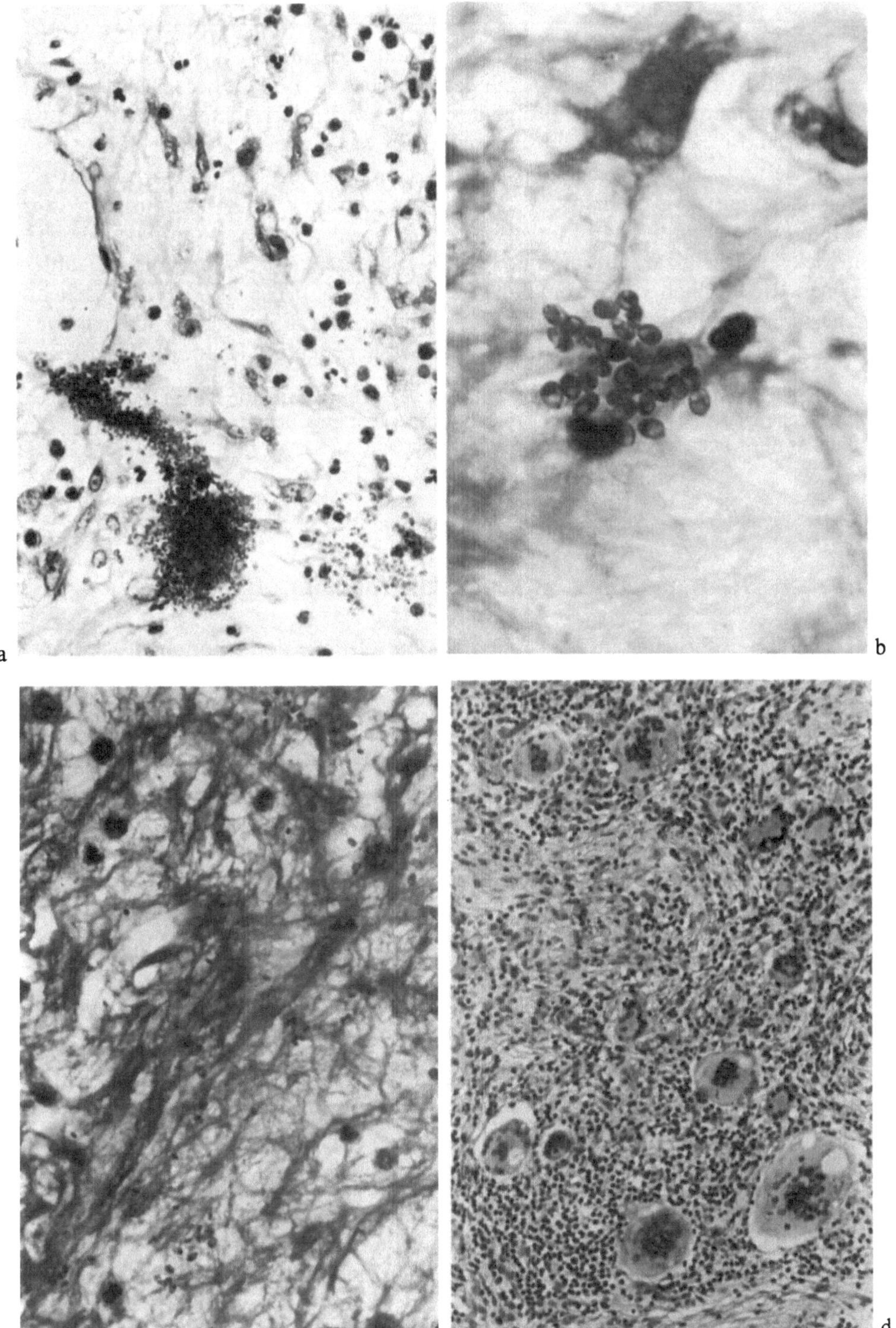

Abb. 365a–d. Candida-Peritonitis: Blastosporen von Candida albicans (a u. b); Candida-Granulomatose des Peritoneum mit zahlreichen mehrkernigen Riesenzellen vom Fremdkörpertyp. Färbung: PAS (a–c) und HE (d). Vergr. 280:1 (a), 810:1 (b u. c), 120:1 (d). [Aus Huhn, F.O.: Med. Klin. 66, 1363 (1971)]

Das makroskopische Erscheinungsbild einer peritonealen Pilzinfektion ist
keineswegs typisch; der Befund zumindest der chronisch-mykotischen Peritonitis
(Pilzgranulomatose) erinnert infolge des oft schwartig verdickten Bauchfells an
eine Carcinosis peritonei. Nicht selten wird ein Aszites gefunden. Der mikroskopische Befund indessen mit Blastosporen-Kolonien und/oder mit feinen netzartigen Geflechten aus Myzelien bzw. Pseudomyzelien und Chlamydosporen (PAS-
Färbung) ist durchaus charakteristisch (Abb. 365). Bei längerer Krankheitsdauer
entwickeln sich Pilzgranulome mit lympho-plasmozytären Infiltraten und zahlreichen Riesenzellen vom Fremdkörpertyp (Abb. 365). Die in den Riesenzellen
nahezu regelmäßig auftretenden zytoplasmatischen Vakuolen werden als reaktive
Resorptionsvakuolen nach Fettgewebsnekrosen gedeutet (HUHN, 1971, 1972).

Die Diagnose einer Pilz-Peritonitis kann im weiteren durch kulturelle und serologische
Untersuchungen und an kultivierten Schnittpräparaten mit dem färberischen Nachweis
sekundär auskeimender Blastosporen gesichert werden.

Anhang

1. Die Panniculitis mesenterialis (noduläre Pannikulitis)

Die Panniculitis mesenterialis gehört in der Gruppe der „spontanen herdförmigen Pannikulitiden" (vgl. Bd. VII) zur Weber-Christianschen Krankheit („relapsing non-suppurative nodular panniculitis": WEBER, 1925; CHRISTIAN, 1928).
Bei der Panniculitis febrilis non suppurativa wird das weibliche Geschlecht
bevorzugt befallen, und zwar in allen Altersgruppen. 25% aller Fälle gehen
mit Abdominalbeschwerden einher („mesenteric manifestation of Weber-Christian disease": HERRINGTON u.Mitarb., 1961; „isolated lipodystrophy": CRANE,
1955; ROGERS u.Mitarb., 1961; „retractile mesenteritis": TEDESCHI u. BOTTA,
1962).
Makroskopisch ist das Mesenterium meist knotig verdickt, rötlich-braun
verfärbt mit gelblich-eingestreuten Herden (MILLER u. KLITZLER, 1943; SPAIN
u. FOLEY, 1944; STEINBERG, 1953; ODGEN u.Mitarb., 1960, 1965; DREISSIGER
u.Mitarb., 1963; SOERGEL u. HENSLEY, 1966). Gelegentlich findet man einen
zumeist nur gering entwickelten chylösen Aszites (ODGEN u.Mitarb., 1965). Die
Veränderungen finden sich vor allem im Bereich des Dünndarmmesenterium
(Übersicht und Lit.: ODGEN u.Mitarb., 1965). Nur selten sind Omentum majus
und Mesokolon betroffen (HERRINGTON u.Mitarb., 1961; DREISSIGER u.Mitarb.,
1963).
Histologisch (Abb. 366) zeigt sich eine herdförmige (granulomartige) Ansammlung von Fett-speichernden Makrophagen („Lipophagen") mit schaumi-
gem Zytoplasma („foam cells"). In der Umgebung dieser Herde liegen Infiltrate
aus Lymphozyten, Plasmazellen, Granulozyten und epitheloiden Zellen. Dieses
Stadium der Lipophagie (mikrozystische Steatonekrose) geht mehr und mehr
in ein uncharakteristisches und zellarmes Narbengewebe über.
LEVER (1949) unterscheidet 3 Stadien, wobei das entzündliche Initialstadium
eine reine leukozytäre Infiltration ohne jede Abszeßbildung zeigt und auffallend
flüchtig ist. Schon nach kurzer Zeit durchmischt sich dieses Infiltrat mit Lympho-

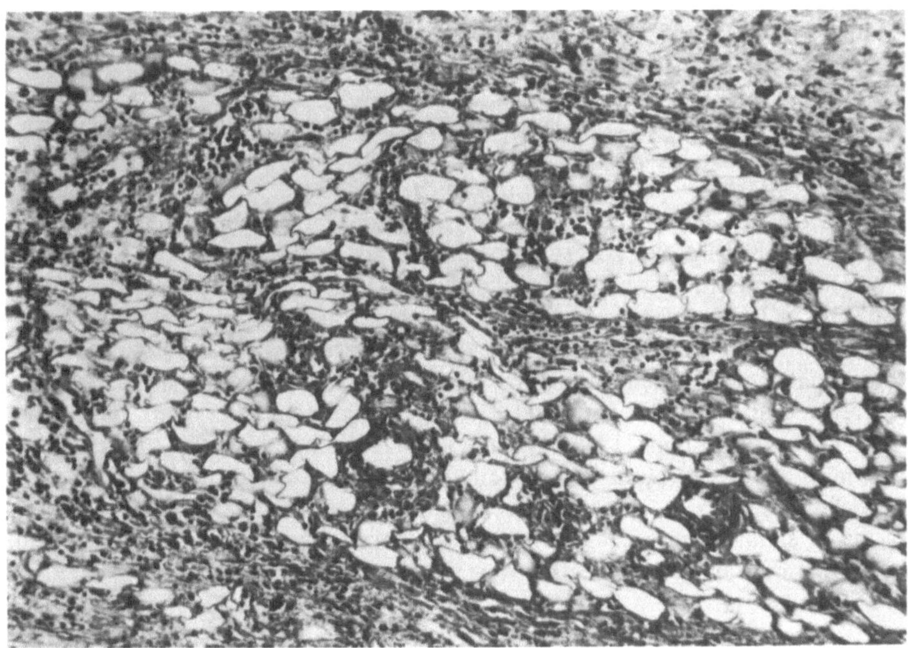

Abb. 366. Panniculitis mesenterialis. Färbung: HE. Vergr. 150:1

zyten, Plasmazellen und mit histiozytären Zellformen; es entwickelt sich das Stadium der Lipophagie, das schließlich in das fibröse Endstadium übergeht. Im Stadium der Fibrose kann es zu sekundären Verkalkungen kommen (ODGEN u. Mitarb., 1965; LEONHARDT, 1967).

Auch die von FABRE u. Mitarb. (1952) beschriebene Liposklerose des peritonealen Fettgewebes gehört mutmaßlich zur Weber-Christianschen Krankheit.

2. Die retroperitoneale Fibrose Ormond

Bei der (idiopathischen) retroperitonealen Fibrose (=Ormondsche Krankheit) (über die Vielzahl der Synonyma siehe: DÖLLE, 1972) handelt es sich um ein in letzter Zeit offenbar häufiger zu beobachtendes Leiden, bei dem es zu einer unspezifisch-fibrosierenden Entzündung des retroperitonealen Binde- und Fettgewebes kommt (ausführliche Übersicht und Lit.: DÖLLE, 1972). Das Krankheitsbild ist erstmalig von ALBARRAN (1905) beschrieben und 1948 ausführlich von ORMOND dargestellt worden (vgl. auch: ORMOND, 1960, 1965). Die Ormondsche Krankheit ist indessen nicht nur auf den Retroperitonealraum beschränkt. Die verschiedensten Organe und Körperregionen können betroffen sein (Übersicht: DÖLLE, 1972). Im Hinblick auf die Abdominalorgane sind Beteiligungen des *Dünndarms* (SCHNEIDER, 1964; NICOLAESCO u. Mitarb., 1966; RUSSO u. ESTERLY, 1967), der *Radix mesenterii* (WEBB u. DAWSON-EDWARDS, 1967; DUCROT u. Mitarb., 1967, 1968), des *Mesosigmoid* (AUVERT u. XERRI, 1967;

SHIRLEY u.Mitarb., 1967; GELFORD u. CROMWELL, 1968), des *Kolon* (HACHE u.Mitarb., 1962; HARROW u. SLOANE, 1962; LEFFALL u.Mitarb., 1964; MITCHINSON, 1970; NEMRY u.Mitarb., 1970), des *Zäkum* (NICOLAESCO u.Mitarb., 1966), des *Sigma* (CORRIERE u.Mitarb., 1966; AUVERT u. XERRI, 1967; GELFORD u. CROMWELL, 1968) und des *Peritoneum* bzw. *Rektum* (BOURNE u. FRISHETTE, 1966; HARBRECHT, 1967; RUST u. MAAS, 1967) beschrieben worden (vgl. auch: MENDE u.Mitarb., 1974; LENHARD u.Mitarb., 1974).

In der Regel entwickelt sich die Ormondsche Krankheit in den Grenzen der Gerotaschen Faszie (Fascia retrorenalis und Fascia praerenalis). Das entzündlich-fibrotische Gewebe liegt mit seiner Hauptmasse plattenförmig in Höhe des 3. bis 5. Lendenwirbels und reicht bis zum Promontorium (ORMOND, 1960; LANTZIUS-BENINGA, 1962). Etwa 90% aller Fälle zeigen diese Begrenzung; 10% überschreiten sie in Richtung kleines Becken und proximalwärts. Die Ränder der retroperitonealen Fibrose sind meist gut begrenzt, aber ohne eigentliche Kapsel (ORMOND, 1948, 1960, 1965). LENHARD u.Mitarb. (1974) beschrieben eine mächtige Verdickung der gesamten Mesenterialwurzel und groß-knotige „Anschwellungen" im Retroperitonealraum mit paraaortaler Ausdehnung bis an die Zwerchfellgrenze. Das Gewebe wirkt holzig, derb; es zeigt eine glänzend weiße, perlmuttartige, gelegentlich auch rötlich-graue Farbe (UTZ u. HENRY, 1966).

Histologisch findet sich eine unspezifische Entzündungsreaktion, die, altersabhängig, ein bezüglich der Zahl und Art wechselndes Zellbild zeigt. In den frühesten Krankheitsphasen dominieren offenbar Lymphozyten, Plasmazellen und eosinophile Granulozyten (HACHE u.Mitarb., 1962; BOURNE u. FRISHETTE, 1966; JONES u. ALEXANDER, 1966; AUVERT u. XERRI, 1967; JONES u.Mitarb., 1970; MITCHINSON, 1970). Mit zunehmender Krankheitsdauer entwickelt sich mehr und mehr kollagenes Bindegewebe mit einer ausgeprägten Neigung zur Hyalinisierung. Nekrosen, Blutungen oder auch Verkalkungen können gefunden werden.

Es kann auch bei retroperitonealer Fibrose zur Nekrose von Fettzellen mit nachfolgender sklerosierender Granulombildung mit epitheloidzelligen Formationen, Lipophagen und z.T. mit mehrkernigen Riesenzellen kommen (Übersicht: DÖLLE, 1972). Diese granulomatösen Reaktionen lassen gewisse Ähnlichkeiten zur Rothman-Makai-Variante der Weber-Christianschen Erkrankung erkennen. HAFERKAMP (1959, 1964, 1968) hat auf Ähnlichkeiten auch zur sklerosierenden reisenzelligen Lipogranulomatose und zum „großzelligen Granulom" hingewiesen.

Eine gewissermaßen brisante Aktualisierung erlangte die Ormondsche Krankheit dadurch, daß sie unter *Methysergid,* einem Serotoninantagonisten, gehäuft auftritt (GRAHAM, 1964, 1967; GRAHAM u.Mitarb., 1966; Übersicht: DÖLLE, 1972). Unter chronischer Methysergideinnahme tritt eine retroperitoneale Fibrose in 1–3% auf (DUCROT u.Mitarb., 1968). Gesicherte Angaben zur Pathogenese der Methysergid-induzierten Ormondschen Krankheit liegen nicht vor (DÖLLE, 1972). Wahrscheinlich stellt die Ormondsche Krankheit überhaupt ein polyätiologisches Leiden dar. Die verschiedensten Ursachen sind für das Krankheitsbild verantwortlich gemacht worden. Aber keine dieser möglichen Ursachen führt regelmäßig zum Auftreten einer retroperitonealen Fibrose. Darüber hinaus bleiben in vielen Fällen eindeutige Ursachen völlig unbekannt. Aus diesen Gründen wird vielfach eine *idiopathische* oder *essentielle* Form der retroperitonealen Fibrose als Ormondsche Krankheit von einer *sekundären* oder *symptomatischen* Form als Ormond-Syndrom unterschieden (ORMOND, 1960, 1965; FISCHER, 1966; HAFERKAMP, 1959; HAFERKAMP u. MARTINEZ-TELLO, 1968).

Die verschiedenen ätiologisch-pathogenetischen Möglichkeiten seien nur kurz in Anlehnung an DÖLLE (1972) zusammengefaßt:

1. Reaktion auf Arzneimittel bei entsprechender (genetisch bedingter?) Disposition (Hypersensibilität),

2. Reaktionen auf immunologische Phänomene, wobei Arzneimittel als Haptene wirksam werden können. Mögliche Autoimmunreaktionen, vergleichbar denen bei „Kollagenkrankheiten",

3. Reaktionen auf eine primäre Vaskulitis und/oder Perivaskulitis,

4. Reaktionen auf eine benachbarte intraabdominelle, retroperitoneale oder im Lymphdrainagegebiet der retroperitonealen Lymphwege sich abspielende Entzündung,

5. Reaktionen auf Traumen und/oder retroperitoneale Hämatome, oder auf Röntgenbestrahlung,

6. Reaktionen auf ein im Retroperitoneum sich befindliches Aneurysma, einen Tumor oder eine Systemerkrankung,

7. Reaktionen auf Harnaustritt aus den abführenden Harnwegen.

F. Tumoren des Peritoneums, einschließlich der Mesenterien, des großen Netzes und des Retroperitoneum

Primäre Tumoren des Peritoneum, der Mesenterien, des großen Netzes und des retroperitonealen Raumes sind durchweg selten und fast ausnahmslos mesenchymaler Genese (RANKIN u. MAJOR, 1932; MAURO, 1934; JAKI, 1936; IMPERATI, 1942; GERSBACH, 1950; ACKERMAN, 1954; MAJNARICH, 1955; STOUT u.Mitarb., 1963; ESLAMI u. LUTCHER, 1974).

I. Tumoren des Retroperitoneum

Die Tumoren des Retroperitonealraumes sind insgesamt etwas häufiger als die des Peritoneum oder der Mesenterien, einschließlich des großen Netzes (ACKERMAN, 1954). STOUT (zit. nach ACKERMAN, 1954) fand zwischen 1905 und 1951 im Material der Columbia-Universität 75 gutartige (Tabelle 136) und 265 maligne (Tabelle 137) retroperitoneal lokalisierte Tumoren. Die Tumoren dieser „komplexen Region" können im Rahmen dieses Buches nur kurz gestreift werden, insofern, als sie Abdominalsymptome verursachen, ansonsten muß auf die entsprechenden Bände dieser Reihe verwiesen werden.

Das Material von STOUT (vgl. Tabelle 136 und 137) zeigt, daß die malignen Tumoren deutlich überwiegen. Unter den retroperitonealen *Sarkomen* dominieren die *Lipo-* (HOSEMANN, 1929; SIEGMUND, 1934; STOUT, 1944; ACKERMAN, 1944, 1954; BURKITT, 1949; CUNNICK, 1949; DEWEERD u. DOCKERTY, 1952)

Tabelle 136. Gutartige Retroperitoneal-Tumoren (Beobachtungszeitraum: 1905–1951, Columbia Universität; zit. nach ACKERMAN, 1954)

Histologische Differenzierung	Retroperitoneum	Mesenterium	Omentum majus
Adenome	1	—	—
Papilläre Zystadenome	2	—	—
Lymphangiome	—	3	—
Lipome	4	2	5
Xanthogranulome	5	—	—
Neurilemmome	1	—	—
Neurofibrome	6	1	—
Ganglioneurome	4	—	—
Myoblastenmyome (Abrikossoff)	11	—	—
Dermoidzysten	2	—	—
Leiomyome	6	1	4
(Inaktive) Paragangliome	2	—	—
(Aktive) Phäochromozytome	14	—	—
Untere Darmzysten	17	—	—
Total	75	7	9

Tabelle 137. Maligne Retroperitoneal-Tumoren (Beobachtungszeitraum: 1905–1951, Columbia Universität; zit. nach ACKERMAN, 1954)

Histologische Differenzierung	Retroperitoneum	Mesenterium	Omentum majus
Sympathikoblastome	18	—	—
Maligne Schwannome	3	—	—
Lymphosarkome	51	2	2
Morbus Hodgkin	26	—	—
Plasmozytome	—	1	—
Leukämische Infiltrate	2	—	—
Fibrosarkome	4	6	—
Liposarkome	35	2	2
Leiomyosarkome	29	2	4
Hämangioperizytome	18	1	2
Rhabdomyosarkome	5	—	—
Mesenchymome	5	—	—
Myxosarkome	3	—	—
Teratome	6	—	—
Embryonale Karzinome	24	—	—
Nebennierenrinden-Tumoren	1	—	—
Karzinommetastasen bei unbekanntem Primärtumor	13	—	—
Maligne Melanome (Metastasen)	1	—	—
Chordome	2	—	—
Dysgerminome	1	—	—
Nichtdiagnostizierte Tumoren	18	1	4
Total	265	15	14

und *Leiomyosarkome* (GOLDEN u. STOUT, 1941; LUMB, 1951). Während in den Zusammenstellungen von STOUT *Fibrosarkome* selten waren, sollen sie nach WARREN und SOMMER (1936), MCNAMARA u. Mitarb. (1940), LOPEZ-FERNANDEZ und Portilla (1943), Fointane u. Mitarb. (1944), Haas (1948) und Pieragnoli und Zampi (1953) hinter den Liposarkomen der zweithäufigste maligne Tumor sein. Indessen ist die Existenz reiner Fibrome bzw. Fibrosarkome auch im Retroperitoneum umstritten; wahrscheinlich gehört die Mehrzahl von ihnen zu den neurogenen Tumoren (vgl. Dünn- und Dickdarm). Zudem finden sich in Lipo- und Leiomyosarkomen herdförmig betonte und das histologische Bild oft beherrschende fibromatöse Areale, die leicht zu Fehldiagnosen führen können (vgl.: Stout, 1948). Extrem selten sind *Rhabdomyosarkome,* die meist von der Psoasmuskulatur ausgehen (Tourneux, 1932; Ackerman, 1954), oder reine *Myxosarkome* (Dixon u. Vadheim, 1944). Ebenso selten sind Angiosarkome (Beitzke, 1932) (*Hämangioperizytome:* Schmidt, 1923; Stout, 1949; *Hämangioendotheliome:* Stout, 1943; *Lymphangioendotheliome:* Pieragnoli u. Zampi, 1953).

Mehrfach sind *Mischformen,* wie *Lipo-Myxosarkome* (Williams, 1935; Farman, 1950), *Fibro-Myxosarkome* (Dixon u. Vadheim, 1944), *Myxo-Lipo-Fibrosarkome* (Brandenburg, 1955) oder *Myxo-Chondrosarkome* (Pieragnoli u. Zampi, 1953) beschrieben worden. Für diese *gemischt differenzierten Tumoren des Mesenchym* schlug Stout 1948 die Bezeichnung *malignes Mesenchymom* vor, soweit keine epithelialen Anteile oder Derivate des Ektoderms vorlagen (Übersicht und Lit.: Döhring, 1974). Über *gutartige Mesenchymome* (bei Kindern) ist vor allem von Leber u. Stout (1962) berichtet worden (vgl. auch: Stout u. Lattes, 1967).

Die malignen Mesenchymome sind sowohl im Bereich des Retroperitoneum (Boquien u. Mitarb., 1957; Nash u. Stout, 1961; Aboulker u. Mitarb., 1963; Smith u. Becker, 1968; Sharma u. Mitarb., 1971) als auch innerhalb der Mesenterien (Hyde u. Mitarb., 1950; Nash u. Stout, 1961; Fievez u. Mitarb., 1965) selten; sie treten in allen Altersklassen auf (9 Monate bis 75 Jahre) (Smith u. Becker, 1968; Döhring, 1974). Das Geschlechtsverhältnis beträgt für alle Lokalisationen zusammen etwa 2 ♂ : 1 ♀.

Die retroperitonealen Sarkome einschließlich der malignen Mesenchymome greifen häufig auf das parietale Peritoneum in Form knotiger oder diffuser Tumorinfiltrate über, denen später schrumpfende Prozesse folgen können. Das klinisch führende Symptom der retroperitonealen Tumoren ist ein rasch zunehmender Leibesumfang; daneben finden sich uncharakteristische Beschwerden oder Kompressionssymptome, die sich aus der jeweiligen Lokalisation herleiten lassen. In der retroperitonealen Lage erreichen vor allem Liposarkome (Stout, 1944; Pack u. Pierson, 1954; DeWeerd u. Dockerty, 1952; Holz, 1958; Enterline u. Mitarb., 1960; Enzinger u. Winslow, 1962; Spittle u. Mitarb., 1970) und maligne Mesenchymome (Boquien u. Mitarb., 1957) eine oft erstaunliche Größe (33 kg und mehr).

Die Therapie besteht in der chirurgischen Exstirpation. *Lokale Rezidive* sind häufig; nur selten tritt eine hämatogene Metastasierung auf (Stout, 1944; Nash u. Stout, 1961; Smith u. Becker, 1968). Die Prognose wird durch eine Strahlen- oder Chemotherapie nicht nennenswert verbessert.

Bei den sog. „differenzierten" Liposarkomen (Enzinger u. Winslow, 1962) wird ein „eher gutartiger Verlauf" angenommen; wahrscheinlich metastasieren sie überhaupt nicht, neigen aber, wie alle retroperitonealen Sarkome, sehr häufig zu lokalen Rezidiven.

II. Tumoren des großen Netzes und der Mesenterien

Ausgesprochen selten sind primäre, gut- und bösartige Tumoren des großen Netzes und der Mesenterien (Tabelle 138) (McDonald, 1927; Courty u. Falala, 1929; Mandelstamm, 1930; Rankin u. Major, 1932; Sanes u. Kenny, 1934; Ransom u. Samson, 1934; Hartz u. v.d. Stadt, 1949; Cantey u.Mitarb., 1950; Lit.: Stout u.Mitarb., 1963).

In ihrer 1963 publizierten Zusammenstellung von 24 soliden Netztumoren fanden Stout u.Mitarb. 8 Tumoren (3 Lipome, 3 Leiomyome, 2 Fibromatosen), die zufällig bei Laparotomien aus gänzlich anderer Indikation gefunden worden waren. Es handelte sich um durchweg kleine, klinisch völlig symtomlose, gutartige Tumoren. 16 Tumoren indessen wiesen eine klinisch unterschiedliche Symptomatik auf. Infolge der oft außerordentlichen Tumorgröße (bis 7 kg schwere und bis 60 cm durchmessende Tumoren) stehen Verdrängungserscheinungen, Abdominalschmerzen und Gewichtsverluste im Vordergrund. Das Abdomen ist meistens stark aufgetrieben; die Tumoren sind palpabel. Die Tumorgröße läßt allerdings keine sicheren Rückschlüsse auf die biologische Dignität zu. Es handelte sich um 7 gutartige (4 Leiomyome, 2 Hämangioperizytome, 1 Neurofibrom) und um 9 maligne Tumoren (3 Leiomyosarkome, 2 Hämangioperizytome, je 1 Fibrosarkom, Rhabdomyosarkom, Liposarkom und Myxosarkom). Das klinische Manifestationsalter lag zwischen 23 und 92 Jahren; lediglich das gutartige Neurofibrom fand sich bei einem 5 Jahre alten Mädchen.

Histologisch zeigen die Tumoren den auch von anderer Lokalisation her bekannten Bau. Die oft sehr großen Tumoren neigen vor allem in den zentralen Partien zu Nekrosen und zystischen Erweichungen sowie zu Blutungen. Lokale Rezidive treten vor allem bei den verschiedenen Sarkomen auf, seltener bei primär gutartigen Tumoren. Ausgesprochen selten sind hämatogene Metastasen (Daniel u. Babes, 1935; Stout u.Mitarb., 1963).

Tabelle 138. Gut- und bösartige Tumoren des Netzes und der Mesenterien (Beobachtungszeitraum: 1905–1951, Columbia Universität; zit. nach Ackerman, 1954)

Histologische Differenzierung	großes Netz	Mesenterium
I. Gutartige Tumoren		
Lipome	5	2
Leiomyome	4	1
Lymphangiome	—	3
Neurofibrome	—	1
Summe	9	7
II. Maligne Tumoren		
Fibrosarkome	—	6
Liposarkome	2	2
Leiomyosarkome	4	2
Lymphosarkome	2	2
Hämangioperizytome	2	1
Plasmozytome	—	1
Nicht sicher diagnostizierte Tumoren	4	1
Summe	14	15

Unter 216 soliden Tumoren der *Mesenterien* fanden COUTRY und FALALA (1929) am häufigsten *Lipome.* In Einzelfällen ist über *zystische Lymphangiome* (RANKIN u. MAJOR, 1932; BELLER u. NACH, 1950), *polymorphzellige Sarkome* oder auch über *Mesenchymome* berichtet worden. Zystische Tumoren des Mesenterium (auch des Netzes) mit blutigem Inhalt sind meist traumatisch entstanden und stellen Hämatome dar (ACKERMAN, 1954). In Einzelfällen kann die Differentialdiagnose zu zystisch-kavernösen Hämangiomen oder zu sekundär eingebluteten zystischen Lymphangiomen allerdings schwierig sein.

III. Tumoren des Peritoneum: das Mesotheliom

Die autochthonen Tumoren des Bauchfells sind die *Mesotheliome.* Die histogenetische Eigenständigkeit dieser Geschwülste ist erstmals von STOUT und MURRAY (1942) für die Pleuramesotheliome erkannt worden; sie gilt gleichermaßen für diejenigen des Peritoneum (Lit.: STOUT, 1951; WINSLOW u. TAYLOR, 1960; YOON, 1962; ESLAMI u. LUTCHER, 1974).

STOUT u. LATTES (1967) teilen die Mesotheliome des Peritoneum ein in:

1. *gutartige:* solitär (lokalisiert) — fibrös, tubulär, gemischt
   diffus — fibrös, tubulär, **gemischt,**
2. *maligne:*   solitär (lokalisiert) — fibrös, tubulär, gemischt
   diffus — fibrös, tubulär, **gemischt.**

(Maligne) Mesotheliome des Peritoneum sind außerordentlich selten (Tabelle 139). WINSLOW und TAYLOR konnten 1960 aus dem Material des Armed Forces Institute of Pathology 12 einschlägige Beobachtungen zusammenstellen. Wichtige Einzelbeobachtungen (z.T. mit Sichtung des Weltschrifttums) finden

Tabelle 139. Mesotheliome der Pleura, des *Peritoneum* und des Perikard. [Nach einer Zusammenstellung von STOUT u. LATTES (1967), bezogen auf einen Zeitraum von 1919–1961]

Mesotheliom		Pleura	Peritoneum	Perikard	Total
I. Gutartig					
Solitär:	fibrös	60	13	—	73
	tubulär	7	7	—	14
	gemischt	5	—	—	5
Diffus:	fibrös	3	—	—	3
	tubulär	1	—	1	2
	gemischt	1	—	—	1
II. Maligne					
Solitär:	fibrös	31	7	1	39
	tubulär	1	8	—	9
	gemischt	1	1	—	2
Diffus:	fibrös	13	4	2	19
	tubulär	9	35	3	47
	gemischt	3	3	1	7
Total		135	78	8	221

sich außerdem bei GODWIN (1957), KLION und JANOWITZ (1966), GILES u.Mitarb. (1967), ROBERTS und IRVINE (1970).

Klinisch stehen in den Anfangsstadien uncharakteristische Beschwerden im Vordergrund, später stellen sich dyspeptische Beschwerden und ein zunehmender Gewichtsverlust ein, oder auch Kompressionserscheinungen, die bis zum Ileus führen können. Oft ist das Abdomen aufgetrieben. Mesotheliome gehen in der Regel mit einem Aszites einher; er ist entweder serös, chylös oder *hämorrhagisch* bzw. sero-sanguinolent (WINSLOW u. TAYLOR, 1960; KLION u. JANOWITZ, 1960). Mesotheliome des Peritoneum gehen in hohem Prozentsatz offenbar auch mit Störungen der Blutgerinnung einher (Lit.: ESLAMI u. LUTCHER, 1974).

1960 machten WAGNER u.Mitarb. (a und b) auf den offensichtlichen Zusammenhang zwischen Pleuramesotheliomen und Asbestexposition aufmerksam. HOURIHANE (1963) konnte bei Pleuramesotheliomen Asbestbodies in 85%, bei Mesotheliomen des Peritoneum in 63% nachweisen (ausführliche Diskussion und Lit. bei: BOHLIG u. OTTO, 1975).

Mesotheliome breiten sich in der Regel diffus aus und führen zu einer weißlich-blastomatösen Verdickung des Peritoneum, so daß es in fortgeschrittenen Stadien zu einer Einmauerung der Baucheingeweide kommt. Bevorzugt betroffen sind Mesenterien und großes Netz. Seltener finden sich an beiden Peritonealblättern knopfartig flache, z.T. konfluierende Tumorplatten; in anderen Fällen sind

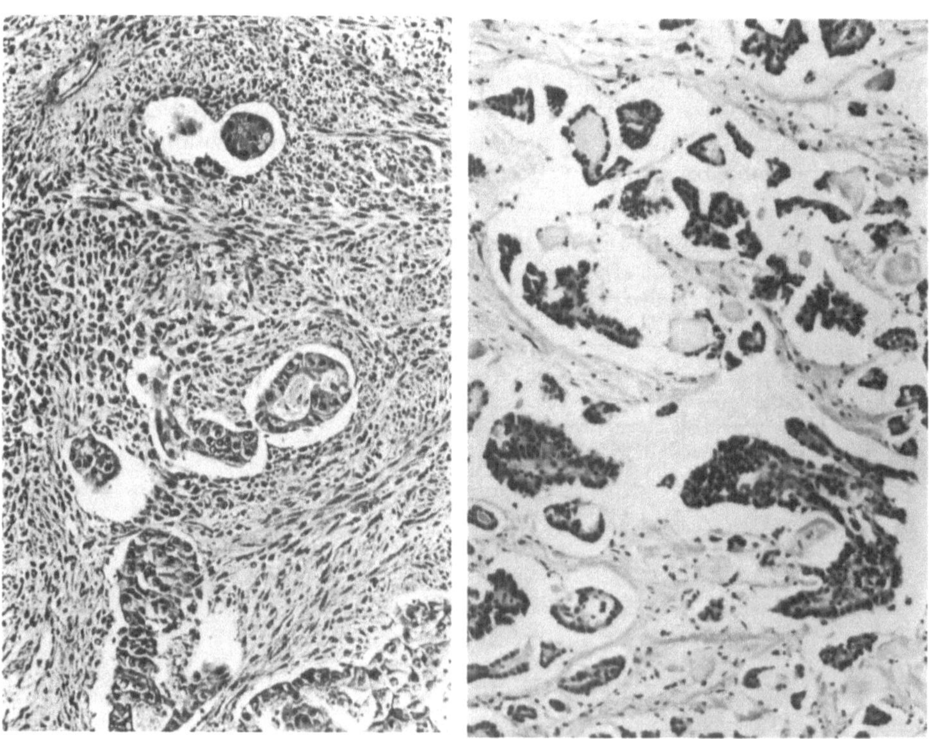

Abb. 367. Peritoneales Mesotheliom mit drüsig-tubulären Differenzierungen. Färbung: HE. Vergr. 150:1

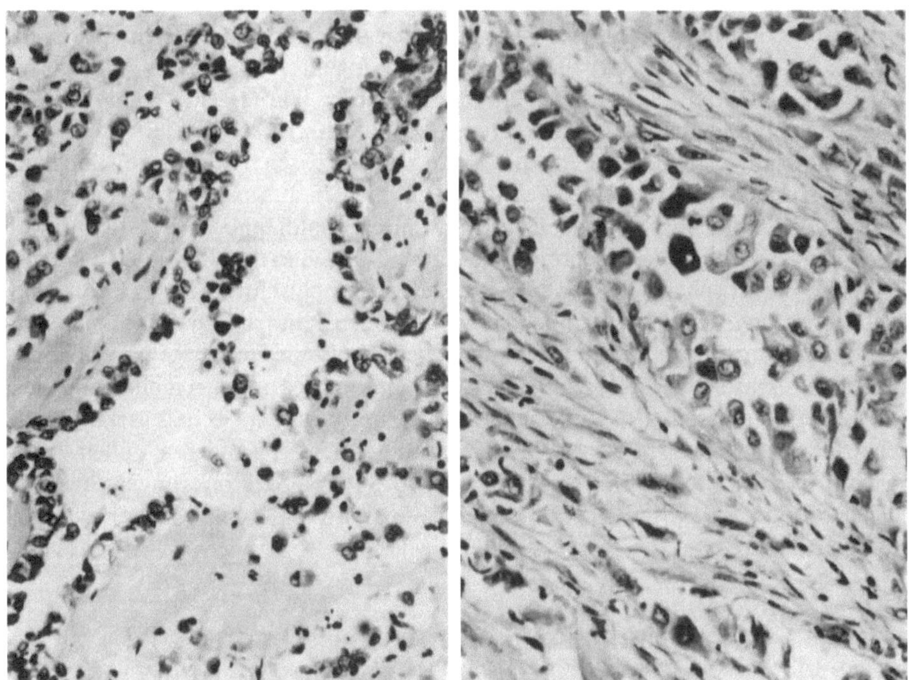

Abb. 368. Peritoneales Mesotheliom. Färbung: HE. Vergr. 240:1, auf 75% verkleinert

sie papillär-knotig (ACKERMAN, 1954). Gelegentlich können auch zystische Formationen oder Nekrosen vorkommen. Die zystischen Bildungen entstehen offenbar infolge von Verwachsungen und sind nicht als primäre Tumorarchitektur anzusehen. Der „Zysten"-Inhalt kann Hyaluronidase enthalten (MONZO u. FILIPPO, 1952). Eine Tumorinfiltration der Abdominalorgane erfolgt extrem selten (Darmwand: ACKERMAN, 1954); ebenso selten sind Fernmetastasen. Die intraabdominalen Lymphknoten können vor allem im Rahmen der diffusen Tumorausbreitung infiltriert werden (ROSENTHAL u. CONNOR, 1951).

Umschriebene knotig-derbe, auf der Schnittfläche oft allerdings von kleinen Nekrosen und Pseudozysten durchsetzte Mesotheliome, werden von STOUT (1950) als benigne Variante angesehen; sie sind im Bereich des Peritoneum extrem selten (vgl. auch: EVANS, 1943; MASSON u.Mitarb., 1942). Umschriebene papilläre Mesotheliome sahen WELLS (1935) und ACKERMAN (1954) am Peritoneum des Beckens, des Diaphragma, des Mesenterium und der Darmserosa.

Histologisch (Abb. 367 und 368) besteht eine große Formvariabilität der Tumorzellelemente und -formationen (BOLCK, 1952; ACKERMAN, 1954; v. ALBERTINI, 1955; MISGELD, 1967). ACKERMAN (1954) unterscheidet in Anlehnung an die 1951 von STOUT publizierte Einteilung *fibröse, papilläre* und *tubuläre* (=adenomatöse) Formen. 1967 stellten STOUT und LATTES die in Tabelle 139 beschriebenen Formen zusammen. Feingeweblich liegen epithel*ähnliche* Formationen als schmale Stränge oder in drüsig-tubulären Verbänden angeordnet vor. Sie werden von flachen bis kubisch-zylindrischen Zellen aufgebaut, die meist in einem lockeren Verband liegen. Die Zellgrenzen sind durchweg undeutlich, der Plasmasaum ist schmal. Die Kerne sind oval, hyperchromatisch, z.T. aber auch ausgesprochen polymorph. Riesenzellbildungen, Riesenkerne, pathologische Mitosen und degenerative Veränderungen der Tumorzellen sind häufig. Relativ selten treten papilläre Strukturen auf. Charakteristisch ist die Ausbildung von spaltförmigen Hohlräumen, die, analog den serösen Höhlen, von flachen bis zylindrischen, z.T. auch mehrreihigen Tumorzellen ausgekleidet werden. Das Fehlen von Hämosiderinpigment wird als differentialdiagnostisches Kriterium gegenüber Hämangioendotheliomen gewertet (V. ALBERTINI, 1955). Der Nachweis charakteristischer Asbestbodies ist außerordentlich schwer (Eisen-Färbung). Die Begrenzung der epithelähnlichen Formationen kann unscharf sein, indem sich die Tumorzellkomplexe in dem umgebenden Bindegewebe gewissermaßen „auflösen". Das bindegewebige Stroma der Tumoren ist meist reichlich entwikkelt und kann massenhaft spindelzellige Elemente enthalten, so daß sarkomähnliche Bilder entstehen (STOUT, 1951; ACKERMAN, 1954). In anderen Fällen erinnert das Bild sehr an synoviale Sarkome (STOUT, 1951). Sklerosierungen, hyaline Degenerationen des Bindegewebes und (dystrophische) Verkalkungen werden beschrieben.

IV. Sekundär-metastatische Tumoren

Sekundär-metastatische Tumoren sind am Bauchfell sehr viel häufiger als primäre. Es handelt sich in erster Linie um *Karzinommetastasen*. Die Tumoraus-

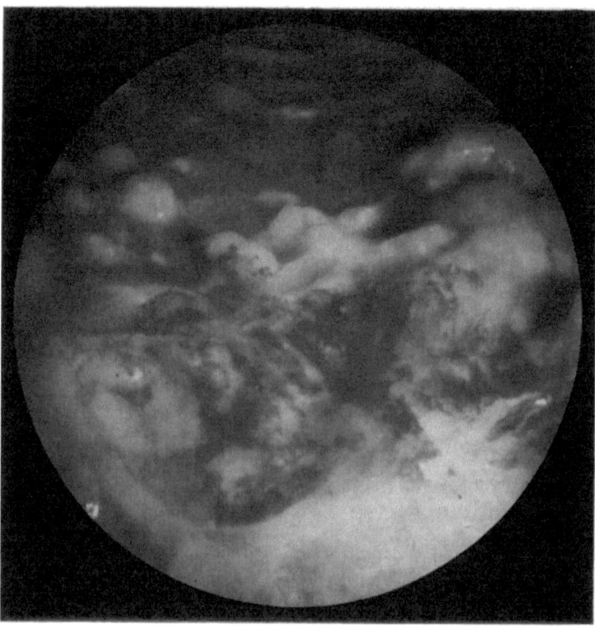

Abb. 369. Peritonealkarzinose bei Mammakarzinom, laparoskopische Befunde. [Aus MÜLLER, K., GROSSE, H.-J.: Leber Magen Darm **1**, 15 (1971)]

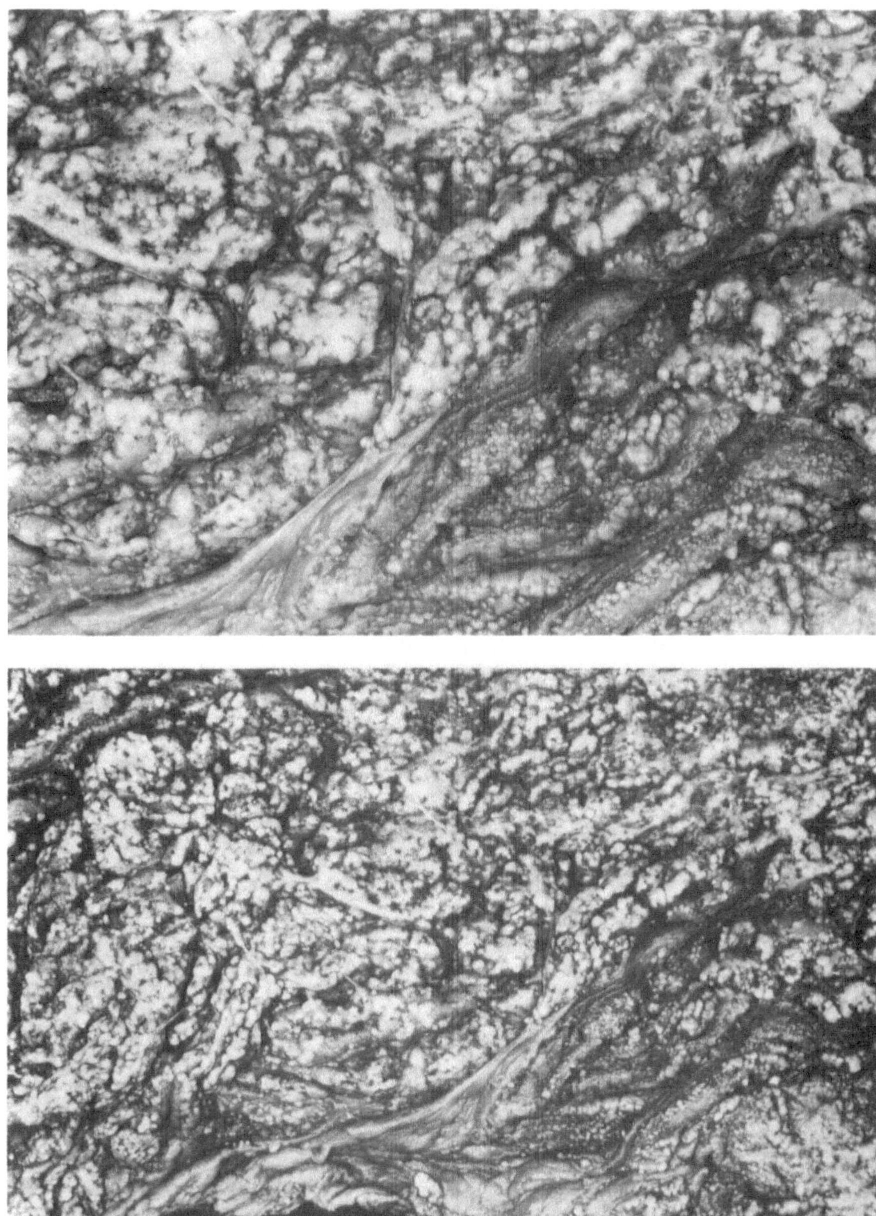

Abb. 370. Ausgedehnte knotige Carcinose des großen Netzes bei primärem Pankreascarcinom

saat kann entweder direkt oder auf dem Lymphweg erfolgen, wenn der Primärtumor in einem der von Peritoneum überzogenen Organe (Magen, Darm, Gallenblase usw.) entwickelt ist. Es kommt zu knötchen- oder plattenförmigen Tumorinfiltraten der Serosa, die auch kontinuierlich am Peritoneum weiterwachsen können. In fortgeschrittenen Fällen sind großes Netz oder auch die Radix mesenterii betroffen; diese stellen derbe, blastomatös infiltrierte, verdickte und geschrumpfte Platten dar (Abb. 369 und 370). Die Tumorzellen können durch einen meist gleichzeitig bestehenden (Begleit-)Aszites verschleppt werden; entsprechend ist der „Schlammfang des Peritoneum", das Cavum Douglasi, als tiefster Punkt der Peritonealhöhle bevorzugter Sitz dieser sog. Impfmetastasen. Weiterhin sind die Falten und Nischen des Peritoneum, die Zwerchfellregion und der Ansatz des Mesenterium besonders betroffen. Die abgeschilferten lebensfähigen Tumorzellen, die wie Regentropfen auf das Peritoneum fallen, werden durch Fibrin fixiert. Ähnlich wie Fremdkörper lösen sie reaktiv-entzündliche Organisationsvorgänge aus. Nicht selten wird gleichzeitig eine örtlich umschriebene Proliferation der Serosadeckzellen induziert. Dabei treten regressive Veränderungen auf (DOROCHOV, 1955), die unter Umständen schwer von den Tumorzellen zu differenzieren sind. Die Tumorzellen breiten sich im weiteren kontinuierlich am Peritoneum aus und dringen in das subperitoneale Gewebe vor. Sie brechen in die Lymphgefäße ein oder werden in diese „resorbiert" und damit zu den „Sammelstellen" am Zwerchfell, dem großen Netz und den mediastinalen Lymphknoten verschleppt (NIELSEN, 1947). Nur selten ist eine hämatogene Metastasierung anzunehmen (V. GIERKE, 1926; WALTHER, 1948).

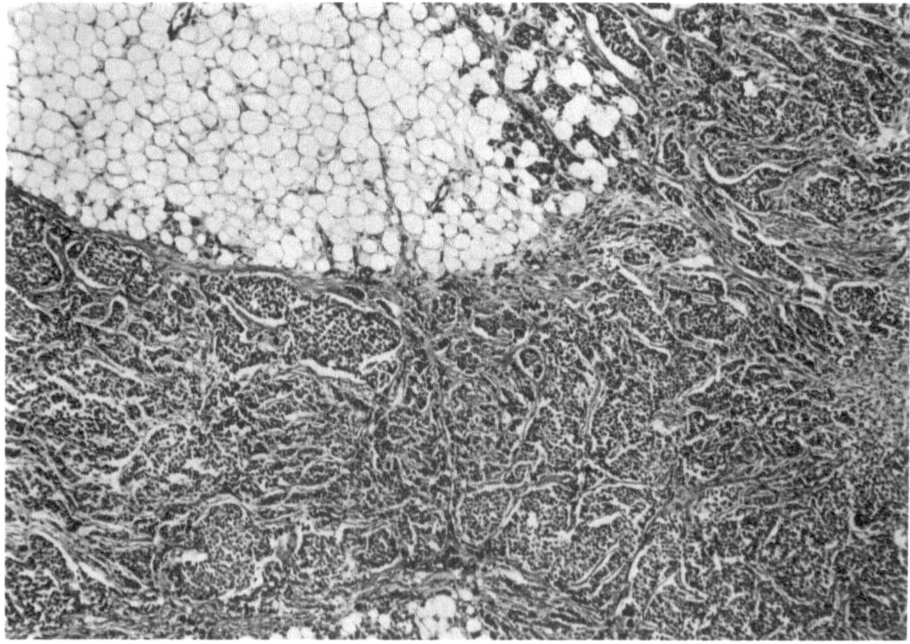

Abb. 371a. Diffuse Netzkarzinose bei primärem Pankreaskarzinom. Färbung: HE. Vergr. 120:1

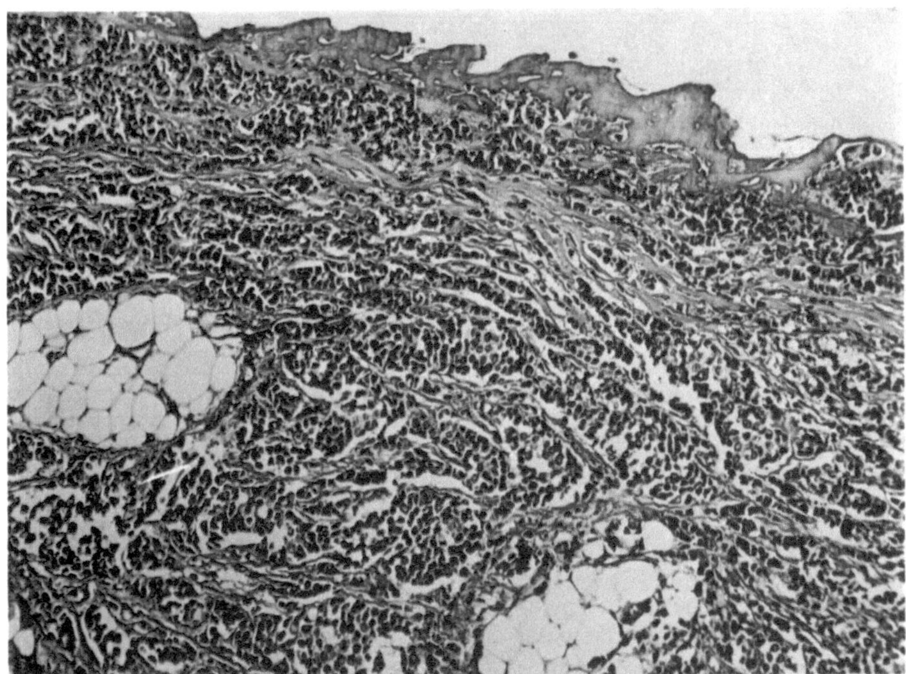

Abb. 371 b. Diffuse Netzkarzinose mit fibrinöser Begleitperitonitis bei szirrhösem Mammakarzinom. Färbung: HE. Vergr. 180:1, auf 87% verkleinert

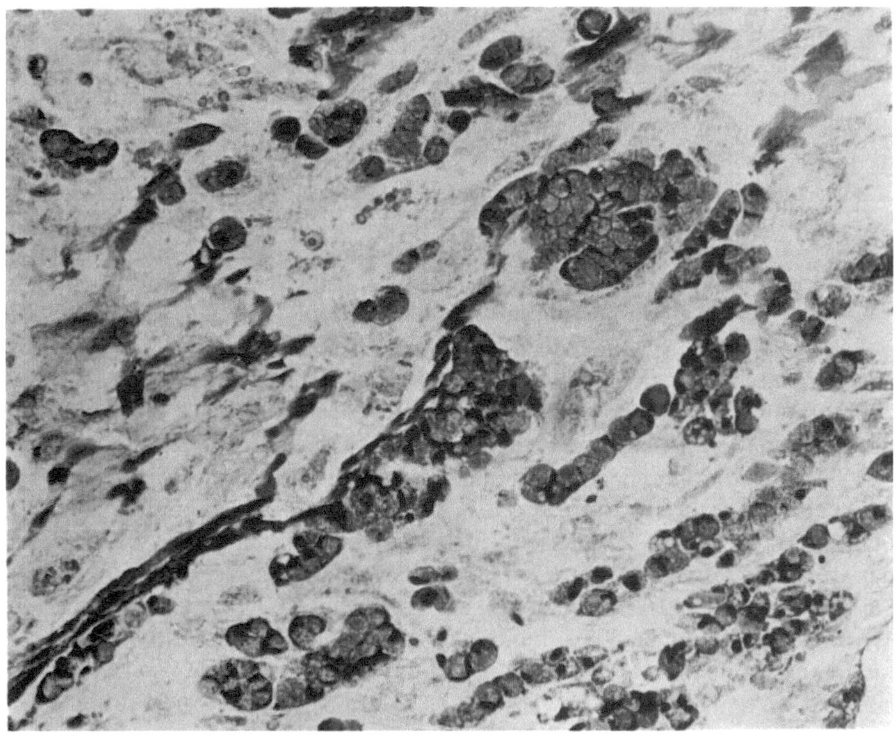

Abb. 371 c. Diffuse Netzkarzinose bei primärem Ovarialkarzinom: isolierte Tumorzellverbände inmitten größerer „Schleimseen". Färbung: HE. Vergr. 22:1

Sitz der zu einer Peritonealkarzinose führenden *Primärtumoren* sind vor allem der Magen (speziell Siegelringzell-Karzinome), die Ovarien, der Dickdarm (besonders Rektum), die Gallenblase, das Pankreas und der Uterus. In seltenen Fällen führen auch Primärtumoren anderer Organe zu sekundär-metastatischen Absiedlungen im Bereich des Peritoneum, so z.B. das Mammakarzinom, das unter Umständen nach mehreren Jahren entweder durch ein Übergreifen von der Pleura oder hämatogen zur Karzinose des Bauchfells führen kann (DOYLE u. HUMMER, 1952).

Makroskopisch sind 2 Varianten der Bauchfellkarzinose zu unterscheiden (V. GIERKE, 1926):

1. die *Carcinosis peritonei,*
2. die *Peritonitis carcinomatosa.*

Bei der *Carcinosis peritonei,* die nur mit geringer Aszitesbildung verbunden ist, findet man disseminierte, oft sehr dicht stehende und zu Platten konfluierende grau-weiße bis weiße Tumorknoten an beiden Peritonealblättern; diese breiten sich vorzugsweise am Mesenterialansatz (oft perlschnurartig), im Netz, an der Zwerchfellunterfläche, an der seitlichen Bauchwand und im Pelviperitoneum aus. Das umgebende Peritoneum erscheint fast reizlos.

Bei der *Peritonitis carcinomatosa* findet man neben der Tumoraussaat entzündliche Reaktionen wechselnder Intensität vorwiegend vom Typus der exsudativen, sero-fibrinösen Entzündung mit späterer Ausbildung von Adhäsionen. Der Erguß kann klar, bernsteinfarben, milchigtrüb sowie bei ausgedehnter blastomatöser Okkupation der Lymphgefäße und Lymphknoten ausgesprochen chylös sein; in einem Drittel der Fälle ist er *hämorrhagisch* (WALTHER, 1948).

Ursache des Ergusses sind periblastomatöse Entzündungserscheinungen und Zirkulationsstörungen in Verbindung mit Veränderungen des kolloid-osmotischen Druckes bei Tumorkachexie.

Das makroskopische Bild der Bauchfellkarzinose wechselt je nach Art des Primärtumors. So finden sich bei szirrhösen Karzinomen sehr kleine, auffallend derbe Tumorknötchen oft in diffuser Ausdehnung. Es besteht eine ausgesprochene Schrumpfungsneigung, wodurch eine erhebliche Verkürzung und halskrausenartige Fältelung des Mesenterium und des Netzes zustande kommt. Dabei stellen die Dünndarmschlingen ein untereinander adhärentes Konvolut mit Verdickung und diffuser karzinomatöser Durchsetzung der Serosa dar. Einengungen des Darmlumen und/oder Darmknickungen führen zum Ileus. Ein tieferes Vordringen der Metastasen verursacht Ureterstenosen oder Venenkompressionen.

Gallertkarzinome zeigen eine massive peritoneale Tumoraussaat, besonders in unmittelbarer Nachbarschaft der Primärtumoren mit Ausbildung knolliger oder knotig-zystischer Metastasen. Vor allem aber werden das große Netz und das Beckenperitoneum infiltriert. Dabei kann es auch zur Tumorimplantation auf den Ovarien, zur Entwicklung sog. Kruckenberg-Tumoren kommen, die WALTHER (1948) unter 505 sekundären Bauchfellkarzinosen in 14,7% (= 74) fand. Ausgedehnte Douglas-Metastasen können von außen zu einer Kompression des Rektum führen und klinisch ein primäres Rektumkarzinom vortäuschen (*Carcinoma periproctale:* BACON, 1939; WALTHER, 1948).

Metastasen sog. *Psammomkarzinome* (vorwiegend der Ovarien) sind durch ihre „sandige", auf Kalkablagerungen zurückgehende Beschaffenheit charakterisiert. Diese Veränderungen sind unter dem Begriff der *Peritonitis arenosa* weithin bekannt, wenngleich sehr selten (Abb. 372) (Lit.: FROBOESE, 1950). Ihre Kenntnis geht auf VIRCHOW zurück. Die Peritonitis arenosa ist meist vergesellschaftet mit dem Bild der chronisch-adhäsiven Peritonitis.

Frühere Untersucher (v. GIERKE, 1926) nahmen eine Entstehung der geschichteten Kalkkugeln aus peritonealen Deckzellen oder von neugebildeten Gefäßen an, wobei eine hyaline Degeneration der Kalkablagerung vorausgehen sollte.

FROBOESE (1950) konnte zeigen, daß die Peritonitis arenosa (fast) ausschließlich beim weiblichen Geschlecht vorkommt und die Kalkkörnchen *Implantationsmetastasen* am Peritoneum von im allgemeinen gutartigen, gelegentlich auch karzinomatös entarteten papillären Ovarialtumoren sind. Eine Nekrose der Tumorzellen geht der Verkalkung voraus, so daß letztlich in oft großer Zahl kleine „sandige" Körnchen entstehen, die histologisch (Abb. 373) geschichteten Kalkkugeln entsprechen und eine unregelmäßig-bucklige Oberfläche besitzen. Im Schrifttum niedergelegte Fälle einer Peritonitis arenosa, vornehmlich des großen Netzes, werden von FROBOESE (1950) dem Formenkreis der Epiploitis fibroplastica calcificans (ossificans) zugerechnet.

BURDZIK (1951) beobachtete eine familiär auftretende, chronisch-adhäsive Peritonitis mit psammomartigen Kalkeinlagerungen, und zwar auch bei 3 männlichen Familienmitgliedern.

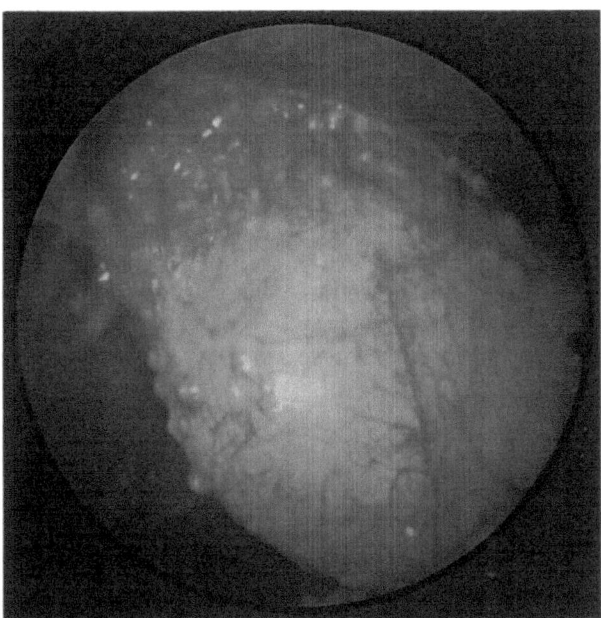

Abb. 372. Peritonitis arenosa (Gallenblasenansicht), laparoskopischer Befund. [Aus MÜLLER, K., GROSSE, H.-J.: Leber Magen Darm **1**, 15 (1971)]

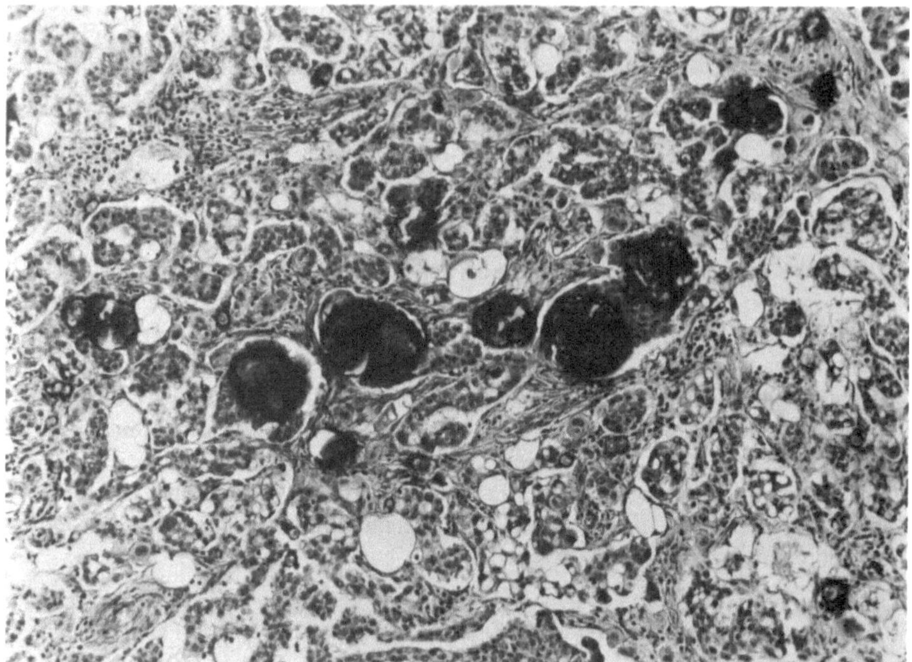

Abb. 373. Sog. Peritonitis arenosa: Peritonealkarzinose eines psammösen Ovarialkarzinoms. Färbung: HE. Vergr. 100:1, auf 90% verkleinert. [Aus JANSEN, H.H., in: DOERR, W. (Hrsg.): Organpathologie, Bd. II. Stuttgart: Thieme 1974]

Es gibt danach möglicherweise 2 ätiologisch differente Formen der Peritonitis arenosa: einerseits verdankt sie ihre Entstehung der Metastasierung durch Ovarialtumoren (FROBOESE, 1950), wofür das fast ausschließliche Vorkommen bei Frauen spricht, andererseits können auch chronisch-entzündliche Prozesse Ursache der psammomartigen Kalkablagerungen sein (BURDZIK, 1951), die das sehr seltene Vorkommen auch bei Männern verständlich macht.

Sogenannte *freie Metastasen* sollen als kleine rundliche Knötchen im Aszites bei Ovarialkarzinomen vorkommen können (DE VRIES, 1934).

Sehr viel seltener sind metastatische Peritonealabsiedlungen von anderen Tumoren (WALTHER, 1948). In erster Linie handelt es sich um Metastasen *maligner Melanome,* die in großer Zahl am Peritoneum und Netz umschriebene, oft tintenschwarze Fremdgewebsherde setzen (Abb. 374). Das gesamte Peritoneum kann durch das Pigment innerhalb der Tumorzellen, wie auch durch freigewordenes Pigment eine dunkelbraune bis braun-schwarze Verfärbung zeigen (v. GIERKE, 1926). Indessen finden sich auch *amelanotische* Metastasen maligner Melanome, die teils diffus (vor allem das große Netz), teils knotig (Darmserosa) das Peritoneum infiltrieren (Abb. 375 und 376). Diese Metastasen zeigen in der Regel eine bemerkenswerte rötlich-graue Verfärbung, sie sind außerordentlich gut vaskularisiert und gehen mit teils hämorrhagischen, teils chylösen Ergüssen einher. Eine sichere Zuordnung derartiger Metastasen zum Primärtumor ist makroskopisch oft völlig unmöglich, insbesondere dann, wenn der Primärtumor ausnahmslos amelanotisch metastasiert hat.

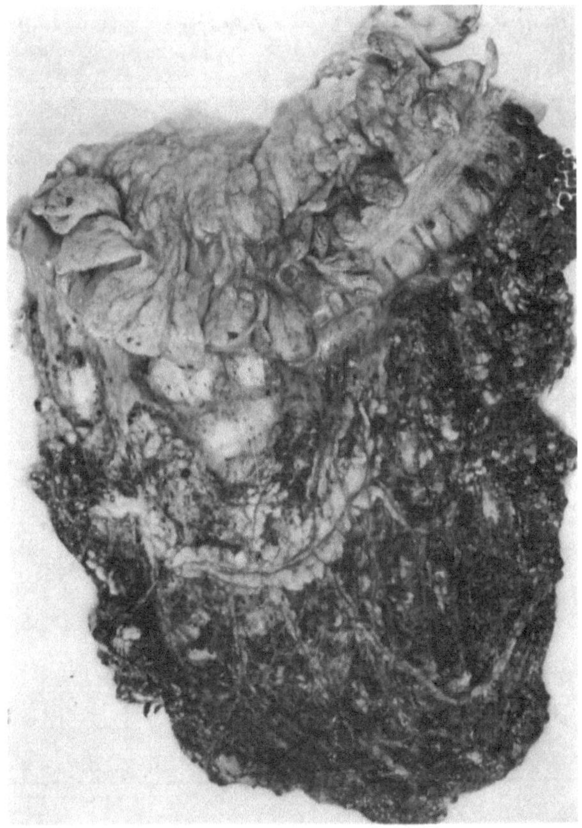

Abb. 374. Diffuse metastatische Netzaussaat eines malignen Melanoms der Haut

HÜCKEL (1940) beschrieb eine Bauchfellsarkomatose bei einem Leiomyosarkom des Uterus, HELMKE (1938) eine *Gliomatose* des Bauchfells bei einem Ovarialteratom und SAPHIRO (1949) Netzmetastasen bei einer sog. Struma ovarii.

Die Bauchfellkarzinose kann makroskopisch große Ähnlichkeiten mit einer Tuberculosis peritonei (DANIEL, 1951), gelegentlich auch mit Talkumgranulomen (SEELIG u. VERDA, 1945/46; SEELIG, 1948) und mit Inhaltsmassen rupturierter Dermoidzysten der Ovarien (AUER u. Mitarb., 1948) aufweisen.

Pseudomyxoma peritonei

Beim Pseudomyxoma peritonei (WERTH, 1884), Gallertbauch (KÜSTER, 1918) oder „Ascites gelatinosus", finden sich in der Bauchhöhle glasige, gallertige Massen, die in Form verschieden großer Klumpen, teils frei zwischen den Eingeweiden, teils mit dem Bauchfell fest verbunden sind (vgl. auch S. 343). Daneben kommen kleine zystische oder kugelige, von Schleimmassen gefüllte, bindegewebig abgekapselte Bildungen vor, die an Echinokokkusblasen oder Zystizerken erinnern. In seltenen Fällen wurden analoge Bildungen auch im subserösen Fettgewebe und längs der Gefäße in Leber und Milz beobachtet.

Histologisch handelt es sich um Schleimmassen, die teils von einem an Fibroblasten, Kapillarsprossen und Fremdkörperriesenzellen reichen Granulationsge-

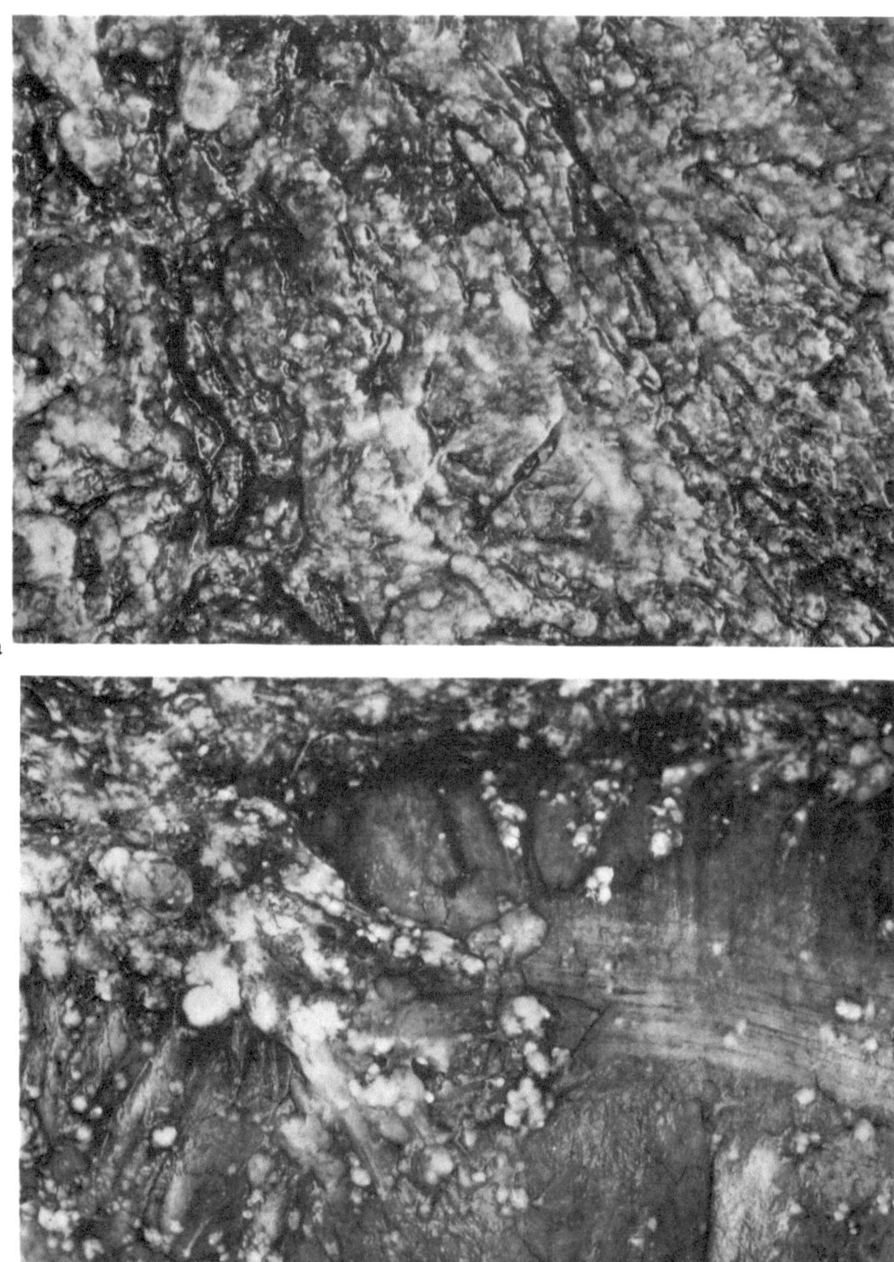

Abb. 375a u. b. Netz- (a) und Serosametastasen (b) eines amelanotisch metastasierenden Melanoms

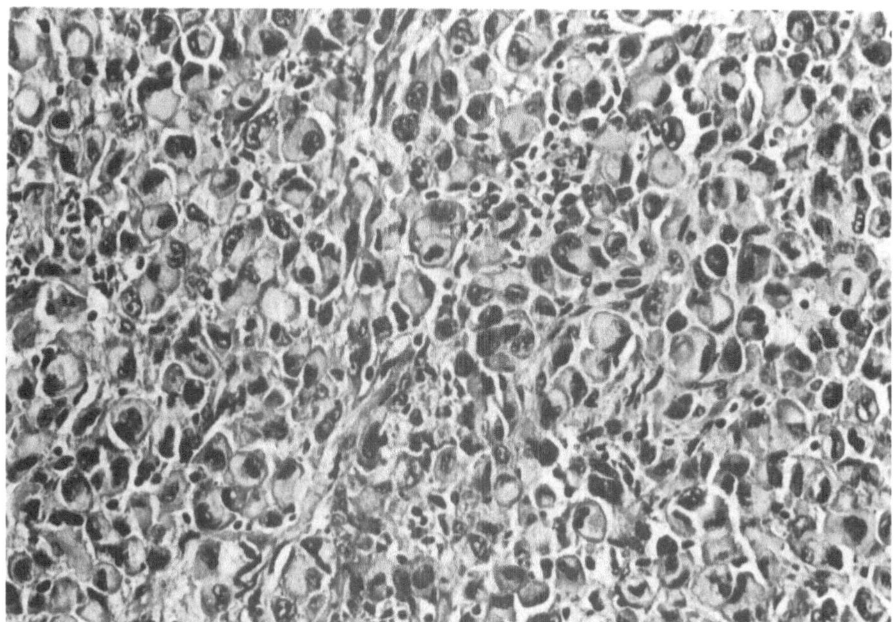

Abb. 376. Netzmetastase eines amelanotischen Melanoms. Färbung: HE. Vergr. 350:1

webe, teils von Bindegewebe umschlossen sind, wobei sich innerhalb des Granulationsgewebes auch Rundzellen, siderotisches Pigment, manchmal auch kleine Kalkablagerungen finden (WERTH, 1884; V. GIERKE, 1926). Durch Organisationsvorgänge kommt es zu einer bindegewebigen Um- und Durchwachsung dieser Schleimmassen und so zu einer Fixierung am Peritoneum. Überdies finden sich in den Schleimmassen suspendiert Formationen eines nieder- bis hochzylindrischen Epithels, das eingestreute Becherzellen trägt. Stellenweise sind papilläre Formationen ausgebildet und als Proliferationszeichen finden sich Mitosen (FRAENKEL, 1912; V. GIERKE, 1926). Die Epithelzellen sind vielfach gequollen und können nekrobiotische Veränderungen bis zur völligen Auflösung zeigen (OBERNDORFER, 1929). Die zystischen Gebilde werden teilweise oder ganz von Zylinderzellen ausgekleidet oder lediglich von Bindegewebe umschlossen (Pseudozysten).

Als Ursache des Pseudomyxoma peritonei wurde von WERTH (1884) der in die freie Bauchhöhle ausgetretene Inhalt eines rupturierten *Pseudomuzinkystoms* der Ovarien angesehen. Durch die Peristaltik der Baucheingeweide resultiert eine diffuse Ausbreitung der Schleimmassen, die, nur schwer resorbierbar, einen Fremdkörperreiz auslösen und so zu Organisationsvorgängen führen. Andere Autoren fassen das Pseudomyxom als *Implantationsmetastase* (eines Ovarialkystoms) auf, wobei vor allem der Befund epithelialer Elemente in den gallertigen Inhaltsmassen der Bauchhöhle diese Annahme stützt. Von FRAENKEL (1912) wird u.a. die Ansicht vertreten, daß die oft enormen schleimigen Inhaltsmassen nicht nur aus geborstenen Ovarialkystomen stammen, sondern das Produkt der auf das Peritoneum implantierten Epithelzellen sind. Auch das Auftreten analoger Veränderungen am Peritoneum nach operativer Entfernung eines Ovarialkystoms bzw. in einer Bauchnarbe wird auf eine Verschleppung von lebenden und sekretionstüchtigen Zellen während der Operation zurückgeführt (v. GIERKE, 1926) und als Ausgangspunkt für Rezidive mit gelegentlich malignem Charakter gewertet (MILNER, 1904; DIEZEL, 1949). Die Proliferationstendenz der implantierten Zellen soll mit der Zeit, besonders nach dem Wegfall hormonaler Reize, abnehmen. Indessen ist das Pseudomyxoma peritonei durch einen chronischen Verlauf charakterisiert; unter fortschreitender Kachexie tritt der Tod ein (FRAENKEL, 1912; v. GIERKE, 1926; DIEKER, 1931).

Bezüglich der *biologischen* Stellung derjenigen Ovarialkystome, die mit einer Implantation am Bauchfell einhergehen, jedoch keine Metastasen auf dem Lymph- oder Blutweg bewirken, wird betont, daß sie ihrem feingeweblichen Aufbau nach gutartige Tumoren darstellen (v. GIERKE, 1926). Befunde von stärkerer Epithelproliferation in den auf dem Bauchfell implantierten Epithelformationen, wie auch die Zeichen eines atypischen und infiltrierenden Wachstums, werden von manchen Autoren so gedeutet, daß es hier zu einer massenhaften Ausstoßung von Zellen mit gesteigerter Wachstumstendenz kommt und das Einwachsen von epithelialen Formationen in Bauchorgane durch das Einpressen bzw. Ansaugen des Säftestromes zustandekommt (FRAENKEL, 1912; v. GIERKE, 1926). DIEZEL (1949) hält eine *Änderung des Epithelcharakters* und die Ausbildung atypischer epithelialer Verbände, die eine kontinuierliche Linie bis zum Adeno- bzw. Gallertkarzinom (mit den Zeichen eines infiltrierenden Wachstums) zeigen können, für möglich und bezieht diese Entwicklung auf eine fortlaufende und gestörte Regeneration der Implantatzellen (vgl. auch: SLUITER, 1960; BERGE, 1964; BERNHARDT u. YONG, 1965).

Gelegentlich können auch papilläre Geschwülste der Ovarien, ähnlich wie die Kystome, zu einer disseminierten Implantation von epithelialem Zellmaterial am Bauchfell, besonders des Unterbauches, führen, ohne daß diese Tumoren sonstige Eigenschaften eines bösartigen Wachstums zeigen.

Eine seltenere und prognostisch offenbar günstigere Form eines Pseudomyxoma peritonei hat FRAENKEL (1912), durch die Ruptur einer Mukozele der Appendix ausgelöst, beschrieben: *Pseudomyxoma peritonei ex appendice* (vgl. auch: MOEBIUS, 1950; BRÜNNER u. MAPPES, 1965; GEORGSSON, 1966; BYRON u.Mitarb., 1966). Durch die Ruptur gelangen Schleimmassen ins Gewebe der Appendixwand und des Mesenteriolum, auch in appendizitische Verwachsungen, ins retroperitoneale Gewebe, vorwiegend jedoch in die freie Bauchhöhle. Die Ablagerungen befinden sich zunächst in der unmittelbaren Nachbarschaft der Appendix, von dort werden sie durch die peristaltischen Darmbewegungen diffus in der freien Bauchhöhle verteilt. Der ausgetretene Schleim führt auch in diesen Fällen zu Organisationsvorgängen am Peritoneum und zur Bildung schleimgefüllter Zysten. Innerhalb der Schleimmassen bzw. als Auskleidung der Zysten finden sich Verbände von Zylinderzellen mit eingestreuten Becherzellen (FRAENKEL, 1912; OBERNDORFER, 1929; DIEKER, 1931; ROULET, 1938). Diese können papilläre Wucherungen zeigen. Daneben wird auch an der Perforationsstelle der Appendix eine gesteigerte Epithelproliferation bzw. ein atypisches Epithelwachstum mit den Zeichen eines infiltrierenden Wachstums ersichtlich (ZACHAR-

JEWSKAJA, 1935; DIEZEL, 1949). Die experimentelle Transplantation von Appendixmukosa auf das Peritoneum ergibt ein umschriebenes Pseudomyxoma peritonei. Auch bei dieser Form des Pseudomyxoma peritonei wird einerseits ein Fremdkörperreiz der ausgetretenen Schleimmassen, andererseits eine Insertion von Appendixepithel mit sekundärer Schleimproduktion angenommen.

Der prognostisch günstigere Verlauf des Pseudomyxoma processu vermiformi wird auf das nicht so massive Auftreten von Schleim und Epithelien, wie bei einer Ruptur von Ovarialkystomen, wie auch auf die Implantation annähernd normaler Epithelzellen zurückgeführt, die offensichtlich keine wesentliche Vermehrung erfahren (FRAENKEL, 1912; OBERNDORFER, 1929) und ihren biologischen Charakter weitgehend bewahren (ZACHARJEWSKAJA, 1935).

In seltenen Fällen konnten beim Vorliegen eines Pseudomyxoma peritonei ein zugleich bestehendes Ovarialkystom und ein Hydrops der Appendix gefunden werden (ANTOINE, 1935). Weitere seltene Quellen eines Pseudomyxoma peritonei können Reste eines Ductus omphaloentericus (SCHILDHAUS, 1923) und/oder ein Enterokystom sein (RÖGNER, 1905). Ein makroskopisch dem Pseudomyxoma peritonei analoges Bild kann bei der Peritonealaussaat eines Gallertkarzinoms auftreten, wobei auch abgekapselte Schleimmassen und kugelig-zystische Bildungen gefunden werden. Die Differentialdiagnose gegenüber dem Pseudomyxoma peritonei ist schwierig und in einer Probeexzision oft nicht zu stellen (DIEZEL, 1949). DIEZEL (1949) hält den Übergang eines Pseudomyxoma peritonei in einen malignen Prozeß für prinzipiell möglich. Über ein verschleimendes Adenokarzinom einer Urachuszyste mit peritonealer Ausbreitung nach Art eines Pseudomyxoma peritonei ist von FAULKNER u.Mitarb. (1951) berichtet worden.

V. Zytodiagnostik

Der Nachweis von Tumorzellen in Ergüssen der Bauchhöhle geht auf QUINCKE (1882) zurück; QUINCKE gelang es erstmalig, die Karzinomdiagnose durch zytologische Untersuchungen der Peritonealflüssigkeit zu stellen (vgl.: ZACH, 1970). Seit dieser Zeit hat diese Methode eine weite Verbreitung erfahren (ZEMANSKY, 1928; SAPHIR, 1949; KUCSKO u. PORTELE, 1949; LUSE u. REAGAN, 1954; ACKERMAN, 1954; FOOT, 1937, 1956; HENNING u. WITTE, 1968; TAKAHASHI, 1971; ZACH, 1972).

Das Punktat wird in mehreren Röhrchen zentrifugiert, der Rückstand noch ein zweites Mal, und vom Sediment werden vorsichtig Ausstriche angefertigt; ist genügend Material vorhanden, werden die Ausstriche alternierend nach Papanicolaou sowie mit Hämatoxylin-Eosin gefärbt. Der Bodenrest wird durch Alkohol gefällt und nach Einbettung in Paraplast in üblicher Weise histologisch aufgearbeitet (ausführliche Methodendarstellung bei TAKAHASHI, 1971).

Als außerordentlich wertvoll für die Erkennung von Tumorzellen, auch im Aszites, hat sich die intravitale Anfärbung mit dem *Fluoreszenzfarbstoff Atebrin* erwiesen (Abb. 377). Das Zytoplasma maligner Zellen enthält eine grobe, unregelmäßig dichte, gold-gelb fluoreszierende Granulation, die sich von den feinen, gleichmäßig angeordneten zytoplasmatischen Granula der Serosadeckzellen deutlich unterscheidet.

Die *Acridinorange-Fluorochromierung* ergibt wegen der oft intensiven Rotfluoreszenz des Zytoplasmas mesothelialer Zellelemente *keine* Vorteile gegenüber den Standardfärbungen (STEVENSON, 1964).

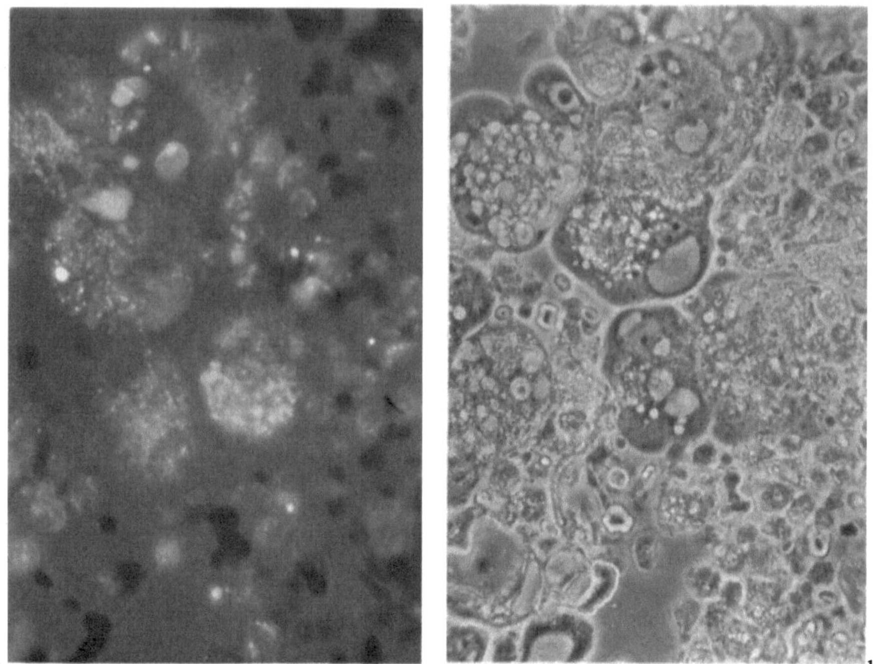

Abb. 377a u. b. Tumorzellverband bei Peritonealkarzinose: (a) Nativpräparat nach intravitaler Fluorochromierung mit Atebrin; (b) gleiches Präparat wie (a) im Phasenkontrast. Vergr. 320:1. (Aus HENNING, N., WITTE, S.: Atlas der gastroenterologischen Zytodiagnostik. Stuttgart: Thieme 1968)

Während die Beurteilung der üblichen zellulären Beimengungen, wie Erythrozyten, Lymphozyten und Leukozyten unproblematisch oder doch weitgehend unproblematisch ist, zeigen die oft reichlich abgeschilferten *peritonealen Deckzellen* infolge degenerativer Veränderungen ein sehr buntes Bild; sie können zu diagnostischen Fehlschlüssen Anlaß geben (HENNING u. WITTE, 1968). In den Ergüssen erscheinen die Deckzellen meist rundlich bis polygonal und 20–40 µ groß; sie besitzen kleine, dunkle, 9–15 µ durchmessende Kerne und sind scharf begrenzt. Durch das Loslösen von ihrer Unterlage und aus dem Zellverband unterliegen diese Zellen verschiedenen sekundären Veränderungen und können ein wesentlich anderes Aussehen zeigen als im normalen Zellverband. Sie sind dann größer und unscharf begrenzt. Kern und Plasmasaum sind oft von dichtliegenden kleinen Vakuolen durchsetzt, wie auch die Zellkerne mehrere Nukleolen besitzen können (vgl. hierzu Bd. II/1: Kriterien der Malignität). Mehrkernigkeit solcher Zellen, wie auch Mitosen und bis zur Siegelringbildung reichende Veränderungen sind nicht selten (WUHRMANN, 1937; MERENYI, 1949; KUCSKO u. PORTELE, 1949; FOOT, 1956; HENNING u. WITTE, 1968; TAKAHASHI, 1971). Auf die Bildung von Pseudorosetten, auf Vergrößerungen der Nukleolen und auf das Vorkommen von Riesenzellen wird besonders von LUSE und REAGAN (1954) und FOOT (1956) hingewiesen. Liegen diese Zellen im Verband, so wird die „Einschichtigkeit" solcher Zellverbände als charakteristisch angesehen (ZADEK

u. KARP, 1932; WUHRMANN, 1937). Die Erfahrung lehrt jedoch, daß die Deckzellen bei den verschiedenen peritonealen Prozessen infolge „Reizung" eine sehr lebhafte Proliferationsfähigkeit demonstrieren können (WUHRMANN, 1937; DOROCHOV, 1951) (Abb. 378 und 379).

Gegenüber diesen regenerativen und degenerativen Veränderungen der Deckzellen zeichnen sich die Tumorzellen (ZADEK u. KARP, 1932; ZEMANSKY, 1928; QUENSEL, 1928; KUCSKO u. PORTELE, 1949; HENNING u. WITTE, 1968; TAKAHASHI, 1971; vgl. auch Bd. II/1, dort ausführliche Lit.) durch eine wechselnde Kerngröße (Anisonukleose) bis zur Riesenkernbildung, durch Polymorphie und Polychromasie (Anisozytose) aus. Weiterhin finden sich Vielkernigkeit, Vermehrung und Vergrößerung der Nukleolen, atypische Mitosen und eine Verschiebung der Kernplasmarelation zugunsten der Kerne. Die Zellen zeigen eine wechselnde und überaus variable Größe und sind in der Regel unscharf begrenzt. Das Zytoplasma ist häufig vakuolisiert. Wesentlich ist die Korrelation der Einzelkriterien, um regenerative und degenerative Veränderungen von neoplastischen abzugrenzen. Die Tumorzellen liegen einzeln oder im Verband, wobei in letzteren Fällen meist eine Mehrschichtigkeit, wie auch eine relativ unscharfe Konturierung, besonders in der Peripherie der Zellverbände, auffällt. Um zytologisch eine positive Tumordiagnose aus dem Ergußsediment stellen zu können, wird von vielen Autoren verlangt, daß *Tumorzellverbände* vorliegen (ZEMANSKY, 1928;

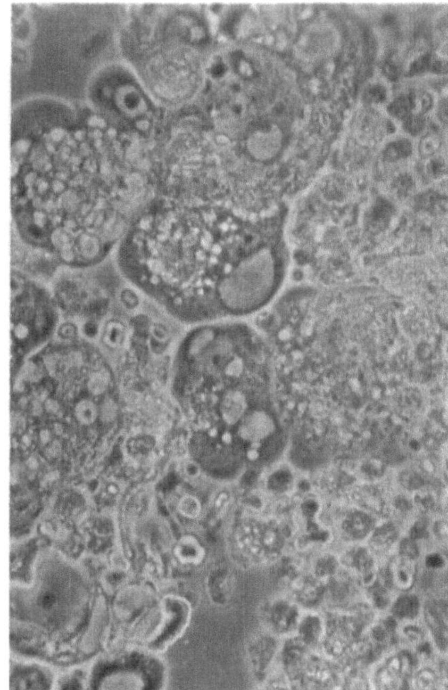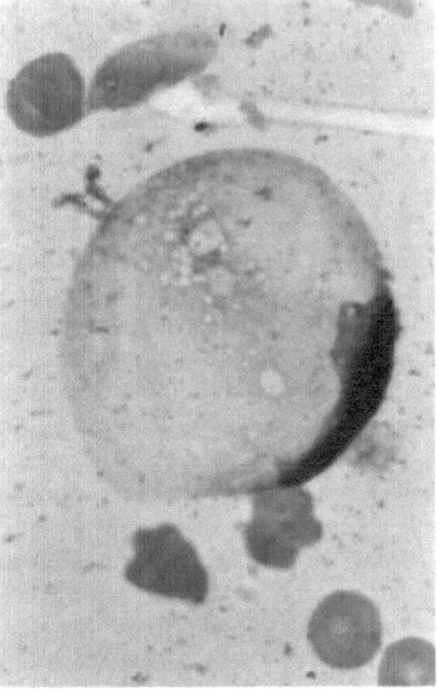

a   b

Abb. 378a u. b. (a) Serosazellen mit Phagozytose von Kerntrümmern und Erythrozyten (Transsudat); (b) Großvakuolisierte Serosazelle (sog. Siegelringzelle) bei Stauungstranssudat. Färbung: Pappenheim. Vergr. 600:1 (a) und 1280:1 (b). (Aus HENNING, N., WITTE, S.: Atlas der gastroenterologischen Zytodiagnostik. Stuttgart: Thieme 1968)

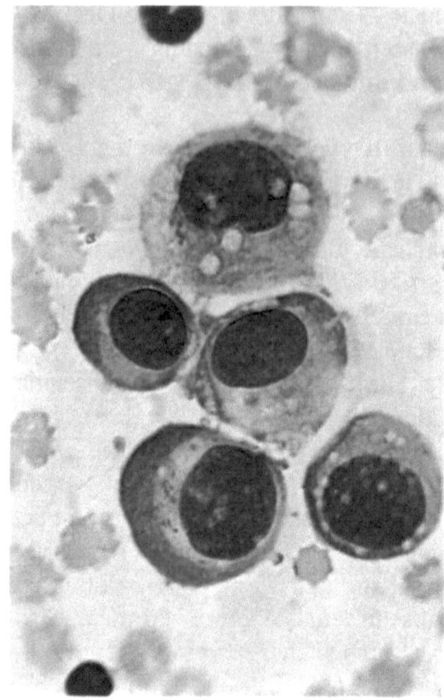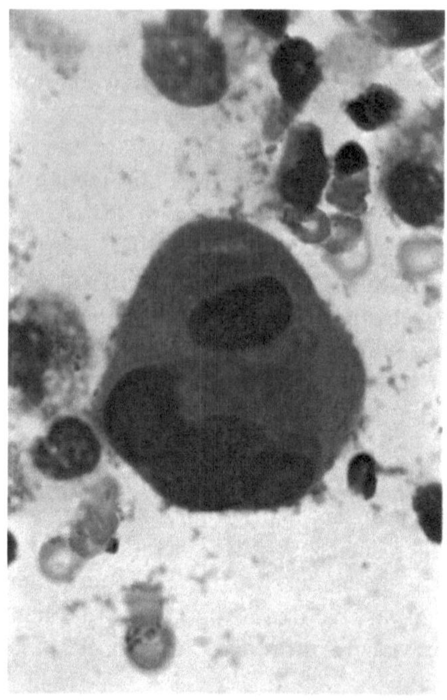

a   b

Abb. 379a u. b. Serosazellen mit Atypien, Transsudat bei Herzinsuffizienz: (a) Anisoka-
ryose, Vakuolisierung von Kern und Plasma; (b) mehrkernige Zelle. Färbung: Pappenheim.
Vergr. 800:1. (Aus HENNING, N., WITTE, S.: Atlas der gastroenterologischen Zytodiagnostik.
Stuttgart: Thieme 1968)

SCHÄR, 1932; WUHRMANN, 1937; MERENYI, 1949; KUCSKO u. PORTELE, 1949).
Die *Einzelzelle* läßt in der Regel *keine* sichere Tumordiagnose zu (Abb. 380).

Je nach der morphologischen Differenzierung des Primärtumors divergieren
auch die Tumorzellverbände im Erguß (MERENYI, 1949; FOOT, 1956). Drüsige
Formationen, sog. Siegelringzellen, oder der Nachweis von Psammomkörper-
chen mögen die Diagnose erleichtern. Die Malignität eines Zellkollektives und/
oder eines Zellverbandes läßt sich relativ leicht erkennen, sichere Rückschlüsse
aber auf die Histogenese (des Primärtumors) sind nur in Ausnahmefällen möglich. Auch die zusätzliche PAS-Färbung mit dem Nachweis von PAS-positivem
Material im Zytoplasma der Tumorzellen läßt lediglich die Aussage zu, daß
entweder Glykogen und/oder Mucopolysaccharide im Zytoplasma vorhanden
sind (ZACH, 1970). Nach FOOT (1959) und CEELEN (1964) indessen eignet sich
die zytochemische Darstellung neutraler Mucopolysaccharide mit Hilfe der PAS-
Reaktion zur Abgrenzung mesothelialer und tumoröser Elemente, insofern als
Mesothelzellen (=Serosadeckzellen) granuläre PAS-positive Zytoplasmaeinschlüsse aufweisen, die bei den meisten Tumorzellen nicht gefunden werden
(Ausnahme: Ovarialtumoren, gewisse Magen- und Darmkarzinome mit intrazel-
lulärer Verschleimung).

Sicher läßt sich die Histogenese des Primärtumors nur bei melaninbildenden
Peritonealmetastasen von malignen Melanomen nachweisen: die Tumorzellen

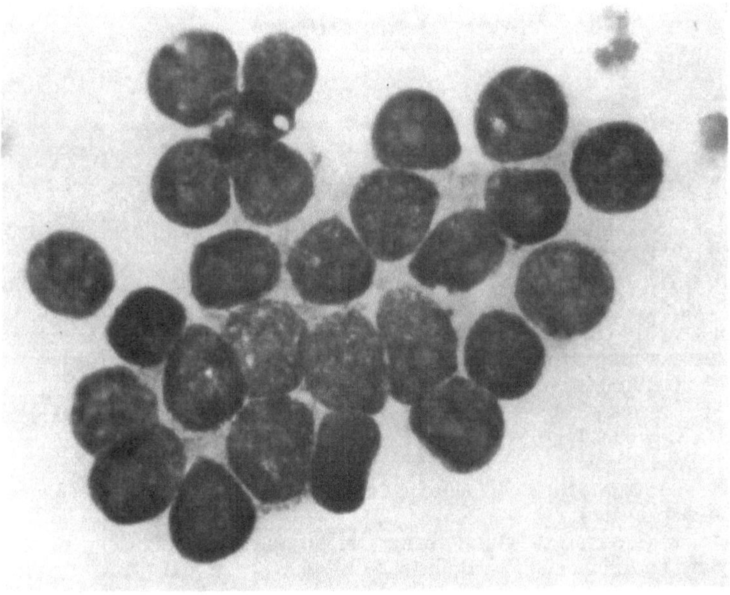

Abb. 380. Aszites bei Peritonealkarzinose: Tumorzellen. Färbung: Pappenheim. Vergr. 900:1. (Aus HENNING, H., WITTE, S.: Atlas der gastroenterologischen Zytodiagnostik. Stuttgart: Thieme 1968)

enthalten ein schwarzes, grobkörniges Pigment. Der Gehalt an „Melaningranula" ist allerdings von Zelle zu Zelle sehr unterschiedlich. Handelt es sich um amelanotische Metastasen bzw. Tumorzellen, sind sichere Rückschlüsse auf die Art des Primärtumors schon nicht mehr möglich.

Auch der autochthone maligne Tumor des Peritoneum, das *Mesotheliom,* ist zytologisch als solcher nicht positiv zu diagnostizieren (ZACH, 1970).

In günstig gelagerten Fällen gelingt es auch bei einer Douglas-Punktion Material zu gewinnen, das entweder direkt Tumorgewebe (z.B. bei Ovarialkarzinomen) oder Flüssigkeit sein kann, in der dann im Sediment Tumorzellverbände nachweisbar sein können.

Die Ausbeute der Zytodiagnostik wird unterschiedlich beurteilt. FOOT (1956) berichtete über 700 Aszitessedimentausstriche, unter denen in 30% ein *positiver* Tumorbefund, in 22% lediglich ein Tumorverdacht geäußert werden konnte, während in 48% ein negatives Ergebnis vorlag (vgl. auch: LUSE u. REAGAN, 1954). Fehlerquellen sind vor allem durch Veränderungen an den peritonealen Deckzellen gegeben, die bei den verschiedensten peritonealen Reizzuständen auftreten und in ihrem morphologischen Verhalten dann oft an Tumorzellen erinnern (FOOT, 1956).

Eine statistische Auswertung der *zytodiagnostischen Leistungsfähigkeit* bei Tumor-induziertem (Begleit-)Aszites ist nach HENNING und WITTE (1968) insofern nicht möglich, „als bioptische Vergleichsuntersuchungen zur Sicherung der Tumorgenese eines Ergusses klinisch nicht verfügbar sind". Indessen sollen therapeutisch bedingte regressive Veränderungen an Aszites-Tumorzellen durch wiederholte zytologische Ausstrichuntersuchungen möglich sein.

Literatur

Embryologie

ANDREW, A.: A study of the developmental relationship between enterochromaffin cells and the neural crest. J. Embryol. exp. Morph. **11**, 307 (1963).

ARCHER, O.K., SUTHERLAND D.E.R., GOOD, R.A.: The developmental biology of lymphoid tissue in the rabbit. Consideration of the role of thymus and appendix. Lab. Invest. **13**, 259 (1964).

AREY, L.B.: The history of the first somite in human embryos. Contrib. Embryol. **27**, 233 (1938).

BENNINGHOFF, A., GOERTTLER, K.: Lehrbuch der Anatomie des Menschen, 5. Aufl. München-Berlin: Urban & Schwarzenberg 1960.

BODIAN, M.: Chronic constipation in children. Practitioner **169**, 517 (1952).

BODIAN, M., CARTER, C.O., WARD, B.C.: Hirschsprung's disease. Lancet **1951I**, 302.

BODIAN, M., STEPHENS, F.D., WARD, B.C.: Hirschprung's disease and idiopathic megacolon. Lancet **1949I**, 6.

BOENIG, H., BERTOLINI, R.: Leitfaden der Entwicklungsgeschichte des Menschen. Leipzig: Edition Leipzig 1967.

BONNEVILLE, M.A.: Fine structural changes in the intestinal epithelium of the bullfrog during metamorphosis. J. Cell Biol. **18**, 579 (1963).

BREMER, J.L.: The diaphragm and diaphragmatic hernia. Arch. Path. **36**, 539 (1943).

BREMER, J.L.: Diverticula and duplications of the intestinal tract. Arch. Path. **38**, 132 (1944).

BROMAN, I.: Die Entwicklungsgeschichte der Bursa omentalis und ähnlicher Recessusbildungen bei den Wirbeltieren. Wiesbaden: Bergmann 1904.

BROMAN, I.: Warum wird die Entwicklung der Bursa omentalis in Lehrbüchern fortwährend unrichtig beschrieben? Anat. Anz. **86**, 195 (1938).

BROOKES, V.B.: Meckel's diverticulum in children. Brit. J. Surg. **42**, 57 (1954).

CHO, D.: Histological investigation of the digestive tract of the human fetus. II. Development of small intestines. Jap. J. Obstet. **14**, 324 (1931).

CHO, D.: Histological investigation of the digestive tract of the human fetus. III. Development of rectum and vermiform process. Jap. J. Obstet. **15**, 88 (1932).

CLARA, M.: Über die Entwicklung der basalgekörnten Zellen beim Menschen. Z. Anat. **103**, 131 (1934).

CLARA, M.: Entwicklungsgeschichte des Menschen, 6. Aufl. Heidelberg: Quelle & Meyer 1967.

DAVIS, C.L.: Description of a human embryo having 20 paired somites. Contrib. Embryol. **15**, 1 (1923).

ELIAS, H.: Human embryology. Berlin-Heidelberg-New York: Springer 1974.

FERGUSON, J.A.: Omphalocoele, persistent omphalomesenteric duct, and Meckel's diverticulum. Univ. Hosp. Bull. Ann Arbor **14**, 47 (1948).

FERGUSON, J.A., MAXWELL, J.D., CARR, K.E.: Progressive changes in the small intestinal villous pattern with increasing length of gestation. J. Path. **99**, 87 (1969).

FRIEDMANN, J.: Ein Beitrag zur Kenntnis der basalgekörnten, gelben Zellen des Darmtraktes beim Menschen. Z. mikr.-anat. Forsch. **36**, 99 (1934).

GROSSMAN, M.I.: The glands of Brunner. Physiol. Rev. **38**, 675 (1958).

HAMILTON, W.J., BOYD, J.D., MOSSMAN, H.W.: Human embryology, 3th edit. Cambridge: Heffer 1962.

HERTIG, A.T., ROCK, J.: Two human ova of the previllous stage, having an ovulation age of eleven and twelve days respectively. Contrib. Embryol. **29**, 127 (1941).

HERTIG, A.T., ROCK, J.: Two human ova of the previllous stage, having a developmental age of about seven and nine days respectively. Contrib. Embryol. **31**, 65 (1945).

HESS, M.W.: Lymphatischer Apparat, insbesondere Thymus, in der Pathogenese der Defektimmunopathien. In: Handbuch der allgemeinen Pathologie, Bd. VII/3: Immunreaktionen. Berlin-Heidelberg-New York: Springer 1970.

HOWELL, L.M.: Meckel's diverticulum. Amer. J. Dis. Child. **71**, 365 (1946).
HÜTHER, W.: Die Hirschsprungsche Krankheit als Folge einer Entwicklungsstörung der intramuralen Ganglien. Beitr. path. Anat. **114**, 161 (1954).
JIRÁSEK, J.E., UHER, J.: Ein histochemischer Beitrag zum Studium der fetalen enterochromaffinen Zellen beim Menschen. Acta histochem. (Jena) **22**, 66 (1965).
JIRÁSEK, J.E., UHER, J., KOLDOVSKY, O.: A histochemical analysis of the development of the small intestine of human foetuses. Acta histochem. (Jena) **22**, 33 (1965).
JOHNSON, F.P.: The development of the mucous membrane of the large intestine and vermiform process in the human embryo. Amer. J. Anat. **14**, 187 (1913).
KANAGASUNTHERAM, R.: Development of the human lesser sac. J. Anat. (Lond.) **91**, 188 (1957).
KIESSELBACH, A.: Der physiologische Nabelbruch. Ergebn. Anat. **34**, 1 (1946).
LAMBERTINI, G.: Studio istologico sulla struttura della vesicola ombelicale negli embryoni umani. Arch. ital. Anat. **26**, 493 (1929).
LANDBOE-CHRISTENSEN, E.: The duodenal glands of Brunner in man, their distribution and quantity. Acta path. microbiol. scand., Suppl. **52**, 1 (1944).
LANGMAN, J.: Medizinische Embryologie. Die normale menschliche Entwicklung und ihre Fehlbildungen. Stuttgart: Thieme 1970.
LANGMAN, J., NELSON, G.R.: A radioautographic study of the development of the somite in the chick embryo. J. Embryol. exp. Morph. **19**, 217 (1968).
OKAMOTO, E., UEDA, T.: Embryogenesis of intramural ganglia of the gut and its relation to Hirschsprung's disease. J. Pediat. Surg. **2**, 437 (1967).
OTTO, H.F.: Die intestinale Paneth-Zelle. Zytomorphologie, Ultrastrukturpathologie und funktionelle Bedeutung. Ein Beitrag zur Lysozym-Theorie. In: Veröffentlichungen aus der Morphologischen Pathologie, Heft 94. Stuttgart: Fischer 1974.
OWEN, J.J.T.: Ontogenesis of immunobiological systems. In: Handbuch der allgemeinen Pathologie, Bd. VII/3: Immunreaktionen. Berlin-Heidelberg-New York: Springer 1970.
PATZELT, V.: Die feinere Ausbildung des menschlichen Darmes von der fünften Woche bis zur Geburt. Z. mikr.-anat. Forsch. **27**, 269 (1931).
PATZELT, V.: Der Darm. In: Handbuch der mikroskopischen Anatomie des Menschen, Bd. V/3. Berlin: Springer 1936.
PEARSE, A.G.E.: The cytochemistry and ultrastructure of polypeptide hormone-producing cells of the APUD series, and the embryologic, physiologic and pathologic implications of the concept. J. Histochem. Cytochem. **17**, 303 (1969).
PEARSE, A.G.E., POLAK, J.M.: Cytochemical evidence for the neural crest origin of mammalian ultimobronchial C cells. Histochemie **27**, 96 (1971a).
PEARSE, A.G.E., POLAK, J.M.: Neural crest origin of the endocrine polypeptide (APUD) cells of the gastrointestinal tract and pancreas. Gut **12**, 783 (1971b).
PEARSE, A.G.E., POLAK, J.M., NOORDEN, S. VAN: The neural crest origin of the C cells and their comparative cytochemistry and ultrastructure in the ultimobranchial gland. In: Calcium, parathyroid hormone and the calcitonins. Amsterdam: Excerpta Medica 1971.
PEARSE, A.G.E., POLAK, J.M., HEATH, C.M.: Development, differentation and derivation of the endocrine polypeptide cells of the mouse pancreas. Immunofluorescence, cytochemical and ultrastructural studies. Diabetologia **9**, 120 (1973b).
PEARSE, A.G.E., POLAK, J.M., ROST, F.W.D., FONTAINE, J., LELIÈVRE, C., LEDOUARIN, N.: Demonstration of the neural crest origin of type I (APUD) cells in the avian carotid body, using a cytochemical marker system. Histochemie **34**, 191 (1973a).
PEARSE, A.G.E., WELSCH, U.: Ultrastructural characteristics of thyroid C cells in the summer, autumm and winter states of the hedgehod (Erinaceus europaeus, L.), with reference to other mammalian species. Z. Zellforsch. **92**, 596 (1968).
PERNKOPF, E.: Die Entwicklung der Form des Magendarmkanales beim Menschen, Bd. II/1. Z. Anat. **64**, 96 (1922).
PERNKOPF, E.: Die Entwicklung der Form des Magendarmkanales beim Menschen, Bd. II/2. Z. Anat. **77**, 1 (1925).
PERNKOPF, E.: Die Entwicklung der Form des Magendarmkanals beim Menschen, Bd. II/3. Z. Anat. **85**, 1 (1928).

PERRIER, H.: Evolution de l'ultrastructure du pancréas chez le foetus de rat. Diabetologia **6**, 605 (1970).

POLITZER, G.: Über einen menschlichen Embryo mit 18 Ursegmentpaaren. Z. Anat. **87**, 674 (1928a).

POLITZER, G.: Über Zahl, Lage und Beschaffenheit der „Urkeimzellen" eines menschlichen Embryos mit 26–27 Ursegmentpaaren. Z. Anat. **87**, 766 (1928b).

POLITZER, G.: Über einen menschlichen Embryo mit sieben Urwirbelpaaren. Z. Anat. **93**, 386 (1930).

POLITZER, G.: Über die Entwicklung des Dammes beim Menschen. Z. Anat. **95**, 734 (1931).

POLITZER, G.: Die Ergebnisse einer Untersuchung über die Entwicklung des Dammes beim Menschen. Zbl. Gynäk. 579 (1932).

SINGH, I.: The prenatal development of enterochromaffin cells in the human gastro-intestinal tract. J. Anat. (Lond.) **97**, 377 (1963).

SMITH, J.R.: Accessory enteric formations; a classification and nomenclature. Arch. Dis. Child. **35**, 87 (1960).

SÖDERLUND, S.: Meckel's diverticulum. A clinical and histologic study. Acta chir. scand., Suppl. **248**, 1 (1959).

STARCK, D.: Embryologie. Stuttgart: Thieme 1955.

STARCK, D.: Die Frühphase der menschlichen Embryonalentwicklung und ihre Bedeutung für die Beurteilung der Säugerontogenese. Ergebn. Anat. Entwickl.-Gesch. **35**, 133 (1956).

STELZNER, F., BAUMGARTEN, H.G., HOLSTEIN, A.F.: Die Bedeutung des Sphincter ani internus für die Kontinenz und Superkontinenz. Untersuchungen am Kontinenzorgan insbesondere beim Megacolon. Langenbecks Arch. Chir. **336**, 35 (1974).

STRAUSS, F.: Gedanken zur Entwicklung des Amnions und des Dottersackes beim Menschen. Rev. suisse Zool. **52**, 213 (1945).

STREETER, G.L.: Developmental horizons in human embryos: age group XI, 13–20 somites, and age group XII, 21–29 somites. Contrib. Embryol. **30**, 211 (1942).

STREETER, G.L.: Developmental horizons in human embryos: age groups XV, XVI, XVII, and XVIII (the third issue of a survey of the Carnegie Collection). Contrib. Embryol. **32**, 133 (1948).

TENCH, E.M.: Development of theanus in the human embryo. Amer. J. Anat. **59**, 333 (1936).

VÁRKONYI, T., GERGELY, G., VARRÓ, V.: The ultrastructure of the small intestinal mucosa in the developing human fetus. Scand. J. Gastroent. **9**, 495 (1974).

VOGT, W.: Morphologische und kausalanalytische Untersuchungen über die Lageentwicklung des menschlichen Darmes. Z. angew. Anat. **2**, 87 (1917).

VOGT, W.: Zur Morphologie und Mechanik der Darmdrehung. Anat. Anz. **53**, 39 (1920).

WELLS, L.J.: Observations on the development of the diaphragm in the human embryo. Anat. Rec. **100**, 778 (1948).

WELLS, L.J.: Development of the human diaphragm and pleural sacs. Contrib. Embryol. **35**, 107 (1954).

YNTEMA, C.L., HAMMOND, W.S.: Experiments on the sacral parasympathetic nerves and ganglia of the chick embryo. Anat. Rec. **115**, 382 (1953).

YNTEMA, C.L., HAMMOND, W.S.: Origin of intrinsic ganglia of trunk viscera from vagal neural crest in chick embryo. J. comp. Neurol. **101**, 515 (1954).

Dünndarm

Topographie, makroskopische Anatomie und Histologie

AAGARD, O.C.: Zur Anatomie der Lymphgefäße des Dünndarms. Z. Anat. **65**, 301 (1922).

ABRAMS, G.D., BAUER, H., SPRINZ, H.: Influence of the normal flora on mucosal morphology and cellular renewal in the ileum. Lab. Invest. **12**, 355 (1963).

ASTALDI, G., AIRO, R., CONRAD, M.E., PENNA, R., CERETTO, F.: Lymphatic follicles and immunologic cell reaction in human jejunal mucosa obtained by peroral biopsy in infectious hepatitis. Lymphatic tissue and germinal centers in immune response, p. 473. Plenum Press 1969.

ASTALDI, G., CONRAD, M., AIRO, R.: Mast cells in the normal human jejunum: a comparison with specimens obtained during infectious hepatitis. Amer. J. dig. Dis. **11**, 53 (1966).

BACKMAN, L., HALLBERG, D.: Small-intestinal length. An intraoperative study in obesity. Acta chir. scand. **140**, 57 (1974).

BAINTNER, K., VERESS, B.: Longitudinal differentiation of the small intestine. Nature (Lond.) **215**, 774 (1967).

BARGMANN, W.: Histologie und mikroskopische Anatomie des Menschen, 6. Aufl. Stuttgart: Thieme 1967.

BAUZA, C.A., REID, A., BRUNSER, O.: A morphologic and histochemical study of the normal small intestinal epithelium in the child. Arch. Pediat. (N.Y.) **79**, 328 (1962).

BAYLIN, G.J.: Collateral circulation following obstruction of abdominal aorta. Anat. Rec. **75**, 405 (1939).

BECKER, A.B., BENJAMIN, H.B.: New concept of the small intestine vascular pattern. Rev. canad. Biol. **17**, 460 (1958).

BECKER, V.: Pathomorphologie und Pathogenese der Malabsorption. Verh. dtsch. Ges. Path. **53**, 10 (1969).

BECKER, V.: Bauchspeicheldrüse (Inselapparat ausgenommen). In: W. DOERR, G. SEIFERT, E. UEHLINGER, Spezielle pathologische Anatomie, Bd. VI. Berlin-Heidelberg-New York: Springer 1973.

BECKER, V.: Malabsorption. Pathogenese und pathologische Anatomie. Z. Gastroent. **13**, 189 (1975).

BENNETT, H.S.: Morphological aspects of extracellular polysaccharides. J. Histochem. Cytochem. **11**, 14 (1963).

BENNETT, H.S., JUFT, J.H., HAMPTON, J.C.: Morphological classifications of vertebrate blood capillaries. Amer. J. Physiol. **196**, 381 (1959).

BENNINGHOFF, A., GOERTTLER, K.: Lehrbuch der Anatomie des Menschen, 5. Aufl. München-Berlin: Urban & Schwarzenberg 1960.

BERG, L. VAN DE, BERG, A. VAN DE, DRÉZE, CH.: Insuffisance artérielle mésentérique chronique traitée par un pontage veineux entre l'aorte et le tronc coeliaque et par la réimplantation de l'artére mèsentèrique supérieure. Acta gastro-ent. belg. **34**, 495 (1971).

BIERRING, F.: Electron microscopic observations on the mucus production in human and rat intestinal goblet cells. Acta path. microbiol. scand. **54**, 241 (1962).

BIZZOZERO, G.: Über die schlauchförmigen Drüsen des Magendarmkanals und die Beziehungen ihres Epithels zu dem Oberflächenepithel der Schleimhaut. Arch. mikr. Anat. **33**, 216 (1889).

BIZZOZERO, G.: Über die schlauchförmigen Drüsen des Magendarmkanals und ihr Verhältnis zum Oberflächenepithel. II. Mitt. Arch. mikr. Anat. **40**, 325 (1892).

BOOTH, C.C., STEWART, J.S., HOLMES, R., BRACKENBURY, W.: Dissecting microscope appearances of intestinal mucosa. In: G.E. WOLSTENHOLME, M.P. CAMERON (edit.), Intestinal biopsy. Ciba Foundation Study Group No. 14, pp. 2–19. London: J.&A. Churchill Ltd. 1962.

BORST, R.H., MARX, M., SCHMIDT, W., HERRMANN, M.: Elektronenmikroskopische und enzymhistochemische Befunde an ableitenden Lymphgefäßen im Dünndarmmesenterium der Ratte. Z. Zellforsch. **101**, 338 (1969).

BOYD, C.A.R., PARSONS, D.S.: The fine structure of the microvilli of isolated brush borders of intestinal epithelial cells. J. Cell Biol. **41**, 646 (1969).

BRACKENBURY, W., STEWART, J.S.: Macroscopic appearances of mucosal biopsies from the small intestine. Med. biol. Ill. **13**, 220 (1963).

BRETTSCHNEIDER, H.: Elektronenmikroskopische Untersuchungen über die Innervation der glatten Muskulatur des Darmes. Z. mikr.-anat. Forsch. **68**, 333 (1961).

BROLIN, J., PAULIN, S.: Abnormal communications between splanchnic vessels. Acta radiol. (Stockh.) **2**, 460 (1964).

BROWS, A.L.: Microvilli of the human jejunal epithelial cell. J. Cell Biol. **12**, 623 (1962).

CAPELLA, C., SOLCIA, E.: The endocrine cells of the pig gastrointestinal mucosa and pancreas. Arch. Histol. Jap. **35**, 1 (1972).

CAPRINO, G., CICCONNETTI, C.: Istofisiologia delle cellule mucipare della mucosa del colon. Ric. morf. 1 (1954).

CARVALHEIRA, A.F., WELSCH, U., PEARSE, A.G.E.: Cytochemical and ultrastructural observations on the argentaffin and argyrophil cells of the gastro-intestinal tract in mammals and their plasce in the APUD series of polypeptide-secreting cells. Histochemie (Berl.) 14, 33 (1968).

CASPARY, W.F.: Digestiv-resorptive Funktion der Dünndarmschleimhaut. Z. Gastroent. 13, 223 (1975).

CHELI, R., DODERO, M., CELLE, G.: On the histology and histopathology of the jejunal mucosa obtained by biopsy. Observations and critical analysis. Gastroenterologia (Basel) 102, 111 (1964).

CHENG, H., MERZEL, J., LEBLOND, C.P.: Renewal of Paneth cells in the small intestine of the mouse. Amer. J. Anat. 126, 507 (1969).

CIACCIO, C.: Sopra speciali cellule granulose della mucosa intestinale. Arch. Ital. Anat. Embriol. 6, 482 (1907).

CLARA, M.: Über das Vorkommen von Panethschen Körnerzellen in den Darmeigendrüsen des Schweines (Sus scrofa dom.). Z. mikr.-anat. Forsch. 32, 506 (1933).

CLARA, M.: Das Nervensystem des Menschen. Leipzig: Joh. Ambr. Barth 1959.

CLARK, S.L.: Isolated environment of lymphoid tissues of the intestine (Symposium). Fed. Proc. 22, 1339 (1963).

COCCO, A.E., DOHRMANN, M.J., HENDRIX, TH.R.: Reconstruction of normal jejunal biopsies: threedimensional histology. Gastroenterology 51, 24 (1966).

COCHRANE, E.W., DAVIES, D.V., PALFREY, A.J., STOCKWELL, R.A.: The histochemistry and electronmicroscopy of Brunner's glands in the guinea-pig. J. Anat. (Lond.) 98, 1 (1964).

COLLAN, Y.: Characteristics of nonepithelial cells in the epithelium of normal rat ileum. A light and electron microscopical study. Scand. J. Gastroent. 7, Suppl. 18, 1 (1972).

CORNES, J.S.: Number, size, and distribution of Peyer's patches in the human small intestine. I. The development of Peyer's patches. Gut 4, 225 (1965).

COTTON, G.F., WILKINSON, G.: Anorganische Chemie. Berlin: Deutscher Verlag der Wissenschaften 1967.

CRANE, R.K.: Enzymes and malabsorption: a concept of brush border membrane disease. Gastroenterology 50, 254 (1966).

CRANE, R.K.: Structural and functional organization of an epithelial cell brush border. Symposia of the International Society for Cell Biology, Vol. 5, p. 71; ed. by K.B. WARREN. New York: Academic Press 1967.

CREAMER, B.: Paneth-cell function. Lancet 1967 I, 314.

CREAMER, B., PINK, I.J.: Paneth-cell deficiency. Lancet 1967 I, 304.

CREUTZFELDT, W. (Hrsg.): Origin, chemistry, physiology and pathophysiology of the gastrointestinal hormones. International Symposium Wiesbaden, October 24 and 25, 1969. Stuttgart-New York: F.K. Schattauer 1970.

CURRAN, R.C., CREAMER, B.: Ultrastructural changes in some disorders of the small intestine associated with malabsorption. J. Path. Bact. 86, 1 (1963).

DABELOW, A.: Die Blutgefäßversorgung der lymphatischen Organe. Anat. Anz. 87, Suppl. 179 (1939).

DAHLQVIST, A.: Disaccharidasen des Menschen. Biochemie und Funktion. In: K. ROMMEL, P.H. CLODI (Hrsg.), Biochemische und klinische Aspekte der Zuckerabsorption. Stuttgart-New York: F.K. Schattauer 1970.

DAVENPORT, H.W.: Physiologie der Verdauung. Stuttgart-New York: F.K. Schattauer 1971.

DAVID, H.: Zum Mechanismus der Zellabstoßung im Bereich der Dünndarmzotten. Elektronenmikroskopische Untersuchungen. Virchows Arch. path. Anat. 342, 19 (1967).

DAWSON, W., LANGMAN, J.: An anatomical-radiological study on the pancreatic duct pattern in man. Anat. Rec. 139, 59 (1961).

DEANE, H.W.: Some electron microscopic observations on the lamina propria of the gut, with comments on the close association of macrophages, plasma cells, and eosinophils. Anat. Rec. 149, 453 (1964).

DESCHNER, E.E.: Observations on the Paneth cell in human ileum. Exp. Cell Res. 47, 624 (1967).

DEVIK, F., IVERSEN, O.H.: Observations on the generation time of Paneth cells of mice. Virchows Arch. Abt. B Zellpath. **4**, 191 (1970).

DIEMEL, H., RAU, G., SCHMITZ-DRÄGER, H.G.: Die Riolan'sche Kollaterale. Fortschr. Röntgenstr. **101**, 253 (1964).

DOBBINS, W.O.: The intestinal mucosal lymphatic in man. A light and electron microscopic study. Gastroenterology **51**, 994 (1966).

DOBBINS, W.O.: Electron microscopic study of the intestinal mucosa in intestinal lymphangiectasia. Gastroenterology **51**, 1004 (1966).

DOBBINS, W.O.: Diseases associated with protein losing enteropathy: electron microscopic studies of the intestinal mucosa. Sth. med. J. **60**, 1077 (1967).

DOBBINS, W.O.: Morphologic aspects of lipid absorption. Amer. J. clin. Nutr. **22**, 257 (1969).

DOBBINS, W.O., HERRERO, B.A., MANSBACH, C.M.: Morphologic alterations associated with neomycin. Amer. J. med. Sci. **255**, 63 (1968).

DOBBINS, W.O., HIJMANS, J.C., McCARTY, K.S.: A light and electron microscopic study of duodenal epithelium of chick embryos cultured in the presence and absence of hydrocortisone. Gastroenterology **53**, 557 (1967).

DOBBINS, W.O., ROLLINS, E.L.: Intestinal mucosal lymphatic permeability: an electron microscopic study of endothelial vesicles and cell junctions. J. Ultrastruct. Res. **33**, 29 (1970).

DOBBINS, W.O., TOMASINI, J.T., EMORY, L.: Electron and light microscopic identification of the mast cell of the gastrointestinal tract. Gastroenterology **56**, 268 (1969).

DOERR, W.: Über die Bedeutung der pathologischen Anatomie für die Gastroenterologie. Aktuelle Fragen zur Pathologie der Verdauungsorgane. S.-B. Heidelb. Akad. Wiss., math.-nat. Kl., Abh. 4. Berlin-Heidelberg-New York: Springer 1973.

DOERR, W.: Gastroenterologie und Pathologie. In: V. BECKER (Hrsg.), Gastroenterologie und Stoffwechsel. Aktionen und Interaktionen. Baden-Baden-Brüssel: G. Witzstrock GmbH 1974.

EDER, M.: Zellerneuerung am Magen-Darmtrakt. Verh. dtsch. Ges. Path. **50**, 75 (1966).

EDER, M.: Die Bedeutung des „Turnover" von Epithelersatz und -differenzierung für die Orthologie und Pathologie der Dünndarmfunktion. Verh. dtsch. Ges. Path. **53**, 45 (1969).

EDER, M., GOPPELT, D.: Änderungen in der physiologischen Zellregeneration der Dünndarmschleimhaut bei Tetracyclinbehandlung. Klin. Wschr. **44**, 1158 (1966).

EICHHOLZ, A., CRANE, R.K.: Studies on the organization of the brush border in intestinal epithelial cells. I. Tris disruption of isolated hamster brush borders and density gradient separation of fractions. J. Cell Biol. **26**, 687 (1965).

EISBERG, H.B.: Intestinal arteries. Anat. Rec. **28**, 227 (1924).

ERSPAMER, V.: Il sistema cellulare enterocromaffine ed i suoi rapporti com il sistema insulare. Z. Anat. Entwickl.-Gesch. **109**, 588 (1939).

FARQUHAR, M.G., PALADE, G.E.: Junctional complexes in various epithelia. J. Cell Biol. **17**, 375 (1963).

FARTHMANN, E.: Die Faserstruktur der Muscularis propria des menschlichen Magens. In: H. BARTELHEIMER, H.A. KÜHN, V. BECKER, F. STELZNER (Hrsg.), Gastroenterologie und Stoffwechsel, Bd. 3, S. 1. Stuttgart: Thieme 1973.

FAWCETT, D.W.: Surface specialisations of absorbing cells. J. Histochem. Cytochem. **13**, 75 (1965).

FAWCETT, D.W.: Die Zelle. Ein Atlas der Ultrastruktur. München-Berlin-Wien: Urban & Schwarzenberg 1969.

FEYRTER, E.: Carcinoid and Carcinom. Ergebn. allg. Path. **29**, 305 (1934).

FEYRTER, F.: Über diffuse endokrine epitheliale Organe. Leipzig: Joh. Ambr. Barth 1938.

FEYRTER, F.: Die peripheren endokrinen (parakrinen) Drüsen. In: E. KAUFMANN, M. STAEMMLER (Hrsg.), Lehrbuch der speziellen pathologischen Anatomie, Ergänzungsbd. I, 1. Hälfte, S. 653. Berlin: Walter De Gruyter & Co. 1969.

FICHTELIUS, K.E., FINSTAD, J., GOOD, R.A.: The phylogenetic occurrence of lymphocytes within the gut epithelium. Int. Arch. Allergy **35**, 119 (1969).

FICHTELIUS, K.E., SUNDSTRÖM, C., KULLGREN, B., LINNA, J.: The lympho-epithelial organs of homo sapiens revisited. Acta path. microbiol. scand. **77**, 103 (1969).

FISCHER, W.: Biochemie der geordneten und der gestörten Resorptionsleistung der Dünndarmschleimhaut. Verh. dtsch. Ges. Path. **53**, 81 (1969).

FLETCHER, T.L., ANDERSON, W.R., PITTS, C.L., COHEN, R.L., HARKINS, H.N.: A new preparation of gastrin: preliminary characterization. Nature (Lond.) **190**, 448 (1961).

FLOCH, M.H., NOORDEN, S. VAN, SPIRO, H.M.: Histochemical localization of gastric and small bowel mucosal enzymes of man, monkey and chimpanzee. Gastroenterology **52**, 230 (1967).

FÖLDI, M.: Störungen des Lymphgefäßsystems im Bauchraum. In: H. BARTELHEIMER, N. HEISIG (Hrsg.), Aktuelle Gastroenterologie. Verhandlungen der 24. Tagung der Deutschen Gesellschaft für Verdauungs- und Stoffwechselkrankheiten. Hamburg 1967. Stuttgart: Thieme 1968.

FÖLDI, M.: Diseases of lymphatics and lymph circulation. Springfield, Ill.: C.C. Thomas 1969.

FORSSMANN, W.G.: Morphologie der Polypeptid-hormonbildenden endokrinen Zellen des Magendarmtraktes. In: V. BECKER (Hrsg.), Gastroenterologie und Stoffwechsel. Baden-Baden-Brüssel: Witzstrock GmbH 1974.

FORSSMANN, W.G., ORCI, L., PICTET, R., RENOLD, A.E., ROUILLER, C.: The endocrine cells in the epithelium of the gastrointestinal mucosa of the rat. J. Cell Biol. **40**, 692 (1969).

FORSSMANN, W.G., ORCI, L., PICTET, R., ROUILLER, C.: Zur Ultrastruktur der endokrinen Zellen im Epithel des Magendarmtraktes der Ratte. Acta anat. (Basel) **68**, 605 (1967).

FREEMAN, J.A.: Goblet cell fine structure. Anat. Rec. **154**, 121 (1966).

FUJITA, T. (Edit.): Gastro-Entero-Pancreatic Endocrine System. A Cell-Biological Approach. Stuttgart: Thieme 1974.

FUJITA, T., KOBAYASHI, S.: The cells and hormones of the GEP endocrine system. The current of studies. In: T. FUJITA (Edit.), Gastro-Entero-Pancreatic Endocrine System. A Cell-Biological Approach. Stuttgart: Thieme 1974.

FUNK, H.U., WEBER, E., HEDINGER, CHR., HARDMEIER, TH.: Die Zahl argentaffiner Zellen des menschlichen Verdauungstraktes unter normalen und pathologischen Bedingungen. Virchows Arch. path. Anat. **340**, 289 (1966).

GARDNER, J.D., BROWN, M.S., LASTER, L.: The columnar epithelial cell of the small intestine: digestion and transport. **283**, 1196, 1264, 1317 (1970).

GEBBERS, J.-O., OTTO, H.F.: Das Membranverhalten der interepithelialen Lymphozyten des Darmes. Virchows Arch. Abt. A Path. Anat. **361**, 175 (1973).

GEBBERS, J.-O., OTTO, H.F.: Electron microscope studies on the intestine using ruthenium red. Z. Zellforsch. **147**, 271 (1974).

GEFFROY, Y.: Essai d'interprétation de la pathologie du systéme des cellules claires digestives de Feyrter. Symposium. Path. et Biol. **12**, 1149 (1964).

GERSH, I.: A protein component of the Golgi apparatus. Arch. Path. **47**, 99 (1949).

GOERTTLER, K.: Der konstruktive Bau der menschlichen Darmwand. Gegenbaurs morph. Jb. **69**, 329 (1932).

GOERTTLER, K.: Das Gefäßsystem im Bauchraum aus der Sicht des Pathologen. In: H. BARTELHEIMER, N. HEISIG (Hrsg.), Aktuelle Gastroenterologie. Verhandlungen der 24. Tagung der Deutschen Gesellschaft für Verdauungs- und Stoffwechselkrankheiten. Hamburg 1967. Stuttgart: Thieme 1968.

GORDON, H.A.: Morphological and physiological characterization of germfree life. Ann. N.Y. Acad. Sci. **78**, 208 (1959).

GOTTLIEB, L.S., ROBERTSON, R., ZAMCHECK, N.: An electron microscope study of the brush border of the jejunal columnar and crypt epithelium. Amer. J. Path. **41**, 747 (1962).

GRACEY, M., PAPADIMITRIOU, J., BURKE, V., THOMAS, J., BOWER, G.: Effects in small intestinal function and structure induced by feeding a deconjugated bile salt. Gut **14**, 519 (1973).

GRANGER, B., BAKER, R.F.: Electron microscope investigation of the striated border of intestinal epithelium. Anat. Rec. **107**, 423 (1950).

GRAUMANN, W.: Polysaccharide: Ergebnisse der Polysaccharidhistochemie: Mensch und Säugetiere. In: W. GRAUMANN und K. NEUMANN (Hrsg.), Handbuch der Histochemie, Bd. II/2. Stuttgart: G. Fischer 1964.

GREIDER, M.H., STEINBERG, V., McGUIGAN, J.E.: Electron microscopic identification of the gastrin cell of the human antral mucosa by means of immunocytochemistry. Gastroenterology **63**, 572 (1972).

GROSSMAN, M.I., ADELSON, J.W., ROTHMAN, S.S., BROWN, J.C., SAID, S.I., LIN, T.-M., CHANCE, R.E., LAWRENCE GERRING, E., GREGORY, H., GLASS, G.B.J., ANDERSSON, S., NASSET, E.S., SASAKI, H., FALOONA, G.R., UNGER, R.H., CREUTZFELDT, M., KOKAS, E., THOMPSON, J.C.: Candidate hormones of the gut. Gastroenterology **67**, 730 (1974).

HAGER, H.: Die feinere Cytologie und Cytopathologie des Nervensystems. In: Veröffentlichungen aus der morphologischen Pathologie, Heft 67. Stuttgart: Fischer 1964.

HALL, J.G., SMITH, M.E.: Homing lymph-borne immunoblasts to the gut. Nature (Lond.) **226**, 262 (1970).

HAMILTON, J.D., DAWSON, A.M., WEBB, J.: Limitation of the use of innert gases in the measurement of small gut mucosal blood flow. Gut **8**, 509 (1967).

HAMPERL, H.: Die Fluoreszenzmikroskopie menschlicher Gewebe. Virchows Arch. path. Anat. **292**, 1 (1934).

HAMPERL, H.: Über argyrophile Zellen. Virchows Arch. path. Anat. **321**, 482 (1952).

HANSON, J., LOWY, J.: The structure of F-actin and of actin filaments isolated from muscle. J. molec. Biol. **6**, 46 (1963).

HANSON, W.R., OSBORNE, J.W.: Epithelial cell kinetics in the small intestine of the rat 60 days after resection of 70 per cent of the ileum and jejunum. Gastroenterology **60**, 1087 (1971).

HARDMEIER, TH., HEDINGER, CHR.: Normale und pathologische Anatomie des argentaffinen Systems des menschlichen Magendarmtraktes. Schweiz. med. Wschr. **93**, 743 (1963).

HEBERER, G., DOSTAL, G., HOFFMANN, K.: Zur Erkennung und operativen Behandlung der chronischen Mesenterialarterieninsuffizienz. Dtsch. med. Wschr. **97**, 750 (1972).

HEIDENHAIN, R.: Untersuchungen über den Bau der Labdrüsen. Arch. mikr. Anat. **6**, 368 (1870).

HEIZER, W.D., LASTER, L.: Peptide hydrolase activities of the mucosa of human small intestine. J. clin. Invest. **48**, 210 (1969).

HERZOG, E.: Die orthologische und pathologische Morphologie der neurovegetativen Regulation. In: Handbuch der allgemeinen Pathologie, Bd. VIII/2. Berlin-Heidelberg-New York: Springer 1966.

HIRSCH, J., AHRENS, E.H., BLANKENHORN, D.H.: Measurements of the human intestinal length in vivo and some causes of variation. Gastroenterology **31**, 274 (1956).

HOLLMAN, K.H.: The fine structure of the goblet cells in the rat intestine. Ann. N.Y. Acad. Sci. **106**, 545 (1963).

HOLMES, R., HOURIHANE, D.O., BOOTH, C.C.: The mucosa of the small intestine. Postgrad. med. J. **37**, 717 (1961).

HORSTMANN, E.: Über die Mesenterialgefäße und ihren Einbau in die Darmwand. Morph. Jb. **89**, 244 (1943).

HORSTMANN, E.: Über das Endothel der Zottenkapillaren im Dünndarm des Meerschweinchen und des Menschen. Z. Zellforsch. **72**, 364 (1966).

HORSTMANN, E.: Anatomie und Physiologie des Lymphgefäßsystems im Bauchraum. In: H. BARTELHEIMER, N. HEISIG (Hrsg.), Aktuelle Gastroenterologie. Verhandlungen der 24. Tagung der Deutschen Gesellschaft für Verdauungs- und Stoffwechselkrankheiten, Hamburg 1967. Stuttgart: Thieme 1968.

HORSTMANN, E., BREUCKER, H.: Über die Lymphkapillaren in den Darmzotten von Meerschweinchen und Affe. Z. Zellforsch. **133**, 551 (1972).

HOU-JENSEN, H.M.: Über die Anordnung der Blutgefäße im Intestinum Ileum. Z. Anat. Entwickl.-Gesch. **94**, 68 (1931).

HUDSON, J.A., LUCKEY, T.D.: Bacteria induced morphologic changes. Proc. Soc. exp. Biol. (N.Y.) **116**, 628 (1964).

HUEBSCHER, G., WEST, G., BRINDLEY, D.: Studies on the fractionation of mucosal homogenates from small intestine. Biochem. J. **97**, 629 (1965).

HUGON, J.S., BORGERS, M.: Fine structural localization of three lysosomal enzymes and nonspecific alkaline phosphatase in the villus of the human duodenum. Gastroenterology **55**, 608 (1968).

ISHIKAWA, H., BISCHOFF, R., HOLTZER, H.: Formation of arrowhead complexes with heavy meromyosin in a variety of cell types. J. Cell Biol. **43**, 312 (1969).

ISOMÄKI, A.M.: A new cell type (tuft cell) in the gastrointestinal mucosa of the rat. A transmission and scanning electron microscopic study. Acta path. microbiol. scand., Sect. A, Suppl. **240** (1973).

ITO, S.: The surface coating of enteric microvilli. Anat. Rec. **148**, 294 (1964).

ITO, S.: The enteritic surface coat on cat intestinal microvilli. J. Cell Biol. **27**, 475 (1965).

ITO, S.: Structure and function of the glycocalyx. Fed. Proc. **28**, 12 (1969).

ITO, S., REVEL, J.P.: Incorporation of radioactive sulfate and glucose on the surface coat of enteric microvilli. J. Cell Biol. **23**, 44A–45A (1964).

JACOBSEN, L.F., NOER, R.J.: The vascular pattern of the intestinal villi in various laboratory animals and man. Anat. Rec. **114**, 85 (1952).

JENNINGS, M.A., FLOREY, H.W.: Autoradiographic observations on the mucous cells of the stomach and intestine. Quart. J. exp. Physiol. **41**, 131 (1956).

JOHNSON, C.F.: Disaccharidases localization in hamster intestine brush border. Science **155**, 1670 (1967).

JOHNSON, C.F.: Hamster intestinal brush-border surface particles and their function. Fed. Proc. **28**, 26 (1969).

JOSEFSSON, L., LINDBERG, T., ÖJESJÖ, L.: Intestinal dipeptidases. Dipeptidase activities in human intestinal juice. Scand. J. Gastroent. **3**, 207 (1968).

KELLY, TH.R., TROYER, M.L.: Pancreatic ducts and postoperative pancreatitis. Arch. Surg. **87**, 614 (1963).

KELSALL, M.A.: Lymphocytes in the intestinal epithelium and Peyer's patches of normal and tumorbearing hamsters. Anat. Rec. **96**, 391 (1946).

KENWORTHY, A.: Effect of Escherichia coli on germfree and gnotobiotic pigs. I. Light and electron microscopy of the small intestine. J. comp. Path. **80**, 53 (1970).

KLEIN, U.E., DRUBE, H.CHR., HANSEN, H.TH.: Untersuchungen über Muster und Verteilung von Enzymen in der Schleimhaut des Gastrointestinaltraktes. II. Mitteilung: Histochemische und ergänzende Isoenzymuntersuchungen. Klin. Wschr. **45**, 95 (1967).

KLEIN, U.E., DRUBE, H.CHR., HANSEN, H.TH., MIELKE, H.: Untersuchungen über Muster und Verteilung von Enzymen in der Schleimhaut des Gastrointestinaltraktes. III. Mitteilung: Elektrophoretische Charakterisierung in multiplen Formen vorkommender Enzyme der Magen-, Dünndarm- und Rectumschleimhaut und vergleichende Serumanalysen. Klin. Wschr. **45**, 244 (1967).

KLOTZ, A.P., LUBOS, M.C.: Gastrointestinal symptoms and intestinal lactase deficiencies —a word of caution. Amer. J. dig. Dis. **12**, 421 (1967).

KOBAYASHI, S., FUJITA, T., SASAGAWA, T.: The endocrine cells of human duodenal mucosa. An electron microscope study. Arch. histol. jap. **31**, 477 (1970).

KOBURG, E.: The use of grain counts in the study of cell proliferation. In: L.F. LAMERTON, R.J.M. FRY (edit.), Cell proliferation, a Guinness symposium. Oxford: Blackwell 1963.

LAGUENS, R., BRIONES, M.: Fine structure of the microvillus of columnar epithelial cells of human intestine. Lab. Invest. **14**, 1616 (1965).

LANE, B.P., RHODIN, J.A.G.: Fine structure of the lamina muscularis mucosae. J. Ultrastruct. Res. **10**, 489 (1964).

LANG, J., GRILL, W., PICHLMAIER, H.: Experimentelle Untersuchungen über die Durchblutungsverhältnisse am Duodenalstumpf. Langenbecks Arch. klin. Chir. **299**, 707 (1962).

LANG, J., PICHLMAIER, H., GRILL, W.: Die Blutgefäßversorgung des Duodenums und ihre klinische Bedeutung. Gegenbaurs morph. Jb. **104**, 88 (1963).

LAUMONIER, R., MARCHE, CL., METAYER, J.: Microscopie optique et électronique du grêle normal et pathologique. Ann. Gastroent. Hépat. **7**, 441 (1971).

LEBLOND, C.P., MESSIER, B.: Renewal of chief cells and goblet cells in the small intestine as shown by radioautography after injection of thymidine-H^3 into mice. Anat. Rec. **132**, 247 (1958).

LEESON, TH.S., LEESON, C.R.: The fine structure of Brunner's glands in man. J. Anat. (Lond.) **103**, 263 (1968).

LESHER, S., WALBURG, H.E., SACHER, G.A.: Generation cycle in the duodenal crypt cells of germ-free and conventional mice. Nature (Lond.) **202**, 884 (1964).

LIETZ, H., BÖCKER, W., GRÖBLINGHOFF, M.: Immuncytochemical demonstration of intestinal alkaline phosphatase. Histochemistry **42**, 181 (1974).

LILLIE, R.D.: Studies on the histochemistry of normal and pathological mucins in man and in laboratory animals. Bull. int. Ass. med. Mus. **29**, 1 (1949).

LILLIE, R.D.: Investigations on the structure of the enterochromaffin substance. J. Histochem. Cytochem. **9**, 184 (1961).

LINDNER, J.: Zur Physiologie und Pathologie der Schleimbildung des Darmes. Verh. dtsch. Ges. Path. **53**, 111 (1969).

LIPKIN, M.: Cell proliferation in the gastrointestinal tract of man. Fed. Proc. **24**, 10 (1965).

LIPKIN, M.: Cell replication in the gastrointestinal tract of man. Gastroenterology **48**, 616 (1965).

LOEHRY, C.A., CREAMER, B.: Three dimensional structure of the human small intestinal mucosa in health and disease. Gut **10**, 6 (1969a).

LOEHRY, C.A., CREAMER, B.: Three dimensional structure of the rat small intestinal mucosa related to mucosal dynamics. Gut **10**, 112 (1969b).

LOEWY, A.G., SIEKEVITZ, PH.: Cell structure and function. New York: Holt, Rinehart and Winston Inc. 1963.

LOJDA, Z.: Histochemie der Disaccharidasen und anderer Enzyme im Bürstensaum des Darmes. In: K. ROMMEL, P.H. CLODI (Hrsg.), Biochemische und klinische Aspekte der Zuckerabsorption. Stuttgart-New York: F.K. Schattauer 1970.

LOJDA, Z., FRIĈ, P., JODL, J.: Histochemie des Dünndarms bei der Malabsorption. Verh. dtsch. Ges. Path. **53**, 93 (1969).

LOJDA, Z., FRIĈ, P., JODL, J., CHMELIK, V.: Cytochemistry of the human jejunal mucosa in the norm and in malabsorption syndrome. Curr. Top. Path. **52**, 1 (1970).

LUFT, H.J.: Electron microscopy of cell extraneous coats as revealed by ruthenium red staining. J. Cell Biol. **23**, 54 (1964).

LUNDGREN, O.: Studies on blood flow distribution and countercurrent exchange in the small intestine. Acta physiol. scand., Suppl. **303**, Göteborg 1967.

MADANAGOPALAN, N., SHINER, M., ROWE, B.: Measurements of small intestinal mucosa obtained by peroral biopsy. Amer. J. Med. **38**, 42 (1965).

MANGOLD, E.: Darmlänge, Durchgangszeit und Durchgangsgeschwindigkeit. Berlin: Akademie-Verlag 1951.

MANNARINO, E.: L' impiego dell'acido periodico nella colorazione degli orli a spazzola e cuticolari. Biol. lat. (Milano) **1**, 745 (1948/49).

MARKOFF, N.: Arterielle Durchblutungsstörungen im Bauchraum aus der Sicht des Gastroenterologen. Leber Magen Darm **2**, 185 (1972).

MARSH, N.M., TRIER, J.S.: Morphology and cell proliferation of subepithelial fibroblasts in adult mouse jejunum. I. Structural features. Gastroenterology **67**, 622 (1974a).

MARSH, N.M., TRIER, J.S.: Morphology and cell proliferation of subepithelial fibroblasts in adults mouse jejunum. II. Radioautographic studies. Gastroenterology **67**, 636 (1974b).

MARSTON, A.: Introduction: Basis structure and function of the intestinal circulation. Clinics in Gastroenterology **1**, 539 (1972).

MASSON, P.: La glande endocrine de l'intestin chez l'homme. C.R. Acad. Sci. (Paris) **158**, 52 (1914).

MATTHEWS, D.M.: Absorption und Malabsorption von Eiweiß-Verdauungsprodukten. Klin. Wschr. **47**, 397 (1969).

McDOUGAL, D.B., LITTLE, K.D., CRANE, R.K.: Studies on the mechanism of intestinal absorption of sugars. Part IV. Biochim. biophys. Acta (Amst.) **45**, 483 (1960).

McGUIGAN, J.E.: Gastric mucosal intracellular localization of gastrin by immunfluorescence. Gastroenterology **55**, 315 (1968).

McGUIGAN, J.E., GREIDER, M.H.: Correlative immunochemical and light microscopic studies of the gastrin cell of the antral mucosa. Gastroenterology **60**, 223 (1971).

McNABB, J.D., SANDBORN, E.: Filaments in the microvillous border of intestinal cells. J. Cell Biol. **22**, 701 (1964).

MEADER, R.D., LANDERS, D.F.: Electron and light microscopic observations or relationships between lymphocytes and intestinal epithelium. Amer. J. Anat. **121**, 763 (1967).

MERKER, H.J.: Elektronenmikroskopische Morphologie der intestinalen Resorption. Verh. dtsch. Ges. Path. **53**, 57 (1969).

MERRILL, TH.G., SPRINZ, H., TOUSIMIS, A.J.: Changes of intestinal absorptive cells during maturation: an electron microscopic study of prenatal, postnatal and adult guinea pig ileum. J. Ultrastruct. Res. **19**, 304 (1967).

MERZEL, J.: Some histophysiological aspects of Paneth's cells of mice as shown by histochemical and radioautographical studies. Acta ant. (Basel) **66**, 603 (1967).

MILLER, D., CRANE, R.K.: Digestive function of the epithelium of the small intestine. 1. An intracellular locus of disaccharide and sugar phosphate hydrolysis. Biochim. biophys. Acta (Amst.) **52**, 281 (1961).

MILLER, D., CRANE, R.K.: The digestive function of the epithelium of the small intestine. II. Localization of disaccharide hydrolysis in the isolated brush border portion of intestinal epithelial cells. Biochim. biophys. Acta (Amst.) **52**, 293 (1961).

MILLINGTON, P.F., CRITCHLEY, D.R., TOVELL, P.W.A.: A study on the isolation of intestinal brush borders in saline. Z. Zellforsch. **87**, 401 (1968).

MILLINGTON, P.F., CRITCHLEY, D.R., TOVELL, P.W.A., PEARSON, R.: Scanning electron microscopy of intestinal microvilli. J. Micr. (Oxford) **89**, 339 (1969).

MITSCHKE, H.: Funktionelle Pathomorphologie des gastrointestinalen endokrinen Zellsystems. Physiologie, Cytochemie und Ultrastruktur. Med. Habil.-Schrift, Hamburg 1975.

MOSKOWITZ, M., ZIMMERMANN, H., FELSON, B.: The meandering mesenteric artery of the colon. Amer. J. Roentgenol. **92**, 1088 (1964).

MUKHERJEE, T.M., STAEHELIN, L.A.: The finestructural organization of the brush border of intestinal epithelial cells. J. Cell Sci. **8**, 573 (1971).

MUKHERJEE, T.M., WYNN WILLIAMS, A.: A comparative study of the ultrastructure of microvilli in the epithelium of small and large intestine of mice. J. Cell Biol. **34**, 447 (1967).

OEHLERT, W., BÜCHNER, TH.: Mechanismus und zeitlicher Ablauf der physiologischen Regeneration im mehrschichtigen Plattenepithel und in der Schleimhaut des Magen-Darm-Traktes der weißen Maus. Beitr. path. Anat. **125**, 347.

OTTO, H.F.: The interepithelial lymphocytes of the intestinum. Morphological observations and immunological aspects of intestinal enteropathy. Curr. Top. Path. **57**, 81 (1973).

OTTO, H.F.: Zur funktionellen Bedeutung der intestinalen Paneth-Zellen. Dtsch. med. Wschr. **98**, 220 (1973).

OTTO, H.F.: Morphologische Aspekte von Pankreaserkrankungen. Pathoanatomische Grundlagen zur Röntgendiagnostik. Dtsch. med. Wschr. **99**, 767 (1974).

OTTO, H.F., GEBBERS, J.-O.: The interepithelial lymphocytes of the intestinum. Electronmicroscopical observations using Ruthenium Red (RR) and statistical analysis. 14th Czechoslovak Congr. of Gastroenterology, p. 269. Prague, June 25–29, 1972.

OTTO, H.F., LEWERENZ, I.: Untersuchungen zur Ultrastruktur des Dünndarms keimfrei aufgezogener FW 49-Ratten. 1. Epitheliale Befunde unter besonderer Berücksichtigung der Paneth-Zellen. Virchows Arch. Abt. A Path. Anat. **360**, 235 (1973).

OTTO, H.F., MARTIN, W.: Zur cytologischen Ultrastruktur des Schleimhautstroma bei Enteropathien, insbesondere bei der idiopathischen Steatorrhoe. Virchows Arch. Abt. A Path. Anat. **353**, 191 (1971).

OTTO, H.F., WALKE, A.: Über lympho-epitheliale Beziehungen bei Enteropathien. Virchows Arch. Abt. A Path. Anat. **355**, 85 (1972).

OVERTON, J., EICHHOLZ, A., CRANE, R.K.: Studies on the organization of the brush border in intestinal epithelial cells. II. Fine structure of fractions of Trisdisrupted hamster brush borders. J. Cell Biol. **26**, 693 (1965).

OWEN, R.L., JONES, A.L.: Epithelial cell specialization within human Peyer's patches: an ultrastructural study of intestinal lymphoid follicles. Gastroenterology **66**, 189 (1974).

PADYKULA, H.A.: Recent functional interpretations of intestinal morphology. Fed. Proc. **21**, 873 (1962).

PALAY, S.L., KARLIN, L.J.: An electron microscopic study of the intestinal villus. I. The fasting animals. J. biophys. biochem. Cytol. **5**, 363 (1959).

PANETH, J.: Über die secernierenden Zellen des Dünndarmepithels. Arch. mikr. Anat. **31**, 113 (1888).

PARKER, F.G., BARNES, E.N., KAYE, G.I.: The pericryptal fibroblast sheath. IV. Replication, migration, and differentiation of the subepithelial fibroblasts of the crypt and villus of the rabbit jejunum. Gastroenterology **67**, 607 (1974).

PATZELT, V.: Der Darm. In: Handbuch der mikroskopischen Anatomie des Menschen, Bd. V/3. Berlin: Springer 1936.

PEARSE, A.G.E.: 5-hydroxytryptophan uptake by dog thyroid C cells and its possible significance in polypeptide hormone production. Nature (Lond.) **211**, 598 (1966a).

PEARSE, A.G.E.: Common cytochemical properties of cells producing polypeptide hormones, with particular reference to calcitonin and the thyroud C cells. Vet. Rec. **79**, 587 (1966b).

PEARSE, A.G.E.: The cytochemistry and ultrastructure of polypeptide hormone-producing cells of the APUD series, and the embryologic, physiologic and pathologic implications of the concept. J. Histochem. Cytochem. **17**, 303 (1969).

PEARSE, A.G.E.: The endocrine cells of the GI tract: Origins, morphology and functional relationships in health and disease. Clinics in Gastroenterology **3**, 491 (1974).

PEARSE, A.G.E., COULLING, I., WEAVERS, B., FRIESEN, S.: The endocrine polypeptide cells of the human stomach, duodenum, and jejunum. Gut **11**, 649 (1970).

PEARSE, A.G.E., POLAK, J.M., HEATH, C.M.: Development, differentiation and derivation of the endocrine polypeptide cells of the mouse pancreas. Immunofluorescence, cytochemical and ultrastructural studies. Diabetologia **9**, 120 (1973b).

PEARSE, A.G.E., POLAK, J.M., ROST, F.W.D., FONTAINE, J., LELIÉVRE, C., LE DOUARIN, N.: Demonstration of the neural crest origin of Type I (APUD) cells in the avian carotid body, using a cytochemical marker system. Histochemie **34**, 191 (1973a).

PENTTILÄ, A.: Histochemical reactions of the enterochromaffin cells and the 5-hydroxytryptamine content of the mammalian duodenum. Acta physiol. scand. **69**, Suppl. 281 (1966).

PENTTILÄ, A., GRIPENBERG, J.: Fine structure and enzyme histochemistry of developing duodenal epithelium of the chicken. Z. Anat. Entwickl.-Gesch. **129**, 109 (1969).

PENTTILÄ, A., LEMPINEN, M., FOCK, G.: Morphological and histochemical properties of the regenerated mucosa in the rat ileum. Scand. J. Gastroent. **3**, 255 (1968).

PILGRIM, CH., MAURER, W.: Autoradiographische Untersuchungen über die Konstanz der DNS-Verdoppelungsdauer bei Zellarten von Maus und Ratte durch Doppelmarkierung mit ^{3}H-Thymidin und ^{14}C-Thymidin. Exp. Cell Res. **37**, 183 (1965).

PINK, I.J., CROFT, D.N., CREAMER, B.: Cell loss from small intestinal mucosa: a morphological study. Gut **11**, 217 (1970).

PITHA, J.: The fine structure of clear fibroblast-like cells in the lamina propria of the small intestine. J. Ultrastruct. Res. **22**, 231 (1968).

PITHA, J.: The fine structure of regenerating epithelium in the small intestine. Virchows Arch. Abt. B Zellpath. **7**, 314 (1971).

POLAK, J.M., BLOOM, S., COULLING, I., PEARSE, A.G.E.: Immunfluorescent localization of secretin in the canine duodenum. Gut **12**, 605 (1971).

PORTEOUS, J.W., CLARK, B.: The isolation and characterization of subcellular components of the epithelial cells of rabbit small intestine. Biochem. J. **96**, 159 (1965a).

PORTEOUS, J.W., CLARK, B.: The isolation and properties of epithelial cells "ghosts" from rat small intestine. Biochem. J. **96**, 539 (1965b).

QUASTLER, H., SHERMAN, F.G.: Cell population kinetics in the intestinal epithelium of the mouse. Exp. Cell Res. **17**, 420 (1959).

RATZENHOFER, M.: Zur Biologie der endokrinen Zellen (= des Helle-Zellen-Organs, Feyrter) im Verdauungstrakt. (Nach Untersuchungen am Kaninchenmagen.) Klin. Wschr. **44**, 109 (1966).

RATZENHOFER, M.: Lokalisation, Morphologie und Biologie der disseminierten endokrinen Zellen des Verdauungstraktes. Z. ges. inn. Med. **26**, 21 (1971).

RATZENHOFER, M.: Gastrointestinale Polypeptide. In: V. BECKER (Hrsg.), Gastroenterologie und Stoffwechsel. Aktionen und Interaktionen. Baden-Baden-Brüssel: Witzstrock GmbH 1974.

RATZENHOFER, M., LEB, D.: Über die Feinstruktur der argentaffinen und der anderen Erscheinungsformen der „Hellen Zellen" Feyrter's im Kaninchenmagen. Z. Zellforsch. **67**, 113 (1965).

REINER, L.: Mesenteric vascular occlusion studied by postmortem injection of the mesenteric arterial circulation. Pathology Annual **1**, 193 (1966).

RENYI-VAMOS, F.: Das Lymphgefäßsystem des Dünndarms und seine Rolle im Fetttransport. Acta med. (Szeged) **9**, 153 (1956).

REUTER, S.R., OLIN, T.: Stenosis of the celiac artery. Radiology **85**, 616 (1965).

RIECKEN, E.O.: Die normale Dünndarmschleimhaut und ihre Veränderungen bei einheimischer Sprue. Morphologische und histochemische Befunde. Dtsch. med. Wschr. **95**, 2295 (1970a).

RIECKEN, E.O.: Vergleichende bioptische Untersuchungen zur formalen Pathogenese der Dünndarmschleimhautveränderungen bei der einheimischen Sprue. I. Lupenmikroskopische, histologische, morphometrische und zellkinetische Befunde. Klin. Wschr. **48**, 1216 (1970b).

RIECKEN, E.O.: Enzymzytochemie der menschlichen Dünndarmschleimhaut unter normalen und pathologischen Bedingungen. Z. Gastroent. **13**, 210 (1975).

RIECKEN, E.O., SCHMIDT, H.A., WÄCHTLER, K., PEARSE, A.G.E.: Zur cytochemischen Lokalisation einiger Glykosidasen und anderer saurer Hydrolasen im Resorptionsepithel des menschlichen Dünndarms. Klin. Wschr. **45**, 383 (1967).

RITTER, U.: Funktionelle Morphologie der Schleimbildung und -ausstoßung der Becherzellen des Darmtraktes. Gastroenterologia, Suppl. ad Vol. **97**, 170 (1962).

RIZZOLI, C.: Le basi istochimiche della colorazione dei mucopolisaccaridi nei tessuti con il blu alcian 8 GN. Boll. Soc. ital. Biol. sper. **31**, 422 (1955).

RÖSCH, W.: Fortschritte in der Erkenntnis gastrointestinaler Hormone. Hippokrates (Stuttg.) **45**, 470 (1974).

RÖSSLE, R.: Referat über Entzündung. Verh. dtsch. Ges. Path. **19**, 18 (1923).

ROHR, H.: Ultrastrukturelle Pathologie als Weg zur Erfassung der Zelldynamik. Experientia (Basel) **25**, 561 (1969).

RUBIN, C.E., DOBBINS, W.O.: Peroral biopsy of the small intestine: A review of its diagnostic usefulness. Gastroenterology **49**, 676 (1965).

RUBIN, W.: Celiac disease. Amer. J. Clin. Nutr. **24**, 91 (1971).

RUBIN, W.: Endocrine cells in the normal human stomach. A fine structural study. Gastroenterology **63**, 784 (1972).

RUDZIK, O., BIENENSTOCK, J.: Isolation and characteristics of gut mucosal lymphocytes. Lab. Invest. **30**, 260 (1974).

RUSZNÝAK, I., FÖLDI, M., SZABÓ, G.: Physiologie und Pathologie des Lymphkreislaufs. Jena: Fischer 1957.

RUSZNÝAK, I., FÖLDI, M., SZABÓ, G.: Lymphatics and lymph circulation. London: Pergamon Press 1967.

RUTTLOFF, H., NOACK, R., FRIESE, R., SCHENK, G.: Zur Lokalisation von Carbohydrasen im Bürstensaum der Rattenmucosa. Biochem. Z. **341**, 15 (1964).

SASAGAWA, T., KOBAYASHI, S., FUJITA, T.: Electron microscope studies of the endocrine cells of the human gut and pancreas. In: T. FUJITA (Edit.), Gastro-Entero-Pancreatic Endocrine System. A Cell-Biological Approach. Stuttgart: Thieme 1974.

SCHABADASCH, A.: Untersuchungen zur Methodik der Methylenblaufärbung des vegetativen Nervensystems. Z. Zellforsch. **10**, 221 (1930).

SCHÄFER, A., SCHIPP, R.: Elektronenmikroskopische Untersuchungen zur Pathomorphologie der Fettresorption bei experimenteller Lymphstauung. Verh. dtsch. Ges. Path. **53**, 169 (1969).

SCHIMANSKI, K., SCHMIDT, H.: Die Insuffizienz der unpaaren Viszeralarterien. Vorkommen, Ätiologie, Kompensation. Z. Gastroent. **8**, 575 (1970).

SCHOFIELD, G.: The argentaffin and mucous cells of the human intestine. Acta anat. (Basel) **18**, 256 (1953).

SCHWALBE, G.: Beiträge zur Kenntnis der Drüsen der Darmwandungen, insbesondere der Brunner'schen Drüsen. Arch. mikr. Anat. **8**, 92 (1872).

SHEEHAN, D.: The afferent nerve supply of the mesentery and its significance in the causation of abdominal pain. J. Anat. (Lond.) **67**, 23 (1963).

SHINER, M.: Feinstrukturelle Untersuchungen am Zottenepithel des menschlichen Dünndarms. a) Die normale Feinstruktur, b) Feinstrukturelle Veränderungen bei der einheimischen Sprue (Cöliakie, idiopathische Steatorrhoe). Internist (Berl.) **7**, 217 (1966).

SHINER, M.: Ultrastructure of jejunal surface epithelium in untreated idiopathic steatorrhoea. Brit. med. Bull. **23**, 223 (1967).

SHINER, M.: The dynamic morphology of the normal and abnormal small intestinal mucosa of man. Symposium on Intestinal Absorption and Malabsorption, Zürich 1967. Mod. Probl. Pediat. **11**, 5 (1968).

SINGH, I.: On the alleged presence of non-argyrophile argentaffin cells in the human gastrointestinal tract. Z. Zellforsch. **59**, 615 (1963).

SINGH, I.: On argyrophile and argentaffin reactions in individual granules of enterochromaffin cells of the human gastrointestinal tract. J. Anat. (Lond.) **98**, 497 (1964).

SINGH, I.: Further observations on the alleged presence of non-argyrophile argentaffin cells in the human gastro-intestinal tract. Z. Zellforsch. **62**, 121 (1964).

SINGH, I.: The relative proportion of pre-enterochromaffin (argyrophile) and enterochromaffin (argentaffin) cells in the gastrointestinal tract of human foetuses. Z. Zellforsch. **67**, 338 (1965).

SINGH, I.: The distribution of enterochromaffin cells in the human small intestine. Z. Zellforsch. **76**, 220 (1967).

SJÖSTRAND, F.S.: The ultrastructure of the plasma membrane of columnar epithelium cells of the mouse intestine. J. Ultrastruct. Res. **8**, 517 (1963).

SMITH, B.: The neuropathology of the alimentary tract. London: E. Arnold Ltd. 1972.

SOBHON, P.: The light and the electron microscopic studies of Peyer's patches in non germ-free adult mice. J. Morph. **135**, 457 (1971).

SOLCIA, E., PEARSE, A.G.E., GRUBE, D., KOBAYASHI, S., BUSSOLATI, G., CREUTZFELDT, W., GEPTS, W.: Revised Wiesbaden classification of gut endocrine cells. Rendic. Gastroent. **5**, 13 (1973).

SOLCIA, E., VASSALLO, G., CAPELLA, C.: Cytology and cytochemistry of hormone producing cells of the upper gastrointestinal tract. In: W. CREUTZFELDT (Edit.), Origin, chemistry, physiology and pathophysiology of the gastrointestinal hormones. International Symposium Wiesbaden, October 24 and 25, 1969. Stuttgart-New York: F.K. Schattauer 1970.

SOLCIA, E., VASSALLO, G., SAMPIETRO, R.: Endocrine cells in the antropyloric mucosa of the stomach. Z. Zellforsch. **81**, 474 (1967).

SPANNER, R.: Neue Befunde über die Blutwege der Darmwand und ihre funktionelle Bedeutung. Morph. Jb. **69**, 394 (1932).

SPRINGER, G.F.: Über fucosehaltige Mucine vorwiegend entodermalen Ursprungs mit Blutgruppen- und anderen biologischen Eigenschaften. Klin. Wschr. **33**, 347 (1955).

STERN, J.B., SOBEL, H.J.: Jejunal carcinoma with cells resembling Paneth cells. Arch. Path. **72**, 47 (1961).

STEVENS HOOPER, C.E.: Cell turnover in epithelial populations. J. Histochem. Cytochem. **4**, 531 (1956).

STÖHR, PH., JR.: Zusammenfassende Ergebnisse über die mikroskopische Innervation des Magen-Darmkanals. Ergebn. Anat. Entwickl.-Gesch. **34**, 250 (1952).

STÖHR, PH., JR.: Mikroskopische Anatomie des vegetativen Nervensystems. In: Handbuch der mikroskopischen Anatomie des Menschen, Bd. IV/5. Berlin-Göttingen-Heidelberg: Springer 1957.

THRASHER, J.D., GREULICH, R.C.: The duodenal progenitor population. III. The progenitor cell cycle of principal, goblet and Paneth cells. J. exp. Zool. **161**, 9 (1966).

TONER, P.G.: Cytology of intestinal epithelial cells. Int. Rev. Cytol. **24**, 233 (1968).

TONER, P.G., CARR, K.E.: The use of scanning electron microscopy in the study of the intestinal villi. J. Path. (Edinb.) **97**, 611 (1969).

TONER, P.G., CARR, K.E., FERGUSON, A., MACKAY, C.: Scanning and transmission electron microscopic studies of human intestinal mucosa. Gut **11**, 471 (1970).

TONER, P.G., CARR, K.E., WYBURN, G.M.: The digestive system-an ultrastructural atlas and review. London: Butterworths 1971.

TONER, P.G., FERGUSON, A.: Intraepithelial cells in the human intestinal mucosa. J. Ultrastruct. Res. **34**, 329 (1971).

TRIER, J.S.: Studies on small intestinal crypt epithelium. I. The fine structure of the crypt epithelium of the proximal small intestine of fasting humans. J. Cell Biol. **18**, 599 (1963).

TRIER, J.S.: Studies on small intestinal crypt epithelium. II. Evidence for and mechanisms of secretory activity by undifferentiated crypt cells of the human small intestine. Gastroenterology **47**, 480 (1964).

TRIER, J.S.: Structure of the mucosa of the small intestine as it relates to intestinal function. Fed. Proc. **26**, 1391 (1967).

TRIER, J.S., RUBIN, C.E.: Electron microscopy of the small intestine. A review. Gastroenterology **49**, 574 (1965).

TROUGHTON, W.D., TRIER, J.S.: Cell proliferation in intestinal crypts. Clin. Res. **16**, 119 (1968).

TROUGHTON, W.D., TRIER, J.S.: Paneth and goblet cell renewal in mouse duodenal crypts. J. Cell Biol. **41**, 251 (1969).

TYTGAT, G.N., RUBIN, C.E., SAUNDERS, D.R.: Synthesis and transport of lipoprotein by intestinal absorptive cells in man. J. clin. Invest. **50**, 2065 (1971).

UNDERHILL, B.M.L.: Intestinal length in man. Brit. med. J. **1955 II**, 1243.

VASSALLO, G., CAPELLA, C., SOLCIA, E.: Endocrine cells of the human gastric mucosa. Z. Zellforsch. **118**, 49 (1971).

VASSALLO, G., SOLCIA, E., BUSSOLATI, G., POLAK, J., PEARSE, A.G.E.: Non-G cell gastrin-producing tumours of the pancreas. Virchows Arch. Abt. B Zellpath. **11**, 66 (1972).

VERZAR, F., McDOUGALL, E.J.: Absorption from the intestine. London: Longmans 1936.

VIALII, M.: Histology of the enterochromaffin cell system. In: O. EICHLER, A. FARAH (Edit.), Bd. 19. Berlin-Heidelberg-New York: Springer 1966.

VOLLMAR, J.: Rekonstruktive Chirurgie der Arterien. Stuttgart: Thieme 1967.

WALKER-SMITH, J.A.: Uniformity of dissecting microscope appearances in proximal small intestine. Gut **13**, 17 (1972).

WALTHER, E.: Krebsmetastasen. Basel: B. Schwalbe 1948.

WATZKA, M.: Epithel und Lymphozyt. Verh. anat. Ges. (Jena) **41**, 150 (1932).

WETZEL, G.: Handbuch der Anatomie des Kindes, Bd. I. München: J.F. Bergmann 1938.

WETZSTEIN, R., DOERFLER, W.: Elektronenmikroskopie enterochromaffiner Zellen. Anat. Anz. (Erg.-Heft zu Bd. 111) 113 (1963).

WIEBECKE, B., HEYBOWITZ, R., LÖHRS, U., EDER, M.: Der Einfluß des Hungers auf die Proliferationskinetik der Dünn- und Dickdarmschleimhaut der Maus. Virchows Arch. Abt. B Zellpath. **4**, 164 (1969).

WILSON, J.P.: Surface area of the small intestine in man. Gut **8**, 618 (1967).

WITHERS, H.R.: Regeneration of intestinal mucosa after irrsdiation. Cancer (Philad.) **28**, 75 (1971).

WITTE, M.H., WITTE, CH.L.: Physiology 301 (Clinical correlation lectures) Lymph formation-Lymph absorption: the formula of edema. Lymphology **6**, 101 (1973).

WOLF-HEIDEGGER, G.: Der intramurale Verlauf der Dünndarmgefäße. Gastroenterologia (Basel) **66**, 249 (1942).

YOFFEY, J.M., COURTICE, F.C.: Lymphatics, lymph, and the lymphomyeloid complex. London: Academic Press 1970.

ZETTERQUIST, H.: Ph.D. Thesis. Karolinska Institute Stockholm 1956.

Physiologie

ADIBI, S.A.: Intestinal transport of dipeptides in man: relative importance of hydrolysis and intact absorption. J. clin. Invest. **50**, 2275 (1971).

ADIBI, S.A., PHILIPS, E.: Evidence for greater absorption of amino acids from depeptide than from free form in human intestine. Clin. Res. **16**, 446 (1968).

ALPERS, D.H., KINZIE, J.L.: Regulation of small intestinal protein metabolism. Gastroenterology **64**, 471 (1973).

AMENT, M.E., OCHS, H.D., DAVIS, S.D.: Structure and function of the gastrointestinal tract in primary immuno-deficiency syndrome. A study of 39 patients. Medicine (Baltimore) **52**, 227 (1973).

AMON, H.: Morphologische Kriterien von Resorptions- und Exkretionsvorgängen. Med. Welt (N.F.) **20**, 1371 (1969).

ASQUITH, P.: Immunology. Clinics in Gastroenterology **3**, 213 (1974).

BAR, A., HURWITZ, S.: Relationship of duodenal calcium-binding protein to calcium absorption in the laying fowl. Comp. Biochem. Physiol. **41**, 735 (1972).

BASS, P.: Electrical activity of gastroduodenal junction. Amer. J. Physiol. **201**, 587 (1961).

BASS, P., CODE, C.F., LAMBERT, E.H.: Motor and electric activity of the duodenum. Amer. J. Physiol. **201**, 287 (1961).

BAYLISS, W.M., STARLING, E.H.: The movements and innervation of the small intestine. J. Physiol. (Lond.) **24**, 99 (1899).

BAYLISS, W.M., STARLING, E.H.: The movements and the innervation of small intestine. J. Physiol. (Lond.) **26**, 125 (1901).

BAYLISS, W.M., STARLING, E.H.: Mechanism of pancreatic secretion. J. Physiol. (Lond.) **28**, 325 (1902).

BECKER, V.: Bauchspeicheldrüse (Inselapparat ausgenommen). In: W. DOERR, G. SEIFERT, E. UEHLINGER, Spezielle pathologische Anatomie, Bd. VI. Berlin-Heidelberg-New York: Springer 1973.

BELL, N.H.: Comparsion of intestinal absorption and esterification of $4-^{14}C$ vitamin D_3 and $4-^{14}C$ cholesterol in the rat. Proc. Soc. exp. Biol. (N.Y.) **123**, 529 (1966).

BENNETT, A.: Prostaglandins and the gastrointestinal tract. Acta hepato-gastroent. **20**, 93 (1973).

BENNETT, A., ELEY, K.G., SCHOLES, G.B.: Effects of prostaglandins E_1 and E_2 on human, guinea pig and rat isolated small intestine. Brit. J. Pharmacol. **34**, 630 (1968).

BENNETT, A., ELEY, K.G., SCHOLES, G.B.: Effect of prostaglandins E_1 and E_2 on intestinal motility in the guinea pig and rat. Brit. J. Pharmacol. **34**, 639 (1969).

BENNETT, A., FLESHLER, B.: Prostaglandins and the gastrointestinal tract. Gastroenterology **59**, 790 (1970).

BIANCHI, V.A., DE PAOLI, A.M., SPANDRIO, L.: Considerazioni generali e dati preliminari di uno studio istochimico sul comportamento della mucosa intestinale nelle neovesciche ileali umane. Riv. istochim. **11**, 375 (1965).

BIRKHOFF, H.-D.: Die Zellstrukturen des Dünndarmepithels in ihrer Abhängigkeit von der physikalisch-chemischen Beschaffenheit des Darminhalts. IV. Elektrolytkationen Na^+, K^+, Mg^{2+} und Ca^{2+} als Chloride in blutisotonischen wäßrigen Lösungen. Z. Zellforsch. **56**, 515 (1962).

BLOCH, R., HABERICH, F.J.: Mittelkettige Fettsäuren. Resorption, Stoffwechsel und klinische Bedeutung. Dtsch. med. Wschr. **98**, 20 (1973).

BODE, CH., LÖBER, D., GOEBELL, H., DÖLLE, W., KÖRNER, K.: Einfluß von Sekretin und Pankreozymin auf die Gallensekretion bei Patienten mit und ohne Zeichen einer Cholestase. Acta hepato-gastroent. **19**, 440 (1972).

BORTOFF, A.: Slow potential variations of small intestine. Amer. J. Physiol. (Lond.) **201**, 203 (1961).

BORTOFF, A.: Electrical transmission of slow waves from longitudinal to circular intestinal muscle. Amer. J. Physiol. **209**, 1254 (1965).

BOSACKOVA, J., CRANE, R.K.: Cation inhibition of active sugar transport and Na^{22} influx into hamster small intestine. Biochim. biophys. Acta (Amst.) **102**, 423 (1965).

BOURNE, F.J., PICKUP, J., HONOUR, J.W.: Intestinal immunoglobulins in the pig. Biochim. biophys. Acta (Amst.) **229**, 18 (1971).

BRAGDEN, J.H.: On the composition of chyle chylomicrons. J. Lab. clin. Med. **52**, 564 (1958).

BRONK, J.R., PARSONS, D.S.: The influence of thyroid gland on amino acid accumulation and protein synthesis by rat small intestine in vitro. J. Physiol. (Lond.) **184**, 942 (1966).

BRONK, J.R., PARSONS, D.S.: Amino acid accumulation and incorporation in rat intestine in vitro. J. Physiol. (Lond.) **184**, 950 (1966).

BROOKS, A.M., GROSSMAN, M.I.: Effect of secretin and cholecystokinin on pentagastrin stimulated gastric secretion in man. Gastroenterology **59**, 114 (1970).

BROWN, J.C.: A gastric inhibitory polypeptide. I. The amino acid composition and tryptic peptides. Canad. J. Biochem. **49**, 255 (1971).

BROWN, J.C., COOK, M.A., DRYBURGH, J.R.: Motilin, a gastric motor-activity-stimulating polypeptide: final purification, amino acid composition, and C-terminal residues. Gastroenterology **62**, 401 (1972).

BROWN, J.C., DRYBURGH, J.R.: A gastric inhibitory polypeptide. II. The complete amino acid sequence. Canad. J. Biochem. **49**, 867 (1971).

BROWN, J.C., MUTT, V., PEDERSON, R.A.: Further purification of a polypeptide demonstrating enterogastrone activity. J. Physiol. (Lond.) **209**, 57 (1970).

BÜLBRING, E., CREMA, A.: Observations concerning the action of 5-hydroxytryptamine on the peristaltic reflex. Brit. J. Pharmacol. **13**, 444 (1958).

BÜLBRING, E., LIN, R.: The action of 5-hydroxytryptamine (5-HT) on peristalsis. J. Physiol. (Lond.) **138**, 12 P (1957).

BÜLBRING, E., LIN, R.: The effect of intraluminal application of 5-hydroxytryptamine and 5-hydrocytryptophan on peristalsis; the local production of 5-HT and its release in relation to intraluminal pressure and propulsive activity. J. Physiol. (Lond.) **140**, 381 (1958).

BÜLBRING, E., LIN, R., SCHOFIELD, G.: An investigation of the peristaltic reflex in relation to anatomical observations. Quart. J. exp. Physiol. **43**, 26 (1958).

BULL, D.M., BIENENSTOCK, J., TOMASI, TH.B.: Studies on human intestinal immunoglobulin A. Gastroenterology **60**, 370 (1971).

BUSCH, H., DAVIS, J.R., HONIG, G.R., ANDERSON, D.C., NAIR, P.V., NYHAN, W.L.: The uptake of a variety of amino acids into nuclear proteins of tumors and other tissues. Cancer Res. **19**, 1010 (1959).

CANNON, W.B.: The mechanical factors of digestion. New York: Longmanns, Green & Co. 1911.

CAPELLA, C., SOLCIA, E.: The endocrine cells of the pig gastrointestinal mucosa and pancreas. Arch. Histol. Jap. **35**, 1 (1972).

CARLSON, L.A., EKELUND, L.G., ÖRÖ, L.: Circulatory and respiratory effects of different doses of prostaglandin E_1 in man. Acta physiol. scand. **75**, 161 (1969).

CAROLI, J., PLESSIER, J., PLESSIER, B.: L'Hormone inhibitrice de la cholècystokinine, son role en pathologie biliaire et pancrèatique. Rev. franç. Étud. clin. biol. **5**, 545 (1960).

CARVALHEIRA, A.F., WELSCH, U., PEARSE, A.G.E.: Cytochemical and ultrastructural observations on the argentaffin and argyrophil cells of the gastro-intestinal tract in mammals and their place in the APUD series of polypeptide-secreting cells. Histochemie (Berl.) **14**, 33 (1968).

CASLEY-SMITH, J.R.: The passage of ferritin into epithelial cells. Experientia (Basel) **23**, 370 (1967).

CASPARY, W.F.: Evidence for a carrier-mediated, Na^+-independent uptake mechanism for calcium in rat duodenum. Proc. Soc. biol. Chem. **353**, 5 (1972).

CHAWLA, R.C., EISENBERG, M.M.: Prostaglandin inhibition of innervated antral motility in dogs. Proc. Soc. exp. Biol. (N.Y.) **132**, 1081 (1969).

CHEY, W.Y., LORBER, S.H., KUSAKCIOGLU, O., HENDRICKS, J.: Effect of secretin and pancreozymin-cholecystokinin on motor function of stomach and duodenum. Fed. Proc. **26**, 383 (1967).

CHRISHOLM, D.J., YOUNG, J.D., LAZARUS, L.: The gastrointestinal stimulus to insulin release. J. clin. Invest. **48**, 1453 (1969).

CHRISTENSEN, H.N.: Elektrolytstoffwechsel. Heidelberger Taschenbücher, Bd. 55. Berlin-Heidelberg-New York: Springer 1969.

CLARK, B., HUEBSCHER, G.: Biosynthesis of glycerides in the mucosa of the small intestine. Nature (Lond.) **185**, 35 (1960).

CLARK, B., HUEBSCHER, G.: Biosynthesis of glycerides in subcellular fractions of intestinal mucosa. Biochim. biophys. Acta (Amst.) **46**, 479 (1961).

CLARK, S.L.: The ingestion of proteins and colloidal materials by columnar absorptive cells of the small intestine in suckling rats and mice. J. biophys. biochem. Cytol. **5**, 41 (1959).

CLASSEN, M., KOCH, H., DEYHLE, P., WEIDENHILLER, S., DEMLING, L.: Wirkung von Prostaglandin E_1 auf die basale Magensekretion des Menschen. Klin. Wschr. **48**, 876 (1970).

CLASSEN, M., RUPPIN, H.: Prostaglandinwirkungen am Gastrointestinaltrakt. Z. Gastroent. **11**, 217 (1973).

CODE, C.F., HIGHTOWER, N.C., MORLOCK, C.G.: Motility of the alimentary canal in man. Amer. J. Med. **13**, 328 (1952).

COLLAN, Y.: Characteristics of nonepithelial cells in the epithelium of normal rat ileum. A light and electron microscopical study. Scand. J. Gastroent. 7, Suppl. 18, 1 (1972).

CONNELL, A.M.: The motility of the small intestine. Postgrad. med. J. 37, 703 (1961).

CONRAD, M.E., WEINTRAUB, L.R., CROSBY, W.H.: The role of the intestine in iron kinetics. J. clin. Invest. 43, 963 (1964).

COZZOLINI, H.J., GOLDSTEIN, F., GREENING, R.R., WIRTHS, C.W.: The cystic duct syndrome. J. Amer. med. Ass. 185, 920 (1963).

CRABBÈ, P.A., BAZIN, H., EYSSEN, H., HEREMANS, J.F.: The normal microbial flora as a major stimulus for proliferation of plasma cells synthesizing IgA in the gut. The germ free intestinal tract. Int. Arch. Allergy 34, 362 (1968).

CRABBÈ, P.A., HEREMANS, J.F.: The distribution of immunoglobulin-containing cells along the human gastrointestinal tract. Gastroenterology 51, 305 (1966).

CRAMER, C.F., DUECK, J.: In vivo transport of calcium from healed Thiry-Vella fistulas in dogs. Amer. J. Physiol. 202, 161 (1962).

CRANE, R.K.: Intestinal absorption of sugars. Physiol. Rev. 40, 789 (1960).

CRANE, R.K.: Hypothesis for mechanism of intestinal active transport of sugars. Fed. Proc. 21, 891 (1962).

CRANE, R.K.: Observations on the sodium and potassium content of mucus from the large intestine. Gut 6, 439 (1965).

CRANE, R.K.: Enzymes and malabsorption: a concept of brush border membrane disease. Gastroenterology 50, 254 (1966).

CRANE, R.K.: Structural and functional organization of an epithelial cell brush border. Symposia of the International Society for Cell Biology, Vol. 5, p. 71; ed. by K.B. WARREN. New York: Academic Press 1967.

CRANE, R.K.: A perspective of digestiv-absorptive function. Amer. J. clin. Nutr. 22, 242 (1969).

CRANE, R.K.: Organisation der digestiv-absorptiven Funktion an der Membran des Bürstensaums. In: K. ROMMEL, P.H. CLODI (Hrsg.), Biochemische und klinische Aspekte der Zuckerabsorption. Stuttgart-New York: F.K. Schattauer 1970.

CRANE, R.K., FORSTNER, G., EICHHOLZ, A.: Studies on the mechanism of the intestinal absorption of sugars. X. An effect of Na^+ concentration on the apparent Michaelis constant for intestinal sugar transport, in vitro. Biochim. biophys. Acta (Amst.) 109, 467 (1965).

CREUTZFELDT, W. (Edit.): Origin, chemistry, physiology and pathophysiology of the gastrointestinal hormones. International Symposium Wiesbaden, October 24 and 25, 1969. Stuttgart-New York: F.K. Schattauer 1970.

CROSBY, W.H.: The control of iron balance by the intestinal mucosa. Blood 22, 441 (1963).

CSÀKY, T.Z.: A possible link between active transport of elektrolytes and non elektrolytes. Fed. Proc. 22, 3 (1963).

CUMMINS, A.J., SCHAPIRO, H., MERLIER, P.C.: Effect of secretin on gastric motility. Amer. Surg. 32, 187 (1966).

DAHLQVIST, A.: Disaccharidasen des Menschen. Biochemie und Funktion. In: K. ROMMEL, P.H. CLODI (Hrsg.), Biochemische und klinische Aspekte der Zuckerabsorption. Stuttgart-New York: F.K. Schattauer F.K. 1970.

DAVENPORT, H.W.: Physiologie der Verdauung. Stuttgart-New York: F.K. Schattauer 1971.

DAWSON, A.M.: Absorption of fats. Brit. med. Bull. 23, 247 (1967).

DAWSON, A.M., ISSELBACHER, K.J.: Studies on lipid metabolism in the small intestine with observations on the role of bile salts. J. clin. Invest. 39, 730 (1960).

DECASTRO, N.M., SASSO, W.D.S., SAAD, F.A.: Preliminary observations of the Paneth cells of the Tamandua Tetradactyla Lin. Acta anat. (Basel) 38, 345 (1959).

DECKERT, T.: Stimulation of insulin secretion by glucagon and secretin. Acta endocr. (Kbh.) 57, 578 (1968).

DECKX, R.: Further evidence of an immunological role of the Paneth cells and concentration of zinc in their granules. 14th Czechoslovak Congress of Gastroenterology, p. 59. Prague, June 25–29, 1972.

DECKX, R., VANTRAPPEN, G.R., PAREIN, M.M.: Localization of lysozyme activity in a Paneth cell granule fraction. Biochim. biophys. Acta (Amst.) 139, 204 (1967).

DELLER, D.J., WANGEL, A.G.: Intestinal motility in man. I. A study combining the use of intraluminal pressure recording and cineradiography. Gastroenterology **48**, 45 (1965).

DEMLING, L.: Die Steuerung der Verdauung durch gastrointestinale Hormone und ihre therapeutische Beeinflussung. Münch. med. Wschr. **108**, 8 (1966).

DEMLING, L.: Pathophysiologie und Klinik des Malabsorptions-Syndroms. Verh. dtsch. Ges. Path. **53**, 1 (1969).

DEMLING, L. (Edit.): Gastrointestinal Hormones. International Symposion at Erlangen, August 1971. Stuttgart: Thieme 1972.

DEMLING, L.: Physiologie der Oberbaucheinheit. Dtsch. med. Wschr. **99**, 1029 (1924).

DEMLING, L., CLASSEN, M., KOCH, H., DOMSCHKE, W.: The effect of a new depot secretin on the gastric and pancreatic secretions in humans. Acta hepato-gastroent. **20**, 234 (1973).

DEMLING, L., OTTENJANN, R. (Edit.): Gastrointestinal motility. International Symposion on Motility of the GI-Tract. Erlangen, July 15th and 16th, 1969. Stuttgart-New York-London: Thieme and Academic Press 1971.

DEMLING, L., RÖSCH, W., MOSER, K. (Edit.), Die Oberbaucheinheit. The upper gastrointestinal tract, a functional entity. Internat. Symp. Wien, 31.5.–1.6.1974. Stuttgart-New York: F.K. Schattauer 1974.

DIETSCHY, J.M.: Difficulties in determining valid rate constants for transport and metabolic processes. Gastroenterology **58**, 863 (1970).

DIETSCHY, J.M., SALOMON, S., SAPIRSTEIN, M.D.: Bile acid metabolism. I. Studies on the mechanism of intestinal transport. J. clin. Invest. **45**, 832 (1966).

DOBBINS, W.O.: Electronmicroscopy of intestinal fat absorption under normal conditions and in malabsorptive states. Progr. Gastroent. 261 (1968).

DOELL, R.G., ROSEN, G., KRETCHMER, N.: Immunochemical studies of intestinal disaccharidases during normal and precocius development. Proc. nat. Acad. Sci. (Wash.) **54**, 1268 (1965).

DOUGLAS, A.D., CRABBÈ, P.A., HOBBS, J.R.: Immunochemical studies on the serum, intestinal secretions and intestinal mucosa in patients with adult coeliac disease and other forms of celiac syndrome. Gastroenterology **59**, 414 (1970).

DOWDLE, E.B., SCHACHTER, D., SCHENKER, H.: Active transport of F^{59} by everted segments of rat duodenum. Amer. J. Physiol. **198**, 609 (1960).

DUPRÈ, J., CURTIS, J.D., UNGER, R.H., WADDELL, R.W., BECK, J.C.: Effects of secretin, pancreozymin, or gastrin on the response of the endocrine pancreas to administration of glucose or arginine in man. J. clin. Invest. **48**, 745 (1969).

EBEL, J.G., TAYLOR, A.N., WASSERMAN, R.H.: The vitamin D-induced calcium binding protein of intestinal mucosa: relation to vitamin D dose level and the lag period. Amer. J. clin. Nutr. **22**, 431 (1969).

EDER, M.: Pathologie des Dünndarms. In: W. FROMMHOLD, P. GERHARDT (Hrsg.), Klinisch-radiologisches Seminar, Bd. 2: Erkrankungen des Dünndarms, S. 1. Stuttgart: Thieme 1973.

EDER, M., WILLE, H., MIDORIKAWA, O.: Der Einfluß der Fixation bei histochemischen Untersuchungen an enterochromaffinen Zellen und Panethschen Körnerzellen. Z. Zellforsch., Abt. Histochem. **3**, 54 (1962).

EICHHOLZ, A., CRANE, R.K.: Studies on the organization of the brush border in intestinale epithelial cells. I. Tris disruption of isolated hamster brush borders and density gradient separation of fractions. J. Cell Biol. **26**, 687 (1965).

EICHHOLZ, A., CRANE, R.K.: Fractionation of membrane enzymes present in brush borders of hamster epithelial cells. Fed. Proc. **25**, 656 (1966).

ERB, W.: Gallensäuren und Gallensteinbildung. Z. Gastroent. **11**, 469 (1973).

ERSPAMER, V.: Il sistema cellulare enterocromaffine e l'enteramine (5-idrossitriptamina). R.C. Sci. Farmitalia **1**, 1 (1954).

ERSPAMER, V., ASERO, B.: Identification of enteramine, the specific hormone of the enterochromaffin cell system, as 5-hydroxytryptamine. Nature (Lond.) **169**, 800 (1952).

EULER, U.S. v.: A depressor substance in the vesicular gland. J. Physiol. (Lond.) **84**, 21 P (1935).

EULER, U.S. v.: On the specific vasodilating and plain muscle stimulating substances from accessory genital glands in man and certain animals (prostaglandin and vasiglandin). J. Physiol. (Lond.) **88**, 213 (1936).

EWE, K.: Resorption und Sekretion von Calcium im menschlichen Jejunum. Klin. Wschr. **46**, 661 (1968).

EWE, K.: Die Beeinflussung der Eisenaufnahme im Dünndarm durch Komplexbildung mit 8-Hydroxychinolin und dessen Sulfonat. Perfusionsuntersuchungen im menschlichen Jejunum. Klin. Wschr. **46**, 296 (1968).

EWE, K.: Calcium transport in rat small intestine in vitro and in vivo. Naunyn-Schmiedeberg's Arch. Pharmacol. **273**, 352 (1972).

EWE, K.: Die intestinale Calcium-Resorption und ihre Störungen. I. Teil. Physiologie der intestinalen Calcium-Resorption. Klin. Wschr. **52**, 57 (1974).

EWE, K.: Die intestinale Calcium-Resorption und ihre Störungen. II. Teil. Klinische Manifestationen gestörter Calcium-Resorption. Klin. Wschr. **52**, 64 (1974).

FASTH, S., HULTÈN, L.: The effect of glucagon on intestinal motility and blood flow. Acta physiol. scand. **83**, 169 (1971).

FEYRTER, F.: Über die Pathologie peripherer vegetativer Regulationen am Beispiel des Karzinoids und des Karzinoidsyndroms. In: Handbuch der allgemeinen Pathologie, Bd. VIII/2: Neurovegetative Regulationen, S. 344. Berlin-Heidelberg-New York: Springer 1966.

FEYRTER, F.: Die peripheren endokrinen (parakrinen) Drüsen. In: E. KAUFMANN, M. STAEMMLER (Hrsg.), Lehrbuch der speziellen pathologischen Anatomie, Ergänzungsbd. I, 1. Hälfte, S. 653. Berlin: Walter de Gruyter & Co. 1969.

FICHTELIUS, K.E.: The mammalian equivalent to Bursa Fabricii of Birds. Exp. Cell Res. **46**, 231 (1967).

FICHTELIUS, K.E.: The gut epithelium—a first level lymphoid organ? Exp. Cell Res. **49**, 87 (1968).

FIELD, M.: Intestinal secretion. Gastroenterology **66**, 1063 (1974).

FIELD, M., FROMM, D., McColl, I.: Ion transport in rabbit ileal mucosa. I. Na and Cl fluxes and short-circuit current. Amer. J. Physiol. **220**, 1388 (1971).

FISCHER, R.B.: Absorption of proteins. Brit. med. Bull. **23**, 241 (1967).

FISCHER, W.: Biochemie der geordneten und der gestörten Resorptionsleistung der Dünndarmschleimhaut. Verh. dtsch. Ges. Path. **53**, 81 (1969).

FLOCH, M.H. (Edit.): Current concepts in the intestinal absorption and malabsorption (Symposium). Amer. J. clin. Nutr. **22**, 228 (1969).

FÖRSTER, H., MEHNERT, H.: Biochemische und klinische Überlegungen zur Diättherapie der Fettsucht. Dtsch. med. Wschr. **98**, 26 (1973).

FORDTRAN, J.S., DIETSCHY, J.M.: Water and electrolyte movement in the intestine. Gastroenterology **50**, 263 (1966).

FORSSMANN, W.G.: Ultrastructure of hormone-producing cells of the upper gastrointestinal tract. In: W. CREUTZFELDT (Edit.), Origin, chemistry, physiology and pathophysiology of the gastrointestinal hormones. International Symposium Wiesbaden, October 24 and 25, 1969. Stuttgart-New York: F.K. Schattauer 1970.

FORTH, W., RUMMEL, W., GLASNER, H.: Zur resorptionshemmenden Wirkung von Gallensäuren. Naunyn-Schmiedeberg's Arch. exp. Pharmakol. **254**, 364 (1966).

FUJITA, T. (Edit.): Gastro-Enteropancreatic Endocrine System. A Cell-Biological Approach. Stuttgart: Thieme 1974.

FUNK, H.U., WEBER, E., HEDINGER, CHR.: Vermehrung der argentaffinen Zellen und Carcinoide des Magen-Darmtraktes bei Nierenveränderungen. Virchows Arch. path. Anat. **340**, 312 (1966).

FUNK, H.U., WEBER, E., HEDINGER, CHR., HARDMEIER, TH.: Die Zahl argentaffiner Zellen des menschlichen Verdauungstraktes unter normalen und pathologischen Bedingungen. Virchows Arch. path. Anat. **340**, 289 (1966).

GALLAGHER, N.D., FOLEY, K., BROWN, J.: Specificity of the vitamin B_{12} transport system in the small intestine of the neonatal rat. Gastroenterology **63**, 83 (1972).

GALLAGHER, N.D., MASON, R., FOLEY, K.E.: Mechanisms of iron absorption and transport in neonatal rat intestine. Gastroenterology **64**, 438 (1973).

GANGL, A., OCKNER, R.K.: Intestinal metabolism of lipids and lipoproteins. Gastroenterology **68**, 167 (1975).

GARDNER, J.D., BROWN, M.S., LASTER, L.: The columnar epithelial cell of the small intestine: digestion and transport. New Engl. J. Med. **283**, 1196, 1264, 1317 (1970).

GEFFROY, Y.: Essai d'interprètation de la pathologie du système des cellules claires digestives de Feyrter. Symposium. Path. et Biol. **12**, 1149 (1964).

GEYER, G.: Lysozyme in Paneth cell secretions. Acta histochem. (Jena) **45**, 126 (1973).

GHIRINGHELLI, F., BOTTINO, D.: Ricerche istochimiche sul sistema cellulare enterocromaffine. IV. Su una presunta componente lipidica nelle cellule enterocromaffine tipiche di Cavia. Acta histochem. (Jena) **10**, 265 (1960).

GHOOS, Y., VANTRAPPEN, G.: The cytochemical localization of lysozyme in Paneth cell granules. Histochem. J. **3**, 175 (1971).

GINSBERG, A.L.: Alterations in immunologic mechanisms in diseases of the gastrointestinal tract. Dig. Dis. **16**, 61 (1971).

GOLENHOFEN, K.: Intrinsic rhythms of the gastrointestinal tract. In: L. DEMLIND, R. OTTENJANN (Edit.), Gastrointestinal motility. Stuttgart and New York-London: Thieme and Academic Press 1971.

GRANEY, D.: The uptake of ferritin by ileal absorptive cells in suckling rats. An electron microscopic study. J. Anat. (Lond.) **123**, 227 (1968).

GRANICK, S.: Iron transport mechanism in the intestinal tract. In: Metabolism and function of iron. Report of the 19th Ross Rediatric Research Conference, Ross, Laboratories, Columbus, Ohio, 1956.

GRAY, G.M., COOPER, H.L.: Protein digestion and absorption. Gastroenterology **61**, 535 (1971).

GREGORY, R.A.: Secretory mechanisms of the gastrointestinal tract. London: Arnold 1962.

GROSSGEBAUER, K., LANGMAACK, H.: Lysozyme. Ergebnisse und Probleme. Klin. Wschr. **46**, 1121 (1968).

GROSSMAN, M.I.: Gastrointestinal hormones. Physiol. Rev. **30**, 33 (1950).

GROSSMAN, M.I.: Effect of gastrin, cholecystokinin and secretin on gastric and pancreatic secretion: a theory of interaction of hormones. In: W. CREUTZFELDT (Edit.), Origin, chemistry, physiology and pathophysiology of the gastrointestinal hormones. International Symposium Wiesbaden, October 24 and 25, 1969. Stuttgart-New York: F.K. Schattauer 1970.

GROSSMAN, M.I., ADELSON, J.W., ROTHMAN, S.S., BROWN, J.C., SAID, S.I., LIN, T.M., CHANCE, R.E., LAWRENCE GERRING, E., GREGORY, H., GLASS, G.B.J., ANDERSSON, S., NASSET, E.S., SASAKI, H., FALOONA, G.R., UNGER, R.H., CREUTZFELDT, M., KOKAS, E., THOMPSON, J.C.: Candidate hormones of the gut. Gastroenterology **67**, 730 (1974).

HABERICH, F.J.: Physiologische Grundlagen der Dünndarmmotorik. In: W. FROMMHOLD, P. GERHARDT (Hrsg.), Klinisch-radiologisches Seminar, Bd. 2: Erkrankungen des Dünndarms, S. 7. Stuttgart: Thieme 1973.

HABERICH, F.J., HERZER, R., OHM, W.: Resorptions- und Sekretionsstudien am Darm. II. Die Wasser- und Natriumnettoflüsse am Dünndarm der wachen Ratte bei Perfusion mit verschiedenen konzentrierten NaCl-Lösungen. Z. ges. exp. Med. **150**, 229 (1969).

HÄKKINEN, I.P.T., HARTIALA, K., TERHO, T.: The fractionation and characterization of the acid polysaccharides in human gastric juice. Acta chem. scand. **19**, 797 (1965).

HAESSLER, H.A., ISSELBACHER, K.J.: The metabolism of glycerol by intestinal mucosa. Biochim. biophys. Acta (Amst.) **73**, 427 (1963).

HAGIHIRA, H., LIN, E.C.C., SAMIY, A.H., WILSON, T.H.: Active transport of lysine, ornithine, arginine and cystine by the small intestine. Biochem. biophys. Res. Commun. **4**, 478 (1961).

HAGIHIRA, H., WILSON, T.H., LIN, E.C.C.: Intestinal transport of certain N-substituted amino acids. Amer. J. Physiol. **203**, 637 (1962).

HAHN, P.F., BALE, W.F., ROSS, J.F., BALFOUR, W.M., WHIPPLE, G.H.: Radioactive iron absorption by the gastrointestinal tract. J. exp. Med. **78**, 169 (1943).

HALL, J.G., SMITH, M.E.: Homing lymphborne immunoblasts to the gut. Nature (Lond.) **226**, 262 (1970).

HALLBERG, L., SÖLVELL, L.: Iron absorption during constant intragastric infusion of iron in man. Acta med. scand., Suppl. **358**, 43 (1960).

HANSKY, J., SOVENY, C., KORMAN, G.: Effect of secretin on serum gastrin as measured by immunoassay. Gastroenterology **61**, 62 (1971).

HARDMEIER, TH., HEDINGER, CHR.: Normale und pathologische Anatomie des argentaffinen Systems des menschlichen Magendarmtraktes. Schweiz. med. Wschr. **93**, 743 (1963).

HARKINS, R.W., SARETT, H.P.: Medium-chain triglyzerides. J. Amer. med. Ass. **203**, 272 (1968).

HARPER, A.A., RAPER, H.S.: Pancreozymin, a stimulant of the secretion of pancreatic enzymes in extracts of the small intestine. J. Physiol. (Lond.) **102**, 115 (1943).

HARRISON, H.E., HARRISON, H.C.: Transfer of calcium[47] across intestinal wall in vitro in relation to action of vitamin D and cortisol. Amer. J. Physiol. **199**, 265 (1960).

HAUSAMEN, T.U., FRITSCH, W.-P.: Zur Physiologie und Pathophysiology des Gastrins. Klin. Wschr. **51**, 937 (1973).

HEDINGER, CHR., HARDMEIER, TH., FUNK, H.U.: Das argentaffine System des Verdauungstraktes bei Carcinoidsyndrom. Virchows Arch. path. Anat. **340**, 304 (1966).

HELLMAN, T.: Die Einlagerung von Zellen in Schleimhäuten und Epithel. Antwort an J. SOBOTTA. Anat. Anz. **78**, 65 (1934).

HERZER, R., MERKER, H.J., DENNHARDT, R., HABERICH, F.J.: Resorptions- und Sekretionsstudien am Darm. IV. Die Bedeutung der Intercellularspalten für den Nettoflüssigkeitstransport am Dickdarm mit gleichzeitigem histochemischen Nachweis von ATPase (Rattenversuche). Z. ges. exp. Med. **152**, 8 (1970).

HERZER, R., MERKER, H.J., HABERICH, F.J.: Resorptions- und Sekretionsstudien am Darm. 3. Mittlg.: Die Bedeutung der Intercellularspalten für den Nettoflüssigkeitstransport am Dünndarm (Rattenversuch). Z. ges. exp. Med. **150**, 239 (1969).

HOBBS, J.R., HEPNER, E.W., DOUGLAS, A.P., CRABBÈ, P.A., JOHANNSSON, S.G.O.: Immunological mystery of coeliac disease. Lancet **1969II**, 649.

HOFMAN, A.F., SMALL, D.M.: Detergent properties of bile salts: correlation with physiological function. Ann. Rev. Med. **18**, 333 (1967).

HOLADAY, D.A., VOLKS, H., MANDELL, J.: Electrical activity of the small intestine with special reference to the origin of rhythmicity. Amer. J. Physiol. **195**, 505 (1958).

HOLLENDER, L.F., KOHLER, J.J., KLEIN, A., BUR, F.: L'anse grêle anisopèristaltique ètude critique de 10 cas personnels et de 38 observations rapportèes dans la littèrature mondiale. Ann. Chir. **26**, 11 (1972).

HOLT, P.R.: Intestinal absorption of bile salts in the rat. Amer. J. Physiol. **207**, 1 (1964).

HOLTZ, P.: Über den gegenwärtigen Stand der Serotoninforschung. Dtsch. med. Wschr. **83**, 681 (1958).

HORTON, E.W., MAIN, I.H.M., THOMPSON, C.J., WRIGHT, P.M.: Effect of orally administered prostaglandin E_1 on gastric secretion and gastrointestinal motility in man. Gut **9**, 655 (1968).

HUKUHARA, T., NAKAYAMA, S., NAMBA, R.: Locality of receptors concerned with the intertino-intestinal extrinsic and intestinal muscular intrinsic reflexes. Jap. J. Physiol. **10**, 414 (1960).

ISSELBACHER, K.J.: Metabolism and transport of lipid by intestinal mucosa. Fed. Proc. **24**, 16 (1965).

ISSELBACHER, K.J.: Biochemical aspects of fat absorption. Gastroenterology **50**, 78 (1966).

ISSELBACHER, K.J.: Biochemical aspects of lipid malabsorption. Fed. Proc. **26**, 1420 (1967).

IVY, A.C., OLDBERG, E.: Hormone mechanism for gallbladder contraction and evacuation. Amer. J. Physiol. **86**, 599 (1928).

JÌRÀSEK, J.E., UHER, J.: Ein histochemischer Beitrag zum Studium der fetalen enterochromaffinen Zellen beim Menschen. Acta histochem. (Jena) **22**, 66 (1965).

JOHNSON, L.P., BROWN, J.C., MAGEE, D.F.: Effect of secretin and cholecystokinin-pancreozymin extracts on gastric motility in man. Gut **7**, 52 (1966).

JOHNSON, L.P., MAGEE, D.F.: Cholecystokinin-pancreozymin extracts and gastric motor inhibition. Surg. Gynec. Obstet. **121**, 557 (1965).

Johnson, L.R., Grossman, M.I.: Characteristics of inhibition of gastric secretion by secretin. Amer. J. Physiol. **217**, 1401 (1969).

Johnston, J.M.: Mechanism of fat absorption. In: Ch.F. Code (Edit.), Handbook of physiology Sect. 6: Alimentary canal, Vol. III: Intestinal absorption, p. 1353. Washington: Amer. Physiol. Soc. 1968.

Johnston, J.M., Borgström, B.: The intestinal absorption and metabolism of micellar solutions of lipids. Biochim. biophys. Acta (Amst.) **84**, 412 (1964).

Jorpes, J.E., Mutt, V.: On the biological activity and amino acid composition of secretin. Acta chem. scand. **15**, 1790 (1961).

Jorpes, J.E., Mutt, V.: Cholecystokinin and pancreozymin, one single hormone? Acta physiol. scand. **66**, 196 (1966).

Jorpes, J.E., Mutt, V.: Clinical aspects of the gastrointestinal hormones secretin and cholecystokinin. Scand. J. Gastroent. **4**, 49 (1969).

Jorpes, J.E., Mutt, V.: Cholecystokinin (CCK). Physiologie und klinische Anwendung. Klin. Wschr. **48**, 65 (1970).

Jorpes, J.E., Mutt, V., Magnusson, S., Steele, B.: Amino acid composition and N-terminal amino acid sequence of porcine secretin. Biochem. biophys. Res. Commun. **9**, 275 (1962).

Jos, J., Frèzal, J., Rey, J., Lamy, M.: Histochemical localization of intestinal disaccharides: application to peroral biopsy specimens. Nature (Lond.) **213**, 516 (1967).

Kagnoff, M.F., Donaldson, R.M., Trier, J.S.: Organ culture of rabbit small intestine: prolonged in vitro steady state protein synthesis and secretion and secretory IgA secretion. Gastroenterology **63**, 541 (1972).

Kallfelz, F.A., Wasserman, R.H.: Correlation between ^{47}Ca absorption and intestinal calciumbinding activity in the goldenhamster. Proc. Soc. exp. Biol. (N.Y.) **139**, 77 (1972).

Kameda, H., Abei, T., Nasrallah, S., Iber, F.L.: Functional and histological injury to intestinal mucosa produced by hypertonicity. Amer. J. Physiol. **214**, 1090 (1968).

Ketterer, H., Feurle, G., Creutzfeldt, W.: Effect of the gastrointestinal hormones on the secretion of insulin and glucagon in vivo. In: W. Creutzfeldt (Edit.), Origin, chemistry, physiology and pathophysiology of the gastrointestinal hormones. International Symposium Wiesbaden, October 24 and 25, 1969. Stuttgart-New York: F.K. Schattauer 1970.

Kinter, W.B., Wilson, T.H.: Autoradiographic study of sugar and amino acid absorption by everted sacs of hamster intestine. J. Cell Biol. **25**, 19 (1965).

Kirsh, I.E.: Motility of the small intestine with non-flocculating medium. A review of 173 Roentgen examination. Gastroenterology **31**, 251 (1956).

Kirsner, J.B., Goldgraber, M.B.: Hypersensitivity, autoimmunity and the digestive tract. Gastroenterology **38**, 536 (1960).

Klein, U.W., Drube, H.Chr., Hansen, H.Th.: Untersuchungen über Muster und Verteilung von Enzymen in der Schleimhaut des Gastrointestinaltraktes. II. Mitteilung: Histochemische und ergänzende Isoenzymuntersuchungen. Klin. Wschr. **45**, 95 (1967).

Klein, U.E., Drube, H.Chr., Hansen, H.Th.: Untersuchungen über Muster und Verteilung von Enzymen in der Schleimhaut des Gastrointestinaltraktes. III. Mitteilung: Elektrophoretische Charakterisierung in multiplen Formen vorkommender Enzyme der Magen-, Dünndarm- und Rectumschleimhaut und vergleichende Serumanalysen. Klin. Wschr. **45**, 244 (1967).

Klockars, M., Reitamo, S.: Tissue distribution of lysozyme in man. J. Histochem. Cytochem. **23**, 932 (1975).

Kobayashi, Sh., Fujita, T., Sasagawa, T.: The endocrine cells of human duodenal mucosa. An electron microscope study. Arch. Histol. Jap. **31**, 477 (1970).

Kokas, E., Ludany, G.: Die hormonale Regelung der Darmzottenbewegung. Pflügers Arch. ges. Physiol. **232**, 293 (1933).

Koldovský, O.: Development of the function of the small intestine in mammals and man. Basel: Karger 1969.

Kozlowska, K.: The effect of ACTA and cortisone on the behaviour of mucopolysaccharides in the glands of the rat stomach. Folia histochem. cytochem. **5**, 175 (1967).

Kozlowska, K.: The effect of cortisone and ACTH on behaviour of β-glucuronidase and β-galactosidase in stomach mucosa of white rats. Acta histochem. (Jena) **30**, 380 (1968).

Kozlowska, K., Kilkowska, K.: Influence of cortisone and ACTH on the incorporation of S^{35} into the mucous cells of the intestine of albino rats. Folia histochem. cytochem. **5**, 311 (1967).

Kraft, S.C., Kirsner, J.B.: Immunological apparatus of the gut and inflammatory bowel disease. Gastroenterology **60**, 922 (1971).

Kramer, K.: Physiologie der Verdauung. In: O.H. Gauer, K. Kramer, R. Jung (Hrsg.), Physiologie des Menschen, Bd. 8, S. 63. München-Berlin-Wien: Urban & Schwarzenberg 1972.

Laguens, R., Briones, M.: Fine structure of the microvillus of columnar epithelial cells of human intestine. Lab. Invest. **14**, 1616 (1965).

Lawson, D.E.M., Fraser, D.R., Kodicek, E., Morris, H.R., Williams, D.H.: Identification of 1,25 dihydrocholecalciferol, a new kidney hormone controlling calcium metabolism. Nature (Lond.) **230**, 228 (1971).

Lembeck, F.: Oxytryptamin (Serotonin, Enteramin). Subsidia med. (Wien) **7**, 85 (1955).

Lembeck, F.: Die Beeinflussung der Darmmotilität durch Hydroxytryptamin. Pflügers Arch. ges. Physiol. **265**, 567 (1958).

Lembeck, F.: Carcinoids and the significance of 5-hydroxytryptamine, "5-hydroxytryptamine". London-Paris-New York-Los Angeles: Pergamon Press 1958.

Lembeck, F.: Der gegenwärtige Stand der Karzinoidforschung. Krebsarzt **13**, 196 (1958).

Lescut, J.-Ch.: Sur l'emploi de la cholècystokinine dans le radiodiagnostic des affections des voies biliaires. Thèse. Clin. Mal. App. Dig., Lille, France 1963.

Levine, R.A.: The role of cyclic AMP in hepatic and gastrointestinal function. Gastroenterology **59**, 280 (1970).

Lietz, H., Böcker, W., Gröblinghoff, M.: Immunocytochemical demonstration of intestinal alkaline phosphatase. Histochemistry **42**, 181 (1974).

Lillie, R.D.: Reflections on the nature of the enterochromaffin substance. Ann. Histochim. (Paris) **9**, Suppl. 1, 251 (1964).

Lindner, J.: Zur Physiologie und Pathologie der Schleimbildung des Darmes. Verh. Dtsch. Ges. Path. **53**, 111 (1969).

Lindner, J.: Becherzellen und Propriazellen. In: O. Gregor, O. Riedl (Edit.), Modern gastroenterology, S. 735. Suttgart-New York: F.K. Schattauer 1969.

Loeschke, K., Kiefhaber, P., Lentze, M., Schaub, J.: Saccharase-Isomaltase-Mangel als Ursache chronischer Diarrhoen beim Erwachsenen. Dtsch. med. Wschr. **99**, 1556 (1974).

Lojda, Z.: Some remarks concerning the histochemical detection of disaccharidases and glucosidases. Histochemie **5**, 339 (1965).

Lojda, Z.: Remarks on histochemical demonstration of dehydrogenases. II. Intracellular localization. Folia morph. (Prague) **13**, 84 (1965).

Lojda, Z.: Histochemie der Disaccharidasen und anderer Enzyme im Bürstensaum des Darmes. In: K. Rommel, P.H. Clodi (Hrsg.), Biochemische und klinische Aspekte der Zuckerabsorption. Stuttgart-New York: F.K. Schattauer 1970.

Lojda, Z., Frič, P., Jodl, J.: Histochemie des Dünndarms bei der Malabsorption. Verh. Dtsch. Ges. Path. **53**, 93 (1969).

Lojda, Z., Frič, P., Jodl, J., Chmelik, V.: Cytochemistry of the human jejunal mucosa in the norm and in malabsorption syndrome. Curr. Top. Path. **52**, 1 (1970).

Ludàny, G., Ihàsz, M., Karika, J.: Polypeptide (Bradykinin, Kallidin, Eledoisin) und die Darmzottenbewegung. Acta physiol. Acad. Sc. hung. **34**, 85 (1968).

Lyon, I., Crane, R.K.: Studies on transmural potentials in vitro in relation to intestinal absorption. I. Apparent Michaelis constants for Na^+-dependent sugar transport. Biochim. biophys. Acta (Amst.) **112**, 278 (1966).

Madden, J.J., Ludewig, R.M., Wangensteen, St.L.: Effects of glucagon on the splanchnic and the systemic circulation. Amer. J. Surg. **122**, 85 (1971).

Magee, D.F.: Gastrointestinal physiology. Springfield, Ill.: C.C. Thomas 1962.

Makhlouf, G.M.: The neuroendocrine design of the gut. The play of chemicals in a chemical playground. Gastroenterology **67**, 159 (1974).

MARTIN, D.L., DELUCA, H.F.: Calcium transport and the role of vitamin D. Arch. Biochim. Biophys. (Amst.) **134**, 139 (1969).

MATTHEWS, D.M.: Absorption of water-soluble vitamins. Brit. med. Bull. **23**, 258 (1967).

MATTHEWS, D.M.: Absorption und Malabsorption von Eiweiß-Verdauungsprodukten. Klin. Wschr. **47**, 397 (1969).

MATTHEWS, D.M., LASTER, L.: The kinetics of intestinal active transport of five neutral amino acids. Amer. J. Physiol. **208**, 593 (1965a).

MATTHEWS, D.M., LASTER, L.: Competition for intestinal transport among five neutral amino acids. Amer. J. Physiol. **208**, 601 (1965b).

MATTHEWS, D.M., LASTER, L.: Absorption of protein digestion products: A review. Gut **6**, 411 (1965c).

MATTHEWS, D.M., WISEMAN, G.: Transamination by the small intestine of the rat. J. Physiol. (Lond). **120**, 55 P (1953).

MATTSON, F.H., VOLPENHEIN, R.A.: The digestion and absorption of triglycerides. J. biol. Chem. **239**, 2772 (1964).

MERKER, H.J.: Elektronenmikroskopische Morphologie der intestinalen Resorption. Verh. Dtsch. Ges. Path. **53**, 57 (1969).

MIETTINEN, T.A.: Relationship between faecal bile acids, absorption of fat and vitamin B_{12} and serum lipids in patients with ileal resections. Europ. J. clin. Invest. **1**, 452 (1971).

MILLER, D., CRANE, R.K.: The digestive function of the epithelium of the small intestine. I. An intracellular locus of disaccharide and sugar phosphate hydrolysis. Biochim. biophys. Acta (Amst.) **52**, 281 (1961).

MILLER, D., CRANE, R.K.: The digestive function of the epithelium of the small intestine. II. Localization of disaccharide hydrolysis in the solated brush border portion of intestinal epithelial cells. Biochim. biophys. Acta (Amst.) **52**, 293 (1961).

MITCHELL, W.D., FINDLAY, J.M., PRESCOTT, R.J., EASTWOOD, M.A., HORN, D.B.: Bile acids in the diarrhea of ileal resection. Gut **14**, 348 (1973).

MITSCHKE, H.: Funktionelle Pathomorphologie des gastrointestinalen endokrinen Zellsystems. Physiologie, Cytochemie und Ultrastruktur. Med. Habil-Schrift, Hamburg 1975.

MOORE, C.V., BROWN, E.B.: Der Eisenstoffwechsel. Documenta Geigy: Acta clinica Nr. 7. Basel: J.R. Geigy S.A. 1967.

MORITZ, M., FINKELSTEIN, G., MESHKINPOUR, H., FINGERUT, J., LORBER, ST.H.: Effect of secretin and cholecystokinin on the transport of electrolyte and water in human jejunum. Gastroenterology **64**, 76 (1973).

MURRELL, T.G.C., WANGEL, A.G., DELLER, D.J.: Intestinal motility in man. IV. Effect of serotonin on intestinal motility in subjects with diarrhea and constipation. Gastroenterology **51**, 656 (1966).

MUTT, V.: Behavior of secretin, cholecystokinin and pancreozymin to oxidation with hydrogen peroxide. Acta chem. scand. **18**, 2185 (1964).

MUTT, V.: The chemistry of Secretin, Cholecystokinin and Pancreozymin. In: W. CREUTZFELDT (Edit.), Origin, chemistry, physiology and pathophysiology of the gastrointestinal hormones. International Symposium Wiesbaden, October 24 and 25, 1969. Stuttgart-New York: F.K. Schattauer 1970.

MUTT, V., JORPES, J.E.: Secretin: isolation and determination of structure. Proc. I.U.P.A.C. Fourth Internat. Congr. on the Chemistry of Natural Products, June 26–July 2, Stockholm, Sweden, Sect. 2 C-3 (1967a).

MUTT, V., JORPES, J.E.: Contemporary developments in the biochemistry of the gastrointestinal hormones. Recent Progr. Hormone Res. **23**, 483 (1967b).

MUTT, V., MAGNUSSON, S., JORPES, J.E., DAHL, E.: Structure of porcine secretin. I. Degradation with trypsin and with thrombin. Sequence of the tryptic peptides. Biochemistry **4**, 2358 (1965).

MYRTLE, J.F., HAUSER, M.R., NORMAN, A.W.: Evidence for the biologically active form of cholecalciferol in the intestine. J. biol. Chem. **245**, 1190 (1970).

NAUPERT, CH., ROMMEL, K.: Fettstoffwechsel des Dünndarms. Klin. Wschr. **48**, 449 (1970).

NEAME, K.D., WISEMAN, G.: The transamination of glutamic and asparic acids during absorption by the small intestine of the dog in vivo. J. Physiol. (Lond.) **135**, 442 (1957).

NEAME, K.D., WISEMAN, G.: The alanine and oxo acid concentrations in mesenteric blood during absorption of L-glutamic acid by the small intestine of the dog, cat and rabbit in vivo. J. Physiol. (Lond.) **140**, 148 (1958).

NEUTRA, M., LEBLOND, C.P.: Synthesis of the carbohydrate of mucus in the Golgi complex as shown by electron microscope radioautography of goblet cells from rats injected with glucose-H^3. J. Cell Biol. **30**, 119 (1966a).

NEUTRA, M., LEBLOND, C.P.: Radioautographic comparison of the uptake of galactose-H^3 and glucose-H^3 in the Golgi region of various cells secreting glycoproteins or mucopolysaccharides. J. Cell Biol. **30**, 137 (1966b).

NEWEY, H.: Absorption of carbohydrates. Brit. med. Bull. **23**, 236 (1967).

ODARTCHENKO, N.: Cytokinetics of argentaffin cells in mouse intestinal mucosa. Virchows Arch Abt. B Zellpath. **6**, 132 (1970).

O'DONNELL, J.M., SMITH, M.W.: Uptake of calcium and magnesium by rat duodenal mucosa analysed by means of competing metals. J. Physiol. (Lond.) **229**, 733 (1973).

OKUDA, K., YASHIMA, K., TAKAMATSU, M.: Intestinal absorption of cobamide coenzyme in relation to structural integrity and intrinsic factor. J. Lab. clin. Med. **74**, 218 (1969).

OMDAHL, J.L., GRAY, R.W., BOYLE, I.T., KNUTSON, J., DELUCA, H.F.: Regulation of metabolism of 25-hydroxycholecalciferol by kidney tissue in vitro by dietary calcium. Nature (Lond.) **237**, 63 (1972).

OTTO, H.F.: Über Beobachtungen zum kompletten Paneth-Zell-Schwund bei idiopathischer Steatorrhoe. Beitr. Path. **143**, 378 (1971).

OTTO, H.F.: The interepithelial lymphocytes of the intestinum. Morphological observations and immunological aspects of intestinal enteropathy. Curr. Top. Path. **57**, 81 (1973).

OTTO, H.F.: Die intestinale Paneth-Zelle. Zytomorphologie, Ultrastrukturpathologie und funktionelle Bedeutung. Ein Beitrag zur Lysozym-Theorie. In: Veröffentlichungen aus der Morphologischen Pathologie, Heft 94. Stuttgart: Fischer 1974.

OTTO, H.F., WEITZ, H.: Elektronenmikroskopische Untersuchungen an Paneth-Zellen der Ratte unter zinkarmer Diät. Beitr. Path. **145**, 336 (1972).

OVERTON, J., EICHHOLZ, A., CRANE, R.K.: Studies on the organization of the brush border in intestinal epithelial cells. II. Fine structure of fractions of Tris-disrupted hamster brush borders. J. Cell Biol. **26**, 693 (1965).

PADYKULA, H.A.: Recent functional interpretations of intestinal morphology. Fed. Proc. **21**, 873 (1962).

PADYKULA, H.A., STRAUSS, E.W., LADMAN, A.J., GARDNER, F.H.: A morphologic and histochemical analysis of the human jejunal epithelium in nontropical sprue. Gastroenterology **40**, 735 (1961).

PARSONS, D.S.: Salt and water absorption by the intestinal tract. Brit. med. Bull. **23**, 252 (1967).

PATZELT, V.: Der Darm. In: Handbuch der mikroskopischen Anatomie des Menschen, Bd. V/3. Berlin: Springer 1936.

PEARSE, A.G.E.: The cytochemistry and ultrastructure of polypeptide hormone-producing cells of the APUD series, and the embryologic, physiologic and pathologic implications of the concept. J. Histochem. Cytochem. **17**, 303 (1969).

PEDERSON, R.A., BROWN, J.C.: The inhibition of histamine-, pentagastrin-, and insulin-stimulated gastric inhibitory polypeptide. Gastroenterology **62**, 393 (1972).

PENTTILÄ, A.: Histochemical reactions of the enterochromaffin cells and the 5-hydroxytryptamine content of the mammalian duodenum. Acta physiol. scand., Vol. 69, Suppl. 281 (1966).

PENTTILÄ, A.: Enterochromaffin cells in the chicken duodenum during prenatal development. Z. Zellforsch. **91**, 380 (1968).

PENTTILÄ, A.: Effect of incubation in Krebs-Ringer solution or humid air on the amine content, fluorescence and staining characteristics of the duodenal enterochromaffin and dopamine cells. Virchows Arch. Abt. B Zellpath. **1**, 269 (1968).

PENTTILÄ, A.: Indentification of enterochromaffin cells in adjacent epon-embedded sections at light and electron microscopic levels. Z. Zellforsch. **102**, 192 (1969).

PFEIFFER, E.F., RAPTIS, S.: Intestinale Hormone und Insulinsekretion. Klin. Wschr. **46**, 337 (1968).

PIRK, F., SKÀLA, I.: Motility of the digestive tract after administration of medium chain triglycerides (MCT) as compared with long chain triglycerides (LCT). Digestion 3, 73 (1970).

PLAUT, A.G., KEONIL, P.: Immunoglubulins in human small intestinal fluid. Gastroenterology 56, 522 (1969).

PLAYOUST, M.R., ISSELBACHER, K.J.: Studies on the intestinal absorption and intramucosal lipolysis of mediumchain triglycerides. J. clin. Invest. 43, 878 (1964).

PLESSIER, J., WETTENDORFF, P., PLESSIER, B., COHEN, J.: L'atonie vèsiculaire chez la femme et le cobaye gravides. Essai d'explication par le dosage biologique des hormones digestives. Ann. Biol. clin. 19, 843 (1961).

POLAK, J.M., BLOOM, S., COULLING, I., PEARSE, A.G.E.: Immunofluorescent localization of secretin in the canine duodenum. Gut 12, 605 (1971).

PONCHON, G., KENNAN, A.L., DELUCA, H.F.: "Activation" of vitamin D by the liver. J. clin. Invest. 48, 2032 (1969).

POPE, J.L., PARKINSON, T.M., OLSON, J.A.: Action of bile salts on the metabolism and transport of water soluble nutrients by perfused rat jejunum in vitro. Biochim. biophys. Acta (Amst.) 130, 218 (1966).

PORTER, K.R.: Independence of fat absorption on pinocytosis. Fed. Proc. 28, 35 (1969).

RAPPORT, M.M.: Serum vasoconstrictor (serotonin). V. The presence of creatine in the complex. A proposed structure of the vasoconstrictor principle. J. biol. Chem. 180, 961 (1949).

RAPPORT, M.M., GREEN, A.A., PAGE, I.H.: Crystalline serotonin. Science 108, 319 (1948a).

RAPPORT, M.M., GREEN, A.A., PAGE, I.H.: Partial purification of the vasoconstrictor in beef serum. J. biol. Chem. 174, 735 (1948b).

RATZENHOFER, M.: Feyrters These von den peripheren endokrinen (parakrinen) Drüsen. Triumpf eines Konzepts. Wien. klin. Wschr. 83, 22 (1971).

RIECKEN, E.O.: Die normale Dünndarmschleimhaut und ihre Veränderungen bei einheimischer Sprue. Morphologische und histochemische Befunde. Dtsch. med. Wschr. 95, 2295 (1970).

RIECKEN, E.O., PEARSE, A.G.E.: Demonstration of acid phosphatase activity in the Golgi apparatus of the jejunal epithelium cell in patients with idiopathic steatorrhea. Histochemie 5, 182 (1965).

RIECKEN, E.O., SCHMIDT, H.A., WÄCHTLER, K., PEARSE, A.G.E.: Zur cytochemischen Lokalisation einiger Glykosidasen und anderer saurer Hydrolasen im Resorptionsepithel des menschlichen Dünndarms. Klin. Wschr. 45, 383 (1967).

RIECKEN, E.O., STEWART, J.S., DOWLING, R.H.: Neuere Methoden in der Diagnostik intestinaler Störungen. Internist (Berl.) 7, 209 (1966).

RIFAAT, M.K., ISERI, O.A., GOTTLIEB, L.S.: An ultrastructural study of the "extraneous coat" of human colonic mucosa. Gastroenterology 48, 593 (1965).

RIKKERS, H., DELUCA, H.F.: An in vivo study of the carrier proteins of ^{3}H-vitamin D_3 and D_4 in rat serum. Amer. J. Physiol. 213, 380 (1967).

ROGERS, A.I.: Immunglobulins and the gastrointestinal tract. Postgrad. Med. 48, 75 (1970).

RUBIN, C.E.: Electron microscopic studies on triglyceride absorption in man. Gastroenterology 50, 65 (1966).

RUEBNER, B.H., KANAYAMA, R., BRONSON, R.T., BLUMENTHAL, S.: Meconium corpuscles in intestinal epithelium of fetal and newborn primates. Arch. Path. 98, 396 (1974).

RUSKA, C.: Die Zellstruktur des Dünndarmepithels in ihrer Abhängigkeit von der physikalisch-chemischen Beschaffenheit des Darminhalts. II. Wasserlösliche, grenzflächenaktive Stoffe. Z. Zellforsch. 53, 867 (1961).

RUSKA, C.: Die Zellstruktur des Dünndarmepithels in ihrer Abhängigkeit von der physikalisch-chemischen Beschaffenheit des Darminhalts. V. Lipoidlösungsmittel verschiedener Wasserlöslichkeit. Z. Zellforsch. 56, 762 (1962).

SAID, S.I., MUTT, V.: Polypeptide with broad biological acitvity: isolation from small intestine. Science 169, 1217 (1970).

SAID, S.I., MUTT, V.: Isolation from porcine-intestinal wall of a vasoactive octacosapeptide related to secretin and to glucagon. Europ. J. Biochem. 28, 199 (1972).

SCHACHTER, D., DOWDLE, E.B., SCHENKER, H.: Active transport of calcium by the small intestine of the rat. Amer. J. Physiol. **198**, 263 (1960).

SCHACHTER, D., DOWDLE, E.B., SCHENKER, H.: Accumulation of Ca^{45} by slices of small intestine. Amer. J. Physiol. **198**, 275 (1960).

SCHACHTER, D., FINKELSTEIN, J.D., KOWARSKI, S.: Metabolism of vitamin D. I. Preparation of radioacitve vitamin D and its intestinal absorption in the rat. J. clin. Invest. **43**, 787 (1964).

SCHACHTER, D., KIMBERG, D.V., SCHENKER, H.: Active transport of calcium by intestine: action and bioassay of vitamin D. Amer. J. Physiol. **200**, 1263 (1961).

SCHÄFER, H.-J.: Ultrastructure and ion distribution of the intestinal cell during experimental vitamin-D deficiency rickets in rats. Virchows Arch. Abt. A Path. Anat. **359**, 111 (1973).

SCHIFF, E.R., SMALL, N.C., DIETSCHY, J.M.: Characterization of the kinetics of the passive and active transport mechanisms for bile acid absorption in the small intestine and colon of therat. J. clin. Invest. **51**, 1351 (1972).

SCHULTZ, ST.G., CURRAN, P.F.: Intestinal absorption of sodium chloride and water. In: CH.F. CODE (Edit.), Handbook of physiology, Sect. 6: Alimentary canal, Vol. III: Intestinal absorption, p. 1245. Washington: Amer. Physiol. Soc. 1968.

SCHULTZ, ST.G., FRIZZELL, R.A.: An overview of intestinal absorptive and secretory processes. Gastroenterology **63**, 161 (1972).

SCHULTZ, ST.G., ZALUSKY, R.: Ion transport in isolated rabbit ileum. II. The interaction between active sodium and acitve sugar transport. J. gen. Physiol. **47**, 1043 (1964).

SCHULTZ, ST.G., ZALUSKY, R.: Interaction between active sodium transport and active amino-acid transport in isolated rabbit ileum. Nature (Lond.) **205**, 292 (1965).

SEELIG, H.P.: Gastrin. Inaktivierung und Abbau. In: Gastroenterologie und Stoffwechsel, Bd. 1. Stuttgart: Thieme 1972.

SEIFERT, G., SCHÄFER, H.-J., SCHULZ, A.: Die Bedeutung des intrazellulären Calciumtransportes für die Zellfunktion. Dtsch. med. Wschr. **100**, 1854 (1975).

SENIOR, J.R.: Intestinal absorption of fats. J. Lipid Res. **5**, 495 (1964).

SENIOR, J.R., ISSELBACHER, K.J.: Direct esterification of monoglycerides with palmityl coenzyme A by intestinal subcellular fractions. J. biol. Chem. **237**, 1454 (1962).

SENIOR, J.R., ISSELBACHER, K.J.: Activation of long-chain fatty acids by rat-gut mucosa. Biochim. biophys. Acta (Amst.) **44**, 399 (1969).

SHEEHY, T.W., FLOCH, M.H.: The small intestine. New York: Hoeber Medical Division 1964.

SHEHADEH, Z., PRICE, W.E., JACOBSON, E.D.: Effects of vasoactive agents on intestinal blood flow and motility in the dog. Amer. J. Physiol. **216**, 386 (1969).

SINGH, I.: On the alleged presence of non-argyrophile argentaffine cells in the human gastrointestinal tract. Z. Zellforsch. **59**, 615 (1963).

SINGH, I.: On argyrophile and argentaffin reactions in individual granules of enterochromaffin cells of the human gastro-intestinal tract. J. Anat. (Lond.) **98**, 497 (1964).

SINGH, I.: Further observations on the alleged presence of non-argyrophile argentaffine cells in the human gastro-intestinal tract. Z. Zellforsch. **62**, 121 (1964).

SINGH, I.: The relative proportion of pre-enterochromaffin (argentaffin) cells in the gastrointestinal tract of human foetuses. Z. Zellforsch. **67**, 338 (1965).

SINGH, I.: The distribution of enterochromaffin cells in the human small intestine. Z. Zellforsch. **76**, 220 (1967).

SJÖSTRAND, F.S.: The ultrastructure of the plasma membrane of columnar epithelium cells of the mouse intestine. J. Ultrastruct. Res. **8**, 517 (1963).

SOKOLOFF, B.: Carcinoid and serotonin. In: Recent results in cancer research, Bd. 15. Berlin-Heidelberg-New York: Springer 1968.

SOLCIA, E., PEARSE, A.G.E., GRUBE, D., KOBAYASHI, S., BUSSOLATI, G., CREUTZFELDT, W., GEPTS, W.: Revised Wiesbaden classification of gut endocrine cells. Rendic. Gastroent. **5**, 13 (1973).

SOUTH, M.A., COOPER, M.D., WOLLHEIM, F.A., GOOD, R.A.: The IgA system. II. The clinical significance of IgA deficiency: studies in patients with agammaglobulinemia and ataxia teleangiectasia. Amer. J. Med. **44**, 168 (1968).

SPENCER, R.P., KNOX, W.E.: Comparative enzyme apparatus of the gut mucosa. Fed. Proc. **19**, 886 (1960).

STENQUIST, H.: Die „Zellwanderung" durch das Darmepithel. Anat. Anz. **78**, 68 (1934).

STRAUSS, E.W.: Electron microscopic study of intestinal fat absorption in vitro from mixed micelles containing linolenic acid, mono-olein and bile salt. J. Lipid Res. **7**, 307 (1966).

STROHMEYER, G., SCHMIDT, M.: Anämien bei Dünndarmkrankheiten. Internist (Berl.) **7**, 232 (1966).

TADA, T., ISHIZAKA, K.: Distribution of IgE forming cells in lymphoid tissues of the human and monkey. J. Immunol. **104**, 377 (1970).

TANAKA, Y., DELUCA, H.F., OMDAHL, J., HOLICK, F.: Mechanism of action of 1,25-dihydroxycholecalciferol on intestinal calcium transport. Proc. nat. Acad. Sci. (Wash.) **68**, 1286 (1971).

TAYLOR, A.N., WASSERMAN, R.H.: Vitamin D_3-dependent factor influencing calcium binding by homogenates of chick intestinal mucosa. Nature (Lond.) **205**, 248 (1965).

TAYLOR, A.N., WASSERMAN, R.H.: Vitamin D-induced calcium binding protein: Partial purification, electrophoretic visualization and its tissue distribution. Arch. Biochem. Biophys. **119**, 536 (1967).

TAYLOR, A.N., WASSERMAN, R.H.: Immunofluorescent localization of vitamin D-dependent calcium binding protein. J. Histochem. Cytochem. **18**, 107 (1969).

TAYLOR, K.B.: Immunological mechanisms of the gastrointestinal tract. Gastroenterology **51**, 1058 (1966).

TEEM, M.V., PHILLIPS, S.F.: Perfusion of the hamster jejunum with conjugated and unconjugated bile acids: inhibition of water absorption and effects on morphology. Gastroenterology **62**, 261 (1972).

TEXTER, E.C.: Motility in the gastrointestinal tract. J. Amer. med. Ass. **184**, 640 (1963).

TOBE, T., KIMURA, CH., FUJIWARA, M.: Role of 5-hydroxytryptamine in the dumping syndrome after gastroectomy: histochemical study. Ann. Surg. **165**, 382 (1967).

TOMASI, T.B.: Human immunoglobulin A. New Engl. J. Med. **279**, 1327 (1968).

TOMASINI, J.T., DOBBINS, W.O.: Intestinal mucosal morphology during water and electrolyte absorption. Amer. J. dig. Dis. **15**, 226 (1970).

TOMENIUS, J., BACKLUND, V.: Cholecystokinin vid röntgenundersökning av gallvägarna. Nord. Med. **61**, 46 (1959).

TOMENIUS, J., BACKLUND, V., JORPES, J.E., MUTT, V.: Cholecystokinin in roentgenologic examination of the biliary tract. Röntgen-Bl. **11**, 145 (1958).

TONER, P.G.: Fine structure of argyrophil and argentaffin cells in the gastro-intestinal tract of the fowl. Z. Zellforsch. **63**, 830 (1964).

TONER, P.G.: Cytology of intestinal epithelial cells. Int. Rev. Cytol. **24**, 233 (1968).

TORSOLI, A., RAMORINO, M.L., PALAGI, L., COLAGRANDE, C., BASCHIERI, I., RIBOTTA, S., MARINOSCI, M.: Observations roentgencinèmatographiques et èlectromanomètriques sur la motilitè des voies biliaires. Sem. Hôp. Paris **37**, 790 (1961).

TOSKES, PH.P., DEREN, J.J.: Vitamin B_{12} absorption and malabsorption. Gastroenterology **65**, 662 (1973).

TOMASI, T.B., TAN, E.M., SOLOMON, A., PRENDERGAST, R.A.: Characteristics of an immune system common to certain external secretions. J. exp. Med. **121**, 101 (1965).

TOURVILLE, D.R., ADLER, R.H., BIENENSTOCK, J., TOMASI, T.B.: The human secretory immunoglobulin system: immunohistochemical localisation of A, secretory "pice" and lactoferrin in normal human tissues. J. exp. Med. **129**, 411 (1969).

TURNER, D.S.: Gastrointestinal hormones and insulin secretion in vitro. In: W. CREUTZFELD (Edit.), Origin, chemistry, physiology and pathophysiology of the gastrointestinal hormones. International Symposium Wiesbaden, October 24 and 25, 1969. Stuttgart-New York: F.K. Schattauer 1970.

VALVEROLE, J., RIGOPOULO, D., EXTON, J., OHNEDA, A., EISENTRAUT, A., UNGER, R.H.: Demonstration and characterization of a second fraction of glucagon-like immunoreactivity in jejunal extracts. Amer. J. med. Sci. **255**, 415 (1968).

VERGROESEN, A.J., GANS, P., GOTTENBOS, J.J., TEN HOOR, F.: Prostaglandine in der Klinik. Klin. Wschr. **49**, 889 (1971).

VISSCHER, M.B., FLETCHER, E.S., CARR, C.W., GREGOR, H.P., BUSHEY, M.S., BARKER, D.E.: Isotopic tracer on the movement of water and ions between intestinal lùmen and blood. Amer. J. Physiol. **142**, 550 (1944).

VISSCHER, M.B., VARCO, R.H., CARR, C.W., DEAN, R.B., ERICKSON, D.: Sodium ion movement between intestinal lumen and the blood. Amer. J. Physiol. **141**, 488 (1944).

VOGT, W.: Identifizierung von Substanz DS mit 5-Oxytryptamin. Naunyn-Schmiedebergs Arch. exp. Path. Pharmak. **222**, 427 (1954).

VOLKHEIMER, G.: Persorption. In: Gastroenterologie und Stoffwechsel, Bd. 2. Stuttgart: Thieme 1972.

WALKER, W.A., ISSELBACHER, K.J.: Uptake and transport of macromolecules by the intestine. Possible role in clinical disorders. Gastroenterology **67**, 531 (1974).

WALLER, S.L.: Prostaglandins and the gastrointestinal tract. Gut **14**, 402 (1973).

WANGEL, A.G., DELLER, D.J.: Intestinal motility in man. II. The behavoir of the small intestine following partial gastrectomy with particular reference to the dumping syndroms. Gastroenterology **48**, 58 (1965).

WANGEL, A.G., DELLER, D.J.: Intestinal motility in man. III. Mechanisms of constipation and diarrhea with particular reference to the irritable colon syndrome. Gastroenterology **48**, 69 (1965).

WASSERMAN, R.H.: Calcium transport by the intestine: a model and comment on Vitamin D action. Calcif. Tiss. Res. **2**, 301 (1968).

WASSERMAN, R.H., TAYLOR, A.N.: Vitamin D_3-induced calcium-binding protein in chick intestinal mucosa. Science **152**, 791 (1966).

WASSERMAN, R.H., TAYLOR, A.N.: Vitamin D-dependent calcium binding protein: response to some physiological and nutritional variables. J. biol. Chem. **243**, 3987 (1968).

WASSERMAN, R.H., TAYLOR, A.N.: Some aspects of the intestinal absorption of calcium with special reference to vitoamin D. In: C.L. COMAR, F. BRONNER (Edit.), Mineral metabolism, Vol. III: Calcium physiology. New York-London: Academic Press 1969.

WASSERMAN, R.H., TAYLOR, A.N.: Die physiologische Bedeutung des Vitamin-D-abhänigen calciumbindenden Proteins. Triangel **12**, 119 (1974).

WATSON, D.W.: Immune responses and the gut. Gastroenterology **56**, 944 (1969).

WEEKS, D.M.: Observations of small and large bowel motility in man. Gastroenterology **6**, 185 (1946).

WEIS, H.J.: Der Stoffwechsel des Cholesterols. Klin. Wschr. **48**, 1203 (1970).

WETZSTEIN, R., DOERFLER, W.: Elektronenmikroskopie enterochromaffiner Zellen. Verh. ant. Ges. (Jena). Anat. Anz. Erg.-Heft zu Bd. **111**, 113 (1963).

WHALEN, G.E., HARRIS, J.A., GEENEN, J.E., SOERGEL, K.H.: Sodium and water absorption from the human small intestine. The accuracy of the perfusion method. Gastroenterology **51**, 975 (1966).

WHEBY, M.S., JONES, L.G., CROSBY, W.H.: Studies on iron absorption. Intestinal regulatory mechanisms. J. clin. Invest. **43**, 1433 (1964).

WILSON, F.A., DIETSCHY, J.M.: Differential diagnostic approach to clinical problems of malabsorption. Gastroenterology **61**, 911 (1971).

WILSON, T.H.: Intestinal absorption. Philadelphia and London: W.B. Saunders Comp. 1962.

WILSON, T.H.: Membrane transport of vitamin B_{12}. Medicine **43**, 669 (1964).

WISEMAN, G.: Absorption from the intestine. London: Academic Press 1964.

WOOD, J.G.: Electron microscopic localization of 5-hydroxytryptamine (5HT). Tex. Rep. Biol. Med. **23**, 828 (1965).

WRIGHT, H.K., HERSH, T., FLOCH, M.H., WEINSTEIN, L.D.: Impaired intestinal absorption in the Zollinger-Ellison syndrome independent of gastric hypersecretion. Amer. J. Surg. **119**, 250 (1970).

WÜNSCH, E., BROWN, J.C., DEIMER, K.H., DREES, F., JAEGER, E., MUSIOL, J., SCHARF, R., STOCKER, H., THANNEN, P., WENDLBERGER, G.: Zur Synthese von Norleucin-13-Motilin. Z. Naturforsch. **28**, 235 (1973).

YAMAGUCHI, N., WEISBERG, H., JERZY, G.B.: Intestinal vitamin B_{12} absorption in the dog. I. Evidence against an intrinsic factor mechanism for vitamin B_{12} absorption. Gastroenterology **56**, 914 (1969).

YAMAGUCHI, N., WEISBERG, H., JERZY, G.B.: Intestinal vitamin B_{12} absorption in the dog. II. Characterization of vitamin B_{12} binders in dog gastrointestinal mucosae and secretions. Gastroenterology **56**, 925 (1969).

Lage- und Lichtungsanomalien

ABDERL-BARI, W.: Villous adenoma with focal adenocarcinoma in a Meckel's diverticulum. Amer. J. clin. Path. **48**, 183 (1967).

ALDERI, G.: Ulcera peptica duodenale nell'infanzia associata a malformazioni congenite (diverticolo di Meckel, malformazioni dell'apparato e delle xoronarie). Folia hered. path. (Milano) **9**, 109 (1960).

BARNARD, C.N.: Etiology of congenital intestinal atresia. Thesis for Ph.D., University of Minnesota 1958.

BAY, V., BRUNS, A.H., FARTHMANN, E., MATTHAES, P.: Das Coecum-mobile-Syndrom. Z. Kinderchir. **5**, Suppl. 91 (1968).

BEARDMORE, E., WIGLESWORTH, F.W.: Vertebral anomalies and alimentary duplications. Pediat. Clin. N. Amer. **5**, 457 (1958).

BECKER, F.P.: Argentaffinomas of Meckel's diverticulum and adjacet ileum. Gastroenterology **38**, 646 (1960).

BENSON, C.D., LLOYD, J.R.: Duodenal obstruction of congenital origin. Amer. J. Surg. **101**, 610 (1961).

BENTLEY, J.F.R., SMITH, J.R.: Developmental posterior enteric remnants and spinal malformations. Arch. Dis. Childh. **35**, 76 (1960).

BERGLAND, R.L., GUMP, F., PRICE, J.B.: An unusual complication of Meckel's diverticulum seen in older patients. Ann. Surg. **158**, 6 (1963).

BERNSTEIN, J., VAWTER, G., HARRIS, G.B.C., YOUNG, V., HILLMAN, L.S.: The occurrence of intestinal atresia in newborns with meconium ileus. The pathogenesis of an acquired anomaly. Dis. Child. **99**, 804 (1960).

BETTENHÄUSER, K.: Zur Röntgendiagnostik der Darmdrehungs- und Darmlageanomalien. Radiol. diagn. (Berl.) **13**, 27 (1972).

BISHOP, H.C., KOOP, C.E.: Surgical management of duplication of the alimentary tract. Amer. J. Surg. **107**, 434 (1964).

BLANCK, C., OKMIAN, L., ROBBE, H.: Mucoviscidosis and intestinal atresia. Acta paediat. scand. **54**, 557 (1965).

BLAND-SUTTON, J.: Imperforate ileum. Amer. J. med. Sci. **98**, 457 (1889).

BOGGS, J.D., KIDD, J.M.: Congenital abnormalities of intestinal inervation: Absence of innervation of jejunum, ileum and colon in siblings. Pediatrics **21**, 261 (1958).

BOYDEN, E.A., COPE, J.G., BILL, A.H.: Anatomy and embryology of congenital intrinsic obstruction of the duodenum. Amer. J. Surg. **114**, 190 (1967).

BREMER, J.L.: The diaphragm and diaphragmatic hernia. Arch. Path. **36**, 539 (1943).

BREMER, J.L.: Diverticula and duplications of the intestinal tract. Arch. Path. **38**, 132 (1944).

BROWN, N.M., SMITH, A.N.: Kartagener's syndrome with fibrocystic disease. Brit. med. J. **1960 II**, 725.

BRÜNNER, H., HOFMANN, S.: Das Meckelsche Divertikel im Kindesalter und seine Komplikationen. Z. Kinderchir. **15**, 61 (1974).

BÜHLER, E., BODIS, I., ROSSIER, R., STALDER, G.: Trisomie 13–15 mit Cebocephalie. Ann. paediat. (Basel) **199**, 198 (1962).

BUSKIRK, R.W., KURLANDER, G.J., SAMTER, T.G.: Intramural jejunal calcification in a newborn. A case with jejunal atresia and cystic fibrosis. Amer. J. Dis. Child. **110**, 329 (1965).

CALDER, J.: Two examples of children born with preternatural conformation of the guts. Med. Essays Observations, Edinb. **1**, 203 (1733).

CALDERA, R., GOUDIÈ, M., ROSSIER, A.: La duplication de l'intestin grele chez le vouveaunè. Arch. franç. Pèdiat. **17**, 754 (1960).

CARPENTER, H.M.: Pathogenesis of congenital jejunal atresia. Arch. Path. (Chic.) **73**, 390 (1962).

CLAMPA, F.: Carcinoids of the small bowel. Report of a case in Meckel's diverticulum. Amer. J. Proctol. **12**, 382 (1961).

CLASSEN, K.L., WIEDERANDERS, R.E., SYMBAS, R.N.: Meckel's diverticulum associated with carcinoid tumor. Surgery **49**, 328 (1961).

CLATWORTHY, H.W., LLOYD, J.R.: Intestinal obstruction of congenital origin. Arch. Surg. **75**, 880 (1957).

COERPER, H.-G., DAUM, R., HECKER, W.CH.: Beitrag zur Klinik des Mekoniumileus. Beitr. klin. Chir. **215**, 467 (1967).

CYWINSKI, J.S., TRAISMAN, H.S., POTTS, W.J.: Malrotation of the intestine, volvulus and gangrene with survival. Illinois med. J. **131**, 300 (1967).

DAUDET, M., CHAPPUIS, J.P., DAUDET, N.: Symposium consacrè aux duplications intestinales. Ann. Chir. infant. **8**, 5 (1967).

DENCKER, H., NORBERG, P.B.: Carcinoid tumour in a Meckel's diverticulum. Report of a case. Acta chir. scand. **130**, 503 (1965).

DEVENS, K., KNORR, H.D., NEUHÄUSER, G.: Doppelbildungen des Magen-Darm-Traktes. Ein Beitrag zur totalen Dünndarmdoppelung. Z. Kinderchir. **5**, 384 (1968).

DOWSE, J.L.A.: Meckel's diverticulum. Brit. J. Surg. **48**, 392 (1961).

DOYLE, J.L., SEVERANCE, A.O.: Carcinoid tumors of Meckel's diverticulum. Cancer (Philad.) **19**, 1591 (1966).

DRENKHAN, J.: Bemerkenswerte Befunde und Komplikationen an Meckelschen Divertikeln. Chirurg **5**, 247 (1962).

DRICKMAN, A., HODGES, J.H.: Carcinoid of Meckel's diverticulum. Report of a case and review of the literature. Arch. Path. **69**, 701 (1960).

DUFFY, G., ENRIQUEZ, A.A., WATSON, W.C.: Duplication of the ileum with heterotopic gastric mucosa, pseudomyxoma peritonei and nonrotation of the midgut. Gastroenterology **67**, 341 (1974).

DUMKE, K., SCHNOY, N.: Seltene Beobachtungen eines angeborenen Kurzdarmes. Z. Gastroent. **12**, 321 (1974).

EARLEM, R.J.: A vascular cause for aganglionic bowel. A new hypothesis. Amer. J. dig. Dis. **17**, 255 (1972).

EBERHARDT, G.: Kasuistischer Beitrag zum Meckelschen Divertikel. Z. Gastroent. **8**, 427 (1970).

ECKSTEIN, H.B.: Exomphalos. A review of 100 cases. Brit. J. Surg. **50**, 405 (1963).

EDWARDS, J.H., HARNDEN, D.G., CAMERON, A.H., CROSSE, V.M., WOLFF, O.H.: A new trisomic syndrom. Lancet **1960 I**, 787.

EHRENPREIS, T., BENTLEY, J.F.R., NIXON, H.H.: Seminar on pseudo Hirschsprung's disease and related disorders. Arch. Dis. Childh. **41**, 143 (1966).

EMERY, J.C.: Abnormalities in meconium of foetus and newborn. Arch. Dis. Childh. **32**, 17 (1957).

ESTRADA, R.: Anomalies of intestinal rotation and fixation. Springfield, Ill.: C.C. Thomas 1958.

EVANS, C.H.: Atresia of the gastrointestinal tract. Int. Abstr. Surg. **92**, 1 (1951).

FERGUSON, J.A.: Omphalocoele, persistent omphalomesenteric duct, and Meckel's diverticulum. Univ. Hosp. Bull. Ann. Arbor **14**, 47 (1948).

FÉVRE, M.: Malformations congènitales du duodènum et stènoses duodènales. Encyclopèdie mèdico-chirurgicale. In: Pèdiatrie, Vol. I, 4017 B 10.1. Paris 1960.

FÉVRE, M.: Malforamtions congènitales du grele et des colons. In: Pèdiatrie, Vol. I, 4017 C 10.1. Paris 1960.

FLACH, A.: Derzeitiger Stand der Chirurgie des Neugeborenen-Ileus im Bereich des Jejunums, Ileums und Kolons. Münch. med. Wschr. **116**, 1119 (1974).

FORSHALL, I.: Prognosis for children undergoing operation during the first few weeks of life. Proc. roy. Soc. Med. **53**, 954 (1960).

FREEMAN, G.C.: Adenocarcinoma in a Meckel's diverticulum with perforation. Arch. Surg. **75**, 158 (1957).

GIEDION, A.: Dünndarm. Unterteilung, Bau und Funktion. In: Handbuch der Kinderheilkunde Bd. 4: Stoffwechsel — Ernährung — Verdauung, S. 940. Berlin-Heidelberg-New York: Springer 1965.

GRAPULIN, G., GUGLIELMI, M.: Stenosi neonatale del duodeno da pancreas anulare. Acta chir. ital. **21**, 69 (1965).

GRINNS, MC.F.T.: Primary spindle-Cell sarcoma in a Meckel's diverticulum. Surgery **25**, 122 (1949).

GROB, M.: Über Lageanomalien des Magendarmtractus infolge Störungen der fetalen Darmdrehung. Basel: Schwabe & Co. 1953.

GROB, M.: Intestinal obstruction in the newborn infant. Arch. Dis. Childh. **35**, 40 (1960).

GROSS, R.E.: The surgery of infancy and childhood. Philadelphia and London: W.B. Saunders Comp. 1953.

GROSS, R.E., HOLCOMB, G.W., FARBER, S.: Duplications of the alimentary tract. Pediatrics **9**, 449 (1952).

GSCHNITZER, F.: Das sogenannte Mekonium-Ileus-Äquivalent. Z. Kinderchir. **4**, 330 (1967).

HALLER, J.A., CAHILL, J.L.: Combined congenital gastric and duodenal obstruction: pitfalls in diagnosis and treatment. Surgery **63**, 503 (1968).

HAMBURGER, S.W.: Phytobezoar associated with a Meckel's diverticulum. An unusual cause for intestinal obstruction. Ann. Surg. **152**, 106 (1960).

HAMILTON, J.R., REILY, B.J., MORECKI, R.: Short small intestine associated with malrotation: a newly described congenital cause of intestinal malabsorption. Gastroenterology **56**, 124 (1969).

HARVEY, S.: Congenital variations in the peritoneal rotations of the ascending colon, coecum and terminal ileum. Ann. Surg. **67**, 651 (1918).

HASE, O., SHAW, A., GOULD, H.R.: Duodenal diaphragmatic obstruction with pneumoperitoneum presenting in a 13-year-old girl. Surgery **62**, 530 (1967).

HECKER, W.CH.: Problematik und Klinik der kongenitalen Atresien des Digestionstraktes. Ergebn. Chir. Orthop. **44**, 247 (1962).

HERBIG, H.: Über Mesenterialcysten. Langenbecks Arch. klin. Chir. **280**, 294 (1955).

HERNANDEZ FELICIANO, M.: Malrotaciones y defectos de la coalescencia mesenterico-intestinal. Consideraciones sobre algunos casos. Rev. esp. Entferm. Apar. dig. **38**, 706 (1972).

HEUCKENKAMP, P.-U., MARSHALL, M., MEIER, J., PARRISIUS, G., ZÖLLNER, N.: Das Kartagener-Syndrom. Mitteilung von vier Fällen und kritische Würdigung des sinubronchialen Syndroms. Dtsch. med. Wschr. **97**, 1458 (1972).

HILL, F.A., JANELLI, O.E.: Malignant tumors originating in Meckel's diverticulum. Amer. J. Surg. **85**, 525 (1953).

HILLEMAND, P., CHERIGIC, E., HILLEMAND, B., MIRANDE, J.L.: Les megagrêles chroniques. Arch. Mal. Appar. dig. **50**, 5 (1961).

HOFMANN, S., LÖHR, J.: Retroperitoneale Doppelbildung mit Perforationsperitonitis. Z. Kinderchir. **11**, Suppl. 79 (1972).

HORN, L.C., RHOADS, J.E.: Regional enteritis involving Meckels diverticulum; perforation an fistula formation. Ann. Surg. **119**, 274 (1944).

HORVÀTH, N., SCHOLZ, M., KIRÀLY, F.: Über eine unbekannte Entwicklungsanomalie des Dünndarms. Beitr. path. Anat. **124**, 136 (1961).

HOWANIETZ, L., ZÄNGL, A., ZWEYMÜLLER, E.: Probleme der angeborenen Dünndarmatresie. Z. Kinderchir. **5**, 68 (1967).

HOWARD, S., MOSS, P.D., O'DOMHNAILL, S.: Patent vitello-intestinal duct with associated fistula and prolapse. Lancet **1953 II**, 968.

HOWELL, L.M.: Meckel's diverticulum. Amer. J. Dis. Child. **71**, 365 (1946).

HYDE, J.S., SWARTS, C.L., NICHOLAS, E.E., SNEAD, C.R., STRASSER, N.F.: Superior mesenteric artery syndrome. Amer. J. Dis. Child. **106**, 25 (1963).

INGELRANS, P., SAINT-AUBERT, P., LEJEUNE, M.: La persistance totale du canal omphalo-mèsentèrique. Ann. Chir. infant. **8**, 169 (1967).

JANSEN, H.H.: Darm. In: W. DOERR (Hrsg.), Organpathologie, Bd. II: Verdauungstrakt, endokrine Organe, Harnorgane, Geschlechtsorgane. Stuttgart: Thieme 1974.

JANSEN, H.H., ROTHEMUND, E.: Stenosierendes Nebenpankreas des Dünndarms mit tödlichem Invaginationsileus bei einem Säugling. Chirurg **36**, 518 (1965).

JAUBERT DE BEAUJEU, M., MOLLARD, P., CAMPO-PAYSAA, A., DOUILLET, P.: Occlusions duodènales aigues du nouveau-nè. A propos de 28 observations. Ann. Chir. infant. **8**, 157 (1967).

JOHNS, T.N.P., WHEELER, J.R., JOHNS, F.S.: Meckel's diverticulum and Meckel's diverticulum disease. A study of 154 cases. Ann. Surg. **150**, 241 (1958).

KANIASTAS, D., STEINSEIFER, B.: Eine Nonrotation des Dünndarms mit Eigenbewegung eines Colonanteiles im Erwachsenenalter. Chirurg **43**, 431 (1972).

KANTOR, J.: Anomalies of the colon. Radiology **23**, 651 (1934).

KARTAGENER, M.: Bronchiektasien bei Situs viscerum inversus. Beitr. klin. Tuberk. **83**, 489 (1933).

KARTAGENER, M.: Das Problem der Kongenialität und Heredität der Bronchiektasien. Ergebn. inn. Med. **49**, 378 (1935).

KARTAGENER, M.: Bronchiektasien bei Situs viscerum inversus. Praxis **57**, 622 (1968).

KARTAGENER, M., MÜLLY, K.: Bronchiektasien bei Situs viscerum inversus. Schweiz. Z. Tuberk. **13**, 166 (1956).

KIESEWETTER, W.B., SMITH, J.W.: Malrotation of the midgut in infancy and childhood. Arch. Surg. **77**, 483 (1958).

KIESEWETTER, W.B., SOMERA, V.G.: Intestinal obstruction in infancy and childhood. Pediat. Clin. N. Amer. **9**, 215 (1962).

KNUTRUD, O., EEK, S.: Combined intrinsic duodenal obstruction and malrotation. Acta chir. scand. **119**, 506 (1960).

KOCH, W.: Mißbildungen. In: F. HENKE, O. LUBARSCH (Hrsg.), Handbuch der speziellen pathologischen Anatomie und Histologie, Bd. IV/1: Verdauungsschlauch, S. 166. Berlin: Springer 1926.

KONVOLINKA, C.W.: Congenital small intestine: a rare occurrence. J. Pediat. Surg. **5**, 574 (1970).

KONWALER, B.E., WENKLE, W.C.: Carcinoma arising in Meckel's diverticulum. Amer. J. clin. Path. **27**, 76 (1957).

KREMER, H.: Zur Frage der Enterokystome. Wien. klin. Wschr. **73**, 634 (1961).

KRIEG, E.G.: Duodenal diaphragm. Ann. Surg. **106**, 33 (1937).

KÜMMERLE, F.: Zur Klinik und Therapie der Mesenterialcyste. Med. Klin. 631 (1963).

LADD, W.E.: Congenital obstruction of the duodenum in children. New Engl. J. Med. **206**, 277 (1932).

LADD, W.E., GROSS, R.E.: Surgical treatment of duplication of the alimentary tract. Enterogenous cyst or ileum duplex. Surg. Gynec. Obstet. **70**, 295 (1940).

LAUBE, J., WEISE, G.: Eine partielle blutende Dünndarmdoppelung beim Säugling. Zbl. Chir. **90**, 2350 (1965).

LAUGE-HANSEN, N.: Development anomalies of the gastro-intestinal tract due to malrotation. Pathogenesis, complications, radiological diagnosis and surgical treatment, p. 140, 1974.

LAUMONIER, R., LAQUERRIÈRE: Ulcères et ulcèrations du diverticule de Meckel. Arch. Anat. path. **8**, 223 (1960).

LEE, Y-T.N., DEWEESE, M.S.: Hirschsprung's disease. Analysis of forty surgical patients. Amer. J. Surg. **110**, 750 (1965).

LEHMANN, W.: Anomalien, Fehlbildungen und Krankheiten der Verdauungsorgane. In: P.E. BECKER (Hrsg.), Humangenetik, Bd. III/2, Anomalien, Fehlbildungen und Krankheiten der Verdauungsorgane, der Bronchien und der Lunge und des Herz- und Gefäßsystems, S. 1. Stuttgart: Thieme 1972.

LEIBER, B., OLBRICH, G.: Die klinischen Syndrome, 4. Aufl. München-Berlin-Wien: Urban & Schwarzenberg 1966.

LIE, J.T.: Leiomyosarcoma of Meckel's diverticulum. Brit. J. Surg. **53**, 336 (1966).

LONG, L.: Intestinal obstruction in the newborn. Review of 50 cases. Arch. Surg. **94**, 443 (1967).

LONGO, M.F., LYNN, H.B.: Congenital duodenal obstruction: review of 29 cases encountered in a 30-year period. Mayo Clin. Proc. **42**, 423 (1967).

LOUW, J.H.: Congenital intestinal atresia and severe stenosis in the new born. S. Afr. J. clin. Sci. **3**, 109 (1952).

LOUW, J.H.: Congenital intestinal atresia and stenosisin the newborn. Observations on its pathogenesis and treatment. Ann. roy. Coll. Surg. Engl. **25**, 209 (1959).

LOUW, J.H.: The pathogenesis of congenital malformations of the digestive tract. Bull. Soc. int. Chir. **26**, 315 (1967).

LYKKE, A.W., DE LA LANDE, I.S.: Carcinoid syndrome resulting from a malignant argentaffinoma in a Meckel's diverticulum. Med. J. Aust. **48**, I, 125 (1961).

LYNEN, F.K.: Die Komplikation des Meckelschen Divertikels. Z. Allgemeinmed. (Landarzt) **47**, 1390 (1971).

MACKENZIE, W.C., LANG, A., FRIEDMAN, M.H.W., CALDER, J.: Congenital atresia of the second protion of the duodenum with associated obstruction of the biliary tract. Surg. Gynec. Obstet. **110**, 755 (1960).

MADDEN, J.L., MCCANN, W.J.: Congenital diaphragmatic occlusion of the duodenum, with a report of three cases. Int. Abstr. Surg. **103**, 1 (1956).

MCCARTHY, R.B., PRESENT, M.J.: A mesenteric pouch hernia simulating paraduodenal hernia. Surg. Gynec. Obstet. **78**, 643 (1944).

MCKEOWN, T., MACMAHON, B., RECORD, R.G.: An investigation of 69 cases of exomphalos. Amer. J. hum. Genet. **5**, 168 (1953).

MCPARLAND, F.A., KIESEWETTER, W.B.: Meckel's diverticulum in childhood. Surg. Gynec. Obstet. **106**, 11 (1958).

MIKITY, V.G., HODGMAN, J.E., PACIULLI, J.: Meconium blockage syndrome. Radiology **88**, 740 (1967).

MIYAKE, H.: Experimental study on the congenital intestinal atresia. A comparative study of the mesenteric vascular occlusion and the fetal peritonitis as the pathogenic factor. Arch. jap. Chir. **36**, 145 (1967).

MOORE, R.M., PERSONS, W.H.: Carcinoma of Meckel's diverticulum. Arch. Surg. **67**, 939 (1953).

MOORE, T.C.: Congenital intrinsic duodenal obstruction. Ann. Surg. **144**, 159 (1956).

MOORE, T.C., BATTERSBY, J.S.: Congenital duplications of the small intestine. Surg. Gynec. Obstet. **45**, 557 (1952).

MOORE, T.C., STOKES, G.F.: Congenital stenosis and atresia of the small intestine. Surg. Gynec. Obstet. **97**, 717 (1953).

MÜNTENER, M.: Zur Genese der Omphalozele und „Gastroschisis" (paraumbilicaler Bauchwanddefekt). Z. Kinderchir. **8**, 380 (1970).

NATHAN, M.T.: Cysts and duplications of neurenteric origin. Pediatrics **23**, 476 (1959).

NEDWICH, A.: Total sequestration of embryonic midgut. Arch. Path. (Chic.) **73**, 64 (1962).

NEIMANN, N., BEAU, A., LESURE, J., LASCOMBES, G.: Les stènoses duodènales. Ann. Pèdiat. **36**, 387 (1960).

NICOLE, R.: Das Coecum mobile-Syndrom. Praxis (Bern) **56**, 869 (1967).

NISHIMURA, K.: Über den Einfluß der Zentrifugalkraft auf die Entstehung von Situs inversus viscerum. Mie. med. J. **16**, 269 (1967).

NOLTE, K., PFISTER, H.: Zur Symptomatik des blutenden Meckelschen Divertikels. Zbl. Chir. **93**, 1411 (1968).

OSTERTAG, B.: Grundzüge der Entwicklung und Fehlentwicklung. In: Handbuch der speziellen pathologischen Anatomie und Histologie, Bd. XIII/4. Berlin-Göttingen-Heidelberg: Springer 1956.

PEIPER, H.J., MÜLLER-HEUBACH, E.: Das Pankreas anulare und seine chirurgische Behandlung. Langenbecks Arch. klin. Chir. **320**, 322 (1968).

PELLERIN, D., FOUCAULT, D.: Les duplications du tube digestif: á propos de 28 observations recueillies en 10 ans (1955–1965). Ann. Chir. infant. **8**, 18 (1967).

PENITSCHKA, W., REY, G.W.: Die enterogenen cystischen Fehlbildungen „Enterocystome" des Verdauungstraktes. Langenbecks Arch. klin. Chir. **285**, 420 (1957).

POTTER, E.L.: Pathology of the fetus and the infant, 2nd ed. Chicago: Year Book Medical Publishers, Inc. 1961.

REDING, R.: Jejunalatresie mit echter Malrotation. Chirurg **36**, 376 (1965).

REHBEIN, F., BOIX-OCHOA, J.: Die membranöse Duodenalatresie. Behandlung durch Membransprengung. Pädiat. Prax. **5**, 103 (1966).

RICHARDS, J., GILLAM, J.F.E., THOMAS, J.H.: Perforation of duplicated bowel in children. Arch. Dis. Childh. **37**, 72 (1962).

RICKHAM, P.P.: Ileus bei Neugeborenen im Bereich des Duodenums. Münch. med. Wschr. **116**, 1115 (1974).

RIOS-DALENZ, J.L., KRESS, J.W., MONTGOMERY, L.G.: Duplication of small intestine with perforated peptic ulcer in ectopic gastric mucosa. Arch. Surg. **91**, 863 (1965).

RÖMER, K.H., BANNERT, N., RÖMER, CH.: Duplikaturen des Darmtraktes. Actuelle Chirurgie **4**, 377 (1969).

ROSENFELD, W.: Über die Häufigkeit des Meckel'schen Divertikels. Zbl. Chir. **80**, 2024 (1955).

RUPP, B., GEBHARDT, H.D.: Ein klinischer und pathologisch-anatomischer Beitrag zum Problem der multiplen „Duplikationen des Verdauungstraktes". Arch. Kinderheilk. **167**, 69 (1962).

SALZBURG, M., MARTINI, C.J.: Intestinal malrotation in infancy and childhood. Ann. J. Surg. **101**, 105 (1961).

SANTULLI, T.V., BLANC, W.A.: Congenital atresia of the intestine: pathogenesis and treatment. Ann. Surg. **154**, 939 (1961).

SAUER, H.: Das Panreas anulare des Neugeborenen. Erfahrungen bei 25 operierten Fällen. Z. Kinderchir. **3**, 490 (1966).

SCHÄFER, U., REHBEIN, F.: Omphalozele — Gastroschisis. Erfahrungen bei der Behandlung von 98 Fällen. Dtsch. med. Wschr. **96**, 621 (1971).

SCHLICKE, C.P., JOHNSTON, E.V.: Experiences with Meckel's diverticulum. Surg. Gynec. Obstet. **126**, 91 (1968).

SCHOB, F.: Pathologische Anatomie der Idiotie. In: Handbuch der Geisteskrankheiten, Bd. XI/7. Berlin: Springer 1930.

SCHOSTOK, P.: Darmduplikationen im Erwachsenenalter, ein Beitrag zur Klinik. Langenbecks Arch. klin. Chir. **318**, 36 (1967).

SCHOSTOK, P.: Der Gallertbauch nach Darmdoppelung. Bruns' Beitr. klin. Chir. **216**, 272 (1968).

SCHULTZ, L.R., LAWRENCE, G.H.: Associated rectal and jejunal atresia in the newborn. Pediatrics **26**, 122 (1960).

SCHULTZ, L.R., LASHER, E.P., BILL, A.H.: Abnormalities of rotation of the bowel. Ann. J. Surg. **101**, 128 (1961).

SEIFERT, G.: Die Pathologie des kindlichen Pankreas. Leipzig: VEB Georg Thieme 1956.

SJÖLIN, S., THOREN, L.: Segmental dilatation of the small intestine. Arch. Dis. Childh. **37**, 422 (1962).

SMITH, D.W.: The No. 18 trisomy and D 1 trisomy syndromes. Pediat. Clin. N. Amer. **10**, 389 (1963).

SMITH, D.W., PATAU, K., THERMAN, E., INHORN, S.C.: The No. 18 trisomy syndrome. J. Pediat. **60**, 513 (1962).

SNYDER, H., CHAFFIN, L.: Embryology and pathology of the intestinal tract. Ann. Surg. **140**, 368 (1954).

SÖDERLUND, S.: Meckel's diverticulum. A clinical and histologic study. Acta chir. scand., Suppl. **248**, 1 (1959).

SÖDERLUND, S.: Anomalies of midgut rotation and fixation. Acta paediat. (Uppsala), Suppl. **135**, 225 (1962).

SØRENSEN, B.M.: Megaduodenum. Acta chir. scand. **130**, 132 (1965).

SORRELL, V.F., BECROFT, D.M.O.: The late intestinal and hepatic complications of fibrocystic disease of the pancreas. Aust. N.Z. J. Surg. **37**, 217 (1968).

SPRINGFELD, K.: Peptische Ulcera im Meckelschen Divertikel bei heterotopen Magenschleimhaut- und Pankreasanlagen. Zbl. allg. Path. path. Anat. **109**, 234 (1966).

STAEMMLER, M.: Die Neubildung des Darmes. Dtsch. Z. Chir. **18**a, 207 (1924).

ST. JOHN, L.A., TAMONEY, H.: Partial obstruction caused by an intraduodenal septum. Amer. J. Dis. Child. **84**, 439 (1952).

SWISCHUK, L.E.: Meconium plug syndrome: a cause of neonatal intestinal obstruction. Amer. J. Roentgenol. **103**, 339 (1968).

TANDLER, J.: Zur Entwicklungsgeschichte des menschlichen Duodenum im frühen Embryonalstadium. Morph. Jb. **29**, 187 (1902).

TONIOLO, L.B., MACCHITELLA, E.: Le megasindromi. III. Il megaduodeno. Chir. Pat. sper. **11**, 128 (1963).

Torgersen, J.: Familiar transposition of viscera. Acta med. scand. **126**, 319 (1946).

Torgersen, J.: Transposition of viscera, bronchiectasis and nasal polyps. Acta radiol. (Stockh.) **28**, 17 (1947).

Torgersen, J.: Anomalies of the spine in anomalies of the viscera and constitution. Acta radiol. (Stockh.) **29**, 311 (1948).

Torgersen, J.: The triad of Kartagener. Schweiz. med. Wschr. **82**, 770 (1952).

Veeneklaas, G.M.H.: Pathogenesis of intrathoracic gastrogenic cysts. Amer. J. Dis. Child. **83**, 500 (1952).

Vinz, H.: Darmduplikaturen und Mesenterialcysten. Dtsch. Gesundh.-Wes. **20**, 1280 (1965).

Vogt, W.: Morphologische und kausalanalytische Untersuchungen über die Lageentwicklung des menschlichen Darmes. Z. angew. Anat. **2**, 87 (1917).

Vogt, W.: Zur Morphologie und Mechanik der Darmdrehung. Anat. Anz. **53**, 39 (1920).

Walker, A.W., Kempson, R.L., Ternberg, J.L.: Aganglionosis of the small intestine. Surgery **60**, 449 (1966).

Webb, C.H., Wangensteen, O.H.: Congenital intestinal atresia. Amer. J. Dis. Child. **41**, 262 (1931).

Weinstein, E.C.: Meckel's diverticulum. J. Amer. Geriat. Soc. **13**, 903 (1965).

Westenhoeffer, M.: Über Erhaltung von Vorfahrensmerkmalen beim Menschen, insbesondere eine progonische Trias und ihre praktische Bedeutung. Klin. Wschr. **2**, 1573 (1923).

Willital, G.H.: Der Mekonium-Ileus. Münch. med. Wschr. **112**, 790 (1970).

Wöckel, W., Vollmar, F.: Konnatale Hyalinose der Darmwand. Zbl. allg. Path. path. Anat. **110**, 497 (1967).

Wolf, H.G.: Die praktische Bedeutung von Lageanomalien des Magendarmtraktes. Pädiat. Prax. **1**, 35 (1962).

Won, K.H.: Endometriosis, mucocele and regional enteritis of Meckel's diverticulum. Arch. Surg. **98**, 209 (1969).

Young, D.G., Wilkinson, A.W.: Abnormalities associated with neonatal duodenal obstruction. Surgery **63**, 832 (1968).

Yutani, C., Sakurai, M., Miyaij, T., Okuno, M.: Congenital short intestine. Arch. Path. **96**, 81 (1973).

Zschoch, H., Mahnke, P.F.: Die pathologische Anatomie des Kindesalters in der Sektionsstatistik. Jena: VEB Fischer 1968.

Heteroplasien

Barbosa, J.J. de C., Dockerty, M.B., Waugh, J.M.: Pancreatic heterotopia. Surg. Gynec. Obstet. **82**, 527 (1946).

Becker, V.: Bauchspeicheldrüse (Inselapparat ausgenommen). In: W. Doerr, G. Seifert, E. Uehlinger (Hrsg.), Spezielle pathologische Anatomie, Bd. VI. Berlin-Heidelberg-New York: Springer 1973.

Britt, R.P.: Pedunculated islet-cell tumour of the duodenum. J. clin. Path. **19**, 272 (1966).

Drenkhahn, J.: Bemerkenswerte Befunde und Komplikationen an Meckelschen Divertikeln. Chirurg **5**, 247 (1962).

Faust, D.B., Mudgett, Ch.S.: Aberrant pancreas, with review of the literature and report of case. Ann. intern. Med. **14**, 717 (1940).

Feldman, M., Weinberg, T.: Aberrant pancreas: a cause of duodenal syndrome. J. Amer. med. Ass. **148**, 893 (1952).

Gore, I., Williams, W.J.: Adenomatous polyp of the jejunum composed of gastric mucosa. Cancer (Philad.) **6**, 164 (1953).

Hamperl, H.: Über erworbene Heterotopien ortsfremden Epithels im Magen-Darmtrakt. Beitr. path. Anat. **80**, 307 (1928).

James, A.H.: Gastric epithelium in the duodenum. Gut **5**, 285 (1964).

Kimpton, A.R., Crane, A.R.: Heterotopic gastric mucosa. New Engl. J. Med. **218**, 627 (1938).

Kimpton, A.R., Crane, D.R.: Heterotopic gastric mucosa and reduplication of the intestinal tract. Amer. J. Surg. **49**, 342 (1940).

LAUCHE, A.: Die Heterotopien ortsgehörigen Epithels im Bereich des Verdauungskanals. Virchows Arch. path. Anat. **252**, 39 (1924).

LEE, F.D.: Pyloric metaplasia in the small intestine. J. Path. Bact. (Edinb.) **87**, 267 (1964).

LINZBACH, A.J.: Quantitative Biologie und Morphologie des Wachstums einschließlich Hypertrophie und Riesenzellen. In: Handbuch der allgemeinen Pathologie, Bd. VI/1, S. 180. Berlin-Göttingen-Heidelberg: Springer 1955.

LUBARSCH, O.: Einiges zur Metaplasiefrage. Verh. dtsch. Ges. Path. **10**, 198 (1906).

MANSBACH, C.M., WILKINS, R.M., DOBBINS, W.O., TYOR, M.P.: Intestinal mucosal function and structure in the steatorrhoea of Zollinger-Ellison syndrome. Arch. intern. Med. **121**, 487 (1968).

OEHLERT, W.: Zellmauserung, reparatorische und pathologische Regeneration. Hippokrates (Stuttg.) **41**, 307 (1970).

PARRISH, J.A., RAWLINS, D.C.: Intestinal mucosa in the Zollinger-Ellison-syndrome. Gut **6**, 286 (1965).

POGOLOTTI, R.: Contributo allo studio del pancreas aberrante. Minerva chir. 576 (1953).

TAYLOR, A.L.: The epithelial heterotopias of the alimentary tract. J. Path. Bact. (Edinb.) **30**, 415 (1927).

TRIER, J.S., MOXEY, P.C., FORDTRAN, J.S., MACDERMOT, R.P.: Ectopic gastric mucosa in celiac sprue. Gastroenterology **65**, 712 (1973).

TROLL, M.M.: Aberrant pancreatic and gastric tissue in the intestinal tract. Arch. Path. **38**, 375 (1944).

WHITTAKER, L.D., LYNN, H.B., DOCKERTY, M.B., STICKLER, G.B.: Heterotopic gastric mucosa in the wall of the cystic duct: Report of a case. Surgery **62**, 382 (1967).

WILLIS, R.A.: Some unusual developmental heterotopias. Brit. med. J. **1968 II**, 267.

Hamartien

ACHORD, J.L., PROCTOR, H.D.: Malignant degeneration and metastasis in Peutz-Jeghers syndrome. Arch. intern. Med. **111**, 498 (1963).

ACKERMAN, L.V.: Cavernous hemangiomata of the small and large bowel. Cancer (Philad.) **30**, 753 (1937).

ALBRECHT, E.: Über Hamartome. Verh. dtsch. Ges. Path. **7**, 153 (1904).

ALEXANDER, M., BECKWITH, J.B., MORGAN, A., BILL, A.H.: Juvenile polyps of the colon and their relationship to allergy. Amer. J. Surg. **120**, 222 (1970).

AMBROSIUS, K.: Tumores primarios del intestino delgado. Rev. Invest. clin. **7**, 503 (1955).

AMOS, J.A.S.: Multiple lymphatic cysts of the mesentery. Brit. J. Surg. **46**, 588 (1959).

BAILEY, D.: Polyposis of gastro-intestinal tract: the Peutz-syndrome. Brit. med. J. **1957 II**, 433.

BANDLER, M.: Hemangiomas of the small intestine associated with mucocutaneous pigmentation. Gastroenterology **38**, 641 (1960).

BARTHOLOMEW, L.G., DAHLIN, D.C., WAUGH, J.H.: Intestinal polyposis associated with mucocutaneous melanin pigmentation (Peutz-Jeghers syndrome). Gastroenterology **32**, 434 (1957).

BARTHOLOMEW, L.G., MOORE, C.E., DAHLIN, D.C., WAUGH, J.M.: Intestinal polyposis associated with mucocutaneous pigmentation. Surg. Gynec. Obstet. **115**, 1 (1962).

BEEMAN, E.A.: Hamartoma of the duodenum: a tumor composed of Brunner's glands and fat. Gastroenterology **48**, 256 (1965).

BERKOWITZ, S.B., PEARL, M.J., SHAPIRO, N.H.: Syndrome of intestinal polyposis with melanosis of the lips and buccal mucosa: A study of the incidence and location of malignancy. Ann. Surg. **141**, 129 (1955).

BILTON, J.L., RIAHI, M.: Hemangioma of the small intestine. Amer. J. Gastroent. **48**, 120 (1967).

BONGIOVI, J.J., DUFFY, J.L.: Gastric hemangioma associated with upper gastrointestinal bleeding. Arch. Surg. **95**, 93 (1967).

BRUUSGAARD, A., JUHL, E.: Hereditary hemorrhagic teleangiectasis (Rendu-Weber-Osler's disease) with intestinal involvement successfully treated by surgery. Gastroenterology **67**, 1001 (1974).

BRUWER, A., BARGEN, J.A., KIERLAND, R.R.: Surface pigmentation and generalized intestinal polyposis (Peutz-Jeghers syndrome). Mayo Clin. Proc. **29**, 168 (1954).

BUCHANAN, E.B.: Nodular hyperplasia of Brunner's gland of the duodenum. Amer. J. Surg. **101**, 253 (1961).

BUSSEY, H.J.R.: Gastrointestinal polyposis. Gut **11**, 970 (1970).

CAMBELL, J.A.: Cavernous hemangioma of the transverse colon. Cancer Seminar **1**, 188 (1955).

CHATO, L.M., GONZALES, P., SCHMITZ, R.L.: Polypoid adenomas of Brunner glands. Arch. Surg. **106**, 667 (1973).

CHIAT, H., ROSS, S.T., JANELLI, D.E., MANDEL, P.R.: Familial polyposis of the colon with subsequent development of a duodenal polyp. Report of a case. Dis. Colon Rect. **5**, 444 (1962).

COLI, R.D., MOORE, J.P., LAMARCHE, P.H., DELUCA, F.C., THAYER, T.R.: Gardner's syndrome. Amer. J. dig. Dis. **15**, 551 (1970).

COLLINS, N.P.: Intestinal hemorrhage in von Recklinghausen's disease, neurogenic tumors as cause. Arch. Surg. **87**, 374 (1963).

CRONKHITE, L.E., CANADA, W.J.: Generalized gastrointestinal polyposis: an unusual syndrome of polyposis, pigmentation and onychotrophia. New Engl. J. Med. **252**, 1011 (1955).

CROWE, F.W., SCHULL, W.J., NEEL, J.V.: Clinical, pathological, and genetic study of multiple neurofibromatosis. Springfield, Ill.: C.C. Thomas 1956.

DAWSON, I.: Hamartomas in the alimentary tract. Gut **10**, 691 (1969).

DISCHLER, W., OEHLERT, W.: Dickdarmpolypen. Histologische und endoskopische Klassifizierung und biologische Wertigkeit. Z. Allgemeinmed. **20**, 912 (1974).

DORMANDY, T.L.: Gastrointestinal polyposis with mucocutaneous pigmentation (Peutz-Jeghers syndrome). New Engl. J. Med. **256**, 1093 (1957).

DOZOIS, R.R., JUDD, E.S., DAHLIN, D.C., BARTHOLOMEW, L.G.: The Peutz-Jeghers syndrome. Is there a predisposition of intestinal malignancy? Arch. Surg. **98**, 509 (1969).

DRISCOLL, J.E., RABE, M.A.: Hemorrhagic teleangiectasis of the gastrointestinal tract: an obscure source of gastrointestinal bleeding. Amer. Surg. **20**, 1281 (1954).

ELLIOTT, R.L., WILLIAMS, R.D., BAYLES, D., GRIFFIN, J.: Lymphangioma of the duodenum. Case report with light and electron microscopy observations. Ann. Surg. **163**, 86 (1966).

FARMER, R.G., HAWK, W.A., TURNBULL, R.B.: The spectrum of the Peutz-Jeghers syndrome. Report of 3 cases. Amer. J. dig. Dis., N.S. **8**, 953 (1963).

FARRAR, T., CHAPPELL, R.W.: Severe gastrointestinal hemorrhage resulting from Recklinghausen's disease. Arch. Surg. **79**, 106 (1959).

FORD, J.R.: Mesenteric cysts. Amer. J. Surg. **99**, 878 (1960).

GARDNER, E.J.: A genetic and clinical study of intestinal polyposis, a predisposing factor for carcinoma of the colon and rectum. Amer. J. hum. Genet. **3**, 167 (1951).

GARDNER, E.J.: Followup study of a family group exhibiting dominant inheritance for a syndrome including intestinal polyps, osteomas, fibromas and epidermal cysts. Amer. J. hum. Genet. **14**, 376 (1962).

GARDNER, E.J., PLENK, H.P.: Hereditary pattern for multiple osteomas in a family group. Amer. J. hum. Genet. **4**, 31 (1952).

GARDNER, E.J., RICHARDS, R.C.: Multiple cutaneous and subcutaneous lesions occuring simultaneously with hereditary polyposis and osteomatosis. Amer. J. hum. Genet. **5**, 139 (1953).

GENTRY, R.W., DOCKERTY, M.B., CLAGETT, O.T.: Vascular malformations and vascular tumours of the gastrointestinal tract. Int. Abstr. Surg. **88**, 281 (1949).

GHRIST, T.D.: Gastrointestinal involvement in neurofibromatosis. Arch. intern. Med. **112**, 357 (1963).

GIAMPALMO, A.: Präkanceröse Veränderungen des Darmes. In: R. AMMON, U. RITTER (Hrsg.), Aktuelle Berichte aus dem Gebiet der Verdauungs- und Stoffwechselkrankheiten. Stuttgart: Thieme 1971.

GILL, W., WILKEN, B.J.: Diffuse gastrointestinal polyposis associated with hypoproteinaemia. J. roy. Coll. Surg. Edinb. **12**, 149 (1967).

GOLDMAN, R.L.: Hamartomatous polyp of Brunner's glands. Gastroenterology **44**, 57 (1963).

Gomes Da Cruz, G.M.: Generalized gastrointestinal polyposis. An unusual syndrome of adenomatous polyposis, alopecia and onychotrophia. Amer. J. Gastroent. **47**, 504 (1967).

Good, A.: Tumors of the small intestine. Amer. J. Roentgenol. **89**, 685 (1963).

Grill, J., Kuzma, J.F.: Recklinghausen's disease with unusual symptoms from intestinal neurofibroma. Arch. Path. **34**, 902 (1942).

Grözinger, K.-H., Schüler, H.W.: Dünndarmtumoren. Z. Gastroent. **8**, 471 (1970).

Grund, W., Herzer, R., Wehner, H.: Lymphangiom des Duodenums. Fortschr. Röntgenstr. **121**, 252 (1974).

Hanke, H.: Haemangiomatose des Darmes. Dtsch. Z. Chir. **248**, 52 (1936).

Hansen, P.S.: Haemangioma of the small intestine. Amer. J. clin. Path. **18**, 14 (1948).

Heald, R.J.: Gardner's syndrome in association with two tumours in the ileum. Proc. roy. Soc. Med. **60**, 914 (1967).

Holgersen, L.O., Miller, R.E., Zintel, H.A.: Juvenile polyps of the colon. Surgery **69**, 288 (1971).

Horn, R.C., Jr., Payne, W.A., Fine, G.: The Peutz-Jeghers syndrome. Gastrointestinal polyposis with mucocutaneous pigmentation: Report of a case terminating with disseminated gastrointestinal cancer. Arch. Path. (Chic.) **76**, 29 (1963).

Huchzermeyer, H., Otto, P., Seifert, E., Wagner, H.-H.: Gastrointestinale Beteiligung bei generalisierter Neurofibromatose. Leber Magen Darm **3**, 177 (1973).

Hudson, G.W., Ingram, M.D.: Adenomas of Brunner's glands. Amer. J. Roentgenol. **67**, 777 (1952).

Jacobsen, G., Krause, U.: Hereditary hemorrhagic teleangiectasia localized to the gastrointestinal tract. Scand. J. Gastroent. **5**, 283 (1970).

Jarnum, S., Jensen, H.: Diffuse gastrointestinal polyposis with ectodermal changes. A case with severe malabsorption and enteric loss of plasma proteins and electrolytes. Gastroenterology **50**, 107 (1966).

Jeghers, H., McKusick, V.A., Katz, K.H.: Generalized intestinal polyposis and melanin spots of the oral mucosa, lips and digits. A syndrome of diagnostic significance. New Engl. J. Med. **241**, 999, 1031 (1949).

Johnson, G.K., Soergel, K.H., Hensley, G.T., Dodds, W.J., Hogan, W.J.: Cronkite-Canada syndrome: gastrointestinal pathophysiology and morphology. Gastroenterology **63**, 140 (1972).

Johnston, M.M., Vosburgh, J.W., Wies, A.T., Welsh, G.C.: Gastrointestinal polyposis associated with alopecia, pigmentatio, and atrophy of the fingernails and toenails. Ann. intern. Med. **56**, 935 (1962).

Kaijser, R.: Über Hämangiome des Tractus gastrointestinalis. Langenbecks Arch. klin. Chir. **187**, 351 (1936).

Kaijser, R.: Zur Diagnostik kavernöser Hämangiome im Verdauungskanal. Acta radiol. (Stockh.) **22**, 665 (1941).

Kaplan, B.J.: Gardner's syndrome; heredofamilial adenomatosis associated with "soft and hard" fibrous tumours and epidermoid cysts. Dis. Colon Rect. **4**, 252 (1961).

Kennedy, J.A., Hirson, C.: A transient syndrome with Peutz-Jeghers features and ectodermal changes. Proc. roy. Soc. Med. **54**, 234 (1961).

Kleitsch, W.P., Kehne, J.H., Gutch, C.F.: Gastrointestinal haemorrhage due to neurofibromatosis. J. Amer. med. Ass. **147**, 1434 (1951).

Klepinger, C.A., Pontius, E.E.: Inflammatory polyps of the intestinal tract. Amer. J. clin. Path. **42**, 371 (1964).

Klostermann, G.F.: Melaninflecke besonderer Anordnung, ein diagnostischer Hinweis auf Polyposis. Das Peutz'sche Syndrom. Dtsch. med. Wschr. **81**, 631 (1956).

Klostermann, G.F.: Entarten die Intestinalpolypen des Peutz-Syndroms krebsig und machen sie präventiv ausgedehnte Darmoperationen nötig? Medizinische 716 (1959).

Klostermann, G.F.: Pigmentfleckenpolypose. Klinische, histologische und erbbiologische Studien am sogenannten Peutz-Syndrom. Stuttgart: Thieme 1960.

Knox, W.G., Miller, R.E., Begg, Ch.F., Zintel, H.A.: Juvenile polyps of the colon. A clinicopathologic analysis of 75 polyps in 43 patients. Surgery **48**, 201 (1960).

Kramer, C., Diettrich, H., Halm, M.: Beitrag zur Problematik der neurogenen Dünndarmtumoren. Zbl. Chir. **95**, 1198 (1970).

LUBOLDT, W., GREGORCZYK, K., DÜWELL, H.-J.: Abdominale Neurofibromatose beim Kind. Z. Kinderheilk. **100**, 35 (1967).

LUKASH, W.M., MORGAN, R.I., SENNETT, C.O., NIELSON, O.F.: Gastrointestinal neoplasms in von Recklinghausen's disease. Arch. Surg. **92**, 905 (1966).

MACKMAN, S., PERNA, G., GOSSETT, F.: Peutz-Jeghers syndrome with metastases to an abdominal incision. Arch. Surg. **98**, 99 (1969).

MANLEY, K.A., SKYRING, A.P.: Some heritable causes of gastrointestinal disease. Arch. intern. Med. **107**, 182 (1961).

MANOUSOS, U., WEBSTER, C.V.: Diffuse gastrointestinal polyposis with ectodermal changes. Gut **7**, 374 (1966).

MARSHKA, R.H., FREUND, S., MAKLANDSKY, D.: Neurofibromatosis of the small bowel. Amer. J. dig. Dis. **8**, 478 (1963).

McCOLL, I., BUSSEY, H.J.R., MORSON, B.C.: Juvenile polyposis coli. Proc. roy. Soc. Med. **57**, 896 (1964).

McKUSICK, V.A.: Genetic factors in intestinal polyposis. J. Amer. med. Ass. **182**, 271 (1962).

MEERSMAN, J. DE, BOULANGER, J., HORNICK, M.: Le syndrome de Peutz-Jeghers. Acta gastro-ent. belg. **33**, 760 (1970).

MIELKE, F.-W.: Diffuse Polyposis ventriculi. Polyposis intestini—Cronkhite-Canada-Syndrom. Z. Gastroent. **11**, 529 (1973).

MOFFART, F., ANDERSON, W.: Adenoma of Brunner's glands. Brit. J. Surg. **43**, 106 (1955).

MORSON, B.C.: Some peculiarities in the histology of intestinal polyps. Dis. Colon Rect. **5**, 337 (1962).

MORSON, B.C., BUSSEY, H.J.R.: Intestinal polyposis in children. Z. Kinderchir. **4**, 337 (1967).

MORSON, B.C., DAWSON, I.M.P.: Gastrointestinal pathology. Oxford-London-Edinburgh-Melbourne: Blackwell Scientific Publications 1972.

NÖDL, F.: Zur Histopathogenese der Teleangiectasia herediteria haemorrhagica Rendu-Osler. Arch. klin. exp. Derm. **204**, 213 (1957).

OROMO, H., FUJITA, T., YOSHIKAWA, M., TEKEMOTO, T., MATSUO, Y., NAKAO, K.: Gastrointestinal polyposis with protein-losing enteropathy, abnormal skin pigmentation, and loss of hair and nails (Cronkhite-Canada-syndrome). Amer. J. Med. **47**, 445 (1969).

PALME, G., WOLFF, CH. V.: Das Peutz-Jeghers-Syndrom. Internist (Berl.) **11**, 133 (1970).

PALMER, E.D.: Benign intramural tumors of the stomach. Medicine (Baltimore) **30**, 81 (1951).

PEUTZ, J.L.A.: Over een zeer merkwaardige, gecombineerde familiaire polyposis van de slijmvlienzen, van den tractus intestinalis met die van de neuskeelholte en gepaard met eigenaardige pigmentaties van huid en slijmvliezen. Ned. Maandschr. Geneesk. **10**, 134 (1921).

PROSS, E., HILL, K., SCHMITT-KÖPPLER, A.: Zur Klinik und Histogenese der neurogenen Tumoren des oberen Gastrointestinaltraktes. Dtsch. med. Wschr. **97**, 899 (1972).

RAIFORD, T.S.: Tumours of the small intestine. Arch. Surg. **25**, 122 (1932).

REID, J.D.: Duodenal carcinoma in the Peutz-Jeghers-syndrome. Report of a case. Cancer (Philad.) **18**, 970 (1965).

RICHTERICH, R., KAUFMANN, H.J.: Polyposis intestinalis generalisata mit Melanoplakien der Lippen, oralen Mucosa und Lippen (Syndrom von Peutz-Jeghers). Schweiz. med. Wschr. **87**, 552 (1957).

RINTALA, A.: The histological appearence of gastrointestinal polyps in the Peutz-Jeghers syndrome. Acta chir. scand. **117**, 366 (1959).

RISSIER, H.L.: Hemangiomatosis of the intestine. Discussion, review of the literature and report of 2 new cases. Gastroenterologia **93**, 357 (1960).

RIVER, L., SILVERSTEIN, J., TOPE, J.W.: Benign neoplasms of the small intestine. A critical comprehensive review with reports of 20 new cases. Int. Abstr. Surg. **102**, 1 (1956).

ROBERTSON, H.E.: The pathology of Brunner's glands. Arch. Path. **31**, 112 (1941).

RÖSCH, W.: Gastrointestinale Polyposis. Fortschr. Med. **88**, 11 (1970).

RÖSCH, W.: Das Cronkhite-Canada-Syndrom. Dtsch. med. Wschr. **95**, 478 (1970).

ROSENTHAL, F., UNNA, P.G.: Über das Wesen der Oslerschen Krankheit. Klin. Wschr. 865 (1933).

SACHATELLO, C.R., PICKREN, J.W., GRACE, J.T.: Generalised juvenile gastrointestinal polyposis. A hereditary syndrome. Gastroenterology 58, 699 (1970).
SCHMINKE, A.: Recklinghausen'sche Krankheit. In: Handbuch der speziellen pathologischen Anatomie und Histologie, Bd. XIII/4, S. 664. Berlin-Göttingen-Heidelberg: Springer 1956.
SCHOTT, H., FERBERT, W., KAUFNER, H.-K., WOLTER, J.: Das Peutz-Jeghers-Syndrom. Dtsch. med. Wschr. 99, 1525 (1974).
SHAW, R.C.: Von Recklinghausen's disease of the small intestine associated with skin lesions. Amer. J. Surg. 80, 360 (1950).
SHIBUYA, CH.: An autopsy case of Cronkhite-Canada's syndrome. Generalized gastrointestinal polyposis, pigmentation, alopecia and onychotrophia. Acta path. jap. 22, 171 (1972).
SHILKIN, K.B., ZERMAN, B.J., BLACKWELL, J.B.: Lymphangiectatic cysts of the small bowel. J. Path. Bact. (Edinb.) 96, 353 (1968).
SILVERMAN, L., WAUGH, J.M., HUIZENGA, K.A., HARRISON, E.G.: Large adenomatous polyp of Brunner's glands. Amer. J. clin. Path. 36, 438 (1961).
SIVAK, M.V., SULLIVAN, B.H., FARMER, R.G.: Neurogenic tumors of the small intestine. Review of the literature and report of a case with endoscopic removal. Gastroenterology 68, 374 (1975).
SMITH, J.L., LINEBACK, M.I.: Hereditary hemorrhagic teleangiectasis: nine cases in one Negro family, with special reference to hepatic lesions. Amer. J. Med. 17, 41 (1954).
STURM, G., FUCHS, H.-F., FRITSCH, E. V.: Radiological aspect of Cronkhite-Canada-syndrome. Acta hepato-gastroent. 19, 34 (1972).
ULLMANN, P.: Über Begriff und Krankheitsbilder der Angiomatosis. Wien. klin. Wschr. 43, 1538 (1930).
UNDEUTSCH, W.: Zum Problem der malignen Entartung der Neurofibromatose Recklinghausen. Derm. Wschr. 136, 1145 (1957).
VEALE, A.M.O.: Intestinal polyposis (Eugenics laboratory memoirs series 40). London: Cambridge University Press 1965.
VEALE, A.M.O., McCOLL, I., BUSSEY, H.J.R., MORSON, B.C.: Juvenile polyposis coli. J. med. Genet. 3, 5 (1966).
VINZ, H., LIBNER, G.: Chirurgische Aspekte des Cronkhite-Canada-Syndroms. Zbl. Chir. 98, 1403 (1973).
WALZ, A., PRIBILLA, W., VOGEL, M.: Teleangiektasien im Magen-Darm-Kanal beim Morbus Osler. Dtsch. med. Wschr. 96, 1275 (1971).
WATSON, W.L., McCARTHY, W.D.: Blood and lymph vessel tumours. A report of 1056 cases. Surg. Gynec. Obstet. 71, 569 (1940).
WELLER, R.O., McCOLL, J.: Electron microscope appearances of juvenil and Peutz-Jeghers polyps. Gut 7, 265 (1966).
WILLEBRAND, H., FISCHER, D., LÖHR, J.: Operative Behandlung der Neurofibromatosis von Recklinghausen. Dtsch. med. Wschr. 98, 548 (1973).
WILLIS, R.A.: The borderland of embryology and pathology. London: Butterworths 1962.
WILSON, J.S., ANDERSON, A.A.: Cutaneous and intestinal neurofibromatosis. Amer. J. Surg. 100, 761 (1960).
WITZEL, L., CLASSEN, M., RÖSCH, W., DEMLING, L.: Cronkhite-Canada-Syndrom. Dtsch. med. Wschr. 96, 989 (1971).
WOOD, D.A.: Tumors of the intestines. In: Atlas of tumor pathology. Sect. VI, Fasc. 2, 22. Washington, D.C.: Armed Forces Institute of Pathology 1967.
YONEMOTO, R.H., SLAYBACK, J.B., BYRON, R.L., ROSEN, R.B.: Familial polyposis of the entire gastrointestinal tract. Arch. Surg. 99, 427 (1969).
ZACHMANN, M.: Intestinale von Recklinghausensche Neurofibromatose. Praxis 18, 552 (1963).
ZDANSKY, E., RIEDERER, J.: Gastrointestinale polypöse Adenomatose mit Hypoproteinämie und ektodermalen Störungen. Radiol. clin. (Basel) 32, 254 (1963).
ZEITLHOFER, J.: Über die maligne Ausartung von Neurofibromen. Krebsarzt 2, 301 (1947).

Mechanisch bedingte Erkrankungen, Ileus

ANDOLF, N.: Etude sur l'importance clinique des diverticuloses du duodenum. Acta chir. Scand., Suppl. 157, 1 (1951).

Aschoff, L.: Pathologische Anatomie. Jena: Fischer 1936.

Avancini, P.L.: Seltene Art eines Darmverschlusses durch ein Meckel'sches Divertikel. Klin. Wschr. (Wien) 3, 81 (1948).

Bailey, W.C., Akers, D.R.: Traumatic intramural hematoma of the duodenum in children. A report of five cases. Amer. J. Surg. 110, 695 (1965).

Becker, H., März, E.: Gallensteinileus. Fortschr. Med. 86, 285 (1968).

Becker, V.: Zur Aetiologie des zur Zeit gehäuften Ulcusauftretens. Dtsch. Gesundh.-Wes. 3, 39 (1948).

Bell, T.H., Steyn, J.H.: Virus in lymph nodes of children with mesenteric adenitis and intussusception. Brit. med. J. 1962 II, 700.

Bergner, L.H.: Internal biliary fistulas. Amer. J. Gastroent. 43, 11 (1965).

Berning, H.: Die Diagnose des paralytischen Ileus. Dtsch. med. Wschr. 92, 1235 (1967).

Blalock, J.B.: Chronic intestinal obstruction: a true "irritable bowel" syndrome. Ann. Surg. 161, 819 (1965).

Bond, M.R., Roberts, J.B.M.: Intussusception in the adult. Brit. J. Surg. 51, 818 (1964).

Botsford, T.W., Healey, S.J., Veith, F.: Volvulus of the colon. Amer. J. Surg. 114, 900 (1967).

Braun, W., Worthmann, O.: Der Darmverschluß und die sonstigen Wegstörungen des Darmes. Berlin: Springer 1924.

Brey, O.A., Garner, E.P., Twycross, R.G.: Duodenal diverticulosis and chronic diarrhoea. Brit. med. J. 1971 II, 211.

Brown Merle, J.: Intussuseption of infancy and childhood: a concept of its aetiology. Arch. Surg. 84, 499 (1962).

Cantor, M.O.: Ileus. Amer. J. Gastroent. 47, 461 (1967).

Connelly, H.J., Del Carmen, B.V.: Intestinal obstruction due to food. Amer. Surg. 35, 820 (1969).

Cornes, J.S., Dawson, I.M.P.: Papillary lymphoid hyperplasia at the ileocaecal valve as a cause of acute intussusception in infancy. Arch. Dis. Childh. 38, 89 (1963).

Costopoulos, L.B., Miller, J.D.R.: Insertion of the common bile duct and pancreatic duct into duodenal diverticula. Radiology 89, 256 (1967).

Detlefsen, H.: Der Nahrungsmittel-Ileus. Z. ges. inn. Med. 2, 446 (1947).

Deucher, F., Adler, A., Moser, R., Nöthiger, F.: Ileus. In: L. Demling (Hrsg.), Klinische Gastroenterologie, Bd. I, S. 521. Stuttgart: Thieme 1973.

Donaldson, J.K., Sive, E.B., Lewis, N.: Intestinal obstruction. Arch. Surg. 43, 811 (1941).

Ellegast, H., Kainberger, F., Wewalka, F.: Ileus. Pathophysiologische und klinische Probleme. Bericht über das Symposium der Österr. Gesellschaft f. Gastroenterologie u. d. Salzburger Ärztegesellschaft am 26. und 27. März 1971 in Salzburg. München: Urban & Schwarzenberg 1973.

Ellenburg, R.: The etiology of omental torsion. Amer. West. Med. Surg. 4, 184 (1950).

Ellis, H.: The aetiology of post-operative abdominal adhesions. Brit. J. Surg. 50, 10 (1962).

Erkes, F.: Haustreninvagination des Coecums. Zbl. Chir. 64, 2915 (1937).

Esau, P.: Spontanabtrennung des ganzen Netzes mit secundärer Drehung ohne wesentliche klinische Erscheinungen. Zbl. Chir. 59, 863 (1932).

Falor, W.H.: Multiple intussusception, direct and retrograd of traumatic origin. Ann. Surg. 127, 730 (1948).

Faltin, R.: Einiges zur Kenntnis der Darmknoten. Acta chir. scand. 80, 1 (1938).

Federschmidt, F.: Die praeformierten Lücken im Mesenterium, ihre Genese und die in ihrem Gefolge auftretenden krankhaften Veränderungen. Dtsch. Z. Chir. 158, 205 (1920).

Feist, G.H.: Obstruktionsileus durch grobe Pflanzenkost. Ärztl. Wschr. 534 (1947).

Flach, A.: Derzeitiger Stand der Chirurgie des Neugeborenen-Ileus im Bereich des Jejunums, Ileums und Kolons. Münch. med. Wschr. 116, 1119 (1974).

Franke, D., Koch, H.: Die rezidivierende Invagination. Chir. Prax. 10, 37 (1966).

Freeark, R.J., Corley, R.D., Norcross, W.J., Strohl, E.L.: Intramural hematoma of the duodenum. Arch. Surg. 91, 463 (1966).

Froboese, C.: Bemerkungen zur Ursache, Folgen und Residuen der Darminvagination. Z. ges. inn. Med. 3, 106 (1948).

FROMME, A.: Darminvagination und spastischer Ileus. Dtsch. Z. Chir. **126**, 579 (1914).

FUNOVICS, J., SPÄNGLER, H.: Intramurales Duodenalhämatom bei stumpfer Bauchverletzung. Zbl. Chir. **92**, 645 (1967).

GARDNER, P.S., KNOX, E.G., COURT, S.D.M., GREEN, C.A.: Virus infection and intussusception in childhood. Brit. med. J. **1962**II, 697.

GILLET, M.: L'iléus biliare. France méd. **30**, 251 (1967).

GILLET, M., PHILIPPE, E., ADLOFF, M.: Les stènoses cicatricielles de l'intestin grêle après contusion de l'abdomen. J. Chir. (Paris) **93**, 469 (1967).

GOEBELL, R.: Pathologie und Therapie der inneren Darmverschlüsse. Dtsch. Z. Chir. **82**, 416 (1906).

GOUGH, M.: Multiple intussusception and intestinal perforation due to a bezoar. Brit. J. Surg. **48**, 222 (1960).

GRAHAM, J.A., LEVINSON, S.V.: Omental apoplexy. Idiopathic segmental infarction of the greater omentum. Amer. J. dig. Dis. **17**, 114 (1950).

GRAUDINS, J.: Diagnostische Schwierigkeiten, Irrtümer und Komplikationen bei Duodenaldivertikeln. Med. Welt **22**, 2017 (1971).

GRUSNIK, D., WEINREICH, J.: Megaloblastäre Anämie bei Dünndarmdivertikulose. Blut **15**, 257 (1967).

HAFFNER, J.F.W., SEMB, L.S., AAKHUS, T.: Gallstone ileus. Acta chir. scand. **135**, 707 (1969).

HANSEN, P.B.: Spontaneous chronic intestinal invagination in adults. Acta radiol. (Stockh.) **28**, 115 (1947).

HANSON, E.L., GOODKIN, L., PFEFFER, R.B.: Ileocolic intussuception in an adult caused by a granuloma of the appendiceal stump. Report of a case. Ann. Surg. **166**, 150 (1967).

HEGEMANN, G., VOLLMAR, D.: Der Ileus. In: W. BOECKER (Hrsg.), Dünndarm-Dickdarm, Fünfte Bad Mergentheimer Stoffwechseltagung. Stuttgart: Thieme 1969.

HEINISCH, H.-M.: Die orthograde Darminvagination im Tierexperiment. Z. Kinderchir. **5**, 77 (1967).

HEISS, W.H.: Zur Klinik und Therapie der Duodenaldivertikel. Münch. med. Wschr. **105**, 902 (1963).

HENNING, N., BAUMANN, W.: Die Krankheiten des Darmes. In: Handbuch der inneren Medizin, Bd. III/2: Verdauungsorgane, S. 1. Berlin-Göttingen-Heidelberg: Springer 1953.

HERCZEG, B., KULUNCSICH, J.: Ein den Volvulus des gesamten Dünndarms in sich fassender Fall atypischer Hernia mesocolica. Zbl. Chir. **92**, 2643 (1967).

HERFARTH, C., BROBMANN, G., STAIB, I.: Enzym- und Substratverhalten unter Endotoxineinwirkung. Untersuchungen zur Pathophysiologie des Ileus. Langenbecks Arch. klin. Chir. **320**, 146 (1968).

HESS, W.: Die Erkrankungen der Gallenwege und des Pankreas. Stuttgart: Thieme 1961.

HUDSPETH, A.S., McGUIRT, W.F.: Gallstone ileus. A continuing surgical problem. Arch. Surg. **100**, 668 (1970).

IMDAHL, H., HERMANNS, A.: Zeitfaktoren für die Diagnose und operative Behandlung des frühkindlichen Invaginationsileus. Langenbecks Arch. klin. Chir. **310**, 22 (1965).

IRWIN, G.A.L.: Syndrome of jejunal diverticulosis and megaloblatic anemia. Amer. J. Roentgenol. **94**, 366 (1965).

IZANT, R.J., DRUCKER, W.R.: Duodenal obstruction due to intramural hematoma in children. J. Trauma (Baltimore) **4**, 797 (1964).

JEFFRIES, J.W.: Torsion of the great omentum. Ann. Surg. **93**, 761 (1931).

JONES, T.W., MERENDINO, K.A.: The perplexing duodenal diverticulum. Surgery **48**, 1068 (1960).

JOYEUX, R., COURTY, A.: Les invaginatious intestinales colocoliques essentielle. Arch. Mal. Appar. dig. **36**, 580 (1947).

JULER, G.L., LIST, J.W., STEMMER, E.A., CONNOLLY, J.E.: Perforating duodenal diverticulitis. Arch. Surg. **99**, 572 (1969).

KALLIO, K.E.: Die Knotenbildungen des Darmes. Acta chir. scand., Suppl. **70**, 21 (1932).

KANIASTAS, D.: „Malabsorption Syndrome" bei Divertikulosis des gesamten Dünndarmes, Okklusionsileus. Med. Welt **22**, 1084 (1971).

KASEMAYER, E.: Tumorinvagination des Darmes. Dtsch. Z. Chir. **118**, 205 (1912).

KASPAR, F.: Über Divertikelileus. Langenbecks Arch. klin. Chir. **141**, 215 (1926).

KNOX, E.G., COURT, S.D.M., GARDNER, P.S.: Aetiology of intussusception in children. Brit. med. J. **1962** II, 692.

KOCK, A., OERUM, W.: Die Darminvagination im Kindesalter. Mitt. Grenzgeb. Med. Chir. **25**, 293 (1912).

KÖHLER, M.: Ein Fall von partieller Invagination des Coecum. Zbl. Chir. **58**, 2073 (1931).

KÖLE, W., MÜLLER, V.: Zur Klinik und operativen Therapie des Duodenaldivertikels, insbesondere bei intrapankreatischer Lokalisation. Zbl. Chir. **92**, 441 (1967).

KONJETZNY, G.E.: Über eine abnormale Mesenteriumbildung und ihre Beziehung zur Aetiologie des Darmverschlusses. Dtsch. Z. Chir. **97**, 224 (1909).

KRON, S.D., SABINSKY, V.P.: Chylous mesenteric cyst causing volvulus of malrotated intestine. Amer. J. Dis. Child. **88**, 216 (1954).

KÜTTNER, H.: Die Spätschädigungen des Darmes nach stumpfen Bauchverletzungen. Ergebn. Chir. **23**, 205 (1930).

LANDOIS, F.: Über Darmeinklemmung in Lücken von Mesenterium und Mesocolon. Bruns' Beitr. klin. Chir. **163**, 241 (1936).

LEE, F.D.: Submucosal lipophages in diverticula of the small intestine. J. Path. Bact. (Edinb.) **92**, 29 (1966).

LEISINGER, F.: Obstruktionsileus durch Lebensmittel. Schweiz. med. Wschr. 145 (1937).

LÖHR, W.: Klinik und Pathologie des Meckel'schen Divertikels und sonstiger Hemmungsmißbildungen des unvollständig obliterierten Ductus omphalomesentericus. Dtsch. Z. Chir. **186**, 156 (1924).

LÜDTKE, H.: Über abdominelle Netztorsionen. Med. Klin. 1102 (1940).

MACMAHON, B.: Data on the etiology of acute intussusception in childhood. Amer. J. hum. Genet. 7, 430 (1955).

MAHORNER, H., KISNER, W.: Diverticula of duodenum and jejunum, with report of new technical procedure to facilitate their removal and discussion of their surgical significance. Surg. Gynec. Obstet. **85**, 607 (1947).

McIVER, M.A.: Acute intestinal obstruction. Amer. J. Surg. **19**, 163 (1933).

McLAUGHLIN, CH.W.: Acute intussusception in infancy and childhood. Amer. J. Surg. **76**, 306 (1948).

MORRISION, T.H., FELDMAN, M.: A case of carcinoma in a duodenal diverticulum with a consideration of duodenal diverticulosis. Ann. clin. Med. **4**, 403 (1925).

NAISH, J.M., CAPPER, W.M., BROWN, M.J.: Intestinal pseudo-obstruction with steatorrhoea. Gut **1**, 62 (1960).

NALL, R.: The complication of primary duodenal diverticula. Aust. N.Z. J. Surg. **37**, 289 (1968).

NANCE, F.C., COCCHIARA, J., KINDER, J.L.: Acute pancreatitis associated with an intraluminal duodenal diverticulum. Gastroenterology **52**, 544 (1967).

NEUMANN, A.: Ligamentum mesenterico mesocolicum und Ileus. Dtsch. Z. Chir. **91**, 402 (1901).

NILSON, W.: Intraabdominelle Einkapselung des durch Stieldrehung sequestrierten großen Netzes. Acta med. scand. (Stockh.) **59**, 127 (1923).

NOBLES, E.R.: Jejunal diverticula. Arch. Surg. **102**, 172 (1971).

NORBERG, P.B.: Food as a cause of intestinal obstruction. Amer. J. Surg. **104**, 444 (1962).

OBDALEK, W.: Ein Beitrag zum Invaginationsproblem im Kindesalter. Beitr. klin. Chir. **146**, 668 (1929).

OBST, E.: Über die Darminvagination und ihre Probleme. Ergebn. Chir. **30**, 372 (1937).

PAUL, C.A., TOMIYASU, O., MELLINKOFF, S.M.: Nearly-fatal pseudoobstruction of the small intestine. Gastroenterology **40**, 698 (1961).

PETERMANN, J.: Chirurgie des Bauchfelles und Netzes. In: M. KIRSCHNER, H. NORDMANN (Hrsg.), Chirurgie, 2. Aufl., Bd. VI, S. 111. Wien-Berlin: Urban & Schwarzenberg 1941.

PINTO, D.J.: Jejunal diverticula in the presence of smallbowel obstruction. Brit. J. Surg. **55**, 264 (1968).

POPP, W.: Zur Diagnostik des Invaginationsileus im Kindesalter. Kinderärztl. Prax. **34**, 443 (1966).

PROPPING: Über den Mechanismus der Darminvagination. Mitt. Grenzgeb. Med. Chir. **21**, 536 (1910).

PRUTZ, W.: Die angeborenen und erworbenen Lücken des Mesenterium und ihre Bedeutung als Ursache eines Darmverschlusses. Dtsch. Z. Chir. **95**, 399 (1907).

RAFFENSPERGER, J.G., BAKER, R.J.: Postoperative intestinal obstruction in children. Arch. Surg. **94**, 450 (1967).

RANCHOD, M., FRENCH, T.J., NOVIS, B.H., BANK, S., MARKS, I.N.: Diffuse nodular lipomatosis and diverticulosis of the small intestine. Gastroenterology **63**, 667 (1972).

RASTOGI, H., ALFIDI, R.J., HERMANN, R.E., BROWN, C.H.: Retrograde jejunogastric intussusception. Review of the literature and report of a case. Cleveland Clin. Quart. **35**, 33 (1968).

REIFFERSCHEID, M.: Die Pathophysiologie des Darmverschlusses. Zbl. Chir. **90**, 1539 (1965).

RICKHAM, P.P.: Ileus bei Neugeborenen im Bereich des Duodenum. Münch. med. Wschr. **116**, 1115 (1974).

RODIS, I.D., DELROSARIO, C.: Intestinal obstruction. An analysis of 151 cases. Philipp. J. Surg. **19**, 281 (1964).

ROTH, H.W., SEULBERGER, P., BRANDES, K.: Experimentelle Untersuchungen bei hohem Dünndarmverschluß. Beitr. klin. Chir. **154**, 426 (1932).

SAILER, R., KUIPERS, G.: Intraduodenale Divertikel. Münch. med. Wschr. **110**, 1062 (1968).

SALTZ, N.J., HAAS, H., SERVADIO, C.: The bacterial factor in the lethality of experimental strangulation obstruction. Surg. Gynec. Obstet. **121**, 319 (1965).

SAMLOFF, I.M., SCHENK, E.A.: Celiac disease and multiple jejunal diverticulosis. Amer. J. dig. Dis., N.S. **12**, 189 (1967).

SARASON, E.L., PRIOR, J.T., PROWDA, R.L.: Recurrent intussusception associated with hypertrophy of Peyer's patches. New Engl. J. Med. **253**, 905 (1955).

SCHIFFER, L.M., FALOON, W.W., CHODOS, R.S., LOZNER, E.L.: Malabsorption syndrome associated with intestinal diverticulosis. Report of a case with jejunal biopsy. Gastroenterology **42**, 63 (1962).

SCHMID, M.A.: Das Divertikel des Magens und Zwölffingerdarms. Bruns' Beitr. klin. Chir. **183**, 193 (1951).

SEGAUL, A.I., MILLS, M., WERTHEIMER, H.M.: Intramural hematoma of the small intestine as a complication of anticoagulant therapy. Amer. J. Surg. **107**, 891 (1964).

SEULBERGER, P., BRANDES, K., ROTH, W.: Experimentelle Untersuchungen bei hohem Dünndarmverschluß. Beitr. klin. Chir. **158**, 1 (1933).

SHEA, C.J., POMER, F.A., SPELLMAN, J.W.: Idiopathic segmental infarction of the greater omentum. New Engl. J. Med. **254**, 263 (1956).

SIEGMUND, H.: Die erworbenen Lage- und Gestaltsabweichungen des Darmrohres (Hernien, Invaginationen, Volvulus, Divertikel und andere pathologisch-anatomische Grundlagen der Wegstörungen des Darmkanals). In: Handbuch der speziellen pathologischen Anatomie und Histologie, Bd. IV/3: Verdauungsschlauch, S. 94. Berlin: Springer 1929.

SNYDER, W.H., CHAFFIN, L.: Embryology and pathology of the intestinal tract. Ann. Surg. **140**, 368 (1954).

STAIB, I.: Therapie des paralytischen Ileus. Dtsch. med. Wschr. **95**, 2490 (1970).

STAIB, I., MIKOSCH, H., HERFARTH, CH.: Elektrolytkonzentration in Leber und Muskulatur unter Endotoxineinwirkung. Untersuchungen zur Pathophysiologie des Ileus. Langenbecks Arch. klin. Chir. **320**, 137 (1968).

STREICHER, H.-J.: Multiple ileo-ileale Invaginationen. Z. Kinderchir. **3**, 500 (1966).

SUNDELL, B., FOCK, G.: Response of tissue eosinophil leucocytes in the duodenal lamina propria to intestinal obstructions applied. Acta path. microbiol. scand. **53**, 324 (1961).

SVANE, S.: Volvulus of the entire small intestine in adult. Four cases without anomalies of intestinal rotation. Acta chir. scand. **129**, 649 (1965).

TALALAK, P., ETTINGER, G.M.: Darminvagination bei Neugeborenen. Z. Kinderchir. **3**, 239 (1966).

TALWALKER, V.C.: Intussusception in the newborn. Arch. Dis. Childh. **37**, 203 (1962).

TESKE, H.-J., WILHELM, M.: Das Duodenaldivertikel. Diagnose und Bewertung. Münch. med. Wschr. **108**, 40 (1966).

THOMAS, C.S., TINSLEY, E.A., BROCKMAN, S.K.: Jejunal diverticula as a source of massive upper gastrointestinal bleeding. Arch. Surg. **95**, 89 (1967).

TÖGEL, H.: Ein Beitrag zum Gallensteinileus. Münch. med. Wschr. **116**, 2195 (1974).

TROMMER, L.: Nekrotisierende ulzeröse Enteritis mit multiplen Perforationen nach ausgedehnter Darmresektion wegen Invagination. Z. ärztl. Fortbild. (Jena) **61**, 474 (1967).

TÜRK, H.: Lücke in einem Mesenterium ileo-coli-commune als Ursache für einen Darmverschluß. Zbl. Chir. **66**, 244 (1939).

TURNER, A.B., TURNER, J.W.: Ruptured duodenal diverticula. Abdom. Surg. **9**, 179 (1967).

VAUGHAN, E.D., SAWYERS, J.L., SCOTT, H.W.: The Rapunzel syndrome: an unusual complication of intestinal bezoar. Surgery **63**, 339 (1968).

VEREANU, D., COBAN, N., OLTEANU, M., TURAI, A.: Traumatische Duodenalrupturen im Retroperitonealraum bei Kindern. Chirurgia (Buc.) **14**, 867 (1965).

WACHSMUTH, W.: Pathophysiologie und Klinik des Ileus. Langenbecks Arch. klin. Chir. **308**, 143 (1964).

WANGENSTEEN, O.H.: Intestinal obstruction, 3. Aufl. Springfield, Ill.: C.C. Thomas 1955.

WELCH, E.W., BURNY, F., ENGELHOLM, L.: L'invagination iléocaecale chez l'adulte. Acta chir. belg. **66**, 119 (1967).

WELCH, J.G., HUIZENGA, K.A., ROBERTS, S.E.: Intestinal obstruction due to gallstone. Mayo Clin. Proc. **32**, 628 (1957).

WILKINSON, T.S., STONE, H.H.: Intestinal volvulus without malrotation in a four-month-old infant. Amer. Surg. **33**, 365 (1967).

WILMS, M.: Mechanismus der Knotenbildungen des menschlichen Darmes. Langenbecks Arch. klin. Chir. **69**, 795 (1903).

WILMS, M.: Wie entstehen Achsendrehungen des Darmes? Langenbecks Arch. klin. Chir. **69**, 1030 (1903).

WILMS, M.: Ileus. Neue Dtsch. Chir. Bd. 46. Stuttgart: Enke 1906.

WOLF, H.G.: Das akute Abdomen beim Neugeborenen und Säugling. Wien klin. Wschr. **72**, 670 (1960).

WORTHMANN, O.: Enterostomie und die Behandlung des Darmverschlusses. Med. Klin. 31 (1921).

WRUHS, O.: Zur Diagnostik und Therapie der stumpfen Duodenalverletzungen. Wien med. Wschr. **118**, 532 (1968).

ZIMMERMAN, H.J., KLEITSCH, W.P., McFADDEN, H.F.: Periarteriitis (polyarteriitis) nodosa producing intussusception. Arch. intern. Med. **94**, 264 (1954).

ZLATARSKI, G., WILLMEN, H.R., LYNEN, F.K., LANGER, S., HEINZE, H., KARHOFF, B., SCHWEIZER, K.: Tierexperimentelle Untersuchungen beim Dickdarmileus unter besonderer Berücksichtigung der Dickdarmmotilität. Z. Gastroent. **10**, 114 (1972).

Malabsorptions-Syndrome

BECKER, V.: Das Malabsorptionssyndrom. Pathogenese und pathologische Anatomie. Fortschr. Med. **85**, 805 (1967).

BECKER, V.: Pathomorphologie und Pathogenese der Malabsorption. Verh. dtsch. Ges. Path. **53**, 10 (1969).

BECKER, V.: Malabsorption. Pathogenese und pathologische Anatomie. Z. Gastroent. **13**, 189 (1975).

BOLCK, F., PEIPER, A.: Klinik und Pathologie der akuten Ernährungsstörungen. Mschr. Kinderheilk. **103**, 330 (1955).

BOOTH, C.C.: Pathophysiologie der Dünndarmresorption. Internist (Berl.) **7**, 197 (1966).

CRANE, R.K.: Enzymes and malabsorption: a concept of brush border membrane disease. Gastroenterology **50**, 254 (1966).

CRANE, R.K.: Structural and functional organization of an epithelial cell brush border. Symposia of the International Society for Cell Biology, Vol. 5, p. 71; ed. by K.B. WARREN. New York: Academic Press 1967.

CRANE, R.K.: A perspective of digestiv-absorptive function. Amer. J. clin. Nutr. **22**, 242 (1969).

Crane, R.K.: Organisation der digestiv-absorptiven Funktion an der Membran des Bürstensaums. In: K. Rommel, P.H. Clodi (Hrsg.), Biochemische und klinische Aspekte der Zuckerabsorption. Stuttgart-New York: F.K. Schattauer 1970.

Demling, L.: Pathophysiologie und Klinik des Malabsorptions-Syndroms. Verh. dtsch. Ges. Path. **53**, 1 (1969).

Haemmerli, U.P.: Malabsorption. Schweiz. Rundschau Med. (Praxis) **60**, 1407 (1971).

Haemmerli, U.P., Ammann, R.: Malabsorptionssyndrom. Moderne Untersuchungsmethoden und Differentialdiagnose. Schweiz. med. Wschr. **93**, 1517 (1963).

Jeffries, G.H., Weser, E., Sleisenger, M.H.: Malabsorption syndromes. Gastroenterology **56**, 777 (1969).

Linneweh, F.: Unverträglichkeit von Nahrungseiweiß und -zuckern auf der Basis cellulärmetabolischer Defekte. Klin. Wschr. **43**, 1 (1965).

Matthews, D.M.: Absorption und Malabsorption von Eiweiß-Verdauungsprodukten. Klin. Wschr. **47**, 397 (1969).

Miller, D., Crane, R.K.: Digestive function of the epithelium of the small intestine. 1. An intracellular locus of disaccharide and sugar phosphate hydrolysis. Biochim. biophys. Acta (Amst.) **52**, 281 (1961).

Miller, D., Crane, R.K.: The digestive function of the epithelium of the small intestine. II. Localization of disaccharide hydrolysis in the isolated brush border portion of intestinal epithelial cells. Biochim. biophys. Acta (Amst.) **52**, 293 (1961).

Kongenitale Störungen der Darmresorption

Alvarado, F.: Transport of sugars and amino acids in the intestine: evidence for a common carrier. Science **15**, 1010 (1966).

Alzate, H., Gonzalez, H., Guzman, J.: Lactose intolerance in South American Indians. Amer. J. clin. Nutr. **22**, 122 (1969).

Armstrong, M.D., Robinson, K.S.: On the excretion of indole derivatives in phenylketonuria. Arch. Biochem. **52**, 287 (1954).

Asatoor, A.M., Craske, J., London, D.R., Milne, M.D.: Indole production in Hartnup disease. Lancet **1963 I**, 126.

Asatoor, A.M., Lacey, B.W., London, D.R., Milne, M.D.: Amino acid metabolism in cystinuria. Clin. Sci. **23**, 285 (1962).

Auricchio, S., Prader, A., Mürset, G., Witt, G.: Saccharoseintoleranz. Durchfall infolge hereditären Mangels an intestinaler Saccharaseaktivität. Helv. paediat. Acta **16**, 483 (1961).

Auricchio, S., Rubino, A., Landolt, M., Semenza, G., Prader, A.: Isolated intestinal lactase deficiency in the adult. Lancet **1963 II**, 324.

Auricchio, S., Rubino, A., Semenza, G., Prader, A.: Die intestinale Disaccharidase-Aktivität bei kongenitaler Saccharose-Isomaltose-Malabsorption. 2. Arbeitstagg. paed. Forsch., Marburg 1965.

Baird, K.H.: Unusual syndrome associated with Candida albicans infection. Pediatrics **4**, 730 (1949).

Baron, D.N., Dent, C.E., Harris, H., Hart, E.W., Jepson, J.B.: Hereditary pellagra-like skin rash with temporary cerebellar ataxia, constant renal amino-aciduria and other bizarre biochemical features. Lancet **1956 II**, 421.

Bassen, F.A., Kornzweig, A.L.: Malformation of the erythrocetes in a case of atypical retinitis pigmentosa. Blood **5**, 381 (1950).

Bayless, T.M., Christopher, N.L.: Disaccharidase deficiency. Amer. J. clin. Nutr. **22**, 181 (1969).

Berg, W.v.: Untersuchungen bei einer Familie mit Galaktosämie. Dtsch. med. Wschr. **94**, 61 (1969).

Bessman, S.P., Tada, K.: Indicanuria in phenylketonuria. Metabolism **9**, 377 (1960).

Beyreiss, K., Willgerodt, H., Theile, H.: Untersuchungen bei hetrozygoten Merkmalsträgern für Fructoseintoleranz. Klin. Wschr. **46**, 465 (1968).

Bohlmann, H.-G., Thiede, H., Rosenstiel, K., Herdemerzen, S., Panitz, D., Tackmann, W.: A-β-lipoproteinämie bei drei Geschwistern. Dtsch. med. Wschr. **97**, 892 (1972).

BOWIE, M.D., BRINKMANN, E.L., HANSEN, J.D.L.: Diarrhoea in protein-calorie malnutrition. Lancet 1963 II, 550.

BRANDT, T.: Dermatitis in children with disturbances of the general condition and the absorption of food elements. Acta derm.-venereol. (Stockh.) 17, 513 (1936).

BUCHEM, F.S.P.v., POL, G., DEGIER, J., BÖTTCHER, C.J.F., PRIES, C.: Congenital β-lipoprotein deficiency. Amer. J. Med. 40, 794 (1966).

BURGESS, E.A., LEVIN, B., MAHALANABIS, D., TONGE, R.E.: Hereditary sucrose intolerance: levels of sucrase activity in jejunal mucosa. Arch. Dis. Childh. 39, 431 (1964).

CARMEL, R.: Selective malabsorption of vitamin B_{12}. New Engl. J. Med. 287, 46 (1972).

CASH, R., BERGER, C.K.: Acrodermatitis enteropathica. Defective metabolism of unsaturated fatty acids. J. Pediat. 74, 717 (1969).

CEVINE, G., GIOVANNINI, M., CAREDDU, P.: Alterazioni della digestione e dell'assorbimento intestinale dei glucidi nei disturbi acuti e cronici della nutrizione del lattante. Minerva pediat. 14, 831 (1962).

COZZETTO, F.J.: Coexisting cystic fibrosis and intestinal lactase deficiency confirmed by enzyme assay. Pediatrics 32, 228 (1963).

DAHLQVIST, A.: Disaccharidasen des Menschen. Biochemie und Funktion. In: K. ROMMEL, P.H. CLODI (Hrsg.), Biochemische und klinische Aspekte der Zuckerabsorption. Stuttgart-New York: F.K. Schattauer 1970.

DANBOLT, N., CLOSS, K.: Akrodermatitis enteropathica. Acta derm.-venereol. (Stockh.) 23, 127 (1942).

DAVENPORT, H.W.: Physiologie der Verdauung. Stuttgart-New York: F.K. Schattauer 1971.

DAWSON, A.M.: Die Manifestation des Disaccharidasemangels. In: K. ROMMEL, P.H. CLODI (Hrsg.), Biochemische und klinische Aspekte der Zuckerabsorption. Stuttgart-New York: F.K. Schattauer 1970.

DENT, C.E., ROSE, G.A.: Amino-acid metabolism in cystinuria. Quart. J. Med. 20, 205 (1951).

DIGEORGE, A.M., MABRY, C.C., AUERBACH, V.H.: A specific disorder of lipid transport (acanthocytosis): treatment with intravenous lipids. Amer. J. Dis. Child. 102, 580 (1961).

DILLAHA, C.J., LORINCZ, A.L., AAVIC, O.R.: Acrodermatitis enteropathica, review of the literature and report of a case successfully treated with Diodoquin. J. Amer. med. Ass. 152, 509 (1953).

DOBBINS, W.O.: An ultrastructural study of the intestinal mucosa in congenital β-lipoprotein deficiency with particular emphasis upon the intestinal absorptive cell. Gastroenterology 50, 195 (1966).

DOBBINS, W.O., HERRERO, B.A., MANSBACH, C.M.: Morphologic alterations associated with neomycin. Amer. J. med. Sci. 255, 63 (1968).

DRUMMOND, K.N., MICHAEL, A.F., ULSTROM, R.A., GOOD, R.A.: The blue diaper syndrome: Familial hypercalcaemia with nephrocalcinosis and indicanuria. Amer. J. Med. 37, 928 (1964).

DURAND, P.: Lattosuria idiopathica in una paziente con diarrea cronica ed acidosi. Minerva pediat. 10, 706 (1958).

DURAND, P., LAMEDICA, G.M.: Disaccharide intolerance. Helv. paediat. Acta 17, 395 (1962).

DURAND, P., LAMEDICA, G.M., VALLARINO, G.: Turbe dee'assorbimento del lattoso nella sindrome celiaca da Lambliasi intestinale. G. Mal. infett. 15, 564 (1963).

EGGERMONT, E.: The molecular lesion of saccharose intolerance. Mod. Probl. Pediat. 11, 121 (1968).

EGGERMONT, E., LOEB, H.: Glucosegalactose intolerance. Lancet 1966 II, 343.

FEUERSTEIN, M., SÖNNICHSEN, N.: Tryptophan- und Tyrosin-Belastungen bei Acrodermatitis enteropathica (Danbolt). Klin. Wschr. 45, 1055 (1967).

FISCHER, W.: Biochemie der geordneten und der gestörten Resorptionsleistung der Dünndarmschleimhaut. Verh. dtsch. Ges. Path. 53, 81 (1969).

FISCHER, W., ZAPF, J.: Zur erworbenen Lactoseintoleranz. Klin. Wschr. 43, 1243 (1965).

FLATZ, G., SAENGUDOM, C., SANGUANBOKAI, T.: Lactose intolerance in Thailand. Nature (Lond.) 221, 758 (1969).

GOEBELL, H., HAVEMANN, K.: Selektive Malabsorption von Vitamin B_{12}, Proteinurie und Antikörpermangelsyndrom — ein genetischer Defekt. Klin. Wschr. 52, 874 (1974).

GOEDDE, H.W., KELLER, W., BLUME, G.K., HENSE, W., BRACKERTZ, D.: Zur Genetik und Biochemie der Ahornsirupkrankheit („branched-chain ketoaciduria"). Dtsch. med. Wschr. **93**, 903 (1968).

GOEDDE, H.W., LANGENBECK, U., BRACKERTZ, D., KELLER, W., ROKKONES, T., HALVORSEN, S., KIIL, R., MERTON, B.: Clinical and biochemical-genetic aspects of intermittent branched-chain ketoaciduria. Report of two Scandinavian families. Acta paediat. scand. **59**, 83 (1970).

GONZALES-LICEA, A.: La microscopia electronica en las enfermedales del intestino delgado. Rev. Gastroent. Méx. **36**, 148 (1971).

GRÄSBECK, R., GORDIN, R., KANTERO, I., KUHLBÄCK, B.: Selective vitamin B 12 malabsorption and proteinuria in young people. Acta med. scand. **167**, 289 (1960).

GRÄSBECK, R., KVIST, G.: Kongenitale spezifische Vitamin B 12-Malabsorption mit Proteinurie. Münch. med. Wschr. **109**, 1936 (1967).

GRAY, G.M., WALTER, W.M., COLVER, E.H.: Persistent deficiency of intestinal lactase in apparently cured tropical sprue. Gastroenterology **54**, 552 (1968).

GUDMAND-HÖYER, E., JARNUM, S.: The diagnosis of lactose malabsorption. Scand. J. Gastroent. **3**, 129 (1968).

HAEMMERLI, U.P., KISTLER, H.J., AMMANN, R., AURICCHIO, S., PRADER, A.: Lactasemangel der Dünndarmmucosa als Ursache gewisser Formen erworbener Milchintoleranz beim Erwachsenen. Helv. med. Acta **30**, 693 (1963).

HAEMMERLI, U.P., KISTLER, H.J., AMMANN, R., MARTHALER, TH., SEMENZA, G., AURICCHIO, S., PRADER, A.: Acquired milk intolerance in the adult caused by lactose malabsorption due to a selective defiency of intestinal lactase activity. Amer. J. Med. **38**, 7 (1965).

HAEMMERLI, U.P., KISTLER, H.J., AURICCHIO, S., PRADER, A.: Selektive Erniedrigung der intestinalen Lactase-Aktivität als Ursache gewisser Formen erworbener Milchintoleranz beim Erwachsenen. Verh. dtsch. Ges. inn. Med. **70**, 575 (1964).

HANSSON, O.: Acrodermatitis enteropathica. Report of two cases with a hypothesis concerning the pathogenesis of the disease. Acta derm.-venereol. (Stockh.) **43**, 465 (1963).

HEILMANN, K., ROSSNER, J.A., BRAUN, O.: Licht- und elektronenmikroskopische Untersuchungen an Dünndarmbiopsien bei der Akrodermatitis enteropathica. Verh. dtsch. Ges. Path. **57**, 450 (1973).

HIRSCHHORN, N., MOLLA, A.: Reversible jejunal disaccharidase deficiency in cholera and other acute diarrheal diseases. Johns Hopk. med. J. **125**, 291 (1969).

HOLZEL, A.: Sugar malabsorption due to deficiencies of disaccharidase activities and of monosaccharide transport. Arch. Dis. Childh. **42**, 341 (1967).

HOLZEL, A., MEREU, T., THOMSON, M.L.: Severe lactose intolerance in infancy. Lancet **1962 II**, 1346.

HOLZEL, A., SCHWARZ, V., SUTCLIFFE, K.W.: Defective lactose absorption causing malnutrition in infancy. Lancet **1959 I**, 1126.

HOOFT, C., DE LAEY, P., HERPOL, J., DE LOORE, F., VERBEECK, J.: Familial hypolipidaemia and retarded development without steatorrhoea. Helv. paediat. Acta **17**, 1 (1962).

HOOFT, C., TIMMERMANS, J., SNOECK, J., ANTENER, I., OYAERT, W., VAN DEN HENDE, C.: Methionin malabsorption in a mentally retarded child. Lancet **1964 II**, 20.

IMERSLUND, O.: Idiopathic chronic megaloblastic anaemia in children. Acta paediat. scand. **49**, Suppl. 119, 1 (1960).

ISSELBACHER, J.K., SCHEIG, R., PLOTKIN, G.R., CAUTFIELD, J.B.: Congenital β-lipoprotein deficiency: an hereditary disorder involving a defect in the absorption and transport of lipids. Medicine (Baltimore) **43**, 347 (1964).

JEEJEEBHOY, K.N., DESAI, H.G., VERGHESE, R.V.: Milk intolerance in tropical malabsorption syndrome. Role of lactose malabsorption. Lancet **1964 II**, 666.

JOS, J., FRÈZAL, J., REY, J., LAMY, M.: Etude histochimique de la muqueuse duodèno-jèjunale dans la maladie coeliaque. Pediat. Res. **1**, 27 (1967).

KIIL, R., ROKKONES, T.: Late manifesting variant of branched-chain ketoaciduria (maple syrup urine disease). Acta paediat. scand. **53**, 356 (1964).

KISTLER, H., HAEMMERLI, U.P.: Disaccharid-Malabsorptions-Syndrome als Ausdruck intestinaler Enzymopathien. Internist (Berl.) **7**, 242 (1966).

KNUDSEN, K.B., BRADLEY, E.M., LECOCQ, F.R., BELLAMY, H.M., WELSH, J.D.: Effect of fasting and refeeding on the histology and disaccharidase activity of the human intestine. Gastroenterology 54, 46 (1968).

KORNZWEIG, A.L., BASSEN, F.A.: Retinitis pigmentosa, acanthocytosis, and heredo-degenerative neuromuscular disease. Arch. Ophthal. 58, 183 (1957).

LAEY, P. DE, HOOFT, C., TIMMERMANS, J., SNOECK, J.: Biochemical aspects of the Hartnup disease. Part I. Results of intravenous and oral tryptophan loading test in a case of Hartnup disease. Ann. paediat. (Basel) 202, 145 (1964).

LAMY, M., FRÈZAL, J., POLONOVSKI, J., DRUEZ, J., REY, J.: Congenital absence of beta-lipoproteins. Pediatrics 31, 277 (1963).

LAPLANE, R., POLONOVSKI, C., ETIENNE, M., DEBRAY, P., LODS, J.C., PISSARRO, B.: L'intolèrance aux aucres a transfert intestinal actif. Ses rapporte avec l'intolerance au lactose et le syndrome coeliaque. Arch franç. Pédiat. 19, 895 (1962).

LAUMONIER, R., MARCHE, CL., METAYER, J.: La cellule absorbante intestinale dans les syndromes de malabsorption. Presse méd. 78, 1089 (1970).

LAUNIALA, K.: The mechanism of diarrhoea in congenital disaccharide malabsorption. Acta paediat. scand. 57, 425 (1968a).

LAUNIALA, K.: The effect of unabsorbed sucrose and manitol on the small intestinal flow rate and mean transit time. Scand. J. Gastroent. 3, 665 (1968b).

LAUNIALA, K.: The effect of unabsorbed sucrose- or mannitol-induced accelarated transit on absorption in the human small intestine. Scand. J. Gastroent. 4, 25 (1969).

LAUNIALA, K.: Entstehungsmechanismus zuckerinduzierter Durchfälle. In: K. ROMMEL, P.H. CLODI (Hrsg.), Biochemie und klinische Aspekte der Zuckerabsorption. Stuttgart-New York: F.K. Schattauer 1970.

LAUNIALA, K., KUITUNEN, P., VISAKORPI, J.K.: Disaccharidases and histology of duodenal mucosa in congenital lactose malabsorption. Acta paediat. scand. 55, 257 (1966).

LAUNIALA, K., PERHEENTUPA, J., PASTERNACK, A., HALLMAN, N.: Familial chloride diarrhea − chloride malabsorption. Mod. Probl. Pediat. 11, 137 (1968).

LAWS, J.W., NEALE, G.: Radiological diagnosis of disaccharidase deficiency. Lancet 1966 II, 139.

LEVY, R.I., FREDRICKSON, D.S., LASTER, L.: The lipoproteins and lipid transport in abetalipoproteinemia. J. clin. Invest. 45, 531 (1966).

LILLIBRIDGE, C.B., BRANDBORG, L.L., RUBIN, C.E.: Childhood pernicious anemia. Gastrointestinal secretory, histological and electron microscopic aspects. Gastroenterology 52, 792 (1967).

LINDJQUIST, B., MEEUWISSE, G.W.: Chronic diarrhoea caused by monosaccharide malabsorption. Acta paediat. scand. 51, 674 (1962).

LINDQUIST, B., MEEUWISSE, G.W.: Intestinal transport of monosaccharides in generalized and selective malabsorption. Acta paediat., Suppl. 146, 110 (1963).

LINDQUIST, B., MEEUWISSE, G.W.: Glucose-galactose malabsorption. Mod. Probl. Pediat. 11, 92 (1968).

LINNEWEH, F.: Unverträglichkeit von Nahrungseiweißen und -zuckern auf der Basis cellulär-metabolischer Defekte. Klin. Wschr. 43, 1 (1965).

LINNEWEH, F.: Probleme der quantitativen Diagnostik erblicher Stoffwechselkrankheiten. Klin. Wschr. 43, 1071 (1965).

LINNEWEH, F., SCHAUMLÖFFEL, E., BARTHELMAY, W.: Angeborene Glucose- und Galaktose-Malabsorption. Klin. Wschr. 43, 403 (1965).

LITTMAN, A., HAMMOND, J.B.: Diarrhea in adults caused by deficiency in intestinal disaccharidases. Gastroenterology 48, 237 (1965).

LOESCHKE, K., KIEFHABER, P., LENTZE, M., SCHAUB, J.: Saccharase-Isomaltase-Mangel als Ursache chronischer Diarrhoen beim Erwachsenen. Dtsch. med. Wschr. 99, 1556 (1974).

LOJDA, Z.: Histochemie der Disaccharidasen und anderer Enzyme im Bürstensaum des Darmes. In: K. ROMMEL, P.H. CLODI (Hrsg.), Biochemie und klinische Aspekte der Zuckerabsorption. Stuttgart-New York: F.K. Schattauer 1970.

LOJDA, Z., FRIĈ, P., JODL, J.: Histochemie des Dünndarmes bei der Malabsorption. Verh. dtsch. Ges. Path. 53, 93 (1969).

LOJDA, Z., FRIĈ, P., JODL, J., CHMELIK, V.: Cytochemistry of the human jejunal mucosa in the norm and in malabsorption syndrome. Curr. Top. Path. **52**, 1 (1970).

LOMBECK, I., BASSEWITZ, D.B.v., BECKER, K., TINSCHMANN, P., KÄSTNER, H.: Ultrastructural findings in acrodermatitis enteropathica. Pediat. Res. **8**, 82 (1974).

LONDON, D.R., FOLEY, T.H.: Cystine metabolism in cystinuria. Clin. Sci. **29**, 133 (1965).

LONSDALE, D., MERCER, R.D., FAULKNER, W.R.: Maple syrup urine disease. Report of two cases. Amer. J. Dis. Child. **106**, 258 (1963).

MACKENZIE, I.L., DONALDSON, R.M., TRIER, J.S.: Ileal mucosa in familial selective vitamin B 12 malabsorption. New Engl. J. Med. **286**, 1021 (1972).

MARIN, G.A., CLARK, M.L., SENIOR, J.R.: Studies of malabsorption occuring in patients with Laennec's cirrhosis. Gastroenterology **56**, 727 (1969).

MATTHEWS, D.M.: Absorption und Malabsorption von Eiweiß-Verdauungsprodukten. Klin. Wschr. **47**, 397 (1969).

MCCARTHY, C.F., BORLAND, J.L., LYNCH, H.J., OWEN, E.E., TYOR, M.P.: Defective uptake of basic amino acids and L-cystine by intestinal mucosa of patients with cystinuria. J. clin. Invest. **43**, 1518 (1965).

MCINTYRE, O.R., SULLIVAN, L.W., JEFFRIES, G.H., SILVER, R.H.: Pernicious anemia in childhood. New Engl. J. Med. **272**, 981 (1965).

MEEUWISSE, G.W., MELIN, K.: Studies in glucose-galactose malabsorption. Acta paediat. scand., Suppl. **188** (1969).

MENKES, J.H.: Maple syrup disease. Isolation and identification of organic acids in the urine. Pediatrics **23**, 348 (1959 a).

MENKES, J.H.: Maple syrup disease. Investigations into the metabolic defect. Neurology (Minneap.) **12**, 826 (1959 b).

MENKES, J.H., HURST, P.L., CRAIG, J.M.: A new syndrome: progressive familial infantile cerebral dysfunction associated with an unusual urinary substance. Pediatrics **14**, 462 (1954).

MERTZ, D.P.: Flüssigkeits- und Elektrolytbewegungen durch gastrointestinale Membranen: Salzsäurebildung im Magen und intestinaler Wassertransport. Klin. Wschr. **45**, 57 (1967).

MICHAEL, A.F., DRUMMOND, K.N., DEODEN, D., ANDERSON, J.A., GOOD, R.A.: Tryptophan metabolism in man. J. clin. Invest. **43**, 1730 (1964).

MILLA, P.J.: Acrodermatitis enteropathica with lactose intolerance. Proc. roy. Soc. Med. **65**, 600 (1972).

MILNE, M.D.: Disorders of amino-acid transport. Brit. med. J. **1964 I**, 327.

MILNE, M.D.: Hereditary abnormalities of intestinal absorption. Brit. med. Bull. **23**, 279 (1967).

MILNE, M.D., ASATOOR, A.M., EDWARDS, K.D.G., LOUGHRIDGE, L.W.: The intestinal absorptive defect in cystinuria. Gut **2**, 323 (1961).

MILNE, M.D., CRAWFORD, M.A., GIRAO, C.B., LOUGHRIDGE, L.W.: The metabolic disorders in Hartnup disease. Quart. J. Med. **29**, 407 (1960).

MOHAMED, S.D., MCKAY, E., GALLOWAY, W.H.: Juvenile familial megaloblastic anaemia due to selective malabsorption of vitamin B 12. Quart. J. Med. **25**, 433 (1966).

MORRIS, M.D., LEWIS, B.D., DOOLAN, P.D., HARPER, H.A.: Clinical and biochemical observations on an apparently nonfatal variant of branched-chain ketoaciduria (maple syrup urine disease). Pediatrics **28**, 918 (1961).

MOYNAHAN, E.J.: Acrodermatitis enteropathica. Proc. roy. Soc. Med. **55**, 240 (1962).

MOYNAHAN, E.J., JOHNSON, F.R., MCMINN, R.M.H.: Acrodermatitis entero-pathica: demonstration of possible intestinal enzyme defect. Proc. roy. Soc. Med. **56**, 300 (1963).

MÜLLER, H., BICKEL, H., FEIST, D., LUTZ, P.: Ahornsirupkrankheit mit intermittierendem, relativ gutartigem Verlauf. Dtsch. med. Wschr. **96**, 1552 (1971).

NEALE, G., CLARK, M., LEVIN, B.: Intestinal sucrase deficiency presenting as sucrose intolerance in adult life. Brit. med. J. **1965 II**, 1223.

NEWEY, H.: Absorption of carbohydrates. Brit. med. Bull. **23**, 236 (1967).

NIESSEN, K.H., BRÜGMANN, G., SCHMIDT, K., OSSWALD, P.: Angeborene und erworbene Lactosemalabsorption bei cystischer Pankreasfibrose. Mschr. Kinderheilk. **122**, 1 (1974).

NORDIO, S., LAMEDICA, G.M., BERIO, A., VIGNOLO, L.: Disaccharidase activities of duodenal mucosa in children (Normal subjects, coeliac disease, malnutrition, cystic fibrosis of pancreas, other chronic enteropathies). Ann. paediat. (Basel) **206**, 287 (1966).

ORTEN, A.U.: Intestinal phase of amino acid nutrition. Fed. Proc. **22**, 1103 (1963).

PERHEENTUPA, J., VISAKORPI, J.K.: Protein intolerance with deficient transport of basic aminoacids. Another inborn error of metabolism. Lancet **1965 II**, 813.

PLOTKIN, G.R., ISSELBACHER, K.J.: Secondary disaccharidase deficiency in adult celiac disease and other malabsorption states. New Engl. J. Med. **271**, 1033 (1964).

REICH, H.: Acrodermatitis enteropathica. Dtsch. med. Wschr. **83**, 1823 (1958).

REICH, H.: Acrodermatitis enteropathica. Klinik, lebensrettende Behandlung, therapiebedingte Erblindung. Dtsch. med. Wschr. **98**, 1673 (1973).

ROMMEL, K., CLODI, P.H. (Hrsg.): Biochemische und klinische Aspekte der Zuckerabsorption. Stuttgart-New York: F.K. Schattauer 1970.

ROMMEL, K., GRIMMEL, K., MARGOLF, E.: Galaktosemalabsorption im Erwachsenenalter. Klin. Wschr. **45**, 559 (1967).

ROSENBERG, L.E., DURANT, J.L., HOLLAND, J.M.: Intestinal absorption and renal excretion of cystine and cysteine in cystinuria. New Engl. J. Med. **273**, 530 (1965).

ROSENBERG, L.E., DURANT, J.L., SEGAL, S.: Cystinuria: Biochemical evidence for three genetically distinct diseases. J. clin. Invest. **45**, 365 (1966).

ROSENBERG, L.E., SEGAL, S.: Cystinuria: Biochemical evidence for two genetically distinct diseases. J. clin. Invest. **44**, 1092 (1965).

SALT, H.B., WOLFF, O.H., LLOYD, J.K., FOSBROOKE, A.S., CAMERON, A.H., HUBBLE, D.V.: On having no beta-lipoprotein. A syndrome comprising a-beta-lipoproteinaemia, acanthocytosis, and steatorrhoea. Lancet **1960 II**, 325.

SANO, I.: Zur Nomenklatur von angeborenen Stoffwechselanomalien. Klin. Wschr. **42**, 137 (1964).

SCHNEIDER, A.J., KINTER, W.B., STIRLING, C.E.: Glucose-galactose malabsorption. Report of a case with autoradiographic studies of a mucosal biopsy. New Engl. J. Med. **274**, 305 (1966).

SCRIVER, C.R.: Hartnup disease. A genetic modification of intestinal and renal transport of certain neutral amino acids. New Engl. J. Med. **273**, 530 (1965).

SEMENZA, G.: Intestinal oligosaccharides and disaccharides. In: C.F. CODE (edit.), Handbook of Physiology. Alimentary canal, chap. 119, p. 2547. Washington, D.C.: Amer. Physiol. Soc. 1968.

SHEEHY, T.W., ANDERSON, P.R.: Disaccharidase acitvity in normal and diseased small bowel. Lancet **1965 II**, 1.

SHIN, V.E., BIXBY, E.M., ALPERS, D.H., BARTSOCAS, CH.S., THIER, S.O.: Studies of intestinal transport defect in Hartnup disease. Gastroenterology **61**, 445 (1971).

SMITH, A.J., STRANG, L.B.: An inborn error of metabolism with the urinary excretion of α-hydroxy-butyric acid and phenylpyruvic acid. Arch. Dis. Childh. **33**, 109 (1958).

SÖNNICHSEN, N., GÜNTHER, E., FEUERSTEIN, M., KLUGE, K.: Untersuchungen zur Pathogenese der Acrodermatitis enteropathica Danbold-Closs. Arch. klin. exp. Derm. **228**, 159 (1967).

SPURLING, C.L., SACKS, M.S., JIYI, R.M.: Juvenile pernicious anemia. New Engl. J. Med. **271**, 995 (1964).

STRUTHERS, J.E., SINGLETON, J.W., KERN, F.: Intestinal lactase deficiency in ulcerative colitis and regional ileitis. Ann. intern. Med. **63**, 221 (1965).

SUNSHINE, P., KRETCHMER, N.: Studies of small intestine during development. III. Infantile diarrhea associated with intolerance to disaccharides. Pediatrics **34**, 38 (1964).

THIER, S.O., FOX, M., SEGAL, S., ROSENBERG, L.E.: Cystinuria: in vitro demonstration of an intestinal transport defect. Science **143**, 482 (1964).

TOSKES, P.P., DEREN, J.J.: Vitamin B_{12} absorption and malabsorption. Gastroenterology **65**, 662 (1973).

VISAKORPI, J.K., FURUHJELM, U.: Selective malabsorption of vitamin B_{12}. Mod. Probl. Pediat. **11**, 150 (1968).

WASSERMAN, R.H., COMAR, C.L., SCHOOLEY, J.G., LENGEMANN, F.W.: Interrelated effects of L-lysine and other dietary factors on the gastrointestinal absorption of calcium in the rat and the chick. J. Nutr. **62**, 267 (1962).

WEIJERS, H.A., VAN DE KAMER, J.H.: Diarrhoea caused by deficiency of sugar-splitting enzymes. Acta paediat. scand. **51**, 371 (1962).

WEIJERS, H.A., VAN DE KAMER, J.H.: Aetiology and diagnosis of fermentative diarrhoeas. Acta paediat. scand. **52**, 329 (1963).

WEIJERS, H.A., VAN DE KAMER, J.H., DICKE, W.K., IJSSELING, J.: Diarrhoea caused by deficiency of sugar splitting enzymes. Acta paediat. scand. **50**, 55 (1961).

WEIJERS, H.A., VAN DE KAMER, J.H., MOSSEL, D.A.A., DICKE, W.K.: Diarrhoea caused by deficiency of sugar-splitting enzymes (preliminary communication). Lancet **1960 II**, 296.

WESER, E., SLEISENGER, M.H.: Lactosuria and lactase deficiency in adult celiac disease. Gastroenterology **48**, 571 (1965).

Coeliac-sprue

ALARCON-SEGOVIA, D., HERSKOVIC, T., WAKIM, K., GREEN, P.A., SCUDAMORE, H.H.: Presence of circulating antibodies to gluten and milk fractions in patients with non-tropical sprue. Amer. J. Med. **36**, 485 (1964).

ALBERT, E.D., HARMS, K., WANK, R., STEINBAUER-ROSENTHAL, I., SCHOLZ, S.: Segregation analysis of HL-A antigens and haplotypes in 50 families of patients with coeliac disease. Transpl. Proceed. **5**, 1785 (1973).

ALP, M.H., WRIGHT, R.: Autoantibodies to reticulin in patients with idiopathic steatorrhoea, coeliac disease, and Crohn's disease, and their relation to immunoglobulins and dietary antibodies. Lancet **1971 II**, 682.

AMENT, M.E., OCHS, H.D., DAVIS, S.D.: Structure and function of the gastrointestinal tract in primary immuno-deficiency syndrome. A study of 39 patients. Medicine (Baltimore) **52**, 227 (1973).

AMENT, M.E., RUBIN, C.E.: Soy protein — another cause of the flat intestinal lesion. Gastroenterology **62**, 227 (1972).

AMMANN, R.: Die morphologischen Veränderungen im Dünndarm bei idiopathischer Steatorrhöe. Schweiz. med. Wschr. **92**, 14 (1962).

ANDERSON, C.M.: Histological changes in the duodenal mucosa in coeliac disease. Reversibility during treatment with a wheat gluten free diet. Arch. Dis. Childh. **35**, 419 (1960).

ANDERSON, C.M.: Intestinal malabsorption in childhood. Arch. Dis. Childh. **41**, 571 (1966).

ANDERSON, C.M., TOWNLEY, R.R.W.: The effects of a gluten-free diet on intestinal histology in coeliac disease. In: G.E.W. WOLSTENHOLME, M.P. CAMERON (Edit.), Intestinal biopsy. Ciba Foundation Study Group No. 14, p. 39. London: J. & A. Churchill Ltd. 1962.

ASHWORTH, C.T., CHEARS, W.C.: Follow-up of intestinal biopsy in nontropical sprue after gluten-free diet an remission. Fed. Proc. **21**, 880 (1962).

ASHWORTH, C.T., CHEARS, W.C., SANDERS, E., PEARCE, M.B.: Nontropical sprue. Fine structure of the intestinal epithelial lesion. Arch. Path. (Chic.) **71**, 13 (1961).

ASQUITH, P.: Adult coeliac disease. A clinical, morphological and immunological study. M.D. Thesis, Birmingham 1970.

ASQUITH, P.: Immunology. Clinics in Gastroenterology **3**, 213 (1974).

ASQUITH, P., HOUSLEY, J., COOKE, W.T.: Cell-mediated immune response to dietary antigens in adult coeliac disease. In: C.C. BOOTH, R.H. DOWLING (Edit.), Coeliac disease, p. 144. Edinburgh: Churchill Livingstone 1970.

ASQUITH, P., JOHNSON, A.G., COOKE, W.T.: Scanning electron microscopy of normal and coeliac jejunal mucosa. Amer. J. dig. Dis. **15**, 511 (1970).

ASQUITH, P., THOMPSON, R.A., COOKE, W.T.: Serumimmunoglobulins in adult coeliac disease. Lancet **1969 II**, 129.

AUSTAD, W.I., CORNES, J.C., GOUGH, K.R., McCARTHY, C.F., READ, A.E.: Steatorrhoea and malignant lymphoma. The relationship of malignant tumour of lymphoid tissue and coeliac disease. Amer. J. dig. Dis. **12**, 475 (1967).

BADENOCH, J., FOURMAN, P.: Osteomalacia in steatorrhea. Quart. J. Med. **23**, 165 (1954).

BARRY, R.E., BAKER, P., READ, A.E.: The clinical presentation. Clinics in Gastroenterology **3**, 55 (1974).

BARRY, R.E., MORRIS, J.S., READ, A.E.A.: A case of small-intestinal mucosal atrophy. Gut **11**, 743 (1970).

BARRY, R.E., READ, A.E.: Coeliac disease and malignancy. Quart. J. Med. **42**, 665 (1973).

BAYLESS, TH.M., KAPELOWITZ, R.R., SHELLEY, W.M., BALLINGER, W.F., HENDRIX, TH.R.: Intestinal ulceration. A complication of celiac disease. New Engl. J. Med. **276**, 996 (1967).

BEALE, A.J., PARISH, W.E., DOUGLAS, A.P., HOBBS, J.R.: Impaired IgA response in coeliac disease. Lancet **1971 I**, 1198

BECKER, V.: Pathomorphologie und Pathogenese der Malabsorption. Verh. dtsch. Ges. Path. **53**, 10 (1969).

BENSON, G.D., KOWLESSAR, O.D., SLEISENGER, M.H.: Adult celiac disease with emphasis upon response to the gluten-free diet. Medicine (Baltimore) **43**, 1 (1964).

BERTRAMS, J.: HLA-Antigene und Krankheitsempfänglichkeit. Dtsch. med. Wschr. **101**, 178 (1976)

BIEMPICA, L., TOCCALINO, H., O'DONNELL, J.C.: Cytochemical and ultrastructural studies of the intestinal mucosa of children with celiac disease. Amer. J. Path. **52**, 795 (1968).

BLECHER, T.E., BRZECHWA-AJDUKIEWICZ, A., McCARTHY, C.F., READ, A.E.: Serum immunoglobulins and lymphocyte transformation in coeliac disease. Gut **10**, 57 (1969).

BLUMGART, H.L.: Three fatal adult cases of malabsorption of fat with emaciation and anemia, and in two acidosis and tetany. Arch. intern. Med. **32**, 113 (1923).

BOLT, R.J., PARRISH, J.A., FRENCH, A.B., POLLARD, H.M.: Adult coeliac disease. Histologic results of long-term low gluten diet. Ann. intern. Med. **60**, 581 (1964).

BOOTH, C.C.: Pathophysiologie der Dünndarmresorption. Internist (Berl.) **7**, 197 (1966).

BOOTH, C.C.: Enterocyte in coeliac disease. Brit. med. J. **1970 III**, 725

BOOTH, C.C.: Enterocyte in coeliac disease. Brit. med. J. **1970 IV**, 14.

BOOTH, C.C.: Definition of adult coeliac disease. In: W.TH.J.M. HEKKENS, A.S. PENA (Edit.), Coeliac disease. Proceedings of the Second International Coeliac Symposium. Leiden: H.E. Stenfert Kroese B.V. 1974.

BOOTH, C.C., STEWART, J.S., HOLMES, R., BRACKENBURY, W.: Dissecting microscope appearances of intestinal mucosa. In: G.E.W. WOLSTENHOLME, M.P. CAMERON (edit.), Ciba Foundation Study Group No. 14: Intestinal biopsy, p. 2. London: Churchill 1962.

BREMER, H.J.: Die gluteninduzierte Enteropathie (Zöliakie) bei Kindern. Med. Klin. **64**, 519 (1969).

BROWN, I.L., FERGUSON, A., CARSWELL, F., HORNE, C.H., MacSWEEN, R.N.M.: Autoantibodies in children with coeliac disease. Clin. exp. Immunol. **13**, 373 (1973).

BRUNSER, O., REID, A., MÖNCKEBERG, F., MACCIONI, A., CONTRERAS, I.: Jejunal biopsies in infant malnutrition: with special reference to mitotic index. Pediatrics **38**, 605 (1966).

CAMERON, A.H., ASTLEY, R., HOLLOWELL, M., RAWSON, A.B., MILLER, C.G., FRENCH, J.M., HUBBLE, D.V.: Duodeno-jejunal biopsy in the investigation of children with coeliac disease. Quart. J. Med. **31**, 125 (1962).

CARTER, C., SHELDON, W., WALKER, C.: The inheritance of coeliac disease Ann. hum. Genet. **23**, 266 (1959).

CAVALLI, G., GASBARRINI, G.: Submikroskopisches Bild der Dünndarmzotten bei Resorptionsstörungen. Z. Gastroent. **6**, 335 (1964).

CELLE, G., DODERO, M., CHELI, R.: Aspects ultramicroscopiques de la muqueuse jejunale au cours de la malabsorption secondaire. Arch. Mal. Appar. dig. **53**, 1061 (1964).

CEPPELLINI, R., VAN ROOD, J.J.: The HL-A system. 1. Genetics and molecular biology. Sem. Hemat. **11**, 233 (1974).

CLEAVER, J.E.: Thymidine metabolism and cell kinetics. Amsterdam: North-Holland 1967.

COMFORT, M.W., WOLLAEGER, E.E., TAYLOR, A.B., POWER, M.H.: Nontropical sprue: observations on absorption and metabolism. Gastroenterology **23**, 155 (1953).

COOKE, W.T., ASQUITH, P.: Introduction und definition. Clinics in Gastroenterology **3**, 3 (1974).

COOKE, W.T., FONE, D.J., COX, E.V., MEYNELL, M.J., GADDIE, R.: Acute folic acid deficiency of unknown etiology: temperate sprue. Gut **4**, 292 (1963).

CORNELL, H.J.: Circulating antibodies to wheat gliadin fractions in coeliac disease. Arch. Dis. Childh. **49**, 454 (1974).

CRABBÈ, P.A., HEREMANS, J.F.: Selective IgA deficiency with steatorrhea. A new syndrome. Amer. J. Med. **42**, 319 (1967).

CREAMER, B.: Dynamics of the mucosa of the small intestine in idiopathic steatorrhoea. Gut **3**, 295 (1962).

CREAMER, B.: Paneth-cell function. Lancet **1967 I**, 304.

CREAMER, B., PINK, I.J.: Paneth-cell deficiency. Lancet **1967 I**, 304.

CURRAN, R.C., CREAMER, B.: Ultrastructural changes in some disorders of the small intestine associated with malabsorption. J. Path. Bact. (Edinb.) **86**, 1 (1963).

DAVIDSON, A.R.: Recurrent benign ileal ulcers occuring with the coeliac syndrome. Brit. med. J. **1969 III**, 341.

DAWSON, I.M.P.: The endocrine cells of the gastrointestinal tract. Histochem. J. **2**, 527 (1970).

DELLER, D.J., MURRELL, T.G.C., BLOWES, R.: Jejunal biopsy in malignant disease. Austr. Ann. Med. **16**, 236 (1967).

DEMLING, L.: Pathophysiologie und Klinik des Malabsorptions-Syndroms. Verh. dtsch. Ges. Path. **53**, 1 (1969).

DICKE, W.K.: Coeliac disease. Investigation of the harmful effects of certain types of cereal on patients with coeliac disease. Habilitationsschrift, Reichsuniversität Utrecht 1950.

DICKE, W.K., WEIJERS, H.A., VAN DE KAMER, J.H.: Coeliac disease. II. The presence in wheat of a factor having a deleterious effect in case of coeliac disease. Acta paediat. scand. **42**, 34 (1953).

DODERO, M., CANEPA, M., BUFFA, D., MICHETTI, P., CONCA, V. DE: Rilievi di patologia e di clinica nel malassorbimento. Pathologica **63**, 169 (1971).

DOE, W.F., BOOTH, C.C., BROWN, D.L.: Evidence for complement-binding immune complexes in adult coeliac disease, Crohn's diesease and ulcerative colitis. Lancet **1973 I**, 402.

DOE, W.F., HENRY, K., BOOTH, C.C.: Complement in coeliac disease. In: W.TH.J.M. HEKKENS, A.S. PENA (edit.), Coeliac disease. Proceedings of the Second International Symposium, p. 189. Leiden: H.E. Stenfert Kroese B.V. 1974.

DOE, W.F., HENRY, K., HOBBS, J.R., AVERY JONES, F., BOOTH, C.C.: Five cases of alpha chain disease. Gut **13**, 947 (1972).

EIDELMAN, S., PARKINS, R.A., RUBIN, C.E.: Abdominal lymphoma presenting as malabsorption. Medicine (Baltimore) **45**, 111 (1966).

EVANS, D.A.P.: Coeliac disease and HL-A 8. Lancet **1973 II**, 1096.

EVANS, D.J., PATEY, A.L.: Chemistry of wheat protiens and the nature of the damaging substances. Clinics in Gastroenterology **3**, 199 (1974).

EWE, K.: Die intestinale Calcium-Resorption und ihre Störungen, I. Teil. Physiologie der intestinalen Calcium-Resorption. Klin. Wschr. **52**, 57 (1974).

EWE, K.: Die intestinale Calcium-Resorption und ihre Störungen. II. Teil. Klinische Manifestationen gestörter Calcium-Resorption. Klin. Wschr. **52**, 64 (1974).

FAIRLEY, N.H., MACKIE, F.P.: The clinical and biochemical syndrome in lymphoadenoma and allied diseases involving the mesenteric glands. Brit. med. J. **1937 I**, 375.

FALCKUK, J.M., ROGENTINE, G.N., STROBER, W.: Predominance of histocompatibility antigen HL-A 8 in patients with gluten-sensitive enteropathy. J. clin. Invest. **51**, 1602 (1972).

FERGUSON, A.: Lymphocytes in coeliac disease. In: W.TH.J.M. HEKKENS, A.S. PENA (edit.), Coeliac disease. Proceeding of the Second International Coeliac Symposium, p. 265. Leiden: H.E. Steufert, Kroese, B.V. 1974.

FERGUSON, R., ASQUITH, P., COOKE, W.T.: The jejunal cellular infiltrate in coeliac disease complicated by lymphoma. Gut **15**, 458 (1974).

FERGUSON, A., MAXWELL, J.D., HUTTON, M.M., MURRAY, D.: Adult coeliac disease in hyposplenic patients. Lancet **1970 I**, 163.

FONE, D.J., COOKE, W.T., MEYNELL, M.J., BREWER, D.B., HARRIS, E.L., COX, E.V.: Jejunal biopsy in adult coeliac disease and allied disorders. Lancet **1960 I**, 933.

FRIC, P., LOJDA, Z.: Enzymes of the human jejunal mucosa. Acta gastro-ent. belg. **27**, 526 (1964).

GALEN, E.H.: Nontropical sprue: reversal of proximal jejunal lesion in a patient treated with a gluten free diet. Gastroenterology **34**, 465 (1962).

GALL, E.A., MALLORY, T.B.: Malignant lymphoma, a clinico-pathologic survey of 618 cases. Amer. J. Path. **18**, 381 (1942).

GARNER, A., BALL, J.: Quantitative observations on mineralized and unmineralized bone in chronic renal azotaemia and intestinal malabsorption syndrome. J. Path. Bact. (Edinb.) **91**, 545 (1966).

GEE, S.: On the coeliac affection. St. Bart. Hosp. Rep. **24**, 17 (1888).

GELFAND, M.D., HOWARD, S.P., HERSKOVIC, T.: Small intestine glutaminase deficiency in celiac disease. Amer. J. dig. Dis. **13**, 638 (1968).

GINSBERG, A.L.: Alterations in immunologic mechanisms in diseases of the gastrointestinal tract. Dig. Dis. **16**, 61 (1971).

GOLDEN, R.: The small intestine and diarrhoea. Amer. J. Roentgenol. **36**, 892 (1936).

GOSSMAN, H., HELMS, H.: Knochenveränderungen bei intestinalen Resorptionsstörungen. Dtsch. med. Wschr. **93**, 1219 (1968).

GOUGH, K.R., READ, A.E., NAISH, J.M.: Intestinal reticulosis as a complication of idiopathic steatorrhoea. Gut **3**, 232 (1962).

HAEMMERLI, U.P., AMMANN, R.: Malabsorptionssyndrom. Moderne Untersuchungsmethoden und Differentialdiagnose. Schweiz. med. Wschr. **93**, 1517 (1963).

HARRIS, O.D., COOKE, W.T., THOMPSON, H., WATERHOUSE, J.A.H.: Malignancy in adult coeliac disease and idiopathic steatorrhoea. Amer. J. Med. **42**, 899 (1967).

HARTMANN, R.S., BUTTERWORTH, C.E., JR., HARTMANN, R.E., CROSBY, W.H., SHIRAI, A.: An electron microscopic investigation of the jejunal epithelium in sprue. Gastroenterology **38**, 506 (1960).

HEKKENS, W.TH.J.M., VAN DEN AARSEN, C.J., GILLIAMS, J.P., LEMS-VAN KAN, PH., BOUMA-FRÖLICH, G.: α-gliadin structure and degradation. In: W.TH.J.M. HEKKENS, A.S. PENA (edit.), Coeliac disease. Proceedings of the Second International Symposium, p. 39. Leiden: H.E. Stenfert Kroese B.V. 1974.

HEKKENS, W.TH.J.M., PENA, A.S. (edit.): Coeliac Disease. Proceedings of the Second International Coeliac Symposium. Leiden: H.E. Stenfert Kroese B.V. 1974.

HEUBNER, O.: Über schwere Verdauungsinsuffizienz beim Kinde jenseits des Säuglingsalters. Jb. Kinderheilk. **70**, 667 (1909).

HOBBS, J.R., HEPNER, G.W.: Deficiency of IgM-globulin in coeliac disease. Lancet **1968 I**, 217.

HOBBS, J.R., HEPNER, E.W., DOUGLAS, A.P., CRABBÈ, P.A., JOHANNSSON, S.G.O.: Immunological mystery of coeliac disease. Lancet **1969 II**, 649.

HOLMES, R., HOURIHANE, D.O.B., BOOTH, C.C.: Dissecting-microscope appearances of jejunal biopsy specimens from patients with "idiopathic steatorrhoea". Lancet **1961 I**, 81.

HOLMES, R., HOURIHANE, D.O.B., BOOTH, C.C.: The mucosa of the small intestine. Postgrad. med. J. **37**, 717 (1961).

HOURIHANE, D.O.B.: The histology of intestinal biopsies. Proc. roy. Soc. Med. **56**, 1073 (1963).

HOURIHANE, D.O.B., WEIR, D.G.: Malignant celiac syndrome. Report of two cases with malabsorption and microscopic foci of intestinal lymphoma. Gastroenterology **59**, 130 (1970).

HUDE, C.: Aretaeus. In: Corpus Medicorum Graecorum auspiciis academiarum associatarum ediderunt Academiae Berolinensis Havniensis Lipsiensis. Lipsiae et Berolinini, MDMXXII.

HUNTINGTON, R.W., LARWOOD, T.E., ARMSTRONG, F., PALITZ, S., HANCE, D., MOSES, I.: Chronic malabsorption (steatorrhea. nontropical sprue) in an adolescent, with death from malgnant lymphoma, histiocytic type (reticulum cell sarcoma). Cancer (Philad.) **25**, 206 (1970).

IMMONEN, P.: Levels of serum immunoglobulins IgA, IgG, and IgM in the malabsorption syndrome in children. Ann. Paediat. Fenn. **13**, 115 (1967).

JARNUM, S., JENSEN, K.B., SØLTOFT, J., WESTERGAARD, H.: Protein loss and turnover of albumin IgG and IgM in adult coeliac disease. In: C.C. BOOTH, R.H. DOWLING (edit.), Coeliac disease, p. 163. Edinburgh: Churchill Livingstone 1970.

JEFFRIES, G.H., WESER, E., SLEISENGER, M.H.: Malabsorption syndromes. Gastroenterology **56**, 777 (1969).

JONES, R.W., TAYLOR, N.W., SENTI, F.R.: Electrophoresis and fractionation of wheat gluten. Arch. Biochem. Biophys. **84**, 363 (1959).

JOPLIN, G.F., MELVIN, K.E.W., HEPNER, G.W., NEALE, G., BORDIER, P.: Calcium metabolism and bone histology in adult celiac disease. Calcif. Tiss. Res. **2**, Suppl. 62 (1968).

JOS, J., FREZAL, J., REY, J., LAMY, M.: Etude histochimique de la muqueuse duodèno-jéjunale dans la maladie coeliaque. Pediat. Res. **1**, 27 (1967).

JUERGENS, J.S., SCHOLZ, D.A., WOLLAEGER, E.E.: Severe osteomalacia associated with occult steatorrhea due to non-tropical sprue: report of 5 cases. Arch. intern. Med. **98**, 774 (1956).

KASARDA, D.D., NIMMO, CH.C., BERNARDIN, J.E.: Structural aspects and genetic relationship of gliadins. In: W.TH.J.M. HEKKENS, A.S. PENA (edit.), Coeliac disease. Proceedings of the Second International Symposium, p. 25. Leiden: H.E. Stenfert Kroese B.V. 1974.

KENT, T.H.: Malabsorptions syndrome with malignant lymphoma. Arch. Path. **78**, 97 (1964).

KOCIAN, J.: Kalziumresorption bei Dünndarmkrankheiten. Z. Gastroent. **8**, 480 (1970).

KRAINICK, H.G., MOHN, G.: Weitere Untersuchungen über den schädlichen Weizenmehleffekt bei der Cöliakie 2. Die Wirkung der enzymatischen Abbauprodukte des Gliadin. Helv. paediat. Acta **14**, 124 (1959).

KUHLENCORDT, F.: Der Knochen bei gastrointestinalen Erkrankungen. In: H. BARTELHEIMER, N. HEISIG (Hrsg.), Aktuelle Gastroenterologie, S. 165. Stuttgart: Thieme 1968.

KUHLENCORDT, F., KRUSE, H.-P.: Intestinale Osteopathien. Verh. dtsch. Ges. Path. **58**, 144 (1974).

KUITUNEN, P.: Duodeno-jejunal histology in malabsorption syndrome in infants. Ann. Paediat. **12**, 101 (1966).

KUITUNEN, P., VISAKORPI, J.K., HALLMAN, N.: Histopathology of duodenal mucosa in malabsorption syndrome induced by cow's milk. Ann. paediat. (Basel) **205**, 54 (1965).

LANCASTER SMITH, M.J., BENSON, M.K., STRICHLAND, I.D.: Coeliac disease and diffuse intestitial lung disease. Lancet **1971 I**, 473.

LANCASTER-SMITH, M.J., KUMAR, J., CLARK, M.L.: Immunological phenomena following gluten challenge in the jejunum of patients with adult coeliac disease and dermatitis herpetiformis. In: W.TH.J.M. HEKKENS, A.S. PENA (edit.), Coeliac disease. Proceedings of the Second International Coeliac Symposium, p. 173. Leiden: H.E. Stenfert Kroese B.V. 1974.

LEWIN, K.: The Paneth cell in disease. Gut **10**, 804 (1969).

LINDBERG, T., NORDEN, A., JOSEFSSON, L.: Intestinal dipeptidases, dipeptidase acitvities in small intestinal biopsy specimens from a clinical material. Scand. J. Gastroent. **3**, 177 (1968).

LUDWIG, H., POLYMENIDIS, J., GRANDITSCH, G., WICK, G.: Association of HL-A 1 and HL-A 8 with childhood coeliac disease. J. Immun.-Forsch. **146**, 158 (1973).

MARSH, M.N.: The scanning electron microscope and its application to the investigation of intestinal structure. In: J. BADENOCH, B.N.CH. BROOKE (edit.), Recent advances in gastroenterology, 2nd ed. Edinburgh: Churchill Livingstone 1972.

MARSH, M.N., BROWN, A.C., SWIFT, J.A.: The surface ultrastructure of the small intestinal mucosa of normal control human subjects and of patients with untreated and treated coeliac disease using the scanning electron microscope. In: C.C. BOOTH, R.H. DOWLING (edit.), Coeliac disease, p. 26. London: Churchill Livingstone 1970.

MARSH, M.N., SWIFT, J.A.: A study of the small intestinal mucosa using the scanning electron microscope. Gut **10**, 940 (1969).

MATTHIENSEN, R.P., BRAUN, W.: Sojaprotein — ein „verborgenes Allergen". Dtsch. med. Wschr. **99**, 2175 (1974).

MCCARTHY, C.F., FRASER, I.D., EVANS, K.T., READ, A.E.: Lymphoreticular dysfunction in idiopathic steatorrhoea. Gut **7**, 140 (1966).

MCCARTHY, C.F., MYLOTTE, M.J.: Coeliac disease, a premalignant disease? J. Irish med. Ass. **65**, 241 (1972).

MCCARTHY, C.F., MYLOTTE, M., STEVENS, F., EGAN-MITCHELL, B., FOTTRELL, P.F., MCNICHOLL, B.: Family studies on coeliac disease in ireland. In: W.TH.J.M. HEKKENS, A.S.

PENA (edit.), Coeliac disease. Proceedings of the Second International Coeliac Symposium. Leiden: H.E. Stenfert Kroese B.V. 1974.

McCRAE, W.M.: Inheritance of coeliac disease. J. Med. Genet. **6**, 129 (1969).

McNEISH, A.S., ANDERSON, C.M.: The disorder in childhood. Clinics in Gastroenterology **3**, 127 (1974).

McNEISH, A.S., NELSON, R., MacINTOSH, P.: HL-A 1 and 8 in childhood coeliac disease. Lancet **1973 I**, 668.

MEEUWISSE, G.W.: Diagnostic criteria in coeliac disease (Round Table Discussion, European Society of Paediatric Gastroenterology). Acta paediat. scand. **59**, 461 (1970).

MIETENS, C., JOHANSSON, S.G.O., BENNICH, H.: Serumkonzentrationen der Immunglobuline bei Kindern im Verlaufe der Cöliakie unter besonderer Berücksichtigung von IgE. Klin. Wschr. **49**, 256 (1971).

MILHAUD, G., VESIN, P.: Hypocalciuria and calcium absorption (Letter to the editor). Lancet **1963 II**, 40.

MOSS, A.J., WATERHOUSE, C., TERRY, R.: Gluten-sensitive enteropathy with osteomalacia but without steatorrhea. New Engl. J. Med. **272**, 825 (1965).

MULDOWNEY, F.P.: Metabolic bone disease secondary to renal and intestinal disorders. Calif. Med. **110**, 397 (1969).

MUNCK, O.: Osteoporosis due to malabsorption of calcium responding favourable to large doses of vitamin D. Quart. J. Med. **33**, 209 (1964).

NASSIM, J.R., SAVILLE, P.D., COOK, P.B., MULLIGAN, L.: The effect of vitamin D and glutenfree diet in idiopathic steatorrhea. Quart. J. Med. **28**, 141 (1959).

NORDIN, B.E.C.: The pathogenesis of osteoporosis. Lancet **1961 I**, 1011.

NORDIN, B.E.C.: Effect of malabsorption syndrome on calcium metabolism. Proc. roy. Soc. Med. **54**, 497 (1961).

NÙNEZ-MONTIEL, O., BAUZÀ, C.A., BRUNSER, O., SEPÙLVEDA, H.: Ultrastructural variations of the jejunum in the malabsorption syndrome. Lab. Invest. **12**, 16 (1963).

OTTO, H.F.: Über Beobachtungen zum kompletten Paneth-Zell-Schwund bei idiopathischer Steatorrhoe. Beitr. Path. **143**, 378 (1971).

OTTO, H.F.: Interepitheliale Lymphozyten bei Enteropathien. Z. Gastroent. **3**, 173 (1972).

OTTO, H.F.: Zur funktionellen Bedeutung der intestinalen Paneth-Zellen. Dtsch. med. Wschr. **98**, 220 (1973).

OTTO, H.F., WALKE, A.: Über lympho-epitheliale Beziehungen bei Enteropathien. Virchows Arch. Abt. A Path. Anat. **355**, 85 (1972).

PADYKULA, H.A., STRAUSS, E.W., LADMAN, A.J., GARDNER, F.H.: A morphologic and histochemical analysis of the human jejunal epithelium in nontropical sprue. Gastroenterology **40**, 735 (1961).

PAULLEY, J.W.: Observations on the aetiology of idiopathic steatorrhoea jejunal and lymphnode biopsies. Brit. med. J. **1954 II**, 1318.

PINK, I.J., CREAMER, B.: Response to gluten-free diet of patients with the coeliac syndrome. Lancet **1967 I**, 300.

PITTMAN, F.E., PITTMAN, J.C.: A light and electron microscopic study of sigmoid colonic mucosa in adult celiac disease. Scand. J. Gastroent. **1**, 21 (1966).

PLOSSCOWE, R.P., BERG, G.G., SEGAL, H.L.: Enzyme histochemical studies of human gastric and jejunal biopsy specimens in normal and disease states. Amer. J. dig. Dis. **8**, 311 (1963).

POWELL, R.C., DEISS, W.P.: Symptomatic osteomalacia secondary to clinically occult causes. Ann. intern. Med. **54**, 1280 (1961).

RAMBAUD, J.C., BOGNEL, C., PROST, A., BURNIER, J.J., LeQUINTREC, Y., LAMBLING, A., DANON, F., HUREZ, D., SELIGMANN, M.: Clinico-pathological study of a patient with „Mediterranean" type of abdominal lymphoma and a new type of IgA abnormality ("alpha chain disease"). Digestion **1**, 321 (1968).

RAMOT, B.: Malabsorption due to lymphomatous disease. Ann. Rev. Med. **22**, 19 (1971).

RIECKEN, E.O.: Die normale Dünndarmschleimhaut und ihre Veränderungen bei einheimischer Sprue. Morphologische und histochemische Befunde. Dtsch. med. Wschr. **95**, 2295 (1970a).

RIECKEN, E.O.: Vergleichende bioptische Untersuchungen zur formalen Pathogenese der Dünndarmschleimhautveränderungen bei der einheimischen Sprue. I. Lupenmikroskopische, histologische, morphometrische und zellkinetische Befunde. Klin. Wschr. **48**, 1216 (1970b).

RIECKEN, E.O.: Enzymzytochemie der menschlichen Dünndarmschleimhaut unter normalen und pathologischen Bedingungen. Z. Gastroent. **13**, 210 (1975).

RIECKEN, E.O., MARTINI, G.A.: Die Klassifizierung pathologischer Dünndarmschleimhautbilder. Morphologie, Funktion und diagnostiche Bedeutung. Dtsch. med. Wschr. **98**, 998 (1973).

RIECKEN, E.O., STEWART, J.S., BOOTH, C.C., PEARSE, A.G.E.: A histochemical study on the role of lysosomal enzymes in idiopathic steatorrhoea before and during a gluten-free diet. Gut **7**, 317 (1966).

RIECKEN, E.O., STEWART, J.S., DOWLING, R.H.: Neuere Methoden in der Diagnostik intestinaler Störungen. Internist (Berl.) **7**, 209 (1966).

RÖSCH, W., FUCHS, H.: Diffuse lymphatische Hyperplasie, Lymphom und Pseudolymphom des Magen-Darm-Traktes. Dtsch. med. Wschr. **97**, 878 (1972).

ROOD, J.J. VAN: The anatomy and physiology of the HL-A system. In: W.TH.J.M. HEKKENS, A.S. PENA (edit.), Coeliac disease. Proceedings of the Second Coeliac Symposium, p. 207. Leiden: H.E. Stenfert Kroese B.V. 1974.

ROSECAN, M., TROUBAUCH, F.E., DANFORTH, W.H.: Agammaglobulinemia in adult. Amer. J. Med. **19**, 303 (1955).

ROSS, R.J., GIBB, S.P., HOFFMAN, D.E., STEFANYK, H.N., ALVAREZ, S.Z.: Systemic manifestations of gluten enteropathy (Symposium). Med. Clin. N. Amer. **50**, 515 (1966).

ROSSIPAL, E.: Die Bedeutung präzipitierender Antikörper gegen Kleberproteine in der Pathogenese der Coeliakie. Pädiat. Pädol. **7**, 253 (1972).

ROSSIPAL, E.: Precipitating antibodies and complement in coeliac disease. In: W.TH.J.M. HEKKENS, A.S. PENA (edit.), Coeliac disease. Proceedings of the Second International Symposium, p. 200. Leiden: H.E. Stenfert Kroese B.V. 1974.

RUBIN, C.E.: Malabsorption: celiac sprue. Ann. Rev. Med. **12**, 39 (1961).

RUBIN, C.E., BRANDBORG, L.L., PHELPS, P.C., TAYLOR, H.C., JR., MURRAY, C.V., STEMLER, R., HOWRY, C., VOLWILER, W.: Studies of celiac disease. II. The irreversibility of the proximal intestinal pathology in celiac disease. Gastroenterology **38**, 517 (1960).

RUBIN, C., EIDELMAN, S., WEINSTEIN, W.: Sprue by any other name. Gastroenterology **58**, 409 (1970).

RUBIN, W.: The epithelial "membrane" of the small intestine. Amer. J. clin. Nutr. **24**, 45 (1971).

RUBIN, W.: Celiac disease. Amer. J. clin. Nutr. **24**, 91 (1971).

RUBIN, W., ROSS, L.L., SLEISENGER, M.H., WESER, E.: An electron microscopic study of adult celiac disease. Lab. Invest. **15**, 1720 (1966).

SAMLOFF, I.M., DAVIS, J.S., SCHENK, E.A.: A clinical and histochemical study of celiac disease before and during a gluten-free diet. Gastroenterology **48**, 155 (1965).

SANFORD, J.P., FAVOUR, C.B., TRIBEMAN, M.S.: Absence of serum gamma globulin in adult. New Engl. J. Med. **250**, 1027 (1954).

SAVILAHTI, E.: Immunochemical study of the malabsorption syndrome with cow's milk intolerance. Gut **14**, 491 (1973).

SCHENK, E.A., SAMLOFF, I.M.: Clinical and morphologic changes following gluten administration to patients with treated celiac disease. Amer. J. Path. **52**, 579 (1968).

SCHENK, E.A., SAMLOFF, I.M., KLIPSTEIN, F.A.: Morphologic characteristics of jejunal biopsy in celiac disease and tropical sprue. Amer. J. Path. **47**, 765 (1965).

SEAH, P.P., FRY, L., HOFFBRAND, A.V., HOLBOROW, E.J.: Tissue antibodies in dermatitis herpetiformis and adult coeliac disease. Lancet **1971 I**, 834.

SEAH, P.P., FRY, L., ROSSITER, M.A., HOFFBRAND, A.V., HOLBOROW, E.J.: Antireticulin antibodies in childhood coeliac disease. Lancet **1971 II**, 681.

SEIFERT, G., DELLING, G.: Pathologie der Knochensystemerkrankungen. Zahnärztl. Prax. **24**, 63 (1973).

SHINER, M.: Coeliac disease, Histopathological findings in the small intestinal mucosa studied by peroral biopsy technique. Gut **1**, 48 (1960).

SHINER, M.: Feinstrukturelle Untersuchungen am Zottenepithel des Dünndarms. a) Die normale Feinstruktur, b) Feinstrukturelle Veränderungen bei der einheimischen Sprue (Cöliakie, idiopathische Steatorrhoe). Internist (Berl.) **7**, 217 (1966).

SHINER, M.: Ultrastructure of jejunal surface epithelium untreated idiopathic steatorrhea. Brit. med. Bull. **23**, 223 (1967).

SHINER, M.: A study of the ultrastructure of the human small intestinal mucosal epithelium in health and in idiopathic steatorrhoea. Israel J. med. Sci. **4**, 76 (1968).

SHINER, M.: Electron microscopy of jejunal mucosa. Clinics in Gastroenterology **3**, 33 (1974).

SHINER, M.: Cell distribution in the jejunal mucosa in coeliac disease. In: W.TH.J.M. HEKKENS, A.S. PENA (edit.), Coeliac disease. Proceedings of the Second International Coeliac Symposium, p. 121. Leiden: H.E. Stenfert Kroese B.V. 1974.

SHINER, M., BIRBECK, M.S.C.: The microvilli of the small intestinal surface epithelium in coeliac disease and in idiopathic steatorrhoea. Gut **2**, 277 (1961).

SHINER, M., SHMERLING, D.H.: The immunopathology of coeliac disease. Digestion **5**, 69 (1972).

SHMERLING, D.H., SHINER, M.: The response of the intestinal mucosa to the intraduodenal instillation of gluten in patients with coeliac disease. In: C.C. BOOTH, R.H. DOWLING (edit.), Coeliac disease, p. 64. Edinburgh: Churchill Livingstone 1970.

SHMERLING, D.H., LEISINGER, P., PRADER, A.: On the familial occurence of coeliac disease. Acta paediat. scand. **61**, 501 (1972).

SHREEVE, D.R., HORROCKS, P., MAINWARING, A.R.: Steatorrhoea and intra-abdominal lymphoma. Scand. J. Gastroent. **3**, 577 (1968).

SØLTOFT, J., WEEKE, B.: Immunoglobulins in serum and jejunal biopsies in non-tropical sprue. Acta med. scand. **186**, 459 (1969).

SPIRO, H.M., FILIPE, M.I., STEWART, J.S., BOOTH, C.C., PEARSE, A.G.E.: Functional histochemistry of the small bowel mucosa in malabsorptive syndromes. Gut **5**, 145 (1964).

STEWART, J.S.: Clinical and morphologic response to gluten withdrawal. Clinics in Gastroenterology **3**, 109 (1974).

STEWART, J.S., POLLOCK, D.J., HOFFBRAND, A.V., MOLLIN, D.L., BOOTH, C.C.: A study of proximal and distal intestinal structure and absorptive function in idiopathic steatorrhoea. Quart. J. Med. **36**, 425 (1967).

STOCKES, P.L., ASQUITH, P., HOLMES, G.K.T., MACINTOSH, P., COOKE, W.T.: Histocompatibility antigens associated with adult coeliac disease. Lancet **1972 II**, 162.

STROBER, W.: Introduction: HL-A in relation to coeliac disease. In: W.TH.J.M. HEKKENS, A.S. PENA (edit.), Coeliac disease. Proceedings of the Second International Coeliac Symposium, p. 203. Leiden: H.E. Stenfert Kroese B.V. 1974.

STUBER, J.L., WIEGMAN, H., CROSBY, I., GONZALEZ, G.: Ulcers of the colon and jejunum in celiac disease. Radiology **99**, 339 (1971).

THAYSEN, T.E.H.: Non-tropical sprue. A study of idiopathic steatorrhoea. London: Oxford University Press 1932.

THOMPSON, G.R., NEALE, G., WATTS, J.M., BOOTH, C.C.: Detection of vitamin D deficiency after partial gastrectomy. Lancet **1966 I**, 623.

THURLBECK, W.M., BENSON, J.A., JR., DUDLEY, H.R., JR.: The histopathologic changes of sprue and their significance. Amer. J. clin. Path. **34**, 108 (1960).

TONER, P.G., CARR, K.E., FERGUSON, A., MACKAY, C.: Scanning and transmission electron microscopic studies of human intestinal mucosa. Gut **11**, 471 (1970).

TOWNLEY, R.R.W., ANDERSON, CH.M.: Coeliac disease. A review. Ergebn. inn. Med. Kinderheilk., N.F. **26**, 1 (1967).

TOWNLEY, R.R.W., CASS, M.H., ANDERSON, CH.M.: Small intestinal mucosal patterns of coeliac disease and idiopathic steatorrhoea seen in other situations. Gut **5**, 51 (1964).

TRIER, J.S., BROWNING, TH.H.: Epithelial-cell renewal in cultured duodenal biopsies in celiac sprue. New Engl. J. Med. **283**, 1245 (1970).

TRIER, J.S., RUBIN, C.E.: Electron microscopy of the small intestine: a review. Gastroenterology **49**, 574 (1965).

TRUDEAU, W.L., McGUIGAN, J.E.: Immunoglobulin deficiency associated with gastrointestinal disease. Clin. Biochem. **4**, 2 (1971).

UEHLINGER, E.: Der Knochen bei gastrointestinalen Erkrankungen. In: H. BARTELHEIMER, N. HEISE (Hrsg.), Aktuelle Gastroenterologie, S. 149. Stuttgart: Thieme 1968.

VISAKORPI, J.K.: Definition of coeliac disease in children. In: W.TH.J.M. HEKKENS, A.S. PENA (edit.), Coeliac disease. Proceedings of the Second International Coeliac Symposium. Leiden: H.E. Stenfert Kroese B.V. 1974.

VOGEL, A.: Vergleichende Untersuchungen zur Morphologie der Dünndarmschleimhaut bei verschiedenen Formen des Malabsorptionssyndroms sowie bei anderen Erkrankungen im Kindesalter. Virchows Arch. Abt. A Path. Anat. 352, 226 (1971).

WALDMANN, T.A., SCHWAB, P.J.: IgG (7 S gamma globulin) metabolism in hypogammaglobulinemia: studies in patients with defective gamma globulin synthesis, gastrointestinal protein loss, or both. J. clin. Invest. 44, 1523 (1965).

WALKER-SMITH, J.: Dissecting microscope appearance of small bowel mucosa in children. Arch. Dis. Childh. 42, 626 (1967).

WATSON, A.J., WRIGHT, N.A.: Morphology and cell kinetics of the jejunal mucosa in untrated patients. Clinics in Gastroenterology 3, 11 (1974).

WEINSTEIN, W.M., SAUNDERS, D.R., TYTGAT, G.N., RUBIN, C.E.: Collagenous sprue—an unrecognised type of malabsorption. New Engl. J. Med. 283, 1297 (1970).

WELSH, J.D., ZSCHIESCHE, O.M., ANDERSON, J., WALKER, A.: Intestinal disaccharidase activity in celiac sprue (gluten-sensitive enteropathy). Arch. intern. Med. 123, 33 (1969).

WHITEHEAD, R.: Primary lymphadenopathy complicating idiopathic steatorrhoea. Gut 9, 569 (1968).

WHITEHEAD, R.: Mucosal biopsy of the gastrointestinal tract. In: Major problems in pathology, Vol. 3. London-Philadelphia-Toronto: W.B. Saunders Co. 1973.

WILLIGHAGEN, R.G.J.: Discussion. In: A.C. THACKRAY (edit.). The small intestine. A symposium of the 5th Congress of the International Academy of Pathology. Oxford 1965.

WOYCHIK, J.H., BOUNDY, J.A., DIMLER, R.J.: Starch-gel electrophoresis of wheat gluten proteins with concentrated urea. Arch. Biochem. Biophys. 94, 477 (1961).

WRIGHT, N.A., MORLEY, A.R., APPLETON, D.: Variation in the duration of mitosis in the crypts of Lieberkühn of the rat; a cytokinetic study using vincristine. Cell Tiss. Kinet. 5, 351 (1972).

WRIGHT, N.A., WATSON, A.J., APPLETON, D.R., MARKS, J.M., BELL, D.: Cytokinetic diversity in coeliac disease. Gut 14, 363 (1973c).

WRIGHT, N.A., WATSON, A., MORLEY, A., APPLETON, A., MARKS, J., DOUGLAS, A.: Cell kinetics in flat (avillous) mucosa of the human small intestine. Gut 14, 701 (1973a).

WRIGHT, N.A., WATSON, A., MORLEY, A., APPLETON, A., MARKS, J., DOUGLAS, A.: The cell cycle time in flat (avillous) mucosa of the human small intestine. Gut 14, 603 (1973b).

WRIGHT, N.A., WATSON, A., MORLEY, A., APPLETON, D., MARKS, J., DOUGLAS, A.: The measurement of cell production rates in the crypts of Lieberkühn. An experimental and clinical study. Virchows Arch. Abt. A Path. Anat. 364, 311 (1974).

WYSS, F., HALTER, F.: Zusammenhänge zwischen einheimischer Sprue und malignen Tumoren des Dünndarms. Klinische Demonstrationen. Praxis (Bern) 56, 506 (1967).

YARDLEY, J.H., BAYLESS, T.M., NORTEN, J.H., HENDRIX, T.R.: Celiac disease. A study of the jejunal epithelium before and after a gluten-free diet. New Engl. J. Med. 267, 1173 (1962).

Sekundäre Malabsorptions-Syndrome (Postoperative Malabsorptions-Syndrome, Entzündungen, Tumoren)

AMENT, M.E., SHIMODA, ST.S., SAUNDERS, D.R., RUBIN, C.E.: Pathogenesis of steatorrhea in three cases of small intestinal stasis syndrome. Gastroenterology 63, 728 (1972).

AUGUSTE, C., RIBET, M., GERRIN, F., LESCUT, J.: Le syndrome dit "de l'anse afférente". Mèchanisme. Diagnostic et traitement. Presse méd. 71, 1021 (1963).

BADENOCH, J.: The blind loop syndrome in the small intestine. In: A.C. THACKRAY, F. AVERY JONES (edit.), The small intestine. A symposium of the 5th Congr. of the International Academy of Pathology, p. 47. Oxford: Blackwell Scient. Publ. 1965.

BECK, K., OVERBECK, W., HELMS, M., HALLAUER, W., DOST, K.: Zur Problematik der Ernährung und Substitution nach subtotaler Dünndarmresektion. Beobachtungen an einem eigenen Fall. Chirurg 39, 130 (1968).

BECKER, V.: Pathomorphologie und Pathogenese der Malabsorption. Verh. dtsch. Ges. Path. 53, 10 (1969).

BEDINE, M.S., YARDLEY, J.H., ELLIOTT, H.L., BANWELL, J.G., HENDRIX, TH.R.: Intestinal involvement in Waldenström's macroglobulinemia. Gastroenterology 65, 308 (1973).

BEGEMANN, F.: Untersuchungen des Gallensäurestoffwechsels mit 4-^{14}C-Cholesterin beim Syndrom der blinden Schlinge. Klin. Wschr. 49, 808 (1971).

BEKER, S., GRASES, P.J., MERINO, F., ARENDS, T., GUEVARA, J.: Intestinal malabsorption in macroglobulinemia. Amer. J. dig. Dis. 16, 648 (1971).

BERARDI, R.S.: Carcinoid tumours of the colon (exclusive of the rectum). Review of the literature. Dis. Colon Rect. 15, 383 (1972).

BEST, C.N., COOKE, P.B.: Case of mesenteric reticulosarcoma associated with gluten-sensitive steatorrhoea. Brit. med. J. 1961 II, 496.

BISHOP, R.F.: Bacterial flora of the small intestine of dogs and rats with intestinal blind loops. Brit. J. exp. Path. 44, 189 (1963).

BLUM, A.L., KNOBLAUCH, M., KREJS, G.J., BRÄNDLI, H.H., AMMANN, R.: Durchfall und Gallensäuren. Dtsch. med. Wschr. 99, 300 (1974).

BOOTH, C.C.: The metabolic effects of intestinal resection in man. Postgrad. med. J. 37, 725 (1961).

BOOTH, C.C.: Pathophysiologie der Dünndarmresorption. Internist (Berl.) 7, 197 (1966).

BOOTH, C.C., EVANS, K.J., MENZIES, T., STREET, D.F.: Intestinal hypertrophy following partial resection of the small bowel in the rat. Brit. J. Surg. 46, 403 (1959).

BOOTH, C.C., TABAQCHALI, S., MOLLIN, D.L.: Comparison of stagnant-loop-syndrome with chronical tropical sprue. Amer. J. clin. Nutr. 21, 1097 (1968).

BRUNT, P.W., SIRCUS, W., MACLEAN, N.: Neoplasia and the coeliac syndrome in adults. Lancet 1969 I, 180.

BUSSEY, H.J.R.: Gastrointestinal polyposis. Gut 11, 970 (1970).

CABRERA, A., PAVA, S. DE LA, PICKREN, J.W.: Intestinal localization of Waldenström's disease. Arch. intern. Med. 114, 399 (1964).

CIHAK, R.J., KEYNES, W.M., SCHILLER, K.F.R.: Gluten-induced enteropathy and stangnant-loop-syndrome in the same patient. Ann. Surg. 169, 429 (1969).

COLOMBO, O.: Zur Prognose ausgedehnter Darmresektionen. Zbl. Chir. 89, 1185 (1964).

CROHN, B.B., YARNIS, H.: Regional ileitis, 2nd ed. New York-London: Grune & Stratton 1958.

DONALDSON, R.M.: Studies on the pathogenesis of the steatorrhea in blind loop syndrome. J. clin. Invest. 44, 1815 (1965).

DONALDSON, R.M.: Malabsorption in the blind loop syndrome. Gastroenterology 48, 388 (1968).

DONALDSON, R.M., CORRIGAN, H., NATSIOS, G.: Malabsorption of Co^{60}-Cyanocobalamin in rats with intestinal diverticula. II. Studies on the contents of the diverticula. Gastroenterology 43, 282 (1962).

DOWLING, R.H.: Compensatory changes in intestinal absorption. Brit. med. Bull. 23, 275 (1967).

DOWLING, R.H., BOOTH, C.C.: Structural and functional changes following small intestinal resection in the rat. Clin. Sci. 32, 139 (1967).

EIDELMAN, S., PARKINS, R.A., RUBIN, C.E.: Abdominal lymphoma presenting as malabsorption: A clinico-pathologic study of nine cases in Israel and a review of the literature. Medicine (Baltimore) 45, 111 (1966).

ELLIS, H., SMITH, A.D.M.: The blind-loop-syndrome. Monogr. surg. Sci. 4, 193 (1967).

GIANNELLA, R.A., ROUT, W.R., TOSKES, P.P.: Jejunal brush border injury and impaired sugar and amino acid uptake in the blind loop syndrome. Gastroenterology 67, 965 (1974).

GOLD, M.S., HERNANDEZ, M.H., WESER, E.: Effect of intestinal resection on incorporation of 14C-leucine into protein by rat intestinal slices. Clin. Res. 18, 37 (1970).

GOLDSTEIN, F., WIRTS, C.W., SALEN, G., MANDLE, R.J.: Diverticulosis of the small intestine. Amer. J. dig. Dis. 14, 170 (1969).

GOLDSTEIN, W.B., POKER, N.: Multiple myeloma involving the gastrointestinal tract. Gastroenterology **51**, 87 (1966).

GOUGH, K.R., READ, A.E., NAISH, J.M.: Intestinal reticulosis as a complication of idiopathic steatorrhoea. Gut **3**, 232 (1962).

GRACEY, M., PAPADIMITRIOU, J., BOWER, G.: Ultrastructural changes in the small intestines of rats with self-filling blind loops. Gastroenterology **67**, 646 (1974).

HAJDU, ST.I., WINAWER, S.J., MYERS, W.P.L.: Carcinoid tumors. A study of 204 cases. J. clin. Path. **61**, 521 (1974).

HARRIS, O.D., COOKE, W.T., THOMPSON, M., WATERHOUSE, J.A.H.: Malignancy in adult coeliac disease and idiopathic steatorrhoea. Amer. J. Med. **42**, 899 (1967).

HOLLENDER, L.F., KOHLER, J.J., KLEIN, A., BUR, F.: L'anse grêle anisopèristaltique ètude critique de 10 cas personnels et de 38 observations raportèes dans la littèrature mondiale. Ann. Chir. **26**, 11 (1972).

HUGHES, J.M.: Blind loop syndrome associated with growth retardation. Gastroenterology **67**, 338 (1974).

JEFFRIES, G.H., WESER, E., SLEISENGER, M.H.: Malabsorption. Gastroenterology **46**, 434 (1964).

JOHNSON, G.K., SOERGEL, K.H., HENSLEY, G.T., DODDS, W.J., HOGAN, W.J.: Cronkite-Canada syndrome: gastrointestinal pathophysiology and morphology. Gastroenterology **63**, 140 (1972).

JONES, E.A., CRAIGIE, A., TAVILL, A.S., FRANGLEN, G., ROSENOER, V.M.: Protein metabolism in the intestinal stagnant loop syndrome. Gut **9**, 466 (1968).

KENT, T.H.: Malabsorption syndrome with malignant lymphoma. Arch. Path. **78**, 97 (1964).

KHILNANI, M.T., KELLER, R.J., CUTTNER, J.: Macroglobulinemia and steatorrhea: roentgen and pathologic findings in the intestinal tract. Radiol. Clin. N. Amer. **7**, 43 (1969).

KIENINGER, G., KOSLOWSKI, L., SCHRADER, C.P., KONOLD, P., FEINE, U., REBHOLZ, E., OTTEN, G.: Jejuno-ilealer Bypass bei Fettsucht. Tierexperimentelle und klinische Untersuchungen zur Fettresorption. Langenbecks Arch. klin. Chir., Suppl. 277 (1972).

KIM, Y.S., SPRITZ, N., BLUM, M., TERZ, J., SHERLOCK, P.: The role of altered bile acid metabolism in the steatorrhorea of experimental blind loop. J. clin. Invest. **45**, 956 (1966).

KJAERHEIM, A., NYGAARD, K.: Fat absorption in rats with an intestinal blind segment. An electron microscopic study. Scand. J. Gastroent. **3**, 225 (1968).

KNAUER, M., SVOBODA, A.C.: Malabsorption and jejunal diverticulosis. Amer. J. Med. **44**, 606 (1968).

KOWLESSAR, O.D., LAW, D.H., SLEISENGER, M.H.: Malabsorption syndrome associated with carcinoid tumor. Amer. J. Med. **27**, 673 (1959).

KRAMER, C., DIETTRICH, H., HALM, M.: Beitrag zur Problematik der neurogenen Dünndarmtumoren. Zbl. Chir. **95**, 1198 (1970).

KRÖGER, W., MOLDENHAUER, W., KONRAD, H., SCHULTZ, J.: Das Leiomyosarkom des Duodenum. Dtsch. Z. Verdau.- u. Stoffwechselkr. **29**, 197 (1969).

LAISSUE, J., KUFFER, F., BÜRKI, H., HESS, M.W.: Morphological changes in the jejunum remnant 4 years after extendive small bowel resection in early childhood. Path. Microbiol. **33**, 234 (1969).

LÖHRS, U., WIEBECKE, B., CASTRUP, H.J.: Morphologische und autoradiographische Untersuchungen der Dünndarmschleimhaut von Ratten mit experimentell erzeugten Blindschlingen. Virchows Arch. Abt. A Path. Anat. **350**, 150 (1970).

MELMON, K.L., SJOERDSMA, A., OATES, J.A., LASTER, L.: Treatment of malabsorption and diarrhea of the carcinoid syndrome with methysergide. Gastroenterology **43**, 18 (1965).

MENGE, H., BLOCH, R., SCHAUMLÖFFEL, E., RIECKEN, E.O.: Transportstudien, morphologische, morphometrische und histochemische Untersuchungen zum Verhalten der Dünndarmschleimhaut im operativ ausgeschalteten Jejunalabschnitt der Ratte. Z. ges. exp. Med. **153**, 74 (1970).

NAKAYAMA, H., WESER, E.: Adaption of small bowel after intestinal resection: increase in the pentose phosphate pathway. Biochim. biophys. Acta (Amst.) **279**, 416 (1972).

NASH, D.T., BORIN, M.: Malabsorption in malignant carcinoid with normal 5-HIAA. N.Y. J. Med. **64**, 1128 (1964).

NORTHFIELD, T.C.: Intraluminal precipitatid of bile acids in stagnant loop syndrome. Brit. med. J. **1973**II, 743.

NOVIS, B.H., KING, H., BANK, S.: Kaposi's sarcoma presenting with diarrhea and protein-losing enteropathy. Gastroenterology **67**, 996 (1974).

NYGAARD, K.: Resection of the small intestine in rats. I. Nutritional status and adaptation of fat and protein absorption. Acta chir. scand. **132**, 731 (1966).

NYGAARD, K.: Resection of the small intestine in rats. II. Absorption of vitamin B 12 with special regard to adaption of absorption. Acta chir. scand. **132**, 743 (1966).

NYGAARD, K.: Resection of the small intestine in rats. III. Morphological changes in the intestinal tract. Acta chir. scand. **133**, 233 (1967).

OTTO, H.F.: Morbus Whipple. In: Gastroenterologie und Stoffwechsel, Bd. 9. Stuttgart: Thieme 1975.

PANISH, J.F.: Experimental blind loop steatorrhea. Gastroenterology **45**, 394 (1963).

PORUS, R.L.: Epithelial hyperplasia following massive small bowel resection in man. Gastroenterology **48**, 753 (1965).

RAPPAPORT, H., RAMOT, B., HULU, N., PARK, J.K.: The pathology of so-called Mediterranean abdominal lymphoma with malabsorption. Cancer (Philad.) **29**, 1502 (1972).

RICKHAM, P.P.: Massive small intestinal resection in newborn infants. Ann. roy. Coll. Surg. Engl. **41**, 480 (1967).

RICKHAM, P.P.: Ausgedehnte Dünndarmresektion bei Neugeborenen. Z. Kinderchir. **5**, Suppl. 2 (1968).

RIECKEN, E.O.: Die normale Dünndarmschleimhaut und ihre Veränderungen bei einheimischer Sprue. Morphologische und histochemische Befunde. Dtsch. med. Wschr. **95**, 2295 (1970).

RÖSCH, W., FUCHS, H.: Diffuse lymphatische Hyperplasie, Lymphom und Pseudolymphom des Magen-Darm-Traktes. Dtsch. med. Wschr. **97**, 878 (1972).

ROSENBERG, I.H., HARDISON, W.G., BULL, D.M.: Abnormal bile salt patterns and intestinal bacterial overgrowth associated with malabsorption. New Engl. J. Med. **276**, 1391 (1967).

SATEGNA-GUIDETTI, C., GUALA, G., PERA, A.: Considerazioni cliniche su di un caso di probabile lifoma mediterraneo. Minerva gastroent. (Torino) **18**, 79 (1972).

SCHJÖNSBY, H.: The in vivo uptake of vitamin B_{12} by intestinal bacteria in rats with jejunal blind loops. Scand. J. Gastroent. **7**, 455 (1972).

SCHMIDT, W.: Spätresultate nach ausgedehnten Darmresektionen bei Säuglingen und Kindern. Z. ärztl. Fortbild. (Jena) **60**, 40 (1966).

TABAQCHALI, S., BOOTH, C.C.: Jejunal bacterology and bile salt metabolism in patients with intestinal malabsorption. Lancet **1966**II, 12.

TABAQCHALI, S., BOOTH, C.C.: Relationship of the intestinal bacterial flora to absorption. Brit. med. Bull. **23**, 285 (1967).

TABAQCHALI, S., HATZIOANNEU, J., BOOTH, C.C.: Bile salt deconjugation and steatorrhea in patients with the stagnant loop syndrome. Lancet **1968**II, 15.

THACKRAY, A.C., AVERY JONES, F. (edit.): The small intestine. A symposium of the 5th Congr. of the International Academy of Pathology. Oxford: Blackwell Scient. Publ. 1965.

TOSKES, P.P., GIANNELLA, R.A., JERVIS, H.R., ROUT, W.R., TAKEUCHI, A.: Small intestinal mucosal injury in the experimental blind loop syndrome. Light- and electron-microscopic and histochemical studies. Gastroenterology **68**, 1193 (1975).

WERDEGAR, D., ADLER, H., WATLINGTON, C.: Enteric protein loss with hypoproteinemia in diffuse lymphosarcoma of the bowel. Ann. intern. Med. **59**, 207 (1963).

WESER, E.: Intestinal adaption to small bowel resection. Amer. J. clin. Nutr. **24**, 133 (1971).

WESER, E., HERNANDEZ, M.H.: Studies of small bowel adaptation after intestinal resection in the rat. Gastroenterology **60**, 69 (1971).

WHITEHEAD, R.: Primary lymphadenopathy complicating idiopathic steatorrhoea. Gut **9**, 569 (1968).

WILMORE, D.W., DUDRICK, ST.J., DALY, J.M., VARS, H.M.: The role of nutrition in the adaptation of the small intestine after massive resection. Surg. Gynec. Obstet. **132**, 673 (1971).

WILSON, F.A., DIETSCHY, J.M.: Differential diagnostic approach to clinical problems of malabsorption. Gastroenterology **61**, 911 (1971).

WUKETICH, ST.: Polytopes enteral-peritoneales Plasmocytom mit sogenannter atypischer Makroglobulinämie. Frankfurt. Z. Path. **77**, 282 (1967).

WUKETICH, ST.: Chylusstauung bei Makroglobulinämie Waldenström. Verh. dtsch. Ges. Path. **53**, 176 (1969).

Sekundäre Malabsorptions-Syndrome (Sklerodermie, Mastozytose, Psoriasis)

ABRAMS, H.L., CARNES, W.H., EATON, J.: Alimentary tract in disseminated scleroderma with emphasis on small bowel. Arch. intern. Med. **94**, 61 (1954).

AMMANN, R.: Celiac and celiac-like mucosal changes of the small intestine. Gastroenterologia (Basel) **103**, 295 (1965).

AMMANN, R., SPYCHER, CH.: Malabsorptionssyndrom bei generalisierter Mastozytose (Urticaria pigmentosa). Schweiz. med. Wschr. **102**, 213 (1972).

ARCILLA, R., BANDLER, M., MORTON, F., OLIVAR, A.: Case report: gastrointestinal scleroderma simulating chronic and acute intestinal obstruction. Gastroenterology **31**, 764 (1956).

ASBOE-HANSON, G.: Urticaria pigmentosa with generalized tissue mastocytosis and blood basophilia. Arch. Derm. **81**, 198 (1960).

BANK, S., MARKS, I.N.: Malabsorption in systemic mast cell disease. Gastroenterology **45**, 535 (1963).

BENDIXEN, G., JARNUM, S., OTTESEN, O., SCHMIDT, H., THOMSEN, K.: Gastrointestinal involvement in systemic scleroderma. Dermatologica (Basel) **137**, 26 (1968).

BERLIN, CH.: Urticaria pigmentosa as a systematic disease. Arch. Derm. Syph. (Chic.) **71**, 703 (1955).

BEVANS, M.: Pathology of scleroderma with special reference to the changes in the gastrointestinal tract. Amer. J. Path. **21**, 25 (1945).

BICKS, R.O., GOLDGRABER, M.B., KIRSNER, J.B.: Generalized scleroderma associated with chronic ulcerative colitis. Amer. J. Med. **24**, 447 (1958).

BLUEFARB, S.M., SALK, M.R.: Urticaria pigmentosa with bone lesions, gastrointestinal symptoms and splenomegaly. Arch. Derm. Syph. (Chic.) **70**, 376 (1954).

BLUESTONE, R., MACMAHON, M., DAWSON, J.M.: Systemic sclerosis and small bowel involvement. Gut **10**, 185 (1969).

BROGREN, N., DUNER, H., HAMRIN, B., PERNOW, B., THEANDER, G., WALDENSTRÖM, J.: Urticaria pigmentosa (mastocytosis). A study of nine cases with special reference to the excretion of histamine in urine. Acta med. scand. **163**, 223 (1959).

BROITMAN, S.A., MCCRAY, R.S., MAY, J.C., DEREN, J.J., ACKROYD, F., GOTTLIEB, L.S., MCDERMOTT, W., ZAMCHECK, N.: Mastocytosis and intestinal malabsorption. Amer. J. Med. **48**, 382 (1970).

DELUCA, V.A., SPIRO, H.M., THAYER, W.R.: Ulcerative colitis and scleroderma. Gastroenterology **49**, 433 (1965).

EDWARDS, D.A.W., LENNARD-JONES, J.E.: Diffuse systemic sclerosis presenting as infarcation of colon. Proc. roy. Soc. Med. **53**, 877 (1960).

ELLIS, J.M.: Urticaria pigmentosa. Arch. Path. **48**, 426 (1949).

FOX, B.: Lipofuscinosis of the gastrointestinal tract in man. J. clin. Path. **20**, 806 (1967).

GOETZ, R.H.: The pathology of progressive systemic sclerosis (generalized scleroderma): with special reference to changes in the viscera. Clin. Proc. **4**, 337 (1945).

GOLDGRABER, M.B., KIRSNER, J.B.: Scleroderma of the gastrointestinal tract. Arch. Path. **64**, 255 (1957).

HEINZ, E.R., STEINBERG, A.J., SACKNER, M.A.: Roentgenographic and pathologic aspects of intestinal scleroderma. Ann. intern. Med. **59**, 822 (1963).

HERRINGTON, J.L.: Scleroderma as a cause of small-bowel obstruction: successful treatment of a case by intestinal resection. Arch. Surg. **78**, 17 (1959).

HOEDE, N., MORSCHES, B., HOLZMANN, H.: Psoriasis — eine Allgemeinerkrankung. Internist (Berl.) **15**, 186 (1974).

HOLZMANN, H., HOEDE, N., MORSCHES, B.: Organbefunde bei Psoriasis. Dtsch. med. Wschr. **98**, 1535 (1973).

HOLZMANN, H., HOEDE, N., MORSCHES, B.: Organmanifestationen der Psoriasis-Krankheit. Med. Welt **24** (N.F.), 523 (1973).

HORNSTEIN, O.P.: Die Haut als Spiegel gastroenterologischer Erkrankungen. Fortbildungsk. prakt. Gastroent., Vol. 2, p. 52. Basel-München-New York: Karger 1970.

HORSWELL, R.R., HARGROVE, M.D., PEETE, W.P., RUFFIN, J.M.: Scleroderma presenting as the malabsorption syndrome: a case report. Gastroenterology **40**, 580 (1961).

HOSKINS, L.C., NORRIS, H.T., GOTTLIEB, L.S., ZAMCHECK, N.: Functional and morphologic alterations of the gastrointestinal tract in progressive systemic sclerosis (scleroderma). Amer. J. Med. **33**, 459 (1962).

JARNUM, ST., ZACHARIAE, H.: Mastocytosis (urticaria pigmentosa) of skin, stomach, and gut with malabsorption. Gut **8**, 64 (1967).

KEMP HARPER, R.A., JACKSON, D.C.: Progressive systemic sclerosis. Brit. J. Radiol. **38**, 825 (1965).

KOLÀR, J., STÀVA, Z., PITHA, F., GRUGOVÀ, B.: Röntgensymptome der gastrointestinalen Sklerodermie. Radiol. diagn. (Berl.) **13**, 85 (1972).

KORTING, G.W.: Haut und Verdauungstrakt aus heutiger Sicht. Internist (Berl.) **15**, 207 (1974).

LENEMAN, F., FIERST, S., GABRIEL, J.B., INGEGNO, A.P.: Progressive systemic sclerosis of the intestine presenting as malabsorption syndrome. Gastroenterology **42**, 175 (1962).

LEWINSON, J.D., KIRSNER, J.B.: Infiltrative diseases of the small bowel and malabsorption. Amer. J. dig. Dis. **15**, 741 (1970).

LUSHBAUGH, C.C., RUBIN, L., ROTHMAN, S.: Scleroderma of the intestinal tract: First report of a fatal case. Gastroenterology **11**, 382 (1948).

MARSHALL, I.: Collagen disease of the small bowel. New Engl. J. Med. **255**, 978 (1956).

MCBRIEN, D.J., MUMMERY, H.E.L.: Steatorrhea in progressive systemic sclerosis (scleroderma). Brit. med. J. **1962 II**, 1653.

MEIHOFF, W.E., HIRSCHFIELD, J.S., KERN, F.: Small intestinal scleroderma with malabsorption and pneumatosis cystoides intestinalis. Report of three cases. J. Amer. med. Ass. **204**, 854 (1968).

MOREL, P., HALLE, B., BERGOEND, H., GIDLECKI, Z., FARRIAUX, J.-P.: Diffuse cutaneous mastocytosis with systemic invasion. Report of one case. Sem. Hôp. (Paris) **50**, 1433 (1974).

MUTTER, R.D., TANNENBAUM, M., ULTMANN, J.E.: Systemic mast cell disease. Ann. intern. Med. **59**, 887 (1963).

NIKOLOFF, N.P., BRATANOWA, N.N.: Morphologische Veränderungen der Dünndarmschleimhaut bei Kranken mit digestiver Allergie. Allergie u. Asthma **12**, 86 (1966).

PAGEL, W., TREIP, C.S.: Viscero-cutaneous collagenosis: a study of the intermediate forms of dermatomyositis, scleroderma, and disseminated lupus erythematous. J. clin. Path. **8**, 1 (1955).

PEACHEY, R.D.G., CREAMER, B., PIERCE, J.W.: Sclerodermatous involvement of the stomach and the small and large bowel. Gut **10**, 285 (1969).

PFISTER, R.: Urticaria pigmentosa. Klinik und Verlauf. Fortschr. Med. **87**, 597 (1969).

PIPER, W.N., HELWIG, E.B.: Progressive systemic sclerosis: visceral manifestations in generalized scleroderma. Arch. Derm. **72**, 535 (1955).

POIRIER, T.J., RANKIN, G.B.: Gastrointestinal manifestations of progressive systemic scleroderma based on a review of 364 cases. Amer. J. Gastroent. **58**, 30 (1972).

PUGH, D.G., KAVALE, W.F., MARGULIS, H.: Scleroderma with involvement of the viscera: report of a case. Proc. Staff Meet. Mayo Clin. **20**, 410 (1945).

REMY, D.: Gewebsmastzellen und Mastzellen-Retikulose (funktionelle Zytologie und Klinik). Ergebn. inn. Med. Kinderheilk. **17**, 132 (1962).

RIDER, T.L., STEIN, A.A., ABBUHL, J.W.: Generalized mast cell disease and urticaria pigmentosa. Pediatrics **19**, 1023 (1957).

ROSENTHAL, F.D.: Small intestinal lesions with steatorrhea in diffuse systemic sclerosis (scleroderma). Gastroenterology **32**, 332 (1957).

ROSSON, R.S., YESNER, R.: Peroral duodenal biopsy in progressive systemic sclerosis. New Engl. J. Med. **272**, 391 (1965).

SALEN, G., GOLDSTEIN, F., WIRTS, C.W.: Malabsorption in intestinal scleroderma: relation to bacterial flora and treatment with antibiotics. Ann. intern. Med. **64**, 834 (1966).

SCHIRALDI, O., GRIMALDI, M., MARANO, M.: Studio istologico e funzionale del tenue in un caso di sclerodermia. Arch. ital. Mal. Appar. dig. **1**, 23 (1963).

SCUDAMORE, H.H., GREEN, P.A., HOFFMAN, H.N., ROSEVEAR, J.W., TAUXE, W.N.: Scleroderma (progressive systemic sclerosis) of the small intestine with malabsorption. Evaluation of intestinal absorption and pancreatic function. Amer. J. Gastroent. **49**, 193 (1968).

SKOUBY, A.P., TEILUM, G.: Progressive systemic sclerosis with dominating gastrointestinal disturbances. Acta med. scand. **137**, 111 (1950).

SOMMERVILLE, R.L., BARGEN, J.A., PUGH, D.G.: Scleroderma of the small intestine. Postgrad. Med. **26**, 356 (1959).

THEMANN, H., PRESTON, F.E., ROBERTS, D.M., KNUST, F.J.: Electron microscopic findings in the jejunal mucosa of patients with psoriasis. Arch. klin. exp. Derm. **238**, 323 (1970).

TOFFLER, A.H., HUKILL, P.B., SPIRO, H.M.: Brown-bowel syndrome. Ann. intern. Med. **58**, 872 (1963).

TREACY, W.L., BUNTING, W.L., GAMBILL, E.E., CODE, C.F.: Scleroderma presenting as obstruction of the small bowel. Proc. Staff. Meet. Mayo Clin. **37**, 607 (1962).

TUFFANELLI, D.L., WINKELMANN, R.K.: Systemic scleroderma: a clinical study of 727 cases. Arch. Derm. **84**, 359 (1961).

WALDMANN, T.A., WOCHNER, R.D., LASTER, L., GORDON, R.S., JR.: Allergic gastroenteropathy: a cause of excessive gastrointestinal protein loss. New Engl. J. Med. **276**, 761 (1967).

WILSON, F.A., DIETSCHY, J.M.: Differential diagnostic approach to clinical problems of malabsorption. Gastroenterology **61**, 911 (1971).

Sekundäre Malabsorptions-Syndrome (Endokrinopathien)

BARBEZAT, G.O., GROSSMAN, M.I.: Choleralike diarrhea induced by glucagon plus gastrin. Lancet **1971 I**, 1025.

BARBEZAT, G.O., GROSSMAN, M.I.: Intestinal secretion: stimulation by peptides. Science **174**, 422 (1971).

BERCHTHOLD, P., BOLLI, P., KEISER, G.: Mauriac-Syndrom und diabetische Enteropathie. Praxis **35**, 1108 (1969).

BERNIER, J.J., RAMBAUD, J.C., CATTAN, D.: Diarrhoea associated with medullary carcinoma of the thyroid. Gut **10**, 980 (1969).

BLOOM, S.R., POLAK, J.M., PEARSE, A.G.E.: Vasoactive intestinal peptide and watery-diarrhea syndrome. Lancet **1973 II**, 14.

BOOTH, C.C.: Pathophysiologie der Dünndarmresorption. Internist (Berl.) **7**, 197 (1966).

BRUNNER, F.P.: Diabetische Enteropathie. Schweiz. med. Wschr. **93**, 1191 (1963).

BURKHARDT, A.: Das Verner-Morrison-Syndrom. Klinik und pathologische Anatomie. Klin. Wschr. **54**, 1 (1976).

BURKHARDT, A., KAESS, H., MITSCHKE, H.: Diarrhoen und Inselzelltumor. Klinischer und morphologischer Bericht über 2 Beobachtungen. Klin. Wschr. **54**, 13 (1976).

BURKHARDT, A., MITSCHKE, H.: Zur pathologischen Anatomie des Verner-Morrison-Syndroms. Immunhistochemische, cytochemische und elektronenoptische Untersuchungen. Virchows Arch. Abt. A Path. Anat. **364**, 145 (1974).

CLASSEN, M., GAIL, K., BREINING, H., DEMLING, L.: Verner-Morrison-Syndrom (pankreatische Cholera WDHA-Syndrom). Klinischer Bericht über vier Fälle. Dtsch. med. Wschr. **97**, 277 (1972).

COUTURIER, D.: La gastroparèsie du diabètique. Journèes de diabètologie de l'Hotel-Dieu. 1970. Paris: Editions Medicales Flammarion 1970.

DREWES, V.M.: The small intestine in diabetes mellitus. Kopenhagen: Munksgard 1971.

DREWES, V.: Diabetic enteropathy, theoretical and clinical aspects. In: F.G. BELSER, E.R. FROESCH (Hrsg.), Diabetische Enteropathie, Hypoglykämien, S. 11. Bern-Stuttgart-Wien: Hans Huber 1974.

ELIAS, E., BLOOM, S.R., WELBOURN, R.B., KUZIO, M., POLAK, J.M., PEARSE, A.G.E., BOOTH, C.C., BROWN, J.C.: Pancreatic cholera due to production of gastric inhibitory polypeptide. Lancet 1972 II, 791.

FALK, W.: Beitrag zur Pathogenese und Klinik des Mauriac'schen Syndroms. Öst. Z. Kinderheilk. 7, 355 (1952).

FERRIS, J.A.J.: The intestinal mucosa in thyrotoxicosis: a light and electron microscopic assessment. Irish J. med. Sci. 141, 3 (1972).

GAIL, K., HADAM, W.: Durchfall bei Hyperthyreose. Dtsch. med. Wschr. 99, 1318 (1974).

GOLDSTEIN, F., WIRTS, C.W., KOWLESSAR, O.D.: Diabetic diarrhea and steatorrhea. Ann. intern. Med. 72, 215 (1970).

HELLESEN, C., FRIIS, TH., LARSEN, E., POCK-STEEN, O.CH.: Small intestinal histology, radiology and absorption in hyperthyroidism. Scand. J. Gastroent. 4, 169 (1969).

HOLDSWORTH, C.D., BESSER, G.M.: Influence of gastric emptying-rate and of insulin response on oral glucose tolerance in thyroid disease. Lancet 1968 II, 700.

HOLTERMÜLLER, K.H.: Diabetische Diarrhoe. Dtsch. med. Wschr. 100, 1017 (1975).

HOOFT, C., DEVOS, E., KRIEKEMANS, J., DAMME, J. VAN: Malabsorption and diabetes mellitus in children. Helv. paediat. Acta 23, 478 (1968).

ISAACS, P., WHITTAKER, S.M., TURNBERG, L.A.: Diarrhea associated with medullary carcinoma of the thyroid. Studies of intestinal function in a patient. Gastroenterology 67, 521 (1974).

ISENBERG, J.I., WALSH, J.H., GROSSMAN, M.I.: Zollinger-Ellison syndrome. Gastroenterology 65, 140 (1973).

KEYNES, W.M., TILL, A.S.: Medullary carcinoma of the thyroid gland. Quart. J. Med. 40, 443 (1971).

KUHLENCORDT, F., KRUSE, H.-P.: Intestinale Osteopathien. Verh. dtsch. Ges. Path. 58, 144 (1974).

LABHART, A., MÜLLER, J.: Physiologie. In: A. LABHART (Hrsg.), Klinik der inneren Sekretion, 2. Aufl. Berlin-Heidelberg-New York: Springer 1971.

MALINS, J.M., FRENCH, J.M.: Diabetic diarrhaea. Quart. J. Med. 36, 467 (1957).

MANSBACH, C.M., WILKINS, R.M., DOBBINS, W.O., TYOR, M.P.: Intestinal mucosal function and structure in the steatorrhoea of Zollinger-Ellison syndrome. Arch. intern. Med. 121, 487 (1968).

MARKS, I.N., BANK, S., LOVW, J.H.: Islet cell tumor of the pancreas with reversible watery diarrhea and achlorhydria. Gastroenterology 52, 695 (1967).

MATSUMOTO, K.K., PETER, J.B., SCHULTZE, R.G., HAKIM, A.A., FRANCK, P.T.: Watery diarrhea and hypokaliemia associated with pancreatic islet cell adenoma. Gastroenterology 50, 231 (1966).

MAURIAC, P.: Gros ventre, hepatomegalie, troubles de la croissance chez les infants diabetiques traites depuis plusieurs annees par l'insuline. Gaz. Sci. med. (Bordeaux) 51, 402 (1930).

MAYNARD, E.P., POINT, W.W.: Steatorrhea associated with ulcerogenic tumor of the pancreas. Amer. J. Med. 25, 456 (1958).

MCBRIEN, D.J., VAUGHAN JONES, R., CREAMER, B.: Steatorrhoea in Addison's disease. Lancet 1963 I, 25.

MCGUIGAN, J.E.: VIP and WDHA continued. Gastroenterology 60, 162 (1974).

MIDDLETON, W.R.J., THOMPSON, G.R.: The mechanism of steatorrhea in induced hyperthyreoidism in the rat. J. Lab. clin. Med. 74, 19 (1969).

MÖRCHEN, R., DAMSCHEN, G., OEHME, J.: Mauriac-Syndrom mit Zottenatrophie. Dtsch. med. Wschr. 99, 1446 (1974).

O'HIGGINS, J.J.: Medullary carcinoma of the thyroid. Brit. J. Hosp. Med. 9, 509 (1973).

PETRIDES, P.: Diabetische Enteropathie (aufgeforderte Diskussionsbemerkung). In: F.G. BELSER, E.R. FROESCH (Hrsg.), Diabetische Enteropathie, Hypoglykämien, S. 29. Bern-Stuttgart-Wien: Hans Huber 1974.

RIECKEN, E.O., TROJAN, H.J., SAUER, H., MARTINI, G.A.: Diabetische Enteropathie und glutensensitive Enteropathie bei Diabetes mellitus. Internist (Berl.) 10, 269 (1969).

SANZENBACHER, L.J., MEKHJIAN, H.S., KING, D.R., ZOLLINGER, R.M.: Studies on the potential role of secretin in the islet cell tumor diarrheogenic syndrome. Ann. Surg. 176, 394 (1972).

SCHOENEMANN, J., ZASTROW, R., HERZOG, K.H., PUTZKE, H.P.: Inselzelladenomatose mit therapierefraktärer Wasserdiarrhoe und Hypokaliämie (Verner-Morrison-Syndrom). Dtsch. Z. Verdau- u. Stoffwechselkr. **32**, 229 (1972).

SEELIG, H.P.: Gastrin. Inaktivierung und Aufbau. In: Gastroenterologie und Stoffwechsel, Bd. 1. Stuttgart: Thieme 1972.

SEIF, F.J., SADOWSKI, P., HENI, F., FISCHER, R., BLOOM, S.R., POLAK, J.M.: Das vasoaktive intestinale Polypeptid beim Verner-Morrison-Syndrom. Dtsch. med. Wschr. **100**, 399 (1975).

SHIMODA, S.S., SAUNDERS, D.R., RUBIN, C.E.: The Zollinger-Ellison syndrome with steatorrhea. The mechanisms of fat and vitamin B 12 malabsorption. Gastroenterology **55**, 705 (1968).

SINGLETON, J.W., KERN, F., WADDELL, W.R.: Diarrhea and pancreatic islet cell tumor: report of a case with a severe jejunal mucosal lesion. Gastroenterology **49**, 197 (1965).

SIURALA, M., JULKUNER, H., LAMBERG, B.A.: Gastrointestinal tract in hyperthyroidism before and after treatment. Scand. J. Gastroent. **1**, 79 (1966).

SODERLING, B.: Pankreatogene exzessive Lebervergrößerung bei Kindern. Mord. Med. **4**, 3001 (1939).

SUMMERSKILL, W.J.H.: Malabsorption and jejunal ulceration due to gastrig hypersecretion with pancreatic islet cell hyperplasia. Lancet **1959 I**, 120.

STOKER, D.J., WYNN, V.: Pancreatic islet cell tumour with watery diarrhoea and hypokaliaemia. Gut **11**, 911 (1970).

TETE, R., COLLARD, N.: Die diabetische Gastroparese und Gastroplegie. In: F.G. BELSER, E.R. FROESCH (Hrsg.), Diabetische Enteropathie, Hypoglykämien, S. 38. Bern-Stuttgart-Wien: Hans Huber 1974.

TRIER, J.S., MOXEY, P.C., FORDTRAN, J.S., MacDERMOTT, R.P.: Ectopic gastric mucosa in celiac sprue. Gastroenterology **65**, 712 (1973).

VERNER, J.V.: Clinical syndromes associated with non-insulin producing tumors of the pancreatic islets. In: L. DEMLING, R. OTTENJANN (edit.), Non-insulin-producing tumors of the pancreas, p. 165. Stuttgart: Thieme 1969.

VERNER, J.V., MORRISON, A.B.: Islet cell tumor and a syndrome of refractory watery diarrhea and hypokalemia. Amer. J. Med. **25**, 374 (1958).

VERNER, J.V., MORRISON, A.B.: Endocrine pancreatic islet disease with diarrhea. Report of a case due to hyperplasia of nonbeta islet tissue with a review of 54 additional cases. Arch. int. Med. **133**, 492 (1974).

VINNIK, I.E., KERN, F., JR., STRUTHERS, J.E., JR.: Malabsorption and the diarrhea of diabetes mellitus. Gastroenterology **43**, 507 (1962).

VISAKORPI, J.K., KUITUNEN, P., PELKONEN, P.: Intestinal malabsorption. A clinical study of 22 children over 2 years of age. Acta paediat. scand. **59**, 273 (1970).

WALKER-SMITH, J.A., GRIGOR, W.: Coeliac disease in a diabetic child. Lancet **1969 I**, 1021.

WERMER, P.: Genetic aspects of adenomatosis of endocrine glands. Amer. J. Med. **16**, 363 (1954).

WHALEN, G.E., SOERGEL, K.H., GEENEN, J.E.: Diabetic diarrhea. A clinical and pathophysiological study. Gastroenterology **56**, 1021 (1969).

WILLIAMS, E.D.: Diarrhoea and thyroid carcinoma. Proc. roy. Soc. Med. **59**, 602 (1966).

WINDORFER, A.: Das Syndrom Mauriac. Ergebn. inn. Med. Kinderheilk. **4**, 392 (1953).

WRIGHT, H.K., HERSH, T., FLOCH, M.H., WEINSTEIN, L.D.: Impaired intestinal absorption in the Zollinger-Ellison syndrome independent of gastric hypersecretion. Amer. J. Surg. **119**, 250 (1970).

ZOLLINGER, R.M., TOMPKINS, R.K., AMERSON, J.R., ENDAHL, G.L., KRAFT, A.R., MOORE, F.T.: Identification of the diarrhogenic hormone associated with non-beta islets cell tumors of the pancreas. Ann. Surg. **168**, 502 (1968).

Exsudative Gastroenteropathie

AMIRHAKIMI, G.-H., SAMLOFF, M., BRYSON, M.F., FORBES, G.B.: Intestinal lymphangiectasia. Metabolic studies. Amer. J. Dis. Childh. **117**, 178 (1969).

BANK, S., TREY, C., GANS, I., MARKS, I.N., GROLL, A.: Histoplasmosis of the small bowel with "giant" intestinal villi and secondary protein-losing enteropathy. Amer. J. Med. **39**, 492 (1965).

BARANDUN, S., KOBLET, H., AEBERSOLD, J.: Exsudative Enteropathie. Schweiz. med. Wschr. **93**, 1074 (1963).

BETTEX, M., NUSSLE, D., ECKMANN, L.: Aspects chirurgicaux des entèropathies avec dèperdition de protèines. Gastroenterologia (Basel) **98**, 76 (1962).

CITRIN, Y., STIRLING, J., HALSTED, A.: The mechanisms of hypoproteinemia associated with giant hypertrophy of the gastric mucosa. New Engl. J. Med. **257**, 906 (1957).

COLLIPP, P.J., DRAGUTSKY, D.: Serum proteins in infant stools. Another test for protein-losing enteropathy. N.Y.St. J. Med. **68**, 1965 (1968).

CRAVEN, C.E., GOLDMAN, A.S., LARSON, D.L., PATTERSON, M., HENDRICK, C.K.: Congenital chylous ascites: lymphangiopathic demonstration of obstruction of the cisterna chyli and chylous reflux into the peritoneal space and small intestine. J. Pediat. **70**, 340 (1967).

DAVIDSON, J.D., WALDMANN, T.A., GORDON, R.S., GOODMAN, D.S.: Protein-losing gastroenteropathy in congenitive heart failure. Lancet **1961I**, 899.

DAWSON, A.M.: Protein-losing gastroenteropathy Postgrad. med. J. **37**, 740 (1961).

DAWSON, A.M., WILLIAMS, R., WILLIAMS, H.S.: Faecal P.V.P. excretion in hypoalbuminaemia and gastrointestinal disease. Brit. med. J. **1961II**, 667.

DOBBINS, W.O.: Electron microscopic study of the intestinal mucosa in intestinal lymphangiectasia. Gastroenterology **51**, 1004 (1966).

DOXIADIS, TH., MANOUSOS, O.N.: Hypoalbuminemia due to small intestinal lymphangiectasia in a case of amebiasis with amebae in the peritoneal fluid. Amer. J. dig. Dis. **16**, 41 (1971).

EISNER, J.W., BRALOW, S.P.: Intestinal lymphangiectasia with immunoglobulin A deficiency. Amer. J. dig. Dis., N.S. **13**, 1055 (1968).

GAISSMAIER, U., BÜRKLE, G.: Über eine besondere Form der intestinalen Lymphangiektasie. Med. Welt **19** (N.F.), 2292 (1968).

GEORGALAS-PENESIS, M., DANESE, C.A., WASTELL, CH., KARK, E., DREILING, D.A.: Studies of the effects of blockade of intestinal lymphatics. II. Metabolic considerations. Amer. J. Gastroent. **58**, 15 (1972).

GOEBELL, H., DOMBROWSKI, H., SCHMITZ-MOORMANN, P., MARTINI, G.A.: Intestinales Eiweißverlustsyndrom bei malignem Melanom mit Beteiligung des Magen-Darmkanals. Internist (Berl.) **11**, 142 (1970).

GOLD, R.H., YOUKER, J.E.: Idiopathic intestinal lymphangiectasis (primary protein-losing enteropathy). Radiology **109**, 315 (1973).

GORDON, R.S.: Exsudative enteropathy. Abnormal permeability of the gastrointestinal tract demonstrable with labelled polyvinylpyrrolidone. Lancet **1959I**, 325.

GRACIA-ALVAREZ, J., REVERTE-CEJUDO, D., BERNALDO DE QUIROS-GONZALEZ, J., VALLE-JIMENEZ, A.: Intestinal lymphangiectasia. Report of a case with asymmetrical jaundice. Digestion **10**, 73 (1974).

GREENBERGER, N.J., TENNENBAUM, J.I., RUPPERT, R.D.: Proetein-losing enteropathy associated with gastrointestinal allergy. Amer. J. Med. **43**, 777 (1967).

GUSEK, W., DÖLLE, W., MARTINI, G.A.: Idiopathische familiäre Cardiomegalie mit intermittierendem Eiweißverlust in den Magen-Darm-Kanal. Dtsch. med. Wschr. **90**, 1751 (1965).

HAGIHARA, T.: An autopsy case of intestinal lymphangiectasis with protein-losing gastroenteropathy. J. Jap. Soc. intern. Med. **55**, 797 (1966).

HARGROVE, M.D., MATHEWS, W.R., MCINTYRE, P.A.: Intestinal lymphangiectasia with response to corticosteroids. Arch. intern. Med. **119**, 206 (1967).

HASEN, J., MUSTAPHA, T., SCHADLOW, A.R.: Protein-losing enteropathy caused by intestinal lymphangiectasia. N.Y. St. J. Med. **72**, 1862 (1972).

HEIZER, W.D., WARSHAW, A.L., EALDMANN, T.A., LASTER, L.: Protein-losing gastroenteropathy and malabsorption associated with factitious diarrhea. Ann. intern. Med. **68**, 839 (1968).

HERSKOVIC, T., WINAWER, S.J., GOLDSMITH, R., KLEIN, R., ZAMCHEK, N.: Hypoproteinemia in intestinal lymphangiectasia. Contribution of albumin "trapping" in the lymphedematous extremity. Pediatrics **40**, 345 (1967).

HOLMAN, H., NICKEL, W.F., SLEISENGER, H.: Hypoproteinemia antedating intestinal lesions, and possibly due to excessive serum protein loss into the intestine. Amer. J. Med. 27, 963 (1959).

HOLT, P.R.: Dietary treatment of protein loss in intestinal lymphangiectasia. Pediatrics 34, 629 (1964).

HUNTLEY, C.C., BOWERS, G.W.: Allergic protein-losing gastroenteropathy. Report of an unusual case. Sth. med. J. 63, 917 (1970).

JANUM, S.: Protein-Losing enteropathy. Oxford: Blackwell 1963.

JEFFRIES, G.H., CHAPMAN, A., SLEISENGER, M.H.: Low-fat diet in intestinal lymphangiectasia. Its effect on albumin metabolism. New Engl. J. Med. 266, 652 (1962).

JEFFRIES, G.H., HOLMAN, H.R., SLEISENGER, M.H.: Plasma proteins and the gastrointestinal tract. New Engl. J. Med. 226, 652 (1962).

KALIMA, T.V.: Experimental lymphatic obstruction in the ileum. Ann. Chir. Gynaec. Fenn. 59, 187 (1970).

KOBLET, H., VESIN, P., DIGGELMANN, H., BARANDUN, S.: Physiology and pathophysiology of plasma protein metabolism. Bern: Huber 1965.

LASTER, L., WALDMANN, T.A., FENSTER, L.F., SINGLETON, J.W.: Reversible enteric protein loss in Whipple's disease. Gastroenterology 42, 762 (1962).

MACHTEY, I., LEBENTHAL, E., LAOR, J., LEWITUS, Z.: On the problem of protein-losing enteropathy in rheumatoid arthritis and generalized sclerodermia. Digestion 5, 65 (1972).

MARTINI, G.A., DÖLLE, W., PETERSEN, F., TRESKE, U., STROHMEYER, G.: Die exsudative Enteropathie, ein polyätiologisches Syndrom. Internist (Berl.) 4, 197 (1963).

McDONAGH, TH.J., GUEFT, B., PYUN, K., ARIAS, I.M.: Hypoproteinemia, chylous ascites, steatorrhea, and protein-losing enteropathy due to chronic inflammatory obstruction of major intestinal lymph vessels. Gastroenterology 48, 642 (1965).

MISTILIS, S.P., SKYRING, A.P.: Intestinal lymphangiectasia. Therapeutic effect of lymph venous anastomosis. Amer. J. Med. 40, 634 (1966).

MISTILIS, S.P., SKYRING, A.P., STEPHEN, D.D.: Intestinal lymphangiectasia. Mechanism of enteric loss of plasma-protein and fat. Lancet 1965 I, 77.

MÜHRER, A.: Intestinale Lymphangiektasie bei exsudativer Enteropathie. Zbl. allg. Path. 114, 23 (1971).

MURRAY, M.: Structural changes in bovine ostertagiasis associated with increased permeability of the bowel wall to macromolecules. Gastroenterology 56, 763 (1969).

NUGENT, F.W., ROSS, J.R., HURXTHAL, L.M.: Intestinal lymphangiectasia. Gastroenterology 47, 536 (1964).

ORES, C.N., ORES, R.O., DENNING, C.R., BARKER, H.G.: Hypercatebolic hyperproteinemia with lymphangiectasia of the small bowel. J. Pediat. 69, 439 (1966).

PARFITT, A.M.: Familial neonatal hyperproteinemia with exsudative enteropathy and intestinal lymphangiectasia. Arch. Dis. Childh. 41, 54 (1966).

PARKINS, R.A.: Protein-losing enteropathy in the sprue syndrome. Lancet 1960 II, 1366.

PARTIN, J.C.: Hypercatebolic hypoproteineamia with lymphangiectasia. J. Pediat. 71, 447 (1967).

PATTERSON, M., ONG, H., DRAKE, A.: Protein-losing enteropathy; report of two new cases. Amer. J. med. Sci. 251, 563 (1966).

PELLER, P., SCHAUB, J., ZOBEL, H., BREMER, H.J.: Intestinale Lymphangiektasie. Dtsch. med. Wschr. 95, 1219 (1970).

PETERSEN, V.P., HASTRUP, J.: Protein-losing enteropathy in constrictive pericarditis. Acta med. scand. 173, 401 (1963).

POMERANTZ, M., WALDMANN, TH.A.: Systemic lymphatic abnormalities associated with gastrointestinal protein loss secondary to intestinal lymphangiectasia. Gastroenterology 45, 703 (1963).

RIVA, G.: Proteinverlierende Gastroenteropathien. Helv. med. Acta 29, 365 (1962).

ROSEN, F.S., SMITH, D.H., EARLE, R., JANEWAY, C.A., GITLIN, D.: The etiology of hypoproteinemia in a patient with congenital chylous ascites. Pediatrics 30, 696 (1962).

SCHWARZ, M., JARNUM, S.: Protein-losing gastroenteropathy. Dan. med. Bull. 8, 1 (1961).

SHILKEN, K.B., ZERMAN, B.J., BLACKWELL, J.B.: Lymphangiectatic cysts of the small bowel. J. Path. Bact. 96, 353 (1968).

STEFENELLI, N., WEWALKA, F., ZÄNGL, A., FISCHER, M., FRISCHAUF, H.: Enteraler Eiweißverlust bei Lymphangiopathie. Dtsch. med. Wschr. **90**, 874 (1965).
STROBER, W., WOCHNER, R.D., CARBONE, P.P., WALDMANN, T.A.: Intestinal lymphangiectasia: a protein-losing enteropathy with hypogammaglobulinemia, lymphocytopenia and
impaired homograft rejection. J. clin. Invest. **46**, 1643 (1967).
VESCIA, F.G., DAVIS, J.H.: Treatment of intestinal lymphangiectasia. Gastroenterology
48, 287 (1965).
WÄSSER, ST., BEYREISS, K., HIMMEL, D., WILLNOW, U., KELLER, E.: Exsudative Enteropathie
bei kongenitaler intestinaler Lymphangiektasie mit multiplen Skelettveränderungen. Acta
paediat. Acad. Sci. hung. **15**, 17 (1974).
WALDMANN, T.A.: Protein-losing enteropathy. Gastroenterology **50**, 422 (1966).
WALDMANN, T.A., MORELL, A.G., WOCHNER, R.D., STERNLIEB, I.: Quantitation of gastrointestinal protein loss with copper 67 — labelled ceruloplasmin. J. clin. Invest. **44**, 1107
(1965).
WALDMANN, T.A., STEINFELD, J.L., DUTCHER, T.F., DAVIDSON, J.D., GORDON, R.S., JR.:
The role of the gastrointestinal system in "idiopathic hypoproteinemia". Gastroenterology **41**, 197 (1961).
WALDMANN, T.A., WOCHNER, R.D., LASTER, L., GORDON, R.S., JR.: Allergic gastroenteropathy. A cause of excessive gastrointestinal protein loss. New Engl. J. Med. **276**, 761
(1967).
WALDMANN, T.A., WOCHNER, R.D., STROBER, W.: The role of the gastrointestinal tract
in plasma protein metabolism. Amer. J. Med. **46**, 275 (1969).
WEIDEN, P.L., BLAESE, R.M., STROBER, W., BLOCK, J.B., WALDMANN, T.A.: Impaired lymphocyte transformation in intestinal lymphangiectasia: evidence for at least two functio-
nally distinct lymphocyte populations in man. J. clin. Invest. **51**, 1319 (1972).
WELCH, C.S.: Metabolic studies on chronic ulcerative colitis. J. clin. Invest. **16**, 161 (1937).
WILKINSON, P., PINTO, B., SENIOR, J.R.: Reversible protein-losing enteropathy with intestinal
lymphangiectasia secondary to chronic constrictive pericarditis. New Engl. J. Med.
273, 1178 (1965).
YSSING, M., JENSEN, H., JARNUM, S.: Dietary treatment of protein-losing enteropathy.
Acta paediat. scand. **56**, 173 (1967).

Dermatitis herpetiformis

ALEXANDER, J.O'D.: Dermatitis herpetiformis. In: Major problems in dermatology, Vol. 4.
London-Philadelphia-Toronto: W.B. Saunders Comp. Ltd. 1975.
ANDERSSON, H., DOTEVALL, G., MOBACKEN, H.: Malignant mesenteric lymphoma in a patient
with dermatitis herpetiformis, hypochlorhydria, and small-bowel abnormalities. Scand.
J. Gastroent. **6**, 397 (1971).
BENDL, B.J., WILLIAMS, P.B.: Histopathological changes in the jejunal mucosa in dermatitis
herpetiformis. Canad. med. Ass. J. **98**, 575 (1968).
BROW, J.R., PARKER, F., WEINSTEIN, W.M., RUBIN, C.E.: The small intestinal mucosa
in dermatitis herpetiformis. 1. Severity and distribution of the small intestinal lesion
and associated malabsorption. Gastroenterology **60**, 355 (1971).
CORNBLEET, T.: Sulfoxone (Diasone) sodium for dermatitis herpetiformis. Arch. Derm.
Syph. (Chic.) **64**, 684 (1951).
ESTEVES, J., BRANDAO, F.N.: Au sujet de l'action des sulfamides et des sulfones dans
la maladie de Duhring. Trabalh. Soc. portug. dermatol. venerol. **8**, 209 (1950).
FRASER, N.G., MURRAY, D., ALEXANDER, J.O'D.: Structure and function of the small
intestine in dermatitis herpetiformis. Brit. J. Derm. **76**, 509 (1967).
FRY, L., KEIR, P., McMINN, R.M.H., CROWAN, J.D., HOFFBRAND, A.V.: Small-intestinal
structure and function and haematological changes in dermatitis herpetiformis. Lancet
1967 II, 729.
FRY, L., McMINN, R.M.H., COWAN, J.D., HOFFBRAND, A.V.: Effect of a gluten-free diet
on dermatological, intestinal and haematological manifestations of dermatitis herpetiformis. Lancet **1968 I**, 557.
FRY, L., McMINN, R.M.H., COWAN, J.D., HOFFBRAND, A.V.: Gluten-free diet and re-
introduction of gluten in dermatitis herpetiformis. Arch. Derm. **100**, 129 (1969).

FRY, L., SEAH, P.P., HOFFBRAND, A.V.: Dermatitis herpetiformis. Clinics in Gastroenterology 3, 145 (1974).

FRY, L., SEAH, P.P., MCMINN, R.M., HOFFBRAND, A.V.: Lymphocytic infiltration of epithelium in diagnosis of gluten-sensitive enteropathy. Brit. med. J. 1972III, 371.

FRY, L., SEAH, P.P., RICHES, D.J., HOFFBRAND, A.V.: Clearance of skin lesion in dermatitis herpetiformis after gluten withdrawal. Lancet 1973I, 288.

GEBBERS, J.-O., OTTO, H.F., MÜLLER-WIELAND, K.: Immunoblastisches Sarkom (sog. Retikulumzellsarkom) des Gastro-Intestinaltraktes bei Dermatitis herpetiformis Duhring. Fallbericht und Literaturübersicht. Dtsch. med. Wschr. 101, 1953 (1976).

GJONE, E.: Dermatitis herpetiformis, steatorrhoea and malignancy. Brit. med. J. 1970II, 510.

GRABER, W., LAISSUE, J., KREBS, A.: Bioptische und serologische Untersuchungen zur Enteropathie bei Dermatitis herpetiformis Duhring. Dermatologica (Basel) 142, 329 (1971).

HOBBS, J.R., HEPNER, G.W.: Deficiency of IgA-globulin in coeliac disease. Lancet 1968I, 217.

HORGAN, J.H.: Malignancy and Dermatitis. Brit. med. J. 1970I, 55.

KATZ, S.I., FALCHUK, Z.M., DAHL, M.V., ROGENTINE, G.N., STROBER, W.: HL-A 8: a genetic link between dermatitis herpetiformis and gluten-sensitive enteropathy. J. clin. Invest. 51, 2977 (1972).

KORTING, G.W.: Haut und Verdauungstrakt aus heutiger Sicht. Internist (Berl.) 15, 207 (1974).

LAGUENS, R., SCHAPOSNIK, F., ECHEVERRIA, R., CALAFELL, R., CONTI, A.: Fine structure of the small bowel in dermatitis herpetiformis. Virchows Arch. Abt. A Path. Anat. 352, 34 (1971).

LANCASTER-SMITH, M., KUMAR, P., MARKS, R., CLARK, M.L., DAWSON, A.M.: Jejunal mucosal immunglobulin-containing cells and jejunal fluid immunoglobulins in adult coeliac disease and dermatitis herpetiformis. Gut 15, 371 (1974).

MANSSON, T.: Malignant disease in dermatitis herpetiformis. Acta derm.-venereol. (Stockh.) 51, 379 (1971).

MARKS, J., SHUSTER, S., WATSON, A.J.: Small bowel changes in dermatitis herpetiformis. Lancet 1966II, 1280.

MARKS, R., WHITE, M.W., BEARD, R.J., ROBERTSON, W.B., GOLD, S.C.: Small bowel abnormalities in Dermatitis herpetiformis. Brit. med. J. 1968I, 552.

MARKS, R., WHITTLE, M.W.: Results of treatment of dermatitis herpetiformis with a gluten-free diet after one year. Brit. med. J. 1969II, 772.

PETIT, J.E., HOFFBRAND, A.V., SEAH, P.P., FRY, L.: Splenic atrophy in dermatitis herpetiformis. Brit. med. J. 1972II, 438.

SHUSTER, S., WATSON, A.J., MARKS, J.: Coeliac syndrome in dermatitis herpetiformis. Lancet 1968I, 1101.

SMITH, E.L.: The diagnosis of dermatitis herpetiformis. Trans. St.John's Hosp. Derm. Soc. 52, 176 (1966).

TONGREN, J.H.M. VAN, VAN DER STAAK, W.J.B.M., SCHILLINGS, P.H.M.: Small bowel changes in dermatitis herpetiformis. Dermatologica (Basel) 140, 231 (1967).

WATSON, A.J., WRIGHT, N.A.: Morphology and cell kinetics of the jejunal mucosa in untreated patients. Clinics in Gastroenterology 3, 11 (1974).

WEINSTEIN, W.M., BROW, J.R., PARKER, F., RUBIN, C.E.: The small intestinal mucosa in dermatitis herpetiformis. II. Relationship of the small intestinal lesion to gluten. Gastroenterology 60, 362 (1971).

WEINSTEIN, W.M., PIERCEY, J.R.A., DOSSETOR, J.B.: Dermatitis herpetiformis and celiac sprue. In: W. TH.J.M. HEKKENS, A.S. PENA (edit.), Coeliac disease. Proceedings of the Second International Coeliac Symposium, p. 361. Leiden: H.E. Steufert Kroese B.V. 1974.

Hypogammaglobulinämien, Bean's und „brown bowel"-Syndrom, Alkoholschäden, iatrogene Malabsorption

AJDUKIEWICZ, A.B., YOUNGS, G.R., BOUCHIER, I.A.D.: Nodular lymphoid hyperplasia with hypogammaglobulinaemia. Gut 13, 589 (1972).

ALLEN, G.E., HADDEN, D.R.: Congenital hypogammaglobulinemia with steatorrhea in two adult brothers. Brit. med. J. **1964 II**, 486.

AMENT, M.E., OCHS, H.D., DAVIS, ST.D.: Structure and function of the gastrointestinal tract in primary immunodeficiency syndromes. A study of 39 patients. Medicine (Baltimore) **52**, 227 (1973).

ANDERSON, K.E., FINLAYSON, N.D., DESCHNER, E.E.: Intractable malabsorption with a flat jejunal mucosa and selective IgA deficiency. A case report with immunological and autoradiographic studies. Gastroenterology **67**, 709 (1974).

BAUMAN, M.B., DiMASE, J.D., OSKI, F., SENIOR, J.R.: Brown bowel and skeletal myopathy associated with vitamin E depletion in pancreatic insufficiency. Gastroenterology **54**, 93 (1968).

BEAN, W.B.: Ophthalmoplegia, steatorrhea, phlebectasia and vascular lipomas. Arch. intern. Med. **98**, 284 (1956).

BURMAN, D.: The jejunal mucosa in kwashiorkor. Arch. Dis. Childh. **40**, 526 (1965).

CLARK, P.A., HARLAND, W.A.: Experimental malabsorption with jejunal atrophy induced by colchicine. Brit. J. exp. Path. **44**, 520 (1963).

CORDES, D.O., MOSHER, A.H.: Brown pigmentation (lipofuscinosis) of canine intestinal muscularis. J. Path. Bact. **92**, 197 (1966).

CRABBÈ, P.A., HEREMANS, J.F.: Lack of A-immunoglobulin in serum of patients with steatorrhoea. Gut **7**, 119 (1966).

CRABBÈ, P.A., HEREMANS, J.F.: Selective IgA deficiency with steatorrhea. Amer. J. Med. **42**, 319 (1967).

DINOSO, V.P., MESHKINPOUR, H., LORBER, ST.H.: Gastric mucosal morphology and faecal blood loss. Gut **14**, 289 (1973).

DOBBINS, W.O., HERRERO, B.A., MANSBACH, C.M.: Morphologic alterations associated with neomycin induced malabsorption. Amer. J. med. Sci. **255**, 63 (1968).

EDER, M.: Experimentelle Untersuchungen über Schädigungen der Darmschleimhaut. Verh. dtsch. Ges. Path. **49**, 330 (1965).

EDER, M.: Zellerneuerung im Magen-Darm-Trakt. Verh. dtsch. Ges. Path. **50**, 75 (1966).

EDER, M.: Die Bedeutung des „Turnover" von Epithelersatz und -differenzierung für die Orthologie und Pathologie der Dünndarmfunktion. Verh. dtsch. Ges. Path. **53**, 45 (1969).

EDER, M., ROSTOCK, H., VOGEL, G.: Die Wirkung von Folsäureantagonisten (Methotrexate) auf die Regeneration der Darmschleimhaut. Virchows Arch. path. Anat. **341**, 164 (1966).

Fox, B.: Lipofuscinosis of the gastrointestinal tract in man. J. clin. Path. **20**, 806 (1967).

GITLIN, D., GROSS, P.A.M., JANEWAY, C.A.: The gamma globulins and their clinical significance. II. Hypogammaglobulinaemia. New Engl. J. Med. **260**, 72 (1959).

HALSTED, C.H., GRIGGES, R.C., HARRIS, I.W.: The effect of alcoholism on the absorption of folic acid (H^3-PAG) evaluated by plasma levels and urine excretion. J. Lab. clin. Med. **69**, 116 (1967).

HERMANS, P.E., HUIZENGA, K.A., HOFFMAN, H.N., BROWN, A.L., MARKOWITZ, H.: Dysgammaglobulinemia associated with nodular lymphoid hyperplasia of the small intestine. Amer. J. Med. **40**, 78 (1966).

HESS, M.W.: Lymphatischer Apparat, insbesondere Thymus, in der Pathogenese der Defektimmunopathien. In: Handbuch der allgemeinen Pathologie, Bd. VII/3: Immunreaktionen. Berlin-Heidelberg-New York: Springer 1970.

JACOBSON, E.D., PRIOR, J.T., FALOON, W.W.: Malabsorptive syndrome induced by neomycin: morphologic alterations in the jejunal mucosa. J. Lab. clin. Med. **56**, 245 (1960).

JOHNSON, B.L., GOLDBERG, L.S., POPS, M.A., WEINER, M.: Clinical and immunological studies in a case of nodular lymphoid hyperplasia of the small bowel. Gastroenterology **61**, 369 (1971).

JOHNSON, R.L., VAN ARSDEL, P.P., TOBE, A.D., CHING, Y.: Adult hypogammaglobulinemia with malabsorption and iron deficiency anemia. Amer. J. Med. **43**, 935 (1967).

KEUSCH, G.T., TRONCALE, F.J., PLAUT, A.G.: Neomycin-induced malabsorption in a tropical population. Gastroenterology **58**, 197 (1970).

KNOLLE, J., BOLTE, J.P., HOPF, U., OLBERMANN, M., MEYER ZUM BÜSCHENFELDE, K.H.: Malabsorptionssyndrom bei erworbener Agammaglobulinämie und selektivem IgA-Mangel mit zirkulierenden B-Lymphozyten. Z. Gastroent. **13**, 387 (1975).

Kürzinger, R.: Einige Bemerkungen zur Alkoholverträglichkeit bei Magen- und Darmerkrankungen. Ber. ges. inn. Med. **7**, 100 (1970).

Lindenbaum, I., Lieber, C.S.: Alcohol-induced malabsorption of vitamin B_{12} in man. Nature (Lond.) **224**, 806 (1969).

Linscher, W.G., Patterson, I.F., Moore, E.W., Clermont, R.J., Robins, S.J., Chalmers, Th.C.: Medium and long chain fat absorption in patients with cirrhosis. J. clin. Invest. **45**, 1317 (1966).

McCarthy, C.F., Austad, W.I., Read, A.E.A.: Hypogammaglobulinemia and steatorrhea. Amer. J. dig. Dis. **11**, 945 (1965).

McPherson, J.R., Shorter, R.G.: Intestinal lesions associated with Triparanol. A clinical and experimental study. Amer. J. dig. Dis. **10**, 1024 (1965).

McPherson, J.R., Summerskill, W.H.J.: An acute malabsorption syndrom with reversible mucosal atrophy. Gastroenterology **44**, 900 (1963).

Mezey, E., Jow, E., Slavin, R.E., Tobon, F.: Pancreatic function and intestinal absorption in chronic alcoholism. Gastroenterology **59**, 657 (1970).

Millington, P.F.: Studies on the effects of aminopterin on the crypts of Lieberkühn in rats. Z. Zellforsch. **65**, 607 (1965).

Millington, P.F., Finean, J.B., Forbes, O.C., Frazer, A.C.: Studies of the effects of aminopterin on the small intestine of rats. I. The morphological changes following a single dose of aminopterin. Exp. Cell Res. **28**, 162 (1962a).

Millington, P.F., Forbes, O.C., Finean, J.B., Frazer, A.C.: Studies of the effect of aminopterin on the small intestine of rats. II. Fat absorption defects following a single intramuscular injection. Exp. Cell Res. **28**, 179 (1962b).

Otto, H.F.: Veränderungen des Dünndarmepithels bei experimenteller Hemmung der Cholesterinbiopsynthese durch Triparanol. Licht- und elektronenmikroskopische Befunde. Zbl. allg. Path. **115**, 588 (1972).

Penny, R.: Nodular lymphoid hyperplasia of the small intestine and hypogammaglobulinemia. Gastroenterology **56**, 982 (1969).

Riecken, E.O., Bloch, R., Menge, H.: Small intestinal mucosal lesion in the rat due to Triparanol. In: Modern gastroenterology. VIIIth Intern. Congress of Gastroenterology, 1968, Prague. Stuttgart-New York: F.K. Schattauer, 1969.

Riecken, E.O., Rosenbaum, R., Bloch, R., Menge, H., Ritt, E., Aslan, M., Dölle, W.: Tierexperimentelle Untersuchungen zur Frage der Spezifität der Dünndarmschleimhautveränderungen bei der einheimischen Sprue. Klin. Wschr. **47**, 202 (1969).

Robinson, J.W.L.: Experimental intestinal malabsorption states and their relation to clinical syndromes. Klin. Wschr. **50**, 173 (1972).

Rogers, A.I., Vloedman, A.D., Bloom, E.C., Kalser, M.H.: Neomycin-induced steatorrhea. A preliminary report of the in vitro hydrolysis of a long-chain unsaturated fat. J. Amer. med. Ass. **197**, 185 (1966).

Roggin, G.M., Iber, F.L., Kater, R.M.H.: Malabsorption in the chronic alcoholic. Johns Hopk. med. J. **125**, 321 (1969).

Rubin, E., Rybak, B.J., Lindenbaum, J., Gerson, Ch.D., Walker, G., Lieber, Ch.S.: Ultrastructural changes in the small intestine induced by ethanol. Gastroenterology **63**, 801 (1972).

Rybak, B.J.: Electron microscopic studies of intestinal lesion. I. Aminopterin-induced lesions in mice. Gastroenterology **42**, 306 (1962).

Schmidt-Wilcke, H.A., Martini, G.A.: Akute und chronische Alkoholschäden im Bereich des Gastrointestinaltraktes. Dtsch. med. Wschr. **100**, 700 (1975).

Sell, St.: Immunological deficiency diseases. Arch. Path. **86**, 95 (1968).

Sherman, J.D., Banas, J.S., Edwards, T.L., MacMahon, H.E., Patterson, J.F.: A syndrome of diarrhea, thymoma, and hypogammaglobulinemia. Gastroenterology **51**, 681 (1966).

Small, M., Longarin, A., Zamchek, N.: Disturbances of digestive physiology following acute drinking episodes in "skidrow" alcoholics. Amer. J. Med. **27**, 575 (1959).

South, A.M.: IgA in neonatal immunity. Ann. N.Y. Acad. Sci. **176**, 40 (1971).

Sun, D.C.H., Albacete, R.A., Chen, I.K.: Malabsorption studies in cirrhosis of the liver. Arch. intern. Med. **119**, 567 (1967).

TOFFLER, A.H., HUKILL, P.B., SPIRO, H.M.: Brown-bowel syndrome. Ann. intern. Med. **58**, 872 (1963).

TOMASULO, P.A., KATER, R.M.H., IBER, T.L.: Impairement of thiamine absorption in alcoholism. Amer. J. clin. Nutr. **21**, 1341 (1968).

TRIER, J.S.: Morphologic alterations induced by methotrexate in the mucosa of human proximal intestine. I. Serial observations by light microscopy. Gastroenterology **42**, 295 (1962).

TRIER, J.S.: Morphologic alterations induced by methotrexate in the mucosa of human proximal intestine. II. Electron microscopic observations. Gastroenterology **43**, 407 (1962).

WILLIAMS, A.W.: Light- and electron-microscope studies of the effects of 4-aminopteroylglutamic acid (aminopterin) on the mucous membrane of the small intestine of the rat. Gut **2**, 346 (1961).

WILLIAMS, A.W.: Experimental production of altered jejunal mucosa. J. Path. Bact. **85**, 467 (1963).

Dünndarmbiopsie

AKARAWONG, K., HAMMOND, J.B.: Conservative treatment of perforation and bile peritonitis after peroral jejunal biopsy. Amer. J. dig. Dis. **12**, 1181 (1967).

AMENT, M.E., RUBIN, C.E.: An infant multipurpose biopsy tube. Gastroenterology **65**, 205 (1973).

ASHWORTH, C.T., CHEARS, W.C.: Follow-up of intestinal biopsy in nontropical sprue after gluten-free diet and remission. Fed. Proc. **21**, 880 (1962).

ASTALDI, G.: Histologic observations in normal and pathologic jejunal biopsy specimens. Acta anat., Suppl. 56=1 ad **73**, 40 (1969).

ASTALDI, G., CRANDINI, U., POGGI, C., STROSSELLI, E.: Intestinal biopsy in acute hepatitis. Amer. J. dig. Dis. **9**, 237 (1964).

ASTALDI, G., STROSSELLI, E.: Biopsy of the normal intestine. Amer. J. dig. Dis. **5**, 175 (1960).

BAKER, S.J., HUGHES, A.: Multiple-retrieving small-intestinal biopsy tube. Lancet **1960 II**, 686.

BAKER, S.J., IGNATIUS, M., MATHAN, V.I., VAISH, S.K., CHACKO, C.C.: Intestinal biopsy in tropical sprue. In: G.E.W. WOLSTENHOLME, M.P. CAMERON (edit.), Intestinal biopsy. Ciba Foundation Study Group No. 14, p. 84. London: J. & A. Churchill Ltd. 1962.

BANWELL, J.G., HUTT, M.S.R., TUNNICLIFFE, R.: Observations on jejunal biopsy in Ugandan Africans. E. Afr. med. J. **41**, 46 (1964).

BASSEN, F.A., KORNZWEIG, A.L.: Malformation of the erythrocytes in a case of atypical retinitis pigmentosa. Blood **5**, 381 (1950).

BECKER, V.: Pathomorphologie und Pathogenese der Malabsorption. Verh. dtsch. Ges. Path. **53**, 10 (1969).

BECKER, V.: Morphologische Dünndarmdiagnostik. Med. Welt, N.F. **21**, 1803 (1970).

BOHLMANN, H.-G., THIEDE, H., ROSENSTIEL, K., HERDEMERTEN, S., PANITZ, D., TACKMANN, W.: A-β-lipoproteinämie bei drei Geschwistern. Dtsch. med. Wschr. **97**, 892 (1972).

BOLT, R.J.: Methods of small-bowel biopsy. J. Amer. med. Ass. **188**, 40 (1964).

BOOTH, C.C., STEWART, J.S., HOLMES, R., BRACKENBURY, W.: Dissecting microscope appearances of intestinal mucosa. In: G.E.W. WOLSTENHOLME, M.P. CAMERON (edit.), Intestinal biopsy. Ciba Foundation Study Group No. 14, p. 2. London: J. & A. Churchill Ltd. 1962.

BRANDBORG, L.L., RUBIN, C.E., QUINTON, W.E.: A multipurpose instrument for suction biopsy of the esophagus, stomach, small bowel and colon. Gastroenterology **37**, 1 (1959).

BRZECHWA-AJDUKIEWICZ, A., MCCARTHY, C.F., AUSTAD, W., CORNES, J., HARRISON, W.J., READ, A.E.A.: Carcinoma, villous atrophy, and steatorrhoea. Gut **7**, 572 (1966).

BURHOL, P.G., MYREN, T.: Jejunal biopsy findings in healthy young men. Scand. J. Gastroent. **3**, 346 (1968).

CHELI, R., DODERO, M., CELLE, G.: On the histology and histopathology of the jejunal mucosa obtained by biopsy. Observations and critical analysis. Gastroenterologia (Basel) **102**, 111 (1964).

CHOUDHURY, D.C.R., NICHOLSON, G.I., COOKE, W.T.: Simple capsule for multiple intestinal biopsy specimens. Lancet **1964 II**, 185.

CLASSEN, M., KOCH, H.: Perorale Dünndarmbiopsie. Modifikation und Vereinfachung der Technik. Dtsch. med. Wschr. **93**, 2203 (1968).

COCCO, A.E., DOHRMANN, M.J., HENDRIX, TH.R.: Reconstruction of normal jejunal biopsies: threedimensional histology. Gastroenterology **51**, 24 (1966).

COUGARD, A., CHAMLIAN, A., MONGES, H.: Les aspects de la muqueuse de l'intestin grêle observés a la loupe binoculaire. Ann. Gastroent. Hépat. **7**, 479 (1971).

COX, A.G.: An unusual complication of peroral biopsy of the small intestine. Brit. J. Surg. **49**, 606 (1962).

CREAMER, B.: Malignancy and the small intestinal mucosa. Brit. med. J. **1964 II**, 1435.

CROSBY, W.H., KUGLER, H.W.: Intraluminal biopsy of the small intestine: the intestinal biopsy capsule. Amer. J. dig. Dis., N.S. **2**, 236 (1957).

DEMLING, L.: Pathophysiologie und Klinik des Malbsorptions-Syndroms. Verh. dtsch. Ges. Path. **53**, 1 (1969).

DEMLING, L., BECKER, V., CLASSEN, M.: Examinations of the mucosa of the small intestine with scanning electron microscope. Digestion **2**, 51 (1969).

DOBBINS, W.O., TIER, J.S., PARKINS, R.A., MACDONALD, W.C., WAYS, P., BARETT, B., RUBIN, C.E.: A warning regarding the dangers of hydraulic biopsy in gastrointestinal research. Gastroenterology **45**, 335 (1963).

DONIACH, I., SHINER, M.: Duodenal and jejunal biopsies. II. Histology. Gastroenterology **33**, 71 (1957).

DUNNILL, M.S., WHITEHEAD, R.: A method for the quantitation of small intestinal biopsy specimens. J. clin. Path. **25**, 243 (1972).

DYMOCK, I.W., GRAY, B.: Staining method for the examination of the small intestinal villous pattern in necropsy material. J. clin. Path. **21**, 748 (1968).

EDER, M.: Zellerneuerung im Magen-Darm-Trakt. Verh. dtsch. Ges. Path. **50**, 75 (1966).

EMONS, D., ROTTHAUWE, H.W.: Dünndarm-Biopsie im Kindesalter: Technik, Komplikationen, Bedeutung für die Diagnose intestinaler Erkrankungen. Klin. Wschr. **49**, 695 (1971).

FLICK, A.L., QUINTON, W.E., RUBIN, C.E.: A peroral hydraulic biopsy tube for multiple sampling at any level of the gastrointestinal tract. Gastroenterology **40**, 120 (1961).

FRY, L., MCMINN, R.M.H.: Morphology and functional cytology of the small intestinal mucosa in malabsorptive disorders and other diseases. J. clin. Path. **19**, 260 (1966).

GREEN, P.A., HIGGINS, J.A., BROWN, A.L., HOFFMAN, H.N., SOMMERVILLE, R.L.: Amyloidosis: Appraisal of intubation biopsy of the small intestine in diagnosis. Gastroenterology **41**, 452 (1961).

GRÜTTNER, R., LÜCKING, TH.: Moderne Aspekte in der Diagnostik der Coeliakie. Mschr. Kinderheilk. **119**, 41 (1971).

HENNING, N., SCHÜTZ, E., HEINKEL, K., ZEITLER, G., KHADEM, R.: Die Dünndarmbiopsie bei verschiedenen Darmkrankheiten. Ergebnisse bioptisch-morphologischer Untersuchungen bei 189 Fällen. Z. Gastroent. **3**, 223 (1965).

HOLMES, R., HOURIHANE, D.O.B., BOOTH, C.C.: Dissecting-microscope appearances of jejunal biopsy specimens from patients with "idiopathic steatorrhoea". Lancet **1961 I**, 81.

JEFFRIES, G.H., WESER, E., SLEISENGER, M.H.: Malabsorption. Gastroenterology **46**, 434 (1964).

JOHNSON, R.L., ARSDEL, P.P. VAN, TOBE, A.D., CHING, Y.: Adult hypogammaglobulinemia with malabsorption and iron deficiency anemia. Amer. J. Med. **43**, 935 (1967).

JOS, J., REY, J., FRÉZAL, J., NÉZELOF, C., LAMY, M.: La biopsie intestinal chez l'enfant. Arch. franç. Pédiat. **24**, 1159 (1967).

KOCH, H., DEYHLE, P., RÖSCH, W., CLASSEN, M.: Die Biopsie des Magen-Darmkanals. Internist (Berl.) **11**, 359 (1970).

KOCIANOVÁ, J., MARATKA, Z., KUDRMANN, J., VESIN, S.: Biopsie des Duodenums. Z. Gastroent. **8**, 418 (1970).

LAGUENS, R., SCHAPOSNIK, F., ECHEVERRIA, R., CALAFELL, R., CONTI, A.: Fine structure of the small bowel in dermatitis herpetiformis. Virchows Arch. Abt. A Path. Anat. **352**, 34 (1971).

LATHAM, S.: Further modifications in the children's jejunal biopsy capsule. Brit. med. J. **1969 II**, 243.

LOEHRY, C.A., CREAMER, B.: Post-mortem study of small-intestinal mucosa. Brit. med. J. **1966 I**, 827.

MADANAGOPALAN, N., SHINER, M., ROWE, B.: Measurements of small intestinal mucosa obtained by peroral biopsy. Amer. J. Med. **38**, 42 (1965).

MAINGUET, P., BUTZLER, J.P., STERNOU, J.: Septicemia following peroral biopsy of the small intestine. Endoscopy **6**, 35 (1974).

MARATKA, Z., SETKA, J.: Einfache Methode zur Magen- und Darmbiopsie. Gastroenterologia (Basel) **102**, 369 (1964).

MARIN, G.A., CLARK, M.L., SENIOR, J.R.: Duodenal perforation without abdominal pain during peroral biopsy with the Baker-Hughes tube. Amer. J. dig. Dis. **13**, 584 (1968).

MARKS, J., SHUSTER, S., WATSON, A.J.: Small bowel changes in dermatitis herpetiformis. Lancet **1966 II**, 1280.

MARKS, J., WHITE, M.W., BEARD, R.J., ROBERTSON, W.B., GOLD, S.C.: Small bowel abnormalities in dermatitis herpetiformis. Brit. med. J. **1968 I**, 552.

McDONALD, W.G.: Perforation and hemorrhage after gastrointestinal mucosal biopsy in a child. Gastroenterology **51**, 390 (1966).

McNEISH, A.S.: Jejunal biopsy in infants and underweight children. Arch. Dis. Childh. **42**, 623 (1967).

McPHERSON, J.R.: Jejunal biopsy in the diagnosis of malabsorption syndromes. Dis. Colon Rect. **8**, 425 (1965).

McPHERSON, J.R.: Jejunal biopsy. Med. Clin. N. Amer. **54**, 851 (1970).

MEIHOFF, W.E., HIRSCHFIELD, J.S., KERN, F., JR.: Small intestinal scleroderma with malabsorption and pneumatosis cystoides intestinalis. Report of three cases. J. Amer. med. Ass. **204**, 854 (1968).

MIDDLETON, P.H., JONES, E.W., FIELDING, J.F.: Intramural hematoma of the duodenum complicating peroral intestinal biopsy with a Crosby capsule. Gastroenterology **63**, 869 (1972).

MILLINGTON, P.F., CRITCHLEY, D.R., TOVELL, P.W.A., PEARSON, R.: Scanning electron microscopy of intestinal microvilli. J. Micr. (Oxford) **89**, 339 (1969).

MONGES, H., LAFFARGUE, P., CHAMLIAN, A., COUGARD, A.: Muqueuse de l'intestin grele normale et pathologique prélevée par biopsie perorale. Etude par la loupe binoculaire. Presse méd. **79**, 2553 (1971).

MULLINGER, M., WOOD, B.J., KILMAN, M.R.: Intramural hematoma of the duodenum: and unusual complication of small intestinal biopsy. J. Pediat. **78**, 323 (1971).

OTTENJANN, R.: Die perorale Dünndarmbiopsie. Technik und diagnostische Bedeutung. Münch. med. Wschr. **108**, 31 (1966).

PADYKULA, H.A., STRAUSS, E.W., LADMAN, A.J., GARDNER, F.H.: A morphologic and histochemical analysis of the human jejunal epithelium in non-tropical sprue. Gastroenterology **40**, 735 (1961).

PARTIN, J.C., SCHUBERT, W.K.: Precautionary note on the use of an intestinal-biopsy capsule in infants and emaciated children. New Engl. J. Med. **274**, 94 (1966).

PAULLEY, J.W.: Observations on the aetiology of idiopathic steatorrhoea jejunal and lymphnode biopsies. Brit. med. J. **1954 II**, 1318.

PERERA, D.R., WEINSTEIN, W.M., RUBIN, C.E.: Small intestinal biopsy. Hum. Path. **6**, 157 (1975).

PETTY, A.M., WENGER, J.: Bacteremia following peroral biopsy of the small intestine. Gastroenterology **59**, 140 (1970).

PITTMAN, F.E.: Primary malabsorption following extreme attempts to lose weight. Gut **7**, 154 (1966).

RIECKEN, E.O.: Die normale Dünndarmschleimhaut und ihre Veränderungen bei einheimischer Sprue. Morphologische und histochemische Befunde. Dtsch. med. Wschr. **95**, 2295 (1970a).

RIECKEN, E.O.: Vergleichende bioptische Untersuchungen zur formalen Pathogenese der Dünndarmschleimhautveränderungen bei der einheimischen Sprue. I. Lupenmikroskopische, histologische, morphometrische und zellkinetische Befunde. Klin. Wschr. **48**, 1216 (1970b).

RIECKEN, E.O., MARTINI, G.A.: Die Klassifizierung pathologischer Dünndarmschleimhautbilder. Morphologie, Funktion und diagnostische Bedeutung. Dtsch. med. Wschr. **98**, 998 (1973).

ROSS, J.R., MOORE, V.A.: Small intestinal biopsy capsule utilizing hydrostatic and suction principles. Gastroenterology **40**, 113 (1961).

ROYER, M., CROXATTO, O., BIEMPICA, L., MORRISON, A.J.B.: Biopsia duodenal por aspiracion bajo control radioscopico. Pren. méd. argent. **42**, 2515 (1955).

RUBIN, C.E., BRANDBORG, L.L., FLICK, A.L., MACDONALD, W.C., PARKINS, R.A., PARMENTIER, CH.M., PHELPS, P.D., SRIBHIBHADH, S., TRIER, J.S.: Biopsy studies on the pathogenesis of coeliac sprue. In: G.E.W. WOLSTENHOLME, M.P. CAMERON (edit.), Intestinal biopsy. Ciba Foundation Study Group No. 14, p. 67. London: J. & A. Churchill Ltd. 1962.

RUBIN, C.E., BRANDBORG, L.L., PHELPS, P.D., TAYLOR, H.C., MURRAY, C.V., STEINLER, R., HOWRY, C., VOLWILER, W.: Studies of coeliac disease. II. Gastroenterology **38**, 517 (1960).

RUBIN, C.E., DOBBINS, W.O., III: Peroral biopsy of the small intestine: A review of its diagnostic usefulness. Gastroenterology **49**, 676 (1965).

RUBIN, C.E., EIDELMAN, S., WEINSTEIN, W.M.: Sprue by any other name. Gastroenterology **58**, 409 (1970).

SALEM, S.N., TRUELOVE, S.C., RICHARDS, W.C.D.: Small intestinal and gastric abnormalities in ulcerative colitis. Brit. med. J. **1964 II**, 1435.

SCHENK, E.A., SAMLOFF, I.M., KLIPSTEIN, F.A.: Pathogenesis of jejunal mucosal alterations: synechia formation. Amer. J. Path. **50**, 523 (1967).

SCHENK, J.: Morphometrische Untersuchungen an der Jejunalschleimhaut. Beitr. Path. **144**, 80 (1971).

SCHUMACHER, M.: Darstellung der Dünndarmzotten am Obduktionsgut. Zbl. allg. Path. **112**, 579 (1969).

SCOTT, G.B., WILLIAMS, M.J., CLARK, C.G.: Comparison of jejunal musosa in postgastrectomy states, idiopathic steatorrhea and controls using the dissecting microscope and conventional histological methods. Gut **5**, 553 (1964).

SHINER, M.: Duodenal biopsy. Lancet **1956 II**, 17.

SHINER, M.: Duodenal and jejunal biopsies. I. A discussion of the method, its difficulties and applications. Gastroenterology **33**, 64 (1957).

SHINER, M.: Small intestinal biopsy: diagnostic and research value. Symposion on disorders of the small intestine. Proc. roy. Soc. Med. **52**, 10 (1959).

SHINER, M.: Problems in interpretation of intestinal mucosal biopsies. J. Amer. med. Ass. **188**, 45 (1964).

SHINER, M.: Feinstrukturelle Untersuchungen am Zottenepithel des menschlichen Dünndarms. a) Die normale Feinstruktur, b) Feinstrukturelle Veränderungen bei der einheimischen Sprue (Cöliakie, idiopathische Steatorrhoe). Internist (Berl.) **7**, 217 (1966).

SHINER, M.: Ultrastructure of jejunal surface epithelium in untreated idiopathic steatorrhoea. Brit. med. Bull. **23**, 223 (1967).

SHINER, M., DONIACH, I.: Histopathologic studies in steatorrhea. Gastroenterology **38**, 419 (1960).

SHEEHY, T.W.: Intestinal biopsy. Lancet **1964 I**, 959.

SHEEHY, T.W., FLOCH, M.H.: The small intestine: Its function and diseases. New York: Hoeber Medical Division, Harper & Row Publishers Inc. 1964.

SHMERLING, D.H.: Die Saugbiopsie des Dünndarms bei Säuglingen und Kindern. Schweiz. med. Wschr. **98**, 295 (1968).

SHWACHMAN, H., KHAW, K.-T., ANTONOWICZ, I.: Peroral intestinal biopsy. Pediatrics **43**, 460 (1969).

SPRINZ, H., SRIBHIBHADH, R., GANGAROSA, E.J., BENYAJATI, C., KUNDEL, D., HALSTEAD, S.: Biopsy of small bowel of Thai people: With special reference to recovery from

Asiatic cholera and to an intestinal malabsorption syndrome. Amer. J. clin. Path. **38**, 43 (1962).

STEFENELLI, N.: Technik und klinische Bedeutung der Dünndar-Saugbiopsie. Wien. klin. Wschr. **77**, 64 (1965).

STEFENELLI, N.: Leistungsfähigkeit und Grenzen der Diagnostik durch Dünndarm-Saugbiopsie. Dtsch. med. Wschr. **90**, 2159 (1965).

STEWART, J.S., POLLOCK, D.J., HOFFBRAND, A.V., MOLLIN, D.L., BOOTH, C.C.: A study of proximal and distal intestinal structure and absorptive function in idiopathic steatorrhoea. Quart. J. Med. **36**, 425 (1967).

SULLIVAN, B.H., SPRINZ, H., BATSAKI, J.G.: Peroral small bowel mucosal biopsy. J. Amer. med. Ass. **174**, 2200 (1960).

THURLBECK, W.M., BENSON, J.A., DUDLEY, H.R.: The histopathologic changes of sprue and their significance. Amer. J. clin. Path. **34**, 108 (1960).

TOBIN, J.J., SCHLANG, C.H., JAMES, D.R.: Intramural hematoma of the duodenum associated with peroral small bowel biopsy. J. Amer. Med. Ass. **198**, 787 (1966).

TONER, P.G., CARR, K.E.: The use of scanning electron microscopy in the study of the intestinal villi. J. Path. (Edinb.) **97**, 611 (1969).

TONER, P.G., CARR, K.E., FERGUSON, A., MACKAY, C.: Scanning and transmission electron microscopic studies of human intestinal mucosa. Gut **11**, 471 (1970).

VOGEL, A.: Vergleichende Untersuchungen zur Morphologie der Dünndarmschleimhaut bei verschiedenen Formen des Malabsorptionssyndroms sowie bei anderen Erkrankungen im Kindesalter. Virchows Arch. Abt. A Path. Anat. **352**, 226 (1971).

WALKER-SMITH, J.: Dissecting microscope appearance of small bowel mucosa in children. Arch. Dis. Childh. **42**, 626 (1967).

WEINSTEIN, W.M., SAUNDERS, D.R., TYTGAT, G.N., RUBIN, C.E.: Collagenous sprue-an unrecognized type of malabsorption. New Engl. J. Med. **283**, 1297 (1970).

WHITEHEAD, R.: Mucosal biopsy of the gastrointestinal tract. In: Major problems in pathology, Vol. 3. London-Philadelphia-Toronto: Saunders Company Ltd. 1973.

YARDLEY, J.H., BAYLESS, T.M., NORTON, J.H., HENDRIX, T.R.: Celiac disease. A study of the jejunal epithelium before and after a glutenfree diet. New Engl. J. Med. **267**, 1173 (1962).

YARDLEY, J.H., TAKANO, J., HENDRIX, T.R.: Epithelial and other mucosal lesions of the jejunum in giardiasis: jejunal biopsy studies. Bull. Johns Hopk. Hosp. **115**, 389 (1964).

Entzündungen

DOERR, W.: Spezielle pathologische Anatomie II. Heidelberger Taschenbücher, Bd. 70a. Berlin-Heidelberg-New York: Springer 1970.

GRUMBACH, A.: Werden, Sein und Vergehen der Infektionskrankheiten. In: A. GRUMBACH, O. BONIN (Hrsg.), Die Infektionskrankheiten des Menschen und ihre Erreger, 2. Aufl., Bd. I, S. 3. Stuttgart: Thieme 1969.

GRUMBACH, A.: Nosologische Einheiten. In: A. GRUMBACH, O. BONIN (Hrsg.), Die Infektionskrankheiten des Menschen und ihre Erreger, 2. Aufl., Bd. I, S. 28. Stuttgart: Thieme 1969.

KIRSNER, J.B.: Ulcerative colitis "Puzzles within puzzles". New Engl. J. Med. **282**, 625 (1970).

KRAUSPE, C.: Pathologische Anatomie. In: C. KRAUSPE, K. MÜLLER-WIELAND, F. STELZNER (Hrsg.), Colitis ulcerosa und granulomatosa, S. 41. München-Berlin-Wien: Urban & Schwarzenberg 1972.

SIEGMUND, H.: Einfache Entzündungen des Darmrohres. In: F. HENKE, O. LUBARSCH (Hrsg.), Handbuch der speziellen pathologischen Anatomie und Histologie, Bd. IV/3: Verdauungsschlauch, S. 261. Berlin: Springer 1929.

SIEGMUND, H.: Spezifische Entzündungen des Darmrohres. In: F. HENKE, O. LUBARSCH (Hrsg.), Handbuch der speziellen patholgischen Anatomie und Histologie, Bd. IV/3: Verdauungsschlauch, S. 371. Berlin: Springer 1929.

Cholera

ASAKURA, H., TSUCHIYA, M., WATANABE, Y., ENOMOTO, Y., MORITA, A., MORISHITA, T., FUKUMI, H., OHASHI, M., CASTRO, A., UYLANGCO, C.: Electron microscopic study on the jejunal mucosa in human cholera. Gut **15**, 531 (1974).

CARPENTER, C.C.J.: Cholera enterotoxin—Recent investigations yield insights into transport processes. Amer. J. Med. **50**, 1 (1971).

CHEN, H.-CH., REYES, V., FRESH, J.W.: An electron microscopic study of the small intestine in human cholera. Virchows Arch. Abt. B Zellpath. **7**, 236 (1971).

DALLDORF, F.G., KEUSCH, G.T., LIVINGSTON, H.L.: Transcellular permeability of capillaries in experimental cholera. Amer. J. Path. **57**, 133 (1969).

ELLIOTT, H.L., CARPENTER, C.C.J., SACK, R.B., YARDLEY, J.H.: Small bowel morphology in experimental canine cholera. A light and electron microscopic study. Lab. Invest. **22**, 112 (1970).

FELSENFELD, O.: Present status of the El Tor vibrio problem. Bact. Rev. **28**, 72 (1964).

FELSENFELD, O.: Cholera 1964. Dtsch. med. Wschr. **89**, 2476 (1964).

FINKELSTEIN, R.A., LOSPALLUTO, J.J.: Pathogenesis of experimental cholera; preparation and isolation of choleragen and choleragenoid. J. exp. Med. **130**, 185 (1969).

FINKELSTEIN, R.A., SOBOCINSKI, P.Z., ATTHASAMPUNNA, P., CHARUNMETHEE, P.: Pathogenesis of experimental cholera: identification of choleragen (procholeragen A) by disc immunelectrophoresis and its differentiation from cholera mucinase. J. Immunol. **97**, 25 (1966).

FRESH, J.W., VERSAGE, P.M., REYES, V.: Intestinal morphology in human and experimental cholera. Arch. Path. **77**, 529 (1964).

GANGAROSA, E.J., BEISEL, W.R., BENYAJATI, C., PRINZ, H., PIYARATN, P.: The nature of the gastrointestinal lesion in Asiatic cholera and its relation to pathogenesis: a biopsy study. Amer. J. trop. Med. **9**, 125 (1960).

GORDON, J.E.: Diarrheal disease of early childhood-worldwide scope of the problem. Ann. N.Y. Acad. Sci. **176**, 9 (1971).

GOTSCHLICH, F.: Über Cholera- und cholera-ähnliche Vibrionen unter den aus Mekka zurückkehrenden Pilgern. Z. Hyg. Infekt.-Kr. **53**, 281 (1906).

GÜNTHER, O.: Die Cholera. In: A. GRUMBACH, O. BONIN (Hrsg.), Die Infektionskrankheiten des Menschen und ihre Erreger, 2. Aufl., Bd. I, S. 808. Stuttgart: Thieme 1969.

HENDRIX, TH.R.: The pathophysiology of cholera. Bull. N.Y. Acad. Med. **47**, 1169 (1971).

HEREMANS, J.F.: Immunité intestinale et choléra. Acta gastro-ent. belg. **35**, 322 (1972).

HIRSCHHORN, N., MOLLA, A.: Reversible jejunal disaccharidase deficiency in cholera and other acute diarrheal diseases. Johns Hopk. med. J. **125**, 291 (1969).

KÖNIGK, E.: Biochemische Aspekte zur Pathogenese der Cholera. Dtsch. med. Wschr. **97**, 1219 (1972).

PETERSON, J.W., LOSPALLUTO, J.J., FINKELSTEIN, R.A.: Localization of cholera toxin in vivo. J. infect. Dis. **126**, 617 (1972).

PHILLIPS, S.F.: Diarrhea a current view of the pathophysiology. Gastroenterology **63**, 495 (1972).

PIERCE, N.F., CARPENTER, CH.C.J., ELLIOT, H.L., GREENOUGH, W.B.: Effects of prostaglandins, theophylline, and cholera exotoxin upon transmucosal water and electrolyte movement in the canine jejunum. Gastroenterology **60**, 22 (1971).

PIERCE, N.F., KANIECKI, E.A., NORTHRUP, R.S.: Protection against experimental cholera by antitoxin. J. infect. Dis. **126**, 606 (1972).

SPENCER, H.: Intestinal bacterial infections. In: W. DOERR, G. SEIFERT, E. UEHLINGER (Hrsg.), Spezielle pathologische Anatomie, Bd. 8: Tropical pathology, edit. by H. SPENCER. Berlin-Heidelberg-New York: Springer 1973.

SPRINZ, H., SRIBHIBHADH, R., GANGAROSA, E.J., BENYAJATI, C., KUNDEL, D., HALSTEAD, S.: Biopsy of small bowel of Thai people. With special reference to recovery from Asiatic cholera and to an intestinal malabsorption syndrome. Amer. J. clin. Path. **38**, 43 (1962).

STEINBERG, ST.E., BANWELL, J.G., YARDLEY, J.H., KEUSCH, G.T., HENDRIX, TH.R.: Comparison of secretory and histological effects of shigella and Cholera enterotoxins in rabbit jejunum. Gastroenterology **68**, 309 (1975).

Enteritis necroticans

BECKERMANN, F., LAAS, E.: Über nekrotisierende Enteritis. Ärztl. Wschr. **1**, 329 (1946).

BRYNJULESEN, B.C.: Jejunitis acuta. Acta chir. scand. **96**, 361 (1948).

HAIN, E.: Zur Bakteriologie der Enteritis necroticans. Zbl. Bakt. **153**, 316 (1949).

HANSEN, K., JECKELN, E., JOCHIMS, J., LEZIUS, A., MEYER-BURGDORFF, H., SCHUTZ, F.: Darmbrand. Enteritis necroticans. Stuttgart: Thieme 1949.

HERTZBERG, J.: Jejunitis acuta. Acta chir. scand., Suppl. **194**, 1 (1954).

KILLINGBACK, M.J., MCCHIR, K.L.W.: Necrotizing colitis. Proc. roy. Soc. Med. **54**, 731 (1961).

KILLINGBACK, M.J., WILLIAMS, K.L.: Necrotizing colitis. Brit. J. Surg. **49**, 175 (1961).

MURELL, T.G.C., ROTH, L.: Necrotising jejunitis. Med. J. Aust. **1**, 61 (1963).

MURELL, T.G.C., ROTH, L., EGERTON, J., SAMUELS, J., WALKER, P.D.: Pig-Bel: enteritis necroticans. Lancet **1966 I**, 217.

SCHOOP, G.: Die Gasödeminfektionen (Gasbrand). In: A. GRUMBACH, O. BONIN (Hrsg.), Die Infektionskrankheiten des Menschen und ihre Erreger, Bd. II, S. 1136. Stuttgart: Thieme 1969.

SEKABUNGA, J.G.: Jejunal enteritis. E. Afr. med. J. **43**, 541 (1966).

WIKLANDER, O.: Phlegmonous or necrotizing enterocolitis. Acta chir. scand., Suppl. **328**, 1 (1964).

WRIGHT, D.H.: Enteritis necroticans. E. Afr. med. J. **43**, 544 (1966).

WRIGHT, D.H., STANFIELD, J.P.: Enteritis necroticans in Uganda. J. trop. Pediat. **71**, 264 (1967).

ZEISSLER, J., RASSFELD-STERNBERG, L.: Enteritis necroticans due to Clostridium welchii type F. Brit. med. J. **1949 I**, 267.

Hämorrh.-nekrot. Säuglingsenteritis

ARBUCKLE, J.B.R.: Enteropathogenic Escherichia coli on the intestinal mucopolysaccharide layer of pigs. J. Path. (Eding.) **104**, 93 (1971).

BÄSSLER, R., FRIEDERISZIK, F.K., MEYER, C.: Zur Pathologie und Klinik der hämorrhagischen und nekrotisierenden Säuglingsenteritis durch Escherichia coli O 127:B 8. Z. Kinderheilk. **85**, 343 (1961).

BECKER, V.: Sekretionsstudien am Pankreas. In: Zwanglose Abhandlungen aus dem Gebiet der normalen und pathologischen Anatomie, Heft 1. Stuttgart: Thieme 1957.

BERGER, G., SCHWARZE, R.: Beitrag zur nekrotisierenden Enterocolitis der Früh- und Neugeborenen. Dtsch. Gesundh.-Wes. **27**, 597 (1972).

COHN, R., SUNSHINE, PH., VRIES, P. DE: Necrotizing enterocolitis in the newborn infant. Amer. J. Surg. **124**, 165 (1972).

DENES, J., GERGELY, K., LEB. J., MOHACSI, A.: Necrotizing enterocolitis in premature infants. Acta paediat. Acad. Sci. hung. **9**, 237 (1968).

DÈNES, J., GERGELY, K., WOHLMUTH, G., LÉB, J.: Necrotizing enterocolitis of premature infants. Surgery **68**, 558 (1970).

DRAINER, J.K., ANDERSON, J.M.: The aetiology of necrotizing enteritis in the newborn. Z. Kinderchir. **10**, 379 (1971).

FETTERMAN, G.H.: Neonatal necrotizing enterocolitis-old pit-fall or new problem? Pediatrics **48**, 345 (1971).

HAMPE, E., HEIMING, E.: Ein Beitrag zur Behandlung der Enterocolitis necroticans. Dtsch. med. Wschr. **99**, 509 (1974).

HOPKINS, B.G., GOULD, V.E., STEVENSON, J.K., OLIVER, T.K.: Necrotizing enterocolitis in premature infants. Amer. J. Dis. Childh. **120**, 229 (1970).

KÜNZER, W., SCHINDERA, F., MITTERMAYER, C.: Akute Encephaloenteritis und Verbrauchscoagulopathie. Klin. Wschr. **50**, 76 (1972).

MCKAY, D.G., WAHLE, G.: Schwartzman phenomenon in fatal infantile diarrhoea due to Escherichia coli. Lancet **1954 II**, 1199.

MIZRAHI, A., BARLOW, O., BERDON, W., BLANC, W.A., SILVERMAN, W.A.: Necrotizing enterocolitis in premature infants. J. Pediat. **66**, 697 (1965).

MÜLLER, R., NOLTE, K.: Pneumatosis cystoides intestini bei einem Säugling mit schwerer hämorrhagisch-eitriger Enteritis. Mschr. Kinderheilk. **121**, 76 (1973).

South, M.A.: Enteropathogenic escherichia coli disease: New developments and perspectives. J. Pediat. **79**, 1 (1971).

Stevenson, J.K., Graham, C.B., Oliver, T.K., Goldenberg, V.E.: Neonatal necrotizing enterocolitis. A report of twenty-one cases with fourteen survivors. Amer. J. Surg. **118**, 260 (1969).

Stevenson, J.K., Oliver, Th.K., Graham, C.B., Bell, R.S., Gould, V.E.: Aggressive treatment of neonatal necrotizing enterocolitis: 38 patients with 25 survivors. J. pediat. Surg. **6**, 28 (1971).

Wagget, J., Scott, J.E.S.: Necrotizing enterocolitis in the newborn. Z. Kinderchir. **7**, 242 (1969).

Zampi, G., Corradini, G.: L'entero-colite ulcero-necrotica del neonato immaturo. Arch. De Vecchi Anat. pat. **36**, 155 (1961).

Staphylokokken-Enteritis

Altemeier, W.A., Hummel, R.P., Hill, E.O.: Staphylococcal enterocolitis following antibiotic therapy. Ann. Surg. **157**, 847 (1963).

Bayliss, M.: Studies on the mechanism of vomiting produced by staphylococcus enterotoxin. J. exp. Med. **72**, 669 (1940).

Casman, E.P.: Staphylococcal enterotoxin. Ann. N.Y. Acad. Sci. **128**, 124 (1965).

Grün, L.: Die Staphylokokkeninfektionen. In: A. Grumbach, O. Bonin (Hrsg.), Die Infektionskrankheiten des Menschen und ihre Erreger, 2. Aufl., Bd. I, S. 589. Stuttgart: Thieme 1969.

Hibnick, H.E., Bergdoll, M.S.: Staphylococcal enterotoxin. II. Chemistry. Arch. Biochem. **85**, 70 (1959).

Hummel, R.P., Altemeier, A.W., Hill, E.O.: Iatrogenic staphylococcal enterocolitis. Ann. Surg. **160**, 55 (1964).

Kienitz, M.: Untersuchungen zum Problem der Staphylokokkensepsis des Kindes. Mschr. Kinderheilk. **110**, 220 (1962).

Kienitz, M.: Klinik und Therapie der Staphylokokkeninfektion aus pädiatrischer Sicht. In: L. Grün (Hrsg.), Staphylokokken in Klinik und Praxis. Stuttgart: Wissenschaftliche Verlagsgesellschaft 1964.

Lepley, D., Smith, M.B.: Staphylococcal enterocolitis. Arch. Surg. **75**, 377 (1957).

Monaci, V.: Ricerche sulla tipizzazione fagica di un gruppo di stafilococchi enterotossici. Boll. Ist. sieroter. milan. **32**, 362 (1953).

Müller, F.: Staphylokokkenenteritis (Syndrome choleriforme) — eine Komplikation der antibiotischen Therapie. Dtsch. med. Wschr. **81**, 1810 (1956).

Terplan, K., Paine, J.R., Sheffer, J., Egan, R., Lansky, H.: Fulminating gastroenterocolitis caused by staphylococci. Gastroenterology **24**, 476 (1953).

Webster, C.U.: Staphylococcal diarrhoea. Lancet **1958 II**, 1036.

Tuberkulose

Amerson, J.R., Martin, J.-D.: Tuberculosis of the alimentary tract. Amer. J. Surg. **107**, 340 (1964).

Anand, S.S.: Hypertrophic ileo-caecal tuberculosis in India with a record of fifty hemicolectomies. Ann. roy. Coll. Surg. Engl. **19**, 205 (1956).

Anscombe, A.R., Keddie, N.C., Schofield, P.F.: Caecal tuberculosis. Gut **8**, 337 (1967).

Ashken, M.H., Baron, J.H.: Ulcerative tuberculous ileocolitis with normal chest radiograph. Brit. J. Surg. **49**, 454 (1962).

Bentley, G., Webster, J.H.H.: Gastrointestinal tuberculosis, a 10 year review. Brit. J. Surg. **54**, 90 (1967).

Berg, G.: Die Chemotherapie der Darmtuberkulose. Ergebn. Tuberk.-Forsch. **13**, 459 (1956).

Bloch, H.: Die Tuberkulose. In: A. Grumbach, O. Bonin (Hrsg.), Die Infektionskrankheiten des Menschen und ihre Erreger, 2. Aufl., Bd. I, S. 883. Stuttgart: Thieme 1969.

Campbell, E.J.M.: Difficulties in the diagnosis and management of unsuspected tuberculous enteritis and colitis. Gut **2**, 202 (1961).

Cullen, J.H.: Intestinal tuberculosis: a clinical pathological study. Quart Bull. Sea View Hosp. **5**, 143 (1940).

FUNG, W.P., TAN, K.K., YU, S.F., KHO, K.M.: Malabsorption and subtotal villous atrophy secondary to pulmonary and intestinal tuberculosis. Gut **11**, 212 (1970).

GOLDBERG, B.: Clinical tuberculosis. Philadelphia: F.A. Davis 1946.

GOLDBERG, B., SWEANY, H.C., BROWN, R.W.: Pathological studies on tuberculous enteritis. Amer. Rev. Tuberc. pulm. Dis. **18**, 744 (1928).

HAMPERL, H.: Örtliche Vergesellschaftung von Krebs und Tuberkulose im Verdauungsschlauch. Z. Krebsforsch. **23**, 430 (1926).

HOON, J.R., DOCKERTY, M.B., PEMBERTON, J.: Ileocecal tuberculosis including a comparison of this disease with non-specific regional enterocolitis and noncaseous tuberculated enterocolitis. Int. Abstr. Surg. **91**, 417 (1950).

HOWELL, J.S., KNAPTON, P.J.: Ileo-caecal tuberculosis. Gut **5**, 524 (1964).

HUEBSCHMANN, P.: Die pathologische Anatomie der Tuberkulose. Berlin: Springer 1928.

HUEBSCHMANN, P.: Die pathogenetischen und pathologisch-anatomischen Grundlagen der menschlichen Tuberkulose. Stuttgart: Hippokrates 1956.

KOCH, O.: Die pathologische Anatomie der Darmtuberkulose. Z. Tuberk. **92**, 265 (1949).

LAMEYER, K.A., SEIFERT, G.: Untersuchungen zur Häufigkeit pulmonaler und enteraler tuberkulöser Kalkherde. Pneumonologie **145**, 19 (1971).

MITCHELL, R.S., BRISTOL, L.J.: Intestinal tuberculosis: an analysis of 346 cases diagnosed by routine intestinal radiography on 5, 529 admissions for pulmonary tuberculosis 1924–49. Amer. J. med. Sci. **227**, 241 (1954).

MOSCHCOWITZ, E., WILENSKY, A.O.: Non-specific granulomata of the intestine. Amer. J. med. Sci. **166**, 48 (1923).

MOSS, J.D., KNAUER, C.M.: Tuberculous enteritis. A report of three patients. Gastroenterology **65**, 959 (1973).

NIEDERDING, K.: Mitteilung über auffällige Abnahme der secundären Darmtuberkulose. Tuberk. Arzt **7**, 606 (1953).

PAGEL, W.: Lungentuberkulose. In: F. HENKE, O. LUBARSCH (Hrsg.), Handbuch der speziellen pathologischen Anatomie und Histologie, Bd. III/2: Atmungswege und Lungen, S. 139. Berlin: Springer 1930.

RANDERATH, E.: Über tuberkulöse Veränderungen an den Mesenterialvenen. Beitr. path. Anat. **93**, 397 (1934).

REDEKER, F.: Epidemiologie und Statistik der Tuberkulose. In: J. HEIN, H. KLEINSCHMIDT, E. UEHLINGER (Hrsg.), Handbuch der Tuberkulose, Bd. I. Stuttgart: Thieme 1958.

RODEWALD, H.: Über die Häufigkeit der sekundären Darmtuberkulose. Z. Tuberk. **108**, 268 (1956).

SCHÜRMANN, W., KLEINSCHMIDT, H.: Die Säuglingstuberkulose in Lübeck. Arb. aus dem Reichsgesundheitsamt. Berlin: Springer 1935.

SIEGMUND, H.: Spezifische Entzündungen des Darmrohres. In: F. HENKE, O. LUBARSCH (Hrsg.), Handbuch der speziellen pathologischen Anatomie und Histologie, Bd. IV/3: Verdauungsschlauch, S. 371. Berlin: Springer 1929.

STOCK, F.E., LI, F.W.P.: Granulomas of the large bowel simulating malignant disease. Brit. J. Surg. **51**, 898 (1964).

TANDON, H.D., PRAKASH, A.: Pathology of intestinal tuberculosis and its distinction from Crohn's disease. Gut **13**, 260 (1972).

WILSON, G.S., MILES, A.A.: Topley and Wilson's principles of bacteriology and immunity. London: Arnold 1964.

Reticulär-abscedierende Lymphadenitis

AHLQVIST, J., AHVONEN, P., RÄSÄNEN, J.A., WALLGREN, G.R.: Enteric infection with Yersinia enterocolitica. Large pyroninophilic cell reaction in mesenteric lymph nodes associated with early production of specific antibodies. Acta path. microbiol. scand., Sect. A **79**, 109 (1971).

APPEL, A., HIRSCH, H.H.: Abszedierende Lymphadenitis mesenterialis pseudotuberculosa (Masshof) mit terminaler Ileitis und Colitis. Z. Gastroent. **9**, 599 (1971).

ASCH, M.J., AMOURY, R.A., TOULOUKIAN, R.J., SANTULLI, TH.V.: Suppurative mesenteric lymphadenitis. A report of two cases and review of the literature. Amer. J. Surg. **115**, 570 (1968).

BECKER, B.: Beitrag zum klinischen Bild der mesenterialen „abscedierenden reticulocytären Lymphadenitis Masshoff". Chirurg **25**, 423 (1954).

BRADFORD, W.D., NOCE, P.S., GUTMAN, L.T.: Pathologic features of enteric infection with Yersinia enterocolitica. Arch. Path. **98**, 17 (1974).

GRABER, H., KNAPP, W.: Die abscedierende reticulocytäre Lymphadenitis mesenterialis (Masshoff) als Bestandteil eines enteralen Primärkomplexes und Folge einer Infektion mit Pasteurella pseudotuberculosis. Frankfurt. Z. Path. **66**, 399 (1955).

HARDT, H., RÖHRL, C., GAJDASIC, T., WIRTH, K.: Zur Ätiologie der nichtsklerosierenden Ileitis (Enteritis). Z. Gastroent. **13**, 323 (1975).

HEDINGER, CH.: Die histologischen Veränderungen bei der sog. Katzenkratzkrankheit, einer benignen Viruslymphadenitis. Virchows Arch. path. Anat. **322**, 159 (1952).

HEUSSER, H.: Die Schwellungen der mesenterialen Lymphknoten (Lymphadenopathia mesaraica). Beitr. klin. Chir. **130**, 85 (1924).

HÖRSTEBROCK, R.: Zur Frage der „abscedierenden reticulocytären Lymphadenitis (Masshoff)". Zbl. allg. Path. path. Anat. **91**, 221 (1954).

JANSSON, E., WALLDREN, G.R., AHVONEN, P.: Yersinia enterocolitica as a cause of acute mesenteric lymphadenitis. Acta paediat. (Stockh.) **57**, 448 (1968).

KNAPP, W.: Pasteurella pseudotuberculosis unter besonderer Berücksichtigung ihrer humanmedizinischen Bedeutung. Ergebn. Mikrobiol. **32**, 196 (1959).

KNAPP, W., MASSHOFF, W.: Zur Ätiologie der abscedierenden reticulären Lymphadenitis, einer praktisch wichtigen, vielfach unter dem Bilde einer akuten Appendicitis verlaufenden Erkrankung. Dtsch. med. Wschr. **79**, 1266 (1954).

LENNERT, K.: Zur Kenntnis der reticulär abszedierenden Lymphadenitis Masshoff. Zbl. allg. Path. path. Anat. **96**, 398 (1957).

LENNERT, K.: Diagnose und Ätiologie der Piringerschen Lymphadenitis. Verh. dtsch. Ges. Path. **42**, 203 (1959).

LINDEMANN, J., WINTSCH, L., HEDINGER, CHR.: Pasteurella pseudotuberculosis als Erreger einer menschlichen Pseudo-Appendicitis. Schweiz. med. Wschr. **90**, 364 (1960).

MAIR, N.S., MAIR, H.J., STIRK, E.M., CORSON, J.G.: Three cases of acute mesenteric lymphadenitis due to Pasteurella pseudotuberculosis. J. clin. Path. **13**, 432 (1960).

MASSHOFF, W., DÖLLE, W.: Über eine besondere Form der sog. mesenterialen Lymphadenopathie: „Die abscedierende reticulocytäre Lymphadenitis". Virchows Arch. path. Anat. **323**, 664 (1953).

MORGER, R.: Zur „appendizitischen" Form der Pasteurella-pseudotuberculosis-Infektion beim Kind. Praxis (Bern) **51**, 142 (1962).

PRÖPPER, H.: Zur Pathohistologie der Pasteurelleninfektionen unter besonderer Berücksichtigung seltener klinischer Verlaufsformen. Med. Dis., Münster 1961.

PRÖPPER, H.: Zur Morphologie der stenosierenden enteralen Pseudotuberkulose. Zbl. allg. Path. path. Anat. **104**, 39 (1962).

WINBLAD, S., NILEHN, B., STERNBY, N.H.: Yersinia enterocolitica (Pasteurella X) in human enteric infections. Brit. med. J. **1966 II**, 1363.

Salmonellosen

BADER, R.: Die Epidemiologie des Paratyphus C. Verh. Naturhist. Med. Verein (Heidelberg) **19**, 29 (1953).

BINGOLD, K.: Typhus abdominalis und paratyphus. In: G.v. BERGMANN, W. FREY, H. SCHWIEGK (Hrsg.), Handbuch der inneren Medizin, Bd. I/1. Berlin-Göttingen-Heidelberg: Springer 1952.

BOECKER, E.: Praktische Diagnostik und Bakteriologie der Typhus-paratyphus-Enteritisgruppe. Jena: Fischer 1948.

CHIARI, H.: Über die invasiven Fähigkeiten des Bacterium enteritidis Gärtner, insbesondere seine Rolle als Erreger eitriger Entzündungen. Wien. klin. Wschr. **1934**, 50.

CHRISTELLER, E.: Der Typhus abdominalis. In: F. HENK, O. LUBARSCH (Hrsg.), Handbuch der speziellen pathologischen Anatomie und Histologie, Bd. IV/2: Verdauungsschlauch, S. 500. Berlin: Springer 1928.

DOERR, W.: Pathomorphose durch chemische Therapie. Verh. dtsch. Ges. Path. **39**, 17 (1956).

KAISERLING, E., RACZ, P., TENNER, K., LENNERT, K.: Vorkommen intracellulärer Bakterien in Makrophagen beim Typhus abdominalis des Menschen. Zur Feinstruktur, Herkunft und Funktion der sog. Rindfleisch-Zellen. Virchows Arch. Abt. B Zellpath. **11**, 343 (1972).

KAUFFMANN, F.: On the transduction of serological properties in the Salmonella group. Acta path. microbiol. scand. **33**, 409 (1953).

KAUFFMANN, F.: The species-definition in the family Enterobacteriaceae. Int. Bull. bact. Nomencl. **11**, 5 (1961).

KAUFFMANN, F.: On the classification and nomenclature on the family enterobacteriaceae. Int. Bull. bact. Nomencl. **13**, 187 (1963).

KAUFFMANN, F.: Vereinfachtes Antigenschema der Salmonella-Subgenera II und III. Acta path. microbiol. scand. **62**, 68 (1964).

KAUFFMANN, F.: Supplement zum Kauffmann-White-Schema VIII. Acta path. microbiol. scand. **64**, 362 (1965).

KÖHN, K., JANSEN, H.H.: Gestaltwandel klassischer Krankheitsbilder. Berlin-Göttingen-Heidelberg: Springer 1957.

MOLLARET, P.: Über Nutzen und Gefahren des Chloramphenicols (Chloromycetin) bei der Behandlung des Typhus und Paratyphus. Wien. klin. Wschr. **1950**, 381.

REILLY, J., COMPAGNON, A., TOERNIER, P., BASTIN, R., DU BUIT, H.: Les accidents du traitment des fievres typhoides par la chloromycetins. Ann. med. **51**, 597 (1950).

ROULET, F.C.: Die infektiösen „spezifischen" Granulome. In: Handbuch der allgemeinen Pathologie, Bd. VII/1: Entzündungen und Immunität, S. 325. Berlin-Göttingen-Heidelberg: Springer 1956.

ROUT, W.R., FORMAL, S.B., DAMMIN, G.J., GIANNELLA, R.A.: Pathophysiology of Salmonella diarrhea in the Rhesus Monkey: intestinal transport, morphological and bacteriological studies. Gastroenterology **67**, 59 (1974).

WALTHER, A.M., HEILMEYER, L.: Antibiotika-Fibel. Stuttgart: Thieme 1954.

WINKLE, S., ROHDE, R.: Die Salmonellosen. In: A. GRUMBACH, O. BONIN (Hrsg.), Die Infektionskrankheiten des Menschen und ihre Erreger, Bd. I, S. 748. Stuttgart: Thieme 1969.

Virus-Erkrankungen

AIRÒ, R., CONRAD, M.C., ASTALDI, G., LISINO, T.: Gewebsmastzellen in der Jejunalschleimhaut von Patienten mit infektiöser Hepatitis. Frankfurt. Z. Path. **75**, 269 (1966).

ANGHELESCU, V., CIGHIER, R.: Enterocolitica ulceronecrotica acuta la Sugari. Relatiile cu citomegalia. Pediatria (Buc.) **16**, 489 (1967).

ASTALDI, G.: Histologic observations in normal and pathologic jejunal biopsy specimens. Acta anat., Suppl. **56** = 1 ad 73,40 (1969).

ASTALDI, G., AIRO, R., CONRAD, M.C.: Ricerche sulle mastcellule della mucosa digiunale umana ottenuta mediante biopsia in soggetti normali. Nota I. sulla frequenza e sulla distribuzione. Boll. Soc. ital. Biol. sper. **40**, 334 (1964).

ASTALDI, G., AIRO, R., CONRAD, M.C.: Ricerche sulle mastcellule della mucosa digiunale umana ottenuta mediante biopsia in soggetti normali. Nota II. Aspetti morfologico-funzionale. Boll. Soc. ital. Biol. sper. **40**, 700 (1964).

ASTALDI, G., CONRAD, M.C., AIRO, R.: Mast cells in the small intestine. A comparison with specimens of infectious hepatitis. Amer. J. dig. Dis. **11**, 53 (1965).

ASTALDI, G., CONRAD, M., AIRO, R.: Mast cells in the normal human jejunum: a comparison with specimens obtained during infectious hepatitis. Amer. J. dig. Dis., **11**, 53 (1966).

ASTALDI, G., STROSSELLI, E., POGGI, C., GRANDINI, U.: Istopathologia della mucosa intestinale ottenuta con biopsia alla Crosby nell' epatide epidemica. Boll. Soc. ital. Biol. sper. **39**, 10 (1963).

BELL, T.M., STEYN, J.H.: Viruses in lymph nodes of children with mesenteric adenitis and intussusception. Brit. med. J. **1962 II**, 700.

Conrad, M.E., Schwartz, F.D., Young, A.A.: Infectious hepatitis. A generalized disease. A Study of renal, gastrointestinal and hematologic abnormalities. Amer. J. Med. **37**, 789 (1964).

Farber, S., Wolbach, S.B.: Infranuclear and cytoplasmic inclusions ("protozoan-like bodies") in the salivary glands and other organs of infants. Amer. J. Path. **8**, 123 (1932).

Forssell, P., Halonen, H., Stenström, R., Jansson, E., Wager, O.: An adenovirus epidemic due to typus 1 and 2. Ann. Paediat. Fenn. **8**, 35 (1962).

Frank, D.J., de Vaux, W., Perkins, J.R., Perrin, E.V.: Fetal ascites and cytomegalic inclusions disease. Amer. J. Dis. Childh. **112**, 604 (1966).

Gardner, P.S., Knox, E.G., Court, S.D., Green, C.A.: Virus infection and intussusception in childhood. Brit. med. J. **1962 II**, 697.

Gardner, P.S., McGregor, C.B., Dick, K.: Association between diarrhoea and adenovirus type 7. Brit. med. J. **1960 I**, 91.

Jansson, E., Wagner, O., Forssell, R., Stenström, R.: Epidemic occurrence of adenovirus typ 7 infection in Helsinki. Ann. Paediat. Fenn. **8**, 24 (1962).

Levine, R.S., Warner, N.E., Johnson, C.F.: Cytomegalic inclusion disease in the gastrointestinal tract of adults. Ann. Surg. **159**, 37 (1964).

Nakoneczna, I., Kay, S.: Fatal disseminated cytomegalic inclusion disease in an adult presenting with a lesion of the gastrointestinal tract. Amer. J. clin. Path. **47**, 124 (1967).

Ratto, L., Astaldi, G., Conrad, M.C., Costa, G.: Medidas y particularidades de la mucosa jejunal de la hepatitis epidemica obtenida por biopsia peroral. Biochem. Biol. sper. **3**, 165 (1965).

Rutten, A., Oudejans, E.: Abdominal manifestations of adenovirus infection in infants. Lancet **1961 II**, 597.

Seifert, G.: Zur Pathologie der Cytomegalie (Einschlußkörperkrankheit, Speicheldrüsenvirus-Erkrankung). Virchows Arch. path. Anat. **325**, 596 (1954).

Seifert, G.: Die Cytomegalie. Verh. dtsch. Ges. Path. **40**, 123 (1956).

Seifert, G.: Mundhöhle, Mundspeicheldrüsen, Tonsillen und Rachen. In: W. Doerr, E. Uehlinger (Hrsg.), Spezielle pathologische Anatomie, Bd. 1. Berlin-Heidelberg-New York: Springer 1966.

Seifert, G.: Pathologische Anatomie der Cytomegalie. Klin. Wschr. **51**, 533 (1973).

Seifert, G., Oehme, J.: Pathologie und Klinik der Cytomegalie. Leipzig: VEB Gustav Thieme 1957.

Mykosen

Baker, R.D.: Mucormycosis (Opportunistic Phycomycosis). — In: Handbuch der speziellen pathologischen Anatomie und Histologie, Bd. III/5: The pathologic anatomy of mycoses, S. 832. Berlin-Heidelberg-New York: Springer 1971.

Baker, R.D., Bassert, D.E., Ferrington, E.: Mucormycosis of the digestive tract. Arch. Path. **63**, 176 (1957).

Beemer, A.M., Pryce, D.M., Riddell, R.W.: Candida albicans infection of the gut. J. Path. Bact. **68**, 359 (1954).

Bodey, G.P.: Fungal infections complicating acute leukemia. J. chron. Dis. **19**, 667 (1966).

Calle, S., Klatsky, St.: Intestinal phycomycosis (mucormycosis). Amer. J. clin. Path. **45**, 264 (1966).

Clark, R.M.: A case of mucormycosis of the duodenum, liver and caecum. Gastroenterology **33**, 985 (1957).

Duncan, I.B.R., Hutchison, J.G.P.: Type-3 adenovirus infection with gastro-intestinal systems. Lancet **1961 I**, 530.

Grekin, R.H., Cawley, E.P., Zheutlin, B.: Generalized aspergillosis: Report of a case. Arch. Path. **49**, 387 (1950).

Haferkamp, O.: Der schutzlose Organismus. Dtsch. med. Wschr. **99**, 203 (1974).

Hutter, R.V.P., Collins, H.S.: The occurence of opportunistic fungus infections in a cancer hospital. Lab. Invest. **11**, 1035 (1962).

Isaacson, C., Levin, S.E.: Gastrointestinal mucormycosis in infancy. S. Afr. med. J. **35**, 581 (1961).

LANNIGAN, R., MEYNELL, M.J.: Moniliasis in acute leukaemia. J. clin. Path. **12**, 157 (1959).

McBRIDE, R.A., CORSON, J.M., DAMMIN, J.J.: Mucormycosis. Two cases of disseminated disease with cultural identification. Review of literature. Amer. J. Med. **28**, 832 (1960).

MOORE, M., ANDERSON, W.W.D., EVERETT, H.H.: Mucormycosis of large bowel. Amer. J. Path. **25**, 559 (1949).

MULLENS, J.E., LEERS, W.D., SMITH, G.W.: Phycomycosis involving the intestine and anterior abdominal wall. A case report. Ann. Surg. **171**, 303 (1970).

NEAME, P., RAYNER, D.: Mucormycosis. Arch. Path. **70**, 261 (1960).

PALTAUF, A.: Mycosis mucorina. Virchows Arch. path. Anat. **102**, 543 (1885).

PENA, C.E.: Aspergillosis. In: Handbuch der speziellen pathologischen Anatomie und Histologie, Bd. III/5: The pathologic anatomy of mycoses, S. 762. Berlin-Heidelberg-New York: Springer 1971.

RANKIN, N.E.: Disseminated aspergillosis and moniliasis associated with agranulocytosis and antibiotic therapy. Brit. med. J. **1953I**, 918.

RAPER, K.B., FENNELL, D.I.: The genus aspergillus. Baltimore: Williams & Wilkins Co. 1965.

RUPRECHT, K.W.: Zum Pathomechanismus der haematogenen Candida-Enteritis. Mykosen **11**, 843 (1968).

RUPRECHT, K.W.: Generalisierte Candida-Mykose bei Panmyelophtise. Mykosen **12**, 1 (1969).

SANGER, P.W., TAYLOR, F.H., ROBICSEK, F., GERMUTH, F., SENTERFIT, L., McKINNON, G.: Candida infections as a complication of heart surgery. Review of literature and report of two cases. J. Amer. med. Ass. **181**, 88 (1962).

SCHNEIDER, M.: Les infections bactériennes et fungiques au cours de Leucémies aigues. Sem. Hôp. Paris **43**, 438 (1967).

SCHOLER, H.J.: Stellung und Bedeutung der Mykosen unter den menschlichen Infektionskrankheiten. Path. Microbiol. **41**, 199 (1974).

SCHUMACHER, H.R., GINNS, D.A., WARREN, W.J.: Fungus infections complicating leukaemia. Amer. J. med. Sci. **247**, 313 (1964).

SHEEHY, T.W., ARTENSTEIN, M.S., GREEN, R.W.: Small intestinal mucosa in certain viral diseases. J. Amer. med. Ass. **190**, 1023 (1964).

SIMON, R., HOFFMAN, G.G., HARDING, H.B.: Phycomycosis. Aerospace Med. **35**, 668 (1964).

SMITH, J.M.B.: Mycoses of the alimentary tract. Gut **10**, 1035 (1969).

SUN, H.L., WANG, T., MA, W., KAO, H.: A study of the pathology and morphology of deep mycosis. China med. J. **84**, 125 (1965).

WELSH, R.A., McCLINTON, L.T.: Aspergillosis of lungs and duodenum with fatal intestinal hemorrhage. Arch. Path. **57**, 379 (1954).

WINNER, H.I.: Candidosis. In: Handbuch der speziellen pathologischen Anatomie und Histologie, Bd. III/5: The pathologic anatomy of mycoses, S. 731. Berlin-Heidelberg-New York: Springer 1971.

Parasiten

AMENT, M.E., RUBIN, C.E.: Relation of Giardiasis to abnormal intestinal structure and function in gastrointestinal immunodeficiency syndromes. Gastroenterology **62**, 216 (1972).

BERKMEN, Y.M., RABINOWITZ, J.: Gastrointestinal manifestations of the strongyloidiasis. Amer. J. Roentgenol. **115**, 306 (1972).

BRANDBORG, L.L., TANKERSLEY, C.B., GOTTLIEB, S., BARANCIK, M., SARTOR, V.E.: Histological demonstration of mucosal invasion by Giardia lamblia in man. Gastroenterology **52**, 143 (1967).

CANTOR, D., BIEMPICA, L., TOCCALINO, H., O'DONNELL, J.C.: Small intestine studies in giardiasis. Amer. J. Gastroent. **47**, 134 (1967).

CHUTTANI, H.K., SABHARWAL, D.V., BHARDWAY, O.P., GOYAL, R.K.: Hookworm disease and duodenal ulceration. Gut **8**, 69 (1967).

CORTNER, J.A.: Giardiasis, a cause of celiac syndrome. Amer. J. Dis. Childh. **98**, 311 (1959).

GILLES, H.M.: Gastrointestinal helminthiasis. Brit. med. J. 1968 II, 475.
HOSKINS, L.C., WINAWER, S.J., BROITMAN, S.A., GOTTLIEB, L.S., ZAMCHECK, N.: Clinical giardiasis and intestinal malabsorption. Gastroenterology 53, 265 (1967).
KAMATH, K.R., MURUGASU, R.: A comparative study of four methods for detecting Giardia Lamblia in children with diarrheal disease and malabsorption. Gastroenterology 66, 16 (1974).
KOTCHER, E., MIRANDA, M.G., ESQUIVEL, R.R., PENA-CHAVARRIA, A., DONOHUGH, D.L., BALDIZON, C.L., ACOSTA, A.G., APUY, J.L.A.: Intestinal malabsorption and helminthic and protozoan infections of the small intestine. Gastroenterology 50, 366 (1966).
MARSDEN, P.D., HOSKINS, D.W.: Intestinal parasites. A progress report. Gastroenterology 51, 701 (1966).
MARSDEN, P.D., SCHULTZ, M.G.: Intestinal parasites. Gastroenterology 57, 724 (1969).
MORECKI, R., PARKER, J.G.: Ultrastructural studies of the human giardia lamblia and subjacent jejunal mucosa in a subject with steatorrhoea. Gastroenterology 52, 151 (1967).
PALUMBO, P.J., SCUDAMORE, H.H., THOMPSON, J.H.: Relationship of infestation with giardia lamblia to intestinal malabsorption syndromes. Proc. Staff Meet. Mayo Clin. 37, 589 (1962).
PETERSEN, H.: Clinical significance of Giardia Lamblia (Lamblia intestinalis). Acta hepatogastroent. 20, 449 (1973).
PIEKARSKI, G.: Parasitäre Erkrankungen des Darmes. In: L. DEMLING (Hrsg.), Klinische Gastroenterologie, Bd. I, S. 348. Stuttgart: Thieme 1973.
SCHULZ, U., OCKERT, G.: Darmprotozoen als Ursache intestinaler Störungen. Dtsch. med. Wschr. 96, 1963 (1971).
TAKANO, J., YARDLEY, J.H.: Jejunal lesions in patients with giardiasis and malabsorption. An electron microscopic study. Bull. Johns Hopk. Hosp. 116, 413 (1965).
YARDLEY, J.H., TAKANO, J., HENDRIX, T.R.: Epithelial and other mucosal lesions of the jejunum in giardiasis: jejunal biopsy studies. Bull. Johns Hopk. Hosp. 115, 389 (1964).
ZAMCHECK, N., HOSKINS, L.C., WINAWER, J., BROITMAN, S.A., GOTTLIEB, L.S.: Histology and ultrastructure of the parasite and the intestinal mucosa in human giardiasis: effects of atabrine therapy. Gastroenterology 44, 860 (1963).
ZINNEMAN, H.H., KAPLAN, A.P.: The association of giardiasis with reduced intestinal secretory immunoglobulin A. Amer. J. dig. Dis., N.S. 793 (1972).

Pseudomembranöse Entero-Colitis

BASERGA, R.: The relationship of the cell cycle to tumor growth and control of cell division: a review. Cancer Res. 25, 581 (1965).
BAUER, M.: Pseudomembranös-nekrotisierende Colitis nach Cytostaticatherapie. Zbl. allg. Path. path. Anat. 109, 516 (1966).
BIERENDE, F.: Über postoperative Proctitis und Colitis. Mitt. Grenzgeb. Med. Chir. 32, 85 (1920).
BIRNBAUM, D., LAUFER, A., FREUND, M.: Pseudomembranous enterocolitis. A clinicopathologic study. Gastroenterology 41, 345 (1961).
CASTRUP, H.J., LÖHRS, U., EDER, M.: Zur Entstehung der Darmschleimhautveränderungen bei Urämie. Klin. Wschr. 48, 244 (1970).
CASTRUP, H.J., LÖHRS, U., EDER, M.: Autoradiographische und histochemische Untersuchungen zur Entstehung der sog. urämischen Enterocolitis. Virchows Arch. Abt. A Path. Anat. 349, 357 (1970).
DEARING, W.H., HEILMAN, F.R., WARREN, S., ROSE, H.G.: Micrococcic (staphylococcic) enteritis as a complication of antibiotic therapy: its response to erythromycin. Proc. Staff Meet. Mayo Clin. 28, 121 (1953).
DIXON, C.F., WEISMAN, R.E.: Acute pseudomembranous enteritis or enterocolitis; complication following intestinal surgery. Surg. Clin. Amer. 28, 999 (1948).
DOERR, W.: Pathomorphose durch chemische Therapie. Verh. dtsch. Ges. Path. 39, 17 (1955).
DURRANI, K.M., GRUHN, J.G.: Pseudomembranous enterocolitis. An analysis of seven autopsy reports. Amer. J. Surg. 106, 966 (1963).

EDER, M.: Experimentelle Untersuchungen über Schädigungen der Darmschleimhaut. Verh. dtsch. Ges. Path. **49**, 330 (1965).

EDER, M.: Zellerneuerung im Magen-Darm-Trakt. Verh. dtsch. Ges. Path. **50**, 75 (1966).

EDER, M., ROSTOCK, H., VOGEL, G.: Die Wirkung von Folsäureantagonisten (Methotrexat) auf die Regeneration der Darmschleimhaut. Virchows Arch. path. Anat. **341**, 164 (1966).

FRANK, L., AVOLA, F.: Pseudomembranous enterocolitis as a postoperative complication. Gastroenterology **29**, 391 (1955).

GHIGO, G., ROMANELLI, R.: Enterocolopatie da antibiotici e micosi intestinali. Contributo sulla patologia della terapia. Riv. Pat. clin. sper. **5**, 223 (1964).

GIESELER, H.: Die Enterocolitis acuta als postoperative Komplikation. Langenbecks Arch. klin. Chir. **300**, 137 (1962).

GLOGGENGIESSER, W.: Das Krankheitsbild der akuten Ileitis nach Schußverletzungen und Operationen. Dtsch. Z. Chir. **256**, 400 (1942).

HARTUNG, F.: Beitrag zum Problem der postantibiotischen Enterocolitis. Med. Diss., Hamburg 1965.

KLECKNER, M.S., BARGEN, J.A., BAGGENSTOSS, A.H.: Pseudomembranous enterocolitis: clinicopathologic study of 14 cases in which the disease was not preceded by an operation. Gastroenterology **21**, 212 (1952).

KRÜCKEMEYER, K.: Nil nocere! Nekrotisierende Enterokolitis als Nebenwirkung antibiotischer Therapie. Münch. med. Wschr. **106**, 1722 (1964).

LIEBEGOTT, G., DOLFF, C.: Colitis fibrinosa nach Antibiotikabehandlung. Medizinische **14**, 498 (1955).

MEIER, F.: Postoperativer tödlicher Kreislaufkollaps nach Behandlung mit Terramycin. Schweiz. med. Wschr. **82**, 1337 (1952).

MILLINGTON, P.F., FINEAU, J.B., FORBES, O.C., FRASER, A.C.: Studies on the effects of aminopterin on the small intestine of rats. Exp. Cell Res. **28**, 162 (1962).

MOHR, H.J.: Die sog. postantibiotische Enterocolitis. Chemotherapia (Basel) **6**, 1 (1963).

PENNER, A., BERNHEIM, A.I.: Acute postoperative enterocolitis. A study on the pathologic nature of shock. Arch. Path. **27**, 966 (1939).

PETTET, A.: Postoperative pseudomembranous enterocolitis. Surg. Gynec. Obstet. **98**, 546 (1954).

PETTET, J.D., BAGGENSTOSS, A.H., JUGGDIM, E.S., DEARING, W.H.: Generalized postoperative pseudomembranous enterocolitis. Proc. Mayo Clin. **29**, 342 (1954).

ROESSLE, R.: Enterocolitis nach Urethanbehandlung. Zbl. allg. Path. path. Anat. **85**, 321 (1949).

SIEGMUND, H.: Einfache Entzündungen des Darmrohres. In: F. HENKE, O. LUBARSCH (Hrsg.), Handbuch der speziellen pathologischen Anatomie und Histologie, Bd. IV/3: Verdauungsschlauch, S. 261. Berlin: Springer 1929.

SPÖRLEIN, S.: Zur Frage der sog. postantibiotischen Enterokolitis. Medizinische **17**, 385 (1958).

TRIER, J.S.: Morphologic alterations induced by methotrexate in the mucosa of human proximal intestine. Gastroenterology **42**, 295 (1962).

WEINSTEIN, L.: The complications of antibiotic therapy. Bull. N.Y. Acad. Med. **31**, 500 (1955).

WILLIAMS, A.W.: Light and electron-microscope studies of the effect of 4-amino-pteroyl-glutaminic acid on the mucous membrane of the small intestine of the rat. Gut **2**, 346 (1961).

WOMACK, G.R., JACKSON, G.G., GOCKE, T.M., KASS, E.H., HAIGHT, T.H., FINLAND, M.: Terramycin therapy of urinary infections. Arch. intern. Med. **89**, 240 (1952).

ZEITLHOFER, J.: Über pseudomembranöse (postoperative) Enterocolitis im Gefolge von Antibioticabehandlung. Klin. Med. (Wien) **10**, 419 (1955).

Morbus Whipple

AMMANN, R.: Zur Differentialdiagnose, Pathogenese und Ätiologie des Morbus Whipple. Helv. med. Acta **24**, 118 (1957).

AMMANN, R.: Zur Pathogenese des Morbus Whipple. Bibl. gastroent. **2**, 110 (1960).

AMMANN, R.: Morbus Whipple. In: L. DEMLING, Klinische Gastroenterologie, Bd. I, S. 366. Stuttgart: Thieme 1973.

APPERLY, F.L., COPLEY, E.L.: Whipple's disease (Lipodystrophia granulomatosis). Gastroenterology 1, 461 (1943).

ASHWORTH, C.T., DOUGLAS, F.C., REYNOLDS, R.C., THOMAS, P.J.: Bacillus-like bodies in Whipple's disease. Disapperance with clinical remission after antibiotic therapy. Amer. J. Med. 37, 481 (1964).

AUST, CH.H., SMITH, E.B.: Wipple's disease in a 3-month-old infant. With involvement of the bone marrow. Amer. J. clin. Path. 37, 66 (1962).

AZZOPARDI, J.G., EVANS, D.J.: Mucoprotein-containing histiocytes (muciphages) in the rectum. J. clin. Path. 19, 368 (1966).

BLACK-SCHAFFER, B.: The tinctoral demonstration of a glycoprotein in Whipple's disease. Proc. Soc. exp. Biol. (N.Y.) 72, 225 (1949).

BOBRUFF, J., DiBIANCO, J., LOEBEL, A., GROISSER, V.W.: Whipple's disease — Report of a case in a Negro man followed by serial biopsies of the small intestine. Gastroenterology 45, 108 (1963).

BOSQUE, G. DU, OTTO, H.F.: Laparoskopischer Befund beim Morbus Whipple. 76. Tagung Nordwestdeutsch. Ges. Inn. Med., S. 11. Lübeck: Hansisches Verlagskontor 1971.

BUCHHOLZ, K., MAINTZ, J., OTTO, H.F.: Klinisch-immunologische und elektronenmikroskopische Untersuchungen bei Morbus Whipple. Klin. Wschr. 52, 672 (1974).

CARAVATI, C.M., LITCH, M., WEISIGER, B.B., RAGLAND, S., BERLINER, H.: Diagnosis of Whipple's disease by rectal biopsy with a report of three additional cases. Ann. intern. Med. 58, 166 (1963).

CAROLI, J., JULIEN, CL.: Conception étiologique nouvelle de la maladie de Whipple. Acta gastro-ent. belg. 27, 488 (1964).

CAROLI, J., JULIEN, CL., ETÉVÉ, J., PRÉVOT, A.-R., SÉBALD, M., STRALIN, H., GUÉRITAT, DE CADORE, L.: Trois cas de maladie de Whipple. Remarques cliniques, biologiques, histologiques et thérapeutiques. Etude au microscope électronique de la muqueuse jejunale. Démonstration de l'origine bactérienne de l'affection. Isolement et identificatio du germe en cause. Sem. Hôp. Paris 39, 1457 (1963a).

CAROLI, J., STRALIN, H., JULIEN, CL.: Considérations thérapeutiques et pathogéniques sur la maladie de Whipple. II. Maladie de Whipple, maladie microbienne? L'apport de la microscopie électronique. Arch. Mal. Appar. dig. 52, 55 (1963b).

CASSELMAN, W.G.B., MACRAE, A.I., SIMMONS, E.H.: Histochemistry of Whipple's disease. J. Path. Bact. 68, 67 (1954).

CHARACHE, P., BAYLESS, T.M., SHELLY, W.M., HENDRIX, T.R.: Atypical bacteria in Whipple's disease. Trans. Ass. Amer. Phycans 79, 399 (1966).

CHEARS, W.C., ASHWORTH, C.T.: Electron microscopic study of the intestinal mucosa in Whipple's disease. Gastroenterology 41, 129 (1961).

COHEN, A.S., SCHIMMEL, E.M., HOLT, P.R., ISSELBACHER, K.J.: Ultrastructural abnormalities in Whipple's disease. Proc. Soc. exp. Biol. (N.Y.) 105, 411 (1960).

DELONG, V.: Acid polysaccharides and disturbances of the lipid metabolism. Vnitřni Lék. II, 4, 330 (1956).

DOBBINS, W.O., RUFFIN, J.M.: A light- and electronmicroscopic study of bacterial invasion in Whipple's disease. Amer. J. Path. 51, 225 (1967).

DREWS, G., GIESBRECHT, P.: Die Bauelemente der Bakterien und Blaualgen. In: H. METZNER (Hrsg.), Die Zelle. Struktur und Funktion, S. 407. Stuttgart: Wissenschaftliche Verlagsgesellschaft mbH 1971.

DRUBE, H.CH.: Die Whipplesche Krankheit (Lipodystrophia intestinalis). Ergebn. inn. Med. Kinderheilk., N.F. 12, 605 (1959).

DYBKAER, R., KOK, N.: Bacteria in Whipple's disease. 3. Studies in two patients of antibodies in serum and cutaneous hypersensitivity against some bacterial antigens. Acta path. microbiol. scand. 64, 373 (1965).

EKUAN, J.H., HILL, R.B., JR.: Colonic histiocytosis: clinical and pathological evaluation. Gastroenterology 55, 619 (1968).

ENZINGER, F.M., HELWIG, E.B.: Whipple's disease. A review of the literature and report of fifteen patients. Virchows Arch. path. Anat. 336, 238 (1963).

FISHER, E.R.: Whipple's disease: Pathogenetic considerations. Electron microscopic and histochemical observations. J. Amer. med. Ass. **181**, 396 (1962).

FISHER, E.R.: Ceroidlike colonic histiocytosis. Amer. J. clin. Path. **42**, 581 (1964).

FITZGERALD, P.J., KINNEY, TH.D.: Intestinal Lipodystrophy (Whipple's disease). Amer. J. Path. **21**, 1069 (1945).

GOLD, R.H., MARGOLIN, F.R.: Lymphographic manifestations of Whipple's disease simulating malignant neoplasm. Radiology **98**, 117 (1971).

GONZALEZ-LICEA, A., YARDLEY, J.H.: Whipple's disease in the rectum. Light and electron microscopic findings. Amer. J. Path. **52**, 1191 (1968).

GRAUMANN, W.: Polysaccharide. Ergebnisse der Polysaccharidhistochemie: Mensch und Säugetiere. In: W. GRAUMANN und K. NEUMANN (Hrsg.), Handbuch der Histochemie, Bd. II/2. Stuttgart: Fischer 1964.

GREENBERGER, N.J., DELOR, C.J., FISHER, J., PERKINS, R.L., MURAD, T., KAPRAL, F.: Whipple's disease. Characterization of anaerobic Corynebacteria and demonstration of bacilli in vascular endothelium. Amer. J. dig. Dis., N.S. **16**, 1127 (1971).

GROLL, A., VALBERG, L.S., SIMON, J.B., EIDINGER, D., WILSON, B., FORSDYKE, D.R.: Immunological defect in Whipple's disease. Gastroenterology **63**, 943 (1972).

GROSS, J.B., WOLLAEGER, E.E., SAUER, W.G., HUIZENGA, K.A., DAHLIN, D.C., POWER, M.H.: Whipple's disease; report of four cases, including two brothers, with observations on pathologic physiology, diagnosis and treatment. Gastroenterology **36**, 65 (1959).

HAUBRICH, W.S., RAFFENSPERGER, E.C., AMMANN, R.W.: Whipple's disease. In: H.L. BOKKUS (edit.), Gastroenterology, 2nd ed., Vol. II, p. 412. Philadelphia: Saunders 1964.

HAUBRICH, W.S., WATSON, J.H.L., SIERACKI, J.C.: Unique morphologic features of Whipple's disease: A study by light and electron microscopy. Gastroenterology **39**, 454 (1960).

HUNTER, R.C., RAY, J.P.: Intestinal lipodystrophy (Whipple's disease). Follow-up case report. Amer. J. dig. Dis., N.S. **7**, 515 (1962).

ISENBERG, J.I., GILBERT, S.B., PITCHER, J.L.: Ascites with peritoneal involvement in Whipple's disease. Gastroenterology **60**, 305 (1971).

ITERSON, W.v.: Die Feinstruktur der Bakterienzelle. Mikroskopie **21**, 107 (1966).

KENT, T.H., LAYTON, J.M., CLIFTON, J.A., SCHEDL, H.P.: Light and electron microscopic studies combined with clinical studies suggesting an infective nature. Lab. Invest. **12**, 1163 (1963).

KJAERHEIM, A., MIDTVEDT, T., SKREDE, S., GJONE, E.: Bacteria in Whipple's disease. Isolation of a Haemophilus strain from the jejunal propria. Acta path. microbiol. scand. **66**, 135 (1966).

KNOX, D.L., BAYLESS, TH.M., YARDLEY, J.H., CHARACHE, P.: Whipple's disease presenting with ocular inflammation and minimal intestinal symptoms. Johns Hopk. med. J. **123**, 175 (1968).

KOK, N., DYBKAER, R., ROSTGAARD, J.: Bacteria in Whipple's disease: results of cultivation from repeated jejunal biopsies prior to, during and after effective antibiotic treatment. Acta path. microbiol. scand. **60**, 431 (1964).

KOUDOURIS, S.D., STERN, T.N., UTTERBACK, R.A.: Involvement of the central nervous system in Whipple's disease. Neurology (Minneap.) **13**, 398 (1963).

LINDERT, M.C., PANDOLA, G., TAUGHER, P.J.: CPC: Whipple's disease in an American Indian. Marquette Med. Rev. **30**, 79 (1964).

LOJDA, Z., FRIĈ, P., JODL, J.: Histochemie des Dünndarms bei der Malabsorption. Verh. dtsch. Ges. Path. **53**, 93 (1969).

LOJDA, Z., FRIĈ, P., JODL, J., CHMELIK, V.: Cytochemistry of the human jejunal mucosa in the norm and in malabsorption syndrome. Curr. Top. Path. **52**, 1 (1970).

LOJDA, Z., PLOEG, M.v.D., DUIJN, P.v.: Phosphates of the naphthol AS series in the quantitative determination of alkaline and acid phosphatase activities "in situ" studied in polyacrylamide membrane model systems and by cytospectrophotometry. Histochemie **11**, 13 (1967).

LOU, T.Y., TEPLITZ, C., THAYER, W.R.: Ultrastructural morphogenesis of colonic PAS-positive macrophages ("Colonic histiocytosis"). Hum. Path. **2**, 421 (1971).

MAIZEL, H., RUFFIN, J.M., DOBBINS, W.O. III.: Whipple's disease: a review of 19 patients from one hospital and review of the literature since 1950. Medicine (Baltimore) **49**, 175 (1970).

MARTIN, F.F., VILSECK, J., DOBBINS, W.O., III., BUCKLEY, C.E., III., TYOR, M.P.: Immunological alterations in patients with treated Whipple's disease. Gastroenterology **63**, 6 (1972).

MEESSEN, H.: Klinisch-pathologisch-anatomisches Kolloquium. Fall 44. Dtsch. med. Wschr. **89**, 1760 (1964).

MIKSCHE, L.W., BLÜMCKE, S., FRITSCHE, D., KÜCHEMANN, K., SCHÜLER, H.W., GRÖZINGER, K.-H.: Whipple's disease: Etiopathogenesis, treatment, diagnosis, and clinical course. Case report and review of the world literature. Acta hepato-gastroent. **21**, 307 (1974).

MÜLLER, M., KEMMER, CH.: Histochemische und elektronenoptische Befunde an Biopsiematerial bei Morbus Whipple. Zbl. allg. Path. **107**, 488 (1965).

MÜLLER, M., SCHLOTTERHOSS, I.: Erzeugung für den Morbus Whipple typischer lokaler Gewebsveränderungen bei Mäusen durch formalinfixiertes SPC-zellhaltiges menschliches Material. Zbl. allg. Path. **109**, 46 (1966).

OTTO, H.F.: Morbus Whipple. In: Gastroenterologie und Stoffwechsel, Bd. IX. Stuttgart: Thieme 1975.

OTTO, H.F., BEGEMANN, F.: Vergleichende ultrastrukturelle und klinische Studie zum Ablauf des M. Whipple. Virchows Arch. Abt. A Path. Anat. **350**, 368 (1970).

OTTO, H.F., SIEMSSEN, S., SILL, V.: Zur Differentialdiagnose von Morbus Whipple und Sarkoidose. Klinisch-bioptische Untersuchungen. Dtsch. med. Wschr. **97**, 1343 (1972).

PEARSE, H.E.: Whipple's disease or intestinal lipodystrophy. Surgery **11**, 906 (1942).

PETERSON, J.C., KAMPMEIER, R.H.: Whipple's intestinal lipodystrophy: Its relationship to the rheumatic state. Amer. J. med. Sci. **221**, 543 (1951).

PITTMAN, F.E., SMITH, W.TH., MIZRAHI, A., BLANC, W.A., PITTMAN, J.C.: Clinical, histochemical, and electron microscopic study of colonic histiocytosis. Gut **7**, 458 (1966).

PLUMMER, K., RUSSI, S., HARRIS, W.H., JR., CARAVATI, C.M.: Lipophagic granulomatosis (Whipple's disease). Clinical and pathological study on thirty-four cases, with special reference to clinical diagnosis and pathogenesis. Arch. intern. Med. **86**, 280 (1950).

PORTE, A., ROUSSELET, P., STOEBNER, P., VALLA, A.: Sur la formation des corpuscules de Sieracki dans les macrophages de la muqueuse intestinale et des ganglions dans la maladie de Whipple. Ann. Anat. path., N.S. **9**, 309 (1964).

PREVOT, A.R., MOREL, C.: Nouveau cas de maladie de Whipple a Corynebacterium anaerobium guerie par antibiotherapie. Bull. Acad. nat. Med. (Paris) **148**, 540 (1964).

PUITE, R.H., TESLUK, H.: Whipple's disease. Amer. J. Med. **19**, 383 (1955).

REINHART, H.L., WILSON, S.J.: Malabsorption of fat (intestinal lipodystrophy of Whipple). Amer. J. Path. **15**, 483 (1939).

ROWLANDS, D.T., LANDING, B.H.: Colonic histiocytosis in children. Amer. J. Path. **36**, 201 (1960).

RUFFIN, J.M., KURTZ, S.M., ROUFAIL, W.M.: Intestinal lipodystrophy (Whipple's disease). J. Amer. med. Ass. **195**, 476 (1966).

RUSSO, F.R.: Whipple's disease—review of the literature and report of two cases. Arch. intern. Med. **89**, 600 (1952).

RUTISHAUSER, E., BORER, F.: Cellules histiocytaire P.A.S.-positives dans la maladie de Whipple. Schweiz. med. Wschr. **89**, 397 (1959).

SCHMID, K.O.: Zur Spätform des Morbus Whipple. Verh. dtsch. Ges. Path. **53**, 163 (1969).

SHERRIS, J.C., ROBERTS, C.E., PORUS, R.L.: Microbiological studies of intestinal biopsies taken during active Whipple's disease. Gastroenterology **48**, 708 (1967).

SIERACKI, J.C.: Whipple's disease: observation on systemic involvement. I. Cytology observations. Arch. Path. **66**, 464 (1958).

SIERACKI, J.C., FINE, G.: Whipple's disease: observation on systemic involvement. II. Gross and histologic observations. Arch. Path. **67**, 81 (1959).

STAEMMLER, M.: Lipodystrophia intestinalis (Whipple'sche Krankheit). Verh. dtsch. Ges. Path. **36**, 294 (1952).

SUGARMAN, M.H., BIGMAN, O., JARKOWSKI, T.L.: Whipple's disease. Report of a case in a Negro woman diagnosed by transoral jejunal biopsy. J. Amer. med. Ass. **174**, 2192 (1960).

TABAQUCHALI, S., BOOTH, C.C.: Relationship of the intestinal bacterial flora to absorption. Brit. med. Bull. **23**, 285 (1967).

TRIER, J.S., PHELPS, P.C., EIDELMAN, S., RUBIN, C.E.: Whipple's disease: light and electron microscope correlation of jejunal mucosal histology with antibiotic treatment and clinical status. Gastroenterology **49**, 684 (1965).

UPTON, A.C.: Histochemical investigation of the mesenchymal lesions in Whipple's disease. Amer. J. clin. Path. **22**, 755 (1952).

WATSON, J.H.L., HAUBRICH, W.S.: Manifestations of Whipple's disease in the human small intestine mucosa. In: Proceedings of the Second European Conference on Electron Microscopy, edit. by A.L. HOUWINK and B.J. SPIT, Vol. II, p. 921. De Nederlandse Vereniging Voor Electronenmicroscopie, 1960.

WATSON, J.H.L., HAUBRICH, W.S.: Bacilli bodies in the lumen and epithelium of the jejunum in Whipple's disease. Lab. Invest. **21**, 347 (1969).

WHIPPLE, G.H.: A hitherto undescribed disease characterized anatomically by deposits of fat and fatty acids in the intestinal and mesenteric lymphatic tissues. Bull. Johns Hopk. Hosp. **18**, 382 (1907).

YARDLEY, J.H., HENDRIX, TH.R.: Combined electron and light microscopy in Whipple's disease. Bull. Johns Hopk. Hosp. **109**, 80 (1961).

Morbus Crohn (Enteritis regionalis)

ACHESON, E.A.: An association between ulcerative colitis, regional enteritis, and ankylosing spondylitis. Quart. J. Med., N.S. **29**, 489 (1960).

ALBOT, G., PARTURIER-ALBOT, M., CAMILLERI, J.P., DIEBOLD, J.: La maladie de Crohn colique. IV. Etude cytologique et ultrastructurale des infiltrats inflammatoire plasmacytaires et epitheliocellulaires. Sem. Hôsp. Paris **46**, 1545 (1970).

ALEXANDER-WILLIAMS, J., FIELDING, J.F., COOKE, W.T.: A comparison of results of excision and bypass for ileal Crohn's disease. Gut **13**, 973 (1972).

ALMY, T.P., SHERLOCK, P.: Genetic aspects of ulcerative colitis and regional enteritis. Gastroenterology **51**, 757 (1966).

ALP, M.H., WRIGHT, R.: Autoantibodies to reticulin in patients with idiopathic steatorrhoea, coeliac disease, and Crohn's disease, and their relation to immunoglobulins and dietary antibodies. Lancet **1971 II**, 682.

ALUWIHARE, A.P.R.: The ultrastructure of the colon in Crohn's disease. Proc. roy. Soc. Med. **64**, 162 (1971).

ALUWIHARE, A.P.R.: Electron microscopy in Crohn's disease. Gut **12**, 509 (1971).

ALUWIHARE, A.P.R.: The electron microscope and Crohn's disease. Clinics in Gastroenterology **1**, 279 (1972).

AMMANN, R.W., BOCKUS, H.L.: Pathogenesis of regional enteritis. Based upon histologic study of forty cases. Arch. intern. Med. **107**, 504 (1961).

ANDERSON, F.H., BOGOCH, A.: Biopsies of large bowel in regional enteritis. Canad. med. Ass. **98**, 150 (1968).

ANTONIUS, J.I., GUMP, F.E., LATTES, R., LEPORE, M.: A study of certain microscopic features in regional enteritis, and their possible prognostic significance. Gastroenterology **38**, 889 (1960).

ARMITAGE, G., WILSON, M.: Crohn's disease. A survey of the literature and report on 34 cases. Brit. J. Surg. **38**, 182 (1950).

ASQUITH, P., THOMPSON, R.A., COOKE, W.T.: Quantitation of serum secretory IgA in gastrointestinal disease. Clin. Res. **19**, 562 (1971).

ASSARSSON, N., RÄF, L.: Incidence of granuloma in Crohn's disease. Acta chir. scand. **140**, 249 (1974).

BABB, R.H., KIERALDO, H.: Metachronous development of regional enteritis of the colon in a patient with ulcerative colitis. Calif. Med. **114**, 160 (1971).

BANKS, B.M., ZETZEL, L., RICHTER, H.S.: Morbidity and mortality in regional enteritis. Amer. J. dig. Dis. **14**, 369 (1969).

BEEKEN, W.L., BUSCH, H.J., SYLVESTER, D.L.: Intestinal protein loss in Crohn's disease. Gastroenterology **62**, 207 (1972).

BEEKEN, W.L., KANICH, R.E.: Microbial flora of the upper small bowel in Crohn's disease. Gastroenterology **65**, 390 (1973).

BENDIXEN, G.: Cellular hypersensitivity to components of intestinal mucosa in ulcerative colitis and Crohn's disease. Gut **10**, 631 (1969).

BENDIXEN, G.: Cellular hypersensitivity in ulcerative colitis and Crohn's disease. Schweiz. med. Wschr. **101**, 698 (1971).

BENDIXEN, G., JARNUM, S., SØLTOFT, J., WESTERGAARD, H., WEEKE, B., YSSING, M.: IgA and albumin turnover in Crohn's disease. Scand. J. Gastroent. **3**, 481 (1968).

BERSACK, S.R., HOWE, J.S., REHAK, E.M.: A unique case with roentgenologic evidence of regional enteritis of long duration and histologic evidence of diffuse adenocarcinoma. Gastroenterology **34**, 703 (1958).

BINDER, H.J., SPIRO, H.M., THAYER, W.R.: Delayed hypersensitivity in regional enteritis and ulcerative colitis. Amer. J. dig. Dis. **11**, 572 (1966).

BISHOP, R.P., BREWSTER, A.C., ANTONIOLI, D.A.: Crohn's disease of the mouth. Gastroenterology **62**, 302 (1972).

BISHOPRIC, G.A., BRACKEN, J.S.: Pyoderma gangraenosum as the presenting sign of regional ileitis. Observations regarding the pathogenesis of the skin lesions. Sth. med. J. (Nashville) **57**, 675 (1964).

BLACKBURN, G., HADFIELD, G., HUNT, A.H.: Regional ileitis. St. Bart's Hosp. Rep. **72**, 181 (1939).

BLUMSTEIN, G.I., JOHNSON, J.: Gastrointestinal allergy simulating regional enteritis. J. Amer. med. Ass. **147**, 1441 (1951).

BOCKUS, H.L.: Present status of chronic regional or cicatrizing enteritis. J. Amer. med. Ass. **127**, 449 (1945).

BOCKUS, H.L.: Regional enterocolitis. Dis. Colon Rect. **8**, 1 (1965).

BOCKUS, H.L., ROTH, J.L.A., BUCHMAN, E., KALSER, M., STAUB, W.R., FINKELSTEIN, A., VALDES-DAPENA, A.: Life history of non-specific ulcerative colitis: relation of prognosis to anatomical and clinical varieties. Gastroenterologia (Basel) **86**, 549 (1956).

BÖHM, F.: Über Zusammenhänge zwischen Darmtuberkulose und Ileitis regionalis. Beitr. Klin. Tuberk. **121**, 75 (1959).

BOOTH, C.C., MACINTYRE, I., MOLLIN, D.L.: Nutritional problems associated with extensive lesions of distal small intestine in man. Quart. J. Med. **33**, 401 (1964).

BOOTHE, A.D., CHEVILLE, N.F.: The pathology of proliferative ileitis of the golden syrian hamster. Path. vet. (Basel) **4**, 31 (1967).

BORER, F.: Maladie de Crohn chez le nourrisson. Gastroenterologia (Basel) **95**, 48 (1961).

BOURDE, J., RODDE, J.-M., ASSADOURIAN, R., DUFOUR, J., VAGUE, D.: Les perforations en peritoine libre dans l'enterite regionale: a propos d'une observation. Ann. Chir. **25**, 227 (1971).

BRAHME, F., LINDSTRÖM, C.: A comparative radiographic and pathological study of intestinal vaso-architecture in Crohn's disease and in ulcerative colitis. Gut **11**, 928 (1970).

BRENNER, ST.M., DELANY, H.M.: Erythema multiforme and Crohn's disease of the large intestine. Gastroenterology **62**, 479 (1972).

BRILL, CH.B., KLEIN, S.F., KARK, A.K.: Regional enteritis and entero-colitis: A study of 74 patients over 15 years. Amer. Surg. **170**, 766 (1969).

BROOKE, B.N.: What is ulcerative colitis? Lancet **1933 I**, 1220.

BROOKE, B.N., HOFFMANN, D.C., SWARBRICK, E.T.: Azathioprine for Crohn's disease. Lancet **1969 II**, 612.

BROWN, CH.H., ACHKAR, E.: Azathioprine therapy for inflammatory bowel disease. Amer. J. Gastroent. **54**, 363 (1970).

BROWN, P.W., BARGEN, J.A., WEBER, H.M.: Chronic inflammatory lesions of small intestine (regional enteritis). Amer. J. dig. Dis. **1**, 426 (1934).

BRUNI, H.L., NEWMAN, W., MCHARDY, G.: Small bowel carcinoma as a complication of regional enteritis. Sth. med. J. (Bgham, Ala.) **64**, 577 (1971).

BRYS, R., RINGOIR, S., ELEWAUT, A., BARBIER, F.: Amyloidose bij de ziekte van Crohn. T. Gastroent. (Brugge) **15**, 322 (1972).

BUCHBERGER, R.: Enteritis regionalis und Crohnsche Krankheit. Bruns' Beitr. klin. Chir. **199**, 220 (1959).

BUSSON, A., DELARUE, J., DEQUINTREC, Y.: Rectocolite mucohemorrhagique a forme etagee. Le facteur regional de la rectocolite mucohemorrhagique. Arch. Mal. Appar. dig. **43**. 1154 (1954).

CANTWELL, J.D., KETTERING, R.F., CARNEY, J.A., LUDWIG, J.: Adenocarcinoma complicating regional enteritis; report of a case and review of the literature. Gastroenterology **54**, 599 (1968).

CHALFIN, D., HOLT, P.R.: Lactase deficiency in ulcerative colitis, regional enteritis, and hepatitis. Amer. J. dig. Dis. **12**, 81 (1967).

CHAPIN, L.E.: Regional enteritis associated visceral changes. Gastroenterology **30**, 404 (1956).

CHRISPIN, A.R., TEMPANY, E.: Crohn's disease of the jejunum in children. Arch. Dis. Childh. **42**, 631 (1967).

CLARK, R.M.: Microdiverticula: a possible cause of granulomatous ileocolitis. Canad. med. Ass. J. **100**, 1025 (1969).

CLASSEN, M., RÖSCH, W., HARTWICH, G., FRÜHMORGEN, P., STOCKER, B.: Morbus Crohn: Bedeutung der Biopsie. Münch. med. Wschr. **116**, 187 (1974).

CLEMMENSEN, TH., JOHANSEN, A.: A case of Crohn's disease of the colon associated with adenocarcinoma extending from cardia to the anus. Acta path. microbiol. scand. Sect. A **80**, 5 (1972).

COHEN, H., FISHMAN, A.P.: Regional enteritis and amyloidosis. Gastroenterology **12**, 502 (1949).

COHEN, S., KAPLAN, M., GOTTLIEB, L., PATTERSON, J.: Liver disease and gallstones in regional enteritis. Gastroenterology **60**, 237 (1971).

COHEN, W.N., LUTTWAK, E.M.: Recurrent Crohn's disease after 39 years. Brit. J. Radiol. **45**, 764 (1972).

COHN, E.M., LEDERMAN, I.I., SHORE, E.: Regional enteritis and its relation to emotional disorders. Amer. J. Gastroent. **54**, 378 (1970).

COLCOCK, B.P.: Surgical treatment of regional enteritis. Amer. J. Surg. **114**, 398 (1967).

COLP, R.: A case of nonspecific granuloma of the terminal ileum and caecum. Surg. Clin. N. Amer. **14**, 443 (1934).

COMBE, C., SAUNDERS, W.: A singular case of stricture and thickening of the ileum. Med. Trans. roy. Coll. Phys. **4**, 16 (1813).

COMFORT, M.W., WEBER, H.M., BAGGENSTOSS, A.H., KIELY, W.F.: Nonspecific granulomatous inflammation of the stomach and duodenum; its relation to regional enteritis. Amer. J. med. Sci. **220**, 616 (1950).

COOK, M.G.: The size and histological appearances of mesenteric lymph nodes in Crohn's disease. Gut **13**, 970 (1972).

COOKE, W.T., FIELDING, J.F.: Corticosteroid or corticotrophin therapy in Crohn's disease (regional enteritis). Gut **11**, 921 (1970).

CORNES, J.S., STECHER, M.: Primary Crohn's disease of the colon and rectum. Gut **2**, 189 (1961).

COTTIER, H.: Colitis regionalis und Crohn'sche Krankheit. Helv. med. Acta **20**, 490 (1953).

COWDELL, R.H.: Sarcoidosis: with special reference to diagnosis and prognosis. Quart. J. Med. **23**, 29 (1954).

CROFT, C.B., WILKINSON, A.R.: Ulceration of the mouth, pharynx and larynx in Crohn's disease of the intestine. Brit. J. Surg. **59**, 249 (1972).

CROHN, B.B.: Acute regional ileitis. New York J. Med. **65**, 641 (1965).

CROHN, B.B.: Granulomatous diseases of the small and large bowel. A historical survey. Gastroenterology **52**, 767 (1967).

CROHN, B.B., GINSBERG, L., OPPENHEIMER, G.D.: Regional ileitis. A pathologic and clinical entity. J. Amer. med. Ass. **99**, 1323 (1932).

CROHN, B.B., YARNIS, H.: Regional ileitis, 2nd ed. New York-London: Grune & Stratton 1958.

CRUCIOLI, V.: Rectal biopsy in Crohn's disease. Rend. Gastro-ent. **4**, 73 (1972).

DAFFNER, J.E., BROWN, C.H.: Regional enteritis and clinical diagnosis in 100 patients. Ann. intern. Med. **49**, 580 (1958).

DALZIEL, T.K.: Chronic intestinal enteritis. Brit. med. J. **1913 II**, 1968.

DAUM, F., BOLEY, S.J., COHEN, M.I.: Miliary Crohn's disease. Gastroenterology 67, 527 (1974).

DAVIDOVITCH, P.: A propos d'une observation de bauhinite oedemateuse. Arch. Mal. Appar. dig. 43, 347 (1954).

DAVOURE, M.R.: Un cas de bauhinite oedemateuse. Arch. Mal. Appar. dig. 47, 343 (1958).

DEBRAY, CH., RUBENS-DUVAL, A., PERGOLA, F., AUVILLAIN, A.: La bauhinite oedemateuse. Arch. Mal. Appar. dig. 42, 163 (1953).

DEDOMBAL, F.T.: Symposium on Crohn's disease. Epidemiology and natural history. Proc. roy. Soc. Med. 64, 161 (1971).

DEDOMBAL, F.T.: Results of surgery for Crohn's disease. Clinics in Gastroenterology 1, 493 (1972).

DEDOMBAL, F.T., BURTON, I., GOLIGHER, I.C.: Recurrence of Crohn's disease after primary excisional surgery. Gut 12, 519 (1971).

DEDOMBAL, F.T., BURTON, I.C., GOLIGHER, I.C.: The early and late results of surgical treatment of Crohn's disease. Brit. J. Surg. 58, 805 (1971).

DEMOLE, M., SAYEGH, C., SOUALILI, E.H.: Possibilites et resultats therapeutiques dans l'ileite regionale. Praxis (Bern) 54, 1402 (1965).

DEODHAR, S.D., MICHENER, W.M., FARMER, R.G.: A study of the immunologic aspects of chronic ulcerative colitis and transmural colitis. Amer. J. clin. Path. 51, 591 (1969).

DIKMAN, S.H., TOKER, C.: Enteroblastoma complicating regional enteritis. Gastroenterology 65, 462 (1973).

DOMBROWSKI, H., KORB, G.: Das Gefäßbild bei Enteritis regionalis (Morbus Crohn) und seine diagnostische Bedeutung. Radiologe 10, 17 (1970).

DONCHESS, J.C., WARREN, S.: Chronic cicatrizing enteritis with involvement of the colon. Arch. Path. 18, 22 (1934).

DOTEVALL, G., KOCK, N.G.: Absorption studies in regional enterocolitis (Morbus Crohn). Scand. J. Gastroent. 3, 293 (1968).

DUDENEY, T.P.: Crohn's disease of the mouth. Proc. roy. Soc. Med. 62, 1237 (1969).

DYER, N.H., DAWSON, A.M.: Diagnosis of Crohn's disease: continuing source of errors. Brit. med. J. 1970I, 735.

DYER, N.H., RUTHERFORD, C., VISICK, H., DAWSON, A.M.: The incidence and reliability of individual radiographic signs in the small intestine in Crohn's disease. Brit. J. Radiol. 43, 401 (1970).

DYKES, P.W.: Immunology of Crohn's disease. Clinics in Gastroenterology 1, 349 (1972).

EADE, M.N., COOKE, W.T., WILLIAMS, J.A.: Liver disease in Crohn's disease. A study of 100 consecutive patients. Scand. J. Gastroent. 6, 199 (1971).

EBRILL, D.: Case of regional enteritis in childhood. Brit. J. Surg. 32, 512 (1945).

EDWARDS, A.M., MICHALYSHYN, B., SHERBANIUK, R.W., COSTOPOULOS, L.B.: Regional enteritis of the duodenum: A review and report of five cases. Canad. med. Ass. J. 93, 1283 (1965).

EDWARDS, H.: Crohn's disease and related conditions. In: A. JONES (edit.), Modern trends in gastroenterology. London: Butterworth 1958.

EVANS, J.G., ACHESON, E.D.: An epidemiological study of ulcerative colitis and regional enteritis in the Oxford area. Gut 6, 311 (1965).

EWEN, S.W.B., ANDERSON, J., GALLOWAY, J.M.D., MILLER, J.P.B., KYLE, J.: Crohn's disease initially confined to the appendix. Gastroenterology 60, 853 (1971).

FAHIMI, H.D., DEREN, J.J., GOTTLIEB, L.S., ZAMCHECK, N.: Isolated granulomatous gastritis: its relationship to disseminated sarcoidosis and regional enteritis. Gastroenterology 45, 161 (1963).

FAHRLÄNDER, H., GLOOR, F.: Akute regionäre Enteritis. Dtsch. med. Wschr. 92, 1891 (1967).

FAHRLÄNDER, H., SHALEV, E.: Die Enterocolitis regionalis Crohn. Dtsch. med. Wschr. 99, 2207 (1974).

FAHRLÄNDER, H., SHALEV, E.: Colitis ulcerosa und Enterocolitis regionalis Crohn. Dtsch. med. Wschr. 99, 2235 (1974).

FARMER, R.G., HAWK, W.A., TURNBULL, R.B.: Regional enteritis of the colon: a clinical and pathologic comparison with ulcerative colitis. Amer. J. dig. Dis. 13, 501 (1968).

FARMER, R.G., HAWK, W.A., TURNBULL, R.B.: Carcinoma associated with regional enteritis. Report of two cases. Amer. J. dig. Dis. **15**, 365 (1970).

FARMER, R.G., HAWK, W.A., TURNBULL, R.B.: Carcinoma associated with mucosal ulcerative colitis, and with transmural colitis and enteritis (Crohn's disease). Cancer (Philad.) **28**, 289 (1971).

FARMER, R.G., HAWK, W.A., TURNBULL, R.B.: Crohn's disease of the duodenum (transmural duodenitis). Clinical manifestations. Amer. J. dig. Dis. **17**, 191 (1972).

FARMER, G.W., VINCENT, M.M., FUCCILLO, D.A., HORTA-BARBOSA, L., RITMAN, S., SEVER, J.L., GITNICK, G.L.: Viral investigations in ulcerative colitis and regional enteritis. Gastroenterology **65**, 8 (1973).

FASSIO, E.: Un nouveau cas d'abdomen aigu d'origine allergique: Ileite terminale a forme occlusive. Arch. Mal. Appar. dig. **39**, 1370 (1950).

FEDOTIN, M.S., GRIMMETT, G.M., SHELBURNE, J.: Crohn's disease of the mouth. Amer. J. dig. Dis. **19**, 385 (1974).

FIELDING, J.F., COOKE, W.T., WILLIAMS, J.A.: Gastric acid secretion in Crohn's disease in relation to disease activity and bowel resection. Lancet **1971 I**, 1106.

FIELDING, J.F., PRIOR, P., WATERHOUSE, J.A., COOKE, W.T.: Malignancy in Crohn's disease. Scand. J. Gastroent. **7**, 3 (1972).

FIELDING, J.F., TOYE, D.K.M., BETON, C.D., COOKE, W.T.: Crohn's disease of the stomach and duodenum. Gut **11**, 1001 (1970).

FONE, D.J.: Regional enteritis (Crohn's disease). Med. J. Aust. **1**, 865 (1966).

GEFFROY, Y., COLIN, R., HECKETSWEILER, PH.: Aspects nouveaux du traitement de la maladie de Crohn. Rev. Prat. **21**, 2599 (1971).

GEFFROY, Y., COLIN, R., HECKETSWEILER, PH., SEGRESTIN, M.: Traitement de la maladie de Crohn par le B.C.G. Etude clinique, radiologique, evolutive. Arch. Mall. Appar. dig. **60**, 293 (1971).

GEFFROY, Y., COLIN, R., HECKETSWEILER, PH., SEGRESTIN, M.: Traitement de la maladie de Crohn par le B.C.G. Donnees biologiques — Essai d'interpretation. Arch. Mall. Appar. dig. **60**, 299 (1971).

GELZAYD, E.A., KRAFT, S.C., FITCH, F.W., KIRSNER, J.B.: Distribution of immunoglobulins in human rectal mucosa. II. Ulcerative colitis and abnormal mucosal control subjects. Gastroenterology **54**, 341 (1968).

GELZAYD, E.A., KRAFT, S.C., KIRSNER, J.B.: Distribution of immunoglobulins in human rectal mucosa. I. Normal control subjects. Gastroenterology **54**, 334 (1968).

GERSON, CH.D., COHEN, N., JANOWITZ, H.D.: Small intestinal absorptive function in regional enteritis. Gastroenterology **64**, 907 (1973).

GINSBERG, A.L.: Alterations in immunologic mechanisms in diseases of the gastrointestinal tract. Dig. Dis. **16**, 61 (1970).

GJONE, E., ORNING, O.M., MYREN, J.: Crohn's disease in Norway. Gut **7**, 372 (1966).

GLOTZER, D.J., SILEN, W.: Surgical management of regional enteritis. Gastroenterology **61**, 751 (1971).

GOLDEN, H.: Radiology examination of the small intestine. Philadelphia: Lippincott 1945.

GOLDGRABER, M., KIRSNER, J.B.: The histopathology of the experimental hypersensitive state in the gastrointestinal tract. Arch. intern. Med. **102**, 134 (1958).

GOLDMAN, L.I., BRALOW, S.P., COX, W., PEALE, A.R.: Adenocarcinoma of the small bowel complicating Crohn's disease. Cancer (Philad.) **26**, 1119 (1970).

GOLIGHER, J.C.: Ileal recurrence after ileostomy and excision of the large bowel for Crohn's disease. Brit. J. Surg. **59**, 253 (1972).

GONZALES, G., KENNEDY, I.: Crohn's disease of the stomach. Radiology **113**, 27 (1974).

GORBACH, SH.L., NAHAS, L., PLAUT, A.G., WEINSTEIN, L., PATTERSON, J.F., LEVITAN, R.: Studies of intestinal microflora. V. Fecal microbial ecology in ulcerative colitis and regional enteritis: relationship to severity of disease and chemotherapy. Gastroenterology **54**, 575 (1968).

GRAY, B.K., LOCKHART-MUMMERY, H.E., MORSON, B.C.: Crohn's disease of the anal region. Gut **6**, 512 (1965).

GRÖZINGER, K.-H., WENZ, W., KRUPKA, I.: Ileitis terminalis und Colitis ulcerosa. Münch. med. Wschr. **109**, 649 (1967).

GROSS, PH.: Enteritis regionalis. Langenbecks Arch. klin. Chir. **303**, 547 (1963).

GUMP, F.E., LEIPORE, M., BAKER, H.G.: A revised concept of acute regional enteritis. Ann. Surg. **166**, 942 (1967).

HADFIELD, G.: Primary histological lesion of regional ileitis. Lancet **1939**II, 773.

HAFERKAMP, O.: Über die produktive Entzündung bei der Enteritis regionalis (Crohn). Beitr. path. Anat. **121**, 27 (1959).

HAFERKAMP, O.: Über die produktive Entzündung bei der Enteritis regionalis (Crohn). Acta neuroveg. (Wien) **21**, 121 (1960).

HAGGITT, R.C., MEISSNER, W.A.: Crohn's disease of the upper gastrointestinal tract. Amer. J. clin. Path. **59**, 613 (1973).

HAMMER, B., ASHURST, P., NAISH, J.: Diseases associated with ulcerative colitis and Crohn's disease. Gut **9**, 17 (1968).

HARRIS, F.I., BELL, H.G., BUNN, H.: Chronic cicatrizing enteritis; regional enteritis Crohn. Surg. Gynec. Obstet. **57**, 637 (1933).

HAWK, W.A., TURNBULL, R.B., FARMER, R.G.: Regional enteritis of the colon. Distinctive features of the entity. J. Amer. med. Ass. **201**, 738 (1967).

HEATON, K.W., MCCARTHY, C.F., HORTON, R.E., CORNES, J.S., READ, A.E.: Miliary Crohn's disease. Gut **8**, 4 (1967).

HEERDEN, J.A.v., SIGLER, R.M., LYNN, H.B.: Regional enteritis in children. Surgical aspects. Mayo Clin. Proc. **42**, 100 (1967).

HERMOS, J.A., COOPER, H.L., KRAMER, P., TRIER, J.S.: Histological diagnosis by peroral biopsy of Crohn's disease of the proximal intestine. Gastroenterology **59**, 868 (1970).

HISLOP, I.G., GRANT, A.K.: Genetic tendency in Crohn's disease. Gut **10**, 994 (1969).

HOMB, A.: On acute regional enteritis. Acta chir. scand. **94**, 343 (1946).

HUGHES, R.K.: Reticulum cell sarcoma: a cause possibly originating in regional enteritis. Amer. Surg. **21**, 770 (1955).

ISRAEL, H.L., GOLDSTEIN, R.A.: Relation of kveim-antigen reaction to lymphadenopathy. New Engl. J. Med. **284**, 345 (1971).

ISSAH, N.A.: Crohn's disease of the mouth. Brit. dent. J. **130**, 247 (1971).

JANOWITZ, H.D., PRESENT, D.H.: Granulomatous colitis: pathogenetic concepts. Gastroenterology **51**, 802 (1966).

JONES, G.W., DOOLEY, M.R., SCHOENFIELD, L.J.: Regional enteritis with involvement of the duodenum. Gastroenterology **51**, 1018 (1966).

JONES, J.V., HOUSLEY, J., ASHURST, P.M., HAWKINS, C.F.: Development of delayed hypersensitivity to dinitrochlorobenzene in patients with Crohn's disease. Gut **10**, 52 (1969).

KASPER, H.: Klinik und Therapie der Enteritis regionalis (Morbus Crohn). Dtsch. med. Wschr. **97**, 844 (1972).

KENT, TH.H., AMMON, R.K., DENBESTEN, L.: Differentiation of ulcerative colitis and regional enteritis of colon. Arch. Path. **89**, 20 (1970).

KIRSNER, J.B., SPENCER, J.A.: Familial occurrences of ulcerative colitis, regional enteritis and ileocolitis. Ann. intern. Med. **59**, 133 (1963).

KLECKNER, M.S.: The liver in regional enteritis. Gastroenterology **30**, 416 (1956).

KNAPP, W., FAHRLÄNDER, H., HARTWIG, H.: Zur Aetiologie der akuten regionären Enteritis (Ileitis). Schweiz. med. Wschr. **100**, 364 (1970).

KOOP, L.E., PERLINGIERO, J.G., WEIN, W.: Cicatrizing enterocolitis in a newborn infant. Amer. J. med. Sci. **214**, 27 (1947).

KORELITZ, B.I., SOMMERS, S.C.: Perforated nongranulomatous appendicitis in the course of regional ileitis. Gastroenterology **64**, 1020 (1973).

KRAFT, S.C.: Cellular immunity in Crohn's disease. Gastroenterology **61**, 545 (1971).

KRAFT, S.C., KIRSNER, J.B.: Immunological apparatus of the gut and inflammatory bowel disease. Gastroenterology **60**, 922 (1971).

KRAUSE, U., BERGMANN, L., NORLEN, B.J.: Crohn's disease: a clinical study based on 186 patients. Scand. J. Gastroent. **6**, 97 (1971).

KRAUSPE, C.: Entzündliche Erkrankungen des Dickdarms. Langenbecks Arch. klin. Chir. **319**, 309 (1967).

KRAUSPE, C.: Allgemeine pathologische Anatomie der letzten Ileumschlinge. Fortschr. Röntgenstr. **95**, 728 (1961).

KRAUSPE, C.: Pathologische Anatomie der Ileitis terminalis. Gastroenterologia (Basel) **95**, 220 (1961).

KRAUSPE, C.: Les affections granulomateuses et ulcereuses, dites ileocolitis. 7eme congres international de gastroenterologie. Bruxelles 1964, Vol. III, p. 269.

KRAUSPE, C.: Pathologische Anatomie. In: C. KRAUSPE, K. MÜLLER-WIELAND, F. STELZNER (Hrsg.), Colitis ulcerosa und granulomatosa. München-Berlin-Wien: Urban & Schwarzenberg 1972.

KÜMMERLE, F., SCHIER, J.: Enteritis regionalis. Chirurg **39**, 437 (1968).

KYLE, J.: Psoas abscess in Crohn's disease. Gastroenterology **61**, 149 (1971).

KYLE, J.: An epidemiological study of Crohn's disease in Northeast Scotland. Gastroenterology **61**, 826 (1971).

KYLE, J.: The early diagnosis of chronic Crohn's disease. Scot. med. J. **16**, 197 (1971).

KYLE, J.: Surgical treatment of Crohn's disease of the small intestine. Symposium. Brit. J. Surg. **59**, 821 (1972).

LAGERCRANTZ, R., HAMMERSTRÖM, S., PERLMANN, P., GUSTAFSSON, B.E.: Immunological studies in ulcerative colitis. III. Incidence of antibodies to colon-antigen in ulcerative colitis and other gastrointestinal diseases. Clin. exp. Immun. **1**, 263 (1966).

LAM, A., BORDA, I.T., INWOOD, M.J., THOMSON, S.: Coagulation studies in ulcerative colitis and Crohn's disease. Gastroenterology **68**, 245 (1975).

LAUMONIER, R.: Problemes actuels de la maladie de Crohn. Diagnostic anatomo-pathologique. Essais experimentaux. Arch. Anat. path. **8**, 105 (1960).

LAW, D.H.: Regional enteritis. Gastroenterology **56**, 1086 (1969).

LEE, F.I., DAVIES, D.M.: Crohn's disease presenting as pyrexia of unknown origin. Lancet **1961 I**, 1205.

LEGGE, D.A., HOFFMAN, H.N., CARLSON, H.C.: Pancreatitis as a complication of regional enteritis of the duodenum. Gastroenterology **61**, 834 (1971).

LENNARD-JONES, J.E., LOCKHART-MUMMERY, H.E., MORSON, B.C.: Clinical and pathological differentiation of Crohn's disease and proctocolitis. Gastroenterology **54**, 1162 (1968).

LENNARD-JONES, J.E., STALDER, G.A.: Prognosis after resection of chronic regional ileitis. Gut **8**, 332 (1967).

LILLA, J.: Bauhinite oedemateuse aigue. Presse méd. **68**, 2287 (1960).

LIVOLSI, V.A., JARETZKI, A.: Granulomatous esophagitis. A case of Crohn's disease limited to the esophagus. Gastroenterology **64**, 313 (1973).

LOCKHART-MUMMERY, H.E.: Pathological lesions of the anal region associated with Crohn's disease. Dis. Colon Rect. **8**, 399 (1965).

LOCKHART-MUMMERY, H.E., MORSON, B.C.: Crohn's disease of the large intestine. Gut **5**, 493 (1964).

MACLAURIN, B.P., COOKE, W.T., LING, N.R.: Impaired lymphocyte reactivity against tumour cells in patients with Crohn's disease. Gut **13**, 614 (1972).

MAGGI, L.: Malatti di Crohn in Lattenbe e diagnosi differenziale con la „enteritis necroticans" di Hansen. Arch. De Vecchi Anat. pat. **17**, 637 (1933).

MANNS, J.J.: Miliary Crohn's disease. Brit. med. J. **1972 IV**, 152.

MARATKA, Z., KUDRMANN, J.: Segmental colitis. Concept and classification. In: Z. MARATKA, R. OTTENJANN (edit.), Inflammation in Gut. Esophagitis — Duodenitis — Segmental Colitis. Bibl. gastroent., No. 9, p. 73. Basel-München-Paris-New York: Karger 1970.

MARSHAK, R.H., LINDNER, A.E., JANOWITZ, H.D.: Granulomatous ileocolitis. Gut **7**, 258 (1966).

MARSHAK, R.H., WOLF, B.S.: Roentgen findings in regional enteritis. Amer. J. Roentgenol. **74**, 1000 (1955).

MCBRIDE, J., KING, M., BOIKE, A.: Ankylosing spondilitis and chronic inflammatory diseases of the intestine. Brit. med. J. **1963 II**, 483.

MCCALLUM, D.I., KINMOUNT, P.D.C.: Dermatological manifestations of Crohn's disease. Brit. J. Derm. **80**, 1 (1968).

MCGARITY, W.C.: Regional enteritis of the duodenum. Surg. Gynec. Obstet. **105**, 203 (1957).

MELLASSONOS, J.C., SMITH, E.B.: Small bowel perforation in regional enteritis secondary to administration of steroids. J. nat. med. Ass. (N.Y.) **52**, 171 (1960).

MENDELOFF, A.I., MONK, M., SIEGEL, CH.I., LILIENFELD, A.: Some epidemiological features of ulcerative colitis and regional enteritis. Gastroenterology **51**, 748 (1966).

MEYER, P.C.: The pathogenesis of segmental enteritis. Brit. J. Surg. **47**, 375 (1960).

MILLER, R.C., LARSEN, E.: Regional enteritis in early infancy. Amer. J. Dis. Childh. **122**, 301 (1971).

MITCHELL, D.N.: The kveim test in Crohn's disease. Lancet **1969**II, 571.

MITCHELL, D.N., CANNON, P., DYER, N.H.: Further observations on kveim test in Crohn's disease. Lancet **1970**II, 496.

MITCHELL, D.N., REES, R.J.W.: Agent transmissible from Crohn's disease tissue. Lancet **1970**II, 168.

MITCHELL, D.N., REES, R.J.W.: Sarcoidosis and Crohn's disease. Proc. roy. Soc. Med. **64**, 20 (1971).

MOCK, H.E.: Infective granuloma: nonspecific chronic tumor-like productive inflammations of the gastrointestinal tract. Surg. Gynec. Obstet. **52**, 672 (1931).

MÖRL, M., GRÜTER, M.: Die Leber bei Morbus Crohn. Münch. med. Wschr. **117**, 637 (1975).

MONGES, J., GASTON, J., COTTALORDA, F.: Ileite oedemateuse aigue a allure allergique. Arch. Mall. Appar. dig. **40**, 774 (1951).

MONK, M., MENDELOFF, A.I., SIEGEL, C.I., LILIENFIELD, A.: An epidemiological study of ulcerative colitis and regional enteritis among adults in Baltimore. I. Hospital incidence and prevalence. Gastroenterology **53**, 198 (1967).

MONK, M., MENDELOFF, A.I., SIEGEL, CH.I., LILIENFIELD, A.: An epidemiological study of ulcerative colitis and regional enteritis among adults in Baltimore. II. Social and demographic factors. Gastroenterology **56**, 847 (1969).

MORGAGNI, G.B.: De Sedibus et Causis Morborum. 1769. Facsimile of the 1769 edition. New York: Hafner Publishing Company 1960.

MOROWITZ, D.A., LAWRENCE, W.A., KIRSNER, J.B.: Thrombocytosis in chronic inflammatory bowel disease. Ann. intern. Med. **68**, 1013 (1968).

MORSON, B.C.: Current concepts of colitis. Trans. med. Soc. (Lond.) **86**, 159 (1970).

MORSON, B.C.: Histopathology. In: Skandia International Symposia, Regional Enteritis (Crohn's disease), p. 15. Stockholm: Nordiska Bokhandelns Förlag 1971.

MORSON, B.C.: Histopathology of Crohn's disease. Scand. J. Gastroent. **6**, 573 (1971).

MORSON, B.C., DAWSON, I.M.P.: Gastrointestinal pathology. Oxford-London-Edinburgh-Melbourne: Blackwell Scientific Publications 1972.

MORSON, B.C., LOCKHART-MUMMERY, H.E.: Anal lesions in Crohn's disease. Lancet **1959**II, 122.

MOSCHCOWITZ, E., WILENSKY, A.O.: Non-specific granulomas of the intestines. Amer. J. med. Sci. **166**, 648 (1923).

MOSELEY, J.E., MARSHAK, R.H., WOLF, B.S.: Regional enteritis in children. Amer. J. Roentgenol. **84**, 532 (1960).

MOTTET, N.K.: Histopathologic spectrum of regional enteritis and ulcerative colitis. In: Major problems in pathology, Vol. 1. London-Toronto-Philadelphia: W.B. Saunders Comp. Ltd. 1971.

MOUNTAIN, J.C.: Cutaneous ulceration in Crohn's disease. Gut **11**, 18 (1970).

MÜLLER-WIELAND, K.: Leberveränderungen bei Colitis granulomatosa. In: C. KRAUSPE, K. MÜLLER-WIELAND, F. STELZNER (Hrsg.), Colitis ulcerosa und granulomatosa. München-Berlin-Wien: Urban & Schwarzenberg 1972.

NAGASAKO, K., YAZAWA, C., TAKEMOTO, T.: Observation of the terminal ileum. Endoscopy **3**, 45 (1971).

NASR, K., MOROWITZ, D.A., ANDERSON, J.G.D., KIRSNER, J.B.: Free perforation in regional enteritis. Gut **10**, 206 (1969).

NEALE, G., KELSALL, A.R., DOYL, F.H.: Crohn's disease and diffuse symmetrical periostitis. Gut **9**, 383 (1968).

NORLEN, B.J., KRAUSE, U., BERGMAN, L.: An epidemiological study of Crohn's disease. Scand. J. Gastroent. **5**, 385 (1970).

NORTHFIELD, T.C., ROBERTS, C.I.: Intraabdominal abscesses due to azathioprine for Crohn's disease. Gut **13**, 124 (1972).

OLSAN, E.S., SUSSMAN, M.L.: Nonspecific enterocolitis. Amer. J. Roentgenol. **60**, 471 (1948).

OTTO, H.F., GEBBERS, J.-O., KÜGLER, S.: ,,Miliarer" Morbus Crohn. Dtsch. med. Wschr. **100**, 505 (1975).

PADILLA, A.J., SPARBERG, M.: Regional enteritis and sarcoidosis in one patient. A case report. Gastroenterology **63**, 153 (1972).

PAGET, E.T., OWENS, M.P., PENISTON, W.O., METHEWSON, C.: Massive upper gastrointestinal tract hemorrhage. A manifestation of regional enteritis of the duodenum. Arch. Surg. **104**, 397 (1972).

PALLIS, CH.A., LEWIS, P.D.: The neurology of gastrointestinal disease. In: Major problems in neurology, Vol. 3. London-Philadelphia-Toronto: W.B. Saunders Comp. Ltd. 1974.

PAPP, J.P., POLLARD, H.M.: Adenocarcinoma occuring in Crohn's disease of the small intestine. Amer. J. Gastroent. **56**, 149 (1971).

PARENT, K., BARRETT, J., WILSON, I.D.: Investigation of the pathogenic mechanisms in regional enteritis with in vitro lymphocyte cultures. Gastroenterology **61**, 431 (1971).

PARIS, J.: A clinical study of Crohn's disease. Etude clinique de l'ileitis regionale de Crohn. Actualites hepatogastro-enterol. Hotel-Dieu (1968), 2.

PARRISH, R.A., KARSTEN, M.B., MCRAE, A.T., MORETZ, W.H.: Segmental Crohn's colitis associated with adenocarcinoma. Amer. J. Surg. **115**, 371 (1968).

PATTER, W.N. VAN, BARGEN, J.A., DOCKERTY, M.B., FELDMAN, W.H., MAYO, CH., VAUGH, J.M.: Regional enteritis. Gastroenterology **26**, 347 (1954).

PERSSON, S., DANIELSSON, D., WALLENSTEIN, S.: Bakteriologiska serologiska och immunologiska undersökningar ar regional enterit. Nord. Med. **84**, 930 (1970).

PHLIPPEN, R.: Enteritis regionalis Crohn. Leber Magen Darm **3**, 201 (1973).

POTVLIEGE, P., TEICHMANN, P.: La maladie de Crohn. Anatomie pathologique des lesions intestinales. Acta gastro-ent. belg. **23**, 29 (1960).

PRICE, A.B., MORSON, B.C.: Inflammatory bowel disease. The surgical pathology of Crohn's disease and ulcerative colitis. Hum. Path. **6**, 7 (1975).

PRIOR, P., FIELDING, J.F., WATERHOUSE, J.A., COOKE, W.T.: Mortality in Crohn's disease. Lancet **1970 II**, 1135.

RAPPAPORT, H., BURGOYNE, F.H., SMETANA, H.F.: The pathology of regional enteritis. Milit. Surg. **109**, 463 (1951).

RAVDIN, I.S., JOHNSTON, C.G.: Regional ileitis: Summery of literature. Amer. J. med. Sci. **198**, 269 (1939).

REYNOLDS, J.D.H., WILBER, R.D.: Primary systemic amyloidosis presenting as regional enteritis. Sth. med. J. (Bgham, Ala.) **65**, 366 (1972).

RICHENS, E.R., GOUGH, K.R., WILLIAMS, M.J.: Leucocyte migration studies with spleen preparations in Crohn's disease. Gut **14**, 376 (1973).

RIPPEY, J.H., SOMMERS, S.C.: Hypertrophied plasma cells in regional enteritis. Amer. J. dig. Dis. **12**, 465 (1967).

RÖSCH, W.: Crohn's disease of the upper gastrointestinal tract. Acta hepato-gastroent. **20**, 254 (1973).

RÖSCH, W., ELSTER, K., OTTENJANN, R.: Morbus Crohn des Magens unter dem Bild der ,,kompletten" Erosionen. Endoscopy **4**, 178 (1969).

RÖSCH, W., FUCHS, H.-F., CLASSEN, M.: Morbus Crohn des oberen Verdauungstraktes. Dtsch. med. Wschr. **98**, 481 (1973).

ROSTENBERG, A.: The Shwartzman phenomenon: a review with consideration of some possible dermatological manifestations. Brit. J. Derm. **65**, 389 (1953).

RUBIN, S., LAMBIE, R.W., CHAPMAN, J.: Regional ileitis in childhood. Amer. J. Dis. Childh. **114**, 106 (1967).

RUDLER, J.C.: Sur trois cas de maladie de Crohn. Helv. chir. Acta **26**, 476 (1959).

SACHAR, D.B., TAUB, R.N., BROWN, S.M., PRESENT, D.H., LORELITZ, B.I., JANOWITZ, H.D.: Impaired lymphocyte responsiveness in inflammatory bowel disease. Gastroenterology **64**, 203 (1973).

SCHILLER, K.F.R.: Crohn's disease of the mouth and lips. Gut **12**, 864 (1971).

SCHOFIELD, PH.F.: Some aspects of Crohn's disease. Dis. Colon Rect. **10**, 262 (1967).

SCHULMAN, B.M.: Adenocarcinoma arising in an excluded loop of ileum. New Engl. J. Med. **283**, 136 (1970).

SELGRAD, P., ELBERS, C., GEHRMANN, G.: Symptomatische hämolytische Anämie bei Ileocolitis Crohn. Dtsch. med. Wschr. **95**, 1675 (1970).

SHAPIRO, R.: Regional ileitis. A summery of the literature. Amer. J. Sci. **198**, 269 (1939).

SHEIL, F.O'M., CLARK, C.G., GOLIGHER, J.C.: Adenocarcinoma associated with Crohn's disease. Brit. J. Surg. **55**, 53 (1968).

SHEEHAN, R.G., NECHELES, TH.F., LINDEMAN, R.J., MEYER, H.J., PATTERSON, J.F.: Regional enteritis and granulomatous colitis associated with erythrocyte glucose-6-phosphate dehydrogenase deficiency. New Engl. J. Med. **277**, 1124 (1967).

SHERLOCK, P.: Familial occurrence of regional enteritis and ulcerative colitis. Gastroenterology **45**, 413 (1963).

SJÖSTRÖM, B., NILEHN, B.: Some aspects of the inflammation of the ileocoecal region with special reference to Yersinia enterocolitica. Bull. Soc. int. Chir. **27**, 386 (1969).

SPARBERG, M., GOTTSCHALK, A., KIRSNER, J.B.: Liver abscess complicating regional enteritis. Gastroenterology **49**, 548 (1965).

SPARBERG, M., KIRSNER, J.B.: Longterm corticosteroid therapy for regional enteritis. An analysis of 58 courses in 54 patients. Amer. J. dig. Dis. **11**, 865 (1966).

STATHERS, G.M., ABBOTT, L.G., McGUINESS, A.E.: Pyoderma gangraenosum in association with regional enteritis. Arch. Derm. **95**, 375 (1967).

STEIGER, E., DUDRICK, S.J.: Adenocarcinoma with regional enteritis. New Engl. J. Med. **283**, 875 (1970).

STELZNER, F.: Entzündliche Erkrankungen des Dickdarms. Die unspezifische Colitis. Langenbecks Arch. klin. Chir. **319**, 333 (1967).

STOERRS, R.L., HOEKELMAN, R.A.: Acute regional enteritis in children. New Engl. J. Med. **248**, 320 (1953).

TAKEUCHI, A., SPRINZ, H., LaBREC, E.H., FORMAL, S.B.: Experimental bacillary dysentery. An electron microscopic study of the response of the intestinal mucosa to bacterial invasion. Amer. J. Path. **47**, 1011 (1965).

TANDON, H.D., PRAKASH, A.: Pathology of intestinal tuberculosis and its distinction from Crohn's disease. Gut **13**, 260 (1972).

THAYER, W.R., BROWN, M., SANGREE, M.H.: Escherichia coli 0:14 and colon hemagglutinating antibodies in inflammatory bowel disease. Gastroenterology **57**, 311 (1969).

THAYMER, W.R.: Crohn's disease (regional enteritis). A look at the last four years. Scand. J. Gastroent. **5**, Suppl. 6, 165 (1970).

THIELE, K.G.: Behandlung der Enteritis regionalis Crohn mit Azathioprin. Dtsch. med. Wschr. **98**, 1270 (1973).

TREBBIN, H.: Ileitis terminalis. Med. Klin. **61**, 1653 (1966).

TURINA, M., SCHAMAUN, M., WALDVOGEL, W.: Crohnsche Krankheit des Ösophagus. Dtsch. med. Wschr. **93**, 2097 (1968).

TYERS, G.F.O., STEIGER, E., DUDRICK, S.J.: Adenocarcinoma of the small intestine and other malignant tumours complicating regional enteritis. Ann. Surg. **169**, 510 (1969).

UEBELHART, R.: Enteritis regionalis im Säuglingsalter. Schweiz. med. Wschr. **84**, 1336 (1954).

VALDES-DAPENA, A.M., STEIN, N.: Morphologic pathology of the alimen tary canal. Philadelphia-London-Toronto: W.B. Saunders Comp. Ltd. 1970.

VALDES-DAPENA, A.M., VILARDELL, F.: Granulomatous lesions in ileocolitis. Gastroenterologia (Basel) **97**, 191 (1962).

VANDENBROUCKE, J., VANTRAPPEN, G., TYTGAT, G., RUTGEERTS, L., PONETTE, E.: Die Ileocolitis Crohn. Internist (Berl.) **9**, 335 (1968).

VECSEI, A.: Das histologische Bild der Ileitis regionalis. Zbl. allg. Path. path. Anat. **98**, 140 (1958).

VERRIER JONES, J., HOUSLEY, J., ASHURST, P.M.: Development of delayed hypersensitivity to dinitrochlorobenzene in patients with Crohn's disease. Gut **10**, 52 (1969).

VOGT-MOYKOPF, I., WANKE, M.: Morbus Crohn des terminalen Ösophagus. Z. Gastroent. **8**, 163 (1970).

WAGNER, A.: Hauterkrankungen bei Enteritis regionalis (Morbus Crohn). Dtsch. med. Wschr. **96**, 1078 (1971).

WAGNER, A., BAUER, M.: Freie Perforation des Dünndarms bei Enteritis regionalis. Dtsch. med. Wschr. **97**, 1210 (1972).

WALTER, L.E., CHAFFIN, L.: Regional ileitis in infancy. West. J. Surg. **65**, 354 (1957).

WARREN, S., SOMMERS, S.C.: Cicatrizing enteritis (regional ileitis) as a pathologic entity. Amer. J. Path. **24**, 475 (1948).

WARREN, S., SOMMERS, S.C.: Pathogenesis of ulcerative colitis. Amer. J. Path. **25**, 657 (1949).

WARREN, S., SOMMERS, S.C.: Proteolyses in intestinal diseases. Gastroenterology **14**, 522 (1950).

WARREN, S., SOMMERS, S.C.: Pathology of regional ileitis and ulcerative colitis. J. Amer. med. Ass. **154**, 189 (1954).

WATSON, D.W., FRIEDMAN, H.M., QUIGLEY, A.: Immunological studies in a patient with ulcerative colitis and sarcoidosis. Gut **12**, 541 (1971).

WEBER, J., FINLAYSON, N.B., MARK, J.B.D.: Mesenteric lymphadenitis and terminal ileitis due to Yersinia pseudotuberculosis. New Engl. J. Med. **283**, 172 (1970).

WEEKE, B., JARNUM, S.: Serum concentration of 19 serum proteins in Crohn's disease and ulcerative colitis. Gut **12**, 297 (1971).

WEGENER, F.: Braunes Lipom und braunes Fettgewebe des Menschen. Beitr. path. Anat. **111**, 252 (1951).

WELLS, C.: Ulcerative colitis and Crohn's disease. Ann. roy. Coll. Surg. Engl. **11**, 105 (1952).

WIDMAIER, F., HEINKEL, K.: Enteritis regionalis (Morbus Crohn). Z. Gastroent. **7**, 174 (1969).

WILLIAMS, W.J.: Histology of Crohn's syndrome. Gut **5**, 510 (1964).

WINBLAD, S.: Erythema nodosum stimuleret at infektion med Yersinia enterocolitica. Nord. Med. **82**, 1085 (1969).

WINBLAD, S., NILEHN, B., STENBY, N.H.: Yersinia enterocolitica (pasteurella x) in human enteric infection. Brit. med. J. **1966**II, 1363.

WISE, L., KYRIAKOS, M., McCOWN, A.: Crohn's disease of the duodenum: A report and analysis of eleven new cases. Amer. J. Surg. **121**, 184 (1971).

WOOD, W.J., ARCHER, R., SCHAEFER, J.W., STEPHENS, CH., GRIFFIN, W.O.: Coexistence of regional enteritis and carcinoid tumor. Gastroenterology **59**, 265 (1970).

WYATT, A.P.: Regional enteritis leading to carcinoma of the small bowel. Gut **10**, 924 (1969).

WYBURN-MASON, R.: Crohn's disease and carcinoma of the colon. Brit. med. J. **1968**II, 697.

Eosinophile Enteritis

ASHBY, B.S., APPLETON, P.J., DAWSON, I.M.P.: Eosinophilic granuloma of gastrointestinal tract caused by herring parasite Eustoma rotundatum. Brit. med. J. **1964**I, 1141.

BALMER, F., STUCKI, P., PEDRINIS, E., HALTER, F.: Tumoren und eosinophile Granulome des Dünndarms bei Malabsorption. Schweiz. med. Wschr. **104**, 78 (1974).

BENTLIF, P.S., McBEE, J.W., BEACH, W.R., HILL, W.T.: Eosinophilic gastroenteritis. Tex. Med. **62**, 51 (1966).

BOUQUIEN, Y., KERNEIS, J.P., MALVY, P., KROPFF, G., LENNE, G., DELUMEAU, LE BODIC, M.F.: Le granulome éosinophile du tube digestif. A propos de 15 observations. Arch. franç. Mal. Appar. dig. **55**, 977 (1966).

BROSTOFF, J., CRAIG, O., EVEREST, M.: Eosinophilic gastro-enteritis. Brit. J. Surg. **57**, 653 (1970).

COX, J.S.T.: Submucosal ileal granuloma with eosinophilic infiltration and intussusception. Brit. J. Surg. **48**, 149 (1960).

DALINKA, M.K., MASTERS, CH.J.: Eosinophilic enteritis. Report of a case without gastric involvement. Radiology **96**, 543 (1970).

DUVALL, C.P., COLEMAN, W.A.: Conservative management of eosinophilic infiltration of the gastrointestinal tract. Amer. J. dig. Dis. **12**, 107 (1967).

EDELMAN, M.J., MARCH, T.L.: Eosinophilic gastroenteritis. Amer. J. Roentgenol. **91**, 773 (1964).

FAHRLÄNDER, H.: Über allergische Erkrankungen des Dünndarms. Wien. klin. Wschr. **79**, 644 (1967).

FENTON, F., MATZ, L.R., GOLINGER, D.: Inflammatory fibroid polyp of the ileum: a case report. Pathology **3**, 257 (1971).

GOLDBERG, H.I., KIEFFE, D.O', JENIS, E.H., BOYCE, H.W.: Diffuse eosinophilic gastroenteritis. Amer. J. Roentgenol. **119**, 342 (1973).

GOLDMAN, R.L., FRIEDMAN, N.B.: Neurogenic nature of so-called inflammatory fibroid polyps of the stomach. Cancer (N.Y.) **20**, 134 (1967).

GREENBERGER, N.J., TANNENBAUM, J.I., RUPPERT, R.D.: Protein losing enteropathy associated with gastrointestinal allergy. Amer. J. Med. **43**, 777 (1967).

HANSON, L.A.: Gastrointestinal allergy. Acta paediat. scand., Suppl. **177**, 15 (1967).

HARFORD WILLIAMS, H.: Roundworms in fishes and so-called "herring worm disease". Brit. med. J. **1965**I, 964.

HIGGINS, G.A., LAMM, E.R., YUTZY, C.V.: Eosinophilic gastroenteritis. Arch. Surg. **92**, 476 (1966).

HOLLÓSI, K., NAGY, GY.: Über die eosinophilen Infiltrate und Granulome des Magen-Darm-Traktes. Zbl. allg. Path. path. Anat. **103**, 517 (1962).

JOHNSON, G.F., WRIGHT, O.: Eosinophilic infiltration of the stomach. Radiology **7**, 415 (1958).

JUSSEN, A.: Polypöses eosinophiles Granulom des Dünndarms. Frankfurt. Z. Path. **74**, 750 (1965).

KAIJSER, R.: Zur Kenntnis der allergischen Affektionen des Verdauungskanals vom Standpunkt des Chirurgen. Langenbecks Arch. klin. Chir. **188**, 36 (1937).

KAPLAN, S.M., GOLDSTEIN, F., KOWLESSAR, O.D.: Eosinophilic gastro-enteritis. Report of a case with malabsorption and protein-losing enteropathy. Gastroenterology **58**, 540 (1970).

KATZ, J., SPIRO, H.M., HERSKOVIC, T.: Milk precipitating substance in the stool in gastrointestinal milk sensitivity. New Engl. J. Med. **278**, 1191 (1968).

KLEIN, N.C., HARGROVE, L., SLEISENGER, M.H., JEFFRIES, G.H.: Eosinophilic gastroenteritis. Medicine (Baltimore) **49**, 299 (1970).

KONEMAN, E.W., SAWYER, K.C., LUBCHENKO, A.E.: Eosinophilic granuloma of the ileum. Arch. Surg. **78**, 923 (1959).

KUIPERS, F.C., VAN THEIL, P.H., RODENBURG, W., WIELINGA, W.J., ROSKAM, R.TH.: Eosinophilic phlegmon of the alimentary tract caused by a worm. Lancet **1960**II, 1171.

LEGRE, M., SAINT-PIERRE, A., GRATECOS, N.: Granulome eosinophilie recto-colique diffus a expansions polypoides multiples. Etude clinique, radiologique, endoscopique et histologique d'un cas. Ann. Gastroent. Hepat. **7**, 429 (1971).

LEINBACH, G.E., RUBIN, C.E.: Is eosinophilic gastroenteritis caused by food allergy? Gastroenterology **56**, 1177 (1969).

LEINBACH, G.E., RUBIN, C.E.: Eosinophilic gastroenteritis: a simple reaction to food allergens? Gastroenterology **59**, 874 (1970).

MCGEE, H.J., JR.: Inflammatory fibroid polyps of the ileum and caecum. Arch. Path. **70**, 203 (1960).

MCGREEVY, P., DOBERNECK, R., MCLEAY, J.M., MILLER, F.A.: Recurrent eosinophilic infiltrate (granuloma) of the ileum causing intussusception in a two-year-old child. Surgery **61**, 280 (1967).

NIKOLOGG, N.P., BRATANOWA, N.N.: Morphologische Veränderungen der Dünndarmschleimhaut bei Kranken mit digestiver Allergie. Allergie u. Asthma **12**, 86 (1966).

O'NEILL, T.: Eosinophilic granuloma of the gastro-intestinal tract. Case report and suggested classification. Brit. J. Surg. **57**, 704 (1970).

PARDO, M.V., RODRIGUEZ, T.I.: Eosinophilic granuloma of the colon. Arch. Hosp. univ. (Habana) **4**, 248 (1952).

RUZIK, J.P., DORSEY, J.M., HUBER, J.L., ARMSTRONG, S.H.: Gastric lesion Loeffler's syndrome; report of case with inflammatory lesion simulating carcinoma. J. Amer. med. Ass. **149**, 534 (1952).

SALFELDER, K., DE LISCANO, T.R., DE MENDELOVICI, M.: Visceral eosinophilic granuloma. Beitr. Path. **149**, 420 (1973).

SALM, R.: Gastric fibroma with eosinophilic infiltration. Gut **6**, 85 (1965).

SALMON, P.R., PAULLEY, J.W.: Eosinophilic granuloma of the gastrointestinal tract. Gut **8**, 8 (1967).

SAMTER, T.G., ALSTOTT, D.F., KURLANDER, G.J.: Inflammatory fibroid polyps of the gastrointestinal tract. Amer. J. clin. Path. **45**, 420 (1966).

SCUDAMORE, H.H., PHILLIPS, S.F., GLEICH, H.A., TAUXE, G.J., TAUXE, W.N.: Allergic gastroenteropathy manifested by malabsorption syndrome, lactase deficiency, decreased immunoglobulins and excessive protein loss. Gastroenterology **56**, 1197 (1969).

SHUBIN, H., SARGENT, J.A.: Gastric neurofibromas simulating granulomas. Arch. Path. **60**, 286 (1955).

SWARTS, J.M., YOUNG, J.M.: Primary infiltrative eosinophilic gastritis, enteritis, and peritonitis. Gastroenterology **28**, 431 (1955).

TENNY, J.M., GOLDMAN, M.C., ROSS, L., GERBER, L.: Eosinophilic infiltration of the gastrointestinal tract. Med. Ann. D.C. **33**, 363 (1964).

URELES, A.L., ALOCHIBAJA, R., LODICO, D., STABINS, S.J.: Idiopathic eosinophilic infiltration of the gastrointestinal tract, diffuse circumscribed. Amer. J. Med. **30**, 894 (1961).

WALDMANN, T.A., WACHNER, R.D., LASTER, L., GORDON, R.S.: Allergic gastroenteropathy. New Engl. J. Med. **276**, 761 (1967).

Ulcus simplex

ABBRUZZESE, A.A., GOODING, C.A.: Reversible small-bowel obstruction: with drawal of hydrochlorothiazide-potassium chloride therapy. J. Amer. med. Ass. **192**, 781 (1965).

ALEXANDER, H.C., SCHWARTZ, G.F.: Nonspecific jejunal ulceration: In search of an etiology. Gastroenterology **50**, 224 (1966).

ALLEN, A.C., BOLEY, S.J., SCHULTZ, L., SCHWARTZ, S.: Potassium-induced lesions of the small bowel. II. Pathology and pathogenesis. J. Amer. med. Ass. **192**, 1001 (1965).

ARTINIAN, B., LOUGH, J.O., PALMER, J.D.: Idiopathic ulcer of small bowel with pseudolymphomatous reaction. Arch. Path. **91**, 327 (1971).

ASHBY, W.B., HUMPHREYS, J., SMITH, S.J.: Small-bowel ulceration induced by potassium chloride. Brit. med. J. **1965 II**, 1409.

BAKER, D.R., SCHRADER, W.H., HITCHCOCK, C.R.: Small bowel ulceration apparently associated with thiazide and potassium therapy. J. Amer. med. Ass. **190**, 586 (1964).

BINNS, T.B., PITTMAN, A.K., BURLEY, D.M., O'BRIEN, J.M.: Iatrogenic ulcers of the small intestine. Brit. med. J. **1965 I**, 248.

BOLEY, S.J., ALLEN, A.C., SCHULTZ, L., SCHWARTZ, S.: Potassium-induced lesions of the small bowel. I. Clinical aspects. J. Amer. med. Ass. **193**, 997 (1965).

BOLEY, S.J., SCHULTZ, L., KRIEGER, H., SCHWARTZ, S., ELGUEZABAL, A., ALLEN, A.C.: Experimental evaluation of thiazides and potassium as a cause of small bowel ulcer. J. Amer. med. Ass. **192**, 763 (1965).

BUCHAN, D.J., HOUSTON, C.S.: Small bowel ulceration associated with enteric coated potassium chloride and hydrochlorothiazide. Canad. med. Ass. J. **92**, 176 (1965).

CARLSON, H.C.: Localized non-specific ulceration of the small intestine. Radiol. Clin. N. Amer. **7**, 97 (1969).

DAVIES, D.R., BRIGHTMORE, T.: Idiopathic and drug-induced ulceration of the small intestine. Brit. J. Surg. **57**, 134 (1970).

FINKBINER, R.B., DECKER, J.P.: Ulceration and perforation of the intestine due to necrotizing arteriolitis. New Engl. J. Med. **268**, 14 (1963).

KENT, T.H., CARDELLI, R.M., STAMLER, F.W.: Small intestinal ulcers and intestinal flora in rats given indomethacin. Amer. J. Path. **54**, 237 (1969).

KRADJIAN, R.M.: Ischemic stenosis of small intestine. Arch. Surg. **91**, 829 (1965).

KRAUSPE, C., STELZNER, F.: Über rätselhafte Dünndarmgeschwüre. Ein Beitrag zur Klinik und pathologischen Anatomie des sog. Ulcus simplex. Internist (Berl.) **7**, 255 (1966).

LAWRASON, F.D., ALPERT, E., MOHR, F.L., McMAHON, F.G.: Ulcerative-obstructive lesions of the small intestine. J. Amer. med. Ass. **191**, 641 (1965).

LINDHOLMER, B., NYMAN, E., RÄF, L.: Nonspecific stenosing ulceration of small bowel: preliminary report. Acta chir. scand. **128**, 310 (1964).

MARATKA, Z.: Unspezifische Darmgeschwüre. In: L. DEMLING (Hrsg.), Klinische Gastroenterologie, Bd. I, S. 468. Stuttgart: Thieme 1973.

McDIVITT, M.: Small-bowel ulcers with thiazide and potassium. J. Amer. med. Ass. **191**, 679 (1965).

MUGGIA, F.M.: Hemorrhagic necrosis of the intestine: its occurrence with digitalis intoxication. Amer. J. med. Sci. **253**, 263 (1967).

SELYE, H.: Prevention of indomethacin-induced intestinal ulcers by spironolactone and norbolethone. Canad. J. Physiol. Pharmacol. **47**, 981 (1969).

STELZNER, F.: Über stenosierende und perforierende Dünndarmgeschwüre rätselhaften Ursprungs. Langenbecks Arch. klin. Chir. **313**, 311 (1965).

STOPIK, D., FRISIUS, H., KRÜGER, B., MIELKE, F.-W., HAMPEL, K.E., SONDERKAMP, H.: Klinik der chronisch-intestinalen Ischämie. Dtsch. med. Wschr. **96**, 1749 (1971).

WATSON, M.R.: Primary non-specific ulceration of the small bowel. Arch. Surg. **87**, 600 (1963).

WAYTE, D.M., HELWIG, E.B.: Small bowel ulceration—iatrogenic or multifactorial origin? Amer. J. clin. Path. **49**, 26 (1968).

WELLMANN, K.F.: Kaliumhaltige Arzneimittel und stenosierende Dünndarmgeschwüre. Dtsch. med. Wschr. **91**, 131 (1966).

Chronische nicht-granulomatöse Jejunitis

CORLIN, R.F., POPS, M.A.: Nongranulomatous ulcerative jejunoileitis with hypogammaglobulinemia. Clinical remission after treatment with γ-globulin. Gastroenterology **62**, 473 (1972).

GOULSTON, K.G., SKYRING, A.P., McGOVERN, V.J.: Ulcerative jejunitis associated with malabsorption. Aust. Ann. Med. **14**, 57 (1965).

ISSELBACHER, K.J., VICKERY, A.L.: Weight loss, abdominal pain, anorrhexia and persistent diarrhoea. New Engl. J. Med. **280**, 885 (1969).

JEFFRIES, G.H., STEINBERG, H., SLEISENGER, M.H.: Chronic ulcerative (nongranulomatous) jejunitis. Amer. J. Med. **44**, 47 (1968).

KLAEVEMAN, H.L., GEBHARD, R.L., SESSOMS, C., STROBER, W.: In vitro studies of ulcerative ileojejunitis. Gastroenterology **68**, 572 (1975).

MORITZ, M., MORAN, J.M., PATTERSON, J.F.: Chronic ulcerative jejunitis. Report of a case and discussion of classification. Gastroenterology **60**, 96 (1971).

MORSON, B.C., DAWSON, I.M.: Gastrointestinal pathology. Oxford-London-Edinburgh-Melbourne: Blackwell Scientific Publications 1972.

NYMAN, E.: Ulcerous jejuno-ileitis with symptomatic sprue. Acta med. scand. **134**, 275 (1949).

SMITHKAMP, H., KUIPERS, F.C.: Steatorrhea and ulcerative jejunoileitis. Acta med. scand. **77**, 37 (1965).

YIMES, H.W., GABRIEL, J.B., ADLERSBERG, D.: Previously undescribed clinical and postmortem observations in non-tropical sprue: Possible role of prolonged cortcosteroid therapy. Gastroenterology **32**, 60 (1957).

Duodenitis

BECK, I.T., KAHN, D.S., LACERTE, M., SOLYMAR, J., CALLEGARINI, U., GEOKAS, M.C.: "Chronic duodenitis": a clinical pathological entity? Gut **6**, 376 (1965).

CHELI, R.: Duodenitis and duodenal ulcer. Digestion **1**, 175 (1968).

CHELI, R.: Les duodenites. Acta gastroent. belg. **33**, 110 (1970).

CHELI, R.: Duodenitis: facts and fiction. Endoscopy **3**, 106 (1971).

CHELI, R., ASTE, H., CIANCAMERLA, G.: Histological follow-up of duodenitis. Endoscopy **5**, 135 (1973).

CHELI, R., KOCH, H., MARATKA, Z., PERCIC, V., SHINER, M.: The limits of normality of the duodenal mucosa. Symposium of duodenal biopsy. Digestion **1**, 175 (1968).

CLASSEN, M., KOCH, H., DEMLING, L.: Vergleichende Untersuchungen zur Duodenitis. Vortrag beim 8. internationalen Kongreß für Gastroenterologie, ASNEMGE, Prag 1968.

CLASSEN, M., KOCH, H., DEMLING, L.: Duodenitis. Significance and frequency. In: Z. MARATKA, R. OTTENJANN (edit.), Inflammation in Gut. Esophagitis-duodenitis-segmental colitis. Bibl. gastroent. No 9, p. 48. Basel-München-Paris-New York: Karger 1970.

DEMLING, L.: Zur Pathophysiologie der Geschwürsbildung. In: L. DEMLING, W. RÖSCH, K. MOSER (Hrsg.), Die Oberbaucheinheit. Internationales Symposium Wien. Stuttgart-New York: F.K. Schattauer 1974.

DEMLING, L., OTTENJANN, R., GEBHARDT, H.: Pankreas und peptisches Geschwür. Gastroenterologia (Basel) **102**, 129 (1964).

ISENBERG, J.I., WALSH, J.H., GROSSMAN, M.I.: Zollinger-Ellison syndrome. Gastroenterology **65**, 140 (1973).

KATZ, A.M.: Hemorrhagic duodenitis in myocardial infarction. Ann. intern. Med. **51**, 212 (1959).

KOELSCH, K.A.: Bioptische Befunde am Duodenum. Vortrag beim 8. internationalen Kongreß für Gastroenterologie ASNEMGE, Prag 1968.

KONJETZNY, G.E.: Über die Bedeutung der Gastritis und Duodenitis für die Pathogenese des Magenduodenalgeschwürs. Verh. dtsch. Ges. Path. **20**, 165 (1925).

MANSBACH, C.M., WILKINS, R.M., DOBBINS, W.O., TYOR, M.P.: Intestinal mucosal function and structure in the steatorrhoea of Zollinger-Ellison syndrome. Arch. intern. Med. **121**, 487 (1968).

NIEDNER, F.F., UEBEL, H.: Klinische und histologische Untersuchungen zur Frage der chronischen Entzündung der Duodenalschleimhaut. Z. Gastroent. **4**, 197 (1966).

OSTROW, J.D., RESNIK, R.H.: Hyperchlorhydria, duodenitis and duodenal ulcer: A clinical study of their interrelationships. Ann. intern. Med. **51**, 1303 (1959).

OTTO, H.F.: Magen- und Duodenalblutungen aus pathologisch-anatomischer Sicht. In: R. MARX, H.A. THIES (Hrsg.), Blutungen des Gastrointestinaltraktes XVII. Hamburger Symposion über Blutgerinnung, S. 131. Stuttgart-New York: F.K. Schattauer 1975.

SEIFERT, H., CASTRUP, H.J.: Die Ruptur von Aneurysmen der Aorta abdominalis in das Duodenum. Dtsch. med. Wschr. **94**, 940 (1969).

SHINER, M.: Clinical and pathological features of intestinal diseases causing duodenitis. Vortrag beim 8. internationalen Kongreß für Gastroenterologie, ASNEMGE, Prag 1968.

Gutartige lymphoide Hyperplasien

ARTINIAN, B., LOUGH, J.O., PALMER, J.D.: Idiopathic ulcer of the small bowel with pseudolymphomatous reaction. Arch. Path. **91**, 327 (1971).

BRIQUET, M.: Maladie de l'estomac et des intestines. In: J. CRUVEILHIER (ed.), Anatomie pathologique du corps humain. Vol. 2, No. 34. Paris: Bailliere 1838.

BÜCKER, J., FEINDT, H.R.: Pseudopolyposis lymphatica ilei (Pseudoileitis). Fortschr. Röntgenstr. **74**, 59 (1951).

BUSSON, A., BARD, M., JOURDE, L.: Acute mesenteric adenitis and follicular ileitis. Development of follicular ileitis. Arch. Mal. Appar. dig. **51**, 1325 (1962).

CAPITANIO, M.A., KIRKPATRICK, J.A.: Lymphoid hyperplasia of the colon in children. Radiology **94**, 323 (1970).

CHATO, L.M., GONZALES, P., SCHMITZ, R.L.: Polypoid adenomas of Brunner glands. Arch. Surg. **106**, 667 (1973).

COLLINS, J.O., FLAK, M., GUIBONE, R.: Benign lymphoid polyposis of the colon. A case report. Pediatrics **38**, 897 (1966).

CORNES, J.S., DAWSON, I.M.P.: Papillary lymphoid hyperplasia at the ileocaecal valve as a cause of acute intussusception in infancy. Arch. Dis. Childh. **38**, 89 (1963).

CORNES, J.S., WALLACE, M.H., MORSON, B.C.: Benign lymphoma of the rectum and anal canal. Study of 100 cases. J. Path. Bact. **82**, 371 (1961).

CUPPS, R.E., HODGSON, J.R., DOCKERTY, M.B., ADSON, M.A.: Primary lymphoma of the small bowel. Problems in radiological diagnosis. Radiology **92**, 1355 (1969).

DAVIES, S.W., SCARROW, G.D., MCCAULEY, M.B.: Multiple lymphomatous polyposis of the gastrointestinal tract. Brit. J. Surg. **57**, 125 (1970).

DORFMAN, R.F., WARNKE, R.: Lymphadenopathy simulating the malignant lymphomas. Hum. Path. **5**, 519 (1974).

FIEBER, S.S., SCHAEFER, H.J.: Lymphoid hyperplasia of the terminal ileum a clinical entity? Gastroenterology **50**, 83 (1966).

FRANKEN, E.A.: Lymphoid hyperplasia of the colon. Radiology **94**, 329 (1970).

GOLDEN, R.: Radiological examination of the small intestine. Philadelphia: Lippincott 1945.

HAYES, H.T., BURR, H.B.: Benign lymphomas of the rectum. Amer. J. Surg. **84**, 545 (1952).

HELLER, E.L., LEWIS, H.R.: Benign lymphomas of the rectum. Amer. J. Path. **26**, 463 (1950).

HELWIG, B., HANSEN, J.: Lymphoid polyps (benign lymphoma) and malignant lymphoma of the rectum and anus. Surg. Gynec. Obstet. **92**, 223 (1951).

KAY, S.: Lymphoid tumors of the stomach. Surg. Gynec. Obstet. **118**, 1059 (1964).

KOBAYASHI, S., PROLLA, J.C., KIRSNER, J.B.: Reactive lymphoreticular hyperplasia of the stomach. Arch. intern. Med. **125**, 1030 (1970).

KONJETZNY, G.E.: Eine besondere Form der chronischen hypertrophischen Gastritis unter dem klinischen und röntgenologischen Bild des Karzinoms. Chirurg **10**, 260 (1938).

LARRECHEA, J. DE, POSSE, J.C., BONDI, J.L., IBARRA, R.: Small bowel mucosal changes in intestinal lymphoma. Gastroenterology **60**, 653 (1970).

LATTES, R., PACHTER, M.R.: Benign lymphoid masses of probable hamartomatous nature. Cancer (Philad.) **15**, 197 (1962).

LOUW, J.H.: Polypoid lesions of the large bowel in children with particular reference to benign lymphoid polyposis. J. pediat. Surg. **3**, 195 (1968).

MARINA-FIOL, C.: Bemerkungen über die Ileitis follicularis. Gastroenterologia (Basel) **98**, 19 (1962).

MOELLER, D.D., DUNN, G.D., LAING, R.R., JACOBS, D.S.: Pseudolymphoma of the stomach. Gastroenterology **58**, 1073 (1970).

POLEY, J.R., SMITH, E.I.: Benign lymphatic hyperplasia of the rectum. Sth. med. J. (Bgham, Ala.) **65**, 420 (1972).

PRINZ, H.: Über die chronische lymphatische Gastritis (Konjetzny), ihre klinische Bedeutung und Beziehung zur Brill-Symmers'schen Krankheit. Bruns' Beitr. klin. Chir. **183**, 129 (1951).

ROBINSON, M.J., PADRON, S., RYWLIN, A.M.: Enterocolitis lympho follicularis. Morphologic, pathologic, and serum immunoglobin patterns. Arch. Path. **96**, 311 (1973).

SALTZSTEIN, S.L.: Extranodal malignant lymphomas and pseudolymphomas. Path. Ann. **4**, 159 (1969).

SCHULMAN, A.: The cobblestone appearance of the duodenal cap, duodenitis and hyperplasia of Brunner's glands. Brit. J. Radiol. **43**, 787 (1970).

SEITZ, R.: Die Pseudopolyposis lymphatica ilei. Dtsch. med. Wschr. **76**, 110 (1951).

SMITH, J.L., HELWIG, E.B.: Malignant lymphoma of the stomach: its diagnosis, distinction, and biological behaviour. Amer. J. Path. **34**, 533 (1958).

SWARTLEY, R.N., STAYMAN, J.W.: Lymphoid hyperplasia of the intestinal tract requiring surgical intervention. Ann. Surg. **155**, 238 (1962).

SWARTZLANDER, F.C., JACKMAN, R.J., DOCKERTY, M.B.: Submucosal rectal nodules. Amer. J. Surg. **92**, 657 (1956).

WATSON, R.J., O'BRIEN, M.T.: Gastric pseudolymphoma (lymphofollicular gastritis). Ann. Surg. **171**, 98 (1970).

WEAVER, D.K., BATSAKIS, J.G.: Primary lymphomas of the small intestine. Amer. J. Gastroent. **42**, 620 (1964).

WEAVER, D.K., BATSAKIS, J.G.: Pseudolymphomas of the small intestine. Amer. J. Gastroent. **44**, 374 (1965).

WEAVER, D.K., BATSAKIS, J.G.: Primary lymphomas and related benign lesions of the intestine. Amer. J. Proctol. **17**, 229 (1966).

WEILL, J.-P., MONATH, C., FARCOT, J.-M., WEILL-BOUSSON, M., WARTER, M.J.: Pseudopolypose lymphoide diffuse rectocolique. Arch. franç. Mal. Appar. dig. **61**, 485 (1972).

WOLFSON, J.J., GOLDSTEIN, G., KRIVIT, W., HONG, R.: Lymphoid hyperplasia of the large intestine associated with dysgammaglobulinemia. Amer. J. Roentgenol. **108**, 610 (1970).

Strahlen-Schäden

AKIMOTO, S., KUSANO, N., NAKAMURA, H., SIGA, H.: Zusammenfassung der neuesten Berichte über Spätfolgen der Atomexplosionen von Hiroshima und Nagasaki. Orv. Hetil. **107** 1537 (1966).

BLACK, W.C., ACKERMAN, L.V.: Carcinoma of the large intestine as a late complication of pelvic radiotherapy. Clin. Radiol. (Edinb.) **16**, 278 (1965).

CADE, S.: Jatrogenics. Clin. Radiol. (Edinb.) **17**, 193 (1966).

CORINALDESI, Y., RIMONDI, C.: Frequenza della neoplasie maligne degli organi pelvici in pazienti precedentemente irradiate per lesioni ginecologiche benigne. Minerva med. (Torino) **53**, 3393 (1962).

DOMINICI, R. DE, AULISI, A., ARGANINI, L.: Evaluation of postirradiation changes in the cells of human intestinal epithelium, by means of a quantitative study of cellular elements. Med. Nucl. Radiobiol. Lab. **11**, 207 (1968).

DOMINICI, R. DE, GRECHI, G.: Alterazioni istologiche e istochimiche della mucosa del tenue nei segmenti non colpiti direttamente del fascio di radiozioni in pazienti irradiati in sede addominale. Sperimentale **115**, 82 (1965).

EGGER, G., WITZEL, L.: Strahlenschäden des Gastrointestinaltraktes. Fortschr. Med. **92**, 516 (1974).

GHIDONI, J.J., CAMPBELL, M.M.: Karyolytic bodies. Giant lysosomes in the jejunum of proton-irradiated Rhesus monkeys. Arch. Path. **88**, 480 (1969).

GREENBERGER, N.J., ISSELBACHER, K.J.: Malabsorption following radiation injury to the gastrointestinal tract. Amer. J. Med. **36**, 450 (1964).

HERZER, R.: Enteraler Natrium- und Flüssigkeitstransport vor und nach Strahlenbelastung. Physiologische Untersuchungen am Darm wacher Ratten. I. Oberer Dünndarm. Strahlentherapie **147**, 531 (1974).

HUGON, J., MAISIN, J.R., BORGERS, M.: Changes in ultrastructure of duodenal crypts in x-irradiated mice. Radiat. Res. **25**, 489 (1965).

JABLON, S., ISHIDA, M., BEEBE, G.W.: Studies of the mortality of A-bomb survivors. Radiat. Res. **21**, 432 (1964).

KOSMIDER, ST., JONEK, J., KAISER, J.: Untersuchungen über Verteilung und Aktivität einiger Enzyme der Dünndarmschleimhaut in verschiedenen Stadien akuter Strahlenkrankheit. Strahlentherapie **124**, 261 (1964).

MAISIN, J., MAISIN, H., DUNJIC, A., MALDAGUE, P.: Radiolesions cellulaires et tissulaires leurs consequences et leurs reparations. J. belge Radiol. **38**, 394 (1955).

MAISIN, J., MAISIN, H., DUNJIC, A., MALDAGUE, P.: La radiobiologie comme methode de travail en physiopathologie et en cancerologie experimentale. Bull. schweiz. Akad. med. Wiss. **10**, 247 (1955).

NEUMEISTER, K.: Die Strahlenreaktion des Gastrointestinaltraktes. Leipzig: VEB Georg Thieme 1973.

NEUMEISTER, K., MEHLHORN, G., KOCH, F., PANNDORF, H., JOHANNSEN, U.: Zur Bedeutung experimenteller Ganz- und Teilkörperbestrahlungen von Läuferschweinen für die klinische Strahlenbiologie in der Humanmedizin. Rad. biol. ther. **11**, 465 (1970).

NEUMEISTER, K., PFEIFFER, J.: Klinische Analyse der akuten intestinalen Strahlenreaktion bei Röntgen-, Radium- und Telekobaltstrahlungen. Strahlentherapie **129**, 512 (1966).

NOWELL, P.C., COLE, L.J.: Late effects of fast neutrons versus X-rays in mice: nephrosclerosis, tumors, longevity. Radiat. Res. **11**, 545 (1959).

OLSON, K.C., GAGE, A.A., CHARDACK, W.M.: Gastric carcinoma following abdominal x-ray therapy. Gastroenterology **30**, 12 (1956).

REMÉ, H.: Rückwirkungen von Strahlenschäden auf Darm und Harnleiter. Langenbecks Arch. klin. Chir. **308**, 172 (1964).

ROSENBLUM, E.: Radiation inury to the intestinal tract. Amer. J. Proctol. **16**, 280 (1965).

SPIRO, H.M., PEARSE, A.G.E.: A histochemical analysis of the effect of irradiation on murine duodenal mucosa. J. Path. Bact. **88**, 55 (1964).

TANKEL, H.I., CLARK, D.H., LEE, F.D.: Radiation enteritis with malabsorption. Gut **6**, 560 (1965).

TRIER, J.S., BROWNING, T.H.: Morphologic response of the mucosa of human small intestine to x-ray-exposure. J. clin. Invest. **45**, 194 (1966).

WELLWOOD, J.M., JACKSON, B.T.: The intestinal complication of radio-therapy. Brit. J. Surg. **60**, 814 (1973).

WIENIK, G.: Changes in the villous pattern of the human jejunum associated with heavy radiation damage. Gut **7**, 149 (1966a).

WIENIK, G.: Radiation damage and repair in the human jejunal mucosa. J. Path. Bact. **91**, 389 (1966b).

WILSON, E.: A coecal mass due to the intraperitoneal injection of radioactive zirconium phosphate. Aust. N.Z. J. Surg. **35**, 237 (1966).

„Runting"-Syndrom

BILLINGHAM, R.E., BRENT, L.: Quantitative studies on tissue transplantation immunity. IV. Induction of tolerance in newborn mice and studies on the phenomenon of runt disease. Phil. Trans. B **242**, 439 (1959).

BILLINGHAM, R.E., BROWN, J.B., DEFENDI, V., SILVERS, W.K., STEINMULLER, D.: Quantitative studies on the induction of tolerance of homologous tissues and on runt diesease in the rat. Ann. N.Y. Acad. Sci. **87**, 457 (1960).

GRUNDMANN, E.: Die Immunpathologie der experimentellen Allo- und Xenotransplantation. Verh. dtsch. Ges. Path. **54**, 65 (1970).

LARGIADÈR, F. (Hrsg.): Organtransplantation. Stuttgart: Thieme 1966.

MATHÉ, G., THOMAS, E.D., FERREBEE, J.W.: The restoration of marrow function after lethal irradiation in man: a review. Transplant. Bull. **6**, 407 (1959).

REILLY, R.W., KIRSNER, J.B.: Runt intestinal disease. Lab. Invest. **14**, 102 (1965).

SIMONSEN, M.: The impact on the developing embryo and newborn animal of adult homologous cells. Acta path. microbiol. scand. **40**, 480 (1957).

SIMONSEN, M.: Graft versus host reactions. Their natural history, and applicability as tools of research. Progr. Allergy **6**, 349 (1962).

Vasculär bedingte Erkrankungen

ALBERTI, W.: Über den röntgenologischen Nachweis von Varizen im Bulbus duodeni. Fortschr. Röntgenstr. **43**, 60 (1931).

ALDRIDGE, R.T.: Ehlers Danlos syndrome causing intestinal perforation. Brit. J. Surg. **54**, 22 (1967).

ANDERSON, W.R., RICHARDS, MacD., WEISS, L.: Hemorrhage and necrosis of the stomach and bowel due to atheroembolism. A correlative study of atheromatous emboli to the gastrointestinal tract in humans and experimental animals. Amer. J. clin. Path. **48**, 30 (1967).

BAAS, E.U.: Ursachen und Klinik intestinaler Ischämien. Dtsch. med. Wschr. **100**, 698 (1975).

BEIGHTON, P.H., MURDOCH, L., VOTTELER, T.: Gastrointestinal complications of Ehlers Danlos syndrome. Gut **10**, 1004 (1969).

BERLYNE, G.M.: Pseudoxanthoma elasticum. Lancet **1960 I**, 77.

BHAGWAT, A.G., HAWK, W.A.: Terminal hemorrhagic necrotizing enteropathy (THNE). A retrospective clinicopathologic study with a review of literature. Amer. J. Gastroent. **45**, 163 (1966).

BIRCHER, J., BARTHOLOMEW, L.D., CAIN, J.C., ADSON, M.A.: Syndrome of intestinal arterial insufficiency ("abdominal angina"). Arch. intern. Med. **117**, 632 (1966).

BOUNOUS, G.: Role of the intestinal contents in the pathophysiology of acute intestinal ischemia. Amer. J. Surg. **114**, 368 (1967).

BOYER, G.O., SCHER, A.M.: Intestinal circulation. Circulat. Res. **8**, 845 (1960).

BRAASCH, D.: Mikrozirkulationsstörungen der Darmmucosa. Langenbecks Arch. klin. Chir. **319**, 936 (1967).

BRAWLEY, R.K., ROBERTS, W.C., MORROW, A.G.: Intestinal infarction resulting from non-obstructive mesenteric arterial insufficiency. Arch. Surg. **92**, 374 (1966).

BRENNAN, M.F., CLARKE, A.M., MACBETH, W.A.A.G.: Infarction of the midgut associated with oral contraceptives. New Engl. J. Med. **279**, 1213 (1968).

BRITT, L.G., CHEEK, R.C.: Nonocclusive mesenteric vascular disease: clinical and experimental observations. Trans. sth. surg. Ass. **80**, 68 (1969).

BROWN, C.H., SHIRLEY, E.K., HASERICK, J.R.: Gastrointestinal manifestations of systemic lupus erythematosus. Gastroenterology **31**, 649 (1956).

BÜCHELER, E., DÜX, A., ROHR, H.: Mesenteric-Steal-Syndrom. Fortschr. Röntgenstr. **106**, 313 (1967).

CABAL, E., HOLTZ, S.: Polyarteritis as a cause of intestinal hemorrhage. Gastroenterology **61**, 99 (1971).

CARROLL, P.T., HOEVEN, L.H. v.d.: Pseudomembranous enterocolitis. Dis. Colon Rect. **2**, 264 (1959).

CLOWES, H.A., SABGA, G.A., KONITAXIS, A., TOMIN, R., HUGHES, M., SIMEONE, F.A.: Effects of acidosis on cardiovascular function in surgical patients. Ann. Surg. **154**, 524 (1961).

CONNOR, P.J.: Pseudoxanthoma elasticum and angioid streaks – 106 cases. Amer. J. Med. **30**, 537 (1961).

CORDAY, E., IRVING, D.W., GOLD, H., BERNSTEIN, H., SKELTON, R.B.T.: Mesenteric vascular insufficiency. Intestinal ischaemia induced by remote circulatory disturbances. Amer. J. Med. **33**, 365 (1962).

CORDAY, E., WILLIAMS, J.H.: Effect of shock and of vasopressor drugs on the regional circulation of the brain, heart, kidney and liver. Amer. J. Med. **29**, 228 (1960).

COTTON, P.B., THOMAS, M.L.: Ischaemic colitis and the contraceptive pill. Brit. med. J. **1971 III**, 27.

CRONIN, K.: The problem of spontaneous rupture of the normal alimentary canal. Brit. J. Surg. **47**, 43 (1959).

CSERNAY, L., WOLF, F., VARRO, V.: Der Kreislaufgradient im Dünndarm. Z. Gastroent. **3**, 261 (1965).

CZEMBIREK, H., KÜHN, P.M., ROTH, F.J., WENZ, M.: Das Mesenterikogramm im experimentellen hämorrhagischen Schock. Fortschr. Röntgenstr. **114**, 43 (1971).

DÉNES, J., GERGELY, K., LÉB, J., MOHÁCSI, A.: Necrotizing enterocolitis in premature infants. Acta paediat. Acad. Sci. hung. **9**, 237 (1968).

DEWEESE, M.S., FRY, W.J.: Small-bowel erosion following aortic resection. J. Amer. med. Ass. **179**, 882 (1962).

DICK, A.P., GRAFF, R., GREGG, D.McC., PETERS, N., SARNER, M.: An arteriographic study of mesenteric arterial disease. I. Large vessel changes. Gut **8**, 206 (1967).

DIECKHOFF, D.: Anteil der in Dünndarmmesenterium und Dünndarmwand gelegenen Gefäßabschnitte am gesamten Strömungswiderstand der Intestinalgefäße zwischen Aorta abdominalis und Vena cava inferior. Z. Gastroent. **11**, 29 (1973).

DIEMEL, H., RAU, G., SCHMITZ-DRÄGER, H.G.: Die Riolan'sche Kollaterale. Fortschr. Röntgenstr. **101**, 253 (1964).

DIRSCHMID, K., JELINEK, R., KUBISTA, E., PROHASKE, H., DONNER, M.: Über die hämorrhagische Enteropathie. Dtsch. med. Wschr. **97**, 1096 (1972).

DRUCKER, W.R., DAVIS, J.H., HOLDEN, W.D., REAGAN, J.R.: Haemorrhagic necrosis of the intestine. Arch. Surg. **89**, 42 (1964).

DUBOIS, E.L.: The effect of lupus erythematosus cell test on the clinical picture of system lupus erythematosus. Ann. intern. Med. **38**, 1265 (1953).

DUBOIS, E.L., TUFFANELLI, D.L.: Clinical manifestations of system lupus erythematosus. J. Amer. med. Ass. **190**, 104 (1964).

EDER, M., CASTRUP, H.J.: Die gastrointestinale Blutung aus der Sicht des Pathologen. Chirurg **40**, 97 (1969).

ENDE, N.: Infarction of the bowel cardiac failure. New Engl. J. Med. **258**, 879 (1958).

EVANS, W.E., SHORE, R.T., CAREY, L.C., DARIN, J.C.: Effect of gastrointestinal secretions on the formation of hemorrhagic intestinal necrosis in Escherichia coli endotoxin shock. Amer. J. Surg. **111**, 799 (1966).

FERRER, M.L., BRADLEY, S.E., WHEELER, H.O., ENSON, Y., PREISIG, R., HARVEY, R.M.: The effect of digoxin in the splanchnic circulation in ventricular failure. Circulation 32, 524 (1965).

FINKBINER, R.B., DECKER, J.P.: Ulceration perforation of the intestine due to necrotizing arteriolitis. New Engl. J. Med. 268, 14 (1963).

FREIMAN, D.G.: Haemorrhagic necosis of the gastrointestinal tract. Circulation 32, 329 (1965).

FRITSCH, A., LECHNER, G., ZAUNBAUER, W.: Zur Frage der gastrointestinalen Blutung bei Verschluß von Eingeweidearterien. Z. Gastroent. 9, 442 (1971).

GAZES, P.C., HOLMES, C.R., MOSELEY, V., PRATT-THOMAS, H.R.: Acute hemorrhage and necrosis of the intestines associated with digitaization. Circulation 23, 358 (1961).

GESSNER, J., SCHMIDT, K.: Die Dyspragia intestinalis angiosklerotica intermittens oder die Angina abdominalis als akutes Krankheitsbild. Zbl. Chir. 93, 109 (1968).

GLOTZER, D.J., SHAW, R.S.: Massive bowel infarction. New Engl. J. Med. 260, 162 (1959).

GOERTTLER, K.: Das Gefäßsystem im Bauchraum aus der Sichi des Pathologen. In: H. BARTELHEIMER, N. HEISIG (Hrsg.), Aktuelle Gastroenterologie. Verh. der 24. Tag. der Dtsch. Ges. für Verdauungs- und Stoffwechselkrankheiten, Hamburg 1967. Stuttgart: Thieme 1968.

GOODMAN, R.M.: Pseudoxanthoma elasticum—a clinical and histopathologic study. Medicine (Baltimore) 42, 297 (1963).

GOULSTON, S.J.M., McGOVERN, V.J.: Pseudomembranous colitis. Gut 6, 207 (1965).

GRANT, A.K., ALDOR, T.A.: Haemorrhage into the upper part of the gastrointestinal tract in three patients with heritable disorders of connective tissue. Aust. Ann. Med. 16, 75 (1967).

GROSH, J.L., MANN, R.H., O'DONNELL, W.M.: Nonthrombotic infarction in heart disease. Amer. J. med. Sci. 250, 613 (1965).

HANBERG SÖRENSEN, F., VETNER, M.: Haemorrhagic mucosal necrosis of the gastrointestinal tract without vascular occlusion. Acta chir. scand. 135, 439 (1969a).

HANBERG SÖRENSEN, F., VETNER, M.: Haemorrhagic mucosal necrosis of the gastrointestinal tract in the newborn. Two cases with intestinal perforation without vascular occlusion. Acta paediat. scand. 58, 615 (1969b).

HARDMEIER, TH., HEDINGER, CHR.: Beziehungen zwischen der retroperitonäalen Fibrose und der sogenannten Takayasuschen Arteriitis. Schweiz. med. Wschr. 94, 1669 (1964).

HEBERER, G., DOSTAL, G., HOFFMANN, K.: Zur Erkennung und operativen Behandlung der chronischen Mesenterialarterieninsuffizienz. Dtsch. med. Wschr. 97, 750 (1972).

HEER, F.W., SILEN. W., FRENCH, S.W.: Intestinal gangrene without apparent vascular occlusion. Amer. J. Surg. 110, 231 (1965).

HERRINGTON, J.L., GROSSMAN, L.A.: Surgical lesions of the small and large intestine resulting from Buerger's disease. Ann. Surg. 168, 1079 (1968).

HOFFMAN, F.G., ZIMMERMAN, S.L., CARDWELL, E.S.: Massive intestinal infarction without vascular occlusion associated with aortic insufficiency. New Engl. J. Med. 263, 436 (1960).

HURWITZ, R.L., MARTIN, A.J., GROSSMAN, B.E., WADDELL, W.R.: Oral contraceptives and gastrointestinal disorders. Ann. Surg. 172, 892 (1970).

JABLONS, B.: Gastrointestinal symptoms in relation to hypertension and renal disease. Rev. Gastroent. 11, 246 (1944).

JACKSON, B.B.: Occlusion of the superior mesenteric artery. Springfield, Ill.: C.C. Thomas 1963.

JACKSON, B.B., LYKINS, R.: Serial epidural analgesia in mesenteric arterial failure. Arch. Surg. 90, 177 (1965).

JOHNSON, C.C., BAGGENSTOSS, A.M.: Mesenteric vascular occlusion. I. Study of 99 cases of occlusion of veins. II. Study of 60 cases of occlusion of arteries and 12 cases of both arteries and veins Proc. Staff Meet. Mayo Clin. 24, 629 (1949).

JOHNSTON, S.J., JONES, P.F., KYLE, J., NEEDHAM, CH.D.: Epidemiology and course of gastrointestinal haemorrhage in North-east Scotland. Brit. med. J. 1973 III, 655.

KATZ, A.M.: Haemorrhagic duodenitis in myocardial infarction. Ann. intern. Med. 51, 212 (1959).

KAY, A.W., RICHARDS, R.L., WATSON, A.J.: Acute necrotising (pseudomembranous) enterocolitis. Brit. J. Surg. **46**, 45 (1958).

KILLINGBACK, M.J., WILLIAMS, K.L.: Necrotizing colitis. Brit. J. Surg. **49**, 175 (1961).

KILPATRICK, Z.M., SILVERMAN, J.F., BELANCOURT, E., FARMAN, J., LAWSON, J.P.: Vascular occlusion of the colon and oral contraceptives. Possible relations. New Engl. J. Med. **278**, 438 (1968).

KLEIN, H.J., GHEORGHIU, TH., HÜBNER, G., EDER, M.: Zur Pathogenese streßbedingter Magenulcera. Morphologische und pathophysiologische Untersuchungen an Ratten in Zwangshaltung. Virchows Arch. Abt. A Path. Anat. **352**, 195 (1971).

KLIGERMAN, M.J., VIDONE, R.A.: Intestinal infarction in the absence of occlusive mesenteric vascular disease. Amer. J. Cardiol. **16**, 562 (1965).

KRADJIAN, R.M.: Ischemic stenosis of small intestine. Arch. Surg. **91**, 829 (1965).

KRAEGER, J.A., WHEAT, M.W., WEIGEL, W.W., CREVASSE, L.: Superior mesenteric artery embolus. Amer. Surg. **31**, 116 (1965).

KRIESSMANN, A.: Diagnostik der Angina abdominalis. Dtsch. med. Wschr. **95**, 2383 (1970a).

KRIESSMANN, A.: Therapie der Angina abdominalis. Dtsch. med. Wschr. **95**, 2385 (1970b).

KRIESSMANN, A.: Pathophysiologie und Klinik arterieller intestinaler Durchblutungsstörungen. Münch. med. Wschr. **112**, 166 (1970c).

KUMAR, P.J., DAWSON, A.M.: Vasculitis of the alimentary tract. Clinics in Gastroenterology **1**, 719 (1972).

LARSON, D.L.: Systemic lupus erythematosus. Boston: Little Brown & Co. 1961.

LEE, C.M., MCMILLAN, B.G.: Rupture of the bowel in the newborn infant. Surgery **28**, 48 (1950).

LILLEHEI, R.C., LONGERBEAM, J.K., BLOCH, J.H., MANAX, W.G.: The nature of irreversible shock. Ann. Surg. **160**, 682 (1964).

LORD, R.S.A., RYAN, J.M., TRACY, G.D.: Non-occlusive mesenteric ischaemia. Med. J. Aust. **59**, 567 (1972).

LUNDERQUIST, A., LUNDERQUIST, A., NOMMESEN, N.: Angiographic changes during digestion. Amer. J. Roentgenol. **107**, 191 (1969).

LUNDSGAARD-HANSEN, P.: Neues in der Pathophysiologie des klinischen Schocks. Chirurg **41**, 498 (1970).

MALJATZKAYA, M.I.: Über die Atherosklerose der Baucharterien. Beitr. path. Anat. **94**, 81 (1934).

MANSFIELD, J.B., SCHOENFELD, F.B., SUWA, M., GUERKINK, R.E., ANDERSON, M.C.: Role of vascular insufficiency in drug-induced small bowel ulceration. Amer. J. Surg. **113**, 608 (1967).

MARSTON, A.: The bowel in shock. The role of mesenteric arterial disease as a cause of death in the elderly. Lancet **1962 II**, 365.

MARSTON, A.: Patterns of intestinal ischaemia. Ann. roy. Coll. Surg. Engl. **35**, 151 (1964).

MARSTON, A.: Mesenteric arterial disease: the present position. Gut **8**, 203 (1967).

MARSTON, A.: Introduction: Basic structure and function of the intestinal circulation. Clinics in Gastroenterology **1**, 539 (1972).

MAVOR, G.E.: Acute occlusion of the superior mesenteric artery. Clinics in Gastroenterology **1**, 639 (1972).

MAVOR, G.E., LYALL, A.D., TSAPOGAS, M.: Mesenteric infarction as vascular emergency — the clinical problems. Brit. J. Surg. **50**, 219 (1962).

MCDONALD, G.S.A., HOURIHANE, D.O.: Ischaemic lesions of the alimentary tract. J. clin. Path. **25**, 99 (1972).

MCGOVERN, V.J.: Shock. Path. Annual **6**, 279 (1971).

MCGOVERN, V.J., GOULSTON, S.J.M.: Ischemic enterocolitis. Gut **6**, 213 (1965).

MILLER, D.R.: Unusual focal mesenteric venous thrombosis associated with contraceptive medication. Ann. Surg. **173**, 135 (1971).

MILLER, D.R., O'FARRELL, T.P.: Perforation of the small intestine secondary to necrotizing vasculitis (periarteritis nodosa). Ann. Surg. **162**, 81 (1965).

MING, S.C.: Haemorrhagic necrosis of the gastrointestinal tract and its relation to cardiovascular status. Circulation **32**, 332 (1965).

MING, S.C., LEVITAN, R.: Acute haemorrhagic necrosis of the gastrointestinal tract. New Engl. J. Med. **263**, 59 (1960).

MIZRAHI, A., BARLOW, O., BERDON, W., BLAND, W.A., SILVERMAN, W.A.: Necrotizing enterocolitis in premature infants. J. Pediat. **66**, 697 (1965).

MOGADAM, M., SCHUMAN, B.M., DUNCAN, H., PATTON, R.B.: Necrotizing colitis associated with rheumatoid arthritis. Gastroenterology **57**, 168 (1969).

MORITZ, A.R., OLDT, M.R.: Malignant nephrosclerosis. Amer. J. Path. **13**, 679 (1937).

MOWREY, F.H., LUNDBERG, B.A.: Clinical manifestations of periarteritis nodosa with emphasis on hepatic and visceral manifestations. Ann. intern. Med. **40**, 1145 (1954).

MUGGIA, F.M.: Hemorrhagic necrosis of the intestine: its occurance with digitalis intoxication. Amer. J. med. Sci. **253**, 263 (1967).

NASU, T.: Pathology of pulseless disease. A systematic study and critical review of twenty-one autopsy cases reportet in Japan. Angiology **14**, 225 (1963).

NOBBE, F.: Die chronischen Verschlüsse der Eingeweideschlagadern. Dtsch. med. J. **10**, 297 (1967).

NUZUM, J.W., NUZUM, J.W.: Polyarteritis nodosa. Arch. intern. Med. **94**, 942 (1954).

ORTHNER, N.: Zur Klinik der Angiosklerose der Darmarterien. Wien. klin. Wschr. **15**, 1166 (1902).

OTTO, H.F.: Magen- und Duodenalblutungen aus pathologisch-anatomischer Sicht. In: R. MARX, H.A. THIES (Hrsg.), Blutungen des Gastrointestinaltraktes. XVII. Hamburger Symposium über Blutgerinnung, S. 131. Stuttgart-New York: F.K. Schattauer 1975.

PAOLAGGI, J.A., ARSAC, M.: Infarctus de l'intestin grêle, artérite mésentérique supérieure. Cah. Coll. Méd. Hôp. Paris **6**, 395 (1965).

PENNER, A., BERNHEIM, A.J.: Acute postoperative enterocolitis. Arch. Path. **27**, 966 (1939).

PETTERSDON, T., WEGELIUS, W., SKRIFVARS, B.: Gastro-intestinal disturbances in patients with severe rheumatoid arthritis. Acta med. scand. **188**, 139 (1970).

PÓKA, L., FÖLDI, E., CZIRBUSZ, G., FARKAS, A., BARTEK, I., LUKÁCS. L.: Changes of mesenteric microcirculation in malabsorption during gastrointestinal paralysis. Acta chir. Acad. Sci. hung. **10**, 311 (1969).

PRICE, A.B., MORSON, B.C.: Inflammatory bowel disease. The surgical pathology of Crohn's disease and ulcerative colitis. Hum. Path. **6**, 7 (1975).

PRICE, J.B., MCCULLOUGH, W., PETERSON, L., BRITTON, R.C., VOORHEES, A.B.: Effects of portal systemic shunting on intestinal absorption in the dog and in man. Surg. Gynec. Obstet. **125**, 305 (1967).

REINER, L.: Mesenteric vascular occlusion studied by postmortem injection of the mesenteric arterial circulation. Path. Annual **1**, 193 (1966).

REINER, L., JIMENEZ, F.A., RODRIGUEZ, F.L.: Atherosclerosis in the mesenteric circulation. Observations and correlations with aortic and coronary atherosclerosis. Amer. Heart J. **66**, 200 (1963).

REMBERGER, K., BECKER, H.M., PRECHTEL, K.: Purpura abdominalis (Henoch). Med. Welt **23**, 1681 (1972).

RENTON, C.J.C.: Non-occlusive intestinal infarction. Clinics in Gastroenterology **1**, 655 (1972).

RICHTER, R.M., POCHACZEVSKY, R.: Duodenal varices. Arch. Surg. **95**, 269 (1967).

ROB, C.: Disease of the coeliac and mesenteric arteries. Surg. Gynec. Obstet. **124**, 118 (1967).

ROB, C.: Stenosis and thrombosis of the coeliac and mesenteric arteries. Amer. J. Surg. **114**, 363 (1967).

ROB, C., SNYDER, M.: Chronic intestinal ischemia: A complication of surgery of the abdominal aorta. Surgery **60**, 1141 (1966).

RUEBESAMEN, M., EGER, H., HESSE, P.: Angina abdominalis. Med. Klin. **64**, 193 (1969).

RÜHL, R.: Über hämorrhagische Infarzierungen im Ileozökalbereich. Zbl. Chir. **92**, 775 (1967).

SCHELLERER, W., SCHELLERER, K., DECKER, R., KLIESCH, G.: Der akute Mesenterialarterien-Verschluß. Münch. med. Wschr. **113**, 1415 (1971).

SCHIMANSKI, K., SCHMIDT, H.: Die Insuffizienz der unpaaren Viszeralarterien. Vorkommen, Ätiologie, Kompensation. Z. Gastroent. **8**, 575 (1970).

SCHULTZ, L.R., REINER, C.B.: Circumferential ulcerations of the ileum. An unusual cause of melena in childhood. Amer. J. Dis. Childh. **105**, 375 (1963).

SCHWARTZ, S., BOLEY, S., ALLEN, A., SCHULTZ, L., SIEW, F.P., KRIEGER, H., ELGUEZABAL, A.: Some aspects of vascular disease of the small intestine. Radiology **84**, 616 (1965).

SEALY, W.C.: The indications for surgical treatment of coarctation of aorta. Surg. Gynec. Obstet. **97**, 301 (1953).

SOLHEIM, K.: Acute intestinal infarction. Acta chir. scand. **126**, 133 (1963).

STOEBNER, P., PHILIPPE, E., WEILL-BOUSSON, M., GILLET, M., SUHLER, A.: Sténoses intestinales d'origine ischémique. Ann. Anat. path., N.S. **12**, 165 (1967).

STREMPLE, J.F., POLACEK, M.A., ELLISON, E.H.: The acute nonsurgical abdomen of Henoch-Schönlein syndrome in the elderly patient. Amer. J. Surg. **115**, 870 (1968).

STROLE, E.W., CLARKE, W.H., ISSELBACHER, K.J.: Progressive arterial occlusive disease (Köhlmeier-Degos). New Engl. J. Med. **276**, 195 (1967).

TANNER, N.C., HARDY, K.J.: Acute necrotising enterocolitis. Brit. J. Surg. **55**, 381 (1968).

TEXTER, E.C.: Small intestinal blood flow. Amer. J. dig. Dis. **8**, 587 (1963).

THELANDER, H.E.: Perforation of the gastrointestinal tract of the newborn infant. Amer. J. Dis. Childh. **58**, 371 (1939).

THOMA, CH.: Terminale hämorrhagisch-nekrotisierende Enteropathie. Dtsch. med. Wschr. **93**, 2260 (1968).

THOMPSON, H.: Vascular pathology of the splanchnic circulation. Clinics in Gastroenterology **1**, 597 (1972).

TOULOUKIAN, R.J., ZIKRIA, B.A., FERRER, J.M., JR.: Segmental small bowel infarction associated with abdominal angina. Amer. J. Gastroent. **46**, 347 (1966).

TREDE, M., VOLLMAR, J.: Das chronische Verschlußsyndrom der Eingeweideschlagadern. Chirurg **40**, 441 (1969).

VOLLMAR, J.: Rekonstruktive Chirurgie der Arterien. Stuttgart: Thieme 1967.

VOLLMAR, J., HARTERT, H., SCHRÖDER, K., COERPER, H.G.: Das chronische Verschlußsyndrom der Eingeweideschlagadern (A. coeliaca, A. mesenterica sup. und inf.). Langenbecks Arch. klin. Chir. **305**, 473 (1964).

WAGNER, A.: Gastrointestinale Komplikationen nach Einnahme hormoneller Ovulationshemmer. Dtsch. med. Wschr. **97**, 520 (1972).

WAYTE, D.M., HELWIG, E.B.: Small-bowel ulceration-iatrogenic or multifactorial origin? Amer. J. clin. Path. **49**, 26 (1968).

WHITEHEAD, R.: The pathology of intestinal ischaemia. Clinics in Gastroenterology **1**, 613 (1972).

WIKLANDER, O.: Phlegmonous or necrotising enterocolitis. Acta chir. scand., Suppl. **328**, 1 (1964).

WILLIAMS, L.F., WITTENBERG, J., GRIMES, E.T., BYRNE, J.J.: Ischemic diseases of the bowel. I. Ischemia of the small bowel. Dis. Cólon Rect. **13**, 275 (1970).

WILSON, R., QUALHEIM, R.E.: A form of acute haemorrhagic enterocolitis afflicting chronically ill individuals. Gastroenterology **27**, 431 (1954).

WINNE, D.: Durchblutung und enterale Resorption. Z. Gastroent. **9**, 429 (1971).

WOLD, L.E., BAGGENSTOSS, A.H.: Polyarteriitis nodosa. Proc. Mayo Clin. **24**, 28 (1949).

ZAHN, D.G.H., GOERTTLER, K.: Über die Sklerose der Eingeweidearterien. Pathomorphologische Befunde, Lokalisation und Häufigkeit. Arch. Kreisl.-Forsch. **64**, 235 (1971).

Pneumatosis cystoides intestinalis, Endometriose, Cholesterin-Speicherkrankheit

ABRAMOV, A., SCHORE, S., WOLMAN, W.: Generalized xanthomatosis with calcified adrenals. Amer. J. Dis. Childh. **91**, 282 (1956).

BREINING, H., HUBER, P.: Kasuistische Mitteilung eines Falles von Pneumatosis cystoides intestini. Zbl. allg. Path. **103**, 279 (1962).

BRUNCK, H.J.: Über eine Erkrankungsserie von Pneumatosis cystoides intestinalis bei Säuglingen. Frankfurt. Z. Path. **69**, 492 (1959).

BRYK, D.: Unusual causes of small bowel pneumatosis: perforated duodenal ulcer and perforated jejunal diverticular. Radiology **106**, 299 (1973).

Burn, J.I., Jones, B.S.: Pneumatosis cystoides intestinalis. Brit. med. J. **1961 II**, 747.

Burns, F.J.: Endometriosis of the intestines. Dis. Colon Rect. **10**, 344 (1967).

Clemencon, G.: Un cas de pneumatose kystique sigmoidienne. Gastroenterologia (Basel) **98**, 163 (1962).

Clemencon, G.: Rezidivierendes Pneumoperitoneum und Chilaiditi-Syndrom bei einem Fall von Pneumatosis intestini. Schweiz. med. Wschr. **100**, 903 (1970).

Clemencon, G.: Pneumatosis cystoides intestini. Gastroent. Fortbildungsk. Praxis, Vol. 3, p. 116. Basel: Karger 1973.

Cloete, G.N.P., van Rooyen, R.J.: Pneumatosis cystoides intestinalis. S. Afr. med. J. **41**, 795 (1967).

Culver, G.J.: Pneumatosis intestinalis with associated retroperitoneal air. Report of a complication of severe asthma. J. Amer. med. Ass. **186**, 160 (1963).

Dammert, K., Stenbäck, F., Räsänen, O.: Pneumatosis intestinalis. A pathogenetic study. Acta path. microbiol. scand. **71**, 25 (1967).

Dohrmann, R.: Pneumatosis cystoides intestini. Bull. Soc. int. Chir. **27**, 355 (1968).

Domini, P., Motolese-Lazzaro, O.: La pneumatosi cistica enteroperitoneale. Bologna: Capelli 1963.

Domini, P., Motolese-Lazzaro, O., Descovich, P.: Il quadro anatomo-clinico della pneumatosi cistica del crasso nell'età adulta e infantile. Arch. ital. Anat. Istol. pat. **37**, 429 (1963).

Doub, H.P., Shea, J.J.: Pneumatosis cystoides intestinalis. J. Amer. med. Ass. **172**, 1238 (1960).

Dressler, M.: Die Pneumatosis cystoides intestini. Schweiz. med. Wschr. **69**, 382 (1939).

Elliott, G.B., Christensen, R.M., Elliott, K.A.: Invasive endometriosis of the intestine: report of 21 cases. Canad. J. Surg. **13**, 287 (1970).

Elliot, G.B., Elliot, K.A.: The roentgenologic pathology of so-called pneumatosis cystoides intestinalis. Amer. J. Roentgenol. **89**, 720 (1963).

Engel, W.K., Dormann, J.D., Levy, R.I., Fredrickson, D.S.: Neuropathy in Tangier disease. Arch. Neurol. (Chic.) **17**, 1 (1967).

Ferrans, V.J., Fredrickson, D.S.: The pathology of Tangier disease. A light and electron microscopic study. Amer. J. Path. **78**, 101 (1975).

Fibich, K.: Pneumatosis cystoides des aufsteigenden Dickdarmes. Chirurg **34**, 375 (1963).

Forfota, E.: Die Pneumatosis cystoides intestini im Röntgenbilde. Fortschr. Röntgenstr. **53**, 131 (1936).

Fredrickson, D.S.: Newly regognized disorders of cholesterol metabolism. In: J.B. Stanbury, J.B. Wyngaarden, D.S. Fredrickson (edit.), The metabolic basis of inherited disease. New York: McGraw-Hill Book Comp. 1966.

Fredrickson, D.S., Altrocchi, P.H., Avioli, L.V., Goodman, D.S., Goodman, H.C.: Tangier disease. Ann. intern. Med. **55**, 1016 (1961).

Frostberg, N.: Pneumatosis cystoides intestini. Acta radiol. (Stockh.) **29**, 521 (1948).

Gemsjäger, E., Scheingruber, B., Grogg, E.: Endometriose des Dünndarms. Helv. chir. Acta **36**, 14 (1969).

Ghahremani, G.G., Port, R.B., Beachley, M.C.: Pneumatosis coli in Crohn's disease. Amer. J. dig. Dis. **19**, 315 (1974).

Griffiths, G.J.: Pneumatosis cystoides intestinalis. Lancet **1955 II**, 905.

Holaday, W.J.: Infant pneumatosis intestinalis. A case resulting in the death of a premature infant fifty hours after delivery. Amer. J. Dis. Childh. **102**, 110 (1961).

Howland, H.: Die Pneumatosis cystoides intestini. Gastroenterologia (Basel) **92**, 212 (1959).

Huth, K., Kracht, J., Schoenborn, W., Fuhrmann, W.: Tangier-Krankhiet (Hyp-α-Lipoproteinämie). Dtsch. med. Wschr. **95**, 2357 (1970).

Huyeng, W.: Zur Aetiologie der Pneumatosis intestini hominis. Dtsch. Z. Chir. **265**, 661 (1950).

Joest, E.: Einige Bemerkungen zur Pathogenese des Intestinalemphysems. Virchows Arch. path. Anat. **234**, 524 (1921).

Jones, J.D.T.: Gas cysts of the intestine. Brit. J. Surg. **36**, 49 (1948).

Keyting, W.S., McCarver, R.R., Kovarik, J.L., Daywitt, A.L.: Pneumatosis intestinalis. A new concept. Radiology **76**, 733 (1961).

KOCEN, R.S., LLOYD, J.K., LASCELLES, P.T., FOSBROOKE, A.S., WILLIAMS, D.: Familial alpha-lipoprotein deficiency (Tangier disease) with neurological abnormalites. Lancet **1967**I, 1341.

KÖHLER, H., WURM, H.: Über Pneumatosis recti, mit einem Beitrag zur Pathogenese der intestinalen Pneumatose. Zbl. Chir. **80**, 925 (1955).

KOSS, L.G.: Abdominal gas cysts (Pneumatosis cystoides intestinorum hominis). An analysis with a report of a case and a critical review of the literature. Arch. Path. **53**, 523 (1952).

LERNER, H.H., GAZIN, A.I.: Pneumatosis intestinalis. It's roentgenologic diagnosis. Amer. J. Roentgenol. **56**, 464 (1946).

LOUGH, J., FAWCETT, J.J., WIEGENSBERG, B.: Wolman's disease. An electronmicroscopic, histochemical and biochemical study. Arch. Path. **89**, 103 (1970).

MATHEWS, F.J.C.: Enteric pneumatosis. Brit. med. J. **1954** I, 851.

MCKENZIE, E.P.: Pneumatosis intestinalis. Pediatrics 7, 537 (1951).

MONOD-BROCA, PH., TESTAS, PH.P., ROUJEAU, J., FERRERO, M.: Lymphopneumatose kystique du caecum. Sur un cas avec invagination intestinale. Arch. Mal. Appar. dig. **50**, 918 (1961).

MONTANI, S., LANDRY, M.: La pneumatose kystique intestinal est-elle une complication de l'emphysème pulmonaire? Gastroenterologia (Basel) **103**, 234 (1965).

MUELLER, C.F., MOREHEAD, R., ALTER, A.J.: Pneumatosis intestinalis in collagen disorders. Amer. J. Roentgenol. **115**, 300 (1972).

MUJAHED, Z., EVANS, I.A.: Gas cysts of the intestine (pneumatosis intestinalis). Surg. Gynec. Obstet. **107**, 151 (1958).

MURATORE, R., GAMBARELLI, J.: Endomètriose et lipome de l'intestin grêle. Arch. Anat. path. **10**, 125 (1962).

PANGANIBAN, W., CORNOG, J.L.: Endometriosis of the intestines and vermiform appendix. Dis. Colon Rect. **15**, 253 (1972).

PARTIN, J.C., SCHUBERT, W.K.: Cholesterol ester storage disease: electron microscopy of liver and jejunum. Clin. Res. **14**, 290 (1968).

RAMSEYER, M.: Lymphomatose kystique du colon. Rev. med. suisse rom. **79**, 290 (1959).

ROMEO, J.A.: A review of pneumatosis cystoides intestinalis. Amer. J. Gastroent. **47**, 142 (1967).

RUCKENSTEINER, E., KUX, E.: Über die Pneumatosis cystoides intestini und die Möglichkeit ihrer röntgenologischen Diagnose. Fortschr. Röntgenstr. **47**, 661 (1933).

SCHIFF, L., SCHUBERT, W.K., MCADAMS, A.J., SPIEGEL, E.L., O'DONNELL, J.F.: Hepatic cholesterol ester storage disease. A familial disorder. Amer. J. Med. **44**, 538 (1966).

SHILKIN, K.B., ZERMAN, B.J., BLACKWELL, J.B.: Lymphangiectatic cysts of the small bowel. J. Path. Bact. **96**, 353 (1968).

SMITH, B.H., WELTER, L.H.: Pneumatosis intestinalis. Amer. J. clin. Path. **48**, 455 (1967).

STANBURY, J.B., WYNGAARDEN, J.B., FREDRICKSON, D.S. (edit.), The metabolic basis of inherited disease. New York: McGraw-Hill Book Comp. 1966.

STONE, H.H., ALLEN, W.B., SMITH, R.B., HAYNES, C.D.: Infantile pneumatosis intestinalis. J. surg. Res. **8**, 301 (1968).

WILLIAMS, J.L.: Pneumatosis cystoides intestinalis involving the left half of the colon and rectum. Brit. J. Surg. **49**, 67 (1961).

Dünndarm-Tumoren

ADLOFF, M., GILLET, M., OBERLING, F.: Le lymphosarcome du duodénum. A propos d'une observation. Ann. Chir. (Paris) **21**, 527 (1967).

ALBERTINI, A. v.: Histologische Geschwulstdiagnostik. Stuttgart, Thieme 1955.

ALLEN, A.W., DONALDSON, G., SNIFFEN, R.C., GOODALE, F.: Primary malignant lymphoma of the gastrointestinal tract. Ann. Surg. **140**, 428 (1954).

AL-NAAMAN, Y.D.: Sarcomas of the small intestine: Report of three pathologic types with review of the literature. Amer. J. Surg. **99**, 320 (1960).

ALRICH, E.M., BLANK, R.H., FOMON, J.J.: Primary tumors of the small intestine. Amer. J. Surg. **99**, 33 (1960).

ANDERSEN, A., IVERSEN, O., OSTBERG, J.: Primary tumours of the duodenum. Acta chir. scand., Suppl. **343**, 28 (1965).

ANTONI, N.R.E.: Über Rückenmarkstumoren und Neurofibrome. München: J.F. Bergmann 1920.

AZZOPARDI, J.G., MENZIES, T.: Primary malignant lymphoma of the alimentary tract. Brit. J. Surg. **47**, 358 (1960).

BALÁZS, M., BARNA, L., KERTÉSZ, T.: Die Lipomatose der Ileocöcalklappe. Chirurg **35**, 99 (1964).

BARANDUM, S., AEBERSOLD, J., BIANCHI, R., KLUTHE, R., MURALT, G. v., PORETTI, G., RIVA, G.: „Proteindiarrhöe", zugleich ein Beitrag zur Frage der sogenannten essentiellen Hypoproteinämie. Schweiz. med. Wschr. **90**, 1458 (1960).

BARCLAY, T.H., KENT, H.P.: Primary carcinoma of the duodenum. Gastroenterology **30**, 432 (1956).

BARTON, A.D., INGLIS, K.: Neurofibromatosis with both cutaneous and visceral lesions. J. Coll. Surg. Austr. **3**, 397 (1931).

BASSLER, A., PETERS, A.G.: Fibrosarcoma, an unusual complication of ulcerative colitis. Report of a case. Arch. Surg. **59**, 227 (1949).

BASTRUP-MADSEN, P.: Plasmocytoma of the small intestine. Nord. Med. **35**, 1919 (1947).

BAUMANN, R.P., KAMMER, G.: Zur Frage der Malignität gastrointestinaler Neurinome. Schweiz. med. Wschr. **97**, 1382 (1967).

BECKER, V.: Polypektomie: Allgemeinpathologische Problematik. Leber Magen Darm **3**, 147 (1973).

BEGER, A.: Ein Fall von Krebs des Wurmfortsatzes. Klin. Wschr. (Berl.) **19**, 616 (1882).

BERKOWITZ, S.B., PEARL, M.J., SHAPIRO, N.H.: Syndrome of intestinal polyposis with melanosis of the lips and buccal mucosa: a study of the incidence and location of malignancy. Ann. Surg. **141**, 129 (1955).

BIORCK, G., AKEN, O., THORSON, A.H.: Unusual cyanosis in boy with congenital pulmonary stenosis and tricuspid insufficiency. Fatal outcome after angiocardiography. Amer. Heart J. **44**, 143 (1952).

BÖTTGER, G.: Zur Klinik und Pathologie maligner Darmcarcinoide. Chirurg **31**, 208 (1960).

BOQUIEN, Y., KERNEIS, J.P., ALLIOT, G., DELHUMEAU, G.: Èpithélioma secondaire de l'intestin grêle. A propos de cinq observations. Presse méd. **69**, 879 (1961).

BOQUIST, L., BERGDAHL, L., ANDERSSON, A.: Lipomatosis of the ileocecal valve. Cancer (Philad.) **32**, 136 (1972).

BOTSFORD, T.W., CROWE, P., CROCKER, D.W.: Tumors of the small intestine. A review of experience with 115 cases including a report of a rare case of malignant hemangioendothelioma. Symposium. Amer. J. Surg. **103**, 358 (1962).

BOTSFORD, T.W., SEIBEL, R.E.: Benign and malignant tumors of the small intestine. New Engl. J. Med. **236**, 683 (1947).

BOURGEON, R., BORELLI, J.-P., KOCH, G.: La lipomatose de la valvule iléo-caecale. Réflexions àpropos de 7 cas personnels. Arch. Mal. Appar. dig. **63**, 33 (1974).

BRAUNE, R.: Ileumperforation durch Retothelsarkom. Zbl. Chir. **93**, 409 (1968).

BRODERS, A.C., HIGHTOWER, N.C., HUNT, W.H., STINSON, J.C., WHITE, R.R., LAURENS, H.: Primary neoplasms of the small bowel. Arch. Surg. **79**, 753 (1959).

BROOKES, V.S., WATERHOUSE, J.A., POWELL, D.J.: Malignant lesions of the small intestine: a ten year survey. Brit. J. Surg. **55**, 405 (1968).

BROWN, N.K., SMITH, M.P.: Neoplastic diathesis of patients with carcinoid. Report of a case with four other neoplasms. Cancer (Philad.) **32**, 216 (1973).

BRUNT, P.W., SIRCUS, W., MACLEAN, N.: Neoplasia and the coeliac syndrome in adults. Lancet **1969 I**, 180.

BUCHWALD, W., NAGEL, M.: Lipom des Duodenum. Ein Beitrag zur Klinik, Diagnostik und Therapie gutartiger Duodenaltumoren. Z. Gastroent. **3**, 311 (1965).

BUERGERMANN, A., BAGGENSTOSS, A.H., COIN, I.C.: Primary malignant neoplasms of the duodenum excluding papilla of Vater. Gastroenterology **30**, 421 (1956).

BUSCH, W., WODAK, E.: Beitrag zur Klinik und Pathologie des primären Dünndarmkrebses. Z. Gastroent. **4**, 315 (1966).

CABAUD, P.G., HARRIS, L.T.: Lipomatosis of ileocaecal valve. Ann. Surg. **150**, 1092 (1959).

CABRERA, A., DELA PAVA, S., PICKREN, J.W.: Intestinal localization of Waldenström's disease. Arch. intern. Med. **114**, 399 (1964).

CASSEL, C., UNGER, H.M.: Primary carcinoma of the jejunum. Amer. J. dig. Dis., N.S. **3**, 669 (1958).

CASSIDIY, M.A.: Abdominal carcinomatosis with probable adrenal involvement. Proc. roy. Soc. Med. **24**, 139 (1930).

CASSIDY, M.A.: Postmortem finding in a case shown on October 10, 1930 as one of abdominal carcinomatosis with probable adrenal involvement. Proc. roy. Soc. Med. **24**, 920 (1931).

CASSIDY, M.A.: Abdominal carcinomatosis associated with vasomotor disturbances. Proc. roy. Soc. Med. **27**, 220 (1934).

CHARLES, R.N., KELLEY, M.I., CAMPETI, F.: Primary duodenal tumors. A study of 31 cases. Arch. intern. Med. **111**, 23 (1963).

COHEN, N., CANTER, J.W.: Hodgkin's disease of the small intestine. Report of six cases. Amer. J. dig. Dis., N.S. **4**, 361 (1959).

COMFORT, M.W.: Submucous lipomata of the gastrointestinal tract. Report of 28 cases. Surg. Gynec. Obstet. **52**, 101 (1931).

COPELAND, M.M., GREINER, D.J.: Lymphosarcoma of the duodenum. Report of a case; review of the literature. Arch. Surg. **58**, 511 (1949).

CORNES, J.S.: Multiple primary cancers: primary malignant lymphomas and carcinomas of the intestinal tract in the same patient. J. clin. Path. **13**, 483 (1960).

CORNES, J.S.: Multiple lymphomatous polyposis of the gastrointestinal tract. Cancer (Philad.) **14**, 249 (1961).

CORNES, J.S.: Primary lymphosarcoma of the small intestine. An unusual case, with long survival. Brit. med. J. **1961 I**, 638.

CORNES, J.S., JONES, T.G.: Leukaemic lesions of the gastro-intestinal tract. J. clin. Path. **15**, 305 (1962).

CORNES, J.S., SMITH, J.C., SOUTHWOOD, W.F.: Lymphosarcoma in chronic ulcerative colitis, with report of 2 cases. Brit. J. Surg. **49**, 50 (1961).

CORREIA, J.P., BAPTISTA, A.S., ANTONIO, J.F.: Slowly-evolving widespread diffuse alimentary tract carcinoma (linitis plastica). Gut **9**, 485 (1968).

CULLEN, T.H.: Leiomyosarcoma of the jejunum presenting as peritonitis. Brit. J. Surg. **38**, 119 (1950).

DAHL, E.V., WAUGH, J.M., DAHLIN, D.C.: Gastrointestinal ganglioneuromas. Brief review with report of a duodenal ganglioneuroma. Amer. J. Path. **33**, 953 (1957).

DANIELE, G.M., SPINELLI, P., CORTESE, M.: Considerazioni su 4 casi di leiomioma del tenue. Chir. gen. (Roma) **15**, 215 (1966).

DARLING, R.C., WELCH, C.E.: Tumors of the small intestine. New Engl. J. Med. **260**, 397 (1959).

DAVIES, A.J.: Carcinoid tumors. Brit. Surg. Prac. Swis. Progr. **78**, 1960.

DAVIS, R.B.: Observations on the occurence and significance of serotonin in carcinoid tumors. Amer. J. Path. **41**, 693 (1962).

DAVIS, Z., MOERTEL, C.G., MCILRATH, D.C.: The malignant carcinoid syndrome. Surg. Gynec. Obstet. **137**, 637 (1973).

DAWSON, I.: The endocrine cells of the gastro intestinal tract. Histochem. J. **2**, 527 (1970).

DAWSON, I.M.P., CORNES, J.S., MORSON, B.C.: Primary malignant lymphoid tumours of the intestinal tract. Report of 37 cases with a study of factors influencing prognosis. Brit. J. Surg. **49**, 80 (1961).

DECASTRO, C.A., DOCKERTY, M.B., MAYO, C.W.: Metastatic tumours of the small intestines. Surg. Gynec. Obstet. **105**, 159 (1957).

DEVLIN, H.B., PLATTEN, A.S.Y., CORRIN, B.: Carcinoma of the duodenum. Brit. J. Surg. **55**, 291 (1968).

DISCHLER, W., OEHLERT, W.: Dickdarmpolypen. Histologische und endoskopische Klassifizierung und biologische Wertigkeit. Z. Allgemeinmed., H. 20, 912 (1974).

DIXON, C.F., LICHTMAN, A.L., WEBER, H.M., MCDONALD, J.R.: Malignant lesions of the duodenum. Surg. Gynec. Obstet. **83**, 83 (1946).

DOCKERTY, M.B., ASHBUM, F.S.: Carcinoid tumours (so-called) of the ileum. Arch. Surg. **47**, 221 (1943).

DOERR, W.: Bösartige Geschwülste des Verdauungskanales. Kritische Bemerkungen zur Differentialdiagnose. Internist (Berl.) **2**, 457 (1961).

DOLIN, S., DEWAR, J.P.: Extramedullary plasmocytoma. Amer. J. Path. **32**, 83 (1956).

DOUGLASS, H.O., SIKA, J.V., LEVEEN, H.H.: Plasmocytoma: a not so rare tumor of the small intestine. Cancer (Philad.) **28**, 456 (1971).

DUNDON, C.C.: Primary tumors of the small intestine. Amer. J. Roentgenol. **59**, 492 (1948).

EBERT, P.A., ZUIDEMA, G.D.: Primary tumors of the small intestine. Arch. Surg. **91**, 452 (1965).

ECKART, A.: Das primäre Carcinom des freien Dünndarmabschnittes. Chirurg **39**, 22 (1968).

EGER, S.A.: Primary malignant disease of the duodenum. Arch. Surg. **27**, 1087 (1933).

EHRLICH, A.N., STALDER, G., GELLER, W., SHERLOCK, P.: Gastrointestinal manifestations of malignant lymphoma. Gastroenterology **54**, 1115 (1968).

EKLÖF, O., ERIKSSON, E., SAHLIN, O.: Benign epithelial tumours of the stomach and duodenum. Diagnosis and treatment. Acta chir. scand., Suppl. **255**, 1 (1960).

ELLIOTT, G.B., SANDY, J.T.M., ELLIOTT, K.A., SHERKAT, A.: Lipohyperplasia of the ileocaecal valve. Canad. J. Surg. **11**, 179 (1968).

ENERBÄCK, L., OLSSON, Y.: Enterochromaffin reactions in intestinal carcinoid tumours. Acta path. microbiol. scand. **62**, 516 (1964).

FAULKNER, J.W., DOCKERTY, M.B.: Lymphosarcoma of the small intestine. Surg. Gynec. Obstet. **95**, 76 (1952).

FEGETTER, ST.: Neurilemmoma of the duodenum. Brit. J. Surg. **49**, 107 (1961).

FEYRTER, F.: Über Neurome und Neurofibromatose, nach Untersuchungen am menschlichen Magendarmschlauch. Wien: Maudrich 1948.

FEYRTER, F.: Über die granulären neurogenen Gewächse. Beitr. path. Anat. **110**, 181 (1949).

FEYRTER, F.: Über die vasculäre Neurofibromatose nach Untersuchungen am menschlichen Magen-Darmschlauch. Virchows Arch. path. Anat. **317**, 221 (1949).

FEYRTER, F.: Zur Frage der Beziehungen zwischen enteralem Karzinoid und endokrin-nervöser Enteropathie. Wien. med. Wschr. **112**, 21 (1962).

FEYRTER, F.: Über das Vorkommen oder Fehlen der zyanochromgranulären Umwandlung des braunen Fettgewebes des Menschen bei unterschiedlichen Grundkrankheiten und Todesursachen. Wien. med. Wschr. **122**, 697 (1972).

FEYRTER, F.: Ein adrenolipoides Syndrom. Normologie und Pathologie des braunen Fettgewebes des Menschen. In: W. BARGMANN, W. DOERR (Hrsg.), Normale und Pathologische Anatomie, H. 27. Stuttgart: Thieme 1973.

FISHER, E.R., VUZEVSKI, V.D.: Cytogenesis of Schwannoma (neurilemoma), neurofibroma, dermatofibrome, and dermatofibrosarcoma as revealed by electron microscopy. Amer. J. clin. Path. **49**, 141 (1968).

FRANCE, C.J., BRINES, O.A.: Mesenchymal tumors of the stomach. Arch. Surg. **61**, 1019 (1950).

FRESEN, O.: Über Örtlichkeit und Wertigkeit des Morbus Brill-Symmers. Zbl. allg. Path. path. Anat. **95**, 284 (1956).

FUNK, H.U., HARDMEIER, TH., HEDINGER, CHR.: Zur Beurteilung der Dignität intestinaler Carcinoide. Z. Krebsforsch. **67**, 278 (1965).

FURSTE, W., SOLT, R., BRIGGS, W.: The gastrointestinal submucosal lipoma. Amer. J. Surg. **106**, 903 (1963).

GALL, E.A., MALLORY, T.B.: Malignant lymphoma: a clinicopathologic survey of 618 cases. Amer. J. Path. **18**, 381 (1942).

GANNON, P.C., DAHLIN, D.C., BARTHOLOMEW, L.G., BEAHRS, O.H.: Polypoid glandular tumors of the small intestine. Surg. Gynec. Obstet. **114**, 666 (1962).

GAZET, J.C.: The ileocaecal valve syndrome. Brit. J. Surg. **51**, 371 (1964).

GEMER, M., FEUCHTWANGER, M.M.: Ganglioneuroma of the duodenum. Gastroenterology **51**, 689 (1966).

GILLESPIE, A.W.: Neuroepithelioma of the stomach. Brit. J. Radiol. **20**, 433 (1947).

GOLDEN, T., STOUT, A.P.: Smooth muscle tumours of the gastrointestinal tract and retroperitoneal tissues. Surg. Gynec. Obstet. **73**, 784 (1941).

GOLDSTEIN, W.B., POKER, N.: Multiple myeloma involving the gastrointestinal tract. Gastroenterology **51**, 87 (1966).

GOOD, C.A.: Tumors of the small intestine. Amer. J. Roentgenol. **89**, 685 (1963).

GOSSET, A., MASSON, P.: Tumeurs endocrines de l'appendice. Presse méd. **22**, 237 (1914).

GRAHAME-SMITH, D.G.: Natural history and diagnosis of the carcinoid syndrome. Clinics in Gastroenterology **3**, 575 (1974).

GRILL, J., KUZMA, J.F.: Recklinghausen's disease with unusual symptoms from intestinal neurofibroma. Arch. Path. **34**, 902 (1942).

GRIMES, O.F.: Reticulum cell sarcoma of the small bowel. Amer. J. Surg. **100**, 602 (1960).

GRÖZINGER, K.-H., OTT, G., REISERT, I.: Gutartige Geschwülste des Magen-Darm-Traktes. Langenbecks Arch. klin. Chir. **311**, 272 (1965).

GRÖZINGER, K.-H., SCHÜLER, H.W.: Dünndarmtumoren. Z. Gastroent. **8**, 471 (1970).

GRUBER, P., KARMEL, H.: Maligne Tumoren des Dünndarms. Wien. klin. Wschr. **73**, 4 (1961).

GUILLARD, J.: Carcinoide de l'iléon avec carcinoidose. Presse méd. **68**, 19 (1960).

HAJDU, ST.I., WINAWER, S.J., MYERS, W.P.L.: Carcinoid tumors. A study of 204 cases. Amer. J. clin. Path. **61**, 521 (1974).

HAMPTON, J.M., GANDY, J.R.: Plasmocytoma of the gastrointestinal tract. Ann. Surg. **145**, 415 (1957).

HARASZTI, A., CZENKAR, B.: Extramedulläres Plasmozytom des Duodenum. Zbl. allg. Path. path. Anat. **106**, 441 (1964).

HAYDEN, H.C., APFELBACH, C.W.: Gastro-intestinal lymphogranulomatosis. Arch. Path. **4**, 743 (1927).

HEANEY, J.P., WISE, R.A., HALPERT, B.: Carcinoma of the duodenum with hypercholesterin-aemia and xanthomatosis. Cancer (Philad.) **4**, 737 (1951).

HEATON, K.W., CORNES, J.S., READ, A.E.: Diffuse reticulum cell sarcoma of the gastrointestinal tract: a problem in diagnosis. Gut **7**, 453 (1966).

HEDINGER, CHR.: Karzinoidsyndrom und Serotonin. Helv. med. Acta **25**, 351 (1958).

HEDINGER, CHR., HARDMEIER, TH., FUNK, H.U.: Das argentaffine System des Verdauungstraktes bei Carcinoidsyndrom. Virchows Arch. path. Anat. **340**, 304 (1966).

HEILMANN, P.: Primäres Lymphogranulom des Darms. Frankfurt. Z. Path. **40**, 151 (1930).

HEIMAN-HATY, W.: Primäres isoliertes Lymphogranulom des Darmes. Med. Klin. **22**, 952 (1926).

HELLWIG, C.A.: Extramedullary plasma cell tumours as observed in varous locations. Arch. Path. **36**, 95 (1943).

HIGGINS, D.C., JUDD, E.S., DOCKERTY, M.B.: Surgical aspects of infrapapillary duodenal tumors. Surgery **49**, 149 (1961).

HOFFER, G.: Über die neurogene Geschwulst des Magens in benigner und maligner Form. Wien. klin. Wschr. **76**, 729 (1964).

HOFFMANN, V.: Die bösartigen Geschwülste des Dünn- und Dickdarmes. Zbl. Chir. **89**, 444 (1964).

HOWARD, I.W.: Carcinoma of the duodenum. Amer. J. med. Sci. **206**, 735 (1943).

HUEBSCHMANN, P.: Sur le carcinome primitif de l'appendice vermiculare. Rev. méd. suisse rom. **30**, 317 (1910).

HULTÉN, J.: Lipomatosis of the ileocaecal valve. Acta chir. scand. **129**, 104 (1965).

HUNTER, R., WILSON, W.A.: Adenomatous polyps of the small intestine. Brit. J. Surg. **40**, 521 (1953).

INGRAM, I.N., DAVIS, W.C.: Primary carcinoma of the jejunum. Amer. J. Surg. **87**, 747 (1954).

IOVINE, V.M., TSANGARIS, N.: Primary carcinoma of the duodenum. Amer. Surg. **27**, 744 (1961).

IRVINE, W.T., JOHNSTONE, J.M.: Lymphosarcoma of the small intestine with special reference to perforating tumours. Brit. J. Surg. **42**, 611 (1955).

ISLER, P., HEDINGER, C.: Metastasierendes Dünndarmcarcinoid mit schweren, vorwiegend das rechte Herz betreffenden Klappenfehlern und Pulmonalstenose — ein eigenartiger Symptomen-Komplex? Schweiz. med. Wschr. **83**, 4 (1953).

JACKSON, H., PARKER, F.: Hodgkin's disease and allied disorders. New York: Oxford University Press 1947.
JOERGENSON, E.J., WEIBEL, L.A., KEASBEY, L.E.: A clinical study of 56 duodenal tumors. West. J. Surg. **61**, 507 (1953).
JOUANNEAU, P., MALAFOSSE, M.: Les tumeurs carcinoides du tube digestif. Paris: Masson 1971.
JUVARA, I., PRISCU, A.L., VELICAN, D., HĂLĂLĂU, F.: Klinische und pathologisch-anatomische Aspekte des Dünndarmneurinoms. Chirurgia (Buc.) **16**, 295 (1967).
KÄHLER, H.J.: Das Karzinoid. Berlin-Heidelberg-New York: Springer 1967.
KEELY, A.F., GOTTLIEB, L.S.: Villous adenoma of the small bowel: an unusual lesion. Gastroenterology **57**, 185 (1969).
KELLY, C.H., CAIN, J.C., ELLIS, F.H., SOULE, E.H.: Leiomyosarcoma of the duodenum. Proc. Staff Meet. Mayo Clin. **32**, 712 (1957).
KEVORKIAN, J.: Incidence of carcinoid tumours: review of necropsy and surgical specimens at the University of Michigan. Univ. Mich. Med. Bull. **23**, 276 (1957).
KINDLER, U.: Über das extraossale Plasmozytom. Dtsch. med. Wschr. **90**, 1043 (1965).
KINLEY, C.E., PENNER, D.W.: Carcinoid tumours: a review and clinicopathological study of 52 cases. Canad. J. Surg. **5**, 138 (1962).
KIRKLAND, W.G., BOYER, R.A.: Multiple lipomas of duodenum. Gastroenterology **19**, 142 (1951).
KLEINERMAN, J., YARDUMIAN, K., TANNAKI, H.T.: Primary carcinoma of duodenum. Ann. intern. Med. **32**, 451 (1950).
KOWLESSAR, O.D., LAW, D.A., SLEISENGER, M.H.: Malabsorption syndrome associated with carcinoid tumours. Amer. J. Med. **27**, 673 (1959).
KRAMER, C., DIETTRICH, H., HALM, M.: Beitrag zur Problematik der neurogenen Dünndarmtumoren. Zbl. Chir. **95**, 1198 (1970).
KRÖGER, W., MOLDENHAUER, W., KONRAD, H., SCHULTZ, J.: Das Leiomyosarkom des Duodenum. Dtsch. Z. Verdau.- u. Stoffwechselkr. **29**, 197 (1969).
KÜMMERLE, F., SCHIER, J.: Dünndarmtumoren. In: L. DEMLING (Hrsg.), Klinische Gastroenterologie, Bd. I, S. 428. Stuttgart: Thieme 1973.
KÜNZLI, H.F.: Primäre maligne Tumoren des Dünndarms. Praxis (Bern) **56**, 547 (1967).
KURPAT, D., MÄTTIG, H.: Zur Klinik von gut- und bösartigen Dünndarmtumoren. Zbl. Chir. **90**, 1819 (1965).
LANGHANS, T.: Über einen Drüsenpolyp im Ileum. Virchows Arch. path. Anat. **38**, 559 (1867).
LARMI, T.K.I.: Gastrointestinal carcinoid tumours. Acta chir. scand. **124**, 434 (1962).
LAUBE, J., WEISE, G.: Das Leiomyosarkom des Dünndarmes. Zbl. Chir. **92**, 637 (1967).
LAURÉN, P.: The cell structure and secretion in intestinal cancer with reference to benign epithelial tumours of the bowel. Acta path. microbiol. scand., Suppl. **152**, 9 (1961).
LAWLER, R.H., RAGINS, A.B., SILVERSTEIN, J.: Submucous lipofibroma of the ileum. Amer. J. Surg. **74**, 820 (1947).
LEMBECK, F.: 5-Hydroxytryptamine in a carcinoid tumour. Nature (Lond.) **172**, 910 (1953).
LENNERT, K., MOHRI, N., STEIN, H., KAISERLING, E.: The histopathology of malignant lymphoma. Brit. J. Haematol. **31**, Suppl., 193 (1975).
LENNERT, K., STEIN, H., KAISERLING, E.: Cytological and functional criteria for the classification of malignant lymphomata. Brit. J. Cancer **31**, Suppl., 29 (1975).
LICK, R.F., DIETRICH, K.F.: Das primäre Jejunalkarzinom. Ther. Gegenw. **105**, 440 (1966).
LIE, J.T., SINCLAIR, G.W.G.: Leiomyosarcoma of the duodenum. Aust. N.Z.J. Surg. **35**, 226 (1966).
LIEBER, M.M., STEWART, H.L., LUND, H.: Carcinoma of the infrapapillary portion of the duodenum. Arch. Surg. **35**, 268 (1937).
LINCKE, S.S.: Über isolierte Lymphogranulomatose des Dünndarms. Zbl. allg. Path. path. Anat. **68**, 85 (1937).
LINDER, F., GRÖZINGER, K.H.: Benigne Geschwülste des Verdauungstraktes. Langenbecks Arch. klin. Chir. **322**, 94 (1968).
LUBARSCH, O.: Ueber den primären Krebs des Ileum nebst Bemerkungen über das gleichzeitige Vorkommen von Krebs und Tuberkulose. Virchows Arch. path. Anat. **111**, 280 (1888).

MÄRZ, E., BECKER, H.: Zur Klinik der Dünndarmtumoren. Fortschr. Med. **85**, 919 (1967).

MAIER, F.: Über das Karzinom des Dünndarms. Zbl. Chir. **89**, 750 (1964).

MALMED, L.A., LEVIN, B.: Villous adenoma of the duodenum. Amer. J. Roentgenol. **94**, 362 (1965).

MANLEY, K.A., SKYRING, A.P.: Some heritable causes of gastrointestinal disease. Arch. intern. Med. **107**, 182 (1961).

MARCHTALER, A.: Duodenallipom. Zbl. allg. Path. path. Anat. **85**, 222 (1949).

MARCUSE, P.M., STOUT, A.P.: Primary lymphosarcoma of the small intestine. Cancer (Philad.) **3**, 459 (1950).

MARTIN, E.D., POTET, F.: Pathology of endocrine tumours of the GI tract. Clinics in Gastroenterology **3**, 511 (1974).

McGINNIS, F.T.: Primary spindle-cell sarcoma in a Meckel's diverticulum. Surgery **25**, 122 (1949).

McGOWAN, F.J., WOLFF, W.J.: Primary carcinoma of the duodenum. Ann. Surg. **130**, 253 (1949).

McILRATH, D.C., HINNEKENS, P.H.: Primary tumors of the small intestine. Surg. Clin. N. Amer. **47**, 909 (1967).

McNEILL, R.A.: A case of carcinoma of the infra-ampullary portion of the duodenum. Brit. J. Surg. **49**, 406 (1962).

MELMON, K.L., SJOERDSMA, A., OATES, J.A., LASTER, L.: Treatment of malabsorption and diarrhoea of the carcinoid syndrome with methysergide. Gastroenterology **48**, 18 (1965).

MERRIT, S.W.: Plasmocytom of the gastro-intestinal tract. Ann. Surg. **142**, 881 (1955).

MIR-MADJLESSI, S.-H., FARMER, R.G., HAWK, W.A.: Villous tumors of the duodenum and jejunum. Report of four cases and review of the literature. Amer. J. dig. Dis. **18**, 467 (1973).

MÖLLER, W.: Solitary neurinoma of the small intestine. Acta chir. scand. **95**, 1 (1947).

MOERSCH, R.N., WOOLNER, L.B., CLAGGETT, O.T.: Villous adenoma of the duodenum. Surgery **51**, 574 (1962).

MOERTEL, C.G., BEAHRS, O.H., WOOLNER, L.B., TYCE, G.M.: Malignant carcinoid syndrome associated with noncarcinoid tumors. New Engl. J. Med. **273**, 244 (1965).

MOERTEL, C.G., DOCKERTY, M.B., BAGGENSTOSS, A.H.: Multiple primary malignant neoplasms. I, II & III. Cancer (Philad.) **14**, 221 (1961).

MOERTEL, C.G., SAUER, W.G., DOCKERTY, M.B., BAGGENSTOSS, A.H.: Life history of the carcinoid tumours of the small intestine. Cancer (Philad.) **14**, 901 (1961).

MOORE, R.H., SCHMEISSER, H.C.: Benign tumors of the small intestine. Sth. med. J. (Bgham., Ala.) **27**, 368 (1934).

MORGAN, C.N.: Carcinoma of the cecum associated with carcinoid tumour of the small intestine. Proc. roy. Soc. Med. **40**, 874 (1947).

MORSON, B.C.: Some peculiarities in the histology of intestinal polyps. Dis. Colon Rect. **5**, 337 (1962).

MURRAY-LYON, I.M., SANDLER, M., CHEETHAM, H.D., WATTS, J.A.E., WILLIAMS, R.: 5-Hydroxyindole-secreting rectal carcinoid tumour. Gut **13**, 385 (1972).

NASH, D.T., BRIN, M.: Malabsorption in malignant carcinoid with normal 5 HIAA. N.Y. J. Med. **64**, 1128 (1964).

NASR, K., HAGHIGHI, P., BAKHSHANDEH, K., HAGHSHENAS, M.: Primary lymphoma of the upper small intestine. Gut **11**, 673 (1970).

OBERNDORFER, S.: Ueber die kleinen Dünndarmcarcinome. Verh. dtsch. Ges. Path. **11**, 113 (1907).

OBERNDORFER, S.: Die Geschwülste des Darmes. In: F. HENKE, O. LUBARSCH (Hrsg.), Handbuch der speziellen pathologischen Anatomie und Histologie, Bd. IV/3: Verdauungsschlauch. Berlin: Springer 1929.

OLSON, J.D., DOCKERTY, M.B., GRAY, H.K.: Benign tumours of small bowel. Ann. Surg. **134**, 195 (1951).

OSTERMILLER, W., JOERGENSON, E.J., WEIBEL, L.: Clinical review of tumors of the small bowel. Amer. J. Surg. **111**, 403 (1966).

OTTENJANN, R., BARTELHEIMER, W., LUX, G., BUSSE, R.: Gastrointestinale Polypen. Münch. med. Wschr. **116**, 1861 (1974).

OTTO, H.F.: Magen- und Duodenalblutungen aus pathologisch-anatomischer Sicht. In: R. MARX, H.A. THIES (Hrsg.), Blutungen des Gastrointestinaltraktes. XVII. Hamburger Symposium über Blutgerinnung, S. 131. Stuttgart-New York: F.K. Schattauer 1975.

OTTO, H.F., GEBBERS, J.-O., KÜGLER, S.: „Miliarer" Morbus Crohn. Dtsch. med. Wschr. **100**, 505 (1975).

PAGTALUNAN, R.J., MAYO, C.W., DOCKERTY, M.B.: Primary malignant tumors of small intestine. Amer. J. Surg. **108**, 13 (1964).

PEARSE, A.G.E.: Common cytochemical and ultrastructural characteristics of cells producing polypeptide hormones (the APUD series) and their relevance to thyroid and ultimobranchial C cells and calcitonin. Proc. roy. Soc., B **170**, 71 (1968).

PEARCE, A.G.E., IVKER, M., OLLER, S.: Fibroma of ileum (diagnosed preoperatively by barium enema as benign polypoid tumour) and review of benign small intestinal tumours. Surgery **36**, 299 (1954).

PENFIELD, W.: The encapsulated tumors of the nervous system. Surg. Gynec. Obstet. **45**, 178 (1936).

PICARD, SCHMITT: Un cas de schwannome solitaire du jéjunum révélé par un tableau de péritonite aiguë. Mém. Acad. Chir. **85**, 220 (1959).

PIRINGER-KUCHINKA, A.: Zur Histologie und Biologie der Neurome des Magen-Darmschlauches. Acta neuroveg. (Wien) **1**, 441 (1950).

POATE, H., INGLIS, K.: Ganglioneuromatosis of the alimentary tract. Brit. J. Surg. **16**, 221 (1928).

PRIDGEN, J.E., MAYO, C.W., DOCKERTY, M.B.: Carcinoma of the jejunum and ileum exclusive of carcinoid tumors. Surg. Gynec. Obstet. **90**, 513 (1950).

PROLLA, J.C., KIRSNER, J.B.: The gastrointestinal lesions and complications of the leukaemias. Ann. intern. Med. **61**, 1084 (1964).

PROSS, E., HILL, K., SCHMITT-KÖPPLER, A.: Zur Klinik und Histogenese der neurogenen Tumoren des oberen Gastrointestinaltraktes. Dtsch. med. Wschr. **97**, 899 (1972).

QUATTLEBAUM, R.B.: Primary tumors of the jejunum and ileum. A report of nineteen cases. Amer. J. Surg. **103**, 558 (1962).

RAIFORD, T.S.: Tumors of the small intestine. Arch. Surg. **25**, 122 (1932).

RAMOT, B.: Malabsorption due to lymphomatous disease. Ann. Rev. Med. **22**, 19 (1971).

RAMSON, W.B.: A case of primary carcinoma of the ileum. Lancet **1890 II**, 1020.

RANSOM, H.K., KAY, E.B.: Abdominal neoplasms of neurogenic origin. Ann. Surg. **112**, 700 (1940).

RATZHOFER, M.: Dünndarmkarzinoid, vom pathologisch-anatomischen Standpunkt aus. Gastroenterologia (Basel) **95**, 168 (1961).

RATZENHOFER, M.: Feyrters These von den peripheren endokrinen (parakrinen) Drüsen. Wien. klin. Wschr. **83**, 22 (1971).

RIEDERER, J.: Ein Fall von primärer Lymphogranulomatose des Jejunums mit Dickdarmfistel. Gastroenterologia (Basel) **104**, 302 (1965).

RITCHIE, A.C.: Carcinoid tumors. Amer. J. med. Sci. **232**, 311 (1956).

RIVER, L., SILVERSTEIN, J., TOPE, J.W.: Collective review: benign neoplasms of the small intestine. A critical comprehensive review with reports of 20 new cases. Int. Abstr. Surg. **102**, 1 (1956).

ROSENBAUM, F.F., SANTER, D.G., CLAUDON, D.B.: Essential teleangiectasia, pulmonic and tricuspid stenosis, and neoplastic liver disease. A possible new clinical syndrome. J. Lab. clin. Med. **42**, 941 (1953).

ROSS, C.F.: Ileocecal argentaffin carcinoma with distant metastases. Brit. J. Surg. **40**, 248 (1952).

SALEN, M.H., McGEE, H.H.: Hypertrophy of ileocaecal valve. Arch. Surg. **78**, 928 (1959).

SANDERS, R.J.: Carcinoids of the gastrointestinal tract. Springfield, Ill.: C.C. Thomas 1973.

SANDERS, R.J., AXTELL, H.K.: Carcinoids of the gastro-intestinal tract. Surg. Gynec. Obstet. **119**, 369 (1964).

SCHOTTENFELD, L.E.: Lipomas of the gastrointestinal tract. With special reference to the small intestine including the ileum; review of the literature and report of six cases. Surgery **14**, 47 (1943).

SCHWARZ, M., JARNUM, S.: Protein-losing gastroenteropathy. Dan. med. Bull. **8**, 1 (1961).

SCOTTO, J., STRALIN, H., CAROLI, J.: Ultrastructural study of two cases of α-chain disease. Gut 11, 782 (1970).

SEABROOK, D.B., STEVENS, R., SCOLL, V., NOHLGREN, J.: Lipomatosis of the ileo-caecal region. Amer. J. Surg. 92, 214 (1956).

SEIFERT, E., REICHEL, K., WAGNER, H.H., OSTERTAG, H.: Jejunal sarcoma diagnosed by fiberendoscopy and guided biopsy. Endoscopy 5, 41 (1973).

SETHI, G., HARDIN, C.A.: Primary malignant tumors of the small bowel. Arch. Surg. 98, 659 (1969).

SHANI, M., MODAN, B., GOLDMAN, B., BRANDSTAETER, S., RAMOT, B.: Primary gastrointestinal lymphoma. Israel J. med. Sci. 5, 1173 (1969).

SHARMA, K.D., SHRVASTAV, J.D.: Extramedullary plasmacytoma of gastrointestinal tract with a case report of plasmoma of the rectum and a review of the literature. Arch. Path. 71, 229 (1961).

SHAW, R.C.: Von Recklinghausen's disease of the small intestine associated with skin lesions. Amer. J. Surg. 80, 360 (1950).

SIMEONOV, S., KALTSCHEVA, V.: Ein Fall von Leiomyosarkom des oberen Dünndarms und begleitende Jejuno-jejunale Invagination. Fortschr. Röntgenstr. 121, 254 (1974).

SIVAK, M.V., SULLIVAN, B.H., FARMER, R.G.: Neurogenic tumors of the small intestine. Review of the literature and report of a case with endoscopic removal. Gastroenterology 68, 374 (1975).

SKANDALAKIS, J.E., GRAY, S.W., SHEPARD, D., BOURNE, G.H.: Smooth muscle tumours of the alimentary tract. Springfield, Ill.: C.C. Thomas 1962.

SMITH, F.R., MAYO, C.W.: Submucous lipomas of the small intestine. Amer. J. Surg. 80, 922 (1950).

SMITHERS, D. (edit.): Hodgkin's disease. Edinburgh & London: Churchill Livingstone 1973.

SOGA, J.: Carcinoids: Their changing concepts and a new histologic classification. In: T. FUJITA (edit.), Gastro-entero-pancreatic endocrine system. A cell-biological approach. Stuttgart und Tokyo: Thieme und Igaku Shoin Ltd. 1974.

SOGA, J., TAZAWA, K.: Pathologic analysis of carcinoids. Histologic reevaluation of 62 cases. Cancer (Philad.) 28, 990 (1971).

SOKOLOFF, B.: Carcinoid and serotonin. In: Recent results in cancer research, Vol. 15. Berlin-Heidelberg-New York: Springer 1968.

SPINAZZOLA, A.J., GILLESBY, W.J.: Primary malignant neoplasms of the duodenum. Report of twelve cases. Amer. Surg. 29, 405 (1963).

STARR, G.F., DOCKERTY, M.B.: Leiomyomas and leimyosarcomas of the small intestine. Cancer (Philad.) 8, 101 (1955).

STARZL, T.E., BERNHARD, V.M., HENEGER, G.C.: Leiomyosarcoma of the duodenum. Surg. Gynec. Obstet. 110, 313 (1960).

STEELE, CH.W.: Malignant carcinoid. Metastasis to skin and production of carcinoid syndrome, hypertension, diarrhea, dementia, and hypopotassemia; a case report. Arch. intern. Med. 110, 763 (1962).

STERLING, J.A., JAYASANKER, M.R., GALVEZ, M.: Carcinoids of the gastrointestinal tract. Amer. J. Gastroent. 47, 373 (1967).

STERN, J.B., SOBEL, H.J.: Jejunal carcinoma with cells resembling Paneth cells. Arch. Path. 72, 47 (1961).

STEVENSON, W.O., BLANCHARD, A.J.: Carcinoid tumor of the ileum with metastases in the mesenteric lymph nodes. Canad. med. Ass. J. 51, 259 (1944).

STRAUCH, M., REMMELE, W., OTTENJANN, R.: Endoscopic-bioptic diagnosis of lipomatosis of the ileocecal valve. Acta hepato-gastroent. 19, 408 (1972).

STULZ, E., GEORGALAS, G., DELAGE, J.: Étude anatomo-clinique d'un cas de généralisation d'une tumeur argentaffine de l'intestin grêle qui s'accompagne de signes cliniques du syndrome de Bjork. Strasbourg méd., N.S. 11, 275 (1960).

TAENZER, V., WÖLLGENS, P.: Der Duodenaltumor als kausalgenetisches und diagnostisches Problem. Dtsch. med. Wschr. 97, 1413 (1972).

TAYLOR, H.B., HELWIG, E.B.: Benign nonchromaffin paragangliomas of the Duodenum. Virchows Arch. path. Anat. 335, 356 (1962).

THEISINGER, W., SCHERER, H.: Sarkom und Karzinom am Dünndarm. Chir. praxis 13, 383 (1969).

THORSON, A.: Studies on carcinoid disease. Acta med. scand. 334, Suppl. 7, 132 (1958).

THORSON, A., BIORCK, G., BJORKMAN, G., WALDENSTRÖM, J.: Malignant carcinoid of the small intestine with metastases to the liver, valvular disease of the right side of the heart (pulmonary stenosis and tricuspid regurgitation without septal defects), peripheral vasomotor symptoms, bronchoconstriction, and an unusual type of cyanosis: a clinical and pathologic syndrome. Amer. Heart, J. 47, 795 (1954).

ULLMAN, A., ABESHOUSE, B.S.: Lympho-sarcoma of the small and large intestines. Ann. Surg. 95, 878 (1932).

UTHGENANNT, H.: Über Retikulopathien und das Phänomen der Pseudo-polyposis lymphatica ilei. Fortschr. Röntgenstr. 90, 151 (1959).

VERLEY, J.M., LEVAMÉ, M., HIVET, M.: Étude au microscope électronique d'une tumeur carcinoide du grêle avec hypersérotoninémie. Path. et Biol. 12, 1153 (1964).

WALDENSTRÖM, J.: Klinik des Carcinoidsyndroms. Verh. dtsch. Ges. inn. Med. 68, 211 (1962).

WEGENER, F.: Braunes Lipom und braunes Fettgewebe des Menschen. Beitr. path. Anat. 111, 252 (1951).

WEIBEL, L.A., JOERGENSON, E.J., KEASBEY, L.E.: A clinical study of small bowel tumors. Report of 165 lesions. Amer. J. Gastroent. 21, 466 (1954).

WEICHERT, R.F., ROTH, L.M.: Carcinoid-islet cell tumors of the duodenum. Report of twenty-one cases. Amer. J. Surg. 121, 195 (1971).

WERDEGAR, D., ALDER, H., WATLINGTON, C.: Enteric protein loss with hypoproteinemia in diffuse lymphosarcoma of the bowel. Ann. intern. Med. 59, 207 (1963).

WIANCKO, K.B., MACKENZIE, W.C.: Primary tumours of the small bowel and its mesentery. Canad. med. Ass. J. 88, 1225 (1963).

WIENER, M.F., POLAYES, S.H.: Benign tumours of the ileocaecal region: with a survey of the literature. Amer. J. Surg. 40, 538 (1938).

WILDNER, G.P., KLEIN, K.: Die Sarkome des Verdauungssystems. Arch. Geschwulstforsch. 32, 358 (1968).

WILLIAMS, E.D., POLLOCK, D.J.: Multiple mucosal neuromata with endocrine tumours: a syndrome allied to von Recklinghausen's disease. J. Path. Bact. 91, 71 (1966).

WILLIAMS, R.: A metastasizing carcinoid tumour with unusual features. Brit. med. J. 1960 I, 28.

WILSON, H., STORER, E.H., STARR, F.J.: Carcinoid tumours; a study of 78 cases. Amer. J. Surg. 105, 35 (1963).

WOOD, D.A.: Tumors of the intestines. Atlas of tumor pathology, Sect. VI, Fasc. 22. Armed Forces Institute of Pathology, Washington, D.C. 1967.

WUKETICH, ST.: Polytopes enteral-peritoneales Plasmocytom mit sogenannter atypischer Makroglobulinämie. Frankfurt. Z. Path. 77, 282 (1967).

WUKETICH, ST., MÄHR, G.: Generalisiertes Plasmozytom mit ungewöhnlich mächtiger Infiltration des Magens. Wien. klin. Wschr. 75, 232 (1963).

ZETTERGREN, L.: Lipohyperplasia of the ileocolic valve. Acta Soc. med. upsalien. 59, 61 (1953).

ZIEGLER, W.H., LANGEMANN, H., MÜLLER, P.B.: Vergleichende Untersuchungen am Tumorgewebe von Phäochromocytom und Carcinoid. Schweiz. med. Wschr. 97, 1731 (1967).

Appendix vermiformis

Topographie, makroskopische Anatomie und Histologie

ABRIKOSSOFF, A.: Über Myome, ausgehend von der quergestreiften willkürlichen Muskulatur. Virchows Arch. path. Anat. 260, 215 (1926).

ABRIKOSSOFF, A.: Weitere Untersuchungen über Myoblastenmyome. Virchows Arch. path. Anat. 280, 723 (1931).

ASCHOFF, L.: Die Wurmfortsatzentzündung. Jena: Fischer 1908.

BENNINGHOFF, A., GOERTTLER, K.: Lehrbuch der Anatomie des Menschen, 5. Aufl. München-Berlin: Urban & Schwarzenberg 1960.

BOCKMAN, D.E., COOPER, M.D.: Early lymphoepithelial relationship in human appendix. A combined light- and electron-microscopic study. Gastroenterology **68**, 1160 (1975).

BREUER, H.: Die Konstruktion der menschlichen Appendix vermiformis. Med. Dis., Hamburg 1972.

CHRISTELLER, E., MAYER, E.: Wurmfortsatzentzündung (Appendizitis). In: F. HENKE, O. LUBARSCH, Handbuch der speziellen pathologischen Anatomie und Histologie, Bd. IV/3: Verdauungsschlauch, S. 469. Berlin: Springer 1929.

DOERR, W.: Über lymphoepitheliale Geschwülste Schmincke-Regaud. Ärztl. Wschr. **11**, 169 (1956).

EMERY, J.L., UNDERWOOD, J.: The neurological junction between the appendix and ascending colon. Gut **11**, 118 (1970).

FREUDENBERG, V.: Die chronische Appendicitis aus pathomorphologischer Sicht. Med. Dis., Hamburg 1972.

HAUSMAN, R.: Granular cells in musculature of the appendix. Arch. Path. **75**, 360 (1963).

JACOBSHAGEN, E.: Zur Morphologie des menschlichen Blinddarmes. Anat. Anz. **56**, 97 (1922).

KAUFMANN, P.: Das Bauprinzip der Muscularis mucosae. Acta anat. (Basel) **80**, 305 (1971).

KITAGAWA, T., TAKAHASHI, T.: Studien über die Panethschen Zellen und die Becherzellen bei den normalen und pathologischen Wurmfortsätzen des Menschen. Arch. Histol. Jap. **14**, 329 (1958).

LASSMANN, G.: Die Darstellung der spezifischen Cholinesterase in den nervösen Formationen der menschlichen Appendix. Acta histochem. (Jena) **13**, 113 (1962).

LEWIN, K.: The Paneth cell in disease. Gut **10**, 804 (1969).

MILLIKIN, P.D.: Eosinophilic argentaffin cells in the human appendix. Arch. Path. **98**, 393 (1974).

NAGOYA, C.: Über die Drüsen und Follikel des Wurmfortsatzes. Frankfurt. Z. Path. **14**, 106 (1913).

OTTO, H.F.: Die intestinale Paneth-Zelle. Zytomorphologie, Ultrastrukturpathologie und funktionelle Bedeutung. Ein Beitrag zur Lysozym-Theorie. In: Veröffentlichungen aus der Morphologischen Pathologie, Bd. 94. Stuttgart: Fischer 1974.

OTTO, H.F., FETT, R.: Zur Orthologie und Pathologie Panethscher Körnerzellen. Quantitative, licht- und elektronenmikroskopische Untersuchungen beim Menschen. Virchows Arch. Abt. A Path. Anat. **356**, 187 (1972).

REISER, K.A.: Der Nervenapparat im Processus vermiformis nebst einigen Bemerkungen über eine Veränderung bei chronischer Appendicitis. Z. Zellforsch. **15**, 761 (1932).

REISER, K.A.: Über die Nerven der Darmmuskulatur. Z. Zellforsch. **22**, 675 (1935).

RIBBERT, H.: Beiträge zur allgemeinen und pathologischen Anatomie des Wurmfortsatzes. Virchows Arch. path. Anat. **132**, 66 (1893).

RÖSSLE, R.: Die Beweglichkeit des Wurmfortsatzes. Beitr. path. Anat. **77**, 121 (1927).

SEIFERT, G.: Mundhöhle, Mundspeicheldrüsen, Tonsillen und Rachen. In: W. DOERR, E. UEHLINGER, Spezielle pathologische Anatomie, Bd. I. Berlin-Heidelberg-New York: Springer 1966.

SMITH, B.: The neuropathology of the alimentary tract. London: E. Arnold Ltd. 1972.

STELZNER, F., LIERSE, W.: Über die Ursache der Appendicitis. Langenbecks Arch. klin. Chir. **330**, 273 (1972).

TREVES, F.: Lectures on the anatomy of the intestinal canal and peritoneum in man. Brit. med. J. **1885 I**, 415, 470, 527, 580.

WAKELEY, C.P.G., CHILDS, P.: Appendicitis. Brit. med. J. **1960 II**, 1347.

WAKELEY, C.P.G., GLADSTONE, R.J.: The relative frequency of the various positions of the vermiform appendix, as ascertained by an analysis of 5000 cases. Lancet **1928 I**, 178.

WANGENSTEEN, O.H., BUIRGE, R.E., DENNIS, C., RITCHIE, W.P.: Studies in the aetiology of acute appendicitis. The significance of the structure and function of the vermiform appendix in the genesis of appendicitis. A preliminary report. Ann. Surg. **106**, 910 (1937).

Physiologie

ACKERMAN, G.A.: The origin of the lymphocytes in the appendix and tonsil iliaca of the embryonic and neonatal rabbit. Anat. Rec. **154**, 21 (1966).

ARCHER, O.K., SUTHERLAND, D.E.R., GOOD, R.A.: Appendix of the rabbit: a homologue of the bursa in the chicken? Nature (Lond.) **200**, 337 (1963).

ASTALDI, G., AIRO, R., GALIMBERTI, A., NERVI, M.P.: Human appendical lymphocytes cultured with phytohemagglutinin. Texas Rep. Biol. Med. **26**, 461 (1968a).

ASTALDI, G., AIRO, R., GALIMBERTI, A., NERVI, M.P.: Phytohaemagglutinin and human appendical lymphocytes. Lancet **1968 II**, 172 (b).

DEVIVIE, R.: Zur Frage der Simultanappendektomie bei Jugendlichen. Dtsch. med. J. **19**, 240 (1968).

MOTTURA, G., DALFORNO, S.: Experimentelle Untersuchungen über die Bedeutung der Lymphknötchen der lymphatischen Organe. Verh. dtsch. Ges. Path. **46**, 103 (1962).

PEREY, D.Y.E., GOOD, R.A.: Experimental arrest and induction of lymphoid development in intestinal lymphoepithelial tissues of rabbits. Lab. Invest. **18**, 15 (1968).

SCHREK, R., BATRA, K.V.: Thymic, splenic, and appendical lymphocytes. Lancet **1966 II**, 444.

STRAMIGNONI, A., MOLLO, F., BUSSOLATI, G., NAVONE, R., MONGA, G.: Morphological and biological properties of rabbit's appendiceal lymphocytes. Acta anat. (Basel) **76**, 579 (1970).

STRAMIGNONI, A., MOLLO, F., RUA, S., PALESTRO, G.: Development of the lymphoid tissue in the rabbit's appendix isolated from the intestinal tract. J. Path. **99**, 265 (1969).

STUCKE, K.: Chirurgie des rechten Unterbauches. Langenbecks Arch. klin. Chir. **298**, 491 (1961).

SUTHERLAND, D.E.R., ARCHER, O.K., GOOD, R.A.: Role of the appendix in development of immunologic capacity. Proc. Soc. exp. Biol. (N.Y.) **115**, 673 (1964).

Kongenitale Fehlbildungen

AITKEN, A.B.: Case of doubling on the great intestine. Glasg. med. J. **78**, 431 (1912).

CAVE, A.J.E.: Appendix vermiformis duplex. J. Anat. (Lond.) **70**, 283 (1936).

COLLINS, D.C.: Agenesis of vermiform appendix. Amer. J. Surg. **82**, 689 (1951).

COLLINS, D.C.: A study of 50,000 specimens of the human vermiform appendix. Surg. Gynec. Obstet. **101**, 437 (1955).

DROGA, B.W., LEVINE, S., BARBER, J.J.: Heterotopic gastric and esophageal tissue in the vermiform appendix. Amer. J. clin. Path. **40**, 190 (1963).

ELIAS, E.G., HULTS, R.: Congenital absence of vermiform appendix. Arch. Surg. **95**, 257 (1967).

EVERTS-SUAREZ, E.A., NOTEBOOM, G.: Congenital diverticula of the appendix. A review of the world's literature and report of a case. Penn. med. J. **64**, 1454 (1961).

FAVARA, B.E.: Multiple congenital diverticula of the vermiform appendix. Amer. J. clin. Path. **49**, 60 (1968).

HALIM, M., CLOUGH, D.M.: Congenital absence of the vermiform appendix with a twisted ovarian teratoma. Guthrie Clin. Bull. (Sayre) **30**, 15 (1960).

HEDINGER, E.: Kongenitale Divertikelbildung im Processus vermiformis. Virchows Arch. path. Anat. **178**, 25 (1904).

HULTEN, J.: Diverticula of the vermiform appendix, right colon and terminal ileum. Acta chir. scand. **124**, 340 (1962).

JEAN, C.: Diverticules de l'appendice vermiforme. Etude anatomoclinique de 18 observations de faux diverticules. Ann. Anat. path., N.S. **8**, 489 (1963).

KING, A.: Subhepatic appendicitis. Arch. Surg. **71**, 265 (1955).

KITCHIN, A.P.: Polyposis of small intestine with pigmentation of oral mucosa. Report of 2 cases. Brit. med. J. **1953 I**, 658.

KNOPP, J.: Zur Frage der Divertikel und Mehrfachbildungen der Wurmfortsatzlichtung. Virchows Arch. path. Anat. **330**, 125 (1957).

PESTER, G.H.: Congenital absence of the vermiform appendix. Arch. Surg. **91**, 461 (1965).

SAUER, P.K.: Diverticula of the appendix. Amer. J. Surg. **10**, 564 (1930).

SHNITKA, T.K., SHERBANIUK, R.W.: Adenomatous polyps of the appendix in children. Gastroenterology 32, 462 (1957).

STURM, H.: Beiträge zur pathologischen Anatomie des Wurmfortsatzes. Frankfurt. Z. Path. 16, 456 (1915).

WAUGH, T.R.: Appendix vermiformis duplex. Arch. Surg. 42, 311 (1941).

WILSON, R.R.: Diverticula of the appendix and certain factors in their development. Brit. J. Surg. 38, 65 (1950).

Die Entzündungen der Appendix

AKAGI, T., NIKKAKU, T., MOTOI, M., OGAWA, K.: Regional enteritis of the cecum. A clinico-pathological study. Acta path. jap. 22, 637 (1972).

ALLEN, P.D.: Acute appendicitis in children. J. Amer. med. Ass. 109, 121 (1937).

ANDERSON, W.A.D. (edit.): Pathology, 2. und 5. Aufl. Saint Louis: C.V. Mosby Comp. 1953 und 1966.

ARNOLD, W.: Acute Appendicitis im vorgerückten Alter. Beitr. klin. Chir. 158, 187 (1933).

ASCH, M.J., AMOURY, R.A., TOULOUKIAN, R.J., SANTULLI, TH.V.: Suppurative mesenteric lymphadenitis. A report of two cases and review of the literature. Amer. J. Surg. 115, 570 (1968).

ASCHOFF, L.: Die Wurmfortsatzentzündung. Jena: Fischer 1908.

ASCHOFF, L.: Über rudimentäre Appendicits. Gleichzeitig ein Beitrag zur Frage der funktionellen Bedingungen der Appendicitis. Beitr. path. Anat. 77, 141 (1927).

ASHLEY, D.J.B.: Observations on the epidemiology of appendicitis. Gut 8, 533 (1967).

ASKANAZY, M., BAMATTER, F.: Einige Formen chronischer Wurmfortsatzentzündungen. Virchows Arch. path. Anat. 275, 652 (1929).

AVANCINI, L.P.: Zur Histo-Pathologie der Appendicitis bei Masern. Wien. klin. Wschr. 1948, 454.

BECK, W.: Akute Appendicitis als Unfallfolge. Mschr. Unfallheilk. 53, 314 (1950).

BEHREND, A.: Mucocele of the appendix. Amer. J. Surg. 75, 709 (1948).

BERGE, TH.: "Mucocele appendicis" with pseudomyxoma peritonei and pulmonary metastases. Acta path. microbiol. scand. 60, 483 (1964).

BERNHARDT, H., YOUNG, J.M.: Mucocele and pseudomyxoma peritonei of appendiceal origin. Amer. J. Surg. 109, 235 (1965).

BINI, G.: Sulla mixoglobulosi dell'appendice. Riv. Anat. pat. 2, 149 (1949).

BOBROW, M.L., FRIEDMAN, S.: Tuberculous appendicitis. Amer. J. Surg. 91, 389 (1956).

BOHROD, M.G.: The pathogenesis of acute appendicitis. Amer. J. clin. Path. 16, 752 (1946).

BONARD, E.C.: Appendicites a virus. Helv. med. Acta 30, 454 (1963).

BORESCO, M., CRIVDA, A.: L'appendicite latente. Arch. mal. Appar. dig. 36, 594 (1947).

BOWERS, W.F.: Appendicitis: with special reference to pathogenesis, bacteriology and healing. Arch. Surg. 39, 362 (1939).

BOYCE, F.F.: Acute appendicitis and its complications. New York: Oxford University Press 1949.

BREWER, F.: Ecchinococcus cyst of appendix. J. Amer. med. Ass. 87, 1037 (1926).

BRÜNNER, H., MAPPES, G.: Das Pseudomyxoma peritonei ex appendice und seine chirurgische Behandlung. Chirurg 36, 452 (1965).

BSTEH, O.: Zur Kenntnis der ileozoekalen Tumorbildung nach Appendektomie. Münch. med. Wschr. 1953, 553.

BUIRGE, R.E., DENNIS, C., VARCO, R.L., WANGENSTEEN, O.H.: Histology of experimental appendiceal obstruction (rabbit, ape and man). Arch. Path. 30, 481 (1940).

BURKITT, D.P.: The aetiology of appendicitis. Brit. J. Surg. 58, 695 (1971).

BYRON, R.L., YONEMOTO, R.H., KING, R.M., LAMB, E.J., AMROMIN, G.D., SOLOMON, R.D., GILDENHORN, V.B.: The management of pseudomyxoma peritonei secondary to ruptured mucocele of the appendix. Surg. Gynec. Obstet. 122, 509 (1966).

CANTRELL, J.R., STAFFORD, E.S.: The diminishing mortality from appendicitis. Ann. Surg. 141, 749 (1955).

CAREY, L.C.: Acute appendicitis occuring in hernias: a report of 10 cases. Surgery 61, 236 (1967).

CARLETON, C.C.: Mucoceles of appendix and peritoneal pseudomyxoma. Arch. Path. **60**, 39 (1955).

CARSON, W.J.: Tuberculosis of appendix. Amer. J. Surg. **34**, 379 (1936).

CHENG, K.K.: An experimental study of mucocele of the appendix and pseudomyxoma peritonei. J. Path. Bact. **61**, 217 (1949).

CHRISTELLER, E., MAYER, E.: Wurmfortsatzentzündung (Appendizitis). In: F. HENKE, O. LUBARSCH (Hrsg.), Handbuch der speziellen pathologischen Anatomie und Histologie, Bd. IV/3: Verdauungsschlauch, S. 469. Berlin: Springer 1929.

COLLINS, D.C.A.: A study of 50,000 specimens of the human vermiform appendix. Surg. Gynec. Obstet. **101**, 437 (1955).

COLLINS, D.C.: 71,000 human appendix specimens. A final report, summarizing forty year's study. Amer. J. Proctol. **14**, 365 (1963).

DAHM, L.: Die Appendicitismortalität in der DDR aus epidemiologischer Sicht. Z. ärztl. Fortbild. **66**, 514 (1972).

DAVIS, J.E., MUSKE, P.H., MULLIGAN, P.L., GUTOV, J.: Appendicitis. J. Amer. med. Ass. **108**, 1498 (1937).

DeOLIVIERA, M.R., PROSPERO, D., CAUDURO, A.B., SPERANZINI, M.B., REIFF, P.S., BALTHAZAR, P.A.: Apendicite alergica eosinofila. Abstract in Gastroenterology **41**, 620 (1961).

DESMAREST, E.: L'appendicite traumatique existe. Presse méd. **38**, 313 (1930).

DOERR, W.: Spezielle pathologische Anatomie II. Heidelberger Taschenbücher, Bd. 70a. Berlin-Heidelberg-New York: Springer 1970.

DURST, J., PFLEIDERER, A., RICHTER, H.: Appendizitis und Schwangerschaft. Dtsch. med. Wschr. **95**, 323 (1970).

EGDAHL, R.H.: Current mortality in appendicitis. Amer. J. Surg. **107**, 757 (1964).

EHRICH, E.: Arrosionsblutungen bei Perityphlitis. Bruns' Beitr. klin. Chir. **29**, 77 (1901).

ELFVING, G., RAILO, J.: Appendicitis mortality at present. Ref. Zbl. Chir. **27**, 1161 (1954).

EVANS, G., ROWLANDS, E.: Two cases of acute syphilitic appendicitis. Brit. med. J. **1930** I, 11.

EWEN, S.W.B., ANDERSON, J., GALLOWAY, J.M.D., MILLER, J.P.B., KYLE, J.: Crohn's disease initially to the appendix. Gastroenterology **60**, 853 (1971).

FAEGENBURG, D.: Fecaliths of the appendix: incidence and significance. Amer. J. Roentgenol. **89**, 752 (1963).

FALLIS, J.C.: Granulomatous appendicitis: a case report. Canad. J. Surg. **11**, 449 (1968).

FINKELDEY, W.: Über Riesenzellbefunde in den Gaumenmandeln, zugleich ein Beitrag zur Histopathologie der Mandelveränderungen im Maserninkubationsstadium. Virchows Arch. path. Anat. **281**, 323 (1931).

FINKELDEY, W.: Riesenzellbefunde bei akuter Wurmfortsatzentzündung. Virchows Arch. path. Anat. **284**, 518 (1932).

FLAMM, H., KOVACS, W.: Die Pathogenese der pseudotuberkulösen Lymphadenitis ileocoecalis. Schweiz. Z. Path. Bact. **21**, 1127 (1958).

FREUDENBERG, V.: Die chronische Appendicitis aus pathomorphologischer Sicht. Med. Dis., Hamburg 1972.

FREUDENBERG, V.: Die chronische Appendicitis aus pathomorphologischer Sicht. Med. Welt **25**, 1686 (1974).

FRÖHLICH, K.O.: Zur Beteiligung des Wurmfortsatzes bei der retikulozytären, abszedierenden Lymphadenitis (Masshoff). Z. ärztl. Fortbild. **58**, 474 (1964).

GEISTHÖVEL, W.: Über die konservative Behandlung der akuten Appendicitis im Greisenalter. Chirurg **37**, 209 (1966).

GEORGSSON, G.: Mucocele der Appendix und Pseudomyxoma peritonei. Langenbecks Arch. klin. Chir. **315**, 300 (1966).

GLEICHMANN, H.G.: Über Myxoglobulose des Prozessus vermiformis. Zbl. Chir. **74**, 945 (1949).

GORDON, B.S.: Necrotizing arteriitis of appendix. Arch. Surg. **62**, 92 (1951).

GRABER, H., KNAPP, W.: Die abscedierende reticulocytäre Lymphadenitis mesenterialis (Masshoff) als Bestandteil eines enteralen Primärkomplexes und Folge einer Infektion mit Pasteurella pseudotuberculosis. Frankfurt. Z. Path. **66**, 399 (1955).

GRUHN, J., TETLOW, F.: Granulomatous pseudoneoplastic appendicits. Amer. J. Surg. **99**, 358 (1960).

GÜTTNER, H.G.: Zur Appendicitisfrage beim Säugling. Zbl. allg. Path. path. Anat. **79**, 1 (1942).

GULLINO, P., CALDAROLA, L.: Nuovi criteri istologici per la diagnosi di appendicita cronica. Minerva med. **1**, 592 (1952).

GUNDEL, M., PAGEL, W., SÜSSBRICH, F.: Untersuchungen zur Aetiologie der Appendicitis und postappendicularen Peritonitis. Beitr. path. Anat. **91**, 399 (1933).

HALL, J.W., HELLIER, M.D.: Crohn's disease of the appendix. Brit. J. Surg. **56**, 390 (1969).

HALL, J.W., SUN, S.CH., MACKLER, W.: Arteriitis of the appendix. Arch. Path. **50**, 240 (1950).

HANSEMANN, D. V.: Über die Myxoglobulose des Wurmfortsatzes. Verh. dtsch. Ges. Path. **17**, 568 (1914).

HAWK, J.C., BECKER, W.F., LEHMAN, E.P.: Acute appendicitis and analysis of 1,003 cases. Ann. Surg. **132**, 729 (1950).

HELLSTEN, S.: Mucocele and carcinoma of the appendix. Acta path. microbiol. scand. **60**, 473 (1964).

HEWITT, D., MILNER, J., RICHE, W.H.: Incidental appendectomy: a statistical appraisal. Canad. med. Ass. J. **100**, 1075 (1969).

HOFMEISTER, F.: Über einen ungewöhnlichen Fall von Blinddarmaktinomykose. Beitr. klin. Chir. **26**, 344 (1900).

HOLLINGS, R.M.: Crohn's disease of the appendix. Med. J. Aust. **1**, 639 (1964).

HOLLOSI, K.: Über die tuberkulöse Appendicitis. Zbl. Chir. **64**, 2615 (1937).

HUDACSEK, E., KERBLER, F.: Beiträge zur Kenntnis der Bakterienflora des Wurmfortsatzes, mit besonderer Berücksichtigung des Pfeiffer'schen Influenzabazillus. Langenbecks Arch. klin. Chir. **161**, 540 (1930).

HUGHES, J.: Mucocele of the appendix with pseudomyxoma peritonei: a benign or malignant disease? Ann. Surg. **165**, 73 (1967).

JACKSON, R.H., GARDNER, P.S., KENNEDY, J., QUILLIN, L.M.: Viruses in the aetiology of acute appendicitis. Lancet **1966 II**, 711.

JAFFÉ, F.A.: Tuberculous appendicitis. A clinicopathologic study of 17 cases. Amer. Rev. Tuberc. **64**, 182 (1951).

JAFFÉ, R., GAVALLÉR, V. V.: Experimentelle allergische Appendicitis. Frankfurt. Z. Path. **64**, 509 (1953).

JANSSENS, P.G., DE MUYNCK, A.: Appendicular pathology in the African negro. Trop. geogr. Med. **18**, 81 (1966).

JONES, F.C., MARTIN, J.D.: Present problems of acute appendicitis. Amer. Surg. **38**, 247 (1972).

JOPPICH, I., LAUSMANN, CH.: Altersappendizitis. Beitrag zur Problematik, Analyse von 360 Patienten und Folgerungen zur Therapie. Fortschr. Med. **87**, 1055 (1969).

KEUSENHOFF, A.: Die auffallende Abnahme der Erkrankungen an Appendicitis in den Kriegs- und Nachkriegsjahren. Dtsch. Gesundh.-Wes. **3**, 41 (1948).

KNAPP, W.: Pasteurella pseudotuberculosis unter besonderer Berücksichtigung ihrer human-medizinischen Bedeutung. Ergebn. Mikrobiol. **32**, 196 (1959).

KNAPP, W., MASSHOFF, W.: Zur Ätiologie der abscedierenden reticulären Lymphadenitis, einer praktisch wichtigen, vielfach unter dem Bilde einer akuten Appendicitis verlaufenden Erkrankung. Dtsch. med. Wschr. **79**, 1266 (1954).

KÖHNLEIN, H.E.: Änderungen der chirurgischen Indikation im Greisenalter in den letzten Jahren. Med. Klin. **61**, 5 (1966).

KOVACS, F.: Der subphrenische Abszess. Wien. klin. Wschr. **1921**, 340.

KRAMER, W.: Die Appendicitis im Greisenalter. Zbl. Chir. **65**, 739 (1938).

KUHLMANN, F., HERMANN, W.: Lymphadenitis mesenterica und Enteritis durch Pasteurella pseudotuberculosis. Med. Klin. **50**, 1735 (1955).

LARSEN, E., AXELSSON, C., JOHANESEN, A.: The pathology of the appendix in morbus Crohn and ulcerative colitis. Acta path. microbiol. scand., Suppl. **212**, 161 (1970).

LATCHIS, K.S., CANTER, J.W.: Acute appendicitis secondary to metastatic carcinoma. Amer. J. Surg. **111**, 220 (1966).

LEBRUN, H.I.: Appendicular granuloma. Brit. J. Surg. **46**, 32 (1958).

LEE, J.A.H.: The influence of sex and age on appendicitis in children and young adults. Gut **3**, 80 (1962).

LICHTNER, S., PFLANZ, M.: Appendectomy in the Federal Republik of Germany: Epidemiology and medical care patterns. Med. Care **9**, 311 (1971).

LÖHR, L.: Die Bedeutung der anaeroben Bazillen als Infektionserreger in den Bauchorganen, insbesondere in der Bauchhöhle des erwachsenen Menschen. Ergebn. Hyg. **10**, 488, 515 (1929).

LÖHR, L., RASSFELD, W.: Die Bakteriologie der Wurmfortsatzentzündung. Leipzig: Thieme 1931.

MACLEOD, I.B., JENKINS, A.M., GILL, W.: Sarcoidosis involving the vermiform appendix. J. roy. Coll. Surg. Edinb. **10**, 319 (1965).

MALININ, I.M.: Acute hemorrhagic appendicitis in children and young adults. Virchows Arch. path. Anat. **337**, 407 (1964).

MASSHOFF, W.: Eine neuartige Form der mesenterialen Lymphadenitis. Dtsch. med. Wschr. **78**, 32 (1953).

MASSHOFF, W., DÖLLE, W.: Über eine besondere Form der sog. mesenterialen Lymphadenopathie: „Die abscedierende reticulocytäre Lymphadenitis". Virchows Arch. path. Anat. **323**, 664 (1953).

MAYER, J.B.: Appendicitis parathyphosa. Mitt. Grenzgeb. Med. Chir. **43**, 550 (1934).

MENCARELLI, A.: L'appendice nelle infezione tifose e paratifiche. Arch. p. le sci. mediche **53**, 41 (1929).

MENDELOFF, A.J., DUNN, J.P.: Digestive diseases. Cambridge, Massachusetts: Harvard University Press 1971.

METZL, J.: Beitrag zur Frage der traumatischen Appendicitis (traumatische Appendixruptur). Zbl. Chir. **79**, 1770 (1954).

MEYER, K.: Wurmfortsatz und „Streptococcen". Dtsch. med. Wschr. **29**, 1202 (1928).

MEYERDING, E.V., BERTRAM, H.F.: Nonspecific granulomatous inflammation (Crohn's disease) of the appendix. A case report. Surgery **34**, 891 (1953).

MILLIKEN, N.T., STRYKER, H.B.: Suppurative pylethrombophlebitis and multiple liver abscesses following acute appendicits. Report of case with recovery. New Engl. J. Med. **244**, 52 (1951).

MOEBIUS, G.: Über das Pseudomyxoma peritonei e processu vermiformi. Zbl. allg. Path. path. Anat. **86**, 330 (1950).

MONETTI, G.: La mixoglobulosi dell'appendice vermiforme. Riv. Anat. pat. **3**, 326 (1950).

MONFORE, T.E., MONTEGUT, F.J.: The case of the missing fecalith. Arch. Surg. **86**, 655 (1963).

MORGER, R.: Zur „appendizitischen" Form der Pasteurella-pseudotuberculosis-Infektion beim Kind. Praxis (Bern) **51**, 142 (1962).

MORSON, B.C., DAWSON, I.M.P.: Gastrointestinal Pathology. Oxford-London-Edinburgh-Melbourne: Blackwell Scientific Publications 1972.

MOTTET, N.K.: Histopathologic spectrum of regional enteritis and ulcerative colitis. In: Major problems in pathology, Vol. II. Philadelphia-London-Toronto: W.B. Saunders Comp. 1971.

MÜLLER, H.: Ein Fall von gangränöser Appendicitis bei Paratyphus Breslau. Münch. med. Wschr. **80**, 1688 (1933).

MÜLLER, S.: Macroscopic changes in so-called "chronic appendicitis". Assessed on the basis of autopsy findings and with special reference to the sex ratio. Acta chir. scand. **118**, 146 (1959).

MUSGROVE, J.E., DOCKERTY, M.B.: Nonspecific periappendical granulomas. Arch. Path. **50**, 427 (1950).

NISHI, R., AKIMOTO, K.: Über Verkalkungen und Verknöcherungen an krankhaft veränderten Wurmfortsätzen. Virchows Arch. path. Anat. **268**, 203 (1928).

NOESKE, K.: Gangränöse Appendicitis mit Pylephlebitis und Sepsis. Med. Welt **22**, 687 (1971).

NOESKE, K., STARZYK, P.: Isolierte Panarteriitis des Wurmfortsatzes. Verh. dtsch. Ges. Path. **57**, 448 (1973).

NOKY, A.: Klinischer und statistischer 20-Jahres-Bericht über Appendicitis an der Heidelberger Chirurgischen Universitätsklinik. Inaug.-Diss., Heidelberg 1965.

PARKHURST, G.F., WAGONER, ST.C.: Neonatal acute appendicitis. N.Y. St. J. Med. **69**, 1929 (1969).

PARTENHEIMER, K.: Zum Krankheitsbild der mesenterialen Lymphadenitis. Dtsch. med. Wschr. **74**, 1373 (1949).

PATKIN, M., ROBINSON, B.L.: Tuberculosis of the appendix. Brit. J. clin. Pract. **18**, 741 (1964).

PEISON, B.: Acute localized amebic appendicitis: report of a case. Dis. Colon Rect. **16**, 532 (1973).

PERRIN, E., DUNET, CH.: L'appendicite tuberculeuse hypertrophique latente. Presse méd. **75**, 809 (1922).

PICHLMAYR, R., WIEGREFE, K., COBURG, A.J.: Indikationsprobleme der Appendicitis (Kritische Betrachtung der Statistik). Langenbecks Arch. klin. Chir. **334**, 859 (1973).

POTARZA, L., MARTINEZ, A.: Durch Balantiden verursachte Appendicitis bei einem Kind. Rev. südamer. Morf. **5**, 142 (1947).

PROBSTEIN, S.G., LASSAR, G.N.: Mucocele of the appendix with Myxoglobulosis. Ann. Surg. **127**, 171 (1948).

PRÖPPER, H.: Zur Pathohistologie der Pasteurelleninfektionen unter besonderer Berücksichtigung seltener klinischer Verlaufsformen. Med. Diss., Münster 1961.

REMINGTON, J.H., McDONALD, J.R.: Vascular thrombosis in acute appendicitis. Surgery **24**, 787 (1948).

REX, J.C., HARRISON, E.G., PRIESTLEY, J.T.: Appendicitis and ligneous perithyphlitis. Arch. Surg. **82**, 735 (1961).

RICHMOND, H.G., GUTHRIE, W.: Enterobius vermicularis and the vermiform appendix. J. Path. Bact. **87**, 415 (1964).

RINIKER, P.: Über die enterale Pseudotuberkulose. Schweiz. Z. Path. **20**, 52 (1957).

SANDER, K.: Beitrag zur abscedierenden reticulären Lymphadenitis mesenterialis (Masshoff). Zbl. Chir. **83**, 1281 (1958).

SCHWAIGER, M.: Fehldiagnose-Fehlprognose in der Chirurgie. Hippokrates (Stuttg.) **37**, 258 (1966).

SLOCUMB, R.H.: Hydatid cyst of the appendix. J. Amer. med. Ass. **89**, 1243 (1927).

SLUITER, J.T.F.: "Malignant mucocele" of the appendix and peritoneal pseudomyxoma. Arch. chir. neerl. **12**, 285 (1960).

Stelzner, F., Lierse, W.: Über die Ursache der Appendicitis. Langenbecks Arch. klin. Chir. **330**, 273 (1972).

STEMMERMAN, G.N.: Eosinophilic granuloma of the appendix. A study of its relation to Strongyloides infestation. Amer. J. clin. Path. **36**, 524 (1961).

STIGLIANI, R.: Appendicopatia leishmaniesica con linfangiopatia a cellule giganti. Arch. "De Vecchi" (Firenze) **17**, 383 (1951).

SYMMERS, W.ST.C.: Pathology of oxyuriasis. Arch. Path. **50**, 475 (1950).

TABRISKY, J., WESTERFELD, R., CHARLES, ST., CAVANAUGH, J.: Appendicitis in the newborn. Amer. J. Dis. Childh. **111**, 557 (1966).

TANAKA, T.: Über einen Fall von Fistel zwischen Gallenblase und Wurmfortsatz. Berl. klin. Wschr. **13**, 568 (1911).

TESSERAUX, H., VIEHMANN, H.: Eine Appendicitis oxyurica (Zur erratischen Enterobiasis). Zbl. allg. Path. path. Anat. **89**, 25 (1952).

TOBE, T., HORIKOSHI, Y., HAMADA, CH., HAMASHIMA, Y.: Virus infection as a trigger of appendicitis: Experimental investigation of Coxsackie B_5 virus infection in monkey intestine. Surgery **62**, 927 (1967).

TRUSS, F.: Über das Vorkommen von Taenien in Wurmfortsätzen. Bruns' Beitr. klin. Chir. **191**, 167 (1955).

WALKER, R.H.: Appendicitis in the newborn infant. J. Pediat. **51**, 429 (1957).

WANGENSTEEN, O.H., BOWERS, W.F.: Significance of the obstructive factor in the genesis of acute appendicitis. An experimental study. Arch. Surg. **34**, 496 (1937).

WARTHIN, A.S.: Occurrence of numerous large giant cells in the tonsils and pharyngeal mucosa in the prodromal stage of measles. Arch. Path. **11**, 864 (1931).

WEIL, S.: Zur Pathologie und Therapie der Thrombophlebitis meseraica. Berl. klin. Wschr. **22**, 270 (1920).

WELCKER, K.: Oxyuriasis des Wurmfortsatzes — Appendicitis ex oxyure. Dtsch. Gesundh.-Wes. **5**, 323 (1950).

WESSER, D.R., EDELMAN, ST.: Experiences with mucoceles of the appendix. Ann. Surg. **153**, 272 (1961).

WILSON, R.: Primary carcinoma of the appendix. Amer. J. Surg. **104**, 238 (1962).

WINSEY, H.S., JONES, P.F.: Acute abdominal pain in childhood: analysis of a year's admissions. Brit. med. J. **1967 I**, 653.

WOODRUFF, R., MCDONALD, J.R.: Benign and malignant cystic tumours of the appendix. Surg. Gynec. Obstet. **71**, 750 (1940).

YAMAMURO, T., NAKAMURA, S., HEMMI, T., IMAIZUMI, M.: Bakteriologische Untersuchungen der Appendicitis. Beitr. klin. Chir. **166**, 309 (1937).

ZAWIRSKA, B.: Südamerikanische Blastomykose des Wurmfortsatzes (Lutz-Splendore-deAlmeida-Krankheit). Zbl. allg. Path. path. Anat. **99**, 593 (1959).

ZETTERGREN, L.: On the pathogenesis of appendix-actinomycosis. Acta path. microbiol. scand. **25**, 543 (1948).

ZIEGLER, H.K.: Zur Ätiologie und Pathogenese der Appendicitis. Langenbecks Arch. klin. Chir. **330**, 209 (1972).

Die neurogene Appendikopathie

CHIARI, H.: Über die neurogene Appendicopathie. J. Mt. Sinai Hosp. **19**, 30 (1952).

FEYRTER, F.: Über die Pathologie der vegetativen nervösen Peripherie und ihrer ganglionären Regulationsstätten. Wien: Wilh. Maudrich 1951.

HOSOI, K.: Neuromatosis of the vermiform appendix. Arch. Path. **16**, 500 (1933).

ISAACSON, N.H., BLADES, B.: Neuroappendicopathy: review of the literature and report on fifty-two cases. Arch. Surg. **62**, 455 (1951).

KNOFLACH, J.G.: Die neurogene Appendizitis. Wien. klin. Wschr. **62**, 663 (1950).

LASSMANN, G.: Zum Problem der neurogenen Appendicitis. Mikroskopie **4**, 277 (1949).

LASSMANN, G.: Terminale nervöse Struktur in der neurogenen Appendicopathie. Acta neuroveg. (Wien) **4**, 23 (1952).

MARESCH, R.: Über das Vorkommen neuromartiger Bildungen in obliterierten Wurmfortsätzen. Wien. klin. Wschr. **16**, 181 (1921).

MASSON, P.: Les lesions nerveuses de l'appendicite chronique. C. R. Acad. Sci. (Paris) **173**, 262 (1921).

MASSON, P.: Appendicite neurogène et carcinoides. Ann. Anat. path. **1**, 3 (1924).

MASSON, P.: Carcinoides (argentaffin-cell tumours) and nerve hyperplasia of appendicular mucosa. Amer. J. Path. **4**, 181 (1928).

MÜLLER, H.G.: Die neurogene Appendicitis (Appendicite neurogène) in der Gynäkologie. Zbl. Gynäk. **74**, 1653 (1952).

PIRINGER-KUCHINKA, A.: Zur Appendikopathie Jugendlicher. Verh. dtsch. Ges. Path. **44**, 315 (1960).

RATZENHOFER, M., AUBÖCK, L., BECKER, H.: Elektronen- und fluoreszenzmikroskopische Untersuchungen der Appendicite neurogene. Verh. dtsch. Ges. Path. **53**, 218 (1969).

RÖSSLE, R.: Beitrag zur Kenntnis der Pathologie der motorischen Apparate des Wurmfortsatzes. Mitt. Grenzgeb. Med. Chir. **42**, 143 (1930/31).

SCHWEIZER, P.: Über neuromartige Bildungen in obliterierten Wurmfortsätzen. Schweiz. med. Wschr. **52**, 1202 (1922).

SIMARD, L.C.: Sur les relations des cellules argentaffines de l'intestin avec les nerfs chez l'embryon de veau. Arch. Anat. micr. **30**, 235 (1934).

SIMARD, L.C.: On the frequency of nervous lesions of the vermiform appendix. Canad. med. Ass. J. **33**, 518 (1935).

URECH, E.: L'appendicite neurogène de Masson. Rev. méd. Suisse rom. **48**, 425 (1928).

Verschiedene (seltene) Erkrankungen der Appendix

ARNOLD, W.: Zur Kenntnis der Divertikel des Wurmfortsatzes. Münch. med. Wschr. **1928**, 344.

BERTOLINI, E.: Zur Entstehung der Wandhernien des Prozessus vermiformis. Zbl. allg. Path. path. Anat. **96**, 36 (1957).

BLACKSHEAR, W.M.: Malakoplakia of the appendix: a case report. Amer. J. clin. Path. **53**, 284 (1970).

BRUNN, M. v.: Über Divertikelbildung bei Appendicitis. Beitr. klin. Chir. **46**, 67 (1905).

COLLINS, D.C.: Endometriosis of the vermiform appendix. Arch. Surg. **63**, 617 (1951).

COLLINS, D.C.: 71,000 human appendix specimens. A final report, summarizing forty year's study. Amer. J. Proctol. **14**, 365 (1963).

COOKE, W.E.: Intramural diverticulum of vermiform appendix. Lancet **233**, 1488 (1937).

DEBRUIN, A.J.: Torsion of the appendix. Med. J. Austr. **1**, 581 (1969).

ESPARZA, A.R., PAN, C.M.: Diverticulosis of the appendix. Surgery **67**, 922 (1970).

FAVARA, B.E.: Multiple congenital diverticula of the vermiform appendix. Amer. J. clin. Path. **49**, 60 (1968).

FAYKISS, F. v.: Angeborene Divertikel des Wurmfortsatzes. Zbl. Chir. **52**, 2647 (1925).

FORSHALL, I.: Intussusception of the vermiform appendix with a report of seven cases in children. Brit. J. Surg. **40**, 305 (1953).

GREILING, E.: Primäre Invagination des Wurmfortsatzes. Zbl. Chir. **66**, 2192 (1939).

HEDINGER, E.: Kongenitale Divertikelbildung im Prozessus vermiformis. Virchows Arch. path. Anat. **178**, 25 (1904).

HOWARD, R.J., ELLIS, C.M.C., DELANEY, J.P.: Intussusception of the appendix simulating carcinoma of the caecum. Arch. Surg. **101**, 520 (1970).

JEAN, C.: Diverticules de l'appendice vermiforme. Etude anatomoclinique de 18 observations de faux diverticules. Ann. Anat. path., N.S. **8**, 489 (1963).

KONJETZNY, G.E.: Zur Pathologie und Klinik der erworbenen Wurmfortsatzdivertikel. Münch. med. Wschr. **1909**, 2251.

LANE, R.E.: Endometriosis of the vermiform appendix. Amer. J. Obstet. Gynec. **79**, 372 (1960).

LICH, H.: Zur Pathologie der Schleimhauthernien der Appendix. Zbl. allg. Path. path. Anat. **93**, 119 (1955).

LOU, T.Y., TEPLITZ, C.: Malakoplakia: Pathogenesis and ultrastructural morphogenesis. Hum. Path. **5**, 191 (1974).

McCORMICK, W.F.: Intussusception of the vermiform appendix with a mucocele. Arch. Path. **64**, 686 (1957).

MERTENS, K.: Falsche Divertikel der Flexura sigmoidea und des Prozessus vermiformis. Mitt. Grenzgeb. Med. Chir. **9**, 743 (1902).

MEYERS, M.A., ABRAMS, J.: Intussusception of the appendix. Brit. J. Radiol. **43**, 485 (1970).

MUNDT, H.: Über Veränderungen der Muskelwand des Wurmfortsatzes. Orth'sche Festschrift. Berlin: Hirschwald 1903.

PANGANIBAN, W., CORNOG, J.L.: Endometriosis of the intestine and vermiform appendix. Dis. Colon Rect. **15**, 253 (1972).

RABINOVITCH, J., ARLEN, M., BARNETT, T., CUELLO, R., RABINOVITCH, P.: Diverticulosis and diverticulitis of the vermiform appendix. Ann. Surg. **155**, 434 (1962).

SCHMINCKE, A.: Zur Kenntnis der angeborenen Divertikel der Appendix. Virchows Arch. path. Anat. **254**, 771 (1925).

SEUBERT, R.: Über einen Fall von Stieldrehung bei Appendicitis. Zbl. Chir. **54**, 2894 (1927).

STOUT, A.P.: A study of diverticulum formation in the appendix. Arch. Surg. **6**, 793 (1923).

SUTTON, CH.E., HARDY, J.A.: Endometriosis of the vermiform appendix. Amer. J. Obstet. Gynec. **63**, 1139 (1952).

TEDESCHI, L.G., BOTTA, G.C.: Appendiceal decidual reaction in pregnancy. Amer. J. Obstet. Gynec. **84**, 631 (1962).

TEDESCHI, L.G., MASSAND, G.P.: Endometriosis of the intestine. A report of seven cases. Dis. Colon Rect. **14**, 360 (1971).

THIERSTEIN, ST., ALLAN, E.: Comparative analysis of diagnosis and treatment of endometriosis including 57 cases of intestinal endometriosis. Amer. J. Obstet. Gynec. **31**, 63 (1936).

WILSON, R.R.: Diverticula of the appendix and certain factors in their development. Brit. J. Surg. **38**, 65 (1950).

WINDISCHBAUER, G.: Zur Kenntnis der Splenosis processus vermiformis. Bruns' Beitr. klin. Chir. **211**, 37 (1965).
WUNDER, E.: Divertikelbildung an der Appendix. Frankfurt. Z. Path. **51**, 18 (1937).

Tumoren der Appendix

ANDERSON, R.E.: A familial instance of appendiceal carcinoid. Amer. J. Surg. **111**, 738 (1966).
BERRIOS, J.R., DUNNIHOO, D.R., GIBBS, C.E., MOORE, S.F.: Appendiceal carcinoid tumors in pregnancy. Obstet. Gynec. **26**, 428 (1965).
BLÜMEL, G., HEITZ, N.: Benigne Appendixkarzinoide und Karzinoidsyndrom. Wien. klin. Wschr. **75**, 92 (1963).
CLARKE, R.G., SIMONDS, J.P.: Primary lymphosarcoma of the appendix. Cancer (Philad.) **4**, 994 (1951).
COLLINS, D.C.: A study of 50,000 specimens of the human vermiform appendix. Surg. Gynec. Obstet. **101**, 437 (1955).
COLLINS, D.C.: 71,000 human appendix specimens. A final report, summarizing forty year's study. Amer. J. Proctol. **14**, 365 (1963).
COOK, G.H., FLANNERY, B.P.: Adenocarcinoma of the appendix. A report of two cases. Brit. J. Surg. **47**, 621 (1960).
CRILE, J.R., GLENN, C.G.: Primary adenocarcinoma of the appendix with development of mucus fistula. U.S. nav. med. Bull. **47**, 328 (1947).
CRUZE, K., DUBROW, A.A., HILL, J.T.: Perforated adenocarcinoma of the appendix. A report of two cases. Amer. J. Surg. **100**, 630 (1960).
DAHL, E.V., WAUGH, J.M., DAHLIN, D.C.: Gastrointestinal ganglioneuromas. Brief review with report of a duodenal ganglioneuroma. Amer. J. Path. **33**, 953 (1957).
DASGUPTA, T.K., PAGLIA, M.A.: Primary malignant tumors of appendix. N.Y. med. J. **66**, 890 (1966).
DIETER, R.A.: Carcinoma metastatic to the vermiform appendix: report of three cases. Dis. Colon Rect. **13**, 336 (1970).
DISCHE, F.E.: Argentaffin and non-argentaffin carcinoid tumours of the appendix. J. clin. Path. **21**, 60 (1968).
FABRICIUS, J., JENSEN, K., POULSEN, H.E.: Metastasizing carcinoid. Results of cardiac catheterization and autopsy in a case. Dan. med. Bull. **5**, 237 (1958).
FARRINGER, J.L., TARASIDIS, G.: Carcinoid tumors of the appendix. Arch. Surg. **88**, 354 (1964).
FIELD, J.L., ADAMSON, L.F., STOECKLE, H.E.: Review of carcinoids in children. Functioning carcinoid in a 15 year old male. Pediatrics **29**, 953 (1962).
FRAUENTHAL, M., GRAUSMAN, R.I.: Primary carcinoma of the vermiform appendix. Report of a case. Amer. J. Surg. **19**, 118 (1933).
GOLDFARB, W.B., KEMPSON, R.: Villous adenomas of the appendix. Surgery **55**, 769 (1964).
GRIMES, O.F., BELL, H.G.: Carcinoid tumors of the intestine. Surg. Gynec. Obstet. **88**, 317 (1949).
HAJDU, ST.I., WINAWER, S.J., MYERS, W.P.L.: Carcinoid tumors. A study of 204 cases. Amer. J. clin. Path. **61**, 521 (1974).
HALL, D.P.: Primary carcinoma of the appendix. Amer. Surg. **19**, 1111 (1953).
HAMEED, K.: Villous adenoma of the vermiform appendix. A review with report of a case. Arch. Path. **81**, 465 (1966).
HEINE, J.: Appendicitis und Karzinom der Appendix. Zbl. Chir. **62**, 2601 (1935).
HENRY, E., MONTIES, J.-R., OSKANIAN, J.: Les problemes chirurgicaux des tumeurs de l'appendice. J. Chir. (Paris) **83**, 17 (1962).
HESKETH, K.T.: The management of primary adenocarcinoma of the vermiform appendix. Gut **4**, 158 (1963).
HILSABECK, J.R.: Carcinoma of the appendix: analysis of a series of cases. Proc. Mayo Clin. **28**, 11 (1953).
HILSABECK, J.R., JUDD, E.S., WOOLNER, L.B.: Symposium on surgical aspects of the cancer problem: carcinoma of vermiform appendix. Surg. Clin. N. Amer. **31**, 995 (1951).

HOSOI, K.: Neuromatosis of the vermiform appendix. Arch. Path. **16**, 500 (1933).

ISBRUCH, F.: Auftreten eines polymorphzelligen Sarcoms des Wurmfortsatzes nach früher operiertem papillären Carcinom der Ovarien. Zbl. Gynäk. **74**, 1269 (1952).

JABLOKOW, V.R., DIETER, R.: Papillary (villous) adenoma of the vermiform appendix. Amer. J. Gastroent. **53**, 72 (1970).

JASON, R.S., MALLORY, H.R.: Giant follicular lymphoblastoma of the appendix. Amer. J. Surg. **78**, 123 (1949).

JONES, E.O.: Primary sarcoma of the appendix. Surg. Gynec. Obstet. **1**, 12 (1911).

JOVETZ-TERESCHENKO, N.N.: Myomata of the vermiform appendix. Lancet **1950 I**, 903.

KEVORKIAN, J.: Incidence of carcinoid tumour: review of necropsy and surgical specimens at the University of Michigan. Univ. Mich. med. Bull. **23**, 276 (1957).

KIERALDO, J., EVERSOLE, S., ALLEN, R.: Carcinoid tumor of the vermiform appendix with distant metastasis. Calif. Med. **99**, 161 (1963).

LATCHIS, K.S., CANTER, J.W.: Acute appendicitis secondary to metastatic carcinoma. Amer. J. Surg. **111**, 220 (1966).

LESNICK, G., MILLER, D.: Adenocarcinoma of the appendix. Cancer (Philad.) **2**, 18 (1949).

LICHTENSTEIN, B.W., RAGINS, A.B.: Ganglioneuroma of the vermiform appendix. Arch. Path. **24**, 786 (1937).

MACDONALD, R.A.: A study of 356 carcinoids of the gastrointestinal tract. Report of four new cases of the carcinoid syndrome. Amer. J. Med. **21**, 867 (1956).

MACGILLIVRAY, J.B.: Mucosal metaplasia in the appendix. J. clin. Path. **25**, 809 (1972).

MAISEL, N., FOOT, N.C.: Multiple polyposis of the colon with malignant change involving colon and appendix. Ann. Surg. **126**, 262 (1947).

MARESCH, R.: Über das Vorkommen neuromartiger Bildungen in obliterierten Wurmfortsätzen. Wien. klin. Wschr. **16**, 181 (1921).

MARKGRAF, W.H., DUNN, T.M.: Appendiceal carcinoid with carcinoid syndrome. Amer. J. Surg. **107**, 730 (1964).

MARKS, E.S., WHITAKER, H.W.: Primary adenocarcinoma of the appendix: report of a case. Surgery **27**, 720 (1950).

MARTINEAU, P.C., COLOVIRAS, G.J., WALLACE, S.M.: Adenomatous appendicular polyps. J. Amer. med. Ass. **149**, 1548 (1952).

MASSON, P.: Neural proliferations in the vermiform appendix. In: W. PENFIELD (edit.), Cytology and cellular pathology of the nervous system, p. 1097. New York: Paul B. Hoeber 1932.

MAURITZEN, K.: Primary adenocarcinoma of the appendix. Report of 16 cases. Acta chir. scand. **115**, 447 (1958).

MCCARTHY, C., MCGRATH, B.F.: Clinical and pathological significance of obliteration carcinoma and diverticulum of the appendix. Surg. Gynec. Obstet. **12**, 211 (1911).

MCCOLLUM, W., PUND, E.R.: Preinvasive adenocarcinoma of the appendix, report of 16 cases. Cancer (Philad.) **4**, 261 (1951).

MCGREGOR, J.K., MCGREGOR, D.D.: Adenocarcinoma of the appendix. Surgery **48**, 925 (1960).

MICHALANY, J., GALINDO, W.: Classification of neuromas of the appendix. Beitr. Path. **150**, 213 (1973).

MILOSLAVICH, E.: Zur Kenntnis der Zylinderzellkarzinome des Wurmfortsatzes. Frankfurt. Z. Path. **13**, 138 (1913).

MILOSLAVICH, E.: Primäre Lymphosarkome des Wurmfortsatzes. Virchows Arch. path. Anat. **227**, 137 (1920).

MILOSLAVICH, E., NAMBA, U.: Über die primären Carcinome des Wurmfortsatzes. Z. Krebsforsch. **12**, 4 (1913).

MÖRL, F.: Über die Karzinome des Wurmfortsatzes und des Dünndarms. Beitr. klin. Chir. **153**, 71 (1931).

MOERTEL, C.G., DOCKERTY, M.B., JUDD, E.S.: Carcinoid tumours of the vermiform appendix. Cancer (Philad.) **21**, 270 (1968).

MOLOTKOFF, W.G.: Zur Frage der primären Plasmozytome. Frankfurt. Z. Path. **43**, 508 (1932).

MORCHEAD, R.P., WOODRUFF, W.E.: Solitary giant follicular lymphoma of the vermiform appendix. Arch. Path. **40**, 51 (1945).

MOSCHCOWITZ, H.V.: Primary sarcoma of the appendix. Amer. J. Obstet. **57**, 836 (1908).

NICEBERG, D.M., FELDMAN, S., MANDELBERG, A.: Adenocarcinoma of the vermiform appendix. A case presentation and review of the literature. Surgery **40**, 560 (1956).

NORMENT, W.B.: Tumors of the appendix. Surg. Gynec. Obstet. **55**, 590 (1932).

OBERNDORFER, S.: Geschwülste des Darmes. In: F. HENKE, O. LUBARSCH (Hrsg.), Handbuch der speziellen pathologischen Anatomie und Histologie, Bd. IV/3, Verdauungsschlauch, S. 717. Berlin: Springer 1929.

PELTOKALLIO, P.: Acute appendicitis associated with carcinoma of the colon. Dis. Colon Rect. **9**, 453 (1966).

POLLTER, J.: Zur Frage des sog. „präinvasiven Adenocarcinoms der Appendix vermiformis". Z. Krebsforsch. **63**, 540 (1960).

PONKA, J.L., ANTONI, R.O.: Surgical management of appendiceal carcinoids. Henry Ford Hosp. med. Bull. **11**, 431 (1963).

POWERS, R.C., SEJDINAJ, I., TOOTSON, E., HURLEY, L.: Immature argentaffinoma of appendix in a child. Ill. med. J. **126**, 44 (1964).

QIZILBASH, A.H.: Hyperplastic (metaplastic) polyps of the appendix. Arch. Path. **97**, 385 (1974).

QURESHI, M.A., FOLEY, W.T., HAFNER, C.D.: Adenocarcinoma of the appendix. A report of four cases. Arch. Surg. **87**, 453 (1963).

RABINOVITCH, J., RABINOVITCH, P., ROSENBLATT, P., ZISK, H.: Primary carcinoma of the appendix. An incidental finding during laparotomy. Arch. Surg. **75**, 122 (1957).

SANDERS. R.J.: Carcinoids of the gastrointestinal tract. Springfield, Ill.: C.C. Thomas 1973.

SANDERS, R.J., AXTELL, H.K.: Carcinoids of the gastrointestinal tract. Surg. Gynec. Obstet. **119**, 369 (1964).

SHORB, P.E., McCUNE, W.S.: Carcinoid tumors of the gastrointestinal tract. An analysis of 70 cases. Amer. J. Surg. **107**, 329 (1964).

SIERACKI, J.C., TESLUK, H.: Primary adenocarcinoma of the vermiform appendix. Cancer (Philad.) **9**, 997 (1956).

SLACK, W.W.: Some aspects of adenocarcinoma of the appendix. Brit. J. Surg. **46**, 41 (1958).

STEINBERG, M., COHN, I.: Primary adenocarcinoma of the appendix. Surgery **61**, 644 (1967).

STOUT, A.P.: Ganglioneuroma of the sympathetic nervous system. Surg. Gynec. Obstet. **84**, 101 (1947).

SUBBUSWAMY, S.G., GIBBS, N.M., ROSS, C.F., MORSON, B.C.: Goblet cell carcinoid of the appendix. Cancer (Philad.) **34**, 338 (1974).

SUNDERLAND, D.A., BINKLEY, G.E.: Papillary adenomas of the large intestine: a clinical and morphological study of forty-eight cases. Cancer (Philad.) **1**, 184 (1948).

TANNHAUSER, S.: Adenoma and adenocarcinoma of the appendix. N.Y. J. Med. **53**, 2656 (1953).

THORSON, A., HANSON, A., PERNOW, B., SÖDERSTRÖM, N., WALDENSTRÖM, J., WINBLAD, S., WULFF, H.B.: Carcinoid tumour within an ovarian teratoma in a patient with the carcinoid syndrome (carcinoidosis); clinical picture and metabolic studies before and after total resection of tumour (case report). Acta med. scand. **161**, 495 (1958).

UIHLEIN, A., McDONALD, J.R.: Primary carcinoma of the appendix resembling carcinoma of the colon. Surg. Gynec. Obstet. **76**, 711 (1943).

VANDER, S.A., MANDELL, G.H.: Villous adenoma of the appendix. Report of a case. Arch. Surg. **97**, 562 (1968).

WARREN, S., WARREN, A.S.: A study of 6,797 surgically removed appendices. Ann. Surg. **83**, 222 (1926).

WHEAT, M.W., ACKERMAN, L.V.: Villous adenomas of large intestine: clinico-pathologic evaluation of 50 cases of villous adenomas with emphasis on treatment. Ann. Surg. **147**, 476 (1958).

WILLCOX, S.W.: Carcinoid tumours of the appendix in childhood. Brit. J. Surg. **51**, 110 (1964).

WILSON, R.: Primary carcinoma of the appendix. Amer. J. Surg. **104**, 238 (1962).

WOODRUFF, R., MCDONALD, J.R.: Benign and malignant cystic tumours of the appendix. Surg. Gynec. Obstet. **71**, 750 (1940).

Kolon

Topographie, makroskopische Anatomie und Histologie

BACANER, M.B.: Quantitative measurement of regional colon blood flow in the normal and pathological human bowel. Gastroenterology **51**, 764 (1966).

BANK, S., NOVIS, B.H., BURNS, D.G., MARKS, I.N.: Dissecting microscopy of the rectal mucosa in health and disease. Dis. Colon Rect. **16**, 459 (1973).

BAUMGARTEN, H.G.: Über die Verteilung von Catecholaminen im Darm des Menschen. Z. Zellforsch. **83**, 133 (1967).

BAUMGARTEN, H.G., HOLSTEIN, A.F., STELZNER, F.: Unterschiede in der Innervation des Dickdarms und des Sphincter ani internus bei Säugern und beim Menschen. Erg.-Bd. Anat. Anz. **130**, 43 (1972).

BAUMGARTEN, H.G., HOLSTEIN, A.F., STELZNER, F.: Nervous elements in the human colon of Hirschsprung's disease. (With comparative remarks on neural profiles in the normal human and monkey colon and sphincter ani internus.) Virchows Arch. Abt. A Path. Anat. **358**, 113 (1973).

BENNETT, M.R., ROGERS, D.C.: A study of the innervation of the Taenia coli. J. Cell Biol. **33**, 573 (1967).

BENNINGHOFF, A., GOERTTLER, K.: Lehrbuch der Anatomie des Menschen, 5. Aufl. München-Berlin: Urban & Schwarzenberg 1960.

BRETTSCHNEIDER, H.: Bau und Bedeutung der Appendices epiploicae. Ärztl. Forsch. **4**, 12 (1950).

BROCKLEHURST, J.C.: Management of anal incontinence. Clinics in Gastroenterology **4**, 479 (1975).

BÜLBRING, E.: Smooth muscle of the alimentary tract. In: A. JONES (edit.), Modern trends in gastroenterology. New York: Hoeber 1958.

CANNON, W.B.: A law of denervation. Amer. J. Sci. **198**, 737 (1939).

CLARA, M.: Das Nervensystem des Menschen. Leipzig: Joh. Ambr. Barth 1959.

COLLINS, C.D., DUTHIE, H.L., SHELLEY, T., WHITTAKER, G.E.: Force in the anal canal and anal continence. Gut **8**, 354 (1967).

COSTA, M., GABELLA, G.: Adrenergic innervation of the alimentary canal. Z. Zellforsch. **122**, 357 (1971).

DAVENPORT, H.W.: Physiologie der Verdauung. Stuttgart-New York: F.K. Schattauer 1971.

DEALCANTARA, F.G.: Experimentelle Chagas-Kardiopathie. Z. Tropenmed. Parasit. **10**, 296 (1959).

DESCHNER, E.E.: Argentaffin cell incidence in the rectal mucosa of man, mouse and hamster. Nature (Lond.) **207**, 873 (1965).

DOBBINS, W.O., TOMASINI, J.T., ROLLINS, E.L.: Electron and light microscopic identification of the mast cell of the gastrointestinal tract. Gastroenterology **56**, 268 (1969).

DONNELLAN, W.L.: The structure of the colonic mucosa. The epithelium and subepithelial reticulohistiocytic complex. Gastroenterology **49**, 496 (1965).

DOUGLAS, D.M., MANN, F.C.: The gastroileac reflex: further experimental observations. Amer. J. dig. Dis. **7**, 53 (1940).

DUKES, C., BUSSEY, H.J.R.: The number of lymphoid follicles of the human large intestine. J. Path. Bact. **29**, 111 (1926).

DUTHIE, H.L.: Dynamics of the rectum and anus. Clinics in Gastroenterology **4**, 467 (1975).

EASTWOOD, G.L., TRIER, J.S.: Organ culture of human rectal mucosa. Gastroenterology **64**, 375 (1973).

EDER, M.: Zellerneuerung am Magen-Darmtrakt. Verh. dtsch. Ges. Path. **50**, 75 (1966).

EDER, M.: Die Bedeutung des „Turnover" von Epithelersatz und -differenzierung für die Orthologie und Pathologie der Dünndarmfunktion. Verh. dtsch. Ges. Path. **53**, 45 (1969).

EHRENPREIS, T.: Hirschsprung's disease. Chicago: Year Book Medical Publ. Inc. 1970.

EHRENPREIS, T., NORBERG, K.-A., WIRSÈN, C.: Sympathetic innervation of the colon in Hirschsprung's disease. A histochemical study. J. Pediat. Surg. 3, 43 (1968).

EIDELMAN, SH., LAGUNOFF, D.: The morphology of the normal human rectal biopsy. Hum. Path. 3, 389 (1972).

FABRINI, A., TORSOLI, A., ALESSANDRINI, A., ONORI, L., GRECO, V., CASALE, C., ARULLANI, P., RE, M.: Surface microscopy of the large bowel. Experientia (Basel) 22, 408 (1966).

FELDBERG, W., LIN, R.C.Y.: Synthesis of acetylcholine in the wall of the digestive tract. J. Physiol. (Lond.) 111, 96 (1950).

FILIPE, M.I.: Value of histochemical reactions for mucosubstances in the diagnosis of certain pathological conditions of the colon and rectum. Gut 10, 577 (1969).

FLEISCHHAUER, K., HOLSTEIN, A.F., STELZNER, F.: Über das Fehlen von Ganglienzellen im Bereich des Musculus sphincter ani internus des Menschen. Z. Zellforsch. 70, 515 (1966).

GABELLA, G., COSTA, M.: Adrenergic innervation of the intestinal musculature. Experientia (Basel) 25, 395 (1969).

GOERTTLER, K.: Der konstruktive Bau der menschlichen Darmwand. Gegenbauers Morph. Jb. 69, 329 (1932).

GOERTTLER, K.: Der Bau der „Muscularis mucosae" des menschlichen Darmes und ein Befund über den Bau seiner „Muscularis propria". Gegenbaurs morph. Jb. 90, 33 (1951).

GOLDMAN, H., MING, S.C.: Mucins in normal and neoplastic gastrointestinal epithelium: histochemical distribution. Arch. Path. 85, 580 (1968).

GONZALEZ-LICEA, A., YARDLEY, J.H.: Nature of the tissue reaction in ulcerative colitis. Light and electron microscopic findings. Gastroenterology 51, 825 (1966).

GRAUMANN, W.: Polysaccharide. Ergebnisse der Polysaccharidhistochemie: Mensch und Säugetiere. In: W. GRAUMANN und K. NEUMANN (Hrsg.), Handbuch der Histochemie, Bd. II/2. Stuttgart: G. Fischer 1964.

GRECO, V., LAURO, G., FABBRINI, A., TORSOLI, A.: Histochemistry of the colonic epithelial mucins in normal subjects and in patients with ulcerative colitis. A qualitative and histophotometric investigation. Gut 8, 481 (1967).

GRIFFITHS, J.D.: Surgical anatomy of the blood supply of the distal colon. Ann. roy. Coll. Surg. 19, 241 (1956).

GRIFFITHS, J.D.: Extramural and intramural blood supply of colon. Brit. med. J. 1961 I, 323.

HAMBERGER, B., NORBERG, K.-A.: Studies on some systems of adrenergic synaptic terminals in the abdominal ganglia of the cat. Acta physiol. scand. 65, 235 (1965).

HAMILTON, G.F.: The longitudinal muscle coat of the human colon. J. Anat. (Lond.) 80, 230 (1946).

HAMPERL, H.: Über Anal- und Circumanaldrüsen. 2. Mitteilung. Über anale und circumanale Drüsen des Menschen. Z. wiss. Zool. 124, 542 (1925).

HAMPERL, H.: Über „Analcysten". Virchows Arch. Abt. A Path. Anat. and Histol. 363, 175 (1974).

HANSEN, H.H., HEINE, H.: Blutgefäßversorgung und Histophysiologie der Appendices epiploicae. Langenbecks Arch. Chir. 340, 191 (1976).

HENDERSON, V.E., SWEETEN, M.O.: The effect of atrophine on the gastro-intestinal canal and its glands. Amer. J. dig. Dis. 10, 241 (1943).

HILL, C.J.: A contribution to our knowledge of the enteric plexuses. Phil. Trans. B 215, 355 (1927).

HOLDSTOCK, D.J., MISIEWICZ, J.J., SMITH, T., ROWLANDS, E.N.: Propulsion (mass movements) in the human colon and its relationship to meals and somatic activity. Gut 11, 91 (1970).

HOLLMANN, K.H.: Über den Feinbau des Rectumepithels. Z. Zellforsch. 68, 502 (1965).

HOLLMANN, K.H.: Der Feinbau des Rektumepithels unter normalen experimentellen und krankhaften Bedingungen. Fortschr. Med. 84, 531 (1966).

KADANOFF, D., ČUČKOV, CHR.: Über die afferente Innervation des Canalis. Z. mikr.-anat. Forsch. 73, 117 (1965).

KAVIN, H., HAMILTON, D.G., GREASLEY, R.E., ECKERT, J.D., ZUIDEMA, G.: Scanning electron microscopy. A new method in the study of rectal mucosa. Gastroenterology **59**, 426 (1970).

KAYE, G.I., LANE, N., PASCAL, R.R.: Colonic pericryptal fibroblast sheat: replication, migration, and cytodifferentiation of a mesenchymal cell system in adult tissue. II. Fine structural aspects of normal rabbit and human colon. Gastroenterology **54**, 852 (1968).

KÖBERLE, F.: Die Chagaskrankheit. Eine Erkrankung der neurovegetativen Peripherie. Wien. klin. Wschr. **68**, 333 (1956).

KRAKOVIČ, M.: Untersuchungen über die Verteilung der Proktodäaldrüsen beim Menschen in bezug auf den Umkreis des Analkanals und ihre Beziehung zur anorectalen Fistel. Langenbecks Arch. Chir. **336**, 141 (1974).

KUNTZ, A.: Visceral innervation and its relation to personality. Springfield, Ill.: C.C. Thomas 1951.

LENZ, H.: Zur Physiologie der Peristaltik des Dünndarms. Dtsch. med. Wschr. **90**, 1657 (1965).

LINDNER, J.: Zur Physiologie und Pathologie der Schleimbildung des Darmes. Verh. dtsch. Ges. Path. **53**, 111 (1969).

LINEBACK, P.E.: Studies on the musculature of the human colon with special reference to the taeniae. Amer. J. Anat. **36**, 357 (1925).

LIPKIN, M.: Cell proliferation in the gastrointestinal tract of man. Fed. Proc. **24**, 10 (1965).

LIPKIN, M.: Cell replication in the gastrointestinal tract of man. Gastroenterology **48**, 616 (1965).

LIPKIN, M.: Phase 1 and phase 2 proliferative lesions of colonic epithelial cells in diseases leading to colonic cancer. Cancer (Philad.) **34**, 878 (1974).

LIPKIN, M., SHERLOCK, P., BELL, B.: Generation time of epithelial cells in human colon. Nature (Lond.) **195**, 175 (1962).

LIPKIN, M., BELL, B., SHERLOCK, P.: Cell proliferation kinetics in the gastrointestinal tract of man. I. Cell renewal in colon and rectum. J. clin. Invest. **42**, 767 (1963a).

LIPKIN, M., SHERLOCK, P., BELL, B.: Cell proliferation kinetics in the gastrointestinal tract of man. II. Cell renewal in stomach, ileum, colon and rectum. Gastroenterology **45**, 721 (1963b).

LORENZSON, L., TRIER, J.S.: The fine structure of human rectal mucosa. Gastroenterology **54**, 88 (1968).

LOUW, J.H.: Polypoid lesions of the large bowel in children with particular reference to benign lymphoid polyposis. J. pediat. Surg. **3**, 195 (1968).

MARTIN, B.F.: The goblet cell pattern in the large intestine. Anat. Rec. **140**, 1 (1961).

McCOLL, I.: The comparative anatomy and pathology of anal glands. Ann. roy. Coll. Surg. **40**, 36 (1967).

MEIER-RUGE, W.: Hirschsprung's disease: Its aetiology, pathogenesis and differential diagnosis. Curr. Top. Path. **59**, 131 (1974).

MELNYK, C.S., BRAUCHER, R.E., KIRSNER, J.B.: Regeneration of the human colon mucosa. Morphological and histochemical study. Gastroenterology **52**, 985 (1967).

MICHELS, N.A., SIDDHARTH, P., KORNBLITH, P., PARKE, W.W.: The variant blood supply to the descending colon, rectosigmoid and rectum based on 400 dissection. Its importance in regional resections: a review of medical literature. Dis. Colon Rect. **8**, 251 (1965).

MÜLLER, G., SMITH-AGREDA, J.: Form und Funktion der Regio ileocaecalis. Gegenbauers morph. Jb. **104**, 1 (1963).

MUKHERJEE, T.M., WYNN WILLIAMS, A.: A comparative study of the ultrastructure of microvilli in the epithelium of small and large intestine of mice. J. Cell Biol. **34**, 447 (1967).

MUSY, J.P., SPRUMONT, P., MODIS, L., DE BLASI, V.: Ultrastructure du mucus (cellules caliciformes du côlon) et des granulations des mastocytes du côlon. Histochemie (Berl.) **30**, 40 (1972).

NORBERG, K.-A.: Adrenergic innervation of the intestinal wall studied by fluorescence microscopy. Int. J. Neuropharmacol. **3**, 379 (1964).

NORBERG, K.-A.: Transmitter histochemistry of the sympathetic adrenergic nervous system. Brain Res. **5**, 125 (1967).

OEHLERT, W., BÜCHNER, TH.: Mechanismus und zeitlicher Ablauf der physiologischen Regeneration im mehrschichtigen Plattenepithel und in der Schleimhaut des Magen-Darm-Traktes der weißen Maus. Beitr. path. Anat. **125**, 347 (1961).

ORTMANN, R.: Über den lymphatischen Apparat der Analregion und die sog. „Analtonsille" bei Säugetieren. Eine vergleichend histologische Studie. Z. Anat. Entwickl.-Gesch. **121**, 459 (1960).

OTERO-VILARDEBÒ, L.R., LANE, N., GODMAN, G.C.: Localization of phosphatase activities in colonic goblet and absorptive cells. J. Cell Biol. **21**, 486 (1964).

OTTO, H.F.: The interepithelial lymphocytes of the intestinum. Morphological observations and immunological aspects of intestinal enteropythy. Curr. Top. Path. **57**, 81 (1973).

OTTO, H.F.: Die intestinale Paneth-Zelle. Zytomorphologie, Ultrastrukturpathologie und funktionelle Bedeutung. Ein Beitrag zur Lysozym-Theorie. In: Veröffentlichungen aus der Morphologischen Pathologie, H. 94. Stuttgart: Fischer 1974.

OTTO, H.F., GEBBERS, J.-O., MÜLLER-WIELAND, K.: Untersuchungen zur Ultrastrukturpathologie der Colitis ulcerosa. Virchows Arch. Abt. A Path. Anat. and Histol. **367**, 113 (1975).

PACE, J.L.: The interconnections of the muscle layers of the human colon. J. Anat. (Lond.) **103**, 289 (1968).

PACE, J.L.: The anatomy of the haustra of the human colon. Proc. roy. Soc. Med. **61**, 934 (1968).

PACE, J.L.: The vascular pattern of human colonic mucosa. Rendic. Gastroent. **2**, 98 (1970).

PACE, J.L., WILLIAMS, I.: Organization of the muscular wall of the human colon. Gut **10**, 352 (1969).

PARKS, A.G.: Modern concepts of the anatomy of the ano-rectal region. Postgrad. med. J. **34**, 360 (1958).

PASCAL, R.R., KAYE, G.I., LANE, N.: Colonic pericryptal fibroblast sheath: replication, migration, and cytodifferentiation of a mesenchymal cell system in adult tissue. I. Autoradiographic studies of normal rabbit colon. Gastroenterology **54**, 835 (1968).

PATZELT, V.: Der Darm. In: Handbuch der mikroskopischen Anatomie des Menschen, Bd. V/3. Berlin: Springer 1936.

PITTMAN, F.E., PITTMAN, J.C.: An electron microscopic study of the epithelium of normal human sigmoid colonic mucosa. Gut **7**, 644 (1966).

RIFAAT, M.K., ISERI, A.O., GOTTLIEB, L.S.: An ultrastructural study of the "extraneous coat" of human colonic mucosa. Gastroenterology **48**, 593 (1965).

RITCHIE, J.A.: Colonic motor activity and bowel function: Part I. Normal movement of contents. Gut **9**, 442 (1968).

SCHAFFER, J.: Über Anal- und Perianaldrüsen. Z. wiss. Zool. **122**, 79 (1924).

SCHIMANSKI, K., SCHMIDT, H.: Die Insuffizienz der unpaaren Viszeralarterien. Vorkommen, Ätiologie, Kompensation. Z. Gastroent. **8**, 575 (1970).

SCHOFIELD, G.C.: Columnar cells with secretory granules in the large intestine of the macaque (Cynamolgus irus). J. Anat. (Lond.) **106**, 1 (1970).

SCHOFIELD, G.C., ATKINS, A.M.: Secretory immunoglobulin in columnar epithelial cells of the large intestine. J. Anat. (Lond.) **107**, 491 (1970).

SMITH, A.N., RIDGEWAY, M.: Use of telemetering capsules in disorders of alimentary tract. II. Application to study of human gastro-intestinal motility. Gut **3**, 371 (1962).

SMITH, B.: The neuropathology of the alimentary tract. London: E. Arnold Ltd. 1972.

STELZNER, F.: Die Haemorrhoiden und andere Krankheiten des Corpus cavernosum recti und des Analkanals. Dtsch. med. Wschr. **88**, 689 (1963).

STELZNER, F.: Kontinenz, Superkontinenz und Inkontinenz im Anorectalbereich. Dtsch. med. Wschr. **51**, 2275 (1965).

STELZNER, F.: Die rektoanale Kontinenz. Z. Kinderchir. **5**, 227 (1967).

STELZNER, F.: Rektum und Anus. In: H. HELLNER, R. NISSEN, K. VOSSSCHULTE (Hrsg.), Lehrbuch der Chirurgie, 6. Aufl. Stuttgart: Thieme 1970.

STELZNER, F.: Eingriffe am Mastdarm und am After. In: G. BRANDT, H. KUNZ, R. NISSEN (Hrsg.), Intra- und postoperative Zwischenfälle. Ihre Verhütung und Behandlung, Bd. II, S. 313. Stuttgart: Thieme 1971.

STELZNER, F.: Anorectale Erkrankungen. Einführung in die Pathophysiologie. Langenbecks Arch. Chir. **332**, 405 (1972).

STELZNER, F.: Krankheiten des anorectalen Kontinenzorgans. Internist (Berl.) **14**, 283 (1973).

STELZNER, F., FLEISCHHAUER, K., HOLSTEIN, A.F.: Die Bedeutung des Sphincter internus für die Analkontinenz. Langenbecks Arch. klin. Chir. **314**, 132 (1966).

STELZNER, F., STAUBESAND, J., MACHLEIDT, H.: Das Corpus cavernosum recti. Die Grundlage der inneren Hämorrhoiden. Langenbecks Arch. klin. Chir. **299**, 302 (1962).

STIEVE, H.: Über den Verschluß des menschlichen Afters. Z. mikr.-anat. Forsch. **21**, 642 (1930).

STONESIFER, G.L., MURPHY, G.P., LOMBARDO, C.R.: The anatomy of the anorectum. Amer. J. Surg. **100**, 666 (1960).

TONER, P.G.: Cytology of intestinal epithelial cells. Int. Rev. Cytol. **24**, 233 (1968).

TRAILL, M.A.: The incidence of lymphoid foci in the large intestine. Med. J. Aust. **II**, 809 (1967).

UNDERHILL, B.M.L.: Intestinal length in man. Brit. med. J. **1955 II**, 1243.

VALDONI, P.: Operative Behandlung der Diverticulosis und Diverticulitis des Sigma-Colon. Dtsch. med. J. **17**, 341 (1966).

VENKATACHALAM, M.A., SOLTANI, M.H., FAHIMI, H.D.: Fine structural localization of peroxidase activity in the epithelium of large intestine of rat. J. Cell Biol. **46**, 168 (1970).

WATZKA, M.: Epithel und Lymphozyt. Verh. anat. Ges. (Jena) **41**, 150 (1932).

WILLIAMS, I.: Innominante grooves in the surface of the mucosa. Radiology **84**, 877 (1965).

WOLF, ST.: The central nervous system regulation of the colon. Gastroenterology **51**, 810 (1966).

WONGPHAET, S.: Die funktionelle Anatomie des Enddarmes. Gegenbauers morph. Jb. **107**, 281 (1965).

YOUMANS, W.B.: Nervous and neurohumoral regulation of intestinal motility. New York: Interscience Publ., Inc. 1949.

YOUMANS, W.B.: Neural regulation of gastric and intestinal motility. Amer. J. Med. **13**, 209 (1952).

YOUMANS, W.B., KARSTENS, A.J., GRISWOLD, H.E.: Action of anti-cholinesterases on the motility of the extrinsically denervated intestinal in situ. J. Pharmacol. exp. Ther. **80**, 205 (1944).

Physiologie

ADLER, H.F., ATKINSON, A.J., IVY, A.C.: A study of the motility of the human colon: an explantation of dysenergia of the colon, or of the "unstable colon". Amer. J. dig. Dis. **8**, 197 (1941).

BAHLS, G.: Chologene Diarrhoen nach Ileumresektion und ihre Behandlung mit Cholestyramin. Z. Gastroent. **8**, 41 (1970).

BENNETT, A., FLESHLER, B.: Prostaglandins and the gastrointestinal tract. Gastroenterology **59**, 790 (1970).

BEST, W.R.: On the logarithmic transformation of intestinal bacterial counts. Amer. J. clin. Nutr. **23**, 1608 (1970).

BLOOM, A.A., LOPRESTI, PH., FARRAR, J.T.: Motility of the intact human colon. Gastroenterology **54**, 232 (1968).

BOURNE, F.J., PICKUP, J., HONOUR, J.W.: Intestinal immunoglobulins in the pig. Biochim. biophys. Acta (Amst.) **229**, 18 (1971).

BRANTZAEG, P., BAKLIEN, K.: Bowel diseases involving local immunoglobulin systems. Acta path. microbiol. scand., Sect. A. Suppl. **248**, 43 (1974).

BRAUN, O.H.: Lysozymausscheidung mit den Faeces bei Säuglingsenteritis. Z. Kinderheilk. **81**, 742 (1958).

BRIGHT-ASARE, P., BINDER, H.J.: Stimulation of colonic secretion of water and electrolytes by hydroxy fatty acids. Gastroenterology **64**, 81 (1973).

CHRISTENSEN, J.: Myoelectric control of the colon. Gastroenterology **68**, 601 (1975).

CODE, C.F., HIGHTOWER, N.C., MORLOCK, C.G.: Motility of the alimentary canal in man. Amer. J. Med. **13**, 328 (1952).

COLLINS, C.D., BROWN, B.H., DUTHIE, H.L.A.: A basis for electrical stimulation for anal continence. Scand. J. Gastroent. **3**, 395 (1968).

CONNELL, A.M.: The motility of the pelvic colon. I. Motility in normals and in patients with asymptomatic duodenal ulcer. Gut **2**, 175 (1961).

CONNELL, A.M.: The motility of the pelvic colon. II. Paradoxical motility in diarrhea and constipation. Gut **3**, 342 (1962).

CONNELL, A.M.: Significance of the pressure waves of the sigmoid colon. Amer. dig. Dis. N.S. **10**, 455 (1965).

CRABBÈ, P.A., HEREMANS, J.F.: The distribution of immunoglobulin-containing cells along the human gastrointestinal tract. Gastroenterology **51**, 305 (1966).

CRABBÈ, P.A., HEREMANS, J.F.: The significance of local IgA in the physiology of the intestinal mucosa. Folia Med. Neerl. **12**, 100 (1969).

DAVENPORT, H.W.: Physiologie der Verdauung. Stuttgart-New York: F.K. Schattauer 1971.

DAVIDSON, M., SLEISENGER, M.H., ALMY, T.P., LEVINE, S.Z.: Studies of distal colonic motility in children. I. Nonpropulsive patterns in normal children. Pediatrics **17**, 807 (1956).

DEBEER, E.J., JOHNSTON, C.G., WILSON, D.W.: The composition of intestinal secretions. J. biol. Chem. **108**, 113 (1935).

DEVROEDE, G.J., PHILLIPS, S.F.: Studies of the perfusion technique for colonic absorption. Gastroenterology **56**, 92 (1969).

DEVROEDE, G.J., PHILLIPS, S.F.: Conservation of sodium, chloride, and water by the human colon. Gastroenterology **56**, 101 (1969).

DOE, W.F.: The secretory immune system of the intestine. Gut **13**, 572 (1972).

DOUGLAS, A.D., CRABBÈ, P.A., HOBBS, J.R.: Immunochemical studies on the serum, intestinal secretions and intestinal mucosa in patients with adult coeliac disease and other forms of celiac syndrome. Gastroenterology **59**, 414 (1970).

DOUGLAS, D.M., MANN, F.C.: The gastro-ileac reflex: Further experimental observations. Amer. J. dig. Dis. **7**, 353 (1940).

DUTHIE, H.L., ATWELL, J.D.: The absorption of water, sodium, and potassium in the large intestine with particular reference to the effects of villous papillomas. Gut **4**, 373 (1963).

EDMONDS, C.J.: Electrical potentials of the sigmoid colon and rectum in irritable bowel syndrome and ulcerative colitis. Gut **11**, 867 (1970).

EISNER, M.: Funktionelle Untersuchungen an Rektum und Anus. Manometrische und elektromygraphische Befunde. Schweiz. med. Wschr. **101**, 1549 (1971).

EVANSON, J.M., STANBURY, S.W.: Congenital chloriddiarrhoea or so-called congenital alkalosis with diarrhoea. Gut **6**, 29 (1965).

FARRAR, J.T., ZWORYKIN, V.K., BAUM, J.: Pressure sensitive telemetering capsule for the study a gastrointestinal motility. Science **126**, 975 (1957).

FIELD, M.: Intestinal secretion. Gastroenterology **66**, 1063 (1974).

FLOREY, H.W., WRIGHT, R.D., JENNINGS, M.A.: The secretions of the intestine. Physiol. Rev. **21**, 36 (1941).

FORDTRAN, J.S.: Speculations on the pathogenesis of diarrhea. Fed. Proc. **26**, 1405 (1967).

FORDTRAN, J.S., DIETSCHY, J.M.: Water and electrolyte movement in the intestine. Gastroenterology **50**, 263 (1966).

GEBBERS, J.-O., OTTO, H.F.: Zur Pathophysiologie der intestinalen Sekretion. In: S.J. KONTUREK, M. CLASSEN (Hrsg.), Gastrointestinale Physiologie. Baden-Baden — Brüssel: Witzstrock GmbH 1976.

GINSBERG, A.L.: Alterations in immunologic mechanisms in disease of the gastrointestinal tract. Dig. Dis. **16**, 61 (1971).

GOLDBACH, W., HAENEL, H., GRÜTTE, F.-K.: Über die pH-Abhängigkeit des faekalen Lysozymgehaltes beim Erwachsenen. Ernährungsforschung **9**, 295 (1964).

GORBACH, S.L.: Intestinal microflora. Gastroenterology **60**, 1110 (1971).

GORBACH, S.L., NAHAS, L., LERNER, P.I., WEINSTEIN, L.: Studies of intestinal microflora. I. Effect of diet, age and periodic samplings on number of fecal microorganisms in man. Gastroenterology **53**, 845 (1967).

GORBACH, S.L., NAHAS, L., PLAUT, A.G., WEINSTEIN, L., PATTERSON, J.F., LEVITAN, R.: Studies of intestinal microflora. V. Fecal microbial ecology ulcerative colitis and regional enteritis: Relationship to severity of disease and chemotherapy. Gastroenterology **54**, 575 (1968).

GRACE, W.J., WOLF, S., WOLFF, H.G.: The human colon. New York: Paul B. Hoeber, Inc. 1951.

GRAY, S.J., REIFENSTEIN, R.W., CONNOLLY, E.P., SPIRO, H.M., YOUNG, J.C.G.: Studies on lysozyme in ulcerative colitis. Gastroenterology **16**, 687 (1950).

GREGORY, R.A.: Secretory mechanisms of the gastrointestinal tract. London: Edward Arnold & Co. 1962.

HANEBERG, B., FINNE, P.: Lysozymes in feces from infants and children. Acta paediat. scand. **63**, 588 (1974).

HENDRIX, T.R., BAYLESS, T.M.: Digestion: Intestinal secretion. Ann. Rev. Physiol. **32**, 138 (1970).

HIATT, R.B., ENGEL, C., FLOOD, C., KARUSH, A.: The role of the granulocyte as a source of lysozyme in ulcerative colitis. J. clin. Invest. **31**, 721 (1952).

HOFFMANN, K.: Bakterielle Besiedlung des menschlichen Darmes. In: Theoretische und klinische Medizin in Einzeldarstellungen. Bd. 32. Heidelberg: Dr. A. Hüthig Verlag 1966.

HOLDSTOCK, D.J., MISIEWICZ, J.J., SMITH, T., ROWLAND, E.N.: Propulsion (mass movements) in the human colon and its relationship to meals and somatic activity. Gut **11**, 91 (1970).

HOLSCHNEIDER, A.M.: Moderne Funktionsdiagnostik anorektaler Erkrankungen im Kindesalter. Münch. med. Wschr. **116**, 1129 (1974).

HOLZKNECHT, G.: Die normale Peristaltik des Kolon. Münch. med. Wschr. **56**, 2401 (1909).

HOLZKNECHT, G., JONAS, S.: Die Röntgen-Untersuchungen des Magens und ihre diagnostischen Ergebnisse. Ergebn. inn. Med. Kinderheilk. **4**, 455 (1909).

HOROWITZ, L., FARRAR, J.T.: Intramural small intestinal pressures in normal patients and patients with functional gastrointestinal disorders. Gastroenterology **42**, 455 (1962).

HUBEL, K.A.: The ins and outs of bicarbonate in the alimentary tract. Gastroenterology **54**, 647 (1968).

KALSER, M.H.: Relation of osmolarity to jejunal absorption of water, cations and glucose in humans. Gastroenterology **46**, 260 (1964).

KANAGHINIS, T., LUBRAN, M., COGHILL, N.F.: The composition of ileostomy fluid. Gut **4**, 322 (1963).

KERN, F., ALMY, T.P., ABBOT, F.K., BOGDANOFF, M.D.: The motility of the distal colon in non-specific ulcerative colitis. Gastroenterology **19**, 492 (1951).

KIMBERG, D.V.: Cyclic nucleotides and their role in gastrointestinal secretion. Gastroenterology **67**, 1023 (1974).

KOCK, N.G., HULTÈN, L., LEANDOER, L.: A study of the motility in different parts of the human colon. Scand. J. Gastroent. **3**, 163 (1968).

KRAFT, S.C., KIRSNER, J.B.: Immunological apparatus of the gut and inflammatory bowel disease. Gastroenterology **60**, 922 (1971).

LEVINE, R.A.: The role of cyclic AMP in hepatic and gastrointestinal function. Gastroenterology **59**, 280 (1970).

LEVITAN, R., FORDTRAN, J.S., BURROWS, B.A., INGELFINGER, F.J.: Water and salt absorption in the human colon. J. clin. Invest. **41**, 1754 (1962).

LINDNER, J.: Zur Physiologie und Pathologie der Schleimbildung des Darmes. Verh. dtsch. Ges. Path. **53**, 111 (1969).

LINDNER, J.: Becherzellen und Propriazellen. In: O. GREGOR, O. RIEDL (edit.), Moderne Gastroenterologie, S. 735. Stuttgart-New York: F.K. Schattauer 1969.

MACKAY, R.S., JACONSON, B.: Endoradiosonde. Nature (Lond.) **179**, 1239 (1957).

MARON, E., BONAVIDA, B.: A sensitive immunoassay for human lysozyme in biological fluids. Biochim. biophys. Acta (Amst.) **229**, 273 (1971).

OTTO, H.F.: Die intestinale Paneth-Zelle. Zytomorphologie, Ultrastrukturpathologie und funktionelle Bedeutung. Ein Beitrag zur Lysozym-Theorie. In: Veröffentlichungen aus der Morphologischen Pathologie, H. 94. Stuttgart: Fischer 1974.

PARSONS, D.S.: The absorption of bicarbonate-saline solutions by the small intestine and colon of the white rat. Quart. J. exp. Physiol. **41**, 410 (1956).

PERSSON, S., DANIELSSON, D.: Studies on Crohn's disease. II. Immunoglobulin-containing cells in the terminal ileum. Acta chir. scand. **139**, 735 (1973).

PHILLIPS, S.F.: Absorption and secretion by the colon. Gastroenterology **56**, 966 (1969).

PHILLIPS, S.F.: Diarrhoe—a current review of the pathophysiology. Gastroenterology **63**, 495 (1972).

PLAUT, A.G., KEONIL, P.: Immunoglobulins in human small intestinal fluid. Gastroenterology **56**, 522 (1969).

PRIZONT, R., HERSH, TH., FLOCH, M.H.: Jejunal bacterial flora in chronic small bowel disease. I. Celiac disease. II. Regional enteritis. Amer. J. clin. Nutr. **23**, 1602 (1970).

SARNA, S.K.: Gastrointestinal electrical activity: terminology. Gastroenterology **68**, 1631 (1975).

SNAPE, W.J., CARLSON, G.M., COHEN, S.: Colonic myoelectric activity in the irritable bowel syndrome. Gastroenterology **70**, 326 (1976).

SWALLOW, J.H., CODE, C.F.: Intestinal transmucosal flux of bicarbonate. Amer. J. Physiol. **212**, 717 (1967).

TAYLOR, K.B.: Immunological mechanisms of the gastrointestinal tract. Gastroenterology **51**, 1058 (1966).

TEMPLETON, R.D., LAWSON, H.: Studies in the motor activity of the large intestine: normal motility in the dog, recorded by the tandem balloon method. Amer. J. Physiol. **96**, 667 (1931).

TOMASI, T.B., BIENENSTOCK, J.: Secretory immunoglobulins. Advanc. Immunol. **9**, 1 (1968).

TOMASI, T.B., TAN, E.M., SOLOMON, A., PRENDERGAST, R.A.: Characteristics of an immune system common to certain external secretions. J. exp. Med. **121**, 101 (1965).

WANGEL, A.G., DELLER, D.J.: Intestinal motility in man. II. The behavoir of the small intestine following partial gastrectomy with particular reference to the dumping syndrome. Gastroenterology **48**, 58 (1965).

WANGEL, A.G., DELLER, D.J.: Intestinal motility in man. III. Mechanisms of constipation and diarrhea with particular reference to the irritable colon syndrome. Gastroenterology **48**, 69 (1965).

WANITSCHKE, R.: Therapiebedingte Durchfälle und ihre Ursachen. Dtsch. med. Wschr. **100**, 826 (1975).

WATSON, D.W.: Immune responses and the gut. Gastroenterology **56**, 944 (1969).

WELTZ, G.A.: Magenphysiologie für Röntgenzwecke. Leipzig: Thieme 1940.

Lage- und Lichtungsanomalien

BAUM, G., KARPATI, A.: Zusammenfassendes über das „Chilaiditi-Syndrom". Med. Mschr. **8**, 221 (1954).

BEACH, P.D., BRASCHO, D.J., HEIN, W.R., NICHOL, W.W., GEPPERT, L.J.: Duplications of the primitive hindgut of the human being. Surgery **49**, 779 (1961).

BEARDMORE, E., WIGLESWORTH, F.W.: Vertebral anomalies and alimentary duplications. Pediat. Clin. N. Amer. **5**, 457 (1958).

BETTEX, M., STILLHART, H.: Die anorectalen Mißbildungen. Praxis **50**, 734 (1961).

BILL, A.H., JOHNSON, R.J.: Failure migrations of the rectal opening as the cause for the most cases of imperforate anus. Surg. Gynec. Obstet. **106**, 643 (1958).

BLACK, R.A., BENJAMIN, E.L.: Enterogenous abnormalities; cysts and diverticula. Amer. J. Dis. Childh. **51**, 1126 (1936).

BLUNT, A., RICH, G.F.: Congenital absence of the colon and rectum. Amer. J. Dis. Childh. **114**, 405 (1967).

BREEN, J.L., WEINBERG, C.R.: Genitourinary and intestinal duplication. Obstet. & Gynec. **26**, 804 (1965).

BREMER, J.L.: Dorsal intestinal fistula: accessory neurenteric canal: Diastematomyelia. Arch. Path. **54**, 132 (1952).

BROWNE, D.: Some congenital deformities of the rectum, anus, vagina and urethra. Ann. roy. Coll. Surg. Engl. **8**, 173 (1951).

CHILAIDITI, D.: Zur Frage der Hepatoptoese im Anschluß an Fälle von temporär partieller Leberverlagerung. Fortschr. Röntgenstr. **16**, 173 (1910).

COGSWELL, H.D., THOMPSON, H.G.: Duplication of the rectum (enterogenous cyst of diverticulum). Amer. J. Dis. Childh. **73**, 167 (1947).

COZZI, F., WILKINSON, A.W.: Congenital abnormalities of anus and rectum: mortality and function. Brit. med. J. **1968 I**, 144.

DAVIS, A.D.: Diseases of the colon and anorectum. London: W.B. Saunders 1959.

DICKENMAN, R.C., KRIEG, E.G., LANGSTON, J.D.: Duplication of the rectum. Gastroenterology **38**, 471 (1960).

DICKINSON, S.J.: Agenesis of the descending colon with imperforate anus. Correlation with modern concepts of the origin of intestinal atresia. Amer. J. Surg. **113**, 279 (1967).

EARLEM, R.J.: A vascular cause for aganglionic bowel. A new hypothesis. Amer. J. dig. Dis. **17**, 255 (1972).

EBERT, A., VIN, H.: Duplikatur des Rektums. Zbl. Chir. **93**, 272 (1968).

EVANS, A.: Developmental enterogemous cysts and diverticula. Brit. J. Surg. **17**, 34 (1929).

FALLON, M., GORDON, A.R.G., LENDSUM, A.C.: Mediastinal cysts of foregut origin associated with vertebral abnormalities. Brit. J. Surg. **41**, 52 (1954).

FLACH, A.: Derzeitiger Stand der Chirurgie des Neugeborenen-Ileus im Bereich des Jejunums, Ileums und Kolons. Münch. med. Wschr. **116**, 1119 (1974).

FORSHALL, I.: Duplication of the intestinal tract. Postgrad. med. J. **37**, 570 (1961).

GOUGH, M.H.: Congenital abnormalities of the anus and rectum. Arch. Dis. Childh. **36**, 146 (1961).

GRAY, A.W.: Triplication of the large intestine. Arch. Path. **30**, 1215 (1940).

GREWE, H.E., RINGERL, W.: Beitrag zur Beurteilung der Lebenserwartung in der Neugeborenenchirurgie – aufgezeigt am Beispiel der Anal- und Rektumatresie. Z. Kinderchir. **1**, 74 (1964).

GROB, M.: Lehrbuch der Kinderchirurgie. Stuttgart: Thieme 1957.

GROSS, R.E.: The surgery of infancy and childhood. Philadelphia and London: W.B. Saunders Comp. 1953.

GROSS, R.E., HOLCOMB, G.W., FARBER, S.: Duplications of the alimentary tract. Pediatrics **9**, 449 (1952).

HARTL, H.: Rektumchirurgie im Kindesalter. Klin. Med. (Wien) **21**, 190 (1966).

HECKER, W.CH.: Problematik und Klinik der kongenitalen Atresien des Digestionstraktes. Ergebn. Chir. Orthop. **44**, 247 (1962).

KRAJĈOVIC, L., KUŽELA, L., SCHRAMM, A.: Dickdarmduplikatur, eine seltene Entwicklungsanomalie. Zbl. Chir. **90**, 2346 (1965).

LADD, W.E., CHISHOLM, T.C.: Double uterus, vagina and rectum. Amer. J. Dis. Childh. **66**, 629 (1943).

LADD, W.E., GROSS, R.E.: Congenital malformations of anus and rectum. Amer. J. Surg. **23**, 167 (1934).

LADD, W.E., GROSS, R.E.: Abdominal surgery of infancy and childhood. Philadelphia: W.B. Saunders & Co. 1941.

LOUW, J.H.: Congenital intestinal atresia and stenosis in the newborn. Observations on its pathogenesis and treatment. Ann. roy. Coll. Surg. Engl. **25**, 209 (1959).

MARTORELL, R.A., MURPHEY, D.R., JR.: Duplications of the rectum. Amer. Surg. **33**, 462 (1967).

MCKELVEY, L.J., BAXTER, J.S.: Abnormal development of the vagina and genitourinary tract. Amer. J. Obstet. Gynec. **29**, 167 (1935).

MCLANAHAN, S., STONE, H.B.: Enterogenous cysts; report of two cases associated with the rectum. Surg. Gynec. Obstet. **58**, 1027 (1934).

MOORE, T.M., LAWRENCE, E.A.: Malformation of the rectum and anus. Surgery **32**, 352 (1952).

MORISON, J.E.: Giant congenital diverticula and neonatal rupture of colon: a case associated with true congenital partial hypertrophy of the crossed type. Arch. Dis. Childh. **19**, 135 (1944).

MORSON, B.C., DAWSON, I.M.P.: Gastrointestinal pathology. Oxford-London-Edinburgh-Melbourne: Blackwell Scientific Publications 1972.

ODQUIST, B., PETREN, T.: Ein Fall von angeborener Divertikelbildung des Blinddarms. Virchows Arch. path. Anat. **280**, 581 (1931).

OECONOMOPOULOS, CH.T., SWENSON, O.: Duplications of the gastrointestinal tract. J. Pediat. (St. Louis) **60**, 361 (1962).

PARTRIDGE, J.P., GOUGH, M.H.: Congenital abnormalities of the anus and rectum. Brit. J. Surg. **49**, 37 (1961).

PECK, D.A., LYNN, H.B., HARRIS, L.E.: Congenital atresia and stenosis of the colon. Arch. Surg. **87**, 428 (1963).

RAVITCH, M.M.: Hind-gut duplication, doubling of colon and genital urinary tracts. Ann. Surg. **137**, 588 (1953).

SAUNDERS, R.L.: Combined anterior and posterior spina bifida in a living neonatal human female. Anat. Rec. **87**, 255 (1943).

SCHULTZ, L.R., LAWRENCE, G.H.: Associated rectal and jejunal atresia in the newborn. Pediatrics **26**, 122 (1960).

SEIFERT, G.: Die Pathologie des kindlichen Pankreas. Leipzig: VEB Georg Thieme 1956.

SHOPFNER, CH.E.: Roentgenologic demonstration of the "ectopic anus" associated with imperforate anus. Radiology **84**, 464 (1965).

SNYDER, W.H., JR.: Some unusual forms of imperforate anus in female infants. Amer. J. Surg. **111**, 319 (1966).

SOPER, R.T.: Tubular duplication of the colon and distal ileum: case report and discussion. Surgery **63**, 998 (1968).

STELZNER, F.: Die anorectalen Fisteln. Berlin: Springer 1959.

STEPHENS, F.D.: Congenital imperforate rectum, recto-urethral and recto-vaginal fistulae. Aust. N.Z.J. Surg. **22**, 161 (1953).

STEPHENS, F.D.: Malformations of the anus. Aust. N.Z.J. Surg. **23**, 9 (1953).

STEPHENS, F.D.: Congenital malformations of the rectum, anus and genito-urinary tracts. Edinburgh: Livingstone 1963.

STURIM, H.S., TERNBERG, J.L.: Congenital atresia of the colon. Surgery **59**, 458 (1966).

VEENEKLAAS, G.M.H.: Pathogenesis of intrathoracic gastrogenic cysts. Amer. J. Dis. Childh. **83**, 500 (1952).

WETZEL, R.A., BREED, J.R.: Carcinoma arising in a rectal duplication (enterocystoma). Ann. Surg. **157**, 476 (1963).

ZWALENBURG, B.R. VAN: Double colon: differentiation of cases into two groups, with a case report. Amer. J. Roentgenol. **68**, 22 (1952).

Heteroplasien

ATERMAN, K., ABACI, F.: Heterotopic gastric and esophageal tissue in the colon. Amer. J. Dis. Childh. **113**, 552 (1967).

BURNE, J.C.: Pancreatic and gastric heteropia in a diverticulum of the transverse colon. J. Path. Bact. **75**, 470 (1958).

COX, R.W.: A case of gastric heteropia in the rectum. J. Path. Bact. **84**, 427 (1962).

DUBILIER, L.D., CAFFREY, P.R., HYDE, G.L.: Multifocal gastric heterotopia in a malformation of the colon presenting as a megacolon. Amer. J. clin. Path. **51**, 646 (1969).

GOLDFARB, W.B., SCHAEFER, R.: Gastric heterotopia in the rectum. Report of a case. Ann. Surg. **154**, 133 (1961).

NIGRO, N.D., HIRATZKA, T.: Aberrant gastric mucosa in the rectum. Dis. Colon Rect. **4**, 275 (1961).

TAYLOR, A.L.: The epithelial heteropias of the alimentary tract. J. Path. Bact. **30**, 415 (1927).

WILLIS, R.A.: Some unusual developmental heterotopias. Brit. med. J. **1968 II**, 267.

WOLFF, M.: Heterotopic gastric epithelium in the rectum. Amer. J. clin. Path. **55**, 604 (1971).

Hamartien

ALVICH, J.P., LEPOW, H.I.: Cystic lymphangioma of the hepatic flexure of colon. Ann. Surg. **152**, 880 (1960).

BARTHOLOMEW, L.G., DAHLIN, D.C., WAUGH, J.H.: Intestinal polyposis associated with mucocutaneous melanin pigmentation (Peutz-Jeghers syndrome). Gastroenterology 32, 434 (1957).

BARTHOLOMEW, L.G., MOORE, C.E., DAHLIN, D.C., WAUGH, J.M.: Intestinal polyposis associated with mucocutaneous pigmentation. Surg. Gynec. Obstet. 115, 1 (1962).

BERARDI, R.S.: Lymphangioma of the large intestine. Report of a case and review of the literature. Dis. Colon Rect. 17, 265 (1974).

BUSSEY, H.J.R.: Gastrointestinal polyposis. Gut 11, 970 (1970).

CABRERA, A., LEGA, J.: Polyps of the colon and rectum in children. Amer. J. Surg. 100, 551 (1960).

CASTRO, A.F.: Adenomatous polyps of the rectum and colon in children. Clin. Proc. Child. Hosp. 11, 29 (1955).

CHURCH, R.E., SCHWARTZ, A.D.: Polyps of the rectum and colon in children. J. Pediat. 44, 104 (1954).

CORMAN, M.L., GAGGITT, R.C.: Lymphangioma of the rectum: report of a case. Dis. Colon Rect. 16, 524 (1973).

DEDICK, A.P., COLLINS, L.C.: The roentgen diagnosis of bleeding lesions of the small intestine. Amer. J. Roentgenol. 69, 926 (1953).

DIAMOND, M.: Adenoma of rectum in children; report of case in 30 month old girl. Amer. J. Dis. Childh. 57, 360 (1939).

DORMANDY, T.L.: Gastrointestinal polyposis with mucocutaneous pigmentation (Peutz-Jeghers syndrome). New Engl. J. Med. 256, 1093 (1957).

DOZOIS, R.R., JUDD, E.S., DAHLIN, D.C., BARTHOLOMEW, L.G.: The Peutz-Jeghers syndrome. Is there a predisposition of intestinal malignancy? Arch. Surg. 98, 509 (1969).

FUCHS, K., ZÜHLKE, V., BECKER, H.-D., HEUER, U.: Zum Krankheitsbild der Kolon- und Rektumpolyposis. Leber Magen Darm 3, 213 (1973).

GELB, A.M., MINKOWITZ, S., TRESSER, M.: Recent advances in medicine and surgery. Rectal and colonic polyps occurring in young people. N.Y. St. J. Med. 62, 513 (1962).

GREENE, E.I., GREENE, J.M.: Lymphangioma of transverse colon. Amer. J. Surg. 103, 723 (1962).

HAGGITT, R.C., PITCOCK, J.A.: Familial juvenile polyposis of the colon. Cancer (Philad.) 26, 1232 (1970).

HARKINS, G.A., SABISTON, D.C.: Lymphangioma in infancy and childhood. Surgery 47, 811 (1960).

HELLSTROM, J., HULTBORN, K.A., ENGSTEAD, T.L.: Diffuse cavernous haemangioma of the rectum. Acta chir. scand. 109, 277 (1955).

HELWIG, E.B.: Benign tumors of the large intestine—incidence and distribution. Surg. Gynec. Obstet. 76, 419 (1943).

HORRILLENO, E.G., ECKERT, C., ACKERMAN, L.V.: Polyps of the rectum and colon in children. Cancer (Philad.) 10, 1210 (1957).

IVEY, K.J., DEN BESTEN, L., KENT, TH.H., CLIFTON, J.A.: Lymphangiectasia of the colon with protein loss and malabsorption. Gastroenterology 57, 709 (1969).

KENNEDY, R.L.J.: Polyps of the rectum and colon in infants and children. Amer. J. Dis. Childh. 62, 481 (1941).

KENNEDY, R.L.J., DIXON, G.F., WEBER, H.M.: Polypoid lesions of the colon of children. Surg. Gynec. Obstet. 77, 639 (1943).

KERR, J.G.: Polyposis of the colon in children. Amer. J. Surg. 76, 667 (1948).

KNOX, W.G., MILLER, R.E., BEGG, C.F., ZINTEL, H.A.: Juvenile polyps of the colon. Surgery 48, 201 (1960).

McCOLL, I., BUSSEY, H.J.R., VEALE, A.M.O., MORSON, B.C.: Juvenile polyposis coli. Proc. roy. Soc. Med. 57, 34 (1964).

MORSON, B.C.: Some peculiarities in the histology of intestinal polyps. Dis. Colon Rect. 5, 337 (1962).

PARKER, G.W., MURNEY, J.A., KENOYER, W.L.: Cavernous haemangioma of the rectum and rectosigmoid. Dis. Colon Rect. 3, 358 (1960).

RAIFORD, T.S.: Tumours of the small intestine. Arch. Surg. 25, 122 (1932).

RAUHS, R.: Der Dickdarmpolyp im Kindesalter. Med. Klin. (Wien) 15, 62 (1960).

Rissier, H.L.: Hemangiomatosis of the intestine. Discussion, review ot the literature and report of 2 new cases. Gastroenterology **53**, 357 (1960).

Roth, S.I., Helwig, E.B.: Juvenile polyps of the colon and rectum. Cancer (Philad.) **16**, 468 (1963).

Sachatello, Ch.R., Pickren, J.W., Grace, J.T.: Generalized juvenile gastrointestinal polyposis. A hereditary syndrome. Gastroenterology **58**, 699 (1970).

Schaefer, J.W., Griffen, W.O., Dubilier, L.D.: Colonic lymphangiectasia associated with a postassium depletion syndrome. Gastroenterology **55**, 515 (1968).

Schott, H., Ferbert, W., Kaufner, H.-K., Wolter, J.: Das Peutz-Jeghers-Syndrom. Dtsch. med. Wschr. **99**, 1525 (1974).

Stout, A.P.: Tumors of the colon and rectum (excluding carcinoma and adenoma). Surg. Clin. N. Amer. **35**, 1283 (1955).

Toccalino, H., Guastavino, E., DePinni, F., O'Donnell, J.C., Williams, M.: Juvenile polyps of the rectum and colon. Acta pediat. scand. **62**, 337 (1973).

Turell, R., Maynard, A. de. L.: Adenomas of the rectum and colon in juvenile patients. J. Amer. med. Ass. **161**, 57 (1956).

Veale, A.M.O.: Intestinal polyposis (Eugenics laboratory memoirs series 40). London: Cambridge University Press 1965.

Veale, A.M.O., McColl, I., Bussey, H.J.R., Morson, B.C.: Juvenile polyposis coli. J. med. Genet. **3**, 5 (1966).

Watson, W.L., McCarthy, W.D.: Blood and lymph vessel tumours. A report of 1,056 cases. Surg. Gynec. Obstet. **71**, 569 (1940).

Weinstein, E.C., Moertel, C.G., Waugh, J.M.: Intussuscepting haemangiomas of the gastro-intestinal tract. Ann. Surg. **157**, 265 (1963).

Westerholm, P.: A case of diffuse haemangiomatosis of the colon and rectum. Acta chir. scand. **133**, 173 (1966).

Wolf, B.S., Melamed, M., Turrell, R.: Juvenile polyps ("adenomas") of colon — clinical and roentgen features. J. Mt Sinai Hosp. **28**, 327 (1961).

Störungen der Innervation

Althoff, W.: Zur Genetik der Hirschsprungschen Krankheit. Z. menschl. Vererb.- u. Konstit.-Lehre **36**, 314 (1962).

Ahmed, S., Cohen, S.J., Jacobs. S.I.: Total intestinal aganglionosis presenting as duodenal obstruction. Arch. Dis. Childh. **46**, 868 (1971).

Asch, M.J., Weitzman, J.J., Hays, D.M., Brennan, L.P.: Total aganglionosis. Report of nine cases. Arch. Surg. **105**, 74 (1972).

Baumgarten, H.G., Holstein, A.F., Stelzner, F.: Nervous elements in the human colon of Hirschsprung's disease (with comparative remarks on neuronal profiles in the normal human and monkey colon and sphincter ani internus). Virchows Arch. Abt. A Path. Anat. **358**, 113 (1973).

Bentley, J.F.R.: Some new observations on megacolon in infancy and childhood with special reference to the management of megasigmoid and megarectum. Dis. Colon Rect. **7**, 462 (1964).

Berdon, W.E., Koontz, P., Barker, D.H.: Diagnosis of colonic and terminal ileal aganglionosis. Amer. J. Roentgenol. **91**, 680 (1964).

Berger, H.: Das große atonische Colon bei gewissen Obstipationsformen der Kinder und seine Behandlung mit Sympathicolytica. Ann. paediat. **178**, 187 (1952).

Bodian, M.: Chronic constipation in children. Practitioner **169**, 517 (1952).

Bodian, M.: Fortschritte auf dem Gebiet der Hirschsprung'schen Krankheit. Mschr. Kinderheilk. **103**, 135 (1955).

Bodian, M., Carter, C.O.: A family study of Hirschsprung's disease. Ann. hum. Gent. **26**, 261 (1963).

Boggs, J.D., Kidd, J.M.: Congenital abnormalities of intestinal innervation; absence of innervation of jejunum, ileum and colon in siblings. Pediatrics **21**, 261 (1958).

Booss, D., Schulze, F.: Megacolon congenitum. Münch. med. Wschr. **116**, 1123 (1974).

Corkery, J.J.: Hirschsprung's disease. Clinics in Gastroenterology **4**, 531 (1975).

DAHL, E.V., WAUGH, J.M., DAHLIN, D.C.: Gastrointestinal ganglioneuromas. Amer. J. Path. **33**, 953 (1957).

DOBBINS, W.O., BILL, A.H., JR.: Diagnosis of Hirschsprung's disease excluded by rectal suction biopsy. New Engl. J. Med. **272**, 990 (1965).

DUHAMEL, B.: A new operation for the treatment of Hirschsprung's disease. Arch. Dis. Childh. **35**, 38 (1960).

EHRENPREIS, T.: Meconium ileus and Hirschsprung's disease. Acta paediat. (Uppsala) **40**, 227 (1951).

EHRENPREIS, T.: Hirschsprung's disease in the neonatal period. Arch. Dis. Childh. **30**, 8 (1955).

EHRENPREIS, T.: Pseudo-Hirschsprung's disease. Arch. Dis. Childh. **40**, 177 (1965).

EHRENPREIS, T.: Acquired megacolon as a complication of recto-sigmoid ectomy for Hirschsprung's disease. Arch. Dis. Childh. **40**, 180 (1965).

EHRENPREIS, T.: Some newer aspects on Hirschsprung's disease and allied disorders. J. Pediat. Surg. **1**, 329 (1966).

EHRENPREIS, T.: Megacolon and megarectum in older children and young adults. Classification and terminology. Prox. roy. Soc. Med. **60**, 799 (1967).

EHRENPREIS, T.: Hirschsprung's disease. Chicago: Year Book Medical Publ. Inc. 1970.

EHRENPREIS, T., BENTLEY, J.F.R., NIXON, H.H., SPENCER, B., LISTER, J., DUHAMEL, B., PAGES, R., KATZ, A.: Seminar on pseudo-Hirschsprung's disease and related disorders. Arch. Dis. Childh. **41**, 143 (1966).

EMANUEL, B., PADORR, M.P., SWENSON, O.: Familial absence of myenteric plexus (congenital megacolon). J. Pediat. **67**, 381 (1965).

FRASER, G.C., WILKINSON, A.W.: Neonatal Hirschsprung's disease. Brit. med. J. **1967 III**, 7.

GHERARDI, G.J.: Pathology of the ganglionic-aganglionic junction in congenital megacolon. Arch. Path. **69**, 520 (1960).

GORDON, H., TORRINGTON, M., LOUW, J.H., CYWES, S.: Genetical study of Hirschsprung's disease. S. Afr. med. J. **40**, 720 (1966).

GRAIVIER, L., SIEBER, W.K.: Hirschsprung's disease and mongolism. Surgery **60**, 458 (1966).

HERMANN, R.E., IZANT, R.J., BOLANDE, R.P.: Aganglionosis of the intestine in siblings. Surgery **53**, 664 (1963).

HIATT, R.B.: The pathologic physiology of congenital megacolon. Ann. Surg. **133**, 313 (1951).

HIRSCHSPRUNG, H.: Stuhlträgheit Neugeborener in Folge von Dilatation und Hypertrophie des Colon. Jb. Kinderheilk. **27**, 1 (1888).

HOFMANN, S., REHBEIN, F.: Hirschsprungsche Krankheit im Neugeborenenalter. Z. Kinderchir. **3**, 182 (1966).

HOWARD, E.R., GARRETT, J.R.: Electron microscopy of myenteric nerves in Hirschsprung's disease and in normale bowel. Gut **11**, 1007 (1970).

HOWARD, E.R., GARRETT, J.R.: Histochemistry and electron microscopy of rectum and colon in Hirschsprung's disease. Proc. roy. Soc. Med. **63**, 1264 (1970).

HÜTHER, W.: Die Hirschsprungsche Krankheit als Folge einer Entwicklungsstörung der intramuralen Ganglien. Beitr. path. Anat. **114**, 161 (1954).

HUNZIKER, O., DELPOZO, E., WEISINGER, D., MEIER-RUGE, W.: Die Anwendung des Leitz-Calssimant in der quantitativen Histomorphologie und in der experimentellen Pathologie. Leitz Mitt. Wiss. u. Techn. **5**, 51 (1972).

HUPE, K., SCHLOSSER, V.: Rektoskopische Probeexcisionen in der Diagnostik des Megacolon congenitum. Dtsch. med. Wschr. **87**, 1155 (1962).

KLEIN, R.R., SCARBOROUGH, R.A.: Hirschsprung's disease in the newborn. Amer. J. Surg. **88**, 6 (1954).

LASSMANN, G.: Histochemische Darstellung der spezifischen Cholinesterase (Acethylcholinesterase) in den nervösen Formationen bei einem Fall von neurogener Appendicopathie mit zentraler Neurombildung. Acta neuropath. **1**, 308 (1961).

LASSMANN, G.: Hirschsprungsche Erkrankung. Neurohistologische Untersuchung. Pädiat. Pädol., Suppl. **2**, 65 (1972).

LEE, C.M.: Megacolon with particular reference to Hirschsprung's disease. Surgery **37**, 762 (1955).

LENZ, H.: Zur Physiologie der Peristaltik des Dünndarms. Dtsch. med. Wschr. **90**, 1657 (1965).

LYNN, H.B.: Personal experience with rectal myectomy in the treatment of selected cases of aganglionic megacolon. Z. Kinderchir. **5**, Suppl., 98 (1968).

MADSON, C.M.: Hirschsprung's disease. Congenital re aganglionosis. Copenhagen: Munksgaard 1964.

MAHNKE, P.-F.: Das Megacolon congenitum aus pathologisch-anatomischer Sicht unter Berücksichtigung des diagnostischen Wertes der Rektumbiopsie. Dtsch. Gesundh.-Wes. **22**, 1280 (1967).

MEIER-RUGE, W.: Zur Pathologie und bioptischen Diagnostik des Morbus Hirschsprung in Relation zum Megacolon acquisticum und funktionale. Verh. dtsch. Ges. Path. **51**, 323 (1967).

MEIER-RUGE, W.: Das Megacolon. Seine Diagnose und Pathophysiologie. Virchows Arch. Abt. A Path. Anat. **344**, 67 (1968).

MEIER-RUGE, W.: The pathology of megacolon. In: J. HOFERICHTER (edit.), Progress in proctology. Proc. of the 3rd Internat. Congr. of Hedrologicum Conlegium, p. 72. Berlin-Heidelberg-New York: Springer 1969.

MEIER-RUGE, W.: Beitrag zur Pathologie des hypoganglionären Megacolon. Verh. dtsch. Ges. Path. **53**, 237 (1969).

MEIER-RUGE, W.: Über ein Erkrankungsbild des Colon mit Hirschsprung Symptomatik. Verh. dtsch. Ges. Path. **55**, 506 (1971).

MEIER-RUGE, W.: Hirschsprung's disease: its aetiology, pathogenesis and differential diagnosis. Curr. Top. Path. **59**, 131 (1974).

MEIER-RUGE, W., BIELSER, W., WIEDERHOLD, K.H., MEYENHOFER, M.: Incubation media for routine laboratory work on enzyme histotopochemistry. Beitr. Path. **144**, 409 (1971).

MEIER-RUGE, W., HUNZIKER, O.: Zur Histopochemie der totalen Aganglionose des Colon (Zuelzer-Wilson-Syndrom). Schweiz. med. Wschr. **102**, 817 (1972).

MEIER-RUGE, W., LUTTERBECK, P.M., HERZOG, B., MORGER, R., MOSER, R., SCHÄRLI, A.: Acetylcholinesterase activity in rectum suction biopsies as diagnostic in Hirschsprung's disease. J. Pediat. Surg. **7**, 11 (1972).

MEIER-RUGE, W., MORGER, R.: Neue Gesichtspunkte zur Pathogenese und Klinik des Morbus Hirschsprung. Schweiz. med. Wschr. **98**, 209 (1968).

MEIER-RUGE, W., MORGER, R., REHBEIN, F.: Das hypoganglionäre Megacolon als Begleitkrankheit bei Morbus Hirschsprung. Z. Kinderchir. **8**, 254 (1970).

MORGER, R., BERGER, H.: Beitrag zum funktionellen Megacolon. Praxis **52**, 545 (1963).

MORGER, R., MEIER-RUGE, W.: Pseudo-Hirschsprung. Mschr. Kinderheilk. **114**, 579 (1966).

NEZELOF, C., PELLERIN, D., MAM, S.T.: L'intérêt de la biopsie rectal dans le diagnostic de la maladie de Hirschsprung. Arch. Anat. path. **9**, 35 (1961).

NIEMI, N., KOUVALAINEN, K., HJELT, L.: Cholinesterase and monoamine oxidase in congenital megacolon. J. Path. Bakt. (Edinb.) **82**, 363 (1961).

NIXON, H.H.: Hirschsprung's disease Review article. Arch. Dis. Childh. **39**, 109 (1964).

NIXON, H.H.: Hirschsprung's disease. Brit. J. Hosp. Med. **5**, 199 (1971).

ORESTANO, F.: Zur Frage besonderer Formen des angeborenen Megacolon. Z. Kinderchir. **5**, 81 (1967).

PASSARGE, E.: The genetics of Hirschsprung's disease. New Engl. J. Med. **276**, 138 (1967).

PASSARGE, E.: Genetics of Hirschsprung's disease. Clinics in Gastroenterology **2**, 507 (1973).

POTTS, W.J., BOGGS, J.D., WHITE, H.: Intestinal obstruction in the newborn infant due to agenesis of the myenteric plexus (congenital megacolon). Pediatrics **10**, 253 (1952).

REHBEIN, F., HÜTHER, W.: Das idiopathische Megacolon und seine Behandlung. Arch. Kinderheilk. **154**, 126 (1956).

REHBEIN, F., WERNICKE, H.H.: Erfahrungen bei der Operation der Hirschsprung'schen Krankheit. Bruns' Beitr. klin. Chir. **191**, 18 (1955).

REHBEIN, F., ZIMMERMAN, H. v.: Results with abdominal resection in Hirschsprung's disease. Arch. Dis. Childh. **35**, 29 (1960).

RIKER, W.L.: Diagnosis and treatment of aganglionosis of the myenteric plexus. Arch. Surg. **75**, 362 (1957).

SAN LUIS, J.L., NEMOTO, T., BEARDMORE, H.E.: Surgical treatment of Hirschsprung's disease. Surgery **63**, 331 (1968).

SCHERER, H.J.: Untersuchungen über den geweblichen Aufbau der Geschwülste des peripheren Nervensystems. Virchows Arch. path. Anat. **292**, 479 (1934).

SMITH, B.: Myenteric plexus in Hirschsprung's disease. Gut **8**, 308 (1967).

SMITH, B.: The neuropathology of the alimentary tract. London: Edw. Arnold 1972.

STELZNER, F., BAUMGARTEN, H.G., HOLSTEIN, A.F.: Die Bedeutung des Sphincter ani internus für die Kontinenz und Superkontinenz. Untersuchungen am Kontinenzorgan insbesondere beim Megacolon. Langenbecks Arch. Chir. **336**, 35 (1974).

SWENSON, O.: Pediatric surgery. New York: Appleton 1958.

SWENSON, O.: Hirschsprung's disease (aganglionic megacolon). New Engl. J. Med. **260**, 972 (1959).

SWENSON, O., FISHER, J.H., MCMAHON, H.E.: Rectal biopsy as aid in diagnosis of Hirschsprung's disease. New Engl. J. Med. **253**, 632 (1955).

SWENSON, O., RHEINLANDER, H.F., DIAMOND, I.: Hirschsprung's disease: a new concept of the etiology. New Engl. J. Med. **241**, 551 (1949).

TODD, I.P.: Some aspects of adult megacolon. Proc. roy. Soc. Med. **64**, 561 (1971).

TONIOLO, L.B., MACCHITELLA, E.: Le megasindromi. IV. Il megacolon. Chir. Pat. sper. **11**, 143 (1963).

WALKER, A.W., KEMPSON, R.L., TERNBERG, J.L.: Aganglionosis of the small intestine. Surgery **60**, 449 (1966).

WILKINSON, A.W.: Recent advances in pediatric surgery. Boston: Little Brown & Comp. 1963.

WILKINSON, F.O.W.: Idiopathic megacolon. A report of an unusual case occurring in a young male schizophrenic. Brit. J. Surg. **50**, 344 (1962).

WILLICH, E.: Röntgendiagnostik der Hirschsprungschen Krankheit im Neugeborenenalter und bei atypischen Fällen. Pädiat. Pädol., Suppl. **2**, 7 (1972).

WYLLIE, G.G.: Course and management of Hirschsprung's disease. Lancet **1957 I**, 847.

WYLLIE, G.G.: Treatment of Hirschsprung's disease by Swenson's operation. Lancet **1957 I**, 850.

ZUELZER, W.W., WILSON, J.L.: Functional intestinal obstruction on a congenital neurogenic basis in infancy. Amer. J. Dis. Childh. **75**, 40 (1948).

Mechanisch bedingte Erkrankungen

ANDERSON, S.G.: Spontaneous perforation of the fetal colon. Amer. J. Dis. Childh. **103**, 166 (1962).

BARTELHEIMER, W., STRAUCH, M.: Die klinische Bedeutung der Koloskopie. Z. Gastroent. **10**, 637 (1972).

BERGER, P.L., SHAW, R.E.: Spontaneous rupture of the colon. Brit. med. J. **1961 I**, 1422.

BOND, M.R., ROBERTS, J.B.M.: Intussusception in the adult. Brit. J. Surg. **51**, 818 (1964).

BUNSE, W.: Spontanes Pneumoperitoneum. Med. Klin. **46**, 657 (1951).

BUTTERS, A.G.: An unusual rectal injury. Brit. med. J. **1955 I**, 602.

CLAYDON, C., MARTIN, J.D.: Trauma of the rectum. Amer. Surg. **34**, 317 (1968).

COLE, G.J.: Caeco-colic intussusception in Ibadan. Brit. J. Surg. **53**, 415 (1966).

COMLINE, S.C.: Pneumatic rupture of the rectum. Brit. med. J. **1952 II**, 745.

DAVIDSON, J.R.M.: Sigmoido-rectal intussusception. Aust. N.Z.J. Surg. **36**, 13 (1966).

DELAFIELD, R.H., HELLREIGEL, K., MEZA, A., URTEAGA, O.: Sigmoid volvulus. Rev. Gastroent. **20**, 29 (1953).

DEYHLE, P., FUMAGALLI, J., PAEZ, C., HÜGEL, H., JENNY, S.: Koloskopie. Z. Gastroent. **10**, 639 (1972).

DEYHLE, P., JENNY, S., FUMAGALLI, I.: Endoskopische Polypektomie im proximalen Kolon. Ein diagnostischer, therapeutischer (und prophylaktischer?) Eingriff. Dtsch. med. Wschr. **98**, 219 (1973).

DEYHLE, P., SEUBERTH, K., JENNY, S., DEMLING, L.: Endoscopic polypectomy in the proximal colon. Endoscopy **3**, 103 (1971).

DICK, A., GREEN, G.J.: Large bowel intussusception in adults. Brit. J. Radiol. **34**, 769 (1961).

DICKINSON, P.H., GILMOUR, J.: Spontaneous rupture of the distal large bowel. Brit. J. Surg. **49**, 157 (1961).

DONHAUSER, J.L., ATWELL, S.: Volvulus of the cecum. Arch. Surg. **58**, 129 (1949).

DOWLING, B.L., GUNNING, A.J.: Caecal volvulus. Brit. J. Surg. **56**, 124 (1969).

DUFFIELD, G.D., VANBUREN, G.: Spontaneous rupture of the rectum with evisceration of loops of ileum through the anus. Amer. Surg. **31**, 196 (1965).

FALTIN, R.: Einiges zur Kenntnis der Darmknoten. Acta chir. scand. **80**, 1 (1938).

FIEBER, S.S., FORMAN, J.: Appendices epiploica clinical and pathological considerations. Arch. Surg. **66**, 329 (1953).

FISKE, A.F.: Intra-abdominal torsion of the appendices epiploicae with report of two cases and review of the literature. Amer. J. med. Sci. **192**, 354 (1936).

FONKALSRUD, E.W., CLATWORTHY, H.W., JR.: Accidental perforation of the colon and rectum in newborn infants. New Engl. J. Med. **272**, 1097 (1965).

FRÜHMORGEN, P., DEMLING, L.: Koloskopische Polypektomie. Dtsch. med. Wschr. **98**, 1455 (1973).

GRODSKY, L.: Perforation of the colon and rectum during administration of barium enema. Dis. Colon Rect. **2**, 216 (1959).

HINKEL, C.L.: Spontaneous pneumoperitoneum without demonstrable visceral perforation. Amer. J. Roentgenol. **43**, 377 (1940).

ISFORT, A.: Traumatische Intestinalfisteln zwischen Dünn- und Dickdarm nach geschlossenen Steuerradverletzungen des Bauches. Helv. chir. Acta **34**, 155 (1967).

JONES, J.D.T.: Perforation of the rectum. Brit. med. J. **1949 II**, 933.

JOYEUX, R., COURTY, A.: Les invaginatious intestinales colocoliques essentielle. Arch. Mal. Appar. dig. **36**, 580 (1947).

KASEMAYER, E.: Tumorinvagination des Darmes. Dtsch. Z. Chir. **118**, 205 (1912).

KAUFER, N., SHEIN, S., LEVOWITZ, B.S.: Impalement injury of the rectum. Dis. Colon Rect. **10**, 394 (1967).

LEVIN, S.E., ISAACSON, C.: Spontaneous perforation of the colon in the newborn infant. Arch. Dis. Childh. **35**, 378 (1960).

LEVIS, C.D.: Caeco-colic intussusception following appendicectomy. Brit. med. J. **1958 II**, 550.

MARBURG, W.B., JACKSON, R.L.: Pathologic changes of the appendices epiploicae. Amer. J. Surg. **76**, 110 (1948).

MAW, A.R.: Perforation of the sigmoid colon. Brit. J. Surg. **55**, 712 (1968).

NEIGER, A.: Die Fieber-Sigmoidoskopie. Z. Gastroent. **10**, 634 (1972).

NORDMANN, H.: Torsionsileus bei einem kongenitalen Coecum mobile. Zbl. Chir. **72**, 510 (1947).

NORPOTH, H.: Beitrag zur Frage des spontanen Pneumoperitoneums. Zbl. Chir. **75**, 450 (1950).

OTTENJANN, R.: Dickdarmpolypen und koloskopische Polypektomie. Dtsch. med. Wschr. **98**, 677 (1973).

PERLMANN, J.J.: Clinical contributions to pathology and surgical treatment of intestinal occlusion. Langenbecks Arch. klin. Chir. **137**, 245 (1925).

RICHARDS, R.C., RICHARDS, R.C.: Idiopathic caeco-caecal intussusception. Amer. J. Surg. **112**, 641 (1966).

ROOF, W.R., MORRIS, G.C., DEBAKEY, M.E.: Management of perforating injuries to the colon in civilian practice. Amer. J. Surg. **99**, 641 (1960).

SHANON, D.P.: Spontaneous rupture of the ascending colon. Brit. J. Surg. **50**, 199 (1962).

SIEGMUND, H.: Die erworbenen Lage- und Gestaltsabweichungen des Darmrohres (Hernien, Invagionationen, Volvulus, Divertikel und andere pathologisch-anatomische Grundlagen der Wegstörungen des Darmkanals). In: F. HENKE, O. LUBARSCH (Hrsg.), Handbuch der speziellen pathologischen Anatomie und Histologie, Bd. IV/3: Verdauungsschlauch, S. 94. Berlin: Springer 1929.

STRANGE, S.L.: Retrograde intussusception of the colon. Proc. roy. Soc. Med. **49**, 579 (1956).

SUTCLIFFE, M.M.L.: Volvulus of the sigmoid colon. Brit. J. Surg. **55**, 903 (1968).

TAYLOR, C.E.: Volvulus of a large appendix epiploica. Brit. med. J. **1931 I**, 795.

THOMAS, C.S., BROCKMAN, S.K.: Idiopathic perforation of the colon in infancy. Amer. Surg. **164**, 853 (1966).

THOMAS, L.P.: Impalement of the rectum. Lancet **1953 I**, 704.

THUM, H., NABE, R.: Das Pneumoperitoneum als Erstsymptom von Colontumoren. Dtsch. med. Wschr. **95**, 442 (1970).

WEIDENHILLER, S., FRÜHMORGEN, P., ZEUS, J., DEMLING, L.: Koloskopische Polypendiagnostik. Dtsch. med. Wschr. **99**, 1671 (1974).

WEINER, J.J., SALA, A.M.: Perforation of the caecum due to hypercortisonism. Amer. J. Proctol. **12**, 387 (1961).

WILMS, M.: Mechanismus der Knotenbildungen des menschlichen Darmes. Langenbecks Arch. klin. Chir. **69**, 795 (1903).

WILMS. M.: Wie entstehen Achsendrehungen des Darmes? Langenbecks Arch. klin. Chir. **69**, 1030 (1903).

WITTIG, G.: Die Lehre vom Coecum mobile. Bruns' Beitr. klin. Chir. **178**, 199 (1949).

WOLFF, W.I., SHINYA, H., GEFFEN, A., OZAKTAY, S.Z.: Colonfiberoscopy. Amer. J. Surg. **123**, 180 (1972).

WULFERDING, F., NABE, R.: Pneumoperitoneum als Folge einer Rektoskopie. Therapiewoche **19**, 988 (1969).

YEO, R.: Spontaneous perforation of the caecum. Postgrad. med. J. **43**, 65 (1967).

Divertikelkrankheit

ARFWIDSSON, S.: Pathogenesis of multiple diverticula of the sigmoid colon in diverticular disease. In collaborat. with NILS G. KOCK, LEIF LEHMANN and THOR WINBERG. Göteborg 1964.

ASCH, M.J., MARKOWITZ, A.M.: Diverticulitis coli: a surgical appraisal. Surgery **62**, 239 (1967).

BECKER, V., BRUNNER, H.-P.: Divertikulose, Divertikulitis. Pathogenese und pathologische Anatomie. In: M. REIFFERSCHEID (Hrsg.), Collegium Internationale Chirurgiae Digestivae, Aachen 1973. Stuttgart: Thieme 1974.

BELLMANN, H., GRAETZ, H.: Zur Differentialdignose zwischen Divertikulitistumor und Karzinom des Colon sigmoideum. Zbl. Chir. **94**, 241 (1969).

BELLMANN, H., HARTIG, W., GRAETZ, H.: Chirurgisch-gynäkologische Grenzfragen der Divertikelkrankheit des Kolons (unter besonderer Berücksichtigung der myoplastischen Divertikulitistumoren). Zbl. Gynäk. **94**, 240 (1972).

BURKITT, D.P., WALKER, A.R.P., PAINTER, N.S.: Effect of dietary fibre on stools and transittimes, and its role in the causation of disease. Lancet **1972 II**, 1408.

CANTOR, M.O.: Diverticulosis and diverticulitis of the colon. Abdom. Surg. **9**, 226 (1966).

CELIO, A.: Zur Pathologie der chronischen stenosierenden Divertikulitis (sog. Divertikulitistumor). Helv. chir. Acta **19**, 93 (1952).

CLARK, R.M.: Microdiverticula a possible cause of granulomatous ileocolitis. Canad. med. Ass. J. **100**, 1025 (1969).

COLCOCK, B.P.: Diverticular disease of the colon. In: Major Problems in Clinical Surgery XI. Philadelphia: W.B. Saunders Co. 1971.

COLCOCK, B.P., STAHMANN, F.D.: Fistulas complicating diverticular disease of the sigmoid colon. Ann. Surg. **175**, 838 (1972).

CONNELL, A.M.: Applied physiology of the colon: factors relevant to diverticular disease. Clinics in Gastroenterology **4**, 23 (1975).

CZARNETZKI, H.D., BELLMANN, H., BRÜCKNER, G.: Ursachen und Häufigkeit von Kolon-Blasen-Fisteln. Zbl. Chir. **96**, 553 (1971).

DAWSON, J.L., HANON, I., ROXBURGH, R.A.: Diverticulitis coli compliated by diffuse peritonitis. Brit. J. Surg. **52**, 354 (1965).

DEUCHER, F.: Die chirurgische Behandlung der Divertikel des Magendarmtraktes. Helv. chir. Acta **24**, 435 (1957).

ERNSTING, M.D.: Beziehungen der Divertikulose zum Lebensalter. Med. Inaug.-Diss. Erlangen-Nürnberg 1972.

FILLIPPINI, L.: Die Divertikulose des Dickdarms. Internist (Berl.) 10, 275 (1969).

FILLIPPINI, L.: Diagnostik und Therapie der Divertikulose und Divertikulitis des Dickdarms. Med. Welt 24, 1583 (1973).

FLEISCHNER, F.G.: Diverticular disease of the colon. New observations and revised concepts. Gastroenterology 60, 316 (1971).

FLEISCHNER, F.G., MING, S.C.: Revised concepts of diverticular disease of colon. II. So-called diverticulitis: diverticular sigmoiditis and perisigmoiditis; diverticular abscess, fistula and frank peritonitis. Radiology 84, 599 (1965).

FLEISCHNER, F.G., MING, S.C., HENKEN, E.M.: Revised concepts on diverticular disease of the colon. Radiology 83, 859 (1964).

GÜTGEMANN, A., SCHREIBER, H.W., OESTERN, H.F.: Divertikulose, Divertikulitis, Sigmoiditis. Dtsch. med. Wschr. 82, 553 (1957).

HAVIA, T.: Diverticulosis of the colon. A clinical and histological study. Acta chir. scand., Suppl. 415, 1 (1971).

HEBERER, G., BREHM, H. v., HIRSCHFELD, J.: Die Divertikelerkrankungen des Dickdarms. Chirurg 41, 252 (1970).

HEBERER, G., HOFFMANN, K., BARY, S. v., NAKANO, H.: Zur operativen Therapie der Dickdarmdivertikulitis. Münch. med. Wschr. 116, 1075 (1974).

HUGHES, L.E.: Postmortem survey of diverticular disease of the colon. Part I.: Diverticulosis and diverticulitis. Gut 10, 336 (1969).

HUGHES, L.E.: Postmortem survey of diverticular disease of the colon. Part II.: The muscular abnormality in the sigmoid colon. Gut 10, 344 (1969).

JANSEN, H.H., KADEN, R.: Die Divertikulose des Dickdarms und ihre Komplikationen. Hess. Ärzteblatt 35, 665 (1974).

KOCH, H., GAIL, K.: Divertikulose-Divertikulitis des Dickdarms aus internistischer Sicht. Fortschr. Med. 89, 1336 (1971).

KOCH, W.: Die Massenblutung aus Divertikeln des Dickdarmes. Med. Welt, N.F., 18, 1543 (1967).

KÖHLER, R.: The incidence of colonic diverticulosis in Finland and Sweden. Acta chir. scand. 126, 148 (1963).

KÜHN, H., BELLMANN, H.: Beitrag zur Ätiologie und Pathogenese der Diverticulosis coli. Zbl. allg. Path. path. Anat. 112, 146 (1969).

KYAW, M.M., HAINES, J.O.: Rectal diverticula. Radiology 100, 283 (1971).

KYLE, J., TINCKLER, A.O., DE BEAUX, L.F., DE BEAUX, J.: Incidence of diverticulitis. Scand. J. Gastroent. 2, 77 (1967).

LEVY, S.B., FITTS, W.T., LENCH, J.B.: Surgical treatment of diverticular disease of the colon. Evaluation of an eleven-year period. Ann. Surg. 166, 947 (1967).

LLOYD-WILLIAMS, K.: Acute solitary ulcers and acute diverticulitis of the caecum and ascending colon. Brit. J. Surg. 47, 351 (1960).

MACBETH, W.A.A., HAWTHORNE, J.H.R.: Intramural ganglia in diverticular disease of the colon. J. clin. Path. 18, 40 (1965).

MADSEN, C.M., THYBO, E.: Urological complications in diverticulitis of the sigmoid colon. Acta chir. scand. 138, 207 (1972).

MANOUSOS, O.N., TRUELOVE, S.C., LUMSDEN, K.: Transit times of food in patients with diverticulosis or irritable colon syndrome and normal subjects. Brit. med. J. 1967 III, 760.

MARCUS, R., WATT, J.: Diverticular disease of the pelvic colon. J. Indian med. Prof. 12, 5468 (1965).

MIELKE, J.E., BECKER, K.L., GROSS, J.B.: Diverticulitis of the colon in a young man with Marfan's syndrome. Associated with carcinoma of the thyroid gland and neurofibromas of the tongue and lips. Gastroenterology 48, 379 (1968).

MING, S.C., FLEISCHNER, F.G.: Diverticulitis of the sigmoid colon: reappraisal of the pathology and pathogenesis. Surgery 58, 627 (1965).

MORSON, B.C.: The muscle abnormality in diverticular disease of the colon. Proc. roy. Soc. Med. 56, 798 (1963).

Morson, B.C.: The muscle abnormality in diverticular disease of the sigmoid colon. Brit. J. Radiol. **36**, 385 (1963).

Morson, B.C.: Pathology of diverticular disease of the colon. Clinics in Gastroenterology **4**, 37 (1975).

Ottenjann, R.: Divertikulose und Divertikulitis des Dickdarms. Münch. med. Wschr. **116**, 1069 (1974).

Painter, N.S., Almeida, A.Z., Colebourne, K.W.: Unprocessed bran in treatment of diverticular disease of the colon. Brit. med. J. **1972 II**, 137.

Painter, N.S., Burkitt, D.P.: Diverticular disease of the colon: A deficiency disease of western civilization. Brit. med. J. **1971 II**, 450.

Painter, N.S., Burkitt, D.P.: Diverticular disease of the colon, a 20th century problem. Clinics in Gastroenterology **4**, 3 (1975).

Painter, N.S., Truelove, S.C., Andran, G., Tuckey, M.: Segmentation and the localization of intraluminal pressures in the human colon with special reference to the pathogenesis of colonic diverticula. Gastroenterology **49**, 169 (1965).

Parks, T.G.: Natural history of diverticular disease of the colon. A review of 521 cases. Brit. med. J. **1969 IV**, 639.

Parks, T.G.: Reappraisal of clinical features of diverticular disease of the colon. Brit. med. J. **1969 IV**, 642.

Parks, T.G.: Natural history of diverticular disease of the colon. Clinics in Gastroenterology **4**, 53 (1975).

Paul, D.: Divertikulose und Divertikulitis des Sigma und ihre Komplikationen. Zbl. Chir. **92**, 201 (1967).

Peck, D.A., Waite, V.C.: Diverticular disease of the right colon. Dis. Colon Rect. **11**, 49 (1968).

Perry, P.M., Morson, B.C.: Right-sided diverticulosis of the colon. Brit. J. Surg. **58**, 902 (1971).

Pross, E.: Die rezidivierende Diverticulitis coli — Indikation zur Operation. Z. Gastroent. **9**, 594 (1971).

Pross, E., Kümmerle, F.: Die Kolon-Divertikulits. Dtsch. med. Wschr. **98**, 1108 (1973).

Reichmann, H.R., Watkins, J.B.: Diverticular disease of the colon. J. Amer. med. Ass. **182**, 1023 (1962).

Reifferscheid, M.: Pathogenese der Sigma-Diverticulitis und die Indikation zur Resektionsbehandlung. Langenbecks Arch. klin. Chir. **318**, 134 (1967).

Reifferscheid, M.: Die chirurgische Indikation bei der Behandlung der divertikelbedingten Sigmoiditis. Dtsch. med. Wschr. **92**, 523 (1967).

Riesenfeld, G.: Acute solitary diverticulitis of the cecum. Int. Surg. **49**, 50 (1968).

Rigg, M., Ewing, R.: Current attitudes on diverticulitis with particular reference to colonic bleeding. Arch. Surg. **92**, 321 (1966).

Rodkey, G.V., Welch, C.E.: Diverticulitis of the colon: evolution in concept and therapy (Symposium). Surg. Clin. N. Amer. **45**, 1231 (1965).

Salgado, I., Wlodek, G.K., Mathews, W.H., Robertson, H.R.: Massive hemorrhage due to diverticular disease of the colon. A case illustrating the bleeding point. Canad. J. Surg. **4**, 473 (1961).

Salvati, E., Hyun, B.H., Varga, C.F.: Massive hemorrhage from colonic diverticula caused by arterial erosion: a practical theory of its mechanism and causation. Report of two cases. Dis. Colon Rect. **10**, 129 (1967).

Schellerer, W.: Die Behandlung der Sigmadivertikulitis. Dtsch. med. Wschr. **95**, 590 (1970).

Schreiber, H.W.: Neue Gesichtspunkte zur Divertikulitis des Dickdarms. Dtsch. med. Wschr. **90**, 1998 (1965).

Slack, W.W.: The anatomy, pathology and some clinical features of diverticulosis of the colon. Brit. J. Surg. **50**, 185 (1962).

Slack, W.W.: Bowel muscle in diverticular disease. Gut **7**, 668 (1966).

Small, W.P., Smith, A.N.: Fistula and conditions associated with diverticular disease of the colon. Clinics in Gastroenterology **4**, 171 (1975).

Smiley, D.F.: Perforated sigmoid diverticulitis with spreading peritonitis. Amer. J. Surg. **111**, 431 (1966).

Smith, C.C., Christensen, W.R.: The incidence of colonic diverticulitis. Amer. J. Roentgenol. **82**, 996 (1959).

Speer, Ch.S., Bacon, H.E.: Coexisting diverticular and neoplastic disease of the colon. Surgery **52**, 733 (1962).

Theisinger, W.: Die Diverticulitis des Sigma. Ein klinischer Erfahrungsbericht. Langenbecks Arch. klin. Chir. **319**, 355 (1967).

Valdoni, P.: Operative Behandlung der Diverticulosis und Diverticulitis des Sigma-Colon. Dtsch. med. J. **17**, 341 (1966).

Wallace, R.B., Poticha, S.M., Haber, M.H.: Massive diverticular hemorrhage. Demonstration of the bleeding site. Arch. Surg. **94**, 41 (1967).

Watt, J., Marcus, R.: The pathology of diverticulosis of the antimesenteric intertaenial area of the pelvic colon. J. Path. Bact. (Edinb.) **88**, 97 (1964).

Wigand, H.: Über die Häufigkeit der Dickdarmdivertikel und ihrer entzündlichen Komplikationen. Beitr. path. Anat. **104**, 38 (1940).

Williams, I.: The resemblance of diverticular disease of the colon to a myostatic contracture. Brit. J. Radiol. **38**, 437 (1965).

Williams, I.: Mass movements (mass peristalsis) and diverticular disease of the colon. Brit. J. Radiol. **40**, 2 (1967).

Zdansky, E., Werthemann, A.: Die Entwicklung und der Verlauf der Diverticulitis coli im Röntgenbild und dessen anatomische Grundlagen. Med. Welt 1119 (1965).

Idiopathische muskuläre Sigmastenose

Cassano, C., Torsoli, A.: Idiopathic muscular strictures of the sigmoid colon. Gut **9**, 325 (1968).

Celio, A.: Zur Pathologie der chronischen stenosierenden Diverticulitis coli (sog. Divertikulitistumor). Helv. chir. Acta **19**, 93 (1952).

Morson, B.C.: The muscle abnormality in diverticular disease of the sigmoid colon. Brit. J. Radiol. **36**, 385 (1963).

Otto, H.F., Wolfers, W.: Die idiopathische muskuläre Sigmastenose und ihre Differentialdiagnose. Z. Gastroent. **11**, 711 (1973).

Rösch, W.: Idiopathic muscular stricture of the sigmoid colon simulating carcinoma. Acta hepato-gastroent. **19**, 210 (1972).

Templeton, A.W.: Colon sphincters simulating organic disease. Radiology **75**, 237 (1960).

Myotonia dystrophica

Bertrand, L.: Le mègacolon dans la maladie de Steinert. Rev. Neurol. **81**, 480 (1949).

Bevans, M.: Changes in the musculature of the gastrointestinal tract and in the myocardium in progressive muscular dystrophy. Arch. Path. **40**, 225 (1954).

Chiu, V.S.W., Englert, E.: Gastrointestinal disturbances in myotonia dystrophica. Gastroenterology **42**, 745 (1962).

Goldberg, H.I., Sheft, D.J.: Eosophageal and colon changes in myotonia dystrophica. Gastroenterology **63**, 134 (1972).

Harvey, J.C., Sherbourne, D.H., Siegel, C.I.: Smooth muscle involvement in myotonic dystrophy. Amer. J. Med. **39**, 81 (1965).

Kaufman, K.K., Heckert, E.W.: Dystrophia myotonica with associated sprue-like symptoms. Amer. J. Med. **16**, 614 (1954).

Kohn, N.N., Faires, J.S., Rodman, J.: Unusual manifestations due to involvement of involuntary muscle in dystrophia myotonica. New Engl. J. Med. **271**, 1179 (1964).

Kuhn, E., Schneider, V.: Dickdarmanomalien bei autosomalrezessiv vererbter Myotonia congenita. Schweiz. med. Wschr. **98**, 114 (1968).

Lups, S.: Dystrophia myotonica mit Steatorrhoe. Acta med. scand. **106**, 557 (1941).

Pallis, Ch.A., Lewis, P.D.: The neurology of gastrointestinal disease. In: Major problems in neurology, Vol. 3. London-Philadelphia-Toronto: W.B. Saunders Comp. Ltd. 1974.

Schuster, M.M., Tow, D.E., Sherbourne, M.E.: Anal sphincter abnormalities of myotonic dystrophy. Gastroenterology **49**, 641 (1965).

WELCH, J.D., HAASE, G.R., BYNUM, T.E.: Myotonic muscular dystrophy. Systemic manifestations. Arch. intern. Med. **114**, 669 (1964).

Erworbenes Megacolon, Megarectum

CAPLAN, L.H., JACOBSEN, H.G., RUBINSTEIN, B.M., ROTHMAN, M.Z.: Megacolon and volvulus in Parkinson's disease. Radiology **85**, 73 (1965).

FERREIRA-SANTOS, R.: Megacolon and megarectum in Chagas's disease. Proc. roy. Soc. Med. **54**, 1047 (1961).

KÖBERLE, F.: Die Chagaskrankheit. Eine Erkrankung der neurovegetativen Peripherie. Wien. klin. Wschr. **68**, 333 (1956).

KÖBERLE, F.: Die Chagaskrankheit, ihre Pathogenese und ihre Bedeutung als Volksseuche. Z. Tropenmed. Parasit. **10**, 236 (1959).

KÖBERLE, F.: Enteromegaly and cardiomegaly in Changas disease. Gut **4**, 399 (1963).

KUNE, G.A.: Megacolon in adults. Brit. J. Surg. **53**, 199 (1966).

LEE, C.M., BEBB, K.C.: The pathogenesis and clinic management of megacolon with emphasis on the fallacy of the term "idiopathic". Surgery **30**, 1026 (1951).

MARSHAK, R.H., LESTER, L.J., FRIEDMAN, A.J.: Megacolon, a complication of ulcerative colitis. Gastroenterology **16**, 768 (1950).

MCINERNNEY, G.T., SAUER, W.G., BAGGENSTOSS, A.H., HODGSON, J.R.: Fulminanting ulcerative colitis with marked colonic dilation: A clinicopathologic study. Gastroenterology **42**, 244 (1962).

ROBINSON, J.W.L., RAUSIS, C., BASSET, P., MIRKOVITCH, V.: Functional and morphological response of the dog colon to ischaemia. Gut **13**, 775 (1972).

TODD, I.P., PORTER, N.H., MORSEN, B.C.: Chagas disease of the colon and rectum. Gut **10**, 1009 (1969).

WATKINS, G.L., OLIVER, G.A.: Giant megacolon in the insane. Gastroenterology **58**, 718 (1965).

ZIMMERMAN, G.R.: Megacolon from large doses of chlorpromazine. Arch. Path. **74**, 59 (1962).

Bakterien — Ruhr

BADER, R.-E.: Die Bakterienruhr. In: A. GRUMBACH, O. BONIN (Hrsg.), Die Infektionskrankheiten des Menschen und ihre Erreger, 2. Aufl., Bd. I, S. 794. Stuttgart: Thieme 1969.

CLAUBERG, K.W.: Infektionen durch Bakterien der Ruhrgruppe. In: E. GUNDEL (Hrsg.), Die ansteckenden Krankheiten. Leipzig: Thieme 1942.

FISCHER, W.: Ruhr und asiatische Cholera. In: F. HENKE, O. LUBARSCH (Hrsg.), Handbuch der speziellen pathologischen Anatomie und Histologie, Bd. IV/3: Verdauungsschlauch, S. 417. Berlin: Springer 1929.

FLEXNER, S.: The etiology of tropical dysentery. Zbl. Bakt., I. Abt. Orig. **28**, 625 (1900).

HOFF, F.: Mit- und Nacherkrankungen der Ruhr. Dtsch. Mil. Arzt **1940**, 189.

HOFF, F.: Beobachtungen bei der Ruhr in Sowjetrußland. Münch. med. Wschr. **1942**, 1049.

HOLLER, G.: Erfahrungen über Bazillenruhr. Berlin-Wien: Urban & Schwarzenberg 1941.

KLEINMAIER, H.: Bakterienruhr durch Shigella sonnei (Kruse-Sonne-E-Ruhr) in Deutschland 1907–1950. In: E. RODENWALDT (Hrsg.), Welt-Seuchen-Atlas. Hamburg: Falk 1952.

KOLLE-HETSCH, A.: Bakteriologie und Infektionskrankheiten. Berlin-Wien: Urban & Schwarzenberg 1942.

LETTERER, E.: Beiträge zur Pathogenese der Bacillenruhr. Virchows Arch. path. Anat. **312**, 673 (1944).

LETTERER, E., SEYBOLD, G.: Untersuchungen mit dem Bingelschen Harnblasenversuch über den Angriffspunkt der Ruhr- und Diphtheriegiftstoffe am Gewebe. Z. Hyg. Infect.-Kr. **129**, 466 (1949).

MANSON-BAHR, P.H.: The dysenteric disorders: The diagnosis and treatment of dysentery, sprue, colitis and other diarrhoeas in general practice, 2nd edit. London: Cassell & Co. Ltd. 1943.

NEUHOLD, R.: Untersuchungsergebnisse bei an Ruhr während der Epidemie von 1945 im Allgemeinen Krankenhaus in Wien Verstorbener. Klin. Med. (Wien) **2**, 116 (1947).

OGAWA, H., TAKAHASHI, R., HONJO, S., TAKASAKA, M., FUJIWARA, T., ANDO, K., NAKAGAWA, M., MUTO, T., IMAIZUMI, K.: Shigellosis in cynomolgus monkeys (Macaca irus). III. Histopathological studies on natural and experimental shigellosis. Jap. J. med. Sci. Biol. **17**, 321 (1964).

RACZ, P., TENNER, K., LENNERT, K., SERENY, B.: Zur Morphologie und Pathogenese der menschlichen Bazillenruhr. Bericht über drei Autopsien. Virchows Arch. Abt. A Path. Anat. **358**, 309 (1973).

RACZ, P., TENNER, K., MERÖ, E.: Experimental Listeria enteritis. I. An electron microscopic study of the epithelial phase in experimental Listeria infection. Lab. Invest. **26**, 6 (1972).

ROEMHELD, L.: Die Bacillenruhr. Stuttgart: Thieme 1949.

ROUT, W.R., FORMAL, S.B., GIANNELLA, R.A., DAMMIN, G.J.: Pathophysiology of Shigella diarrhea in the Rhesus Monkey: intestinal transport, morphological and bacteriological studies. Gastroenterology **68**, 270 (1975).

SCHMITZ, K.E.F.: Ein neuer Typus aus der Gruppe der Ruhrbazillen als Erreger einer größeren Epidemie. Z. Hyg. Infekt.-Kr. **84**, 449 (1917).

SEELIGER, H.: Geographische Verbreitung der Shiga-Kruse-Dysenterie (Bakterienruhr durch Shigella dysenteriae 1) im Rahmen der bakteriellen Ruhrerkrankungen in Europa 1900–1950. In: E. RODENWALDT (Hrsg.), Welt-Seuchen-Atlas. Hamburg: Falk 1952.

SERENY, B.: Keratoconjunctivitis shigellosa. Acta microbiol. Acad. Sci. hung. **2**, 293 (1955).

SERENY, B.: Experimental keratoconjunctivitis shigellosa. Acta microbiol. Acad. Sci. hung. **4**, 367 (1957).

SHIGA, K.: Über den Erreger der Dysenterie in Japan. Zbl. Bakt., I. Abt. Orig. **23**, 599 (1898).

TAKEUCHI, A.: Electron microscope studies of experimental salmonella infection. I. Penetration into the intestinal epithelium by Salmonella typhimurium. Amer. J. Path. **50**, 109 (1967).

TAKEUCHI, A., FORMAL, S.B., SPRINZ, H.: Experimental acute colitis in the rhesus monkey following peroral infection with Shigella flexneri. An electron microscope study. Amer. J. Path. **52**, 503 (1968).

TAKEUCHI, A., SPRINZ, H.: Electron-microscope studies of experimental Salmonella infection in the preconditioned guinea pig. II. Response of the intestinal mucosa to the invasion by Salmonella typhimurium. Amer. J. Path. **51**, 137 (1967).

WALTHER, G.: Zur Frage der Exsikkose bei Ruhr. Münch. med. Wschr. **1942**, 1053.

WALTHER, G.: Bacillenruhr. In: G.v. BERGMANN, W. FREY, H. SCHWIEGK (Hrsg.), Handbuch der inneren Medizin, Bd. I/2. Berlin-Göttingen-Heidelberg: Springer 1952.

WESSEL, W., RACZ, P.: Elektronenmikroskopische Untersuchungen der Cornea bei experimenteller Shigellen-Keratitis. Virchows Arch. path. Anat. **342**, 109 (1967).

Tuberkulose

AMERSON, J.R., MARTIN, J.D.: Tuberculosis of the alimentary tract. Amer. J. Surg. **107**, 340 (1964).

BARSON, A.J., KIRK, R.S.: Colonic tuberculosis with carcinoma. J. Path. **101**, 289 (1970).

BENTLEY, G., WEBSTER, J.H.H.: Gastrointestinal tuberculosis, a 10 year review. Brit. J. Surg. **54**, 90 (1967).

BHANSALI, S.K.: Tuberculosis of colon. J. postgrad. Med. **14**, 121 (1968).

DAUTZENBERG, A.: Ein Zökumkarzinom auf dem Boden einer Tuberkulose. Zbl. Chir. **77**, 571 (1952).

DINNER, M.: Tuberculosis of the gastro-intestinal tract in the non-white population of the Transvaal. S. Afr. J. Surg. **3**, 97 (1965).

GEFEL, A., PRUZANSKI, W., ALTMAN, R.: The clinical picture and rare variants of primary gastro-intestinal tuberculosis. Gastroenterologia (Basel) **99**, 359 (1963).

GRAY, B.K., LOCKHART-MUMMERY, H.E., MORSON, B.C.: Crohn's disease of the anal region. Gut **6**, 515 (1965).

HAMANDI, W.J., THAMER, M.A.: Tuberculosis of the bowel in Iraq. A study of 86 cases. Dis. Colon Rect. **8**, 158 (1965).

HAWLEY, P.R., WOLFE, H.R.I., FULLERTON, J.M.: Hypertrophic tuberculosis of the rectum. Gut **9**, 461 (1968).

KOSANOVIC, B., DJORDJEVIC, Z.: Case of cancer and tuberculosis of the caecum treated with right hemicolectomy. Srp. arh. celok. lek. **83**, 1172 (1955).

KRAUSPE, C.: Entzündliche Erkrankungen des Dickdarmes. Langenbecks Arch. klin. Chir. **319**, 309 (1967).

LOGAN, V.ST.C.D.: Anorectal tuberculosis. Proc. roy. Soc. Med. **62**, 1227 (1969).

MISIUNA, P., CZARKOWSKA, D.: Case of coexisting carcinoma and tuberculosis of the large intestine. Wiad. Lek. **18**, 1613 (1965).

MITCHELL, R.S., BRISTOL, L.J.: Intestinal tuberculosis: an analysis of 346 cases diagnosed by routine intestinal radiography on 5,529 admissions for pulmonary tuberculosis 1924–49. Amer. J. med. Sci. **227**, 241 (1954).

MORSON, B.C.: Pathologisch-anatomische Veränderungen des Dickdarmes und der Analregion bei Crohnscher Erkrankung. Z. Gastroent. **11**, 255 (1964).

NEED, R.L., BEHNKE, R.H.: Tuberculous ulcers of the distal colon. Amer. Rev. resp. Dis. **88**, 69 (1963).

RHOADES, E.R., KLEIN, L.J., WELSH, J.D.: A case of probable tuberculosis of the distal colon. Gastroenterology **38**, 654 (1960).

SCHUURMANS-STEKHOVEN, J.H.A.: Tuberculous enterocolitis. S. Afr. med. J. **39**, 1199 (1965).

STOCK, F.E., LI, F.W.P.: Granulomas of the large bowel simulating malignant disease. Brit. J. Surg. **51**, 898 (1964).

TANDON, H.D., PRAKASH, A., RAO, V.B., PRAKASH, O., NAIR, S.K.: Ulceroconstrictive disorders of the intestine in Northern India: a pathologic study. Indian J. med. Res. **54**, 129 (1966).

UKIL, A.C.: Early diagnosis and treatment of intestinal tuberculosis. Indian med. Gaz. **77**, 613 (1942).

WALKER DAVIS, J.: Hyperplastic tuberculosis of the rectum. Amer. J. Surg. **93**, 490 (1957).

Venerische Erkrankungen

ANNAMUNTHODO, H.: Rectal lymphogranuloma venerum in Jamaica. Ann. roy. Coll. Surg. Engl. **29**, 141 (1961).

BENSAUDE, R., LAMBLING, A.: Discussion on the aetiology and treatment of fibrous stricture of the rectum (including lymphogranuloma inguinale). Proc. roy. Soc. Med. **29**, 1441 (1936).

BIZZA, P.: Angeborene Darmgummata. Ref. Zbl. allg. Path. path. Anat. **80**, 411 (1943).

BONNE, C.: Erworbene Dünndarmsyphilis. Virchows Arch. path. Anat. **279**, 753 (1931).

CHIARI, H., ZEITLHOFER, J.: Pathologische Anatomie der Syphilis. In: J. JADASSOHN (Hrsg.), Handbuch der Haut- und Geschlechtskrankheiten, Bd. VI/2, S. 260. Berlin-Göttingen-Heidelberg: Springer 1962.

FABER, V.: Erworbene Dickdarmsyphilis. Virchows Arch. path. Anat. **303**, 406 (1939).

FRAENKEL, E.: Erworbene Dünndarmsyphilis. Virchows Arch. path. Anat. **199**, 131 (1910).

GORDON, F.B.: Die Chlamydien (Psittakose, Lymphogranuloma venereum, Trachom). In: A. GRUMBACH, O. BONIN (Hrsg.), Die Infektionskrankheiten des Menschen und ihrer Erreger, 2. Aufl., Bd. II, S. 1293. Stuttgart: Thieme 1969.

HAWE, P.: Fibrous stricture of the rectum due to lymphogranuloma venereum. Proc. roy. Soc. Med. **44**, 426 (1951).

KERNAU, TH.: Über einen Fall von angeborener Syphilis des Darmes. Zbl. allg. Path. path. Anat. **64**, 5 (1935/36).

LEVIN, I., ROMANO, S., STEINBERG, M., WELSH, R.A.: Lymphogranuloma venereum: rectal stricture and carcinoma. Dis. Colon Rect. **7**, 129 (1964).

MARINO, A.W.M.: Proctologic lesions observed in male homosexuals. Dis. Colon Rect. **7**, 121 (1964).

MILES, R.P.M.: Rectal lymphogranuloma venereum. Brit. J. Surg. **45**, 180 (1957).

MILLER, H.: Lymphogranuloma venereum and other inflammatory rectal strictures. Amer. J. Proctol. **16**, 291 (1965).

MORSON, B.C.: Anorectal veneral disease. Proc. roy. Soc. Med. **57**, 179 (1964).

MOULDER, J.W.: The Psittacosis group as bacteria. New York: Wiley 1964.

NICOL, C.S.: Some aspects of gonorrhoea in the female—with special reference to infection of the rectum. Brit. J. vener. Dis. **24**, 26 (1948).

NISHIKAWA, K.: Über die erworbene Syphilis des Darmes. Arch. Derm. **153**, 539 (1927).

OBERNDORFER, S.: Über die viscerale Form der congenitalen Syphilis mit spezieller Berücksichtigung des Magendarmtraktes. Virchows Arch. path. Anat. **159**, 179 (1900).

PAGE, L.A.: Revision of the family Chlamydiaceae rake (Rickettsiales): unification of the Psittacosis-Lymphogranuloma venereum-Trachoma group of organisms in the genus Chlamydia Jonas, Rake, and Stearns, 1945. Int. J. syst. Bact. **16**, 223 (1966).

PAGE, L.A.: Interspecies transfer of Psittacosis-LGV-Trachoma agents: pathogenicity of two avian and two mammalien strains for eight species of birds and mammals. Amer. J. vet. Res. **27**, 397 (1966).

SAAD, E.A., DeGOUVEIA, O.F., FILHO, P.D., TEIXEIRA, D., PEREIRA, A.A., ERTHAL, A.: Ano-rectal-colonic lymphogranuloma venereum. Gastroenterologia (Basel) **97**, 89 (1962).

SCHMIDT, R.: Beitrag zur Kenntnis der erworbenen Syphilis des Dünndarms. Bruns' Beitr. klin. Chir. **126**, 321 (1922).

SCHNEIDER, P.: Über Organveränderungen bei angeborener Syphilis. Verh. dtsch. Ges. Path. **23**, 177 (1928).

SEMENIUS, B.: Primary syphilis of the anorectal region. Dis. Colon Rect. **11**, 462 (1968).

SIEGMUND, H.: Spezifische Entzündungen des Darmrohres. In: F. HENKE, O. LUBARSCH (Hrsg.), Handbuch der speziellen pathologischen Anatomie und Histologie, Bd. IV/3: Verdauungsschlauch, S. 371. Berlin: Springer 1929.

SMITH, D.: Infectious syphilis of the rectum. Report of a case. Dis. Colon Rect. **8**, 57 (1965).

THOMSON, O.: Studien über die durch angeborene Syphilis bei Foeten und Neugeborenen verursachten pathologischen Veränderungen. Kopenhagen: Lund 1912.

TUTTLE, H.K.: Syphilis of the jejunum. Surg. Gynec. Obstet. **55**, 518 (1932).

WARSTAD, G.: Zur Histologie der congenitalen Dünndarmsyphilis. Virchows Arch. path. Anat. **212**, 195 (1913).

WELLS, B.T., KIERLAND, R.R., JACKMAN, R.J.: Rectal chancre. Report of a case. Arch. Derm. **79**, 719 (1959).

Aktinomycose, Mycosen, parasitäre Erkrankungen

AREAN, V.M.: Schistosomiasis. A clinicopathologic evaluation. Path. Annual **1**, 68 (1966).

BANK, S., BURNS, D.G., MARKS, I.N., STEIN, D.: The clinical spectrum of amoebic colitis. S. Afr. med. J. **45**, 219 (1971).

BANK, S., TREY, C., GANS, I., MARKS, I.N., GROLL, A.: Histoplasmosis of the small bowel with "giant" intestinal villi and secondary protein-losing enteropathy. Amer. J. Med. **39**, 492 (1965).

BECK, O.A.: Aktinomykose der Leber. Acta hepato-gastroent. **19**, 430 (1972).

BERSACK, S.R., HOWE, J.S., RABSON, A.S.: Inflammatory pseudo-polyposis of the small and large intestines with the Peutz-Jeghers syndrome in a case of diffuse histoplasmosis. Amer. J. Roentgenol. **80**, 73 (1958).

BOLLINGER, D.: Über eine neue Pilzkrankheit beim Rind. Dtsch. Z. Tiermed. **3**, 334 (1877).

BOONE, W.T., ALLISON, F.: Histoplasmosis. Amer. J. Med. **46**, 818 (1969).

BRANDBORG, L.L., GOLDBERG, S.B., BREIDENBACH, W.C.: Human Coccidiosis a possible cause of malabsorption. The life cycle in small-bowel mucosal biopsies as a diagnostic feature. New Engl. J. Med. **283**, 1306 (1970).

BUCHANAN, B.B., PINE, L.: Characterization of a propionic acid producing actinomycete, actinomyces proprionicus Sp. nov. J. gen. Microbiol. **28**, 305 (1962).

CANDREVIOTIS, N.: Chronische nicht suppurative (bzw. nicht ulzerierende) Amöbiase und ihre Pathogenese. Zbl. allg. Path. path. Anat. **104**, 267 (1963).

COLLINS, D.C.: Histoplasmosis is a common disease of the colo-rectum. Amer. J. Proctol. **16**, 219 (1965).

CUMMINS, C.S.: Chemical composition and antigenic structure of cell wall of corynebacterium, mycobacterium, nocardia, actinomyces and arthrobacter. J. gen. Microbiol. **28**, 35 (1962).

CUMMINS, C.S., HARRIS, H.: A comparison of cell wall composition in nocardia, actinomyces, myobacterium and proprionibacterium. J. gen. Microbiol. **14**, 583 (1956).

CUMMINS, C.S., HARRIS, H.: Studies on the cell-wall composition and taxonomy of actinomycetales and related groups. J. gen. Microbiol. **18**, 173 (1958).

DARLING, S.T.: A protozoan general infection producing pseudotubercles in lungs and focal necrosis in liver, spleen, and lymph nodes. J. Amer. med. Ass. **46**, 1283 (1906).

DARLING, S.T.: Notes on histoplasmosis—a fatal disorder met with in tropical America. Maryland med. J. **50**, 125 (1907).

DONNELLY, W.H., YUNIS, E.J.: The ultrastructure of Coccidioides immitis. Study of a human infection. Arch. Path. **98**, 227 (1974).

DOXIADES, TH.: The significance of amoebiasis. Amer. J. Proctol. **17**, 29 (1966).

DUBOIS, A., VANBREUSEGHEM, R.: L'histoplasmose africaine. Bull. Acad. roy. Med. Belg., Ser. 6, **17**, 551 (1952).

EDINGTON, G.M.: African histoplasmosis (Part 1). In: E. UEHLINGER (Hrsg.), Handbuch der speziellen pathologischen Anatomie und Histologie, Bd. III/5: The pathologic anatomy of mycoses, S. 131. Berlin-Heidelberg-New York: Springer 1971.

FISCHER, O.: Chronische Amoebeninfektion. Krankheitsbild und Folgen bei Rückkehrern aus warmen Ländern. Münch. med. Wschr. **107**, 2363 (1965).

GEORG, L.K., ROBERTSTAD, G.W., BRINKMAN, S.A., HICKLIN, M.D.: A new pathogenic anaerobic actinomyces species. J. infect. Dis. **115**, 88 (1965).

GRIFFIN, J.L., JUNIPER, K.: Ultrastructure of Entamoeba histolytica from human amebic dysentery. Arch. Path. **21**, 271 (1971).

ISRAEL, J.: Neue Beobachtungen auf dem Gebiet der Mykosen des Menschen. Virchows Arch. path. Anat. **74**, 15 (1878).

JANTSCHEW, W.G.: Über die primäre Aktinomykose des Mastdarms. Kasuistischer Beitrag. Z. ges. inn. Med. **16**, 476 (1961).

JUNIPER, K.: Parasitic diseases of the intestinal tract. In: M. PAULSON (edit.), Gastroenterologic medicine. Philadelphia: Lea and Febiger 1969.

KIRK, M.E., LOUGH, J., WARNER, H.A.: Histoplasma colitis: an electron microscopic study. Gastroenterology **61**, 46 (1971).

LENTZE, F.: Die Aktinomykose und die Nocardiosen. In: A. GRUMBACH, O. BONIN (Hrsg.), Die Infektionskrankheiten des Menschen und ihre Erreger, 2. Aufl., Bd. I, S. 954. Stuttgart: Thieme 1969.

MACHAFFIE, R.A., ZAAYER, R.L., SAICHEK, H., SCIORTINO, A.L.: Unusual case of actinomycosis manifested as abdominal wall abscess. Gastroenterology **33**, 830 (1957).

McCAREY, A.G.: Balantidiasis in South Persia. Brit. med. J. **1952** I, 629.

MILLER, A.A., PECK, C.R.: Balantidial dysentery. Brit. med. J. **1948** I, 448.

MILLER, A.G.: Actinomycosis of the colon: case report. Dis. Colon Rect. **7**, 207 (1964).

MOODIE, R.L.: Paleopathology. University of Illinois Press 1923.

MORSON, B.C.: Primary actinomycosis of the rectum. Proc. roy. Soc. Med. **54**, 723 (1961).

NAESLUND, C.: Studies of actinomyces from the oral cavity. Acta path. microbiol. scand. **2**, 110 (1925).

NAESLUND, C.: Experimentelle Studien über die Aetiologie und Pathogenese der Aktinomycose. Acta path. microbiol. scand., Suppl. **VI**, 1 (1931).

PARSONS, R.M., ZARAFONETIS, C.J.C.: Histoplasmosis in man. Arch. intern. Med. **75**, 1 (1945).

PEREZ, C.A., STURIM, H.S., KOUCHOUKOS, N.T., KAMBERG, S.: Some clinical and radiographic features of gastrointestinal histoplasmosis. Radiology **86**, 482 (1966).

PITTMAN, F.E., EL-HASHIMI, W.K., PITTMAN, J.C.: Studies of human amebiasis. I. Clinical and laboratory findings in eight cases of acute amebic colitis. Gastroenterology **65**, 581 (1973).

PITTMAN, F.E., EL-HASHIMI, W.K., PITTMAN, J.C.: Studies of human amebiasis. II. Light and electronmicroscopic observations of colonic mucosa and exudate in acute amebic colitis. Gastroenterology 65, 588 (1973).

POWERS, P.W., KRAMER, S.G., DRAKE, W.L.: Actinomycosis of the sigmoid colon. Amer. J. Surg. 102, 713 (1961).

PRATHAP, K., GLIMAN, R.: The histopathology of acute intestinal amebiasis. A rectal biopsy study. Amer. J. Path. 60, 229 (1970).

SCHWARZ, J.: Histoplasmosis. In: E. UEHLINGER (Hrsg.), Handbuch der speziellen pathologischen Anatomie und Histologie, Bd. III/5: The pathologic anatomy of mycoses, S. 67. Berlin-Heidelberg-New York: Springer 1971.

SCHWARZ, J.: African Histoplasmosis (Part 2). In: E. UEHLINGER (Hrsg.), Handbuch der speziellen pathologischen Anatomie und Histologie, Bd. III/5: The pathologic anatomy of mycoses, S. 139. Berlin-Heidelberg-New York: Springer 1971.

SEIFERT, G.: Mundhöhle, Mundspeicheldrüsen, Tonsillen und Rachen. In: W. DOERR, E. UEHLINGER (Hrsg.), Spezielle pathologische Anatomie, Bd. 1. Berlin-Heidelberg-New York: Springer 1966.

SHUN-SHIN, M.: Balantidial dysentery in Rodriquez and its treatment with mercury biniodide. Brit. med. J. 1947 II, 417.

SILVERMAN, F.N., SCHWARZ, J., LAHEY, M.E., CARSON, R.P.: Histoplasmosis. Amer. J. Med. 19, 410 (1955).

SLACK, J.M., MOORE, D.W., GERENCSER, M.A.: Use of the fluorescent antibody technique in the diagnosis of actinomycosis. West Va. med. J. 62, 228 (1966).

SPENCER, H.: Other protozoal diseases gaining entry through the bowel. In: W. DOERR, G. SEIFERT, E. UEHLINGER (Hrsg.), Spezielle pathologische Anatomie, Bd. 8, red. by H. SPENCER. Berlin-Heidelberg-New York: Springer 1973.

STEIN, D., BANK, S.: Surgery in amoebic colitis. Gut 11, 941 (1970).

STURIM, H.S., KOUCHOUKOS, N.T., AHLVIN, R.C.: Gastrointestinal manifestations of disseminated histoplasmosis. Amer. J. Surg. 110, 435 (1965).

VANBREUSEGHEM, R.: Histoplasma duboisii and large forms of Histoplasma capsulatum. Mycologia 48, 264 (1956).

WHITAKER, B.L.: Actinomycetes in biopsy material obtained from suture line granulomata following resection of the rectum. Brit. J. Surg. 51, 445 (1964).

WOLFF, M., ISRAEL, J.: Über Reinkultur des Actinomyces und seine Übertragbarkeit auf Tiere. Virchows Arch. path. Anat. 126, 11 (1891).

Colitis ulcerosa

ACHESON, E.D.: On the mortality ascribed to regional enteritis. J. chron. Dis. 10, 481 (1959).

ACHESON, E.D.: An association between ulcerative colitis, regional enteritis, and ankylosing spondylitis. Quart. J. Med., N.S. 29, 489 (1960).

ACHESON, E.D.: Ulcerative colitis and regional enteritis in Jews. Hebren. Med. 59, 133 (1963).

ACHESON, E.D., TRUELOVE, S.C.: Early weanin in the aetiology of ulcerative colitis. A study of feeding in infancy in cases and controls. Brit. med. J. 1961 II, 929.

ADLER, CH.: Cytologische Untersuchungen der Rektumschleimhaut bei aktiver chronischer Colitis ulcerosa unter Berücksichtigung der bioptisch-histologischen und rektoskopischen Befunde. Med. Diss., Hamburg 1972.

ALDER, W., STEIGER, U., FAHRLÄNDER, H.: Spondylarthritis ankylopetiea und Enteritis regionales Crohn. Med. et Hyg. (Genève) 31, 622 (1973).

ALLCHIN, W.H.: Notes on acute extensive ulceration of the colon. Trans. path. Soc. Lond. 36, 199 (1885).

ALMY, T.P., SHERLOCK, P.: Genetic aspects of ulcerative colitis and regional enteritis. Gastroenterology 51, 757 (1966).

ANDERSON, J.R., BUCHANAN, W.W., GOUDIE, R.B.: Autoimmunity: Clinical and experimental. Springfield, Ill.: C.C. Thomas 1967.

ANTHONISEN, P., RIIS, P.: A new diagnostic approach to mucosal inflammation in proctocolitis. Lancet 1961 II, 81.

ARABEHETY, J.T., DOLCINI, H.A., HOJMAN, D., ADELARDI, C.F., STAPLER, N.M.: Correlation between endoscopy, histology, cytology, histochemistry, and enzymology in ulcerative colitis. Amer. J. Proctol. 18, 136 (1967).

ARAJARVI, T., PENTTI, R., ANKEE, M.: Ulcerative colitis in children. A clinical psychological and social follow-up study. Ann. Paediat. Fenn. 8, 1 (1962).

AREND, P., MARTINI, G.A.: Die Colitis ulcerosa (Ätiologie, Klinik und Therapie). Internist (Berl.) 9, 329 (1968).

ASPERGER, H., HOHENAUER, I., WOLF, H.G.: Colitis ulcerosa im Kindesalter. Pädiat. Prax. 4, 341 (1965).

AYLETT, S.: Cancer and ulcerative colitis. Brit. med. J. 1971 II, 203.

BACON, H.E.: Ulcerative colitis. Philadelphia and Montreal: Lippincott 1958.

BAIRD, J.D.B., LAUCHLAN, S.C.: Malignant lymphoma developing in ulcerative enteritis. Canad. J. Surg. 5, 67 (1962).

BAKLIEN, K., BRANDTZAEG, P.: Comparative mapping of the local distribution of immunoglobulin-containing cells in alcerative colitis and Crohn's disease of the colon. Clin. exp. Immunol. 22, 197 (1975).

BANKS, B.M., KLAYMAN, M.J.: Idiopathic ulcerative colitis beginning after the age of fifty. New Engl. J. Med. 249, 91 (1953).

BARGEN, J.A.: Experimental studies on etiology of chronic ulcerative colitis. J. Amer. med. Ass. 83, 332 (1924).

BARGEN, J.A.: The prognosis of carcinoma of the colon associated with chronic ulcerative colitis. Dis. Colon Rect. 4, 1 (1961).

BARGEN, J.A.: Chronic ulcerative colitis: diagnostic and therapeutic problems; a lifelong study. Amer. J. Roentgenol. 99, 5 (1967).

BARGEN, J.A.: Chronic ulcerative colitis: A lifelong study Springfield. Ill.: C.C. Thomas 1969.

BARGEN, J.A., GAGE, R.P.: Carcinoma and ulcerative colitis: Prognosis. Gastroenterology 39, 385 (1960).

BARGEN, J.A., KENNEDY, R.L.: Chronic ulcerative colitis in children. Postgrad. Med. 17, 127 (1955).

BARTELHEIMER, H., LOESCHKE, A., PANNHORST, R., SCHMIDT, B., STEIN, F., ZUSCHNEID, K.: Colica mucosa, Colitis ulcerosa. Dtsch. med. J. 11, 201 (1960).

BEBCHUCK, W., ROGERS, A.G., DOWNEY, J.L.: Chronic ulcerative colitis in a North American Indian. Gastroenterology 40, 138 (1961).

BENDIXEN, G.: Cellular hypersensitivity to components of intestinal mucosa in ulcerative colitis and Crohn's disease. Gut 10, 631 (1969).

BENDIXEN, G.: Cellular hypersensitivity in ulcerative colitis and Crohn's disease. Schweiz. med. Wschr. 101, 698 (1971).

BENSAUDE, A., PORTAL, A., LARRIBAUD, J.: Value of cytodiagnosis in inflammatory lesions of the rectosigmoid area. Arch. Mal. Appar. dig. 53, 215 (1964).

BERANBAUM, S.L., WALDRON, R.J.: Chronic ulcerative colitis. Case report in a newborn infant. Pediatrics 9, 773 (1952).

BERCOVITZ, Z.T., SOMMERS, S.C.: Altered inflammatory reaction in nonspecific ulcerative colitis. Arch. intern. Med. 117, 504 (1966).

BERG, P.A.: Theorien zur Entstehung von Autoimmunkrankheiten. Med. Klin. 68, 1205 (1973).

BILLSON, F.A., DE DOMBAL, F.T., WATKINSON, G., GOLIGHER, J.C.: Ocular complications of ulcerative colitis. Gut 8, 102 (1967).

BINDER, V.: Histochemical studies of the colonic mucosa in ulcerative colitis and other colonic disease. Scand. J. Gastroent. 3, 611 (1968).

BINDER, V., HVIDBERG, E.: Histamine content of rectal mucosa in ulcerative colitis. Gut 8, 24 (1967).

BINDER, V., WEEKE, E., OLSEN, J.H., ANTHONISEN, P., RIIS, P.: A genetic study of ulcerative colitis. Scand. J. Gastroent. 1, 49 (1966).

BIRNBAUM, D., GROEN, J.J., KALLNER, G.: Ulcerative colitis among the ethnic groups in Israel. Arch. intern. Med. 105, 843 (1960).

BLACK, C.E., OGLE, R.S.: Influence of local acidification of tissue bordering cancerous growths. Arch. Path. **46**, 107 (1948).

BLÄKER, F.: Immunologische Faktoren. In: C. KRAUSPE, K. MÜLLER-WIELAND, F. STELZNER (Hrsg.), Colitis ulcerosa und granulomatosa, S. 10. München-Berlin-Wien: Urban & Schwarzenberg 1972.

BLÄKER, F., SCHÄFER, K.-H.: Die unspezifischen Kolitiden im Kindesalter. In: C. KRAUSPE, K. MÜLLER-WIELAND, F. STELZNER (Hrsg.), Colitis ulcerosa und granulomatosa, S. 415. München-Berlin-Wien: Urban & Schwarzenberg 1972.

BLÄKER, F., SCHÄFER, K.-H., WALLIS, H.: Neuere Erkenntnisse über Vorkommen, Ätiologie, Pathogenese und Therapie der Colitis ulcerosa im Kindesalter. (Erste Erfahrungen mit der immunosuppressiven Behandlung.) Mschr. Kinderheilk. **117**, 52 (1969).

BLEIBERG, H., MAINGUET, P., GALAND, P., CHRETIEN, J., DUPONT-MAIRESSE, N.: Cell renewal in the human rectum. In vitro autoradiographic study on active ulcerative colitis. Gastroenterology **58**, 851 (1970).

BOCKUS, H.L., ROTH, J.C.A., BUCHMAN, E., KALSER, M., STAUB, W.R., FINKELSTEIN, A., VALDES-DAPENA, A.: Life history of nonspecific ulcerative colitis relation prognosis to anatomical and clinical varieties. Gastroenterologia (Basel) **86**, 549 (1956).

BODDINGTON, M.M., TRUELOVE, S.C.: Abnormal epithelial cells in ulcerative colitis. Brit. med. J. **1956 II**, 1318.

BONE, F.C., RUFFIN, J.M., BAVLIN, G.J., CASSEL, C.: The clinical course of idiopathic ulcerative colitis. St. med. J. (Bgham, Ala.) **43**, 817 (1950).

BONNEVIE, O., BINDER, V., ANTHONISEN, P., RIIS, P.: The prognosis of ulcerative colitis. Scand. J. Gastroent. **9**, 81 (1974).

BONNEVIE, O., RIIS, P., ANTHONISEN, P.: An epidemiological study of ulcerative colitis in Copenhagen county. Scand. J. Gastroent. **3**, 432 (1968).

BRAHME, F.: Early ulcerative colitis in children and adolescents. Dis. Colon Rect. **10**, 136 (1967).

BRANDTZAEG, P., BAKLIEN, K., FAUSA, O., HUEL, P.S.: Immunohistochemical characterization of local immunoglobulin formation in ulcerative colitis. Gastroenterology **66**, 1123 (1974).

BREGMAN, E., KIRSNER, J.B.: Colon antibodies in ulcerative colitis. J. Lab. clin. Med. **56**, 985 (1960).

BREGMAN, E., KIRSNER, J.B.: Amino acids of colon and rectum. Possible involvement of diaminopimelic acid of intestinal bacteria in antigenity of ulcerative colitis colon. Proc. Soc. exp. Biol. (N.Y.) **118**, 727 (1965).

BROBERGER, O.: Studies of the immunological relationship between the antigens from different organs in human ulcerative colitis. Acta paediat. (Uppsala) **50**, 577 (1961).

BROBERGER, O., LAGERCRANTZ, R.: Ulcerative colitis in childhood and adolescence. Advanc. Pediat. **14**, 9 (1966).

BROBERGER, O., PERLMANN, P.: Autoantibodies in human ulcerative colitis. J. exp. Med. **110**, 657 (1959).

BROBERGER, O., PERLMANN, P.: Demonstration of an epithelial antigen in colon by means of fluorescent antibodies from children with ulcerative colitis. J. exp. Med. **115**, 13 (1962).

BROOKE, B.N., COOKE, W.T.: A diagnostic problem and a therapeutic warning. Lancet **1951 II**, 462.

BROTMAN, M.: Amino acid incorporation into proteins of human normal and ulcerative colitis colonic mucosa. Gut **9**, 527 (1968).

BRUCE, D., COLE, W.H.: Complications of ulcerative colitis. Ann. Surg. **155**, 768 (1962).

BRYK, D., NESCHIS, M.: Acute backwash ileitis after ileoproctostomy for ulcerative colitis. Gastroenterology **48**, 326 (1965).

BÜLBRING, E., GERSHON, M.D.: 5-Hydroxytryptamine participation in the vagal inhibitory innervation of the stomach. J. Physiol. (Lond.) **192**, 823 (1967).

BÜLBRING, E., LIN, R.C.Y.: The effect of intraluminal application of 5-hydroxytryptamine and 5-hydroxytryptophan on peristalsis: the local production of 5-HT and its release in relation to intraluminal pressure and propulsive activity. J. Physiol. (Lond.) **140**, 381 (1958).

BURCH, P.R.J., DE DOMBAL, F.T., WATKINSON, G.: Aetiology of ulcerative colitis. II. A new hypothesis. Gut **10**, 277 (1969).
BURNET, M.: Cellular immunology. Books one and two. Melbourne University Press and Cambridge University Press 1970.
CANDY, A.B., RHODES, J.B., LITTMAN, A., CRANE, R.K.: Significance of lactase deficit in ulcerative colitis. J. Lab. clin. Med. **70**, 279 (1967).
CESNIK, H.: Thymektomie bei Colitis ulcerosa. Vorläufiger Bericht über einen Behandlungsversuch bei 7 Patienten. Langenbecks Arch. klin. Chir. **321**, 86 (1968).
CHALFIN, D., HOLT, P.R.: Lactase deficiency in ulcerative colitis, regional enteritis, and viral hepatitis. Amer. J. dig. Dis., N.S., **12**, 81 (1967).
CLARK, R.L., MUHLETALER, C.A., MARQULIES, ST.I.: Colitic arthritis, clinical and radiographic manifestations. Radiology **101**, 585 (1971).
COOK, M.G., GOLIGHER, J.C.: Carcinoma and epithelial dysplasia complicating ulcerative colitis. Gastroenterology **68**, 1127 (1975).
CORNES, J.S., SMITH, J.C., SOUTHWOOD, W.F.W.: Lymphosarcoma in chronic ulcerative colitis with report of two cases. Brit. J. Surg. **49**, 50 (1961).
COUNSELL, B.: Lesions of the ileum associated with ulcerative colitis. Brit. J. Surg. **44**, 276 (1956).
COUNSELL, P.B., DUKES, C.E.: The association of chronic ulcerative colitis and carcinoma of rectum and colon. Brit. J. Surg. **39**, 485 (1952).
CURTIUS, F.: Die Colitis ulcerosa und ihre konservative Behandlung. Berlin-Göttingen-Heidelberg: Springer 1962.
DALMARK, M.: Plasma radioactivity after rectal instillation of radioiodine-labelled human albumin in normal subjects and in patients with ulcerative colitis. Scand. J. Gastroent. **3**, 490 (1968).
DALY, D.W.: The outcome of surgery for ulcerative colitis. Ann. roy. Coll. Surg. Engl. **42**, 38 (1968).
DAWSON, I.M.P., PRYSE-DAVIES, J.: The development of carcinoma of the large intestine in ulcerative colitis. Brit. J. Surg. **47**, 113 (1959).
DELARUE, J., BUSSON, A.: Les lesions histologiques de la rectocolite mucohemorragique. Gastroenterologia (Basel) **86**, 656 (1956).
DELUCA, V.A., JR., SPIRO, H.M., THAYER, W.R.: Ulcerative colitis and scleroderma. Gastroenterology **49**, 433 (1965).
DEMLING, L.: Entzündliche Erkrankungen des Dickdarmes. Langenbecks Arch. klin. Chir. **319**, 326 (1967).
DEMLING, L., HEGEMANN, G., CLASSEN, M., EMDE, J. v.D.: Die Prognose der Colitis ulcerosa. Dtsch. med. Wschr. **94**, 247 (1969).
DEUCHER, F.: Die Colitis ulcerosa. Ergebn. Chir. Orthop. **39**, 69 (1955).
DEUCHER, F.: Dickdarmchirurgie. In: W. BOECKER (Hrsg.), Dünndarm — Dickdarm. Fünfte Bad Mergentheimer Stoffwechseltagung, S. 168. Stuttgart: Thieme 1969.
DEUCHER, F., MARUOLI, G.P.: Angiographische Bilder bei der Colitis ulcerosa. Gastroenterologia (Basel) **107**, 153 (1967).
DEVROEDE, G.J., DOCKERTY, M.B., SAUER, W.G., JACKMAN, R.J., STICKLER, G.B.: Cancer of the colon in patients with ulcerative colitis since childhood. Canad. J. Surg. **15**, 1 (1972).
DIAZ, R.J., FARMER, R.G., BROWN, CH.H.: Carcinoma of the colon and ulcerative colitis. Amer. J. dig. Dis., N.S. **10**, 643 (1965).
DIENER, E.: The primary immune response and immunological tolerance. In: Handbuch der allgemeinen Pathologie, Bd. VII/3: Immunreaktionen. Berlin-Heidelberg-New York: Springer 1970.
DOLCINI, H., ARABEHTY, J.T., STAPLER, N.M.: Ulcerative colitis. Follow-up of 100 patients, with some comments on the general features of this disease in Argentina. Amer. J. Proctol. **18**, 132 (1967).
DOLLINGER, H.: Rektoskopische Befunde bei der Colitis ulcerosa. Med. Welt **23**, 117 (1972).
DE DOMBAL, F.T., WATTS, J.McK., WATKINSON, G., GOLIGHER, C.: Local complications of ulcerative colitis. Stricture, Pseudopolyps and cancer of the colon and rectum. Amer. J. Proctol. **18**, 198 (1967).

De Dombal, F.T., Burch, P.R.J., Watkinson, G.: Aetiology of ulcerative colitis. I. A review of past and present hypotheses. Gut 10, 270 (1969).

Dombrowski, H.: Die Röntgendiagnostik der entzündlichen Dickdarmerkrankungen. Internist (Berl.) 9, 343 (1968).

Donnellan, W.L.: Early histological changes in ulcerative colitis. A light and electron microscopic study. Gastroenterology 50, 519 (1966).

Donnellan, W.L., Beal, J.M.: Early pathologic changes in ulcerative colitis and their relation to surgical complications. Amer. J. Surg. 111, 10 (1966).

Dudek, B., Spiro, H.M., Thayer, W.R., Jr.: A study of ulcerative colitis and circulating antibodies to milk proteins. Gastroenterology 49, 544 (1965).

Eade, M.N.: Liver diseases in ulcerative colitis. I. Analyses of operative liver biopsy in 138 consecutive patients having colectomy. Ann. intern. Med. 72, 475 (1970).

Edling, N.P., Eklof, O.: Distribution of malignancy in ulcerative colitis. Gastroenterology 41, 465 (1961).

Eidelman, S., Lagunoff, D.: The morphology of the normal human rectal biopsy. Hum. Path. 3, 389 (1972).

Engel, G.L.: Biologic and psychologic feature of the ulcerative colitis patients. Gastroenterology 40, 313 (1961).

Edwards, F.C., Truelove, S.C.: The course and prognosis of ulcerative colitis. III. Complications. Gut 5, 1 (1964).

Evans, J.G., Acheson, E.D.: An epidemiological study of ulcerative colitis and regional enteritis in the Oxford area. Gut 6, 311 (1965).

Evans, J.G., Pollock, D.J.: In-situ and invasive carcinoma of the colon in patients with ulcerative colitis. Gut 13, 566 (1972).

Fahrländer, H.: Colitis ulcerosa. Übersicht an Hand von 172 Fällen. Dtsch. med. Wschr. 91, 1953 (1966).

Fahrländer, H., Shalev, E.: Die Enterocolitis regionales Crohn. Dtsch. med. Wschr. 99, 2207 (1974).

Fahrländer, H., Shalev, E.: Colitis ulcerosa und Enterocolitis regionales Crohn. Dtsch. med. Wschr. 99, 2235 (1974).

Farmer, G.W., Vincent, M.M., Fuccilo, D.A., Horta-Barbosa, L., Ritman, S., Sever, J.L., Gitnick, G.L.: Viral investigations in ulcerative colitis and regional enteritis. Gastroenterology 65, 8 (1973).

Farmer, R.G., Brown, Ch.H.: Ulcerative proctitis: course and prognosis. Gastroenterology 51, 219 (1966).

Farmer, R.G., Brown, Ch.H.: Ulcerative colitis confined to the rectum and sigmoid flexure: report of 124 cases. Dis. Colon Rect. 10, 177 (1967).

Federman, J., Goldstein, M.E., Weingarten, B.: Malignant lymphoma of over fifteen year's duration masquerading as ulcerative colitis. Amer. J. Roentgenol. 89, 771 (1963).

Felsen, J., Wolarsky, W.: Chronic ulcerative colitis and carcinoma. Arch. intern. Med. 84, 293 (1949).

Fenessy, J.B., Sparberg, M.B., Kirsner, J.B.: Radiological findings in carcinoma of the colon, complicating chronic ulcerative colitis. Gut 9, 388a (1968).

Fenoglio, C.M., Pascal, R.R.: Adenomatous epithelium, intraepithelial anaplasia, and invasive carcinoma in ulcerative colitis. Dig. Dis. 18, 556 (1973).

Finch, S.M., Hess, J.H.: Ulcerative colitis in children. Amer. J. Psychiat. 118, 819 (1962).

Finkelstein, L.Sh., Finkelstein, A., Stein, G.N.: Carcinoma complicating chronic ulcerative colitis. West. J. Surg. 68, 112 (1960).

Fonkalsrud, E.W., Barker, W.F.: Ulcerative colitis in infancy. Surgery 54, 819 (1963).

Frazer, A.C., Hood, C., Davies, A.G., Carter, P.A., Montgomery, R.D., Schneider, R., Goodhart, J.: Carbohydrate intolerance in ulcerative colitis. Lancet 1966 I, 503.

Freyberger, H.: Psychosomatische und psychophysiologische Faktoren. In: C. Krauspe, K. Müller-Wieland, F. Stelzner (Hrsg.), Colitis ulcerosa und granulomatosa, S. 25. München-Berlin-Wien: Urban & Schwarzenberg 1972.

Freyberger, H.: Psychosomatik und Psychotherapie. In: C. Krauspe, K. Müller-Wieland, F. Stelzner (Hrsg.), Colitis ulcerosa und granulomatosa, S. 265. München-Berlin-Wien: Urban & Schwarzenberg 1972.

GALAMBOS, J.T., MASSEY, B.W., KLAYMAN, M.J., KIRSNER, J.B.: Exfoliative cytology in chronic ulcerative colitis. Cancer (Philad.) **9**, 152 (1956).

GALLART-MONES, GALLART-ESQERDO, A.: Anatomia pathologia de la colitis ulcerosa grave. Gastroenterologia (Basel) **86**, 632 (1956).

GAZZANIGA, A.B., GAZZANIGA, D.A.: Carcinoma of the colon. Following chronic ulcerative colitis: report of two unusual cases in brothers. Dis. Colon Rect. **5**, 437 (1962).

GEBBERS, J.-O.: Das Membranverhalten der interepithelialen Lymphozyten des Darmes. Eine elektronenmikroskopische Untersuchung an Rutheniumrot gefärbtem Gewebe. Med. Diss., Hamburg 1973.

GEBBERS, J.-O., OTTO, H.F.: Das Membranverhalten der interepithelialen Lymphozyten des Darmes. Eine elektronenmikroskopische Untersuchung an Ruthenium-Rot gefärbtem Gewebe. Virchows Arch. Abt. A Path. Anat. **361**, 175 (1973).

GEBBERS, J.-O., OTTO, H.F.: Ulcerative colitis in the elderly. Lancet **1975 II**, 714.

GEBBERS, J.-O., OTTO, H.F.: Zur Immunpathogenese der Colitis ulcerosa. Dtsch. med. Wschr. **101**, 2019 (1976).

GELZAYD, E.A., KRAFT, S.C., KIRSNER, J.B.: Distribution of immunoglobulins in human rectal mucosa. I. Normal control subjects. Gastroenterology **54**, 334 (1968).

GELZAYD, E.A., KRAFT, S.C., FITCH, F.W., KIRSNER, J.B.: Distribution of immunoglobulins in human rectal mucosa. II. Ulcerative colitis and abnormal mucosal control subjects. Gastroenterology **54**, 341 (1968).

GHEORGHIU, TH., FROTZ, H.: Colitis ulcerosa. Leber Magen Darm **3**, 187 (1973).

GINSBERG, A.L.: Alterations in immunologic mechanisms in diseases of the gastrointestinal tract. Dig. Dis. **16**, 61 (1971).

GJONE, E., MYREN, J.: Colitis ulcerosa i Norge. Nord. Med. **71**, 143 (1964).

GOLDGRABER, M.B.: Pseudopolyps in ulcerative colitis. Dis. Colon Rect. **8**, 355 (1965).

GOLDGRABER, M.B., HUMPHREYS, E.M., KIRSNER, J.B., PALMER, W.L.: Carcinoma and ulcerative colitis. A clinical pathologic study. III. Survivors. Gastroenterology **36**, 613 (1959).

GOLDGRABER, M.B., KIRSNER, J.B.: The histopathology of the experimental hypersensitive state in the gastrointestinal tract. Arch. intern. Med. **102**, 134 (1958).

GOLDGRABER, M.B., KIRSNER, J.B.: Carcinoma of the colon in ulcerative colitis. Cancer (Philad.) **17**, 657 (1964).

GOLDGRABER, M.B., KIRSNER, J.B., PALMER, W.L.: The histopathology of chronic ulcerative colitis and its pathogenic implications. Gastroenterology **38**, 596 (1960).

GOLIGHER, J.C., DE DOMBAL, F.T., WATTS, J.McK., WATKINSON, G.: Ulcerative colitis. London: Bailliere Tindall & Cassell 1968.

GONZALEZ-LICEA, A., YARDLEY, J.H.: A comparative ultrastructural study of the mucosa in idiopathic ulcerative colitis, shigellosis and other human colonic diseases. Bull. Johns Hopk. Hosp. **118**, 444 (1966).

GORBACH, SH.L., NAHAS, L., PLAUT, A.G., WEINSTEIN, L., PATTERSON, J.F., LEVITAN, R.: Studies of intestinal microflora. V. Fecal microbial ecology in ulcerative colitis and regional enteritis: relationship to severity of disease and chemotherapy. Gastroenterology **54**, 575 (1968).

GRECO, V., LAURO, G., FABBRINI, A., TORSOLI, A.: Histochemistry of the colonic epithelial mucins in normal subjects and in patients with ulcerative colitis. A qualitative and histophotometric investigation. Gut **8**, 491 (1967).

HAKANSON, R.: New aspects of the formation and function of histamine, 5-hydroxytryptamine and dopamine in gastric mucosa. Acta physiol. scand., Suppl. **340**, 35 (1970).

HAMMARSTRØM, S., LAGERCRANTZ, R., PERLMANN, P., GUSTAFSSON, B.E.: Immunological studies in ulcerative colitis. II. "Colon" antigen and human blood group A- and H-like antigens in germ-free rats. J. exp. Med. **122**, 1075 (1965).

HARRISON, W.J.: Autoantibodies against litestinal and gastric mucous cells in ulcerative colitis. Lancet **1965 I**, 1346.

HAVERBACK, B.J., DAVIDSON, J.D.: Serotonin and the gastrointestinal tract. Gastroenterology **35**, 570 (1958).

HAWK, W.A., TURNBULL, R.B.: Primary ulcerative disease of the colon. Gastroenterology **51**, 802 (1966).

HELLEMANS, N.: Toxisches Megakolon bei nekrotisierender Colitis ulcerosa. Gastroenterologia (Basel) **107**, 157 (1967).

HEMMATI, A.: Zur toxischen Dilatation des Colon bei Colitis ulcerosa. Fortschr. Röntgenstr. **102**, 265 (1965).

HENNING, N., WITTE, S.: Atlas der gastroenterologischen Zytodiagnostik. Stuttgart: Thieme 1968.

HERNANDEZ, CL., BUISSON, J., PARTURIER-ALBOT, M.: Valeur critique de l'angiographie dans la rectocolite ulcerohemorrhagique. Actualites hepatogastroenterol. Hotel-Dieu **4**, 233 (1968).

HERTZOG, A.J.: The Paneth cell. Amer. J. Path. **13**, 351 (1937).

HESS, R., WERTHEMANN, A.: Zur Histopathologie der unspezifischen Colitis ulcerosa. Schweiz. Z. Path. Bact. **20**, 69 (1957).

HIATT, R.B., KATZ, L.: Mast cells in inflammatory conditions of the gastrointestinal tract. Amer. J. Gastroent. **37**, 541 (1962).

HICKEY, R.C., TIDRICK, P.T.: Cancer in patients with chronic ulcerative colitis. Cancer (Philad.) **11**, 35 (1958).

HIGHTOWER, N.C., JR., BRODERS, A.C., JR., HAINES, R.D., MCKENNEY, J.F., SOMMERS, A.W.: Chronic ulcerative colitis. II. Complications. Amer. J. dig. Dis. **3**, 861 (1958).

HIJMANS, J.C., ENZER, N.B.: Ulcerative colitis in children. Pediatrics **29**, 389 (1962).

HINTON, J.M.: Carcinoma in ulcerative colitis. Proc. roy. Soc. Med. **59**, 632 (1966).

HOLLMANN, W., SEMMLER, H.: Therapie und Prognose der Colitis ulcerosa. Hippokrates (Stuttg.) **38**, 513 (1967).

HUGHES, E.S.R.: The treatment of ulcerative colitis. Ann. roy. Coll. Surg. Engl. **37**, 191 (1965).

HULTBORN, K.A.: Cancer of the colon and rectum. Acta chir. scand. **7**, 172 (1952).

HULTEN, L., KEWENTER, J., AHREN, C.: Precancer and carcinoma in chronic ulcerative colitis. Scand. J. Gastroent. **7**, 663 (1972).

IVERSEN, E., BONNEVIE, O., ANTHONISEN, P., RIIS, R.: An epidemiological model of ulcerative colitis. Scand. J. Gastroent. **3**, 593 (1968).

JACOBSON, M.A., KIRSNER, J.B.: The basement membrane of the epithelium of the colon and rectum in ulcerative colitis and other diseases. Gastroenterology **30**, 279 (1956).

JALAN, K.N., PRESCOTT, R.J., SIRCUS, W., CARD, W.I., MCMANUS, J.P.A., FALCONER, C.W.A., SMALL, W.P., SMITH, A.N., BRUCE, J.: An experience of ulcerative colitis. II. Short term outcome. Gastroenterology **59**, 589 (1970).

JALAN, K.N., PRESCOTT, R.J., SIRCUS, W., CARD, W.I., MCMANUS, J.P.A., FALCONER, C.W.A., SMALL, W.P., SMITH, A.N., BRUCE, J.: An experience of ulcerative colitis. III. Long term outcome. Gastroenterology **59**, 598 (1970).

JONES, CH.A.: The problem of nonspecific ulcerative colitis in the New Orleans area. Amer. J. Gastroent. **26**, 679 (1956).

KAISER, C.: Das Leber-Colitis-Syndrom. Gastroenterologia (Basel) **105**, 335 (1966).

KALK, H.: Die entzündlichen Dickdarmerkrankungen. Fortschr. Röntgenstr. **54**, 1 (1936).

KANIN, H.J.: Pseudopolyposis and the cancer problem in ulcerative colitis. Amer. J. Gastroent. **43**, 484 (1965).

KANTOR, J.L.: Common affections of the colon. Their origin and their management. Bull. N.Y. Acad. Med. **5**, 757 (1929).

KENT, T.H., AMMON, R.K., DEN BESTEN, L.: Differentiation of ulcerative colitis and regional enteritis of colon. Arch. Path. **89**, 20 (1970).

KIRSNER, J.B.: Ulcerative colitis 1970 — recent developments. Scand. J. Gastroent. **5**, Suppl. **6**, 63 (1970).

KIRSNER, J.B., PALMER, W.L.: Ulcerative colitis. J. Amer. med. Ass. **155**, 341 (1954).

KIRSNER, J.B., SHORTER, R.G. (edit.): Inflammatory bowel disease. Philadelphia: Lea & Febiger 1975.

KIRSNER, J.B., SPENCER, J.A.: Familial occurences of ulcerative colitis, regional enteritis and ileocolitis. Ann. intern. Med. **59**, 133 (1963).

KIRSNER, J.B., RASKIN, H.F., PALMER, W.L.: Ulcerative colitis in children. Amer. J. Dis. Childh. **90**, 141 (1955).

KLESSE, P., KUNTER, W.: Die Colitis ulcerosa aus internistischer Sicht. Pathogenese, Klinik und Therapie. Med. Welt 2817 (1965).

KNILL-JONES, R.P., MORSON, B.C., WILLIAMS, R.W.: Prestomal ileitis: clinical and pathological findings in five cases. Quart. J. Med. **154**, 287 (1970).

KNUDSEN, K.B., SPARBERG, M.: Ulcerative esophagitis and ulcerative colitis. J. Amer. med. Ass. **201**, 140 (1967).

KOFFLER, D., MINKOWITZ, S., ROTHMAN, W., GARLOCK, J.: Immunocytochemical studies in ulcerative colitis and regional ileitis. Amer. J. Path. **41**, 733 (1962).

KORELITZ, B.J.: Ulcerative colitis in children. N.Y. Med. **64**, 1851 (1964).

KORELITZ, B.J.: Ulcerative and granulomatous colitis. In: Disease of the colon and anorectum, 2nd ed., Vol. II. Philadelphia-London-Toronto: W.B. Saunders 1969.

KRAFT, S.C., KIRSNER, J.B.: Present status of immunological mechanisms in ulcerative colitis. Gastroenterology **51**, 788 (1966).

KRAFT, S.C., KIRSNER, J.B.: Immunological apparatus of the gut and inflammatory bowel disease. Gastroenterology **60**, 922 (1971).

KRAUSPE, C.: Entzündliche Erkrankungen des Dickdarmes. Langenbecks Arch. klin. Chir. **319**, 309 (1967).

KRAUSPE, C.: Pathologische Anatomie. In: C. KRAUSPE, K. MÜLLER-WIELAND, F. STELZNER (Hrsg.), Colitis ulcerosa und granulomatosa. München-Berlin-Wien: Urban & Schwarzenberg 1972.

KREYSEL, H.W., GERLACH, M.: Pyoderma gangraenosum — Colitis ulcerosa. Vergleichende pathogenetische Überlegungen. Münch. med. Wschr. **107**, 1042 (1965).

KÜHN, H.A.: Pathogenese und Therapie der Colitis ulcerosa. Therapiewoche **17**, 1014 (1967).

KÜHN, H.A., NÄGELE, E.: Colitis ulcerosa. Ergebn. inn. Med. Kinderheilk., N.F., **25**, 165 (1967).

KÜMMERLE, F.: Colitis ulcerosa aus der Sicht des Chirurgen. Münch. med. Wschr. **108**, 60 (1966).

LAGERCRANTZ, R., HAMMERSTRÖM, S., PERLMANN, P., GUSTAFSSON, B.E.: Immunological studies in ulcerative colitis. III. Incidence of antibodies to colon-antigen in ulcerative colitis and other gastro-intestinal diseases. Clin. exp. Immun. **1**, 263 (1966).

LAUMONIER, R.: Anatomie pathologique des colitis ulcereuses. Sem. Hop. Path. biol. Arch. Anat. path. 169 (1956).

LEHTINEN, M., LEHTINEN, E., NIKKILÄ, E.A.: Microangiopathic hemolytic anemia in ulcerative colitis. Scand. J. Gastroent. **3**, 417 (1968).

LENNARD-JONES, J.E., BARON, J.H., CONNELL, A.M., AVERY-JONES, F.A.: A double blind control trial of prednisone-21-phosphate suppositories in the treatment of idiopathic proctitis. Gut **3**, 207 (1962).

LENNARD-JONES, J.E., COOPER, E.W., NEWELL, A.C., WILSON, C.W.E., AVERY-JONES, F.: Observations on idiopathic proctitis. Gut **3**, 201 (1962).

LENNARD-JONES, J.E., VIVIAN, A.B.: Fulminating ulcerative colitis. Recent experience in management. Brit. med. J. **1960 II**, 96.

LEVINE, M.D., KIRSNER, J.B., KLOTZ, A.P.: A new concept of the pathogenesis of ulcerative colitis. Science **114**, 552 (1951).

LEWIN, K.: The Paneth cell in disease. Gut **10**, 804 (1969).

LEWIN, K.: The Paneth cell in health and disease. Ann. roy. Coll. Surg. Engl. **44**, 23 (1969).

LUMB, G.: Pathology of ulcerative colitis. Gastroenterology **40**, 290 (1961).

LUMB, G., PROTHEROE, R.H.: The early lesions in ulcerative colitis. Gastroenterology **33**, 457 (1957).

LUMB, G., PROTEROE, R.H.: Ulcerative colitis. A pathologic study of 152 surgical specimes. Gastroenterology **34**, 381 (1958).

LUMB, G., RAMSAY, G.S.: Ulcerative colitis with dilatation of the colon. Brit. J. Surg. **43**, 182 (1955).

LYONS, A.S., GARLOCK, J.H.: The relationship of chronic ulcerative colitis to carcinoma. Gastroenterology **18**, 170 (1951).

MacDOUGALL, J.P.M.: The cancer risk in ulcerative colitis. Lancet **1964 II**, 655.

MARATKA, Z., KUDRMANN, J.: Segmental colitis. Concept and classification. In: Z. MARATKA, R. OTTENJANN (edit.), Inflammation in Gut. Esophagitis, duodenitis, segmental colitis. Bibl. gastroent. No. 9, p. 73. Basel-München-Paris-New York: Karger 1970.

MARATKA, Z., WAGNER, V.: Recherche sur les autoanticorps, anticolon au cours de la recto-colite hèmorragique et de diverses affections digestives. Rev. franç. Etud. clin. biol. **6**, 182 (1961).

MARTINI, G.A.: Gastroenterologische Probleme im Jugendalter. Internist (Berl.) **9**, 140 (1968).

MATSUNAGA, F.: Clinical and experimental studies in ulcerative colitis. Jap. Soc. Intern. Med., 57th session, p. 276, 1960.

MCAULEY, R.L., SOMMERS, S.C.: Mast cells in nonspecific ulcerative colitis. Amer. J. dig. Dis., N.S. **6**, 233 (1961).

MCCREADY, F.J., BARGEN, J.A., DOCKERTY, M.B., WAUGH, J.M.: Involvement of the ileum in chronic ulcerative colitis. New Engl. J. Med. **240**, 119 (1949).

MCGOVERN, V.J., ARCHER, G.T.: The pathogenesis of ulcerative colitis. Aust. Ann. Med. **6**, 68 (1957).

MCINERNEY, G.T., SAUER, W.G., BAGGENSTOSS, A.H., HODGSON, J.R.: Fulminating ulcerative colitis with marked colonic dilatation: a clinicopathologic study. Gastroenterology **42**, 244 (1962).

MENDELOFF, A.I., MONK, M., SIEGEL, CH.I., LILIENGELD, A.: Some epidemiological features of ulcerative colitis and regional enteritis. A preliminary report. Gastroenterology **51**, 748 (1966).

MICHENER, W.M., BROWN, C.H., TURNBULL, R.B., JR.: Ulcerative colitis in children. I. Diagnosis. Amer. J. dis. Childh. **108**, 230 (1964).

MILLAR, D.M.: Colitis and antecedent carcinoma. Dis. Colon Rect. **8**, 243 (1965).

MILLAR, D.M.: Kolitis als Folge des Dickdarmkarzinoms. Chir. Prax. **11**, 235 (1967).

MILLER, W.T., DEPOTO, D.W., SCHOLL, H.W., RAFFENSPERGER, E.C.: Evanescent colitis in the young adult: a new entity? Radiology **100**, 71 (1971).

MITSCHKE, H.: Funktionelle Pathomorphologie des gastrointestinalen endokrinen Zellsystems. Physiologie, Cytochemie und Ultrastruktur. Med. Habil-Schrift, Hamburg 1975.

MÖRL, H.: Das postkolitische Karzinom. Z. Gastroent. **2**, 223 (1964).

MÖRL, H.: Beitrag zur Häufigkeit, Ätiologie und Klinik der Colitis ulcerosa. Dtsch. Z. Verdau.- u. Stoffwechselkr. **27**, 27 (1967).

MÖRL, H., DROCHNER, A.: Über die Colitis ulcerosa, Virchows Arch. path. Anat. **337**, 446 (1964).

MONIS, B., MENDELOFF, A.I.: Studies in ulcerative colitis: TPN-linked dehydrogenases and nonspecific esterase in rectal biopsy specimens. Gastroenterology **48**, 173 (1965).

MONTEIRO, E., FOSSEY, J., SHINER, M., DRASAR, B.S., ALLISON, A.C.: Antibacterial antibodies in rectal and colonic mucosa in ulcerative colitis. Lancet **1971 II**, 249.

MORSON, B.C.: Histopathology of ischemic enterocolitis. Proc. roy. Soc. Med. **59**, 889 (1966).

MORSON, B.C.: Muscle abnormality in ulcerative colitis. New Engl. J. Med. **281**, 325 (1969).

MORSON, B.C.: Precancerous conditions of the large bowel. Proc. roy. Soc. Med. **64**, 959 (1971).

MORSON, B.C.: Pathology of ulcerative colitis. Proc. Roy. Soc. Med. **64**, 976 (1971).

MORSON, B.C., DAWSON, I.M.P.: Gastrointestinal pathology. Oxford-London-Edinburgh-Melbourne: Blackwell Scientific Publications 1972.

MORSON, B.C., PANG, L.S.C.: Rectal biopsy as and aid to cancer controll in ulcerative colitis. Gut **8**, 423 (1967).

MOTTET, N.K.: Histopathologic spectrum of regional enteritis and ulcerative colitis. In: Major problems in pathology, Vol. 1. London-Toronto-Philadelphia: W.B. Saunders Comp., Ltd. 1971.

MÜLLER-WIELAND, K.: Leberveränderungen bei Colitis granulomatosa. In: C. KRAUSPE, K. MÜLLER-WIELAND, F. STELZNER (Hrsg.), Colitis ulcerosa und granulomatosa. München-Berlin-Wien: Urban & Schwarzenberg 1972.

MÜLLER-WIELAND, K., REHPENNING, W.: Zur Altersverteilung der Colitis ulcerosa. Z. Gastroent. **11**, 561 (1973).

NEWELL, A.C., JONES, F.A.: Observations on the management of idiopathic proctitis. Proc. roy. Soc. Med. **54**, 431 (1958).

N.N (Leading article): Forms of colitis. Brit. med. J. **1971 IV**, 698.

NORLAND, CH.C., KIRSNER, J.B.: Toxic dilatation of colon (toxic megacolon). Letiology, treatment and prognosis in 42 patients. Medicine (Baltimore) **48**, 229 (1969).

NUGENT, F.W., VEIDENHEIMER, M.C., ZUBERI, S., GARABEDIAN, M.M., PARIKH, N.K.: Clinical course of ulcerative procto-sigmoiditis. Amer. J. dig. Dis. **15**, 321 (1970).

O'CONNOR, J.J.: An electron microscopic study of inflammatory colonic disease. Dis. Colon Rect. **15**, 165 (1972).

ORMEROD, T.P.: Observations on the incidence and cause of anaemia in ulcerative colitis. Gut **8**, 107 (1967).

OTTO, H.F.: Interepitheliale Lymphozyten bei Enteropathien. Z. Gastroent. **10**, 173 (1972).

OTTO, H.F.: The interepithelial lymphocytes of the intestinum. Morphological observations and immunological aspects of intestinal enteropathy. Curr. Top. Path. **57**, 81 (1973).

OTTO, H.F., GEBBERS, J.-O.: Zum Lebensalter korrelierte mikromorphologische Befunde bei Colitis ulcerosa. Verh. dtsch. Ges. Path. **59**, 438 (1975).

OTTO, H.F., GEBBERS, J.-O.: Epitheldysplasien bei Colitis ulcerosa. Histologische Möglichkeiten zur (Früh-)Erfassung der sog. Colitis-Carcinome. Langenbecks Arch. Chir., **341**, 99 (1976).

OTTO, H.F., GEBBERS, J.-O., MÜLLER-WIELAND, K.: Untersuchungen zur Ultrastructurpathologie der Colitis ulcerosa. Virchows Arch. Abt. A Path. Anat. and Histol. **367**, 113 (1975).

OTTO, H.F., WALKE, A.: Über lympho-epitheliale Beziehungen bei Enteropathien. Virchows Arch. Abt. A Path. Anat. **355**, 85 (1972).

PATERSON, J.C., WATSON, S.H.: Paneth cell metaplasia in ulcerative colitis. Amer. J. Path. **38**, 243 (1961).

PENA, A.S., TRUELOVE, S.C.: Hypolactasia and ulcerative colitis. Gastroenterology **64**, 400 (1973).

PERLMANN, P., BROBERGER, O.: Auto-antibodies against antigen derived from colon in the microsomes of regional colonic lymph glands in human ulcerative colitis. Nature (Lond.) **188**, 749 (1960).

PERLMANN, P., BROBERGER, O.: In vitro studies of ulcerative colitis. II. Cytotoxic action of W.B.C. from patients of human fetal colon cells. J. exp. Med. **117**, 717 (1963).

PERLMANN, P., HAMMARSTRÖM, S., LAGERCRANTZ, R., GUSTAFSSON, B.E.: Antigens from germfree rats and antibodies in human ulcerative colitis. Ann. N.Y. Acad. Sci. **124**, 377 (1965).

PERRY, H.O., BRUNSTING, L.A.: Pyoderma gangraenosum. Arch. Derm. Syph. (Chic.) **75**, 380 (1957).

PLATT, J.W., SCHLESINGER, B.E., BENSON, P.F.: Ulcerative colitis in childhood. A study of its natural history. Quart. J. Med., N.S. **29**, 257 (1960).

POLCÂK, J., VOKURKA, V.: Auto-immune reactions in the course of ulcerative colitis. Amer. J. dig. Dis., N.S. **5**, 395 (1960).

POLCÂK, J., VOKURKA, V., SKÀLOVÀ, M.: Immunologische Phänomene in Familien mit Colitis ulcerosa. Gastroenterlogia (Basel) **107**, 164 (1967).

POTET, F., RAMBAUD, J.C., BERNIER, J.J., LAMBLING, A.: Etude anatomo-pathologique d'une variètè de colite grave à lèsions nècrosantes ètendues. Arch. Anat. path. **11**, 67 (1963).

PRÉVÔT, R.: Röntgendiagnostik der ulzerösen Kolitis und der granulomatösen Ileokolitis. In: C. KRAUSPE, K. MÜLLER-WIELAND, F. STELZNER (Hrsg.), Colitis ulcerosa und granulomatosa, S. 343. München-Berlin-Wien: Urban & Schwarzenberg 1972.

PRICE, A.B., MORSON, B.C.: Inflammatory bowel disease. The surgical pathology of Crohn's disease and ulcerative colitis. Hum. Path. **6**, 7 (1975).

RANKIN, J.G., GOULSTON, S.J.M., BODEN, R.W., MORROW, A.W.: Fulminant ulcerative colitis. Quart. J. Med., N.S. **29**, 375 (1960).

REICHENBACH, D.D.: Autopsy incidence of disease among south-western American Indians. Arch. Path. **84**, 81 (1967).

REIFFERSCHEID, M.: Das Spätschicksal der Colitis-ulcerosa-Kranken. Langenbecks Arch. klin. Chir. **293**, 558 (1960).

RICE-OXLEY, J.M., TRUELOVE, S.: Complications of ulcerative colitis. Lancet **1950 I**, 607.

RICKETTS, W.E., BENDIT, E.P., PALMER, W.C.: Chronic nonspecific ulcerative colitis. A roentgenologic study of its course. Gastroenterology 10, 1 (1948).

RIIS, P., VALDORF-HANSEN, F., ANTHONISEN, P.: Cytology of colonic mucosal secretions from patients with non-specific haemorrhagic proctocolitis incomplete clinical remission. Brit. med. J. 1966 I, 712.

ROGÈ, J., MARTIN, E., CAILLET, M., LOYGUE, J.: La dègènèrescence maligne des rectocolites ulcèro-hèmorragiques. Arch. Mal. Appar. dig. 54, 481 (1965).

ROOS, B.: Makrophagen: Herkunft, Entwicklung und Funktion. In: Handbuch der allgemeinen Pathologie, Bd. VII/3: Immunreaktion. Berlin-Heidelberg-New York: Springer 1970.

ROSENDORFF, C., GRIEVE, N.W.T.: Ulcerative oesophagitis in association with ulcerative colitis. Gut 8, 344 (1967).

ROSENQUIST, H., ÖHRLING, H., LANGERCRANTZ, R., EDLING, N.: Ulcerative colitis and carcinoma coli. Lancet 1959 I, 906.

ROTH, J.L.A., VALDES-DAPENA, A., STEIN, G.N., BOCKUS, H.L.: Toxic megacolon in ulcerative colitis. Gastroenterology 37, 239 (1959).

SALEM, S.N., TRUELOVE, S.C., RICHARDS, W.C.D.: Small-intestinal and gastric changes in ulcerative colitis: a biopsy study. Brit. med. J. 1964 I, 394.

SALTZSTEIN, S.L., ROSENBERG, B.F.: Ulcerative colitis of the ileum, and regional enteritis of the colon. A comparative histopathologic study. Amer. J. clin. Path. 40, 610 (1963).

SAMUELSSON, S.-M., WERNER, I.: Milk-induced colitis. Acta med. scand. 180, 145 (1966).

SCHACHTER, H., KIRSNER, J.B.: Definitions of inflammatory bowel disease of unknown etiology. Gastroenterology 68, 591 (1975).

SCHÄFER, K.H., WALLIS, H.: Colitis ulcerosa im Kindesalter. Gastroenterologia 107, 112 (1967).

SHNITKA, T.K.: Current concepts of the pathogenesis and pathology of inflammatory lesions of the intestine. Canad. med. Ass. J. 91, 7 (1964).

SHORTER, R.G., CARDOZA, M., HUIZENGA, K.A., SPENCER, R.J., ReMINE, S.G.: Further studies of in vitro cytotoxicity of lymphocytes for colonic epithelial cells. Gastroenterology 57, 30 (1969).

SHORTER, R.G., CARDOZA, M., ReMINE, S.G., SPENCER, R.J., HUIZENGA, K.A.: Modification of in vitro cytotoxicity of lymphocytes from patients with chronic ulcerative colitis or granulomatous colitis for allogenic colonic epithelial cells. Gastroenterology 58, 692 (1970a).

SHORTER, R.G., HUIZENGA, K.A., ReMINE, S.G., SPENCER, R.J.: Effects of preliminary incubation of lymphocytes with serum on their cytotoxicity for colonic epithelial cells. Gastroenterology 58, 843 (1970b).

SHORTER, R.G., HUIZENGA, K.A., SPENCER, R.J.: Cytophilic antibody and the cytotoxicity of lymphocytes for colonic cells in vitro. Amer. J. dig. Dis. 16, 673 (1971).

SHORTER, R.G., HUIZENGA, K.A., SPENCER, R.J.: A working hypothesis for the etiology and pathogenesis of nonspecific inflammatory bowel disease. Amer. J. dig. Dis. 17, 1024 (1972).

SHORTER, R.G., SPENCER, R.J., HUIZENGA, K.A., HALLENBECK, G.A.: Inhibition of in vitro cytotoxicity of lymphocytes from patients with ulcerative colitis and granulomatous colitis for allogeneic colonic epithelial cells using horse anti-human thymus serum. Gastroenterology 54, 227 (1968).

SINGER, H.C., ANDERSON, I.G.D., FRISCHER, H., KIRSNER, J.B.: Familial aspects of inflammatory bowel disease. Gastroenterology 61, 423 (1971).

SKINNER, J.M., WHITEHEAD, R., PIRIS, J.: Argentaffin cells in ulcerative colitis. Gut 12, 636 (1971).

SLANEY, G., BROOKE, B.N.: Cancer in ulcerative colitis. Lancet 1959 II, 694.

SLEIGHT, D.R., GALPIN, J.E., CONDON, R.E.: Ulcerative colitis in female monozygotic twins and a female sibling. Gastroenterology 61, 507 (1971).

SLOAN, W.P., JR., BARGEN, J.A., GAGE, R.P.: Life histories of patients with chronic ulcerative colitis: a review of 2,000 cases. Gastroenterology 54, 819 (1968).

SOERGEL, K.H.: Colitis ulcerosa eine Autoaggressionskrankheit? Fortschr. Med. 84, 16 (1966).

SOMMERS, S.C.: Mast cells and Paneth cells in ulcerative colitis. Gastroenterology **51**, 841 (1966).

SPARBERG, M., FENNESSY, J., KIRSNER, J.B.: Ulcerative proctitis and mild ulcerative colitis: a study of 220 patients. Medicine (Baltimore) **45**, 391 (1966).

SPJUT, H.J., MARGULIS, A.R.: Micro-angiographic patterns of chronic ulcerative colitis. Dis. Colon Rect. **8**, 215 (1965).

SYMONDS, D.A.: Paneth cell metaplasia in diseases of the colon and rectum. Arch. Path. **97**, 343 (1974).

STEFANI, S., FINK, S.: The ulcerative colitis lymphocyte: Reaction to E. coli o 14 and colon antigens. Scand. J. Gastroent. **2**, 333 (1967).

STELZNER, F.: Die chirurgische Therapie der tiefen und der hohen Colitis ulcerosa unter Berücksichtigung der Crohn'schen Krankheit des Colons. Münch. med. Wschr. **102**, 1630 (1960).

STELZNER, F.: Entzündliche Erkrankungen des Dickdarmes. Langenbecks Arch. klin. Chir. **319**, 333 (1967).

STELZNER, F.: Die Indikation zur chirurgischen Behandlung der Proctocolitis ulcerosa und ihre Ergebnisse. Internist (Berl.) **9**, 353 (1968).

STREICHER, M.H., CATCHPOLE, H.R., LEVI PIRANI, C.: Chronic ulcerative colitis: histochemical studies. Illinois med. J. **110**, 172 (1956).

TAYLOR, K.B., TRUELOVE, S.C.: Circulating antibodies to milk proteins in ulcerative colitis. Brit. med. J. **1961 II**, 924.

TAYLOR, K.B., TRUELOVE, S.C., WRIGHT, R.: Serological reactions to gluten and cow's milk protein in gastrointestinal disease. Gastroenterology **46**, 99 (1964).

TEUSCH, J.V.: Multiple liver absesses complicating non-specific chronic ulcerative colitis. Report of a case. Gastroenterology **20**, 166 (1952).

THAYER, W.R., BOVE, J.R.: Blood groups and ulcerative colitis. Gastroenterology **48**, 326 (1965).

THAYER, W.R., SPIRO, H.M.: Ileitis after ileostomy: prestomal ileitis. Gastroenterology **42**, 547 (1962).

THAYER, W.R., SPIRO, H.M.: Protein abnormalities in ulcerative colitis patients and their families. Gastroenterology **44**, 444 (1963).

THORPE, M.E., SCHEUR, P.J., SHERLOCK, S.: Primary sclerosing cholangitis, the billiary tree, and ulcerative colitis. Gut **8**, 435 (1967).

TRUELOVE, S.C.: Ulcerative colitis provoked by milk. Brit. med. J. **1961 I**, 154.

TRUELOVE, S.C., RICHARDS, W.C.D.: Biopsy studies in ulcerative colitis. Brit. med. J. **1956 II**, 1315.

TRUJILLO, N.P., HALSTEAD, L.S., TICKTIN, H.E.: Chronic ulcerative colitis, xanthomatous biliary cirrhosis and sarcoidosis. Med. Ann. D.C. **36**, 170 (1967).

VERITY, M.A., MELLUNKOFF, S.M., FRANKLAND, M., GREIPEL, M.: Serotonin content and argentaffin and Paneth cell changes in ulcerative colitis. Gastroenterology **43**, 24 (1962).

VITULOVÀ, V., POLĈAK, J.: Befunde am Bewegungsapparat bei Kranken mit ulzeröser Kolitis. Z. Gastroent. **8**, 217 (1970).

WALLGREN, A.: Colitis ulcerosa bei Kindern. Dtsch. med. J. **6**, 45 (1955).

WAREN, K.W., ATHANASSIADES, S., MONGE, J.I.: Primary sclerosing cholangitis. A study of 42 cases. Amer. J. Surg. **111**, 23 (1966).

WARNATZ, H.: Autoimmunerkrankungen des Magen-Darm-Traktes. Schweiz. Rdsch. Med. (Praxis) **60**, 1400 (1971).

WARREN, S., SOMMERS, S.C.: Cicatrizing enteritis (regional ileitis as a pathologic antity). Amer. J. Path. **24**, 352 (1948).

WARREN, S., SOMMER, S.C.: Pathogenesis of ulcerative colitis. Amer. J. Path. **25**, 657 (1949).

WARREN, S., SOMMERS, S.C.: Pathology of regional ileitis and ulcerative colitis. J. Amer. med. Ass. **154**, 189 (1954).

WATKINSON, G.: The medical treatment of ulcerative colitis. Postgrad. med. J. **44**, 696 (1968).

WATKINSON, G.: Colitis ulcerosa. In: L. DEMLING (Hrsg.), Klinische Gastroenterologie, Bd. I, S. 399. Stuttgart: Thieme 1973.

WATKINSON, G., THOMPSON, H., GOLIGHER, J.C.: Right-sided or segmental ulcerative colitis. Brit. J. Surg. **47**, 337 (1960).

WATSON, A.J., ROY, A.D.: Paneth cells in the large intestine in ulcerative colitis. J. Path. Bact. **80**, 309 (1960).

WATSON, D.W.: The lymphocyte and ulcerative colitis. Gastroenterology **56**, 385 (1969).

WATSON, D.W.: Immune response and the gut. Gastroenterology **56**, 944 (1969).

WATSON, D.W.: Ulcerative colitis, autoimmune epiphenomena, and colonic cancer. Cancer (Philad.) **34**, 867 (1974).

WATSON, D.W., BOLT, R.J.: Immune mechanisms and ulcerative colitis. In: Progress in gastroenterology, Vol. I. New York: Grune and Stratton 1968.

WATSON, D.W., QUIGLEY, A., BOLT, R.J.: Effect of lymphocytes from patients with ulcerative colitis on human adult colon epithelial cells. Gastroenterology **51**, 985 (1966).

WATSON, D.W., STYLER, H.J., BOLT, R.J.: The autologous leukocyte skin test in patients with ulcerative colitis. Gastroenterology **49**, 649 (1965).

WATTS, J.McK, DE DOMBAL, F.T., WATKINSON, G., GOLIGHER, J.C.: Early course of ulcerative colitis. Gut **7**, 16 (1966).

WEAKLEY, F.L.: The many faces of "ulcerative colitis". Dis. Colon Rect. **10**, 1 (1967).

WEINER, H.A., LEWIS, CH.M.: Some notes on the epidemiology of nonspecific ulcerative colitis. An apparent increase in incidence in Jews. Amer. J. dig. Dis., N.S. **5**, 406 (1960).

WHANG, R., BOYDEN, G.M., HERRING, E.B., SELTZER, H.S.: Chronic ulcerative colitis, colonic adenocarcinoma and hypoglycemia. Amer. J. dig. Dis., N.S. **16**, 45 (1971).

WIDMAIER, F., HEINKEL, K.: Colitis ulcerosa. Z. Gastroent. **8**, 208 (1970).

WIGLEY, R.D., MACLAURIN, B.P.: A study of ulcerative colitis in New Zealand, showing a low incidence in Maoris. Brit. med. J. **1962 II**, 228.

WILKS, S., MOXON, W.: Lectures on pathological anatomy, 2nd ed. London: J. and A. Churchill Ltd. 1875.

WITTE, S.: Die internistische Therapie des Morbus Crohn und der Colitis ulcerosa. Therapiewoche **23**, 1128 (1973).

WITTE, S., GÖBEL, D.: Zytodiagnostik der Colitis ulcerosa. Leber Magen Darm **3**, 131 (1973).

WITTE, S., HAUGG, J.: Die diagnostischen Aussagemöglichkeiten der Rektumzytologie im Vergleich zur Rektumbiopsie und Rektoskopie. Z. Gastroent. **9**, 229 (1971).

WOLF-JÜRGENSEN, P., ANTHONISEN, P., RIIS, P.: Cutaneous abacterial inflammatory reaction in patients with ulcerative colitis. Gut **4**, 221 (1965).

WRIGHT, R., LUMSDEN, K., LUNTZ, M.H., SEVEL, D., TRUELOVE, S.C.: Abnormalities of the sacro-iliac joints and uveitis in ulcerative colitis. Quart. J. Med., N.S. **34**, 229 (1965).

WRIGHT, R., TRUELOVE, S.C.: Circulating antibodies to dietary proteins in ulcerative colitis. Brit. med. J. **1965 II**, 142.

WRIGHT, R., TRUELOVE, S.C.: Auto-immune reactions in ulcerative colitis. Gut **7**, 32 (1966).

WRIGHT, R., WATKINSON, G.: Articular complications of ulcerative colitis. Amer. J. Proctol. **17**, 107 (1966).

YARDLEY, J.H., KEREN, D.F.: "Precancer" lesions in ulcerative colitis. A retrospective study of rectal biopsy and colectomy specimens. Cancer (Philad.) **34**, 835 (1974).

ZACH, J.: Praktische Zytologie für Internisten. Stuttgart: Thieme 1972.

ZYPEN, E. v.D.: Licht- und elektronenmikroskopische Befunde am vegetativen Nervensystem des Colon bei Colitis ulcerosa des Menschen. Dtsch. Z. Nervenheilk. **187**, 787 (1965).

Colitis granulomatosa Crohn

ALBOT, G., PARTUIER-ALBOT, M., CAMILLERI, J.-P., DIEBOLD, J.: La maladie de Crohn colique. IV. Etude cytologique et ultrastructurale des infiltrats inflammatoires plasmocytaires et èpithèlio-giganto-cellulaires. Sem. Hôp. Paris **46**, 1545 (1970).

ALLEN, A.C.: A unified concept of the vascular pathogenesis of enterocolitis of varied etiology. Amer. J. Gastroent. **55**, 347 (1971).

ALUWIHARE, A.P.R.: The ultrastructure of the colon in Crohn's disease. Proc. roy. Soc. Med. **64**, 162 (1971 a).

ALUWIHARE, A.P.R.: Electron microscopy in Crohn's disease. Gut **12**, 509 (1971 b).

ALUWIHARE, A.P.R.: The electron microscope and Crohn's disease. Clinics in Gastroenterology **1**, 279 (1972).

BLACKBURN, G., HADFIELD, G., HUNT, A.H.: Regional ileitis. St. Bart's Hosp. Rep. **72**, 181 (1939).

BROOKE, B.N.: What is ulcerative colitis? Lancet **1953 I**, 1220.

BROOKE, B.N.: Granulomatous disease of intestine. Lancet **1959 II**, 745.

BUZZARD, A.J., BAKER, W.N.W., NEEDHAM, P.R.G., WARREN, R.E.: Acute toxic dilatation of the colon in Crohn's colitis. Gut **15**, 416 (1974).

CLASSEN, M., RÖSCH, W., HARTWICH, G., FRÜHMORGEN, P., STOCKER, B.: Morbus Crohn: Bedeutung der Biopsie. Münch. med. Wschr. **116**, 187 (1974).

COLP, R.: A case of nonspecific granuloma of the terminal ileum and caecum. Surg. Clin. N. Amer. **14**, 443 (1934).

CORNES, J.S., STECHER, M.: Primary Crohn's disease of the colon and rectum. Gut **2**, 189 (1961).

CROHN, B.B.: Segmental (granulomatous) colitis. A histological survey. In: Z. MARATKA, R. OTTENJANN (edit.), Inflammation in Gut. Esophagitis-duodenitis-segmental colitis, p. 85. Bibl. gastroent. No. 9. Basel-München-Paris-New York: Karger 1970.

CROHN, B.B., YARNIS, H.: Regional ileitis, 2nd ed. New York-London: Grune & Stratton 1958.

DARKE, S.G., PARKS, A.G., GROGONO, J.L., POLLOCK, D.J.: Adenocarcinoma and Crohn's disease: a report of two cases and analysis of the literature. Brit. J. Surg. **60**, 169 (1973).

DONCHESS, J.C., WARREN, S.: Chronic cicatrizing enteritis with involvement of the colon. Arch. Path. **18**, 22 (1934).

DYER, N.H., STANSFIELD, A.G., DAWSON, A.M.: The value of rectal biopsy in the diagnosis of Crohn's disease. Scand. J. Gastroent. **5**, 494 (1970).

ETTINGER, A.: Focal granulomatous colitis. Gastroenterology **58**, 189 (1970).

FARMER, R.G., HAWK, W.A., TURNBULL, R.B.: Regional enteritis of the colon: a clinical and pathologic comparison with ulcerative colitis. Amer. J. dig. Dis., N.S. **13**, 501 (1968).

FARMER, R.G., HAWK, W.H., TURNBULL, R.B.: Clinical patterns in Crohn's disease: a statistical study of 615 cases. Gastroenterology **68**, 627 (1975).

FIELDING, J.F., PRIOR, P., WATERHOUSE, J.A., COOKE, W.T.: Malignancy in Crohn's disease. Scand. J. Gastroent. **7**, 3 (1972).

FLEMING, K.A., POLLOCK, A.C.: A case of "Crohn's carcinoma". Gut **16**, 533 (1975).

FROMM, H., WILSON, F.A., RODGERS, J.B., BALINT, J.A.: Granulomatous bowel (Crohn's) disease. A retrospective study of the course and treatment. Arch. intern. Med. **128**, 739 (1971).

GEFFROY, Y., LAUMONIER, R., MAREL, U., JOUANNEAU, P., BOURREILLE, J., SEGRESTIN, M., FONDIMARE, A., HERNANDEZ, CL., FABLET, J., CAYRON, G.: La maladie de Crohn du colon. Presentation de 4 observations. Arch. franç. Mal. Appar. dig. **56**, 1037 (1967).

GLOOR, F.: Die morphologische Differentialdiagnose der chronischen, unspezifischen, ulzerösen Kolitis. Schweiz. med. Wschr. **101**, 690 (1971).

GOLIGHER, J.C., DE DOMBAL, F.T., BURTON, I.: Crohn's disease with special reference to surgical management. Progr. Surg. **10**, 1 (1972).

GRAY, B.K., LOCKHART-MUMMERY, H.E., MORSON, B.C.: Crohn's disease of the anal region. Gut **6**, 515 (1965).

HADFIELD, G.: Primary histological lesion of regional ileitis. Lancet **1939 II**, 773.

HAWK, W.A., TURNBULL, R.B.: Primary ulcerative disease of the colon. Gastroenterology **51**, 802 (1966).

HAWK, W.A., TURNBULL, R.B., JR., FARMER, R.G.: Regional enteritis of the colon. Distinctive features of the entity. J. Amer. med. Ass. **201**, 738 (1967).

HYWEL, JONES, J.: Colonic cancer in Crohn's disease. Gut **10**, 651 (1969).

JANOWITZ, H.D., PRESENT, D.H.: Granulomatous colitis—pathogenetic concepts. Gastroenterology **51**, 778 (1966).

JAVETT, S.L., BROOKE, B.N.: Acute dilatation of colon in Crohn's disease. Lancet **1970 II**, 126.

JOHANSEN, A.A., AXELSSON, C.: The pathological-anatomical differential diagnosis between morbus Crohn and ulcerative colitis. Acta path. microbiol. scand., Sect. A **78**, 36 (1970).

JONES, J.H., CHAPMAN, M.: Definition of megacolon in colitis. Gut **10**, 562 (1969).

KENT, TH.H., AMMON, R.K., DEN BESTEN, L.: Differentiation of ulcerative colitis and regional enteritis of colon. Arch. Path. **89**, 20 (1970).

KORTING, G.W.: Zur perianalen Erscheinungsweise der Crohnschen Krankheit. Hautarzt **19**, 553 (1968).

KRAUSE, U., BERGMANN, L., NORLEN, B.J.: Crohn's disease: a clinical study based on 186 patients. Scand. J. Gastroent. **6**, 97 (1971).

KRAUSPE, C.: Entzündliche Erkrankungen des Dickdarmes. (Pathologisches Referat.) Langenbecks Arch. klin. Chir. **319**, 309 (1967).

KRAUSPE, C.: Pathologische Anatomie. In: C. KRAUSPE, K. MÜLLER-WIELAND, F. STELZNER (Hrsg.), Colitis ulcerosa und granulomatosa. München-Berlin: Urban & Schwarzenberg 1972.

KYLE, J.: Crohn's disease. London: Heinemann 1972.

LEWIN, K., SWALES, J.D.: Granulomatous colitis and atypical ulcerative colitis. Histological features, behaviour and prognosis. Gastroenterology **50**, 211 (1966).

LOCKHART-MUMMERY, H.E.: Pathologic lesions of the anal region associated with Crohn's disease. Dis. Colon Rect. **8**, 399 (1965).

LOCKHART-MUMMERY, H.E.: Anal lesions of Crohn's disease. Clinics in Gastroenterology **1**, 377 (1972).

LOCKHART-MUMMERY, H.E., MORSON, B.C.: Crohn's disease (regional enteritis) of the large intestine and its distinction from ulcerative colitis. Gut **1**, 87 (1960).

LOCKHART-MUMMERY, H.E., MORSON, B.C.: Crohn's disease of the large intestine. Gut **5**, 493 (1964).

MARATKA, Z., KUBERNATOVA, D., CAPEK, V., KUDRMANN, J.: Regional Colitis (Crohn's disease of the colon). Amer. J. Proctol. **19**, 115 (1968).

MARATKA, Z., KUDRMANN, J.: Segmental colitis. Concept and classification. In: Z. MARATKA, R. OTTENJANN (edit.), Inflammation in Gut. Esophagitis-duodenitis-segmental colitis. Bibl. gastroent. No. 9, p. 73. Basel-München-Paris-New York: Karger 1970.

MARGANOFF, H.: Anorectal lesions associated with granulomatous colitis. Dis. Colon Rect. **9**, 49 (1966).

MARSHAK, R.H., LINDNER, A.E., JANOWITZ, H.D.: Granulomatous ileocolitis. Gut **7**, 258 (1966).

GARITY, W.C., ROSS, J.W., BOBO, E., SCHRODER, J.S., ACHORD, J.L.: Granulomatous colitis. Recent observations. Ann. Surg. **167**, 926 (1968).

MCGOVERN, V.J.: The differential diagnosis of colitis. Path. Annual **4**, 127 (1969).

MCGOVERN, V.J., GOULSTON, S.J.M.: Crohn's disease of the colon. Gut **9**, 164 (1968).

MORSON, B.C.: The muscle adnormality in diverticular disease of the colon. Proc. roy. Soc. Med. **56**, 798 (1963).

MORSON, B.C.: Pathologisch-anatomische Veränderungen des Dickdarmes und der Analregion bei Crohnscher Erkrankung. Z. Gastroent. **2**, 255 (1964).

MORSON, B.C.: Current concepts of colitis. Trans. med. Soc. (Lond.) **86**, 159 (1970).

MORSON, B.C.: Histopathology. In: Skandia international symposia. Regional enteritis (Crohn's disease), p. 15. Stockholm: Nordiska Bokhandelns Förlag 1971.

MORSON, B.C., LOCKHART-MUMMERY, H.E.: Anal lesions in Crohn's disease. Lancet **1959 II**, 1122.

MORSON, B.C., LOCKHART-MUMMERY, H.E.: Crohn's disease of the colon. Gastroenterologia (Basel) **92**, 168 (1959).

PAPP, J.P., POLLARD, H.M.: Toxic dilatation of the colon in granulomatous colitis. Report of 2 cases. Amer. J. dig. Dis. **15**, 1105 (1970).

PATTER, W.N. VAN, BARGEN, J.A., DOCKERTY, M.B., FELDMAN, W.H., MAYO, CH., VAOGH, J.M.: Regional enteritis. Gastroenterology **26**, 347 (1954).

PERRETT, A., TRUELOVE, S., MASSARELLA, G.: Crohn's disease and carcinoma of the colon. Brit. med. J. **1968 II**, 466.

PRÉVÔT, R.: Röntgendiagnostik der ulzerösen Kolitis und der granulomatösen Ileokolitis. In: C. KRAUSPE, K. MÜLLER-WIELAND, F. STELZNER (Hrsg.), Colitis ulcerosa und granulomatosa. München-Berlin: Urban & Schwarzenberg 1972.

PRICE, A.B., MORSON, B.C.: Inflammatory bowel disease. The surgical pathology of Crohn's disease and ulcerative colitis. Hum. Path. 6, 7 (1975).

SCHACHTER, H., GOLDSTEIN, M.J., KIRSNER, J.B.: Toxic dilatation complicating Crohn's disease of the colon. Gastroenterology 53, 136 (1967).

SCHACHTER, H., KIRSNER, J.B.: Definitions of inflammatory bowel disease of unknow etiology. Gastroenterology 68, 591 (1975).

SCHMIDT, G.T., LENNARD-JONES, J.E., MORSON, B.C., YOUNG, A.C.: Crohn's disease of the colon and its distinction from diverticulitis. Gut 9, 7 (1968).

SNELLMAN, B., WESTERHOLM, P.: Crohn's disease of the colon and rectum. Dis. Colon Rect. 9, 427 (1966).

WAGNER, A.: Hauterkrankungen bei Enteritis regionalis (Morbus Crohn). Dtsch. med. Wschr. 96, 1078 (1971).

WARREN, S., SOMMERS, S.C.: Cicatrizing enteritis (regional ileitis) as a pathologic entity. Amer. J. Path. 24, 475 (1948).

WELDON, D.D., SHORTER, R.G., ILSTRUP, D.M., HUIZENGA, K.A., TAYLOR, W.F.: Crohn's disease and cancer. New Engl. J. Med. 289, 1099 (1973).

WELLS, C.: Ulcerative colitis and Crohn's disease. Ann. roy. Coll. Surg. Engl. 11, 105 (1952).

WILLIAMS, W.J.: Histology of Crohn's Syndrome. Gut 5, 510 (1964).

WYATT, A.P.: Regional enteritis leading to carcinoma of the small bowel. Gut 10, 924 (1969).

WYBORN-MASON, R.: Crohn's disease and carcinoma of colon. Brit. med. J. 1968 II, 697.

ZISK, J., SHORE, J.M., ROSOFF, L., FRIEDMAN, N.B.: Regional ileitis complicated by adencarcinoma of the ileum; a report of two cases. Surgery 47, 970 (1960).

Unklassifizierbare Colitis ("Ileocolitis")

ACHESON, E.D.: An association between ulcerative colitis, regional enteritis, and ankylosing spondylitis. Quart. J. Med. 29, 489 (1960).

BROOKE, B.N., COOKE, W.T.: Ulcerative colitis, diagnostic problems and therapeutic warning. Lancet 1951 II, 462.

COOK, M.G., DIXON, M.F.: An analysis of the reliability of derection and diagnostic value of various pathological features in Crohn's disease and ulcerative colitis. Gut 14, 255 (1973).

CROHN, B.B., BERG, A.A.: Right-sided regional colitis. J. Amer. med. Ass. 110, 32 (1938).

GLOTZER, D.J., GARDNER, R.C., GOLDMAN, H., HINRICKS, H.R., ROSEN, H., ZETZEL, L.: Comparative features and course of ulcerative and granulomatous colitis. New Engl. J. Med. 282, 582 (1970).

HYWEL JONES, J., LENNARD-JONES, J.E., MORSON, B.C.: Numerical taxonomy and discriminant analysis applied to non-specific colitis. Quart. J. Med. 42, 715 (1973).

KENT, T.H., AMMON, K.R., DEN BESTEN, L.: Differentiation of ulcerative colitis and regional enteritis of colon. Arch. Path. 89, 20 (1970).

KIRSNER, J.B.: Problems in the differentiation of ulcerative colitis and Crohn's disease of the colon: the need for repeated diagnostic evalution. Gastroenterology 68, 187 (1975).

KRAUSPE, C.: Entzündliche Erkrankungen des Dickdarms (Pathologisches Referat). Langenbecks Arch. klin. Chir. 319, 309 (1967).

KRAUSPE, C.: Pathologische Anatomie. In: C. KRAUSPE, K. MÜLLER-WIELAND, F. STELZNER (Hrsg.), Colitis ulcerosa und granulomatosa. München-Berlin-Wien: Urban & Schwarzenberg 1972.

LEWIS, K., SWALES, J.D.: Granulomatous colitis and atypical ulcerative colitis: histological features, behavior and prognosis. Gastroenterology 50, 211 (1966).

MORSON, B.C.: Pathologisch-anatomische Veränderungen des Dickdarmes und der Analregion bei Crohnscher Erkrankung. Z. Gastroent. **2**, 255 (1964).
MORSON, B.C.: Histopathology of Crohn's disease. Proc. roy. Soc. Med. **61**, 79 (1968).
MORSON, B.C., LOCKHART-MUMMERY, H.E.: Crohn's disease (regional enteritis) of the large intestine and its distinction from ulcerative colitis. Gut **1**, 87 (1960).
NEUMAN, H.W., BARGEN, J.A., JUDD, E.S.: A clinical study of 201 cases of regional colitis. Surg. Gynec. Obstet. **99**, 563 (1954).
SALTZSTEIN, S.L., ROSENBERG, B.F.: Ulcerative colitis of the ileum, and regional enteritis of the colon. A comparative histopathologic study. Amer. J. clin. Path. **40**, 610 (1963).
SCHACHTER, H., KIRSNER, J.B.: Definitions of inflammatory bowel disease of unknown etiology. Gastroenterology **68**, 591 (1975).
STELZNER, F.: Entzündliche Erkrankungen des Dickdarms. Die unspezifische Colitis (Chirurgisches Referat). Langenbecks Arch. klin. Chir. **319**, 333 (1967).
WATKINSON, G., GOLIGHER, J.C.: Segmental ulcerative colitis. Gastroenterologia (Basel) **92**, 157 (1959).

Differentialdiagnose: Colitis ulcerosa—Colitis granulomatosa

ANDERSON, F.H., BOGOCH, A.: Biopsies of large bowel in regional enteritis. Canad. med. Ass. J. **98**, 150 (1968).
BARGEN, J.A.: Chronic ulcerative colitis. A lifelong study. Springfield, Ill.: C.C. Thomas 1969.
BRAHME, F., LINDSTRÖM, C.: A comparative radiographic and pathological study of intestinal vasco-architecture in Crohn's disease and in ulcerative colitis. Gut **11**, 928 (1970).
CLASSEN, M., RÖSCH, W., HARTWICH, G., FRÜHMORGEN, P., STOCKER, B.: Morbus Crohn: Bedeutung der Biopsie. Münch. med. Wschr. **116**, 187 (1974).
COOK, M.G., DIXON, M.F.: An analysis of the reliability of detection and diagnostic value of various pathological features in Crohn's disease and ulcerative colitis. Gut **14**, 255 (1973).
COOKE, W.T., FIELDING, J.F.: Corticosteroid or corticotrophin therapy in Crohn's disease (regional enteritis). Gut **11**, 921 (1970).
DEDOMBAL, F.T., BURTON, I.C., GOLIGHER, I.C.: Recurrence of Crohn's disease after primary excisional surgery. Gut **12**, 519 (1971).
DEDOMBAL, F.T., BURTON, I.C., GOLIGHER, I.C.: The early and late results of surgical treatment of Crohn's disease. Brit. J. Surg. **58**, 805 (1971).
DYER, N.H., STANSFELD, A.G., DAWSON, A.M.: The value of rectal biopsy in the diagnosis of Crohn's disease. Scand. J. Gastroent. **5**, 491 (1970).
FAHRLÄNDER, H., SHALEV, E.: Die Enterocolitis regionalis Crohn. Eine Verlaufs- und Vergleichsstudie anhand von 182 Patienten. Dtsch. med. Wschr. **99**, 2207 (1974).
FAHRLÄNDER, H., SHALEV, E.: Colitis ulcerosa und Enterocolitis regionalis Crohn. Dtsch. med. Wschr. **99**, 2235 (1974).
FARMER, R.G., HAWK, W.A., TURNBULL, R.B.: The clinical differentiation of transmural (regional) colitis from chronic ulcerative colitis. Bibl. gastroent. (Basel) **9**, 94 (1970).
FARMER, R.G., HAWK, W.H., TURNBULL, R.B.: Clinical patterns in Crohn's disease: a statistical study of 615 cases. Gastroenterology **68**, 627 (1975).
FISCHER, R.: Pathologisch-anatomische Differentialdiagnose der Colitis ulcerosa und Enteritis regionalis. Langenbecks Arch. Chir. **334**, 99 (1973).
FISCHER, R.: Histopathologie der entzündlichen Kolonerkrankungen. Leber Magen Darm **3**, 103 (1973).
GLOOR, F.: Die morphologische Differentialdiagnose der chronischen, unspezifischen, ulzerösen Kolitis. Schweiz. med. Wschr. **101**, 690 (1971).
GLOTZER, D.J., GARDNER, R.C., GOLDMAN, H., HINRICKS, H.R., ROSEN, H., ZETZEL, L.: Comparative features and course of ulcerative and granulomatous colitis. New Engl. J. Med. **282**, 582 (1970).
GLOTZER, D.J., SILEN, W.: Surgical management of regional enteritis. Gastroenterology **61**, 751 (1971).

HELLSTROM, H.R., FISHER, E.R.: Estimation of mucosal mucin as an aid in the differentiation of Crohn's disease of the colon, and chronic ulcerative colitis. Amer. J. clin. Path. **48**, 259 (1967).

HERMOS, J.A., COOPER, H.L., KRAMER, PH., TRIER, J.S.: Histological diagnosis by peroral biopsy of Crohn's disease of the proximal intestine. Gastroenterology **59**, 868 (1970).

HYWEL JONES, J., LENNARD-JONES, J.E.: Corticosteroids and corticotrophin in the treatment of Crohn's disease. Gut **7**, 184 (1966).

HYWEL JONES, J., LENNARD-JONES, J.E., LOCKHART-MUMMERY, H.E.: Experience in the treatment of Crohn's disease of the large intestine. Gut **7**, 448 (1966).

JOHANSEN, A.A., AXELSSON, C.: The pathological-anatomical differential diagnosis between morbus Crohn and ulcerative colitis. Acta path. microbiol. scand., Sect. A **78**, 36 (1970).

KENT, T.H., AMMON, R.K., DEN BESTEN, L.: Differentiation of ulcerative colitis and regional enteritis of colon. Arch. Path. **89**, 20 (1970).

KIRSNER, J.B.: Problems in the differentiation of ulcerative colitis and Crohn's disease of the colon: the need for repeated diagnostic evaluation. Gastroenterology **68**, 187 (1975).

KORELITZ, B.I., SOMMERS, S.C.: Differential diagnosis of ulcerative and granulomatous colitis by sigmoidoscopy, rectal biopsy and cell counts of rectal mucosa. Amer. J. Gastroent. **61**, 460 (1974).

KRAUSE, U., BERGMANN, L., NORLEN, B.J.: Crohn's disease, a clinical study based on 186 patients. Scand. J. Gastroent. **6**, 97 (1971).

KRAUSPE, C.: Entzündliche Erkrankungen des Dickdarmes. (Pathologisches Referat.) Langenbecks Arch. klin. Chir. **319**, 309 (1967).

KRAUSPE, C.: Pathologische Morphologie. In: C. KRAUSPE, K. MÜLLER-WIELAND, F. STELZNER (Hrsg.), Colitis ulcerosa und granulomatosa. München-Berlin-Wien: Urban & Schwarzenberg 1972.

LENNARD-JONES, J.E.: Differentiation between Crohn's disease, ulcerative colitis and diverticulitis. Clinics in Gastroenterology **1**, 367 (1972).

LENNARD-JONES, J.E., LOCKHART-MUMMERY, H.E., MORSON, B.C.: Clinical and pathological differentiation of Crohn's disease and proctocolitis. Gastroenterology **54**, 1162 (1968).

LOCKHART-MUMMERY, H.E., MORSON, B.C.: Crohn's disease (regional enteritis) of the large intestine and its distinction from ulcerative colitis. Gut **1**, 87 (1960).

McGOVERN, V.J.: The differential diagnosis of colitis. Path. Annual **4**, 127 (1969).

McGOVERN, V.J.: Rectal biopsy in the differential diagnosis of colitis. Rend. Gastroent. **4**, 94 (1972).

McGOVERN, V.J., GOULSTON, S.J.M.: Crohn's disease of the colon. Gut **9**, 164 (1968).

MORSON, B.C.: Pathologisch-anatomische Veränderungen des Dickdarmes und der Analregion bei Crohnscher Erkrankung. Z. Gastroent. **2**, 255 (1964).

MORSON, B.C.: Histopathology of Crohn's disease. Proc. roy. Soc. Med. **61**, 79 (1968).

MORSON, B.C.: Current concepts of colitis. Trans. med. Soc. (Lond.) **86**, 159 (1970).

MORSON, B.C.: Histopathology. In: Skandia International Symposia. Regional enteritis (Crohn's disease), p. 15. Stockholm: Nordiska Bokhandelns Förlag 1971.

MORSON, B.C.: Pathology of Crohn's disease. Clinics in Gastroenterology **1**, 265 (1972).

PRESENT, D.H., CHAPMAN, M.L., COHEN, N., JANOWITZ, H.D.: The correlation of sigmoidoscopy and rectal value biopsy in granulomatous disease of the small bowel. Gastroenterology **53**, 1113 (1967).

PRICE, A.B., MORSON, B.C.: Inflammatory bowel disease. The surgical pathology of Crohn's disease and ulcerative colitis. Hum. Path. **6**, 7 (1975).

ROBERTS, G.M., NAISH, J.A.: Corticosteroids in Crohn's disease. Gut **9**, 736 (1968).

SCHACHTER, H., GOLDSTEIN, M.J., RAPPAPORT, H., FENNESSY, J.J., KIRSNER, J.B.: Ulcerative and granulomatous colitis—validity of differential diagnostic criteria: a study of 100 patients treated by total colectomy. Ann. intern. Med. **72**, 841 (1970).

SPARBERG, M., KIRSNER, J.B.: Longterm corticosteroid therapy for regional enteritis. An analysis of 58 courses in 54 patients. Amer. J. dig. Dis. **11**, 865 (1966).

STELZNER, F.: Entzündliche Erkrankungen des Dickdarms. Die unspezifische Colitis. (Chirurgisches Referat.) Langenbecks Arch. klin. Chir. **319**, 333 (1967).

Sarcoidose, Strahlenschäden, Colitis necroticans, obstruktive Colitis

ABRAHAMSON, R.H.: Radiation ileitis. Arch. Surg. **81**, 553 (1960).

ALLEN, E.H., BATTEN, I.C., JEFFERSON, K.: Sarcoidosis of the alimentary tract. Brit. J. Radiol. **28**, 56 (1956).

AMBRUOSO, V.N., FERARU, F.: Massive gangrene of the colon due to distal obstruction. Surgery **61**, 228 (1967).

ARENZ, F., OEHLERT, W.: Die Regeneration der Dickdarmschleimhaut der Ratte nach Lokal- und Ganzkörperbestrahlung. Strahlentherapie **138**, 365 (1969).

BUCHMANN, E.: Darmschäden durch intravaginale Körperhöhlenrohrbestrahlung. Strahlentherapie **99**, 39 (1956).

BYSTRÖM, J.: Localized sarcoidosis of the appendix simulating morbus Crohn. Acta chir. scand. **134**, 163 (1968).

CLAEYS, R., REMOUCHAMPS, L., THIERY, M.: Rectite radiotherapeutique tardive dans le carcinome du col uterin. Acta gastroent. belg. **18**, 856 (1955).

CLAEYS, R., REMOUCHAMPS, L., THIERY, M.: Rectitis radiotherapeutica tarda. Belg. T. Geneesk. **12**, 558 (1956).

CUTHBERTSON, A.M.: The surgical implication of irradiation damage to the bowel. Austr. N.Z.J. Surg. **36**, 33 (1966).

DELOR, C.J.: Sarcoidoses and collagen diseases of the gastrointestinal tract. Amer. J. Gastroent. **35**, 547 (1961).

GELFAND, M.D., TEPPER, M., KATZ, L.A., BINDER, H.J., YESNER, R., FLOCH, M.H.: Acute irradiation proctitis in man. Development of eosinophilic abscesses. Gastroenterology **54**, 401 (1968).

GOULSTON, S.J.M., McGOVERN, V.J.: Pseudo-membranous colitis. Gut **6**, 207 (1965).

GOUREVITCH, A., CUNNINGHAM, I.J.: Sarcoidosis of the sigmoid colon. Postgrad. med. J. **35**, 689 (1959).

GREGORIE, H.B., OTHERSEN, H.B., MOORE, McK.P.: The significance of sarcoid-like lesions in association with malignant neoplasms. Amer. J. Surg. **104**, 577 (1962).

HADFIELD, G.: Primary histological lesion of regional ileitis. Lancet **1939 II**, 773.

HAGEMANN, R.F., LESHER, S.: Intestinal crypt survival and total and per crypt levels of proliferative cellularity following irradiation: age response and animal lethality. Radiat. Res. **47**, 159 (1971).

HAGEMANN, R.F., SIGDESTAD, C.P., LESHER, S.: Intestinal crypt survival and total and per crypt levels of proliferative cellularity following irradiation: fractionated x-ray exposures. Radiat. Res. **47**, 149 (1971).

HINZ, W., MOHNKE, W.: Röntgengeschwüre höherer Darmabschnitte nach Bestrahlung von Collumkarzinomen. Zbl. Gynäk. **74**, 743 (1952).

JACOBS, L.G.: Unusual case of late post-irradiation damage to the ileum. Radiology **80**, 57 (1963).

KILLINGBACK, M.J., WILLIAMS, K.L.: Necrotizing colitis. Brit. J. Surg. **49**, 175 (1961).

KRAUSPE, C.: Pathologische Morphologie. In: C. KRAUSPE, K. MÜLLER-WIELAND, F. STELZNER (Hrsg.), Colitis ulcerosa und granulomatosa. München-Berlin-Wien: Urban & Schwarzenberg 1972.

LEWANDOWSKY, F.: Zur Kenntnis der Boeckschen Sarkoide. Arch. Derm. Syph. (Berl.) **135**, 287 (1921).

MAY, J., LOEWENTHAL, J.: Irradiation injury to the colon. Gut **6**, 444 (1965).

MILLAR, D.M.: Colitis and antecedent carcinoma. Dis. Colon Rect. **8**, 243 (1965).

MORLAND, A.: A case of sarcoidosis of the lung with regional enteritis. Tubercle (Edinb.) **28**, 32 (1947).

MURRELL, T.G.C., ROTH, L., EGERTON, J., SAMELS, J., WALKER, P.D.: Pig-Bel enteritis necroticans. A study in diagnosis and management. Lancet **1966 I**, 217.

NEUMEISTER, K.: Die Strahlenreaktionen des Gastrointestinaltraktes. Leipzig: VEB Georg Thieme 1973.

PICHA, E., WEGHAUPT, K.: Über Blasen- und Rectumschäden im Rahmen der gynäkologischen Strahlentherapie. Wien. klin. Wschr. 473 (1956).

SCADDING, J.G.: Sarcoidosis. London: Eyre & Spottiswoode 1967.
SENTURIA, H.R., WALD, S.M.: Ulcerative disease of the intestinal tract proximal to partially obstructing lesions: roentgen appearance. Amer. J. Roentgenol. Radium Ther. Nucl. Med. **99**, 45 (1967).
SMITH, J.C.: Carcinoma of the rectum following irradiation of carcinoma of the cervix. Proc. roy. Soc. Med. **55**, 701 (1962).
SMITH, W., SWANSON, R.: Obstruction of the ileum after irradiation for cancer of the cervix. Amer. J. Surg. **91**, 121 (1956).
TATE, G.T., THOMPSON, H., WILLIS, A.T.: Clostridium welchii colitis. Brit. J. Surg. **52**, 194 (1965).
WIKLANDER, O.: Phlegmonous or necrotizing enterocolitis. Acta chir. scand., Suppl. **328**, 1 (1964).
WITHERS, H.R.: Regeneration of intestinal mucosa after irradiation. Cancer (Philad.) **28**, 75 (1971).

Entzündungen der Analregion

ALLGÖWER, M.: Surgical intervention on the internal anal sphincter. Amer. J. Proctol. **20**, 55 (1969).
ANDERSON, M.J., DOCKERTY, M.B.: Perianal hidradenitis suppurativa. Dis. Colon Rect. **1**, 23 (1958).
ARAKAWA, J., ARAKAWA, K.: Perinal cysts related to anal ducts. Dis. Colon Rect. **8**, 67 (1965).
BREARLEY, R.: Pilonidal sinus: a new theory of origin. Brit. J. Surg. **43**, 62 (1955).
CHING, C.C., STAHLGREN, L.R.H.: Clinical review of hidrandenitis suppurativa: management of cases with severe perianal involvement. Dis. Colon Rect. **8**, 349 (1965).
CLOSE, A.S., SCHWAB, R.L.: A history of the anal ducts and analduct carcinoma. Cancer (Philad.) **8**, 979 (1955).
CRAPP, A.R., ALEXANDER-WILLIAMS, J.: Fissure in-ano and anal stenosis. Part I: Conservative management. Clinics in Gastroenterology **4**, 619 (1975).
DUTHIE, H.L., BENNETT, R.C.: Anal sphincteric pressure in fissure in ano. Surg. Gynec. Obstet. **118**, 19 (1964).
EISENHAMMER, S.: The surgical correction of chronic internal anal (sphincteric) contracture. S. Afr. med. J. **25**, 486 (1951).
EISENHAMMER, S.: The anorectal fistulous abscess and fistula. Dis. Colon Rect. **9**, 91 (1966).
FERGUSON, J.A.: Fissure-in-ano and anal stenosis. Part II: Radical surgical management. Clinics in Gastroenterology **4**, 629 (1975).
GEMSENJÄGER, E., OHNACKER, H.: Die Sklerose des Sphincter ani internus. Schweiz. med. Wschr. **102**, 336 (1972).
GOLIGHER, J.C.: Surgery of the anus, rectum and colon. London: Cassel 1961.
GOLIGHER, J.C., ELLIS, M., PISSIDIS, A.: A critique of anal glandular infection in the aetiology and treatment of idiopathic anorectal abscesses and fistulas. Brit. J. Surg. **54**, 977 (1967).
GORSCH, R.V., FINNERTY, U.R.: Fissure-in-ano. Rev. Gastroent. **17**, 39 (1950).
HAMPERL, H.: Über Anal- und Circumanaldrüsen. 2. Mitteilung. Über die analen und circumanalen Drüsen des Menschen. Z. wiss. Zool. **124**, 542 (1925).
HAMPERL, H.: Über „Analcysten". Virchows Arch. Abt. A Path. Anat. Histol. **363**, 175 (1974).
HAWLEY, P.R.: The treatment of chronic fissure-in-ano. A trial methods. Brit. J. Surg. **56**, 915 (1969).
HAWLEY, P.R.: Anorectal Fistula. Clinics in Gastroenterology **4**, 635 (1975).
HEATON, J.R., COHEN, R.S.: Complicated para-anal fistulas of obscure etiology. Dis. Colon Rect. **8**, 437 (1965).
HERRMANN, G.: Sur la structure et le developpement de la muqueuse anale. J. Anat. (Paris) **16**, 434 (1880).
HILL, J.R.: Fistulas and fistulous abscesses in the anorectal region: personal experience in management. Dis. Colon Rect. **10**, 421 (1967).

HUMPHREY, L.J., PLAYFORTH, H., LEAVELL, U.W.: Squamous cell carcinoma arising in hidradenitis suppurativum. Arch. Derm. **100**, 59 (1969).

KRAKOVIC, M.: Untersuchungen über die Verteilung der Proktodäaldrüsen beim Menschen in bezug auf den Umkreis des Analkanals und ihre Beziehung zur anorektalen Fistel. Langenbecks Arch. Chir. **336**, 141 (1974).

KRAUSPE, C., STELZNER, F.: Die Pyodermia fistulans sinifica. Chirurg **33**, 534 (1962).

LOCKHART-MUMMERY, H.E.: Die operative Behandlung der Analfissur. Chir. Praxis **2**, 331 (1959).

NORTHMANN, B.J., SCHUSTER, M.M.: Intestinal anal sphincter derangement with anal fissures. Gastroenterology **67**, 216 (1974).

PARKS, A.G.: Pathogenesis and treatment of fistula-in-ano. Brit. med. J. **1961 I**, 463.

PARKS, A.G., MORSON, B.C.: Fistula-in-ano. Proc. roy. Soc. Med. **55**, 751 (1962).

PATEY, D.H., SCARFF, R.W.: Pathology of post-anal pilonidal sinus. Lancet **1946 II**, 484.

PICHLMAIER, H.: Die fistelnden Abszesse des Analkanals und ihre Systematik. Bruns' Beitr. klin. Chir. **209**, 173 (1964).

STELZNER, F.: Die anorectalen Fisteln. Berlin-Göttingen-Heidelberg: Springer 1959.

STELZNER, F.: Rektum und Anus. In: H. HELLNER, R. NISSEN, K. VOSSSCHULTE (Hrsg.), Lehrbuch der Chirurgie, 6. Aufl. Stuttgart: Thieme 1970.

STELZNER, F.: Gynäkologische Proktologie. In: O. KÄSER, V. FRIEDBERG, K.G. OBER, K. THOMSEN, J. ZANDER (Hrsg.), Gynäkologie und Geburtshilfe, Bd. III: Spezielle Gynäkologie, S. 1050. Stuttgart: Thieme 1972.

STONESIFER, G.L., MURPHY, G.P., LOMBARDO, C.R.: The anatomy of the anorectum. Amer. J. Surg. **100**, 666 (1960).

WEALE, F.E.: A comparison of Barber's and post-anal pilonidal sinuses. Brit. J. Surg. **51**, 513 (1964).

Vasculär bedingte Erkrankungen

BALSLEV, I., JENSEN, H.-E., NØRGAARD, F., POLL, P.: Ischemic colitis. Acta chir. scand. **136**, 235 (1970).

BARDENHEUER, A.: Lehrbuch der Chirurgie und Operationslehre, Bd. 3. Berlin: G. Reimer 1860.

BERNATZ, P.E.: Necrosis of the colon following resection for abdominal aortic aneurysms. Arch. Surg. **81**, 373 (1960).

BOREHAM, P.: Benign strictures of the colon. Proc. roy. Soc. Med. **50**, 601 (1957).

BROWN, A.R.: Diagnosis and management of non-gangrenous ischaemic colitis. Gut **9**, 737 (1968).

BURNIKEL, R.H.: Barium granuloma. An anorectal complication of barium enema X-ray studies. Dis. Colon Rect. **5**, 224 (1962).

CARNEY, J.A., STEPHENS, D.H.: Intramural barium (barium granuloma) of colon and rectum. Gastroenterology **65**, 316 (1973).

COOLING, C.I.: Infarction of the colon. Postgrad. Med. **34**, 494 (1958).

CORDAY, E., IRVING, D.W., GOLD, H., BERNSTEIN, H., SKELTON, R.: Mesenteric vascular insufficiency. Intestinal ischaemia induced by remote circulatory disturbance. Amer. J. Med. **33**, 365 (1962).

CORMAN, M.L., HAGGITT, R.C.: Lymphangioma of the rectum. Report of a case. Dis. Colon Rect. **16**, 524 (1973).

DALTON, M.L., GRONVALL, J.A.: Lymphangioma of the rectum. Dis. Colon Rect. **6**, 385 (1963).

DURHAM, R.: Thrombophlebitis migrans and visceral carcinoma. Arch. intern. Med. **96**, 380 (1955).

FAINSINGER, M.H.: The avoidance of complications in bariumenema studies. Dis. Colon Rect. **13**, 31 (1970).

FARMAN, J.: Vascular lesions of the colon. Brit. J. Radiol. **39**, 575 (1966).

GOLIGHER, J.C.: Surgery of the anus, rectum and colon. London: Cassel 1961.

GORDON, B.S., CLYMAN, D.: Barium granuloma of the rectum. Gastroenterology **32**, 943 (1957).

GRAHAM-STEWART, C.W.: Injection treatment of haemorrhoids. Brit. med. J. **1962 I**, 213.

HARTMAN, A.W., HILLS, W.J.: Rupture of colon in infants during barium enema: report of two cases. Ann. Surg. **145**, 712 (1957).

HERNANDEZ, V., HERNANDEZ, I.A., BERTHRONG, M.: Oleogranuloma stimulating carcinoma of the rectum. Dis. Colon Rect. **10**, 205 (1967).

HUNT, A.H.: Portal hypertension. Edinburgh and London: E. & S. Livingstone 1958.

KAY, S.: Tissue reaction to barium sulphate contrast medium: histopathologic study. Arch. Path. **57**, 279 (1954).

KILPATRICK, Z.M., FARMAN, J., YESNER, R., SPIRO, H.M.: Ischemic proctitis. J. Amer. med. Ass. **205**, 74 (1968).

LANE, D.: Spontaneous infarction of the transverse colon. Aust. N.Z.J. Surg. **35**, 233 (1966).

LeCAPON, J., GALIAN, A., POTET, FR.: Colites ischèmiques (typ Marston). Etude anatomopathologique, à propos de six cas. Sem. Hôp. Paris **48**, 1039 (1971).

LIEBERMANN, J.S.: Thrombophlebitis and cancer. J. Amer. med. Ass. **177**, 542 (1961).

MARCUSON, R.W.: Ischaemic colitis. Clinics in Gastroenterology **1**, 745 (1972).

MARCUSON, R.W., FARMAN, J.: Ischaemic disease of the colon. Proc. roy. Soc. Med. **64**, 1080 (1971).

MARSTON, A.: Introduction: basic structure and function of the intestinal circulation. Clinics in Gastroenterology **1**, 539 (1972).

MARSTON, A., PHEILS, M.T., LeTHOMAS, M., MORSON, B.C.: Ischaemic colitis. Gut **7**, 1 (1966).

MAY, R.: Die Proktologie in der Praxis. In: W. BOECKER (Hrsg.), Dünndarm-Dickdarm. Stuttgart: Thieme 1969.

McGOVERN, V.J., GOULSTON, S.J.M.: Ischaemic enterocolitis. Gut **6**, 213 (1965).

MILES, W.E.: Observations upon internal piles. Surg. Gynec. Obstet. **29**, 497 (1919).

MILLER, S.P., SANCHEZ-AVALOS, J., STEFANSKI, T., ZUCKERMAND, L.: Coagulation disorders in cancer. Cancer (Philad.) **20**, 1452 (1967).

MILLER, W.T., SCOTT, J., ROSATO, E.F., ROSATO, F.E., CROW, H.: Ischemic colitis with gangrene. Radiology **94**, 291 (1970).

MORSON, B.C.: Ischaemic colitis. Postgrad. med. J. **44**, 665 (1968).

MORSON, B.C.: Discussion on intestinal arterial disease. Proc. roy. Soc. Med. **64**, 1083 (1971).

MORSON, B.C.: Pathology of ischaemic colitis. Clinics in Gastroenterology **1**, 765 (1972).

OTTO, H.F.: Morbus Whipple. In: Gastroenterologie und Stoffwechsel, Bd. 9. Stuttgart: Thieme 1975.

PAYAN, H., LEVINE, S., BRONSTEIN, L., KING, E.: Subtotal ischemic infarction of colon simulating ulcerative colitis. Arch. Path. **80**, 530 (1965).

RIECHE, K.: Blutgerinnungsstörungen bei menschlichen Geschwulsterkrankungen. Arch. Geschwulstforsch. **32**, 262 (1968).

SASSON, L.: Entrance of barium into intestinal glands during barium enema. J. Amer. med. Ass. **173**, 343 (1960).

SEAMAN, W.B., WELLS, J.: Complications of the barium enema. Gastroenterology **48**, 728 (1965).

SEIFERT, E.: Wir brauchen einen schärferen „Trennungsstrich" zwischen äußeren und inneren Hämorrhoiden. Wien. med. Wschr. **103**, 496 (1953).

STELZNER, F.: Über die Hämorrhoiden. Dtsch. med. Wschr. **83**, 569 (1958).

STELZNER, F.: Die Hämorrhoiden und andere Krankheiten des Corpus cavernosum recti und des Analkanals. Dtsch. med. Wschr. **88**, 689 (1963).

STELZNER, F.: Das Corpus cavernosum recti als Grundlage der Hämorrhoiden und anderer Störungen im Analbereich. In: H. BARTELHEIMER, N. HEISIG (Hrsg.), Aktuelle Gastroenterologie. Stuttgart: Thieme 1968.

STELZNER, F.: Krankheiten des anorectalen Kontinenzorgans. Internist (Berl.) **14**, 283 (1973).

STELZNER, F., STAUBESAND, J., MACHLEIDT, H.: Das Corpus cavernosum recti — Die Grundlage der inneren Hämorrhoiden. Langenbecks Arch. klin. Chir. **299**, 302 (1962).

SUSNOW, D.A.: Oleogranuloma of the rectum. Amer. J. Surg. **83**, 496 (1952).

SYMMERS, W.ST.C.: Simulation of cancer by oil granulomas of therapeutic origin. Brit. med. J. **1955 II**, 1536.

WAGNER, M., KISELOW, M.C., KEATS, W.L., JAN, M.L.: Varices of the colon. Arch. Surg. **100**, 718 (1970).

WALKER, R.M.: Die portale Hypertension. Stuttgart: Thieme 1960.

WEBB, A.J.: Oleocysts presenting as rectal tumors. Brit. J. Surg. **53**, 410 (1966).

WEITZNER, ST., LAW, D.H.: Barium granuloma of the rectum. Amer. J. dig. Dis., N.S. **17**, 17 (1972).

WHITEHEAD, R.: The pathology of intestinal ischaemia. Clinics in Gastroenterology **1**, 613 (1972).

WICHERT, P. V.: Paraneoplastische Veränderungen des Blutes, des Gefäßsystems, und des Skeletts. Münch. med. Wschr. **110**, 703 (1968).

WICHERT, P. V.: Paraneoplastische Syndrome, Problematik und Bedeutung für Frühdiagnose und Therapie von Tumoren. Med. Klin. **66**, 1461 (1971).

WILLIAMS, L.F.: Vascular insufficiency of the intestines. Gastroenterology **61**, 757 (1971).

Pseudomelanosis coli

BOCKUS, H.L., WILLARD, J.H., BANK, J.: Melanosis coli, the etiologic significance of the anthracene laxatives; a report of 41 cases. J. Amer. med. Ass. **101**, 1 (1933).

BÖLÜKOGLU, M.A., HEINKEL, K., LANDGRAF, J., ELSTER, K.: Untersuchungen über kupferhaltige Zellen in der Rektumschleimhaut bei Melanosis coli. Z. Gastroent. **4**, 22 (1966).

CABANNE, F., COUDERC, P.: Mélanose colique généralisée idiopathique. Etude anatomoclinique et histochimique d'une observation. Ann. Anat. path., N.S. **8**, 609 (1963).

CORWIN, W.C.: Melanosis coli. An attempt at its experimental production by repeated administration of cascara sagrada. Ann. Surg. **110**, 461 (1939).

CRUVEILHIER, J.: Anatomie patologique du corps humain, Vol. 19. Paris, t.i. livraison 1829–1835.

DALLDORF, G.J.G.: Melanosis coli. Beitr. path. Anat. **78**, 225 (1927).

DEBRAY, CH., PAOLAGGI, J.A., LEYMARIOS, J., MARTIN, E., MARCHE, CL., BOISSON, J.: La mélanose recto-colique. Sem. Hôp. Paris **43**, 1897 (1967).

ECKER, J.A., DICKSON, D.R.: Melanosis proctocoli—the so-called "brown bowel", etiology and significance. Amer. J. Gastroent. **39**, 302 (1963).

GHADIALLY, F.N., PARRY, E.W.: An electron-microscope and histochemical study of melanosis coli. J. Path. Bact. (Edinb.) **92**, 313 (1966).

GREINER, A.C., NICOLSON, G.A., BAKER, R.A.: Therapy of chlorpromazin melanosis. Canad. med. Ass. J. **91**, 636 (1964).

HEINLEIN, H.: Über das Pigment der Melanosis coli. Beitr. path. Anat. **107**, 187 (1942).

HENNING, N.: Über die Melanosis coli. Z. Gastroent. **8**, 71 (1970).

HIERONYMI, G.: Ein Beitrag zur Kenntnis der Melanosis coli. Zbl. allg. Path. path. Anat. **91**, 428 (1954).

LAAS, E.: Medikamentenspeicherung im Darm. Verh. dtsch. Ges. Path. **51**, 328 (1967).

LASSMANN, G., STOCKINGER, L.: Abbauvorgänge in der Rektumschleimhaut. Licht- und elektronenmikroskopische Untersuchungen. Z. Gastroent. **13**, 507 (1975).

LIGNAC, G.O.E.: Über die sog. „Melanosis" coli. Krankheitsforschung **2**, 162 (1926).

LILLIE, R.D.: Melanosis mucosae appendicis vermiformis. Amer. J. Path. **7**, 701 (1931).

LUBARSCH, O.: Über das sog. Lipofuscin. Virchows Arch. path. Anat. **239**, 491 (1922).

McFARLAND, W.L.: Pigmentation of the hind gut. J. Amer. med. Ass. **62**, 1946 (1917).

PICK, L.: Über die Ochronose. Berl. klin. Wschr. **43**, 478 (1906).

PICK, L.: Über die Melanose der Dickdarmschleimhaut. Berl. klin. Wschr. **48**, 840 (1911).

PICK, L., BRAHN, B.: Das Pigment der Melanosis coli und seine chemische Darstellung aus dem Organ. Virchows Arch. path. Anat. **275**, 37 (1929).

PIRINGER-KUCHINKA, A.: Zur Kenntnis der Melanosis coli. Virchows Arch. path. Anat. **322**, 433 (1952).

PITTMAN, F.E., SMITH, W.T., MIZRAHI, A., BLANC, W.A., PITTMAN, J.C.: Clinical, histochemical, and electron microscopic study of colonic histiocytosis. Gut **7**, 458 (1966).

RODEN, D.: Melanosis coli, a pharmacological study. Its experimental production in monkeys. Irish J. med. Sci. **9**, 654 (1940).

SALKOWSKI, E.: Über die Darstellung und einige Eigenschaften des pathologischen Melanins. Virchows Arch. path. Anat. **227**, 121 (1920).

SCHRODT, G.R.: Melanosis coli. A study with the electron microscope. Dis. Colon Rect. **6**, 277 (1963).

SPEARSE, G.S.: Melanosis coli. Experimental observations on its production and elimination in 23 cases. Surgery **82**, 631 (1951).

STEWART, M.J., HICKMAN, E.M.: Observations on melanosis coli. J. Path. Bact. (Edinb.) **34**, 61 (1931).

VIRCHOW, R.: Die pathologischen Pigmente. Virchows Arch. path. Anat. **1**, 379 (1847).

VOGEL, A., FABRICIUS, W., DULCE, H.-J., STOLPMANN, H.-J.: Zur Struktur und Herkunft des Pigmentes bei der Melanosis coli. Virchows Arch. Abt. A Path. Anat. **346**, 74 (1969).

WITTOESCH, J.H., JACKMAN, R.J., MCDONALD, J.R.: Melanosis coli: general review and study of 887 cases, Mayo Clinic, Rochester, Minn. Dis. Colon Rect. **1**, 172 (1958).

WON, K.H., RAMCHAND, S.: Melanosis of the ileum. Case report and electron microscopic study. Amer. J. dig. Dis. **15**, 57 (1970).

Pneumatosis coli

ALFORD, J.E., GALETTI, G., CULVER, G.J.: Pneumatosis cystoides intestinalis. Amer. J. Surg. **92**, 648 (1956).

ANDRADE, V.H.: Intestinal pneumatosis, presentation of five cases. Amer. J. Proctol. **19**, 39 (1968).

BEAU, P., DEMOLE, M.: A propos de l'èvolution des pneumatoses kystiques sigmoidiennes. Gastroenterologia (Basel) **103**, 224 (1965).

BREINING, H., HUBER, P.: Kasuistische Mitteilung eines Falles von Pneumatosis cystoides intestini. Zbl. allg. Path. path. Anat. **103**, 279 (1962).

BRUNCK, H.J.: Über eine Erkrankungsserie von Pneumatosis cystoides intestinalis bei Säuglingen. Frankfurt. Z. Path. **69**, 492 (1959).

BURN, J.I., JONES, B.S.: Pneumatosis cystoides intestinalis. Brit. med. J. **1961 II**, 747.

CLEMENCON, G.: Un cas de pneumatose kystique sigmoidienne. Gastroenterologia (Basel) **98**, 163 (1962).

CLEMENCON, G.: Pneumatosis cystoides intestini. Gastroent. Fortbildungsk. Praxis, Vol. 3, p. 116. Basel: Karger 1972.

CLOETE, G.N.P., ROOYEN, R.J. VAN: Pneumatosis cystoides intestinalis. S. Afr. med. J. **41**, 795 (1967).

COTTIER, H., GOLAY, L., MANGOLD, R.: Pathogenese und Klinik der Pneumatosis cystoides des Dickdarms. Gastroenterologia (Basel) **92**, 224 (1959).

CULVER, G.J.: Pneumatosis intestinalis with associated retroperitoneal air. Report of a complication of severe asthma. J. Amer. med. Ass. **186**, 160 (1963).

DAMMERT, K., STENBÄCK, F., RÄSÄNEN, O.: Pneumatosis intestinalis. A pathogenetic study. Acta. path. microbiol. scand. **71**, 25 (1967).

DOHRMANN, R.: Pneumatosis cystoides intestini. Bull. Soc. int. Chir. **27**, 355 (1968).

DOMINI, R., MOTOLESE-LAZZARO, O., DESCOVICH, P.: Il quadro anatomo-clinico della pneumatosi cistica del crasso nell' età adulta e infantile. Arch. ital. Anat. Istol. path. **37**, 429 (1963).

DOUB, H.P., SHEA, J.J.: Pneumatosis cystoides intestinalis. J. Amer. med. Ass. **172**, 1238 (1960).

ELLIOT, G.B., ELLIOT, K.A.: The roentgenologica pathology of so-called pneumatosis cystoides intestinalis. Amer. J. Roentgenol. **89**, 720 (1963).

FIBICH, K.: Pneumatosis cystoides des aufsteigenden Dickdarmes. Chirurg **34**, 375 (1963).

GHAHREMANI, G.G., PORT, R.B., BEACHLEY, M.C.: Pneumatosis coli in Crohn's disease. Amer. J. dig. Dis. **19**, 315 (1974).

GRIFFITHS, G.J.: Pneumatosis cystoides intestinalis. Lancet **1955 II**, 905.

HOWLAND, H.: Die Pneumatosis cystoides intestini. Gastroenterologia (Basel) **92**, 212 (1959).

JOEST, E.: Einige Bemerkungen zur Pathogenese des Intestinalemphysems. Virchows Arch. path. Anat. **234**, 524 (1921).

KEYTING, W.S., MCCARVER, R.R., KOVARIK, J.L., DAYWITT, A.L.: Pneumatosis intestinalis. A new concept. Radiology **76**, 733 (1961).

KÖHLER, H., WURM, H.: Über Pneumatosis recti, mit einem Beitrag zur Pathogenese der intestinalen Pneumatose. Zbl. Chir. **80**, 925 (1955).

KOSS, L.G.: Abdominal gas cysts (Pneumatosis cystoides intestinorum hominis). An analysis with a report of a case and a critical review of the literature. Arch. Path. **53**, 523 (1952).

LERNER, H.H., GAZIN, A.I.: Pneumatosis intestinalis. It's roentgenologic diagnosis. Amer. J. Roentgenol. **56**, 464 (1946).

MATHEWS, F.J.C.: Enteric pneumatosis. Brit. med. J. **1954 I**, 851.

MONOD-BROCA, PH., TESTAS, P., ROUJEAU, J., FERRERO, M.: Lymphopneumatose kystique du caecum. Sur un as avec invagination intestinale. Arch. Mal. Appar. dig. **50**, 918 (1961).

MONTANI, S., LANDRY, M.: La pneumatose kystique intestinale est-elle une complication de l'emphysème pulmonaire? Gastroenterologia (Basel) **103**, 234 (1965).

RAMSEYER, M.: Lymphomatose kystique du colon. Rev. méd. Suisse rom. **79**, 290 (1959).

ROMEO, J.A.: A review of pneumatosis cystoides intestinalis. Amer. J. Gastroent. **47**, 142 (1967).

SCHUMACHER, W., GEHL, H., BUCH, K.G. V., BERTHEAU, K.: Pneumatosis cystoides intestinalis. Z. Gastroent. **10**, 527 (1972).

SHILKIN, K.B., ZERMAN, B.J., BLACKWELL, J.B.: Lymphangiectatic cysts of the small bowel. J. Path. Bact. (Edinb.) **96**, 353 (1968).

SMITH, B.H., WELTER, L.H.: Pneumatosis intestinalis. Amer. J. clin. Path. **48**, 455 (1967).

STONE, H.H., ALLEN, W.B., SMITH, R.B., HAYNES, C.D.: Infantile pneumatosis intestinalis. J. surg. Res. **8**, 301 (1968).

WILLIAMS, J.L.: Pneumatosis cystoides intestinalis involving the left half on the colon and rectum. Brit. J. Surg. **49**, 67 (1961).

Amyloidose

ALY, F.W., BRAUN, H.J., MISSMAHL, H.-P.: Dys- und Paraproteinämien bei Amyloidbefall. Klin. Wschr. **46**, 762 (1968).

ANDRADE, C.: Familial amyloidotic polyneuropathy. In: Amyloidosis. Proceedings of the symposium on amyloidosis, University of Groningen, The Netherlands, September 24–28, 1967; edit. by E. MANDEMA, L. RUINEN, J.H. SCHOLTEN, A.S. COHEN. Amsterdam: Excerpta Medica Foundation 1968.

ASHKENAZI, Y., GAFNI, J., SCHAR, E., HELLER, H., SHMUELI, U., HERSKO, H.: Isolation and preliminary characterization of highly purified amyloid. In: Amyloidosis, Proceedings of the symposium on amyloidosis, University of Groningen, The Netherlands. September 24–28, 1967; edit. by E. MANDEMA, L. RUINEN, J.H. SCHOLTEN, A.S. COHEN. Amsterdam: Excerpta Medica Foundation 1968.

BECKER, P.E., ANTUNES, L., DOROSARIO, M., BARROS, F.: Paramyloidose der peripheren Nerven in Portugal. Z. menschl. Vererb.- u. Konstit.-Lehre **37**, 329 (1964).

BERGMAN, F.: Amyloid "tumor" in sigmoid colon. Acta path. microbiol. scand. **55**, 395 (1962).

BRODY, I.A., WERTLAKE, P.T., LASTER, L.: Causes of intestinal symptoms in primary amyloidosis. Arch. intern. Med. **113**, 512 (1964).

BROM, B., BANK, S., MARKS, I.N., MILNER, G., BAKER, P.: Ischaemic colitis, gastric ulceration and malabsorption in a case of primary amyloidosis. Gastroenterology **57**, 319 (1970).

BRUNS, G.: Die Amyloidosen. Klin. Wschr. **45**, 868 (1967).

CHRISTENSEN, H.E.: Improved histochemical staining techniques for mucopolysaccharides applied to experimental and human amyloids. In: Amyloidosis. Proceedings of the symposium on amyloidosis, University of Groningen, The Netherlands, September 24–28, 1967; edit. by E. MANDEMA, L. RUINEN, J.H. SCHOLTEN, A.S. COHEN. Amsterdam: Excerpta Medica Foundation 1968.

COHEN, A.S.: High resolution ultrastructure, immunology and biochemistry of amyloid. In: Amyloidosis, Proceedings of the symposium on amyloidosis, University of Groningen, The Netherlands, September 24–28, 1967; edit. by E. MANDEMA, L. RUINEN, J.H. SCHOLTEN, A.S. COHEN. Amsterdam: Excerpta Medica Foundation 1968.

COHEN, A.S., CALKIN, E.: Electron microscopic observations on a fibrous component in amyloid of diverse origins. Nature (Lond.) **183**, 1202 (1959).

DELANK, H.-W., KOCH, G., KÖNN, G., MISSMAHL, H.-P., SUWELACK, K.: Familiäre Amyloid-Polyneuropathie Typus Wohlwill-Corino Andrade. Ärztl. Forsch. **19**, 401 (1965).

DUCROT, H., MONTERA, H. DE, MÈRY, J.PH., RUEFF, B.: La biopsie rectale est-elle la méthode de choix pour le diagnostic de la maladie amyloide? J. Urol. Nèphrol. **67**, 432 (1961).

FENTEM, P.H. TURNBERG, L.A., WORMSLEY, K.G.: Biopsy of the rectum as an aid to the diagnosis of amyloidosis. Brit. med. J. **1962 I**, 364.

GAFNI, J., HERSKO, C., SCHAR, E., HELLER, H., ASHKENAZI, Y.: Comparison of amyloid isolated under neutral and alkaline conditions with observations on amyloid-congo red binding. In: Amyloidosis. Proceedings of the symposium on amyloidosis. University of Groningen, The Netherlands, September 24–28, 1967; edit. by E. MANDEMA, L. RUINEN, J.H., SCHOLTEN, A.S. COHEN. Amsterdam: Excerpta Medica Foundation 1968.

GILAT, T., REVACH, M., SCHAR, E.: Deposition of amyloid in the gastrointestinal tract. Gut **10**, 98 (1969).

GREEN, P.A., HIGGINS, J.A., BROWN, A.L., HOFFMANN, H.N., SUMMERVILLE, R.L.: Amyloidosis, Appraisal of intubation biopsy of the small intestine in diagnosis. Gastroenterology **4**, 453 (1961).

HERSKOVIC, T., BARTHOLOMEW, L.G., GREEN, P.A.: Amyloidosis and malabsorption syndrome. Arch. intern. Med. **114**, 629 (1964).

KIKKAWA, Y., SUZUKI, K., GUEFT, B.: Amino acid composition of urea-extracted amyloid. In: Amyloidosis, Proceeding of the symposium on amyloidosis, University of Groningen, The Netherlands, September 24–28, 1967; edit. by E. MANDEMA, L. RUINEN, J.H. SCHOLTEN, A.S. COHEN. Amsterdam: Excerpta Medica Foundation 1968.

LETTERER, E.: Neue Untersuchungen über die Entstehung des Amyloids. Virchows Arch. path. Anat. **293**, 34 (1934).

LETTERER, E.: Zur Ätiologie und formalen Pathogenese der Amyloidose. Nova Acta Leopoldina **31**, 11 (1966).

LETTERER, E.: History and development of amyloid research. In: Amyloidosis, Proceedings of the symposium on amyloidosis, University of Groningen, The Netherlands, September 24–28, 1967; edit. by E. MANDEMA, L. RUINEN, J.H. SCHOLTEN, A.S. COHEN. Amsterdam: Excerpta Medica Foundation 1968.

LODE, H., DREHER, R., KLEMENS, U.: Generalisierte sog. idiopathische Amyloidose. Klinische und patho-anatomische Aspekte. Dtsch. med. Wschr. **97**, 1000 (1972).

LONG, L.R., MAHONY, T.D., JEWELL, W.R.: Selective amyloidosis of the jejunum. Case report of a rare cause of gastrintestinal bleeding. Amer. J. Surg. **109**, 217 (1965).

MISSMAHL, H.-P.: Rektumbiopsie zum Nachweis der Amyloidose. Dtsch. med. Wschr. **88**, 1783 (1963).

MISSMAHL, H.-P.: Erbbedingte generalisierte Amyloidosen. Dtsch. med. Wschr. **89**, 709 (1964).

MISSMAHL, H.-P.: Reticulin and collagen as important factors for the localization of amyloid. The use of polarization microscopy as a tool in the detection of the composition of amyloid. In: Amyloidosis, Proceedings of the symposium on amyloidosis, University of Groningen, The Netherlands, September 24–28, 1967; edit. by E. MANDEMA, L. RUINEN, J.H. SCHOLTEN, A.S. COHEN. Amsterdam: Excerpta Medica Foundation 1968a.

MISSMAHL, H.-P.: Follow-up studies for a thirty-year period on patients with amyloidosis; diagnostic methods; treatment. In: Amyloidosis, Proceedings of the symposium on amyloidosis, University of Groningen, The Netherlands, September 24–28, 1967; edit. by E. MANDEMA, L. RUINEN, J.H. SCHOLTEN, A.S. COHEN. Amsterdam: Excerpta Medica Foundation 1968b.

MISSMAHL, H.-P., GAFNI, J.: Peri-collagen and peri-reticular amyloidosis. Their differentation by polarization microscopy. Path. et Microbiol. (Basel) **27**, 826 (1964).

MUIR, H., COHEN, A.S.: Mucopolysaccharides as components of amyloid. In: Amyloidosis. Proceedings of the symposium amyloidosis, University of Groningen, The Netherland, September 24–28, 1967; edit. by E. MANDEMA, L. RUINEN, J.H. SCHOLTEN, A.S. COHEN. Amsterdam: Excerpta Medica Foundation 1968.

PAVLIKHINA, L.V., SEROV, V.V.: Pathogenesis of amyloidosis. Arch. Pat. **24**, 44 (1962).

SCHMITZ-MOORMANN, P.: Chemical composition of amyloid. In: Amyloidosis, Proceedings of the symposium on amyloidosis, University of Groningen, The Netherlands, September 24–28, 1967; edit. by E. MANDEMA, L. RUINEN, J.H. SCHOLTEN, A.S. COHEN. Amsterdam: Excerpta Medica Foundation 1968.

STRUKOW, A.I., SEROV, V.V., PAVLIKHINA, L.V.: On the pathogenesis of amyloidosis. Virchows Arch. path. Anat. **336**, 550 (1963).

SYMMERS, W.ST.C.: Primary amyloidosis: a review. J. clin. Path. **9**, 187 (1956a).

SYMMERS, W.ST.C.: Amyloidosis: five cases of primary generalised amyloidosis and some other unusual cases. J. clin. Path. **9**, 212 (1956b).

TEILUM, G.: Studies on pathogenesis of amyloidosis. J. Lab. clin. Med. **43**, 367 (1954).

TEILUM, G.: Pathogenesis of amyloidosis. Acta path. microbiol. scand. **61**, 21 (1964).

TEILUM, G.: Origin of amyloid from pas-positive reticulo-endothelial cells in situ and basic, factors in pathogenesis. In: Amyloidosis, Proceedings of the symposium on amyloidosis. University of Groningen, The Netherlands, September 24–28, 1967; edit. by E. MANDEMA, L. RUINEN, J.H. SCHOLTEN, A.S. COHEN. Amsterdam: Excerpta Medica Foundation 1968.

VIRCHOW, R.: Über eine im Gehirn und Rückenmark des Menschen aufgefundene Substanz mit der chemischen Reaktion der Cellulose. Virchows Arch. path. Anat. **6**, 135 (1854).

Colon-Histiozytose

AZZOPARDI, J.G., EVANS, D.J.: Mucoprotein-containing histocytes (muciphages) in the rectum. J. clin. Path. **19**, 368 (1966).

CARAVATI, C.M., LITCH, M., WEISIGER, B.B., RAGLAND, S., BERLINER, H.: Diagnosis of Whipple's disease by rectal biopsy with a report of three additional cases. Ann. intern. Med. **58**, 166 (1963).

EKUAN, J.H., HILL, R.B., JR.: Colonic histocytosis: clinical and pathological evaluation. Gastroenterology **55**, 619 (1968).

FISHER, E.R., HELLSTROM, H.R.: Ceroid-like colonic histiocytosis. Amer. J. clin. Path. **42**, 581 (1964).

GONZALEZ-LICEA, A., YARDLEY, J.H.: Whipple's disease in the rectum. Light and electron microscopic findings. Amer. J. Path. **52**, 1191 (1968).

LOU, T.Y., TEPLITZ, C., THAYER, W.R.: Ultrastructural morphogenesis of colonic PAS-positive macrophages ("colonic histiocytosis"). Hum. Path. **2**, 421 (1971).

OTTO, H.F., SIEMSSEN, S., SILL, V.: Zur Differentialdiagnose von Morbus Whipple und Sarkoidose. Dtsch. med. Wschr. **97**, 1343 (1972).

PITTMAN, F.E., SMITH, W.T., MIZRAHI, A., BLANC, W.A., PITTMAN, J.C.: Clinical, histochemical, and electron microscopic study of colonic histiocytosis. Gut **7**, 458 (1966).

ROWLANDS, D.T., LANDING, B.H.: Colonic histiocytosis in children. Amer. J. Path. **36**, 201 (1960).

WHITEHEAD, R.: Mucosal biopsy of the gastrointestinal tract. In: Major problems in pathology, Vol. 3. London-Philadelphia-Toronto: W.B. Saunders Comp. Ltd. 1973.

YUNIS, E., SHERMAN, F.E.: Macrophages of the rectal lamina propria in children. Amer. J. clin. Path. **53**, 580 (1970).

Malakoplakie

BLEISCH, V.R., KONIKOV, N.F.: Malakoplakia of the urinary bladder. Arch. Path. **54**, 388 (1952).

DISILVIO, T.V., BARLETT, E.F.: Malakoplakia of the colon. Arch. Path. **92**, 167 (1971).

DOCKERTY, M.B.: Primary malakoplakia of the colon. Mayo Clin. Proc. **47**, 114 (1972).

FINLAY-JONES, L.R., BLACKWELL, J.B., PAPADIMITRIOU, J.M.: Malakoplakia of the colon. Amer. J. clin. Path. **50**, 320 (1968).

GONZALEZ-ANGULO, A., CORRAL, E., GARCIA-TORRES, R., QUIJANO, M.: Malakoplakia of the colon. Gastroenterology **48**, 383 (1965).

HANSEMANN, D. v.: Über Malakoplakie der Harnblase. Virchows Arch. path. Anat. **173**, 302 (1903).

LEWIN, K.J., HARELL, G.S., LEE, A.S., CROWLEY, L.G.: Malacoplakia. An electron-microscopic study: demonstration of bacilliform organisms in malacoplakic macrophages. Gastroenterology **66**, 28 (1974).

LOU, T.Y., TEPLITZ, C.: Malakoplakia: Pathogenesis and ultrastructural morphogenesis. A problem of altered macrophage (phagolysosomal) response. Hum. Path. **5**, 191 (1974).

McCLURG, F.V., D'AGOSTINO, A.N., MARTIN, H.J., RACE, G.J.: Ultrastructural demonstration of intracellular bacteria in three cases of Malakoplakia of the bladder. Amer. J. clin. Path. **60**, 780 (1973).

MICHAELIS, L., GUTMANN, C.: Über Einschlüsse in Blasentumoren. Z. klin. Med. **47**, 208 (1902).

POVYSIL, C.: Extravesical malakoplakia. Arch. Path. **97**, 273 (1974).

RANCHOD, M., KAHN, L.B.: Malakoplakia of the gastrointestinal tract. Arch. Path. **94**, 90 (1972).

RYWLIN, A.M., RAVEL, R., HURWITZ, A.: Malakoplakia of the colon. Amer. J. dig. Dis. **14**, 491 (1969).

TERNER, J.Y., LATTES, R.: Malakoplakia of colon and retroperitoneum. Report of a case with histochemical study of the Michaelis-Gutmann inclusion bodies. Amer. J. clin. Path. **44**, 20 (1965).

THORNING, D., VRACKO, R.: Malakoplakia. Defect in digestion of phagocytized material due to impaired vacuolar acidification? Arch. Path. **99**, 456 (1975).

YUNIS, E.J., ESTEVEZ, J.M., PINZON, G.J., MORAN, T.J.: Malakoplakia. Discussion of pathogenesis and report of three cases including one of fatal gastric and colonic involvement. Arch. Path. **83**, 180 (1967).

Endometriose

BILEK, K., SCHEELE, V.: Über Dickdarmendometriosen. Zbl. Gynäk. **84**, 619 (1962).

BURNS, F.J.: Endometriosis of the intestines. Dis. Colon Rect. **10**, 344 (1967).

DAVIS, C., ALEXANDER, R.W., BUENGER, R.E.: Surgery of endometrioma of the ileum and colon. Amer. J. Surg. **105**, 250 (1963).

FISCHER, R., WIDMAIER, F.: Die intestinale Endometriose und ihre chirurgische Bedeutung. Chirurg **34**, 77 (1963).

GALVÀN, E.S., QUIJANO, C., CORTINAS, J.L.: Endometriosis del recto. Bol. Soc. Cir. Rosario **33**, 72 (1966).

GLATTHAAR, E.: Zur Klinik und Therapie der Endometriose. Praxis **50**, 304 (1961).

HAUCK, A.E.: Endometriosis of the colon. Ann. Surg. **151**, 896 (1960).

HEIM, K.: Zur weiteren Entwicklung der Endometriosefrage. Bibl. gynaec. (Basel) **9**, 1 (1959).

HENSCHEN, C.: Endometriosen und Endometriome des Rectosigmoides. Schweiz. med. Wschr. **71**, 1271 (1941).

HOBBS, J.E., BORTNICK, A.R.: Endometriosis of lungs: experimental and clinical study. Amer. J. Obstet. Gynec. **40**, 832 (1940).

KRATZER, G.L., SALVATI, E.P., HAMANDI, W.J.: The problem of endometriosis of the colon. Amer. J. Surg. **100**, 381 (1960).

KRIEG, H., BRÜNNER, H.: Die extragenitale Endometriose. Differentialdiagnostische und chirurgische Probleme. Dtsch. med. Wschr. **98**, 239 (1973).

MEYER, R.: Die pathologische Anatomie der Gebärmutter. In: F. HENKE, O. LUBARSCH (Hrsg.), Handbuch der speziellen pathologischen Anatomie und Histologie, Bd. VII/1. Berlin: Springer 1930.

MINVILLE, L., LA CRUZ, J.V. DE: Endometriosis of the anal canal: presentation of a case. Dis. Colon Rect. **11**, 32 (1968).

PANGANIBAN, W., CORNOG, J.L.: Endometriosis of the intestines and vermiform appendix. Dis. Colon Rect. **15**, 253 (1972).

PHILIPP, E., HUBER, H.: Die Klinik der Endometriose im Lichte neuer Forschungsergebnisse. Zbl. Gynäk. **63**, 482 (1939).

PHILIPP, E., HUBER, H.: Neue Erkenntnisse zur Entstehung der Endometriose. Dtsch. med. Wschr. **66**, 1242 (1940).

RÖHER, H.-D.: Diagnostik der Dickdarm-Endometriose. Dtsch. med. Wschr. **98**, 1408 (1973).

RÖHER, H.-D., GRÖZINGER, K.H.: Zur Klinik, Diagnostik und Therapie der Dickdarm-Endometriose. Med. Welt **24**, 534 (1973).

SAMPSON, J.A.: Perforating hemorrhagic cysts of ovary. Arch. Surg. **3**, 245 (1921).

SAMPSON, J.A.: The life history of ovarian haematomas (haemorrhagic cysts) of endometrial (Mullerian) type. Amer. J. Obstet. Gynec. **4**, 451 (1922).

SPJUT, H.J., PERKINS, D.E.: Endometriosis of the sigmoid colon and rectum. Amer. J. Roentgenol. **82**, 1070 (1969).

STAMM, H.: Die Pathogenese der Endometriose. Praxis **51**, 786 (1962).

TAGART, R.E.B.: Endometriosis of the large intestine. Brit. J. Surg. **47**, 27 (1959).

WILLIAMS, C.: Endometriosis of the colon in elderly women. Ann. Surg. **157**, 974 (1963).

WYNN, Th.E.: Endometriosis of the sigmoid colon. Massive intramural hematoma. Arch. Path. **92**, 24 (1971).

Solitäres Ulcus, Rectum

ALLEN, M.S.: Hamartomatous inverted polyps of the rectum. Cancer (N.Y.) **19**, 257 (1954).

BUTSCH, J.L., DOCKERTY, M.B., McGILL, D.B., JUDD, E.S.: "Solitary" nonspecific ulcers of the colon. Arch. Surg. **98**, 171 (1969).

EPSTEIN, S.E., ASCARI, W.Q., ABLOW, R.C., SEAMAN, W.B., LATTES, R.: Colitis cystica profunda. Amer. J. clin. Path. **45**, 186 (1966).

GOODALL, H.B., SINCLAIR, I.S.R.: Colitis cystica profunda. J. Path. Bact. (Edinb.) **73**, 33 (1957).

HASKELL, B., ROVNER, H.: Solitary ulcer of the rectum. Dis. Colon Rect. **8**, 333 (1965).

JALAN, K.M., BRUNT, P.W., MacLEAN, N., SIRCUS, W.: Benign solitary ulcer of the rectum. Scand. J. Gastroent. **5**, 143 (1970).

MADIGAN, M.R., MORSON, B.C.: Solitary ulcer of the rectum. Gut **10**, 871 (1969).

PARKS, A.G., PORTER, N.H., HARDCASTLE, J.: The syndrome of the descending perineum. Proc. roy. Soc. Med. **59**, 477 (1966).

RIEK, M.: Das solitäre Rektalulcus. Gastroent. Fortbildungsk. Praxis, Vol. 3, p. 65. Basel: Karger 1973.

RIEK, M., HALTER, F.: Das solitäre Ulkus des Rektums. Dtsch. med. Wschr. **96**, 1721 (1971).

RIEK, M., HALTER, F., STIRNEMANN, H.: Das solitäre Rectalulkus. Schweiz. med. Wschr. **101**, 758 (1971).

WAYTE, D.B., HELWIG, E.B.: Colitis cystica profunda. Amer. J. clin. Path. **48**, 159 (1967).

Stercorale Ulcera

ALBERS, J.H., SMITH, L.L., CARTER, R.: Perforation of the cecum. Ann. Surg. **143**, 251 (1956).

AMBRUOSO, V.N., FERARU, F.: Massive gangrene of the colon due to distal obstruction. Surgery **61**, 228 (1967).

GRINVALSKY, H.J., BOWERMAN, C.I.: Stercoraceous ulcers of the colon. Relatively neglected medical and surgical problems. J. Amer. med. Ass. **171**, 1941 (1959).

HUBER, F.B., MOHR, P.: Über einen Fall von „spontaner" Coecumperforation. Dtsch. med. Wschr. **98**, 671 (1973).

MARATKA, Z., KUDRMANN, J.: Segmental colitis. Concept and classification. In: Z. MARATKA, R. OTTENJANN (edit.), Inflammation in gut, Bibl. gastroent. No. 9, p. 73. Basel-München-Paris-New York: Karger 1970.

PRINTZ, J.H., HOFFMAN, J.S., KHAZEI, H.: Multiple stercoraceous ulcers of the colon associated with huge fecalomas and perforation. Case report. Amer. Surg. **27**, 714 (1961).

RACK, J.F.: Obstructive perforation of the cecum. Amer. J. Surg. **84**, 527 (1952).

ROBERTSON, J.A., EDDY, W.A., VOSSELER, A.J.: Spontaneous perforation of the cecum without mechanical obstruction. Amer. J. Surg. **96**, 448 (1958).

SELYE, H., WINANDY, G., GABBIANI, G.: Production and prevention of stercoral ulcers in the rat. Amer. J. Path. **48**, 299 (1966).

SIEGMUND, H.: Spezifische Entzündungen des Darmrohres. In: F. HENKE, O. LUBARSCH (Hrsg.), Handbuch der speziellen pathologischen Anatomie und Histologie, Bd. IV/3. Verdauungsschlauch. S. 371. Berlin: Springer 1929.

ZAHN, D.G.H., GOERTTLER, KL.: Über die Sklerose der Eingeweidearterien. Arch. Kreisl.-Forsch. **64**, 235 (1971).

Colitis cystica profunda

ALLEN, M.S.: Hamartomatous inverted polyps of the rectum. Cancer (N.Y.) **19**, 257 (1954).

BALLAS, M., NUNEZ, L., MILLER, E.M.: Localized colitis cystica profunda. Arch. Surg. **103**, 406 (1971).

BARNER, J.L.: Colitis cystica profunda. Radiology **89**, 435 (1967).

BRYNJOLFSSON, G., HALEY, H.B.: Experimental enteritis cystica in rats. Amer. J. clin. Path. **47**, 69 (1967).

CARSTENS, P.H.B., GONZALEZ, R.: Colitis cystica profunda. Acta path. microbiol. scand. **75**, 273 (1969).

CLARK, R.M.: Microdiverticula: A possible cause of granulomatous ileocolitis. Canad. med. Ass. J. **100**, 1025 (1969).

DEMLING, L.: Was ist neu auf dem Gebiet des Dickdarms? Dtsch. med. Wschr. **97**, 950 (1972).

DENTON, J.: Pathology of pellagra. Amer. J. trop. Med. **5**, 173 (1925).

EPSTEIN, ST.E., ASCARI, W.Q., ABLOW, R.C., SEAMAN, W.B., LATTES, R.: Colitis cystica profunda. Amer. J. clin. Path. **45**, 186 (1966).

FECHNER, R.F.: Polyp of the colon possessing features of colitis cystica profunda. Dis. Colon Rect. **10**, 359 (1967).

GHANI, A.: Colitis cystica profunda. Brit. J. Surg. **57**, 596 (1970).

GOODALL, H.B., SINCLAIR, I.S.R.: Colitis cystica profunda. J. Path. Bact. (Edinb.) **73**, 33 (1957).

GOULSTON, S.J.M., McGOVERN, V.J.: The nature of benign strictures in ulcerative colitis. New Engl. J. Med. **281**, 290 (1969).

KOBAYASHI, S., KASUGAI, T.: Submucosal cysts of the large bowel. Report of a case with clinical regression. Endoscopy **5**, 164 (1973).

MULDOON, J.P., BOWMAN, H.E., ASMAN, H.B.: Colitis cystica profunda. Dis. Colon Rect. **11**, 220 (1968).

RÖSCH, W., HERMANEK, P.: Ulcus simplex recti und Colitis cystica profunda circumscripta. Fortschr. Med. **88**, 1104 (1970).

TALERMAN, A.: Enterogenous cysts of the rectum (colitis cystica profunda). Amer. J. clin. Path. **48**, 159 (1967).

VIRCHOW, R.: Die krankhaften Geschwülste, Vol. 1. Berlin: Hirschwald 1863.

WAYTE, D.M., HELWIG, E.B.: Colitis cystica profunda. Amer. J. clin. Path. **48**, 159 (1967).

Irritables Colon

BOCKUS, H.L.: Gastroenterology, Vol. II. Philadelphia: W.B. Saunders Co. 1964.

CHAUDARY, N.A., TRUELOVE, S.C.: Human colonic motility: a comparative study of normal subjects, patients with ulcerative colitis and patients with the irritable colon syndrome. Gastroenterology **40**, 1 (1961).

CHAUDARY, N.A., TRUELOVE, S.C.: The irritable colon syndrome. Quart. J. Med. **31**, 307 (1962).

DAVIDSON, M., WASSERMANN, R.: The irritable colon of childhood. J. Pediat. **69**, 1027 (1966).

EISNER, M.: Irritables Colon — eine haltbare Diagnose? Schweiz. med. Wschr. **101**, 759 (1971).

EISNER, M.: Kritik des irritablen Colons. Dtsch. med. Wschr. **97**, 616 (1972).

FAHRLÄNDER, H.: Die funktionellen Dickdarmerkrankungen. In: W. BOECKER (Hrsg.), Dünndarm-Dickdarm. 5. Bad Mergentheimer Stoffwechseltagung. Stuttgart: Thieme 1969.

FAHRLÄNDER, H.: Irritables Kolon (Reizkolon, Reizdarm). In: L. DEMLING (Hrsg.), Klinische Gastroenterologie, Bd. I. Stuttgart: Thieme 1973.

FRANKEN, F.H.: Colon irritabile. Leber Magen Darm **3**, 223 (1973).

HAFERKAMP, O.: Histologische Befunde in der Dickdarmschleimhaut bei Colica mucosa. Virchows Arch. path. Anat. **331**, 111 (1958).

HENNING, N., WITTE, S.: Atlas der gastroenterologischen Cytodiagnostik. Stuttgart: Thieme 1957.

HISLOP, I.G.: Psychological significance of the irritable colon syndrome. Gut **12**, 452 (1971).

KIRSNER, J.B., PALMER, W.: The irritable colon. Gastroenterology **34**, 491 (1958).

RUIZ DE AGUIAR GONZALEZ, A., MENA, L.A.: Das irritable Kolon. Retrospektive Untersuchung an 217 Fällen. Münch. med. Wschr. **116**, 1641 (1974).

WALLER, S.L., MISIEWICZ, J.J.: Prognosis in the irritable-bowel syndrom. Lancet **1969 II**, 753.

WANGEL, A.G., DELLER, D.J.: Mechanisms of constipation and diarrhea with particular reference to the irritable colon syndrome. Gastroenterology **48**, 69 (1965).

WITTE, S.: Die Exfoliativ-Zytologie des Magen-Darmkanals. Verh. dtsch. Ges. Path. **57**, 126 (1973).

WITTE, S.: Zytodiagnostik der Colitis ulcerosa. Leber Magen Darm **3**, 131 (1973).

WITTE, S., HAUGG, J.: Die diagnostischen Aussagemöglichkeiten der Rektumzytologie im Vergleich zur Rektumbiopsie und Rektoskopie. Z. Gastroenterol. **9**, 229 (1971).

WOLF, S.: The central nervous system regulation of the colon. Gastroenterology **51**, 810 (1966).

Colo-rectale Tumoren

ABRAMSON, D.J.: Multiple polyposis in children; a review and a report of a case in 6-year old child who had associated nephrosis and asthma. Surgery **61**, 288 (1967).

ABRIKOSSOFF, A.: Über Myome, ausgehend von der quergestreiften willkürlichen Muskulatur. Virchows Arch. path. Anat. **260**, 215 (1926).

ABRIKOSSOFF, A.: Weiter Untersuchungen über Myoblastenmyome. Virchows Arch. path. Anat. **280**, 723 (1931).

ACKERMAN, L.V.: Malignant potential of polypoid lesions of the large intestine. Trans. Coll. Phycns. (Philad.) **32**, 5 (1964).

ADAMSON, J.E., POSTLETHWAIT, R.W.: Carcinoid tumors of the gastrointestinal tract. Ann. Surg. **148**, 239 (1958).

AHLGREN, M., WIKLANDER, O.: Urinary 5-hydroxyindole acetic acid and treatment of carcinoid of the rectum. Acta chir. scand. **124**, 461 (1962).

AHRENS, H.P.: Villöse Adenome des Dickdarms. Münch. med. Wschr. **112**, 795 (1970).

ALKEN, P., UNGEHEUER, E.: Die Bedeutung der Rektoskopie in der Praxis. Dtsch. Ärztebl. **47**, 3404 (1974).

ALLEN, A.W., DONALDSON, G., SNIFFEN, R.C., GOODALE, F.: Primary malignant lymphoma of the gastrointestinal tract. Ann. Surg. **140**, 428 (1954).

ANDERSEN, J.A.: Primary linitis plastica of the colon and rectum. Acta path. microbiol. scand., Sect. A **78**, 277 (1970).

ANDERSON, W.A.D.: Tage classification and end results reporting for carcinoma of the colon and rectum. Cancer (Philad.) **34**, 909 (1974).

ANNIS, D., ALEXANDER, M.K.: Differential absorption of electrolytes from the large bowel in relation to uretero-sigmoid anstomosis. Lancet **1952 II**, 603.

ARIES, V., CROWTHER, J.S., DRASAR, B.S., HILL, M.J., WILLIAMS, R.E.O.: Bacteria and the aetiology of cancer of the large bowel. Gut **10**, 334 (1969).

ARMSTRONG, R.B., NIELSON, O.F.: Recurrent carcinoid of the colon. Arch. intern. Med. **114**, 684 (1964).

ARNOLD, K., ZITZMANN, R.: Familiäre Polyposis coli. Dtsch. med. Wschr. **95**, 454 (1970).

ARTHUR, J.F.: The significance of small mucosal polyps of the rectum. Proc. roy. Soc. Med. **55**, 703 (1962).

ARTHUR, J.F.: Structure and significance of metaplastic nodules in the rectal mucosa. J. clin. Path. **21**, 735 (1968).

ASHBURN, L.L., RODGER, R.C.: Myoblastoma's neural origin (report of 6 cases, one with multiple tumors). Amer. J. clin. Path. **22**, 440 (1952).

ASMAN, H.B., PIERCE, E.R.: Familial multiple polyposis—a statistical study of a large Kentucky kindred. Cancer (Philad.) **25**, 972 (1970).

ASTLER, V.B., COLLER, F.A.: The prognostic significance of direct extension of carcinoma of the colon and rectum. Ann. Surg. **139**, 846 (1954).

BACON, H.E., JACKSON, C.: Visceral metastases from carcinoma of distal colon and rectum. Surgery **33**, 495 (1953).

BACON, H.E., McGREGOR, J.K.: Prevention of recurrent carcinoma of the colon and rectum. Dis. Colon Rect. **6**, 207 (1963).

BACON, H.E., TAVENNER, M.C.: Multiple primary malignant tumors involving the colon and rectum. Report of 94 cases. Amer. J. Surg. **83**, 55 (1952).

BADER, G.M., PAPANICOLAOU, G.N.: The application of cytology in the diagnosis of cancer of the rectum, sigmoid, and descending colon. Cancer (Philad.) **5**, 307 (1952).

BALLIE, E.E., ABELL, M.R.: Enteritis cystica polyposa. Amer. J. clin. Path. **54**, 643 (1970).

BANDLER, H.: Hemangiomas of the small intestine associated with muco-cutaneous pigmentation. Gastroenterology **38**, 641 (1960).

BANGLE, R.: A morphological and biochemical study of the granular cell myoblastoma. Cancer (Philad.) **5**, 950 (1952).

BANJO, C., GOLD, P., FREEDMAN, S.O., KRUPEY, J.: Immunologically active heterosaccharides of carcinoembryonic antigen of human digestive system. Nature (Lond.) **238**, 183 (1972).

BATES, H.R.: Carcinoid tumors of the rectum. A statistical review. Dis. Colon Rect. **9**, 90 (1966).

BATES, H.R., BELTER, L.F.: Composite carcinoid tumour (argentaffinoma adenocarcinoma) of the colon. Dis Colon Rect. **10**, 467 (1967).

BAUGHAM, F.A., LIST, C.F., WILLIAMS, J.R., MULDOON, J.P., SEGARRA, J.M., VOLKEL, J.S.: The glioma-polyposis syndrome. New Engl. J. Med. **281**, 1345 (1969).

BAUMGARTL, E., STEINER, H.: Mehrzeitige Kolonresektion bei multiplem Primärkarzinom. Krebsarzt **23**, 21 (1968).

BECKER, G., ROTH, A.: Über das großfollikuläre Lymphoblastom Brill-Symmers. Path. Microbiol. **33**, 113 (1969).

BECKER, V.: Polypektomie: Allgemeinpathologische Problematik. Leber Magen Darm **3**, 147 (1973).

BEHR, G.: Potassium-secreting tumours of the large intestine. Lancet **1959 II**, 514.

BERARDI, R.S.: Carcinoid tumours of the colon (exclusive of the rectum). Review of the literature. Dis. Colon Rect. **15**, 383 (1972).

BERG, J.W.: Primary lymphomas of the human gastro-intestinal tract. Nat. Cancer Inst. Monogr. No. 32, 1 (1969).

BERG, J.W., HOWELL, M.A.: The geographic pathology of bowel cancer. Cancer (Philad.) **34**, 807 (1974).

BERG, J.W., LONE, F., STEARNS, M.M.: Mucoepidermoid anal cancer. Cancer (Philad.) **13**, 914 (1960).

BERK, J.E., HAUBRICH, W.S.: Benign tumours of the colon and rectum. In: H.L. BOCKUS (edit.), Gastroenterology, Vol. II. Philadelphia-London: W.B. Saunders Co. 1964.

BERKLEY, J.L.: Melanoma of the anal canal: report of a case of five-year survival after abdominoperineal resection. Dis. Colon Rect. **3**, 159 (1960).

BESKIN, C., ATWOOD, W.: Peripheral bone metastasis from carcinoma of the rectum. Surgery **31**, 273 (1952).

BIELCHOWSKY, F.: Distant tumours produced by 2-amino and 2-acetyl-aminofluorence. Brit. J. exp. Path. **25**, 1 (1944).

BIELKE, E.: Colorectal cancer: clues from epidemiology. XIth International Cancer Congress, Florence, 20–26 October 1974. Vol. 1: Conferences, Symposia, Workshop, p. 178 (1974). Symposium 30: Colorectal cancer.

BIGELOW, B., WINKELMAN, J.: Polyps of the colon and rectum. A review of 12 years' experience and report of an unusual case. Cancer (Philad.) **17**, 1177 (1964).

BISHOP, J.F.: Carcinoma of the colon in a boy 15 years of age. Report of a case. Dis. Colon Rect. **4**, 60 (1961).

BLACK, W.C.: Enterochromaffin cell types and corresponding carcinoid tumours. Lab. Invest. **19**, 473 (1968).

BLATT, J.L., CHAPMAN, I.: Multiple colonic polyps of leukemic origin. Dis. Colon Rect. **3**, 237 (1960).

BOCKUS, H.L., TACHDJIAN, V., FERGUSON, L.K., MOUHRAN, Y., CHAMBERLAIN, C.: Adenomatous polyp of colon and rectum; its relation to carcinoma (7. Pan-Amer. Congr. of Gastroenterol., Santiago, Chile, 27.10.1960). Gastroenterology **41**, 225 (1961).

BODNER, E., LOS SANTO, E.V. DE: Die maligne Entartung eines Mastdarmneurinoms. Gedanken über die Neigung der Nervenscheidengeschwülste zu „bösartiger Degeneration". Krebsarzt **16**, 337 (1961).

BOEHME, E.J., HANSON, P.J.: Carcinoma of the colon and the rectum: site of growth of 1,457 lesions. Surg. Clin. N. Amer. **26**, 551 (1946).

BOGGS, H.W.: Carcinoma of the colon, rectum and anal canal in negro patients. A review of 96 cases. Dis. Colon Rect. **2**, 205 (1959).

BOKELMANN, D.: Das klinische Krebsregister. Möglichkeiten und Grenzen der zentralisierten interdisziplinären Krebstherapie, dargestellt am Beispiel des Colon- und Rectum-Carcinoms. Habil.-Schrift, Med. Fakultät Heidelberg 1975.

BOCKELMANN, D., DRÜNER, H.U., SCHULZ, U.: Klinik und Prognose der Kolon- und Rektum-Karzinome. Dtsch. med. Wschr. **97**, 1590 (1972).

BRAASTAD, F.W., DOCKERTY, M.B., DIXON, C.F.: Melanoepithelioma of the anus and rectum-Report of cases, review of literature. Surgery **23**, 82 (1949).

BRACHETTO-BRIAN, D., LASCANO, E.F.: Polyposis generalizada gastro-intestinal. Rev. Asoc. méd. argent. **56**, 385 (1942).

BRETLAU, P.: Carcinoma arising in anal fistula. Acta chir. scand. **133**, 496 (1967).

BRÜNNER, H., EHLERT, C.P., LOTH, R.: Submucöse Lipome des Dickdarms. Dtsch. med. Wschr. **98**, 1064 (1973).

BRUNT, P.W., SIRCUS, W., MACLEAN, N.: Neoplasia and the coeliac syndrome in adults. Lancet **1969 I**, 180.

BUNSTOCK, W.H.: Basal cell carcinoma of the anus. Amer. J. Surg. **95**, 822 (1958).

BURDETTE, W.J.: Colorectal carcinogenesis. Cancer (Philad.) **34**, 872 (1974).

BURGHARDT, E.: Histologische Frühdiagnose des Zervixkrebses. Stuttgart: Thieme 1972.

BURKITT, D.P.: Epidemiology of cancer of the colon and rectum. Cancer (Philad.) **28**, 3 (1971).

BURTIN, P.: Membrane antigens of the colonic tumors. Cancer (Philad.) **34**, 829 (1974).

BURTIN, P., MARTIN, E., SABINE, M.C., KLEIST, S. v.: Immunological study of polyps of the colon. J. nat. Cancer Inst. **48**, 25 (1972).

BURTIN, P., SABINE, M.C., CHAVANEL, G.: Presence of carcinoembryonic antigen in children's colonic mucosa. Int. J. Cancer **10**, 72 (1972).

BURTIN, P., KLEIST, S. v., SABINE, M.C., KING, M.: Immunological localization of carcinoembryonic antigen and non specific cross reacting antigen in gastrointestinal normal and tumoral tissues. Cancer Res. **33**, 3299 (1973).

BUSER, J.W., KIRSNER, J.B., PALMER, W.L.: Carcinoma of the large bowel. Analysis of clinical features in 478 cases, including eighty-eight five-year survivors. Cancer (Philad.) **3**, 214 (1950).

BUSH, R.S., ASH, C.L.: Primary lymphoma of the gastrointestinal tract. Radiology **92**, 1349 (1969).

BUSSEY, H.J.R.: Age and cancer of the large intestine. Thule International Symposia: Cancer and Aging, p. 203 (1968). Stockholm: Nordiska Bokhandelns Förlag 1969.

BUSSEY, H.J.R.: Gastrointestinal polyposis. Gut **11**, 970 (1970).

BUSSEY, H.J.R.: Familial polyposis Coli. Baltimore and London: The Johns Hopkins University Press 1975.

BUSSEY, H.J.R., MORSON, B.C.: Familial polyposis coli. In: R.W. RAVEN, F.J. ROSE (edit.), The prevention of cancer. London: Butterworths 1967.

BUSSEY, H.J.R., WALLACE, M.H.: Age, sex and site in relation to cancer of the rectum. In: C.E. DUKES (edit.), Cancer of the rectum, monograph on neoplastic disease at various sites, Vol. 3, p. 99. Edinburgh and London: E. & S. Livingstone 1960.

BUSSEY, H.J.R., WALLACE, M.H., MORSON, B.C.: Metachronous carcinoma of the large intestine and intestine polyps. Proc. roy. Soc. Med. 60, 208 (1967).

BUTLER, D.B., EDWARD, H.: Neurogenic tumour of the rectum. Dis. Colon Rect. 2, 291 (1951).

Cabot Case Records: Multiple polyposis of duodenum, jejunum, ileum, and large bowel. New Engl. J. Med. 212, 263 (1935).

CABRERA, A., LEGA, J.: Polyps of the colon and rectum in children. Amer. J. Surg. 100, 551 (1960).

CABRERA, A., PICKREN, J.W.: Squamous metaplasia and squamous-cell carcinoma of the rectosigmoid. Dis. Colon Rect. 10, 288 (1967).

CALABRESE, L.: Patologia dei tumori non epiteliali, benigni e maligni, primitivi del retto. Arch. De Vecchi Anat. pat. 33, 209 (1960).

CALDAROLA, V.T., JACKMAN, R.J., MOERTEL, C.G., DOCKERTY, M.B.: Carcinoid tumours of the rectum. Amer. J. Surg. 107, 844 (1964).

CAMIEL, M.R., MULÉ, J.E., ALEXANDER, L.L., BENNINGHOFF, D.L.: Association of thyroid carcinoma with Gardner's syndrome in siblings. New Engl. J. Med. 278, 1056 (1968a).

CAMIEL, M.R., MULÉ, J.E., ALEXANDER, L.L., BENNINGHOFF, D.L.: Thyroid carcinoma with Gardner's syndrome. New Engl. J. Med. 279, 326 (1968b).

CAPEHART, R.J., GRAVES, T.W.: Colitis cystica profunda. Clinical and histological differentiation of mucinous carcinoma. J. Kans. med. Soc. 72, 385 (1971).

CAPPS, W.F., LEWIS, M.I., GAZZANGIA, D.A.: Carcinoma of the colon, ampulla of Vater and urinary bladder associated with familial multiple polyposis. Dis. Colon Rect. 11, 298 (1968).

CARROLL, S.E.: The prognostic significance of gross venous invasion in carcinoma of the rectum. Canad. J. Surg. 6, 281 (1963).

CARSKY, K., BRIX, M., CERNIK, F., CARSKY, St.: Carcinoma of the rectum. Amer. J. Proctol. 18, 366 (1967).

CASTLEMAN, B., KRICKSTEIN, H.I.: Do adenomatous polyps of the colon become malignant? New Engl. J. Med. 267, 469 (1962).

CHANG, C.H., PIATT, J., THOMAS, E.D., WATNE, K.E., WATNE, A.L.: Abnormalities in Gardner's syndrome. Amer. J. Roentgenol. 103, 645 (1968).

CHAPMAN, B.M.: Cytologic diagnosis of rectal and colonic conditions. Gastroenterology 36, 501 (1959).

CHAPMAN, I.: Mesodermal changes in adenomatous polyps of the large intestine. Arch. Path. 82, 151 (1966).

CHAPMAN, R.: Spontaneous rupture of spleen infiltrated by secondary carcinoma. Brit. med. J. 1962 I, 1319.

CHIAT, H., ROSS, S.T., JANELLI, D.E., MANDEL, P.R.: Familial polyposis of the colon with subsequent development of a duodenal polyp. Report of a case. Dis. Colon Rect. 5, 444 (1962).

CHRISTIE, A.C.: Ossification in intestinal neoplasms: a report of three cases. J. Path. Bact. (Edinb.) 63, 338 (1951).

CHU, T.M., REYNOSO, G., HANSEN, H.J.: Demonstration of carcinoembryonic antigen in normal human plasma. Nature (Lond.) 238, 152 (1972).

CLARK, J.F., MULDOON, J.P.: Colitis cystica profunda in an adenoma (adenomatous polyp): report of a case. Dis. Colon Rect. 13, 387 (1970).

CLERY, A.P., DOCKERTY, M.B., WAUGH, J.M.: Small-cell carcinoma of the colon and rectum. A clinicopathologic study. Arch. Surg. 83, 164 (1961).

CLUTTS, G.R., EMMETT, J.M.: Carcinoma of the colon in children under 16 years of age. Amer. Surg. 30, 671 (1964).

COHEN, R.S., CRAMM, R.E.: Granular-cell myoblastoma—an unusual rectal neoplasm: Report of a case. Dis. Colon Rect. 12, 120 (1969).

COLE, J.W., McKALEN, A.: Observations of the composition of adenomas and carcinomas of the colon. Ann. Surg. 152, 615 (1960).

COLE, J.W., McKALEN, A.: Studies of the morphogenesis of adenomatous polyps in the human colon. Cancer (Philad.) 16, 998 (1963).

COLE, W.H., ROBERTS, S.S., STREHL, F.W.: Modern concepts in cancer of the colon and rectum. Cancer (Philad.) **19**, 1347 (1966).

CONNOLLY, J.G.: A carcinoid tumour in a rectal polyp. Canad. med. Ass. J. **82**, 635 (1960).

CORDIER, G., GARNIER, H., BARBIER, J., CALMETTES, C.: La polypose rectocolique généralisée associée à lésions ectodermiques et mésodermiques. A propos d'un cas de syndrome de Gardner. Presse méd. **74**, 767 (1966).

CORNES, J.S.: Multiple primary cancers: Primary malignant lymphomas and carcinomas of the intestinal tract in the same patient. J. clin. Path. **13**, 483 (1960).

CORNES, J.S.: Multiple lymphomatous polyposis of the gastrointestinal tract. Cancer (Philad.) **14**, 249 (1961).

CORNES, J.S., WALLACE, M.H., MORSON, B.C.: Benign lymphomas of the rectum and anal canal: A study of 100 cases. J. Path. Bakt. (Edinb.) **82**, 371 (1961).

CRADDOCK, V.M.: The reaction of N-methyl-N'-nitro-N-Nitrosoguanidine with deoxyribonucleic acid. Biochem. J. **106**, 921 (1968).

CRANE, A.R., TREMBLAY, R.G.: Myoblastoma (granular cell myoblastoma or myoblastic myoma). Amer. J. Path. **21**, 357 (1945).

CROWLEY, L.V., PAGE, H.G.: Adenocarcinoma arising in presacral enterogenous cyst. Arch. Path. **69**, 64 (1960).

CULP, C.E.: New studies of the colonic polyp and cancer. Surg. Clin. N. Amer. **47**, 955 (1967).

CULP, C.E., HILL, J.R.: Malignant lymphoma involving the rectum. Dis. Colon Rect. **5**, 426 (1962).

CZERNOBILSKY, B., TSOU, K.-C.: Adenocarcinoma, adenoma and polyps of the colon: histochemical study. Cancer (Philad.) **21**, 165 (1968).

DA CRUZ, G.M.G., GARDNER, J.D., PESKIN, G.W.: Mechanism of diarrhea of villous adenomas. Amer. J. Surg. **115**, 203 (1968).

DAHM, K., WERNER, B.: Experimentelles Anastomosencarcinom. Ein Beitrag zur Pathogenese des Magenstumpfcarcinoms. Langenbecks Arch. Chir. **333**, 211 (1973).

DALE, R.: A brief statistical review of epidermoid carcinoma of the anal canal and rectum. Dis. Colon Rect. **8**, 353 (1965).

DANES, B.S.: The Gardner Syndrome. A study in cell culture. Cancer (Philad.) **36**, 2327 (1975).

DAVIDSOHN, l., KOVARIK, ST., CHANG LING LEE: A, B and O substances in gastrointestinal carcinoma. Arch. Path. **81**, 381 (1966).

DAVIS, J.E., SEAVEY, W., SESSIONS, J.T.: Villous adenomas of the rectum and sigmoid colon with severe fluid and electrolyte depletion. Ann. Surg. **155**, 806 (1962).

DAWSON, D.F., DUCKWORTH, J.K., BERNHARDT, H., YOUNG, J.M.: Giant condyloma and verrucous carcinoma of the genital area. Arch. Path. **79**, 225 (1965).

DAWSON, I.M.P.: The endocrine cells of the gastro-intestinal tract. Histochem. J. **2**, 527 (1970).

DAWSON, I.M.P., CORNES, J.S., MORSON, B.C.: Primary malignant lymphoid tumours of the intestinal tract, report of 37 cases with a study of factors influencing prognosis. Brit. J. Surg. **49**, 80 (1961).

DEBRAY, CH., HARDUIN, J.P., PIRONNON, A., TERRIS, G., MARTIN, E.: Les lipomes du colon. Arch. Mal. Appar. dig. **52**, 883 (1963).

DEETHS, T.M., DODDS, W.J.: The radiology corner. Lipoma of the colon. Amer. J. Gastroent. **58**, 326 (1972).

DEGRELL, I., GIMES, E.: Über den hypersekretierenden villösen Tumor des Dickdarms. Bruns' Beitr. klin. Chir. **212**, 320 (1966).

DELANEY, W.E., GRAHAM, T.F.: Carcinoma of the colon with ossification. Gastroenterology **41**, 277 (1961).

DEMOPOULOS, R.I.: Fine structure of the extra-mammary Paget's cell. Cancer (Philad.) **27**, 1202 (1971).

DENECKE, K.: Beziehung der Dickdarmpolypen zum Karzinom und Technik ihrer Entfernung. Münch. med. Wschr. **108**, 314 (1966).

DESCHNER, E.E., LEWIS, C.M., LIPKIN, M.: In vitro study of human rectal epithelial cells. J. clin. Invest. **42**, 1922 (1963).

DESCHNER, E.E., LIPKIN, M.: Proliferative patterns in colonic mucosa in familial polyposis. Cancer (Philad.) **35**, 413 (1975).

DEUCHER, F.: Chirurgische Gesichtspunkte bei der Diagnose und Therapie von 426 Dickdarmkarzinomen. Schweiz. med. Wschr. **97**, 570 (1967).

DEUCHER, F., COTAR, Z.: Die chirurgische Behandlung der Dickdarmpolypen. Schweiz. med. Wschr. **97**, 501 (1967).

DEYHLE, P., JENNY, S., FUMAGALLI, I.: Endoskopische Polypektomie im proximalen Kolon. Dtsch. med. Wschr. **98**, 219 (1973).

DEYSINE, M.: Villous adenomas of the colon complicated by electrolyte imbalance. Dis. Colon Rect. **11**, 289 (1968).

DIAMANTE, M., BACON, H.E.: Leiomyosarcoma of the rectum. Report of a case. Dis. Colon Rect. **10**, 347 (1967).

DIFFENBAUGH, W.G., ANDERSON, R.E.: Carcinoid (argentaffin) tumors of the gastrointestinal tract. Arch. Surg. **73**, 21 (1956).

DIONNE, L.: Pattern of blood-borne metastasis from carcinoma of the rectum. Cancer (Philad.) **18**, 775 (1965).

D'JAVID, I.F.: Lipomas of the large intestine. Review of the literature and report of a case. J. int. Coll. Surg. **33**, 639 (1960).

DOCKERTY, M.B., PRATT, J.H.: Extramammary Paget's disease. A report of four cases in which certain features of histiogenesis were exhibited. Cancer (Philad.) **5**, 1161 (1952).

DOLL, R.: The geographical distribution of cancer. Brit. J. Cancer **23**, 1 (1969).

DONNELLY, W.H., SIEBER, W.K., YUNIS, E.J.: Polypoid ganglioneurofibromatosis of the large bowel. Arch. Path. **87**, 537 (1969).

DOOS, W.G., WOLFF, W.J., SHINYA, H., DeCHABON, A., STENGER, R.J., GOTTLIEB, L.S., ZAMCHEK, N.: CEA levels in patients with colorectal polyps. Cancer (Philad.) **36**, 1996 (1975).

DORNETZHUBER: Ganglioneuromatose des Dickdarms. Zbl. allg. Path. path. Anat. **102**, 249 (1961).

DREXLER, J.: Asymptomatic polyps of the rectum and colon. II. Frequency, smoking, and arteriosclerotic heart disease. Arch. intern. Med. **121**, 62 (1968).

DRUCKREY, H., PREUSSMANN, R., MATZKIES, F., IVANKOVIC, S.: Selektive Erzeugung von Darmkrebs bei Ratten durch 1,2-Dimethylhydrazin. Naturwissenschaften **54**, 285 (1967).

DUBRA, C.D., REPETTO, L.M., CELESTE, F., MONSERRAT, J.M.: Anorectal melanoma. Report of three cases. Amer. J. Proctol. **18**, 141 (1967).

DUCOUDRAY, C., PADEANO, J., GARBAY, M.: Kytes et tumeurs péri-ano-rectaux d'origine endodermique. J. Chir. (Paris) **84**, 201 (1962).

DUKES, C.E.: The classification of cancer of the rectum. J. Path. Bact. (Edinb.) **35**, 323 (1932).

DUKES, C.E.: An explanation of the difference between a papilloma and a adenoma of the rectum. Proc. roy. Soc. Med. **40**, 829 (1947).

DUKES, C.E.: The relation of histology to spread in intestinal cancer. Brit. J. Cancer **4**, 59 (1950).

DUKES, C.E.: Familial intestinal polyposis. Hunterian Lecture. Ann. roy. Coll. Surg. Engl. **10**, 293 (1952a).

DUKES, C.E.: Familial intestinal polyposis. Ann. Eugen. **17**, 1 (1952b).

DUKES, C.E.: The control of precancerous conditions of the colon and rectum. Canad. med. Ass. J. **90**, 630 (1964).

DUKES, C.E., BUSSEY, H.J.R.: The spread of rectal cancer and its effect on prognosis. Brit. J. Cancer **12**, 309 (1958).

DUKES, C.E., GALVIN, C.: Colloid carcinoma arising within fistulae in the anorectal region. Ann. roy. Coll. Surg. **18**, 246 (1956).

DUKES, C.E., LOCKHART-MUMMERY, H.E.: Familial intestinal polyposis. Surg. Clin. N. Amer. **35**, 1277 (1955).

DUNBAR, W.H., BEAHRS, O.H., MORLOCK, C.G.: Solitary splenic metastasis incidental to rectal carcinoma. Proc. Staff Meet. Mayo Clin. **44**, 40 (1969).

DUNHAM, L.J., BAILAR, J.C.: Worlds maps of cancer mortality rates and frequences ratios. J. nat. Cancer Inst. **41**, 155 (1968).

Dunphy, J.E., Patterson, W.B., Legg, M.A.: Etiologic factors in polyposis and carcinoma of the colon. Ann. Surg. **150**, 488 (1959).

Duprez, A., Lambilliotte, J.P., Jacobs, E.: Cancers doubles du côlon. Acta chir. belg. **60**, 752 (1961).

Ebner, H.Z.: Zur Ultrastruktur des Morbus Paget mamillae. Z. Haut- u. Geschl.-Kr. **44**, 297 (1969).

Edwards, M.: Four metachronous malignant lesions of the colon. An unusual case. Surgery **23**, 808 (1948).

Edwards, M.: Multilocular retrorectal cystic disease—cyst-harmatoma. Dis. Colon Rect. **4**, 103 (1961).

Eisenberg, H., Sullivan, P.D., Foote, F.M.: Trends in survival of digestive system cancer patients in Connecticut, 1935 to 1962. Gastroenterology **53**, 528 (1967).

Ekelund, G.: On cancer and polyps of colon and rectum. Acta path. microbiol. scand. **59**, 165 (1963).

Elster, K.: Histopathologie der tumorösen Kolonerkrankungen. Leber Magen Darm **3**, 111 (1973).

Elster, K., Wündisch, G.: Morphologische Wertung der Rectumpolypen. Katamnestische und histologische Untersuchungen. Langenbecks Arch. klin. Chir. **311**, 41 (1965).

Engel, St., Dockerty, M.B.: Calcification and ossification in rectal malignant processes. J. Amer. med. Ass. **179**, 347 (1962).

Enterline, H.T., Evans, G.W., Mercado-Lugo, R., Miller, L., Fitts, W.T.: Malignant potential of adenomas of colon and rectum. J. Amer. med. Ass. **179**, 322 (1962).

Erlanson, P., Lindquvist, B., Lundh, G.: Hypersecreting villous rectal papilloma leading to excessive electrolyte-fluid losses and acute failure. Acta med. scand. **182**, 5 (1967).

Fagundes, L.A.: Embryonal rhabdomyosarcoma (sarcoma Botryoides) of the anus. Gastro-enterology **44**, 351 (1963).

Falterman, K.W., Hill, Ch.B., Markey, J.C., Fox, J.W., Cohn, I.: Cancer of the colon, rectum, and anus: a review of 2,313 cases. Cancer (Philad.) **34**, 951 (1974).

Fechner, R.E.: Polyp of the colon possessing features of colitis cystica profunda. Dis. Colon Rect. **10**, 359 (1967).

Fechner, R.E.: Adenomatous polyp with submucosal cysts. Amer. J. clin. Path. **59**, 498 (1973).

Fenoglio, C.M., Kaye, G.I., Lane, N.: Distribution of human colonic lymphatics in normal, hyperplastic, and adenomatous tissue. Its relationship to metastasis from small carcinomas in pedunculated adenomas, with two case reports. Gastroenterology **64**, 51 (1973).

Fenoglio, C.M., Lane, N.: The anatomical precursor of coloerectal carcinoma. Cancer (Philad.) **34**, 819 (1974).

Ferenczy, A., Richart, R.M.: Ultrastructure of perianal Paget's disease. Cancer (Philad.) **27**, 1141 (1972).

Ferguson, J.A.: Carcinoid of the colon and rectum. J. Mich. St. med. Soc. **51**, 467 (1952).

Ferguson, J.A.: Polyps of the colon. Rev. Surg. **24**, 95 (1967).

Feyrter, F.: Zur Geschwulstlehre (nach Untersuchungen am menschlichen Darm). I. Polypen und Krebs. Beitr. path. Anat. **86**, 663 (1931).

Figliolini, F.J., Cutait, D.E., Oliveira, M.R. de, Da Silva Bastos, E.: Giant follicular lymphoblastoma of the rectum (Brill-Symmers disease). Dis. Colon Rect. **10**, 95 (1967).

Findlay, Ch.W., O'Connor, T.F.: Villous adenomas of the large intestine with fluid and electrolyte depletion. J. Amer. med. Ass. **176**, 404 (1961).

Fisher, E.R.: Histochemical observations on an alveolar-soft part sarcoma with reference to histogenesis. Amer. J. Path. **32**, 721 (1956).

Fisher, E.R.: The basal cell nature of so-called trasitional cloacogenic carcinoma of the anus revealed by electron microscopy. Cancer (Philad.) **24**, 312 (1969).

Fisher, E.R., Gruhn, J.: Perianal rhabdomysarcoma. Arch. Surg. **77**, 230 (1958).

Fisher, E.R., Sharkey, D.A.: The ultrastructure of colonic polyps and cancer with special reference to the epithelial bodies of Leuchtenberger. Cancer (Philad.) **15**, 160 (1962).

Fisher, E.R., Turnbull, R.B.: Malignant polyps of the rectum and sigmoid. Surg. Gynec. Obstet. **94**, 619 (1952).

FLIGIEL, Z., KANEKO, M.: Extramammary Paget's disease of the external ear canal in association with ceruminous gland carcinoma. A case report. Cancer (Philad.) 36, 1072 (1975).

FLOYD, C.E., CORLEY, R.G., COHN, I.: Local recurrence of carcinoma of the colon and rectum. Amer. J. Surg. 109, 153 (1965).

FLOYD, C.E., STIRLING, C.T., COHN, I.: Cancer of the colon, rectum and anus: Review of 1,687 cases. Ann. Surg. 163, 829 (1966).

FORAKER, A.G., MILLER, C.J.: Extramammary Paget's disease of the perianal skin. Cancer (Philad.) 2, 144 (1949).

FREUND, N.L., FISHER, M.J.: Leiomyomas of the rectum. A report of five cases. Dis. Colon Rect. 4, 181 (1961).

FUNG, CH.H.K., GOLDMAN, G.: The incidence and significance of villous change in adenomatous polyps. Amer. J. clin. Path. 53, 21 (1970).

FUST, J.A., CUSTER, R.P.: On the neurogenesis of so-called granular cell myoblastoma. Amer. J. clin. Path. 19, 522 (1949).

GABRIEL, W.B.: Squamous-cell carcinoma of the anus and anal canal. An analysis of 55 cases. Proc. roy. Soc. Med. 34, 139 (1941).

GALAMBOS, J.T., KLAYMAN, M.I.: The clinical value of colonic exfoliative cytology in the diagnoses of cancer beyond the reach of the proctoscope. Surg. Gynec. Obstet. 101, 673 (1955).

GALL, E.A., MALLORY, T.B.: Malignant lymphoma, a clinico-pathologic survey of 618 cases. Amer. J. Path. 18, 381 (1942).

GARDNER, E.J.: A genetic and clinical study of intestinal polyposis, a predisposing factor for carcinoma of the colon and rectum. Amer. J. hum. Genet. 3, 167 (1951).

GARDNER, E.J.: Follow-up study of a family group exhibiting dominant inheritance for a syndrome including intestinal polyps, osteomas, fibromas and epidermal cysts. Amer. J. hum. Genet. 14, 376 (1962).

GARDNER, E.J.: Gardner's syndrome reevaluated after twenty years. Proc. Utah Acad. Sci. 46, 1 (1969).

GARDNER, E.J., PLENK, H.P.: Hereditary pattern for multiple osteomas in a family group. Amer. J. hum. Genet. 4, 31 (1952).

GARDNER, E.J., RICHARDS, R.C.: Multiple cutaneous and subcutaneous lesions occuring simultaneously with hereditary polyposis and osteomatosis. Amer. J. hum. Genet. 5, 139 (1953).

GASTON, E.A.: Squamous-cell carcinoma of the colon and rectum: report of a case. Dis. Colon Rect. 10, 435 (1967).

GATERSLEBEN, H.: Beitrag zur Polyposis des Dünndarms. Dtsch. Z. Chir. 245, 628 (1935).

GATTI, R.A., GOOD, R.A.: Occurence of malignancy in immunodeficiency disease – A literature review. Cancer (Philad.) 28, 89 (1971).

GECHMAN, E., BLUTH, I., GROSS, J.M.: Hodgkin's disease of the rectum. Arch. intern. Med. 97, 483 (1956).

GEFFROY, Y.: Tumeurs carcinoide et carcinoidose (A propos de six observations). Acta gastro-ent. belg. 24, 304 (1961).

GEFFROY, Y.: Pathologie de la cellule de Kultschitzky-Masson. Acta gastro-ent. belg. 29, 271 (1966).

GELB, A.M., MINKOWITZ, ST., TRESSER, M.: Recent advance in medicine and surgery. Rectal and colonic polyps occurring in young people. N.Y. St. J. Med. 62, 513 (1962).

GER, R., REUBEN, J.: Squamous cell carcinoma of the anal canal: a metastatic lesion. Dis. Colon Rect. 11, 213 (1968).

GIBBS, N.M.: The histogenesis of carcinoid tumours of the rectum. J. clin. Path. 16, 206 (1963).

GILBERTSEN, V.A.: The earlier diagnosis of adenocarcinoma of the large intestine. A report of 1,884 cases, including 5-year follow-up survival data, results of surgery for the disease, an effect on survival prognosis of treatment earlier in the development of the disease. Cancer (Philad.) 27, 143 (1971).

GINZBURG, L., DREILING, D.A.: Successive independent (metachronous) carcinomas of the colon. Ann. Surg. 143, 117 (1956).

GLASS, F.A.: Multiple polyposis of the gastro-intestinal tract. J. Okla. med. Ass. **33**, 1 (1940).

GLENN, F., MCSHERRY, CH.K.: Carcinoma of the distal large bowel; 32-year review of 1,026 cases. Ann. Surg. **163**, 838 (1966).

GLICK, D.D., SOULE, E.H.: Primary malignant lymphoma of the colon and appendix. Arch. Surg. **92**, 144 (1966).

GODENNE, G.D., BURK, E.C., HALLENBACK, C.A.: Epiploic lipomatosis. Proc. Staff Meet. Mayo Clin. **32**, 370 (1957).

GÖTZ, J., HÜTTEL, B., KEDING, G., KRÄMER, TH., LEUTHEUSSER, E., MATTI, W., WAGNER, G.: Die Krebsregister in der Bundesrepublik Deutschland. Bericht über Aufbau und Arbeitsweise der Modellvorhaben in Hamburg und im Saarland. Dtsch. med. Wschr. **98**, 2411 (1973).

GOLD, J.M., FREEDMAN, S.O., GOLD, P.: Human anti CEA antibodies detected by radio-immunoelectrophoresis. Nature (Lond.) **238**, 60 (1972).

GOLD, P., FREEDMAN, S.O.: Demonstration of tumorspecific antigens in human colonic carcinomata by immunological tolerance and absorption techniques. J. exp. Med. **121**, 439 (1965a).

GOLD, P., FREEDMAN, S.O.: Specific carcinoembryonic antigens of the human digestive system. J. exp. Med. **122**, 467 (1965b).

GOLD, P., GOLD, M., FREEDMAN, S.O.: Cellular location of carcinoembryonic antigens of the human digestive system. Cancer Res. **28**, 1331 (1968).

GOLDEN, T., STOUT, A.P.: Smooth muscle tumors of the gastrointestinal tract and retroperitoneal tissues. Surg. Gynec. Obstet. **73**, 784 (1941).

GOLDMAN, H., MING, S., HICKOK, D.F.: Nature and significance of hyperplastic polyps of the human colon. Arch. Path. **89**, 349 (1970).

GOLDSMITH, H.S., BEATTIE, E.J., JR.: Malignant villous tumor in colon bypass. Ann. Surg. **167**, 98 (1968).

GOOD, R.A., FINSTADT, J.: Essential relationship between the lymphoid system, immunity and malignancy. Nat. Cancer Monogr. No. 31, 41 (1969).

GOODMAN, M.L., GOTTLIEB, L.S., ZAMCHECK, N.: Granular-cell myoblastoma of stomach and colon. Amer. J. dig. Dis., N.S. **7**, 432 (1962).

GORDON, W.C., RAST, M.F., WHELAN, TH.J.: Gardner's syndrome. Ann. Surg. **155**, 538 (1962).

GORLIN, R.J., CHAUDHRY, A.P.: Multiple osteomatosis, fibromas, lipomas and fibrosarcomas of the skin and mesentery, epidermoid inclusion cysts of the skin, leiomyomas and multiple intestinal polyposis. New Engl. J. Med. **263**, 1151 (1960).

GRAHAME-SMITH, D.G.: Natural history and diagnosis of the carcinoid syndrome. Clinics in Gastroenterology **3**, 575 (1974).

GRASSO, P., CREASEY, M.: Carcinoma of the colon in a rat. Europ. J. Cancer **5**, 415 (1969).

GREEGOR, D.H.: Occult blood testing for detection of asymptomatic colon cancer. Cancer (Philad.) **28**, 131 (1971).

GREENE, F.L., LIVSTONE, E.M., MCALLISTER, W.B., PASSARELLI, N.M., TRONCALE, F.J.: Reticulum cell sarcoma of the large intestine. The role of fiberoptic colonoscopy. Amer. J. dig. Dis. **19**, 379 (1974).

GRINNELL, R.S.: The grading and prognosis of carcinoma of the colon and rectum. Ann. Surg. **109**, 500 (1939).

GRINNELL, R.S.: The spread of carcinoma of the colon and rectum. Cancer (Philad.) **3**, 641 (1950).

GRINNELL, R.S.: An analysis of forty-nine cases of squamous cell carcinoma of the anus. Surg. Gynec. Obstet. **98**, 29 (1954).

GRINELL, R.S., LANE, N.: Benign and malignant adenomatous polyps and papillary adenomas of colon and rectum. Int. Abstr. Surg. **106**, 519 (1958).

GRINVALSKY, H.T., HELWIG, E.B.: Carcinoma of the anorectal junction. I. Histological considerations. Cancer (Philad.) **9**, 480 (1956).

GRODSKY, L.: Bowen's disease of the anal region (squamous cell carcinoma-in-situ): report of 3 cases. Amer. J. Surg. **88**, 710 (1954).

GRODSKY, L.: Neurofibroma of the rectum in a patient with von Recklinghausen's disease. Amer. J. Surg. **95**, 474 (1958).

GRODSKY, L.: Extra-mammary Paget's disease of the perianal region. Dis. Colon Rect. **3**, 502 (1960).

GRODSKY, L.: Transitional cell cancer of the anus and rectum. Calif. Med. **95**, 386 (1961).

GRODSKY, L.: Current concepts on cloacogenic transitional cell anorectal cancer. J. Amer. med. Ass. **207** 2057 (1969).

GROSBERG, S.J., GELLIN, G.A.: Granular cell myoblastoma of the perianal area: report of a case. Dis. Colon Rect. **8**, 340 (1965).

GRUENBERG, J., MACKMAN, S.: Multiple lymphoid polyps in familial polyposis. Ann. Surg. **175**, 552 (1972).

GUAN, S.H.Q., WHITE, J.E., DEDDISH, M.R.: Malignant melanoma of the anorectum. Dis. Colon Rect. **2**, 275 (1959).

GÜTGEMANN, A., SCHREIBER, H.W.: Die Chirurgie des Magensarkoms. Stuttgart: Thieme 1960.

HAJDU, ST.I., WINAWER, S.J., MYRES, W.P.L.: Carcinoid tumors. A study of 204 cases. J. clin. Path. **61**, 521 (1974).

HALL, C.W.: Calcification and osseous metaplasia in carcinoma of the colon. J. Canad. Ass. Radiol. **13**, 135 (1962).

HALLER, J.D., ROBERTS, T.W.: Lipomas of the colon: a clinico-pathological study of 20 cases. Surgery **55**, 773 (1964).

HAMPERL, H.: Praecancerose und Carcinoma in situ. In: Handbuch der allgemeinen Pathologie, Bd. VI/5: Geschwülste. Berlin-Heidelberg-New York: Springer 1974.

HAMPERL, H., HELLWEG, G.: On mucoepidermoid tumors of different sites. Cancer (Philad.) **10**, 1187 (1957).

HARDCASTLE, J.D., BUSSEY, H.J.R.: Results of surgical treatment of squamous cell carcinoma of the anal canal and anal margin seen at St. Mark's Hospital 1928–66. Proc. roy. Soc. Med. **61**, 629 (1968).

HARDMEIER, TH.: Hochdifferenzierte Tumoren des Magen-Darm-Traktes mit argentaffinen und Panethschen Zellen. Z. Krebsforsch. **68**, 172 (1966).

HARP, R.A., WAUGH, J.M., DOCKERTY, M.B.: Noninfiltrating villous colonic tumors. Partial review of literature and report of 63 cases. Dis. Colon Rect. **5**, 121 (1962).

HARRIS, J.W.: Polyps of the colon and rectum in children. Dis. Colon Rect. **10**, 267 (1967).

HARRISON, E.G., JR., BEAHRS, O.H., HILL, J.R.: Anal and perianal malignant neoplasms: pathology and treatment. Dis. Colon Rect. **9**, 255 (1966).

HARTMANN, G., HAUSCHILD, E.: Ergebnisse nach Behandlung des Coloncarcinoms. Langenbecks Arch. klin. Chir. **314**, 307 (1966).

HARTWICH, G., SCHLABECK, H.: Sakome im Bereich des Verdauungstraktes bei lymphoretikulären Systemerkrankungen. Med. Klin. **65**, 2120 (1970).

HASSAN, A., WEDELL, J.: Die erblichen Adenomerkrankungen des Dickdarms. Dtsch. med. Wschr. **98**, 2150 (1973).

HAWLEY, P.R.: Anorectal fistula. Clinics in Gastroenterology **4**, 635 (1975).

HAYASHI, T., YATANI, R., APOSTOL, J., STEMMERMANN, G.N.: Pathogenesis of hyperplastic polyps of the colon: a hypothesis based on ultrastructure and in vitro cell kinetics. Gastroenterology **66**, 347 (1974).

HAYES, H.T., BURR, H.B.: Benign lymphoma of the rectum. Amer. J. Surg. **84**, 545 (1952).

HAYES, H.T., BURR, H.B., MELTON, W.T.: Management of adenomatosis or polyposis or the colon and rectum: report of 5 cases. Tex. St. J. med. **55**, 894 (1959).

HEALD, R.J.: Gardner's syndrome in association with two tumours in the illum. Proc. roy. Soc. Med. **60**, 914 (1967).

HEDINGER, CHR.: Pathologie der Dickdarmpolypen. Schweiz. med. Wschr. **97**, 508 (1967).

HELLER, E.L., LEWIS, H.R., JR.: Benign lymphomas of the rectum. Amer. J. Path. **26**, 463 (1950).

HELLWIG, C.A., BARBOSA, E.: How reliable is biopsy of rectal polyps? A clinical and morphological study of 107 cases. Cancer (Philad.) **12**, 620 (1959).

HELWIG, B., HANSEN, J.: Lymphoid polyps (benign lymphoma) and malignant lymphoma of the rectum and anus. Surg. Gynec. Obstet. **92**, 223 (1951).

HELWIG, E.B.: Adenomas and the pathogenesis of cancer of the colon and rectum. Dis. Colon Rect. **2**, 5 (1959).

HELWIG, E.B., GRAHAM, J.H.: Anogenital (extramammary) Paget's disease: A clinico-pathological study. Cancer (Philad.) **16**, 387 (1963).

HELWIG, F.C.: The association of benign and malignant polyps of the large intestine. Dis. Colon Rect. **3**, 343 (1960).

HELWING, E., HEYMANN, H.: Therapeutische Probleme bei Kolonpolypen aus chirurgischer Sicht. Dtsch. med. Wschr. **100**, 1672 (1975).

HENNING, N., WITTE, S.: Atlas der gastroenterologischen Zytodiagnostik. Stuttgart: Thieme 1968.

HICKS, J.D., COWLING, D.C.: Squamous-cell carcinoma of the ascending colon. J. Path. Bact. (Edinb.) **70**, 205 (1955).

HIENERT, G., BSTEH, F.X.: Neurom des Dickdarms. Wien. Z. Nervenheilk. **11**, 229 (1955).

HILL, M.J.: Bacteria and the etiology of colonic cancer. Cancer (Philad.) **34**, 815 (1974).

HILL, M.J.: The role of colon anaerobes in the metabolism of bile acids and steroids, and its relation to colon cancer. Cancer (Philad.) **36**, 2387 (1975).

HOHM, W.H., JACKMAN, R.J.: Squamous carcinoma of rectum complicating ulcerative colitis. Proc. Staff Meet. Mayo Clin. **39**, 249 (1964).

HOLLMANN, K.H.: Tumeurs rectales chez l'homme au microscope électronique. Arch. Mal. Appar. dig. **53**, 975 (1964).

HOLMES, E.J.: Neoplastic Paneth cells. Their occurrence in 2 adenomas and one carcinoma of the colon. Cancer (Philad.) **18**, 1416 (1965).

HORAVA, A., HAAM, E. v.: Experimental carcinoma of the colon. Cancer Res. **18**, 764 (1957).

HORN, R.C.: Carcinoid tumors of the colon and rectum. Cancer (Philad.) **2**, 819 (1949).

HORRILLENO, E.G., ECKERT, CH., ACKERMAN, L.V.: Polyps of rectum and colon in children. Cancer (Philad.) **10**, 1210 (1957).

HOWE, C.W., WARREN, S.: Myoblastoma. Surgery **16**, 319 (1944).

HUGHES, E.S.R.: Carcinoma of the sigmoid colon. Aust. N.Z.J. Surg. **35**, 182 (1966).

HUGHES, E.S.R.: Carcinoma of the right colon. Aust. N.Z.J. Surg. **35**, 187 (1966).

HUGHES, E.S.R.: Carcinoma of the upper left colon. Aust. N.Z.J. Surg. **35**, 191 (1966).

HUGHES, J.: Reticulum cell sarcoma; a case possibly originating in regional enteritis. Amer. Surg. **21**, 770 (1953).

HUNTER, D.T., DEWAR, J.P.: Malignant granular-cell myoblastoma. Report of a case and review of literature. Amer. Surg. **26**, 554 (1960).

HUTCHESON, J.B., GORDON, J.B., FUQUA, W.N.: "Extramammary Paget's disease" of the anorectal junction. Arch. Path. **69**, 728 (1960).

IMAI, H., SAITO, S., STEIN, A.A.: Ultrastructure of adenomatous polyps and villous adenomas of the large intestine. Gastroenterology **48**, 188 (1965).

IMAI, H., STEIN, A.A.: Ultrastructure of adenocarcinoma of the colon. Gastroenterology **44**, 410 (1963).

JACKSON, P.P., COADY, C.J.: Primary lymphomas of the gastrointerstinal tract. Arch. Surg. **78**, 458 (1959).

JANNECK, D., EKESPARRE, W. v.: Polyposis coli familiaris. Polyposis coli familiaris vergesellschaftet mit Weichteiltumoren (Gardner-Syndrom). Z. Kinderchir. **12**, 466 (1973).

JENSEN, H.S., BALSLEV, J., FENGER, H.J., KRAGELUND, E., NIELSEN, J.: Carcinoma of the rectum in old age. Acta chir. scand. **139**, 562 (1973).

JOHNSON, G.J., SUMMERSKILL, W.H.J., ANDERSON, V.E., KEATING, F.R., JR.: Clinical and genetic investigation of a large kindred with multiple endocrine adenomatosis. New Engl. J. Med. **277**, 1379 (1967).

JOHNSTON, E.V., DOCKERTY, M.B., DIXON, C.F.: Cylindroma of the rectum, Proc. Staff Meet. Mayo Clin. **28**, 729 (1953).

JOUANNEAU, P., MALAFOSSE, M.: Les tumeurs carcinoides du tube digestif. Paris: Masson 1971.

JUDGE, J.R.: Giant condyloma involving vulva and rectum. Arch. Path. **88**, 46 (1969).

KALUS, M.: Carcinoma and adenomatous polyps of the colon and rectum in biopsy and organ tissue culture. Cancer (Philad.) **30**, 972 (1972).

KANTOR, S., CRANE, R.D., GILLESBY, W.J.: Carcinoid tumors of the gastrointestinal tract. Amer. Surg. **27**, 448 (1961).

KAPLAN, B.J.: Gardner's syndrome; heredofamilial adenomatosis associated with "soft and hard" fibrous tumours and epidermoid cysts. Dis. Colon Rect. **4**, 252 (1961).

KAYE, G.I., FENOGLIO, C.M., PASCAL, R.R., LANE, N.: Comparative electron microscopic features of normal, hyperplastic, and adenomatous human colonic epithelium. Variations in cellular structure relative to the process of epithelial differentiation. Gastroenterology **64**, 926 (1973).

KAYE, G.I., PASCAL, R.R., LANE, N.: The colonic pericryptal fibroblast sheat: replication, migration, and cytodifferentiation of a mesenchym cell system in adult tissue. III. Replication and differentiation in human hyperplastic and adenomatous polyps. Gastroenterology **60**, 515 (1971).

KELLY, M.L., JR., TROUP, ST.B., LOGAN, V.W., TERRY, R.: Carcinoma of cecum with primary malabsorption syndrome. Arch. intern. Med. **108**, 284 (1961).

KENT, G.B., SAWYER, K.G.: Multiple submucous lipomata of colon. Colorado Med. **34**, 903 (1937).

KERN, W.H., WILLIAMS, C.W.: Adenocarcinoma of the colon in a nine-month old infant. Report of a case. Cancer (Philad.) **11**, 855 (1958).

KILLINGBACK, M., WILSON, E., HUGHES, E.S.R.: Anal metastases from carcinoma of the rectum and colon. Aust. N.Z.J. Surg. **34**, 178 (1965).

KING, E.S., VARASDI, G.: Experimentally induced tumours of the intestine. Aust. N.Z.J. Surg. **29**, 38 (1959).

KIRKLIN, J.W., DOCKERTY, M.B., WAUGH, J.M.: The role of the peritoneal reflection in the prognosis of carcinoma of the rectum and sigmoid colon. Surg. Gynec. Obstet. **88**, 326 (1949).

KJELDSBERG, C.R., ALTSHULER, J.H.: Carcinoma in situ of the colon. Dis. Colon Rect. **13**, 376 (1970).

KLEINHANS, D.: Das Karzinoid des Kolon. Ärztl. Forsch. **19**, 127 (1965).

KLEIST, S. v., BURTIN, P.: Isolation of a fetal antigen from human colonic tumors. Cancer Res. **29**, 1961 (1969).

KLEIST, S. v., BURTIN, P.: Localisation cellulaire d'un antigène embryonnaire de tumeurs coliques humaines. Int. J. Cancer **8**, 874 (1969).

KLEIST, S. v., CHAVANEL, G., BURTIN, P.: Identification of a normal antigen that cross reacts with the carcinomembryonic antigen (CEA). Proc. nat. Acad. Sci. (Wash.) **69**, 2492 (1972).

KLEIST, S. v., KING, M., BURTIN, P.: Characterization of a normal, tissular antigen extracted from human colonic tumors. Immunochemistry **11**, 249 (1974).

KLOTZ, R.G., PAMUKCOGLU, T., SOUILLIARD, H.: Transitional cloacogenic carcinoma of the anal canal. Cancer (Philad.) **20**, 1727 (1967).

KNUDSON, A., AMROMIN, G.: Neuroblastoma and Ganglioneuroma in a child with multiple neurofibromatosis. Cancer (Philad.) **19**, 1032 (1966).

KÖLE, W.: Unsere Erfahrungen in der chirurgischen Behandlung des Rektumkarzinoms. Klin. Med. (Wien) **21**, 82 (1966).

KOTT, I., URCA, I.: Perianal abscess as a presenting sign of leukaemia. Dis. Colon Rect. **12**, 338 (1969).

KRAMER, C., DIETTRICH, H.: Das Retothelsarkom des Analkanals. Zbl. Chir. **92**, 640 (1967).

KRAUS, F.T.: Pedunculated adenomatous polyp with carcinoma in the tip and metastasis to lymph nodes. Dis. Colon Rect. **8**, 283 (1965).

KREMER, K., KORT, J., REISCHAUER, H.CHR.: Beitrag zur Pathogenese und Klinik des villösen Tumors. Klin. Med. (Wien) **20**, 427 (1965).

KRUPEY, J., GOLD, P., FREEDMAN, S.O.: Physiochemical studies of the carcinoembryonic antigens of the human digestive system. J. exp. Med. **128**, 387 (1968).

KÜGLER, S.: Die Zottentumoren des Colons. Langenbecks Arch. klin. Chir. **314**, 149 (1966).

KUEHN, P.G., BECKETT, R., EISENBERG, H., REED, J.F.: Epidermoid carcinoma of the perianal skin and anal canal. A review of 157 cases. New Engl. J. Med. **270**, 614 (1964).

KUEHN, P.G., BECKETT, R., EISENBERG, H., REED, J.F.: Hematogenous metastases from epidermoid carcinoma of the anal canal. Amer. J. Surg. 109, 445 (1965).

KUHLMANN, H.W.: Lymphogranulomatose im Rectosigmoid. Eine seltene primäre Manifestations- und Lokalisationsform. Dtsch. med. Wschr. 100, 553 (1975).

LAMPHIER, T.A., EHRLICH, R.: Carcinoid of the rectum. Arch. Surg. 75, 756 (1957).

LANE, N., KAPLAN, H., PASCAL, R.R.: Minute adenomatous and hyperplastic polyps of the colon: divergent patterns of epithelial growth with specific associated mesenchymal changes. Gastroenterology 60, 537 (1971).

LANE, N., LEV, R.: Observations on the origin of adenomatous epithelium of the colon. Serial studies of minute polyps in familial polyposis. Cancer (Philad.) 16, 751 (1963).

LANGE, H.H., RENNER, E.: Prärenale Niereninsuffizienz durch villöses Kolonadenom. Dtsch. med. Wschr. 100, 246 (1975).

LANIER, A.P., WYCHUHS, A.R., DOCKERTY, M.B., ELVEBACK, L.R., BEAHRS, O.H., KURLAND, L.T.: Colorectal cancer in Rochester, Minn. 1940–1969. Cancer (Philad.) 31, 606 (1973).

LAQUEUR, G.O.: The induction of intestinal neoplasms in rats with the glycoiside cycasin and its aglycone. Virchows Arch. path. Anat. 340, 151 (1965).

LAUFMAN, H., SAPHIR, O.: Primary linits plastica type of carcinoma of the colon, Arch. Surg. 62, 79 (1951).

LAUMONIER, R., CORNILLOT, R., BOUTRY, P., LAQUERRIÈRE, R., KOECKLIN, D.: Mélanomes malins dur rectum glandulaire. Arch. Mal. Appar. dig. 51, 700 (1962).

LAURÉN, P.: Structural and histochemical cell changes in intestinal cancer. Acta path. microbiol. scand., Suppl. 154, 119 (1962).

LAWLEY, P.D.: Methylation of DNA by N-Methyl-N-nitrosourethane and N-methyl-N-nitroso-N'-nitroguanidine. Nature (Lond.) 218, 580 (1968).

LEBLANC, L.J., BUIE, L.A., DOCKERTY, M.B.: Squamous-cell epithelioma of the rectum. Ann. Surg. 131, 392 (1950).

LEBRUN, H.: Argentaffin carcinomata with special reference to growth of the ileo-caecal valve. Brit. J. Surg. 41, 20 (1953).

LEFFALL, L.D., CHUNG, E.B.: Surgical management of colorectal polyps. Cancer (Philad.) 34, 940 (1974).

LEMOLE, G., GOLDMAN, L.I., ROSEMOND, G.P.: Leiomyosarcoma of the colon—a revised prognosis. Dis. Colon Rect. 11, 306 (1968).

LENNERT, K., STEIN, H., KAISERLING, E.: Cytological and functional criteria for the classification of malignant lymphomata. Brit. J. Cancer 31, Suppl. II, 29 (1975).

LESCHER, TH.C., DOCKERTY, M.B., JACKMAN, R.J., BEAHRS, O.H.: Histopathology of the larger colonic polyp. Dis. Colon Rect. 10, 118 (1967).

LEVENE, A.: Intestinal neoplasia in domestic pets. Dis. Colon Rect. 8, 47 (1965).

LEVY, D., KHATIB, R.: Intestinal neurofibromatosis with malignant degeneration. Dis. Colon Rect. 3, 140 (1960).

LEWIN, K.: The Paneth cell in disease. Gut 10, 804 (1969).

LINCOLN, J.C.R.: Malignant argentaffinoma with metastases to the ovaries. Brit. J. Surg. 53, 1071 (1966).

LINDER, F., GRÖZINGER, K.H.: Benigne Geschwülste des Verdauungstraktes. Langenbecks Arch. klin. Chir. 322, 94 (1968).

LINDER, J.M., MYRES, R.T.: Perianal Paget's disease. Amer. J. Surg. 36, 342 (1970).

LING, C.S., LEAGUS, C., STAHLGREN, L.H.: Intestinal lipomatosis. Surgery 46, 1054 (1959).

LIPKIN, M.: Phase 1 and phase 2 proliferative lesions of colonic epithelial cells in disease leading to colonic cancer. Cancer (Philad.) 34, 878 (1974).

LIPKIN, M., BELL, B., SHERLOCK, P.: Cell proliferation kinetics in the gastrointestinal tract of man. I. Cell renewal in colon and rectum. J. clin. Invest. 42, 767 (1963).

LOCKHART-MUMMERY, H.E.: Das Coloncarcinom. Chir. Praxis 371 (1959).

LOCKHART-MUMMERY, H.E.: Intestinal polyposis: the present position. Proc. roy. Soc. Med. 60, 381 (1967).

LOCKHART-MUMMERY, H.E., DUKES, C.E.: The surgical treatment of malignant rectal polyps. Lancet 1952 II, 751.

LOCKHART-MUMMERY, H.E., DUKES, C.E., BUSSEY, H.J.R.: The surgical treatment of familial polyposis of the colon. Brit. J. Surg. **43**, 476 (1956).

LOFGREN, E.P., WANGER, J.M., DOCKERTY, M.B.: Local recurrence of carcinoma after anterior resection of the rectum and the sigmoid. Arch. Surg. **74**, 825 (1957).

LONE, F., BERG, J.W., STEARNS, M.W.: Basaloid tumours of the anus. Cancer (Philad.) **13**, 907 (1960).

LOUW, J.H.: Polypoid lesions of the large bowel in children with particular reference to benign lymphoid polyposis. J. pediat. Surg. **3**, 195 (1968).

LUEDERS, G.: Zur Pathologie und Genese des extramammären Morbus Paget. Arch. klin. exp. Derm. **232**, 16 (1968).

LUKES, R.J., COLLINS, R.D.: New approaches to the classification of the lymphomata. Brit. J. Cancer **31**, Suppl. II, 1 (1975).

LUMB, G.: Smooth-muscle tumours of the gastrointestinal tract and retroperitoneal tissues presenting as large cystic masses. J. Path. Bact. (Edinb.) **63**, 139 (1951).

LYNCH, R.C., BOESE, H.L.: Carcinoid tumor of transverse colon complicated by gastrocolic fistula. Surgery **38**, 600 (1955).

MACDONALD, J.M., DAVIS, W.C., CRAGO, H.R., BERK, A.D.: Gardner's syndrome and periampullary malignancy. Amer. J. Surg. **113**, 425 (1967).

MACDONALD, R.A.: A study of 356 carcinoids of the gastrointestinal tract. Report of four new cases of the carcinoid syndrome. Amer. J. Med. **21**, 867 (1956).

MACH, J.P., PUSZTASZERI, G.: Carcinoembryonic antigen (CEA) — Demonstration of a partial identity between CEA and a normal glycoprotein. Immunochemistry **9**, 1031 (1972).

MACKENZIE, D.A., McDONALDS, J.R., WAUGH, J.M.: Leiomyoma and leiomyosarcoma of the colon. Ann. Surg. **139**, 67 (1954).

MACMAHON, C.E., ROWE, J.W.: Rectal reaction following radiation therapy of cervical carcinoma. Ann. Surg. **173**, 264 (1971).

MADDEN, J.L.M., KANDALAFT, S.: Electrocoagulation. A primary and preferred method of treatment for cancer of the rectum. Ann. Surg. **166**, 413 (1967).

MADDEN, J.L.M., LEE, B.Y.: Cancer of the colon. Amer. J. Surg. **107**, 346 (1964).

MAJNARICH, G.: Malignant lymphomas and their primary gastrointestinal forms. J. int. Coll. Surg. **33**, 391 (1960).

MANHEIM, S.D., ALEXANDER, R.M.: Basal cell carcinoma occuring in a fistula-in-ano. Amer. J. Surg. **90**, 522 (1955).

MARSHAK, H.R., LINDNER, A.E.: Villous tumours of the large bowel. Amer. J. Gastroent. **54**, 509 (1970).

MARSHALL, W.H., MARTIN, F.I.R., MACKAY, I.R.: Garners's syndrome with adrenal carcinoma. Aust. N.Z.J. Med. **16**, 242 (1967).

MARTIN, E.D., POTET, F.: Pathology of endocrine tumours of the GI tract. Clinics in Gastroenterology **3**, 511 (1974).

MARTIN, E.W., KIBBEY, W.E., DI VECCHÏA, L., ANDERSON, G., CATALANO, PH., MINTON, J.D.: Carcinoembryonic antigen. Clinical and historical aspects. Cancer (Philad.) **37**, 62 (1976).

MARTIN, J.D., JR., SUTTON, G.: Present status of polyps of the colon. Classification and malignant potentials. Amer. Surg. **31**, 551 (1965).

MASON, J.K., HELWIG, E.B.: Anorectal melanoma. Cancer (Philad.) **19**, 39 (1966).

MASS, N., MODAN, B.: Epidemiological aspects of neoplastic disorders in Israeli emmigrant population. IV. Cancer of the colon and rectum. Nat. Cancer Inst. Monogr. No. 42, 529 (1969).

MATHIEU, F.J., FLOYD, E., COHN, I. JR.: Closed colon anastomosis for control of tumor spread. Amer. Surg. **32**, 5 (1966).

MAXWELL, J.W., JR., DAVIS, W.C., JACKSON, F.C.: Colon carcinoma and inguinal hernia (Symposium). Surg. Clin. N. Amer. **45**, 1165 (1965).

MAYO, CH.W.: Familial adenomatosis of polyposis. Report of a case. Proc. Mayo Clin. **35**, 409 (1960).

MAYO, CH.W., GRIESS, D.F.: Submucous lipoma of the colon. Surg. Gynec. Ostet. **88**, 309 (1949).

MAYO, CH.W., PAGTALUNAN, R.J.G.: Malignancy of colon and rectum in patients under 30 years of age. Surgery **53**, 711 (1963).

McDIVITT, R.W.: "Early" large bowel cancer. A morphologist's dilemma. Cancer (Philad.) **34**, 904 (1974).

McFARLAND, P.H., SCHEETZ, W.L., KNISLEY, R.E.: Gardner's syndrome: report of two families. J. oral. Surg. **26**, 632 (1968).

McKENZIE, A.D., ELLIOT, G.B., BELL, G.A.: Leiomyosarcoma of the rectum: a report of a case. Canad. J. Surg. **15**, 202 (1972).

McKITTRICK, L.S., WHEELOCK, F.G.: Carcinoma of the colon. Springfield: C.C. Thomas 1954.

McKUSICK, V.A.: Genetic factors in intestinal polyposis. J. Amer. med. Ass. **182**, 271 (1962).

McLACHIN, A.D.: Familial intestinal polyposis. Arch. Surg. **79**, 393 (1959).

McNATT, M.: Primary Hodgkin's granuloma of the sigmoid flexure. Report of a case. Dis. Colon Rect. **11**, 55 (1968).

McQUARRIE, H.B., BUIE, L.A.: Epithelioma of the anus. Postgrad. Med. **7**, 402 (1950).

McSWAIN, B., SADLER, R.N., MAIN, F.B.: Carcinoma of the colon, rectum and anus. Ann. Surg. **155**, 782 (1962).

McVERRY, E.A., LEVENE, M.: Leiomyosarcoma of the colon. Brit. J. Surg, **44**, 189 (1956).

MEDENICA, M.M., SAHIHI, T.: Ultrastructural study in a case of extra-mammary Paget's disease of the vulva. Arch. Derm. **105**, 236 (1972).

MIDDELKAMP, J.N., HAFFNER, H.: Carcinoma of the colon in children. Pediatrics **32**, 558 (1963).

MILLER, A.B.: The joint national cancer Institute of Canada/American cancer society study of a test for carcinoembryonic antigen. (CEA). Cancer (Philad.) **34**, 932 (1974).

MILLER, F.E., LIECHTY, R.D.: Adenocarcinoma of the colon and rectum in persons under thirty years of age. Amer. J. Surg. **113**, 507 (1967).

MILLER, H.I.: Carcinoid tumours of the rectum. Amer. J. Proctol. **13**, 102 (1962).

MINKOWITZ, S.: Primary squamous cell carcinoma of the recto-sigmoid portion of the colon. Arch. Path. **84**, 77 (1967).

MOERTEL, CH.G., BARGEN, J.A., DOCKERTY, M.B.: Multiple carcinomas of the large intestine. Gastroenterology **34**, 85 (1958).

MOERTEL, CH.G., DOCKERTY, M.B., BAGGENSTOSS, A.H.: Multiple primary malignant neoplasms. Cancer (Philad.) **14**, 221 (1961).

MOLNAR, W.: Six primary adenocarcinomas of the colon occurring simultaneously. Report of a case. Amer. J. Roentgenol. **81**, 678 (1959).

MOORE, T.L., KUPCHIK, H.Z., MARCON, N., ZAMCHECK, N.: Carcinoembryonic antigen assay in cancer of the colon and pancreas and other disgestive tract disorders. Amer. J. dig. Dis. **16**, 1 (1971).

MORGAN, R., SENNET, C., NIELSON, O.F.: Gastrointestinal neoplasms in v. Recklinghausen's disease. Arch. Surg. **92**, 905 (1966).

MORSON, B.C.: The pathology and results of treatment of squamous cell carcinoma of the anal canal and anal margin. Proc. roy. Soc. Med. **53**, 416 (1960).

MORSON, B.C.: Some peculiarities in the histology of intestinal polyps. Dis. Colon Rect. **5**, 337 (1962).

MORSON, B.C.: Precancerous lesions of the colon and rectum. Classification and controversial issues. J. Amer. med. Ass. **179**, 316 (1962).

MORSON, B.C.: Factors influencing the prognosis of early cancer of the rectum. Proc. roy. Soc. Med. **59**, 15 (1966).

MORSON, B.C.: Precancerous conditions of the large bowel. Proc. roy. Soc. Med. **64**, 7 (1971).

MORSON, B.C.: Evolution of cancer of the colon and rectum. Cancer (Philad.) **34**, 845 (1974).

MORSON, B.C.: The polyp-cancer sequence in the large bowel. Proc. roy. Soc. Med. **67**, 451 (1974).

MORSON, B.C., BUSSEY, H.J.R.: Predisposing causes of intestinal cancer. In: Curr. Probl. Surg. (Year Book) Chicago 1970.

MORSON, B.C., PANG. L.S.C.: Pathology of anal cancer. Proc. roy. Soc. Med. **61**, 623 (1968).

MORSON, B.C., VOLKSTÄDT, H.: Malignant melanoma of the anal canal. J. clin. Path. **16**, 126 (1963).

MORSON, B.C., VOLKSTÄDT, H.: Muco—epidermoid tumours of the anal canal. J. clin. Path. **16**, 200 (1963).

MORTON, P.C., FRASER, R.W.: Carcinoid of the rectum. Amer. J. Surg. **85**, 43 (1953).

MOUCHET, A., MARQUAND, J., GUIVARCH, M., NATHAN, G.: Etude statistique. (500 cas de cancers ano-rectaux.) Indications therapeutiques.—Resultats elioignes. J. Chir. **104**, 237 (1972).

MÜLLER, W., DEUCHER, F.: Morbus Bowen am Anus. Helv. chir. Acta **34**, 110 (1967).

MUTO, T., BUSSEY, H.J.R., MORSON, B.C.: Pseudocarcinomatous invasion in adenomatous polyps of the colon and rectum. J. clin. Path. **26**, 25 (1973).

MUTO, T., BUSSEY, H.J.R., MORSON, B.C.: The evolution of cancer of the colon and rectum. Cancer (Philad.) **36**, 2251 (1975).

NAQUI, M.S., BURROWS, L., KARK, A.E.: Lymphoma of the gastrointestinal tract: prognostic guides based on 162 cases. Ann. Surg. **170**, 221 (1969).

NASEMANN, TH.: Die Histologie der Viruskrankheiten der Haut. In: W. DOERR, G. SEIFERT, E. UEHLINGER (Hrsg.), Spezielle pathologische Anatomie, Bd. 7: Haut und Anhangsgebilde, Spezielle Histopathologie (red. von U.W. SCHNYDER). Berlin-Heidelberg-New York: Springer 1973.

NAVARETTE, A., SPJUT, H.J.: Effect of colostomy on experimentally induced neoplasms of the colon in the rat. Cancer (Philad.) **20**, 1466 (1967).

NEEL, J.V.: Problems in the estimation of the frequency of uncommon inherited traits. Amer. J. hum. Genet. **6**, 51 (1954).

NELSON, P.G.: Primary linitis plastica carcinoma of the colon. Aust. N.Z.J. Surg. **34**, 288 (1965).

NELSON, TH.F.: Perianal Paget's disease. Dis. Colon Rect. **3**, 135 (1960).

NEWMAN, H.K., QUAN, ST.H.Q.: Multi-modality therapy for epidermoid carcinoma of the anus. Cancer (Philad.) **37**, 12 (1976).

NICOLAU, S.G., BALUS, L.: Considérations pathogéniques sur la maladie de Paget, à l'occasion de l'étude d'un cas à localisation extra-mammaire. Dermatologica (Basel) **119**, 93 (1959).

NICOLOFF, D.M., ELLIS, C.M., HUMPHREY, E.W.: Management of villous adenomas of the colon and rectum. Arch. Surg. **97**, 254 (1968).

NORMANN, T., OTNES, B.: Intestinal ganglioneuromatosis diarrhoea and medullary thyroid carcinoma. Scand. J. Gastroent. **4**, 553 (1969).

OAKLAND, D.J.: The diagnosis of carcinoma of the large bowel by exfoliative cytology. Brit. J. Surg. **48**, 353 (1961).

O'BRIEN, S.E.: Carcinoma of the colon in childhood and adolescence. Canad. med. Ass. J. **96**, 1217 (1967).

OCHSNER, S.F., RAY, J.E.: Submucosal lipomas of the colon. Experience with 12 cases. Dis. Colon Rect. **3**, 1 (1960).

OETTGEN, H.F.: Immunologische Aspekte des Krebses. In: Handbuch der allgemeinen Pathologie, Bd. VI/5: Geschwülste I. Berlin-Heidelberg-New York: Springer 1974.

O'REILLY, K.O.: Carcinoid tumors of the rectum. Aust. N.Z.J. Surg. **41**, 358 (1972).

ORIEL, J.D., ALMEIDA, J.D.: Demonstration of virus particles in human genital warts. Brit. J. vener. Dis. **46**, 37 (1970).

ORIEL, J.D., WHIMSTER, I.W.: Carcinoma-in-situ associated with viruscontaining anal warts. Brit. J. Derm. **84**, 71 (1971).

ORLOFF, M.J.: Carcinoid tumors of the rectum. Cancer (Philad.) **28**, 175 (1971).

OTTENJANN, R.: Colonic polyps and coloscopic polypectomy. Endoscopy **4**, 212 (1972).

OTTENJANN, R.: Dickdarmpolypen und koloskopische Polyektomie. Dtsch. med. Wschr. **98**, 677 (1973).

OTTENJANN, R., BARTELHEIMER, W., LUX, G., BUSSE, R.: Gastrointestinale Polypen. Münch. med. Wschr. **116**, 1861 (1974).

OTTO, H.F.: Die intestinale Paneth-Zelle. Zytomorphologie, Ultrastrukturpathologie und funktionelle Bedeutung. Ein Beitrag zur Lysozym-Theorie. In: Veröffentlichungen aus der Morphologischen Pathologie, H. 94. Stuttgart: Fischer 1974.

OTTO, H.F., GEBBERS, J.-O.: Polypöse Dickdarmläsionen im Kindesalter. Differentialdiagnose und Systematik. Z. Kinderchir. **18**, 357 (1976).

OVERBECK, W., RAFFEL, G.: Ergebnisse bei der chirurgischen Behandlung des Rectum-Carcinoms. Bruns' Beitr. klin. Chir. **218**, 338 (1970).

PACK, G.T., MILLER, T.R., TRINIDAD, S.S.: Pararectal rhabdomyosarkoma: report of 2 cases. Dis. Colon Rect. **6**, 1 (1963).

PALACIOS, R.L., WELLMANN, K.F.: Adenomatous polyp of colon with adenocarcinoma and pulmonary metastases. Gastroenterology, **51**, 82 (1966).

PALUMBO, L.T., SHARPE, W.S., HENRY, J.S.: Cancer of the colon and rectum. Analysis of 300 cases. Amer. J. Surg. **109**, 439 (1965).

PANG, L.S.C., MORSON, B.C.: Basaloid carcinoma of the anal canal. J. clin. Path. **20**, 28 (1967).

PAPADIMITRIOU, D.G.: Regionäre Ganglioneurofibromatose des Dickdarms. Zbl. allg. Path. path. Anat. **114**, 36 (1971).

PARKS, T.G.: Paget's disease of perianal skin. Proc. roy. Soc. Med. **61**, 445 (1968).

PARKS, T.G., BUSSEY, H.J.R., LOCKHART-MUMMERY, H.E.: Familial polyposis coli associated with extra-colonic abnormalities. Gut **11**, 323 (1970).

PARKS, T.G., STUART, A.E.: The management of villous tumours of the large bowel. Brit. J. Surg. **60**, 688 (1973).

PARSONS, L., LOHLEIN, H.E.: Extramammary Paget's disease. Arch. Path. **36**, 424 (1943).

PARTURIER-ALBOT, M.: Les aspects morphologiques du cancer de l'anus. Leurs correspondences évolutives et leurs possibilitiés thérapeutiques. (Formes de début.) Arch. Mal. Appar. dig. **49**, Suppl., 2 (1960).

PARTURIER-ALBOT, M., ROUZOTTE, P., MIANSAROW, H., ELISALDE, A.N.: A propos de dix cas de carcinoides rectaux. Ann. Gastroent. Hépat. **10**, 107 (1974).

PEARSE, A.G.E.: The histogenesis of granular cell myoblastoma (granular cell perineural fibroblastoma). J. Path. Bact. (Edinb.) **62**, 351 (1950).

PÉLOQUIN, A.B.: Cancer of the colon and rectum: comparison of the results of three groups of surgeons using different techniques. Canad. J. Surg. **16**, 28 (1973).

PEMBERTON, E.D., McCORMACK, R.: Submucous lipomas of colon and rectum. Amer. J. Surg. **37**, 205 (1937).

PEMBERTON, M., LENDRUM, J.: Squamous-cell carcinoma of the caecum following ovarian adenocarcinoma. Brit. J. Surg. **55**, 273 (1968).

PENN, I.: Malignant tumors in organ transplant recipients. Berlin-Heidelberg-New York: Springer 1970.

PENN, I.: Occurrence of cancer in immune deficiencies. Cancer (Philad.) **34**, 858 (1974).

PENN, I., HAMMOND, W., BRETTSCHNEIDER, L., STARZL, T.E.: Malignant lymphomas in transplantation patients. Transplant. Proc. **1**, 106 (1969).

PENN, I., STARZL, T.E.: Malignant tumors arising de novo in immuno-suppressed organ transplant recipients. Transplantation **14**, 407 (1972).

PERRY, P.M., CROSS, R.M., MORSON, B.C.: Primary malignant lymphoma of the rectum (22 cases). Proc. roy. Soc. Med. **65**, 72 (1972).

PESKIN, G.W., ORLOFF, M.J.: A clinical study of 25 patients with carcinoid tumors of the rectum. Surg. Gynec. Obstet. **109**, 673 (1959).

PEYCCLON, R., DELORE, X., JEGOU, Y., CORREARD, R.: Enquête sur les résultats du traitement chirurgical du cancer du rectum. Lyon chir. **63**, 374 (1967).

PIERCE, E.R.: Pleiotropism and heterogeneity in hereditary intestinal polyposis. Birth Defects **8**, 52 (1972).

PILCH, Y.H., KISER, W.S., BARTTER, F.C.: A case of villous adenoma of the rectum with hyperaldosteronism and anusual manifestations. Amer. J. Med. **39**, 483 (1965).

PINGREE, J.H., REEMTSMA, K., LEWIS, R.D.: Multiple colonic carcinomata. Arch. Surg. **95**, 937 (1967).

PLENK, H.P., GARDNER, E.J.: Osteomatosis (Leontiasis ossea)—Hereditary disease of membranous bone formation associated in one family with polyposis of the colon. Radiology **62**, 830 (1954).

POCHACZEVSKY, R., SHERMAN, R.S.: Diffuse lymphomatous disease of the colon. Its roentgen appearance. Amer. J. Roentgenol. **87**, 670 (1962).

POGER, M.E., HIRSCH, B.R., LAMM, M.E.: Synthesis of secretory component by colonic heoplasms. Amer. J. Path. **82**, 327 (1976).

POLK, H.C., SPRATT, J.S., BUTCHER, H.R.: Frequency of multiple primary malignant neoplasms associated with colorectal carcinoma. Amer. J. Surg. **109**, 71 (1965).

POLLACK, J.L., SWINTON, N.W.: Congenital polyposis of the colon with extension to the small intestine and stomach. Lahey Clin. Found. Bull. **9**, 174 (1955).

POTET, F., SAULLARD, J.: Polyps of the rectum and colon. Gut **12**, 468 (1971).

POTTER, B.: Extramammary Paget's disease. Acta derm.-venereol. (Stockh.) **47**, 259 (1967).

PULVER, M., SCHNEIDER, L.A.: Carcinoid of the cecum with extensive metastases. Amer. J. Surg. **93**, 486 (1957).

QUAN, S.H.Q., BADER, G., BERG, J.W.: Carcinoid tumors of the rectum. Dis. Colon Rect. **7**, 197 (1964).

QUAN, S.H.Q., BERG, J.W.: Leiomyoma and leiomyosarcoma of the rectum. Dis. Colon Rect. **5**, 415 (1962).

QUAN, S.H.Q., CASTRO, E.B.: Papillary adenomas (villous tumors): A review of 215 cases. Dis. Colon Rect. **14**, 267 (1971).

RABSON, A.S., SCOTT, E.J. VAN, SMITH, R.R.: Carcinoma of anorectal junction with "extramammary Paget's disease". Arch. Path. **65**, 432 (1968).

RAGLAND, J.J., LONDE, A.M., SPRATT, J.S.: Correlation of the prognosis of obstructing colerectal carcinoma with clinical and pathologic variables. Amer. J. Surg. **121**, 552 (1971).

RAMIREZ, R.F., CULP, C.E., JACKMANN, R.J., DOCKERTY, M.B.: Villous tumours of the lower part of the large bowel. J. Amer. med. Ass. **194**, 863 (1965).

RANSOM, H.K.: Carcinoma of the colon. A study of end-results of surgical treatment. Arch. Surg. **64**, 707 (1952).

RASKIN, H.F., PALMER, W.L., KIRSNER, J.B.: Exfoliative cytology in diagnosis of cancer of the colon. Dis. Colon Rect. **2**, 46 (1959).

RASKIN, H.F., PLETICKA, S.: The cytologic diagnosis of cancer of the colon. Acta cytol. (Philad.) **8**, 131 (1964).

RAUHS, R.: Der Dickdarmpolyp im Kindesalter. Med. Klin. (Wien) **15**, 62 (1960).

RAVITCH, M.M.: Polypoid adenomatosis of the entire gastrointestinal tract. Ann. Surg. **128**, 283 (1948).

RAYNHAM, W.H., LOUW, J.H.: Familial polyposis of the colon. S. Afr. med. J. **40**, 857 (1966).

RECIO, P., BUSSEY, H.J.R.: The pathology and prognosis of carcinoma of the rectum in the young. Proc. roy. Soc. Med. **58**, 789 (1965).

REDDY, B.S.: Role of bile metabolites in colon carcinogenesis. Animal models. Cancer (Philad.) **36**, 2401 (1975).

REED, T.E., NEEL, J.V.: A genetic study of multiple polyposis of the colon (with an appendix deriving a method of estimating relative fitness). Amer. J. hum. Genet. **7**, 236 (1955).

REIFFERSCHEID, M.: Entstehung und Verhütung des lokalen Rezidivs nach Resektion des Coloncarcinoms. Acta Chir. **1**, 21 (1966).

REIFFERSCHEID, M.: Zur Entartungspotenz des Colon-Adenoms. Dtsch. med. Wschr. **92**, 1896 (1967).

REIFFERSCHEID, M.: Die Rolle der Colon-Rectum-Adenome als Krebsvorstufe. Ergebn. Chir. Orthop. **50**, 83 (1967).

REIFFERSCHEID, M.: Kolon- und Rektumtumoren. In: L. DEMLING (Hrsg.), Klinische Gastroenterologie, Bd. I. Stuttgart: Thieme 1972.

REINGOLD, I.M.: Cutaneous metastases from internal carcinoma. Cancer (Philad.) **19**, 162 (1966).

ROBERT, H., VAYRE, P., CLÉMENT, F.: Les tumeurs musculaires du rectum: leiomyomes et leiomyosarcomes. Ann. Chir. (Paris) **17**, 971 (1963).

Rösch, W.: Erbliche Adenomerkrankungen des Dickdarms. Dtsch. med. Wschr. **98**, 2373 (1973).

Rösch, W.: Primär multiple Karzinome des Gastrointerstinaltraktes. Dtsch. med. Wschr. **98**, 1872 (1973).

Rösch, W., Fuchs, H.: Diffuse lymphatische Hyperplasie, Lymphom und Pseudolymphom des Magen-Darm-Traktes. Dtsch. med. Wschr. **97**, 878 (1972).

Rosenberg, S.A., Diamond, H.D., Jaslowitz, B., Craver, L.F.: Lymposarcoma: a review of 1,269 cases. Medicine (Baltimore) **40**, 31 (1961).

Roth, A., Wieder, C., Schaumann, M.: Hodgkin's disease of the rectum. Helv. chir. Acta **35**, 249 (1968).

Roth, St.I., Helwig, E.B.: Juvenile polyps of the colon and rectum. Cancer (Philad.) **16**, 468 (1963).

Rothman, D., Su, C.P., Kendall, A.B.: Dilemma in a case of Turcot's (gliomapolyposis) syndrome: report of a case. Dis Colon Rect. **18**, 514 (1975).

Rousselot, L.M., Cole, D.R., Grossi, C.E., Conte, A.J., Gonzales, E.M., Pasternack, B.S.: A five year progress report on the effectiveness of intraluminal chemtherapy (5-fluorouracil) adjuvant to surgery for colorectal cancer. Amer. J. Surg. **115**, 140 (1968).

Roy, A.D., Ellis, H.: Potassium-secreting tumours of the large intestine. Lancet **1959 I**, 759.

Rubin, Ph.: A unified classification of cancers: an oncotaxonomy with symbols. Cancer (Philad.) **31**, 963 (1973).

Rundles, R.W.: Malignant lymphomas of the gastrointestinal tract. Cancer (Philad.) **34**, 948 (1974).

Saegesser, F., Gross, M.: Carcinoid syndrome and carcinoid tumours of the rectum. Amer. J. Proctol. **20**, 27 (1969).

Sahai, D.B., Palmer, J.D., Hampson, L.G.: Submucosal lipomas of the large bowel. Canad. J. Surg. **11**, 23 (1968).

Salser, J.S., Balis, M.E.: Enzymatic studies of normal and malignant intestinal epithelium. Cancer (Philad.) **34**, 889 (1974).

Sander, J., Schweinsberg, F., Menz, H.P.: Spontane Bildung von carcinogenen Nitrosaminen im Magen. Hoppe-Seylers Z. physiol. Chem. **349**, 1691 (1968).

Sander, J., Seif, F.: Bakterielle Reduktion von Nitrat im Magen des Menschen als Ursache einer Nitrosamin-Bildung. Arzneimittel-Forsch. **19**, 1091 (1969).

Sanders, R.J.: Carcinoids of the gastrointestinal tract. Springfield, Ill.: C.C. Thomas 1973.

Sanders, R.J., Axtell, H.K.: Carcinoids of the gastro-intestinal tract. Surg. Gynec. Obstet. **119**, 369 (1964).

Sanerkin, N.G.: Squamous metaplasia and ossification in colon adenocarcinoma. J. Path. Bact. (Edinb.) **95**, 547 (1968).

Sawyers, J.L.: Epidermoid cancer of the perianus and the anal canal (Symposium). Surg. Clin. N. Amer. **45**, 1173 (1965).

Schauer, A., Völlnagel, Th., Wildanger, F.: Morphologische und histochemische Untersuchungen bei der Cancerisierung der Darmschleimhaut der Ratte durch 1,2-Dimethylhydrazin (DMH). Verh. dtsch. Ges. Path. **53**, 234 (1969).

Schaupp, W.C., Volpe, P.A.: Management of diffuse colonic polyposis. Amer. J. Surg. **124**, 218 (1972).

Schinz, H.R., Zuppinger, A.: Züricher Erfahrungen beim Zungenkrebs. Acta Intern. Verein Krebsbekämpf. II, 283 (1937).

Schmieden, V., Westhues, H.: Zur Klinik und Pathologie der Dickdarmpolypen und deren klinische und pathologisch-anatomische Beziehungen zum Dickdarmcarcinom. Dtsch. Z. Chir. **201**, 1 (1927).

Schoental, R.J., Bendsted, P.M.: Tumours of the intestines induced in rats by intraperitoneal injections of N-methyl-and N-ethyl-n-nitrosourethanes. Brit. J. Cancer **22**, 316 (1968).

Schulze, M.: Zottige Adenome des Rektums mit schweren Störungen des Wasser- und Elektrolythaushaltes. Z. ges. inn. Med. **19**, 922 (1964).

Scudamore, H.H.: Cancer of the colon and rectum—general aspects, diagnosis, treatment and prognosis. Dis. Colon Rect. **12**, 105 (1969).

SEGI, M., KURIHARA, M.: Cancer mortality for selected sites in 24 countries. No. 5. Tohoku University, School of Medicine, Sendai, Japan 1969.

SETA, J., VRANA, J., ZWINGER, A.: A high-frequency method for judging the extent of deviation in the vicinity of rectosigmoid carcinoma. Amer. J. Proctol. **18**, 369 (1967).

SHAPIRO, H.A.: Primary Hodgkin's disease of the rectum. Arch. intern. Med. **107**, 270 (1961).

SHAPIRO, S.: Villous papilloma of the rectum and colon. Arch. Surg. **91**, 362 (1965).

SHEAHAN, D.G., MARTIN, F., BAGINSKY, S., MALLORY, G.K., ZAMCHECK, N.: Multiple lymphomatous polyposis of the gastrointestinal tract. Cancer (Philad.) **28**, 408 (1971).

SHEPHERD, J.A.: Familial polyposis of the colon with special reference to regression of rectal polyposis after subtotal colectomy. Brit. J. Surg. **58**, 85 (1971).

SHEPHERD, J.M., JONES, J.S.P.: Adenocarcinoma of the large bowel. Brit. J. Cancer **25**, 680 (1971).

SIMMONS, D.A.R., PERLMANN, P.: Carcinoembryonic antigen and blood group substances. Cancer Res. **33**, 313 (1973).

SINDU, S., ANDERSON, C.M.: Ganglioneuroma as a cause of diarrhea and failure tothrive. Austr. paediat. J. **I**, 50 (1960).

SIZER, J.S., FREDERICK, P.L., OSBORNE, M.P.: Primary linitis plastica of the colon. Dis. Colon Rect. **10**, 339 (1967).

SMITH, D.L., SIGNORINO, CH.E., CRUZ, T.O. DE LA, LEWIS, M.I.: Staging of colonic and rectal carcinoma. A review of ten years' experience at a private hospital. Dis. Colon Rect. **13**, 302 (1970).

SMITH, E.R.: Argentaffin cell carcinoma of the rectum, two case reports. Aust. N.Z.J. Surg. **39**, 401 (1970).

SMITH, G.: Leiomyosarcoma of the rectum. Brit. J. Surg. **50**, 633 (1963).

SMITH, W.G.: Familial multiple polyposis. Research tool for investigating the etiology of carcinoma of the colon? Dis. Colon Rect. **11**, 17 (1968).

SOGA, J.: Carcinoids: Their changing concepts and a new histologic classification. In: T. FUJITA (edit.), Gastro-entero-pancreatic endocrine system. A cell-biological approach. Stuttgart und Tokyo: Thieme und Igaku Shoin Ltd. 1974.

SOKOLOFF, B.: Carcinoid and serotonin. In: Recent results in cancer research 15. Berlin-Heidelberg-New York: Springer 1968.

SOLOMON, S.S., MORAN, J.M., NASBETH, D.C.: Villous adenoma of rectosigmoid accompanied by electrolyte depletion. J. Amer. med. Ass. **194**, 117 (1965).

SOUTHAM, C.M.: Relationship of immunology to cancer—A review. Cancer Res. **20**, 271 (1960).

SOUTHWICK, H.W., HARRIDGE, W.H., COLE, W.H.: Recurrence at the nature line following resection for carcinoma of the colon. Amer. J. Surg. **103**, 86 (1962).

SPATH, F., KRONBERGER, L.: Zur Therapie des Rektumkarzinoms. Klin. Med. (Wien) **21**, 77 (1966).

SPENA, A.R., PESCE, L.: Contributo alla conoscenza del lipoma del colon. Minerva med. **58**, 2867 (1967).

SPIER, W.H.: Multiple Karzinome des Dickdarms. Chir. Praxis **9**, 559 (1965).

SPIRO, H.M.: Clinical Gastroenterology. London: Collier-MacMillan 1970.

SPITZ, S., MAGUIGAN, W.H., DOBRINER, K.: The carcinogenic action of benzidine. Cancer (Philad.) **3**, 789 (1950).

SPJUT, H.J., SPRATT, J.S., JR.: Endemic and morphologic similarities existing between spontaneous colonic neoplasms in man and 3:2′-dimethyl-4-aminobiphenyl induced colonic neoplasms in rats. Ann. Surg. **161**, 309 (1965).

SPRATT, J.S., ACKERMAN, L.V.: Pathologic significance of polyps of the rectum and colon. Dis. Colon Rect. **3**, 330 (1960).

SPRATT, J.S., ACKERMAN, L.V.: Small primary adenocarcinomas of the colon and rectum. J. Amer. med. Ass. **179**, 337 (1962).

SPRATT, J.S., ACKERMAN, L.V., MOYER, C.A.: Relationship of polyps of the colon to colonic cancer. Ann. Surg. **148**, 682 (1958).

SPRINGER, P., SPRINGER, J., OEHLERT, W.: Die Vorstufen des 1,2-Dimethylhydrazin-induzierten Dick- und Dünndarmcarcinoms der Ratte. Z. Krebsforsch. **74**, 236 (1970).

Swain, V.A.J., Young, W.F., Pringle, E.M.: Hypertrophy of the appendices epiploicae and lipomatous polyposis of the colon. Gut 10, 587 (1969).

Swartley, R.N., Stayman, J.W., Jr.: Lymphoid hyperplasia of the intestinal tract requiring surgical intervention. Ann. Surg. 155, 238 (1962).

Swinton, N.W., Freedman, A.N.: Carcinoid tumours of the rectum: case report and review of the literature. Dis. Colon Rect. 3, 189 (1960).

Staple, T.W., McAlister, W.H., Anderson, M.S.: Plexiform neurofibromatosis of the colon simulating Hirschsprung's disease. Amer. J. Roentgenol. 91, 840 (1964).

Starzl. T.E., Penn, I., Putnam, C.W., Groth, C.G., Halfrimson, C.G.: Iatrogenic alterations of immunologic surveillace in man and their influence on malignancy. Transplant. Rev. 7, 112 (1971).

Stein, J.J.: Comments on carcinoma of the colon and rectum. Cancer (Philad.) 34, 799 (1974).

Stelzner, F.: Sogenannte Vorstadien bösartiger Erkrankungen an Kolon und Rektum. Diagnostik 5, 193 (1971).

Stemmermann, G.N.: Patterns of disease among Japanese living in Hawaii. Arch. environm. Hlth. 20, 266 (1970).

Stewart, H.L.: Geographic pathology of cancer of the colon and rectum. Cancer (Philad.) 28, 25 (1971).

Stewart, W.H., Bartlett, R.M., Bishop, H.M., Campbell, D.A., Goldsmith, N.A., MacLean, K., Middleton, E.A., Musselman, M., Rannick, G., Tappan, W.: Carcinoid tumors presenting with acute abdominal signs. Ann. Surg., Suppl. 154, 112 (1961).

Stout, A.P.: Carcinoid tumours of the rectum derived from Erspamers pre-enterochrome cells. Amer. J. Path. 18, 993 (1942).

Stout, A.P.: Tumors of the colon and rectum (excluding carcinoma, carcinoid and adenoma). In: R. Turell (edit.), Disease of the colon and anorectum. Philadelphia-London-Toronto: W.B. Saunders 1969.

Streicher, F.: Das wasser- und elektrolytverlierende villöse Dickdarmadenom. Dtsch. med. Wschr. 91, 1821 (1966).

Struthers, J.E.: Multiple polyposis of the intestinal tract. Ann. Surg. 72, 649 (1920).

Tamoney, H.J., Jr., Aldarelli, R.A.: Cancer of the right colon: an analysis of 211 patients. Dis. Colon Rect. 9, 13 (1966).

Teloh, H.A.: Apocrine adenoma of the anus. Cancer (Philad.) 7, 367 (1954).

Ternberg, J., Winters, K.: Plexiform neurofibromatosis of the colon as a cause of congenital megacolon. Amer. J. Surg. 109, 663 (1965).

Terry, W.D., Henkart, P.A., Coligan, J.E., Todd, C.W.: Structural studies of the major glycoprotein in preparations with carcinoembryonic antigen activity. J. exp. Med. 136, 200 (1972).

Thomford, N.R., Greenberger, N.J.: Lymphoid polyps of the ileum associated with Gardner's syndrome. Arch. Surg. 96, 289 (1968).

Thomson, D.M.P., Krupey, J., Freedman, S.O., Gold, P.: The radioimmunassay of circulating carcinoembryonic antigen of the human digestive system. Proc. nat. Acad. Sci. (Wash.) 64, 161 (1969).

Thorlakson, R.H., Ross, H.M.: Leiomyosarcoma of the rectum. Ann. Surg. 154, 979 (1961).

Toccalino, H., Guastavino, E., DePinni, F., O'Donnell, J.C., Williams, M.: Juvenile polyps of the rectum and colon. Acta pediat. scand. 62, 337 (1973).

Tondreau, R.L.: Multiple primary carcinomas of the large intestine. Amer. J. Roentgenol. 71, 794 (1954).

Tourneur, R., Tourneur-Favre, M.: Les adénomes et polypes du rectum. Étude histopathologique. Arch. Mal. Appar. dig. 50, Suppl. zu Nr. 9, 14 (1961).

Trimpi, H.D., Bacon, H.E.: Mucoid carcinoma of the rectum. Cancer (Philad.) 4, 597 (1951).

Troncale, F., Hertz, R., Lipkin, M.: Nucleic acid metabolism in proliferating and differentiating colonic cells of man and in neoplatic lesions of the colon. Cancer Res. 31, 463 (1971).

Turcot, J., Despres, J.-P., Pierre, F.St.: Malignant tumors of the central nervous system associated with familial polyposis of the colon-Report of two cases. Dis. Colon Rect. **2**, 465 (1959).

Turell, R., Haller, J.D.: Adenomas of the colon and rectum: evidence concerning malignant transformation (Symposium). Surg. Clin. N. Amer. **45**, 1117 (1965).

Turnbull, R.B.: Cancer of the colon. Ann. roy. Coll. Surg. Engl. **46**, 243 (1970).

Turnbull, R.B., Fischer, E.R., Rosenak, B.D.: Primary linitis plastica carcinoma of the colon. Cleveland Clin. Quart. **18**, 210 (1951).

Urbanke, A.: Heterotopic ossification in rectal carcinoma. Gastroenterologica (Basel) **98**, 48 (1962).

Urdaneta, L.F., Duffell, D., Creevy, C.D., Aust. J.B.: Late development of primary carcinoma of the colon following reterosigmoidostomy. Report of three cases and literature review. Ann. Surg. **164**, 503 (1966).

Veale, A.M.O.: Intestinal polyposis. Eugenics Laboratory Memoirs, 40. London: Cambridge University Press 1965.

Veale, A.M.O., McColl, I., Bussey, H.J.R., Morson, B.C.: Juvenile polyposis coli. J. med. Genet. **3**, 5 (1966).

Vexler, L., Cordun-Tarabuta, G., Galesanu, M.R., Tanciu, N.: Schwannome du caecum. Lyon chir. **63**, 261 (1967).

Walpole, A.L., Williams, M.H.C.: Aromatic amines as carcinogens in industry. Brit. med. Bull. **14**, 141 (1958).

Walpole, A.L., Williams, M.H.C., Roberts, D.C.: The carcinogenic action of 4-aminodiphenyl and 3:2-dimethyl-4-aminodiphenyl. Brit. J. ind. Med. **9**, 255 (1952).

Ward, J.M.: Morphogenesis of chemically induced neoplasms of the colon and small intestine in rats. Lab. Invest. **30**, 505 (1974).

Ward, J.M., Yamamoto, R.S., Weisburger, J.H., Benjamin, T.: Transplantation of chemically induced metastatic mucinous adenocarcinomas of the jejunum and colon in rats. J. nat. Cancer Inst. **51**, 1997 (1973).

Ward, J.M., Yamamoto, R.S., Benjamin, T., Brown, C.A., Wiesburger, J.H.: Experimentally induced cancer of the colon in rats and mice. J. Amer. vet. med. Ass. **164**, 729 (1974).

Warren, K.W., Coyle, E.: Carcinoid tumours of the gastrointestinal tract. Amer. J. Surg. **82**, 372 (1952).

Webb, A.T.: Occult Paget's disease of the anus. Report of a case. Dis. Colon Rect. **8**, 287 (1965).

Weidenhiller, S., Frühmorgen, P., Zeus, J., Demling, L.: Koloskopische Polypendiagnostik. Dtsch. med. Wschr. **99**, 1671 (1974).

Weintraub, W.R., Littman, L.: Primary linitis plastica of the rectum. Report of a case. Dis. Colon Rect. **5**, 105 (1962).

Weir, J.A.: Cancer of the colon in South Saskatchewan. A population study. Cancer (Philad.) **31**, 616 (1973).

Weir, J.A.: Colorectal cancer: metachronous and other associated neoplasms. Dis. Colon Rect. **18**, 4 (1975).

Weiss, E., Haskell, B.: Carcinoid tumors of the rectum. Dis. Colon Rect. **3**, 364 (1960).

Welch, C.E.: Polypoid lesions of the colon—a surgeon's philosophy. Dis. Colon Rect. **7**, 543 (1964).

Welch, C.E., Giddings, W.P.: Carcinoma of the colon and rectum. Observations on Massachusetts General Hospital cases, 1937–1948. New Engl. J. Med. **244**, 859 (1951).

Welch, J.S., Dockerty, M.B.: Villous carcinoma of the colon. Dis. Colon Rect. **1**, 251 (1958).

Wellmann, K.F.: Adenocarcinoma of anal duct origin. Canad. J. Surg. **5**, 311 (1962).

Wells, Ch.L., Moran, Th.J., Cooper, W.M.: Villous tumors of the rectosigmoid colon, with severe electrolyte imbalance. Amer. J. clin. Path. **37**, 507 (1962).

Wells, H.G., Slye, M., Holmes, H.F.: Comparative pathology of cancer of the alimentary tract with report of cases in mice. Amer. J. Cancer **33**, 223 (1938).

Wennstrom, J., Pierce, E.R., McKusick, V.A.: Hereditary benign and malignant lesions of the large bowel. Cancer (Philad.) **34**, 850 (1974).

Weston, S.D., Marren, M.: Malignant melanoma of the rectum. J. int. Coll. Surg. **17**, 403 (1952).

Weston, S.D., Wiener, M.: Familial polyposis associated with a new type of soft-tissue lesion (skin pigmentation). Report of three cases and a review of the literature. Dis. Colon Rect. **10**, 311 (1967).

Wiebecke, B.: Experimentelle Cancerogenese des Magen-Darm-Kanals. B. Darm. In: Handbuch der allgemeinen Pathologie, Bd. VI/7: Geschwülste III. Berlin-Heidelberg-New York: Springer 1975.

Wiebecke, B., Brandts, A., Eder, M.: Epithelial proliferation and morphogenesis of hyperplastic, adenomatous and villous polyps of the human colon. Virchow Arch. A Path. Anat. and Histol. **364**, 35 (1974).

Wiebecke, B., Löhrs, U., Brandts, A., Eder, M.: Vergleichende tierexperimentelle und bioptische Untersuchungen zur Morphogenese der Dickdarmpolypen. Verh. dtsch. Ges. Path. **53**, 239 (1969).

Wiebecke, B., Löhrs, U., Gimmy, J., Eder, M.: Erzeugung von Darmtumoren bei Mäusen durch 1,2-Dimethylhydrazin. Z. ges. exp. Med. **149**, 277 (1969).

Wilder, Th.C., Dockerty, M.B., Waugh, J.M.: A clinicopathologic study of obstructing carcinoma of the right portion of the colon. Surg. Gynec. Obstet. **113**, 353 (1961).

Wildner, G.P., Klein, K.: Die Sarkome des Verdauungssystems. Arch. Geschwulstforsch. **32**, 358 (1968).

Williams, A.O.: Malignant leiomyoma of the rectum. Report of a case. Dis. Colon Rect. **8**, 418 (1965).

Williams, C.: Carcinoma of the colon in childhood. Ann. Surg. **139**, 816 (1954).

Williams, E.D., Pollock, D.J.: Multiple mucosal neuromata with endocrine tumours, J. Path. Bact. (Edinb.) **91**, 71 (1966).

Williams, E.D., Sandler, M.: The classification of carcinoid tumors. Lancet **1963 I**, 238.

Willox, G.L., Macgregor, J.W.: Malignant polyps of the colon and rectum. Arch. Surg. **91**, 514 (1966).

Wilson, H., Storer, E.H., Star, F.J.: Carcinoid tumors: A study of 78 cases. Amer. J. Surg. **105**, 35 (1963).

Winkelman, J., Grosfeld, J., Bigelow, B.: Colloid carcinoma of analgland origin. Report of a case and review of the literature. Amer. J. clin. Pat. **42**, 395 (1964).

Wittoesch, J.H., Woolner, L.B., Jackman, R.J.: Basal cell epithelioma and basaloid lesions of the anus. Surg. Gynec. Obstet. **104**, 75 (1957).

Wolfe, H.R.I., Bussey, H.J.R.: Squamous-cell carcinoma of the anus. Brit. J. Surg. **55**, 295 (1968).

Wolff, W.I., Shinya, H.: A new approach to colonic polyps. Ann. Surg. **178**, 367 (1973).

Wolff, W.J., Shinya, H.: Definitive treatment of "malignant" polyps of the colon. Ann. Surg. **182**, 516 (1975).

Wolfman, E.F., Astler, V.B., Coller, F.A.: Mucoid adenocarcinoma of the colon and rectum. Surgery **42**, 846 (1957).

Wolfson, J.J., Goldstein, G., Krivit, W., Hong, R.: Lymphoid hyperplasia of the large intestine associated with dysgammaglobulinemia. Amer. J. Roentgenol. **108**, 610 (1970).

Wood, D.A.: Adenoacanthoma of the pyloric end of the stomach. A consideration of its histogenesis and a report of two cases. Arch. Path. **36**, 177 (1943).

Wood, D.A.: Tumors of the intestines. Atlas of tumor pathology, Sect. VI, Fasc. 22. Armed Forces Institute of Pathology, Washington, D.C. 1967.

Wood, D.A.: Clinical staging and end results classification: TNM system of clinical classification as applicable to carcinoma of the colon and rectum. Cancer (Philad.) **28**, 109 (1971).

Wood, W.S., Culling, Ch.F.A.: Perianal Paget disease. Histochemical differentiation utilizing the Borohydride-KOH-PAS-reaction. Arch. Path. **99**, 442 (1975).

Woodruff, J.H., Skorneck, A.B.: Malignant lymphoma of the colon and rectum-roentgen diagnosis. Calif. Med. **96**, 181 (1962).

Wynder, E.L., Kajitani, T., Ishikawa, S., Dodo, H., Takano, A.: Environmental factors of cancer of the colon and rectum. II. Japanese epidemiological data. Cancer (Philad.) **23**, 1210 (1969).

WYNDER, E.L., REDDY, B.S.: Metabolic epidemiology of colorectal cancer. Cancer (Philad.) **34**, 801 (1974).

WYNDER, E.L., SHIGAMATSU, T.: Environmental factors of cancer of the colon and rectum. Cancer (Philad.) **20**, 1520 (1967).

YONEMOTO, R.H., SLAYBACK, J.B., BYRON, R.L., ROSEN, R.B.: Familial polyposis of the entire gastrointestinal tract. Arch. Surg. **99**, 427 (1969).

ZAMCHECK, N.: Use of CEA assays in diagnosis, prognosis, and monitoring of therapy of colon cancer. XIth International Cancer Congress, Florence 20–26 October 1974. Vol. 1: Conferences, Symposia, Workshops. Symposium 30: Colorectal cancer, p. 179, 1974.

ZAMCHECK, N., MOORE, T.L., DHAR, P., KUPCHIK, H.: Immunologic diagnosis and prognosis of human digestive tract cancer-carcinoembryonic antigens. New Engl. J. Med. **286**, 83 (1972).

ZBORALSKE, F.F., AMBERG, J.R., SUBBY, W.L.: Calcified mucinous adenocarcinoma of the colon. Amer. J. Gastroent. **38**, 675 (1962).

ZESKIND, H.J.: Villous adenoma – a review. Mich. Med. **71**, 615 (1972).

ZIRKIN, R.M., McCORD, D.L.: Squamous cell carcinoma of the rectum. Report of a case complicating chronic ulcerative colitis. Dis. Colon Rect. **6**, 370 (1963).

Rectumbiopsie

ALBOT, G., PARTURIER-ALBOT, M., CAMILLERI, J.-P., DIEBOLD, J.: La maladie de Crohn colique. IV. Etude cytologique et ultrastructurale des infiltrats inflammatorires plasmocytaires et epithelio-giganto-cellulaires. Sem. Hôp. Paris **46**, 1545 (1970).

ARABEHETY, J.T., DOLCINI, H.A., HOJMAN, D., ADELARDI, C.F., STAPLER, N.M.: Correlation between endoscopy, histology, cytology histochemistry and enzymology in ulcerative colitis. Amer. J. Proctol. **18**, 136 (1967).

AZZOPARDI, J.G., EVANS, D.J.: Mucoprotein-containing histiocytes (muciohages) in the rectum. J. clin. Path. **19**, 368 (1966).

BARNES, R.D., BISHUN, N.P., HOLLIDAY, J.: Impaired lymphocyte transformation and chromosomal abnormalities in fatal granulomatous disease of childhood. Acta paediat. scand. **59**, 403 (1970).

BERENYI, M.R., SCHWARZ, G.S.: Megasigmoid syndrome in diabetes and neurologic disease. Review of 13 cases. Amer. J. Gastroent. **47**, 311 (1967).

BERNSOHN, J., GROSSMAN, H.J. (Edit.): Lipid storage disease. Enzymatic defects and clinical implications. New York: Academic Press 1971.

BLEIBERG, H., MAINGUET, P., GALAND, P., CHRETIEN, J., DUPONT-MAIRESSE, N.: Cell renewal in the human rectum. In vitro autoradiographic study on active ulcerative colitis. Gastroenterology **58**, 851 (1970).

BODIAN, M., LAKE, B.D.: The rectal approach to neuropathology. Brit. J. Surg. **50**, 702 (1963).

BRETT, E.M., BERRY, C.L.: Value of rectal biopsy in paediatric neurology: Report of 165 biopsies. Brit. med. J. **1967** III, 400.

CLASSEN, M., RÖSCH, W., HARTWICH, G., FRÜHMORGEN, P., STOCKER, B.: Morbus Crohn: Bedeutung der Biopsie. Münch. med. Wschr. **116**, 187 (1974).

CLAWSON, C.C., RODEY, G.E., GOOD, R.A.: Ultrastructure of familial lipochrome histiocytosis. Lab. Invest. **22**, 294 (1970).

COOK, M.G., GOLIGHER, J.C.: Carcinoma and epithelial dysplasia complicating ulcerative colitis. Gastroenterology **68**, 1127 (1975).

DAVID, H., FRIEDRICH, C., LISEWSKI, G.: Zur histologischen Einteilung der chronischen Proktitis in Rektumschleimhautbiopsien. Z. ges. inn. Med. **22**, 479 (1967).

DICK, A.P., LENNARD-JONES, J.E., HYWEL JONES, J., MORSON, B.C.: Technique for suction biopsy of the rectal mucosa. Gut **11**, 182 (1970).

DOLLINGER, H.: Rektoskopische Befunde bei der Colitis ulcerosa. Eine Synopsis von Morphologie, Zytologie und Histologie. Med. Welt, N.F. **23**, 117 (1972).

DOXIADES, TH., YIOTSAS, Z.: Observations, findings and conclusions regarding proctosigmoidoscopy and colon biopsy. Amer. J. Proctol. **16**, 361 (1965).

EASTWOOD, G.L., TRIER, J.S.: Epithelial cell renewal in cultured rectal biopsies in ulcerative colitis. Gastroenterology **64**, 383 (1973).

ELSNER, B.: Ultrastructure of the rectal wall in Hunter's syndrome. Gastroenterology **58**, 856 (1970).

ELSTER, K., HEINKEL, K.: Grenzen der saugbiotisch-morphologischen Untersuchung der Rektumschleimhaut. Z. Gastroent. **5**, 61 (1967).

ESCHENBACH, C.: Zur Aetiologie der progressiven septischen Granulomatose. Pediat. Res. **4**, 493 (1970).

ESCHENBACH, C., SEEBACH, G.: Anomalie der Lysosomenmembran von neutrophilen Granulozyten als Ursache der progressiven septischen Granulomatose. Virchow Arch. Abt. B Zellpath. **7**, 16 (1971).

EVANS, D.J., POLLOCK, D.J.: In-situ and invasive carcinoma of the colon in patients with ulcerative colitis. Gut **13**, 566 (1972).

FIELDING, J.F.: Perianal lesions in Crohn's disease. J. roy. Coll. Surg. Edinb. **17**, 32 (1972).

FISHER, E.R., HELLSTROM, H.R.: Ceroid-like colonic histiocytosis. Amer. J. clin. Path. **42**, 581 (1964).

FLEMING, W.H., YARDLEY, J.H., HENDRIX, T.R.: Diagnosis of Whipple's disease by rectal biopsy. New Engl. J. Med. **267**, 33 (1962).

FLICK, A.L., VOEGTLIN, K.F., RUBIN, C.E.: Clinical experience with suction biopsy of the rectal mucosa. Gastroenterology **42**, 691 (1962).

GABRIEL, W.B., DUKES, C.E., BUSSEY, H.J.R.: Biopsy of the rectum. Brit. J. Surg. **38**, 401 (1951).

GALAND, P., MAINGUET, P., ARGUELLO, J., CHRETIEN, J., DOUXFILS, N.: In vitro autoradiographic studies of cell proliferation in the gastrointestinal tract of man. J. Nucl. Med. **9**, 37 (1968).

GEAR, E.V., DOBBINS, W.O.: Rectal biopsy: a review of its diagnostic usefulness. Gastroenterology **55**, 522 (1968).

GRAY, B.K., LOCKHART-MUMMERY, H.E., MORSON, B.C.: Crohn's disease of the anal region. Gut **6**, 515 (1965).

HAGBERG, B.: Neurometabolische Krankheiten. In: A. MATTHES, R. KRUSE (Hrsg.), Lehrbuch der Neurologie. Stuttgart: Thieme 1971.

HEINKEL, K., ELSTER, K., HENNING, N., LANDGRAF, J.: Die Saugprobeexcision aus dem Rectum. Klin. Wschr. **38**, 578 (1960).

HEYNE, K.: Progressive septische Granulomatose (chronic granulomatous disease) im Säuglingsalter. Acta paediat. Acad. Sci. hung. **12**, 137 (1971).

HITZIG, W.H., MOLZ, G., PLÜSS, H.J., RENNER, R.: Progressive septische Granulomatose. Helv. paediat. Acta **24**, 246 (1969).

HOLTZAPPLE, P.G., GENEL, M., YAKOVAK, W.C., HUMMELER, K., SEGAL, S.: Diagnosis of cystinosis by rectal biopsy. New Engl. J. Med. **281**, 143 (1969).

IVEMARK, B.: Kinderpathologie. Wege zur Diagnose. Berlin-Heidelberg-New York: Springer 1974.

KORTING, W.G.: Zur perianalen Erscheinungsweise der Crohnschen Krankheit. Hautarzt **19**, 553 (1968).

KRATZSCH, K.-H., BÜTTNER, W.: Die Bedeutung der Rektumschleimhautbiopsie für die Diagnose und Beurteilung der unspezifischen Proktitis, ein Vergleich rektoskopischer und histologischer Befunde. Z. ges. inn. Med. **28**, 518 (1973).

KREPELA, K., ZÁSTAVA, V., KUCEROVÁ, M., BUKVA, V., HAMANOVÁ, J.: Fatal familial granulomatosis in children. Helv. paediat. Acta **25**, 428 (1970).

LASSMANN, G., STOCKINGER, L.: Abbauvorgänge in der Rectumschleimhaut. Licht- und elektronenmikroskopische Untersuchungen. Z. Gastroent. **13**, 507 (1975).

LOU, T.Y., TEPLITZ, C., THAYER, W.R.: Ultrastructural morphogenesis of colonic PAS-positive macrophages ("Colonic histiocytosis"). Hum. Path. **2**, 421 (1971).

LUMB, G., PROTHEROE, R.H.B.: Biopsy of the rectum in ulcerative colitis. Lancet **1955 II**, 1208.

MADANAGOPALAN, N., VEDACHALAM, S.P., SUBRAMANIAM, R., MURUGESAN, R.G.: Rectal and colonic mucosal biopsy findings and faeces, sigmoidoscopy, and histopathological correlation in amoebiasis and other colitis. Gut **9**, 106 (1968).

MARTIN, L.W., LANDING, B.H., NAKAI, H.: Rectal biopsy as an aid in the diagnosis of disease of infants and children. J. Pediat. **62**, 197 (1963).

MATTS, S.G.F.: The value of rectal biopsy in the diagnosis of ulcerative colitis. Quart. J. Med., **30**, 393 (1961).

McGARITY, W.C., ROSS, J.W., BOBO, E., SCHROEDER, J.S., ACHORD, J.L.: Granulomatous colitis. Recent observations. Ann. Surg. **167**, 926 (1968).

McGOVERN, V.J.: Rectal biopsy in the differential diagnosis of colitis. Rend. Gastro-ent. **4**, 94 (1972).

MONIS, B., MENDELOFF, A.I.: Studies in ulcerative colitis: TPN-linked dehydrogenases and nonspecific esterase in rectal specimens. Gastroenterology **48** 173 (1965).

MORSON, B.C.: Pathologisch-anatomische Veränderungen des Dickdarms und der Analregion bei Crohnscher Erkrankung. Z. Gastroent. **11**, 255 (1964).

MORSON, B.C.: Precancerous conditions of the large bowel. Proc. roy. Soc. Med. **64**, 959 (1971).

MORSON, B.C.: The technique and interpretation of rectal biopsies in inflammatory bowel disease. Path. Annual **9**, 209 (1974).

MORSON, B.C., PANG, L.S.C.: Rectal biopsy as an aid to cancer control in ulcerative colitis. Gut **8**, 423 (1967).

NAKAI, H., LANDING, B.H.: Suggested use in the diagnosis of neural lipidoses. Pediatrics **26**, 225 (1960).

OPPENHEIMER, E., ANDREWS, E.A.: Ceroid storage disease in childhood. Pediatrics **23**, 1091 (1959).

OTTO, H.F.: Morbus Whipple. In: Gastroenterologie und Stoffwechsel, Bd. IX. Stuttgart: Thieme 1975.

OTTO, H.F., SIEMSSEN, S., SILL, V.: Zur Differentialdiagnose von Morbus Whipple und Sarkoidose. Klinisch-bioptische Untersuchungen. Dtsch. med. Wschr. **97**, 1343 (1972).

PALLIS, CH.A., LEWIS, P.D.: The neurology of gastrointestinal disease. In: Major problems in neurology, Vol. 3. London-Philadelphia-Toronto: W.B. Saunders Co. 1974.

PARKINS, R.A., EIDELMAN, S., RUBIN, C.E., DOBBINS, W.O. III, PHELPS, P.C.: The diagnosis of cystic fibrosis by rectal suction biopsy. Lancet **1963 II**, 851.

PITTMAN, F.E., SMITH, W.TH., MIZRAHI, A., BLANC, W.A., PITTMAN, J.C.: Clinical, histochemical, and electron microscopic study of colonic histiocytosis. Gut **7**, 458 (1966).

PONTES, J.TH.: Rectosigmoidoscopic aspects of mansonian schistosomiasis in Brazil. Dis. Colon Rect. **4**, 343 (1961).

QUIE, P.G.: Chronic granulomatous disease of childhood. Advanc. Pediat. **16**, 287 (1969).

ROCHES, PH.: Die Saugbiopsie aus dem Rectum und dem unteren Sigmoid. Schweiz. med. Wschr. **92**, 395 (1962).

SCHNEIDER, R.E., DOBBINS, W.O.: Suction biopsy of the rectal mucosa for diagnosis of arteritis in rheumatoid arthritis and related diseases. Ann. intern. Med. **68**, 561 (1968).

SUMNER, H.W., TEDESCO, F.J.: Rectal biopsy in Clindamycin-associated colitis. An analysis of 23 cases. Arch. Path. **99**, 237 (1975).

SVENNERHOLM, L.: New principles for the classification of glycolopidoses. Relazione svolta al XIII Congresso della Societa Italiana per 10 studio del metabolismo normale e pathologico, Milano, 5–6 Ottobre, 1968. Metabolismo **5**, 61 (1969).

SYMCHYCH, P.S., WANSTRUP, J., ANDERSEN, V.: Chronic granulomatous disease of childhood. A morphologic study. Acta path. microbiol. scand. **74**, 179 (1968).

THOMPSON, E.N., SOOTHILL, J.F.: Chronic granulomatos disease: Quantitative clinicopathological relationships. Arch. Dis. Childh. **45**, 24 (1970).

WHITEHEAD, R.: Mucosal biopsy of the gastrointestinal tract. In: Major problems in pathology, Vol. 3. London-Philadelphia-Toronto: W.B. Saunders Co. 1973.

YARDLEY, J.H., KEREN, D.F.: "Precancer" lesions in ulcerative colitis. A retrospective study of rectal biopsy and colectomy specimens. Cancer (Philad.) **34**, 835 (1974).

YIOTSAS, Z.D., DOXIADES, TH.: Evaluation of rectal biopsy in colon diseases. Amer. J. Proctol. **17**, 32 (1966).

YUNIS, E., SHERMAN, F.E.: Macrophages of the rectal lamina propria in children. Amer. J. clin. Path. **53** (1970).

Peritoneum

Anatomie und Physiologie

ALLEN, L.: The peritoneal stomata. Anat. Rec. **67**, 89 (1936/37).

ALTSCHUL, R.: Endothelium; its development, morphology and pathology. New York: MacMillan Comp. 1954.

BARDEN, R.P.: Calcified epiploic appendages, a radiological curiosity. Radiol. **33**, 768 (1939).

BARGMANN, W.: Histologie und mikroskopische Anatomie des Menschen, 6. Aufl. Stuttgart: Thieme 1967.

BOLTON, C.: Absorption from the peritoneal cavity. J. Path. Bact. (Edinb.) **24**, 429 (1921).

BRETTSCHNEIDER, H.: Bau und Bedeutung der Appendices epiploicae. Ärztl. Forsch. **4**, 12 (1950).

CARR, I.: The fine structure of the cells of the mouse peritoneum. Z. Zellforsch. **80**, 534 (1967).

CARR, I.: The cellular basis of reticuloendothelial stimulation. J. Path. Bact. (Edinb.) **94**, 323 (1967).

CARR, I.: Some aspects of the fine structure of the reticuloendothelial system; the cells wich clear colloids from the blood stream. Z. Zellforsch. **89**, 355 (1968).

COHN, I., COTLAR, A.M.: Intraperitoneal Kanamycin. Ann. Surg. **155**, 532 (1962).

COHN, Z.A., HIRSCH, J.G., FEDORKO, M.E.: The in vitro differentiation of mononuclear phagocytes. IV. The ultrastructure of macrophage differentiation in the peritoneal cavity and in culture. J. exp. Med. **123**, 747 (1966).

COURTICE, F.C., STEINBECK, A.W.: The lymphatic drainage of plasma from the peritoneal cavity of the cat. Aust. exp. Biol. med. Sci. **28**, 161 (1950).

COURTICE, F.C., STEINBECK, A.W.: The rate of absorption of heparinized plasma and of 0,9 p.c. NaCl from the peritoneal cavity of the rabbit and guinea-pig. Aust. exp. Biol. med. Sci. **28**, 171 (1950).

CUNNINGHAM, R.S.: The physiology of the serous membranes. Physiol. Rev. **6**, 242 (1926).

DEMLING, L.: Der Leibschmerz und seine Deutung. Fortschr. Med. **81**, 305 (1963).

ELLIOTT, G.B., FREIGANG, B.: Aseptic necrosis, calcification and separation of appendices epiploicae. Ann. Surg. **155**, 501 (1962).

ELLIS, H., HARRISON, W., HUGH, T.B.: The healing of peritoneum under normal and pathological conditions. Brit. J. Surg. **52**, 471 (1965).

FASSKE, E.: Das System der „tâches laiteuses". Verh. dtsch. Ges. Path. **45**, 266 (1961).

FASSKE, E.: Über die Cricokaryocyten im aktiven Mesenchym. Virchows Arch. path. Anat. **335**, 63 (1962).

FASSKE, E.: Das Omentum majus. Orthologie und Pathologie eines blutbildenden Organes. Dtsch. med. Wschr. **88**, 272 (1963).

FELIX, M.D.: Observations on the surface cells of the mouse omentum as studied with the phase-contrast and electron-microscopes. J. nat. Cancer Inst. **27**, 713 (1961).

FIEBER, S.S., FORMAN, J.: Appendices epiploicae; clinical and pathological considerations. Arch. Surg. **66**, 329 (1953).

FISCHER, H., AX, W., MALCHOW, H.: Mise en evidence de la participation des cellules mesotheliales a la stimulation primaire et secondaire par des antigenes in vitro. Bull. Soc. Chimie biol. **50**, 1159 (1968).

FRITSCH, H.: Zur Frage der ringkernigen Zellen in den „tâches laiteuses" des Mesenterium der Maus. Z. Zellforsch. **59**, 224 (1963).

FRITSCH, H., ULE, G.: Zur Feinstruktur der Cricokaryozyten. Z. Zellforsch. **60**, 392 (1963).

FURTH, R. VAN, COHN, Z.A.: The origin and kinetics of mononuclear phagocytes. J. exp. Med. **128**, 415 (1968).

GHOSH, S., BILTON, J.L.: Torsion and infarction of appendices epiploicae. Dis. Colon Rect. **11**, 457 (1968).

GIERKE, E. V.: Bauchfell. In: F. HENKE, O. LUBARSCH (Hrsg.), Handbuch der speziellen pathologischen Anatomie und Histologie, Bd. IV/1: Verdauungsschlauch. Berlin: Springer 1926.

GODENNE, G.D., BURKE, E.C., HELLENBECH, G.A.: Epiploic lipomatosis. Proc. Staff Meet. Mayo Clin. **10**, 370 (1957).

GOLDMANN, E.: Vitale Färbung und Chemotherapie. Berl. klin. Wschr. **36**, 1689 (1912).

HAMA, K.: The fine structure of the desmosomes in frog mesothelium. J. biophys. biochem. Cytol. **7**, 575 (1960).

HANSEN, H.H., HEINE, H.: Blutgefäßversorgung und Histophysiologie der Appendices epiploicae. Langenbecks Arch. Chir. **340**, 191 (1976).

HARRIGAN, A.H.: Torsion and inflammation of the appendices epiploicae. Ann. Surg. **66**, 467 (1917).

HERTZLER, A.E.: The Peritoneum. St. Louis: C.V. Mosby 1919.

HIGGINS, G.M., GRAHAM, A.ST.: Lymphatic drainage from the peritoneal cavity in the dog. Arch. Surg. **19**, 453 (1929).

HORSTMANN, E.: Über die funktionelle Struktur der mesenterialen Lymphgefäße. Morph. Jb. **91**, 483 (1951).

HUNT, V.C.: Torsion of appendices epiploicae. Ann. Surg. **69**, 31 (1919).

JOHNSTON, J.H., BARNETT, W.O., HILBUN, G.R.: The role of various abdominal surfaces in the absorption of toxic strangulation fluid. Surgery **61**, 270 (1967).

JOOS, F., ROOS, B., BÜRKI, H., BÜRKI, K., LAISSUE, J.: Umsatz, Proliferation und Phagozytosetätigkeit der freien Zellen im Peritonealraum der Maus nach Injektion von Polystyren-Partikeln. Z. Zellforsch. **95**, 68 (1969).

KOLOSSOW, A.: Über die Struktur des Pleuroperitoneal- und Gefäßepithels. (Endothels). Arch. mikr. Anat. **42**, 318 (1893).

KÜTTNER, H.: Die perforierenden Lymphgefäße des Zwerchfells und ihre pathologische Bedeutung. Bruns' Beitr. klin. Chir. **40**, 136 (1903).

LYNN, T.E., DOCKERTY, M.B., WAUGH, J.M.: A clinico-pathologic study of the epiploic appendages. Surg. Gynec. Obstet. **103**, 423 (1956).

MARCHAND, F.: Über die bei Entzündungen in der Peritonealhöhle auftretenden Zellformen. Verh. dtsch. Path. Ges. **1**, 63 (1898).

MARCHAND, F.: Über Clasmatozyten, Mastzellen und Phagozyten des Netzes. Verh. dtsch. Path. Ges. **4**, 124 (1901).

MAXIMOW, A.: Über die Zellformen des lockeren Bindegewebes. Arch. mikr. Anat. **37**, 680 (1906).

MOHR, W., BENEKE, G., CARL, H.: Proliferation von Peritonealflüssigkeitszellen in implantierten Diffusionskammern. Beitr. Path. **144**, 63 (1971).

MOHR, W., BENEKE, G., MURR, L.: Proliferation der Zellsysteme im Cavum peritonei. I. Proliferation von Mesothelzellen, submesothelialen Bindegewebszellen, Endothelzellen und freien Zellen der Peritonealflüssigkeit induziert durch Phytohämagglutinin. Beitr. Path. **143**, 345 (1971).

MOORE, G.A.: Appendices epiploicae. New Engl. J. Med. **222**, 919 (1940).

MORALES, O.: Calcified appendices epiploicae as freely mobile bodies in the abdominal cavity. Acta radiol. (Stockh.) **25**, 653 (1944).

MURDIE, W.: Intra-abdominal torsion of an appendix epiploicae. Brit. J. Surg. **41**, 290 (1953).

MUSCATELLO, G.: Über den Bau und das Aufsaugungsvermögen des Peritonäum. Virchows Arch. path. Anat. **142**, 327 (1895).

NICOLAS, M.A.: Note sur la morphologie des cellules endothéliales du péritone intestinal. C.R. Soc. Biol. (Paris) **47**, 196 (1895).

ODOR, D.L.: Observations of the rat mesothelium with the electron and phase microscopes. Amer. J. Anat. **95**, 433 (1954).

ODOR, D.L.: Uptake and transfer of particulate matter from the peritoneal cavity of the rat. J. biophys. biochem. Cytol. **2**, Suppl., 105 (1956).

PFUHL, W., WIEGAND, W.: Die Lymphgefäße des großen Netzes und ihr Verhalten bei intraperitonealer Trypanblauinjektion. Z. mikr. anat. Forsch. **47**, 117 (1940).

PINES, B., RABINOVITCH, G., BILLER, S.B.: Primary torsion and infarction of the appendices epiploicae. Arch. Surg. **42**, 775 (1941).

POLICARD, A., COLLET, A., GILTAIRE-RALYTE, L.: Bordure superficielle de pseudopodes au niveau des cellules mésothéliales du revêtement peritoneal ches les mammifères. Experientia (Basel) **11**, 152 (1955).

RANVIER, L.: Traité technique d'Histologie. Paris 1875.

REMMELE, W.: Intraperitoneale Bluttransfusion. Experimentelle Befunde und Ergebnisse am Menschen. Klin. Wschr. **44**, 1329 (1966).

REMMELE, W., BRODERSEN, H.CH.: Umfang und Wege der Resorption homologer Erythrocyten aus dem Bauchraum (tierexperimentelle Untersuchungen). Z. ges. exp. Med. **141**, 201 (1966).

RENAUT, J.: Les cellules connectives rhagiocrines. Arch. Anat. mikr. Morph. exp. **9**, 495 (1907).

RHODES, J.M., LIND, I.: Antigen uptake in vivo by peritoneal macrophages from normal mice, and those undergoing primary or secondary responses. Immunology **14**, 511 (1968).

ROOS, B.: Makrophagen: Herkunft, Entwicklung und Funktion. In: Handbuch der allgemeinen Pathologie, Bd. VII/3; Immunreaktionen. Berlin-Heidelberg-New York: Springer 1970.

ROSS, J.A.: Vascular loops in the appendices epiploicae, their anatomy and surgical significance, with a review of the surgical pathology of appendices epiploicase. Brit. J. Surg. **37**, 464 (1950).

RUSZNYAK, I., FÖLDI, M., SZABO, G.: Physiologie und Pathologie des Lymphkreislaufes. Jena: VEB Gustav Fischer 1957.

SANDERS, C.L., ADEE, R.R.: The ultrastructure of mononuclear phagocytes following intraperitoneal administration of $^{239}PuO_2$ particles. J. reticuloendoth. Soc. **6**, 1 (1969).

SCHULEMANN, W.: Beiträge zur Vitalfärbung. Arch. mikr. Anat. **79**, 223 (1912).

SEIFERT, E.: Zur Funktion des großen Netzes. Bruns' Beitr. klin. Chir. **119**, 249 (1920).

SEIFERT, E.: Studien am Omentum majus des Menschen. Langenbecks Arch. klin. Chir. **123**, 608 (1923).

SEIFERT, E.: Peritoneum, einschließlich Netz. In: Handbuch der mikroskopischen Anatomie des Menschen, Bd. V/1: Verdauungsapparat. Berlin: Springer 1927.

SIEGMUND, H.: Speicherung durch Reticuloendothelien, celluläre Reaktion und Immunität. Klin. Wschr. **1**, 2566 (1922).

STAUBESAND, J., SCHMIDT, W.: Zur Histophysiologie des Herzbeutels. 1. Mitteilung: Elektronenmikroskopische Beobachtungen an den Deckzellen des Peri- und Epikards. Z. Zellforsch. **53**, 55 (1960).

STOLPMANN, H.J.: Elektronenmikroskopische Untersuchungen über die Fettresorption im Peritoneum. Verh. dtsch. Ges. Path. **46**, 213 (1962).

UNANUE, E.R., ASKONAS, B.A.: Persistence of immunogenecity of antigen after uptake by macrophages. J. exp. Med. **127**, 915 (1968).

VOGEL, A.: Zur Struktur des Peritoneal-Mesothels. Experientia (Basel) **13**, 54 (1957).

VOLKMAN, A.: The origin and turnover of mononuclear cells in peritoneal exsudates in rats. J. exp. Med. **124**, 24 (1966).

VOLKMAN, A., GOWANS, J.L.: The production of macrophages in the rat. Brit. J. exp. Path. **46**, 50 (1965).

VOLKMAN, A., GOWANS, J.L.: The origin of macrophages from bone marrow in the rat. Brit. J. exp. Path. **46**, 62 (1965).

WACHSMUTH, W.: Peritonitis. Langenbecks Arch. klin. Chir. **313**, 146 (1965).

WALKER, F.C.: The protective function of the graeter omentum. Ann. roy. Coll. Surg. Engl. **33**, 282 (1963).

WALKER, F.C., ROGERS, A.W.: The greater omentum as a site of antibody synthesis. Brit. J. exp. Path. **42**, 222 (1961).

WASSERMANN, F.: Die Fettorgane des Menschen. Z. Zellforsch. **3**, 235 (1926).

WATTERS, W.B., BUCK, R.C.: Mitotic activity of peritoneum in contact with regenerating area of peritoneum. Virchows Arch. Abt. B Zellpath. **13**, 48 (1973).

WATZKA, M.: Über den Bau der Bindegewebsbündel des menschlichen Omentum. Z. mikr.-anat. Forsch. **40**, 599 (1936).

Fehlbildungen

ACKERMAN, L.V.: Tumors of the retroperitoneum, mesentery and retroperitoneum. Atlas of Tumor Pathology, Armed Forces Institute of Pathology, Sect. VI, Fasc. 23 and 24. Washington, D.C. 1954.

BALDUZZI, G.: Sulle cisti mesenteriche. Accad. med. (Torino) **66**, 30 (1951).

BEAVEN, O.H., DOCKERTY, M.B.: Omental-cyst-confusion with ascites. J. Amer. med. Ass. **144**, 306 (1950).

BEAHRS, O.H., DOCKERTY, M.B.: Primary omental cyst of clinical importance. Surg. Clin. N. Amer. **30**, 1073 (1950).

BEAHRS, O.H., JUDD, E.S., DOCKERTY, M.B.: Chylous cyst on the abdomen. Surg. Clin. N. Amer. **30**, 1081 (1950).

BELLER, A.J., NACH, R.L.: Cystic lymphangiomata of the greater omentum. Ann. Surg. **132**, 287 (1950).

BLOCK, F.B.: Chylous mesenteric cyst. Ann. Surg. **128**, 158 (1948).

BRINDLEY, G.V., BRINDLEY, G.P.: Lymphangioma of the mesentery, Ann. Surg. **127**, 907 (1948).

BURNETT, W.E., ROSEMOND, C.P., BUCHER, R.N.: Mesenteric cysts. Arch. Surg. **60**, 699 (1950).

CAVINA, C.: Per la conoscenza delle „cisti" del peritoneo parietale. Perugia **9**, 63 (1950).

COLDITZ, P.: Über Lymphangioma cavernosum der Radix mesenterii. Zbl. Chir. **76**, 1530 (1951).

CORNILS, G.: Über Dermoidcysten im Mesenterium. Dtsch. Z. Chir. **153**, 399 (1920).

COURSLY, G., HALLENBECK, G.A., BERNATZ, PH.E.: Clinically significant primary omental cysts. Proc. Staff Meet. Mayo Clin. **31**, 373 (1956).

CROME, L.: Squamous metaplasia of the peritoneum. J. Path. Bact. (Edinb.) **62**, 61 (1950).

DEVENS, K., NEUHÄUSER, G.: Zystische intraperitoneale Tumoren im Kindesalter. Teil 1 und 2. Med. Klin. **62**, 969, 1005 (1967).

EWING, J.: Neoplastic disease, 4th ed. Philadelphia and London: W.B. Saunders Co. 1940.

FARRUGIA-BONNICI, P., MARSDEN, H.B.: Primary torsion of the greater omentum in childhood. Brit. med. J. **1957 II**, 448.

FITTS, W.T., HARVIE, F.: Omental cyst. Surgery **30**, 706 (1951).

GERSTER, J.C.A.: Retroperitoneal chyle cysts with especial reference to the lymphangiomata. Ann. Surg. **110**, 389 (1939).

GIERKE, E. v.: Bauchfell. In: F. HENKE, O. LUBARSCH (Hrsg.), Handbuch der speziellen pathologischen Anatomie und Histologie, Bd. IV/1: Verdauungsschlauch. Berlin: Springer 1926.

GRIMES, A.E.: Mesenteric cyst. Amer. J. Surg. **77**, 528 (1949).

GROSS, R.E.: The surgery of infancy and childhood. Philadelphia and London: W.B. Saunders Co. 1953.

HABERICH, W.: Cystisch-teratoide Mißbildung des Jejunums. Zbl. allg. Path. path. Anat. **87**, 188 (1951).

HANDELSMANN, J.C., RAVITCH, M.M.: Chylous cysts of the mesentery in children. Ann. Surg. **140**, 185 (1954).

HERTZLER, A.E.: The peritoneum. St.Louis: C.V. Mosby 1919.

HILL, J.H.: Mesenteric chyladenectasis. Amer. J. Path. **13**, 267 (1937).

INNOCENTI, M.: Il determinismo formativo dei linfangiomi intesi. Arch. De Vecchi **14**, 1015 (1950).

JAMES, CH.: Dermoid cysts of mesentery. Amer. J. Surg. **65**, 116 (1944).

JANET, H., LEVENT, R., CORNET, H., SAULNIER, D.: Kyste du mesentere contenant une moitie d'embryon. Arch. franç. Pédiat. **416**, 592 (1947).

KEASBEY, L.E.: Primary tumors of the peritoneum (Abstract). Amer. J. Path. **23**, 871 (1947).

KROHN, S.D., SABINSKY, V.P.: Chylous mesenteric cyst causing volvulus of malrotated intestine. Amer. J. Dis. Childh. **88**, 216 (1954).

LADD, W.E., GROSS, R.E.: Abdominal surgery of infancy and childhood. Philadelphia and London: W.B. Saunders Co. 1941.

LEE, F.C.: Large retroperitoneal chylous cyst: report of case, with experiments on lymphatic permeability. Arch. Surg. **44**, 61 (1942).

LEVENE, M., WALKER, P.A., WHITE, T.A.: Mesenteric lymphangioma as a cause of acute abdominal symtoms. Arch. Dis. Childh. **31**, 502 (1956).

LOWMAN, R.M., WATERS, L.L., STANLEY, H.W.: Mesenteric chylous cysts. J. int. Coll. Surg. **18**, 265 (1952).

MAJNARICH, G.: Mesenteric, mesocolic and omental tumors with particular reference to the cystic formes. J. int. Coll. Surg. **24**, 403 (1955).

MCLAUGHLIN, J.S., MANSBERGER, A.R., LYON, J.A., JR., GREEN, K.: Giant omental cyst: case report with emphais on radiological diagnosis. Amer. Surg. **30**, 125 (1964).

MEHTA, R.B., SINGH, N., SATYANAND, S.: Mesenteric cysts. Indian J. Surg. **29**, 610 (1967).

MEYER, K., SHAPIRO, PH.: Dermoid cyst of the omental bursa. Amer. J. Surg. **27**, 551 (1935).

MUIR, J.B.G.: Mesenteric cyst causing attacks of subacute obstruction in a child. Lancet **1935 II**, 742.

NEGUS, D., WHIMSTER, I., WIERNIK, G.: Peritoneal lymphangiectasis. Brit. J. Surg. **53**, 740 (1966).

NELSON, W.E.: Textbook of pediatrics, 7th ed. Philadelphia and London: W.B. Saunders Co. 1959.

NEUMAYER, G.: Cystisches und cavernöses Chylangiom der Mesenterialwurzel. Bruns' Beitr. klin. Chir. **170**, 184 (1939).

NINFO, G.: Contributo allo studio dei tumori cistici endo-abdominali. Riv. Anat. pat. **8**, 32 (1954).

PETERSON, E.W.: Mesenteric and omental cysts. Ann. Surg. **96**, 340 (1932).

PETERSON, E.W.: Cysts of the mesentery. Ann. Surg. **112**, 80 (1940).

PIERAGNOLI, E., ZAMPI, G.: I tumori primitivi degli interstizi retroperitoneali. Arch. De Vecchi **19**, 559 (1953).

STRAUBE, A.: Über mesenteriale Dermoidcysten. Chirurg **21**, 177 (1950).

STÜBINGER, K.: Zystenbildungen lymphatischen Ursprungs am Mesenterium. Zbl. Chir. **67**, 1693 (1942).

TREITINGER, J.: Dermoid im Netz mit beidseitigen Dermoiden der Eierstöcke. Arch. Gynäk. **155**, 595 (1934).

TURUNEN, M., ELFVING, G.: Large primary omental cyst in an adult. Ann. Chir. Gynaec. Fenn. **46**, 235 (1957).

VAUGH, A.M., LEES, W.M., HENRY, J.W.: Mesenteric cysts. Surgery **23**, 306 (1948).

WERNICKE, H.: Ein Beitrag zur Kenntnis der Mesenterialcysten. Mschr. Kinderheilk. **103**, 23 (1955).

WILSON, J.W.: The diagnosis of abdominal cysts in infants and children. Radiology **64**, 178 (1955).

WINTER, G.: Über ein Dermoid des Mesenteriums. Zbl. Gynäk. **73**, 760 (1951).

WOOD, K.: Lymphatic cysts of the mesentery. Brit. J. Surg. **43**, 304 (1955).

Veränderungen des Inhaltes der Bauchhöhle

BAAR, F.: A case of talc granuloma simulating carcinoma. Brit. med. J. **1953 II**, 1146.

BAGHDASSARIAN, O.M., KOEHLER, P.R., SCHULTZE, G.: Massive neonatal ascites. Radiology **76**, 586 (1961).

BARUA, R.L., UILLA, F., STEIGMANN, F.: Massive ascites due to pancreatitis. Amer. J. dig. Dis. **7**, 900 (1962).

BELLI, L., PERACCHIA, A., PISANI, F.: Prevention treatment of ascites: an experimental approach of the problem by intraperitoneal liver exclusion. Exp. Med. Surg. **16**, 29 (1958).

BENECKE, E.: Über die Reaktion des Unterhaut- und Bauchfellbindegewebes auf die Zufuhr siliziumhaltigen Gesteinstaubes. Beitr. path. Anat. **91**, 503 (1935).

BERNSTEIN, S.H., WESTON, R.E., ROSS, G., GROSSMAN, J., HANENSON, J.B., LEITER, L.: Studies on intravenous water diuresis and nicotine and pitressin antidiuresis in normal subjects and patients with liver disease. J. clin. Invest. **32**, 422 (1953).

BLUME, CH.: Über Ascites chylosus beim Säugling, seine Heilungsaussichten und seine Beziehungen zur Elephantiasis. Kinderärztl. Prax. **6**, 345 (1935).

BOSSARD, A.: Über „idiopathischen" Chylothorax und Ascites chylosus im Kindesalter. Jb. Kinderheilk. **148**, 258 (1937).

BRÄUTIGAM, H.: Beitrag zur Klinik und Aetiologie der galligen Peritonitis. Zbl. Chir. **74**, 1239 (1949).

BSTEH, O.: Disk. Bemerk. Sitzg. d. Ges. d. Chir. in Wien, 29.IX.1956. Ref.: Klin. Med. (Wien) 11, 543 (1956).

BUTKIEWICZ, T.: Die gallige Bauchfellentzündung ohne Perforation der Gallenwege. Langenbecks Arch. klin. Chir. 185, 55 (1936).

CAMERON, J.L., ANDERSON, R.P., ZUIDEMA, G.D.: Pancreatic ascites. Surg. Gynec. Obstet. 125, 328 (1967).

CAROLI, J., OUAHNICH, M.: Ascite chyleuse du cirrhotique. Rev. Med. Chir. Mal. Foie 44, 99 (1969).

CHERRICK, G.R., KERR, D.N.S., READ, A.E., SHERLOCK, S.: Colloid osmotic pressure and hydrostatic pressure relationship in the formation of ascites in hepatic cirrhosis. Clin. Sci. 19, 361 (1960).

CHIARI, H.: Ungewöhnliche Komplikation eines Pneumoperitoneums. Wien. klin. Wschr. 903 (1958).

CRAMER, R.: Talkgranulomatose des Peritoneums. Gastroenterologia (Basel) 73, 129 (1948).

CRAVEN, C.E., GOLDMAN, A.S., LARSON, D.L., PATTERSON, M., HENDRICK, C.K.: Congenital chylous ascites: Lymphangiographic demonstration of obstruction of the cisterna chyli and a chylous reflux into the peritoneal space and small intestine. J. Pediat. 70, 340 (1967).

D'AMICO, G.: La ritenzione del sodio come cause dell' ascite nella cirrosi di Morgagni Laennec. Arch. Pat. Clin. med. 32, 353 (1956).

DEMMER, K.: Cave Talcum. Klin. Med. (Wien) 14, 285 (1959).

DIES, F., RIVERA, A.: Mecanismos de la formacion de ascitis en enfermos con cirrosis del higado I–III. Rev. Invest. clin. 13, 139 (1961).

EISENMENGER, W.J., BLONDHEIM, S.H., BONGIOVANNI, A.M., KUNKEL, H.G.: Electrolyte studies on patients with cirrhosis of the liver. J. clin. Invest. 29, 1491 (1950).

FAWCITT, J., GOLDBERG, H.M.: Chylous ascites in infancy. Brit. J. Surg. 46, 175 (1958).

FERRARI, G.: L'ascite chilosa da linfotasi congenita. Descrizione di un case e considerazioni sulle possibili cause patogenetiche. Minerva pediat. 15, 716 (1963).

FISCHER, W.: Tierische Parasiten der Leber und Gallenblase. In: F. HENKE, O. LUBARSCH (Hrsg.), Handbuch der speziellen pathologischen Anatomie und Histologie, Bd. V/1. Berlin: Springer 1930.

FREEMAN, S.: Recent process in the physiology and biochemestry of the liver. Med. Clin. N. Amer. 37, 109 (1953).

GABUZDA, G.J.: Cirrhosis, ascites and edema. Clinical course related to management. Gastroenterology 58, 546 (1970).

GAGE, A.A., McGRATH, R.W., GIANTURCO, M.J., SANTORO, C.G.: The amelioration of experimental ascites by hepatopexy. Surg. Forum 8, 244 (1957).

GAJEWSKI, T., JEZEWASKA, D.: A case of chylorrhoea into the pleural cavity and into the peritoneal cavity. Pediat. pol. 37, 183 (1962).

GALLISON, D.T., SKINNER, D.: Bile peritonitis complicating needle biopsy of liver. New Engl. J. Med. 243, 47 (1950).

GAMBILL, E.E., WALTERS, W., SCANLON, P.W.: Chronic relapsing pancreatitis with extensive subacute peritonitis and chronic, recurrent massive "chylous" ascites. Amer. J. Med. 28, 668 (1960).

GIERKE, E. v.: Bauchfell. In: F. HENKE, O. LUBARSCH (Hrsg.), Handbuch der speziellen pathologischen Anatomie und Histologie, Bd. IV/1: Verdauungsschlauch. Berlin: Springer 1926.

GLANDER, R.: Über Ascites chylosus im Säuglingsalter. Mschr. Kinderheilk. 97, 413 (1949).

GLIEDMAN, M.L., SELLERS, R.D., BURKLE, J.S., ENQUIST, I.F.: Cirrhosis with ascites. Hemodynamic observations. Ann. Surg. 155, 147 (1962).

GRIBETZ, D., KANOF, A.: Chylous ascites in infancy, with a report of a case with vitamin A absorption studies. Pediatrics 7, 632 (1951).

GROSS, J.I., GOLDENBERG, V.E., HUMPHREYS, E.M.: Venous remnants producing neonatal chylous ascites. Pediatrics 27, 408 (1961).

HAUDE, H.: Betrachtungen über Fremdkörperschäden im Peritoneum und Endometium. Ärztl. Forsch. 10, 110 (1956).

HECHT, A., KORB, G.: Systematisierte Hämangio-Lymphangiomatose und Ascites chylosus bei einem Säugling. Zbl. allg. Path. path. Ant. **99**, 168 (1959).

HESS, W.: Die chronische Pankreatitis. Klinik, Diagnostik und chirurgische Therapie der chronischen Pankreopathien. In: Aktuelle Probleme in der Chirurgie. Bern-Stuttgart: Huber 1969.

HUMPHREYS, ST.R., CAMERON, A.J., HARRISON, E.G.: Acute granulomatous peritonitis due to starch glove powder. Gastroenterology **63**, 1062 (1972).

HYATT, R.E., SMITH, J.R.: The mechanism of ascites. Amer. J. Med. **16**, 434 (1954).

JENSEN, N.M., BABIOR, B.M.: Ascites due to chronic pancreatitis. J. Amer. med. Ass. **201**, 488 (1967).

KALK, H., BRÜHL, W.: Leitfaden der Laparoskopie und Gastroskopie. Stuttgart: Thieme 1951.

KAY, S., CHOY, S.H.: Results of intraperitoneal injection of barium sulfate contrast medium. Arch. Path. **59**, 388 (1955).

KELLEY, M.L., BUTT, H.R.: Chylous ascites: an analysis of its etiology. Gastroenterology **39**, 161 (1960).

KELLEY, M.L., LOGAN, V.W.: The problem of milky ascites. N.Y. State J. Med. **61**, 2307 (1961).

KESSEL, I.: Chylous ascites in infancy. Arch. Dis. Childh. **27**, 79 (1952).

KLEIN, F., DORNETZHUBER, V.: Über parenterale Bariumsulfatgranulome. Zbl. allg. Path. path. Anat. **96**, 1 (1957).

KLEINSASSER, L.J., WARSHAW, H.: Perforation of sigmoid colon during barium enema. Ann. Surg. **135**, 560 (1952).

KRIZEK, T.J., DAVIS, J.H.: Acute chylous peritonitis. Arch. Surg. **91**, 253 (1965).

KÜMMERLE, F., MANGOLD, G.: Pankreatogener Aszites und Pleuraerguß. Dtsch. med. Wschr. **98**, 1423 (1973).

KÜMMERLE, F., NAGEL, M., SCHIER, J.: Recurrent pleural effusions as a complication and leading symptom in acute pancreatic diseases. Chir. gastroent. **5**, 167 (1971).

KUNTZ, E.: Die Pleuraergüsse. Wien-München: Urban & Schwarzenberg 1968.

KUYKENDALL, S.J., DEDERER, A.: Acute chylous ascites in infancy. Report of case in which the cause was mesenteric lymphadenitis. Surgery **38**, 738 (1955).

LALONDE, J.B., VALIATHAN, S.M.V., BALLINGER, W.F.: Hepatic regulation of sodium and water in ascites. J. Amer. med. Ass. **187**, 117 (1964).

LAZAREVIC, V.: Durchbruch eines Ovarialechinococcus in die freie Bauchhöhle mit Keimaussaat im großen Netz. Langenbecks Arch. klin. Chir. **203**, 522 (1942).

LINQUETTE, M., FOSSATI, P.: Regulation de la secretion de l'aldosterone. Lille méd. **6**, 689 (1961).

MACKAY, A.R., SNYDER, G.A.C.: Talc granuloma. Northw. Med. (Seattle) **48**, 761 (1949).

MACLAREN, I.F., HOWARD, J.M., JORDAN, G.L.: Ascites associated with a pseudocyst of the pancreas. Arch. Surg. **93**, 301 (1966).

MALAGELADA, J.R., IBER, F.L., LINSCHEER, W.G.: Origin of fat in chylous ascites of patients with liver cirrhosis. Gastroenterology **67**, 878 (1974).

MANSON, H.V., EGINTON, C.T.: The cause of death in bile peritonitis. Surgery **4**, 392 (1938).

MASSHOFF, W.: Fremdkörpergranulom des Peritoneums durch Röntgenkontrastbrei. Langenbecks Arch. klin. Chir. **194**, 165 (1938).

MATYAS, M.: Echinococcus des Ovars und des Netzes bei einer vor 6 Jahren wegen Carcinoma ventriculi magenresezierten Frau. Klin. Wschr. 1573 (1938).

MAYER, B.: Über einen Fall von congenitalem Ascites. Ann. paediat. (Basel) **197**, 121 (1961).

MCDERMOTT, W.U.: Portal hypertension secondary to pancreatic disease. Ann. Surg. **152**, 147 (1960).

MCKEE, F.W., SCHILLING, J.A., TISHKOFF, G.H., HYATT, R.E.: Experimental ascites. Effects of sodium chloride and protein intake on protein metabolism of dogs with constricted inferior vena cava. Surg. Gynec. Obstet. **89**, 529 (1949).

MCKEE, F.W., SCHLOERB, P.R., SCHILLING, J.A., TISHKOFF, G.H., WHIPPLE, G.H.: Protein metabolism and exchange as influenced by constriction of the vena cava. J. exp. Med. **87**, 457 (1948).

McKee, F.W., Wilt, W.G., Hyatt, R.E., Whipple, G.H.: The circulation of ascites fluid. Interchange of plasma and ascitic fluid as studied by means of ^{14}C-labeled lysine in dogs with constriction of the vena cava. J. exp. Med. **91**, 115 (1950).

McKee, F.W., Yulie, C.L., Lamson, B.G., Whipple, G.H.: Albumin and globulin circulation in experimental ascites. J. exp. Med. **95**, 161 (1952).

McKendry, J.B.J., Lindsay, W.K., Gerstein, M.C.: Congenital defects of the lymphatics in infancy. Pediatrics **19**, 21 (1957).

Meigs, J.V.: A further contribution to the syndrome of fibroma of the ovary with fluid in the abdomen and chest: Meigs' syndrome. Amer. J. Obstet. Gynec. **46**, 19 (1943).

Meigs, J.V.: Fibroma of the ovary with ascites and hydrothorax — Meigs' syndrome. Amer. J. Obstet. **67**, 962 (1954).

Meigs, J.V., Cass, J.W.: Fibroma of the ovary with ascites and hydrothorax with a report of seven cases. Amer. J. Obstet. Gynec. **33**, 249 (1937).

Mendeloff, J.: Granulomatous reaction to barium in and about appendix. Amer. J. clin. Path. **26**, 155 (1956).

Miles, R.M., Jeck, H.S.: Observation on experimental bile peritonitis. Surgery **34**, 445 (1953).

Miridjanian, A., Ambruoso, V.N., Derby, B.M., Tice, D.A.: Massive bilateral hemorrhagic pleural effusions in chronic relapsing pancreatitis. Arch. Surg. **98**, 62 (1969).

Moon, V.H., Morgan, D.R.: Shock in bile peritonitis. Proc. Soc. exp. Biol. (N.Y.) **34**, 743 (1936).

Muzzolini, M.: Le asciti lattescenti. Progr. med. (Napoli) **12**, 112 (1956).

Nelson, A.R., Kleine, A.: Chylous ascites in childhood. Amer. Surg. **25**, 465 (1959).

Nix, J.T., Albert, M., Dugas, J.E.: Chylothorax and chylous ascites: a study of 302 selected cases. Amer. J. Gastroent. **28**, 40 (1957).

Pantlen, H.: Iatrogene Schäden bei technisch-diagnostischen Maßnahmen. Ärztl. Prax. 956 (1958).

Petrosanu, J., Paunescu-Podeanu, A., Caraein, G.: Gigantischer Bauchhöhlenechinococcus. Zbl. Chir. 119 (1941).

Pickert, H.: Pathophysiologische Aspekte des Ascitesproblems. Dtsch. med. J. **6**, 430 (1955).

Postlethwait, W.W., Masson, L.B., Morehand, R.P.: Talc granuloma. N. C. med. J. **11**, 247 (1950).

Prentice, T.C., Siri, W., Joiner, E.E.: Quantitative studies of ascitic fluid circulation with tritium-labeled water. Amer. J. Med. **13**, 668 (1952).

Quincke, H.: Über Ascites. Dtsch. Arch. klin. Med. **30**, 569 (1882).

Regoeczi, W., Germer, W.D.: Die Pathophysiologie und der Pathomechanismus des Ascites bei der Lebercirrhose. Ergebn. inn. Med. Kinderheilk. (N.F.) **20**, 8 (1963).

Remmele, W.: Intraperitoneale Bluttransfusion. Experimentelle Befunde und Ergebnisse am Menschen. Klin. Wschr. **44**, 1329 (1966).

Ricketts, W.E., Eichelberger, L., Kirsner, J.B.: Observations on the alterations in electrolytes and fluid balance in patients with cirrhosis of the liver with and without ascites. J. clin. Invest. **30**, 1157 (1951).

Rössle, R.: Talkgranulomatose aus chirurgischen Handschuhen. Zbl. allg. Path. path. Anat. **85**, 225 (1949).

Ross, W.B., Lubitz, J.M.: Talc granuloma — a survey of its incidence and significance. Ann. Chir. (B. Aires) **11**, 100 (1949).

Sanchez, R.E., Mahour, G.H., Brennan, L.P., Woolley, M.M.: Chylous ascites in children. Surgery **69**, 183 (1971).

Schindler, St.C., Schaefer, J.W., Hull, D., Griffen, W.O.: Chronic pancreatic ascites. Gastroenterology **59**, 453 (1970).

Schmidt, E.H., Whitehead, R.P.: Recurrent ascites as an unusual complication of chronic pancreatitis. J. Amer. med. Ass. **180**, 135 (1962).

Selberg, F.: Beitrag zur Kenntnis des Cholascos und der Cholocele. Med. Welt 55 (1938).

Shaldon, S., Peacock, J.H., Walker, R.M., Palmer, D.B., Badrick, F.E.: The portal venous content of adrenaline in portal hypertension. Lancet **1961 I**, 957.

SIEGENTHALER, W., TRUNIGER, B., RUTISHAUSER, W., LÜTHY, E., HEGGLIN, R.: Hämodynamik und Aldosteronausscheidung. Schweiz. med. Wschr. **91**, 259 (1961).

SMITH, E.B.: Hemorrhagic ascites and hemothorax associated with benign pancreatic disease. Arch. Surg. **67**, 52 (1953).

SNELL, A.M.: Panel: Ascites. Gastroenterology **38**, 129 (1960).

SONDERBERG, C.H., LOU, T.Y., RANDALL, H.T.: Glove starch granulomatous peritonitis. Amer. J. Surg. **125**, 455 (1973).

STACHER, A.: Zur Kenntnis des Talkgranuloms. Wien. klin. Wschr. 313 (1954).

STARLING, E.H.: The fluids of the body. The Herter lectures. New York, 1908. Chicago: W.T. Keener & Co. 1909.

STEIN, H.F.: Complications of artificial pneumoperitoneum. Amer. Rev. Tuberc. **64**, 645 (1951).

STURMER, F.C.: Infantile chylous ascites: Review of literature and case report. Amer. Surg. **31**, 281 (1965).

TÖNZ, O.: Ascites chylosus im Säuglingsalter. Helv. paediat. Acta **13**, 88 (1958).

TURUNEN, M., FRILANDER, M., MYLLÄRNIEMI, H.: Tierversuche über den Reiz von Operationshandschuhpulver in der Bauchhöhle. Langenbecks Arch. klin. Chir. **313**, 888 (1965).

VARRIALE, PH., BONNANO, CH.A., GRACE, W.J.: Portal hypertension secondary to pancreatic pseudocysts. Arch. intern. Med. **112**, 191 (1963).

VASKO, J.S., TAPPER, R.I.: The surgical significance of chylous ascites. Arch. Surg. **95**, 355 (1967).

VOLAVSEK, E.: Ein Fall von primärem Netzechinococcus. Med. Welt 369 (1943).

VOLLMAN, R.K., KEENAN, W.J., ERAKLIS, A.J.: Posttraumatic chylous ascites in infancy. New Engl. J. Med. **275**, 875 (1966).

WALKER, W.: Silicous granuloma due to surgical talc as a cause of peritoneal adhesion. Brit. med. J. **1948 II**, 1079.

WANKE, M., SEBENING, H.: Ein Beitrag zur Ätiopathogenese und Morphogenese der akuten Pankreatitis. In: G. SCHÖNBACH (Hrsg.), Pankreaserkrankungen. Stuttgart: F.K. Schattauer 1969.

WATERHOUSE, C., JAENIKE, J.R., MARINETTI, G.: Studies on the nature and origin of pseudochylous ascites. Trans. Ass. Amer. Phycs. **71**, 312 (1958).

WAUGH, W.H.: Local factors in the pathogenesis and course of experimental ascites. J. appl. Physiol. **13**, 493 (1958).

WEITZ, W.: Über den intraabdominellen Druck bei Ascites. Dtsch. Arch. klin. Med. **95**, 257 (1909).

WHITTLESEY, R.H., INGRAM, P.R., RIKER, W.L.: Chylous ascites in childhood: Report of five cases. Ann. Surg. **142**, 1013 (1955).

WITTE, M.H., WITTE, CH.L., DUMONT, A.E.: Progress in liver disease: physiological factors involved in the causation of cirrhotic ascites. Gastroenterology **61**, 742 (1971).

WUKETICH, ST.: Tödliche intraperitoneale Blutung durch Ruptur eines intrahepatalen periarteriitischen Aneurysmas. Zbl. allg. Path. path. Anat. **96**, 4 (1957).

ZANDANELL, E.: Über die Häufigkeit aberranter Gallengänge im Gallenblasenbett. Virchows Arch. path. Anat. 317, 770 (1949/50).

ZEISEL, H.: Chylöser Aszites im Kindesalter. Z. Kinderheilk. **66**, 319 (1949).

Die Entzündungen des Bauchfells

ADA, A.E.W., JONES, O.R., SHEERAN, A.D.: Cholesterol pericarditis. J. thorac. Surg. **20**, 28 (1950).

AGDEN, W.W., BRADBURN, D.M., RIVES, J.D.: Panniculitis of the mesentery. Ann. Surg. **151**, 659 (1960).

ALBARRAN, J.: Rétention rènale par pèriurètèrite; libèration externe de l'urètére. Ass. franç. Urol. **9**, 511 (1905).

AMMANN, L.: Soorsepsis bei einem Säugling nach langdauernder antibiotischer Behandlung. Pädiat. Fortbild. Prax. **1**, 249 (1962).

ANDREASSEN, M., ERIKSEN, K.R., STENDERUP, A.: Monilial peritonitis as a complication of preoperative intestinal sterilisation. Lancet **1958 II**, 618.

ARNOLD, E.F., MAURICE, P.: Trois observations de pericardite chronique à cristeaux de cholèstèrol. Cardiologia (Basel) **38**, 85 (1961).

ARZT, C.P., BARNETT, W.O., GROGAN, J.B.: Further studies concerning the pathogenesis and treatment of peritonitis. Ann. Surg. **155**, 756 (1962).

ATERMAN, K.: Pathology of Candida infection in the umbilical cord. Amer. J. clin. Path. **49**, 796 (1968).

AUVERT, J., XERRI, A.: Fibrose retroperitoneale idiopathique extensive. Presse méd. **75**, 2655 (1967).

BADER, G.: Die visceralen Mykosen. Jena: VEB Fischer 1965.

BAUER, H.G.: Isolierte Gallenblasenruptur durch stumpfes Bauchtrauma. Zbl. Chir. **85**, 654 (1960).

BAYER, P.M., POINTNER, H., FUCHS, H., WUKETICH, ST.: Cholesterinperitonitis. Morphologische Befunde und lipidchemische Untersuchungen. Dtsch. med. Wschr. **99**, 1915 (1974).

BENDEL, W.L., RACE, G.L.: Acute disseminated candidiasis in aplastic anemia. Potentiation by antibiotics and steroids. Arch. intern. Med. **108**, 916 (1961).

BERGENTZ, S.-E.: Der septische Schock: Störungen der Blutgerinnung. Triangel **13**, 129 (1975).

BERGERET, M.: A propos de la peritonite encapsulante. Ref. in: Zentr.-Org. ges. Chir. **59**, 362 (1932).

BERGERHOF, H.D.: Die Letalität in der Gallensteinchirurgie. Dtsch. med. Wschr. **92**, 157 (1967).

BIRTCH, A.G., CORAN, A.G., GROSS, R.E.: Neonatal peritonitis. Surgery **61**, 305 (1967).

BLACK, W., NELSON, D., WALKER, W.: Multifocal subperitoneal sclerosis. Surgery **63**, 706 (1968).

BLAD, A.: Studien über Gallenperitonitis ohne Perforation der Gallenwege. Langenbecks Arch. klin. Chir. **109**, 101 (1917).

BLASCHKE-HELLMESSEN, R.: Zur gegenwärtigen Soorhäufigkeit bei Säuglingen und Kleinkindern. Mykosen **11**, 57 (1968).

BLUMENTHAL, N.L.: Über die Peritonitis fibrosa chronica incapsulata (Zuckergußdarm, Zuckergußperitoneum). Langenbecks Arch. klin. Chir. **153**, 326 (1928).

BORRMANN, A.: Über Polyserositis chronica fibrosa und verwandte Zustände. Virchows Arch. path. Anat. **264**, 700 (1927).

BOURNE, C.W., FRISHETTE, W.A.: Idiopathic retroperitoneal fibrosis. Univ. Mich. med. Cent. J. **32**, 283 (1966).

BRACKERTZ, W.: Tierexperimentelle Untersuchungen an den extrahepatalen Gallenwegen. I. Pankreasfermentschäden. Dtsch. Z. Chir. **237**, 141 (1932).

BRACKERTZ, W.: Gleichzeitiges Vorkommen von perforationsloser Gallen- und Bauchspeichelperitonitis ohne Erkrankung des Pankreas. Langenbecks Arch. klin. Chir. **168**, 665 (1932).

BUNDSCHUH, E.: Zur perforationslosen Gallenperitonitis. Langenbecks Arch. klin. Chir. **161**, 549 (1930).

BURCKHARDT, H.: Zum Thema der perforationslosen galligen Peritonitis. Langenbecks Arch. klin. Chir. **201**, 754 (1941).

BUTKIEWICZ, T.: Die gallige Bauchfellentzündung ohne Perforation der Gallenwege. Langenbecks Arch. klin. Chir. **185**, 55 (1936).

CHRISTIAN, H.A.: Relapsing febrile nodular non-suppurative panniculitis. Arch. intern. Med. **42**, 338 (1928).

CLAIRMONT, P., HABERER, H. v.: Gallige Peritonitis ohne Perforation der Gallenwege. Mitt. Grenzgeb. Med. Chir. **22**, 154 (1911).

CORRIERE, J.N., MACKIE, J.A., MURPHY, J.J.: Retroperitoneal fibrosis presenting with large bowel symptoms: Report of two cases. J. Urol. (Baltimore) **96**, 161 (1966).

CRANE, J.T., AQUILAR, M.J., GRIMES, O.F.: Isolated lipodystrophy, a form of mesenteric tumor. Amer. J. Surg. **90**, 169 (1955).

DANIEL, G., PUDER, S.: Pericarditis et pleuritis cholesterinea. Virchows Arch. path. Anat. **284**, 853 (1932).

DAVIS, P.J., JACOBSON, S.: Cardiac tamponade and pericardial effusion of "gold paint" appearance. Arch. intern. Med. **120**, 615 (1967).

DEMPSEY, J.J., EISSO, A., ATTIA, M., RAMZY, A.: Pericardial effusion of "gold paint" appearance following myocardial infarction. Arch. intern. Med. **118**, 249 (1966).

DEROSA, R.: Das Krankheitsbild der perforationslosen galligen Peritonitis. Fortschr. Med. **82**, 211 (1964).

DIETERICH, H.: Über Peritonitis chronica incapsulans. Dtsch. Z. Chir. **211**, 405 (1928).

DÖLLE, W.: Die retroperitoneale Fibrose (Ormond'sche Krankheit). Ergebn. inn. Med. Kinderheilk. (N.F.) **32**, 1 (1972).

DREISSIGER, L., SIKOS, A., BALAZS, T.: Isolierte „Panniculitis" des Dickdarmmesenteriums. Wien. klin. Wschr. **75**, 236 (1963).

DUCROT, H., AUVERT, J., HAMBURGER, J., LAGRUE, G., LEGRAIN, M., RICHET, G., PÉQUIGNOT, H.: Les fibroses retroperitoneales. Presse méd. **76**, 2015 (1968).

DUCROT, H., GRUNFELD, J.-P., WATCHI, J.-M.: Les fibroses retroperitoneales. Presse méd. **75**, 2661 (1967).

EDWARDS, C.R.: Acute cholecystitis with perforation in the peritoneal cavity. Ann. Surg. **113**, 824 (1941).

EMMRICH, P., MAPPES, G., HOFMANN, S.: Retroperitoneale Fibrose im Kindesalter. Z. Kinderchir. **9**, 64 (1970).

FARRIS, E.M., DOUGLAS, R.N.: Abdominal actinomycosis. Arch. Surg. **54**, 434 (1947).

FEDOTIN, M.S., BREWER, D.L.: Noncaseating tuberculous peritonitis. Arch. intern. Med. **130**, 920 (1972).

FEIST, G.H.: Peritonitis fibroplastica. Zbl. Chir. **74**, 700 (1949).

FELIX, W., PLAGEMANN, W.: Über gallige Peritonitis. Langenbecks Arch. klin. Chir. **289**, 594 (1958).

FILLER, R.M., SLEEMAN, H.K.: Pathogenesis of peritonitis. I. The effect of Escherichia coli and hemoglobin on peritoneal absorption. Surgery **61**, 385 (1967).

FILLER, R.M., SLEEMAN, H.K., PULASKI, E.J.: Lethal factors in experimental peritonitis. Surgery **60**, 671 (1966).

FISCHER, H.R.: Zur Retroperitonäalfibrose (Ormondsche Krankheit). Helv. med. Acta **33**, 44 (1966).

FONKALSRUD, E.W., ELLIS, D.G., CLATWORTHY, H.W.: Neonatal peritonitis. J. pediat. Surg. **1**, 227 (1966).

FOTHERINGHAM, T.H., PICENA, J.P.: Über Zuckergußorgane (span.). Ref. in: Zentr.-Org. ges. Chir. **65**, 99 (1934).

FUCHSIG, P.: Ursachen, Vorkommen und Verhinderung der Bauchwandbrüche. Langenbecks Arch. klin. Chir. **304**, 275 (1964).

FÜTH, R.: Die angeborene Einkapselung des Dünndarms. Ein Beitrag zur Aetiologie des Zuckergußdarmes. Münch. med. Wschr. 319 (1927).

GELFORD, G.J., CROMWELL, D.K.: Methysergide, retroperitoneal fibrosis and rectosigmoid stricture. Radiology **104**, 566 (1968).

GOLDHAHN, R.: Peritonitis fibroplastica unter dem Bilde einer inneren Hernie. Langenbecks Arch. klin. Chir. **166**, 36 (1931).

GRAHAM, J.R.: Methysergide for prevention of headache. New Engl. J. Med. **270**, 67 (1964).

GRAHAM, J.R., SUBY, H.I., LECOMPTE, P.R., SADOWSKY, N.L.: Fibrotic disorders associated with methysergide therapy for headache. New Engl. J. Med. **274**, 359 (1966).

GRAHAM, J.R., SUBY, H.I., LECOMPTE, P.R., SADOWSKY, N.L.: Cardiac and pulmonary fibrosis during methysergide therapy for headache. Amer. J. med. Sci. **254**, 23 (1967).

GRIESSMANN, H.: Cholaskos durch Choledochusperforation. Zbl. Chir. **68**, 789 (1943).

GRUNDMANN, E.: Experimentelle Beiträge zur Adhäsionsprophylaxe. Langenbecks Arch. klin. Chir. **313**, 894 (1965).

HACHÈ, L., UTZ, D.C., WOOLNER, L.B.: Idiopathic fibrous retroperitonitis. Surg. Gynec. Obstet. **115**, 737 (1962).

HAFERKAMP, O.: Das retroperitoneale Granulom. Virchows Arch. path. Anat. **332**, 264 (1959).

HAFERKAMP, O., MARTINEZ-TELLO, F.: Das Xanthofibrogranulom. Frankfurt. Z. Path. **73**, 382 (1964).

HAFERKAMP, O., MARTINEZ-TELLO, F.: Über das Xanthofibrogranulom des Retroperitoneum, der Orbita, des Mediastinum, der Lungen und der Leberwurzel und seine klinische Bedeutung. Klin. Wschr. **46**, 10 (1968).

HARANGHY, L., SZEMENYEI, C.: Pathology of tuberculosis in old age. Budapest: Akademiai Kiado 1974.

HARBRECHT, P.J.: Variants of retroperitoneal fibrosis. Ann. Surg. **165**, 388 (1967).

HARKANY, V.: Vascular allergy. J. Mt. Sinai Hosp. **8**, 592 (1952).

HARKINS, H.N., HARMON, P.H., HUDSON, J.: Lethal factors in bile peritonitis. Arch. Surg. **33**, 576 (1936).

HARROW, B.R., SLOANE, J.A.: Idiopathic retroperitoneal fibrosis. J. Amer. med. Ass. **182**, 38 (1962).

HARTMANN, W.: Peritonitis fibroplastica. Dtsch. Z. Chir. **255**, 173 (1942).

HAUSER, G.: Über Peritonitis follicularis. Zbl. allg. Path., Sonderbd. zu Bd. **33**, 220 (1923).

HECKER, W.CH., DAUM, R., WAWERSIK, J., HOLLMANN, G., FORCHE, E., RÜTER, E.: Die tödlich verlaufenden kindlichen Peritonitiden; Analyse und Folgerungen über die Therapie. Langenbecks Arch. klin. Chir. **313**, 186 (1965).

HEHNSE, G.: Über perforationslose, gallige Peritonitis und die Bedeutung eines abnormen Hitzegefühls als diagnostisches Frühsymtpm. Zbl. Chir. **85**, 1126 (1960).

HERMRECK, A.S., THAL, A.P.: Mechanisms for the high circulatory requirements in sepsis and septic shock. Ann. Surg. **170**, 677 (1969).

HERRINGTON, J.L., EDWARDS, W.H., GROSSMAN, L.A.: Mesenteric manifestations of Weber-Christian's disease. Ann. Surg. **154**, 949 (1961).

HESS, W.: Die Erkrankungen der Gallenwege und des Pankreas. Stuttgart: Thieme 1961.

HOCHMILLER, R.: Über zwei Fälle von Peritonitis chronica fibrosa incapsulans (Zuckergußdarm). Zbl. Chir. **58**, 3204 (1931).

HOLDER, E.: Klinischer Beitrag zu dem Krankheitsbild des Peritoneum hyperplasticum fluctuans. Langenbecks Arch. klin. Chir. **272**, 371 (1952).

HUEBSCHMANN, P.: Die pathogenetischen und pathologisch-anatomischen Grundlagen der menschlichen Tuberkulose. Stuttgart: Hippokrates 1956.

HUHN, F.O.: Candidaperitonitis. Lebensbedrohliche Organmanifestation der Soormykose nach langfristiger Antibiotikabehandlung. Med. Klin. **66**, 1363 (1971).

HUHN, F.O.: Die Kandida-Periotonitis. Dtsch. Ärztebl. **69**, 1973 (1972).

HUPE, K., LESSEN, H. v.: Maligne Tumoren des Verdauungstraktes als Ursache einer Peritonitis. Langenbecks Arch. klin. Chir. **313**, 173 (1965).

IMDAHL, H.: Die Peritonitis des Neugeborenen. Langenbecks Arch. klin. Chir. **313**, 184 (1965).

JONES, E.A., ALEXANDER, M.K.: Idiopathic retroperitoneal fibrosis associated with an arteritis. Ann. rheum. Dis. **25**, 356 (1966).

JONES, J.H., ROSS, E.J., MATZ, C.R., EDWARDS, D., DAVIES, D.R.: Retroepritoneal fibrosis. Amer. J. Med. **48**, 703 (1970).

JOSA, L.: Über Peritonitis chronica fibrosa incapsulans, Zuckergußdarm. Zbl. Chir. **54**, 1689 (1927).

JÜNGLING, O.: Über fibrös-plastische Veränderungen des Peritoneum. Dtsch. Z. Chir. **227**, 284 (1930).

JURA, V.: Sulla mesenterite retrattile e sclerosante. Policlinico, Sez. prat. **31**, 575 (1924).

KERN, E., KUHBIER, C.: Entstehung, Klinik, Therapie und Prophylaxe der peritonealen Adhaesionen. Ergebn. Chir. **46**, 48 (1964).

KINDRED, L.H., HEILBRUNN, A., DUNN, M.: Cholesterol pericarditis associated with rheumatoid arthritis. Treatment by pericardiectomy. Amer. J. Cardiol. **23**, 464 (1969).

KIRSCHNER, M.: Die Behandlung der akuten eitrigen freien Bauchfellentzündung. Langenbecks Arch. klin. Chir. **142**, 253 (1926).

KOHLER, B.: Aktinomycose des Bauchfells. Frankfurt. Z. Path. **15**, 146 (1914).

KOZINN, P.J., TASCHDJIAN, C.L.: Candida albicans: saprophyte or pathogen? J. Amer. med. Ass. **198**, 170 (1966).

KRAUSE, W., MATHEIS, H., WULF, K.: Experimentelle Fungiämie und Fungiurie durch orale Verabreichung großer Mengen von Candida albicans beim gesunden Menschen (Selbstversuch). Arzneimittel-Forsch. **19**, 85 (1969).

KRAUSPE, C.: Untersuchungen zur Biologie des Soorpilzes und zur Pathogenese der Soorkrankheit. Teil I. Krankheitsforschg. **4**, 1 (1927a).

KRAUSPE, C.: Untersuchungen zur Biologie des Soorpilzes und zur Pathogenese der Soorkrankheit. Teil. II. Krankheitsforschg. **4**, 139 (1927b).

KRÖPELIN, K., MÖSSNER, G., GEBHARDT, W.: Subklaviakatheter als Streuherd bei Pilzsepsis. Dtsch. med. Wschr. **93**, 1098 (1968).

KUBOTA, T.: Zur Verhütung von Peritonealverwachsungen. Ref. in: Zentr.-Org. ges. Chir. **31**, 461 (1925).

KUHNE, E.: Zwölf Gallenblasenperforationen in 2 Jahren. Med. Klin. **52**, 779 (1957).

KUNZ, H.: Die Peritonitis als Ursache postoperativer Todesfälle. Langenbecks Arch. klin. Chir. **313**, 170 (1965).

LAEWEN, H.: Die chronisch-fibrös encapsulierende Peritonitis. Bruns' Beitr. klin. Chir. **166**, 635 (1937).

LANGHOF, J.: Zur Kasuistik der Peritonitis fibroplastica incapsulans. Zbl. Chir. **75**, 1130 (1950).

LANTZIUS-BENINGA, F.: Chronische Retroperitonitis und Periureteritis. Urologe **1**, 11 (1962).

LEFFALL, L.D., WHITE, J.E., MANN, M.: Retroperitoneal fibrosis—two unusual cases. Arch. Surg. **89**, 1070 (1964).

LEIBMAN, I.G., LAZYUK, G.I.: Peritonitis in newborn (Orig. russ.). Arkh. Path. **27**, 42 (1965).

LENHARD, V., BOMMER, J., ANDRASSY, K., KREMPIN, B., ORTH, H., RITZ, E.: Retroorbitalfibrose bei Morbus Ormond. Dtsch. med. Wschr. **99**, 2286 (1974).

LERNBECHER, A.: Zwei weitere Fälle von Zuckergußdarm. Bruns' Beitr. klin. Chir. **127**, 468 (1922).

LEVER, W.F.: Nodular nonsuppurative panniculitis (Weber-Christian disease). Arch. Derm. Syph. (Chic.) **59**, 31 (1949).

LLOYD, D.D., BALFE, J.W., BARKIN, M., GELFAND, W.E.: Systemic lupus erythematosus with signs of retroperitoneal fibrosis. J. Pediat. (St. Louis) **85**, 226 (1974).

LORIMER, W.S., ELLIS, D.G.: Meconium peritonitis. Surgery **60**, 470 (1966).

LOURIA, D.B., STIFF, D.P., BENETT, B.: Disseminated moniliasis in the adult. Medicine (Baltimore) **41**, 307 (1962).

MAIER, W.A.: Zur Adhaesionsprophylaxe nach eitrigen abdominellen Prozessen. Z. Kinderchir. **11**, Suppl. 126 (1972).

MENDE, S., VÖLPEL, M., ROTTHAUWE, I.: Idiopathic retroperitoneal fibrosis (Ormond's disease) with unusual extension involving the brain. Beitr. Path. **153**, 80 (1974).

MERGUET, H.: Die Perforation der Gallenblase. Med. Welt (N.F.) **23**, 162 (1972).

MESSMER, K.: Intestinale Faktoren im Schock: Intestinaler Kreislauf. Langenbecks Arch. klin. Chir. **319**, 890 (1967).

MESSMER, K.: Pathophysiologische Aspekte und Probleme des Schocks. Triangel **13**, 85 (1975).

MEYER, A.: Neue Gesichtspunkte zur Biochemie, Klinik und Therapie der Peritonitis. Langenbecks Arch. klin. Chir. **313**, 182 (1965).

MILLER, J.L., KLITZLER, R.A.: Nodular non suppurative panniculitis. Arch. Derm. Syph. (Chic.) **47**, 82 (1943).

MINTZ, W.: Perforationslose gallige Peritonitis. Dtsch. Z. Chir. **59**, 415 (1932).

MITCHINSON, M.J.: The pathology of idiopathic retroperitoneal fibrosis. J. clin. Path. **23**, 681 (1970).

MÖRL, F.K.: Die Peritonitis. In: R. MARX, H. IMDAHL, G.L. HABERLAND (Hrsg.), Neue Aspekte der Trasylol-Therapie, Bd. 2. Stuttgart-New York: F.K. Schattauer 1968.

MORAWETZ, F., OTT, A., RÄNTSCH, E., UEHLINGER, E.: Ergebnisse der gesamten Lungen- und Tuberkuloseforschung, Bd. 18. Stuttgart: Thieme 1968.

MÜLLER, K., GROSSE, H.-J.: Die Peritonealtuberkulose — laparoskopische Befunde und Differentialdiagnose. Leber Magen Darm **1**, 15 (1971).

NAUWERCK, C., LÜBKE, H.: Gibt es eine gallige Peritonitis ohne Perforation der Gallenwege? Berl. klin. Wschr. 624 (1913).

NEMRY, CH., DURET, R.-L., GELIN, A., GENOVA, L.: La fibrosa retroperitoneale idiopathique ou maladie d'Ormond. Acta gastro-ent. belg. **33**, 266 (1970).

NEUSSER, E. v.: Zur Klinik der chronischen Polyserositis. Wien: Urban & Schwarzenberg 1908.

NICOLAESCO, T., BORDEIANU, A., FELBERG, G.: La maladie d'Ormond. Gastroenterologia (Basel) **105**, 205 (1966).

NIEMEYER, F.: Die Peritonealtuberkulose in der Differentialdiagnose abdomineller Krankheitsbilder. Z. Gastroent. **11**, 671 (1973).

NISSLER, K.: Die klinische Bedeutung der primären Bauchfelltuberkulose. Z. Kinderheilk. **62**, 223 (1941).

NÜSS, F.J.: Die sog. Cholesterin Pericarditis. Ärztl. Forsch. **9**, 526 (1955).

OESTERN, W.: Die sog. perforationslose gallige Peritonitis. 111. Tagung d. Ver. Niederrheinisch-Westfälischer Chir. Ref. in: Zbl. Chir. **80**, 1013 (1955).

OGDEN, W.W., BRADBURN, D.M., RIVES, J.D.: Mesenteric panniculitis. Review of 27 cases. Ann. Surg. **161**, 864 (1965).

OHLWILER, D.A., BRICKER, E.M.: Candida albicans peritonitis successfully treated with Amphotericin. New Engl. J. Med. **260**, 488 (1959).

ORMOND, J.K.: Bilateral ureteral obstruction due to envelopment and compression by inflammatory retroperitoneal process. J. Urol. (Baltimore) **59**, 1072 (1948).

ORMOND, J.K.: Idiopathic retroperitoneal fibrosis. An established clinical entity. J. Amer. med. Ass. **174**, 1561 (1960).

ORMOND, J.K.: Idiopathic retroperitoneal fibrosis. A discussion of the etiology. J. Urol. (Baltimore) **94**, 385 (1965).

PARY, E.: Über postoperative und spontane Adhaesionen in der Bauchhöhle. Zbl. Chir. **41**, 99 (1914).

PETERMANN, V.: Die Chirurgie des Bauchfells und des Netzes. In: M. KIRSCHNER, H. NORDMANN (Hrsg.), Die Chirurgie, Bd. VI/1. Wien-Berlin: Urban & Schwarzenberg 1941.

PINES, B., RABINOWITCH, S.: Perforation of the gallbladder in acute cholecystitis. Ann. Surg. **140**, 170 (1954).

PIULACHS, P., MARESCOL, E., AGUSTI, J.: Betrachtungen über die gallige Peritonitis ohne Perforation. Zbl. Chir. **67**, 57 (1942).

POPPER, H.: Die Bedeutung des Eindringens von Pankreassaft in die Gallenwege. Bruns' Beitr. klin. Chir. **164**, 125 (1936).

REMMELE, W.: Häufigkeit, Ursachen und Pathomorphologie der Neugeborenen-Peritonitis und Peritonealfibrose im Kindesalter. Z. Kinderchir. **11**, Suppl. 99 (1972).

REYNELL, P.C., MARTIN, E.A., BEARD, A.W.: Monilia peritonitis. Brit. med. J. **1953 II**, 919.

ROBERTS, F.J.: Peritonitis caused by candida albicans. Canad. med. Ass. J. **91**, 396 (1964).

ROGERS, C.E., DEMETRAKOPOULOS, N.J., HYAMNS, V.: Isolated lipodystrophy affecting the mesentery, the retroperitoneal area and the small intestine. Ann. Surg. **153**, 277 (1961).

ROSTOCK, P.: Experimentelle Untersuchungen über die Verhütung von Adhaesionen in der Bauchhöhle. Langenbecks Arch. klin. Chir. **136**, 589 (1925).

RUPPANNER, E.: Ein weiterer Beitrag zur Kasuistik der perforationslosen Gallenperitonitis. Schweiz. med. Wschr. 56 (1935).

RUPRECHT, K.W.: Zum Pathomechanismus der haematogenen Candida-Enteritis. Mykosen **11**, 843 (1968).

RUPRECHT, K.W.: Generalisierte Candida-Mykose bei Panmyelophthise. Mykosen **12**, 1 (1969).

RUSSO, J.V., ESTERLY, J.R.: Retroperitoneal and periarterial fibrosis. Arch. Path. **83**, 396 (1967).

RUST, J.A., MAAS, H.E.: Pelvic retroperitoneal fibrosis with response to prednisolone. Amer. J. Obstet. Gynec. **98**, 654 (1967).

SCHIFF, W.C., GOLDBERG, J.H., NECHELES, N.: The prevention of abdominal adhaesions. Experimental study on the role of gastrointestinal motility. Surgery **25**, 257 (1949).

SCHMITT, K.: Über fetale Enteritis und Peritonitis. Zbl. allg. path. Anat. path. Anat. **102**, 423 (1961).

SCHNEIDER, CH.F.: Idiopathic retroperitoneal fibrosis producing vena caval, biliary, ureteral and duodenal obstructions. Ann. Surg. **159**, 316 (1964).

SCHÖNBAUER, L.: Die Fermente und ihre Beziehungen zu gewissen Erkrankungen der Gallenblase und zum Ileus. Langenbecks Arch. klin. Chir. **130**, 427 (1924).

SCHÜTZE, U., FEY, K.H., HESS, G.: Die Peritonitis im Neugeborenen-, Säuglings- und Kindesalter. Münch. med. Wschr. **116**, 1201 (1974).

SCHULTRICH, S.: Die sogenannte Cholesterinperikarditis und ihre Beziehungen zu xanthomatösen Erkrankungen. Frankfurt. Z. Path. **72**, 448 (1963).

SEELIG, M.S.: The role of antibiotics in the pathogenesis of Candida infections. Amer. J. Med. **40**, 887 (1966).

SEIFERT, G.: Das Pankreas als Schockorgan. In: K. HORATZ (Hrsg.), Leber- und Pankreasschäden durch Schock und Narkose. Symposion 4./5. 10. 1969. Stuttgart: Thieme 1970.

SHAPIRO, B.S.: Candida peritonitis. Conn. Med. **30**, 727 (1966).

SHIRLEY, H., GUP, A.K., SPANO, J.: Idiopathic pelvic fibrosis. Ann. intern. Med. **67**, 1248 (1967).

SICK, C., FRAENKEL, E.: Ein Beitrag zur sog. galligen Peritonitis. Bruns' Beitr. klin. Chir. **85**, 687 (1913).

SIEGAL, S.: Benign paroxysmal peritonitis. Ann. int. Med. **23**, 1 (1945).

SIEGMUND, H.: Spezifische Entzündungen des Darmrohres. In: F. HENKE, O. LUBARSCH (Hrsg.), Handbuch der speziellen pathologischen Anatomie und Histologie, Bd. IV/3: Verdauungsschlauch. Berlin: Springer 1929.

SIGUIER, H.: Maladies Vedettes. Paris. Masson et Cie 1957.

SIMMONS, R.L., DIGGS, J.W., SLEEMAN, H.K.: Pathogenesis of peritonitis. III. Local adjuvant action of hemoglobin in experimental E. coli peritonitis. Surgery **63**, 810 (1968).

SINGH, M.M., BHARGAVA, A.N., JAIN, K.P.: Tuberculous peritonitis: an evaluation of pathogenetic mechanisms, diagnostic procedures and therapeutic measures. New Engl. J. Med. **281**, 1091 (1969).

SISON, A., DIONISIO, A., SILVA, J.A., CHAVEZ, P.C.: Allergic periotonitis. J. Amer. med. Ass. **134**, 1007 (1947).

SLEEMAN, H.K., DIGGS, J.W., HENDRY, W.S., FILLER, R.M.: Pathogenesis of peritonitis. II. The effect of Escherichia coli and adjuvant substances on peritoneal absorption. Surgery **61**, 393 (1967).

SOCHOCKY, S.: Tuberculous peritonitis: a review of 100 cases. Amer. Rev. resp. Dis. **95**, 398 (1967).

SOERGEL, K.H., HENSLEY, G.T.: Fatal mesenteric panniculitis. Gastroenterology **51**, 529 (1966).

SORGE, W.: Peritonitis fibroplastica. Zbl. Chir. **75**, 1135 (1950).

SPAIN, D.M., FOLEY, J.M.: Nonsuppurative panniculitis (Weber-Christian's disease). Amer. J. Path. **20**, 783 (1944).

SPIEGEL, H.: Die Behandlung der Gallenperitonitis. Zbl. Chir. **82**, 12 (1957).

STEINBERG, B.: Systemic nodular panniculitis. Amer. J. Path. **29**, 1059 (1953).

STOUT, S., HIBBARD, L.: Perforation of the gallbladder. Surgery **13**, 734 (1943).

SUNDER-PLASSMANN, L., MESSMER, K.: Die Dynamik der Mikrocirculation im Schock: Hämorheologische und hämodynamische Veränderungen. Z. Prakt. Anästh. Wiederbeleb. **7**, 95 (1972).

TANASESCU, G., BARDILIAN, H.: Un cas de peritonite encapsulante. Bull. Mèm. Soc. Chir. (Paris) **59**, 848 (1934).

TAUBERT, W.: Fetale Peritonitis bei Zwillingsfrühgeborenen. Zbl. allg. Path. path. Anat. **108**, 188 (1965).

TEDESCHI, C.G., BOTTA, G.C.: Retractile mesenteritis. New Engl. J. Med. **265**, 1035 (1962).

TIESENHAUSEN, K.: Ein weiterer Fall von Zuckergußdarm. Langenbecks Arch. klin. Chir. **131**, 296 (1924).

TILING, K.: Beitrag zur Aktinomycose des Bauchfells. Virchows Arch. path. Anat. **207**, 86 (1912).

TRAUB, F.: Zur Kenntnis der xanthomatösen Pericarditis. Beitr. path. Anat. **129**, 331 (1963).

UTZ, D.C., HENRY, J.D.: Retroperitoneal fibrosis. Med. Clin. N. Amer. **50**, 1091 (1966).

VINZ, H., ERBEN, U., WINKELVOSS, H.: Neugeborenenperitonitis. Bruns' Beitr. klin. Chir. **215**, 321 (1967).

VOIGT, J., HANTSCHMANN, N.: Die gallige Peritonitis nach Perforation der Gallenblase. Dtsch. med. Wschr. **99**, 133 (1974).

VORSTER, C.F.: Adhäsionsprophylaxe mit Proteinaseninhibitoren. In: R. MARX, H. IMDAHL, G.L. HABERLAND (Hrsg.), Neue Aspekte der Trasylol-Therapie, Bd. **2**, Stuttgart-New York: F.K. Schattauer 1968.

WANGENSTEEN, O.H.: On the significance of the escape of sterile bile into the peritoneal cavity. Ann. Surg. **84**, 691 (1926).

WEBB, A.J., DAWSON-EDWARDS, P.: Malignant retroperitoneal fibrosis. Brit. J. Surg. **54**, 505 (1967).

WEBB, A.J., DAWSON-EDWARDS, P.: Non-malignant retroperitoneal fibrosis. Brit. J. Surg. **54**, 508 (1967).

WEBER, F.P.: Case of relapsing, non-suppurative nodular panniculitis, showing phagocytosis of subcutaneous fat cells by macrophages. Birt. J. Derm. **37**, 301 (1925).

WEEKS, L.E., BLOCK, M.A., HATHAWAY, J.C., RINALDO, J.A.: Lipogranuloma of mesentery producing abdominal mass. Arch. Surg. **86**, 615 (1963).

WERLE, E., TRAUTSCHOLD, I., SEBENING, H., FRITZ, H., HUTZEL, M.: Enzym-Inhibitoren des exokrinen Pankreas. Verh. dtsch. Ges. inn. Med. **70**, 801 (1964).

WINNEN, P.: Über Zuckergußdarm. Peritonitis fibrosa chronica incapsulata. Bruns' Beitr. klin. Chir. **123**, 72 (1921).

WINNER, H.I., HURLEY, R.: Symposium on Candida infections. Edinburgh and London: Livingstone Ltd. 1966.

WONDRAK, E.: Die sog. perforationslose Gallenperitonitis als akute Baucherkrankung. Zbl. Chir. **81**, 93 (1956).

Tumoren des Peritoneum, einschließlich der Mesenterien, des großen Netzes und des Retroperitoneum

ABOULKER, P., ROUJEAU, J., NEBUT, M.: Mèsenchymome rètroperitonèal. Arch. Anat. path. **11**, 257 (1963).

ACKERMAN, L.V.: Multiple primary liposarcomas. Amer. J. Path. **20**, 789 (1944).

ACKERMAN, L.V.: Tumors of the retroperitoneum, mesentery and retroperitoneum. Atlas of Tumor Pathology, Armed Forces Institute of Pathology, Sect. VI, Fasc. 23 and 24. Washington, D.C. 1954.

ALBERTINI, A. v.: Histologische Geschwulstdiagnostik. Stuttgart: Thieme 1955.

ANTOINE, T.: Zur Frage des Pseudomyxoma peritonei. Z. Geburtsh. Gynäk. **111**, 37 (1935).

AUER, E.A., DOCKERTY, M.B., MAYO, C.W.: Ruptured dermoid cyst of the ovary simulating abdominal carcinomatosis. Proc. Staff Meet. Mayo Clin. **26**, 292 (1948).

BACON, H.E.: Extrarectal metastatic malignancy simulating primary carconoma of the rectum. N.Y. State J. Med. **39**, 2267 (1939).

BEITZKE, H.: Ein metastasierendes Angiosarkom. Virchows Arch. path. Anat. **287**, 82 (1932).

BELLER, A.J., NACH, R.L.: Cystic lymphangiomata of greater omentum. Ann. Surg. **132**, 287 (1950).

BERGE, T.: "Mucocele appendicis" with pseudomyxoma peritonei and pulmonary metastases. Acta path. microbiol. scand. **60**, 483 (1964).

BERNHARDT, H., YOUNG, J.M.: Mucocele and pseudomyxoma peritonei of appendiceal origin. Amer. J. Surg. **109**, 235 (1965).

BOHLIG, H., OTTO, H.: Asbest und Mesotheliom. Fakten, Fragen, Umweltprobleme. In: E. v. GOETZ, H.-H. RAUSCHELBACH (Hrsg.), Arbeit und Gesundheit, N.F., Heft 89. Stuttgart: Thieme 1975.

Bolck, F.: Die Endotheliome. Leipzig: VEB G. Thieme 1952.

BOQUIEN, Y., KERNEIS, J.-P., HERVOUET, D.: Un cas de mèsenchymome retroperitoneal. Arch. Mal. Appar. dig. **46**, 971 (1957).

BRANDENBURG, W.: Beitrag zur Kenntnis der Riesengeschwülste. Zbl. allg. Path. path. Anat. **93**, 400 (1955).

BRÜNNER, H., MAPPES, G.: Das Pseudomyxoma peritonei ex appendice und seine chirurgische Behandlung. Chirurgie **36**, 452 (1965).

BURKITT, R.: Fatal hemorrhage into perirenal liposarcoma. Brit. J. Surg. **36**, 439 (1949).

BYRON, R.L., YONEMOTO, R.H., KING, R.M., LAMB, E.J., AMROMIN, G.D., SOLOMON, R.D., GILDENHORN, V.B.: The management of pseudomyxoma peritonei secondary to ruptured mucocele to the appendix. Surg. Gynec. Obstet. **122**, 509 (1966).

CANTEY, W.C., ZEMP, F.E., McCAULEY, T.R.: Primary sarcoma of the greater omentum. Amer. J. Surg. **80**, 954 (1950).

COURTY, L., FALALA, C.: Le fibrome du mèsentère. J. de Chir. **33**, 473 (1929).

CUNNICK, P.C.: Retroperitoneal liposarcoma. Bull. School Med. Univ. Maryland **33**, 168 (1949).

DANIEL, C., BABES, A.: Du liposarcome avec mètastases; le liposarcome abdominal avec mètastases ovariennes. Gynècologie **34**, 5 (1935).

DANIEL, O.: The differential diagnosis of malignant diseases of the peritoneum. Brit. J. Surg. **39**, 147 (1951).

DEVRIES, W.M.: Über freie Metastasen in der Bauchhöhle bei Ovarialkrebs. Beitr. path. Anat. **93**, 198 (1934).

DEWEERD, J.H., DOCKERTY, M.B.: Lipomatous retroperitoneal tumors. Amer. J. Surg. **84**, 397 (1952).

DIEKER, W.: Über das Pseudomyxoma peritonei. Virchows Arch. path. Anat. **282**, 761 (1931).

DIEZEL, P.: Pseudomyxoma peritonei ex appendice und Gallertcarcinom. Frankfurt. Z. Path. **60**, 150 (1949).

DIXON, C.F., VADHEIM, J.L.: Recurring retroperitoneal fibromyxosarcoma. Minn. Med. **27**, 203 (1944).

DÖRING, L.: Maligne und benigne mesenchymale Mischtumoren (Mesenchymome). Dtsch. med. Wschr. **99**, 1811 (1974).

DOROCHOV, I.: Veränderungen am parietalen Peritoneum bei Ascites und Carcinommetastasen. [Russ.] Arch. Pat. (Moskova) **17**, 49 (1951) Ref.: Ber. path. Anat. **28**, 254 (1955).

DOYLE, J.C., HUMMER, G.J.: Peritoneal carcinomatosis forty-one years after radical mastectomy. J. Amer. med. Ass. **149**, 1543 (1952).

ENTERLINE, H.T., CULBERSON, J.D., ROCHLIN, D.B., BRADY, L.W.: Liposarcoma. A clinical and pathological study of 53 cases. Cancer (Philad.) **13**, 932 (1960).

ENZINGER, F.M., WINSLOW, D.J.: Liposarcoma. A study of 103 cases. Virchows Arch. path. Anat. **335**, 367 (1962).

ESLAMI, B., LUTCHER, CH.L.: Antemortem diagnosis in two cases of malignant peritoneal mesothelioma. Amer. J. Med. Sci. **267**, 117 (1974).

EVANS, N.: Mesothelioma of the epididymis and tunica vaginalis. J. Urol. (Baltimore) **50**, 249 (1943).

FARMAN, A.A.: Retroperitoneal fatty tumors. Arch. Surg. **60**, 343 (1950).

FAULKNER, J.W., GREENE, L.F., McDONALD, J.R.: Mucinous adenocarcinoma in a urachal cyst producing pseudomysoma peritonei. J. Urol. (Baltimore) **72**, 217 (1951).

FIEVEZ, M., APPRILL, G., WEBER, B.: Mèsenchymome malin à localisation mesenterique. Ann. Anat. path. **10**, 265 (1965).

FOINTANE, R., FORSTER, E., AMBARD, D.: Fibrosarcoma paranephritique gauche. J. d'Urol. **52**, 74 (1944).

FOOT, N.C.: The identification of tumor cells in sediments of serous effusions. Amer. J. Path. **13**, 1 (1937).

FOOT, N.C.: The identification of neoplastic cells in serous effusions. Amer. J. Path. **32**, 961 (1956).

FOOT, N.C.: The identification of mesothelial cells in sediments of serous effusions. Cancer (Philad.) **12**, 429 (1959).

FRAENKEL, E.: Über das sog. Pseudomyxoma peritonei. Münch. med. Wschr. 1142 (1912).

FROBOESE, C.: Peritonitis arenosa und Epiploitis fibroplastica calcificans (ossificans). Virchows Arch. path. Anat. **317**, 616 (1950).

GEORGSSON, G.: Mucocele der Appendix und Pseudomyxoma peritonei. Langenbecks Arch. klin. Chir. **315**, 300 (1966).

GERSBACH, W.: Fibrom der Mesenterialwurzel. Chirurg **21**, 436 (1950).

GIERKE, E. v.: Bauchfell. In: F. HENKE, O. LUBARSCH (Hrsg.), Handbuch der speziellen pathologischen Anatomie und Histologie, Bd. IV/1: Verdauungsschlauch. Berlin: Springer 1926.

GILES, T.D., HENDERSON, J.C., DOMINGUE, G.H.: Diffuse malignant mesothelioma of the peritoneum. Sth. med. J. (Bgham, Ala.) **60**, 63 (1967).

GODWIN, M.C.: Diffuse mesotheliomas; with comment or their relation to localized fibrous mesothelioma. Cancer (Philad.) **10**, 298 (1957).

GOLDEN, T., STOUT, A.P.: Smooth muscle tumors of the gastrointestinal tract and retroperitoneal tissues. Surg. Gynec. Obstet. **73**, 784 (1941).

HAAS, F.: Sarkom des Retroperitoneums. Krebsarzt (Wien) **3**, 337 (1948).

HARTZ, P.H., STADT, F.R. VAN DE: Leiomyoma angiomatosum of the mesentery; report of case. Amer. J. clin. Path. **19**, 639 (1949).

HELMKE, K.: Gliomatose des Bauchfells bei Teratoma ovarii. Virchows Arch. path. Anat. **302**, 509 (1938).

HENNING, N., WITTE, S.: Atlas der gastroenterologischen Zytodiagnostik. Stuttgart: Thieme 1968.

HOLTZ, F.: Liposarcoma. Cancer (Philad.) **11**, 1103 (1958).

HOSEMANN, G.: Über das rezidivierende retroperitoneale Lipom. Langenbecks Arch. klin. Chir. **155**, 336 (1929).

HOURIHANE, D.O.: The pathology of mesothelioma and an analysis of their association with asbestos exposure. Thorax **19**, 268 (1964).

HÜCKEL, W.: Peritonealmetastasen eines malignen Myoms. Wien. klin. Wschr. 514 (1940).

HYDE, W.R., WHITE, J.E., STOUT, A.P.: Mesenchymoma of the mesentery. Cancer (Philad.) **3**, 653 (1950).

IMPERATI, L.: Contributo anatomo-clinico conoszenza die tumori solidi del mesenteri. Arch. ital. Anat. Istol. Path. **15**, 31 (1942).

JAKI, J.: Über die soliden Geschwülste des Gekröses. Bruns' Beitr. klin. Chir. **163**, 416 (1936).

KLION, F.M., JANOWITZ, H.D.: Clinico-pathological converence: unexplained ascites for one year. J. Mt. Sinai Hosp. **33**, 83 (1966).

KÜSTER, H.: Über Gallertbauch (Das sog. Pseudomyxoma peritonei). Mschr. Geburtsh. Gynäk. **47**, 477 (1918).

KUCSKO, L., PORTELE, K.: Über den Nachweis von Tumorzellen in den Ergüssen der serösen Körperhöhlen. Mikroskopie, 3. Sonderbd., 83 (1949).

LEBER, M.S., STOUT, A.P.: Benign mesenchymomas in children. Cancer (Philad.) **15**, 598 (1962).

LOPEZ-FERNANDEZ, F., PORTILLA, R.: Sarcoma fibroplastico retroperitoneale. Riv. med. Cubana **54**, 643 (1943).

LUMB, G.: Smooth-muscle tumours of the gastrointestinal tract and retroperitoneal tissues presenting as large cystic masses. J. Path. Bact. (Edinb.) **63**, 139 (1951).

LUSE, S.A., REAGAN, J.W.A.: A histological study of effusions. Cancer (Philad.) **7**, 1155 (1954).

MAJNARICH, G.: Mesenteric, mesocolic and omental tumors with particular reference to the cystic formes. J. int. Coll. Surg. **24**, 403 (1955).

MANDELSTAMM, A.: Über Sarkome des großen Netzes. Arch. Gynäk. **140**, 253 (1930).

MASSON, P., RIOPELLE, J.L., SIMARD, L.C.: Le mesotheliome benin de la sphere genitale; «sur la provenance mesotheliale de certaines tumeurs uterines, tubaires, funiculaires et epididymaitres, connues sous les noms de lymphangio-endotheliome, d'adenome, d'adneomyome ou meme d'adenocarcinome». Rev. canad. Biol. **1**, 720 (1942).

MAURO, M.: Contributo anatomo-pathologico e clinico allo studio de tumori primitivi dei meso. Arch. ital. Chir. **38**, 161 (1934).

McDONALD, A.L.: Sarcoma of omentum. Arch. Surg. **14**, 1245 (1927).

McNAMARA, W.L., SMITH, H.D., BOSWELL, C.S.: Retroperitoneal fibrosarcoma; report of eight cases. Amer. J. Cancer **38**, 63 (1940).

MERÈNYI, D.: Tumordiagnostik aus Pleura- und Ascitespunktaten. Dtsch. med. Wschr. 45 (1949).

MILNER, R.: Gibt es „Impf-Carcinome"? Langenbecks Arch. klin. Chir. **74**, 669 (1904).

MISGELD, V.: Das Mesotheliom. Med. Mschr. **6**, 256 (1967).

MOEBIUS, G.: Über das Pseudomyxoma peritonei e processu vermiformi. Zbl. allg. Path. path. Anat. **86**, 330 (1950).

MONZO, O.R., DEFILIPPO, R.A.: Blastoma quistico de cèlulas clavas del epiplòn gastrocolico. J. med. (B. Aires) **6**, 614 (1952).

NASH, A., STOUT, A.P.: Malignant mesenchymomas in children. Cancer (Philad.) **14**, 524 (1961).

NIELSEN, P.H.: Absorption of exsudates from the peritoneal cavity in man. Acta path. microbiol. scand. **24**, 575 (1947).

OBERNDORFER, S.: Die Geschwülste des Darmes. In: F. HENKE, O. LUBARSCH (Hrsg.), Handbuch der speziellen pathologischen Anatomie und Histologie, Bd. IV/3: Verdauungsschlauch. Berlin: Springer 1929.

PACK, G.T., PIERSON, J.C.: Liposarkoma. A study of 105 cases. Surgery **36**, 687 (1954).

PIERAGNOLI, E., ZAMPI, G.: I tumori primitivi degli interstizi retroperitoneali. Arch. De Vecchi **19**, 559 (1953).

QUENSEL, U.: Zur Frage der Zytodiagnostik der Ergüsse seröser Höhlen. Methodologische und pathologisch-anatomische Bemerkungen. Acta med. scand. **68**, 427 (1928).

QUENSEL, U.: Zytologische Untersuchungen von Ergüssen der Brust- und Bauchhöhlen mit besonderer Berücksichtigung der karzinomatösen Exsudate. Acta med. scand. **68**, 458 (1928).

QUINCKE, H.: Über die geformten Bestandtheile von Transsudaten. Dtsch. Arch. klin. Med. **30**, 580 (1882).

RANKIN, F.W., MAJOR, S.G.: Tumors of the mesentery, Surg. Gynec. Obstet. **54**, 809 (1932).

RANSOM, H.K., SAMSON, P.C.: Malignant tumors of greater omentum. Ann. Surg. **100**, 523 (1934).

ROBERTS, G.H., IRVINE, R.W.: Peritoneal mesothelioma: a report of 4 cases. Brit. J. Surg. **57**, 645 (1970).

RÖGNER, G.: Ein Enterocystom des Mesenterium und Netzes. Virchows Arch. path. Anat. **181**, 521 (1905).

ROSENTHAL, J., CONNOR, H.: Mesothelioma of the peritoneum. N.Y. J. Med. **1**, 2507 (1951).

ROULET, F.C.: Über das Pseudomyxoma peritonei e processu vermiformi. Schweiz. med. Wschr. 849 (1938).

SANES, S., KENNY, F.D.: Primary sarcoma of great omentum. Amer. J. Cancer **21**, 795 (1934).

SAPHIRO, O.: Cytologic diagnosis of cancer from pleural and peritoneal fluids. Amer. J. clin. Path. **19**, 309 (1949).

SCHÄR, H.: Die Tumordiagnose aus Pleurapunktaten. Zbl. Chir. **59**, 2635 (1932).

SCHILDHAUS, W.: Pseudomyxoma peritonei verursacht durch Reste des Ductus omphalomesentericus. Virchows Arch. path. Anat. **244**, 268 (1923).

SCHMIDT, H.H.: Über retroperitoneale und mesenteriale Tumoren. Arch. Gynäk. **118**, 490 (1923).

SEELIG, M.G.: The talcum evil. Amer. J. Surg. **76**, 272 (1948).

SEELIG, M.G., VERDA, D.J.: The talcum powder problem. J. Mt. Sinai Hosp. **12**, 655 (1945/46).

SHARMA, T.C., HUVOS, A.G., GRABSTALD, H.: Retroperitoneal mesenchymoma. J. Urol. (Baltimore) **106**, 60 (1971).

SHIN, M.L., FIRMINGER, H.I.: Acute and chronic effects of intraperitoneal injection of two types of asbestos in rats with a study of the histopathogenesis and ultrastructure of resulting mesotheliomas. Amer. J. Path. **70**, 291 (1973).

SIEGMUND, H.: Lipoblastische Sarkomatose. Virchows Arch. path. Anat. **293**, 458 (1934).

SLUITER, J.T.F.: "Malignant mucocele" of the appendix and peritoneal pseudomyxoma. Arch. chir. neerl. **12**, 285 (1960).

SMITH, A.M., BECKER, J.A.: Malignant mesenchymoma of the retroperitoneum. Amer. J. Roentgenol. **104**, 389 (1968).

SPLITTLE, M.F., NEWTON, K.A., MACKENZIE, D.H.: Liposarcoma. A review of 60 cases. Brit. J. Cancer 24, 696 (1970).

STEVENSON, J.: The accuracy of fluorescence microscopy for the diagnosis of cancer. Acta cytol. 8, 224 (1964).

STOUT, A.P.: Hemangioendothelioma: a tumor of blood vessels featuring vascular endothelial cells. Ann. Surg. 118, 445 (1943).

STOUT, A.P.: Liposarcoma—the malignant tumor of lipoblasts. Ann. Surg. 119, 86 (1944).

STOUT, A.P.: Mesenchymoma, the mixed tumor of mesenchymal derivatives. Ann. Surg. 127, 278 (1948).

STOUT, A.P.: "Hemangiopericytoma" study of twenty-five new cases. Cancer (Philad.) 2, 1027 (1949).

STOUT, A.P.: Solitary fibrous mesothelioma of the peritoneum. Cancer (Philad.) 3, 820 (1950).

STOUT, A.P.: Mesotheliomas of the pleura and peritoneum. J. Tenn. med. Ass. 44, 409 (1951).

STOUT, A.P., HENDRY, J., PURDIE, F.J.: Primary solid tumors of the great omentum. Cancer (Philad.) 16, 231 (1963).

STOUT, A.P., LATTES, R.: Tumors of the soft tissues. Atlas of tumor pathology. Second Series, Fasc. 1. Armed Forces Institute of Pathology. Washington, D.C. 1967.

STOUT, A.P., MURRAY, M.: Localized pleural mesothelioma investigation of its characteristics and histogenesis by method of tissue culutre. Arch. Path. 34, 951 (1942).

TAKAHASKI, M.: Color atlas of cancer cytology. Stuttgart: Thieme 1971.

TANIMURA, A., YAMAMOTO, H., YAMAGUCHI, T., NAKASHIMA, T.: Multiple peritoneal mesothelioma, a case report. Kurume med. J. 20, 191 (1973).

TOURNEUX, J.P.: Tumeur maligne du psoas. Presse méd. 40, 862 (1932).

WAGNER, J.C.: Some pathological aspects of asbestosis in the Union of South Africa. In: A. JORENSTEIN (edit.), Proc. Pneumoconiosis Conf. (Johannesburg). London: Churchill 1959.

WAGNER, J.C., SLEGGS, C.A., MARCHAND, P.: Diffuse pleural mesothelioma and asbestosis in the North Western Cape Province. Brit. J. industr. Med. 17, 260 (1960).

WALTHER, H.E.: Krebsmetastasen. Basel: Schwalbe 1948.

WARREN, S., SOMMER, G.N.J.: Fibrosarcoma of the soft parts, with special reference to recurrence and metastasis. Arch. Surg. 33, 425 (1936).

WELLS, A.H.: Papillomatosis peritonei. Amer. J. Path. 11, 1011 (1935).

WERTH, F.: Über Pseudomyxoma peritonei. Arch. Gynäk. 24, 103 (1884).

WILLIAMS, C.: Retroperitoneal lipomyxosarcoma. J. Amer. med. Ass. 105, 195 (1935).

WINSLOW, D.J., TAYLOR, H.B.: Malignant peritoneal mesotheliomas: a clinico-pathological analysis of 12 fatal cases. Cancer (Philad.) 13, 127 (1960).

WUHRMANN, F.: Zur Diagnostik von Geschwülsten aus Punktaten und Sekreten. Münch. med. Wschr. 860 (1937).

YOON, I.L.: Malignant mesothelioma of the peritoneum: report of a case and review of the literature. J. Amer. Med. Ass. 181, 1107 (1962).

ZACH, J.: Die Cytologie der serösen Höhlen. Internist (Berl.) 11, 401 (1970).

ZACH, J.: Praktische Zytologie für Internisten. Stuttgart: Thieme 1972.

ZACHARJEWSKAJA, M.: Über das Epithelwachstum beim Pseudomyxom. Z. Krebsforsch. 42, 9 (1935).

ZADEK, I., KARP, H.: Zytodiagnostik des Carcinoms aus Punktaten und Sekreten. Dtsch. med. Wschr. 1043 (1932).

ZEMANSKY, A.PH.: The examination of fluids for tumor cells. Amer. J. med. Sci. 175, 489 (1928).

Hernien

G. Töndury

A. Allgemeiner Teil

Unter einer Hernie verstehen wir den Austritt von Bauchorganen aus der Bauchhöhle in einen von Bauchfell gebildeten und von den an der besonderen Stelle vorhandenen äußeren Decken überzogenen Bruchsack. Die Durchtrittsstelle der Hernie wird als Bruchpforte bezeichnet.

Hernien können angeboren oder erworben sein. *Angeborene Hernien* besitzen keinen besonderen Bruchsack; die in die Hernie einbezogenen Organe verlagern sich in vorgebildete Bauchfellausstülpungen, wie dies am klarsten die angeborene Leistenhernie zeigt: Durch erhöhten intraabdominalen Druck werden Baucheingeweide durch den offengebliebenen Processus vaginalis peritonei in das Skrotum verlagert. *Erworbene Hernien* besitzen immer einen Bruchsack und unterscheiden sich dadurch von einem einfachen *Prolaps,* bei welchem ein Eingeweideteil, ohne Bedeckung zu besitzen, nach außen vorfällt.

Als *Bruchpforten* kommen Gefäßlücken in Frage, wie die Foramina supraet infrapiriformia und der Canalis obturatorius, schwache Stellen in der Bauchwand, wie der Anulus umbilicalis, oder Durchtrittsstellen von Eingeweiden, wie der Hiatus oesophageus und der Canalis inguinalis. Je nach der Ausdehnung der Bruchpforte wird von einem *Bruchring* (z.B. Anulus umbilicalis) oder von einem *Bruchkanal* (z.B. Canalis inguinalis, Canalis femoralis) gesprochen. Form und Ausdehnung der Bruchpforte sind für die Folgeerscheinungen von Hernien von größter Bedeutung.

Der *Bruchsack* wird von einer Ausstülpung des Peritoneum parietale gebildet. An ihm unterscheidet man den Hals, den Körper und den Fundus. Weite und Länge des Halses sind von der Form der Bruchpforte oder des Hernienkanals abhängig. Körper und Fundus erscheinen ursprünglich als glattwandige Blase von verschiedener Form; sie können sekundär vielfachen Veränderungen unterliegen, welche die Folgen äußerer Einflüsse sind: An Stellen, die einem fortgesetzten Druck ausgesetzt sind, kann es zu Verklebungen gegenüberliegender Wandstellen kommen und damit zu einer Abschnürung innerhalb des Bruchsackes, zur Bildung von Taschen, von Strängen oder Septen. Der enge Bruchsackhals kann auf diese Weise ganz geschlossen werden. So kann eine Spontanheilung zustande kommen, wie sie nicht selten bei angeborenen Leistenhernien beobachtet wird.

Der Bruchsack kann leer sein *(inkomplette Hernie)* oder Eingeweide enthalten *(komplette Hernie)*. Netz und Ileum werden am häufigsten im Bruchsack

gefunden, aber auch Kolon und andere Baucheingeweide können in die Hernie
einbezogen sein. Bei kleinen Hernien tritt nur ein Stück Darmwand durch die
Bruchpforte aus, bei größeren Hernien findet man eine ganze Darmschlinge
mit dazugehörigem Mesenterialansatz und bei großen Hernien mehrere Darmschlingen im Bruchsack, an welchen ein zu- und ein abführender Schenkel unterschieden werden. Die in den Bruchsack verlagerten Darmschlingen sind primär
gegenüber der Bruchsackwand frei verschieblich, also reponibel. In alten Hernien verkleben aber die Darmschlingen häufig untereinander und mit der Bruchsackwand; damit wird die Hernie irreponibel.

Wie entsteht eine Hernie? Der Entstehungsmechanismus liegt nicht immer
auf der Hand. Klare Verhältnisse zeigen nur die kongenitalen Leistenhernien
bei Neugeborenen oder gewisse traumatische Hernien. Bei einer angeborenen
Hernie bestand eine Bruchanlage bereits bei der Geburt; im Falle einer angeborenen Leistenhernie z.B. handelt es sich um den offen gebliebenen Processus
vaginalis peritonei. Infolge einer plötzlich besonders heftigen Anstrengung der
Bauchpresse wurden Eingeweide in den Bauchfellfortsatz hineingetrieben. Auch
traumatische Hernien können auf diese Weise entstehen. Der immer wieder
gesteigerte intraabdominale Druck wirkt sich am Ort des geringsten Widerstan-
des aus, d.h. an den „natürlichen" Bruchpforten. Ist es einmal zur Vortreibung
einer kleinsten Bauchfellausstülpung gekommen, dann ist durch Eintritt von
Netz und Darm, durch die Wirkung ihrer Schwere und durch die zunehmende
Dehnung der Bruchpforte die weitere Ausbildung der Hernie angebahnt. Wiederholte starke körperliche Anstrengungen, wie z.B. Heben schwerer Lasten, führen
allmählich oder plötzlich zu einer weiteren Ausbuchtung des Bauchfelles und
zum Nachrücken von Baucheingeweiden. Läßt die Bauchpresse nach, legen sich
die Patienten auf den Rücken, dann gleiten bei genügend weiter Pforte die
in den Bruchsack verlagerten Eingeweide wieder in die Bauchhöhle zurück.
Der Bruchsack bleibt erhalten und damit die Voraussetzung für ein Rezidiv.
Eine spontane Reposition der Hernie ist nur möglich, solange die verlagerten
Eingeweide der Bruchsackwand gegenüber frei verschieblich sind.

B. Komplikationen bei Hernien

I. Zirkulationsstörungen und Entzündungsprozesse

Nicht selten kommt es, besonders bei enger Bruchpforte, zu chronischen
Rückstauungen des Blutes in den verlagerten Darmschlingen. Solche Zirkulationsstörungen können mit entzündlichen Reizungen an der Darmwand einhergehen. Folge der Entzündungsprozesse sind Verwachsungen der Eingeweide
untereinander und mit dem Bruchsack, die schließlich zur Obliteration seiner
Lichtung führen. Eingeweideschlingen, die ursprünglich frei beweglich im Bruchsack enthalten waren und sich relativ leicht reponieren ließen, verlieren Beweglichkeit und Reponibilität. Aus einer *Hernia reponibilis* ist eine *Hernia irreponibi-
lis* geworden, eine diagnostisch und prognostisch neue Situation.

Verwächst z.B. das in den Bruchsack verlagerte Omentum maius mit der Bruchsackwand, dann kommt es durch Zug und Druck zu Kreislaufstörungen; *das Netz hypertrophiert,* engt den Hernienkanal ein und verhindert damit die Darmschlinge am Zurückgleiten. Die darin auftretenden Durchblutungsstörungen führen zu Verklebungen der Schlingenschenkel. Die gestörte Motilität hat eine Hypertrophie der Tunica muscularis propria zur Folge, aber auch die Serosa verdickt sich, so daß die *Darmschlinge massiver* und schließlich irreponibel wird. Infolge der verlangsamten Peristaltik kommt es zu Rückstauungen des Darminhaltes und passiver Dehnung der Schlinge, damit vergrößert sich der Bruchinhalt und der Bruchsack erweitert sich. Neue Bauchfellteile werden in die Hernie einbezogen, Darmschlingen rücken nach, und es entwickeln sich schließlich ganz enorme „Bruchgeschwülste", die manchmal einer eigentlichen Eventration gleichkommen. Durch mechanische Momente, wie Kotstauung, Schlingenknickung oder -torsion wird die Wegsamkeit des Darmes aufgehoben und es treten schließlich alle Zeichen eines Darmverschlusses auf, der das Leben des Hernienträgers unmittelbar bedroht.

II. Einklemmung

Die in einen Bruchsack verlagerten Eingeweide können an der Durchtrittsstelle durch die Hernienpforte, d.h. im Bereiche des Bruchsackhalses, eingeklemmt werden. Man spricht von einer *Inkarzeration* und versteht darunter die durch Abklemmung bedingte Unwegsamkeit des Darmlumens. Pathogenetisch liegt einer solchen Einklemmung folgender Mechanismus zugrunde: Durch eine plötzliche Anstrengung der Bauchpresse wird ein größerer Darmabschnitt in einen präformierten Bruchsack hineingepreßt. Dies gelingt durch eine Überdehnung der Bruchpforte. Läßt die Kraft des Anpralls nach, dann *schnürt* sich der Bruchring wieder ein und umschnürt die vorgefallene Darmschlinge an den Fußpunkten ihrer Schenkel. Es kommt zur Kompression der Venen und zu einer hochgradigen zyanotischen Schwellung der eingeklemmten Eingeweideteile. Diese kann mit Transsudatbildung einhergehen; dem Transsudat ist häufig Blut beigemengt. Wird die Einklemmung rasch beseitigt, dann erholt sich der Darm wieder vollständig. Kommt es aber zur Stase, wird die Vitalität der Darmschlingen herabgesetzt. Toxische Produkte des Darminhaltes treten durch die Darmwand, an der Serosa bilden sich Fibrinschleier, an der Mukosa Nekroseherde. Aber auch noch in diesem Stadium ist eine Erholung des Darmes möglich, wenn die Reposition sofort erfolgt. Ist hingegen die Stase vollkommen, dann wird die Darmwand nekrotisch. Das Transsudat wird eitrig getrübt, schmutzig verfärbt und jauchig. Werden solche nekrotischen Darmschlingen reponiert, dann entwickelt sich eine allgemeine Peritonitis, bleibt die Einklemmung bestehen, dann folgt der tödliche Ileus.

Man bezeichnet die beschriebene Einklemmung als *„elastische Einklemmung"* und stellt sie der *„Koteinklemmung"* gegenüber, die bei voll ausgebildeten Hernien eintreten kann: Eine plötzliche Überfüllung des zuführenden Schenkels einer in den Bruchsack verlagerten, meist adhärenten Darmschlinge kann den abführenden Schenkel in der Bruchpforte bis zur Unwegsamkeit komprimieren, so daß die gleichen Symptome wie bei einer elastischen Einklemmung auftreten.

C. Spezieller Teil

Unter den Hernien finden wir zwei Formen, nämlich *äußere* und *innere* Hernien. Äußere Hernien sind der direkten klinischen Untersuchung zugänglich und deshalb leichter zu erkennen als innere Hernien.

I. Äußere Hernien

Äußere Hernien benützen als Durchtrittspforte vorgebildete schwachwandige Stellen der Bauch- oder Beckenwand. Am bekanntesten und am häufigsten sind die Leistenhernien, welche den Leistenkanal bzw. den Anulus inguinalis superficialis als Durchtrittsstelle benützen. Zu den äußeren Hernien rechnen wir außerdem die Hernia femoralis, die Hernia obturatoria, die Herniae ischiadicae und die Hernia lumbalis. Auch die Hernia umbilicalis benützt eine vorgebildete Pforte, um nach außen zu treten. Im Gegensatz dazu entstehen die Hernia epigastrica, die Bauchwandhernie und die Herniae ventrales laterales an Stellen, welche normalerweise keine Durchtrittsöffnungen besitzen.

1. Herniae inguinales

Inguinalhernien sind beim Mann häufiger als bei der Frau anzutreffen. Sie können angeboren oder erworben sein, ein- oder doppelseitig vorkommen. Um die Entstehung der Leistenhernien besser zu verstehen, müssen die Morphologie des Leistenkanales und die Entwicklung der männlichen Keimdrüse bekannt sein.

Der *Canalis inguinalis* (Abb. 1) durchsetzt die seitliche Bauchwand im medialen Teil der Regio inguinalis in schräger Richtung und öffnet sich nach außen mit dem *Anulus inguinalis superficialis,* der etwa auf Höhe des Tuberculum pubicum liegt. Seine innere Öffnung, der *Anulus inguinalis profundus,* wird durch das Peritoneum parietale gegen die Bauchhöhle abgeschlossen. Der Leistenkanal wird vollständig von seinem Inhalt eingenommen; ein eigentlicher Kanal ist also erst nach Entfernung seines Inhaltes darstellbar. Beim Mann handelt es sich um den Samenstrang, bei der Frau um das Ligamentum teres uteri.

An der Bildung der *Wand* des Leistenkanales beteiligen sich die Schichten der seitlichen Bauch*wand* in verschiedener Weise (Abb. 2, 3). Die unter dem subkutanen Fett und Bindegewebe ausgebreitete Fascia superficialis geht auf Höhe des äußeren Leistenringes auf den Samenstrang über und begleitet denselben als *Fascia cremasterica* skrotalwärts. Die Aponeurose des M. obliquus externus abdominis hat mit Ausnahme ihres unteren Randes keinen Anteil an der Wandbildung. Hingegen kann der Zusammenhang des *M. cremaster* mit den beiden inneren seitlichen Bauchwandmuskeln dargestellt werden. Die Fascia transversalis, die innere Bekleidung des M. transversus abdominis, geht mit einem trichterförmigen Zipfel in den Leistenkanal über und begleitet als *Tunica vaginalis communis* den Samenstrang in den Skrotalsack, wo sie auch Hoden und Nebenhoden umhüllt (Abb. 1).

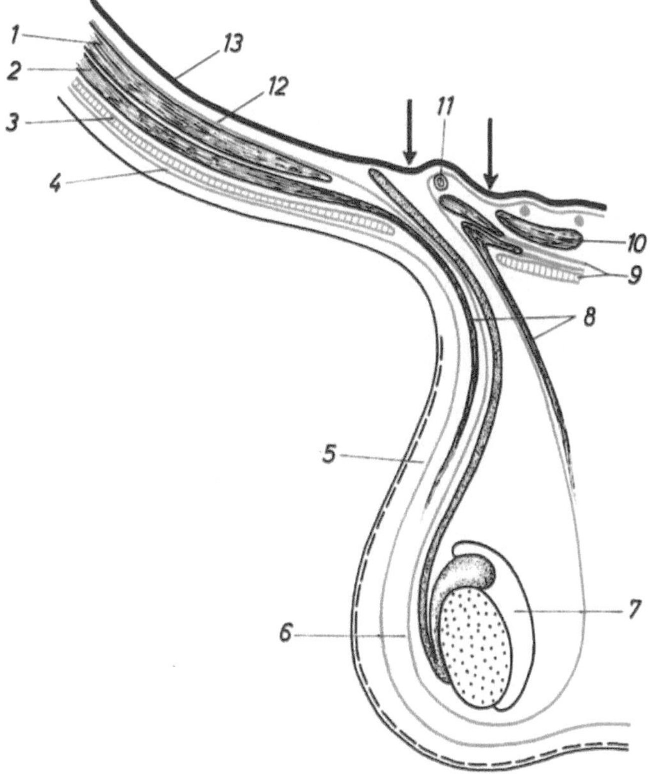

Abb. 1. Schematischer Querschnitt durch den Leistenkanal. *1* M. transversus; *2* M. obliquus internus abdominis; *3* Aponeurosis m. obliqui externi abdominis; *4* Fascia superficialis; *5* Fascia cremasterica; *6* Tunica vaginalis communis; *7* Cavum serosum testis; *8* M. cremaster; *9* Rektusscheide; *10* M. rectus abdominis; *11* A. epigastrica inferior; *12* Fascia transversalis; *13* Peritoneum, Pfeil über Fossa inguinalis lateralis bzw. Fossa inguinalis medialis (nach TÖNDURY, 1965)

Die *vordere Wand* des Leistenkanales wird vom unteren Rand der Aponeurose des M. obliquus externus abdominis gebildet. Ihre Fasern weichen in der Leistengegend auseinander und bilden zwei Schenkel, das Crus laterale und das Crus mediale, welche den Anulus inguinalis superficialis begrenzen und häufig durch Sehnenfasern, Fibrae intercrurales, zusammengehalten werden (Abb. 2). Das Crus laterale endet am Tuberculum pubicum, das Crus mediale an der Symphysis pubica. Die schon seit langer Zeit eingebürgerte Bezeichnung „Ligamentum inguinale" führt diesen Namen zu Unrecht. Es gibt kein individuell präparierbares Leistenband. Am unteren Rand der Aponeurose des M. obliquus externus abdominis lassen sich zwei Teile unterscheiden, nämlich ein lateraler Abschnitt, dessen kurze steile Fasern in die Fascia iliaca einstrahlen, und ein medialer Teil, der sich aus langen Fasern zusammensetzt; diese haften ebenfalls an der Fascia iliaca, biegen dann aber nach oben medial um; indem sich Faser um Faser oberhalb der Vasa femoralia einrollt, bildet sich eine Art Tasche um den Funiculus spermaticus. Das sog. Ligamentum inguinale ist also

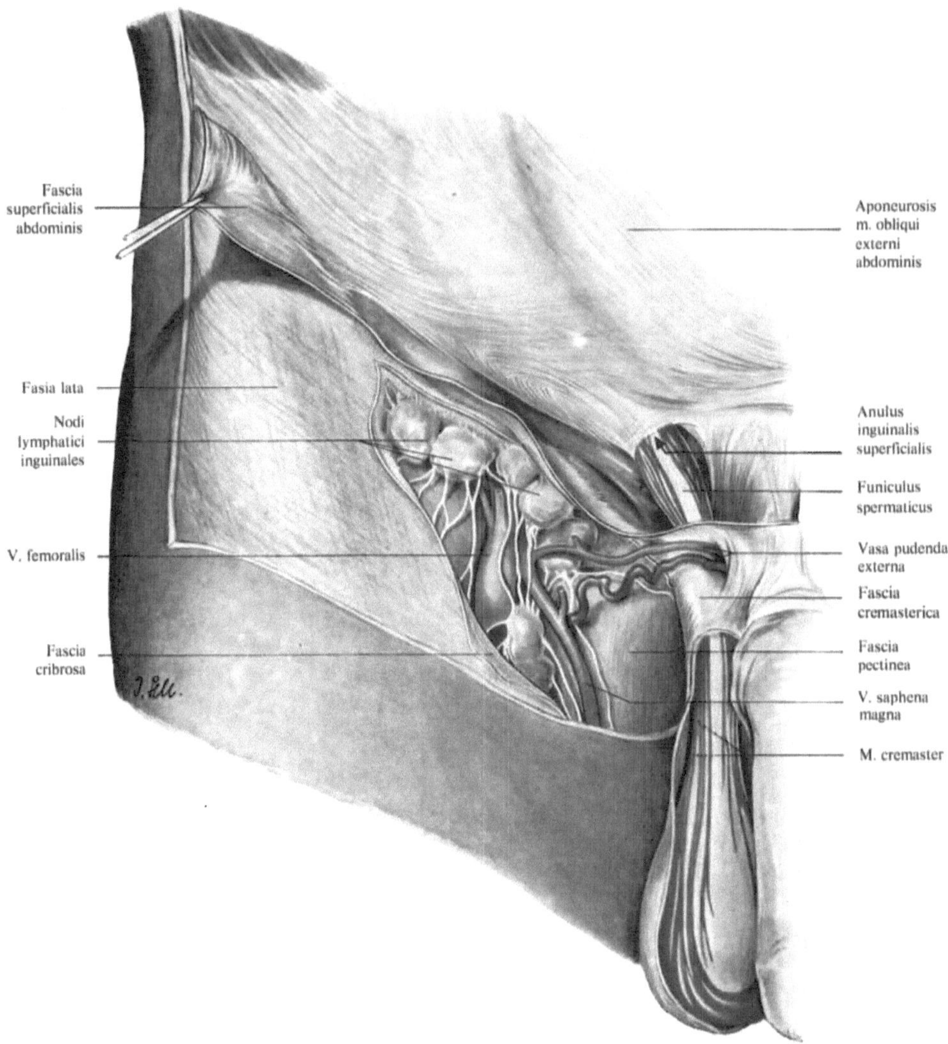

Abb. 2. Regio inguinalis und Regio subinguinalis eines erwachsenen Mannes mit Darstellung der subfaszialen Gebilde (aus: TÖNDURY, G.: Angewandte und topographische Anatomie, 3. Aufl. Stuttgart: Thieme 1965)

der schmale untere Rand der Aponeurose, der lateral locker an der Fascia iliaca fixiert ist und medial eine Tasche für den Samenstrang bildet.

Die obere Wand des Leistenkanales wird vom unteren Rand der Mm. obliquus internus et transversus abdominis gebildet (Abb. 3). Der *M. obliquus internus abdominis* entspringt in seinem untersten Teil mit einer kräftigen Sehne an der Spina iliaca anterior superior. Der untere Muskelrand verläuft über den Samenstrang und entläßt Fasern, welche als M. cremaster mit dem Funiculus spermaticus weiterziehen. Der *M. transversus abdominis* verhält sich ähnlich.

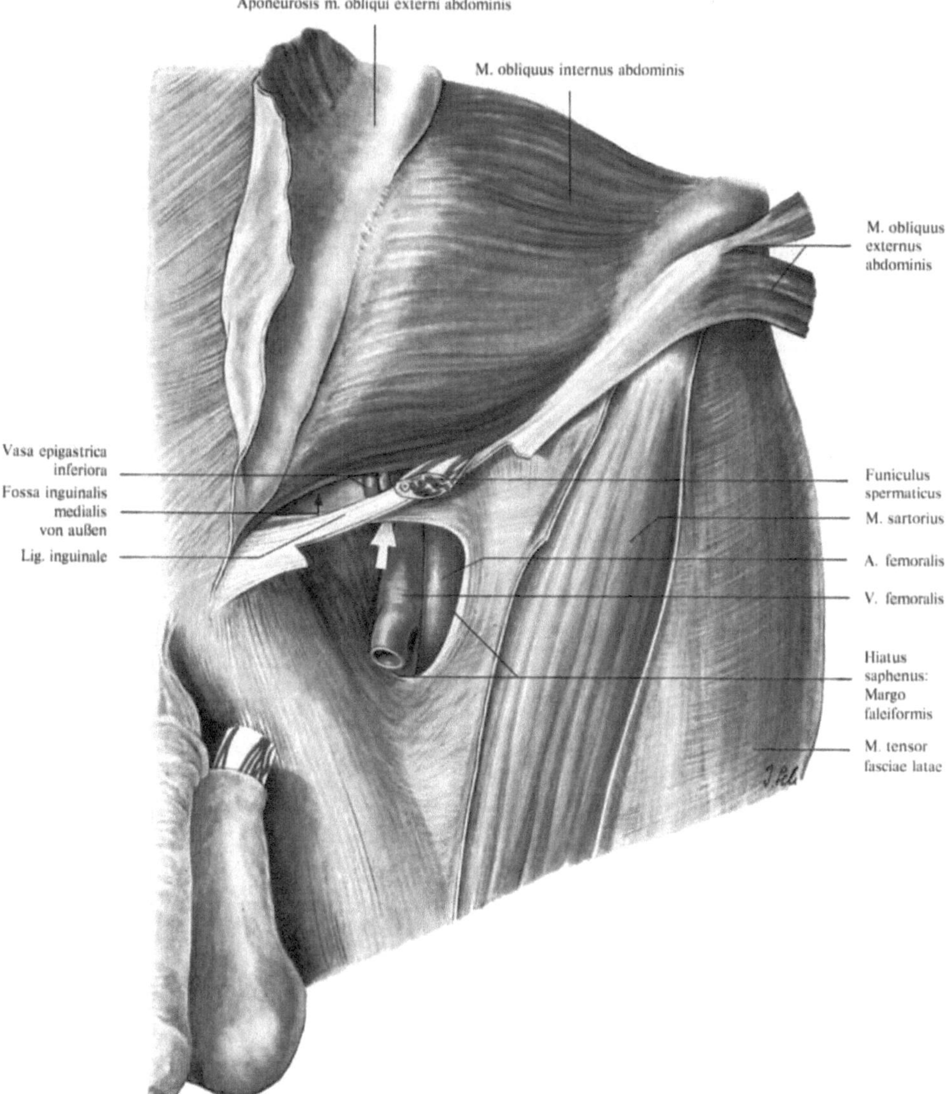

Abb. 3. Regio inguinalis nach Durchtrennung des M. obliquus externus abdominis und des Samenstranges. Pfeil weist in den Canalis femoralis (aus: TÖNDURY, G.: Angewandte und topographische Anatomie, 3. Aufl. Stuttgart: Thieme 1965)

Seine randbildenden Fasern verlaufen zusammen mit denjenigen des M. obliquus internus abdominis über den Samenstrang zum Pecten ossis pubis. Infolge dieses bogenförmigen Verlaufes des unteren Randes der beiden inneren Bauchwandmuskeln entsteht eine individuell verschieden breite Aussparung (Spatium internoinguinale), welche unten mit der Aponeurose des M. obliquus externus abdominis endet und bauchhöhlenwärts durch die Fascia transversalis abgeschlossen wird. Diese muskelfreie Lücke wird durch die Vasa epigastrica inferiora in die Fossa inguinalis medialis und die Fossa inguinalis lateralis unterteilt. Die Fossa inguinalis lateralis entspricht dem Anulus inguinalis profundus und wird vom Samenstrang eingenommen. Es handelt sich also bei diesem Spatium um eine schwachwandige Stelle im Bereiche der seitlichen Bauchwand.

Die Kenntnis dieser Verhältnisse erleichtert das Verständnis für die Entstehung von Leistenhernien. Als Bruchpforten kommen die beiden Fossae inguinales medialis et lateralis in Frage, welche, von innen gesehen, unter normalen Verhältnissen als kuppenartige Eindellungen des Bauchfelles zu erkennen sind (Abb. 1). Leistenhernien können akut bei plötzlich auftretendem starkem Druck in der Bauchhöhle entstehen oder bilden sich allmählich unter dem Einfluß chronischer Druckwirkung bei gleichzeitig bestehender schwacher Konstruktion der Bauchwand. Wir unterscheiden zwei Formen:

1.1. Hernia inguinalis indirecta

Bruchpforte ist der Anulus inguinalis profundus; der Bruchsack wird vom Peritoneum parietale gebildet und stülpt sich durch den Leistenkanal und den Anulus inguinalis superficialis skrotalwärts vor (Abb. 4). Er ist im Anfangsstadium leer oder enthält einen Zipfel des Omentum majus. Er kann sich ausweiten und Darmschlingen einschließen. Indirekte Leistenhernien können sehr groß werden und bis tief in das Skrotum hinunterreichen. In extremen Fällen enthält

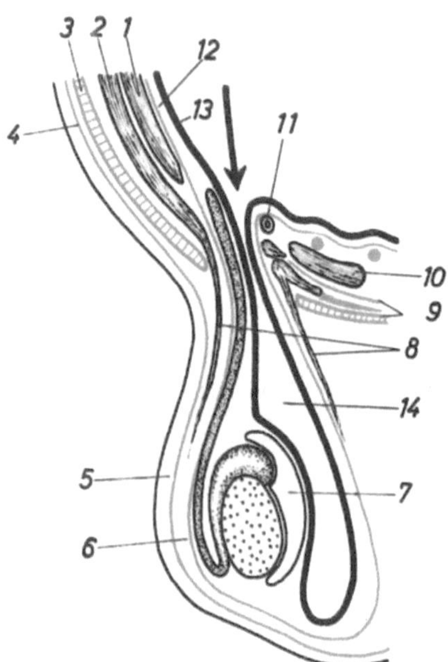

Abb. 4. Hernia inguinalis indirecta. Pfeil weist auf Bruchpforte und Bruchsack. Bezeichnungen wie in Abb. 1. *14* Bruchsack (nach Töndury, 1965)

der riesige Bruchsack den Großteil des Darmes; man spricht von einer *Skrotalhernie*. Bruchsack und Hoden bleiben aber auch bei diesen extremen Formen durch die Tunica vaginalis testis getrennt.

1.2. Hernia inguinalis directa

Bruchpforte ist die Fossa inguinalis medialis. Der Bruchsack gelangt ohne Benützung des Leistenkanales direkt durch den äußeren Leistenring nach außen und besteht aus zwei Schichten, nämlich dem Peritoneum parietale und der Fascia transversalis (Abb. 5). Direkte Leistenhernien werden nie so groß wie indirekte. Für den Chirurgen ist es wichtig zu wissen, daß die Bruchpforte medial von den Vasa epigastrica superficialia liegt.

Eine Hernia inguinalis directa ist stets erworben, während die Hernia inguinalis indirecta häufig angeboren ist.

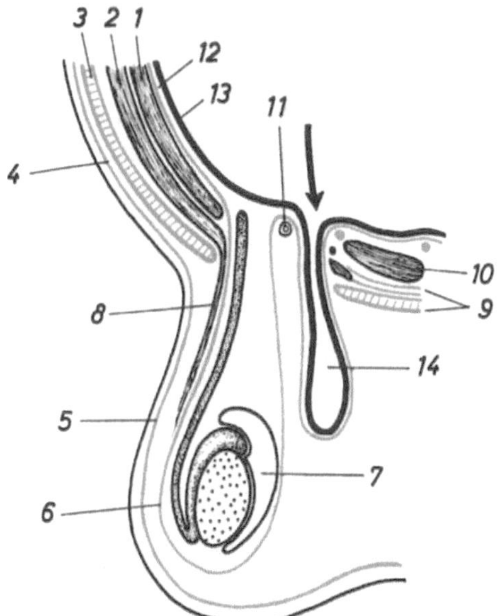

Abb. 5. Hernia inguinalis directa. Pfeil weist auf Bruchpforte, die medial von der A. epigastrica inferior liegt. Bezeichnungen wie in Abb. 1. *14* Bruchsack (nach TÖNDURY, 1965)

1.3. Hernia inguinalis congenita

Bei kongenitalen Leistenhernien fehlt die Ausbildung eines besonderen Bruchsackes. Der Bruchinhalt wird durch einen offen gebliebenen Kanal, den Processus vaginalis peritonei, in das Skrotum vorgetrieben.

Der Leistenkanal entsteht im Zusammenhang mit dem *Descensus testis*. Die Gonaden entwickeln sich in der Lendengegend in enger topographischer Beziehung zu den Urnieren, mit welchen sie durch eine Bauchfellfalte verbunden sind. Infolge der frühzeitigen Rückbildung des oberen und des unteren Urnierenabschnittes setzt sich der durch den mittleren Teil der Urniere und der Keimdrüse gebildete Urogenitalwulst kranial und kaudal in eine Falte fort, die als kraniales bzw. kaudales Keimdrüsenband bezeichnet werden. Das kaudale Band gewinnt Beziehungen zur vorderen Bauchwand. Es setzt sich durch die Bauchwand hindurch bis in das Mesenchymlager der Genitalwülste fort und wird zum Leitband des Hodens. Leitband und Bauchwandmuskeln entwickeln sich gleichzeitig; beim Descensus testis kommt es also nicht zu einer „Durchbrechung" der bereits gebildeten seitlichen Bauchwand. Die auswachsenden Muskeln umfließen die Verankerungsstelle des Leitbandes in der Bauchwand. Der Anulus inguinalis superficialis entsteht somit nicht infolge sekundären Durchbruchs durch die Aponeurose des M. obliquus externus abdominis, sondern durch Umwachsung des Leitbandes.

Ringförmig um die Anheftungsstelle des Leitbandes entsteht eine trichterförmige Ausstülpung des Bauchfells, der *Processus vaginalis peritonei,* die schon Ende des 5. Monates die Bauchwand durchsetzt. Der Hoden liegt in diesem Zeitpunkt in der Gegend des Anulus inguinalis profundus, wo er bis zum 7. Monat *liegen* bleibt. In der Zwischenzeit wird der Leistenkanal durch Aufquellung und Wachstum des Leitbandes des Hodens derart erweitert, daß der Hoden den Kanal passieren kann und ins Skrotum gelangt.

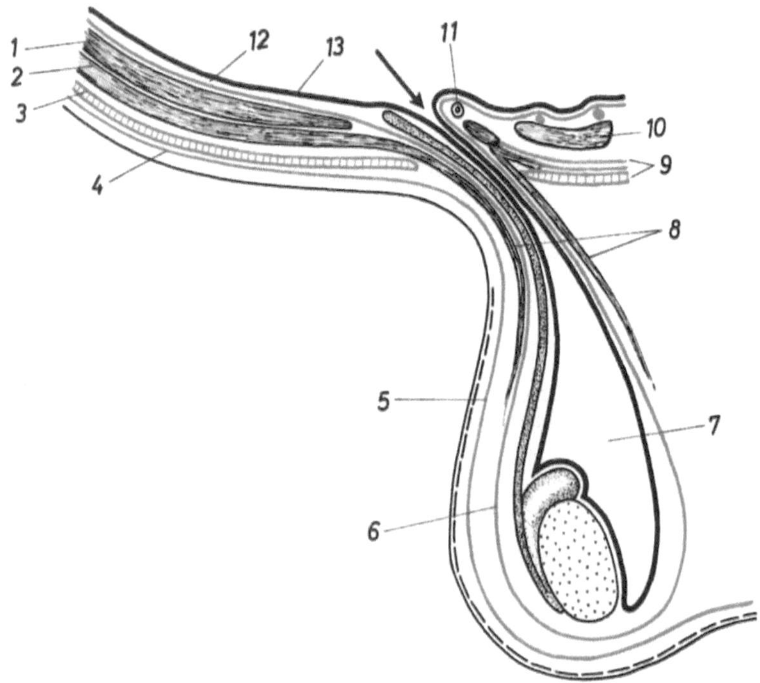

Abb. 6. Hernia inguinalis congenita. Bezeichnungen wie in Abb. 1. *7* Processus vaginalis peritonei in offener Kommunikation mit der Bauchhöhle (aus TÖNDURY, 1965)

Nach Abschluß des Descensus testis obliteriert der Processus vaginalis peritonei sehr rasch. Unterbleibt dieser Verschluß, dann erhält sich eine offene Verbindung zwischen dem Cavum serosum testis und der Bauchhöhle. In diesen Fällen ist die Voraussetzung für die Entstehung einer „Hernia" inguinalis congenita gegeben. Da ein Bruchsack fehlt, darf sie nicht als wirkliche Hernie angesprochen werden. Die verlagerten Darmschlingen treten bis in die Tiefe des Skrotum hinunter und liegen direkt dem Hoden an (Abb. 6). Seltener trennt sich der Processus vaginalis peritonei von der Tunica vaginalis testis, bleibt aber bis tief hinunter offen. In diesen Fällen bleiben Bruchinhalt und Testis wie bei den erworbenen Hernien getrennt.

Von den Leistenbrüchen zu trennen sind Flüssigkeitsansammlungen in der geschlossenen Tunica vaginalis testis bzw. in der nur partiell obliterierten Tunica vaginalis funiculi spermatici. Im ersten Fall spricht man von einer *Hydrocele testis,* im zweiten Fall von einer *Hydrocele funiculi spermatici.*

2. Hernia femoralis

Als *Herniae femorales* werden Bauchwandbrüche bezeichnet, die unter dem „Leistenband" hindurch im Hiatus saphenus des Oberschenkels zum Vorschein kommen. Bruchpforte ist der *Anulus femoralis,* der unterhalb des „Leistenbandes" zwischen der Falx inguinalis und den großen Oberschenkelgefäßen liegt und normalerweise vom Septum femorale abgeschlossen ist. Beim *Septum femorale* handelt es sich um verdichtetes Bindegewebe, das von vielen Lymphgefäßen durchsetzt wird und bauchhöhlenwärts von Peritoneum bedeckt ist. Der Anulus femoralis ist die innere Öffnung des *Canalis femoralis,* eines nur unter krankhaften Verhältnissen bestehenden, 3–4 cm langen, zwischen V. femoralis und Pecten ossis pubis gelegenen Kanales, der mit dem *Hiatus saphenus* endet. Von besonderem Interesse ist das Verhalten des Septum femorale. Von der vorderen Bauchwand herkommend, senkt sich das Bauchfell auf die Vasa iliaca externa und geht auf sie über. Medial läßt es sich bis auf Höhe des Pecten ossis pubis verfolgen und ist unterhalb des „Ligamentum inguinale" zur Fossa femoralis eingedellt. In Abb. 7 ist außerdem zu sehen, daß sich die unter dem Bauchfell gelegene Fascia transversalis auf den Oberschenkel fortsetzt und zusammen mit der Fascia pectinea einen Trichter bildet, in welchem die Vasa femoralia eingeschlossen sind. Der Canalis femoralis wird also bauchhöhlenwärts nur durch das Peritoneum und lockeres subperitoneales Bindegewebe abgeschlossen; andere Sicherungen fehlen, so daß diese Stelle ähnlich wie die Fossa inguinalis medialis als Locus minoris resistentiae anzusehen ist. Sie ist individuell verschieden beschaffen und bei der Frau entsprechend der größeren Breite des Beckens weiter als beim Mann. Schenkelhernien, die hier durchtreten, sind deshalb bei der Frau viermal häufiger als beim Mann.

Eine *Hernia femoralis* entsteht meistens traumatisch. Der Bruchsack besteht aus Peritoneum und lockerem subperitonealem Bindegewebe; er dringt durch den Anulus femoralis, medial von der V. femoralis in den Canalis femoralis und gelangt durch den Hiatus saphenus unter Auseinanderdrängen der Lamina cribrosa fasciae latae in die Subkutanschicht (Abb. 8). Sie wird nie so groß

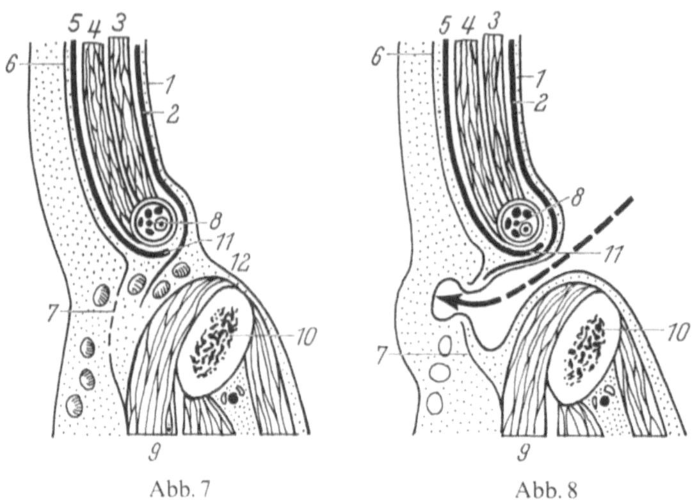

Abb. 7   Abb. 8

Abb. 7. Canalis femoralis, normale Verhältnisse. *1* Peritoneum; *2* Fascia transversalis;
3 M. transversus; *4* M. obliquus internus; *5* Aponeurosis m. obliqui externi abdominis;
6 Fascia superficialis; *7* Fascia cribrosa; *8* Funiculus spermaticus; *9* M. pectineus; *10*
Pecten ossis pubis; *11* „Ligamentum inguinale"; *12* Fossa femoralis (aus TÖNDURY, 1965)

Abb. 8. Hernia femoralis. Pfeil im Bruchsack. Bezeichnungen wie in Abb. 7 (aus TÖNDURY,
1965)

wie eine Hernia inguinalis, kann aber leicht eingeklemmt werden und zwar
im Anulus femoralis oder im Hiatus saphenus; d.h. am Eingang und am Ausgang
des Schenkelkanales.

Klinisch wichtig ist der wechselnde Verlauf der A. obturatoria. Gewöhnlich
hat sie als Ast der A. iliaca interna keine Beziehungen zum Bruchsack. Gelegentlich wird sie von der A. epigastrica inferior abgegeben, umzieht in diesem Falle
die mediale Umrandung der Lacuna vasorum (Durchtrittsstelle der Vasa femoralia zum Oberschenkel) und kommt damit in direkte Berührung mit einem eventuell vorhandenen Bruchsack.

3. Hernia umbilicalis

Herniae umbilicales sind keine Seltenheit. Sie sind angeboren und treten
bei Neugeborenen auf oder sind erworben und dann die Folge einer abnormen
Dehnung der Bauchdecken z.B. durch wiederholte Schwangerschaften. Bruchpforte ist der *Anulus umbilicalis,* ein *individuell* verschieden weiter, ringförmiger
Unterbruch der Linea alba, der nur durch Bindegewebe abgeschlossen ist. Auch
das Unterhautfettgewebe fehlt an dieser Stelle, so daß die Haut zur *individuell*
verschieden tiefen Nabelgrube eingezogen ist. Die Fascia transversalis ist hier
zur Fascia umbilicalis verstärkt.

Der Anulus umbilicalis ist in den ersten Lebensjahren auch unter normalen
Verhältnissen die schwächste Stelle der Bauchwand. Jede übermäßige und

wiederholte Anstrengung der Bauchpresse wirkt sich im Sinne einer Vorstülpung des Peritoneum aus. Die enge Bruchpforte läßt im allgemeinen nur selten die Entwicklung eines größeren Bruches zu. — Bei Frauen kann der Nabelring zu erheblicher Weite gedehnt werden und die sich vorwölbende Hernie zur gewaltigen, irreponiblen, das Omentum majus und einen Teil des Darmes enthaltenden Bruchgeschwulst entwickeln.

Von gewöhnlichen Nabelhernien sind *Nabelschnurbrüche* zu unterscheiden. Hier handelt es sich um Mißbildungen, entstanden infolge Ausbleibens des normalen Verschlusses des Nabelringes. Baucheingeweide liegen in einem ausgestülpten Bauchfellsack, der nur vom Amnion und den Nabelstranggefäßen umgeben ist. Die Bauchhaut begleitet den Bruchsack als kurze Röhre.

Der Nabelschnurbruch ist eine Hemmungsmißbildung. Als Rest des Exozöl setzt sich die primitive Leibeshöhle bei Embryonen als Nabelstrangzölom in den Nabelstrang fort. Dieses enthält den Scheitel der primitiven Darmschleife. Innerhalb des Nabelstrangzölom entwickeln sich die ersten Dünndarmschlingen; man spricht vom *physiologischen Nabelbruch,* welcher im Verlaufe der Darmdrehung spontan in die Bauchhöhle reponiert wird. Damit verödet das Nabelstrangzölom normalerweise vollständig. Unterbleibt diese Rückbildung, dann persistiert der physiologische Nabelbruch; das Neugeborene ist Träger einer mehr oder weniger ausgedehnten Nabelstranghernie.

4. Hernia epigastrica

Als *Hernia epigastrica* bezeichnet man einen Bauchwandbruch, der immer erworben ist und oberhalb des Nabels *durch* Defekte der Linea alba *durchtritt.* Klinisch werden drei Stadien unterschieden: Eine kleine Fettgeschwulst drängt sich knopfförmig durch eine feine Lücke in der Linea alba in die Subkutanschicht vor. Damit ist der erste Anstoß für die Entwicklung einer wirklichen Hernie gegeben. Unter der Wirkung des intraabdominalen Druckes weitet sich die kleine Spalte, und es bildet sich nach und nach ein kleiner Bruchsack aus, der Teile des Omentum majus, eventuell auch eine Darmschlinge aufnehmen kann.

Selten entwickeln sich Hernien am lateralen Rand der Rektusscheide auf Höhe der Linea semicirularis *Douglasii* zwischen M. rectus und M. transversus abdominis *(Herniae ventrales laterales).*

Schließlich müssen noch die sog. *Narbenhernien* erwähnt werden, welche durch operativ gesetzte oder traumatische Narben der Bauchwand durchtreten. Besonders breite, durch länger dauernde Granulationsgewebsbildung entstandene Narben, welche alle Schichten betreffen, sind wenig widerstandsfähig. Bei Steigerung des intraabdominalen Druckes, den sie rein passiv auszuhalten haben, geben sie schließlich nach.

5. Seltene Bruchformen

Zu diesen Hernien gehören Formen, welche Durchtrittsstellen von Gefäßen und Nerven als Bruchpforte benützen. Es handelt sich um die Hernia obturatoria und die Herniae ischiadicae.

5.1. Hernia obturatoria

Die *Hernia obturatoria* dringt zusammen mit dem N. obturatorius und den Vasa obturatoria durch den Canalis obturatorius. Die innere Öffnung der Bruchpforte wird oben durch den Ramus horizontalis ossis pubis, unten durch die Fascia und den M. obturatorius internus begrenzt; der aus Peritoneum und der Fascia transversalis gebildete Bruchsack gelangt oberhalb des M. obturatorius externus oder durch Spalten im Muskel zwischen diesem und dem M. pectineus, um schließlich seitlich vom M. adductor longus hervorzukommen. Durch Einklemmungen des Nerven zwischen Bruchsack und knöcherner Umrandung des Canalis obturatorius werden charakteristische Paraesthesien im Ausbreitungsgebiet des N. obturatorius ausgelöst. Als weiteres Symptom kann häufig eine deutliche Beugung des Hüftgelenkes beobachtet werden.

5.2. Herniae ischiadicae

Bruchpforte ist das Foramen ischiadicum majus, das durch den M. piriformis in ein Foramen supra- und ein Foramen infrapiriforme unterteilt wird. Es werden drei Typen unterschieden, die vorwiegend bei Frauen in höherem Alter vorkommen: die *Hernia suprapiriformis,* die *Hernia infrapiriformis* und die *Hernia spinotuberosa*; letztere tritt aus dem Foramen ischiadicum minus aus und wird auch als Hernia ischiadica propria bezeichnet. Kleine Hernien entziehen sich meist der Feststellung, während große Hernien als subglutäale Tumoren imponieren können. Lokalisierter Druckschmerz und Inkarzerationserscheinungen sind wegweisend für die Diagnosestellung.

5.3. Herniae perineales

Auch durch das Diaphragma pelvis können sich Hernien vorstülpen, die als Beckenbodenbrüche in verschiedenen Formen auftreten und vornehmlich bei Frauen nach wiederholten Geburten und in höherem Alter beobachtet werden. Die Durchtrittsstellen der Gefäße sind präformierte Pforten, die bei schwindendem Fett und erschlafften Muskelgrenzen dem Andrängen der Bauchpresse nachgeben.

Bleibt die Hernie oberhalb des Diaphragma pelvis, wird sie als *Hernia endopelvina* bezeichnet, durchsetzt sie dasselbe bis in die Fossa ischiorectalis, dann spricht man von einer *Hernia perinealis* (Abb. 9). Diesen lateralen Beckenbodenhernien stehen die *medialen* gegenüber, die meist mit einem Prolaps des Uterus, der Vagina oder des Rektum kombiniert sind.

6. Zwerchfellhernien

Unter einer Zwerchfellhernie versteht man die Verlagerung einer oder mehrerer Abdominalorgane durch eine schwache oder defekte Stelle im Zwerchfell in die Brusthöhle. Es müssen die sog. *Herniae verae* von den *Herniae diaphragma-*

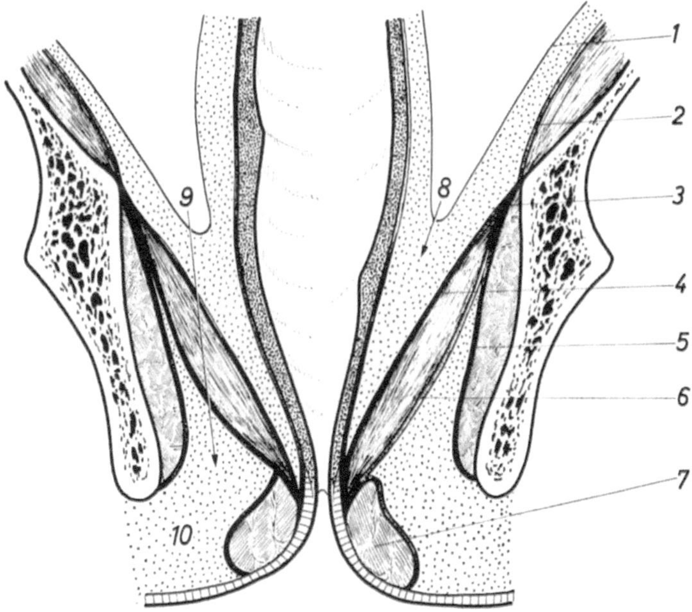

Abb. 9. Frontalschnitt durch die Règio analis (nach TÖNDURY, 1965). *1* Peritoneum parietale; *2* Fascia iliaca; *3* Ursprung des M. levator ani am Arcus tendineus; *4* Fascia m. levatoris ani superior; *5* Fascia obturatoria; *6* Fascia m. levatoris ani inferior; *7* M. sphincter ani externus; *8* Pfeil gibt Vorstülpungsrichtung der Hernia endopelvina, *9* diejenige der Hernia perinealis an; *10* Fossa ischiorectalis

ticae spuriae unterschieden werden. Letztere sind die Folge einer Störung in Anlage und Verschluß des Zwerchfells, müssen somit als Mißbildungen angesehen werden. Durch eine in der Frühembryonalzeit offene Lücke im Zwerchfell treten Bauchorgane in die Brusthöhle über, ein Bruchsack fehlt, während Herniae diaphragmaticae varae stets einen aus Bauchfell bestehenden Bruchsack besitzen.

6.1. Herniae diaphragmaticae spuriae

Zwerchfellücken sind die Folge einer Entwicklungsstörung. Sie sind einseitig, häufiger links als rechts, nur in seltenen Fällen doppelseitig, und müssen als Zeichen eines örtlich unvollständigen Verschlusses im Stadium der noch häutigen Zwerchfellanlage angesehen werden. Nach unseren Erfahrungen an einem größeren Material sind zwar erhebliche Größenunterschiede der Lücken festzustellen, diese liegen aber so gut wie immer im Bereiche der dorsolateralen Körperwand (Abb. 10). Bei kleinerer Ausdehnung fanden wir sie an der Stelle, an welcher normalerweise das Trigonum lumbocostale freigelegt wird.

Zur Entwicklung des Diaphragma. — Die Entwicklung des Diaphragma ist eng mit der Entwicklung des Herzens gekoppelt. Ende der 3. Woche entstehen die beiden Endokardschläuche, welche mit den Dottersackvenen *(Vv. vitellinae)*

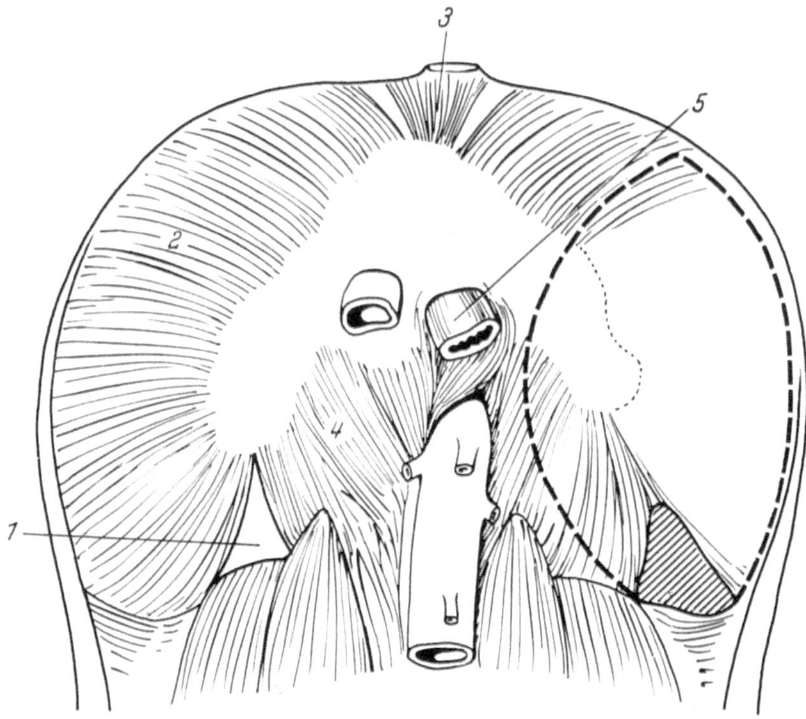

Abb. 10. Schematische Darstellung des Zwerchfells in der Ansicht von unten mit Eintragung der Lokalisation von laterodorsalen Defekten. Schraffiertes Feld: Defekt deckt sich etwa mit dem Gebiet, in welchem normalerweise das Trigonum lumbocostale liegt; unterbrochene Linie umgrenzt einen medial und lateral weitgreifenden Defekt. Zwischenstufen möglich. *1* Trigonum lumbocostale (BOCHDALEK); *2* Pars costalis; *3* Pars sternalis; *4* Pars lumbalis diaphragmatis; *5* Oesophagus

und den *Vv. umbilicales* in Verbindung treten und sich kranial in die beiden Aortae fortsetzen. Frühzeitig verschmelzen die beiden Herzschläuche zum unpaaren Rohr, welches frei durch den kranialen Abschnitt des Zölom verläuft und mit dem Vorderdarm durch das Mesocardium dorsale in Kontakt bleibt. Kaudal vom Herzen bildet sich eine Mesenchymbrücke aus; diese trennt das Cavum pericardiacum vom Cavum peritoneale, verdichtet sich rasch und wird als *Septum transversum* bezeichnet. In das Septum transversum wachsen die Leberzellbalken hinein und treten mit den Vv. vitellinae in Kontakt. Diese lösen sich in ein Netz weiter Sinusoide auf und liefern das Kapillarnetz der Leber, während sich die beiden Venenstämme an der Bildung der V. portae beteiligen.

Im Verlaufe der Weiterentwicklung wird das Septum transversum durch die Lageveränderungen des Herzens nach unten und ventral verschoben, ohne aber seine Verbindung mit der vorderen und lateralen Brustwand einzubüßen. Dorsal endet es rechts und links vom Mesodorsale des Vorderdarmes frei und begrenzt zusammen mit diesem und der hinteren Brustwand das *Foramen pleuroperitoneale* (BOCHDALEK). Diese Öffnung wird zum *Canalis pleuroperitonealis,* einer vorübergehenden Verbindung zwischen Brust- und Bauchhöhle, die im Beginn der 8. Woche verschlossen wird.

Das endgültige Zwerchfell ist das Produkt des Wachstums und der Verschmelzung der verschiedenen an der Begrenzung des Foramen pleuroperitoneale beteiligten Elemente. Das Septum transversum liefert den Hauptteil, nämlich die Pars stenalis und einen großen Abschnitt der Pars costalis, die Pars lumbalis entsteht aus dem Mesenchym des Mesodorsale, während das Mesenchym der hinteren Brustwand den hinteren Teil der Pars costalis bildet. *Das Trigonum lumbocastale* (BOCHDALEK) *bildet nicht die Stelle des Verschlusses des Canalis pleuroperitonealis.* BOCHDALEK (1848, 1967) hat diese Stelle als Locus minoris resistentiae, d.h. als Prädilektionsstelle für den Durchtritt von Hernien angesehen. Die Existenz eines Canalis pleuroperitonealis wurde erstmals von HIS (1880) beschrieben. BOCHDALEK hat selbst *keine* Embryonen untersucht. Tatsächlich führt eine Unterentwicklung der Muskelfasern im dorsalen Teil der Pars costalis zur Bildung dieses individuell so variablen Dreieckes.

In Abb. 10 sind verschiedene linksseitige Zwerchfellücken im dorsolateralen Bereich des Zwerchfells aufgezeichnet. Sie nehmen oft die Stellung des Trigonum lumbocostale ein, überschreiten sie aber häufig nach medial und dehnen sich weit lateral aus. In diesen Fällen wird eine weit klaffende Öffnung vorgefunden, durch welche sich ein Großteil der Bauchorgane in die Brusthöhle verlagert hat. Folge dieser Verlagerung sind eine Verdrängung des Herzens nach rechts und eine ausgesprochene Wachstumshemmung der linken Lunge.

Seltener sind Lücken in den *zentralen* Teilen des Zwerchfells. Zentrale Defekte liegen von der Körperwand weg und sind häufig ringförmig begrenzt und mit einem Knopfloch zu vergleichen; die Franzosen sprechen in solchen Fällen von einer „Hernie en boutonnière". Zentrale Zwerchfellücken entstehen wahrscheinlich in einem späteren Zeitpunkt als dorsolaterale Lücken.

6.2. Herniae diaphragmaticae verae

Wirkliche Zwerchfellhernien sind sehr viel seltener als ein Prolaps von Baucheingeweiden durch eine Zwerchfellücke in die Pleurahöhle. Es handelt sich dabei um umschriebene Vorstülpungen des Zwerchfells, wobei die vorgestülpten Teile im allgemeinen frei von Muskelfasern sind und die verlagerten Bauchorgane immer in einem Bruchsack liegen. Auch Herniae diaphragmaticae verae sind viel häufiger links als rechts und bevorzugen vornehmlich das Gebiet des Trigonum lombocostale, in welchem auch unter normalen Verhältnissen die Muskulatur in mehr oder weniger großer Ausdehnung fehlt (Abb. 10). Solche Hernien können angeboren oder erworben sein. Letztere sind meistens traumatisch entstanden.

6.3. Relaxatio diaphragmatica

Differentialdiagnostisch müssen Zwerchfellhernien von einer einfachen Relaxatio diaphragmatica abgegrenzt werden. Von einer Relaxatio diaphragmatica sprechen wir dann, wenn eine Zwerchfellkuppel, meistens die linksseitige, kranial stark ausgebuchtet ist und mit ihrem höchsten Punkt im Extremfalle die 2. Rippe, ja sogar den 1. Interkostalraum erreicht. Das Zwerchfell der betroffenen Seite ist zu einer dünnen Membran reduziert, in welcher aber im Gegensatz zu einem Bruchsack Muskelfasern eingelagert sind. Diese sind auffallend dünn und zudem stark auseinandergedrängt. Im Zusammenhang mit dem Zwerchfellhochstand finden sich Veränderungen an Brust- und Bauchsitus mit Verlagerung des Herzens und der großen Gefäße und *auffallend verkleinerter Lunge* auf der befallenen Seite. Die Bauchorgane füllen die tiefe Kuppel aus, was röntgenologisch zu Verwechslungen mit einer echten Zwerchfellhernie führen kann. In der bruchsackartigen Aussackung des Zwerchfells sind große Teile des Magens, die Milz, aber auch Abschnitte des Darmes enthalten.

Eine Relaxatio diaphragmatica ist die Folge einer Störung der Zusammenwirkung verschiedener Faktoren, welche den normalen Zwerchfellstand beinflussen. Dieser wird beherrscht von der Retraktionskraft der Lungen, vom intraabdominalen Druck und vom Tonus des Zwerchfellmuskels. Diese drei Kräfte halten sich normalerweise das Gleichgewicht. Eine Relaxatio entwickelt sich dann, wenn dieses Gleichgewicht gestört ist. Für ihr Zustandekommen spielt wohl die quantitative Veränderung der Zwerchfellmuskulatur die größte Rolle. Ein normales Zwerchfell wirkt durch seine ihm eigene Spannkraft den Kräften, die es aufwärts zu verdrängen suchen, entgegen. Wir nehmen als primäre Ursache der Entstehung einer Relaxatio diaphragmatica die Muskelveränderungen an: Das Zwerchfell ist ein schlaffer Sack. Die Muskelfasern sind makro- und mikroskopisch vermindert und atrophisch. Da, wo die Nervi phrenici untersucht wurden, wurde eine Entartung der Nervenfasern mit gleichzeitiger Vermehrung des peri- und des endoneuralen Bindegewebes festgestellt. Die Schädigung des Nervus phrenicus kann verschiedene Grade erreichen. Je nachdem ein vollständiger Unterbruch der Nervenleitung vorliegt oder nur ein partieller, wie z.B. in unseren eigenen Beobachtungen, ist auch die Zwerchfelldegeneration eine vollständige oder nur eine partielle.

6.4. Hiatushernien

Am häufigsten und deshalb von ganz besonders großer klinischer Bedeutung sind Hernienbildungen im Bereiche des Hiatus oesophageus. An der Pars lumbalis diaphragmatis werden jederseits drei Schenkel unterschieden, von welchen die beiden Crura medialia, von der Vorderfläche der Lendenwirbelkörper senkrecht emporsteigend, sich gegeneinander zuneigen und den sehnig umrandeten Hiatus aorticus bilden. Das Crus mediale dextrum ist viel kräftiger entwickelt als das Crus mediale sinistrum; es bildet im allgemeinen allein die muskulöse Umrandung des *Hiatus oesophageus* (Abb. 11), welcher etwas links von der Mitte liegt und die Form eines muldenförmigen Kanales hat. Der Oesophagus ist frei verschieblich in den Hiatus eingebaut. Faszienblätter verhindern aber die Ausbildung eines Spaltraumes zwischen Speiseröhre und Muskelrand des Hiatus. Unter normalen Verhältnissen kann man einen Finger erst nach Zerstörung der Faszien zwischen Hiatus und Oesophagus durchstoßen. Das Diaphragma besitzt brust- und bauchhöhlenwärts einen Faszienüberzug, welcher am

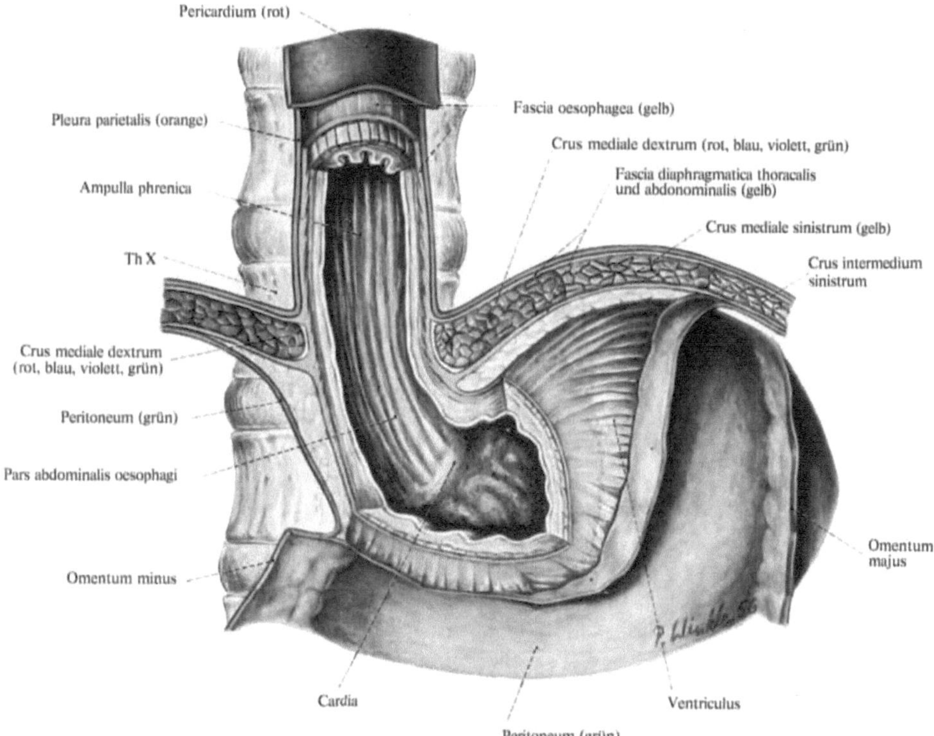

Abb. 11. Schematische Darstellung des Hiatus oesophageus, des Oesophagus, des Magens und der Faszienverhältnisse von ventral (aus SCHLEGEL, 1957)

Hiatusrand mit der *Fascia oesophagea* verschmolzen ist. Letztere läßt sich präparatorisch und auf Schnittpräparaten als Oesophagushülle darstellen; sie ist im Hiatusbereich kräftig, oberhalb und unterhalb des Hiatus besitzt sie aber einen lockeren Bau und verliert sich schließlich im Bereiche der Kardia. Auf Höhe des oberen bzw. unteren Hiatusrandes teilt sie sich und tritt mit der thorakalen bzw. abdominalen Zwerchfellfaszie in Verbindung (Abb. 12). Zwischen den Zwerchfellfaszien und den Muskelbündeln, welche den Hiatus bilden, lassen sich viele fixierende Bindegewebsstränge nachweisen. Auch Muskelfasern können in den Faszien einstrahlen, hingegen fehlen direkte muskuläre Verbindungen zur Oesophaguswand.

Unter einer *Hiatushernie* versteht man ganz allgemein den Durchtritt eines Teiles des Magens und der Pars abdominalis oesophagi durch den Hiatus oesophageus in den Brustraum. Ausnahmsweise treten auch andere Bauchorgane durch die Bruchpforte. Mit der Verlagerung dieser Bauchorgane ist immer die Bildung eines Bruchsackes verbunden. Mit SCHLEGEL (1957) unterscheiden wir auf Grund der anatomischen Verhältnisse drei Formen von Hiatushernien, nämlich paroesophageale, Gleit- und gemischte Hernien.

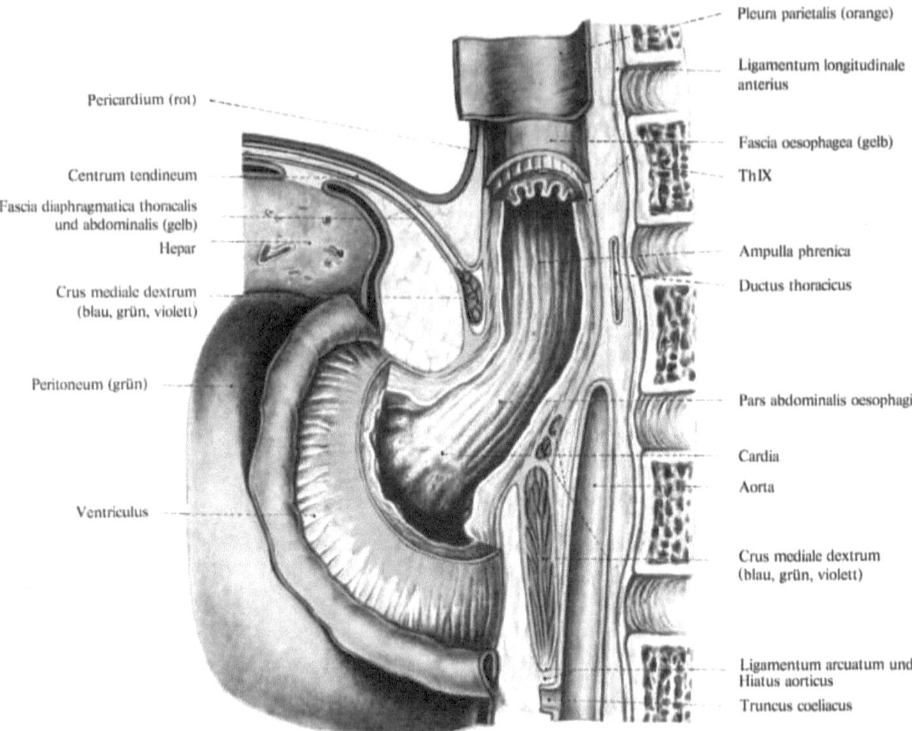

Abb. 12. Schematische Darstellung des Hiatus oesophageus, des Oesophagus, des Magens und der Faszienverhältnisse von lateral (aus SCHLEGEL, 1957)

1. Paroesophageale Hiatushernien (Abb. 13a). Im Bruchsack findet man einen mehr oder weniger großen Magenteil, eventuell auch andere Bauchorgane wie Colon transversum, Milz, sogar Jejunum oder Colon sigmoideum. Der Bruchsack ragt durch den stark erweiterten Hiatus in das hintere Mediastinum hinein, ist groß, dünnwandig und liegt je nach Fall rechts oder links vor dem Oesophagus. Die Lage des Oesophagus, der Kardia und meistens auch der Curvatura minor und des Pylorus ist normal.

2. Gleithernie. Bei dieser Form ist der Hiatus oesophageus verschieden weit, die Pars abdominalis oesophagi mit der Kardia und einem kleineren, kardianahen Magenteil sind in das hintere Mediastinum verlagert (Abb. 13b). Der Oesophagus erscheint verkürzt, der Bruchsack liegt vorn und auf der linken Seite und ist immer leer. Bei einer typischen Gleithernie findet sich rechts nie ein Bruchsack. Die Faszienblätter sind vorhanden, aber überdehnt und gelockert.

3. Gemischte Hernien (Abb. 13c). Sie liegen dann vor, wenn zusammen mit der Verlagerung der Pars abdominalis oesophagi und der Kardia andere Teile des Magens durch den Hiatus verlagert sind.

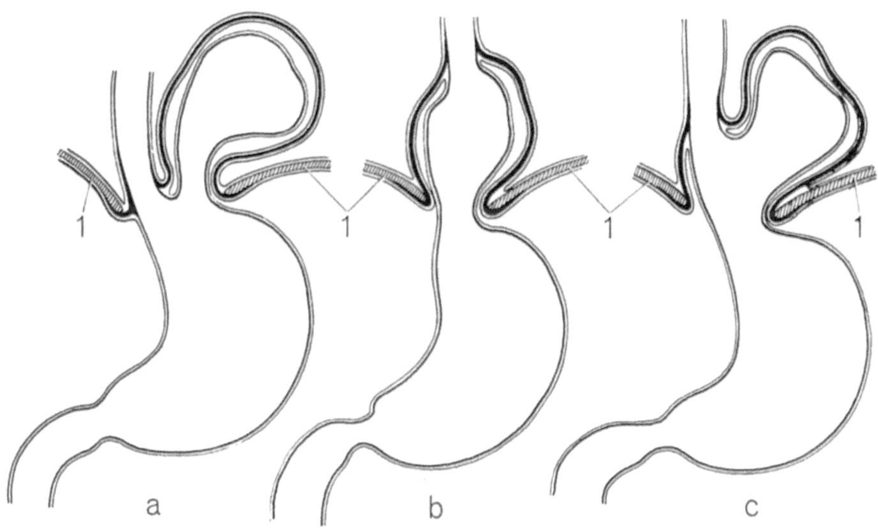

Abb. 13a–c. Hiatushernien: a Paraoesophagealhernie, b Gleithernie, c gemischte Hernie. *1* Diaphragma (aus TÖNDURY, 1965)

Diese Hernien müssen vom Vorhandensein eines *kongenital verkürzten Oeso-phagus* unterschieden werden. In einem solchen Fall ist der Oesophagus primär zu kurz, sonst aber normal. Die Kardia liegt oberhalb des Diaphragma im hinteren Mediastinum und kann nicht in die Bauchhöhle verlagert werden.

Da eine Hiatushernie erst dann festgestellt wird, wenn sie bereits Beschwerden verursacht, wissen wir nichts Genaues über den Zeitpunkt ihres Auftretens. Auch die Pathogenese ist nur teilweise bekannt. Es werden die verschiedensten Ursachen angegeben, unter welchen nicht viele glaubhaft sind. Nach SCHLEGEL müssen für die Entstehung von Hiatushernien jeder Art zwei Voraussetzungen erfüllt sein, nämlich eine Erweiterung des Hiatus oesophageus und eine Locke-rung oder fehlende Fixation der Faszien. Wir stimmen ihm bei, wenn er hervor-hebt, daß der erweiterte Hiatus vor allem eine Voraussetzung, aber keine schlüs-sige Erklärung für die Hernienbildung ist. Auch auf dem Präpariersaal findet man öfters mehr oder weniger erweiterte Hiati, ohne daß eine Hernie vorliegt. Wie die Erweiterung des Hiatus zustandekommt, ist unbekannt.

Normalerweise wird der Oesophagus durch Faszien im Hiatus fixiert. Diese Fixation ist aber keine absolute. Sie bildet aber ein Hindernis für eine Hernienbil-dung; Lockerung oder gar vollständiges Fehlen der Faszien müssen als wichtige Voraussetzung für die Entstehung einer Hernie angesehen werden. Die Locke-rung ist meistens eine Alterserscheinung, vielleicht auch die Folge einer besonders intensiven mechanischen Beanspruchung. Sie ist aber niemals Ursache einer Hernienbildung.

Neben der Hiatuserweiterung und der gelockerten Fixation durch die Faszien spielt sicher der intraabdominale Druck eine bedeutende Rolle bei der Hernien-entstehung. Ein erhöhter Druck ist meistens die Folge eines raumbeengenden

Prozesses in der Bauchhöhle. SCHLEGEL nennt als Ursache in allererster Linie die Adipositas. Klinische Erfahrungen zeigen, daß Gleithernien bei fettleibigen Individuen weit häufiger sind als bei mageren. Weiter wird darauf aufmerksam gemacht, daß auch der erhöhte intraabdominale Druck während der Schwangerschaft für das Auftreten von Hiatushernien von Bedeutung sein kann.

Die Pathogenese der paroesophagealen Hiatushernien wird von vielen Autoren auf die Persistenz des Recessus pneumatoentericus dexter, einer nur im Verlaufe der frühen Embryonalentwicklung vorhandenen Bildung, die bereits bei Embryonen von 6 mm verschwunden ist, zurückgeführt. Bisher fehlen aber Anhaltspunkte, welche in diese Richtung weisen. Wahrscheinlich gelten für die Entstehung einer paroesophagealen Hernie die gleichen Voraussetzungen wie für die Entstehung einer Gleithernie. Für weitere Angaben sei auf die Arbeit von SCHLEGEL verwiesen.

II. Innere Hernien

Unter einer inneren Hernie versteht man die Verlagerung eines Darmabschnittes in eine normalerweise angelegte, jedoch abnorm erweiterte Bauchfelltasche, die wir als *Recessus peritonealis* bezeichnen. Diese Taschen entstehen im Zusammenhang mit der Lageentwicklung des Magendarmkanales, in deren Verlauf es zu Verlagerungen einzelner Darmabschnitte an die hintere Bauchwand und zu Verwachsungen mit dem parietalen Peritoneum kommt. Am Übergang der verlöteten Darmschlingen in frei gebliebene, wie z.B. im Bereiche der Flexura duodeno-jejunalis, können Serosafalten aufgeworfen werden, die Bauchfelltaschen verschiedener Tiefe begrenzen.

Im Bereiche der Flexura duodeno-jejunalis, d.h. am Übergang der Pars inferior duodeni in die erste Jejunumschlinge, sind ziemlich regelmäßig zwei Bauchfellfalten zu finden, von welchen die *Plica duodeno-jejunalis superior* sozusagen immer da ist. Sie ist eine typische Gefäßfalte und entsteht durch den bogenförmigen Verlauf der V. mesenterica inferior auf ihrem Wege zur V. lienalis. Der von dieser Falte gebildete *Recessus duodeno-jejunalis superior* ist verschieden tief und schräg nach oben medial gerichtet. Die *Plica duodeno-jejunalis inferior* ist nicht immer zu finden, der Recessus, der schräg nach unten gerichtet ist, kann erhebliche Tiefe erreichen und kommt als Bruchpforte in Frage. Der vorgestülpte Bruchsack wird vom Peritoneum parietale gebildet. Der Bruchsackinhalt ist immer Dünndarm; es kann sich um eine Schlinge handeln, in extremen Fällen ist das ganze Dünndarmkonvolut bis auf den zu- und abführenden Schenkel in der Tasche verschwunden.

Auch in der Ileozäkalgegend sind Bauchfellfalten anzutreffen. Sie sind aber variabler als die Falten im Bereiche der Flexura duodeno-jejunalis und bilden sich im allgemeinen als Folge unregelmäßiger Verwachsung des Zäkum mit der hinteren Bauchwand. Die *Plica ileocaecalis superior* ist eine vor oder über der Übergangsstelle des Ileum in das Zäkum entstandene Falte, welche die A. caecalis anterior einschließt. Konstanter ist die *Plica ileocaecalis inferior* und der von ihr begrenzte Recessus, der im unteren Ileozäkalwinkel blind endet. Er kann bis an den medialen Rand des Colon ascendens reichen, sich sogar noch hinter dasselbe ausdehnen und öffnet sich nach unten medial. Die Hernien des Recessus ileocaecalis inferior entwickeln sich also wie die paraduodenalen Hernien in vorgebildete Recessus.

Der größte, aber inkonstante Rezessus dieser Gegend ist der *Recessus retrocaecalis*; zwischen Zäkum und Peritoneum parietale gelegen, entsteht er sekundär. Retrozäkale Hernien entwickeln sich dorsal vom Zäkum und dehnen sich kranial aus.

Weitere, aber sehr seltene Bruchpforten sind das *Foramen epiploicum* und der *Recessus intersigmoideus*.

Literatur

CHANDLER, S.B.: Studies on the inguinal region. Anat. Rec. **107**, 93–102 (1950).

COLLIS, J.L., KELLY, T.D., WILEY, A.M.: Anatomy of the crura of the diaphragma and surgery of hiatus hernia. Thorax **9**, 175–189 (1954).

CURL, H., TROMLY, R.G.: The inguinal canal in the foetus and new-born. J. Anat. (Lond.) **78**, 148–149 (1944).

ELZE, C.: Über das anatomische Verhalten der Speiseröhre beim Lebenden. Münch. med. Wschr. **74**, 1300 (1927).

FRUCHAUD, H.: Anatomie chirurgicale des hernies de l'aine. Paris: Doin 1956.

GRUBER, G.B.: Die Mißbildungen des Zwerchfells. In: SCHWALBE-GRUBER: Morphologie der Mißbildungen, III. Teil, 1. Abt. Jena: Gustav Fischer 1937.

HAYEK, H. v.: Die Cardia und der Hiatus oesophageus des Zwerchfells. Z. Anat. Entwickl.-Gesch. **100**, 218–255 (1932).

MEYER, A., NOVOTNY, K., PÖSCHL, M.: Die inneren Hernien der Ileocoecalgegend. Ergebn. Chir. Orthop. **45**, 176–204 (1963).

MOYNIHAN, G.A., DOBSON, J.F.: Retroperitoneal hernia, 2nd ed. London: Baillière, Tindall, Co. 1906.

PAN, N.: Retroperitoneal hernia. J. Anat. (Lond.) **70**, 179–183 (1936).

SCHLEGEL, J.J.: Hiatus oesophageus, Hiatushernie und ihre chirurgische Behandlung. Ergebn. Chir. Orthop. **41**, 350–427 (1957).

TERRACOL, J., SWEET, R.H.: Diseases of the oesophagus. Philadelphia: Saunders 1958.

TÖNDURY, G.: Angewandte und topographische Anatomie, 3. Aufl. Stuttgart: Thieme 1965.

WATSON, L.F.: Hernia: Anatomy, etiology, symptoms, diagnosis, differential diagnosis, prognosis and treatment, 3rd ed. St. Louis: Mosby 1948.

WELLS, L.J.: Development of the human diaphragm and pleural sacs. Contributions to Embryology **35**, 108–134 (1954).

WINCKLER, G.: Etude sur la fixation pelvienne des muscles larges de l'abdomen chez l'homme. Arch. Anat. (Strasbourg) **32**, 1–10 (1949).

ZIMMERMANN, L.M., ANSON, B.J.: Anatomy and surgery of hernia. Baltimore: Williams & Wilkins 1953.

Sachverzeichnis

Heart and Coronary Arteries

An Anatomical Atlas for Clinical
Diagnosis, Radiological
Investigation,
and Surgical Treatment
By W.A. MCALPINE
1098 figs. mostly in color.
XVI, 224 pages. 1975
Cloth DM 198, − ; US $ 81.20
ISBN 3-540-06985-2
Distribution rights for Japan:
Igaku Shoin Ltd., Tokyo

Blood Smears Reinterpreted

By M. BESSIS
In preparation
ISBN 3-540-07206-3

Endoskopie und Biopsie in der Gastroenterologie

Technik und Indikation
Herausgeber:
P. FRÜHMORGEN, M. CLASSEN
Mit Beiträgen zahlreicher
Fachwissenschaftler
Mit einem Geleitwort von
L. DEMLING
100 Abb. XII, 223 Seiten. 1974
(Kliniktaschenbuch)
DM 19,80; US $ 8.20
ISBN 3-540-06762-0

Atlas of Cerebrospinal Fluid Cells

By H.W. KÖLMEL
201 figs. (131 in color).
VIII, 124 pages. 1976
Cloth DM 98, − ; US $ 40.20
ISBN 3-540-07607-7

Pathologie rheumatischer Erkrankungen

Von H.G. FASSBENDER
442 Abb. XI, 370 Seiten. 1975
Geb. DM 188, − ; US $ 77.10
ISBN 3-540-06895-3
Distribution rights for Japan:
Igaku Shoin Ltd., Tokyo

Molecular and Cellular Mechanisms in Disease

By J. VAN LANCKER
in 2 parts, not available separately
411 figs., 68 tables.
XX, 1168 pages. 1976
Cloth DM 362, − ; US $148.50
ISBN 3-540-06932-1

Histopathology of the Endometrium

By G. DALLENBACH-HELLWEG
English Translation
by F.D. DALLENBACH
2nd revised and enlarged
edition.
142 figs., 2 colored plates.
IX, 325 pages. 1975
Cloth DM 124, − ; US $ 51.30
ISBN 3-540-07215-2

Preisänderungen vorbehalten/
Prices are subject to change without
notice

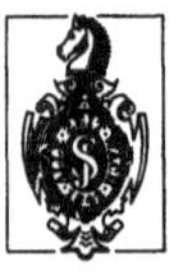

Springer-Verlag
Berlin Heidelberg New York

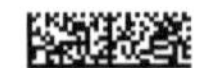